下册

国家出版基金项目
NATIONAL PUBLICATION FOUNDATION

“十三五”国家重点图书出版规划项目

黄志强
腹部外科
手术学

HUANG ZHIQIANG
ABDOMINAL SURGERY

主编——黄志强　副主编——邹声泉 刘 荣

Huang Zhiqiang
Fubu Waike Shoushuxue

湖南科学技术出版社

目　录

上　册

第一篇　总　论

第二篇 腹部器官移植术

第三篇 胃肠道外科手术

第四篇　肝脏外科手术

第五篇　脾脏外科手术

第六篇　门静脉与肝静脉系统外科手术

下　册

第七篇　胆道外科手术

第八篇　腹腔镜手术

第九篇　胰腺外科手术

第十篇　腹部血管外科手术

第十一篇　机器人手术

第六十一章 肠系膜静脉下腔静脉吻合术

Meso-Caval Shunt

门静脉高压时，肠系膜上静脉和肠系膜下静脉均可用于分流手术，肠系膜上静脉较为接近门静脉，管腔较粗，故常用于分流手术，一般简称为肠-腔静脉分流术（M-C Shunt）。脾切除术后脾-门静脉血栓形成，门静脉血栓形成和海绵样化，均是最常见的手术指征。胆道疾病的胆管狭窄、硬化性胆管炎等慢性胆道梗阻病例，可合并胆汁性肝硬化和门静脉高压，而门静脉高压又妨碍胆道疾病的彻底处理，肠-腔静脉分流术常作为第一期手术，为胆道的彻底手术做准备。

在国外，肠腔静脉吻合主要用来治疗儿童期的门静脉海绵样化和消化道出血。1954—1955 年，Marion 和 Clathworthy 分别提出用下腔静脉近端与肠系膜上静脉吻合治疗儿童期的肝外门静脉高压，故此手术又称 Marion-Clathworthy 手术。此手术成年人不宜使用，因下腔静脉切断后可带来顽固性的下肢水肿；此手术的分流效应类似大口径门腔静脉侧侧分流术，后期肝性脑病的发生率也高。儿童期肝外门脉高压消化道出血对注射硬化剂治疗的效果较好，故当前已很少使用 Marion-Clathworthy 手术。

侧侧肠系膜上静脉下腔静脉分流术（M-C 分流）在国内和国外均曾受到较大的重视。1963 年黄志强首先施行了侧侧 M-C 吻合术，直接吻合肠系膜上静脉和下腔静脉而保存肠系膜上静脉的完整。1975 年在《外科手术学》（人民卫生出版社出版，1975）中详细介绍了此手术方法，随后在国内得到开展和使用。国外则多着重于肠系膜上静脉与下腔静脉间的架桥手术，有用自体颈内静脉移植架桥（Stipa，1972）、大口径人造血管（直径 1.8 cm）架桥（Drpanas，1972）和用较长的人造血管 C 形架桥（Cameron）。使用的结果是侧侧 M-C 分流、颈内静脉架桥的作用和侧侧门-腔或端侧门-腔静脉吻合术相似，但提供在具体情况下可供选择的途径；大口径人造血管架桥的后期栓塞率高和肝性脑病的发生率也不低，目前已较少使用；用 PTFE 人造血管 C 形架桥效果有待评定。

肠系膜下静脉下腔静脉吻合术一般不作为常规性手术，只是当无理想的门静脉属支供吻合时偶尔行之，因其管腔细，分流量小，即时止血的效果不够满意。肠系膜下静脉下腔静脉吻合后，后期时吻合口可以增宽，门静脉的血流途径重新分配。Warren 曾报道 1 例肠系膜下静脉下腔静脉分流术后出现肝性脑病，后经再次手术结扎脾静脉的近端，使肠系膜下静脉血流与门静脉血流隔开，成为只引流脾静脉的选择性分流，使脑病得到控制（图 61 - 1）。蔡景修等用肠系膜下静脉下腔静脉分流联合脾切除和贲门周围血管离断术治疗肝硬化门静脉高压出血，意欲保存一定的门静脉高压和向肝血流，但后期结果仍有待观察（图 61 - 2）。

一、肠系膜上静脉下腔静脉侧侧吻合术

【适应证】

1. 门静脉高压出血已行脾切除术病人。
2. 门静脉血栓形成肝外门静脉高压。
3. 胆管梗阻胆汁性肝硬化门静脉高压同时行胆道引流术。
4. 门静脉高压出血硬化治疗失败者。
5. 门静脉高压出血。

【禁忌证】以上情况下，可以考虑肠系膜上静脉下腔静脉侧侧吻合术，但有下列情况时，手术常不满意或难以实施。

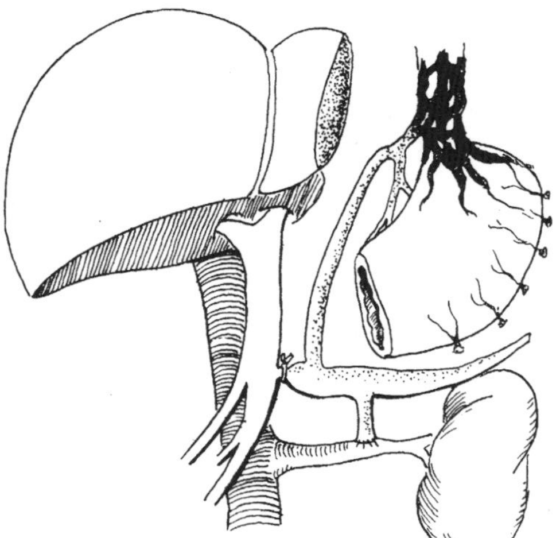

利用肠系膜下静脉左肾静脉分流，结扎脾静脉近端，选择性地引流食管静脉曲张（Warren，1984）

图 61－1 肠系膜下静脉分流术

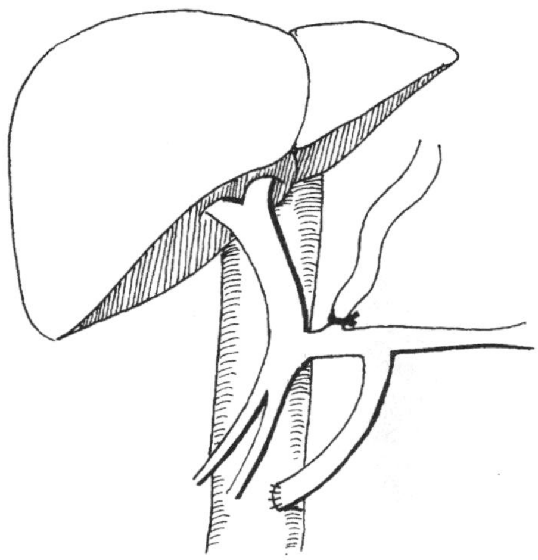

结扎胃冠状静脉和合并断流术治疗门静脉高压（蔡景修，1996）

图 61－2 肠系膜下静脉下腔静脉吻合术

1. 肠系膜上静脉血栓形成，壁厚薄不均和有静脉周围炎。
2. 小肠系膜肥厚、水肿、缩短，降低肠系膜静脉的顺应性，吻合后张力大。
3. 慢性胰腺炎，胰头肿大，十二指肠第三段降低，使肠系膜上静脉与下腔静脉间距离增大。
4. 肠系膜上静脉分支过早，无可供吻合用的外科干。

【术前准备】同门-腔静脉吻合术。

【麻醉与体位】全身麻醉，腰后垫以薄枕。

【手术步骤】肠系膜上静脉下腔静脉侧侧吻合术一般采用右侧腹直肌切口，此切口可以施行肠系膜静脉分流，亦便于施行胆道手术。在复杂的胆管梗阻病变合并门静脉高压症时，为了减少胆道修复手术时的出血，可在引流胆道手术时同时施行肠系膜上静脉与下腔静脉吻合，此时应首先施行分流手术，将横结肠和小肠置回原位，以湿纱垫妥为隔离保护，然后在肝门部施行胆道引流术。彻底的胆道手术一般在 3～6 个月后施行，使分流术起到充分的降低门静脉压的作用，二期手术时，一般可无过多的出血（图 61－3～图 61－9）。

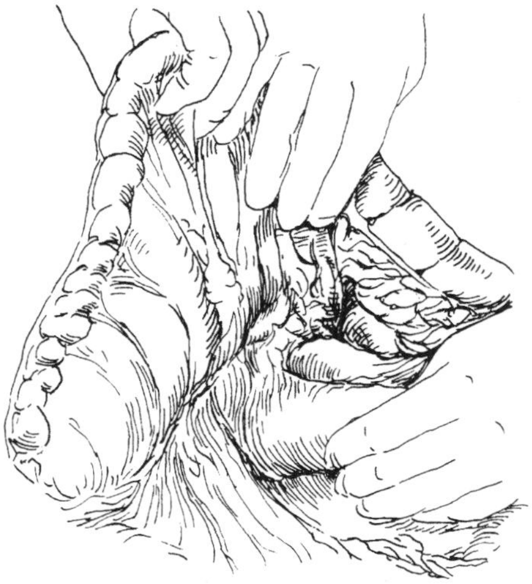

提起横结肠，在其系膜根部寻找和分离十二指肠第三段

图 61－3 肠系膜上静脉下腔静脉吻合术

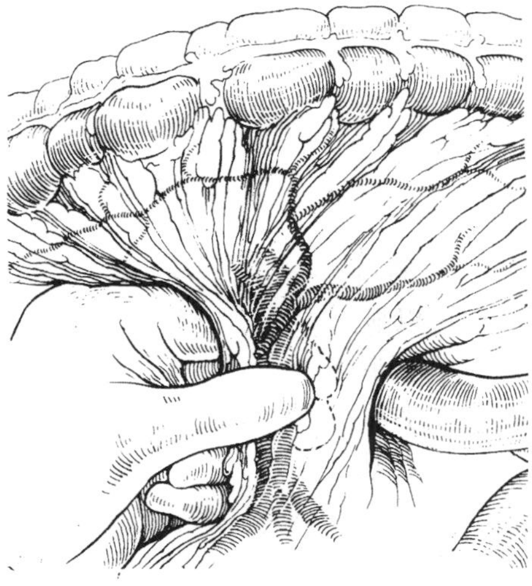

在十二指肠第三段前方，检查小肠系膜根部处肠系膜上静脉和动脉

图 61－4 检查肠系膜上静脉

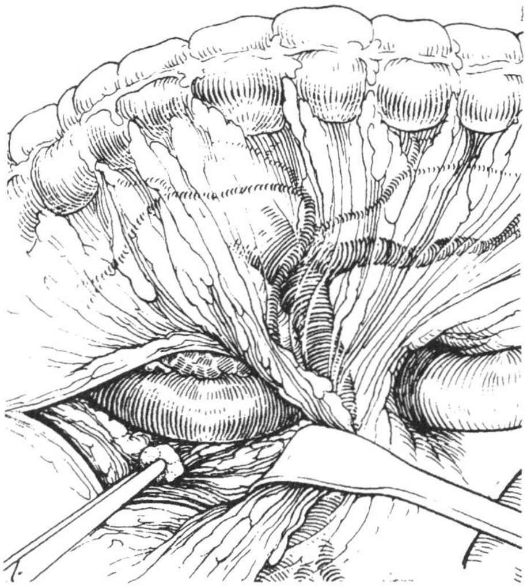

切开横结肠系膜根部，钝性分离十二指肠第三段之前面、下缘及后侧

图 61－5　分离十二指肠

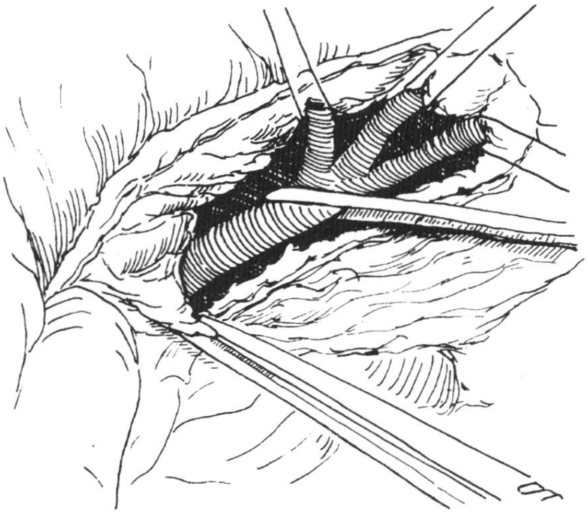

将肠系膜上静脉从其血管床游离，向远侧至其血管分支处

图 61－6　游离肠系膜上静脉

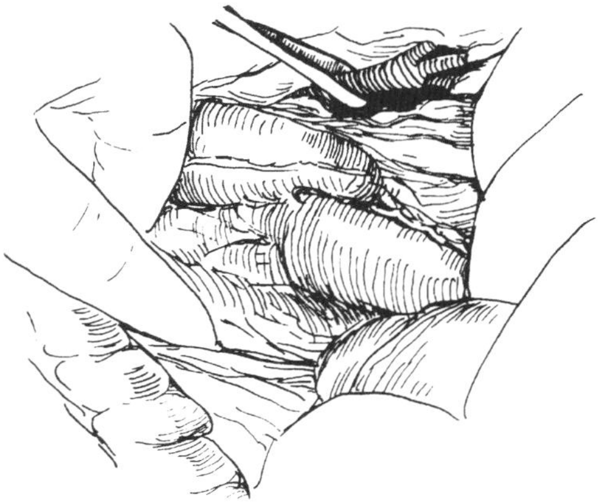

图 61－7　游离肠系膜上静脉及下腔静脉

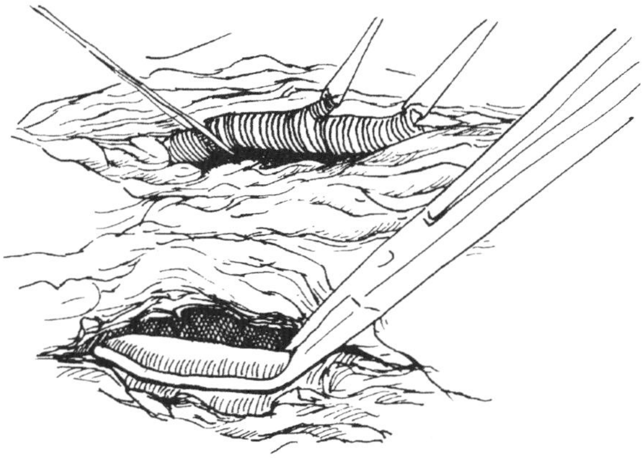

以合适的下腔静脉钳（或用三翼钳则先夹持肠系膜上静脉）部分夹持下腔静脉壁准备与肠系膜上静脉靠拢吻合

图 61－8　部分钳夹下腔静脉。

1. 提起横结肠，在横结肠系膜根部找到十二指肠第三段和小肠系膜的右缘，切开横结肠系膜根部的腹膜，稍加分离，便可以显露十二指肠第三段的前面和其下缘。肠系膜上静脉离开胰腺颈部下缘跨越十二指肠的前方，手术者可以用左手示指在十二指肠前方从后方触摸肠系膜上静脉，以检查其扩张程度，有无血栓形成及闭塞。若该静脉表现为壁厚、硬索状时，便不能施行此手术，应另改手术途径。

2. 充分游离十二指肠第二、第三段及胰腺头部，剪开 Treitz 韧带，使胰头和十二指肠能向右侧移位，可以缩短肠系膜静脉与下腔静脉间的距离。

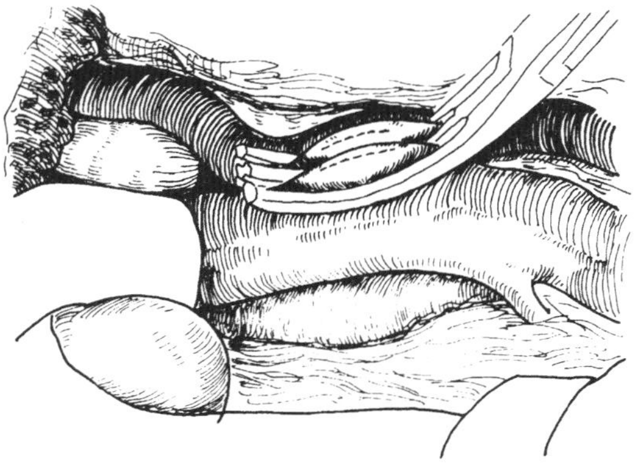

图 61－9　以三翼钳对拢肠系膜上静脉及下腔静脉，沿虚线切开作侧侧吻合

3. 分离肠系膜上静脉：以两缝线将小肠系膜右缘向上、向左翻转，便可以从后侧切开肠系膜上静脉外面的一层结缔组织，从鞘内游离肠系膜上静脉。肝硬化门静脉高压症时，肠系膜上静脉周围常有较多的扩张的淋巴管，切断后应妥为结扎。否则，术后可能发生淋巴瘘和乳糜腹水。

游离肠系膜上静脉是本手术的关键。游离范围应上至胰颈后，下至其肠系膜血管的分支处，应将静脉从其血管床游离，以增加血管的活动度。未能将静脉从其血管床游离常是使吻合口的张力大，甚至吻合口撕裂的原因。

4. 游离下腔静脉：我们是通过切开横结肠系膜根部的腹膜层，游离胰头及十二指肠第二、第三段的途径以游离下腔静脉，故不同于 Marion-Clathworthy 手术时游离升结肠以游离下腔静脉的方法，故手术比较简单（图 61－10）。切开横结肠系膜腹膜后，钝分离法游离十二指肠第三段，当十二指肠充分游离后，可以将胰头和十二指肠移位至右上腹部；将十二指肠第三段以大型弧形拉钩向上牵起，便可以将覆盖于下腔静脉前方的纤维结缔组织层剪开，妥善结扎下腔静脉外鞘上的血管和淋巴管，防止发生出血和淋巴瘘。

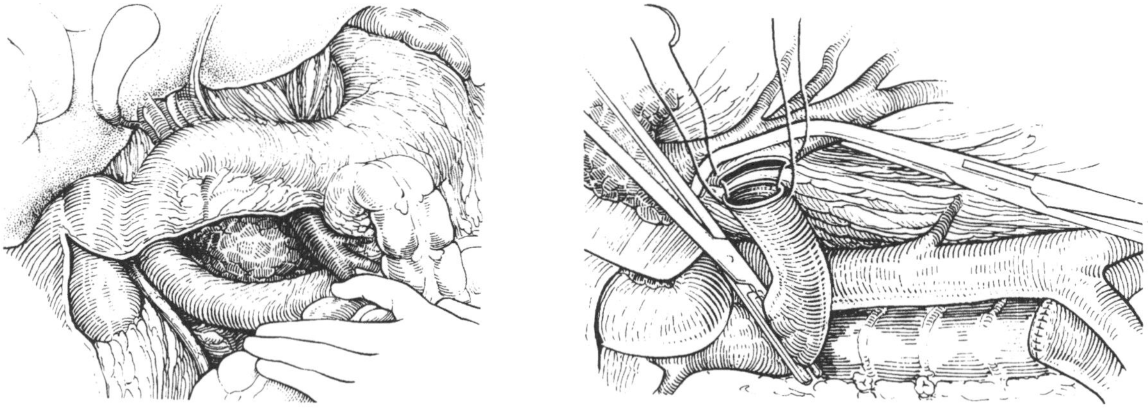

a. 向左游离升结肠及横结肠肝曲，显露十二指肠第二、第三段，分离肠系膜上静脉

b. 下腔静脉与肠系膜上静脉端侧吻合

图 61－10 Marion-Clathworthy 手术

应将下腔静脉的周径游离，但甚少需要切断腰静脉，下腔静脉游离的长度为 6～7 cm。当将下腔静脉的鞘膜切开后，静脉便向前膨胀突起，血管可沿纵轴向前内侧旋转，因而更加靠近肠系膜上静脉，减少两者吻合后的张力。

5. 吻合：以匹配的 Satinsky 钳或下腔静脉钳部分夹持下腔静脉前壁和肠系膜上静脉后外侧壁，将二血管钳对拢进行吻合。若使用三翼钳，则可将两血管置于更为靠拢和稳定的位置，但一定要避免二者间有张力。减轻吻合口张力的措施是：①充分游离肠系膜上静脉；②长段游离下腔静脉；③缝合对拢肠系膜上静脉与下腔静脉外鞘。若发现张力仍较大时，应改用肠系膜上静脉与下腔静脉间 H 形架桥。吻合口长径一般为 2 cm，以 5－0 血管针线连续缝合前、后壁。严密止血，腹腔内不放置引流。

二、肠系膜上静脉下腔静脉 H 形架桥

此手术可以为肠系膜上静脉下腔静脉间的颈内静脉架桥（Stipa，1972）、Drapanas（1972）的大口径人造血管架桥、Cameron 的 C 形架桥和小口径的人造血管（1～1.2 cm）架桥。这些手术除了所用的架桥材料不同外，主要的手术步骤基本相似。

【手术步骤】（图 61－11、图 61－12）

1. 肠系膜上静脉和下腔静脉游离手术步骤与侧侧吻合术者相同，不过静脉游离的范围可以不如侧侧吻合术时那样广泛。C 形架桥时则选择胰腺下缘处肠系膜上静脉最宽的部位吻合，绕过十二指肠第三

段与下腔静脉吻合，因此需要较长的人造血管，最好是用 PTFE 人造血管。血管口径应以 1.0～1.2 cm 为宜。限制性分流造成肠系膜上静脉和下腔静脉间的一定的压力梯度，有助于减少分流术后的肝性脑病和移植血管血栓形成的发生。

2. 吻合方法：以连续缝合法首先缝合人造血管与下腔静脉，然后再按照距离留取移植血管的长度，将其另一端与肠系膜上静脉吻合。开放静脉的阻断钳之前，应注意排出移植物的空气，清除其中的血液凝块，并充以肝素生理盐水。腹腔内不放置引流。

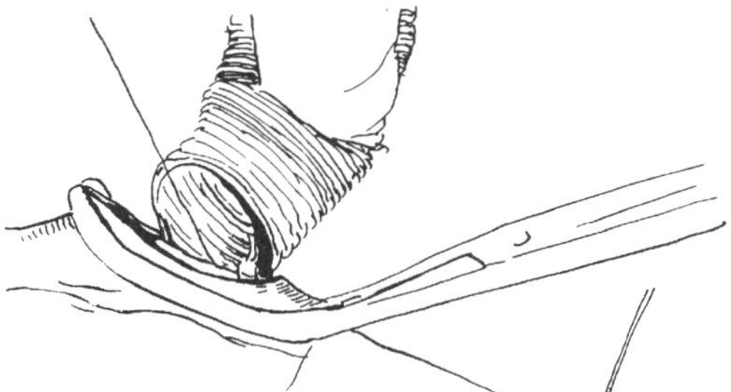

a. 造血管与下腔静脉吻合

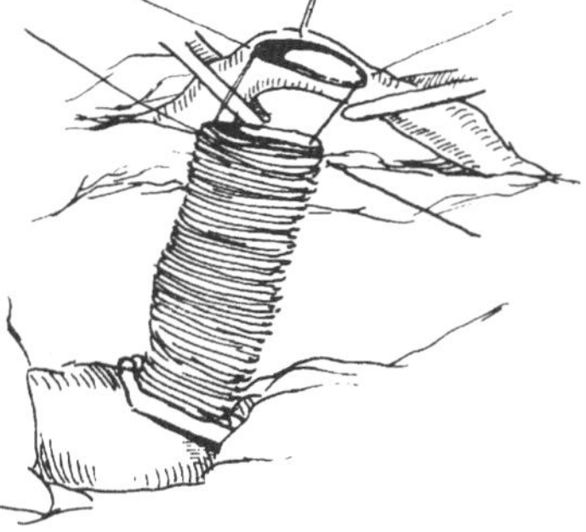

b. 钳闭下腔静脉吻合口，肠系膜上静脉开口缝以二定点缝线

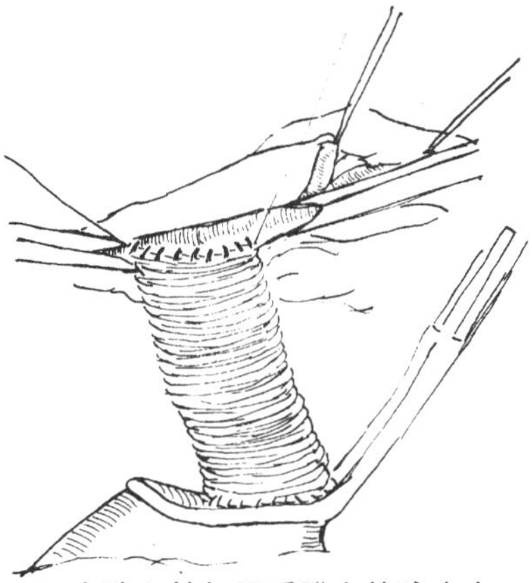

c. 人造血管与肠系膜上静脉吻合

图 61－11　肠系膜上静脉下腔静脉人造血管架桥

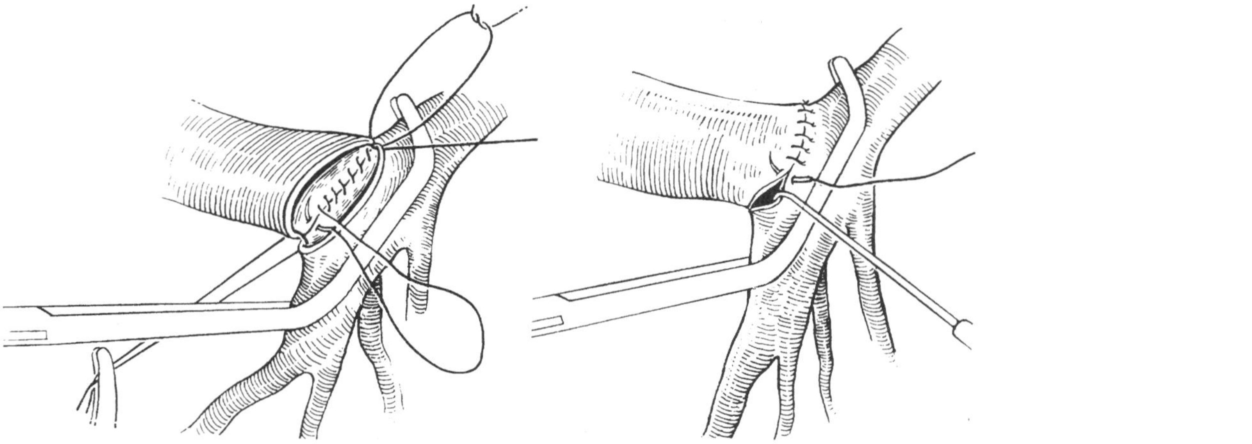

图 61－12　颈内静脉架桥肠系膜上静脉下腔静脉吻合。移植物与肠系膜上静脉吻合

三、肠系膜下静脉下腔静脉吻合术

【适应证】肠系膜下静脉的管径细，血流量低，早期时并不能有效地降低门静脉压力，故一般只是可与断流手术（脾切除、贲门周围血管离断）联用而极少单独用作分流术，除非是在脾切除术后其他分流途径已不可能而肠系膜下静脉有明显扩张的病人。肠系膜下静脉下腔静脉吻合后，结扎脾静脉与肠系膜汇合处，可起到选择性分流作用，引流脾胃区血液。

〔黄志强　黄晓强整理〕

参考文献

［1］Warren W D，Millikan W J，Henderson J M，et al. Selective variceal decompression after splenectomy or splenie thrombosis［J］. Ann Surg，1984：694.
［2］蔡景修，董家鸿，顾红光，等. 肠系膜下静脉-腔静脉分流术［J］. 中华外科杂志，1996，34：151.
［3］蔡景修，黄志强. 肠系膜上静脉下腔静脉侧侧分流治疗门静脉高压症［J］. 中华外科杂志，1981，19：157.
［4］黄志强，蔡景修. 肠系膜上静脉下腔静脉侧侧分流［J］. 第三军医大学学报，1983，5：171.
［5］张挽华. 肠腔侧侧分流治疗门静脉高压症［J］. 中华外科杂志，1983，21：193.

第六十二章　脾-腔静脉吻合术

Spleno-Caval Shunt

传统的脾-肾静脉端侧吻合术常面临手术中和手术后的困难。手术中的困难是左肾静脉的位置深，血管壁薄，管腔较细，故在分离肾静脉时的难度较大，若因肾静脉壁被撕破发生出血，往往使手术难于进行；门静脉高压时因充血性脾大，脾静脉扩张，口径大，脾-肾静脉吻合术时，可能不易造成一个满意的、平整的吻合口，易导致术后吻合口血栓形成和堵塞。有时由于肾静脉的局部解剖学变异，如血管异位、肾静脉分叉过早、肾静脉周围组织的慢性炎症、纤维化改变等，肾静脉游离困难以致无法施行预期的手术。因此，脾-肾静脉吻合术较复杂，技术上要求高，并不是在每一病例都能成功。1963年作者在给一患门静脉高压出血的女性病人计划施行脾-肾静脉分流术时，脾静脉的条件很好，并且已经充分游离，但是当分离左肾静脉时，却发现肾静脉分叉过早，无一合适的静脉干可供吻合，正在考虑不得不放弃此分流手术时，偶然发现此病人体型较瘦、下腔静脉的位置较浅，故临时改行脾-腔静脉吻合术，手术很成功，并感到技术上较脾-肾静脉吻合容易。此后，我们便有目的地开展了脾-腔静脉分流术。

肾静脉的管腔较细，正常时只容纳左肾动脉的血回流。脾-肾静脉分流后早期，大量的高压的门静脉血流汇入左肾静脉，升高了肾静脉压，降低脾静脉与肾静脉间压力梯度，这可能是脾-肾静脉分流术后即期止血效果欠佳和后期吻合口栓塞率和再出血率均较高的原因。

下腔静脉的壁较厚而韧，管腔大，容纳量大，游离后可向前方移位，吻合时比较容易，且吻合口大小不受限制；术后，下腔静脉压不受影响而升高，故能保持吻合通畅，不易发生吻合口堵塞。脾-腔静脉吻合术后的后期出血率较低。我们的60例肝硬化门静脉高压病人，术后随访半年至13年，手术死亡率3.3%，再出血率5%，肝性脑病发生率5%；国内其他作者的报告，术后再出血率为4.8%～10%。当有术后吻合口狭窄时，亦较便于用介入方法处理。

脾-腔静脉吻合术一般是继于切除脾脏和结扎胃冠状静脉之后，但鉴于脾脏在整体免疫功能上的重要作用，在无明显的脾功能亢进症状时，亦可以将脾脏保留在原位而切断脾动脉和静脉，但此时必须注意保存左、右网膜血管弓的完整，保存胃短静脉和胃左静脉的引流通畅。由于不需要切除脾脏，不破坏脾脏周围建立起的侧支循环，故可减轻手术创伤。

脾-腔静脉吻合术不同于脾-肾静脉吻合之处是：需要更多地游离胰腺的体尾部和对脾静脉远端做较多分离，以保证吻合后不致有张力；有时胰腺尾部增大包绕脾静脉，亦需要切除部分胰尾。下腔静脉分离一般比较容易，但若有腹膜后纤维增生、下腔静脉位于椎体的右旁位时，则不容易将下腔静脉前壁提起至术野的浅部，或需要更广泛地游离下腔静脉，手术可能遇到困难；若脾静脉过短，有时亦需移植一段颈内静脉架桥，但此种情况我们很少遇到，因为随时可改用脾-肾静脉吻合。

【适应证与禁忌证】手术适应证同脾-肾静脉吻合术。手术禁忌证是在有慢性胰腺炎、胰体尾部肿大、游离胰腺和转移脾静脉均会遇到困难。

【麻醉与体位】全身麻醉，背部置一薄层软垫。仰卧位。

【手术步骤】一般选用左上腹直切口延至脐下，手术步骤至游离脾脏同脾-肾静脉吻合术（图62-1～图62-9）。

1. 脾脏游离后，向内侧翻转，在脾门处将脾静脉与周围组织分开，特别是注意将胰尾与脾静脉分离，因为有时胰尾组织伸至脾静脉的后方。切断脾静脉上缘之脾动脉，以无损伤血管钳夹着脾静脉，再在脾门夹一大弯血管钳，在两血管钳间切断脾静脉，移除脾脏。

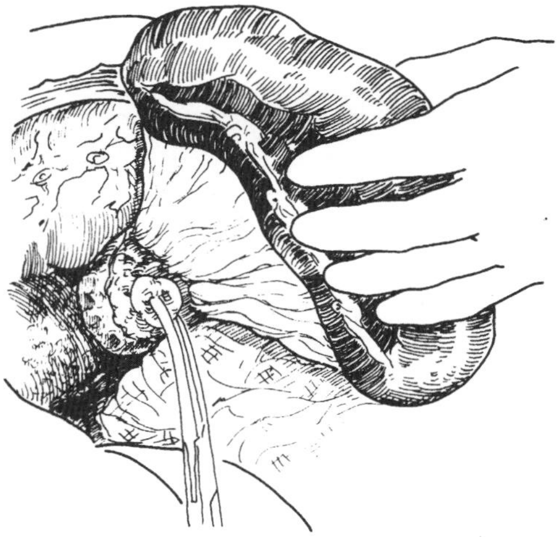

图 62－1 脾脏游离后，将胰尾与脾血管分开

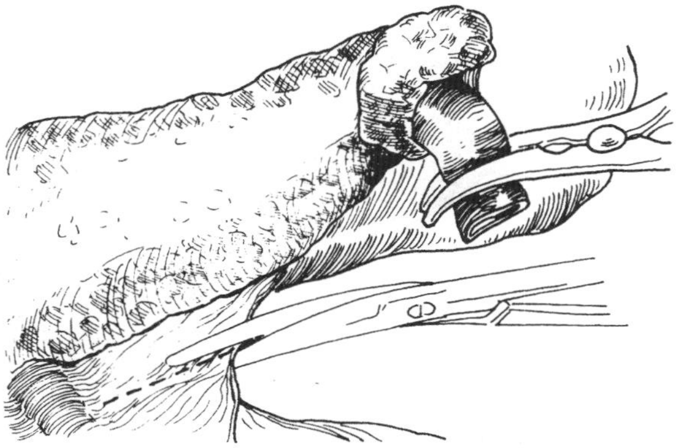

图 62－2 切开胰腺下缘组织至肠系膜下静脉旁

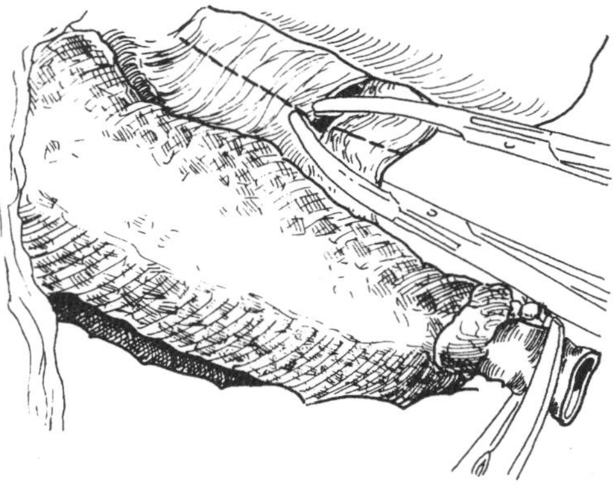

图 62－3 钳夹切断胰腺上缘后腹膜组织

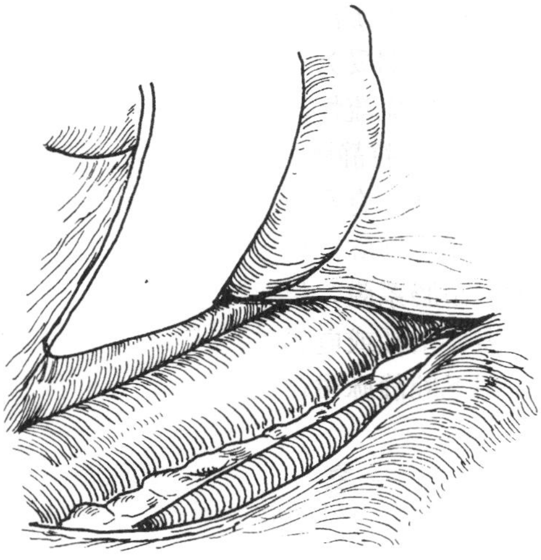

图 62－4 钩起小肠系膜显露下腔静脉

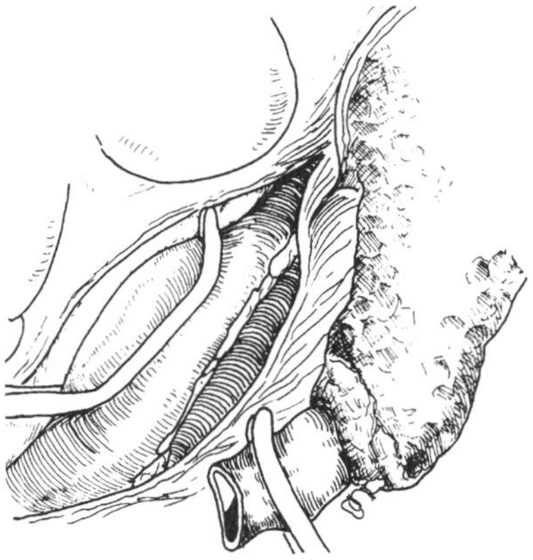

部分钳夹下腔静脉

图 62－5 脾-腔静脉吻合术

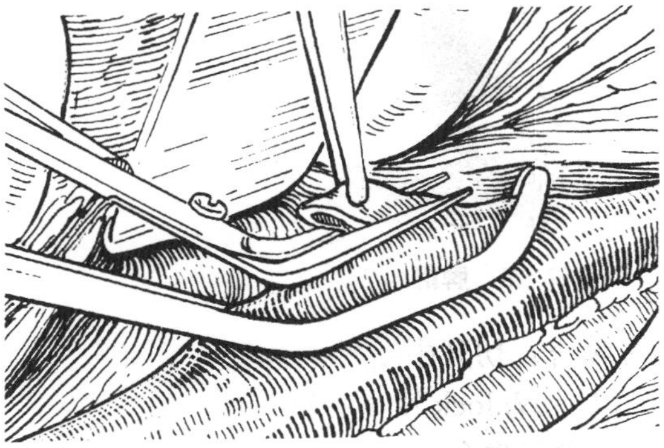

图 62－6 以血管剪剪除一小片下腔静脉壁使成椭圆形开口

2. 循胰腺背面之腹膜后间隙继续向内侧游离胰腺体尾部，切开胰腺上、下缘之腹膜后组织，务必妥为结扎，以防出血和术后发生淋巴漏。胰腺下缘分离至肠系膜下静脉与脾静脉汇接处，上缘则分离至脾动脉根部。同时结扎胃冠状静脉或行贲门周围血管离断。

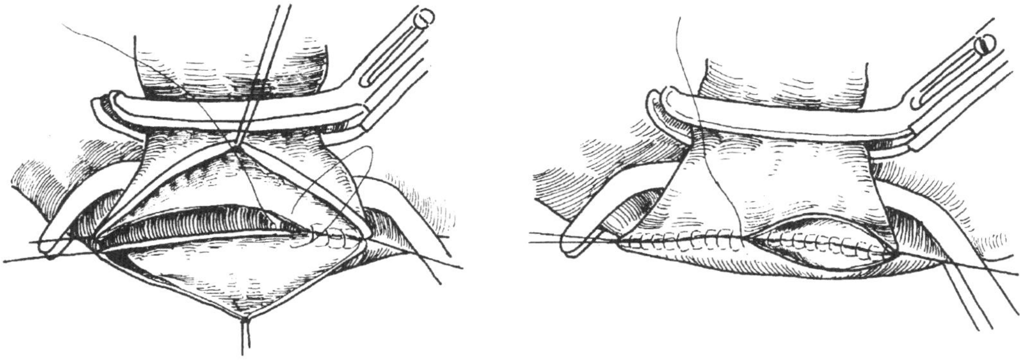

a. 连续缝合后壁　　b. 连续缝合前壁

图 62－7　端侧脾-腔静脉吻合

3. 从胰腺分开脾静脉：结扎脾静脉在胰尾的细小静脉支，若胰腺不肿大，质地柔软，顺应性好，一般只需游离脾静脉远端 2～3 cm 的长度，便足够供吻合之用；若胰尾较大或脾静脉位于胰尾的上缘时，脾静脉则需游离长一些，以便将其从胰尾后方拉至下腔静脉旁供吻合。若需切除部分胰尾组织时，必须将胰管末端妥为结扎以防胰液漏。从胰腺游离脾静脉是手术中的最细致部分，但在脾动脉结扎后并在控制脾静脉血流情况下，一般均能顺利完成。

4. 分离下腔静脉：此时手术转向横结肠下腹腔。提起横结肠及其系膜，将小肠置于一塑料薄膜袋内置于腹腔外，有利于手术野显露和手术的进行。在横结肠系膜根部，找到空肠的起始部、Treitz 韧带、肠系膜下静脉。以一大型弯拉钩将空肠上端牵向右侧，剪开附于腹主动脉前方的小肠系膜根部腹膜，钩起小肠系膜，便可以发现下腔静脉。剪开下腔静脉前面的一层疏松结缔组织，因有血管和淋巴管通过，需要结扎或电凝止血，游离下腔静脉上至左肾静脉，长 6～7 cm，必要时切断 1～2 支腰静脉。此时，用下腔静脉钳钳夹下腔静脉的左前壁，便可将其上提至手术野浅部供吻合。

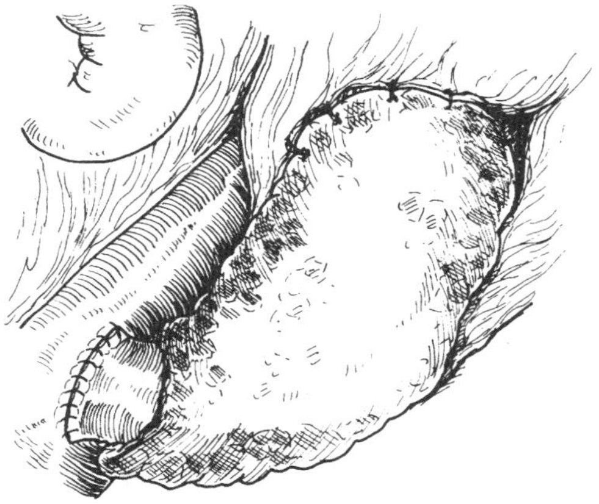

图 62－8　脾静脉连同胰腺固定在新的位置

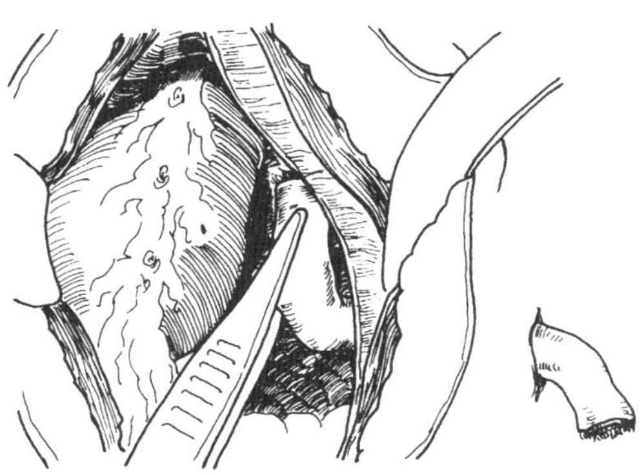

图 62－9　脾切除后脾窝放置引流

5. 吻合：切开中结肠动脉左方横结肠系膜的无血管区，将胰腺体尾部通过此裂隙下拉至下腔静脉旁，换以一 Blalock 钳夹持脾静脉远端，注意勿令其发生轴性扭转；亦可以用一三翼钳夹着下腔静脉和脾静脉后进行吻合。在下腔静脉切口两端与对应的脾静脉断端缝以二固定牵引线，5－0 线连续缝合后壁，开放脾静脉冲出血凝块，以生理盐水冲洗干净血管内腔后，再连续缝合前壁，打结。吻合口长径约 2 cm。清理手术野，止血。开放血管夹。

6. 固定：将下腔静脉复位后，检查吻合口通畅情况，以手指轻触下腔静脉的吻合口部位可得震颤感，表明吻合口血流通畅。将胰尾部包膜与后腹膜固定以缓冲对吻合口的牵引，将横结肠系膜裂口的切缘缝合固定于胰体周围，封闭其空隙。左膈下区置放引流。

【术后处理】同脾-肾静脉分流术。

【问题讨论】脾-腔静脉吻合术因能得到较大的分流口径，从临床经验上，其后期再出血发生率低于典型的近端脾-肾静脉吻合术。然而由于缺乏前瞻性对比观察，尚不好作出结论。为了减少手术后吻合口堵塞，曾有作者提倡用中央型脾-肾静脉分流（central spleno-renal shunt），即将脾静脉的断端结扎，利用接近与肠系膜上静脉汇合部的脾静脉与横跨脊柱和腹主动脉的左肾静脉吻合，此部位两者血管条件均较好亦更为靠近，可以减少血管吻合时的技术难度，特别是适用于当脾静脉管径较细时（图62-10）。脾-腔静脉吻合术时难点主要是在游离下腔静脉，使其足够松动能上提至手术野的浅部，有时下腔静脉的位置紧贴在脊柱的右旁，距离很远，若勉强缝合，容易发生后期的吻合口狭窄，故不如改做脾-肾静脉吻合。因此，手术医师应该熟悉不同种类的手术方法以选择最佳的方案。

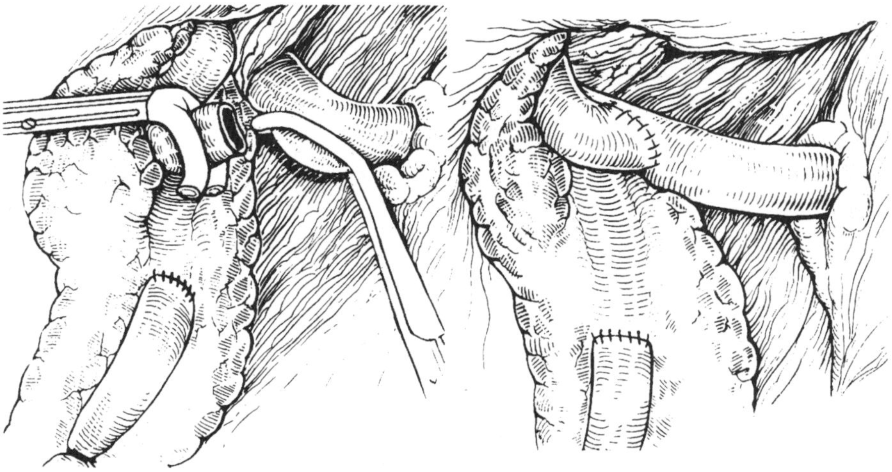

a. 结扎脾静脉远端，靠近根部切断脾静脉与近邻之肾静脉吻合，胰腺已从腹膜后游离　b. 吻合后，脾静脉短而成弯自然，有利分流

图62-10　中央型脾-肾静脉吻合术

在我们的经验中，能按照预先计划完成脾-腔静脉分流的概率较以往采用脾-肾静脉分流者为高，主要是由于在脾-腔静脉分流时，分离的脾静脉较短，故亦较容易；同时，下腔静脉的位置较恒定、较浅、壁较厚、腔径较粗，因而在技术上较为容易。但是，有时下腔静脉的位置亦可能偏于椎体的右方，因而位置较深，需要更充分游离胰腺，才能避免吻合口处的张力过大。当吻合处的张力过大时，可发生术后的吻合口裂开出血或后期的吻合口栓塞。有少数病人亦可能因局部的原因，不能完成脾-腔静脉吻合术。因而手术者事前应在有必要的情况下，改做其他类型分流术的准备。

影响完成脾-腔静脉分流术的因素有：

（1）脾静脉过细，如果脾静脉的直径在1.5 cm以下者，则其减压的效果欠理想。一般说来，脾脏肿大至肋缘下5 cm或虽不及5 cm，但其上界升高者，脾静脉直径多在1.5 cm以上，所以脾静脉的粗细是与脾脏大小成比例的，在本组的脾大平脐或达脐下的25例，除2例幼儿之外，尚有17例的脾静脉直径在2 cm以上。当脾静脉的直径过细或分支过早影响其有效长度时，宜于游离胰腺之后，利用脾静脉根部的较粗部改做中央型脾-肾静脉分流术，效果可能要好些。

（2）部分肝硬化门脉高压病人，胰腺可能肿大、水肿或伴有慢性胰腺炎，此时胰腺肿大、变硬，常有收缩现象，体尾部游离后，摆动的幅度亦较小，因而不适合做脾腔静脉分流术。

（3）当小肠系膜呈明显的增厚、水肿，或后腹膜上的侧支循环血管网甚丰富时，游离小肠系膜及分离下腔静脉可能伴有大量失血，此时选用脾-腔静脉分流术宜作慎重考虑。

门体静脉分流术后的直接效果是降低门静脉系统的压力。虽然分流术的远期效果与术中所测得的门静脉压力下降程度并不成比例，我们亦不过分重视吻合前后门静脉压力的差别，因为在术后的长时间过程中，门静脉系统的压力将重新建立一个新的平衡。根据术中吻合前后测量的门静脉压力，吻合前为

2.6～5.0 kPa（26～51 cmH_2O）下降至吻合后的 1.4～2.8 kPa（14～29 cmH_2O），平均下降1.2 kPa（12.0 cmH_2O）。下降的幅度与吻合口的大小成比例。因而手术时根据脾静脉的管径，作一较大的吻合口，以减少术后吻合口栓塞的可能性。

全组 67 例脾腔静脉分流术病人，共死亡 9 例，总死亡率为 13.4%；其中在术后 1 个月内死亡者 2 例，手术死亡率为 2.9%；晚期死亡 7 例，占 10.4%。早期死亡原因主要是膈下感染（2 例），晚期死亡者则有再出血（1 例）、血清性肝炎（1 例）、肝衰竭（1 例）和其他与手术无关的原因，如原发性肝癌、胆道感染等。肝炎后肝硬化的手术后死亡率较其他类型的肝硬化者高，9 例死亡者，7 例为肝炎后肝硬化；1 例 1 岁 3 个月的患儿，6 年后死于肺炎。

本组病人术后随访时间最长者 14 年，有 3 例发生再出血，2 例是属于肝衰竭的终末期时的出血。另 3 例出现肝性脑病，均是继发于严重感染。手术后已达 5 年以上者共 35 例，除 3 例失去联系外，在得知结果的 32 例中，早期死亡 1 例，晚期死亡 7 例，故 5 年生存率为 75%。其中肝炎后肝硬化 22 例，死亡 6 例，生存 5 年 16 例（72.7%）；血吸虫病性肝硬化 8 例，死亡 1 例，生存 5 年 7 例（87.5%）；其他如肝外门静脉栓塞、胆汁性肝硬化共 2 例，1 例手术后死亡。

一般来说，通过对分流手术的手术死亡率、再出血率、肝性脑病发生率、5 年生存率等指标的分析，可以评定该手术的效果。从本组病人所获得的结果来看，脾-腔静脉分流术的结果并不亚于目前国内外所报道的典型的分流术（如门-腔静脉吻合、脾-肾静脉吻合）的效果。

门静脉栓塞所致的肝外门静脉高压引起之上消化道大量出血，多见于 5 岁以内的幼儿。患儿表现有脾大、广泛的食管静脉曲张、反复的上消化道大量出血，但肝功能保持正常。应用下腔静脉上肠系膜静脉端侧吻合术可收到一定的减压和预防出血的效果。此等患儿的主要问题是缺乏够粗的、可供分流术的血管。我们考虑患儿的脾静脉随门静脉压力的升高和脾脏肿大而扩张，故脾静脉往往具有足够大的管腔，当与下腔静脉吻合后，可能起到足够的分流作用。因此，自 1972 年开始，我们采用脾下腔静脉分流术治疗婴幼儿的肝外门静脉高压合并上消化道出血，已共施行手术 6 例，年龄自 1 岁零 3 个月至 10 岁。

婴幼儿的肝外门静脉阻塞时，门静脉系统的压力一般均较高（350～500 mmH_2O），脾静脉的管径也较粗，本组病例中，脾静脉直径平均在 1.2 cm，故可以和下腔静脉作一较大的吻合口。小儿耐受此手术亦比较好。

小儿的脾-腔静脉吻合术的手术程序和成年人基本相同，但亦有其本身的特点：①为了获得最大口径的脾静脉供吻合，脾静脉应分离至靠近脾门时的分叉部，保存此分叉，在其中间剪开，使脾静脉断端开口呈喇叭状，以增加吻合口的口径；②使用 7-0 或 8-0 的无创伤血管缝合线，注意遵守小血管吻合技术；③为了使吻合口能随患儿的发育生长而扩大，吻合口的后壁可用连续缝合，但前壁必须作间断缝合；④鉴于分流术后早期，分流量仍未能达到充分减压的需要，有时尚可能在术后早期发生上消化道出血，故在做分流术的同时，宜兼做胃冠状静脉结扎术。

在 6 例施行脾-腔静脉分流的肝外门静脉高压病儿中，除 1 例时间尚短，其余 5 例观察了 2～7 年，结果 1 例 4 岁半男孩术后 1 年开始多次小量的出血，但 4 年之后，便未再出血；1 例 1 岁零 3 个月男孩术后 6 年未出血但死于急性肺炎。故脾-腔静脉分流术治疗肝外型门静脉高压有一定效果，但最好是做保留脾脏的脾-腔静脉吻合术。

〔黄志强　黄晓强整理〕

参考文献

[1] 蔡景修，黄志强. 脾腔静脉分流术治疗门静脉高压症 60 例分析 [J]. 中华外科杂志，1981，19：199.
[2] 黄志强. 门静脉高压症出血的手术治疗 [J]. 中华外科杂志，1982，20：536.
[3] 黄志强. 门脉高压症手术 [M] //黄志强，黎鳌，张肇祥. 外科手术学. 北京：人民卫生出版社，1975.
[4] 黄志强. 门静脉高压症的分流性手术 [M] //黄志强. 现代腹部外科学. 长沙：湖南科学技术出版社. 1995：346.

第六十三章　保留脾脏脾腔静脉吻合术

Spleen-Preserving Spleno-Caval Shunt

脾脏的血液供应除脾动脉外，尚有来自胃短动脉、左胃网膜动脉和脾周韧带的血供；脾静脉血回流除了脾静脉之外，尚可经胃短静脉、胃网膜右静脉、胃网膜左静脉回流。因此，同时阻断脾动、静脉，并不致脾脏梗死或充血肿大。切除胰腺体尾部而保留脾脏于原位是完全可行的。

脾-肾及脾-腔静脉吻合术时，手术创伤部分最主要的是行脾切除术，而脾切除后所致免疫功能低下和左膈下脾窝处的积液，是术后左膈下感染发生的主要原因。若能将脾保留在原位，可以减少创伤，避免左膈下留有空腔而积血、积液，并可以维持机体的免疫功能。自 1981 年开始，我们施行保留脾脏的脾-腔静脉吻合术 5 例，感觉到此手术完全是可行的并且有一定的优点。

【适应证】

1. 同脾-肾静脉吻合术。
2. 儿童期肝外型门静脉高压并脾大。
3. 门静脉高压症无严重的脾功能亢进。
4. 病人情况能耐受手术。
5. 脾周围粘连重，切除困难或出血多者。

【禁忌证】

1. 脾功能亢进严重需行脾切除治疗。
2. 脾静脉血栓形成。
3. 该区以前曾做过手术，脾静脉血侧支回流已受破坏。

【麻醉与体位】同脾-腔静脉吻合术。

【手术步骤】（图 63－1～图 63－9）

1. 左腹直肌长切口至脐下，同脾-腔静脉吻合术。
2. 预定行保留脾脏的脾-腔静脉吻合术时，首先要注意保存脾静脉血回流的静脉，如胃左静脉（冠状静脉）、胃短静脉，胃左、右网膜静脉弓。
3. 提起横结肠，沿横结肠上缘剪开胃结肠韧带的附着，注意保存大网膜上血管弓的完整，将网膜连同胃大弯向上翻起，打开小网膜囊。用大号 S 拉钩牵开胃体，显露胰腺。相当于腹主动脉左前方处切

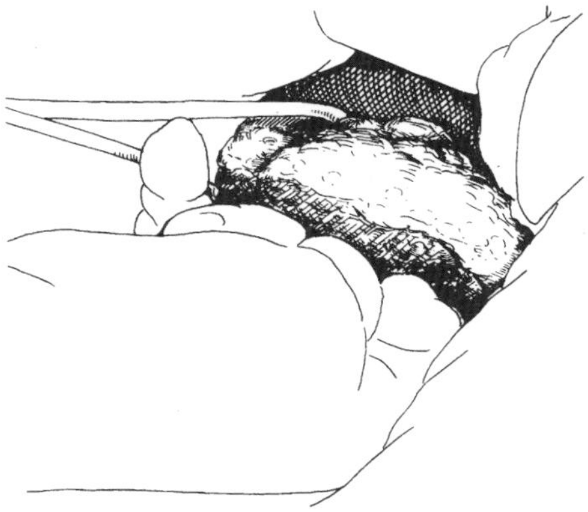

图 63－1　切开胰腺下缘腹膜，钝性分离胰腺背面，通过一 8F 号尿管，以提起胰腺

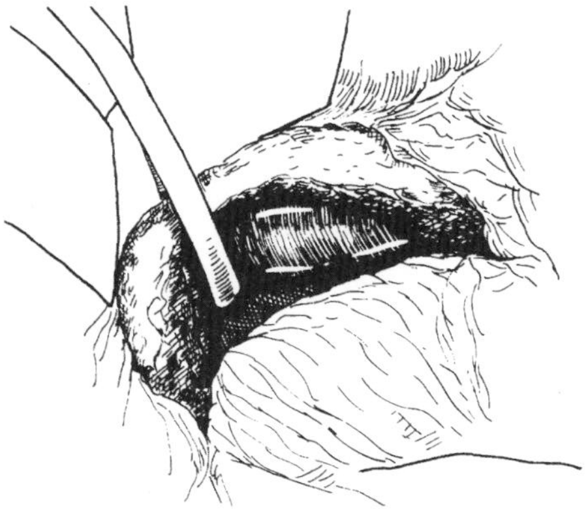

图 63－2　向前提起胰腺尾部，继续向脾门方向分离，注意保护脾静脉

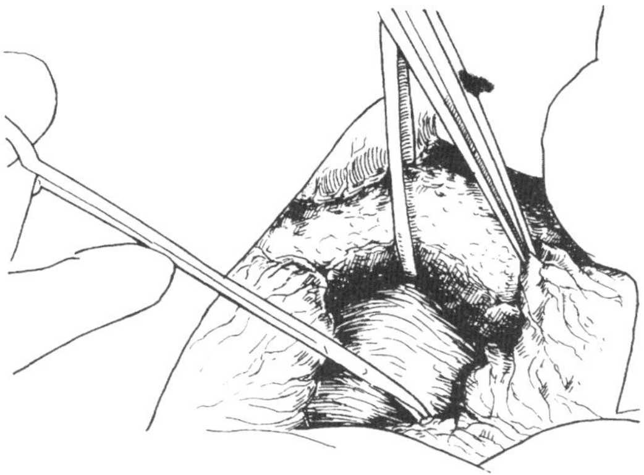

图 63－3 从脾门和脾蒂游离胰尾

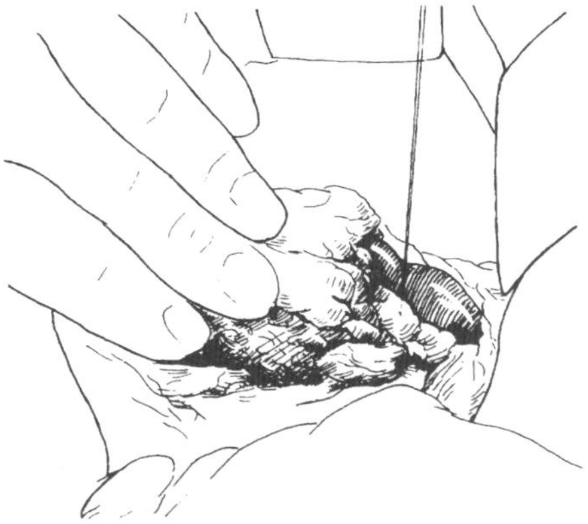

图 63－4 分离胰腺尾，显露脾门处血管

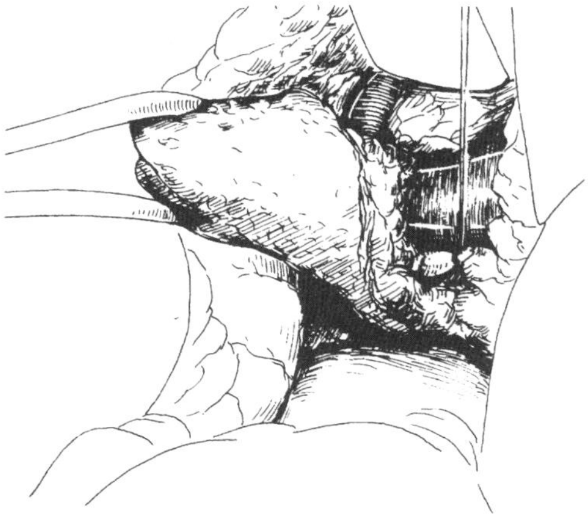

图 63－5 分离结扎至脾脏两极的脾动脉分支

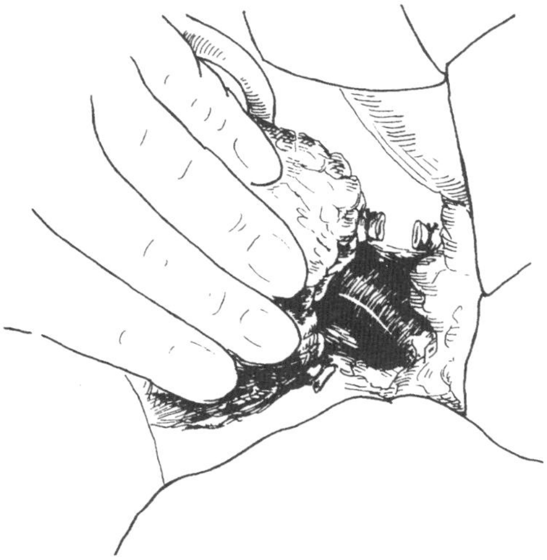

图 63－6 切断结扎脾门处脾动脉，分离出脾静脉

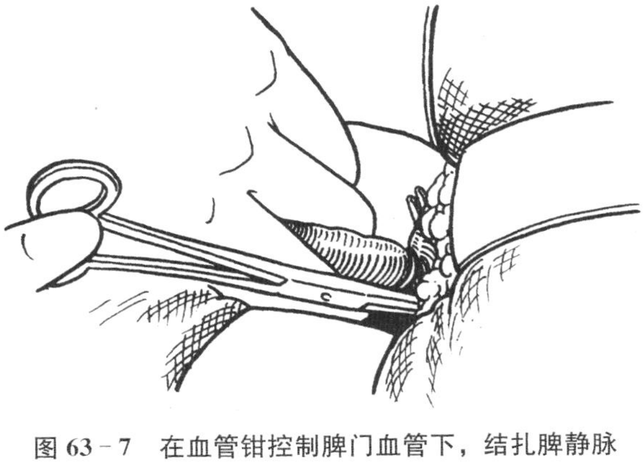

图 63－7 在血管钳控制脾门血管下，结扎脾静脉

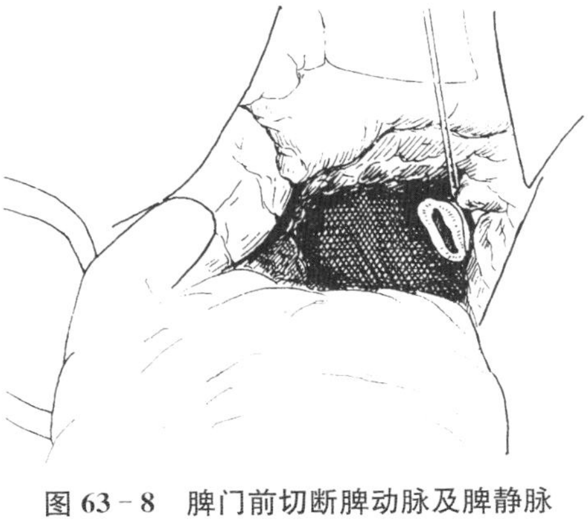

图 63－8 脾门前切断脾动脉及脾静脉

开胰腺下缘的横结肠系膜，分离胰腺后的腹膜后间隙，穿过一软橡胶管作为牵引，继续向脾门处游离胰腺。结扎脾动脉使脾脏缩小和降低脾静脉的张力，将胰尾从脾静脉游离。此步骤需要仔细进行，以防损伤脾静脉引起出血。胰尾与脾静脉的关系可能有 3 种：①胰尾在胰静脉的下方；②胰尾在脾静脉前方；③脾静脉绕过胰尾上缘从前方进入脾门。当胰尾已从脾静脉分离后，在脾门分支的近端结扎脾静脉，以保存脾门处的血流交通。在二把无损伤血管钳间切断脾蒂，并妥善处理脾门血管断端。

操作要轻，对胰腺组织应避免钳夹、挤压、重掐，出血处应以 0 号丝线缝合止血。创伤可使胰腺泡破裂，有时在手术过程中便有可见的胰腺小叶间脂肪组织被消化和胰腺肿胀，严重者可能发生手术后急性胰腺炎。

当胰腺已经充分游离后，便分离脾静脉断端，切除过多的纤维脂肪组织和脾动脉分支。脾静脉游离的长度一般为 2～4 cm，在保留脾脏的手术、胰尾较肥大、脾静脉绕至胰尾前方时，则脾静脉游离的距离要长些，必要时亦可切除部分胰尾，以利于血管吻合。

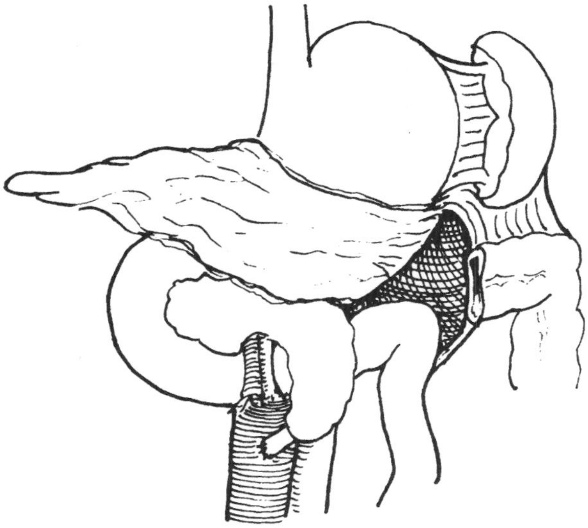

图 63－9 保留脾脏的脾-腔静脉吻合，保存胃短静脉、胃脾韧带、大网膜血管弓、胃网膜左血管及脾结肠韧带、脾脏在原位不游离

切开横结肠系膜的无血管区，游离十二指肠空肠曲，剪开 Treitz 韧带，分离小肠系膜的附着处后，便可以找到肾静脉开口之下的下腔静脉。切开覆盖下腔静脉前面的纤维组织时，妥善结扎其中的血管及淋巴管，结扎切断汇至下腔静脉的腹膜后小支，有时需要切断右侧精索内静脉。保存腰静脉。分离下腔静脉，长 6～7 cm。通过横结肠系膜上的切口，将胰体尾部连同脾静脉移至下腔静脉旁，借两把 Satinsky 钳或一把三翼钳的帮助，行脾静脉下腔静脉端侧吻合，手术步骤同脾-腔静脉吻合术。

保留脾脏的脾-腔静脉吻合术后不放置腹腔引流。

【术后处理】同脾-腔静脉吻合术。

保存脾脏的脾-腔静脉吻合术后早期，脾脏的体积缩小，但常有轻度压痛，术后脾功能亢进现象有所改善；放射性同位素肝、脾扫描，显示脾仍增大，放射分布均匀，未见变形或缺损区。其中 1 例病人网膜上的侧支血管被切断，术后曾有暂时性脾功能亢进加重，随侧支循环建立后，脾功能亢进现象又有改善。

〔黄志强　黄晓强整理〕

第六十四章　远端脾肾（脾腔）分流术

Distal Splenorenal (Splenocaval) Shunt

门体分流治疗门静脉高压、上消道大出血的疗效明显优于内科治疗。但是，门体分流术后，肝性脑病发病率高，严重影响病人的生命和生活质量。1966 年孙衍庆采用限制性门腔侧侧分流术治疗门静脉高压获得了较好效果。在对门体分流术后，肝性脑病的病因学和肝硬化门脉高压病人门脉系统血流动力学研究的基础上，1967 年 Warren 报道了远端脾肾分流术（distal splenorenal shunt，DSRS），目的是维持门脉向肝性血流灌注，以降低肝性脑病发病率。但是随时间的推移，DSRS 术后 2 年门脉血流量会逐渐减少，认为是脾静脉和胰腺之间的侧支存在着虹吸效应。为此，许多学者强调脾静脉和胰腺之间胰腺小静脉的彻底断流。DSRS 术后早期再出血，除胃小弯侧、胰腺上缘断流不全和脾动脉结扎致脾静脉血流缓慢甚至栓塞外，Richards 还认为左肾静脉高压是最大的危险。1986 年蔡景修鉴于下腔静脉位置恒定、容易显露、壁韧、压力低等优点设计了远端脾腔分流术。远端脾静脉与下腔静脉吻合后脾静脉压可降至 2.06～2.26 kPa（15～20 mmHg），甚至吻合口可扪及细震颤，有利于食管胃底静脉曲张减压和保持吻合口通畅。但是，临床上无论 DSRS，还是 DSCS 手术，其技术难度均较大，主要是游离脾静脉和结扎、切断流入脾静脉的多支胰腺静脉难度较大，因此影响此类手术的开展。

【解剖生理概要】门静脉主要由肠系膜上静脉和脾静脉汇合而成，脾静脉占门静脉血量 20%～40%。门静脉约占入肝血量 75%，肝动脉约占 25%；肝动脉含氧量高，门静脉与肝动脉供氧比例几乎相等。肠系膜下静脉汇入脾静脉者占 52%，汇入肠系膜上静脉者占 34%；肠系膜下静脉结扎、切断后，其所属区静脉血液经结肠边缘静脉回流。冠状静脉是门静脉重要属支，汇入门静脉主干者占 54.2%，汇入脾静脉者占 34.8%。门静脉与一般静脉不同，它的始末均为毛细血管，一端始于胃肠胰脾毛细血管网，一端终于肝内窦状隙；门静脉及其属支均缺乏瓣膜；由于这些特点，无论肝内或肝外门静脉阻塞，均可导致门静脉高压，引起门静脉血液逆流。

门静脉系与腔静脉系之间有 4 组交通支：

1. 胃冠状静脉（胃左静脉）和胃短静脉，通过食管、胃底静脉与奇静脉、半奇静脉分支相吻合，流入上腔静脉，对门静脉高压症病人具有特别重要的临床意义，可致食管胃底静脉曲张破裂出血，危及病人生命。

2. 附脐静脉与腹壁上静脉、下静脉相吻合，分别流入上下腔静脉。

3. 肠系膜下静脉，经直肠上静脉与直肠下静脉、肛管静脉相吻合流入下腔静脉。

4. 腹膜后，有许多肠系膜上、下静脉与下腔静脉分支相吻合。

脾静脉由脾门于胰腺背部由左向右走行，在离开脾门时，多数脾静脉（82%）弯向胰腺背部下缘向右走行。在肠系膜下静脉汇入脾静脉之胰腺体部下缘，横行剪开后腹膜，沿胰腺下缘仔细地向上分离，显露脾静脉。

左肾静脉大多数（85%）为 1 支，平均长 6.47 cm，平均管径 1.46 cm，可满足脾-肾静脉分流术；左肾静脉少数（15%）为 2～3 支，每支静脉较细；也有少数病例有多条左肾动脉，其中 1～2 条动脉斜过左肾静脉的前方（压迫左肾静脉），则不适合行远端脾-肾静脉分流术。

下腔静脉，左、右髂总静脉在第 5 腰椎前汇合而成下腔静脉。在腹主动脉右侧，沿脊柱前右侧上行。在肾静脉平面下的下腔静脉有四对腰静脉和右精索（卵巢）静脉直接流入下腔静脉。

【适应证】

1. 术前须多次检查肝功能，肝功能稳定在Ⅰ级或Ⅱ级（武汉分级）。

2. 有食管胃底曲张静脉破裂出血史或重度食管胃底静脉曲张。急诊行 DSRS 或 DSCS 手术，必须严格掌握手术指征，只有当病人一般情况好，肝功能Ⅰ级、腹膜后无水肿、脾静脉容易游离和手术者技术熟练等方可考虑。

3. 向肝性门静脉血流灌注。彩色多普勒见门静脉血流＞11～13 cm/s（正常值为 15.50±1.05 cm/s）；门静脉造影显示门脉分支灌注为Ⅰ级或Ⅱ级者；脏面侧门静脉闭锁压（SOPP）与自由门静脉压（FPP）的压差＞1.96 kPa，其压差越大向肝性门静脉血流灌注量越大。

4. FPP＞2.94 kPa（22 mmHg）或 3.4 kPa 至 FPP＜4.41 kPa（25～33 mmHg）。FPP≥3.43 kPa 时，出血率上升速率急剧，出血率与 FPP 几乎呈直线关系。FPP≥4.41 kPa（33 mmHg）无出血的概率极低（0.083）。由于 DSRS 或 DSCS 术后仍维持门静脉高压状态，当 FPP≥4.41 kPa 时，肝窦压下降甚微，故术后容易并发腹水和再出血机会增加，因此 FPP≥4.41 kPa 的病人要慎重选用 DSRS 或 DSCS 手术。

5. 胰腺质软，无脾静脉炎及其周围炎。

6. 术中探查肝脏表面无明显淋巴液渗漏，无腹水或只有少量腹水。

7. 肝炎非活动期。检测乙肝病毒，必要时先抗乙肝病毒治疗。

【禁忌证】

1. 肝炎活动期。

2. 肝功能Ⅲ级（武汉分级），肝脏储备功能差。

3. 脾脏明显肿大，脾功能亢进明显。DSRS 或 DSCS 术后虽脾脏可明显缩小，脾亢进明显改善，但术后 2 年部分病人脾亢又加重，故这类病人选择手术时要慎重。

4. 慢性胰腺炎，胰腺肥厚、质硬。

5. 脾静脉炎或有斑块状钙化，以及脾静脉周围炎。

6. 腹膜后肥厚，淋巴水肿明显。对于游离脾静脉、肾静脉和下腔静脉均会带来困难。

7. 门静脉逆肝血流者一般不选用 DSRS 或 DSCS 手术。

【术前准备】

1. 动态观察肝脏功能及凝血酶原时间。

2. 加强营养支持，改善病人健康状况、肝脏功能和凝血机制。静脉滴注支链氨基酸、血浆、人体白蛋白和新鲜血液。静脉滴注维生素 K_1、维生素 C 和易善力等。

3. 中药治疗：当归、丹参、川芎和赤芍等，在我国用于治疗慢性肝病有其丰富的经验。有人用当归注射液研究证明，可显著降低肝硬化门脉高压大鼠和病人门静脉压力，并能有效抑制成纤维细胞的增殖，改善肝脏微循环，降低胰高糖素和胃泌素水平。

4. 对有少量腹水病人，除输注人体白蛋白外，口服氢氯噻嗪和螺内酯，控制腹水。

5. 彩色多普勒检查肝脏、脾脏及测量门静脉、脾静脉内径和血流速度。

6. 食管、胃和十二指肠钡剂检查或胃镜检查，了解食管胃底静脉曲张程度及有无胃和十二指肠球部溃疡病。

7. 全身使用抗菌药物。

8. 对于食管胃底曲张静脉破裂出血的病人，应积极输血和药物治疗：如生长抑素、垂体后叶素，用三腔双囊管压迫止血。垂体后叶素，第 1 次剂量 20 U，溶于 5%葡萄糖溶液 200 mL，在 20～30 min滴完；然后垂体后叶素 50 U，溶于 5%葡萄糖溶液500 mL，每分钟 10～15 滴维持。近年来，有采用生长抑素治疗，生长抑素有选择性收缩内脏血管，抑制胰高血糖素的作用；生长抑素对降低食管胃底静脉压力较垂体后叶素显著。从三腔双囊管之胃管注入液状石蜡或灌肠以及时排出肠道积血。待病人出血停止后，再根据病人情况慎重选择 DSRS 或 DSCS 手术。

【麻醉与体位】 常规选用全身麻醉。体位采用仰卧位。

【手术步骤】

1. 切口：采用左上腹肌切口，并向脐下延长 2～4 cm。此切口除适合做 DSRS 或 DSCS 手术，也适合脾切除、肠系膜上静脉腔静脉侧侧分流术或肠系膜下静脉腔静脉分流术。

2. 远端脾肾分流术（DSRS）：

（1）通过胃网膜右静脉插管测量 FPP，并留置插管作连续测 FPP 用。

（2）切开胃结肠韧带，在胰腺上缘游离脾动脉，并作暂时性阻断。

（3）游离脾静脉：从胃网膜囊胰腺下缘进路或从横结肠系膜根部胰腺下缘切开后腹膜，在胰腺下缘以细针钱缝几针牵引线，向前上方牵拉。沿胰腺背面向上钝性分离，于脾静脉鞘膜下注入普鲁卡因并纵行剪开，显露脾静脉。沿脾静脉壁十分细致地分离，显露胰腺与脾静脉之间的胰腺静脉分支，先以3－0线结扎脾静脉侧，再以扁桃体钳紧靠胰腺组织钳夹并切断，以 5－0 Prolene 线结扎或缝扎或连发钛夹切断，注意不能撕裂或脱落，尽可能将脾静脉游离至脾门附近。如果游离的脾静脉能满足 DSRS 手术，肠系膜下静脉右侧的脾静脉部分可不予游离（图 64－1）。

（4）分离左肾静脉：在分离左肾静脉前，需检查左、右肾脏有无异常和左肾静脉、左肾动脉有无解剖学变异。在胰腺体尾部后方沿肾门向右，在腹主动脉前可扪及左肾静脉呈囊性感，切开腹膜后纤维脂肪组织及左肾静脉鞘，显露左肾静脉前壁，沿静脉鞘向左分离，结扎、切断左精索静脉或卵巢静脉，必要时结扎、切断左肾上腺静脉，以增加左肾静脉长度，分离左肾静脉上下缘，肾静脉游离长度 4～5 cm，以能容纳小儿心耳钳或三翼钳为度（图 64－2）。

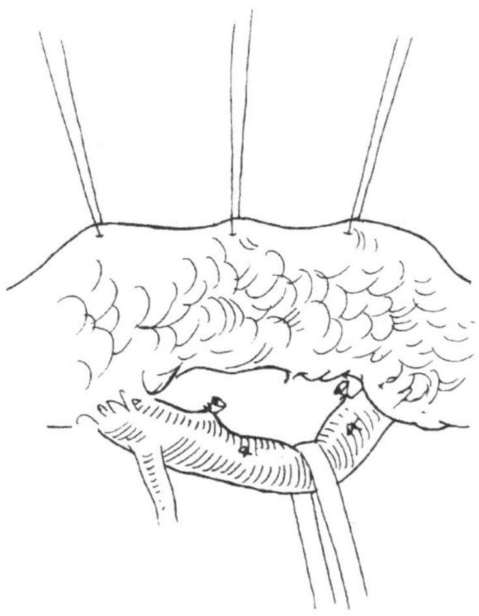

图 64－1 游离脾静脉

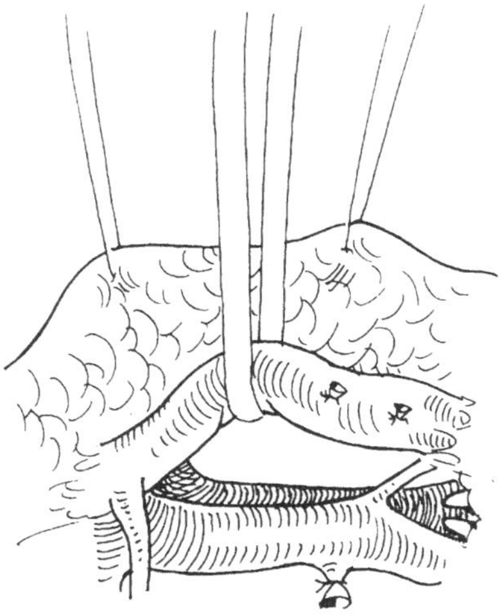

图 64－2 游离肾静脉

（5）在近脾门处用 L 形血管夹（Blalock 钳）钳夹脾静脉：根据手术保留脾静脉长度，用无损伤血管钳钳夹脾静脉并切断（图 64－3），近端脾静脉以 3－0 线连续缝合关闭。远端脾静脉修剪成斜口状，并用肝素生理盐水冲洗。用小儿心耳钳钳夹左肾静脉前壁，并纵形切开，切口大小与脾静脉管径相等。在吻合口两端用 5－0 线各缝合一针、打结，并作牵引用；再在脾静脉和肾静脉吻合口前壁各缝一针牵引线（图 64－4）。以 5－0 线连续缝合吻合口后壁（图 64－5）。缓慢松开 L 形血管夹，脾静脉血液或血块涌出，然后再上紧 L 形血管夹，再用肝素生理盐水冲洗吻合口。继之连续缝合吻合口前壁，取除小儿心耳钳和 L 形血管夹（图 64－6），并松解脾动脉阻断。

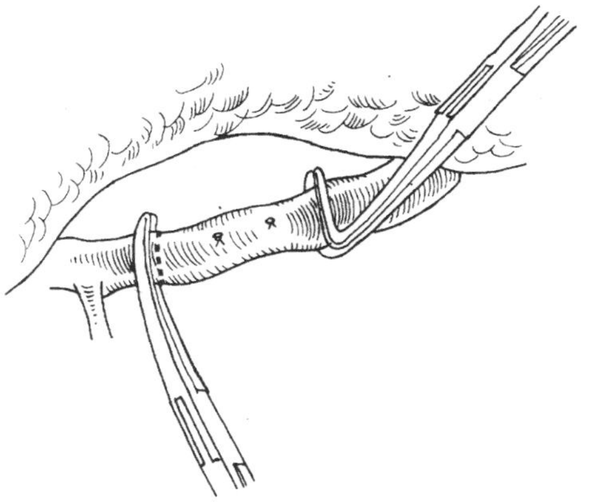

图 64-3 切断远端脾静脉

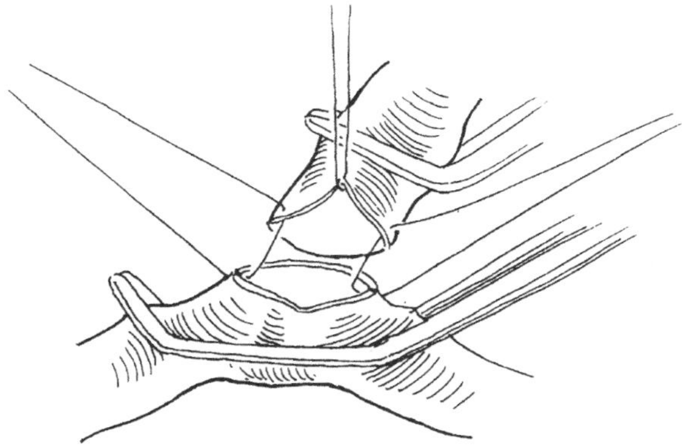

图 64-4 纵形切开左肾静脉，切口大小与脾静脉管径相等

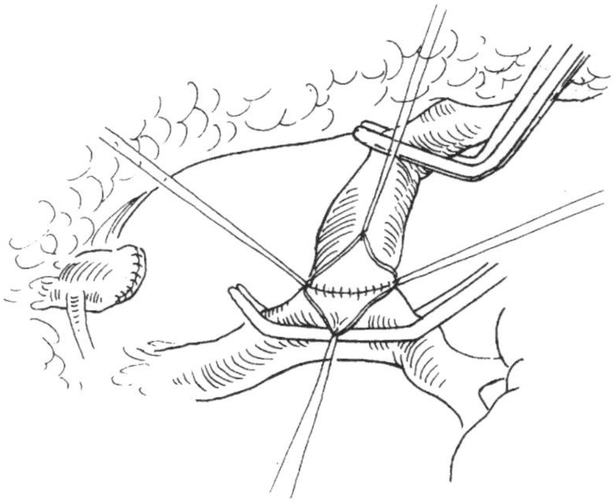

图 64-5 吻合口后壁以 5-0 线连续缝合

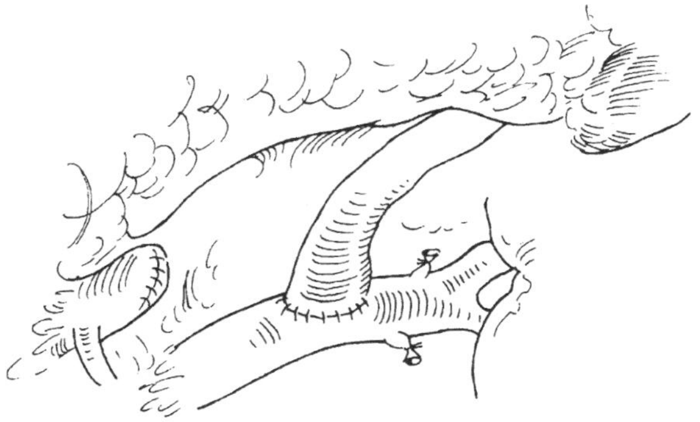

图 64-6 吻合口前壁以 5-0 线连续缝合，取除心耳钳和 L 形血管夹

3. 远端脾腔分流术（DSCS）：

（1）通过胃网膜右静脉插管测量 FPP，并测量 SOPP。

（2）切断结扎部分胃结肠韧带，用 S 状拉钩（Deaver 拉钩）将胃向上牵开，在胰腺上缘游离脾动脉并作暂时阻断，以利于脾静脉游离，防止大出血。

（3）向上牵拉横结肠，在横结肠系膜根部、胰腺体部下缘横行剪开后腹膜，在胰腺下缘连同后腹膜用细针线缝几针牵引线，并向上轻轻牵拉。沿肠系膜下静脉于胰腺后间隙显露脾静脉，游离肠系膜下静脉并结扎切断；仔细地分离、结扎和切断来自胰腺的多支胰腺静脉；充分游离脾静脉汇入门静脉处，其上缘有时可见粗大的冠状静脉。先于胃小弯侧胰腺上缘结扎冠状静脉，然后于脾静脉上缘妥善处理冠状静脉（图 64-7）。脾静脉左侧尽可能游离至脾门附近，彻底阻断胰腺与脾静脉间的胰腺静脉。

（4）分离十二指肠悬韧带，于腹主动脉左侧纵行剪开后腹膜，沿腹膜后向右钝性分离显露下腔静脉，切开下腔静脉鞘膜，遇有小血管和淋巴管以细线结扎或连发钛夹切断。游离下腔静脉及其两侧；必要时结扎、切断 1～2 支腰静脉，可明显减少吻合口张力，下腔静脉游离长度 6～7 cm，上至左肾静脉下缘（图 64-8）。

（5）近脾门处用 L 形血管夹钳夹脾静脉，脾静脉与肠系膜上静脉汇合部用小儿心耳钳钳夹，在心耳钳左侧边切断脾静脉边以细线连续缝合关闭（图 64-9），以保留更长的脾静脉。

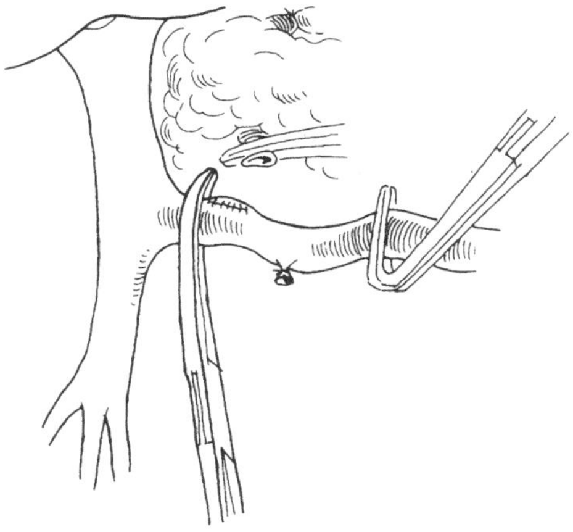

图 64-7　粗大的冠状静脉的处理

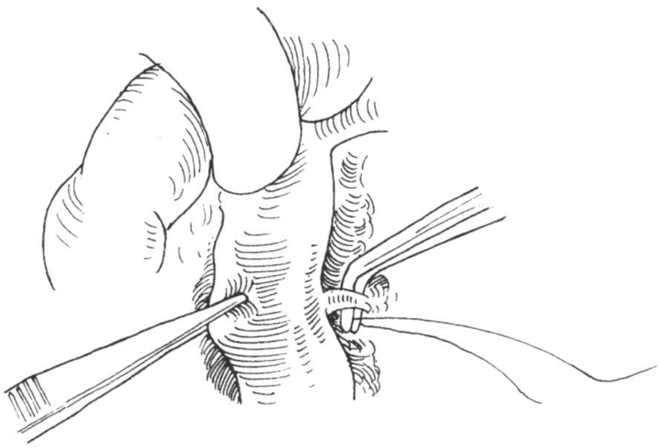

图 64-8　游离下腔静脉，结扎腰静脉

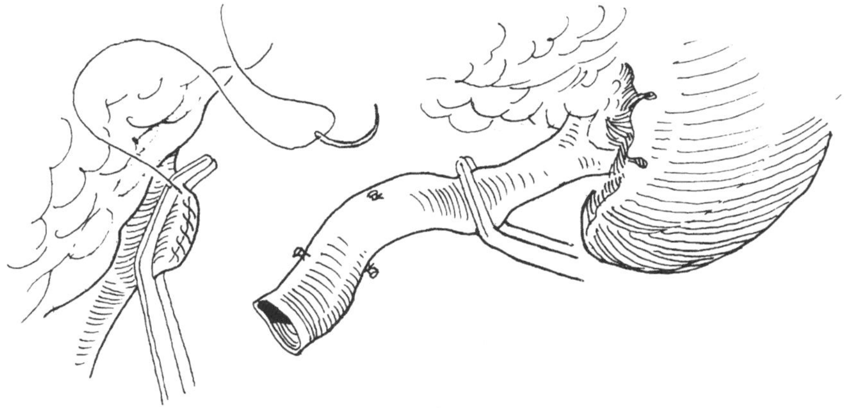

图 64-9　近端脾静脉连续缝合关闭

（6）间断缝合脾静脉鞘与下腔静脉鞘，以缩短其间距，并可防止腹膜后淋巴管漏。用三翼钳钳夹下腔静脉左前壁，再钳夹脾静脉远端，取出 L 形血管夹。以弯血管剪将下腔静脉前壁剪除小的椭圆形，再向上下纵行剪开；使下腔静脉切口与脾静脉管径大小相等（图 64-10）。

（7）在下腔静脉和脾静脉吻合口前壁用 5-0 线各缝一针牵引，在吻合口两端各缝一针打结作牵引，继之以 5-0 Prolene 缝线连续缝合吻合口后壁和前壁（图 64-11）。完成远端脾腔静脉吻合，脾静脉处于顺位，无胰腺和脾脏压迫。

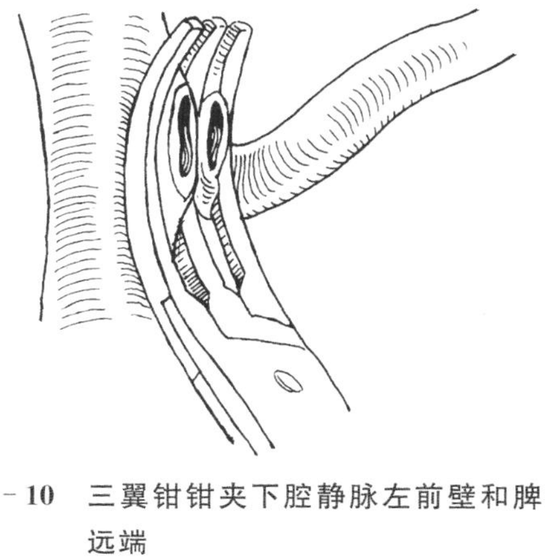

图 64-10　三翼钳钳夹下腔静脉左前壁和脾静脉远端

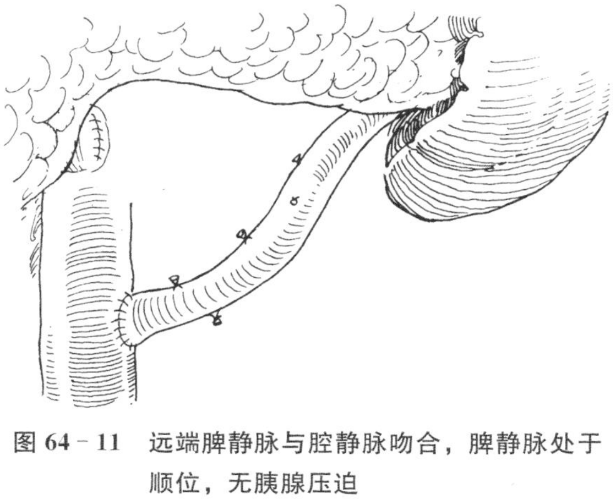

图 64-11　远端脾静脉与腔静脉吻合，脾静脉处于顺位，无胰腺压迫

4. 胃小弯侧、胃后壁断流以及附脐静脉断流：为使门静脉-肠系膜上静脉系统与胃脾区静脉系统之间完全隔离，从而达到维持门静脉-肠系膜上静脉系统高压状态。有利于肝脏功能改善，降低肝性脑病发生率和提高病人的生活质量。

【术后处理】肝硬化门静脉高压病人都有不同程度的肝脏功能损害，而且对心、肺、肾和脑都会产生一系列的病理、生理改变，手术又很复杂，因此DSRS和DSCS手术后处理非常重要。外科医师必须明了肝硬化病人不同于其他外科病人，必须有丰富的内科处理肝硬化的经验。

1. 术后早期要补充足够量的人体白蛋白、血浆和新鲜血液，以提高血浆胶体渗透压。必要时深静脉插管输适量葡萄糖以补充热量。

2. 适当限制钠盐和水分摄取。

3. 取半卧位，卧床休息。持续低流量吸氧，协助排痰。

4. 全身应用抗菌药物，包括针对需氧菌和厌氧菌药物，预防肺部、腹腔和伤口感染，并注意保护肾脏功能。

5. 静脉滴注生长抑素/垂体后叶素，以防术后早期再出血。

6. 若病人无胃、十二指肠溃疡病，术后3d给予地塞米松5 mg/d，以减轻病人术后反应和肝细胞功能的损害。

7. 由于胃小弯侧门体断流，部分病人术后有胃排空功能障碍，可肌内注射抗胆碱酯类药物，如氢溴酸加兰他敏，以促进胃排空功能恢复。必要时留置胃肠减压管。

8. 术后肝性脑病发病率很低，进食后可不必限制蛋白质饮食。

【术后并发症、预防与处理】DSRS和DSCS手术后并发症有腹水、再出血、肝性脑病、十二指肠球部溃疡穿孔等。手术后早期最常见的并发症为腹水和再出血。

1. 腹水：术后发生腹水是最常见的并发症。腹水的发生其主要原因是肝脏功能差，血浆白蛋白水平低；另一个重要因素是术后门静脉-肠系膜上静脉系统仍保持较高的门静脉压力。我们在64例DSCS手术，术前FPP平均3.84 kPa（29 mmHg），分流后FPP平均3.29 kPa（15 mmHg），较术前平均下降0.55 kPa（4.5 mmHg）。因此在选择手术适应证中，凡有明显腹水或近期腹水消退者不予选择；FPP≥4.41 kPa（33 mmHg）要慎重选择DSCS手术。术后腹水的发生，在64例中，前期手术的32例中腹水发生率34.4%（11/32）；而后期手术的32例为15.6%（5/32）。Henderson收集1000余例DSRS手术，术后早期腹水发生率为10%～50%。腹水的防治：①严格掌握手术适应证的选择。②术后早期补给足够量的人体白蛋白和血浆。③限制钠盐和水分摄取。④静脉注入小剂量呋塞米，10～20 mg/d；肠蠕动功能恢复后口服氢氯噻嗪和螺内酯。⑤口服普萘洛尔使心率减慢，使心输出量和门静脉血流量均减低，从而降低门静脉压力。

2. 早期再出血：术后早期再出血是一种危险并发症。常见的原因有胃黏膜病变（门静脉高压性胃病）、肾静脉高压、胃小弯侧及胃后壁断流不全和脾静脉，吻合口栓塞等，后者是最危险的因素。若出血量不大、脾脏明显缩小可压缩者，可先行内科保守治疗，口服去甲肾上腺素、凝血酶、静脉滴注垂体后叶素或生长抑素（思他宁）；通过内镜诊断和治疗，有人报道"立止血"加鱼肝油酸钠联合进行食管曲张静脉硬化治疗收到了良好效果；必要时放置三腔双囊管压迫止血。若出血量大、脾大质硬，并有压痛者，则脾静脉、吻合口栓塞可能性大。脾静脉、吻合口栓塞常与下列因素有关：脾静脉炎、吻合口张力大、腹膜后明显水肿、脾动脉结扎和脾静脉腔静脉人造血管桥式吻合等。当采用选择性脾动脉造影证明脾静脉、吻合口栓塞时，可行完全性的脾动脉栓塞术。如果出血不停止，应行急诊手术探查脾静脉和吻合口，行脾切除和胃大弯侧门-奇静脉断流术。

【手术经验与有关问题讨论】

1. 远端脾腔分流术是一种理想的选择性分流术式：DSCS具有DSRS手术的特点：①能有效地控制食管胃底曲张静脉出血。②能维持向肝性门静脉血流灌注。③脾胰断流使胰源性胰岛素和胰高血糖素仍经门静脉流注肝脏，对维持肝细胞功能具有重要意义。④肝性脑病发病率低，病人生活质量高，而且有机会还可以选择肝移植手术。DSCS 手术尚具有以下特点：①下腔静脉位置恒定、容易显露、壁韧、容量大、压力低、吻合口大小不受限和吻合操作方便。②脾静脉处于顺位与下腔静脉吻合、不成角、不受胰腺和巨脾（分流后胰脏明显缩小）的压迫，有利于吻合口保持通畅。③DSCS 手术不受左肾静脉和左肾动脉解剖变异的影响，扩大了手术适应证。④避免并发左肾静脉高压的危险。⑤DSCS 手术后，由于下腔静脉压力低，脾静脉压可降至 2.06～2.26 kPa（21～23 cmH_2O），更有利于食管胃底曲张静脉减压。

笔者于 1984 年 1 月至 1996 年 4 月，共施行远端脾腔分流 64 例，通过临床实践与随访，认为 DSCS 是更理想的一种选择性分流术式。

2. 如何减少 DSCS 吻合口的张力：远端脾静脉与下腔静脉直接吻合，只要腹膜后无明显水肿，DSCS 吻合口通常无张力。

（1）游离足够长度的脾静脉，左至胰尾脾门附近，右至门静脉汇合部。

（2）游离左肾静脉以下的下腔静脉 7 cm 左右，结扎、切断 1～2 支腰静脉，完全游离下腔静脉。

（3）紧靠门静脉汇合部切断脾静脉，以保留更长的脾静脉。

（4）间断缝合脾静脉鞘与下腔静脉鞘，以缩短其间距。

（5）DSCS 吻合口若有了张力，可在吻合口的上下两端，将下腔静脉左侧壁与腹主动脉鞘膜各缝合一针或于下腔静脉后侧面间断缝合下腔静脉鞘膜，下腔静脉则凸起，从而可减少吻合口的张力。

〔蔡景修〕

参考文献

[1] 孙衍庆，金旦年，张健美. 限制性门腔侧分流［J］. 中华医学杂志，1966，51：231.

[2] Warren W D，Zeppa R，Fomon J J. Selective transsplenic decompression of gastroesophageal varices by distal splenorenal shunt［J］. Ann Surg，1967，166：437.

[3] Richards W O，Pearson T C，Henderson J M，et al. Evaluation and treatment of early hemorrhage alimentary tract after selective shunt procedure［J］. Surg Gynhecol Obstet，1987，164：530.

[4] 蔡景修，王敖川，王崇震，等. 选择性远端脾腔分流治疗门静脉高压症［J］. 第三军医大学学报，1986，8：8.

[5] 舒强，徐恩多. 与门脉高压症手术有关解剖问题［J］. 实用外科杂志，1990，10：173.

[6] Nordlinger B M，Nordinger D F，Fulenwider J T，et al. Angiography in portal hypertension［J］. Am. J. Surg，1980，139：132.

[7] 丁生财，王敖川，蔡景修. 肝炎后肝硬化门静脉高压症血液动力学［J］. 中华外科杂志，1990，28：423.

[8] 蔡景修. 选择性远端脾腔分流术［J］. 实用外科杂志，1990，10：188.

[9] Henderson J M，Millikan W J，Warren W D，et al. The distal splenorenal shunt：An update［J］. World J surg，1984，8：722.

第六十五章 限制性门-腔静脉侧侧分流术

Limited Side-to-side Caval Portal Shunt

所谓限制性门-腔静脉侧侧分流术是在门-腔静脉侧侧分流术的基础上，通过对吻合口径的限制，在有效地降低门静脉压力的同时，保持一定的向肝血流量，维持一定的肠系膜静脉压力，以便在达到迅速、有效、持久地控制出血目的的同时，尽可能减轻对肝细胞功能的损害，减少术后肝性脑病的发生。

长期、大量的临床实践表明，限制性门-腔静脉侧侧分流术在手术死亡率、降压效果、食管静脉曲张好转消失率、术后再出血率、腹水消失率及生存率等方面明显优于其他分流手术方法。与其他的门体分流手术相比，术后肝性脑病的发生率明显较低，术后病人的生存质量较好，特别是近年来通过对该手术后肝性脑病发生机制的研究，认识到其发病机制与术后门、腔静脉吻合口的扩大有关，在此基础上对该术式进行了改良，通过改良手术效果更加令人满意，术后肝性脑病的发生率进一步降低。

第一节 限制性门-腔静脉侧侧分流术的理论基础

在提出限制性门-腔静脉侧侧分流术之前，通常采用的治疗门静脉高压的手术方法是对分流量不加限制的非选择性分流手术和断流手术，在控制出血的效果和术后脑病的发生率方面不能令人满意。

提出限制性门-腔静脉侧侧分流术主要基于以下 3 个原因：①对分流最不加限制的非选择性门体分流术控制出血效果好，但因术后较大程度地减少甚至完全丧失了门静脉的向肝血流灌注，术后肝功能损害较大，肝性脑病发病率较高；②门体断流术后再出血率较高；③术后肝脏功能的维持有赖于门静脉的向肝血流灌注。

1967 年 Warren 等提出远端脾-肾分流术，即所谓选择性门体分流术，曾盛行于欧美一些国家。主张该术式的学者认为其控制出血效果较好，同时术后脑病发生率较低。但其缺点是吻合口血栓形成率较高，并由此造成术后再出血率较高，同时手术操作复杂，对病人打击较大，术后并发症较多，另外由于术者技术水平或局部解剖条件等原因，有时很难完成手术。良好的临床治疗结果主要来源于 Warren 所在医学中心的报告，我国亦有采用该手术方法者，但临床结果远不如 Warren 等的报告。

通过长期的临床实践和实验研究，我们认为限制性门-腔静脉侧侧分流术的合理性主要可以归结为以下 3 个方面：

1. 限制性门-腔静脉侧侧分流术降低了胃食管曲张静脉的压力和血流量，降压效果满意，且吻合口不易形成血栓，近期和长期控制出血的效果较好。

2. 保持了一定量的门静脉向肝血流灌注，术后对肝脏功能的损害较小，术后脑病的发生率较低。

3. 保持了肠系膜血管床的高压状态，减少了毒性物质自肠道的吸收，也有利于减少术后脑病的发生。

第二节 限制性门-腔静脉侧侧分流术病人的选择

一、择期手术病人的选择

对于门静脉高压食管静脉曲张出血的病人，在决定治疗方法的时候必须考虑两个因素：采用该治疗方法后发生再出血的可能性以及该治疗方法造成肝衰竭的可能性。因此在决定选择哪种治疗方法之前必须对门静脉高压食管静脉曲张出血病人的肝脏病变的性质、肝脏病变严重程度以及门静脉高压的程度做出客观的综合评估。

在决定病人是否适合进行限制性门-腔静脉侧侧分流术时，除应首先进行上述评估外，还应结合限制性门-腔静脉侧侧分流术的特殊性，从以下几个方面进行综合判断：

1. 病人是否需要通过降低曲张静脉压力来控制出血：这个问题实际上是要回答门静脉高压食管静脉曲张出血的病人应采用哪种治疗方法来控制出血，这方面在我国以及全世界范围内都存在着很大的分歧和争议。在欧美一些国家，特别是美国，多主张一旦发生出血应首先考虑采用经内镜食管曲张静脉硬化治疗，但是这种治疗以后再出血的发生率高达25%～30%，甚至有报道可以高达50%，在硬化治疗失败以后或对于那些不适于进行硬化治疗的病人多主张采用远端脾-肾分流术。在日本，第一步同美国一样首先采用经内镜食管曲张静脉硬化治疗，对于再出血的病人多采用断流手术。而目前在我国，由于考虑到硬化治疗止血效果差，再出血率高，硬化治疗的应用不是很普遍，多主张采用手术治疗，具体采用何种手术方法则分歧很大，以裘法祖为代表的南方的一些学者多主张采用断流手术，而在北方较多采用各种分流手术，其中从远端脾-肾分流术在国内应用的情况看，并未达到欧美一些国家的学者报告的满意效果，吻合口血栓形成率及再出血率较高，因此未能在国内广泛开展；而其他一些非选择性分流手术应用较普遍，但存在着术后脑病发生率较高等并发症。基于门静脉高压目前的治疗现状，以及限制性门-腔静脉侧侧分流术良好的治疗效果，我们主张限制性门-腔静脉侧侧分流术应当成为首选的手术方式。但也应注意，采用哪种治疗方法来控制出血一方面要考虑不同病人的具体情况，另一方面也要根据术者对某一治疗方法掌握的熟练程度而定。

2. 从解剖学上看，病人的门静脉和体循环静脉是否适合进行限制性门-腔静脉侧侧分流术：为了很好地完成限制性门-腔静脉侧侧分流术，在手术前必须对门静脉和体循环静脉的情况有一个较为全面的认识，包括手术将要涉及的血管的直径、走行、是否有血栓形成、是否有解剖变异等。限制性门-腔静脉侧侧分流术所涉及的血管主要有门静脉和下腔静脉，这两条血管如果存在解剖变异，手术可能是很困难的，有时甚至是难以完成的。其中容易发生变异的主要是门静脉，常见的变异主要是门静脉在肝外不形成一条门静脉主干，而是以数条较细小的静脉分别进入肝脏，有时肝外门静脉甚至形成海绵状血管丛(这些变异是造成一些小儿门静脉高压的原因)，对于这部分病人不适宜进行限制性门-腔静脉侧侧分流术。另外由于门脉高压症的病人有时可并发门静脉系统血栓形成，这部分病人不适宜进行限制性门-腔静脉侧侧分流术，因此术前应当通过血管造影明确门静脉系统是否有血栓形成。如能在手术前通过血管造影证实门静脉主干内虽有血栓，但较局限，也可在术中切开门静脉取出血栓后完成限制性门-腔静脉侧侧分流术。

对上述这些血管情况的判断，最直接、确切的方法是内脏血管造影术。通过肠系膜上动脉插管，注入造影剂，静脉期可以清楚地判断门静脉的情况；另外，如果病人既往曾接受过胆囊切除，特别是胆道探查或胆肠吻合手术，门静脉主干局部解剖较混乱，粘连较严重，加之局部较广泛的侧支形成易出血，可能给手术造成困难，应有充分的思想准备。

3. 病人的肝功能状态是否能够耐受手术并保证术后一个较长时间内能获得较为满意的生存质量，这是一个十分复杂而难于回答的问题，目前对于病人的肝功能状态是否适于进行限制性门-腔静脉侧侧分流术没有一个较为可靠的判断标准，但至少应综合考虑以下几个方面：造成肝硬化的原因，肝脏病变是否处于活动期，肝功能储备如何，肝脏病变对全身的影响如何。进行限制性门-腔静脉侧侧分流术较理想的病人应当是肝脏病情稳定，肝功能储备较好。但有时也不能过分要求必须满足上述条件，特别是在急诊情况下。

目前对于门静脉高压病人肝功能状态的评价方法虽然很多，但还没有一种公认的、准确简单的、较为理想的评价方法，国内外经常使用的还是Child分级方法。根据此评价方法，Child A级和大部分Child B级病人肝功能状态较好，能较好地耐受手术，适宜进行限制性门-腔静脉侧侧分流术。从手术死亡率来讲，Child A级和Child B级病人间没有显著性差异，而这两级病人的手术死亡率明显低于Child

C 级病人。但从长期生存率来看，Child A 级病人明显长于 Child B 级和 Child C 级病人。

二、急诊手术病人的选择

对于门静脉高压食管静脉曲张出血的急诊病人，进行限制性门-腔静脉侧侧分流术的条件与择期手术相似，病人肝功能应为 Child A 级或 Child B 级（Child B 级者应慎重考虑），同时手术应当尽量争取在出血后 24 h 内进行，这是因为出血本身可造成肝功能的损害，较长期的大量出血将进一步加重这种损害，使肝功能状态进一步恶化，从而丧失手术时机。

1960—1988 年，我们共为 92 例病人进行急诊限制性门-腔静脉侧侧分流术。具体情况见表 65－1。

表 65－1　急诊限制性门-腔静脉侧侧分流术

时间（年）	例　数	死亡数（例）	死亡率（%）
1961—1969	23	10	43.48
1970—1979	32	9	28.12
1980—1983	23	2	8.7
1984—1988	14	1	7.14
总　计	92	22	23.91

造成手术死亡的原因主要是：术前出血性休克未能很好地控制，通过术中及术后的努力仍未能纠正（8 例）；肝衰竭（10 例）；术后严重感染（2 例）；术中心搏骤停（1 例）。另有 1 例死因不够明确。

从上述造成手术死亡的原因可以看出，肝衰竭以及术前未能很好地控制出血性休克是其主要原因。因此手术指征的掌握，手术时机的选择以及充分有效的术前准备是降低急诊限制性门-腔静脉侧侧分流术手术死亡率的重要方面，而这方面工作必须在内、外科积极配合共同努力下完成。为此我们对于急性食管胃底静脉曲张破裂出血病人的治疗方案如下：

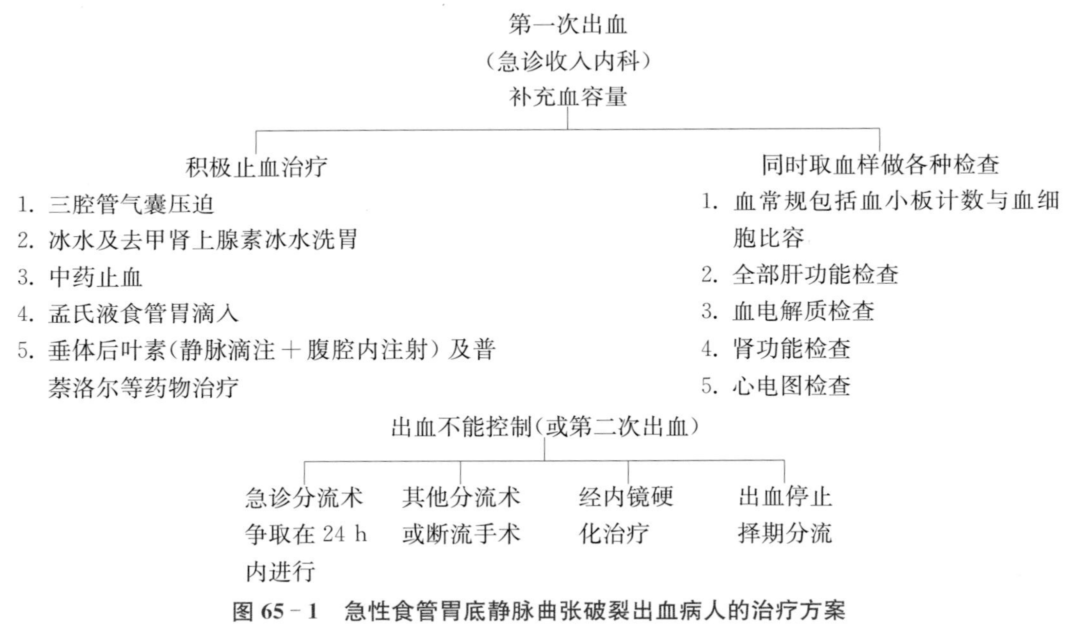

图 65－1　急性食管胃底静脉曲张破裂出血病人的治疗方案

急诊手术以迅速有效止血、抢救生命为目的，根据具体情况可不做脾切除而仅行脾动脉结扎，或先行分流术，再视病人当时具体情况考虑是否行脾切除。

第三节　限制性门-腔静脉侧侧分流术手术方法及操作要点

1. 麻醉：多采用连续硬膜外阻滞，亦可用气管内插管联合全身麻醉。尽量减少对肝功能有损害的药物用量，同时要达到腹壁肌肉高度松弛的目的。

2. 切口：以两侧第 11 肋软骨顶点连续的上腹部横切口，两侧达腋前线。切开真皮后改用电刀逐层切开腹壁各层，不但可以完好地止血而且节约时间（图 65－2）。

3. 测压：进腹后即由网膜右静脉之较粗大分支插入塑料管，连接连续测压装置测定自由门静脉压。注意门静脉压计算应以病人脊椎前缘水平为零点（图 65－3）。

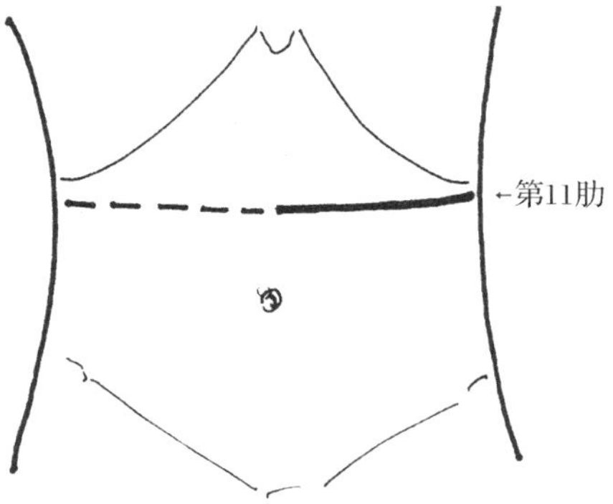

图 65－2 上腹部分段横切口示意图。虚线表示分段延长线

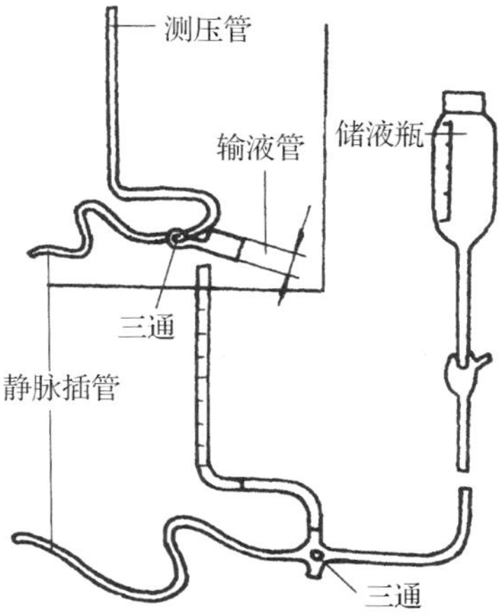

图 65－3 门静脉压测定

4. 探查：应注意有无腹水、脾脏大小、肝脏大小、质地及肝左叶代偿情况、腹腔内粘连情况。术者以左手示指伸入小网膜孔与拇指轻轻触摸肝十二指肠韧带后方的门静脉，判定其直径，血管壁弹性及有无血栓，以估计分流术的可行性。由于门静脉高压病人脾周围及肝下往往有广泛粘连，其中侧支循环血管丰富，组织水肿脆弱，故探查时手法务必轻柔，切忌粗暴，以免引起出血，陷入被动。

5. 脾切除：巨脾上极往往弯曲伸入胃底上方，难以显露，如强行分离脾胃韧带上极，极易造成撕裂，出血难以控制。故我们的做法是先分离切断脾结肠韧带及脾胃韧带的中下部分，分离后腹膜粘连，于脾下极填入大纱垫将脾垫起，然后下压切口下缘，并脾下极托出切口，术者以左手握住脾蒂，右手伸入脾上极，手指置于胃韧带上极后适当向下牵引。同时，助手用拉钩上提切口上缘待将脾上极牵至切口下方时，下压切口上缘，此时脾上极即可暴露于切口外，可于直视下处理脾胃韧带残留部分。这样，既可防止盲目强行分离脾上极引起出血，又能保证不损伤胃底。万一分离过程中韧带撕裂出血，可用左手控制脾蒂，右手指夹住脾胃韧带，迅速将脾搬出切口，直视下钳夹止血。

处理脾蒂时，我们习惯于在靠近脾门处轻轻上一把肠钳，再于肠钳远侧分束钳夹脾蒂血管后移除脾脏。残端以 7 号丝线结扎并作 U 形缝扎。若有脾蒂出血，可用肠钳控制不易损伤胰尾。

按上述方法一般可顺利切除巨脾而无需事先分离结扎脾动脉，避免既费时又有撕破血管引起出血及损伤胰腺之弊。

切脾后，对后腹膜粘连面的渗血，我们主张采用 4－0 或 7－0 线连续缝合止血而不作钳夹大块结扎。因后者有发生组织坏死、线头脱落之虑，可能成为术后发热、脾窝集液感染之原因。

6. 游离门静脉：脾切除后再测门静脉压。必要时可将手术台右侧抬高 30°～40°，把小肠推向下腹，于肝脏面以剪刀锐性分离肝下与网膜、十二指肠韧带和小网膜孔，确认胆总管位置。于其后方剪开肝十二指肠韧带外侧腹膜，用钝头大弯血管钳分离寻找门静脉外侧壁。其间往往可见 2～3 根粗约 1 mm 甚至更粗的淋巴管，应逐一分离后切断，细丝线结扎两端，以防术后出现淋巴漏。通常游离门静脉 2/3 周径，3～4 cm 长即可。以血管剪刀尽量将管壁表面之纤维索条分离干净，使光滑外膜外露，注意勿伤及细小的穿通支。如胆总管旁有肿大淋巴结，应将其分离后切除，以利门静脉的显露。有时门静脉较靠内侧，为便于寻找及防止损伤胆总管，必要时可将胆总管稍作游离后用牵引线向上牵引，即可于其深处分出门静脉主干。

7. 游离下腔静脉：剪开十二指肠外侧的后腹膜，用钝头大弯血管钳分离后即可见隆起的下腔静脉，将其游离周径 1/2，5～6 cm 长一段，注意其前壁肝下方往往有一细小分支不要损伤。

由于大多数人（90%）的门静脉与下腔静脉呈交叉走行，故两血管在游离后距离甚近，易于拉合。少数人门静脉与腔静脉走向伴行或因门静脉炎致血管壁增厚，弹性较差而拉合费力时，应将下腔静脉适当多做游离，以免吻合后吻合口张力过大。极少数病人，增大的肝尾叶处于门、腔静脉之间而妨碍吻合时，可将此部分尾叶做一楔形切除，以便血管吻合。

8. 吻合：于已游离好的门、腔静脉壁分别缝置 2 针细牵引线（图 65－4），针距约为 12 mm，由此确定吻合口位置，使其方向与门静脉走行方向一致。然后放置三翼无伤血管钳，将门、腔静脉壁部分拉合（图 65－5）。置钳应牢靠、稳妥。钳叶间不要夹住周围组织，以防吻合过程中血管壁滑脱。用平面月形剪分别在牵引线门、腔血管壁上剪一椭圆状孔，其直径为 9～10 mm，用 3－0 带针尼龙线蘸液状石蜡后连续外翻缝合后壁，即于下腔静脉下角处由管腔外进针，拔针后再于门静脉下角处由管腔内向管腔外出针，将针由缝线下面绕回后，再穿入门静脉，此时可将尼龙尾线与门静脉下角所置牵引线打结（图 65－6）。拉紧缝线后，再于腔静脉后壁由内向外进针，由外向内穿出后再转向门静脉后壁。如此反复直至上角出针由门静脉内向外穿出后与腔静脉上角所置牵引线打结，完成后壁缝合。一般针距1.5 mm左右，共缝合 5～6 针即可。

缝合后壁后，前壁两缘自然会更加靠拢，用尼龙线或细丝线做前壁间断缝合 5～6 针（图65－7）。如估计吻合口有一定张力，可于上、下角处将门、腔静脉壁各加固 1 针，以上缝线均不要剪除（图 65－8）。

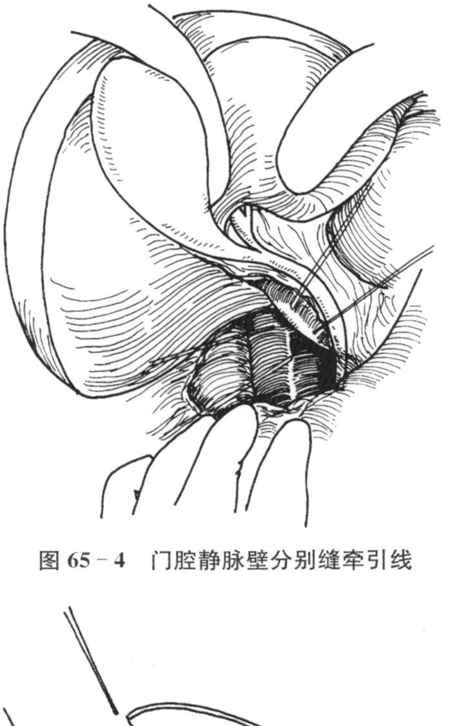

图 65－4 门腔静脉壁分别缝牵引线

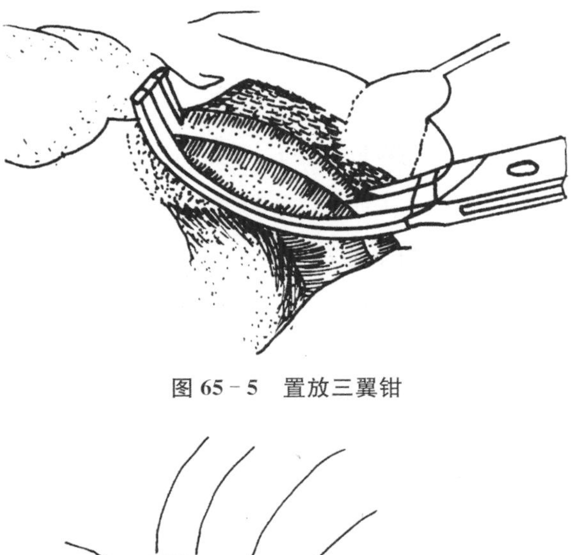

图 65－5 置放三翼钳

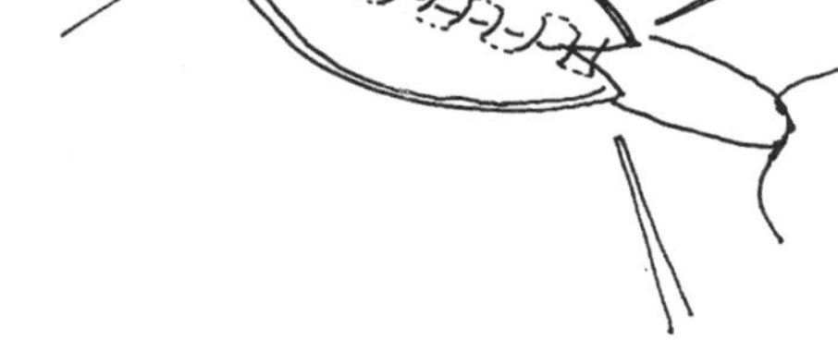

图 65－6 后壁连续外翻缝合

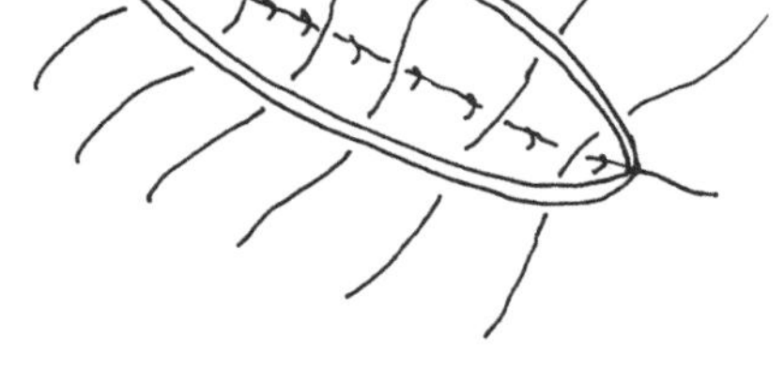

图 65－7 前壁间断外翻缝合

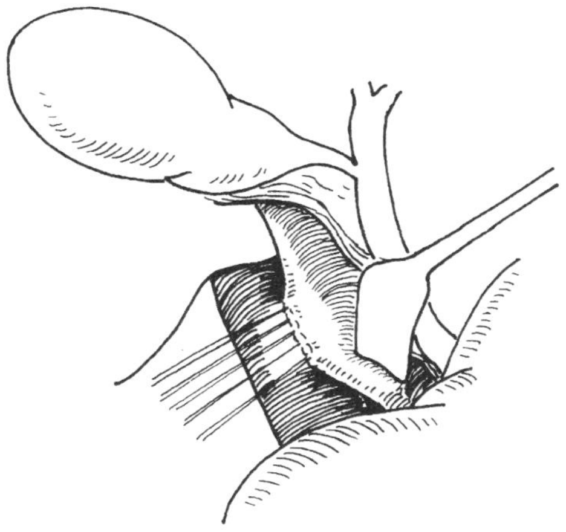

图 65－8　前壁缝合完毕

9. 置放限制环：吻合完毕后，先开放腔静脉侧的三翼钳叶，再开放门静脉侧的三翼钳叶。如针距间无漏血，即可轻提前壁缝线，同时轻轻下压三翼钳并慢慢退出，如有明显漏血可再修补 1 针。至于针眼的渗血可用热盐水小纱布压迫止血。将已准备好的套有一长约 31 mm、一侧剪有数个缺口的动脉造影用导管的 7 号丝线绕过吻合口后方，使导管正好置于吻合口处。将丝线结扎，导管即成为直径（内径）为 10 mm 的圆环套在吻合口上，以防术后吻合口增大（图 65－9）。

10. 关腹：常规取肝组织 1 块送病理检查。再次检查肝下、脾窝无渗血后放脾窝大烟卷引流管。测分流后门静脉压力。清点器械、纱布无误后，分两组同时由两侧逐层关腹。

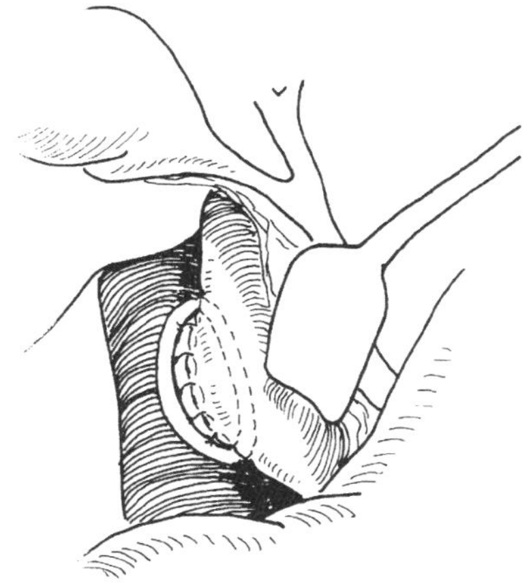

图 65－9　吻合口置放限制环

第四节　限制性门-腔静脉侧侧分流术后脑病及其防治

一、限制性门-腔静脉侧侧分流术后脑病的发病机制

肝性脑病是严重肝病引起的以意识改变和昏迷为主的中枢神经系统功能失调，造成肝性脑病的主要原因：一是由于肝细胞功能衰竭；二是在门静脉高压时，由于门体静脉之间自然形成大量的侧支循环，或在肝外有手术造成的门体分流，使来自胃肠道的有害物质绕过肝脏，未经肝细胞代谢而直接进入体循环到达脑部。

关于各种门体分流手术后发生肝性脑病的原因，虽然很容易让人们联想到肝外存在的手术造成的门体分流使来自胃肠道的有害物质绕过肝脏，但是确切地说其发病原因也是很复杂的：首先，肝硬化门静脉高压的病人虽然接受了门体分流手术，但是其肝硬化的过程仍然在继续发展，肝细胞功能在进一步受到损害，目前的许多研究表明，与一些非手术治疗方法相比，各种类型的分流手术虽然止血效果较好，但并不能提高生存率，也说明了这一点，因此门体分流手术后（特别是术后较长时间以后）发生肝性脑病的原因不能除外肝细胞功能衰竭；另外，各种类型的非选择性门体分流手术（也包括限制性门-腔静脉侧侧分流术）均不同程度地减少了门静脉的向肝血流，进一步加重了肝细胞功能的损害，也是造成术后发生肝性脑病的原因。

严重肝病时发生肝性脑病的原因及机制是相当复杂的，也许是多种因素综合作用的结果，门体分流手术后发生肝性脑病的原因及机制也大体如此，目前已经提出的一些发生肝性脑病的学说主要有：氨中毒学说、氨基酸代谢不平衡学说、硫酸增多学说、假神经递质学说。除这些经常提到的学说外，另外还有一些如中分子物质积聚学说、脂肪代谢异常学说等，详见有关专著。

二、限制性门-腔静脉侧侧分流术后脑病及防治

（一）限制性门-腔静脉侧侧分流术有效地控制了术后脑病的发生率及其机制

限制性门-腔静脉侧侧分流术是孙衍庆等于 1966 年提出的，之所以提出该术式是因为在长期的临床实践中发现：以往采用的不加限制的门-腔分流术控制出血的效果较好，再出血率较低，但术后肝性脑病的发生率较高，严重影响病人的生存质量；脾-肾分流术在一部分病人不能顺利完成；肠-腔分流术对病人打击较大。因此希望通过限制性门-腔静脉侧侧分流术，在降低门静脉压力的同时可保持门静脉的向肝血流，维持一定的肠系膜静脉压力，以便在有效地控制曲张静脉出血的同时，减少术后肝性脑病的发生。

以后又对限制性门-腔静脉侧侧分流术的血液动力学进行了系统的研究，提出了门-腔静脉的最佳吻合口径。根据动物实验他们证实：门静脉压力与分流口径之间存在着相关关系，根据不同的门静脉压力而限制门-腔静脉的分流口径，在缓解门脉高压的同时可维持门静脉的向肝血流。根据实验得出的回归方程，计算出当门静脉压为 2.5～5.2 kPa 时，最佳分流口径为 0.8～0.9 cm，分流后的门脉压为 2.4～2.6 kPa。实验中还证明通过限制门-腔静脉分流口径，可降低周围血氨浓度，这对防止术后肝性脑病的发生有重要意义。

1981 年，我们报道了 202 例择期手术病人采用限制性门-腔静脉侧侧分流术治疗门静脉高压的临床情况和随访结果。202 例病人中，Child A 级病人 151 例（74.8%），Child B 级病人 36 例（17.8%），Child C 级病人 14 例（6.9%），1 例记录不详。术后肝性脑病的累计发生率为 14.4%，其中 Child A 级病人肝性脑病的发生率为 11.9%，Child B 级病人为 19.4%，Child C 级病人为 7.1%。

1988 年统计了 511 例接受限制性门-腔静脉侧侧分流术的病人，其中择期手术 419 例，急诊手术 92 例，累计脑病发生率为 10.2%，与 1981 年报告的结果相比，脑病发生率有逐年下降的趋势。

从上述动物实验和临床应用的结果可以认为，限制性门-腔静脉侧侧分流术与以往的门-腔分流手术相比明显降低了术后脑病的发生率，原因主要是：①限制性门-腔静脉侧侧分流术有效地控制了自门静脉向腔静脉的分流量，避免了过多的自肠道吸收入门静脉的毒性物质绕过肝脏直接进入体循环。②限制性门-腔静脉侧侧分流术保持了一定的门静脉向肝血流，其中有一系列的利肝因子，使得术后肝脏功能损害较小。③限制性门-腔静脉侧侧分流术后仍然维持了较高的门静脉系统压力，特别是保持一定的肠系膜静脉压力可以减少氨自肠道进入门静脉系统。

（二）限制性门-腔静脉侧侧分流术后肝性脑病的预防及治疗

虽然经过不断努力，限制性门-腔静脉侧侧分流术后肝性脑病的发生率已降低到较低的水平并呈逐年下降的趋势，但如果一旦发生将严重影响病人的生存质量，所以应引起高度重视，尽量防止其发生，这就要求病人在接受限制性门-腔静脉侧侧分流术后在饮食及生活习惯等方面尽可能地避免可能诱发肝性脑病的因素，特别是由于术后人为建立了门静脉向腔静脉的分流，一些从肠道吸收的毒性物质将绕过肝脏直接进入体循环，所以在饮食方面应当特别注意尽可能地减少蛋白质的入量，以避免由于血氨升高诱发肝性脑病的发生。

限制性门-腔静脉侧侧分流术后一旦出现肝性脑病的前驱迹象，应密切观察，找出诱因，及时纠正。如上所述，限制性门-腔静脉侧侧分流术后肝性脑病往往是以血氨升高为诱因的，因此降血氨是主要的治疗手段，但也要同时兼顾造成肝性脑病的其他诱因。

下面就限制性门-腔静脉侧侧分流术后肝性脑病的预防及发生以后的治疗作一介绍：

1. 饮食：术后早期应禁食蛋白质而给糖类为主的食物，宜少食多餐，每天热量不低于 8368 kJ（2000 kcal）。禁食蛋白质不宜过久，随着病情的稳定逐步增加蛋白质的入量，此时应教会病人自己及其家属密切观察神志方面的变化，通过摸索，病人自己往往能够找到对摄入蛋白质的耐受量。一般地讲，在病情稳定后每天蛋白质的摄入量以 30～50 g 为宜。适当补充多种维生素，如维生素 B、维生素 C、维生素 K 等，但有些学者不主张补充维生素 B_6，因为它是多巴脱羧酶的辅酶，可使多巴在周围神经转化

为多巴胺，从而影响多巴进入脑组织。

2. 水、电解质和酸碱平衡：术后早期应严格记录每天液体出入量，低钾、碱中毒和高钠、酸中毒都可能成为术后肝性脑病的诱因，应注意预防和纠正。定时查血钾、钠、氯化物、血氨、CO_2 结合力、尿素氮等。如果发生了术后肝性脑病，上述检查和治疗也是相当重要的，特别是血氨水平的测定对治疗更有参考价值。

3. 导泻和灌肠：如果病人术后发生了再出血，由于肠道内的积血可以造成血氨升高，从而诱发肝性脑病，因此应及时采用导泻和灌肠以清除肠道内的积血。注意灌肠时应避免使用碱性肥皂水，而应用盐水或偏酸性溶液，酸性溶液有利于血中 NH_3 经肠道黏膜弥散入肠腔，形成 NH_4 盐排出体外。

4. 抑制肠内细菌，减少氨的生成：应用抗菌药物抑制肠道内细菌，有利于乳酸杆菌的繁殖，减少游离氨和其他毒性物质的形成。常用的药物是新霉素，术后的早期可预防性地应用一段时间，对于已经发生肝性脑病的病人，应常规应用（口服或经鼻胃管注入），直至症状完全消失。

此外，还有一些直接或间接抑制肠内细菌产氨的方法：

（1）乳果糖：为人工合成的酸性双糖，不能被肠道内的双糖酶破坏。其进入结肠后分解成乳酸、醋酸和蚁酸等弱酸，使结肠 pH 值下降，有利于血中 NH_3 弥散入肠腔排出，同时它还有一定的缓泻作用。

（2）嗜酸乳酸杆菌制剂：为含有该菌的牛乳或该菌的冻干制剂，服用后乳酸杆菌在肠腔内大量繁殖，抑制大肠埃希菌在大肠内的繁殖和生长，从而使肠腔内氨的生成减少。

另外，还有尿素酶免疫疗法，尿毒酶对抗药物等治疗方法。

5. 降低血氨：由于限制性门-腔静脉侧侧分流术后发生的肝性脑病往往是以血氨升高为诱因的，因此采用一些降低血氨的药物多能取得较为满意的效果。这些药物包括：

（1）谷氨酸：临床上经常使用的是谷氨酸钾或谷氨酸钠静脉滴注，选择谷氨酸钾还是谷氨酸钠应视临床具体情况而定，对于少尿的病人应慎用钾盐，对于伴有腹水，水钠潴留，低钾血症的病人应慎用钠盐。

（2）精氨酸：静脉滴注有助于尿素合成，但需精氨酸酶、ATP 和镁离子的参与，因此在严重肝细胞功能损害或伴酸中毒时不宜使用。

（3）γ-氨酪酸：对进入脑组织的氨有解毒作用，对兴奋和躁动不安者疗效较好。

另外还有乙酰谷氨酰胺等。上述药物交替使用较单独使用的效果为佳。

6. 左旋多巴：可提供正常神经递质的原料，溴隐亭是多巴胺受体促效剂，必要时可选用。

7. 复方氨基酸溶液：从肝性脑病发生的氨基酸代谢不平衡学说和假神经递质学说可以看出，正常情况下支链氨基酸与芳香族氨基酸之比为（3∶1）～（4∶1），肝功能不全时血浆氨基酸谱发生改变：由于肝脏不能利用芳香族氨基酸以及芳香族氨基酸代谢障碍，使血中芳香族氨基酸水平升高；由于肝脏对胰岛素的灭活能力降低，胰岛素水平升高，促进了支链氨基酸在肌肉组织中的分解代谢，使血中支链氨基酸水平降低。其结果使支链氨基酸与芳香族氨基酸的比值低于 2，造成大量芳香族氨基酸通过血脑屏障，在脑组织中积聚。高浓度的芳香族氨基酸除可直接抑制中枢神经系统外，其代谢产物胺和苯乙醇胺（假神经递质）竞争取代正常的神经递质（主要是儿茶酚胺），使神经传导发生障碍，出现昏迷。因此在术后早期进行胃肠外营养支持时以及术后发生肝性脑病时，应选用富含支链氨基酸的复方氨基酸溶液，经常采用的是含 45% 支链氨基酸的复方氨基酸溶液。一方面其节氮作用较为肯定，配以脂肪乳剂和葡萄糖溶液等能量物质有利于病人营养状态的改善。另一方面其可以纠正严重肝病以及肝性脑病病人血浆氨基酸谱的紊乱，达到预防和治疗肝性脑病的目的。另外，复方氨基酸溶液中所含的精氨酸，可促进鸟氨酸循环产生尿素，从而对氨进行解毒，同时有学者报道精氨酸本身及其衍生物对实验性肝性脑病有逆转作用。

8. 手术治疗：以往有报道，采用单纯回肠造口、回肠乙状结肠吻合，部分或全部结肠切除等手术可以去除产生氨的场所，缓解肝性脑病的症状，但其效果并不能令人满意，且往往不能为病人所接受，目前已不常使用。

9. 一些探索性的治疗方法：交换输血、交叉循环、体外灌流、全身性洗换、血液透析、腹膜透析以及“人工肝脏”等方法都曾有人在临床上使用，可以降低血氨水平，对肝性脑病病人有促醒作用，但效果不能持久，价格较昂贵且并发症较多，病人往往不能接受。

总之，由于限制性门-腔静脉侧侧分流术后发生肝性脑病的机制不是十分明确，上述一些预防和治疗方法是根据现有的一些假说以及临床经验提出的，从不同的角度起到了一定的预防和治疗作用，但都不是十分令人满意的，因此应当强调：为预防和治疗限制性门-腔静脉侧侧分流术后肝性脑病，应综合运用上述方法。

三、对限制性门-腔静脉侧侧分流术的再认识

大量的临床实践表明：限制性门-腔静脉侧侧分流术与其他的门-腔分流手术相比，术后肝性脑病的发生率明显较低，且呈逐年下降的趋势。但同时也应认识到：限制性门-腔静脉侧侧分流术后仍有一定的肝性脑病发生率，在个别病例甚至是相当严重的，手术后一旦发生肝性脑病将严重影响病人的生存质量，给病人、家属及社会造成很大的精神和经济负担。因此，进一步深入探讨限制性门-腔静脉侧侧分流术后发生肝性脑病的原因，从而采取措施进一步减少术后肝性脑病的发生率，是摆在临床工作者面前的重大课题，也是对限制性门-腔静脉侧侧分流术的进一步发展和完善。

北京友谊医院王宇等在长期的临床实践中，通过对限制性门-腔静脉侧侧分流术后发生肝性脑病的病人进行肠系膜上动脉造影的研究，在静脉期观察门静脉及门-腔静脉吻合口情况，发现一些病人门-腔静脉吻合口径较术中明显扩大，特别是在较严重的肝性脑病病人尤为明显。据此他们提出：限制性门-腔静脉侧侧分流术是否（特别是在手术后远期）真正起到了限制分流的作用？手术本身是否存在着不合理的方面？手术一定时间以后门-腔静脉吻合口是否将逐渐扩大？肝性脑病的发生与术后门-腔静脉吻合口的扩大有无关系？术后肝性脑病的严重程度与门-腔静脉吻合口的扩大的程度是否有关？

为此，他们进行了以犬为对象的实验研究。首先将全部 8 只犬制备成门脉高压症模型，然后进行限制性门-腔静脉侧侧分流术（门-腔静脉吻合口径为 9 mm），在术后的不同时间分别处死，仔细观察门-腔静脉吻合口情况，记录吻合口口径。实验结果表明：半数实验犬在术后的不同时间门-腔静脉吻合口径较术中扩大，最少者扩大 4 mm，最多者扩大 11 mm，平均扩大 6.2 mm（表 65－2）。

表 65－2　犬限制性门-腔静脉侧侧分流术及术后吻合口变化

实验对象编号	模型制备后门脉压（kPa）	吻合口径（mm）	分流后门脉压（kPa）	术后处死时间（d）	处死时吻合口径（mm）	吻合口所见
1	3.43	9	2.30	7	9	轻度粘连
2	3.43	9	2.35	116	20	周围瘢痕，粘连
3	3.43	9	2.35	76	15	周围瘢痕
4	3.43	9	2.35	30	9	轻度粘连
5	3.43	9	2.55	62	9	轻度粘连
6	3.43	9	2.01	16	13	轻度粘连
7	3.43	9	2.55	56	0	瘢痕重，闭塞
8	3.43	9	2.35	13	15	轻度粘连

根据动物实验的结果，他们得出的结论是：限制性门-腔静脉侧侧分流术没有（特别是在术后远期）真正起到限制分流的作用，手术一定时间以后门-腔静脉吻合口径有逐渐扩大的趋势。

根据动物实验的结果，他们又对以往接受限制性门-腔静脉侧侧分流术后发生了较严重肝性脑病的 10 例病人进行了肠系膜上静脉造影，在静脉期观察门-腔静脉吻合口情况，发现全部病人吻合口通畅，且均有不同程度的扩大，门静脉内都有向肝的血流灌注，但向腔静脉内的分流较多。

在此基础上，他们提出是否可以通过再次缩窄已经扩大的吻合口，真正达到限制分流的目的，从而减少分流量控制术后肝性脑病？在征得病人同意后，对其中 6 例进行了门-腔静脉吻合口探查，发现吻合口均较初次手术时明显扩大，最少者扩大 6 mm，最多者扩大 11 mm，平均扩大 8 mm，较原吻合口平均扩大 90.6%（表 65－3）。为了缩小扩大的吻合口，对所有接受手术探查病人的门-腔静脉吻合口处

放置一限制环，将吻合口缩窄到直径 10 mm。限制环用 32 mm 长一段动脉造影用导管制成，导管一侧均匀地剪开 3～4 个小缺口，用 7－0 至 10－0 丝线穿过导管腔，置于吻合口后方，将丝线结扎，使导管呈环状套在吻合口外，限制环内径为 10 mm，不仅可持久限制吻合口直径，而且限制环管壁光滑，不会损伤静脉。全部手术过程顺利，术后所有病人肝性脑病症状均很快消失，效果极佳（表 65－3）。

根据动物实验的结果，以及对接受限制性门-腔静脉侧侧分流术后发生肝性脑病病人进行肠系膜上静脉造影检查的结果和再次探查吻合口的情况、缩窄吻合口后的临床效果，他们得出的结论是：限制性门-腔静脉侧侧分流术没有（特别是在术后远期）真正起到限制分流的作用，手术一定时间以后门-腔静脉吻合口将逐渐扩大，肝性脑病的发生与手术后门-腔静脉吻合口的扩大有关，术后肝性脑病的严重程度与门-腔静脉吻合口扩大的程度有关。另外，特别重要的是：对于已经发生术后肝性脑病的病人，可以通过再次缩窄吻合口径缓解肝性脑病的症状。

表 65－3　　6 例限制性门-腔静脉侧侧分流术后吻合口探查及缩窄术

临床资料	例 1	例 2	例 3	例 4	例 5	例 6
年龄（岁）	45	63	39	42	52	37
性别	男	女	男	男	男	男
出血量	黑便，量不多	1000 mL	4000 mL	1600 mL	400 mL	1700 mL
首次手术时间	1987—05—26	1988—06—02	1987—12—15	1987—05—06	1987—10—10	1988—03—15
首次手术方式	限制性门-腔分流术＋脾切除	限制性门-腔分流术＋脾切除	限制性门-腔分流术＋脾切除	限制性门-腔分流术＋脾切除	限制性门-腔分流术＋脾切除	限制性门-腔分流术＋脾切除
术后脑病　距首次手术时间	10 个月	1 个月	6 个月	12 个月	3 个月	15 d
术后脑病　症状	反应迟钝，健忘，行路不稳，头晕	阵发性神志不清，精神恍惚，随处小便	兴奋，多语	反应慢，行路迟缓，嗜睡，记忆力减退	步履蹒跚，口齿不利，记忆力减退	阵发神志不清，双下肢运动障碍，张力高
再次手术日期	1988—12—05	1989—01—26	1989—03—08	1989—04—27	1989—05—12	1989—05—18
再次手术方式	吻合口缩窄术（限制环）	吻合口缩窄术（限制环）	吻合口缩窄术（限制环）	吻合口缩窄术（限制环）	吻合口缩窄术（限制环）	吻合口缩窄术（限制环）
脑病变化	消失	消失	消失	消失	消失	消失
肝功能动态变化　首次手术前 血氨（ng%） Bil（μmol/L） A/G（g/L） ALT（U） 凝血酶原 T 腹水	139 6.2/24.6 35/22 50 正常 （－）	67 （－） 35/21 （－） 正常 （－）	31 （－） 29/39 （－） 正常 （－）	80 （－） 33/28 160 延长 （－）	56.7 FT 35/20 （－） 延长 （－）	6.2/15.4 29/27 （－） 延长 （－）
肝功能动态变化　脑病期间 血氨（ng%） Bil（μmol/L） A/G（g/L） ALT（U） 凝血酶原 T 腹水	76 17/10.6 26/33 （－） 正常 （－）	128 4.6/9.6 30/27 57 延长 （－）	56 （－） 44/42 （－） 正常 （－）	95 10.8/4.4 36/31 （－） 正常 （－）	107 10.8/10.8 32/24 （－） 正常 （－）	127 （－） 30/18 56 正常 （－）
肝功能动态变化　再次手术后 血氨（ng%） Bil（μmol/L） A/G（g/L） ALT（U） 凝血酶原 T 腹水	62 15.4/21.4 28/33 （－） 正常 （－）	70 （－） 25/42 31 正常 （－）	37 （－） 35/46 （－） 正常 （－）	71 Fr/27.5 33/19 31 正常 （－）	102 6.0/15.4 32/30 （－） 延长 （－）	116 31 正常 （－）
吻合口直径　首次手术（mm）	9	8	9	9	9	9
吻合口直径　脑病时（mm）	15	15	20	15	16	20
吻合口直径　再次手术（mm）	10	10	10	10	10	10

在此基础上，他们对以往的限制性门-腔静脉侧侧分流术进行了改良，即：在限制性门-腔静脉侧侧吻合完成以后，在吻合口周围附加一限制环（如上述），由于该限制环的口径固定，不会随血流的冲击

而扩大，从而真正达到限制性分流的目的。该手术方法自 1988 年 11 月开始在临床上常规应用，取得了满意的效果。1994 年王宇等报道了 1988 年 12 月至 1993 年 9 月间采用该手术方式的 110 例门静脉高压合并食管静脉曲张出血（活动期或静止期）病人的治疗效果。110 例病人中 Child A 级病人 68 例（61.8%），Child B 级病人 32 例（29.1%），Child C 级病人 10 例（9.1%），总的术后肝性脑病发生率为 5.9%。在 1995 年 6 月又对 1988 年 12 月至 1994 年 12 月间接受该手术治疗的 154 例病人进行了随访，154 例病人中 Child A 级病人 91 例（59.1%），Child B 级病人 45 例（29.2%），Child C 级病人 18 例（11.7%），总的术后肝性脑病发生率为 4.1%。上述结果虽然随访时间尚较短，但已显示出较好的前景，也就是说通过对限制性门-腔静脉侧侧分流术进行改良，可以进一步减少术后脑病的发生。

第五节 限制性门-腔静脉侧侧分流术的临床应用情况

30 多年的临床实践表明，限制性门-腔静脉侧侧分流术在诸多的手术治疗方法中是我们首选的治疗门静脉高压的手术治疗方法。通过不断地实验研究和临床改良，手术方法日臻完善，临床结果越来越好。

1981 年报道了 1966 年 7 月至 1977 年 7 月对 202 例接受择期限制性门-腔静脉侧侧分流术的病人的随访结果，202 例病人中 Child A 级病人 151 例（74.8%），Child B 级病人 36 例（17.8%），Child C 级病人 14 例（6.9%），1 例记录不详。手术死亡率 2.97%，平均随访时间为 5 年零 1 个月，总的随访率为 92.3%。总的随访生存率为 77.9%，术后 1、3、5、10、15 年生存率分别为 98.2%、92.1%、80%、56.9%、41.7%。总的术后肝性脑病发生率为 14.4%。总的术后再出血率为 11%，术后 1、3、5、10 年再出血率分别为 2.8%、2.2%、4.5%、4.2%。

1988 年统计了 511 例接受限制性门-腔静脉侧侧分流术的病人，其中择期手术 419 例，急诊手术 92 例，累计脑病发生率为 10.2%。

1994 年报告了 1988 年 12 月至 1993 年 9 月间采用该手术方式，对 110 例门静脉高压症合并食管静脉曲张出血（活动期或静止期）病人的治疗效果。110 例病人中 Child A 级病人 68 例（61.8%），Child B 级病人 32 例（29.1%），Child C 级病人 10 例（9.1%），总的随访生存率为 98.0%，二、三、四年生存率分别为 98.6%、97.8%、95%。总的术后肝性脑病发生率为 5.9%。

1995 年 6 月又对 1988 年 12 月至 1994 年 12 月间接受该手术治疗的 154 例病人进行了随访，154 例病人中 Child A 级病人 91 例（59.1%），Child B 级病人 45 例（29.2%），Child C 级病人 18 例（11.7%），手术死亡率为 1.3%，平均随访时间为 3 年零 2 个月，总的随访率为 96.1%。总的随访生存率为 98.8%，术后 2、3、4、5、6 年生存率分别为 99.1%、98.2%、97.6%、96.8%、96.3%。总的术后肝性脑病发生率为 4.1%。总的术后再出血率为 1.9%。

从上述结果可以看出：限制性门-腔静脉侧侧分流术是治疗门静脉高压的理想手术方法，控制出血的效果十分令人满意，术后脑病的发生率明显较低，理应在临床上广泛开展和普及。

〔王 宇 郭 伟 汪 栋〕

第六十六章　顽固性腹水腹腔-静脉转流术

Peritoneo-Venous-Shunt

近 40 年来，国内外对顽固性腹水的治疗进行了大量研究，取得了很好进展。1974 年 LeVeen 设计了一种管道活门装置，在病人腹部作一小切口放入一单向活塞于腹腔内，活塞的一端连接一多孔硅胶管，另一端连接一较细硅胶管通过皮下插入颈外静脉，其末端平上腔静脉的第 2 肋间隙水平。使腹水经颈静脉流入上腔静脉，回流吸收，达到消退腹水的目的。该作者用此法治疗 45 例顽固性腹水病人，28 例收到满意疗效，表现在术后尿量骤增，腹水消退，病情长期保持稳定。1976 年 LeVeen 把手术再简化，将单向活塞从腹腔移到腹壁皮下，疗效明显提高。他以此法治疗各种原因所致的顽固性腹水 62 例，疗效很好，术后排尿剧增，并长期维持正常尿量，腹水大都在 10 d 内消退。在此 62 例病人中，15 例系腹腔转移癌，术后难以忍受的腹胀得以缓解。

1978 年起我国上海、苏州、武汉、徐州也开展了腹腔-静脉转流术。对肝硬化顽固性腹水行腹腔-静脉转流术。临床实践表明，疗效是满意的。

【装置结构与作用机制】

1. 腹腔-静脉转流装置（以下简称装置）的结构：装置的主体部分为单向阀门小盒，内有灵敏的硅胶伞形导水阀，外壳由特种不锈钢精制而成。结构精密，体积微型，分别接以 3 mm 直径的腹腔多孔硅胶引水双套管及 2 mm 直径的静脉硅胶导水管（图 66－1、图 66－2）。

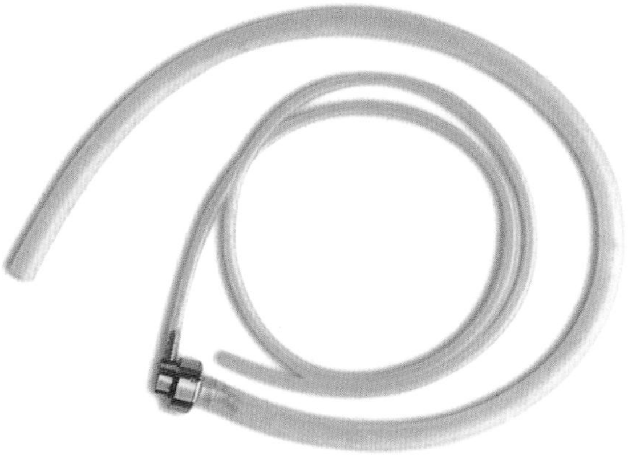

图 66－1　腹腔-静脉转流装置

2. 腹腔-静脉转流的作用机制：呼吸时膈肌随呼吸周期或升或降，使腹腔内压及胸腔内压之间压差增大或缩小。本法利用胸腹腔压差，使腹水经硅胶管及一个单向阀门的转流装置随呼吸有节律地流入上腔静脉。当吸气时横膈下降，腹腔压力增大，硅胶伞形单向阀门即开放，腹水流入上腔静脉，当呼气时腹压下降则硅胶阀门关闭。依靠呼吸时胸腹腔压差，调节流速与流量，使腹水持续稳定地回输静脉（图 66－3）。

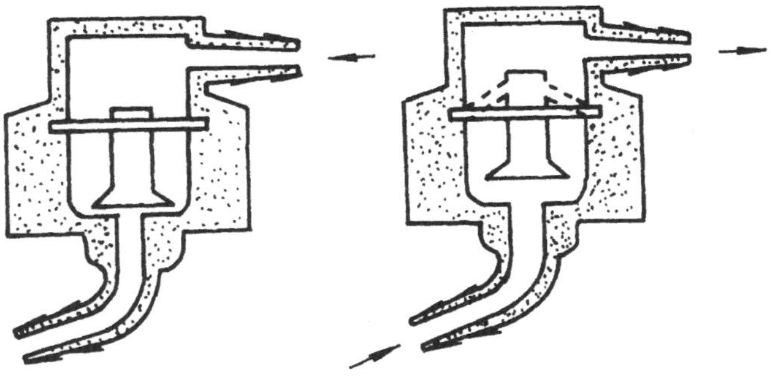

a. 关闭　　b. 开放

图 66－2　转流器剖面图，示腹水回流机制，箭头示腹水流向

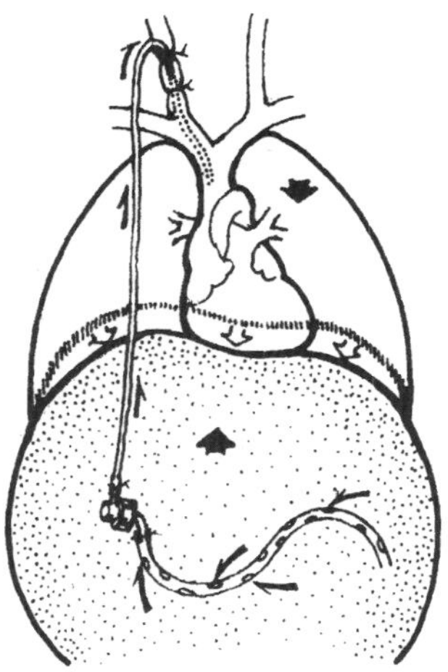

图 66－3　腹腔-静脉转流作用机制示意图

【适应证】

1. 肝硬化顽固性腹水：肝硬化腹水为腹腔静脉转流主要适应证。各种原因所致的肝硬化，如肝炎后肝硬化、酒精性肝硬化、血吸虫病肝硬化等腹水，腹水病程 6 个月以上，经内科治疗 3 个月仍未控制的难治性或顽固性腹水。

2. 肝肾综合征（HRS）：肝硬化腹水形成后，常有功能性循环障碍，肾血浆灌注（RPF）和肾小球滤过（GFR）减退，出现功能性肾衰竭（FRF），严重少尿或无尿，肾实质尚无器质性改变，这时应施行腹腔-静脉转流术治疗，可望改善肾功能，消除腹水。

3. 乳糜腹水：不论何种原因引起的大量乳糜腹水，均可做腹腔-静脉转流术治疗。

4. Budd-Chiari 综合征：肝静脉主干及下腔静脉阻塞，不论其原因如何，只要阻塞而发生大量腹水者，均宜于腹腔-静脉转流术治疗。

5. 癌性腹水：以卵巢癌最为多见，其次是乳腺癌和消化道癌，一旦发生腹水，巨腹膨隆，经全身或腹腔内化学治疗均难以控制者，就适于腹腔-静脉转流术治疗。必须强调，癌肿已发生了腹水，表明是属于晚期癌，其预后不良。腹腔-静脉转流虽可消退癌性腹水，缓解腹水带来的疾苦，也只是姑息治疗或减状治疗措施。

【禁忌证】

1. 腹水感染及腹膜炎：在肝硬化时容易发生腹膜腔感染，若将感染的腹水直接引流入血行，会导致败血症。腹水白细胞计数＞400。鲎试验阳性者，暂不做。

2. 反复发作或近期发作的肝性脑病：术后若发生肝性脑病，则预后不好。因此，对术前曾有反复发作或近期有肝性脑病发生史者，不宜做腹腔-静脉转流术。

3. 重度黄疸：对黄疸病人要十分慎重，血清胆红质＞102.6 μmol/L 者即为禁忌。

4. 有食管胃底曲张静脉大出血者：既往有反复食管胃底曲张静脉大出血史者或近期内（30 d 内）有食管胃底曲张静脉大出血者。

5. 明显出血倾向及凝血障碍：肝病病人易发生凝血机制改变，在腹水回输后尤其易于加重。因此，经药物准备后凝血机制仍有明显紊乱者，例如在应用维生素 K 后凝血酶原时间仍延长 2～5 s 者。

【术前准备】测量腹围、体重；记录每天尿量、查尿内电解质；腹水常规检查（包括培养），可能时做腹水鲎试验；检查肝功能、肾功能、肾图、心电图、BUN、凝血酶原时间、血小板和纤维蛋白原测定。

内科治疗腹水的措施是必要的术前准备，如保肝治疗，对盐和水的限制，利尿药的应用。术前开始给维生素 K，术前 24～48 h 开始应用抗生素。

【麻醉与体位】手术在局部麻醉下进行，适当辅以镇静药，避免全身麻醉，避免加重肝损害的药物。

术中监测心率、呼吸、血压。

病人仰卧，头轻微转向左侧，肩颈后垫一小枕以伸开颈部。颈、胸、腹部皮肤消毒，铺巾。手术台轻度旋转至手术侧略高。

【手术步骤】

1. 腹部：在右肋缘下 4～5 cm，锁骨中线与腋前线之间作横切口，长 4～6 cm。顺着肌纤维方向分开腹外斜肌及腹内斜肌，用 1 号丝线通过腹横肌及腹横筋膜连同腹膜一起，作双层荷包缝线，于荷包缝线中央戳孔插入腹腔引流导管（图 66－4），使其尖端达下腹部。将腹腔引流导管插入后，沿阀门装置收紧荷包缝线，妥帖打紧荷包缝线结，以防腹水泄漏。阀门装置包埋于腹膜外肌层内，将肌层穿洞把硅胶静脉导管引向皮下层，肌层覆盖于阀门装置的表面，间断缝合腹外斜肌。

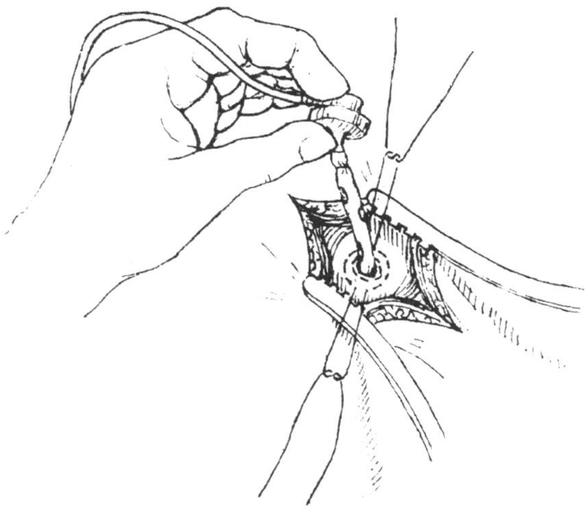

图 66－4 将腹腔引流导管插入腹腔后，收紧荷包缝线

然后在腹部切口与颈部切口之间，在前胸皮下层穿通一皮下隧道，用一个细长的直肠活检钳，从腹部切口皮下向上经胸壁皮下隧道达颈部切口皮下穿出，将一根长的丝线系在钳上，从颈部牵拉至腹部切口，将此丝线缚于硅胶静脉导管上，再将其推入切口向上轻柔地牵拉到达颈部切口，即通过皮下隧道将硅胶静脉导管由腹部引到了颈部切口（图 66－5）。创面以含有抗生素的盐水冲洗，妥善缝合腹部切口。

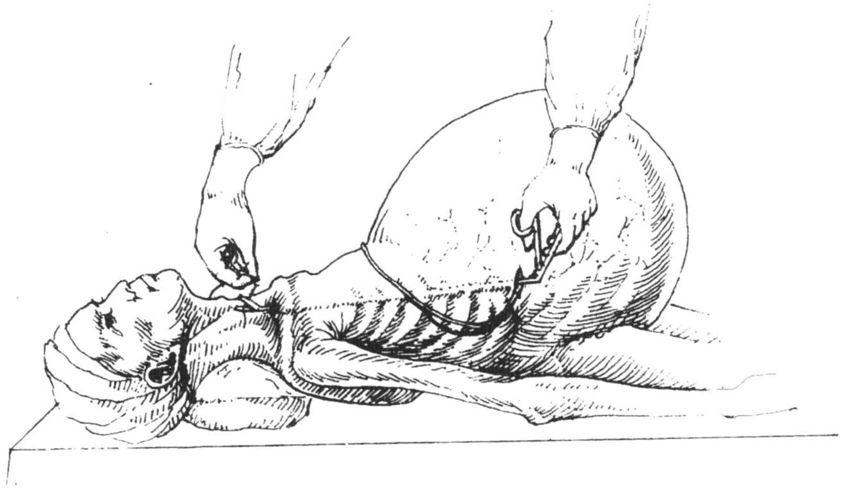

图 66－5 用长钳作皮下隧道，由腹部切口至颈部切口

2. 颈部：一般选择颈内静脉为硅胶静脉导管进路，颈部切口应与腹部切口同侧。在锁骨上方 2～3 cm 处作横切口。在胸锁乳突肌起点的胸骨部与锁骨部之间暴露颈内静脉，仔细分离颈内静脉作两根牵引线，在牵引线之间的静脉壁上作一小切口，将硅胶静脉导管插入颈内静脉，在颈内静脉切开的上下端，分别将静脉结扎。为了不结扎阻断颈内静脉血流，可以在两牵引线之间的颈内静脉壁上作一荷包缝线，于其中央剪一小孔插入硅胶静脉导管（图 66－6），然后结扎荷包缝线以防漏血。硅胶静脉导管插入颈内静脉时需注意严防空气进入。

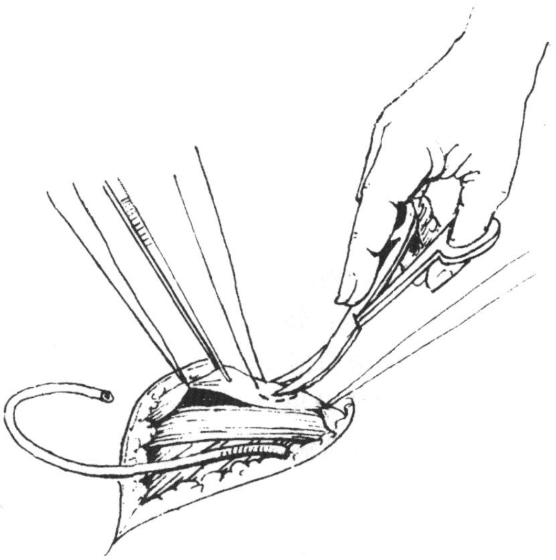

图 66－6 在颈内静脉壁上作一荷包缝线，并在其近侧和远侧作两根引线，在荷包缝线中央剪开静脉

插入静脉导管的深度为 7～8 cm 即可，一般使达到第 2 肋间水平，即相当于上腔静脉下端处。硅胶静脉导管在插入颈内静脉之前，先测试好长度，将过长的管子剪下。切不可插入过长，以防其进入下腔静脉或入右心室，致转流失效。在硅胶静脉导管插入颈内静脉后，腹水即经导管转流直接流入上腔静脉。荷包缝线打结，导管即被固定，注意导管不要扭结或急性成角。也要注意颈内静脉外面的导管在颈部勿过长扭曲或过短打褶。缝合颈部切口。

除颈内静脉为首选静脉导管进路外，其他直接通向上腔静脉的各支静脉均可采用，文献中报道可应用颈外静脉、头静脉等。

术中注意在装置内预先充满生理盐水，以排出导管内气体，观察腹水通过装置引流状况和把静脉导管抬至右心房水平后的流速，严防空气栓塞和血凝块阻塞。充填装置的生理盐水及冲洗颈部切口的盐水内应加以肝素。

因巨腹膨隆的巨大腹水病人难以耐受在手术台上长时间的平卧，手术进行最好由颈、腹两组人员进行。

【术后处理】

1. 术后观察：测量腹围、体重、脉搏、呼吸、血压、体温、凝血相、心肺功能状态、血及尿中电解质（尤其是测钾、钠）和 BUN 等。

2. 调节体位：术后第 1 天或第 2 天病人卧于仰卧位，体位以从平卧位到上身抬高 15°～30°为宜。我们在病人床边装有一个角度表，能准确测量病人卧位的角度（病人腋中线的矢状轴与床的夹角为卧位角度），若此卧位角度小，则经导管转流的腹水流速、流量增大；若上身抬高加大卧位角度，则转流的腹水流速、流量即减小。调节体位是调整引流量，防治多种并发症的重要措施。术后早期，在保持转流通畅的前提下，要防止转流量过大，使尿量保持在 2500～3500 mL/d，据此，依靠体位调节流量，依据尿量调节体位，实为一简便而灵活的办法。

3. 在腹水大量消退而尿量减少到＜1500 mL/d 后，可给加压呼吸水瓶及腹带加压，以期加大腹腔及中心静脉间压差，促进腹水回输，也有利于防止管道阻塞。每天应用 3～4 次，每次呼吸 10～15 min。

4. 术后早期应限制盐摄取量，低盐每天少于 2 g。

5. 术后仍应用利尿药，呋塞米（速尿）20～40 mg/次，3～4 次/d 即可达到利尿效果。利尿药对防止血液过分稀释，避免循环负荷过重和防治心肺并发症都是有益的。

6. 术后尿量显著增多，宜密切注意电解质紊乱，低钾血症是最常见的电解质改变。术后早期，宜常查血及尿电解质，要适时充分补充。

【术后并发症、预防与处理】

1. 发热：术后常有并非感染所致的低热，白细胞计数及中性粒细胞不增高，无全身中毒症状，有人称之为“过敏性热”。用小量肾上腺皮质激素即可控制，一般在 5～7 d 后热退。

2. 电解质紊乱：术后随着腹水转流的建立，即出现利尿，以及为避免大量腹水转流回输致循环负荷过重而应用利尿药，因此，术后尿量显著增多，容易出现电解质紊乱。钾盐大量丧失，低钾血症为常见并发症，宜测血钾，及时适量补充。

3. 心力衰竭及肺水肿：在腹腔-静脉转流后因大量腹水向血内回输，加重了循环负荷，腔静脉压（CVP）上升，肺动脉楔压也升高，出现心力衰竭及肺水肿。利尿药的应用，调节体位以控制流量是防治此症的重要措施。一旦发生心力衰竭迹象，应及时给予强心苷药物，并保持半坐位。

4. 肝性脑病：转流术后近期常有肝功能下降，但 2 周后可恢复到术前水平。肝功能障碍程度和并发症及死亡率密切相关，故术前后维护肝功能对防止肝衰竭有重要意义。

5. 血凝异常及出血倾向：术后血液稀释、血小板、纤维蛋白原以及Ⅴ、Ⅶ、Ⅷ等凝血因子减低，轻度皮下瘀血和紫癜常见。一般在术后 7～14 d 可恢复到术前水平。术后早期控制流量，对防治此症有积极意义。

6. 转流失效及转流阻塞：转流术后病人均尿量增加、腹水减退、腹围缩小、体重减轻，有极个别病人若术后早期转流功能不好，腹水不减退，首先要考虑技术方面有失误。常见的有：①静脉导管位置不当，如误入锁骨下静脉或对侧无名静脉；②导管扭曲或被结扎线束闭；③静脉导管未剪平致其斜面贴向静脉壁而阻挡腹水出口等。这些技术上的失误，如能提高警惕，不难防止。

术后晚期功能失效，腹水再现，多为装置阻塞所致。堵塞位置多在静脉导管，其次为阀门部位。监测通畅的方法如下。①导管造影：用细针头在胸前经皮穿刺导管，注入少量水溶性造影剂。若静脉导管通畅，可见造影剂进入上腔静脉。若腹腔导管及阀门无阻塞，则静脉导管内造影剂迅速消失。②Doppler超声流量测定：在胸前静脉导管通道处监测。此法简便，无损伤性。

一旦发现装置阻塞，就应予以置换。装置的硅胶静脉导管、单向阀门和硅胶腹腔导管 3 个部分可分部拆开，更换阻塞部分。这种情况极为少见，湖北中医药大学在 98 例腹腔-静脉转流术后只有 1 例更换装置者。

〔徐　泽〕

参考文献

[1] LeVeen H H, Christoudias G, Ip M, et al. Peritoneo-venous shunting for ascites [J]. Ann Surg, 1974, 180: 580.

[2] LeVeen H H, Wapnick S, Grosberg S, et al. Further experience with peritoneo-venous shunt for ascites [J]. Ann Surg, 1976, 184: 574.

[3] LeVeen H H, Wapnick S, Carlos Diaz, et al. Ascites: Its correction by peritoneo-venous shunting [J]. Current Problems in Surgery, 1979, 16: 2.

[4] 徐泽. Z-C 型腹腔-静脉分流装置治疗肝硬化腹水的实验及临床观察 [J]. 中华外科杂志, 1983, 2: 89.

[5] 吴阶平，裘法祖. 黄家驷外科学 [M]. 5 版. 北京：人民卫生出版社，1992：1360.

第六十七章　布-加综合征的手术

Operations of Budd-Chiari Syndrome

布-加综合征（Budd-Chiari syndrome）是由肝静脉和/或其开口以上段下腔静脉阻塞性病变引起的一种肝后性门静脉高压。1845 年和 1899 年 Budd 和 Chiari 分别描述了本病，故称其为 Budd-Chiari 综合征。

在西方国家，布-加综合征多因血液高凝状态导致肝静脉血栓形成而致。常不涉及下腔静脉，或由明显肿大的肝脏外压下腔静脉而继发下腔静脉高压。而在东方国家，则以发育异常为多见。在胚胎发育过程中，下腔静脉上段由心、肝、肾诸段连接和再通而成，若发育到一定阶段而停止，即可导致下腔静脉发育异常，多形成或蹼状、筛状或膜状的隔膜。部分病人为肝静脉内血栓形成，血栓也可延续至肝后下腔静脉，形成肝静脉-下腔静脉阻塞。其他原因如真性红细胞增多症、阵发性夜间血红蛋白尿、口服避孕药、白塞综合征、非特异性血管炎症、抗凝血酶Ⅲ缺乏症，C 蛋白、S 蛋白和磷脂代谢异常等也可引起下腔静脉血栓形成；腔外压迫如肿瘤、肥大的肝尾状叶或妊娠等也可导致本病的发生。

本病分为 3 种类型，即以隔膜为主的局限性狭窄或阻塞型、弥漫性下腔静脉狭窄或阻塞型及肝静脉阻塞型狭窄（图 67－1）。1991 年统计笔者的病例Ⅰ型占 57％；Ⅱ型 38％；Ⅲ型仅占 5％。

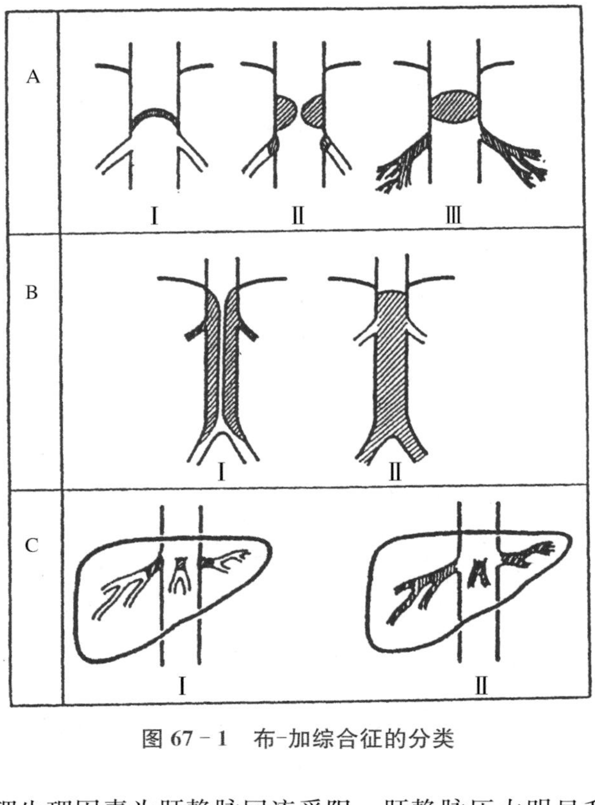

图 67－1　布-加综合征的分类

布-加综合征的主要病理生理因素为肝静脉回流受阻、肝静脉压力明显升高致肝中央静脉和肝静脉窦扩张和淤血（图 67－2）。在肝静脉血无出路的情况下，血浆流入肝淋巴间隙，导致超负荷的肝淋巴液通过肝包膜漏入腹腔，形成顽固而难以消退的腹水。由于肝脏充血，压力增高，导致肝和脾脏肿大、食管和胃底静脉曲张等门静脉系统压力增高的表现。同时，胃肠道淤血，引起消化不良。此时如肝静脉回流得以解决，病变可以回逆。若此种病理状态不予解决，日久纤维组织不断增生，最终也可继发肝硬化，少数可形成肝癌（我国约5%，日本约13%，南非有达49%的报道）。下腔静脉阻塞不仅引起双下肢、会阴部肿胀和胸胁、背部静脉曲张，尚可致肾静脉回流受阻而有不同程度的肾功能不全。由于血液淤滞在下半躯体，回心血量明显减少，心脏缩小。笔者称这类病人的心脏为“鼠心”。因心输出量减少，病人常有心悸，甚至轻微活动即可引起心慌、气短等心功能不全症状。

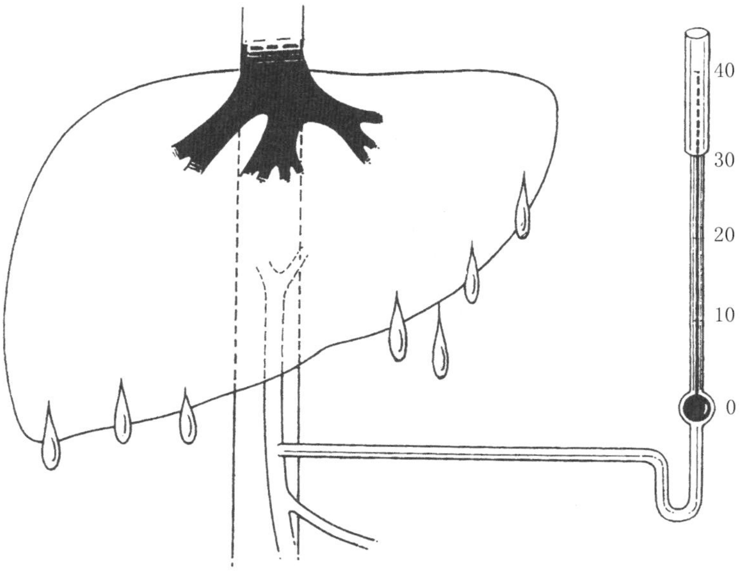

图 67－2　肝静脉及其开口以上阻塞引起的病理生理变化

本病以男性病人多见，男女之比约为2∶1。发病年龄则视发病原因而异，因先天性发育异常者发病较早，最早者2岁，但多发于20～40岁。因后天原因致病者则发病年龄较晚。单纯的肝静脉阻塞者以门静脉高压为主；合并下腔静脉阻塞者则同时出现门静脉高压和下腔静脉阻塞综合征的临床表现。下腔静脉回流受阻还可引起双下肢静脉曲张、色素沉着，甚至经久不愈的溃疡；严重者双下肢皮肤呈树皮样改变。下腔静脉阻塞后，侧支循环建立，胸、腹壁及腰部静脉扩张和扭曲，以部分代偿下腔静脉的回流。腰背部静脉曲张和血流向上的下腹壁静脉曲张不是单纯门脉高压症所能引起，而恰恰提示下腔静脉阻塞性病变。晚期病人由于腹水严重，为减轻症状而反复腹腔穿刺行腹腔减压，蛋白不断丢失，最后死于严重营养不良、食管曲张静脉破裂、消化道大出血，或肝、肾衰竭。

有门静脉高压表现并伴有胸、腹壁，特别是背部及腰部及双侧下肢静脉曲张者，应高度怀疑为布-加综合征。B型超声是简单、可靠且方便的无创性筛选手段。诊断准确率达90%以上。B型超声也可在健康检查时，发现早期布-加综合征。诊断本病的最好方法为下腔静脉造影：采用Seldinger技术经股静脉插管，将导管经导丝导入下腔静脉，在高压注射器注射造影剂的同时施行连续摄片。也可同时经颈静脉或贵要静脉途径，插入另一导管经上腔静脉和右心房导入下腔静脉上端。两根导管同时注入造影剂时摄片，以便清楚地显示病变的部位、梗阻的程度、类型及范围，对治疗具有指导意义。经皮肝穿刺行肝静脉造影，可显示肝静脉有无阻塞，除具有上述方法同样的意义外，在适当病例，可作扩张和支架治疗，还可帮助预测手术效果及预后。CT及MRI也可采用，但不如上述方法准确。

急性病例可用纤溶疗法，笔者有3例获明显疗效。慢性病例的治疗方法随病理类型而异。笔者从500例诊治经验中选择疗效良好的手术数种分别叙述如下。

第一节　经皮经腔下腔静脉成形与支架术

在我国、印度、日本、韩国、南非等国所见的布-加综合征多由肝上段（suprahepatic）下腔静脉病变所引起，此时除肝后性门脉高压症外，尚有由下腔静脉高压引起的胸腹腰胁部及双下肢浅静脉曲张、双腿肿、色素沉着以至于靴区经久不愈的溃疡。此病中半数以上病例由下腔静脉隔膜或Ⅰ型病变所引起，隔膜位于肝静脉开口以上段下腔静脉内。为此已有多种手术，对隔膜进行切除或旁路。但不用手术的经皮经静脉腔内成形术如能成功，显然最为理想。Equchi 于 1984 年首先应用此法，笔者亦有 80 余例经验，在此加以介绍。

【适应证】

1. 局限性下腔静脉隔膜，有孔者更为合适，肝静脉通畅者更好。
2. 局限性下腔静脉狭窄，肝静脉通畅者更好。

【禁忌证】

1. 病变远侧继发血栓形成者。
2. 长段下腔静脉阻塞者。

【术前准备】腹股沟区备皮。必要的镇静药。

【麻醉与体位】局部麻醉。病人仰卧于 X 线机操作台上。

【手术步骤】

1. 股部皮肤消毒，覆无菌巾。

2. 按 Seldinger 方法在腹股沟韧带下方股动脉搏动内侧用专用针穿刺股静脉成功后，插入导丝，退出穿刺针，经导丝插入带阀鞘管。从阀内插入猪尾式导管进行下腔静脉造影和测压。

3. 如发现为完全性阻塞，对其实现穿破为第一步，有时带金属芯的球囊扩张导管（Grundig catheter）本身就能使其穿破，否则可用硬塑料制成的硬质导管，或 Bronkenbrough 穿刺针（此针太锐利，易致副损伤），或质硬而头端圆钝的下腔静脉破膜器，或激光光导纤维以激光进行穿破。如为狭窄性病变，则可直接施行扩张。无论以何种方法穿破阻塞后，将球囊导管（囊径 20～30 mm）的球囊段置于阻塞或狭窄部，以 20 mL 塑料注射器抽吸 15 mL 稀释造影剂，在 4 个大气压下向球囊注入，球囊被逐渐充起，两端先被扩大，腰部为狭窄最明显部，最后狭窄才消失。维持扩张 30 s，然后撤出囊内液体，反复扩张数次。造影证实扩张效果稳定，测量下腔静脉压力明显下降后，可撤出导管，局部加压 10 min 后完成操作。否则需插入交换导丝，换以支架导送鞘和扩张管，将其头端插至超过病变所在约 1 cm，撤出扩张管，留下导送鞘。酌情选用内径 30 mm 的 2.5 cm 长的单体或 5 cm 长的联体支架，后者装在支架筒内，将其插入导送鞘管末端的阀内直至进入鞘管，以推送器将支架推到导送鞘头端，此时正好与推送器上的刻度相符。注意，此时保持推送器不动，将导送鞘徐徐向外退出，支架便被固定在病变的部位。重复造影，测压。撤出导送器，局部施压 10 min，证明穿刺点无出血后加压包扎。

【特殊情况下的处理】

1. 造影剂过敏：现使用的造影剂一般无需做过敏试验，手术过程中如出现过敏反应，应按照抗过敏反应的常规程序处理。

2. 一旦支架推出管鞘后便难以改变其位置，因而推出支架前的定位至关重要！

3. 对于很局限而紧缩的狭窄性病变，虽经良好的扩张，置支架后仍可发生移位，不是滑向前就是退向后，再追加支架有时情况仍如前。更有效的扩张支架的改进或应用不同类型的支架也许对此问题的解决有所帮助。

4. 穿刺时发生的并发症颇为严重。穿破心包时可致急性心脏压塞，病人立即大汗淋漓、呼吸困难和休克，有经验的外科医师会立即将病人转送至手术室，打开心包，修复下腔静脉损伤，并将原发病变治愈，笔者成功 1 例。穿刺时发生休克者已见 4 例，停止操作后发现右侧血胸者 1 例。以激光光导纤维破膜失败同时又发生光导纤维折断者 1 例，后笔者在深低温下行根治术并同时摘除异物。预防方法在于指导思想上不应存在非将阻塞穿破不可的想法，实在难以穿破时决不应勉强。必须牢记：锐利的 Bronkenbrough 房间隔穿刺针或其他锐针均可以穿透任何软组织或器官。

5. 肺栓塞：在隔膜下的静脉血液从来处于淤滞状态，因而容易形成血栓。而在决定施行扩张术时必须明确并无飘浮的或新鲜形成的血栓存在，否则扩张疗效越好越易发生致命性肺栓塞。笔者在数家医院见到因成功的扩张导致的致命性肺栓塞已有数例。一旦发生必须施以及时和有效的抢救措施。

【术后处理】

1. 穿刺部加压包扎，卧床休息 24 h。

2. 术后静脉输液 500 mL。

3. 酌情给予强心、利尿药。

4. 观察肝脾大、腹水、腹围和胸腹壁浅静脉曲张以及双下肢肿胀情况。

5. 抗血小板疗法 3 个月。

【术后并发症、预防与处理】

1. 心功能不全：成功的扩张导致大量淤滞血液回流，心脏前负荷增加，病人可感到突然心慌气短。必要的强心、利尿和镇静药会有帮助。

2. 穿刺部搏动性血肿或假性动脉瘤：撤管后在恰当位置上施以恰当及足时的压迫和包扎及在操作过程中勿误用过量肝素有助于预防此种并发症。单纯血肿可被逐渐吸收。假性动脉瘤可在超声定位下施以压迫法加以治疗，必要时需手术修复。

【手术经验与有关问题讨论】

1. 不勉强行穿透阻塞，以免发生致命性误穿。因在有经验之手，以手术方法解决局限性病变亦安全和可靠。

2. 内支架置放指征要严，对充分扩张者可免。再者现有支架的质量尚有待提高。

第二节　经右心房破膜术

下腔静脉隔膜常位于第 8 与第 9 胸椎水平之间，少数在第 9 与第 10 椎间，除极个别病例外，应考虑其由下腔静脉先天发育不良所致。由于此种阻塞在肝静脉开口平面之上，因而病人除有下腔静脉阻塞综合征的表现外，尚有门脉高压的征象，包括肝脾大、顽固性腹水、食管静脉曲张和呕血等。1963 年日本学者 Kimura 首先采用了经右房手指破膜术，笔者自 1981 年以来采用此法但主要是改良术式治疗该病达 80 例。后用介入性球囊导管扩张法或联合手术治疗也有 70 例之多。目前笔者认为对此病应首先试用球囊扩张和必要的内支架术，对不成功者及疗效差者仍可采用经右房破膜及其改良术式。

【适应证】

1. 单纯性隔膜型下腔静脉阻塞，肝静脉通畅或仅开口部阻塞。

2. 局限性高位下腔静脉重度狭窄，肝静脉通畅或仅开口部阻塞。

3. 球囊导管扩张术失败病例。

【禁忌证】

1. 隔膜下新鲜血栓形成。

2. 长度 3 cm 以上的阻塞。

3. 肝静脉阻塞为相对禁忌证，由于部分病例肝静脉开口也为膜状阻塞，可在经右房手指破膜术的同时将肝静脉开口的隔膜加以穿破和扩张。

【术前准备】

1. 经下腔静脉造影，最好是上下腔静脉联合造影以明确病变的范围。在造影中肝静脉观察不清者，B 超或超声心动检查可了解肝静脉的情况。必要时术前可施经皮经肝穿刺肝静脉造影，以客观地了解肝静脉病变状况。

2. 远达相了解心胸比例，超声心动了解心脏功能。

3. 肝、肾、肺功能及常规血、尿检查。足量备血。

【麻醉与体位】气管内插管全身麻醉。取右前胸切口者平卧，右上胸略垫高，右肩抬起，右上肢固定在头架上。取胸骨正中切口者则为平卧位。

【手术步骤】

1. 切口：右前胸第 4 肋间切口，如为女性，则作右乳下缘切口（图 67－3）。也可经胸骨正中切口。

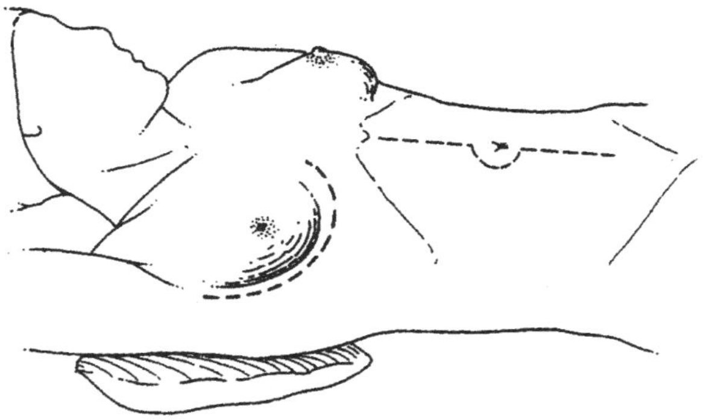

图 67－3 手术切口

2. 自腋中线至胸骨右缘的第 4 肋间上切开皮肤、皮下、肋间肌群，切断第 4 肋骨前缘。置胸腔牵开器。推开右肺，显露右心。将手术床向左侧倾斜 30°，以利手术操作。在膈神经前方纵切心包，上至上腔静脉，下至心底。心包两侧分别与 2 块小纱垫缝合，向两侧牵开纱垫，以利右房显露。手指分离下腔静脉后，绕以套带。以大小恰当的侧壁钳钳夹右房壁约 3 cm 长，以小尖刀切开右房壁，两侧各置牵引线一根。然后以 4－0 聚丙烯线将右房切口作一荷包缝合，两个线头穿过一段细胶管，以供控制右房切口，避免出血。在术者右手示指逐渐伸入右房的同时，逐渐松开侧壁钳和缓缓收紧荷包线，直至手指完全伸入，收紧荷包，侧壁钳完全撤除。此过程应做到完全无出血。术者示指继续向下腔静脉方向（而不是心底或三尖瓣）伸入，牵引下腔静脉套带时发现示指在套带之内为手指伸入下腔静脉之最佳证据，经股静脉插至下腔静脉的导管亦有助于证明示指到位无误。示指向下腔静脉伸入约 4 cm 处，常可触及狭窄或阻塞处，多为隔膜或纤维性阻塞。隔膜常光滑而富有弹性，故常需反复数次穿破动作才能将其穿破（图 67－4），继之以手指尽力加以扩张。进而手指有可能触及肝静脉的开口，有狭窄时将其扩张，有隔膜时将其穿破和扩张。笔者在行此术时发现 8 例肝静脉有隔膜，均得到穿破和扩张。

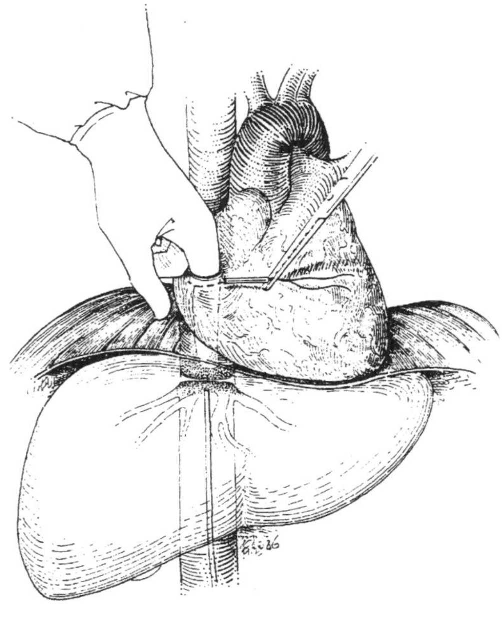

图 67－4 经右房破膜术示意

3. 为了改善示指扩张能力，笔者采用自制套囊事先套在术者示指上，当穿破隔膜时，可用肝素盐水充起套囊加以扩张（图 67－5）。在实现示指穿破膈膜后，也可用带球囊的右房引流管插入下腔静脉，在病变处加以反复扩张（图 67－6）。也可自右心耳作荷包缝线后，将上述带球囊导管自右心耳插入，与示指一起操作，不仅可协助扩张，也有助于帮助穿破隔膜。

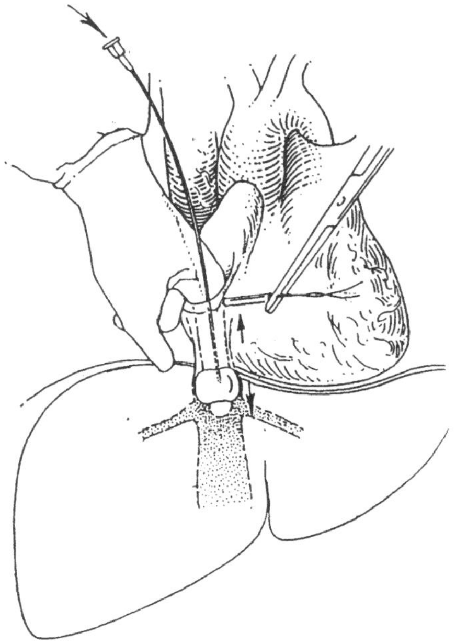

图 67－5　以球囊手指施经右房破膜和扩张术

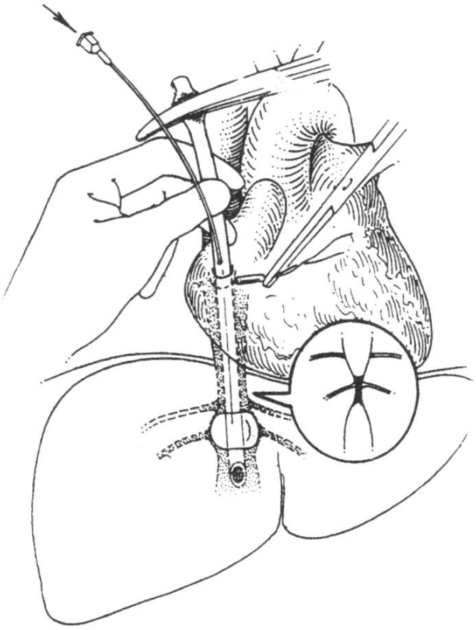

图 67－6　以球囊的腔静脉插管施反复扩张

4. 当隔膜不能被穿破时，可自右心耳引入血管扩张器，在经股静脉穿刺插入的带内芯的球囊导管或下腔静脉破膜器的联合作用下，对隔膜施以穿破、扩张术，如发现被扩张部分有回缩的倾向，可在术者示指的导引下经右股静脉酌情置 20～30 mm 内径的支架 1 枚或 2 枚（联体型）。

5. 在术者示指逐渐自下腔静脉和右房退出的过程中，逐渐收紧荷包，并将侧壁钳到位，以便随时钳夹。在术者示指完全退出时，荷包缝线恰好完全收紧，侧壁钳立即加以钳夹。将荷包线的两头自橡皮管内撤出，收紧荷包线后作结，撤去侧壁钳。将荷包所在部再钳夹并用粗线结扎 1 次，给以加固。

6. 撤去下腔静脉套带后，部分缝合心包。

7. 彻底止血，置胸腔引流管和缝合胸壁切口。

【特殊情况下的处理】

1. 钳夹心包壁过于靠近与右心耳交界处可能影响窦房结而致心律不齐；钳夹靠前时可涉及右冠脉分支，而致心肌缺血以致梗死；过于靠上腔静脉入口时，可明显影响回心血量而可致休克和心搏骤停，因这些病人的下腔静脉已阻塞致回心血流量早就受到限制。在“小心脏”病例，发生这些问题的机会增多。因而必须试钳夹数次。

2. 手指伸入右房时，如荷包缝线区过小，可致心房撕裂，导致难以制止的大出血，因而荷包区必须够大；或者可采用不钳夹心房壁法而直接作两个荷包缝合，此时外荷包提高了手术的安全性。当手指伸入右房时，切勿误穿右房壁或三尖瓣，此时用下腔静脉套带颇有帮助。

3. 不慎撕裂右心房时，以无创钳钳夹后用带垫片的无创线以褥式缝合法小心修补。

【术后处理】

1. 严密监测生命体征、中心静脉压、下腔静脉压、血气、血细胞比容和胸腔引流，注意胸腔内有无大出血的发生。

2. 严密观察每小时尿量，在 40 mL 以下时应分析是否血容量不足还是肾功能不全。

3. 术后需输液期间，每天静脉给去乙酰毛花苷 0.4 mg，以后则改为口服地高辛 0.125 mg，1 次/d，酌情持续 1～3 个月，待心功能得到代偿时方可停药。

4. 术后每天给予低分子右旋糖酐 500 mL，3～5 d，以后改为抗血小板疗法 3～6 个月。

5. 摄胸片观察心肺状况，胸腔引流管一般在术后 48 h 左右拔除，当引流量多时则要延长置管时间，拔管后如发现有胸腔积液应作胸腔穿刺。如发现有较多心包积液时应作心包穿刺，有条件时可在超声导引下施行。

6. 如术后 3 个月腹水仍不消退，并证实下腔静脉确已通畅而肝静脉不通或继发性肝硬化严重者，应考虑加做肠腔侧侧吻合（图 67－7）或人工血管 C 形转流术。

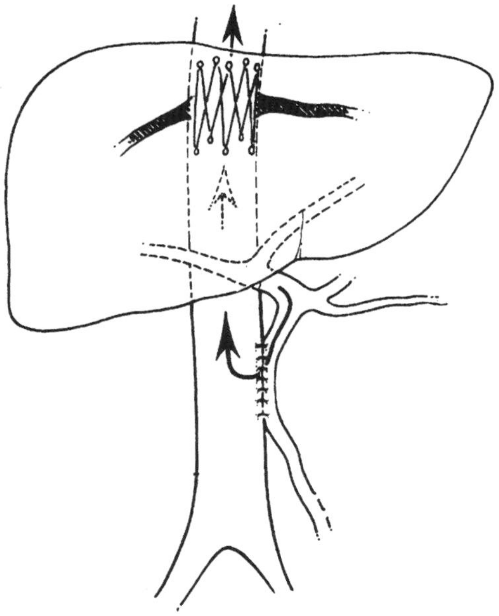

图 67－7 肝静脉阻塞病例经下腔静脉扩张和置放支架后尚需行肠腔侧侧吻合

【术后并发症、预防与处理】

1. 取得成功的破膜和扩张后，肝静脉和下腔静脉系统中的淤滞血流会迅速回流心脏，前负荷明显增高，中心静脉压快速上升，术中要控制输液量。在解除梗阻后需立即给予强心、利尿和碱性药物。

2. 胸腔出血与心脏压塞：关胸前仔细止血，完全对抗肝素，必要时置心包引流，有助于预防。严重时需开胸探查。

【手术经验与有关问题讨论】

1. 术中病变部必须得到充分的扩张。笔者已有 1 例 10 年后仍通畅。

2. 如扩张不充分，可加用内支架或改为腔房或肠房转流术。

第三节 腔-房转流术

肝静脉开口平面以上段下腔静脉阻塞可引起门脉高压和下腔静脉高压，腔-房转流为同时缓解两系统高压的有效术式之一。1963 年 Ohara 报告以腔-房前径转流治疗布-加综合征，1978 年 Victor 报告了后径腔-房转流术。1982 年以来笔者施行 70 余例。早期未用带外支持环人工血管病例的五年通畅率仅约 50%。随着带外支持环和内皮细胞种植的人工血管的应用和吻合技术的改进，此术疗效已有明显改进，但对单纯隔膜性阻塞或局限性狭窄病例应首先采用血管腔内治疗技术或经右房和经股静脉途径联合治疗的方法，不成功时才用此法或后述根治性术式。

【适应证】

1. 肝后段下腔静脉局限性阻塞或狭窄，而肝静脉至下腔静脉通畅或有明显扩大的肝右下静脉或其他较大侧支进入下腔静脉者。

2. 当肝静脉阻塞时虽可行此术但常难以直接缓解门脉高压。

【禁忌证】

1. 下腔静脉广泛性阻塞或狭窄或炎症时不可采用此法。

2. 病人肝、肾功能不佳或全身状况很差时则不能耐受此种大手术。

3. 肝静脉完全阻塞或伴重度继发性肝硬化。

【术前准备】

1. 术前必须有下腔静脉造影以明确手术指征。

2. 尽量改善全身情况，必要时给经鼻饲管途径给予营养补充、施自家腹水回输，纠正水、电解质失衡，但应少输晶体液，因在纠正病变前，输入的液体易滞留在第三间隙，常致腹水量骤增。

3. 备皮、置胃管和导尿管，做抗生素过敏试验。

【麻醉与体位】气管内插管全身麻醉。一般均作颈内或锁骨下静脉插管以监测中心静脉压，股静脉插管观察术前、术后的下腔静脉压力变化。少数病人需作桡动脉插管监测动脉压与血气。必须有上肢输液通路。体位为：①采用前径手术者如需作胸骨劈开切口则取平卧位而腰部略垫高；②如需作右前胸切口则需将右胸部垫高 30°，右肩抬起，右前臂固定在头架上（图 67－3）。③采用后径者则采用左侧卧位，作右侧胸标准切口的体位（图 67－3）。

【手术步骤】

1. 采用前径者首先做上腹正中或右侧腹直肌切口。探查腹腔，记录肝脾大小，吸净腹水并记量，测门脉压和做肝组织活检。

2. 提起横结肠，自小肠系膜右侧和十二指肠水平部下方切开后腹膜；或经升结肠外侧切口，将升结肠和输尿管推向左侧，自腹膜后显露下腔静脉前侧壁达 4～6 cm 长，必要时结扎和切断一两支腰静脉，以利于置钳和吻合。

3. 胸部手术：根据笔者经验，对中等量以上腹水者此时宜作胸骨正中切口；而对少量或无腹水者则作右第 4 肋间前胸切口，如为女性病例皮肤切口沿右乳下缘（图 67－3），略分离乳腺后组织并向上牵引右侧乳房便可达到第 4 肋间平面，断肋间肌群，充分止血，进胸腔，以三角针粗线在第 3 肋软骨下缘缝扎 2 针后，在结扎间将其切断，甚利于显露。

4. 推开右肺，必要时切断和结扎下肺韧带。在右膈神经前方纵切心包，可见少量心包液溢出。充分切开心包，显露上腔静脉、右心耳和右心房，作心包牵引。

5. 取带外支持环的聚四氟乙烯或涤纶人工血管 1 根，长 30 cm 以上，内径 16 mm。对非胶原预衬的涤纶人工血管需先作预凝（外预凝法）。

经右房、经股静脉径联合破膜扩张和内支架术：当经股静脉径破膜不成或有危险或发生危险时采用前述的方法施行联合操作，即可安全地破膜，又可得到有力且有效的扩张，必要时可在伸入心房的指尖定位下，置放支架（图 67－8）。

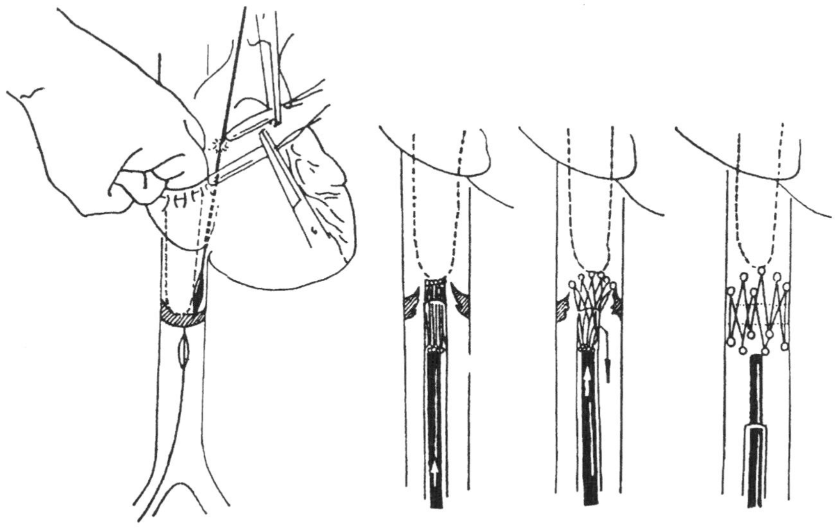

图 67－8　经右房、经股静脉施破膜、扩张和置放内支架示意

6. 在右膈前缘适当位置戳口约 2 cm 直径，以供人工血管通过。以侧壁或 C 形钳阻断下腔静脉侧壁后，纵切其前壁约 3.5 cm 长，两侧置牵引线，裁剪人工血管使呈喇叭或蛇头形，作人工血管-下腔静脉端侧吻合，吻合毕务使吻合口受到外支持环的自然扩张作用。一般用 5－0 聚丙烯或其他种类的非吸收线，取连续缝合法。

7. 人工血管另一端经横结肠后、胃和肝前，通过膈肌戳孔至右侧胸腔或纵隔，作同上裁剪。以侧壁钳钳夹部分右心房壁约 3 cm 长，两侧置牵引线后施人工血管-右房端侧吻合。常用 5－0 聚丙烯或其他单丝非吸收缝线，自下角先作一外翻式褥式缝合，但不收紧，直至两侧各作连续外翻缝合 3 针后，以“降落伞”法收紧缝线，然后继续向上角缝合，直至收紧缝线作结。也可采用右房反 C 字形切口先缝合左侧壁再缝右侧壁法（图 67－9、图 67－10）。

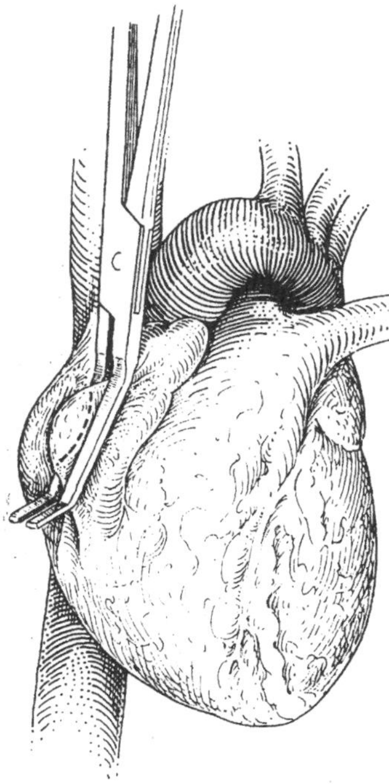

图 67－9 右心房壁拟切开示意

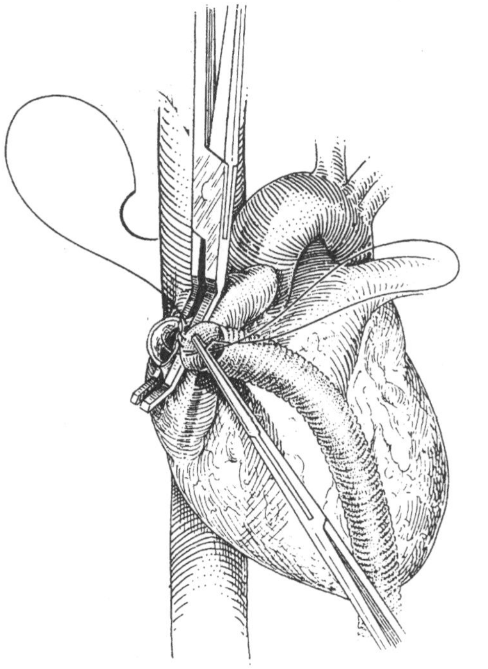

图 67－10 人工血管-右房端侧吻合

8. 吻合（图 67－11）：如未用全身肝素化，则此时自插入腹腔侧人工血管的针头注入适量肝素盐水（10 U/mL），在胸腔侧插入针头以排出人工血管内的气体，先后松开下腔静脉和右房阻断钳，转流血管遂运行血流，逐个撤去针头，漏血点以蚊式钳稍加钳夹便可止血（图 67－12）。

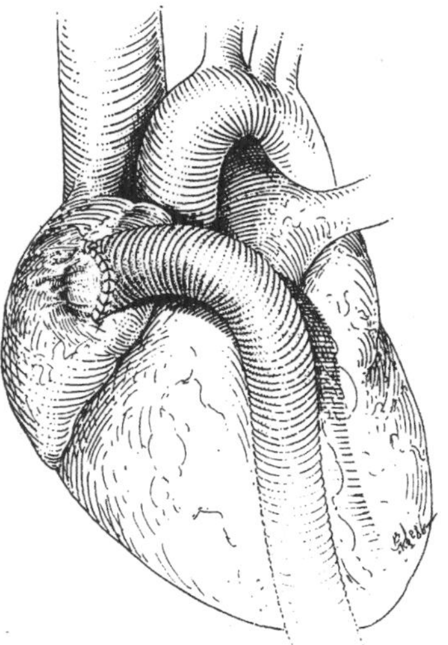

图 67－11 人工血管与右房吻合后所见

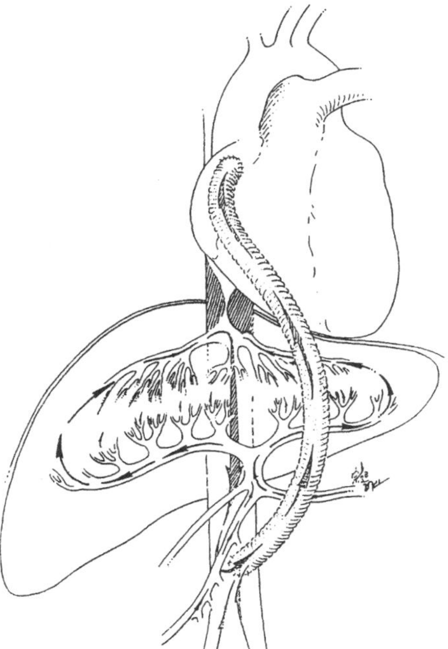

图 67－12 腔-房转流及其血流分向示意

9．重复门脉测压和肝、脾探查：部分缝合心包，置胸腔或纵隔引流后逐层缝合胸腹切口。

10．后径腔-房转流术：取右侧标准胸切口（图 67－13），从第 6 或第 7 肋床进入胸腔，推开右肺，切断和结扎肺下韧带。游离右膈神经并牵向后，在右膈神经位置切开心包，沿下腔静脉切开膈肌，在肝裸区显露下腔静脉直至正常处。按上述方法以 16 mm 直径的带外支持环人工血管先后作人工血管与下腔静脉或右心房的端侧吻合（图 67－14），排出人工血管内气体，先后撤下腔静脉和右房上的阻断钳，转流血管内血流运行。此时常可触知肝脏缩小和膈肝间腹水滞留。置胸腔引流并逐层关胸。

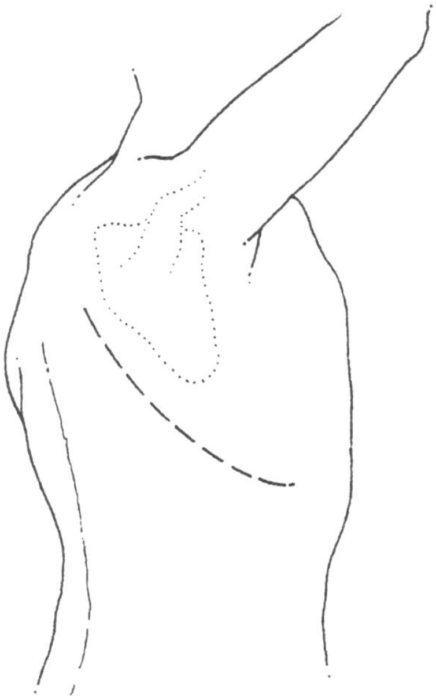

图 67－13　后径腔房或根治术入径

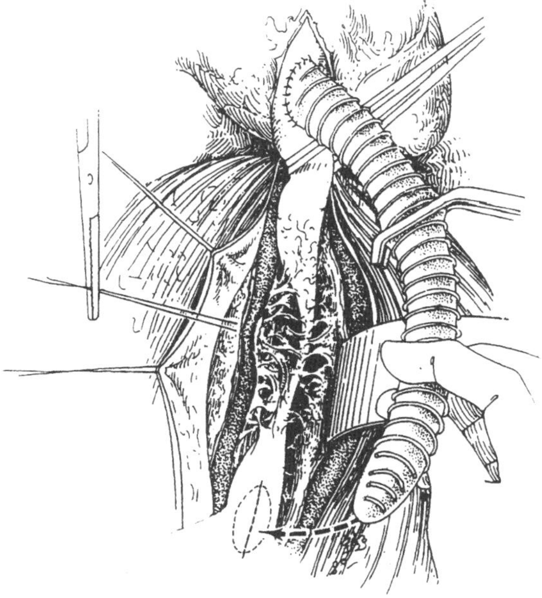

图 67－14　后径腔-房转流，完成心房侧吻合

【特殊情况下的手术处理】

1．显露下腔静脉及施行两个端侧吻合时，因静脉或房壁撕裂或吻合欠佳均可引起大出血，此时不应慌张而贸然以普通止血钳钳夹止血，而是在指压或再置无创阻断钳止血后，以带垫片的双头无损伤针对出血处施以褥式缝合止血。偶尔，因右房壁十分薄弱而发生夹缝易出血的情况，则只能被迫将右房吻合口拆除，对损伤处施以修补术，然后将人工血管与上腔静脉施端侧吻合术。注意此时千万不能钳夹上腔静脉过多，因在下腔静脉阻塞病例，当上腔静脉回流受到明显影响时病人血压骤降以致心搏骤停，故事前必须对其作数分钟试夹，当无明显影响时，方可施行手术。

2．当吻合成功，血流运行后，大量淤滞的静脉血突然回流，使心脏前负荷明显增加而可致心功能不全，此时中心静脉压明显升高，必须给予强心、利尿药物。预防方法之一在于术中严密监测出入液量，输液量决不能过多。

3．尽管术前均做了下腔静脉造影或 B 超检查，肯定了其通畅性和手术的可行性，但在少数病例，在切开下腔静脉后仍见其内有新鲜血栓形成而需尽量将血栓完全摘出；个别病例下腔静脉完全阻塞或炎症而无法施行此术，此时只好改行下述的肠-房转流术。

4．由于下腔静脉内血栓常难以彻底清除，何况下肢深静脉内也可能存在血栓，故术中、术后均有可能发生大块肺栓塞而使病人致命。取栓后，可向下腔静脉内注入 4 万～8 万 U 尿激酶。一旦此情况发生于术中，应即安置体外循环行肺动脉取栓术。如在术后发生，除立即给予大剂量尿激酶外，同时准备部分体外（股静脉-股动脉）循环，做好手术准备。

5．当术中发现人工血管不通时，必须检查人工血管全程，问题常在吻合口上，必要时只好重做吻合术或加长移植血管。

【术后处理】

1．严密监测生命体征。监测中心静脉压（CVP）与每小时尿量。

2. CVP 保持在 0.98～1.47 kPa（10～15 cmH_2O）为合适。1.76 kPa（18 cmH_2O）～2.94 kPa（30 cmH_2O）可发生严重心力衰竭者。因而必须避免血容量过多和强心利尿问题。

3. CVP 太低时，提示内出血或血容量不足。此时如尿量少，胸腔或纵隔引流量多，则提示内出血，量大时要考虑手术止血。但在大量腹水病例，则常由腹水所致，此时引流液中的血色素含量甚低，不应视为引流量大而再次手术止血。

4. 注意观察气管位置和心肺物理诊断，有血胸等异常情况时可被发现和处理，并借胸片证实。

5. 留置胸腔或纵隔引流管的时间较普通开胸病例为久，尤其是在腹水多的病人。

6. 度过术后危险期，症状和体征的明显改善提示人工血管通畅，可用 B 超和腔静脉造影证实。否则，人工血管可能发生血栓形成，此时应争取再次手术加以校正。

7. 术后近期，每天予低分子右旋糖酐 500 mL 及去乙酰毛花苷 0.4 mg。可口服时改用地高辛 0.125 mg，1 次/d；肠溶阿司匹林 300 mg，1 次/d。前者需 1～2 个月，后者需 3～6 个月。

【术后并发症、预防与处理】

1. 术后心功能不全：预防与处理同前。

2. 人工血管阻塞：此并发症致手术失败，病人可由此致命。预防在于采用带外支持环（即能抗外压）的人工血管，要有足够长度、满意的吻合，避免人工血管成角和扭曲，重建必须确定人工血管通畅良好并实现了满意的减压。如发现阻塞应争取重做手术加以纠正。

3. 胸腔出血：关胸前严格止血，胸腔引流管位置必须合适，避免造成成角而致引流不畅。当发生活动性出血时，仍需及时开胸探查止血。

4. 心脏压塞：心包缝合不可过密，吻合口与心包止血必须满意。时刻警惕此并发症的发生才能作出及时诊断。在超声引导下作一次或多次心包穿刺抽液常可获明显疗效。

【手术经验与有关问题讨论】

1. 严格的指征、良好的手技和满意的血管吻合为手术成功的基础。

2. 在腹水病例，术前必须明确在肝静脉和下腔静脉间有明确的交通支，否则术后难以实现有效的门脉降压。

3. 如术中发现下腔静脉存在新鲜血栓，必须将其清除后才能施转流术。

第四节　肠-房转流术

肝后段下腔静脉阻塞段较长，肝静脉开口也阻塞，或伴有肝静脉本身局限或弥漫性阻塞性病变或继发或伴发肝硬化而共存肝后性以至肝性门静脉高压时，病人常有顽固性腹水、重度食管静脉曲张、反复消化道出血，以至伴恶液质状态时，单用上述腔-房转流术不能解决门静脉高压，门体转流更无疗效可言。通过肠系膜上静脉与右心房间的人工血管转流术可使处于高压状态的门静脉系统直接得到减压。笔者已施此术 80 例。其机制在于：①右房与门静脉间的压力差，前者在 0.98 kPa（10 cmH_2O）以下而后者常在 3.92 kPa（40 cmH_2O）左右；②腹腔本身的正压与胸腔的负压；③吸气时胸腔负压的增加有助于腹腔静脉血的回流。因而如人工血管选材良好，手术操作得当，此术常可实现立竿见影的降压效果（术毕门静脉压约降 40%）。1991 年统计术后存活病例人工血管的 5 年通畅率为 71%。新近随访中发现 3 例已通畅 10 年以上。

【适应证】下腔静脉阻塞伴肝静脉阻塞而一般情况尚能耐受手术者。

【禁忌证】

1. 肠系膜上静脉阻塞者（可改用其他术式）。

2. 全身情况太差不能耐受手术者。

【术前准备】

1. 腹部 B 超和腔静脉造影，明确手术指征。

2. 大量腹水者可用腹水回输法如做腹膜腔-颈内静脉转流术（如 LeVeen shunt）以减少腹水和提高血浆蛋白的含量。必要时做持续胃肠营养，但腹水病例要尽量减少晶体输液量。

3. 纠正低钾、低钠状态。选择合适的利尿药。改善肝肾功能。

4. 远达相观察心胸比例和明确有否胸腔积液。

5. 做适当的肠道准备有助于减少术后肝性脑病的发作。

【麻醉与体位】全身麻醉、气管内插管。在选右侧开胸时，插双腔气管插管更为方便。颈内或锁骨下静脉插管监测中心静脉压。置股静脉插管监测下腔静脉压力。必要时置放 Swan-Ganz 导管。体位同腔-房转流术。

【手术步骤】

1. 切口：腹部常用上腹正中切口。右前胸第 4 肋间切口（女性采用乳腺下缘切口）用于较少量腹水病例（图 67－9）；胸骨正中切口则用于大量腹水病例。

2. 先做上腹正中切口入腹腔。尽量吸净腹水（大量腹水者不宜快速放水，以免腹腔压力骤降引起休克）。

3. 探查肝、脾、肾及腹内器官。

4. 自网膜静脉测量门静脉压力。做肝活组织检查。

5. 提起横结肠以纱布垫将小肠推向左侧腹腔，在 Treitz 韧带右侧双合诊触及肠系膜上动脉搏动，作一缝线以示标记。在其右侧和十二指肠横部下缘谨慎地向下纵切后腹膜长约 6 cm，由于众多的静脉和淋巴侧支的存在，凡后腹膜切开处均需作缝扎。后腹膜水肿常达 2～4 cm 厚，因而需逐步往深处分离，直至隐约见到蓝色血管时即为肠系膜上静脉。向上要游离至胰腺下缘，向下显露 4～6 cm 长，右结肠静脉被包括在内，肠系膜上静脉的前壁和两侧壁需加以充分游离。

6. 酌情作右第 4 肋间前胸切口或胸骨正中切口，置开胸器，纵切心包，右心房便被显露。

7. 人工血管选用光滑的带外支持环的 14～16 mm 直径、长 30 cm 以上的 PTFE 为宜，此种血管或明胶预衬的涤纶人工血管均不必预凝。普通涤纶人工血管则需预凝。裁剪人工血管使成卵圆或蛇头形，外支持环仍需保留。

8. 以侧壁钳阻断肠系膜上静脉的前侧壁，结肠右静脉也在其内，并由双绕的粗丝线加以牵引，此法利于达到充分和稳定地钳夹肠系膜上静脉。纵切该静脉的前壁长 3 cm，两侧置牵引线。以 5－0 聚丙烯线在二者间施端侧吻合。在上角两侧各做连续缝合 3 针后，以“降落伞”法将缝线轻轻牵紧，然后完成两侧的缝合，在下角作结。

9. 此时不松开肠系膜静脉上的阻断钳，但向人工血管内灌入约 20 mL 稀释肝素盐水（10 U/ mL），将人工血管另一端经结肠后、胃和肝前引入胸腔或纵隔。

10. 完成人工血管与右房间的端侧吻合、排气并先后松开阻断钳法均同腔-房转流术。吻合毕（图 67－15）即可见肝脾缩小和证实门静脉压力明显下降。

11. 充分止血，置胸腔引流管和逐层缝合胸、腹切口。

【特殊情况下的手术处理】

1. 在门脉高压及下腔静脉阻塞时，尤其是在大量腹水病例，分离肠系膜上静脉时常可致大量出血，顿使手术无法进行。此时切忌以普通止血钳钳夹静脉止血，而需以纱布或手指压迫止血，吸净出血后，以小心耳钳轻轻钳夹出血点或以手指上下压迫或以带柄的圈状止血器压迫止血，然后以无创线将出血点加以缝扎止血，必要时需加用垫片。

2. 当肠系膜上静脉管壁太脆薄，以人工血管与其做端侧吻合发生多处撕裂而实在难以修复时，可改行脾-房转流术（图 67－16）。或退而结扎肠系膜上静脉远心侧，以其近心侧与人工血管吻合，则是在异常情况下可采用的权宜之策，因完成此术仍可缓解肝瘀血状态，但若与其远心侧吻合则不能达到预期目的。

3. 行人工血管与右房吻合时，需准备大小不同的两把侧壁钳，当吻合不当引起大出血时，换以大型侧壁钳可使吻合不当处得以显露和止血。时刻记住人工血管壁硬，而右房壁薄且脆，十分谨慎地操作为防止该处发生大出血的关键。

4. 转流血管开放后，大量淤滞的静脉血突然回流心脏，使其负荷剧增，心脏扩大，可发生休克、心搏迟缓以至停搏，此时除积极给予强心、利尿药外，有时需辅以心脏按摩。此时不仅要控制输液量，可能还需放血。术中控制入液量和在开放转流血管前，事先给予强心、利尿药和碱性液体显然有助于防止心功能不全的发生。

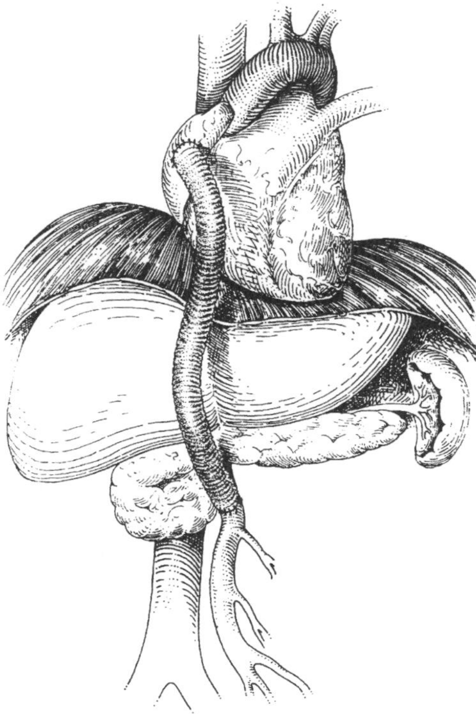

图 67－15　肠-房转流示意

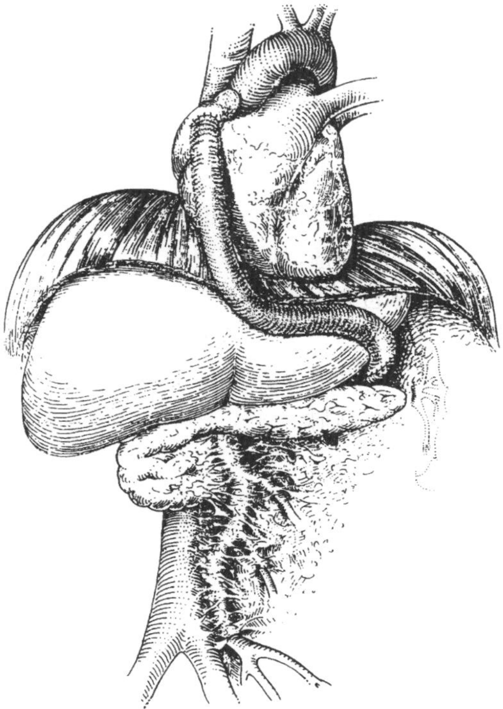

图 67－16　脾-房转流示意

5. 人工血管转流后未见肝脏缩小和门静脉压力下降时要怀疑人工血管不通畅，需检查两侧吻合口和人工血管全程是否成角、扭曲，必要时穿刺人工血管或肠系膜上静脉作术中造影和重做吻合。如发现人工血管欠长而有张力时，需加接一段同一口径的人工血管。术中时刻记住人工血管不通可导致病人死亡，因而术者具有血管外科良好的基本功是预防人工血管重建后不通的关键。

【术后并发症、预防与处理】

1. 心功能不全处理和血胸、心脏压塞处理见相关内容。

2. 顽固性腹水或乳糜腹：术中尽最大可能地结扎所有断裂淋巴管有助于预防，但大量腹水病人术后难免仍有腹水。只要人工血管通畅，实现了有效减压及补足血浆和蛋白，除并发严重肝硬化病例外，多可在 1～2 个月内治愈或好转。

3. 肝性脑病：如不注意饮食，10％病例可以发生。饮食疗法可防止其发生。

4. 人工血管阻塞：预防和处理见相关内容。

【手术经验与有关问题讨论】

1. 施肠-房转流者多为大量腹水病例，显露右房以取胸骨正中切口为好。

2. 分离好肠系膜上静脉和良好的吻合为手术成功的关键。

3. 肠-房转流确为肝静脉阻塞或下腔静脉弥漫性病变病人带来了康复的希望。

第五节　肠-颈转流术

当病人下腔静脉完全阻塞，既有顽固性腹水，又有胸腔积液，病情危重，难以承受手术打击，而又必须施以紧急手术时，只分离肠系膜上静脉和一侧颈内静脉，在其间经胸骨后径施转流缓解门静脉高压。笔者在动物实验的基础上经过22例临床实践证明其为一种有效的方法而加以介绍。事实上这类病人均有肝移植指征。

【适应证】同肠-房转流，且病情更重者。

【禁忌证】病人情况太差而无法耐受肠-房转流手术者。

【术前准备】

1. 明确诊断和手术指征。
2. 尽量改善周身情况，纠正低蛋白血症、电解质失衡；尽量减少腹水，改善呼吸功能。
3. 适当肠道准备，以减少术后肝性脑病。

【麻醉与体位】同肠-房转流。

【手术步骤】

1. 切口：上腹正中切口，吸尽腹水，测门静脉压力，仔细分离肠系膜上静脉。右颈部胸锁乳突肌前切口显露颈内静脉。
2. 取40 cm长、16 mm或14 mm内径带外支持环的PTEE人工血管。
3. 作胸骨后隧道，注意避免引起大出血和气胸。
4. 人工血管穿过隧道，在腹部经肝前结肠后与肠系膜上静脉作端侧吻合；在颈部与颈内静脉作端侧吻合（图67-17）。
5. 向人工血管灌入肝素盐水、排气和恢复血流方法同肠-房转流。
6. 观察肝脾大小，复测门静脉压力。
7. 充分止血、止淋巴渗漏后分别缝合腹部和颈部切口。

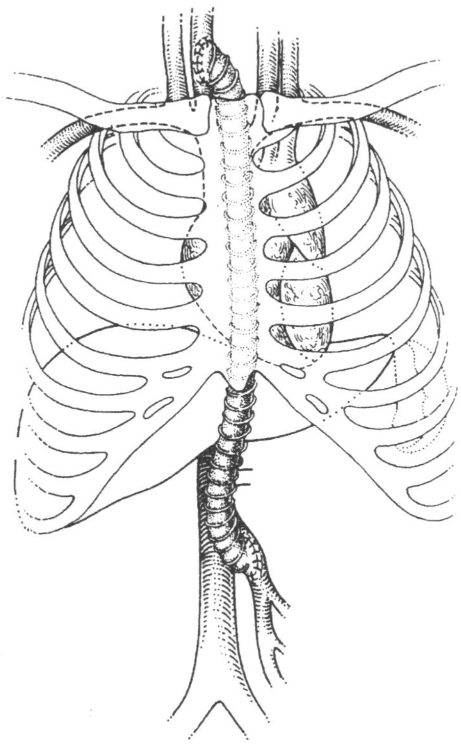

图67-17　肠-颈转流示意

【特殊情况下的手术处理】

1. 当颈内静脉异常或管腔小时，只好改为肠-房转流术。
2. 平卧和休息明显有助于症状的缓解。
3. 随访中如发现人工血管狭窄，可改为肠-房转流术。

【术后并发症、预防与处理】除人工血管通过胸骨后时可发生大出血和气胸外，其他同肠-房转流术。

【手术经验与有关问题讨论】同肠-房转流术。此术确可能为特重病例带来意想不到的治疗效果。

第六节　直视下隔膜切除术

如能将下腔静脉及肝静脉内的阻塞性病变彻底切除实现顺肝血流，是所谓根治之道。然该段下腔静脉在肝裸区内，显露相当困难；且该段血管有阻塞性病变，使其邻近形成大量侧支循环，术中每每遇到大出血问题；损及淋巴管时，术后又易形成顽固性乳糜胸；且复发问题尚不能完全解决。因而选用根治性切除的指征要严格掌握。此处介绍4种常用方法：①经标准右胸切口施行的球囊导管阻断法；②球囊加体外循环法；③深低温停循环法；④经前径的体外循环法。

【适应证】

1. 局限性阻塞病变伴继发血栓形成。
2. 球囊扩张疗法失败病例。
3. 经右房扩张术失败病例。
4. 腔-房、肠-房转流失败病例。
5. 小儿病例。
6. 长段下腔静脉阻塞而需在直视下解决肝静脉流出道的病例。
7. 特殊情况，如在病变部位有异物的病例。

【禁忌证】

1. 出血倾向或凝血机制不全病例。
2. 病变太晚期而不能耐受此手术病例。

【术前准备】同经右心房破膜术。但在改善全身情况和凝血机制方面要特别加强。用体外循环者术前做好必要准备；不用体外循环者，要准备自体血回输装置（cell saver）。

【麻醉与体位】气管内插管全身麻醉。

体位分两种：①取侧径者用左侧卧位；②前径者取仰卧位。

【手术步骤】

1. 切口：侧径者作右侧经第 6 肋或第 7 肋床的标准胸切口（图 67 -13）；前径者取胸骨正中和上腹部正中切口（图 67 - 18）。

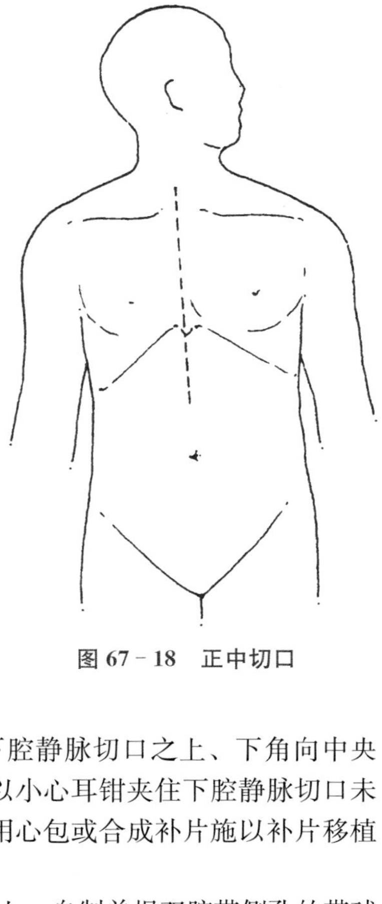

图 67 - 18　正中切口

2. 球囊导管阻断法：

（1）方法一：自右侧标准胸切口入胸腔，置牵引器，推开右肺、切断与结扎右肺下韧带，游离右膈神经，沿其行径纵形切开心包，游离心包内下腔静脉段，绕以牵引带。沿下腔静脉方向切开膈肌下腔静脉裂孔并继续切开膈肌，充分显露肝裸区。在膈平面下的 2～4 cm多可触及增厚和发硬的病变区，常呈环状。进一步显露病变远侧约 3 cm。在病变近侧阻断下腔静脉，纵切病变上方下腔静脉，遇到较大侧支出血时，可插入 Fogarty 导管或以缝扎法止血。如图67 - 19法将一根夹以阻断钳的内转流管插入右心房，收紧套带。将另一根夹有阻断钳的带球囊式内转流管通过阻塞，插入病变远侧的下腔静脉，立即以生理盐水充起球囊，并略向近侧牵引，并以连接管将两根转流管加以连接，撤去阻断钳，此时下腔静脉和肝静脉的淤滞状态便得到改善，右膈和肝的牵引得以省力，遂可在直视下将病变完全切除，必要时需将球囊推向远侧，探查和扩张肝静脉开口，有时则需以钳夹或手指摘除远侧病变。但此时必然有大出血，自体输血法常起到积极作用，笔者有自体输血达 5000 mL 以上的病例。首先撤出近侧转流管，阻断近侧下腔静脉以 5 - 0 非吸收线分别自下腔静脉切口之上、下角向中央缝合，至剩下约 5 mm 开口时，迅速吸瘪球囊、撤出远侧转流管，同时以小心耳钳夹住下腔静脉切口未缝闭处，完成最后数针连续缝合，松钳，拉紧缝线后作结。必要时也可用心包或合成补片施以补片移植术。充分止血，置胸腔引流管后逐层缝合胸腔。

（2）方法二：单管内转流管法。切口及分离膈肌、显露下腔静脉法同上。自制单根双腔带侧孔的带球囊内转流管见图 67 - 20。经右心房荷包内戳口插入球囊导管至下腔静脉病变之近侧，收紧荷包线，以套带阻断膈上段下腔静脉。在阻断和病变之间纵切下腔静脉，即见其内的球囊转流管。作适当的止血处理后，以导管本身或血管探子穿破阻塞处，将球囊转流管插过病变，以肝素盐水充起球囊，并自其近侧略施牵引，内转流遂得以实现，静脉淤血状态得到缓解。余病变切除与探查和扩张肝静脉开口等操作同前。惟此时无论是以单纯缝合或补片移植法修复下腔静脉均较前法方便。随之松开下腔静脉近侧阻断带和荷包缝线，吸瘪球囊后缓缓撤出转流管，同时收紧荷包缝线并作结，充分止血，置胸腔引流，逐层关胸。

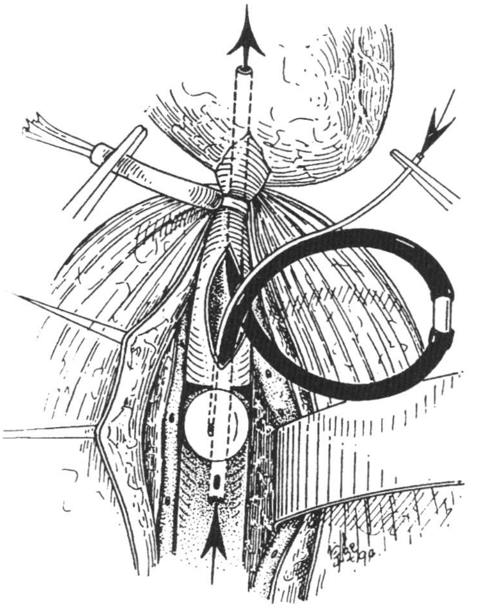

图 67－19 侧径根治术双管阻断止血法示意

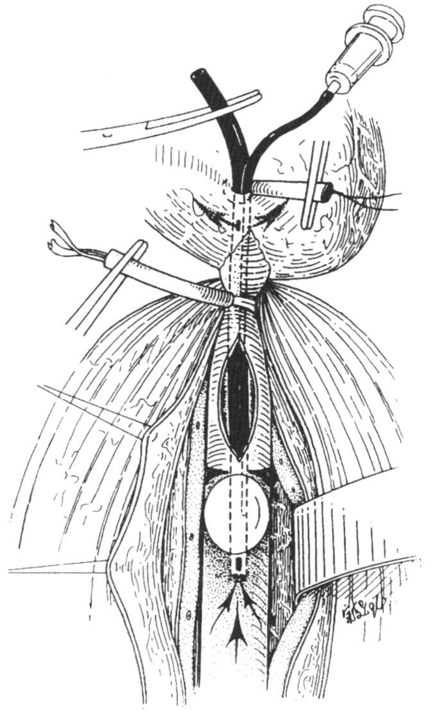

图 67－20 侧径根治术单球囊管阻断止血法示意

3. 常规体外循环下的根治切除术：体位、切口、显露等方法均同前，但加作右下腹斜切口，经腹膜后显露髂外血管，完成髂静脉至髂动脉的部分体外循环。分离病变段下腔静脉并暂时阻断其近侧后，纵切病变近侧，然后是远侧下腔静脉，向下腔静脉远侧置 Foley 导管，用肝素盐水充起球囊以减少出血。以左、右心吸引管将失血加以回收。此时可更充分、更细致地作病变切除，包括切除较长段病变及肝静脉主干内的阻塞性病变，必要时可在下腔静脉内切除部分肝组织，至获肝静脉或其属支的活跃出血为度。以单纯缝合或补片移植法修复下腔静脉。

4. 深低温停循环下的根治切除术：体位、切口、右心房、下腔静脉及其病变的显露和髂动、静脉插管以及体外循环均同前，只是加右心房插管，以增加体外循环转流流量。心包及胸腔内置冰屑，降温至 22 ℃～18 ℃时停循环。阻断近心侧下腔静脉后，纵形切开肝后段下腔静脉，吸尽出血后便可在完全无血的术野里进行操作，下腔静脉内的病变可获彻底切除，肝静脉开口如已阻塞，可作充分探查或在下腔静脉内切除部分肝组织后加以发现。在笔者 17 例手术中有 4 例完全阻塞的肝静脉得以开通，1 例有 6 个膈膜的病例得到充分切除，1 例长 19 cm 的阻塞得到治愈，1 例激光光导纤维折断病例在切除病变的同时摘除异物，1 例 2 岁小儿病例的病变也得以切除，而免使用人工血管之虞。完成病变切除后，可单纯修补下腔静脉或做补片移植术（图 67－21）。充分止血，置胸腔引流管后逐层缝合切口。

5. 前径根治性切除术：Senning 于 1983 年首先报道 3 例，故称 Senning 手术，做的是经腔静脉的后冠状面肝切除术。经改良的方法为作胸骨正中和中上腹切口后，牵开胸腹腔，探查并测门脉压力。切开心包，显露右心房。安置体外循环：自右心房和右股静脉插管作静脉引流，自主动脉插管作动脉灌注。运转人工心肺机和降温至 30 ℃时停循环。切开膈肌直至下腔静脉裂孔，显露心外和肝后段下腔静脉。无创血管钳阻断下腔静脉入右房处，将肝脏轻轻往下推压，纵切肝上段下腔静脉，肝内如图 67－22 样的膈膜或纤维性阻塞便在直视之下，加以完全切除。继之将包括下腔静脉前的肝后冠状部和有阻塞病变的下腔静脉前壁以及病变的诸肝静脉开口均加以切除，尽量使 3 支肝静脉开口均加以显露（图

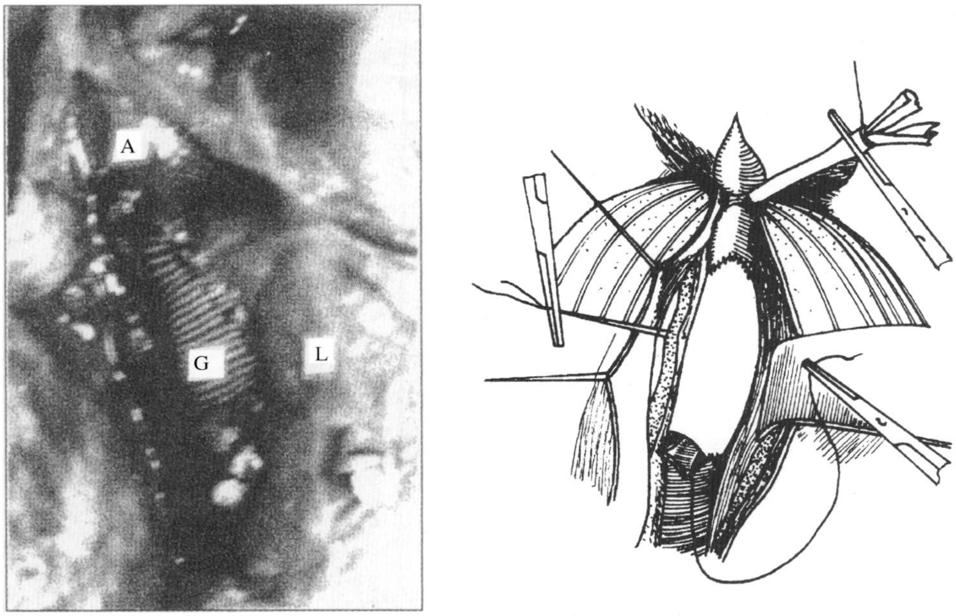

A. 右心房；G. 补片；L. 肝脏

a. 修复手术中所见　　b. 手术示意图

图 67－21　下腔静脉病变切除后人造血管补片

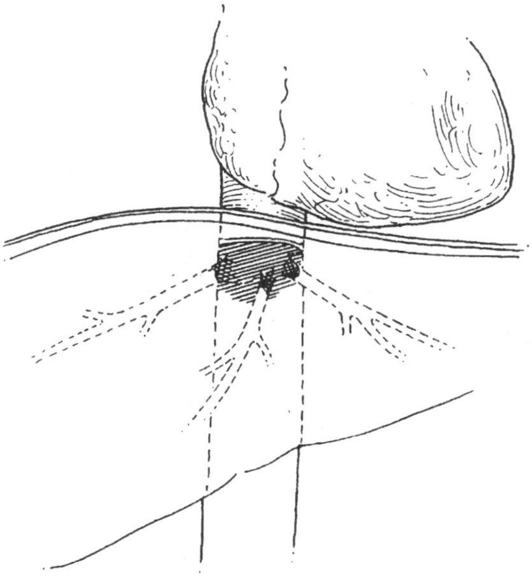

图 67－22　要切除的病变示意

67－23)。此时将肝略略向上推。将下腔静脉的侧壁与肝切除的侧壁相缝合（图 67－24），右房切开部与肝静脉开口部肝组织及其被膜相缝合（即纵切横缝）。转机升温，撤右房阻断钳。复跳后充分止血，置心包和纵隔引流管后，缝合心包，逐层缝合胸腹切口。

用股静脉-股动脉体外循环法也可完成上述手术，且在切除与下腔静脉前壁有关的肝后冠状面组织后，可见肝静脉开口涌血活跃，惟此时仍需用前述阻断导管或 Foley 球囊管，以减少术中的出血量，并利于操作。

【特殊情况下的手术处理】

1. 大出血：根治性手术中涉及体外循环导管安置的位置是否适当、腔静脉切开、经腔静脉肝组织切除、撤管及缝合腔静脉或补片移植等，若稍有不慎均可发生大出血，必须有充分的思想和物质准备，如纤维蛋白原、各种止血纱布、无创缝线以至氩气刀等。当采用深低温停循环后，即使肝素已被对抗，仍发生难以控制的广泛渗血，这可能与病人原有的肝功能损害有关，需耐心止血。

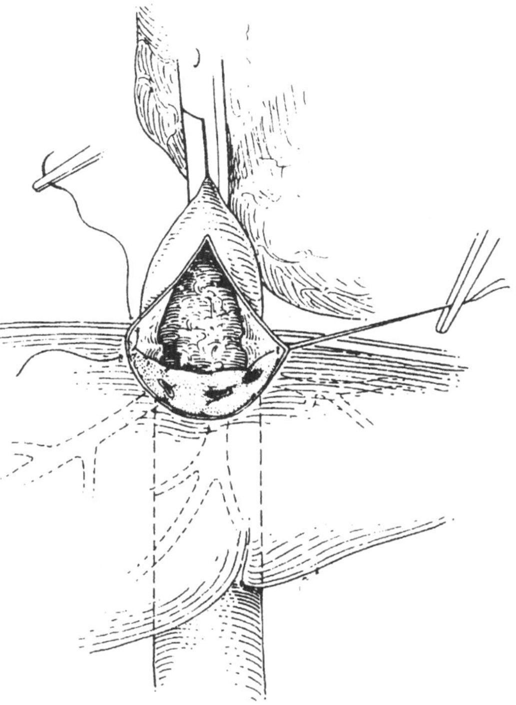

图 67－23　病变及靠腔静脉前壁部分肝组织切除显示肝静脉开口

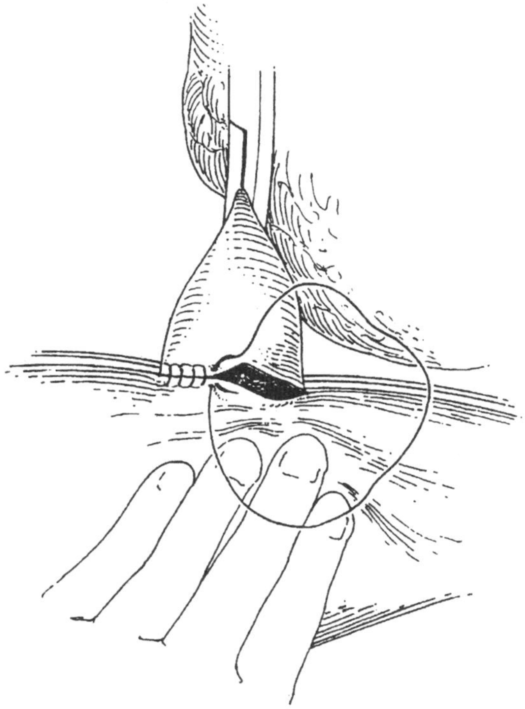

图 67－24　心房、腔静脉侧壁与肝被膜缝合示意

2. 当局部缩窄严重时，在切除病变后可经下腔静脉切除部分肝组织，以获肝静脉血流及扩大下腔静脉管腔。

3. 当发现手术实在困难时，可退而酌情行腔-房或肠-房转流术。

4. 肺栓塞：可由根治术中残存于腔静脉内的血栓脱落或恢复血流前腔静脉内未排尽的气体栓塞所引起。故在缝合腔静脉前应进行冲洗和排气过程。

5. 脑缺血：深低温停循环时间最好不要超过 30 min，一般病人操作在 20 min 内完成，但也有 1 例重作病变切除停循环时间达 1 h，幸而未发现任何并发症。但如在病灶切除时，停循环时间已经较长时，可采用上述措施在恢复体外循环状况下施行肝静脉和腔静脉重建术。

【术后处理】

1. 基本同经右房破膜术。

2. 密切观察胸腔和纵隔引流情况，如出血经多种止血措施无效时，应考虑再次开胸止血问题。

3. 对停循环时间相对较长时，应采用脱水措施，如经静脉给予甘露醇。

4. 用自体输血和体外循环者术后常有明显的血红蛋白尿，对肾功能颇有影响，应采用相应措施以利尿和使尿液碱化。

【术后并发症、预防与处理】

1. 心功能不全、血胸、心脏压塞：同前。

2. 乳糜胸常为顽固性，充分抽液，并注入包括四环素或红霉素在内的硬化剂有助于治愈。

【手术经验与有关问题探讨】根治性切除的成功既切除了病变，又实现了肝静脉血的向心性回流，应为最佳手术。但根据笔者 41 例经验，感到手术大而危险，不属特殊情况应免行此术。

〔汪忠镐　舒　畅〕

参考文献

[1] 汪忠镐，王仕华，吴继东，等. 球囊导管扩张和腔内支架治疗布-加综合征 [J]. 中华医学杂志，1995，75：97.
[2] Eguchi S，Takeuchi Y，Asano K. Successful balloon membranotomy for obstruction of the hepatic portion of the inferior vena cava [J]. Surg，1974，76：837.
[3] Yamada R，Sato M. Segmental obstruction of the hepatic inferior vena cava treated by transluminal angioplasty [J]. Radiology，1983，149：91.
[4] Wang Z G，Wang S H，Wu J D，et al. Balloon dilatation and intraluminal stent as means of treatment of Budd-Chiari syndrome [M]. In：Zhong Gao Wang，H-M Becker，Y Mishima，Edis. Vascular Surgery（Procedings of International Vascular Conference Beijing 93’）. Vol. Ⅰ. Beijing：International Academic Publishers，1992：342.
[5] Wang Z G. Membranous obstruction of the inferior vena cava [J]. Proc CAMS&PUMC，1987，2：76.
[6] Loose D A，Wang Z G. Surgical treatment on predominantly venous defects [J]. Int Angiology，1990，9：189.
[7] Wang Z G. Congenital defects of the inferior vena cava causing Budd-Chiari syndrome [M]. In：Belov S，Loose D A，Weber J. Vascular Malformation Reinbek：Einhorn Press Verlag，1989：118.
[8] 汪忠镐. 布-加综合征的探索（附 250 例报告）[J]. 心肺血管学报，1991，10：175.
[9] Wang Z G. Recognition and management of Budd-Chiari syndrome [J]. Chin Med J，1988，102：338.
[10] Kimura C，Shirotani H，Hirooka M，et al. Membranous obliteration of the inferior vena cava in the hepatic portion [J]. J Cardiovasc Surg，1963，4：87.
[11] Wang Z G. Membranous obstruction of the inferior vena cava [J]. Proc CAMS&PUMC，1987，2：76.
[12] Wang Z G. Experience on management of Budd-Chiari syndrome in 143 cases [J]. Angio Arch，1989，17：147.
[13] Wang Z G. Budd-Chiari syndrome. How I treat [M] //Chang JB，Edi Modern Vascualr Surgery Vol. V. Springer-Verlag. New York，1991：464.
[14] 汪忠镐. 布-加综合征的诊断和治疗（附 50 例报告）[J]. 中华医学杂志，1987，67：72.
[15] Wang Z G. Experience on management of Budd-Chiari syndrome in 143 cases [J]. Chin Med J，1989，102：338.
[16] Wang Z G，Du Wei. Hemodynamic changes in reconstructive surgery for Budd-Chiari syndrome [M]. In：Vascular Surgery. Proceedings of the First International Symposium on Budd-Chiari Syndrome. Ed. Wang ZG. Mishima Y. Tokyo：Tokyo Press，1988：36.
[17] Wang Z G，Zhu Y，Wang S H，et al. Recognition and management of Budd-Chiari syndrome：Report of one hundred cases [J]. J Vasc Surg，1989，10：149.
[18] Wang Z G，L I G D，Du W，et al. Enhanced patency of venous Dacroon grafts by endothelial sodding [J]. Ann Vasc Surg，1993，7：429.
[19] 汪忠镐. 肠-房和脾-房转流治疗布-加综合征连续 18 例成功报告 [J]. 中华胸心外科杂志，1988，4：17.
[20] 汪忠镐，王仕华，吴继东，等. 肠-颈转流术在重症布加综合征病例中的应用 [J]. 中华外科杂志，1994，32：611.
[21] 汪忠镐，吴继东，杜纬，等. 血管内皮细胞衬里腔静脉移植物的研究和应用 [J]. 中华外科杂志，1994，32：133.
[22] Cameron J L，Herlong H F，Santey H，et al. The Budd-Chiari syndrome. Treatment by mesenteric-systemic venous shunt [J]. Ann Surg，1983，198：335.
[23] 汪忠镐，马颂章，王世华，等. 布-加综合征根治术式的探讨 [J]. 中华胸心血管外科杂志，1995，11：132.
[24] 汪忠镐. 布-加综合征的探索（252 例经验）[J]. 心肺血管学报，1991，10：175.
[25] Senning A. Transcaval posterocranial resection of the liver as treatment of the Budd-Chiari syndrome [J]. World J Surg，1983，7：632.

第七篇　胆道外科手术

第六十八章　胆道的外科解剖生理

Surgical Anatomy and Physiology of Biliary Tract

一、胆道的分区

胆道系统包括自毛细胆管开始至胆总管的末端开口于十二指肠大乳头，其间以胆囊管与胆囊连接，在装配模式上，与泌尿系统的从肾小管至输尿管而至膀胱出口于尿道口的结构非常类似；胆道系统主要是肝脏分泌的排泄管道，至于其在全身的生理功能调节上的作用，了解得不多（图 68-1）。

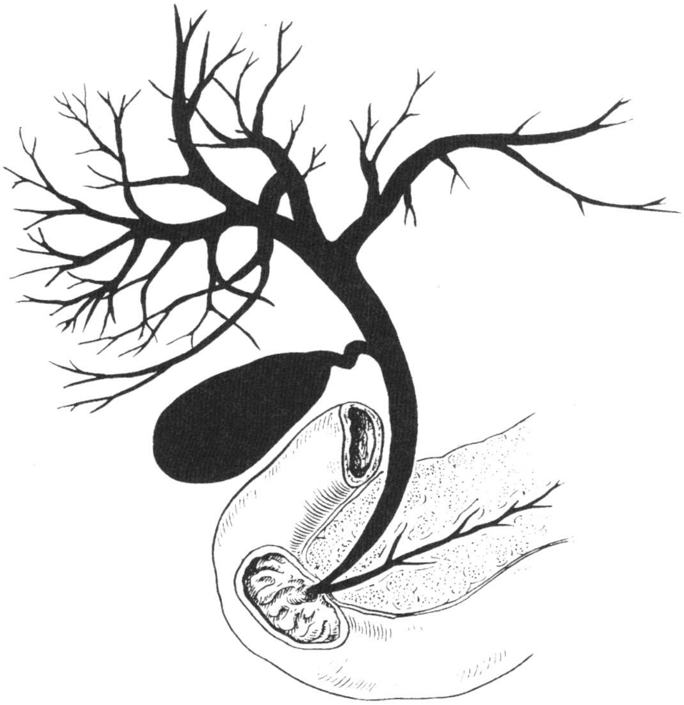

从胆道造影的 X 线所见，很难区别肝内、外胆管系统的界限

图 68-1　胆道系统

习惯上把胆道系统分为肝内和肝外两部分，肝管分叉以上者为肝内胆管系统，实际上，左、右肝管的汇合部常有高低不同，而肝管分叉至二级肝管进入肝实质内的肝门部胆管是处于肝实质之外。作者提出将胆道系统分为肝内、肝门部、肝外 3 个部分。肝门部胆管是指自肝总管的上 1/2 至第二级分支进入肝实质的平面。肝门部胆管是指一定空间内的胆管支。在肝总管下 1/2 平面之下（包括胆囊和胆囊管）至胆总管末端，称为肝外胆道。由于对胆管系统划分的概念不同，故在名称的含义上，作者之间可能有一定差别（图 68-2～图 68-4）。

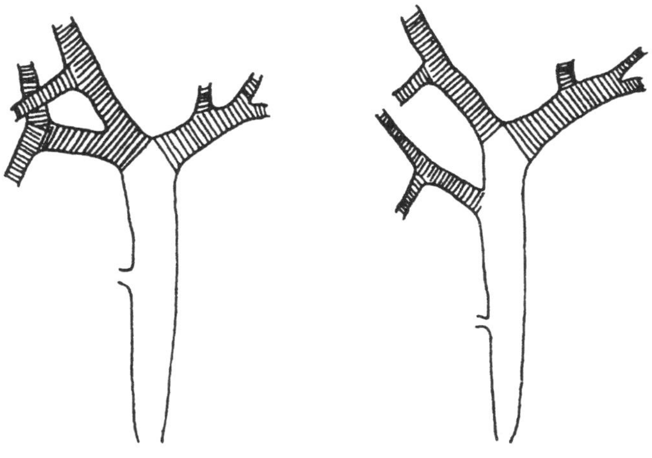

肝管分叉以上（包括副肝管）为肝内胆管系统

图 68-2　肝内、外胆管划分的通常方法

第一肝门在解剖学上是指肝横沟及其左右端的短的直沟所形成的 H 形沟，为肝内管道结构的出入口；但是，在外科学上，我们是将肝门看作为一个立体的空间，左、右壁为肝左、右叶，前、后侧为肝方叶和尾状叶，其顶部为肝横沟。肝门部胆管的体表投影是在肝内，而解剖学上则是在肝外。肝门受着四邻肝脏的体积比例的影响，有深浅和开口移位的改变（图 68－5）。

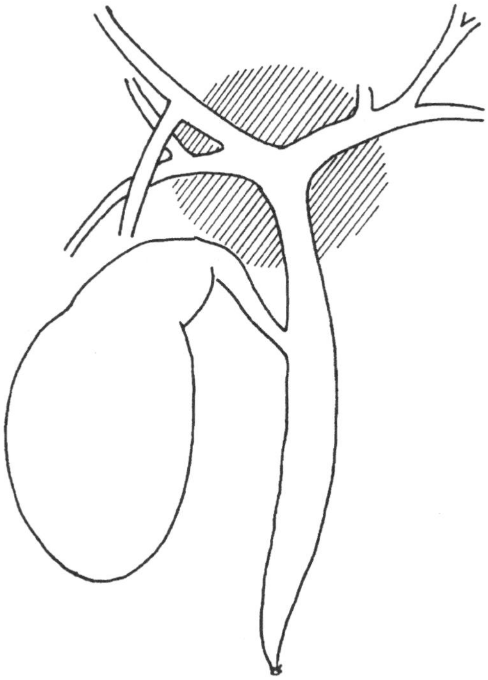

图 68－3 肝门部胆管的范围（斜线区）

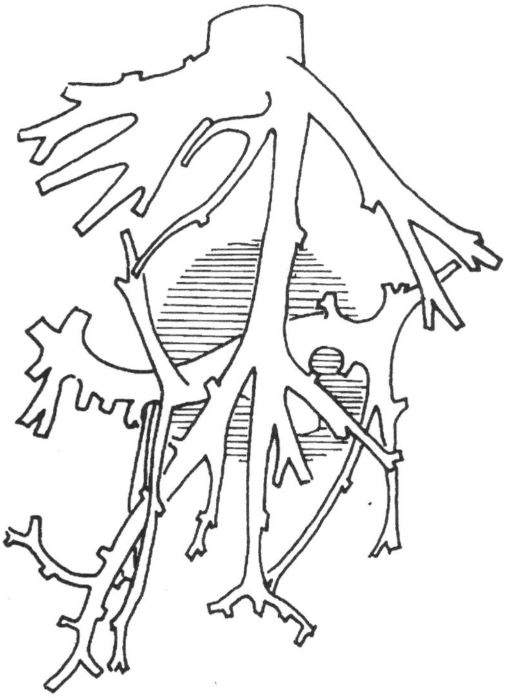

图 68－4 肝门部胆管区（横线区）与肝中静脉及门静脉的投影关系（前面观）

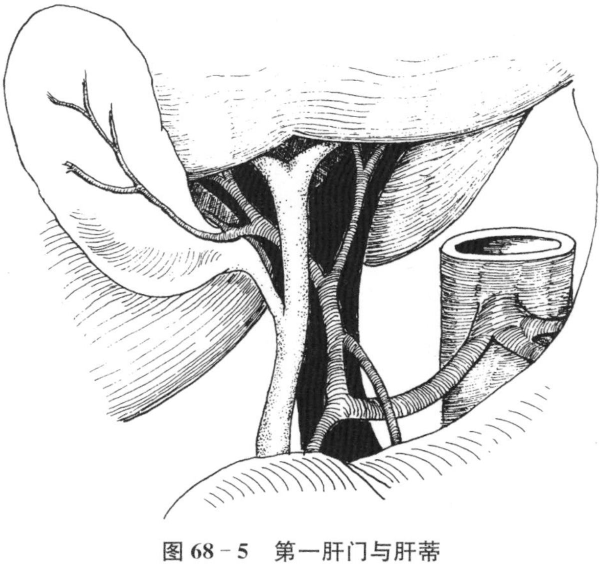

图 68－5 第一肝门与肝蒂

自肝总管的下 1/2 平面以下的称肝外胆道，胆囊管与肝总管汇合之下为胆总管。胆总管复可以分成四段：十二指肠上段、十二指肠后段、胰腺段及十二指肠壁内段。胆总管位于肝十二指肠韧带右缘，其与肝动脉、门静脉的关系比较恒定（图 68－6）。

肝门部胆管病变在我国较为常见，故肝门部胆管外科越来越受重视。

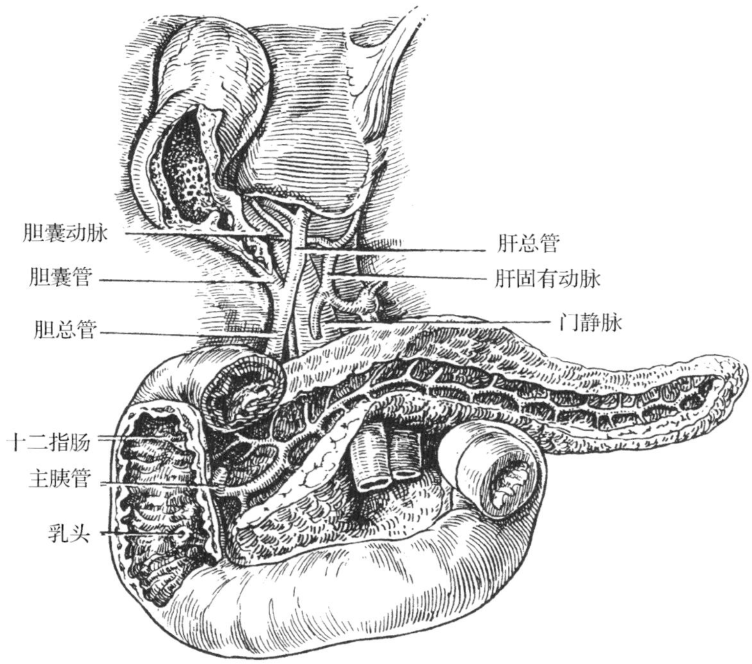

图 68－6　肝外胆道系统及其相关结构

肝门部胆管外科的特点是：

1. 位置深在，外科显露和手术都是技术上的难题。

2. 肝门部胆管在汇合方式的变异多，特别是右侧肝管。

3. 肝门部胆管与肝动脉和门静脉的关系紧密，其间的解剖变异较多。

影响肝门部胆管的解剖学构成者首先是右肝管。常见的右肝管是由右前段和右后段胆管汇合而成。但在约 1/3 的人中，并不形成右肝管，即所谓无右肝管或称分裂型的右肝管；右肝管的肝门外汇合和右侧副肝管等，均是常见的解剖学上变异。相反的，左肝管在肝门部的解剖比较恒定，只有很少数无左肝管者。胆囊管是构成肝门部胆管解剖的复杂性的另一因素。胆囊管可能高位开口或开口于低位的右肝管和右副肝管（图 68－7）。

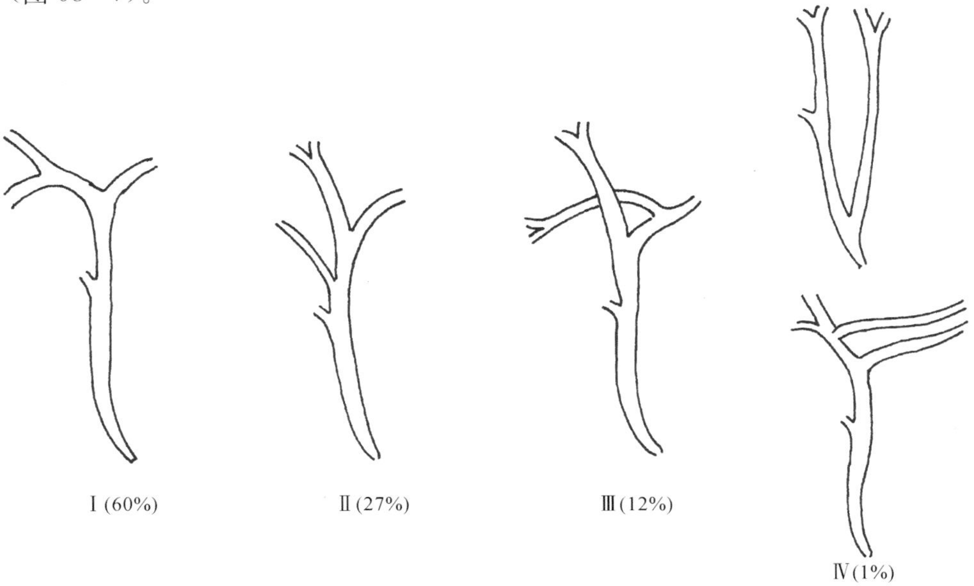

图 68－7　200 例直接胆道造影所见之右肝管汇合变异

门静脉分支在肝门部比较恒定，只是偶有从左门静脉干分支至右肝上段，位于肝内胆管分支的前方，此时可造成对肝内胆管的压迫和肝胆管狭窄。肝门部肝动脉分支的变异很多，将近20%的情况肝右动脉从前方跨过肝总管上端，其余的很多变异只能在手术时仔细辨认（图68－8）。

二、肝门板

肝门板（hilar plate）是肝门部胆管外科中的一个重要结构。肝门板实质上是肝门处增厚的肝纤维性包膜，门板（portal plate）是由几个部分组成，在肝门的中央部分称为肝门板；向右侧为胆囊板，其将胆囊床与肝实质分开；向左方则为脐板，它覆盖脐静脉窝和肝圆韧带的前面。

肝门板覆盖着肝门的结构，其上缘无重要的胆管或血管分支穿过，故可以将肝门板与肝实质分开而不致发生组织损伤和出血。在肝门处门静脉分支与纤维包膜间，有疏松结缔组织相隔，易于分离；但肝管的外层结缔组织鞘膜则与肝门板的纤维交错连结，不易分离。故在肝门部手术时，往往将肝门板作为胆管的一部分来游离。

游离肝门板常是肝门部胆管手术的第一步，亦是非常关键的一步。肝门板与肝方叶肝实质分离后，可将肝管的分叉部降低，变得更表浅而有利于手术，尤其是肝脏方叶肿瘤切除术时，可以保护左肝管横部不受损伤。在分离肝门板时，应紧贴其深面进行，一般很少出血，若出血量多，常是因分离方向深入至肝实质，伤及肝中静脉的左侧属支所致。肝门板分离后便可以较容易到达左、右肝管的上方，可用穿刺抽吸出胆汁来确定。

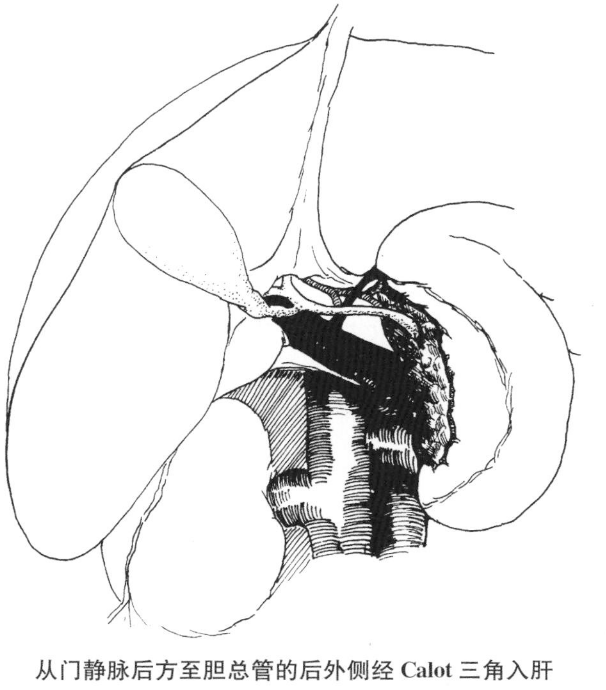

从门静脉后方至胆总管的后外侧经 **Calot** 三角入肝

图68－8　起源于肠系膜上动脉的肝右动脉

三、胆总管十二指肠区

胆总管十二指肠区（choledocho-duodenal area）是指胆总管末端、十二指肠乳头、主胰管开口部及与其相连的十二指肠，此处是非常精细的解剖学部位，以往曾有过许多研究。胆总管下端通过十二指肠壁上的裂隙插入十二指肠壁，其末端与主胰管汇合，开口于主乳头。胆胰管汇合的方式有多种，约80%的人中，胆总管与主胰管在十二指肠黏膜下汇合，形成共同通道；共同通道的长度为2～15 mm；约20%的人，胆总管与主胰管分别开口于乳头上。胆胰管的汇合异常时，可允许胰液向胆道反流，活化的胰酶对胆管壁的作用，可引起胆总管的囊性扩张、慢性胆囊炎，磷脂酶 A2 对胆道黏膜的刺激，可成为胆囊癌和胆管囊肿恶变的原因。

Oddi 于 1887 年描述了胆总管末端括约肌的解剖。Oddi 括约肌分为 4 个构成部分：

1. 胆管固有括约肌，位于胆总管末端胆胰管汇合之前。
2. 胰管括约肌，位于胰管末端。
3. 乳头括约肌，由环肌和斜肌组成。
4. 纵肌束，分前、后两束。

Oddi 括约肌功能与调节胆汁排出有关，括约肌呈节奏性收缩，由上而下；而括约肌以上的胆管及胰管并无自发性收缩，只起到储存和输送胆汁和胰液的作用。

四、淋巴引流

胆道的淋巴引流特点与胆囊癌和胆管癌的根治性切除手术间有重要联系。一般认为胆囊的淋巴引流至肝十二指肠韧带右侧的淋巴结，肝的淋巴引流至肝门区和肝十二指肠韧带左侧沿着肝动脉的淋巴结，在这两个系统之间，有淋巴管沟通（图 68－9～图 68－11）。以往的许多观察结果，均是通过婴儿或成人的尸体解剖获得。胆囊癌有早期的淋巴结转移的特点，近年来施行的胆囊癌扩大根治术便包括切除有关的淋巴结群。胆囊癌的第一站淋巴结一般认为是胆囊淋巴结（cystic node）和胆总管旁淋巴结（pericholedochal node）。Uesaka 在临床上将碳颗粒混悬液注入至胆囊的第一站淋巴结，然后观察其引流途径。结果发现在几乎全部病人中，碳粒沿胆总管右侧达到胰十二指肠后上淋巴结（superior retropancreaticoduodenal node）或门静脉后淋巴结（retroportal node），然后引流至主动脉旁淋巴结（para-aortic node）。前者可以认为是胆囊引流的第二站淋巴结，而后者是第三站淋巴结，亦是胆囊癌转移的末站淋巴结；在肝十二指肠韧侧左方的途径，在 20 例病人中约半数者有淋巴结染色，其中肝总动脉后淋巴结（posterior common hepatic node）9 例，肝总动脉前淋巴结（anterior common hepatic node）6 例，腹腔动脉淋巴结（celiac node）5 例，上肠系膜淋巴结 4 例，脾动脉淋巴结 3 例；若肝总动脉后淋巴结未染色者，则左侧途径的淋巴结亦未见到染色。向上方，20 例中 4 例染色至肝门部，3 例见肝方叶下缘染色。因此，胆囊的淋巴引流可分为：①右方；②左方；③肝门部 3 个途径，胆囊癌淋巴结转移时主要是沿着右方途径，晚期胆囊癌扩大根治性切除术应包括主动脉旁淋巴结。

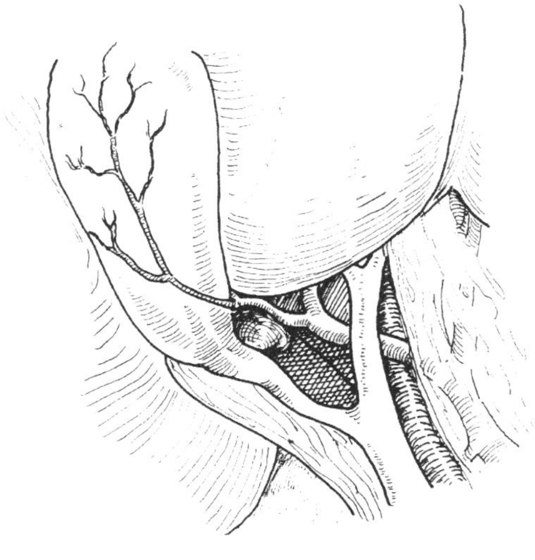

图 68－9　胆囊三角区（斜线）、Calot 三角区（网线）与胆囊淋巴结

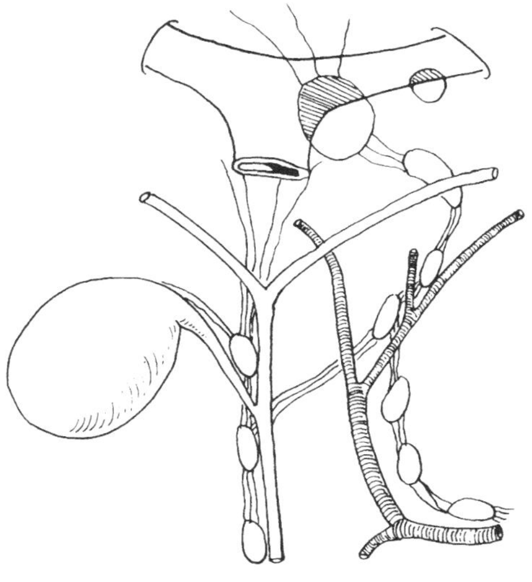

图 68－10　肝门的淋巴引流。分肝门、胆道链、肝动脉三部分，彼此间有淋巴管沟通

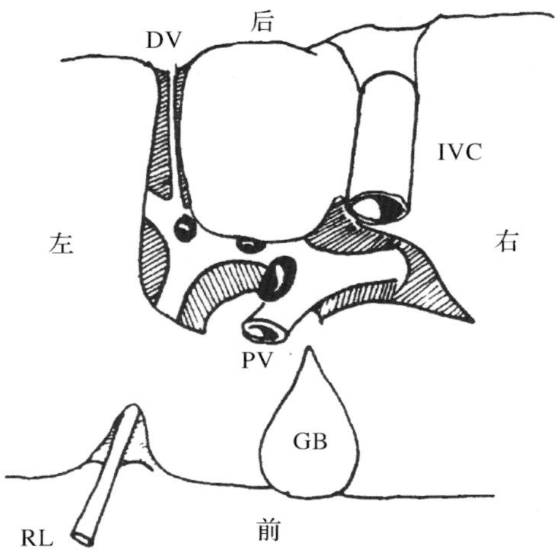

DV：静脉韧带；PV：门静脉；GB：胆囊；IVC：下腔静脉

图 68－11 肝门左侧淋巴结与门静脉左支的关系（后面观）

五、副门静脉系统

副门静脉系统（para-portal venous system）是指肝十二指肠韧带上门静脉干以外的静脉系统，当有门静脉干阻塞时，起到代偿门静脉的作用。这些静脉包括胆囊的深部静脉、沿胆总管上行的静脉、肝动脉壁上的小静脉、肝十二指肠韧带中的小静脉等，此等静脉在正常情况下并不明显，但当有门静脉阻塞时，则极度扩张成为非常薄壁的血窦，包裹着胆管，胆囊壁上亦是扩张的血窦和曲张的静脉，扩张的静脉网分流全部门静脉血液，病人可无门静脉高压，肝脏功能亦正常。此等状况下，胆道手术极端困难或是不可能。术前可用增强 CT 扫描及彩色多普勒超声诊断。

〔黄志强　黄晓强整理〕

第六十九章　梗阻性黄疸的手术前分析

Preoperative Evaluation of Obstructive Jaundice

梗阻性黄疸指由胆道内或胆道邻近部位的良恶性病变阻碍胆汁经由胆道流入十二指肠引发胆道内压力增高，胆汁由肝细胞和毛细胆管逆流入血窦、窦周，使血中结合胆红素水平升高引起的黄疸。

引起梗阻性黄疸的原因很多，肝外梗阻性黄疸的原因如下。①胆管内因素：结石、蛔虫、华支睾吸虫、血凝块、异物等；②胆管壁因素：胆管狭窄、胆管癌、Vater周围癌、胆管炎、先天性胆管闭锁；③胆管外因素：胰腺炎、胰腺癌、肝癌、胆囊癌、肝门区淋巴结转移癌或胆总管周围淋巴结转移而压迫胆管、十二指肠球后溃疡等。肝内梗阻性黄疸的原因如下。①药物影响：氯丙嗪、地西泮、红霉素、链霉素、他巴唑及口服避孕药等；②疾病因素：原发性肝癌、华支睾吸虫病、病毒性肝炎、原发性胆汁性肝硬化；③代谢因素：肝细胞胆红素代谢先天性缺陷、抗糜蛋白酶缺乏；④其他因素：如妊娠期黄疸。

肝外胆道梗阻和肝内胆道梗阻的鉴别：肝外胆道梗阻若为癌性梗阻多为持久性，结石梗阻多为波动性，血清碱性磷酸酶明显增高，胆囊多增大，血清天冬氨酸氨基转移酶增高，血清铁量正常或增高，B超检查显示肝内外胆管扩张，CT检查显示肝内外胆管扩张；肝内胆道梗阻，血清碱性磷酸酶中度增高，胆囊不增大，血清天冬氨酸氨基转移酶明显增高，血清铁量增高，B超与CT检查显示肝内外胆管不扩张。

临床对黄疸的诊断常采用3个步骤：

1. 明确黄疸的性质：依靠仔细询问病史，认真体格检查和生化检验，以确定是否为梗阻性黄疸。
2. 明确梗阻的部位：可以由影像技术确定是肝内或肝外胆道梗阻。
3. 明确病变的性质：主要依靠影像学、病理组织学或细胞学检查确定。

一、生化检查

梗阻性黄疸时胆汁不能入肠，大便可呈陶土色。血清直接胆红素增多使尿中出现胆红素，肠内无尿胆原和尿胆素，故尿中无尿胆原。血清胆红素增高，梗阻性黄疸时血清直接胆红素/总胆红素比值>0.5，凝血酶原时间延长。健康人血中无脂蛋白（LPX），在肝内、肝外胆道梗阻时LPX均可增高。但肝外梗阻比肝内胆道梗阻时胆道系统的压力要高，LPX形成也较多，血清LPX>3000 mg/L（300 mg/dL）时多为肝外胆道梗阻。胰腺癌致梗阻性黄疸时，血、尿淀粉酶可增高，血清核糖核酸酶（RNase）多增高，亮氨酸氨基肽酶（LAP）增高，其电泳分X、Y、Z三部分，若X/Y比值发生变化，支持胰腺癌的诊断；胰液中白蛋白、α抗胰蛋白酶和转铁蛋白均高于正常。

二、免疫学检查

梗阻性黄疸病人血清和胆汁中免疫球蛋白可发生变化，梗阻性黄疸病人白蛋白及IgG与胆红素同步增高，认为此系胆汁与血液间渗透性增高及胆血屏障功能遭到破坏所致。梗阻性黄疸血清SIgA和IgM均明显升高，梗阻解除后降低。梗阻性黄疸的病人细胞免疫功能损伤，细胞介导免疫亦发生缺陷，免疫功能是多方面受损害，机体防御能力下降。癌胚抗原（CEA）值健康成人在2.5 μg/mL以下，胰腺癌多在2.5 μg/mL以上。CEA水平与肿瘤大小、扩散范围有关，切除肿瘤后可降至正常水平，癌复发时又升高，故动态观察CEA值有助于判断预后。胰腺特异抗原（PaA）：正常人血清PaA值<21.5 ng/mL，胰腺癌的阳性率为70%，胆石症为33%，胰腺炎为21%，有助于鉴别良、恶性病变。胰腺癌相关抗原（CA50、CA19-9）的阳性率为65%，用胰腺癌的细胞株为抗原，免疫

小鼠后产生单克隆抗体，90%胰腺癌此值升高，较敏感并具特异性，也可监测术后效果。采用白细胞黏附抑制试验（LAIT）检测胰腺癌阳性率为82%。梗阻性黄疸时免疫功能受损是肯定的，但目前尚未找到有高度特异性的检测方法用于鉴别诊断，多种方法联合应用有助于提高诊断率。

三、B型超声显像

此为影像学上鉴别肝内或肝外梗阻性黄疸的首选检查方法。胆总管的辨认实际上依靠其位置恒定在门静脉右侧方，应用B超98%可见肝总管，而胆总管的远端常因十二指肠或横结肠积气遮盖而显示不清。B型超声确定胆管扩张准确率为86%～99%。北京市肿瘤防治研究所采用B超测正常人418例，手术证实梗阻性黄疸的病人85例，提出肝外胆管上段内径测值：正常人≤6 mm；>6 mm为胆总管扩张；7～10 mm轻度扩张；>10 mm为显著扩张。梗阻性黄疸的病人胆总管直径为5～20 mm，平均8.8 mm。胆囊切除术后胆总管直径为7～10 mm，平均8.5 mm，近年来为了显示胆总管远端而采用下列方法：①清洁灌肠或用药物致泻排出横结肠积气；②饮水500 mL后右侧卧，使胃、十二指肠充盈水以观察胆总管远端情况；③脂餐（进食2个油煎鸡蛋）使胆囊收缩，45～60 min后复查，若胆管梗阻胆汁必排出不畅而使胆管管径增大；④胸膝位或倒转探头，尽力寻找胆总管远段。

B超检测肝内胆管正常内径<2 mm，或小于伴行门静脉之1/3，大于3 mm提示肝内胆管扩张。重度肝内胆管扩张可使门静脉受压而不能显示，扩张的肝胆管呈“树杈状”或“海星状”向肝门部汇集。

B超有助于判断梗阻的部位，胆总管扩张提示其远端梗阻；胆囊与肝总管扩张时梗阻部位在胆囊管与肝总管汇合部以下；肝外胆管不显示而肝内胆管扩张时梗阻部位在肝门；肝内一侧、一叶、一段胆管扩张提示扩张远端胆管梗阻；胆管和胰管双扩张可能为Vater壶腹水平阻塞。在肝门胆管与门静脉伴行呈管径“平行管征”，显示胆管扩张长度>3.5 cm时可判断为胆总管梗阻；>9 cm时梗阻部位在壶腹或十二指肠乳头部。

B超对胆囊病变诊断准确率可达95%，可测出胆囊内直径3 mm结石的光团和声影，如变换病人体位，回声亦随之移动具“滚石征”，胆囊结石诊断的准确率可达100%，此时如胆总管内出现曲线或环形焦点的高密度回声影像，说明梗阻性黄疸的病因为继发性胆总管结石。B超诊断胆总管结石的准确率为70%，特异率为33%，敏感率为48%。在一组36例B超检测中，25例确诊为胆总管、壶腹、胰腺、胆囊肿瘤致恶性梗阻性黄疸，80%管腔内出现不正常的回声，分叶状腔内肿物。胆总管肿瘤B超诊断准确率为83%，特异率为95%，敏感率为70%。B型超声在诊断胆总管囊肿、肝内外胆管囊性扩张及Caroli病准确率高。

彩色多普勒血流显像和双功能超声在高位胆管肿瘤中的应用，可以在一幅图像上同时显示肿瘤、肿瘤血供、肿瘤与肝门部血管的关系。观察门静脉、肝动脉与肿瘤关系，经手术对比诊断符合率依序为81.8%、77.3%。如有假阳性或假阴性结果，多因：①肿瘤与一侧血管壁粘连，部分切面二者不分开；②肝门血管变异，尤其肝动脉易误诊为血管被肿瘤包围；③肝门部有手术史，结构紊乱。术前预测肿瘤可切除性，有时可优于血管造影。

B型超声检测的缺点在于难以证实胆管狭窄或炎性肿块，不能明确测定胆管壁厚度和胆管腔内胆泥或细小结石，肥胖、气体、肋骨遮盖、胆肠吻合术后、肝脏位置高等均可影响检测效果，多种病变并存有漏诊机会，早期胆管肿瘤难以发现。

四、放射学检查

（一）电子计算机X线断层扫描（CT）

CT判断胆管扩张准确率为94%、梗阻病因诊断准确率在80%左右。90%可明确为内科性或外科性黄疸，90%可显示梗阻部位。CT诊断阻塞性黄疸67例，其准确率为94%，诊断时采用下列措施：

1. 结合病史。
2. 梗阻水平：以CT所显示肝外胆管环分4个解剖平面，肝内平面、胰上段、胰段、壶腹段。

3. 胆管结石。

4. 狭窄环的大小、形态、末段狭窄环情况：扩张胆管逐渐同心性变细之距离大于 2 cm 呈逐渐尖削型，几乎 100%出现在良性阻塞、慢性胰腺炎致梗阻性黄疸，末段胆管狭窄环光滑且逐渐变细。而胆管结石梗阻时近端胆管扩张，腔内有结石影。所有恶性肿瘤胆管狭窄环突然中断、不规则、环内具结节或乳头样突出。

5. 出现水平“横断”胆管：可由胰头癌、壶腹癌、胃癌壶腹周围淋巴转移、慢性胰腺炎等疾病引起。

6. CT 可以发现胆道、胰腺肿瘤。

7. CT 可显示肿瘤是否侵及血管、内脏、下腔静脉、主动脉、十二指肠和腹膜后浸润，有助于判断可切除性。

8. 胆囊大小、囊壁情况、有无结石：壶腹周围癌致梗阻性黄疸，囊壁薄而规则，100%胆囊和肝同时肿大。囊壁规则又增厚常为胆总管结石，囊壁不规则向肝床浸润多为恶性病变。

9. 胰管是否扩张：慢性胰腺炎和肿瘤均可致胰管扩张。

10. CT 可发现肿瘤肝转移。

11. CT 可发现肝内胆管扩张、结石分布、肝脏形态、是否萎缩等。

12. 其他如胆管壁增厚达 5 mm，提示胆管癌致恶性梗阻，胰腺萎缩钙化、胰腺假性囊肿、肝硬化或腹水等均可在 CT 中显示。但 CT 空间分辨率尚低，早期胆管扩张较轻时，仍难以反映病变部位，鉴别良性、恶性更加困难，仍应与其他影像学检查联合应用。

（二）磁共振成像术（MRI）

MRI 在外科性黄疸中可见胆管系统扩张，T1 加权像扩张的胆管呈圆形（横断面）或条形（各种不同方向的断面）暗影，T2 加权像呈亮影，内科性黄疸则无此发现。胆石表现为低或无 MR 信号的圆形或不规则形阴影，当梗阻性黄疸疑为胆囊结石继发胆管结石所致时，可采用 T2 加权序列扫描，此时肝实质为低 MR 信号影，而扩张胆管呈高 MR 信号影。胆管癌早期细小且腔内生长不易发现，有一定体积时即可表现为局部中等密度 MR 信号的肿块影，界限不一定清楚，向周围淋巴结或邻近器官转移时，则见受累的淋巴结肿大或脏器内肿块形成，其 MR 信号的强度与胆道肿块相同。肝外胆管缺少肝实质对比，MRI 对梗阻性黄疸阻塞定位、定性、反映胆管扩张均不如 B 超和 CT，但结合 MRCP 有助于诊断。

（三）内镜逆行胰胆管造影（ERCP）

内镜进入十二指肠可直接观察乳头及附近肠黏膜有无溃疡、糜烂、隆突、缺损，对可疑病变即可做活检。插管成功可采集胆汁、胰液做常规化验、涂片、培养及细胞学检查。注入造影剂后拍片可观察胆管、胰管有无狭窄，管壁是否规则，造影有无中断。插管成功率为 75.8%～93.1%，平均 88.3%，管系显影率 81.1%～84.9%。胰腺癌插管成功率为 69.2%，可在直视下取活检，确诊率可达 84.6%。插管造影成功者诊断符合率为 84.5%。ERCP 检查对梗阻远端胆管、胰管显示满意，尤其对肝内胆管无明显扩张的不全性梗阻性黄疸的病人尤为适用。行 ERCP 时，约 87%经括约肌切开后取石（EST）成功。EST 并发穿孔、出血、胆管炎、胰腺炎者为 8%～10%，死亡率约为 1%。采用 EST 可减少胆囊切除中胆管探查所致胆管并发症。采用 ERCP＋EST 可解决部分因胆石嵌顿致梗阻性黄疸的阻塞问题。

（四）经皮肝穿刺胆管造影（PTC）

对于胆管梗阻明显的病例，如凝血酶原时间正常，PTC 能比较清楚地显示梗阻上端的胆管情况，对确定梗阻性黄疸病人的胆管梗阻的部位、范围、程度和原因很有帮助。据 600 余例的统计，穿刺成功率在 90%左右，显影满意诊断符合率在 90%以上。如先采用 B 超或 CT 显示扩张的胆管导向穿刺，其穿刺成功率可提高至 98%。采用细针穿刺进行 PTC 可清楚显示胆管树，根据胆管扩张和梗阻末端的影像，可判断梗阻的平面和初步确定梗阻的原因是结石、狭窄或肿瘤。在行胆囊切除术时误扎胆总管致医源性梗阻性黄疸，肝内胆管极度扩张者，行 PTC 便可确诊。

在导丝导引下置管引流（PTBD）已广泛应用于临床。梗阻性黄疸的病人术前行 PTBD 的益处在于：①改善肝功能；②伴随改善肾功能；③改善免疫功能；④治疗胆管炎，减轻感染症状；⑤改善病人营养状况；⑥对某些经病理证实诊断而不能切除的晚期恶性肿瘤病人，长期置管可减轻黄疸和皮肤瘙痒等症状。术前经 PTBD 减黄，改善肝功能，手术死亡率由 28.3%降至 8.2%。但在相反方面，62 例行 PTBD，其中有 46 例将导管超过肿瘤经梗阻部位而达肠内引流，其并发症如持续高胆红素血症等占 14.5%。117 例行 PTC，发生并发症者占 17%（18/117），PTC 加 PTBD 发生并发症者占 17.9%（21/117）。行 PTBD 后血清胆红素下降，但随机对照行 PTBD 未能降低手术死亡率。

（五）血管造影

梗阻性黄疸病人行选择性血管造影有下列意义：

1. 选择性腹腔动脉、肝动脉、胃十二指肠动脉、肠系膜上动脉等造影，可依次观察肝、胆、胰癌肿动脉相、毛细血管相，了解肿瘤大小、形态、血供和浸润范围。肝癌血供主要来自动脉，胰头血供来自胃十二指肠动脉和肠系膜上动脉，这些重要的血管是否被肿瘤压迫变形，甚而闭塞，有无动静脉瘘，可依据造影作出初步定位、定性诊断。

2. 了解肿瘤与血管的关系，对制定手术方案至关重要，如肿瘤已侵犯周围重要血管，常使根治性手术难于进行。

3. 判断预后：如门静脉、肝静脉内有癌栓，常使外科治疗陷入困境，病人预后不良。

采用数字减影血管造影（DSA）诊断恶性梗阻性黄疸，32 例行 DSA，确诊为肝内梗阻 7 例（肝癌 4 例，肝门胆管癌 3 例），肝外梗阻 25 例（胆总管癌 2 例，胆囊癌 3 例，壶腹周围癌 20 例）。经手术与病理证实，DSA 诊断符合率 96.9%（31/32），无假阳性，假阴性 3.1%。

DSA 的优点在于：①能消除血管以外的重叠影像，使图像对比度增强，显示清楚，＜1cm 病灶均可发现；②图像可储存于 U 盘或硬盘，需要时可以反复播放。

（六）低张气钡十二指肠造影

十二指肠环扩大多见于胰头癌、胆总管囊肿、胰腺囊肿；胆总管扩张压迫壶腹后段形成带状压迹称为“笔杆征”。十二指肠降段内缘黏膜皱襞破坏，呈结节状压迹或充盈缺损，或局限性僵直，多见于壶腹周围癌或胰头癌；内缘壁龛或环形狭窄多见于恶性溃疡或结核；内缘有长短不一毛刺状或锯齿状表现、黏膜皱襞增宽或粗糙，多见于慢性胰腺炎或胰腺癌。

五、术中诊断方法

（一）小剖腹经肝胆管造影（OTHC）

小剖腹切口直视下了解肝脏、胆道情况，再进行穿刺造影，国内报道 78 例，成功率 90%。其优点在于操作简便、显影清楚、并发症少。如穿刺点有出血或胆瘘可立即发现，进行确切的处理，比 PTC 安全。因其毕竟要开腹，未获得推广使用。

（二）术中胆胰管造影

如术前尚未弄清梗阻部位和原因，术中胆道造影是最好的全面了解胆管树的方法。一般可采用 3 种方法：①经胆囊切除后胆囊管置管；②胆管穿刺；③经 T 型管注入造影剂。一侧主肝管阻塞常在他侧行 PTC 时不能显影，术中可经胆总管插入导管作选择性造影，甚而选择性肝段造影，有助于了解多发性胆管狭窄。

术中胰管造影有 4 种方法：①经切开十二指肠乳头插管入主胰管，缓慢推入造影剂，了解主胰管有无梗阻、节段性狭窄、变形、腔内有无结石及肿物、管壁是否光滑、有无癌变；②术中胰管穿刺造影；③切除胰体、尾时，又须了解胰头、胰管及壶腹部情况时，可经断面插入行主胰管造影；④胰腺囊肿穿刺造影。

术中行胆胰管造影时应注意推注造影剂压力不能过大，胆道造影推药速度过快可使 Oddi 括约肌痉挛，造成假阳性结果，胰管造影推药速度过快可使胰腺泡显影并发胰腺炎。造影剂浓度以 30%为宜，防止注入气泡误诊为结石影。

（三）术中超声检测（IOBUS）

应用小探头术中行肝、胆、胰探测，极有助于了解小肿瘤和管道异常。可避免术前经腹壁检查时受脂肪、气体、肋骨遮盖对影像的干扰。IOBUS诊断胆总管结石准确率为96.5%～97.5%，对胰腺癌诊断方面的帮助为18%，对肿瘤浸润范围的帮助为32%，特别是<1cm的小胰癌帮助更大。当PV、SMV、IVC管径均呈圆形，未被胰腺癌压迫、中断、推移或包绕者均可切除。在IOBUS导引下针穿或切取肿瘤作病理诊断，可避开邻近的血管和主胰管而准确地刺入肿瘤内。IOBUS可定位、分辨真假胰腺囊肿，了解囊肿与邻近器官、血管的关系，判断可否切除。

（四）术中胆道镜检查

胆道镜能观察胆道壁有无炎症、溃疡、肿瘤等病变，能切取组织行快速活检，立即作出定性诊断。胆道镜可观察胆管腔内有无结石，如有结石可以取石。

（五）术中胆道测压

测定胆道通过压（流量正常值为14 mL/min）和胆管内残余压力［正常值为1.1～1.6 kPa（11～16 cmH_2O）］，有助于了解胆总管末端通畅度。一般可经胆囊管置管或穿刺胆总管进行测压。如胆管内压力增高，常因胆管远端有狭窄、残留或嵌顿结石、肿瘤等病因未解决。

六、腹腔镜检查

经腹腔镜可观察肝表面颜色、有无结节及肿瘤，胆囊是否肿大。有助于鉴别黄疸的性质和梗阻的部位。可经腹腔镜行胆囊或胆管穿刺造影，切取组织活检。

七、活检

活体组织检查可确定梗阻的病因。可在BUS、CT、PTC、ERCP导引下，或在腹腔镜或术中直视下采用细针穿刺吸引细胞学检查（FNACD）。国内报道119例胰腺穿刺，术中穿刺72例，阳性率为92%～97%；经皮穿刺47例，阳性率为82%～89%。胆系癌穿刺12例，阳性11例；经皮穿刺6例、阳性5例。胰腺炎及胆管炎13例均未见癌细胞，其中4例有黄疸。胆管癌采用PTBD或ERBD置管时，经管取刷洗液进行细胞学检查确诊。梗阻性黄疸进行PTBD 15例，在6例中取刷洗液进行细胞学检查，4例获病因确诊（占66.7%）。

〔左　石〕

参考文献

［1］Bi Y，Hart P A，Law R，et al. Obstructive jaundice in autoimmune pancreatitis can be safely treated with corticosteroids alone without biliary stenting［J］. Pancreatology，2016，16（3）：391-396.

［2］Watanabe T，Araki K，Ishii N，et al. A Surgically Resected Pancreatic Schwannoma with Obstructive Jaundice with Special Reference to Differential Diagnosis from Other Cystic Lesions in the Pancreas［J］. Case reports in gastroenterology，2018，12（1）：85-91.

［3］Moole H，Bechtold M，Puli S R. Efficacy of preoperative biliary drainage in malignant obstructive jaundice：a meta-analysis and systematic review［J］. World journal of surgical oncology，2016，14（1）：182-190.

［4］Orimo T，Kamiyama T，Yokoo H，et al. Hepatectomy for hepatocellular carcinoma with bile duct tumor thrombus，including cases with obstructive jaundice［J］. Annals of surgical oncology，2016，23（8）：2627-2634.

［5］Morris S，Gurusamy K S，Sheringham J，et al. Cost-effectiveness of preoperative biliary drainage for obstructive jaundice in pancreatic and periampullary cancer［J］. Journal of surgical research，2015，193（1）：202-209.

［6］Gong Q，Zhu P，Zhang B，et al. Safety and efficacy of n-3 fatty acid-based parenteral nutrition in patients with obstructive jaundice：a propensity-matched study［J］. European journal of clinical nutrition，2018，72（8）：1159-1166.

［7］Song J C，Gao H，Qiu H B，et al. The pharmacokinetics of dexmedetomidine in patients with obstructive jaundice：A

clinical trial [J]. PloS one，2018，13 (11)：e0207427.
[8] Manterola C，Otzen T. Cholangiohydatidosis：An infrequent cause of obstructive jaundice and acute cholangitis [J]. Annals of hepatology，2017，16 (3)：436-441.
[9] Lin Y C，Wang F S，Yang Y L，et al. MicroRNA-29a mitigation of toll-like receptor 2 and 4 signaling and alleviation of obstructive jaundice-induced fibrosis in mice [J]. Biochemical and biophysical research communications，2018，496 (3)：880-886.
[10] 夏亮芳. 阻塞性黄疸的病理生理 [J]. 普外临床，1991，1：1.
[11] 夏亮芳. 阻塞性黄疸诊断的进展 [J]. 普外临床，1991，1：23.
[12] 黄筵庭. 我国黄疸的临床研究 [J]. 中华医学杂志，1982，12：753.
[13] Magnani H N，Alaupovic P. Utilization of the quantitative of lipoprotein-X in the differential diagnosis of extrahepatic obstructive and intrahepatic disease [J]. Gastroenterol，1976，71：87.
[14] Bailey M E. Endotoxin，bile salts and renal function in obstructive jaundice [J]. Br J Surg，1976，63：774.
[15] Wardle E N. Endotoxaemia and the pathogenesis of acute renal failure [J]. Quarterly JMed，1975，44：389.
[16] Ohshio G. Comparative studies on immunoglobulins complement (C3)，albumin and immunoglobulin A-containing circulating immune complexs in serum and bile of patients with biliary obstruction [J]. Dig Dis Sci，1988，33：570.
[17] Holman J M. Reticuloendothelial function and biliary obstruction [J]. Curt Surg，1980，37：366.
[18] 孟宪民，田力，刘铮，等. 梗阻性黄疸 [J]. 普外临床，1991，1：13.
[19] Nagura H，Smith P D，Nakane P K，et al. IgA in human bile and liver [J]. J Immunol，1981，2：587.
[20] Pain J A，Bailey M E. Experimental and clinical study of lactulose in obstructive jaundice [J]. Br J Surg，1986，73：755.
[21] 崔忠邦，夏亮芳，王学建，等. B型超声检测对阻塞性黄疸的诊断意义 [J]. 普外临床，1991，5：309.
[22] 梁萍，郭凤鸣，苏前，等. 彩色多普勒和双功超声在高位胆管癌诊断中的应用 [J]. 实用外科杂志，1993，1：41.
[23] Pauwels S. Tc-99m-IDA imagine：clinical evaluation in jaundice patients [J]. J Nucl Med，1980，21：1022.
[24] 夏亮芳，王小林，王宁敏. 电子计算断层照相 (CT) 在肝胆胰疾病诊断中的作用 [J]. 贵阳医学院学报. 1988，2：207.
[25] 黄其鎏. 磁共振成像术 (MRI) 在肝胆胰疾病中的应用 [J]. 普外临床，1991，5：257.
[26] Jonsson K，Hellekant C. Percutaneous insertion of an endoprosthesis in obstructive jaundice [J]. Radiol，1981，139：749.
[27] 焦俊，尚国燕，许绍雄，等. 142例经皮肝穿刺胆道造影X线分析 [J]. 贵阳医学院学报，1989，4：291.
[28] Sirinek K R，Levine B A. Percutaneous transhepatic cholangiography and biliary decompression [J]. Arch Surg，1989，124：885.
[29] Nakayama T，Ikeda A，Okuda K. Percutaneous transhepatic drainage of the biliary tract. Technique and results in 104 cases [J]. Gastroenterol，1978，74：554.
[30] Ferrucci J T. Percutaneous transhepatic biliary drainage [J]. Radiol，1980，135：1.
[31] Moluor W. Stockum A E. Transhepatic dilatation of choledochoenterostomy stricture [J]. Radiol，1978，129：59.
[32] Siegel J H，Snady H. The significance of endoscopically placed prostheses in the management of biliary obstruction due to carcinoma of the pancreas：results of nonoperative decompression in 227 patients [J]. Am J Gastroenetrol，1986，81：634.

第七十章　胆道外科病人的手术前评估

Preoperative Evaluation of Biliary Surgical Patients

随着胆道微创手术的发展、胆道疾病日间手术的开展，胆道外科疾病的术前评估尤显重要，尤其是再次胆道手术的术前充分评估，是手术成功及术后顺利康复的关键。多数情况下胆道再次手术是处理胆道术后并发症，少数情况下是分期手术的一部分。胆道再次手术往往是非常困难的，尤其对于合并胆道感染、肝功能损害的病人更是如此，其整个过程涵盖胆道外科理念、术者的经验、方法和手术技巧等多个层面的内容，其中全面的术前评估及手术方式的合理选择对再手术的成功实施及预后有重要影响。

随着影像学技术的发展，例如对肝内、外胆道的虚拟现实、三维重建，以及加速康复外科（ERAS）理念在胆道外科手术围手术期中的应用，推动了胆道外科技术的迅速发展。对复杂胆道外科问题如复杂肝内胆管结石和其他肝内病变的评估和手术设计，也从抽象转化为具体。

一、确定诊断

术前必须全面分析病史和检查发现以确定诊断。近年来胆道外科的发展是建立在现代影像学诊断水平提高基础上的。

二、了解相关疾病

要重视对病人全身情况的了解，注意有无胆道疾病以外的脏器病变存在，其中尤其需要注意：

（一）肝脏功能

胆道外科的病人均须做肝功能检查。临床上未表现黄疸的病人，并不意味着不存在肝内阻塞性病变。术前应注意蛋白质代谢、酶代谢、结合胆红素与胆红素总量的比例，必要时还应了解肝脏的解毒、排泄和免疫功能。如在术前白蛋白与球蛋白倒置，已有肝硬化的病人，在麻醉和术中的缺氧、低血容量、低组织灌注、大量输入库存血、感染、麻醉药品对肝脏的毒性、应激状态时儿茶酚胺的释放，均会加重肝脏功能的损害。胆道梗阻并严重感染的病人，在内毒素血症和高胆红素血症的威胁下，各脏器微循环障碍、组织细胞缺氧、能量代谢失衡，要警惕术后发生肝衰竭。此时只能设计病人能承受的手术方式，首先解决主要矛盾，必要时分期手术，才能保证病人的安全。

（二）肾功能

胆道疾病致肝功能损害的病人，常导致肾脏的损害。如黄疸持续不退、高胆红素血症加内毒素血症、低白蛋白使腹水增加、少尿甚而无尿，氮质血症、高钾血症、肺水肿致肾衰竭或肝肾衰竭而死亡。目前认为肝肾综合征属于肾皮质缺血、血管收缩的功能性改变，血容量减少致肾脏血流灌注也减少。如肾皮质缺血时间太久最后也会发生肾小管的病理性改变。在有手术指征的胆道病人，或准备施行复杂手术的病人，都应在术前做相应的肾功能检查，对肾脏能否耐受麻醉和手术进行认真的评估。临床上肝肾综合征最好是预防，避免发生。如已发生，取决于肝脏功能是否能经手术或治疗好转和恢复，否则预后极差。

（三）心功能

胆道疾病可能与心脏病并存，尤以老年病人多见。临床上胆囊结石在胆囊管嵌顿或胆总管急性扩张时，可以产生类似“心绞痛”的发作，经阿托品药物治疗或手术切除胆囊、减轻胆管压力后，心绞痛症状可以减轻。胆道外科的病人术前必须做心电图检查及必要的心功能测定。当心脏病的病人须做胆道手术时，最好邀请内科、麻醉科共同研究，做好术前准备，选择麻醉方法，术中心电图监测及发生紧急情况时的抢救方案。如心脏具下列情况择期手术应暂缓进行：①心力衰竭；②近期内发生过心肌梗死；③明显冠状动脉供血不足，可能在麻醉手术过程中发生心源性休克者；④急性心肌炎；⑤严重心律失常，如严重心脏病伴左束支传导阻滞、三度房室传导阻滞等；⑥高血压心脏病并发脑出血、脑血栓、心肾功能衰竭。倘若某些胆道疾病必须急诊手术才能挽救生命，则宜选择简单、有效的手术方式加术中可作内脏神经阻滞。心脏病人施行胆道手术，特别是严重的心脏病病人，无疑会增加手术的危险性，应充分做好术前准备，并要求具备处理各种紧急情况的抢救设施，防止术中心搏骤停。

（四）肺功能

胆道手术有多种因素影响呼吸功能。如气管内插管麻醉可能使支气管分泌物增多，呼吸运动减弱，咳嗽乏力致呼吸道阻塞、肺不张和肺部感染。胆道手术后右膈肌抬高也影响肺活量。择期手术应注意防止并发症，患有急性呼吸道感染的病人应等待痊愈后 2 周以上才能考虑手术。老年人、吸烟者、慢性阻塞性肺部疾病的病人，为了保证手术安全，最好进行下列各项预测及监护，警惕发生呼吸衰竭：血 pH 值，呼吸衰竭早期多＞7.45，晚期＜7.35；血动脉氧分压（PaO_2）＜8 kPa（60 mmHg），PaO_2代表血氧合程度，如吸入氧分量（FiO_2）＝0.3 时＜13.3 kPa（100 mmHg），FiO_2＝1.0 时＜59.8 kPa（480 mmHg），并有PaO_2进行性下降，要警惕呼吸衰竭；动脉血二氧化碳分压（$PaCO_2$）表现肺泡通气状态，呼吸衰竭早期、中期下降，晚期升高；肺动脉氧分压差（$AaDO_2$）判断肺氧合功能，呼吸衰竭时增大，吸气时＞4 kPa，FiO_2＝0.3 时＞9.3 kPa，FiO_2＝1.0 时＞13.3 kPa；呼吸衰竭时左右分流率 Qs/QT＞7％，解剖死腔量/潮气量（VD/Vr）＞0.35，V/Q＞1，如通气功能障碍明显者则可不增大甚至减少；PvO_2（混合静脉血氧分压）＞5.32 kPa（40 mmHg）；平均肺动脉压＞2.4 kPa（18 mmHg）；PaO_2/FiO_2＜500。胆道手术如术式复杂、失血必多。为保证动脉血氧含量在合理水平，Hb 不应低于 100 g/L（10 g/dL）。氧耗量突增系病情有发展，而明显减少则表示病情危重，细胞功能减退，此时多主张采用 PEEP（呼气末期正压通气），希望在不降低 CO（心脏输出量）的前提下获得最高 PaO_2。采用 PEEP 在 FiO_2为 0.5～0.6 时即能产生安全 PaO_2，不发生肺水肿。呼吸衰竭病人出现肺水肿时，如：PAWP（肺动脉楔压）＞3～4 kPa（22.5～30 mmHg）可考虑是心源性肺水肿；PAWP 在 1～1.5 kPa（7.5～11 mmHg）时可考虑为肺毛细血管通透性增加；在 2～3 kPa（15～23 mmHg）而血浆白蛋白又低，可考虑为胶体渗透压太低所致。如中心静脉压（CVP）＞1.2 kPa（9 mmHg）、平均肺动脉压（MPAP）＞3 kPa（20 mmHg）、心输出量（CO）＞6 L/min，PAWP 正常，应考虑血容量过多；反之，血容量不足。

（五）糖尿病病人的手术问题

糖尿病是累及多器官、多系统的全身性代谢性疾病，胰岛素的缺乏、动脉和微血管病变是本病的突出表现。在手术、麻醉、感染、休克等应激状态下，体内胰岛素分泌受抑制，结果促进糖原分解、糖异生、血糖升高、组织对葡萄糖的利用降低、蛋白质和脂肪分解。手术创伤可使血糖升高 1.12～2.07 mmol/L，在糖尿病病人手术时，若缺乏充分的术前准备，则可能出现酸中毒和酮性昏迷。术前准备的目的是使病人的血糖维持在 5.6～14 mmol/L，尿糖维持在＋～＋＋。急症病人可根据血糖水平给予胰岛素，若病人的血糖已达 19.6～28 mmol/L 的水平，可给予胰岛素 25～50 U；若血糖超过 28 mmol/L时，可给予胰岛素 100 U，同时要纠正代谢性酸中毒和高渗状态。如老年或禁食较久，术中还可能发生低血糖，术前应适当补充葡萄糖（g）和正规胰岛素（U），其比例一般为（2.5∶1）～（6∶1），术中和术后需要进行血糖监测。

糖尿病病人在发生严重胆道外科疾病时，可使糖尿病病情恶化，血糖升高，并发展至糖尿病酮症酸中毒或高渗性昏迷。临床上应定期测定血糖、血清酮体、动脉血气分析、血清电解质、血尿素氮、肌酐。糖尿病酮症酸中毒的特点是高血糖、脱水、代谢性酸中毒；而非酮性高渗性昏迷的特点是严重的脱水、高血糖而无酮症、血浆高渗透压状态，多发生在老年糖尿病病人。

此两种情况都有严重的脱水，应补充液体，根据化验结果，纠正低钾和代谢性酸中毒。胆道外科在老年病人中需特别注意。胆道病人手术时潜在的危险有相关临床因素和实验室检查的参数。临床因素是：①年龄大于 60 岁；②近 2 周内有黄疸病史；③近 1 周内有发热、寒战；④48 h 内体温超过 38 ℃；

⑤恶性疾病。实验室参数是：①红细胞比积<30%；②白细胞计数>10×10^9/L；③凝血酶原活性低于正常的85%；④血清尿素氮>7.5 mmol/L；⑤血清肌酐>114.9 μmol/L；⑥总胆红素>171 μmol/L；⑦血浆白蛋白<30 g/L；⑧血清AST>100 U/L；⑨血清ALT>100 U/L。在临床实践中胆道手术危险的因素还包括合并化脓性胆囊炎、胆管炎、多发性肝脓肿、胆源性脓毒血症、免疫功能缺陷、伴脑血管栓塞病史等。因此，要提高胆道手术安全性，术前必须全面了解和分析各种危险因素，做好充分的术前准备，尽力防止发生并发症，促进术后康复。

三、胆道系统的诊疗技术

（一）经皮穿刺胆管造影及引流术

1. 经皮肝穿刺胆管造影（PTC）：

（1）适应证：主要用于梗阻性黄疸病人，以了解胆道梗阻部位、范围和原因。

（2）禁忌证：①凝血机制有严重障碍；②严重的急性化脓性梗阻性胆管炎；③肝、肾功能严重障碍；④病人年龄大，全身条件差者应慎重。

2. 经皮肝穿刺胆管引流（PTCD）：

（1）适应证：①晚期肿瘤引起的恶性胆道梗阻，行姑息性胆管引流；②深度黄疸病人的术前准备（包括良性和恶性病变）；③急性胆道感染，如急性梗阻性化脓性胆管炎，行急症胆道减压引流，使急症手术转为择期手术；④良性胆道狭窄，经多次胆道修补，胆道重组及胆肠吻合口狭窄等；⑤通过引流管行化学治疗、放射治疗、溶石、细胞学检查及经皮行纤维胆道镜取石等。

（2）禁忌证：①对碘过敏，有严重凝血功能障碍，严重心、肝、肾衰竭和大量腹水者；②肝内胆管被肿瘤分割成多腔，不能引流整个胆管系统者；③超声波检查证实肝内有大量平面，Casoni试管阳性，疑为肝棘球蚴病者。

（二）十二指肠镜检查、逆行性胰胆管造影术及经内镜括约肌切开术

1. 适应证：①梗阻性黄疸；②疑胆道结石症、肝胆管狭窄；③疑壶腹部肿瘤、胰腺囊肿、慢性胰腺炎、胆管肿瘤或转移性腺癌原发灶在胆胰者；④胆道或胆囊术后综合征；⑤有症状的十二指肠乳头旁憩室；⑥X线检查或内镜检查疑有胃或十二指肠外固定行压迫者。

2. 禁忌证：①急性胰腺炎或慢性胰腺炎急性发作；②急性胃炎，急性胆道感染；③对碘过敏，某些不能用抗胆碱药物者；④心肺功能不全，频发心绞痛，降主动脉瘤，食管或贲门狭窄，内镜不能通过者；⑤胆总管空肠吻合术后，无法将内镜送至吻合处；⑥全身情况差，不能耐受检查，或精神病或意识障碍，或有严重脊柱畸形者。

（三）术中胆道造影

适应证：①具备胆总管切开的相对适应证者；②胆道畸形；③胆道严重粘连，解剖关系不清者；④不能肯定胆道结石已经取净者；⑤胆道狭窄，缩窄性胆管炎，某些壶腹周围肿瘤。

（四）胆道镜检查

1. 术中胆道镜检查：

（1）适应证：①胆总管结石，肝内结石；②肝外胆管梗阻、胆管癌；③寄生虫、异物以及胆道内其他所见，如良性肿瘤、息肉、应激性溃疡、肉芽肿等；④胆总管壁增厚、增粗超过1 cm；胆汁浑浊；胆总管下段可触及硬结或胰腺有硬结者；⑤梗阻性黄疸、严重胰腺炎或胆石性胰腺炎；⑥胆道术后综合征；原因不明的胆道出血；胆道测压异常；⑦胆道狭窄、硬化性胆管炎；⑧静脉胆道造影、经皮肝穿刺胆道造影、十二指肠镜逆行胰胆管造影及术后超声显示肝内外胆管有异常；⑨对术中造影出现的假阳性，如气泡等急性核实。

（2）禁忌证：胆总管细，直径小于0.5 cm或胆总管壁薄而脆。

2. 经T型管窦道胆道镜检查（术后胆道镜检查）：

（1）适应证：凡带有T型管引流，疑似胆道残余结石者，病人若因结石梗阻胆道而致发热者，应

果断取石。

（2）禁忌证：对严重心力衰竭及有出血倾向者慎用。胆道以外的原因所致高热，暂缓检查。

四、选择术式

严格掌握手术适应证，采用适当的术式，是治疗胆道疾病中的关键。虽然经过术前各种影像学诊断，已初步作出术式及手术时病人耐受性的评估，但并未能减轻手术者在术中认真探查的责任，及根据探查所见最后确定手术方式。已有病变的胆囊应予切除。经术中扪诊或造影确知胆管内有病变如结石、异物、狭窄、寄生虫等，应切开胆总管探查。如胆总管扩张或病史中有黄疸或复发性胰腺炎，虽经造影未能判明病变性质，仍应切开胆总管探查。患急性梗阻性、化脓性胆囊炎或胆管炎者，如病人情况太差，宜先行胆囊、胆管引流抢救病人生命，而胆总管下段良性管状狭窄行胆肠吻合术；恶性狭窄行胰十二指肠切除；Oddi 括约肌狭窄行括约肌切开成形术。

肝内胆管结石的手术要求是解除胆道梗阻，尽可能取尽结石，保护肝功能。①清除结石：切开肝外胆管或与切开肝内胆管汇合，尽可能清除结石；②处理胆管狭窄：可切开狭窄胆管并整形，行宽大的胆管空肠 Roux-en-Y 式吻合；③肝叶或肝段切除：对复杂、局限、萎缩已丧失功能的肝叶或肝段应切除，去除感染和结石的病灶；④置管引流，进行术后冲洗、药物溶石，或经管道置胆道镜取石。高位肝胆管狭窄不能切除者，可用器械扩张后，置 U 型管支撑引流。在胆管狭窄和结石未能处理部位以下行胆肠内引流术不妥。

目前所用各种胆肠内引流术式，均未能代替括约肌单向阀门作用。如肝内胆管结石未取尽、病变未解决，任何胆肠内引流的术式均难避免逆行性胆管炎，导致术后症状复发。总之，由于肝内胆管结石的成因尚未阐明，其治疗在当前仍然是个尚未完全解决的难题。

五、手术问题分析

由于胆道病变的复杂多样，即使术前认真多方面评估和充分准备，仍有下列问题难以解决：

1. 残留结石：特别是肝内胆管结石术后残留结石率可高达 30%～40%。分析残留结石的原因：①因病情危重，无法详细探查；②术中因肝胆管大出血而无法彻底取石；③结石位于二级肝胆管支以上，即使术中采用胆道镜取石，亦未能取尽；④胆总管较细，探查困难，金属探条从结石旁滑过，致使胆管远端遗留结石；⑤术中未处理狭窄的肝胆管，致使狭窄上端囊状扩张部有结石遗留；⑥双侧肝内胆管结石并胆管狭窄，病变复杂，不可能经手术彻底取石；⑦成石因素未解决，术后在肝胆管内又再生结石。

2. 胆道感染：无论是胆囊或胆管的病变皆因阻塞而发病，多数病人就诊时已并有胆系感染。导致感染的菌种多属革兰氏阴性杆菌，其菌毒和内毒素毒力强，厌氧菌感染占 21%～39%，混合性感染为手术带来更大的威胁，而败血症是死亡的主要原因。慢性胆管炎胆管胆汁中含细菌，虽经手术解决致病因素，术后长期胆汁培养仍为阳性，需要很长时间后胆汁才能净化。胆肠吻合术后反流性胆道感染也是有待解决问题。

3. 出血：原有肝硬化、肝功能不良和凝血机制障碍的病人，如发生急性梗阻性化脓性胆管炎，胆管探查、取石易使已存在严重炎症的黏膜损伤发生胆道大出血、致命性失血性休克。危重病例还可并发应激性溃疡胃黏膜出血致呕血和黑便。

4. 遗漏肿瘤：有时几种病变合并存在，术前影像学诊断和术中发现胆囊结石或胆管结石而忽略并存的胆囊癌或胆管癌。术中胆道扩张器通过了胆管远端还会漏诊肿瘤。即使术中快速切片检查也不易鉴别硬化性胆管炎或胆管癌，且切取组织仅一小片，尚有可能未取到病变组织。尤其是胆总管末端狭窄属良性或恶性，常有判断失误。

5. 胆道运动功能障碍：目前尚无确切的方法在术前或术中评估胆总管或 Oddi 括约肌在运动功能方面障碍的原因和程度，使术后病人遗留症状。

〔左　石〕

参考文献

[1] Nuzzo G，Giuliante F，Giovannini I，et al. Advantages of multidisciplinary management of bile duct injuries occurring during cholecystectomy [J]. Am J Surg，2008，195 (6)：763－769.

[2] D'Angelica M，Dalal K M，De Matteo R P，et al. Analysis of the extent of resection for adenocarcinoma of the gallbladder [J]. Ann Surg Oncol，2009，16 (4)，806－816.

[3] Stephen A E，Berger D L. Carcinoma in the porcelain gallbladder：a relationship revisited [J]. Surgery，2001，129 (6)：699－703.

[4] Way L W，Stewart L，Gantert W，et al. Causes and prevention of laparoscopic bile duct injuries：analysis of 252 cases from a human factors and cognitive psychology perspective [J]. Ann Surg，2003，237 (4)：460－469.

[5] DeOliveira M L，Cunningham S C，Cameron J L，et al. Cholangiocarcinoma：thirty-one-year experience with 564 patients at a single institution [J]. Ann Surg，2007，245 (5)：755－762.

[6] Zhang H，Yang T，Wu M，et al. Intrahepatic cholangiocarcinoma：Epidemiology，risk factors，diagnosis and surgical management [J]. Cancer Lett，2016，379 (2)：198－205.

[7] Goykhman Y，Kory I，Small R，et al. Long-term outcome and risk factors of failure after bile duct injury repair [J]. J Gastrointest Surg，2008，12 (8)：1412－1417.

[8] Walsh R M，Henderson J M，Vogt D P，et al. Long-term outcome of biliary reconstruction for bile duct injuries from laparoscopic cholecystectomies [J]. Surgery，2007，142 (4)：450－457.

[9] Zehetner J，Shamiyeh A，Wayand W. Lost gallstones in laparoscopic cholecystectomy：all possible complications [J]. Am J Surg，2007，193 (1)：73－78.

[10] Misra S，Melton G B，Geschwind J F，et al. Percutaneous management of bile duct strictures and injuries associated with laparoscopic cholecystectomy：a decade of experience [J]. J Am Coll Surg，2004，198 (2)：218－226.

[11] Nuzzo G，Giuliante F，Giovannini I，et al. Re：Role of intraoperative cholangiography in avoiding bile duct injury [J]. J Am Coll Surg，2007，205 (4)：5－6.

[12] Kennedy T J，Yopp A，Qin Y，et al. Role of preoperative biliary drainage of liver remnant prior to extended liver resection for hilar cholangiocarcinoma [J]. HPB (Oxford)，2009，11 (5)：445－451.

[13] Sicklick J K，Camp M S，Lillemoe K D，et al. Surgical management of bile duct injuries sustained during laparoscopic cholecystectomy：perioperative results in 200 patients [J]. Ann Surg，2005，241 (5)：786－792.

[14] Chisholm，Phillip R，Patel，et al. Preoperative predictors of choledocholithiasis in patients presenting with acute calculous cholecystitis [J]. Gastrointestinal Endoscopy，2019，106 (1)：55－58.

[15] Reiniers M J，De Haan L，Weijer R，et al. Effect of preoperative biliary drainage on cholestasis-associated inflammatory and fibrotic gene signatures in perihilar cholangiocarcinoma [J]. Br J Surg，2019，106 (1)：52－59.

[16] Helton W S，Ayloo S. Technical Aspects of Bile Duct Evaluation and Exploration：An Update [J]. Surg Clin North Am，2019，99 (2)：259－282.

[17] Xu L，Yang P，Liang W，et al. A radiomics approach based on support vector machine using MR images for preoperative lymph node status evaluation in intrahepatic cholangiocarcinoma [J]. Theranostics，2019，9 (18)：5374－5385.

[18] Zhang X F，Lv Y，Weiss M，et al. Should Utilization of Lymphadenectomy Vary According to Morphologic Subtype of Intrahepatic Cholangiocarcinoma? [J]. Ann Surg Oncol，2019，26 (7)：2242－2250.

[19] Min J H，Kim Y K，Choi S Y，et al. Intrahepatic Mass-forming Cholangiocarcinoma：Arterial Enhancement Patterns at MRI and Prognosis [J]. Radiology，2019，290 (3)：691－699.

[20] Sahara K，Tsilimigras D I，Merath K，et al. Therapeutic Index Associated with Lymphadenectomy Among Patients with Intrahepatic Cholangiocarcinoma：Which Patients Benefit the Most from Nodal Evaluation? [J]. Ann Surg Oncol，2019，26 (9)：2959－2968.

[21] Zhou Y，Wang X，Xu C，et al. Mass-forming intrahepatic cholangiocarcinoma：Can diffusion-weighted imaging predict microvascular invasion? [J]. Magn Reson Imaging，2019，50 (1)：315－324.

[22] Zeng N，Tao H，Fang C，et al. Individualized preoperative planning using three-dimensional modeling for Bismuth

and Corlette type III hilar cholangiocarcinoma [J]. World J Surg Oncol，2016，14 (1)：44.
[23] Yeom Y K，Shin J H. Complications of Portal Vein Embolization：Evaluation on Cross-Sectional Imaging [J]. Korean J Radiol，2015，16 (5)：1079-1085.
[24] Wu X P，Ni J M，Zhang Z Y，et al. Preoperative Evaluation of Malignant Perihilar Biliary Obstruction：Negative-Contrast CT Cholangiopancreatography and CT Angiography Versus MRCP and MR Angiography [J]. Am J Roentgenol，2015，205 (4)：780-788.
[25] Itatsu K，Yokoyama Y，Ebata T，et al. The value of preoperative screening colonoscopies in patients with biliary tract cancer [J]. J Gastroenterol，2016，51 (2)：138-143.
[26] Park M J，Kim Y K，Lim S，et al. Hilar cholangiocarcinoma：value of adding DW imaging to gadoxetic acid-enhanced MR imaging with MR cholangiopancreatography for preoperative evaluation [J]. Radiology，2014，270 (3)：768-776.
[27] El Chafic A H，Dewitt J，Leblanc J K，et al. Impact of preoperative endoscopic ultrasound-guided fine needle aspiration on postoperative recurrence and survival in cholangiocarcinoma patients [J]. Endoscopy，2013，45 (11)：883-889.
[28] Farges O，Regimbeau J M，Fuks D，et al. Multicentre European study of preoperative biliary drainage for hilar cholangiocarcinoma [J]. Br J Surg，2013，100 (2)：274-283.
[29] Kawashima H，Itoh A，Ohno E，et al. Preoperative endoscopic nasobiliary drainage in 164 consecutive patients with suspected perihilar cholangiocarcinoma：a retrospective study of efficacy and risk factors related to complications [J]. Ann Surg，2013，257 (1)：121-127.
[30] Mohamadnejad M，DeWitt J M，Sherman S，et al. Role of EUS for preoperative evaluation of cholangiocarcinoma：a large single-center experience [J]. Gastrointest Endosc，2011，73 (1)：71-78.
[31] Pitt H A，Gomes S G，Lois J F，et al. Does preoperative percutaneous biliary drainage reduce operative risk or increase hospital cost? [J]. Ann Surg，1985，201：545.
[32] Pain J A，Gahill G J，Bailey M E. Perioperative complications in obstructive jaundice：therapeutic considerations [J]. Br J Surg，1985，72：942.
[33] Greig J D，Krukowski Z H，Ma theson N A. Surgical morbidity and mortality in one hundred and twenty-nine patients with obstructive jaundice [J]. Br J Surg，1988，3：216.
[34] 夏亮芳，王敬三，宗才贤，等. 肝内胆管结石 [J]. 中华外科杂志，1983，6：330.

第七十一章　开腹胆囊切除术

Open Cholecystectomy

自从 1882 年 Langenbuch 首例施行胆囊切除术获得成功以来，胆囊切除术一直是治疗胆囊良性疾病的理想手术。胆囊切除术是腹部外科中常做的手术之一。1987 年 Mouret 施行首例腹腔镜胆囊切除术（laparoscopic cholecystectomy，LC）成功，次年经 Dubois 改进并成功地应用于治疗胆囊结石。

由于腹腔镜胆囊切除术已经成为大多数胆囊疾病的首选手术方式，开腹胆囊切除术的数量已大幅减少。目前开腹胆囊切除术通常是胆囊急性炎症并穿孔，腹腔镜中转开腹，或者是胰十二指肠切除术等其他手术的一个步骤。

随着日间手术的不断发展，胆囊切除术已发展为日间手术的重要术式之一。

【解剖生理概要】

1. 胆囊是一个壁薄的梨状囊状器官，长 5～8 cm，宽 2～3 cm，容积 40～60 mL，位于肝脏胆囊窝内，后者将肝右叶与方叶隔开。胆囊靠松弛的结缔组织和从其壁反折的腹膜而附着于肝脏。

2. 胆囊分为底、体、颈 3 个部分。胆囊底呈球状顶，此处有较丰富的平滑肌，是穿孔常见的部位。胆囊体为主要储存区，含有胆囊平滑肌的大部分。胆囊颈是胆囊体与胆囊管相接的部分，在体、颈间有囊状膨大部称为 Hartmann 袋。

3. 胆囊管长 2～4 cm，直径 0.2～0.4 cm，包括两个部分：一个部分是螺旋瓣部，由肌纤维和弹力纤维构成环状带，含有黏膜皱襞，黏膜向内突出而形成蜗状瓣（Heister 瓣），呈螺旋形，肌纤维收缩和松弛有助于胆汁在胆囊管内规律性流通；另一部分是平滑部，靠近胆总管，含弹性组织，其内腔与胆总管相似。胆囊结石易在 Hartmann 袋或胆囊管处嵌顿，并发急性感染或慢性积水。胆囊管汇入胆总管常呈 4 种类型：

（1）自胆总管右侧汇入。

（2）自胆总管前或后方汇入。

（3）绕过胆总管后方，开口于左侧。

（4）胆囊管与胆总管并行一段后汇入。一般情况下胆囊管是一条，个别报道有 2～3 条，96%注入肝总管，4%注入右肝管或副肝管，85%开口于胆总管右壁，其余有开口于前壁、左壁或后壁者。

4. 胆囊在解剖上有两个特点：①在胆囊纤维肌层内有迷走胆管与肝内胆管系统相通，胆囊切除后胆汁可能因迷走胆管发生胆漏；②胆囊黏膜下由上皮组织内陷而成罗阿窦（Rokitansky Aschoff sinuses），可能因胆囊内压力增高而发生穿孔，胆汁漏出形成腹膜炎。

5. 胆囊的血供主要来自胆囊动脉：胆囊动脉 57%起始于肝总管的右侧，30.9%起始于肝总管的左侧，横跨肝总管前面，少数从其后面走行。胆囊动脉可在各个方向于胆囊不同部位进入囊壁：55.2%于胆囊颈左缘入囊壁，21.2%于胆囊体左缘入囊壁，其余在胆囊前、后、右缘入囊壁。胆囊动脉一般 1 支，但有 20%可存在多支胆囊动脉。胆囊动脉多由肝右动脉分出，少数可起始于胃十二指肠动脉、肝总动脉、肠系膜上动脉。胆囊管、肝总管和其上方的肝脏共同围成一个三角区，即胆囊三角（Calot 三角），胆囊动脉多数在该三角内通过。

6. 胆囊的功能主要是储存、浓缩胆汁和分泌黏液：胆囊每天将约 800 mL 胆汁浓缩 10 倍。正常时肝脏分泌胆汁的压力为 3.1 kPa（320 mmH_2O），Oddi 括约肌收缩时阻力为 2.45～2.94 kPa（250～300 mmH_2O），而胆囊内压力为 0.49～2.16 kPa（50～220 mmH_2O），只有在 Oddi 括约肌收缩时，肝脏分泌的胆汁才能进入胆囊。胆囊黏膜选择性地吸收水分，使胆汁浓缩至 50 mL 左右。胆囊的收缩功能受激素和神经支配，胆囊收缩素和迷走神经兴奋使胆囊收缩。诸多因素中最容易引起胆囊收缩的是食物中的脂肪，脂餐后胆囊收缩素可使胆囊收缩、Oddi括约肌开放，胆汁即可入肠。胆囊每天分泌大约20 mL黏液。

【适应证】

1. 急性化脓性、坏疽性、出血性或穿孔性胆囊炎。
2. 胆囊良性肿瘤。
3. 胆囊结石，尤其是小结石容易造成阻塞者。
4. 胆囊瘘管、胆囊外伤破裂。
5. 胆囊颈部梗阻症。
6. 做Oddi括约肌切开成形术，或胆总管空肠吻合术时，切除胆囊。

【禁忌证】

1. 年老体弱，患有严重内科疾病，无法耐受手术又属非绝对适应证，不应急于行胆囊切除术。
2. 除胆囊病变外，尚有未查明原因的黄疸，疑有肝炎，甚至壶腹周围癌、高位胆管癌、肝内胆管有结石、狭窄、肿瘤等的病人，均不宜盲目先进行胆囊切除术。

【术前准备】

1. 术前再诊断：入院后术前必须再作B超检测，因胆囊小结石可能排入胆总管或入肠；有无胆囊内瘘；肝、胰有无特殊病变。急性胆囊炎应注意排除其他急腹症，及右下肺炎、右胸膜炎等。
2. 择期手术术前查血了解有无贫血；常规做心、肺、肝、肾等系统功能检查，注意高血压、冠心病、肝炎、凝血机制、糖尿病等，术前应作出病人能耐受手术的确切评估。
3. 急症手术术前要纠正水和电解质紊乱。术前给抗生素，配合使用替硝唑等，注意厌氧菌感染。
4. 多发性胆囊小结石；有黄疸病史；有胆源性胰脉炎病史；疑有肝内胆管病变等的病人，应做好术中B超探测或术中胆道造影的准备。
5. 做好病人思想工作，解除精神负担。向病人和家属交代病情，如危重急性胆囊炎可能先行胆囊造瘘再分期胆囊切除；胆囊黏膜隆起病变是良性或恶性，术后病理检查才能确定等。
6. 按加速康复外科理念（ERAS）做术前准备。

【麻醉与体位】最常用的麻醉方法为全身麻醉，胆囊切除术一般都采用平卧位，必要时垫高右上腹以利于显露胆囊术野。

【手术步骤】

1. 仰卧位，术中因胆囊位置较深，显露不佳时，可将腰桥架摇起，膝下放软垫，使腹肌松弛。
2. 切口：常用者为右上腹直肌切口。对高龄、肥胖病人多选用右上腹肋缘下斜切口。
3. 探查：进腹后应常规探查上腹部肝、胰、胃十二指肠等脏器，同时还要探查下腹部和盆腔脏器。注意探查肝内及肝外胆道病变。
4. 几项基本操作：

（1）胆囊动脉的结扎：是胆囊切除术的一个重要步骤。进腹后显露胆囊和肝十二指肠韧带，牵拉胆囊壶腹部，沿胆囊管方向扩大切口，在胆囊管的后上方Calot三角内可分离出胆囊动脉。解剖出胆囊动脉后以丝线先穿过，术者必须熟悉胆囊动脉各种变异，切不可误伤肝右动脉致肝组织缺血。确认为胆囊动脉后紧靠胆囊钳夹切断。动脉的近端应予双重结扎，最好是贯穿缝扎。胆囊动脉被结扎后术野清晰。胆囊动脉切断后有利于暴露胆囊管之全长。

（2）胆囊管的结扎：必须熟悉胆囊管的有关解剖变异。如误扎肝总管或右副肝管将产生严重后果。胆囊管的结扎应先暴露其全长，看清其与肝总管、胆总管间明确界线，切断时应有0.5～1 cm残留，避免损伤胆总管。如胆囊内储存多发性小结石，宜先以丝线结扎胆囊管，防止术中牵拉结石进入胆总管。须经胆囊管行术中胆道造影者，可先不忙于切断胆囊管。切断后胆囊管残端要结扎加贯穿缝扎处理，防止扎线滑脱漏胆。

（3）游离胆囊：一般自胆囊底部开始，在距肝缘 1 cm 切开胆囊的浆肌层，经体部分离至颈部。一边切开、一边提起胆囊，将胆囊与胆囊床作钝性或锐性剥离，游离过程中所遇血管必须结扎切断。游离胆囊要找准分离平面，太深会损伤肝脏导致出血；太浅会弄破胆囊壁引起胆汁溢出污染术野。

（4）胆囊床的处理：应做到不出血、不漏胆汁，不损伤肝脏，创面最好腹膜化。胆囊床边缘的浆膜是否缝合，有主张不缝合用大网膜填塞；有主张缝合，以其内翻填塞胆囊窝不留空隙，在近胆总管处残留空隙。间断缝合胆囊床可防止术后出血、胆瘘，腹膜化可避免术后粘连。

（5）腹腔引流：急性胆囊炎行胆囊切除术后于 Winslow 孔安放软胶管引流。于术后 48～72 h 拔出，是一项安全措施。慢性胆囊炎行胆囊切除术主张不用引流。

5. 胆囊切除的方法：

（1）顺行胆囊切除术：若胆囊动脉、胆囊管与肝总管、胆总管间解剖清楚，胆囊的病变较轻，可采用顺行法切除胆囊。

（2）逆行法胆囊切除术：当肝门、胆囊颈因炎症反复发作致粘连，胆囊管与肝总管、胆总管间界限不清，自 Calot 三角解剖有危险时，宜采用逆行法胆囊切除术。即自胆囊底部切开胆囊浆膜层开始分离，最后结扎胆囊动脉和胆囊管，切除胆囊。

（3）顺逆行结合胆囊切除术：当胆囊动脉、胆囊颈管、肝总管、胆总管解剖均清楚，然而胆囊位置深、周围粘连显著时，可采用顺逆行结合胆囊切除术。即先暴露和结扎切断胆囊动脉和胆囊管，然后自胆囊底部逆行剥离切除胆囊。

【特殊情况下的手术处理】

1. 当胆囊坏疽、囊壁脆弱、三角区解剖不清，可先穿刺抽尽囊内感染性胆汁，将胆囊腔切开直至颈部，缝扎胆囊管，沿肝床切除胆囊前壁，后壁黏膜可用刮匙刮除、电灼破坏。依具体情况是否关闭胆囊床，但于 Winslow 孔必须安放引流。

2. 萎缩胆囊，囊内常有结石，胆囊动脉与胆囊管多已闭塞，可截除胆囊，电灼肝床止血，但必须取尽结石和缝扎胆囊管。

3. Mirizzi 综合征：一般分为 4 型。

Ⅰ型：胆囊壶腹或胆囊颈嵌顿结石致肝胆管受压。

Ⅱ型：结石压迫致胆囊胆管瘘形成，瘘管直径小于胆总管周径的 1/3。

Ⅲ型：瘘管口直径超过胆总管周径的 2/3。

Ⅳ型：胆囊结石压迫完全破坏了胆总管全径。

Ⅰ型处理时可切除胆囊，间断缝合修补胆管壁，另从胆总管开口置 T 型管引流。Ⅱ型和Ⅲ型在切除胆囊时，宜保留具血供胆囊壁修补胆管。Ⅳ型在胆囊切除后，必须行肝总管空肠 Roux-en-Y 吻合术，才能避免胆漏，恢复胆汁通畅引流入肠。

4. 胆囊-胃肠道内瘘时，一般均以切除胆囊，关闭胃、肠道瘘口为原则。

5. 胆囊在术中发现癌变，应按胆囊癌根治术的原则处理。

【术后处理】

1. 麻醉清醒后，取半卧位。

2. 每小时测量血压和脉搏至平稳时为止，注意观察有无内出血和失血性休克。对急症、老年、重危病人还应监测血生化指标，心肺功能。

3. 肠蠕动恢复后饮食由流质逐渐向半流质和普食过渡。

4. 抗生素治疗应根据术中情况决定。

5. 由静脉补充液体和营养。

6. 如安放腹腔引流，要细致观察引流量和性质。开始有少量血性液和胆汁引出仍属正常。如引流出鲜血，表示有活动性出血时，必须再手术止血。若术后一直有较多胆汁引流出，警惕有胆瘘。一般情况下引流管于术后 1～3d 可拔出。

【手术并发症、预防与处理】

（一）术中并发症

1. 出血：术中发生出血原因可能有下列几方面。

（1）胆囊动脉出血：胆囊动脉57%起始于肝总管的右侧，在Calot三角内，术中游离后首先用4号丝线结扎。30.9%胆囊动脉起始于肝总管之左侧，其深部多为肝右动脉，切不能误扎致肝缺血。少数胆囊动脉尚可起始于胃十二指肠动脉、肝总动脉、肠系膜上动脉，此时一般口径粗，行程长，常发出细支营养肝外胆管，故结扎部位要尽可能靠近胆囊，如在肝总管左侧或低位结扎会致胆道血供障碍而发生胆瘘。一旦发生出血不可盲目钳夹，先压迫、再阻断肝门，认准胆囊动脉后才可缝扎。

（2）肝床出血：自肝床游离胆囊时，纤维带必须结扎切断。如牵拉胆囊用力过大，自肝床上拉脱胆囊，必然显露出血的肝床创面，此时宜先压迫，见出血处缝扎妥善止血，或用电灼止血。完善止血才能预防术后肝下积血并感染。

（3）门静脉高压症的病人必须行胆囊切除时，术中易发生出血。因门静脉肝侧分支代偿性曲张，交错成网，且肝功能不好多有凝血机制障碍，自Calot三角分离极易发生术中出血。宜采用逆行法胆囊切除术，距肝缘1 cm切开胆囊底浆膜，在肝床及胆囊缘所有血管及条索状组织，均须边钳夹、边结扎、逐步游离至胆囊管。

（4）门静脉损伤致大出血：偶然遇上胆囊周围严重粘连，分离时不慎撕破门静脉致大出血。此时宜迅速压迫出血处，采用心耳钳夹住破孔，妥善缝扎止血，才能避免发生失血性休克和严重后果。

2. 胆管损伤：80%的医源性胆管损伤来自胆囊切除术，尤其是LC，其发生率在传统开腹手术占0.1%～0.2%，腹腔镜手术中占0.3%～0.72%。

（1）胆总管损伤：

1）损伤原因：①嵌顿于胆囊颈部的结石使胆总管因粘连而移位，术者未常规弄清胆囊管、胆总管、肝总管三者的关系，误将胆总管当胆囊管结扎；②胆囊病变粘连多，Calot三角粘连，术者粗暴分离时损伤；③胆囊管解剖变异：Moossa提出占10%～15%，甚至有的病人胆囊管缺如，胆囊管与胆管汇合变异，术中易损伤胆管；④术中结扎胆囊管时牵引过甚，致使胆管呈锐角，有可能将胆总管的一部分误作胆囊管而被结扎；⑤胆囊切除术时误将胆囊动脉断离、肝右动脉损伤，术野鲜血涌出，盲目钳夹、缝合、结扎止血而误伤胆管；⑥探查时损伤胆总管，过度分离使其缺血坏死，放入T型管过粗勉强缝合使管壁坏死，尚有报道术中胆总管被螺旋切割伤者。

2）术中处理：①术中发现的胆管壁部分损伤，宜仔细分离显露破口，行黏膜对黏膜横向间断缝合，在缝合下方胆总管另开口置T型管，支撑性T型管可于术后6～12个月拔出；②术中胆总管横断性损伤，在无张力条件下，可行细致的胆管端端吻合，T型管的长臂从吻合口远端引出腹外；③如胆总管横断伤远端胆管已被缝扎，只能行肝管空肠Roux-en-Y吻合。

3）术后处理：①术后平卧6 h；②腹胀、呕吐不严重，术后次日可开始进流质饮食，并逐步增加饮食量，有严重腹胀肠麻痹者，术后继续禁食1～2 d，必要时作胃肠减压。服用中药胃肠复元汤，每日1剂，分两次服，可促进肠蠕动早期恢复，禁食期间应静脉输液；③继续应用广谱抗生素，或根据胆汁细菌培养药物敏感度测定结果选用抗生素；④有黄疸者，可用维生素B_1、维生素C、维生素K及护肝药；⑤引流管一般于术后2～3 d拔除。

4）预防方法：①认真掌握胆囊切除术的适应证和急性胆囊炎的手术时机；②良好的麻醉使腹肌松弛，认真探查和细致处理胆囊病变；③切忌盲目钳夹止血；④防止术后胆汁渗漏，术后肝下胆汁潴留、感染、胆漏均易影响胆管致狭窄和梗阻。

（2）副肝管损伤：出肝门的肝管除左、右肝管外再发出第3支或第4支肝管，称为副肝管。据尸检报道93.8%右副肝管在Calot三角内，约有90%的胆囊动脉、82%肝右动脉、95%的肝右迷走动脉、91%副肝管均在Calot三角内，因而认为此三角是胆囊切除的危险区。手术中不慎结扎副肝管时，会引起肝脏相应部分的胆汁引流障碍。预防的方法只有在三角区内细致游离胆囊动脉和胆囊管，尽力避免误扎副肝管。

（二）术后并发症

1. 感染：胆囊切除术切口感染率为 2%，加胆管探查时为 8%。感染易发生在胆囊或胆管有梗阻、高龄、急性炎症、胆汁培养阳性的病人。肝下积液、积脓占术后病人的 5%～6%，肝下积聚的胆汁可能来自胆囊床或胆管损伤、胆囊管扎线滑脱、胆总管切开 T 型管周围封闭不严密。止血不彻底时血液与淋巴液、胆汁混合积聚。一旦肝下积脓多伴有发热，白细胞和中性细胞升高等感染中毒症状。可在 B 超导引下穿刺置管引流，引流液若无胆汁和鲜血多可治愈，如胆汁量大或含鲜血则须再手术。预防方法是手术前后给抗生素，操作仔细，术中于肝下 Winslow 孔处放置引流管，于术后 2～3 d 无液体引出时，才逐步转动后拔除。

2. T 型管脱落：如 T 型管脱落或过早拔管，胆汁外溢形成腹膜炎，需要立即沿窦道放引流管或尿管，若上述操作失败，则需再次手术安放 T 型管。

3. 胆总管残存结石（retained common duct stone）：胆囊切除术后胆总管残存结石发生率约为 1.1%，其中 4.3%需再次手术。对多发性胆囊小结石的病人，术中胆道造影，可预防术后胆总管残存结石。常用的方法是术中将导管经胆囊管插入胆总管 3 cm，注入泛影葡胺 20～30 mL 行胆管造影，如有结石残存在胆总管内可见有结石负影。造影时要注意：①造影剂不要浓度过高，可能掩盖不透光的结石；②防止注入气泡误诊；③注入速度不宜太快致 Oddi 括约肌痉挛而误诊为远端不通畅，可疑时给解痉药物注射后重复拍片；④认真阅片以免漏诊肝内、肝外病变；⑤复杂的病例，在术中尚可经 T 型管再造影复查。如安放 T 型管，对残存结石尚可采用溶石治疗，10%有效；或经 T 型管窦道使用胆道镜网篮取石；或经十二指肠内镜切开 Oddi 括约肌取石均有成功的报道。

4. 胆囊切除术后发现胆管损伤：胆囊切除术后发现胆管损伤的病人通常表现为黄疸和碱性磷酸酶升高或胆漏。任何病人在胆囊切除术后出现新症状或原有症状加重都应怀疑是否有医源性胆管损伤。损伤后前几天就可能出现血清胆红素和碱性磷酸酶的变化。怀疑医源性胆管损伤时应对病人进行影像学检查，评估胆道系统，同时检查是否有积液。对于术后胆管损伤：①尽可能通畅引流并控制感染以减少炎症反应，使用广谱抗生素，胆道减压，以及经皮穿刺或原术中留置的引流管引流局部积液；②通过胆道造影或 MRCP 等，明确胆道损伤特点、类型、部位等情况；③行肝胆管空肠引流术，虽然经皮联合内镜下胆管扩张和支架置入可以重建胆道的连续性，但手术重建的效果才是最好的。

5. 胆囊切除术后疼痛：胆囊切除术后，个别病人会感到类似于胆绞痛的疼痛持续存在，或者一段时间后再次出现。如果这种疼痛再次出现，应该对胆道系统全面检查。如果在胆囊切除术后几天到几周内疼痛再次出现，并伴随其他症状，如黄疸、发热或寒战等，应怀疑有无继发性胆总管结石或者胆漏。Oddi 括约肌功能障碍等其他胆道系统疾病也可能产生类似的症状。术后胆管狭窄通常在术后一年内发生，主要表现为黄疸，但如果只有一叶胆管阻塞也可能仅表现为疼痛或发热。如果肝功能正常，应该考虑其他能引起右上腹疼痛的原因。

6. 胆漏：胆囊切除术后胆囊管或未被发现的 Luschka 胆管可能会发生胆漏。如果术后出现发热、寒战、右上腹疼痛、黄疸、切口或者引流管中流出胆汁、持续性食欲减退或者腹胀，应考虑胆漏的可能性。如果胆漏来自于胆囊管残端，内镜下括约肌切开胆总管内留置支撑管可以让胆漏自行闭合而无需手术。但是如果病人出现感染性休克或无法经皮引流，则应手术探查。如果因为有肠管阻挡而没有经皮引流的路径，或者因为积液没有局限而无法经皮引流时，可以在腹腔镜下冲洗腹腔并在肝下留置引流管。

（三）后期并发症

1. 胆管狭窄：良性胆管狭窄常是与手术有关。胆管狭窄临床症状常在胆囊切除术后数月甚而数年才出现，其临床表现主要有黄疸、发热、胆管炎，甚至败血症。发现胆管梗阻后行 PTBD 有助于胆管近端减压，也有采用经皮扩张治疗，但多数仍需准备条件行肝胆管空肠 Roux-en-Y 吻合术。经治疗的胆管狭窄成功率为 78%，死亡率为 13%。

2. 残余结石：常在胆总管内残留结石。

3. 遗留小胆囊：胆囊切除术后症状复发同术前一样，经口服胆囊造影和B超均可确诊为首次术后遗留小胆囊，腹痛等症需要再次手术才能痊愈。

4. 乳头炎（papillitis）：探查胆总管末端时，采用金属Bakes探条，可致Oddi括约肌损伤、乳头炎，甚至纤维化使胆总管末端梗阻。结石可能发生在梗阻的上端，还可并发胰腺炎。经PTC、ERCP、MPCP可确诊。发生后必要时还须行内镜下括约肌切开或括约肌成形术。预防的方法是胆管末端探查最好使用6～8F导尿管或软管，尽力避免损伤乳头。

5. 胰腺炎：胆道术后发生胰腺炎占0.7%～9.3%。术中胆道造影有4%～8%发生高淀粉酶血症。

〔左 石〕

参考文献

[1] Limquiaco J L, Wong G L H, Wong V W S, et al. Evaluation of model for end stage liver disease (MELD) -based systems as prognostic index for hepatocellular carcinoma [J]. J Gastroenterol Hepatol, 2009, 24 (1): 63-69.

[2] Elshaer M, Gravante G, Thomas K, et al. Subtotal Cholecystectomy for "Difficult Gallbladders" Systematic Review and Meta-analysis [J]. Jama Surg, 2014, 150 (2): 159-168.

[3] Ofliver E A F. EASL Clinical Practice Guidelines on the prevention, diagnosis and treatment of gallstones [J]. Journal of Hepatology, 2016, 65 (1): 146-181.

[4] 中国医师协会外科医师分会胆道外科医师委员会. 胆道手术加速康复外科专家共识（2016版）[J]. 中华消化外科杂志，2017，16（1）：6-13.

[5] Endo I, Takada T, Hwang T L, et al. Optimal treatment strategy for acute cholecystitis based on predictive factors: Japan-Taiwan multicenter cohort study [J]. Journal of Hepato-Biliary-Pancreatic Sciences, 2017, 24 (6): 346-361.

[6] Blechacz B. Cholangiocarcinoma: Current Knowledge and New Developments [J]. Gut & Liver, 2017, 11 (1): 13-26.

[7] Miura F, Okamoto K, Takada T, et al. Tokyo Guidelines 2018: initial management of acute biliary infection and flowchart for acute cholangitis [J]. J Hepatobiliary Pancreat Sci, 2017, 25 (1): 31-40.

[8] Mukai S, Itoi T, Baron T H, et al. Indications and techniques of biliary drainage for acute cholangitis in updated Tokyo guidelines 2018 [J]. Journal of Hepato-Biliary-Pancreatic Sciences, 2017, 24 (10): 537-549.

[9] Yoke M, Hata J, Takada T, et al. Tokyo Guidelines 2018 diagnostic criteria and severity grading of acute cholecystitis (with videos) [J]. Journal of Hepato-Biliary-Pancreatic Sciences, 2018, 25 (1): 41-54.

[10] Okamoto K, Suzuki K, Takada T, et al. Tokyo Guidelines 2018 flowchart for the management of acute cholecystitis [J]. Journal of Hepato-Biliary-Pancreatic Sciences, 2018, 25 (1); 55-72.

[11] Huang Z Q, Huang X Q. Changing patterns of traumatic bile duct injuries: a review of forty years experience [J]. World J Gastroenterol, 2002, 8 (1): 5-12.

[12] Flum D R. Bile duct injury during cholecystectomy and survival in medicare beneficiaries [J]. Jama, 2003, 290 (16): 2168-2173.

[13] 谷化剑，冯贤松，辛小燕，等. 医源性胆道损伤的原因分析防治策略 [J]. 中国普通外科杂志，2013，22（2）：192-196.

[14] Mori Y, Itoi T, Baron T H, et al. TG18 management strategies for gallbladder drainage in patients with acute cholecystitis: Updated Tokyo Guidelines 2018 (with videos) [J]. J Hepatobiliary Pancreat Sci, 2018, 25 (1): 87-95.

[15] Panni R Z, Strasberg S M. Preoperative predictors of conversion as indicators of local inflammation in acute cholecystitis: strategies for future studies to develop quantitative predictors [J]. Journal of Hepato-Biliary-Pancreatic Sciences, 2018, 25 (1): 101-108.

[16] 陈凛，陈亚进，董海龙，等. 加速康复外科中国专家共识及路径管理指南（2018版）[J]. 中国实用外科杂志，2018，38（1）：1-20.

[17] Kowalsky S J, Zenati M S, Steve J, et al. A Combination of Robotic Approach and ERAS Pathway Optimizes Outcomes and Cost for Pancreatoduodenectomy [J]. Annals of Surgery, 2018, 269 (6): 1138-1145.

[18] Visioni A, Shah R, Gabriel E, et al. Enhanced Recovery After Surgery for Noncolorectal Surgery?: A Systematic Review and Meta-analysis of Major Abdominal Surgery [J]. Annals of Surgery, 2018, 267 (1): 57 - 65.
[19] 蔡德亨，袁凤娣. 肝外胆道系的解剖和临床意义 [J]. 中华外科杂志，1988，9：523.
[20] Andren-Sandberg A. Accidental lesion of the common bile duct at cholecystectomy [J]. Ann Surg, 1985, 201: 452.
[21] 夏亮芳. 医源性胆管损伤的预防和治疗 [J]. 普外临床，1993，4：201.
[22] Csendes A, Carlos Diaz J, Burdiles P, et al. Mirrizzi Syndrome and cholecystobiliary fistula: a unifying classification [J]. Brit J Surg, 1989, 76: 1139.
[23] Gleen F. Iatrogenic injuries to the biliary ductal system [J]. Surg Gynecol Obstet, 1978, 146: 430.
[24] Henry M L, Carey L C. Complications of cholecystectomy [J]. Surg Clin North Am, 1983, 63: 1191.
[25] Warren K W, Cristophi C, Armendariz R. The evolution and current prospectives of the treatment of benign duct strictures: A review [J]. Surg Gastroenterol, 1983, 1: 141.
[26] Bardenheler J A, Kaminski D L, Willman VL. Pancreatitis after biliary tract surgery [J]. Am J Surg, 1968, 116: 773.

第七十二章 做好开腹胆囊切除术

Open Cholecystectomy，Personal Experience

自1882年首例开腹胆囊切除术以来，经过百年来的实践检验，已被证明是一安全有效的手术，用于治疗胆囊结石病时，手术死亡率约为0.16%，良好的远期效果者达到90%以上，然而尚有不到0.20%的病人，可能在手术中发生肝外胆管损伤的严重并发症。虽然如此，传统的开放法胆囊切除术仍不失为治疗胆囊结石病的“金标准”。但是，自从20世纪80年代后期，腹腔镜胆囊切除术的兴起和在微创外科思潮影响下的“小切口”胆囊切除术（mini-cholecystectomy）的提出，使传统的开放法胆囊切除术在治疗胆囊结石疾病时已经不是唯一的可供选择的手术。

在我国当前情况下，由于经济和科技卫生事业发展的不平衡，广大的基层医院中，开放法胆囊切除术仍然是主流。做好开放法胆囊切除术的意义在于：

1. 继续提高手术的效果和减少并发症。
2. 开放法胆囊切除术的经验是做好任何一种胆囊手术所必须具备的基础。
3. 今后的开放法胆囊切除术的实际数会有所减少，因而更应认真做好每一例手术并总结经验。

开放法胆囊切除术一般可以分为两种方式以及两者的结合，需要根据具体情况灵活使用；一种是切除胆囊时从颈部开始分离，亦即是“顺行法”胆囊切除术；另一种是从胆囊底部开始分离的“逆行法”胆囊切除术。我们是主张采用F. Glenn所倡导的从胆囊三角分离胆囊管和胆囊动脉，然后从胆囊底部分离胆囊和切除胆囊的方法。做好胆囊切除术，防止发生肝外胆管伤是最关键的内容，但是术中胆管伤并非是用哪一种方法便可绝对避免，亦不是有了胆囊切除术的经验便可以完全防止发生胆管损伤，关键是手术者在每一例病人都应将其作为“第一例手术”那样的慎重对待，才能防患于未然。

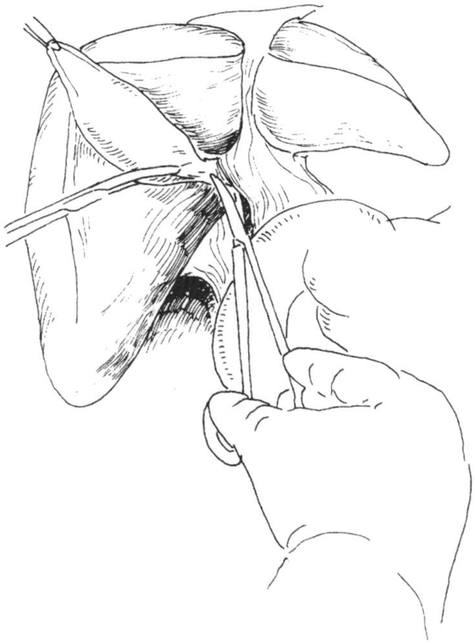

牵引胆囊壶腹部，与胆总管平行剪开胆囊颈前方腹膜层

图72-1 逆行法开腹胆囊切除术（一）

图72-1～图72-9和图72-10～图72-14表达两种胆囊切除术的方法和步骤。

在一般情况下，开放法胆囊切除术的难度并不大，但此手术有潜在的危险性。至于胆囊切除术的疗效，涉及的问题更加广泛，除了良好而准确的外科技术外，需要认真考虑术前诊断、手术指征、病变范围、胆道系统的功能状态等。故做好一个胆囊切除术需要有全面的考虑，不过手术的好坏常起到决定性作用。

胆囊的位置较深，肝门处血管和胆管常有各种不可预测的解剖学变异；胆囊切除手术需要细致地解剖肝门，因而要求手术时有良好的腹肌松弛和充分的手术野显露。在充分的手术野显露条件下，手术才容易细致地进行，并且一旦有意外情况出现时，能够从容不迫地进行处理。常遇到的问题是手术者使用过小的或不适当的切口，在此情况下常需要强力牵引胆囊，改变了肝外胆管、血管的正常解剖学关系而致误伤胆管。我们曾见通过麦氏切口阑尾切除术时切除胆囊而致胆管损伤及狭窄。小切口胆囊切除术的胆管损伤亦多属此种类型。

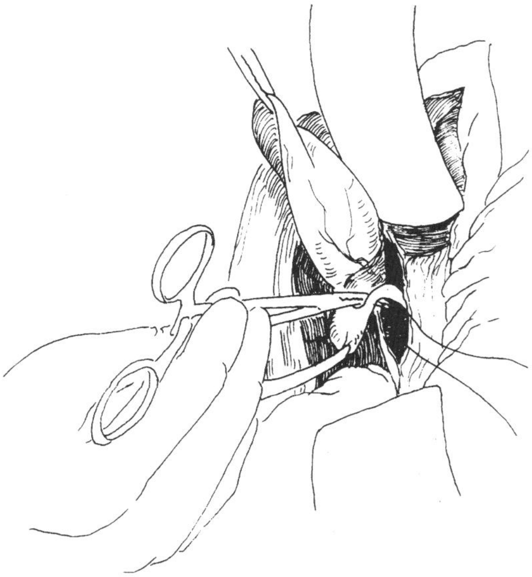

分离胆囊管，以直角血管钳引过一丝线作为牵引，暂不结扎（或靠近胆囊颈部结扎1次）

图72-2　逆行法开腹胆囊切除术（二）

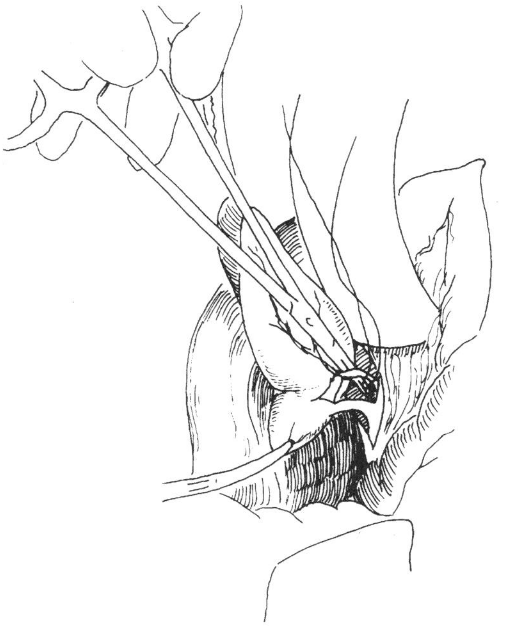

在胆囊管上方分离出胆囊动脉，向远方分离至其进入胆囊壁处，以直角血管钳引过一丝线，可靠近胆囊壁结扎，以减少分离胆囊时出血；若Calot三角粘连过多或分离有困难，亦可待最后才分离、处理胆囊动脉

图72-3　逆行法开腹胆囊切除术（三）

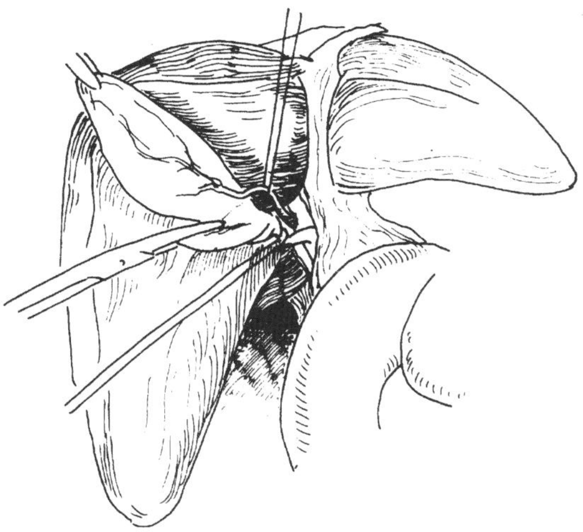

以牵引线提起胆囊管和胆囊动脉，均暂不切断

图72-4　逆行法开腹胆囊切除术（四）

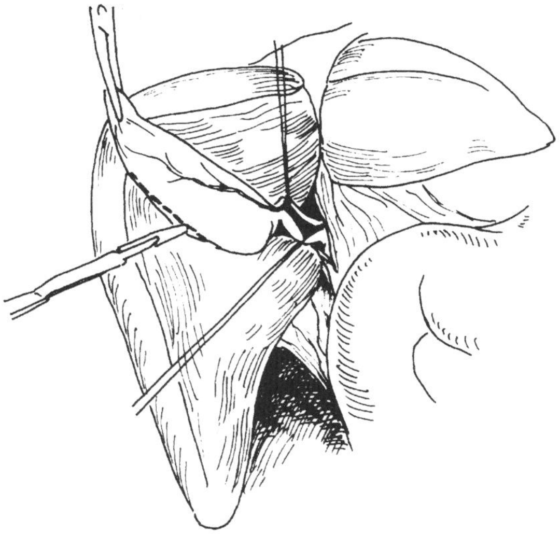

钳夹牵引胆囊底部，离胆囊约1 cm处切开胆囊的浆膜层，分离胆囊

图72-5　逆行法开腹胆囊切除术（五）

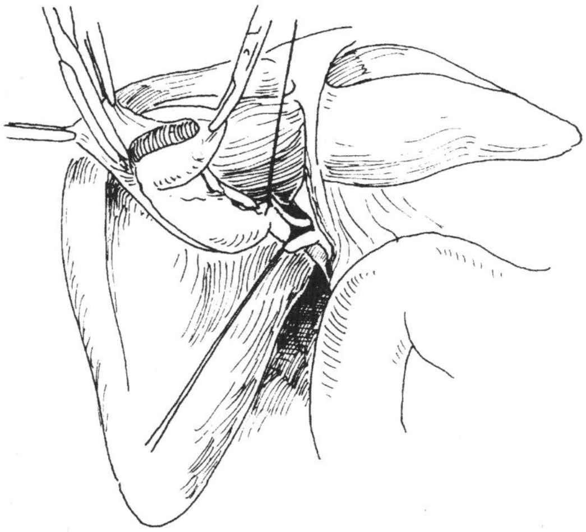

从胆囊窝游离胆囊，向颈部方向进行，所遇出血处和粘连带均切断后结扎。肝脏上留下一薄层纤维组织

图 72-6 逆行法开腹胆囊切除术（六）

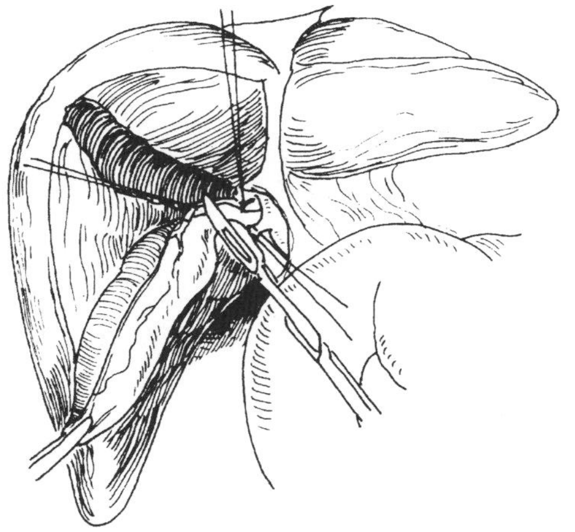

将胆囊与肝床完全分离，在胆囊动脉进入胆囊壁处结扎胆囊动脉，在两结扎线间切断

图 72-7 逆行法开腹胆囊切除术（七）

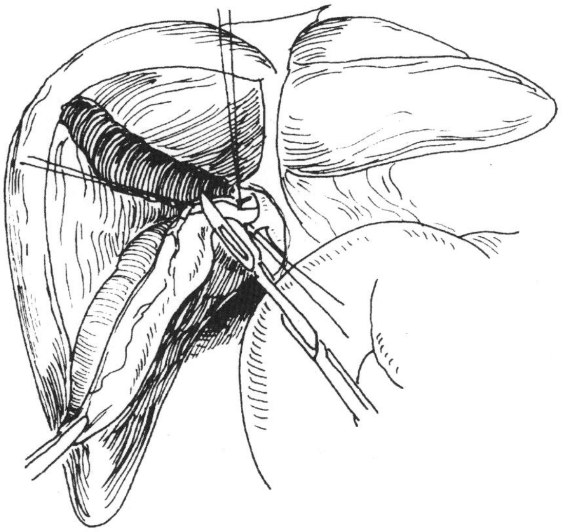

认清胆囊管、肝总管、胆总管间的关系，离胆总管约 0.5 cm 处结扎、切断胆囊管，取出胆囊

图 72-8 逆行法开腹胆囊切除术（八）

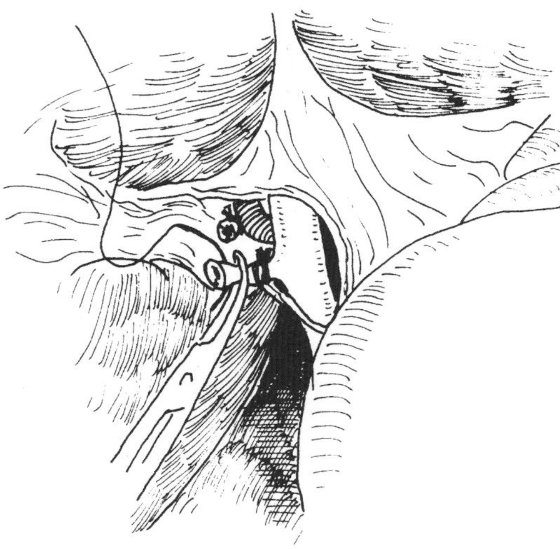

胆囊管残端外加细线贯穿缝扎

图 72-9 逆行法开腹胆囊切除术（九）

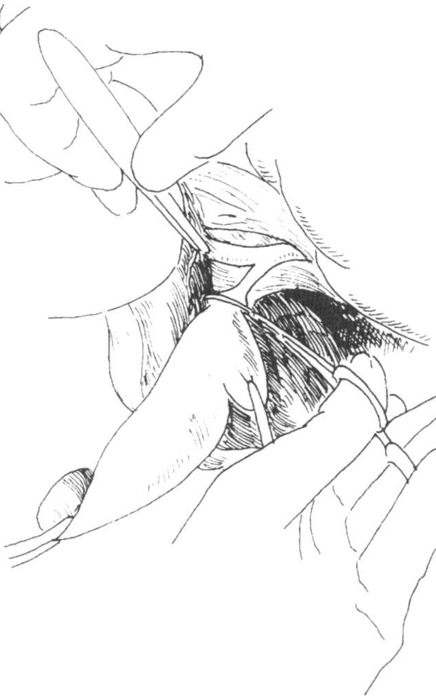

牵引胆囊球部，平行剪开胆囊颈前面腹膜层，清楚地分离出胆囊管

图 72-10 顺行法开腹胆囊切除术（一）

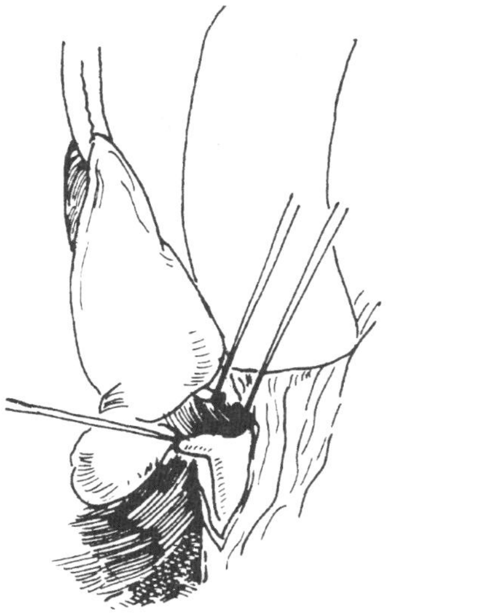

引过一丝线靠近胆囊颈处结扎胆囊管，但暂不切断，以缓解胆囊动脉的张力。在胆囊管上方分离出胆囊动脉，首先在两结扎线间切断胆囊动脉

图 72-11 顺行法开腹胆囊切除术（二）

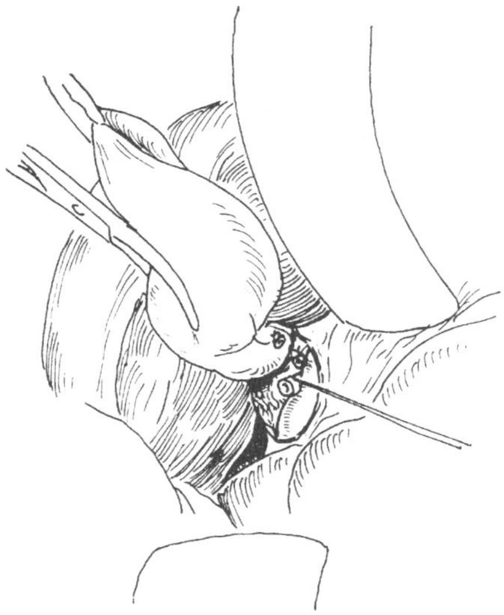

认清胆囊管与胆总管及肝总管的关系，离胆总管 0.5 cm 处，在两结扎线间切断胆囊管

图 72-12 顺行法开腹胆囊切除术（三）

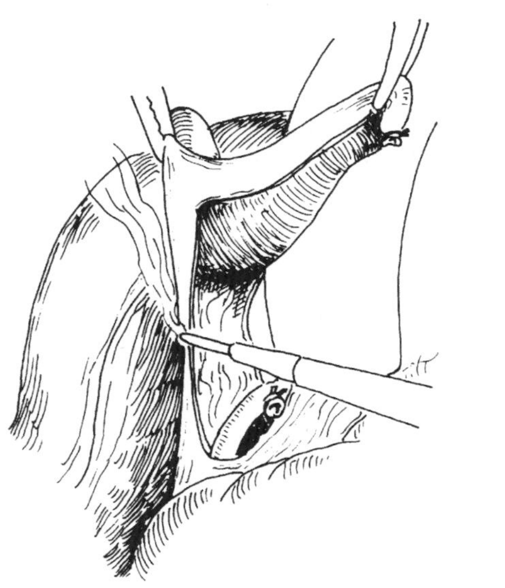

钳夹胆囊壶腹及胆囊颈部，向上牵引，分离胆囊颈，向底部游离，两侧腹膜以电刀切开或钳夹切断并仔细止血

图 72－13　顺行法开腹胆囊切除术（四）

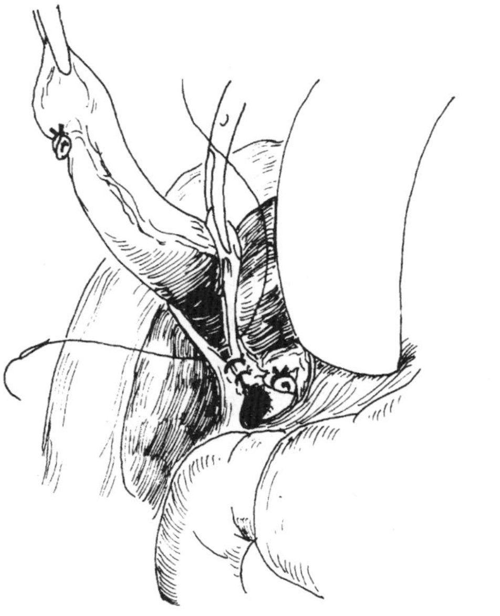

缝合腹膜使胆囊窝腹膜化

图 72－14　顺行法开腹胆囊切除术（五）

系统的腹内探查是做好胆囊切除术的一个基本步骤。虽然大多数胆囊结石病人经过术前的一些检查，诊断多半已经明确；但在一些因“慢性胆囊炎”施行手术者，对病变性质有时仍有一定疑问。当病情许可时，术中应对腹内脏器作系统探查，包括脾、食管裂孔、胃、肠、盆腔脏器、肝、肝外胆管、胰腺等。在老年病人，临床上有时可能遇到早期胃癌、肝癌、肠癌等伴发病。对于那些诊断为慢性胆囊炎，胆囊内及胆总管内均无结石者，应特别注意检查肝脏，必要时应行手术台上胆管造影。因原发性肝内胆管结石在我国许多地区中比较常见，第一次手术时只切除了胆囊而遗留肝内结石的实例是较多的。所谓“胆囊切除术后综合征”者，很多是由于存留乳头部或 Oddi 括约肌纤维化狭窄所致。

胆囊切除术的一个关键性步骤是解剖胆囊三角。胆囊三角内含有重要的解剖结构，而异常的解剖结构和病理改变在此处是常见的：如胆囊动脉的异位起始和行程，肝右动脉的异位起始和行程，各种类型的异常副肝管，胆囊管的解剖学上变异等，均是增加手术复杂性的解剖学因素。在有急性或慢性炎症改变时，局部的炎症、水肿、纤维性粘连、肿大的胆囊淋巴结、嵌顿于胆囊颈处的巨大结石、长期梗阻所致的胆囊管改变，如呈异常扩张、缩短、粘连，甚至胆囊似乎是直接开口于胆总管上等。此等解剖学及病理上的因素，无疑均增加手术上的困难。由于每一位病人在术前此种情况是难于预测的，唯一方法是术者应熟知此等变异的可能性，并且在术中注意操作，保护重要组织免受损伤。应特别注意的是胆囊颈的嵌顿性结石，胆总管和肝总管与胆囊管紧密粘连，牵引胆囊时可使胆总管酷似胆囊管而被误伤。但临床经验指出：胆总管损伤最常发生在一个缺少经验的外科医师做一个“简单”而“容易”的胆囊切除术。在一些病程长的慢性萎缩性胆囊炎、合并肝硬化门静脉高压、肝外门静脉栓塞等，胆囊切除术将是非常困难的，特别是在后二者，胆囊及胆管周围的扩张的薄壁血窦，可使手术无法进行或发生大量失血。

处理胆囊动脉是手术的另一个重要步骤。约 30％的人有一支以上的胆囊动脉，并有部分的胆囊动脉是来源于异位起始的肝右动脉。比较常见而有一定危险性的是异位起始的肝右动脉，因它通过胆囊三角并可能与胆囊管伴行，在紧靠胆囊壁处才分出胆囊动脉，因而手术时有可能将肝右动脉误认为胆囊动脉而被结扎切断。肝右动脉的血流量大，管径较粗，故在胆囊切除术遇有粗大的“胆囊动脉”时，必须沿该动脉向胆囊解剖，直至认清其进入胆囊壁无误之后，才行结扎切断。处理胆囊动脉时最常遇到的问题是出血，此种情况多发生于在两血管钳间切断胆囊动脉时，由于血管钳松脱或因助手配合不好而滑脱出血，有时亦可能因血管钳的牵引而使胆囊动脉撕裂。因此，预先以丝线将胆囊动脉结扎后再行钳夹是一个安全的措施。

切除胆囊是手术的最后的关键性步骤，不论是用顺行法或逆行法，均有可能误伤胆管，故应同样地注意手术操作的细节。从肝胆囊窝分离胆囊时，必须保持在正确的解剖间隙，要在胆囊窝表面上留下一薄层纤维组织。若深入至胆囊板分离，遗下肝实质创面或伤及胆囊下门静脉支和肝管，致使术后渗血和胆汁积存。副肝管是比较常见的，发生率可高达10%～20%，主要出现在右侧。肝-胆囊交通管亦较常见。有时副肝管的管径很细，很难与一般的粘连带鉴别，故对所有的“粘连”均应钳夹切断结扎，以避免术后胆汁渗漏。对较粗的副肝管应注意保存。切断胆囊管之前，必须将其与肝总管和胆总管的关系辨清，结扎时将胆囊管松弛，不加牵引。残留的胆囊管长度以0.3～0.5 cm为宜，但亦不要为了追求“理想”的残端长度而作过多的解剖分离，特别是在伴行型及螺旋型汇合的胆囊管，过多分离反而易损伤胆总管。只要胆囊管无炎症和结石梗阻，略长的胆囊管残支一般并不引起临床症状。

对于肝外胆管，一般是以能辨别清楚为原则，不必作围绕周径分离，特别是长距离游离，因为可能影响其血供而发生后期狭窄。若胆囊管开口大而很短，断端应间断缝合修复而不要用结扎方法处理，以免脱落或影响胆总管通畅；当有胆囊颈结石嵌顿或胆囊胆管瘘时（如见于Mirizzi综合征），应注意保存部分胆囊壁，必要时用于修复胆总管。此时胆总管引流是必要的。手术者对切下的胆囊标本，必须立即将其剖开，注意检查黏膜面有无早期癌，并将可疑之处送冷冻切片检查。

胆囊切除后右上腹肝下区宜放置引流。单管引流容易因堵塞造成假象，术后应注意检查及分析。

〔黄志强　黄晓强整理〕

第七十三章　胆道探查造口术

Choledochostomy

胆道探查一般是通过切开胆总管来进行，胆总管探查起到双重的作用，即是对肝胆道系统疾病的诊断和治疗。外科临床上是将肝脏、胆道、胰腺、十二指肠汇接部作为一个整体，而胆总管的切开只是作为胆道探查时的一个途径；手术时，除了切开胆总管直接探查外，尚有其他的种种辅助方法，以增加探查的准确性。

胆道探查术的内容包括：肝胆胰十二指肠的整体探查、肝外胆管的显露与切开探查、术中胆道造影、术中胆道镜检查、手术完毕后 T 型管逆行胆道造影检查等，这些检查程序应根据疾病情况有机结合。

一、腹腔内探查

胆道手术的探查切口多采用右肋缘下斜切口（图 73－1～图 73－12），依皮肤切口的方向切断腹壁肌肉，切口的内、外端可以向左侧或后方延伸，主要是根据手术前的诊断，特别是 CT 图像的显示；当有肝内胆管结石和左肝的病变时，则需要切断肝圆韧带和腹白线，将切口延长至剑突的左方。故术前 CT 所见的肝脏的形态和各肝叶间的比例对手术切口的设计很有影响。

腹腔内探查时，首先应做腹腔内的全面检查，然后再集中注意右上腹部。

肝胆系统探查时，应注意肝叶间体积的正常比例，因为影响肝脏的胆道病变常表现为某一肝叶的增生或萎缩，因而打乱了其正常的关系。正常时胆囊床是位于右锁骨中线上，胆囊底指向右前方；当有右肝萎缩时，胆囊床偏于右方，胆囊底则指向右外侧或右后侧，表明肝脏呈轴性向右方旋转移位。肝脏的对称性改变和旋转移位在 CT 照片上一般容易辨认，此种情况称为增大-萎缩复合征。萎缩的一侧多为有慢性病变的一侧。

应注意肝表面有无纤维性粘连、肝包膜增厚、小胆管扩张等现象；对肝实质的检查应有顺序地由右手和左手进行，最后检查肝门部、肝外胆管、胆囊、胰头和十二指肠部，注意胰头的大小、硬度、胆总管的粗细、门静脉和肝动脉等。全面检查是需要的，但在不同疾病时有所侧重。

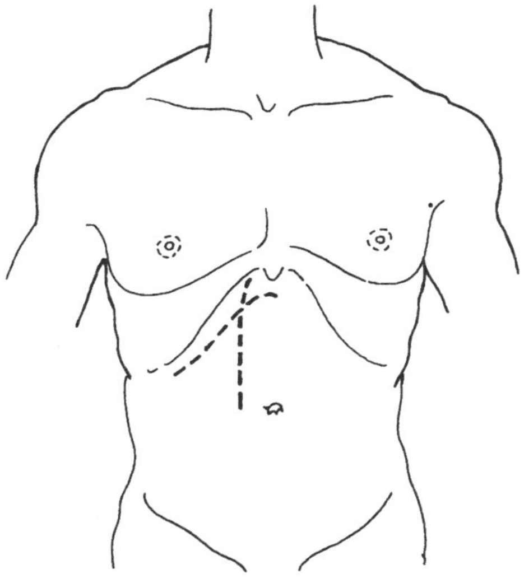

右肋缘下切口和右腹直肌切口

图 73－1　胆道手术的常用切口

当以上全面检查完毕后准备行胆道探查时，可用 2～3 块大盐水纱垫卷成长卷，将胃肠隔离于手术野之外，以方便手术操作。

二、手术台上胆道造影

一般用于胆囊切除术疑有胆总管内结石时，可在游离胆囊管之后，从胆囊管向胆总管内插入造影导管，注入造影剂后立即照片。手术台上胆道造影在单纯胆囊结石行胆囊切除术时并不常规使用，但若病人以往有黄疸、胰腺炎发作、胆管炎症状，以及术中发现有胆总管扩张、胆总管壁增厚、扪到胆总管内有硬块或条索样物、穿刺抽吸胆汁有絮状物等，均为胆总管切开探查的指征，亦可行术中胆道造影。术中胆道造影可提示胆管内结石的诊断，特别是肝内胆管结石症而胆总管内无结石时，则更有意义。不过，手术时胆管造影的照片质量常不够理想，若术者缺乏读片的经验，亦可能发生漏诊。

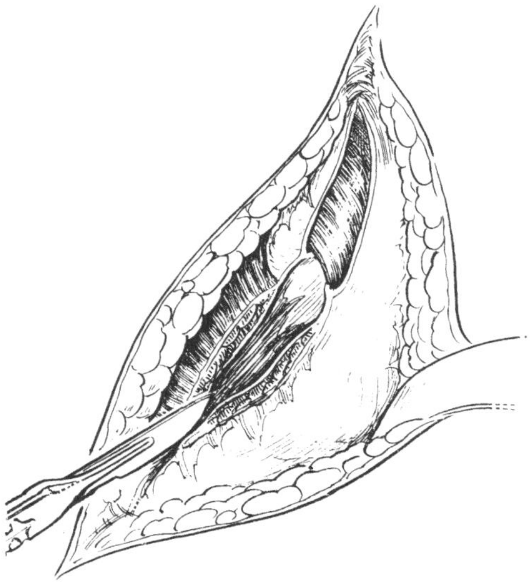

依切口方向分层切开皮下组织、腹直肌前鞘、腹外斜肌腱膜

图 73－2　右肋缘下切口（一）

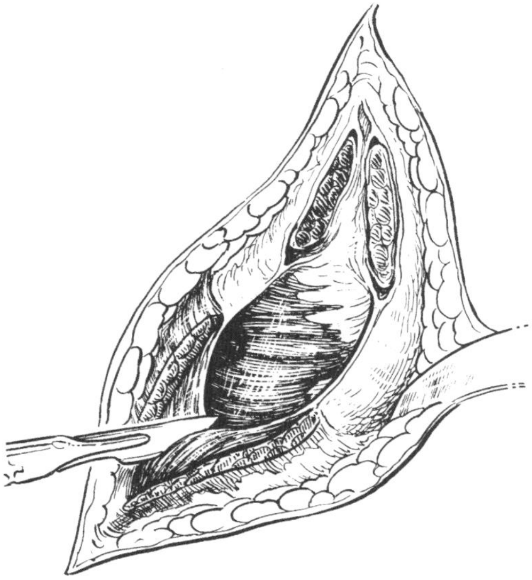

切断腹直肌纤维和依方向切开腹内斜肌

图 73－3　右肋缘下切口（二）

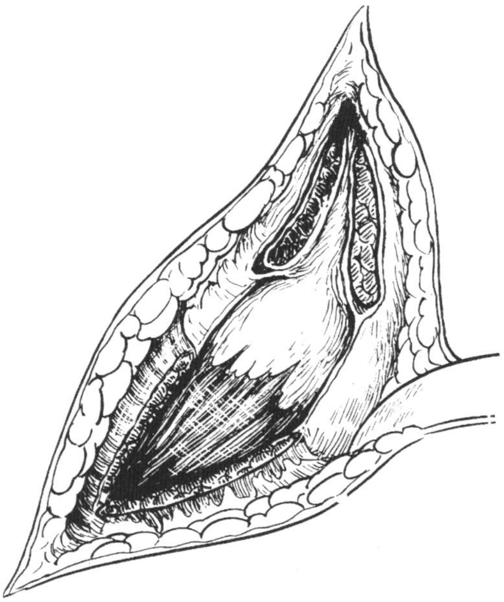

腹横肌不单独切开，将与腹膜一起切开

图 73－4　右肋缘下切口（三）

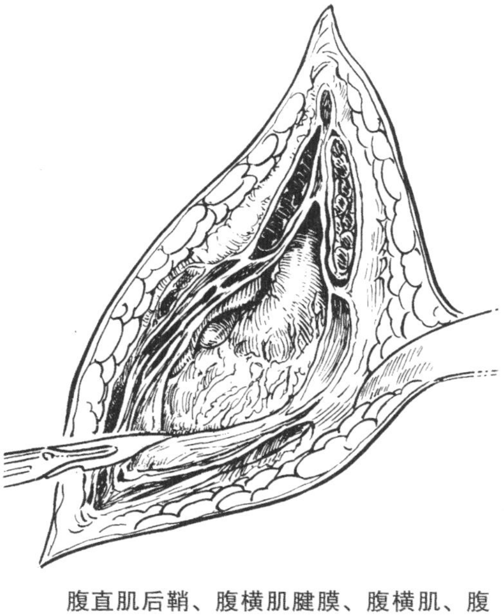

腹直肌后鞘、腹横肌腱膜、腹横肌、腹膜一同切开

图 73－5　右肋缘下切口（四）

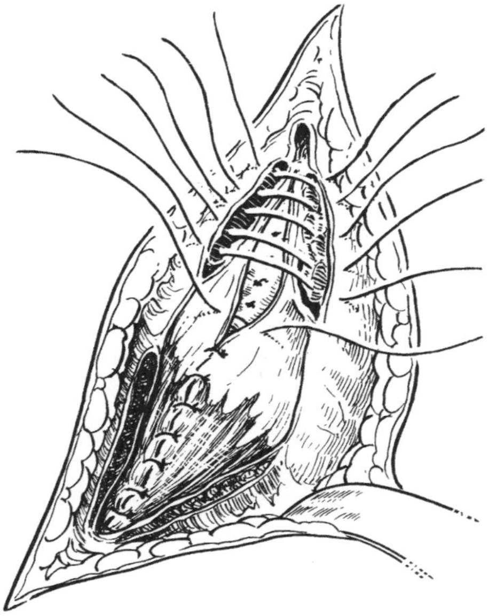

腹直肌后鞘、腹横肌、腹膜一层缝合

图 73-6　右肋缘下切口（五）

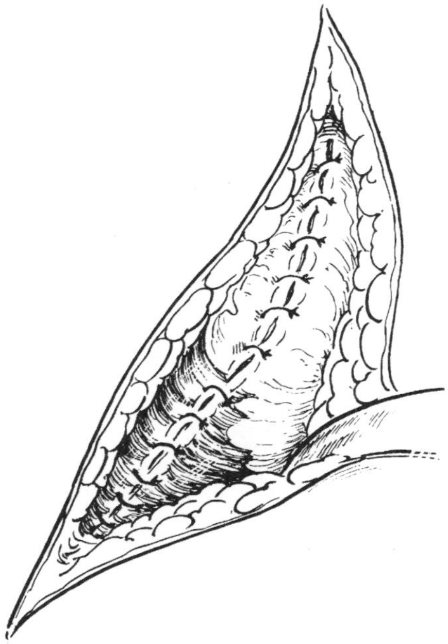

腹直肌前鞘、腹外斜肌一层缝合

图 73-7　右肋缘下切口（六）

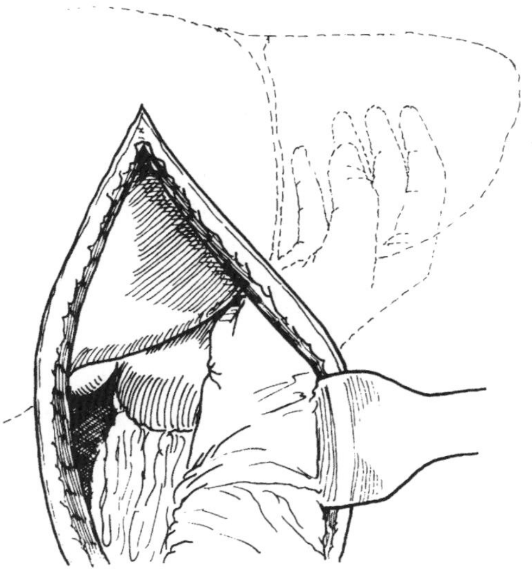

术者以右手伸至左上腹检查肝左外叶

图 73-8　胆道手术胆道系统探查步骤（一）

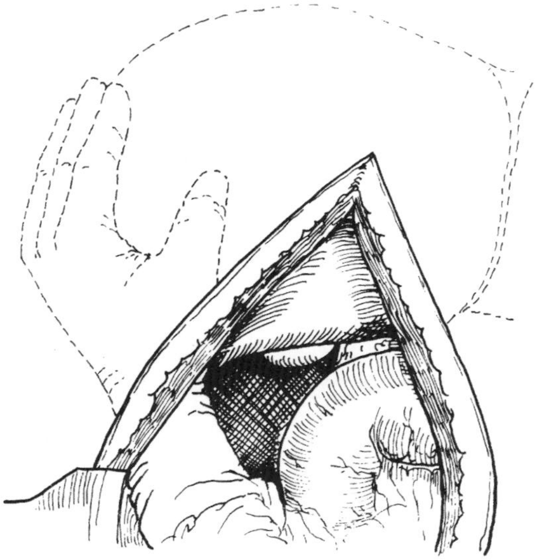

术者以左手伸至肝右叶顶部和后方检查肝右叶

图 73-9　胆道手术胆道系统探查步骤（二）

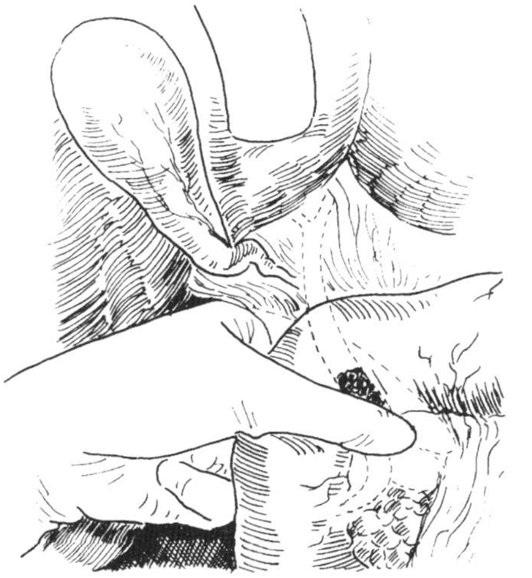

左手伸至肝门部检查肝门横沟处之肝胆管
图 73-10　胆道手术胆道系统探查步骤（三）

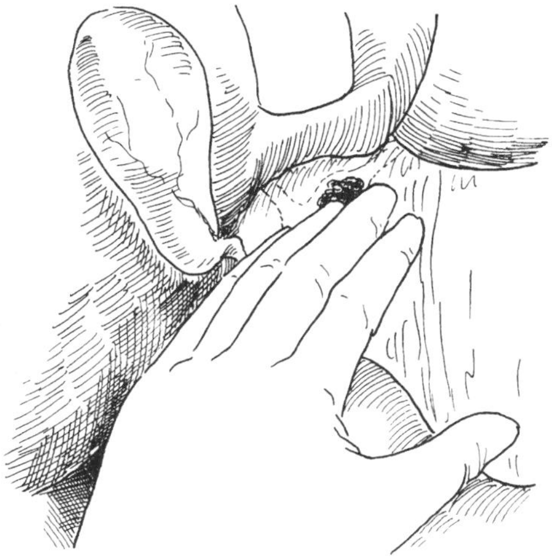

左手检查肝十二指肠韧带上结构，检查胆总管下端和胆管-胰头-十二指肠部
图 73-11　胆道手术胆道系统探查步骤（四）

在一些再次胆道手术的病例，如有高位的胆管狭窄，术中胆道造影的帮助较大。此时胆囊多已经被切除，故可用胆总管直接穿刺造影，或在胆总管切开之后，用气囊导管造影。在壁薄的胆总管，穿刺之后，若不行切开探查，宜用 3-0 细线将穿刺处缝闭，以免手术后发生胆汁渗漏。

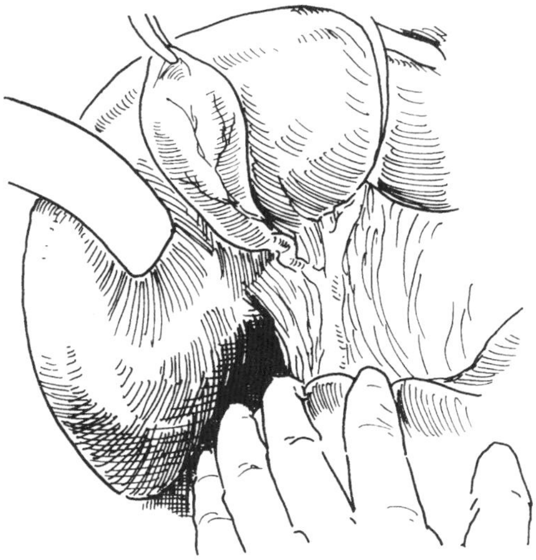

牵起肝右叶和胆囊，向下牵压十二指肠和胃窦部，肝外胆道可以得到良好显露
图 73-12　胆道手术显露

三、胆总管切开探查术（图 73-13～图 73-19）

1. 剪开肝十二指肠韧带前面的腹膜层，分离胆总管的前壁。正常的胆总管在十二指肠上缘处管径最粗，壁薄而略带暗绿色，外径在 1 cm 以内，管壁上有环状的微血管分布，位于肝十二指肠韧带的右缘，可供辨认。

在病理情况下，肝外胆管有时亦难以找寻，如损伤性胆管狭窄、胆管上端癌、硬化性胆管炎等，此时肝外胆管为瘢痕组织包围或因空虚、萎陷或成硬索状而难辨认。有时，慢性炎症的胆总管可极度扩张、壁厚，犹如一“肠管”，亦使手术者难以确认，此时应首先辨认十二指肠第一段的位置，胆总管的确认便可迎刃而解。

2. 在胆总管前壁两缘各以细线缝一牵引线，在两牵引线间穿刺，抽出胆汁后，证明为胆总管无疑。

3. 以尖刀挑开胆总管壁，再以剪刀向上、下方向扩大切口，胆管壁上的小动脉性出血均应以 3－0 线缝扎止血。对壁薄而细的胆总管，避免用平常切割的方法切开，因可能误切开了胆总管后壁。

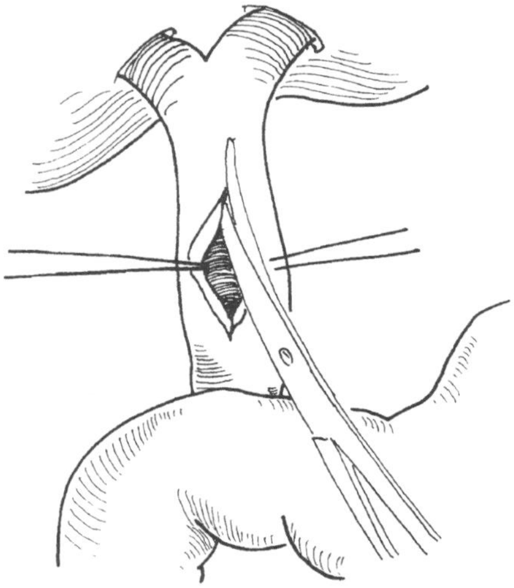

图 73－13 胆总管探查。在两牵引线间切开胆总管并向上、下方剪开扩大

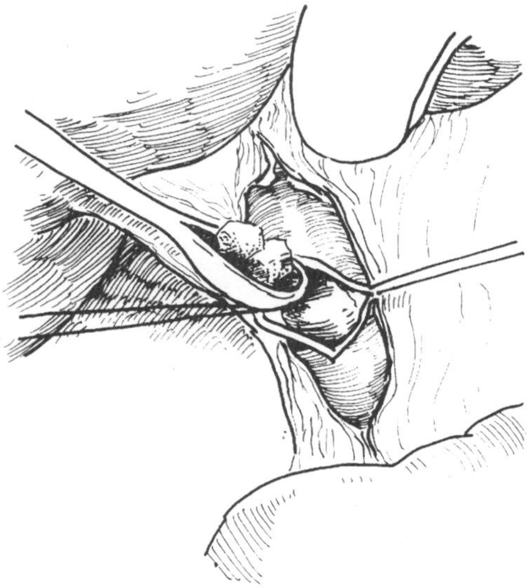

图 73－14 以胆石匙取出胆总管下端结石

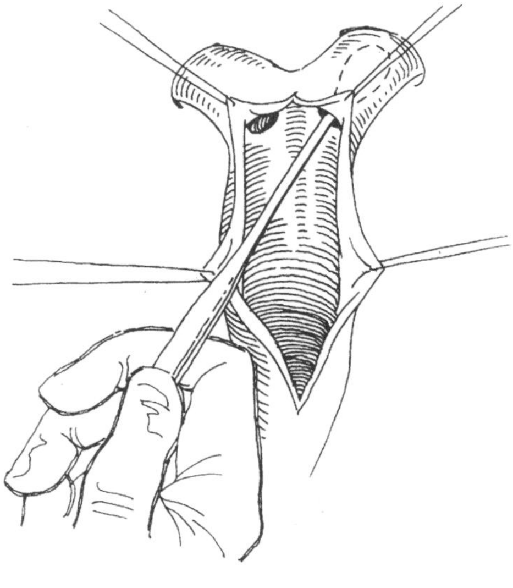

图 73－15 肝胆管探查。向上扩大胆总管切口至肝管分叉下，分别探查左、右肝管

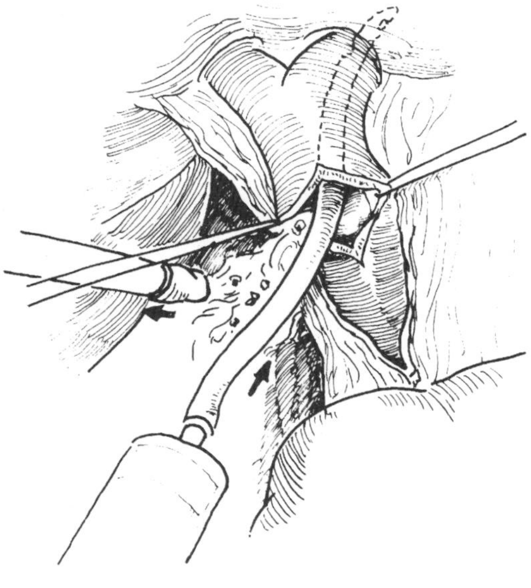

图 73－16 肝内胆管灌洗，清除结石碎块

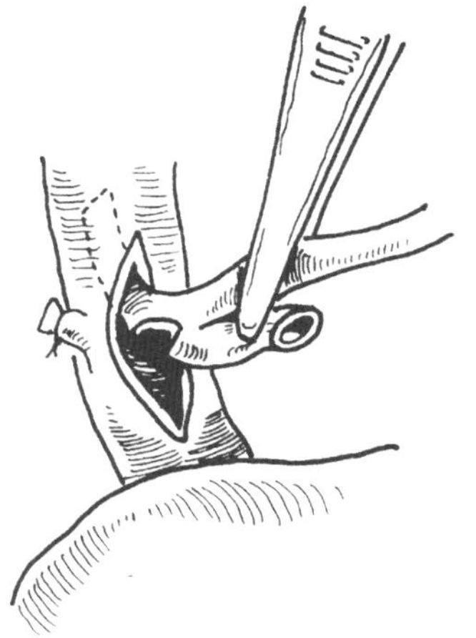

图 73-17　向上放入短臂

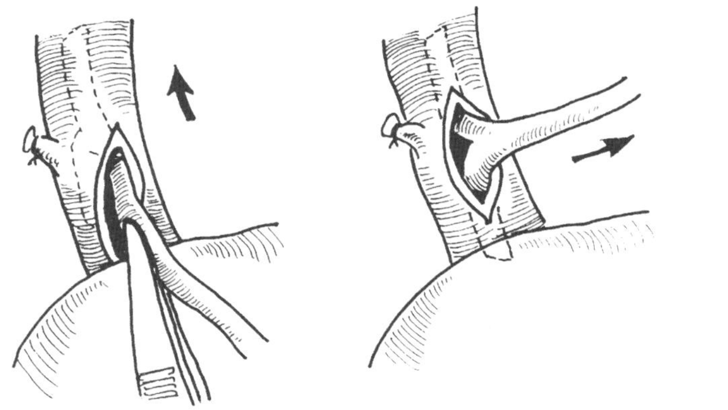

图 73-18　放入 T 型管的两短臂，箭指为移动 T 型管的方向

4. 胆总管下端探查时，为确定胆管下端的通畅度，首先以橡胶导尿管向下探查，如果能通过 10 F 尿管（直径 3 mm），表明括约肌无明显狭窄；否则，可诊断为有括约肌狭窄。之后，可用金属的 Bakes 扩张器探查，若能顺利地逐步扩张至 5～6 F，表明多属乳头开口部的黏膜狭窄，不需做进一步处理。此时，胆总管下端应能通过 14 F 导尿管。如果 8 F 导尿管不能通过，表明括约肌有纤维性狭窄，需行经十二指肠括约肌成形术，或待术后经内镜十二指肠乳头切开术，视手术的条件而定。

向上探查肝内胆管则带有一定的盲目性，需依靠手术前或手术中的胆道造影的提示。需要注意的是：①临床上有黄疸但无胆总管扩张及下端梗阻者；②胆总管内无结石或梗阻，但胆汁呈混浊及有絮状物者，均表明有高位的胆管梗阻，需要将胆总管切口向上延伸，直接探查左、右肝管及其分叉部。

对胆管系统有明显扩张及肝内、外胆管结石者，亦可以用手指探查，能更清楚地了解胆管内的情况。

胆总管探查有时亦可能遇到意想不到的困难，如在门静脉阻塞和胆管周围静脉丛极度扩张时，胆总管可能被一厚层的薄壁的血窦所包围，无法切开胆总管，或在试行切开胆总管时发生不可控制的出血；此时唯一的出路往往是在控制肝门下仔细缝扎止血，终止胆管切开的努力。有时亦不得不借助于纱布填塞法以止血。

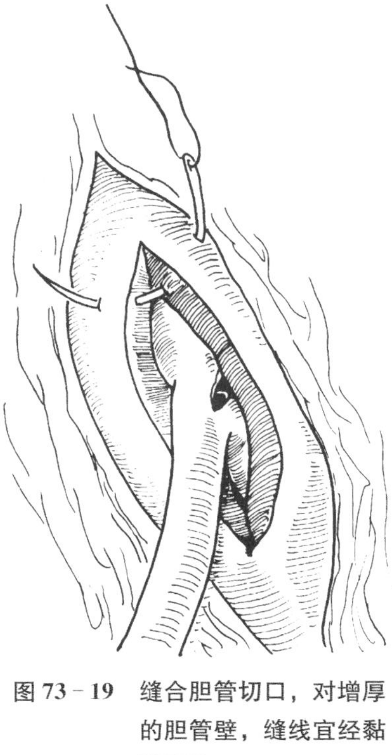

图 73-19　缝合胆管切口，对增厚的胆管壁，缝线宜经黏膜层外

5. 胆管探查完毕后，胆总管内放置 22～24 F 号的 T 型管。胆管切口以 3-0 细线仔细缝合，注水后不漏水。我们主张加强手术前的检查，尽量避免阴性探查，若已具备胆总管探查的手术指征者，探查后均需要放胆管引流。

T 型管放置时应注意：①T 型管不宜过粗，胆管切口缝合后应毫无张力；②两短臂应修剪；③避免短臂过长，向上阻塞肝管，向下突入至十二指肠；④引流管道短而直；⑤用大网膜将引流管与十二指肠隔开。

6. 腹腔引流置于肝下区，不经主切口而从另一刺口引出体外以减少切口并发症，术后放置时间需视手术种类和引流液性质而定，一般情况下，术后第 2 至第 3 天时拔除第一根，若有胆汁漏，保存时间应更长一些，或作调整引流管的处理。

四、手术完成时 T 型管胆道造影

胆总管探查完毕后，放置 T 型管及缝合胆总管切口，在手术台上经 T 型管注入造影剂作胆道造影，以观察胆管内是否残存结石，若有结石，则需重新取出。此时手术医师需要有良好的阅片能力，造影剂浓度应稀释，并避免将气泡影、血凝块影、黏液块影等误认为结石负影。

五、手术台上胆道镜检查

在有条件时，可行手术台上纤维胆道镜检查，以确定肝内外胆管残留结石、高位的肝胆管狭窄、胆管肿瘤（乳头状腺瘤、癌的范围、活组织采取）、肝内胆管出血的部位等。肝内胆管取石因耗时太久，一般宜在手术后行之。

六、术后处理

胆管探查引流手术后，除按照一般的腹部手术后常规处理外，需注意腹腔引流液和 T 型管引流的胆汁的特点和每天量。腹腔引流液初时可能带有胆汁染色，一般 3 d 左右可以停止。

T 型管引流胆汁在头两天内量较少、颜色深，以后逐渐增多，正常时可达 500 mL 左右，色金黄；若原有胆道感染和胆汁停滞，胆汁色深绿，有沉渣及絮状物；若胆汁稀薄而色浅、量少（每天少于 300 mL），常表示有肝脏功能障碍。肝硬化、肝内胆管囊状扩张症等，胆汁稀薄而色浅淡、量多，有时每天可多达 3000 mL。因此，应根据每天胆汁引流情况做出相应的处理。

手术后胆道出血有两种情况，一是血性胆汁但不伴有特别的症状，多属于渗血，一般处理后可停止。另一种是 T 型管出血时病人有强烈的胆绞痛，血色鲜红，流至引流瓶内很快凝固，表示为动脉性出血，可来源于手术处、肝外胆管或肝内胆管，特别是原有胆道感染的病人。若出血量大，应行经皮选择性肝动脉造影并肝动脉栓塞术，若条件不具备，有时亦需再次手术止血。

T 型管放置时间一般为 2～3 周，拔管前应经 T 型管胆道造影。近年来 T 型管拔除时引起胆汁漏及胆汁性腹膜炎的报告增多，若手术时 T 型管未曾用大网膜妥为包裹，拔管时间可至 4 周。对于一般营养状况差、术后恢复慢，曾用过肾上腺皮质激素治疗者，可待至 6 周或更长一点时间。T 型管短臂加以适当剪裁，可以减少拔管时对瘘道的损伤，因为胆汁漏多是由于腹腔内 T 型管窦道壁破裂。如果拔管时病人立感腹痛，应立即从窦道内放入一橡胶导尿管至胆总管以引流胆汁。

〔黄志强　黄晓强整理〕

第七十四章　经十二指肠括约肌成形术

Transduodenal Sphincteroplasty

良性的十二指肠乳头狭窄和 Oddi 括约肌纤维化狭窄是胆囊和胆管结石时常见的并发症，其为胆石通过时的损伤所致；亦有不合并胆石的乳头部狭窄，称为原发性缩窄性乳头炎。括约肌狭窄是引起所谓“胆囊切除术后综合征”的主要原因。

乳头部狭窄一般可以分作两类：

1. 乳头开口黏膜粘连性狭窄，狭窄限于乳头上开口处，括约肌正常，单纯用扩张术可收到良好结果。

2. Oddi 括约肌纤维性狭窄，慢性炎症和纤维化已侵入括约肌纤维，单纯扩张术达不到长远的治疗效果。

经十二指肠括约肌切开成形术原是唯一的手术治疗方法，手术比较复杂；但自从内镜外科开展以来，在有条件的单位，均已经采用经十二指肠镜的乳头切开术，手术的创伤小，病人恢复快。然而，在我国当前情况下，内镜外科的发展尚不平衡，或是缺少应有的经验，另外，有一些情况下，亦有因不宜用内镜乳头切开而必须施行手术处理，所以经十二指肠乳头成形术仍然常有需要。

【适应证】

1. 括约肌纤维性狭窄无内镜外科手术条件或试行内镜下切开失败者。
2. 狭窄段较长内镜下切开时有一定困难和危险者。
3. 括约肌狭窄合并乳头旁憩室。
4. 壶腹部结石嵌顿。
5. 术中发现胆管下端梗阻需明确诊断和一次手术处理。
6. 病人情况良好可承受较复杂的手术者。
7. 肝内外胆管无狭窄和结石梗阻。

【禁忌证】

1. 病人情况不能耐受较复杂手术。
2. 新近急性胰腺炎发作。
3. 胆总管下端狭窄段较长，括约肌切开不能解决者。
4. 胰腺头肿大使手术困难者。
5. 胆总管和肝胆管有未纠正的狭窄和结石梗阻者。

【麻醉与体位】全身麻醉或连续硬膜外麻醉。仰卧位。

【手术步骤】（图 74-1～图 74-9）

1. 切口选择一般同胆囊切除术切口，体型瘦长者，可选右上腹部直切口。

胆总管探查确定括约肌狭窄的诊断，纤维性狭窄，不能扩张和通过 3 mm 探子和 F10 号导尿管。

2. 切开十二指肠外侧腹膜，向前方游离十二指肠第二、第三段和胰头，充分游离胰头可使十二指肠提出至手术野表面，方便手术操作，胰头后方垫以一盐水纱垫。

3. 以一胆道扩张器从胆总管向下至括约肌处，以一细线缝一牵引线在十二指肠前壁表示乳头的所在。

4. 若可能，放一 F8 号导尿管至十二指肠以便于寻找乳头的开口。

5. 我们一般在相当于乳头部的十二指肠前外侧壁上做一横切口（不少作者主张做纵切口），切开肠腔后，找到从胆总管放至十二指肠内的导尿管，两端拉紧提起，便可显露乳头的开口部；若未曾通过导尿管，则用一金属的胆道扩张器将乳头部顶起，以细线缝在乳头的上方和两侧作为牵引固定。

6. 在乳头开口的 11 点钟处夹两蚊式血管钳，在其间切开，每次切开约 2 mm，以 5-0 线缝扎对合黏膜并作为牵引，如此逐渐地向上方切开，切开长度约 2 cm，切开的顶端再作一 8 字形缝合。如此便完成了括约肌切开和胆管与十二指肠黏膜对黏膜缝合，注意缝线留长，暂作牵引用。

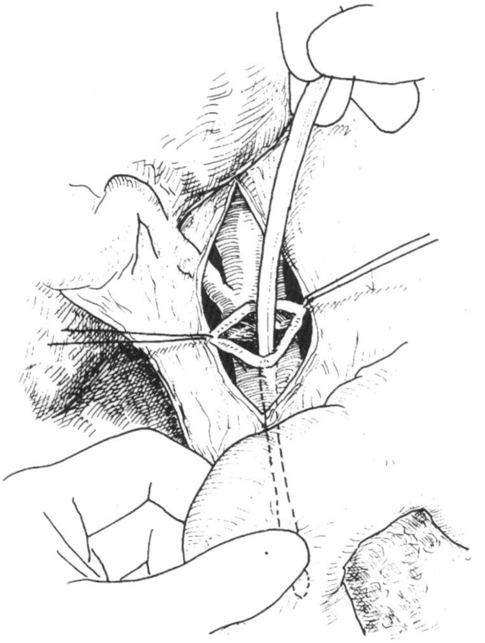

图 74-1 胆总管探查下端不能通过 F10 号导尿管和 3 号探子，检查探子的尖端即相当乳头部位

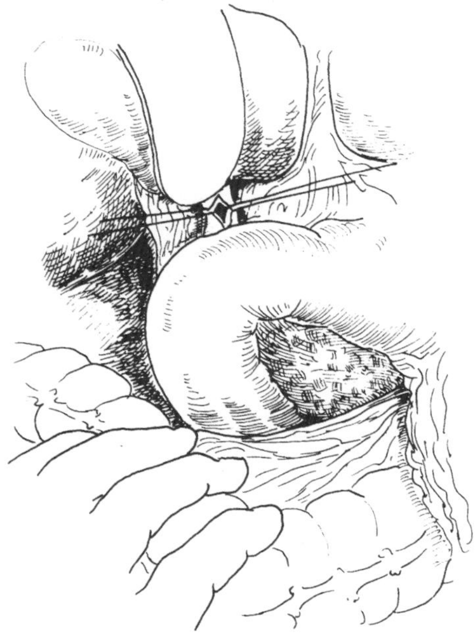

图 74-2 准备游离十二指肠，将横结肠肝曲及其系膜附着从十二指肠前面推开，显露十二指肠第二段和与第三段交接处

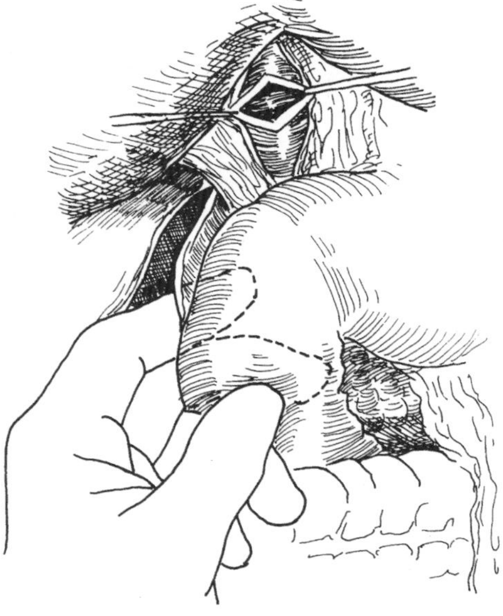

图 74-3 切开十二指肠外侧腹膜，手指钝性分离，向前游离十二指肠及胰头（Kocher 手法）

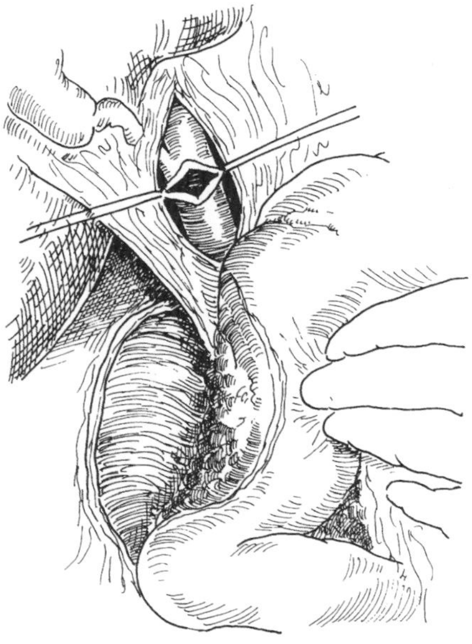

图 74-4 十二指肠游离后，可以向内翻转及向前提起

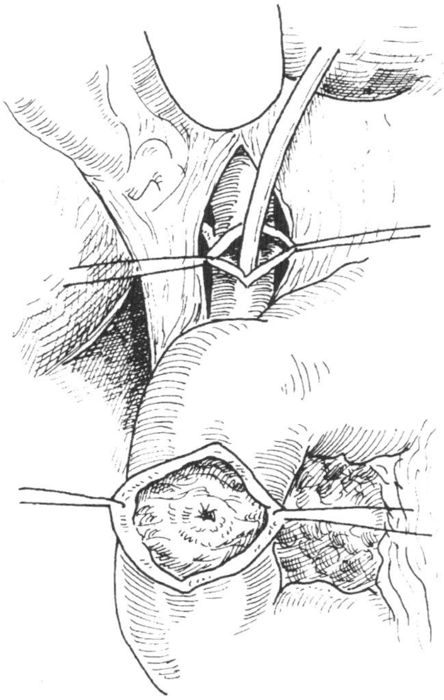

图 74－5　胆总管内置入胆道探子，在相当于其尖端处横形（或纵形）切开十二指肠第二段以发现乳头开口

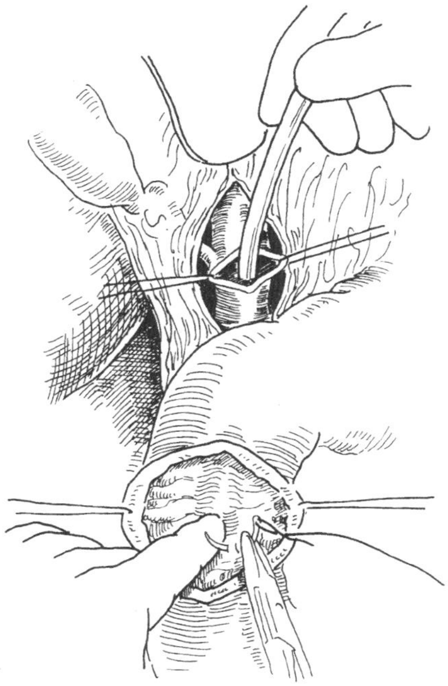

图 74－6　触摸探子尖的位置，在其两旁及上方缝以细线作牵引

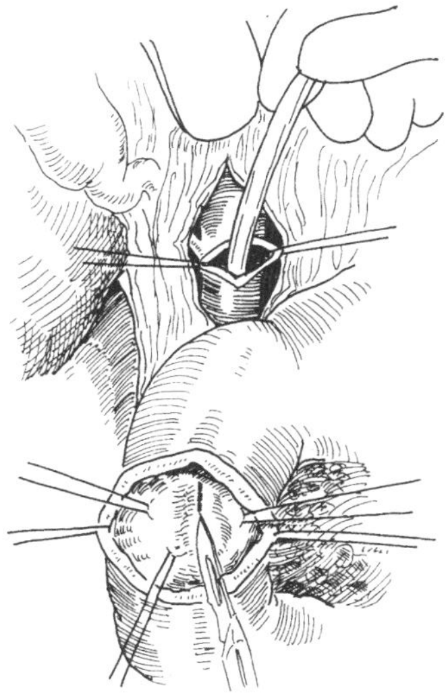

图 74－7　相当于探子的尖端切开乳头

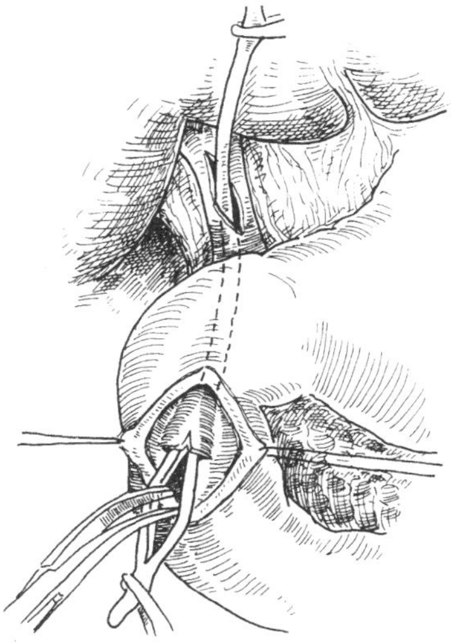

图 74－8　或用一导尿管从胆总管放至十二指肠，牵紧，将其劈开，扩张后使乳头开口张开，以便于切开括约肌

7. 检查胰管开口有无狭窄，若有狭窄，亦予一并切开，内置一细硅橡胶管支撑。

8. 胆总管内放入一 T 型管，短臂一般不经括约肌开口。

9. 双层间断缝合十二指肠上切口，外加用横结肠系膜之腹膜覆盖。

10. 在切开乳头括约肌时若有困难，可用特制的带槽沟的圆头探子或带海绵球的橡皮导管，以推顶或提拉乳头部至十二指肠切口的表面。

肝下区和胰头后方放置引流，从腹部另刺口引出。

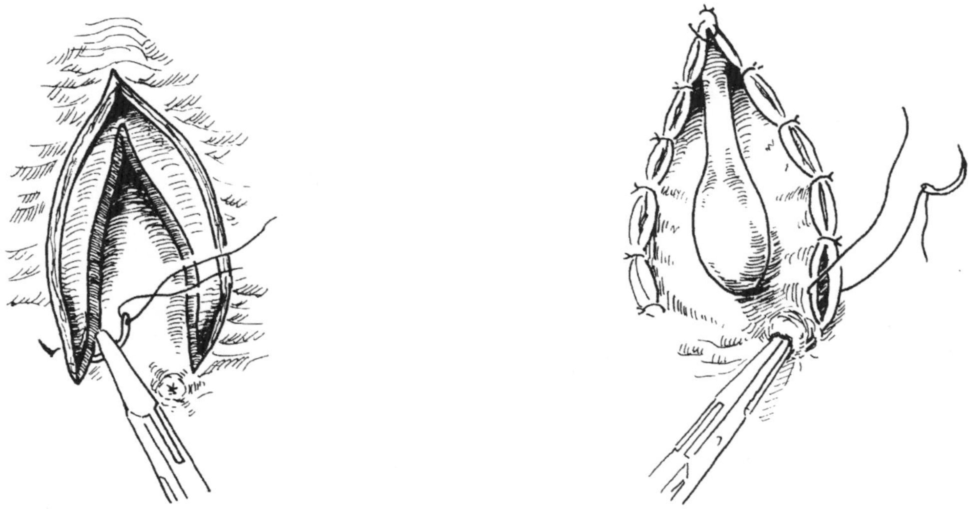

a. 缝合胆管与十二指肠黏膜，切口的尖端加一 8 字形缝合

b. 注意检查胰管开口，若有狭窄，可用蚊式血管钳尖轻轻扩张或切开

图 74－9 缝合胆管与十二指肠黏膜

【术后处理】经十二指肠乳头成形术是一很细致并可能有一定并发症的手术，术后并发症主要有出血、急性胰腺炎、十二指肠瘘、十二指肠梗阻等。我们主张十二指肠上切口宜横切横缝及纵切纵缝，可减少一般纵切横缝时造成的张力，特别是当有慢性胰腺炎和胰头肿大时。

〔黄志强　黄晓强整理〕

第七十五章　胆道及胰腺疾病的内镜手术

Endoscopic Operations of Biliary Pancreatic Diseases

随着现代工业的进步，现代诊疗设备和技术不断涌现。硬式内镜最早在19世纪初出现，主要应用在消化道、泌尿道的观察。1957年美国最早制成了纤维胃镜、十二指肠镜，内镜进入到纤维光学内镜时代。现在广泛应用的电子内镜，是20世纪80年代出现的。电子内镜可以通过显示器将内镜图像显示出来，镜头具有放大效果，高清画质对细微病变的观察更清晰。

1968年美国华盛顿大学的McCune医生首次报道完成了内镜逆行胰胆管造影（Endoscopic Retrograde Cholangiopancreatography，ERCP），ERCP早期主要应用于胆胰疾病的诊断。1974年，日本学者Kawai和德国Classen教授相继报道了内镜十二指肠乳头切开术（Endoscopic sphincterotomy，EST）用于治疗胆总管结石，从此开创了治疗性ERCP时代。随着内镜设备的不断改进和各种内镜器械的发明，越来越多胆胰治疗技术开始应用于临床。

1975年日本学者成功完成首例内镜下鼻胆管引流（Endoscopic nasobiliary drainage，ENBD），1980年德国Soehendra教授首次应用塑料胆管支架治疗胆管梗阻，1980年代自膨式金属支架（Self-expandabale metal stent，SEMS）应用于临床。内镜内外引流技术丰富了胆道梗阻引流方法，内镜胆道引流技术的应用，逐步替代了姑息性胆道引流手术，成为临床姑息性治疗胆管恶性梗阻的首选。近年出现的胆管狭窄扩张后植入多根塑料支架或可拔除的全覆膜自膨式金属支架支撑，对良性胆管狭窄的治疗取得了很好的效果。

内镜技术在胰腺疾病的治疗方面也有广泛的应用，1983年Siegel等首次通过内镜放置塑料支架治疗慢性胰腺炎引起的胰管狭窄。以后出现了胰管括约肌切开，内镜下胰管取石术，内镜下胰管支架植入，内镜下鼻胰管引流等技术，应用于治疗急慢性胰腺炎、胰管结石等胰腺疾病。

近年出现了内镜与超声相结合的超声内镜技术，不但可以通过内镜观察胃十二指肠，还可以通过超声从胃十二指肠壁表面直接观察胆道胰腺。由于排除了胃肠气体的干扰，超声内镜的诊断准确率较腹部超声有大幅提高。在超声引导下可进行穿刺和置管等操作，临床上已广泛应用于胰腺肿瘤细针穿刺活检、胰腺假性囊肿引流、胰腺坏死脓肿清除等治疗。不断出现的内镜新技术的应用于使临床对胆胰疾病的诊治水平不断提高。

第一节　内镜十二指肠乳头括约肌切开术

一、Oddi括约肌的解剖与病理生理

Oddi括约肌是位于胆总管与胰腺总管交界处的一段平滑肌。意大利解剖学家Ruggero Oddi（1864—1913）在1887年第一次系统描述了包裹在胆管和胰管末端的环状和纵向肌肉纤维。这个结构后来被称为奥迪括约肌。

Edward A. Boyden对该括约肌进行了广泛的研究，并确定Oddi括约肌的胚胎发育与十二指肠肌纤维不同，其在解剖学上起源于局部间质，Boyden描述了3组肌纤维：胆总管括约肌、胰管括约肌和胆胰壶腹括约肌。Boyden还将壶腹括约肌的前壁部分作为参与将胆汁排入到十二指肠中的主要肌肉（称为Boyden括约肌）。

1971年，Baraya将胆总管括约肌区分为3段：上段（十二指肠外）、中段和下段。中下节段之间与

壶腹括约肌连接。同样，胰管括约肌由 3 段组成，下段与十二指肠肌纤维相连。根据胆总管和胰管结合的类型不同，整个结构不是恒定的（图 75－1）。

Oddi 括约肌几乎完全包含在十二指肠壁内，斜行 6～10 mm。

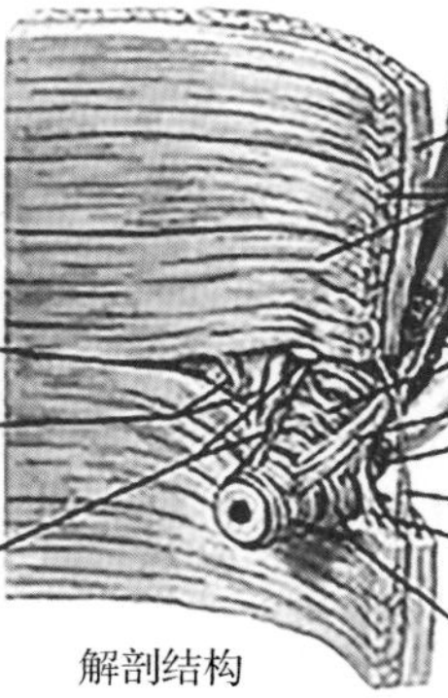

图 75－1 Oddi 括约肌解剖示意图

Oddi 括约肌的作用是：调节胆汁和胰腺外分泌液流入十二指肠，维持对胆汁流动的阻力，使空腹时胆囊充盈，防止十二指肠胆汁回流，维持管道内无菌的环境。Oddi 括约肌维持一定的基础压力和相性收缩活动。Oddi 括约肌的基本压力在十二指肠和胆道或胰管之间保持大约 15 mmHg 的压力差，这样保持了无菌的管道内环境。胆汁和胰液流入十二指肠是由明显的相位收缩调节的。Oddi 括约肌的相位收缩活动峰值为 100～150 mmHg，平均每分钟收缩 4～5 次，持续时间为 4～6 s。正常收缩方向是顺行的，有助于胆汁和胰液流入十二指肠。

Oddi 括约肌的活动同时受激素和神经影响。大部分的胆囊容积排空发生在用餐期间，胆囊收缩素是胆囊收缩和 Oddi 括约肌舒张的主要刺激剂。除了胆囊收缩素，另一个重要的激素是分泌素（secretin），这与刺激胰腺分泌和松弛 Oddi 括约肌有关。

Oddi 括约肌也可以通过阿托品、胰高血糖素、硝化甘油和钙通道拮抗药松弛，吗啡可增加 Oddi 括约肌收缩频率；哌替啶（度冷丁）能减少 Oddi 括约肌收缩频率，临床上常用哌替啶治疗胆绞痛。

消化过程中运动反射反应的传入途径主要为迷走神经纤维，传出途径由内脏神经纤维提供。内脏的交感纤维主要是抑制性的，迷走神经的副交感纤维对胃肠器官的运动活性有刺激作用。

二、内镜下十二指肠乳头括约肌切开术（EST）与取石术

内镜下十二指肠乳头括约肌切开术（endoscopic sphincterotomy，EST）是在 ERCP 的基础上，在选择性插管插入十二指肠乳头后，用高频电刀切开胆管或胰管括约肌。内镜下乳头括约肌切开术包括胆管括约肌切开术（endoscopic biliary sphincterotomy，EBS）和胰管括约肌切开术（endoscopic pancreatic sphincterotomy，EPS）。EST 目前广泛应用于胆管结石、胆管末端良性狭窄、急性胆源性胰腺炎等胆胰疾病的治疗。

【适应证】

1. 胆总管结石。
2. 胆总管下端良性狭窄。
3. 胆管蛔虫。
4. 急性梗阻性化脓性胆管炎。
5. 急性胆源性胰腺炎。
6. 壶腹部肿瘤。
7. 慢性胰腺炎、胰管结石。

8. 胰腺分裂症。

9. 胰管开口狭窄需置入胰管支架。

10. Oddi 括约肌功能紊乱。

【禁忌证】

1. 病人全身情况极差不能耐受内镜检查者，包括心、脑、肝、肾、肺功能严重衰竭等。

2. 食管、幽门或十二指肠球部狭窄，十二指肠镜无法通过者。

3. 对患有严重凝血机制障碍及出血性疾病病人应极为慎重。

4. 胆总管下端良性或恶性狭窄，其狭窄段长度超过胆总管十二指肠壁内段，单纯 EST 达不到治疗目的。

【术前准备】

1. 术前首先要充分了解病人的全身健康的状况，并详细了解病史、手术史、药物过敏史、临床检查、影像学检查、淀粉酶及其他生化检查结果，进一步明确适应证，并排除有禁忌证病人。

2. 向病人及家属解释此项治疗的目的、优点及需病人配合治疗的有关事项，解除病人的思想顾虑，取得充分的合作，并告知家属该项手术可能出现的并发症及处理方法，消除病人的恐惧心理，取得家属理解，并签署手术同意书。

3. 如使用碘离子造影剂，事先要做过敏试验。

4. 治疗前一天晚餐不宜过饱，如上午行 EST，应于前一天晚 10 时后禁食、禁水、不吸烟。下午行 EST，早餐可进少量流质，午餐禁食、禁水。

5. EST 术前半小时肌内哌替啶（度冷丁）50～100 mg，地西泮（安定）10 mg，山莨菪碱 10 mg（青光眼及前列腺增生病人例外）。

6. 如病人有义齿，检查前应取出，并交家属保管。

7. 做好为 EST 所用器械准备，包括斑马导丝、造影导管、十二指肠镜、乳头切开刀、取石网篮、取石球囊、吸引器等。

8. 术前咽部表面麻醉。

【手术操作】

（一）ERCP

1. 进镜：十二指肠镜进至十二指肠降段，拉直镜身后，缓慢退镜，即可观察到大乳头。十二指肠降段中下 1/3 内侧可见一纵行隆起皱襞（胆总管十二指肠壁内段形成的隆起），表面有数条横行皱襞。乳头远端有纵行皱襞形成小带，是寻找乳头的重要标志。观察乳头开口大小、形态，乳头周围有无肿瘤、憩室、溃疡及出血。

2. 胆胰管插管：为了减少术后胰腺炎、胆管炎等并发症的发生，尽量进行选择性胆管或胰管插管，避免不必要的胆管或胰管显影。

为了提高插管的成功率，降低术后胰腺炎和胆管炎的发生率，推荐导丝引导插管（wire-guided cannulation，WGC）。WGC 通常用乳头切开刀和超滑导丝插管，切开刀插入乳头开口后，将刀头和导丝朝胆管（乳头开口 11～12 点方向由下向上插管）或胰管方向（乳头开口 1～2 点方向垂直插管），然后由术者或助手插导丝，进入胆管或胰管，然后乳头切开刀沿导丝跟进入胆总管或胰管。插管和导丝应轻柔，勿动作粗暴造成穿孔、假道形成、出血、乳头水肿，无法完成插管。如果插管困难，也可应用造影法、双导丝法、预切开法等方法完成插管（图 75-2、图 75-3）。

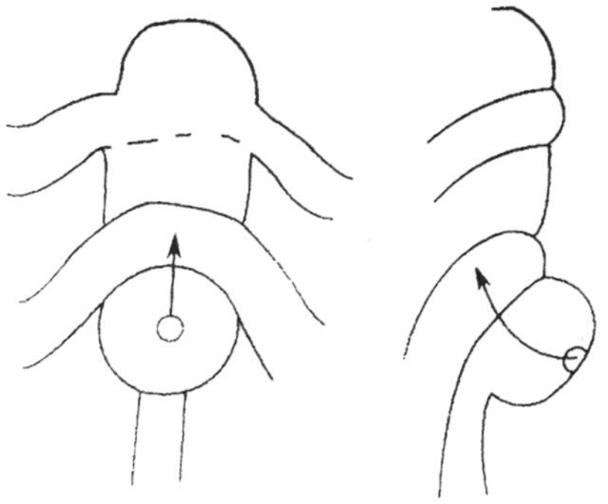

图 75－2　胆管插管方向

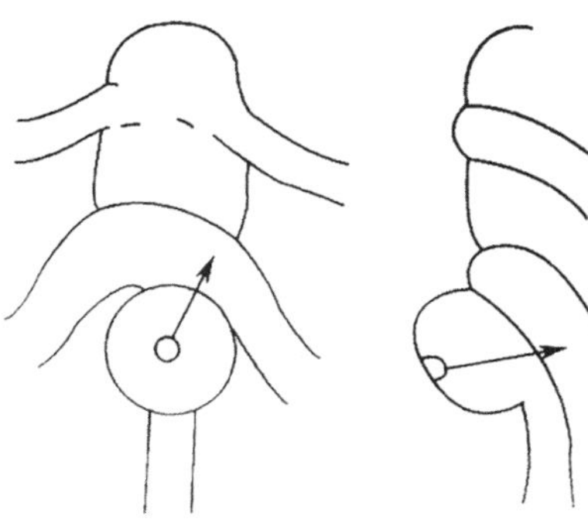

图 75－3　胰管插管方向

3. 造影：造影前先摄平片做对照，平片可见胆胰阳性结石、胆道积气、胰腺钙化等表现。

胆道造影：切开刀沿导丝进入胆总管，缓慢推注造影剂。注意推药前应排气泡，防止气泡进入胆管误认为结石。边推造影剂边透视观察，注意胆管内是否有结石负影或胆管狭窄等病变，不要推入过量造影剂，以可以观察病变为宜，防止将结石冲入肝内胆管，造成取石困难；也应注意不要使用过浓造影剂，造成结石负影被造影剂掩盖。发现病变及时摄片。对于肿瘤引起的胆管狭窄，尤其是肝门部胆管癌，应将导丝超过梗阻部位，进入肝内胆管，切开刀沿导丝进入胆管梗阻上方，抽吸部分胆汁后再造影，造影后留置鼻胆管或支架进行妥善的胆道引流，防止造影后胆管炎。对于梗阻性化脓性胆管炎，如病人情况很差可不造影，仅仅进行鼻胆管引流，必要时可推入空气进行胆管空气显影，观察胆管情况。

胰管造影：切开刀沿导丝进入胰管，导丝可进到胰尾，以便导管可显示主胰管全程。应在透视下缓慢推注造影剂，要注意控制注射压力和造影剂的量，在持续透视下观察胰管，避免压力过大引起分支胰管过度显影或腺泡显影。注射压力大、速度快、量大、反复显影是术后胰腺炎的危险因素。

（二）EST

当 ERCP 发现胆胰管病变需进行取石、放置支架等治疗时，需进行乳头切开。

胆管括约肌切开根据乳头类型及乳头开口情况，常用的有以下几种方法：

1. 退刀拉式切开法：是 EST 的基本方法，该法适用于乳头开口较大、胆管肠腔内隆起明显、导管易于插入胆管者。将乳头切开刀导管由乳头开口插入胆管，至刀丝全部进入为止。先注入造影剂经透视或摄片证实导管已进入胆总管下端，随后外拉导管使 1/2～2/3 的刀丝露于乳头开口外，将刀丝拉成弓状，置刀丝于乳头开口 11～12 点处。一般电流强度为 20～30 W，电流波型选择有单纯电切模式和切割凝固混合模式。纯电切模式，切割速度快，易出血；混合切凝模式切割速度慢，容易控制切开的速度和方向，有电凝功能，可止血。核对电流波型及频率后，即可通电烧灼，每次 1～3 s，一次切开不满意时，可反复进行。

2. 推进切开法：适用于如下。

（1）扁平乳头，乳头开口硬化或狭窄，因开口小不能将刀丝全部插入胆总管下端者。

（2）壶腹周围肿瘤，导管不能完全插入时。

首先施行 ERCP，胆总管显影后注意导管在乳头的位置和角度，改换犁式（刀丝达导管顶端）乳头切开刀，并将前端按 ERCP 部位和角度插入或顶住乳头开口，轻轻拉或推起刀丝，边推进、边通电烧灼切开，直至开口扩大将刀全部插入胆管。继之采用退刀切开法完成切开。

3. 乳头开窗法（针状刀切开法）：适用于如下。

（1）胆总管壶腹部结石嵌顿、导管推石失败，乳头切开刀不能从乳头开口进入者。

（2）乳头过大，开口不清，无法从乳头开口处进刀者。

（3）乳头开口狭窄，用退刀法、推进法切开乳头困难者。

可使用针状刀沿胆管肠腔内隆起处向乳头开口方向顺行切开或由乳头开口向胆管方向逆行切开。切开时要把握好切开方向和力度，以及针状刀的长度。分层切开黏膜和乳头括约肌，完成插管造影。再换成乳头切开刀，按退刀法完成切开，亦可用针状刀直接扩大切口。

（三）EST 切开长度

熟悉胆总管下端及乳头的解剖特点，对顺利完成乳头括约肌切开术及合理地掌握切开长度具有重要意义。胆总管十二指肠壁段在相应部位向肠腔内凸起，称胆管肠腔内隆起，此隆起长度是胆管在肠壁内的投影，隆起的高度与胆管内压力、胆管扩张程度有关。因此在行 EST 治疗时根据胆管在肠腔内隆起，掌握切开的长度是一个简便可靠的方法。

乳头切开的长度取决于结石大小，切开长度根据切开胆管肠腔内隆起的长度分为小中大切开。小切开是指未切开缠头皱襞；中切开是指仅切开缠头皱襞；大切开指切开长度达到口侧隆起。

当结石较大，需要大的胆管流出道时，大的乳头切开不但会增加出血和穿孔的风险，还可能会因为完全切断乳头括约肌，术后丧失括约肌功能，出现术后反流性胆管炎。而不做切开单纯进行乳头扩张，术后胰腺炎发生率高。研究表明小的乳头切开加大扩张较单纯大切开或乳头扩张，既可降低上述风险又可以获得足够大的通道。

（四）取石方法

胆管结石，可直接采用网篮取石，具体方法是：插入取石网篮，越过结石后再张开网篮，回拉并上下晃动网篮将结石陷入网篮中，回收网篮使其处于半闭合状态，套取结石并取出。取石顺序：先取下方结石，后取上方结石；先取小结石，后取大结石，避免一次套取过多结石，网篮变形及时修整。

也可使用球囊取石，将取石球囊沿导丝插入胆总管，球囊尖端超过结石上方，拉起球囊，将结石拖出。如为多发结石应从最下方开始逐个取石，防止出现结石嵌顿。

无论是使用取石网篮还是取石球囊取石，应顺着胆管轴向拖拉网篮或球囊，防止出现结石取石失败或胆管损伤。具体操作为：左手拇指上推大扭使镜身伸直，同时左臂向右侧旋转，右手送镜。取石时要密切观察镜头和网篮情况，动作轻柔，切记勿使用暴力盲拉网篮，防止出现结石嵌顿、乳头撕裂、出血、十二指肠穿孔等并发症。

若结石较大（>1.5 cm），可插入碎石网篮，将大结石挤碎，然后用取石篮或球囊分别取出。

也可使用经口胆道镜（如 Spyglass）检查取石，EST 后，将 Spyglass 由十二指肠镜工作腔道插入胆管，直接观察胆管腔内情况，对于较大结石可直视下使用液电碎石。破碎后的小结石，盐水冲洗可部分排出胆道，较大结石则改用网篮或球囊取石。

若结石较多，手术时间已长或病人不适难以继续取石时，可先行鼻胆管引流，3～7 d 后再行取石（图 75－4～图 75－7）。

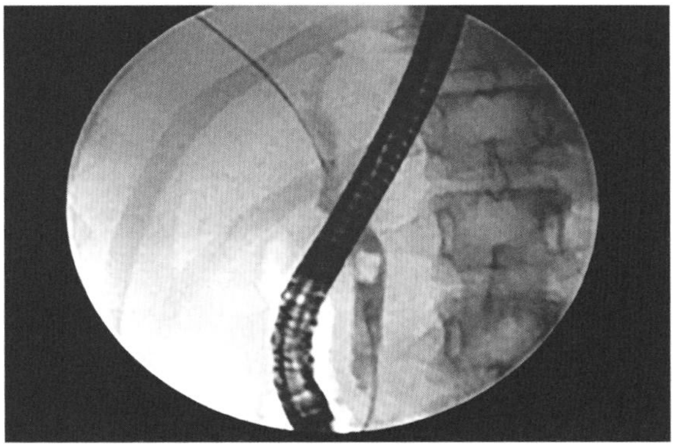

图 75－4 胆总管结石

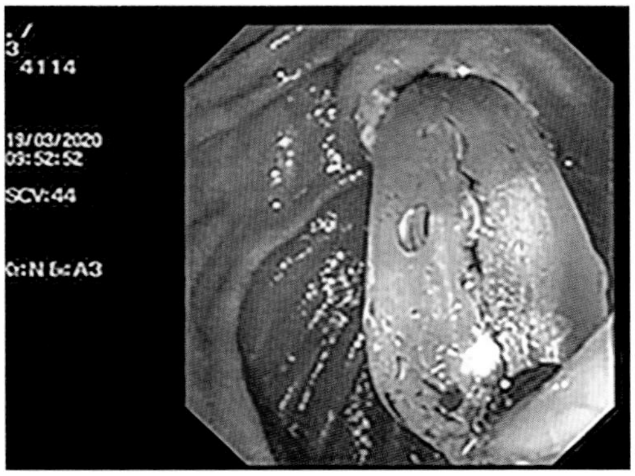

图 75－5 乳头小切开加 CRE 球囊扩张

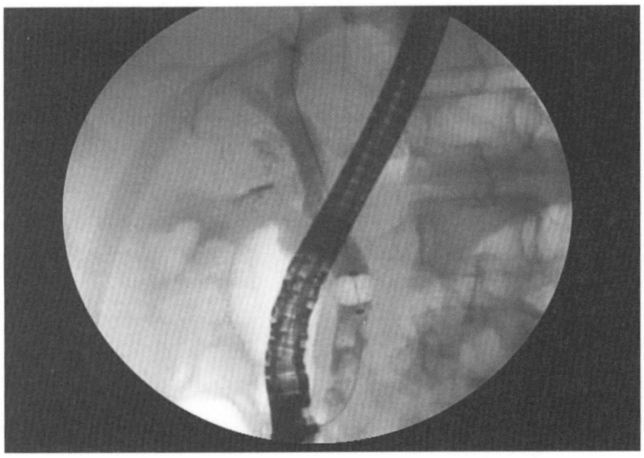

图 75－6 球囊取石

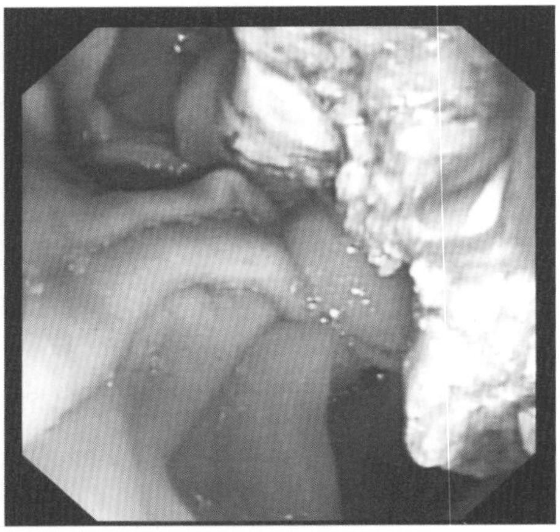

图 75－7 结石拖入十二指肠

【术后并发症、预防与处理】 EST 并发症的预防主要在于操作的正规、精确，并根据每位病人的具体情况作不同的治疗方法选择。一旦出现并发症，处理要果断、及时，以防止引起更严重的后果。

1. 急性胰腺炎：是 ERCP 术后最常见的并发症，发生率可高于 10%。其发生机制有反复插管引起的机械性损伤、高频电损伤和造影剂引起的化学性损伤等。因此操作时应规范操作，选择性插管，避免器械进入胰管，避免不必要的胰管造影；术中如多次进入胰管可放置鼻胰管或胰管支架；术后禁食，抑酸、抗炎及补液治疗；术后观察生命体征及腹部体征，常规检查血常规、淀粉酶，必要时腹部 CT 检查。大部分为轻型胰腺炎，多数在 1 周内可经非手术治疗痊愈。但也有少数发生重症急性胰腺炎，应引起重视。

2. 出血：EST 操作时，应尽量使刀丝处于乳头 11～12 点位置，切开过程应把握好方向和切开长度，缓慢切开，避免过猛、过快的拉链式切开。最好是应用切开与电凝混合模式，功率选择 20 W 左右为宜，勿使用大功率过快切开。如果术中切开后，发现有少量出血，可用盐水冲洗，看清出血点采用电凝止血。也可内镜下上止血夹止血，另外胆管内出血还可使用全覆膜金属支架压迫止血。一旦出血，术中应尽量避免取石等进一步操作，以防止创伤加重。必要时可置入鼻胆管引流。如大量的凶猛出血，内镜止血困难，应迅速果断采取手术止血。

3. 穿孔：EST 术引起的乳头附近穿孔是由于切开超过胆管十二指肠壁段的结果，所以在 EST 时，一定要根据胆管在十二肠腔内隆起长度，作相应的切开。对憩室旁乳头及扁平乳头，胆管肠腔内隆起界限不清时，切开前应反复提拉切开刀，憩室旁乳头切忌乳头刀偏向憩室方向切开。亦可通过向胆管内注入生理盐水，使其膨起后，再行切开。

当在手术中出现右肾清晰显影时往往提示有气体进入腹膜后，提示有穿孔，应立即停止操作，检查发现穿孔部位。小的乳头旁穿孔病人，应术中留置鼻胆管、空肠营养管、胃十二指肠减压管。

出现远离乳头的十二指肠穿孔，往往是由于盲目暴力插镜、取石时暴力或用力方向错误造成镜头顶破十二指肠壁。这种情况往往穿孔较大，有些还合并有出血。当镜头内出现网膜组织时，说明有十二指肠穿孔。这时如清醒插管病人立即会出现剧烈腹痛及腹膜炎体征。

应立即进行内镜下进行闭合，如无法内镜下闭合或损伤严重应立即进行手术修补。

如病人 EST 术后出现剧烈腹痛、腹膜炎体征、气腹征、皮下气肿等，应立即进行立位腹平片或腹部 CT 检查，明确是否有腹腔游离气体或腹膜后气体。小的乳头旁穿孔，应留置鼻胆管，禁食，有效的胃肠减压及静脉补液，全身应用抗生素治疗，密切观察，多数可经非手术治疗痊愈。如腹膜后脓肿形成，则应进行有效引流。

4. 胆管炎：常发生在结石未取尽或存在胆管狭窄时胆汁引流不畅。术中应遵守无菌原则，尽量取尽结石，术后留置鼻胆管或支架引流。如存在胆管狭窄，尤其是肝门部胆管狭窄，一定要导丝导管进入狭窄近段方可造影，并留置通畅引流，千万不可在狭窄远端即注射造影剂，而造成狭窄近端分离胆管无法引流，术后发生胆管炎。取石病人应留置鼻胆管及使用抗生素防治术后胆管炎。

第二节 经内镜鼻胆管引流

经内镜鼻胆管引流，1976 年 Nagai 首先施行，经内镜鼻胆管引流术（endoscopic nasobiliary drainage，ENBD）是在诊断性 ERCP 的基础上建立起来的，是较为常用的内镜胆道引流方法。将鼻胆管在内镜下经十二指肠乳头插入要引流的胆管内，鼻胆管尾端经十二指肠、胃、食管、咽等从鼻孔引出体外，建立胆汁的体外引流途径。ENBD 是简便有效的解除胆道梗阻的方法，通过引流达到胆道减压、减黄的目的。

【适应证】

1. 急性梗阻性化脓性胆管炎（AOSC）。
2. 胆管良恶性狭窄。
3. 胆管结石合并梗阻或防治胆总管残留结石嵌顿。
4. 胆源性胰腺炎。
5. 创伤性或医源性胆瘘。
6. 硬化性胆管炎胆管引流及胆管药物灌注。
7. 其他用途胆管：胆石症溶石治疗、体外震波碎石、胆管癌腔内治疗等。

【禁忌证】

1. 有 ERCP 禁忌证。
2. 重度食管静脉曲张并有出血倾向。
3. 贲门撕裂出血。
4. 小儿，或意识不清，不能配合。
5. 不能耐受咽部异物及鼻黏膜损伤者。

【操作方法】术前准备同 ERCP，但对重症病人应给必要的输液，纠正水、电解质失衡或休克，使病人能耐受这一治疗。

1. 先行十二指肠镜检查，注意肠腔及乳头周围改变。如为 AOSC，肠腔内多无胆汁，乳头肿大，黏膜充血、水肿；既往做过 EST 或 Oddi 括约肌成形术者，如结石嵌顿，除可见乳头边缘水肿、充血外，偶可见棕色结石；壶腹癌引起的梗阻性黄疸，可见乳头隆起，黏膜光滑，皱襞展平，开口部硬韧，触之易出血或呈典型的菜花状等。

2. 行选择性胆管插管：将导管直接插入胆管下端，最好不使胰管显影，防止感染扩散或术后胰腺炎。当导管插入胆管时，可见有胆汁或脓液外溢，如系结石嵌顿，一旦将结石推回胆管则胆汁外溢更多。如遇壶腹癌或壶腹结石嵌顿，导管插入困难时，可先行乳头括约肌切开或乳头开窗术，通畅胆管开口帮助完成插管。

3. 行低压力胆管造影：在外溢胆汁很少或无胆汁外溢者，可缓缓注入含有抗生素的造影剂，为证实导管已进入胆管并通过梗阻部位，常规透视和摄片，但不强求清楚的胆管造影，防止感染的扩散和加重。如有胆管狭窄，切记导丝通过狭窄到达狭窄上方，然后造影导管跟进通过狭窄段，如导管不能通过狭窄段，则需使用导管扩张，导管超过狭窄段后，抽吸部分胆汁后，再低压注射造影剂，显影狭窄以上扩张胆管。

4. 留置鼻胆管：在证实导管已越过梗阻部位后，将留置导管的前端深插达胆管梗阻部位以上。缓缓将内镜退出，边退镜，边送鼻胆管。最后将导管的外露部分从口腔转换自鼻腔引出（图 75－8）。

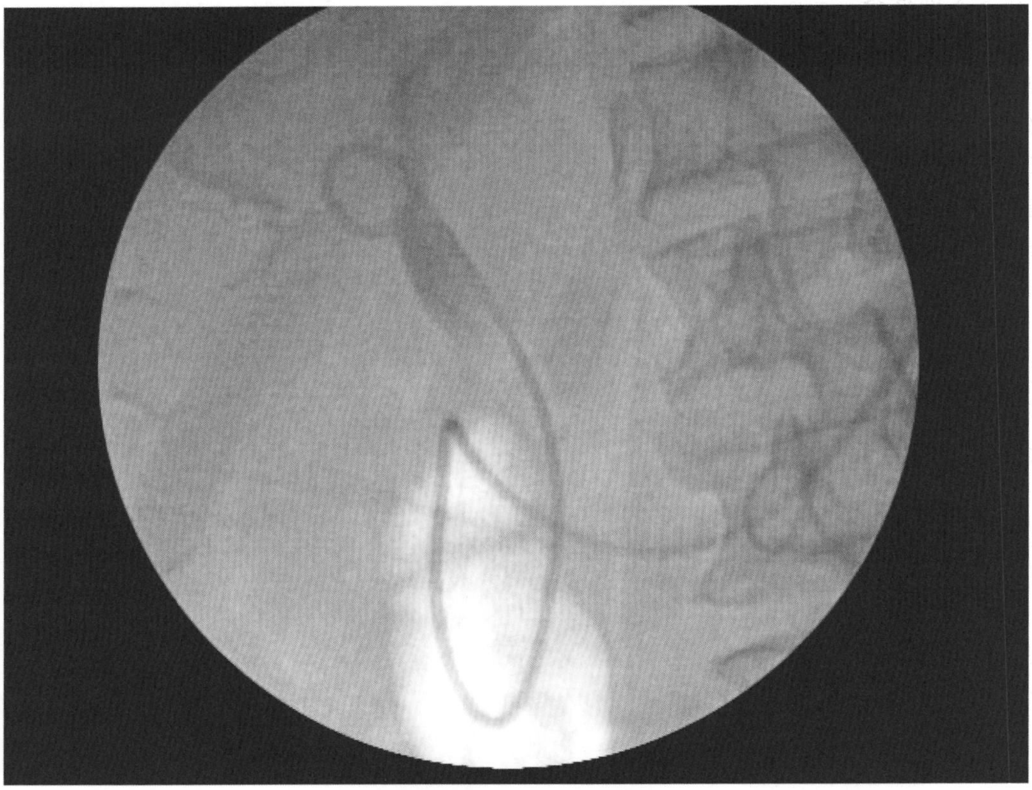

图 75-8 鼻胆管引流

【并发症】经十二指肠镜鼻胆管引流，并发症少且多不严重，最常见的并发症是咽部不适、咽炎及导管脱出，在急性梗阻性化脓性胆管炎时，导管反复插入胰管，也有感染扩散，发生胰腺炎的可能。

第三节　经内镜胆管内支架引流

1979 年 Soehendra 首先报道经纤维内镜置入胆管内支架引流，它不仅可以解除胆管梗阻，通畅胆汁引流，排出淤滞的胆汁，而且保证了胆肠的正常循环，是一种比较理想的、符合生理的非手术引流方法。其在缓解梗阻上可以做到和手术同样的效果，且缩短了住院时间，提高了病人的生活质量。目前胆道支架已成为恶性胆道梗阻首选姑息性治疗手段。按所用引流材料不同，内镜胆管支架引流（ERBD）分为塑料胆道支架引流和金属胆道支架引流。

塑料胆道支架从 20 世纪 80 年代早期已用于胆道梗阻的治疗，发展至今，塑料胆道支架的材料、长度、直径各异，种类繁多。塑料胆道支架价格便宜，置换容易，但是，支架管阻塞是塑料胆道支架的一个主要问题，使用 3 个月后梗阻率逐步增加。

由于塑料胆道支架通畅期短，20 世纪 80 年代末金属胆道支架用于治疗胆道恶性梗阻。目前，最常用的金属胆道支架是自膨式金属支架（self-expandable metallic stents，SEMS），其材料主要有不锈钢和镍钛合金，金属胆道支架治疗恶性胆道梗阻内镜放置成功率高，并发症较少。

支架的选择主要取决于病人的生存时间、支架的通畅时间和治疗的费用，金属胆道支架较塑料胆道支架昂贵，但是金属胆道支架通畅期优于塑料胆道支架，可以减少更换支架时行 ERCP 等的相关费用，所以对于预期存活时间＞6 个月的病人，金属胆道支架能获得更好的费用效益比。

【适应证】

1. 老年或其他手术风险大、不宜手术者；不宜 EST 或内镜取石不成功者；预防结石嵌顿或胆管炎发作，可作为术前准备。一些不能耐受手术，EST 后也不能排出的胆总管大结石及梗阻性黄疸，在胆石与胆管壁之间插入内支撑管，是一种理想的姑息疗法。

2. 创伤性或医源性胆道损伤或术后胆管狭窄：术后胆管狭窄是胆管手术的并发症，胆管狭窄常出现黄疸和胆管炎症状，多数需要手术治疗。但部分病人也可通过内镜胆道扩张后使用胆管支架支撑达到解除狭窄引流胆汁目的，支架支撑时间应超过 9 个月以上。

3. 慢性胰腺炎：晚期慢性胰腺炎的常见并发症是远端胆管的狭窄梗阻，引起黄疸，对不能耐受手术治疗的病人，向胆管内置入内支撑管可作为短期治疗，也可做永久性的引流。

4. 胆瘘：术后胆瘘的常见原因是未发觉的胆总管部分损伤及胆囊管残端缝合不良，经乳头置入内支撑管，不仅能充分引流胆管，保证胆瘘的愈合，而且可以防止胆管狭窄。

5. 恶性胆管狭窄：对无法手术的恶性肿瘤引起的胆管狭窄，置入内支撑管，是晚期病人的有效姑息性措施。

【禁忌证】内镜下塑料支架引流无绝对禁忌证，但对于胆管癌的支架引流需慎重。

对于胆管癌术前减黄引流应首选鼻胆管引流或 PTC 等外引流而不是胆管支架内引流，因为研究表明术前应用胆管支架内引流会造成术后感染并发症明显升高。

肝门部胆管癌（Bismuth Ⅲ、Ⅳ型）病人姑息性治疗行胆管支架引流术后胆管炎发生率较高。

【操作方法】

1. 首先实施 ERCP，目的在于了解胆管的解剖和进一步证实适应证，并根据狭窄的特点选择合适的支架类型和长度，对于良性狭窄，选择塑料支架以利于以后拔除，如果需要长时间留置支架，也可留置可拔除的全覆膜金属支架。如为恶性肿瘤姑息性治疗可以选择塑料支架或金属支架，估计生存期超过 6 个月，胆总管下端癌宜选择覆膜支架，防止肿瘤长入堵塞支架；如为肝门部胆管癌宜选择普通金属支架，防止遮蔽肝内胆管开口。金属支架长度应超过狭窄段上下缘至少 1 cm。塑料支架或需以后拔除的全覆膜金属支架应选择支架长度上端超过狭窄，下端露出乳头，以利于以后拔除支架。

2. 对乳头施行中度的 EST，以保证顺利地将内支架管插入胆道，并可防止压迫胰管开口而引起胰腺炎。

3. 将造影导管沿导丝插入胆总管并越过狭窄或梗阻部。注入少量造影剂并经透视或摄片证实。

4. 将选好的胆管支架沿导丝插入内镜的器械孔道，向乳头推进，并注意内镜端必须尽量保持贴近乳头开口及保持导丝位置的稳定。

5. 当胆管支架已到达预定位置时，先将导丝撤出，再退出导管，胆管塑料支架则留在原位并可看到胆汁从内支撑管中流入十二指肠。金属支架到预定位置后，透视下推送支架释放支架（图 75－9、图 75－10）。

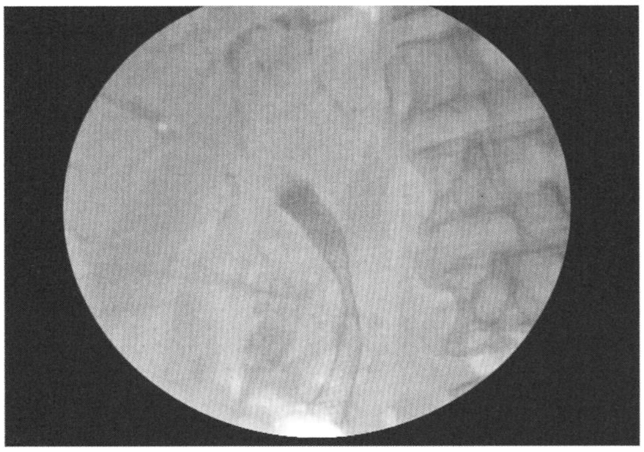

图 75－9 不可切除胰腺癌胆管金属支架减黄

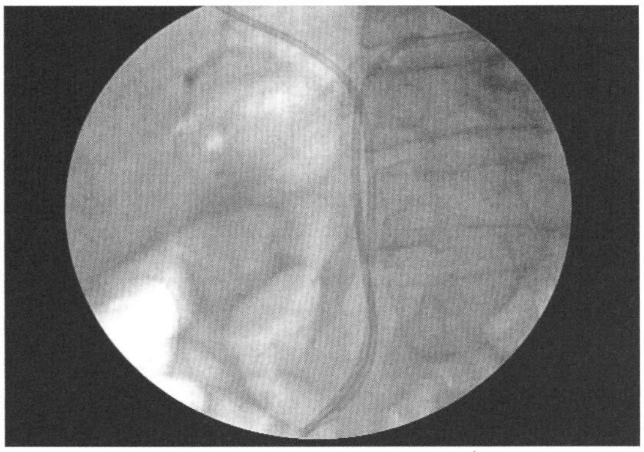

图 75－10 肝门部癌双侧塑料支架

【并发症】最常见的并发症是胆管炎，多在胆汁引流不通畅时发生。作为永久性引流时每 3 个月要更新塑料支架，否则孔道将会被胆汁淤滞。其次是内支架管滑脱移位，偶可见到十二指肠或胆管壁穿孔或胰腺炎。

第四节 超声内镜引导下胰腺假性囊肿，脓肿及液体积聚的引流

重症急性胰腺炎胰腺周围大量渗出称为急性液体聚集，当邻近器官及网膜对其形成包裹即为胰腺假性囊肿，假性囊肿内含有胰液及坏死的胰腺组织。急性液体聚集和假性囊肿有部分可以完全吸收；还有一部分不会消失，较大的假性囊肿可能对邻近器官形成压迫；另外还有一部分会感染变成脓肿。

胰腺假性囊肿可通过手术囊肿胃肠吻合引流，经皮穿刺引流或放置引流管引流，内镜下经乳头引流或跨壁引流。无论有无超声内镜辅助，胰腺假性囊肿的内镜下跨壁引流（endoscopic transmural drainage，ETMD）是一明确的治疗方式。近十年来，超声内镜引导下跨壁引流越来越广泛被人们接受。在大部分胰腺假性囊肿病人中，超声内镜增强了跨壁引流手术的安全性，提高了可靠性。

【适应证】

1. 直径大于 6 cm，时间大于 6 周的有症状的胰腺假性囊肿病人。
2. 有压迫症状。
3. 合并有出血、感染。
4. ERCP 或 MRCP 显示囊肿与胰管有交通。

胰腺假性囊肿内镜下引流的先决条件：①囊肿大于 4 cm；②内容物完全液化；③纤维化壁形成良好；④超声内镜下可通过胃壁或十二指肠壁穿刺。

胰腺假性囊肿有实性内容物不再作为内镜下引流的禁忌证，它们可通过穿刺及扩张穿刺道进行坏死组织清除术来解决。

【禁忌证】囊肿壁与胃壁或十二指肠壁的距离大于 1 cm，或囊肿距离较远，如位于肠系膜，结肠旁间隙；胰腺假性囊肿壁内有假性动脉瘤；无合适的无血管穿刺窗；囊肿内有大量坏死物，囊液量少（相对禁忌证）。

胰腺假性囊肿发生感染或有明显临床症状时，也可在 4 周内进行囊肿穿刺引流术。此种情况下，应避免扩张穿刺道，以免胃肠穿孔。

【EUS 的解剖学】胰腺假性囊肿内镜下引流最好选择胃或十二指肠壁最突起的部位进行穿刺。此处壁最薄，且遭遇壁内大血管的风险最低。

胰腺假性囊肿内镜下引流通常有 3 个位点：

1. 近侧胃位点：胰腺体尾部的假性囊肿，可选择此处穿刺引流，囊肿通常位于小网膜囊，有时可突入横膈裂隙。在此处穿刺时，应注意避开保护胃左动脉、脾动脉以及胰腺背侧动脉等大血管。穿刺点通常位于胃食管连接处下方 2～3 cm 处胃体小弯侧。
2. 远侧胃位点：胰腺体部的假性囊肿，可选择此处穿刺引流，穿刺点通常位于胃体近胃角切迹处。
3. 十二指肠球部或降部位点：胰腺头部和钩突部囊肿，常选择此处作为穿刺位点。穿刺点位于十二指肠球部或其远侧，此处穿刺位应注意避开胃十二指肠动脉和胰十二指肠动脉弓。

上述位点只是一般而言，实际穿刺位点尚应因病人而异。极少数情况下，囊肿可能突入纵隔，此时可能需经食管进行穿刺。

【术前准备】

1. 病人准备要点：完善薄层 CT 扫描；应用静脉广谱抗生素；对于大囊肿，应留置经鼻胃引流管，可快速抽吸胃液，以免气道误吸。
2. 设备：胰腺假性囊肿超声内镜下引流应使用带治疗性工作钳道（>3.7 mm）的超声内镜（FG-

530UT 或其他同类内镜）。

胰腺假性囊肿超声内镜下引流有两种方式：

（1）先细针穿刺，再扩张针道：19G 穿刺针穿刺，球囊或透热切开刀扩张。

（2）直接用透热切开刀：可使用针状刀，囊肿切开刀，或 Giovanni 针系统（Cook Endoscopy，Winston-Salem，USA）。

其他材料：

（1）导丝（0.018″，0.032″，0.035″）；

（2）过导丝扩张球囊（8 mm，12 mm，15 mm 及 18 mm）；

（3）双猪尾支架（7Fr，8.5Fr，10Fr）；

（4）经鼻囊肿导管（7Fr）；

（5）止血钛夹；

（6）息肉切除圈套器或罗氏网篮，用于坏死物清除；

（7）用于病理学检查的容器，培养管，用于分析胰酶、CEA 等的血清学容器，以及用于细胞学检查的容器等。

【手术操作】超声内镜引导或非超声内镜引导的内镜下跨壁引流术均遵从相同的手术原则。超声内镜可定位评估囊肿壁及其内容物，提供无血管穿刺区域。余下步骤在内镜下完成，必要时可选用 X 线透视下引导。

（1）选择最佳的穿刺部位：定位囊肿，测量大小及囊壁厚度，观察内容物：明确囊内有无实性物及囊壁有无血管。胰源性门脉高压可能囊肿周围有扭曲扩张的血管。理想的穿刺位点应选择囊壁厚度小于 10 mm、无血管干扰区域。当计划行坏死物清除时，将穿刺部位定位于胃食管连接处下方胃体后壁直线位进行。这将助于接下来的内镜进入囊肿清创和坏死物清除。低位或成角位穿刺可能导致接下来的内镜进入囊肿变得困难甚至失败。

（2）选用穿刺针或透热切开刀进行穿刺。在使用 19G 穿刺针进行十二指肠球部穿刺时，可能因内镜成袢使穿刺过程变得困难。垂直进针穿刺，可能因内镜钳道成角倾斜使穿刺针退出内镜头端。此时应保持内镜头端紧贴胃壁纠正成角，并可联合使用抬钳器和内镜大旋钮上抬动作。

（3）穿刺完成后，抽取 10～20 mL 囊液行生物化学、细胞学、微生物学检查。标准的囊液检查包括淀粉酶、CEA、细胞学、革兰氏染色以及培养。推荐使用 0.035″导丝经针进入囊腔。虽然导丝可在超声内镜下轻易看到，有时仍需在 X 线监视下操作。保留足够长度的导丝于囊腔内以防偶然的导丝滑出。

（4）导丝引导下使用透热电流囊肿切开刀、胆道扩张球囊或两者联合，将针道扩张到想要的口径。扩张直径取决于接下来想要的介入治疗。如果囊液清亮，可扩张至 10Fr 或 12Fr，以保证支架的置放；囊液黏稠，有坏死物或化脓时，应扩张至 24Fr 或更大；囊肿内有实性成分，需行坏死物清除时，应使用扩张球囊扩张至直径为 15～18 mm，以保证内镜能进入囊腔。

（5）多根双猪尾支架可经胃置入囊腔。可使用单根或多根导丝逐步置入数根支架。

（6）如果囊内有实性内容物，推荐行坏死物清除术。将穿刺道扩张至少 15 mm，胃镜或十二指肠镜插入囊腔，将囊腔内游离坏死物清除。将经鼻囊肿引流管留置囊腔，生理盐水反复灌洗囊腔，松弛坏死物。每 2～3 天进行囊肿内镜下坏死物清除术，反复数次，直至所有坏死物游离清除，囊壁可见健康肉芽组织。在坏死物清除术间期，应留置多支架内引流或经鼻囊肿引流（图 75－11～图 75－13）。

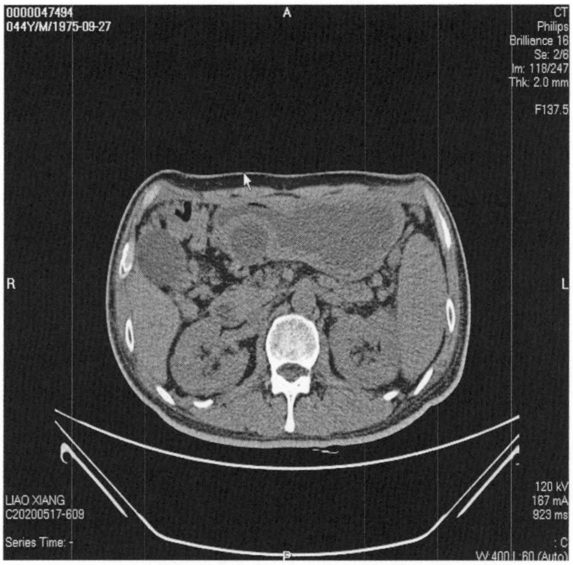

图 75－11 胰腺假性囊肿并幽门梗阻

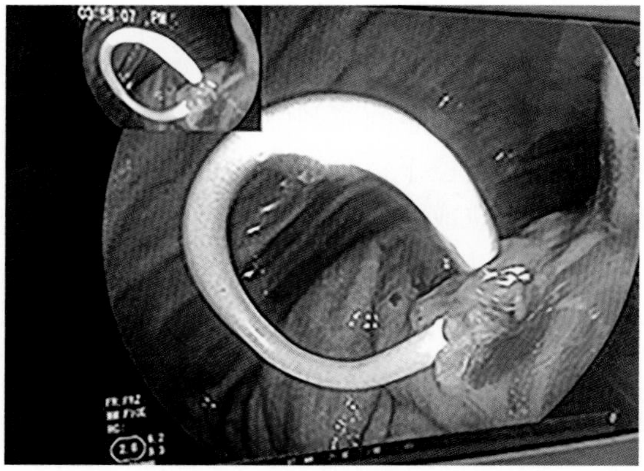

图 75－12 EUS 引导置管胰腺假性囊肿胃引流

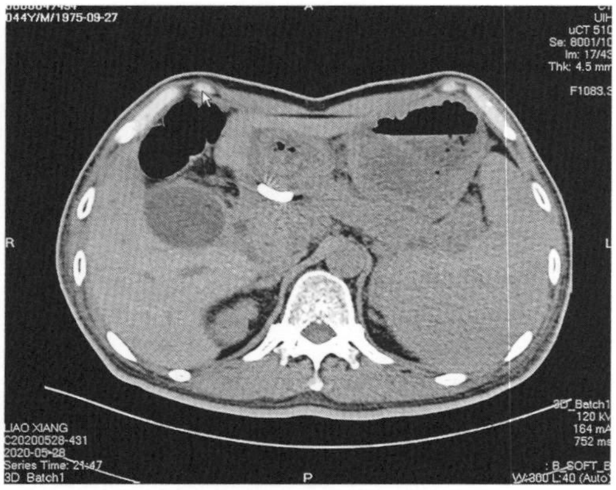

图 75－13 EUS 胰腺假性囊肿胃引流术后复查囊肿消失

【并发症】

1. 出血：内镜引导下胰腺囊肿穿刺引流术的出血有时非常凶险甚至是致命性的。原因可能为穿刺时损伤针道内血管，坏死组织清除时撕脱囊壁血管或囊壁内的假性动脉瘤。

（1）降低出血风险的技巧：

1）包括穿刺时使用彩色多普勒辨识囊肿壁和囊肿内血管。

2）避免针道斜行。

3）采用逐步扩张法扩张针道。

4）在进行坏死物清除时，只处理松散残余物，对附壁牢固残余物留待下次处理。

穿刺局部的出血常比较明显，可通过内镜钳夹现场处理；囊腔内出血很难经内镜处理。

（2）病人有可疑腔内出血时的处理：胰腺假性囊肿腔内出血可堆积于腔内，而不出现在胃肠腔。心动过速、持续低血压或红细胞压积持续下降是囊腔内持续出血的指征，病人不一定表现出呕血或经鼻胃管抽出血液。持续出血的处理包括放射介入治疗或手术干预。血管栓塞、脾动脉或其分支血管结扎是必要的。应静脉使用广谱抗生素，因囊腔内出血可导致继发感染。

2. 穿孔：内镜引导下胰腺假性囊肿穿刺引流术发生穿孔主要原因为病例选择不当以及过于积极而

欠稳妥地快速针道扩张。穿孔可能发生于囊壁尚未充分形成或囊壁与胃壁相贴不是非常充分。穿孔一般需立即手术处理。

3. 感染：胰腺假性囊肿穿刺引流后发生感染常提示引流不彻底，即使囊液非常清亮，如果引流不充分彻底，也可导致感染甚至形成脓肿。因此，在引流的整个过程中始终保持引流通畅是必需的。可联合使用扩张、置放支架、经鼻囊腔插管、灌洗以及坏死物清除。所有计划行胰腺假性囊肿穿刺引流的病人均需常规使用广谱抗生素。囊液应常规做培养和药敏实验。胰腺假性囊肿发生感染应予以及早认识，积极处理。

〔龚连生 周 军〕

参考文献

[1] Testoni P A. Papillary cannulation and sphincterotomy techniques at ERCP：European Society of Gastrointestinal Endoscopy（ESGE）Clinical Guideline [J]. Endoscopy，2016，48（7）：657－683.

[2] Dumonceau J M. Endoscopic Biliary Stenting：Indications，Choice of Stents，and Results：European Society of Gastrointestinal Endoscopy（ESGE）Clinical Guideline-Updated October 2017 [J]. Endoscopy，2018，50（9）：910－930.

[3] Manes G. Endoscopic management of common bile duct stones：European Society of Gastrointestinal Endoscopy（ESGE）guideline [J]. Endoscopy. 2019，51（5）：472－491.

[4] Tringali A. Intraductal biliopancreatic imaging：European Society of Gastrointestinal Endoscopy（ESGE）technology review [J]. Endoscopy，2015，47（8）：739－753.

[5] 李兆申，张淑田. ERCP 初级培训教程 [M]. 北京：人民卫生出版社，2015.

[6] Yang X M，Hu B. Endoscopic sphincterotomy plus large-balloon dilation vs endoscopic sphincterotomy for choledocholithiasis：a meta-analysis [J]. World J Gastroenterol，2013，19（48）：9453－9460.

[7] ASGE Standards of Practice Committee. Adverse events associated with EUS and EUS with FNA [J]. Gastrointest Endosc，2013，77（6）：839－843.

[8] ASGE Standards of Practice Committee. The role of ERCP in benign diseases of the biliary tract [J]. Gastrointest Endosc，2015，81（4）：795－803.

[9] ASGE Standards of Practice Committee. The role of endoscopy in the diagnosis and treatment of inflammatory pancreatic fluid collections [J]. Gastrointest Endosc，2016，83（3）：481－488.

[10] ASGE Standards of Practice Committee. The role of endoscopy in the management of choledocholithiasis [J]. Gastrointest Endosc，2011，74（4）：731－744.

第七十六章 胆总管十二指肠吻合术

Choledochoduodenostomy

胆总管十二指肠吻合术以其简单易行、手术创伤小，在我国20世纪50～60年代期间，曾广泛用于治疗胆管内结石和胆总管下端梗阻而胆总管呈明显扩张者；但是，至70年代期间，经对手术治疗病人的长期观察，表明当胆管上端存在梗阻性病变时，后期可以发生严重的并发症，并由于上行性胆道感染所产生的并发症可导致严重的后果；加以，经十二指肠内镜下乳头切开技术的发展，当前胆总管十二指吻合术用于治疗良性胆管病变者已见减少。但是，在一般条件下，胆总管十二指肠吻合术与经十二指肠括约肌切开成形术的比较，有其手术创伤小、技术上不复杂、早期减压引流效果好、特别适用于年老的病人和急症条件下的病人，故其作用并不能完全否定。

胆总管十二指肠吻合术常用的有两种手术方法，即胆总管与十二指肠的端侧吻合术和胆总管与十二指肠的侧侧吻合术。

【适应证】

1. 胆总管下端梗阻，胆总管直径达2 cm。
2. 复发性胆管炎和结石，肝内三级分支以下肝管无梗阻及结石。
3. 复发性胆管结石肝内胆管结石已经清除。
4. 肝内胆管结石的联合手术时，肝内病变已切除。
5. 低位的损伤性肝外胆管狭窄。
6. 老年急症病人，不适宜做更复杂的手术。
7. 晚期的壶腹部癌和胰头癌，以缓解黄疸。
8. 低位的术中胆总管损伤，术中即时处理。

【禁忌证】

1. 吻合口以上胆管有结石、狭窄、梗阻。
2. 胆总管直径<1.5 cm，吻合口常不够大、易缩窄。
3. 胆管中下段癌，吻合口易被肿瘤堵塞。

【手术步骤】（图76-1～图76-3）

1. 胆总管十二指肠端侧吻合术：手术是分离胆总管，切开后探查，若胆总管下端狭窄梗阻，可在胰腺上缘横断胆总管，以防侧侧吻合术后胆总管下端食屑沉积，造成“污水池”综合征。

胆总管横断时，可边切开边缝扎止血，避免损伤胆总管周围血管。在有长时间的胆道感染者，胆管壁厚而血管丰富，有时出血较多，应特别注意保护门静脉及其分支。将十二指肠与胆总管前面稍加分离，使十二指肠球部向下翻，选择与胆总管相应部位作横切开，应避免离幽门过近。胆总管断端与十二指肠切开部作端侧双层缝合，黏膜层用3-0丝线间断缝合（或用铬制肠线），外层用细丝线间断缝合加强。黏膜缝合时应避免用粗丝线和缝合过密，因其易致肉芽肿形成和后期瘢痕狭窄。

一般情况下，胆总管十二指肠吻合后胆管内不放置引流，但若考虑手术后早期吻合口的通畅有问题时，可放一T型管，将其一短臂经吻合口放至十二指肠内。

在良性的胆总管下端梗阻，胆总管十二指肠吻合术时宜做胆囊切除术，以避免后期发生急性胆囊炎并发症。

2. 胆总管十二指肠侧侧吻合术：此手术不需切断胆总管，故是最常采用的方式；但此手术的缺点是在胆管与十二指肠之间形成一间隔，胆汁仍沿其自然通道流通，肝内下降的结石和肠液反流时，进入

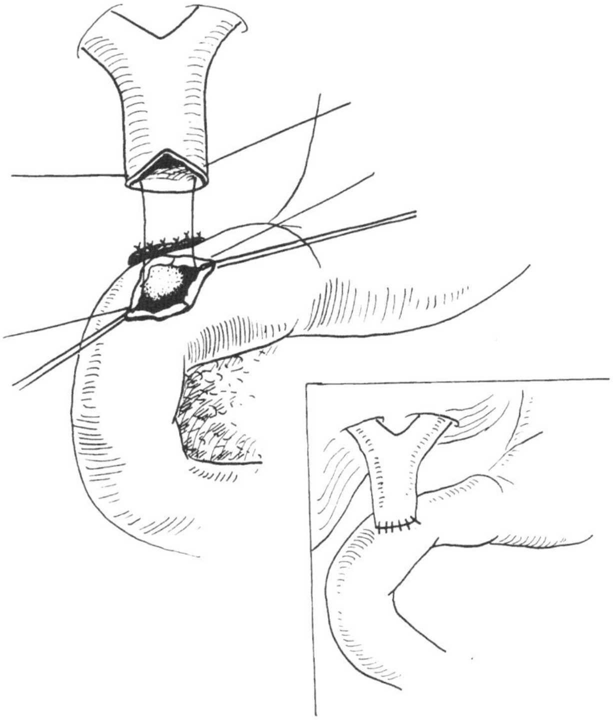

图 76－1　胆总管十二指肠端侧吻合术。胰腺上缘切断胆总管，远端缝闭，近端与十二指肠吻合，不宜离幽门过近。右下图示吻合完成后

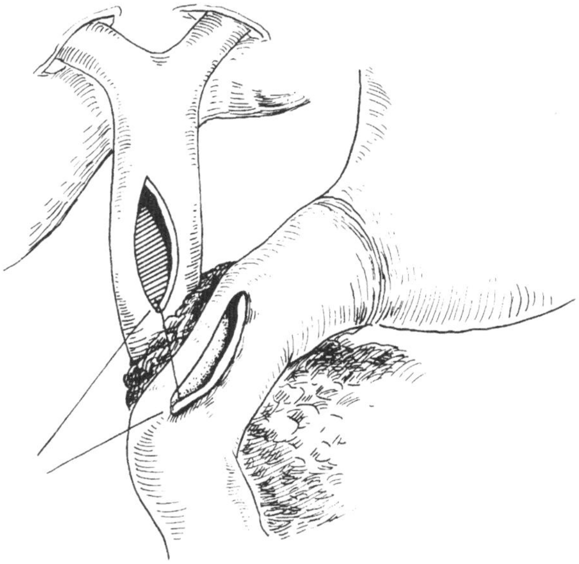

图 76－2　胆总管十二指肠侧侧吻合。游离、下翻十二指肠第一段，胆总管低位切开，与十二指肠第二段后外侧切开吻合

胆道内的食物渣有可能存留在胆管下端引起慢性炎症和临床症状，造成“盲端综合征”，亦有形象地称之为“污水池”综合征。

手术时应将吻合口放在胆总管的最低位和十二指第二段上部的后侧。将十二指肠外侧腹膜切开，游离并下翻十二指肠球部和向前游离十二指肠和胰头，将胆总管切开向下伸延至胰腺后，在十二指肠的后-侧壁作相应的纵形切口，将二切口作黏膜对黏膜侧侧吻合。腹腔内肝下区放置 Penrose 引流。

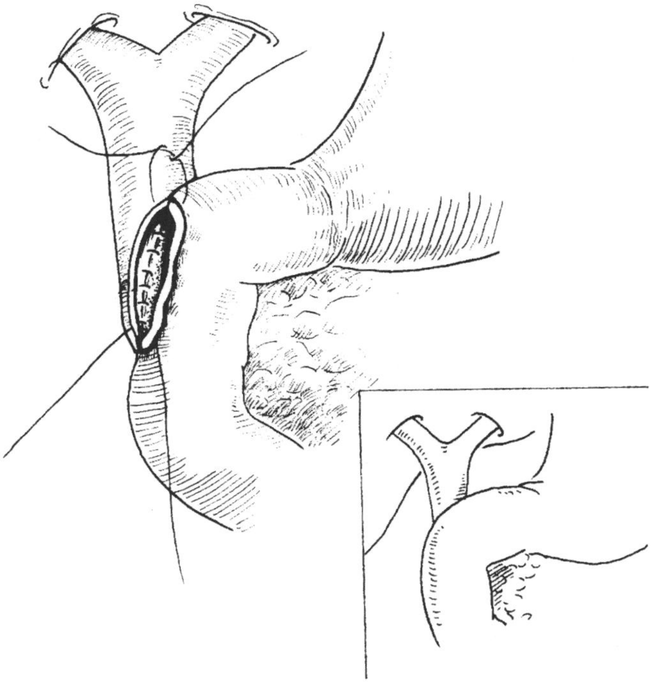

图 76－3　缝合吻合口前层。附图：吻合完成，十二指肠与胆总管回复到较正常的位置

【术后处理】同一般胆道外科手术后处理。注意腹腔引流有无十二指肠瘘，可测定引流液的淀粉酶含量。

〔黄志强　黄晓强整理〕

第七十七章　胆管空肠吻合术

Choledochojejunostomy

胆肠吻合术是胆道外科中常用的手术，有胆管十二指肠吻合术和胆管空肠吻合术。胆管十二指肠吻合术时，因受十二指肠的较固定位置的影响，一般只用于治疗胆总管下端梗阻，难以适应较复杂的胆道手术，故胆管（包括肝胆管）空肠吻合是最常用的手术方式。胆管空肠吻合术时，根据对空肠襻的不同的处理方式，有襻式吻合、Y 式吻合、间置式吻合等，当前最常用的是 Roux-en-Y 式胆管空肠吻合术。

一、Roux-en-Y 胆管空肠吻合术

Cesar Roux（1857—1934）在 1893 年发表 Roux-en-Y 胃空肠吻合术，以防止胃空肠吻合术后胆汁反流及呕吐胆汁。1907 年再发表用 Roux-en-Y 肠襻作远距离的食管胃间置术，以治疗食管梗阻；之后，Roux-en-Y 的手术原则便被广泛地用于治疗上消化道、胆道、胰腺等多种疾病。

【适应证】

1. 肿瘤切除术后肝外胆道重建。
2. 胆管狭窄，胆道引流。
3. 胆管明显扩张或囊肿形成的胆汁内引流。
4. 不能切除的胆管下端肿瘤的胆汁内引流术。

【禁忌证】胆管空肠吻合口上方，必须无胆管梗阻，否则效果不佳；若吻合口上方仍有梗阻，胆管空肠吻合术只作为一通道，以便于接近阻塞部位（如肝内胆管结石时的术后胆道镜处理）。

【手术步骤】Roux-en-Y 胆管空肠吻合术分为 3 个主要组成内容：

1. 胆管手术：Roux-en-Y 胆管空肠吻合术可应用于肝内胆管和肝外胆管，以胆总管为例说明此手术方法：

胆总管空肠吻合术多用于肝外胆管已有明显扩张者，为了避免术后胆管的开口狭窄，解放军总医院一般是采用大口的切开，略加游离十二指肠第一段，切开胆管的前壁至十二指肠后段胆总管，两缘以缝线牵引，向上和下方探查肝内胆管和胆总管末端的通畅，清除胆管系统内结石，必要时可使用手术中胆道镜检查。

解放军总医院多用胆总管的前侧壁做吻合以增加吻合口的口径，在一些曾经再次手术的病例，未见发生吻合口狭窄。保持胆总管的连续，手术方法较为简便，但不排除肝内胆管结石下降时停留在胆总管下端的可能。有的病人，因原有括约肌部狭窄，复由于结石下降嵌顿而出现症状，故需要施行经内镜 Oddi 括约肌切开术。为了避免此种情况，可以在胰腺上缘处横断胆总管，远断缝闭，使胆总管成一裂开的袖口样，吻合口径亦可以因之扩大，当胆总管扩张不是很显著时有用。胆总管横断后，其上方断端不要过多游离以保存其血液供给（图 77－1～图 77－5）。

胆管方面已处理完毕后，小心止血，以纱布垫填塞在肝门处，以减少腹腔内胆汁污染。

2. 准备 Roux-en-Y 空肠段：在横结肠系膜下方，找到空肠上端起始部，此步骤必须在直视下辨清，防止将回肠末端误作为空肠。保留空肠上端的第一支血管弓。一般可切断一根空肠血管，便可将空肠段有足够长度上提至肝门部而不致有张力。我们较多使用横结肠前途径，输出空肠段长 50～60 cm。空肠与空肠间做一端侧式吻合，常用的是曾宪九的半环切开吻合。缝闭肠系膜上的空隙。为了减少肠液逆流，在输出空肠段有造一人工套叠瓣，但一般并不需要；有时亦有将空肠切断后重新吻合，形成一游离空肠段，或辅以末端人工乳头形成，但易增加手术复杂性，现已用得较少（图 77－6）。

a. 纵形大口切开胆总管前壁供吻合

b. 横断胆总管下端再加纵形切开

图 77－1　胆管空肠吻合术胆总管的处理

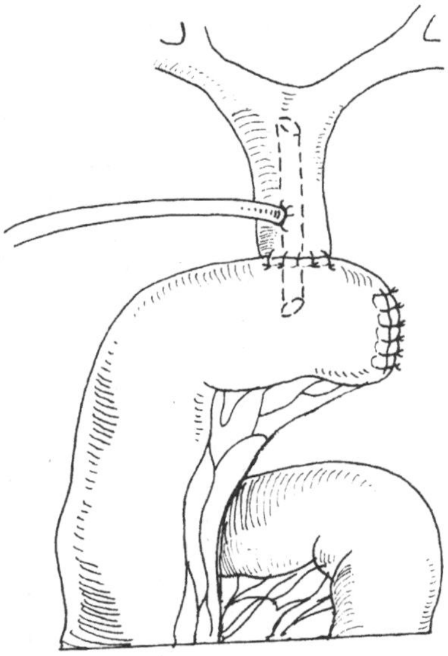

胆总管放置 T 型管，T 型管一臂经吻合口放至空肠

图 77－2　端侧胆管空肠 Roux-en-Y 吻合

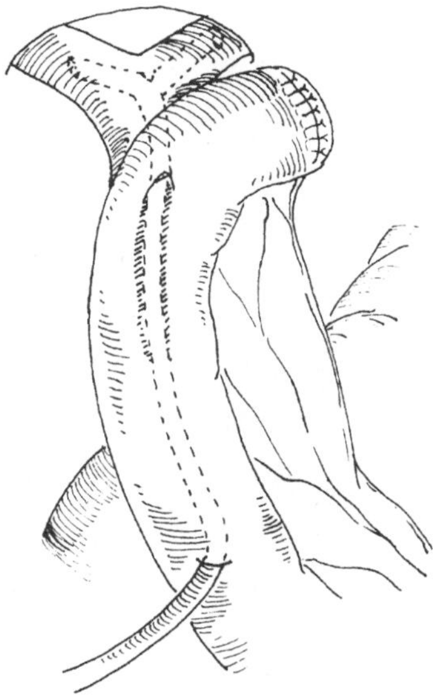

胆总管侧壁与空肠吻合，T 型管放至左、右肝管

图 77－3　侧侧胆管空肠 Roux-en-Y 吻合术

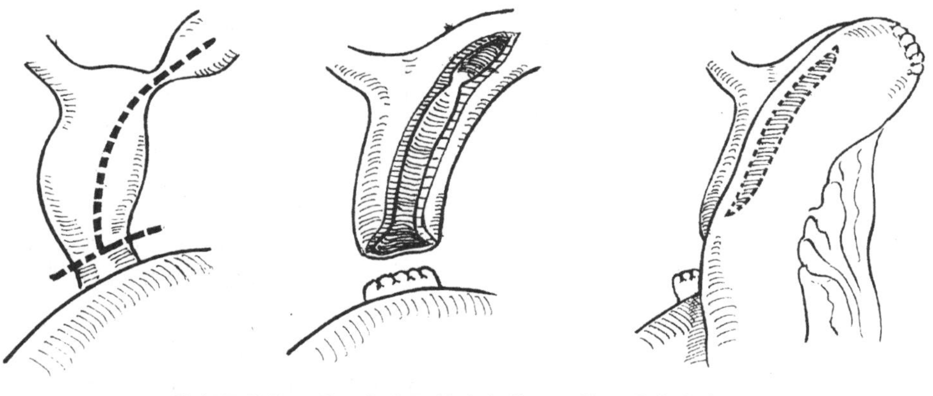

横断胆总管下端，向左肝管方向剪开胆管以扩大吻合口

图 77－4　端侧侧胆管空肠 Roux-en-Y 吻合术

3. 胆肠吻合：将空肠之游离端上拉至肝门处，缝合关闭肠端；在空肠对肠系膜缘切开一与胆管开口相应的开口，切口的后壁对胆管切口的内侧缘，以细线（最好是单纤维缝线或合成的可吸收缝线）缝置于胆管和空肠的相应部位，线留长，对拢后逐一打结。一般将一 T 型管的两臂分别放置至左、右肝管内，缝一固定线，长臂从空肠穿出。胆肠吻合的外侧壁间断一层缝合。

暂时性的 T 型管引流一般是必要的，它可以引流阻塞以上的胆管，避免发生术后胆外瘘，并为术后的器械处理提供通道。T 型管放置的时间视引流的目的而定，一般至少为 6 周，拔管时便可进行胆道镜检查，然后再确定下一步治疗方案。

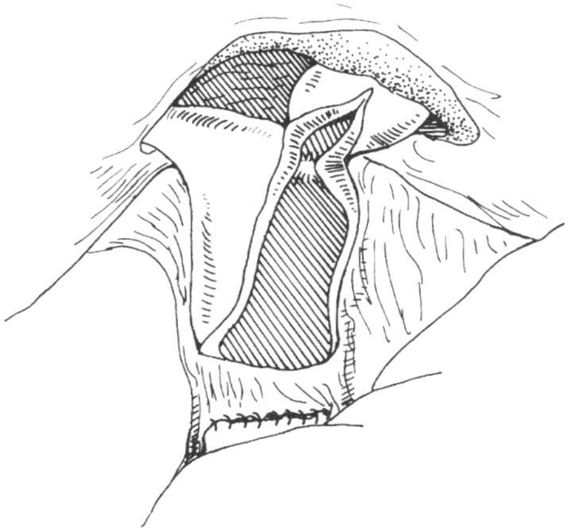

必须向上剪开胆管超过狭窄环达到上端扩张的胆管
图 77－5　存在胆管狭窄环的胆管空肠吻合术

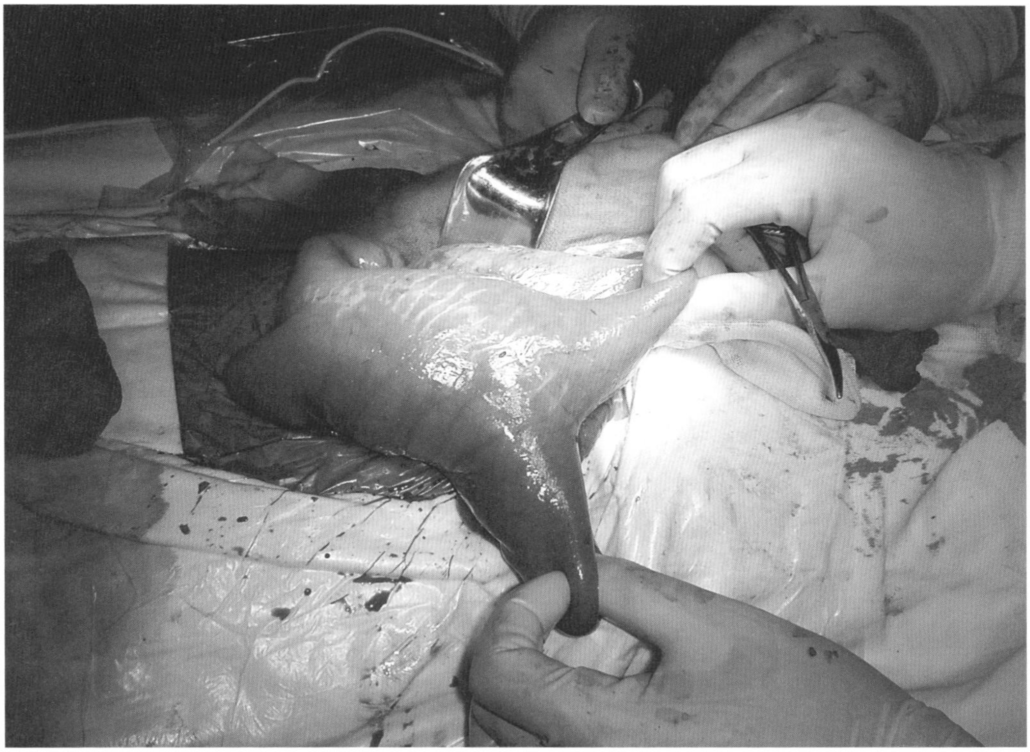

图 77－6　空肠吻合再次手术病人，术中见原空肠侧侧吻合过长，局部空肠形成袋状，影响空肠中的食物通过

二、间置空肠胆肠吻合术

经典的 Roux-en-Y 胆管空肠吻合术输出空肠段的长度为 25～30 cm，这个长度的逆蠕动肠段，一般尚不能有效地防止肠液向胆道内反流，所以，在胆肠吻合术时，输出段空肠一般为 50～60 cm，亦有略为长一些。延长旷置空肠的长度，虽可以减少逆流，但亦可能引起一些生理上紊乱，主要的如肠段内细菌滋生，厌氧菌和需氧菌数增多，有如“盲襻综合征”时肠腔内菌群的改变，反而加重上行性感染；其次是旷置较长的肠段之后，引起胃肠道激素的不平衡，胃液及胃酸分泌增多，术后溃疡病及出血的发生率升高；同时，胆汁排入肠道与消化过程不同步，使脂肪消化吸收障碍等，均促使寻求更符合生理的手术。短襻的间置空肠胆管十二指肠吻合术可能更符合生理。

间置空肠式胆肠吻合术的手术适应证同胆管空肠吻合术，空肠段的长度一般为15 cm左右，空肠的一端与胆管吻合，远端与十二指肠降段或第三段做吻合，以后者在技术上较为简单。

【手术步骤】

1. 胆管的手术和准备同胆管空肠吻合术。

2. 在上段空肠切取一段长约15 cm的带有1～2支空肠血管的带蒂肠段，上、下端的空肠行对端吻合术以恢复肠管通道。

3. 游离空肠段的上端连同其系膜经结肠中动脉右方横结肠系肠上的无血管区上提至肝门部。缝合关闭空肠段近端。在肠系膜对侧缘切开与胆管吻合，有如胆管空肠吻合术。

4. 切开横结肠系膜的腹膜层，分离出十二指肠第三段的前壁。

5. 在十二指肠第3段前壁作一长2 cm的横切口，游离空肠段远端与十二指肠侧作两层缝合的端侧吻合。仔细关闭系膜间所形成的间隙。胆管内可放置引流。

6. 间置空肠肝管十二指肠吻合术亦常用于儿童胆总管囊肿切除术后胃肠道重建，以降低后期的上行性胆道感染。国内张金哲将空肠段远端之浆肌层作矩形剥除，与十二指肠降部吻合，造成“矩形瓣”间置空肠肝管十二指肠吻合术。

三、盲襻式Roux-en-Y胆管空肠吻合术

手术适应证、手术步骤均同典型的Roux-en-Y胆管空肠吻合术，只是输出空肠段的上端留长约15 cm，断端缝闭，将断端放置于左上腹部皮下层，作为随后提供通过盲襻到达肝门部和肝内胆管的方便通道，以进行造影、胆管狭窄扩张、肝内结石取除等器械操作。为了方便于重复使用，在高位的肝内胆管狭窄修复手术时，国外有使用“肠瘘式”Roux-en-Y胆管空肠吻合术。即是空肠的断端不关闭而是直接与皮肤吻合，做成一远端肠瘘。为了减少胆汁漏失，在瘘口近端可作一人工肠套叠瓣（图77-7、图77-8）。

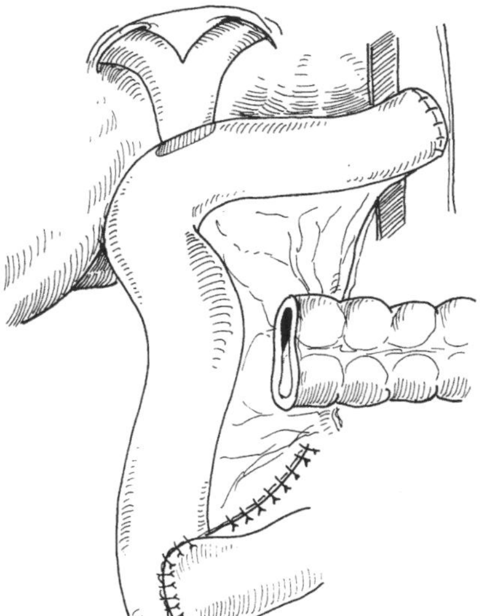

图77-7 皮下盲襻式胆管空肠Roux-en-Y吻合术

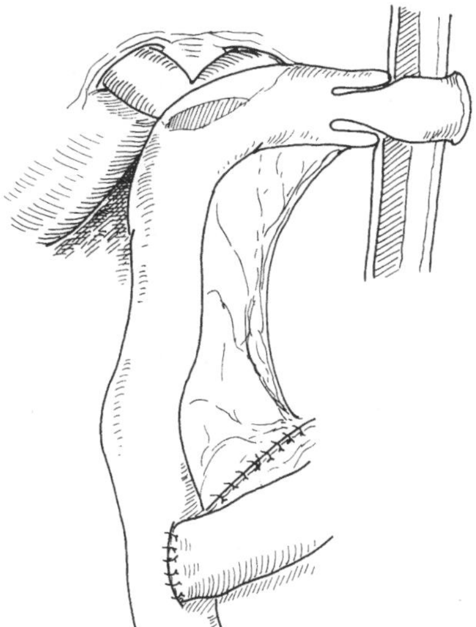

图77-8 肠瘘式胆管空肠Roux-en-Y吻合术并入工套叠瓣抗反流

【术后处理】同胆管空肠吻合术。

四、游离空肠段胆管空肠吻合术

经典的Roux-en-Y胆管空肠吻合术后，仍常发现胆管引流管内有食物成分流出，在X线透视下可

见钡剂在输出肠段内随空肠襻的逆蠕动而逆流至胆道内。黄志强等从 1963 年开始，使用隔断空肠襻逆蠕动的“游离空肠段胆管空肠吻合术”，术后可以明显减少空肠的逆蠕动反流和上行性胆道感染。此手术对处理胆管空肠襻式吻合时收到更显著的效果。

【手术步骤】（图 77－9）

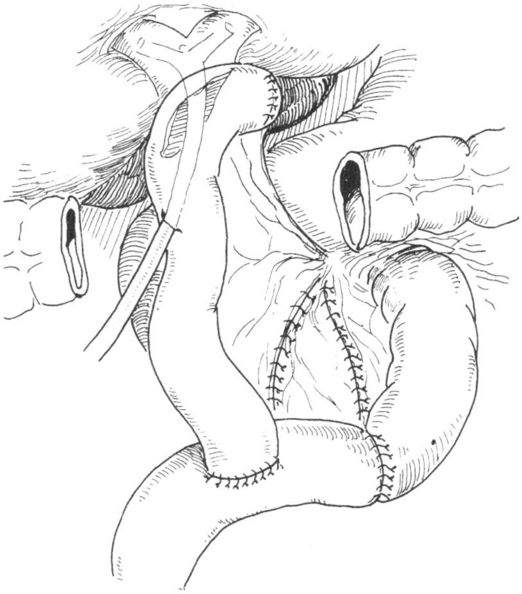

图 77－9　游离空肠段胆管空肠吻合术。可以减少空肠襻的反蠕动逆流

1. 空肠段的准备和胆管空肠吻合方法同前。
2. 游离空肠段准备同间置空肠胆管肠道吻合术，肠段的长度一般 50～60 cm。
3. 空肠两端行对端吻合，关闭肠系膜上的切开。
4. 在对端吻合处下方约 15 cm，行空肠段远端与空肠端侧吻合。关闭游离空肠段系膜间的空隙。

【术后处理】同胆管空肠 Roux-en-Y 吻合术。

〔黄志强　黄晓强整理〕

第七十八章　人工乳头间置空肠胆管十二指肠吻合术

Interposed Jejunal Choledocho-Duodenostomy with Artificial Nipple Formation

关于人工乳头间置空肠胆管十二指肠吻合，经过十多年的观察，发现手术人工“制造”的乳头并没有明显的临床效果。主要是因为空肠乳头做大了，起不到阻止肠液反流的效果。空肠乳头做小了，会造成胆汁引流不畅，引起不完全的梗阻，病人会有临床症状，甚至需要重新手术纠正。人工空肠乳头没有有神经支配的括约肌功能，很难达到生理性的控制。所以近年来已不再采用了。此篇文章仅作为参考。

Roux-en-Y 式胆管空肠吻合术是当前胆道外科中使用得最多的胆肠吻合术式，但此手术存在的问题是：①未能有效地解决肠内容逆流入胆道；②旷置过长的上部空肠可造成不良的病理生理效应。根据 Roux 原来的设计，用于胃肠道外科中转流胆汁时，旷置肠段的长度约为 25 cm，但这样短的逆蠕动肠段，并不能防止肠液逆流至胆道，故后来多是用 50～60 cm 长的空肠段。肠道是依赖于正常的食糜通过和肠蠕动的排放作用，保持肠壁的结构及功能的完整和较稳定的肠内菌群分布。上部小肠的细菌量和菌种上有别于下部小肠和结肠。当小肠在其主通道出现盲袋时，如肠憩室、肠侧侧吻合术后的盲端，在憩室和其开口的下游小肠内细菌滋生过盛，产生一系列的临床症状，称为“盲襻综合征”。随后的研究证明一些隔离于主肠道之外的短路手术，均可造成盲襻综合征的效应；如 Billroth Ⅱ式胃切除术后的输入空肠段和 Roux-Y 的输出空肠段内，均有细菌数量增多。正常时，空肠内细菌数约为 10^3/mL 肠液，但是以胃肠导管法从盲襻附近抽取肠液时，细菌数计数可增加到 10^8～10^{11}/mL，且厌氧菌超过需氧菌数；可培养出大肠埃希菌、脆弱类杆菌、产气荚膜梭状芽胞杆菌、粪链球菌等。Roux-en-Y 胆肠吻合术后，在旷置空肠内的细菌量亦大增，并以厌氧菌呈明显优势；此改变亦反映在胆道内的细菌状况。因而，胆肠吻合术后的胆管炎常发作频繁而病情严重。

Roux-en-Y 肠襻带来的病理生理改变是消化吸收和胃肠内分泌调控障碍。临床上注意到肝管 Roux-en-Y 空肠吻合术治疗良性胆管狭窄后，晚期消化性溃疡（多为十二指肠溃疡）并发出血的发病率增高（2%～22%）。临床研究表明此等病人的胃酸分泌、五肽胃泌素刺激的胃酸分泌、血清胃泌素水平均明显高于曾行胆总管十二指肠吻合术的病人。Roux-en-Y 胆管空肠吻合术后胃酸分泌改变与“短肠综合征”相似，可能均与切除或旷置长段的空肠有关。

基于 Roux-en-Y 胆管空肠吻合术所存在的问题，治疗良性胆道狭窄时，应以有一短襻的、不改变消化液的主流道、有抗逆流作用的胆肠吻合术最为合理。

基于自 1963 年开始使用间置空肠段（游离空肠段）胆肠吻合抗逆流作用的经验，参照生理上防止反流的机制，除了括约肌的作用之外，尚有一定的形状上的解剖学构筑；如胃幽门向十二指肠腔内突出、回盲瓣突向盲肠腔、子宫颈向阴道内突出等，黄志强等在 1982 年使用了短襻的间置空肠人工乳头成形胆管十二指肠吻合术。手术的设计包括：切取带血管蒂空肠段、常规胆肠吻合、空肠端黏膜乳头瓣形成、乳头瓣插入至十二指肠腔内四部分。

【适应证】同胆管空肠吻合术。

【麻醉与体位】同常规胆道手术。

【手术步骤】胆道疾病病变的处理见相应的手术方法。

1. 带血管蒂空肠段切取（图 78－1）：

（1）游离一长 10～15 cm 的空肠段，据胆肠吻合的高低和选择十二指肠的第二段或第三段而定。空肠段应保存有一完整的空肠血管蒂（内有动脉、静脉、神经、淋巴引流）。空肠段移植后仍有蠕动收缩功能。空肠段的血循环、色泽应良好。

（2）根据胆肠吻合术的要求，若拟行端侧吻合，缝合关闭空肠段的近端。

（3）余下空肠的两端做对端吻合，缝合肠系膜之间隙。

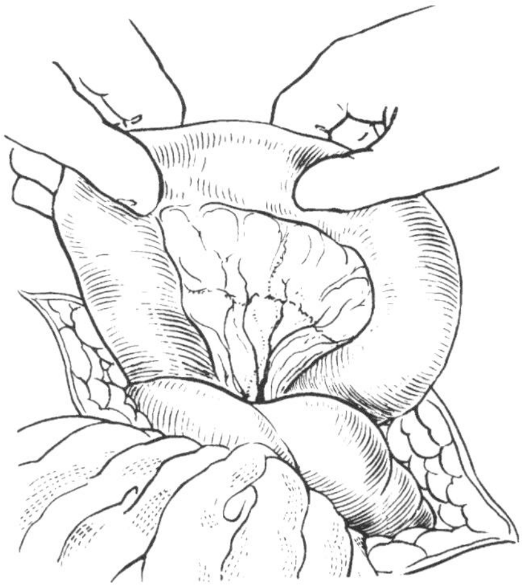

a. 提起上部空肠，检查其系膜上血管弓，选择一连于主要血管支的肠段

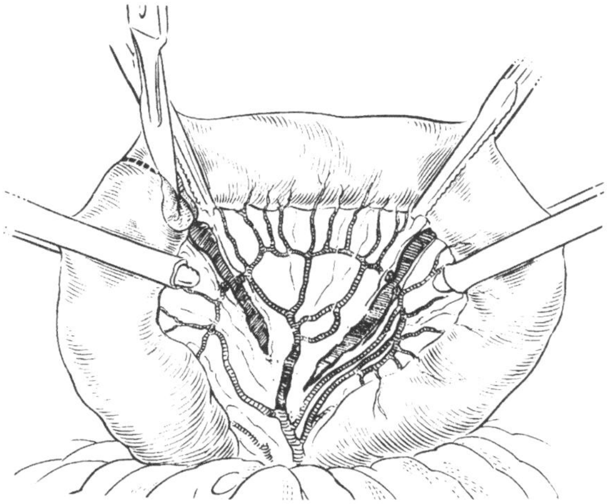

b. 切除一段带完整血管蒂的肠段

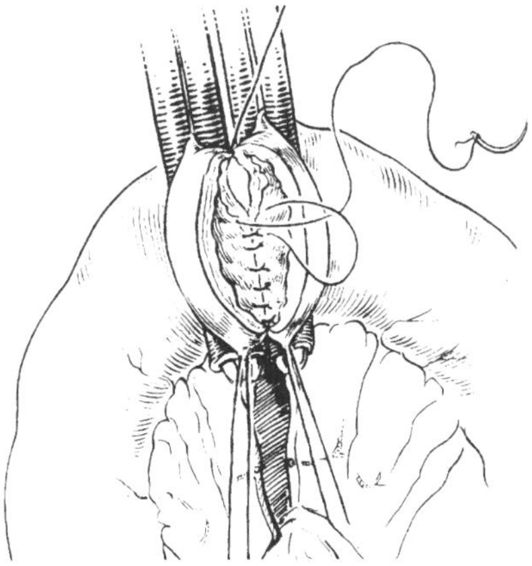

c. 上、下端空肠作对端吻合，缝合后层

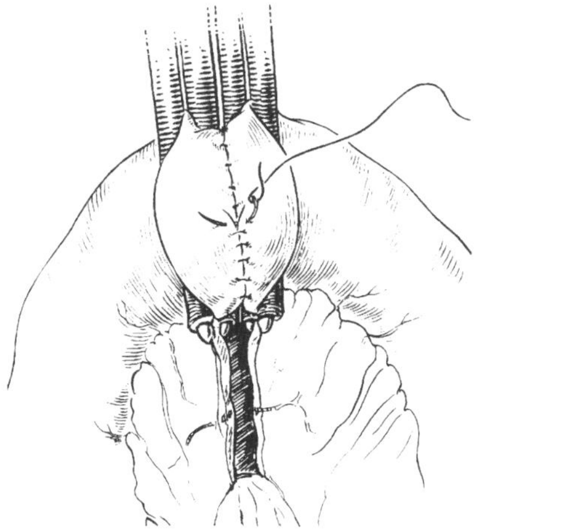

d. 缝合吻合前层，恢复空肠通道

图 78－1　带血管蒂空肠段切取

2. 黏膜乳头瓣成形（图 78－2）：

（1）距游离空肠段远端 4 cm 处，环形切开空肠的浆肌层，保存肠系膜缘血管的完整。小心地切除断端的浆肌层，保存黏膜及黏膜下层；切开宜略向肠系膜对侧缘倾斜，使黏膜瓣插入肠腔后成一大于 90°的夹角，有如十二指肠乳头之突入肠腔内。黏膜层若有缺血处，应略加修剪。

（2）以 3－0 缝线将黏膜层断端与浆肌层切缘的相对应点作四定点缝合，打结后，黏膜层便翻转，形成一黏膜瓣突出，长约 2 cm。以细线缝合切开线。所造成的黏膜瓣柔软，自然对合。

（3）若空肠较细而薄时，间有单纯翻转断端 2 cm，缝合后形成一翻转肠端。此方法虽简单，但常因为肠壁水肿，使“乳头”硬而过大。有时因乳头过大而阻塞肠腔，晚期时肠壁水肿消退、肠壁萎缩，使插入部过分松弛，影响抗逆流能力。因此，我们一般是采用黏膜乳头瓣形成。

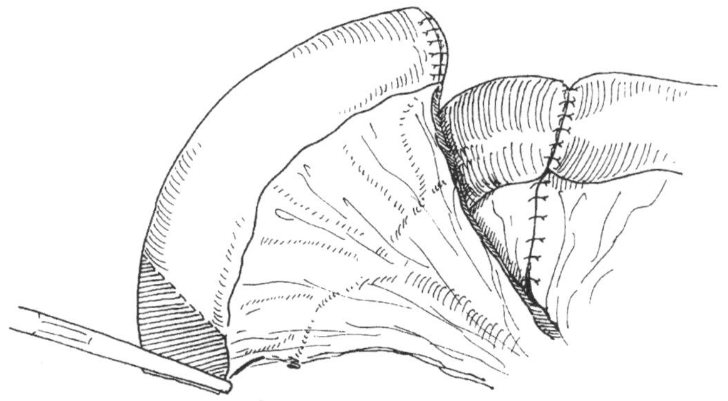

a. 缝合关闭空肠段的近端，远端环形切开肠壁的浆膜层并小心剥除浆肌层

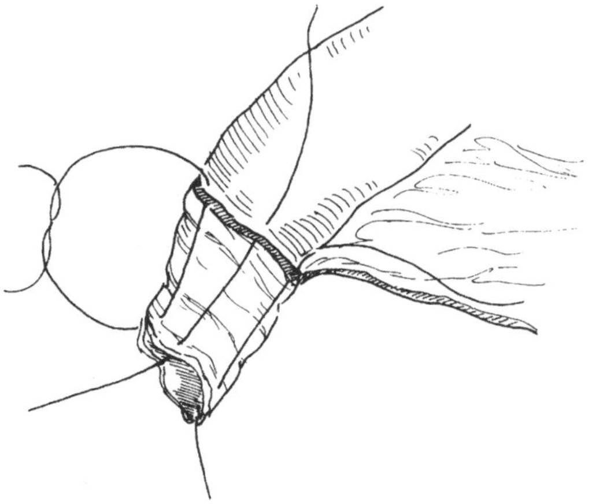

b. 反折缝合对拢黏膜瓣

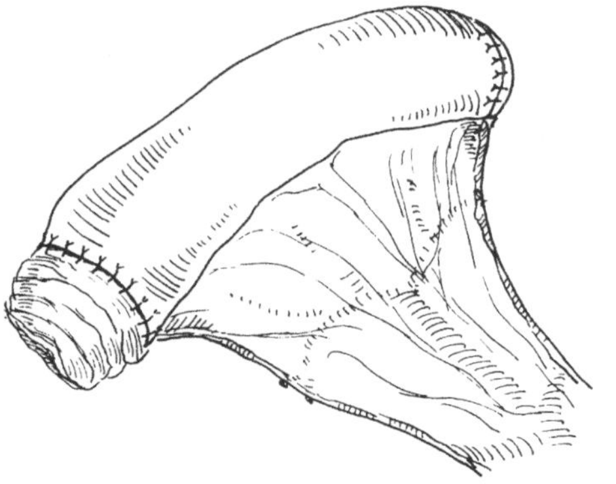

c. 黏膜返转与肠壁浆肌层切口缝合，造成间置空肠端的柔软的黏膜瓣，黏膜血循环良好，尖端柔软，可起到活瓣作用

图 78-2　黏膜乳头瓣成形

3. 胆管游离空肠段吻合：

(1) 根据拟定胆肠吻合的部位是在十二指肠的第二段或在第三段，若在第二段吻合，切开十二指肠外侧后腹膜，按 Kocher 手法游离胰头及十二指肠，使十二指肠能向前提起并向内侧翻转，以便在其前外侧壁做吻合；常需要切断横结肠肝曲与肝脏的附着，并剪开十二指肠第二段前面的横结肠系膜的前层腹膜，以充分显露十二指肠。

(2) 若选择十二指肠第三段（横部）作为吻合部位时，则提起横结肠，在横结肠系膜右方的根部，按十二指横部的轴向切开横结肠系膜的前层腹膜，分离出十二指肠的上缘（与胰头附着）和其后侧，以备与间置空肠吻合。手术部位的选择主要依据局部的解剖情况和手术者的技术上的考虑。此游离十二指肠的步骤亦可以放在准备带蒂空肠段之前。

(3) 经中结肠动脉右方横结肠系膜的无血管区，将游离空肠段的近端上提至肝门部；注意保护系膜上的血管和勿使其扭折、受压。

(4) 游离空肠段的近端与胆管吻合，可用端侧或侧侧的方式吻合。需要时可向胆道内放置引流，经肠段壁引出或经肝穿出。吻合方法同一般胆肠吻合术。游离空肠段的长度一般为 10～15 cm，其系膜蒂应无张力。注意缝合关闭肠段系膜蒂与横结肠系膜间所造成的裂隙。

4. 间置空肠人工乳头瓣十二指肠插入（图 78-3）：

（1）在十二指肠第二段或第三段的前一对系膜缘侧环形切开约 2 cm 长。横切口的目的是保存十二指肠壁的环肌纤维，其开口有如十二指肠上的“胆总管窗”，对所造成的乳头瓣的抗逆流能力方面有重要作用（图 78－3a）。

（2）将空肠段远端浆肌层切开的肠系膜缘与十二指肠切开的肠系膜缘和两者的对肠系膜缘各作一固定缝合，打结后，二者对拢定位（图 78－3b）。

（3）间断缝合十二指肠切开的下缘与空肠段，完成第一层后层吻合。再缝合第二层，使乳头瓣插入肠腔内。

（4）再双层间断缝合吻合口的上缘，完成乳头瓣插入至十二指肠腔内。结果人工乳头突入至十二指肠内，比自然的十二指肠大乳头略大（图 78－3c～图 78－3g、图 78－4）。

【术后处理】同一般胆道手术后，需要注意腹腔引流液的量和性质，若引流液量多，测定引流液的淀粉酶含量，观察有无十二指肠液渗漏。

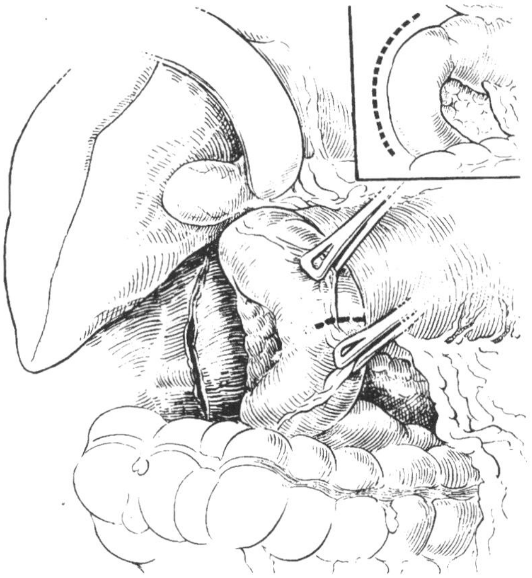

a. 切开十二指肠外侧后腹膜（右上图），游离十二指肠第二段，虚线为乳头瓣插入十二指肠切口的位置

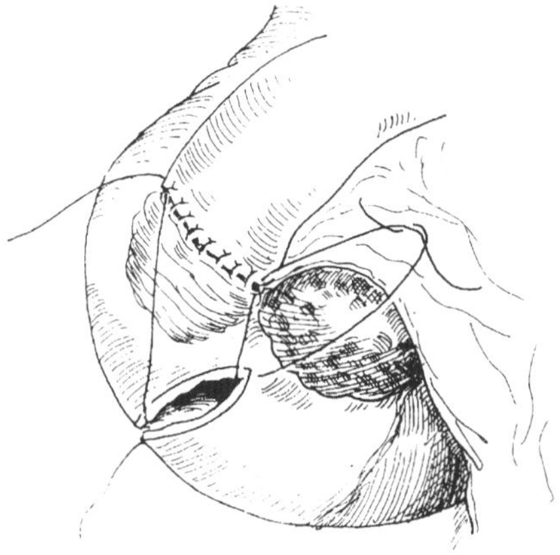

b. 空肠端之肠系膜缘和对肠系膜缘与十二指肠切口的相对应点作固定缝合

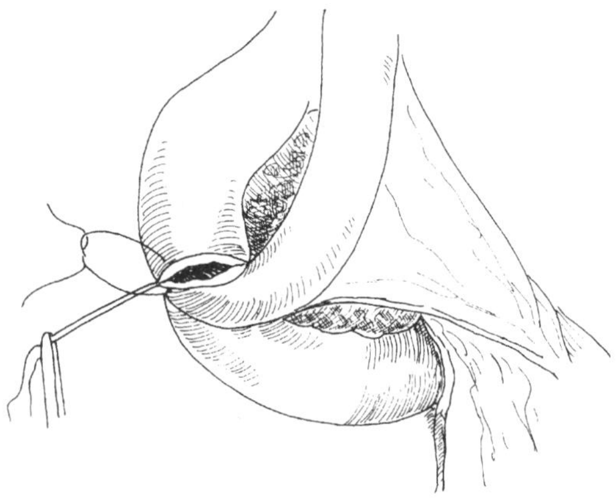

c. 间断缝合切开的上缘

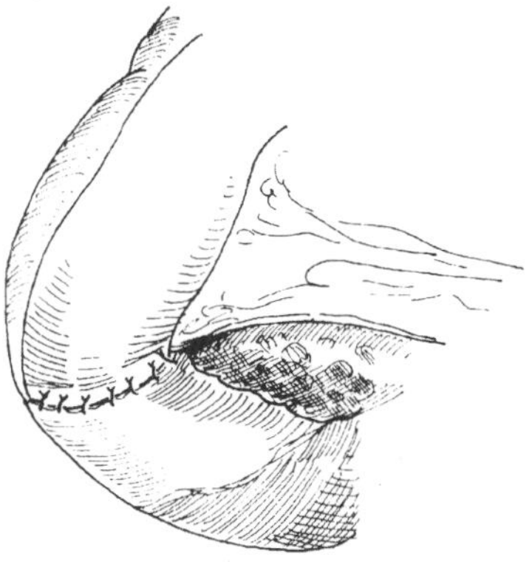

d. 间断缝合切开的下缘，使人工乳头突入至肠腔内（图示间置空肠段与十二指肠间的角度）

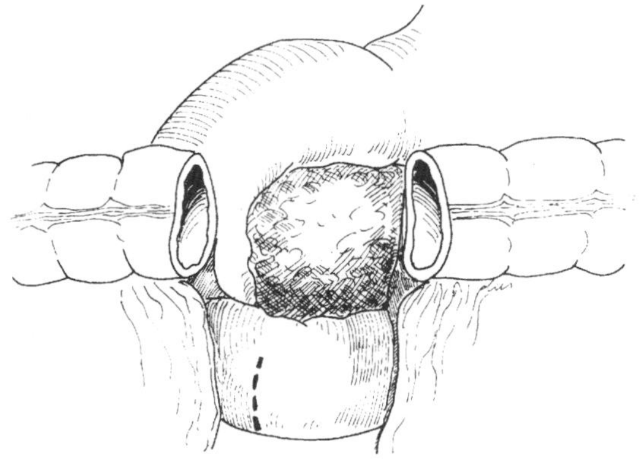

e. 亦可将乳头瓣插入至十二指肠第三段，虚线示十二指肠切口位置

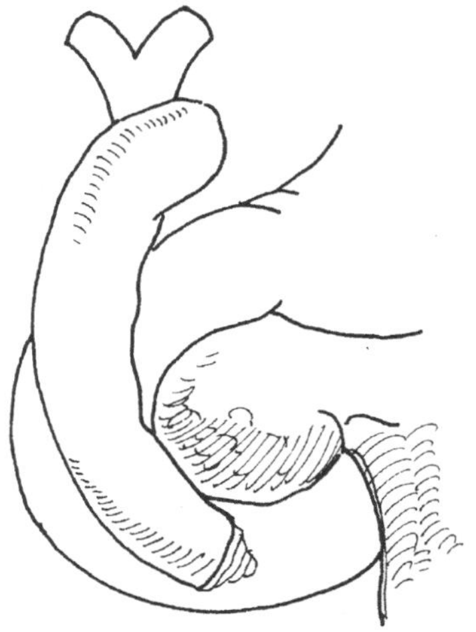

f. 间置空肠与十二指肠第二段吻合模式

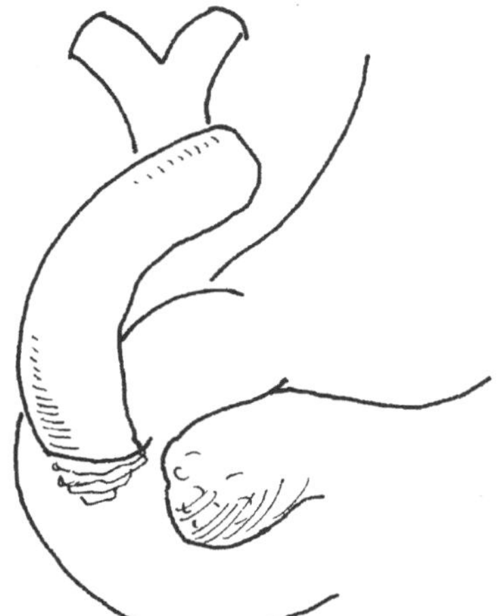

g. 间置空肠与十二指肠第三段吻合模式

图 78-3 人工乳头瓣十二指肠插入

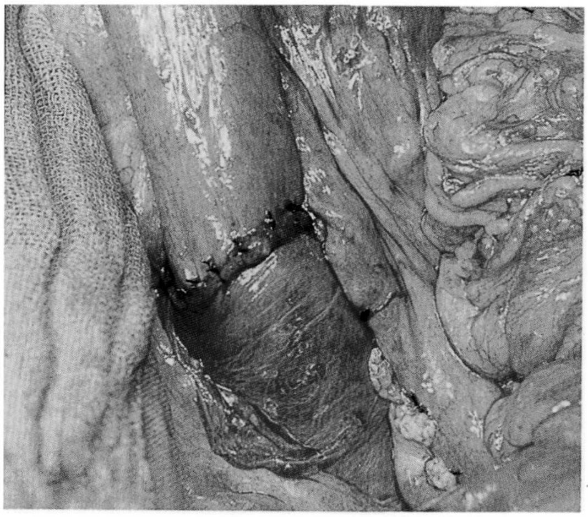

游离空肠段人工乳头插入至十二指肠第二段前侧壁，十二指肠横切口，第一层吻合毕（图示间置空肠段与十二指肠间的角度）

图 78-4 游离空肠人工乳头插入

早期时，术后曾分别在间置空肠段和经人工乳头至十二指肠内放置导管，以测定有无逆流。在1982—1984年间所施行的11例，术后均未发现有肠液自T型管流出，测定间位空肠内淀粉酶含量，除1例有轻度升高外，其余均在正常范围内，表示无十二指肠液逆流；胆管内压力测定为0.981～1.47 kPa（10～15 cmH_2O），空肠段及十二指肠腔内压力为0.883～1.18 kPa（9～12 cmH_2O）；钡剂十二指肠造影，于头低位腹部加压时，全部均未见十二指肠内钡剂向间置肠段和胆道内逆流；2例于手术后1个月时行十二指肠内镜检查，见人工乳头位于十二指肠第二段的外侧壁，比原内侧的乳头稍大，无明显水肿，可见胆汁经人工乳头间歇性排出。国内近年其他报告结果亦相近。晚期的纤维十二指肠内镜观察亦见突入至十二指肠内的人工乳头仍然饱满、无萎缩，乳头色泽正常、无炎性改变，可见胆汁从乳头间断流出。人工乳头瓣的主要特点是乳头状结构突入至肠腔内，所以能有较好的抗逆流作用。

〔黄志强　黄晓强整理〕

第七十九章 肝内胆管结石的手术

Operations of Intrahepatic Biliary Lithiasis

肝内胆管结石病在我国是一常见的胆道疾病，特别是在南方和内地省份，肝内胆管结石的相对发病率约为38%，占原发性胆管结石病的半数。1983—1985年中华外科学会对全国11342份胆石病手术病例的调查中，肝内胆管结石的相对发病率约占全部胆石病的16.1%。我国台湾的肝内胆管结石约占胆石病的20%。近年来国内的肝内胆管结石发病数下降，新的病例数有减少，尤以在沿海的大城市中更为明显，如在上海市，1992年时的统计，肝内胆管结石已下降至占胆石病的5%左右。然而，在我国各地区的改变是不平衡的，如广西壮族自治区的统计，至20世纪90年代初期，胆管结石病只是从原来的55.2%下降到41.8%。故肝内胆管结石病在我国尚不是个消失中的疾病，相反的，在广大的基层医院中，肝内胆管结石病仍然构成胆道外科中的主要问题，并且往往是治疗上的难题。同时，在肝内胆管结石病的手术方法上，亦有很多的独特之处。

肝内胆管结石的手术治疗多是综合性的，并且常是一些手术的有机结合，术后亦需要一些处理如胆道镜术等作为后续治疗，这些治疗都应作为外科治疗整体的一部分，才能收到应有的效果。肝内胆管结石的手术治疗方面，包括胆管和肝内胆管探查、肝叶和肝段切除术、肝管狭窄的纠正、胆肠吻合术和并发症的处理等，在同一个病人身上，往往需要同时施行这些手术。本章中所叙述的各种手术方法，主要是针对肝内胆管结石病的特点。

一、肝内胆管结石的胆管探查术

肝内胆管结石症可以分为两种类型，一是肝内外胆管皆有结石（IE型），另一种是只在肝内胆管分支的结石，肝外胆管中并无结石（Ⅰ型）；前者在临床上比较常见，特别是在胆道疾病史较长的病人；但是后者在手术时特别重要，因为以往在此类病人中，手术探查时常常并未发现肝内结石而致遗漏。近年来因普遍使用超声、CT诊断，常发现局限于肝内某一胆管支的结石，但病人并无明显的临床症状，对此种早期的“亚临床型”的原发性肝内胆管结石的处理，是当前外科治疗上发展的趋向。

（一）胆总管探查术

肝内胆管结石最常并发肝外胆管结石，胆总管扩张而壁厚，当将胆管内结石清除之后，需注意胆总管的开口有无狭窄；胆总管有时异常扩张，其中充满结石，此时，胆管与胰管汇合变异亦是值得注意的情况；胆总管下端部分性狭窄和胆管内结石，大量的结石向上堆积，可引发继发性的肝内胆管结石，此时肝内外胆管树可呈普遍弥漫性扩张，其中充满结石，和原发性的肝内胆管结石有一定区别。

在胆总管探查术的同时，应确定是否同时做胆肠内引流术。但如果肝内胆管结石未能清除而残存结石，胆肠内引流术后可使胆道的上行性感染加重；然而当有胆管下端梗阻时，胆肠内引流术则有必要，同时需要加强术后胆道镜取石，消除肝内的梗阻因素。T型管应选择F24号的，以便于术后结石排出和胆道镜取石。

（二）肝内胆管探查

肝内胆管结石的肝内胆管探查，包括对肝脏大体检查、肝内胆管探查、手术中肝内胆管造影术3个组成部分。

1. 对肝脏的检查：应注意肝脏的大体表现，如表面的纤维化、小胆管扩张、肝脏各叶的体积比例、肝内的结石硬块等。肝内胆管结石在肝管内的节段性分布，引起相应肝内胆管的慢性梗阻、肝实质的纤维化及萎缩，而其余肝组织的代偿性肥大，使肝脏外形发生特征性的改变，可作为诊断肝内胆管结石所在位置的依据。结石所在的肝管，可有该侧或该肝叶的纤维化、萎缩，体积缩小，色泽呈灰暗，而对侧的无胆管梗阻的肝叶，则呈增生肥大，此即为在CT照片上经常看到的肝脏的增大-萎缩复合征，有肝萎缩的肝叶胆管，便是肝内结石梗阻的所在。当有肝叶萎缩时，由于肝脏两侧实质改变的不平衡，肝脏便以下腔静脉为轴心，向左或右方旋转移位，造成肝内胆管结石症时肝脏的突出改变，此种改变指示肝内结石病变的位置，常与术前肝脏的CT照片的发现相符合。但是，如果结石的梗阻不完全、双侧肝管同时有梗阻或双侧肝内胆管的分散性结石时，肝脏的外表上的改变则缺乏定位性。

右侧的肝内胆管结石当合并有肝胆管狭窄时，由于右肝萎缩和左肝增大，可以发生最明显的增大-萎缩复合征和肝脏的旋转移位，此时肝右叶缩小位于脊柱右旁，并有紧密的纤维性粘连，增大的肝左叶占据上腹部，肝门向右上方移位，使手术甚感困难。

2. 肝内胆管探查：通过常规的胆总管探查切口一般难于做到肝胆管探查和取出结石。此时，胆总管切口宜向上延伸，至肝管分叉下或甚至达左肝管横部（当胆管系统有明显扩张时），通过此扩大的切口，可以直接清除一级肝管内的结石和向二级肝胆管分支探查，包括尾状叶胆管；至于进行肝内胆管的探查，则尚带有一定的盲目性，有时需要术中胆道镜和造影的帮助。肝内胆管系统类似树枝状，有众多的分叉，当有广泛的结石时，亦难取净，故术后胆道镜取石亦常难避免。

肝内胆管结石胆管探查完毕后，确定进一步手术方案。胆管上切口以3-0细线缝合修复，放置22～24F号T型管，长臂从腹壁刺口引出，引流道要直，以便于术后经窦道取石。

二、肝内胆管结石的肝叶切除术（图79-1～图79-3）

肝内胆管结石外科治疗的基本原则是："解除梗阻，去除病灶，通畅引流。"去除病灶是治疗的核心，其余是针对并发症。肝内胆管结石症是一严格的肝内节段性病变，在病变范围内，肝组织呈相应的病理改变，如纤维化、萎缩和丧失功能。1957年时笔者提出用肝左叶和肝右叶切除术治疗肝内胆管结石，此治疗方法已逐渐广被接受，位于肝左外叶的结石，左外叶切除术几乎已成为常规的手术方法。1985年中华外科学会进行的4197例肝内胆管结石手术病例调查中，17.3%使用了肝叶切除术；当前治疗肝内胆管结石较集中的单位（包括台湾省），肝叶切除术的比率大约接近手术病人的50%。手术死亡率一般在2%左右。

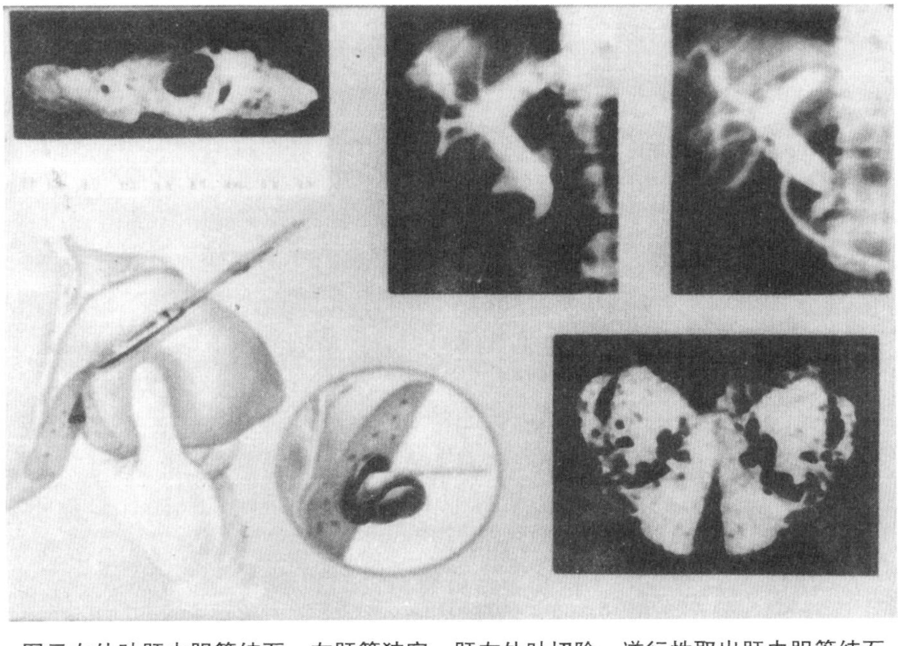

图示左外叶肝内胆管结石，左肝管狭窄，肝左外叶切除，逆行性取出肝内胆管结石

图79-1 肝内胆管结石的肝左外叶切除术

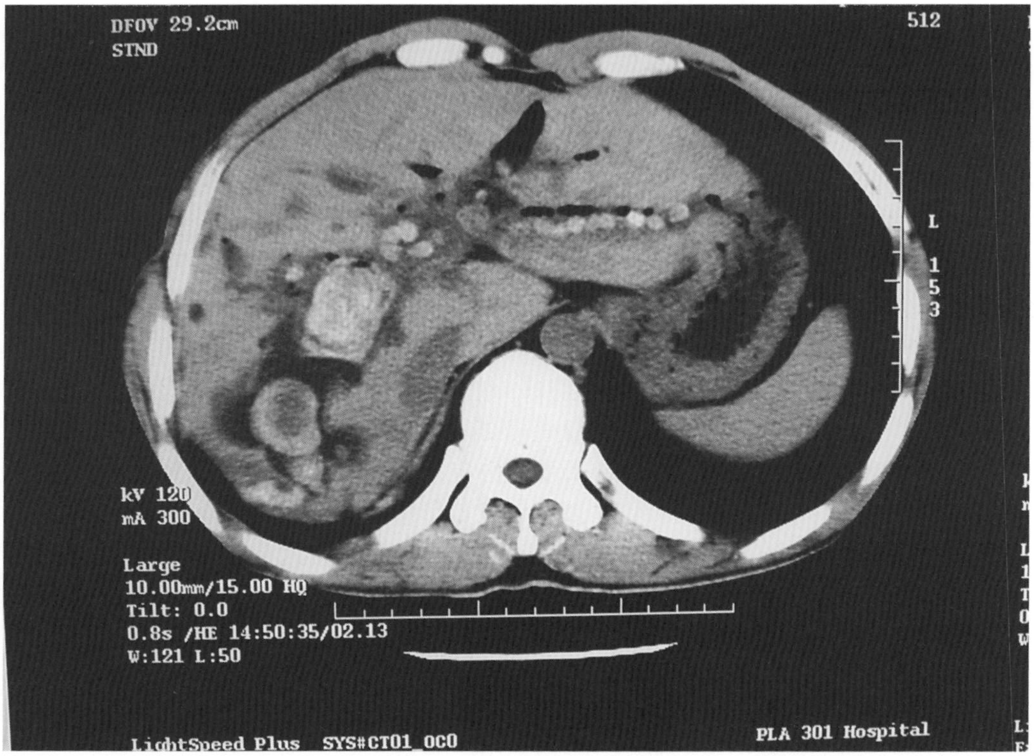

图 79-2 肝内胆管结石病人肝脏 CT 影像，肝脏呈增大-萎缩复合征，肝内胆管扩张并充满结石

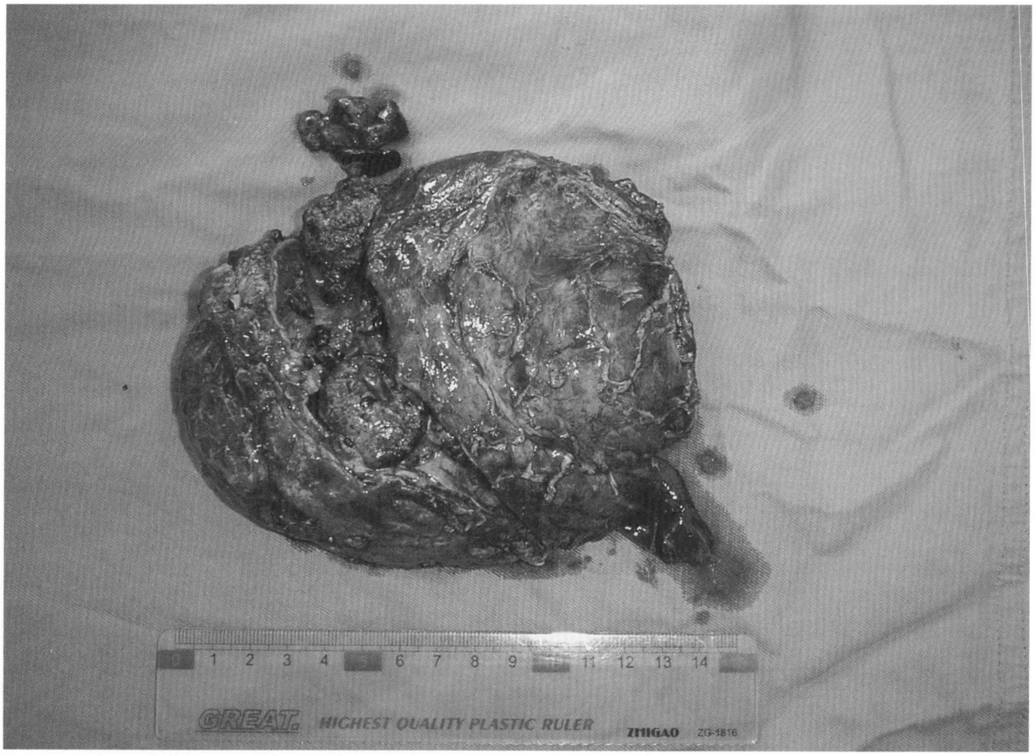

图 79-3 手术切除了萎缩的右肝，剖面显示胆管内有大量的色素性结石

肝胆管结石症的肝切除术不同于肝癌的肝切除术，这是由肝内胆管结石和胆管的病变分布的范围所决定的；例如一级肝胆管的病变就应施行肝叶切除术（Healey & Schroy 分类法），二级肝胆管病变应施行肝段性切除，过多切除没有必要，而切除量不足时则增加术后并发症和残留症状。临床上最常见的

情况是左肝内胆管系统的结石及病变，往往只切除了左外侧段（Healey & Schroy 分类）而遗留下左内段，以致手术效果不够满意。因此，肝内胆管结石时的肝切除术最好行首先解剖肝门的规则性肝叶切除术以彻底切除该肝管范围内的肝组织。

手术技术上的特点是肝内胆管结石时，病变肝叶与周围有更多的炎症纤维性粘连、肝脏的移位，更重要的是肝门部常受以往手术如胆肠吻合术等的影响，解剖肝门的难度较大，在有胆肠吻合和多次的化脓性胆管炎发作时，胆汁的细菌量很大，加以长时间使用抗生素，耐药的细菌较突出，铜绿假单胞菌常见，因而术后的感染并发症率较高，需要注意提防。

肝脏的增大-萎缩复合征是肝叶切除术的指征。此现象是肝内胆管结石合并肝胆管狭窄时的突出表现，它对手术的选择有重要影响。在增大与萎缩的肝实质间，一般有清楚的界限，故肝切除范围可以准确地沿着分界线的病侧进行，便不致遗留病变的肝内胆管组织；否则，若保留部分萎缩的肝组织，则在断面上可遇到扩张的肝内胆管，有时其中含有结石，术后此病变肝组织可恢复其部分的分泌胆汁的功能，形成一经久不愈的窦道；另外，肝断面的扩张的肝胆管残余可成为感染、脓肿的来源。胆肠吻合术后的肝切除术，术后的感染并发症率特别高。

肝增大-萎缩复合征对手术的直接影响是肝脏各叶间的体积比例的改变，此时增大的肝叶占据上腹部的位置。当肝左叶萎缩时，肝右叶增大，由于脊柱的关系，肝右叶不能向左后方旋转，使肝左右叶的分界线常处在脊柱的前方，结果，肝门位于在脊柱前方，变得较浅而更靠近腹前壁，此时通过常规的胆道手术切口接近肝门应无困难，因为肝方叶萎缩，肝门结构容易显露。

但是当肝右叶萎缩时，肝左叶增大，特别以左内侧段（Healey & Schroy 分类法）的增大更为明显，为了补偿肝右叶实质的缺失，左内侧段常增大成球形，占据上腹部，左肝向右后上方旋转移位，结果肝门前方便由增大呈球形的肝方叶所覆盖，肝门横沟变得深而难以接近。此时的手术径路应是伸延至右第 11 肋的右肋缘下切口，病人采取左侧卧位，或使用低位的右侧胸腹联合切口，从侧方接近第一肝门。手术时可使用固定的肋缘牵开器以增加其显露。

肝内胆管结石的肝左叶切除的技术已较成熟，当前国内所用于治疗肝内胆管结石的肝切除术中，90%以上为左侧肝切除，左外侧段肝切除术占 85%以上。然而，右侧的肝叶切除术为数尚少，因为切除萎缩的肝右叶仍然是一较复杂的技术，主要是因为右叶与膈肌、下腔静脉、腹膜后组织的紧密而易出血的炎症纤维性粘连，分离时易于出血，特别是在再次胆道手术的病人。在再次手术的病人，以往的胆道手术所造成的肝门处的改变，更增加手术的难度，这也是右肝切除手术较少使用的原因。从国内所报告的大系列的肝叶切除治疗肝内胆管结石的病例中，右肝切除的比率为 1.45%～11.76%，这显然与结石在肝内分布的实际情况不相符，所以右肝内结石有更高的术后残石率和更多的不满意的结果。

三、肝内胆管结石的系统肝段切除术

Healey & Schroy 对肝内胆管的解剖学研究参照国际肺支气管系统的方位命名原则，提出肝内胆管和肝脏的分段命名，亦即常称为门脉肝段分类法，它对肝内胆管的定位诊断较为实用。

以往对肝内胆管结石症的认识多是从其引起严重的临床症状和并发症，所以治疗上常是对症的和预防其复发，治疗对象多是在病程的晚期，严重的已到了两侧肝脏的弥漫性结石和肝实质的广泛破坏，手术常不能达到治愈的目的。然而，近年来情况已有所改变。临床上我们所见到的晚期的病例少了，而较早期的、临床上无明显感染症状的、结石在肝内局限的病例数增加了。此等“亚临床型”病例中，结石在肝内分布多局限于 1～2 个亚肝段，其中以左外段上区和右后段下区（Couinaud Ⅱ，Ⅵ肝段）最常见，此等病变常是由超声检查时首先发现。基于肝内胆管结石早期时的病变特点，因而提出对局限性的肝内胆管结石的系统的规则性肝段和亚肝段切除术以治愈早期的肝内胆管结石症的概念，此概念有别于以往的解除症状的手术治疗。此方法更适用于右肝内的结石（图 79-4）。

肝左叶的肝段和亚肝段切除术在以往亦曾使用，所不同者是在规则性切除时强调首先切断该肝段或亚肝段的血管胆管蒂，然后切除整个肝段范围的肝组织，因而不至遗留病变的胆管。右侧的肝段和亚肝

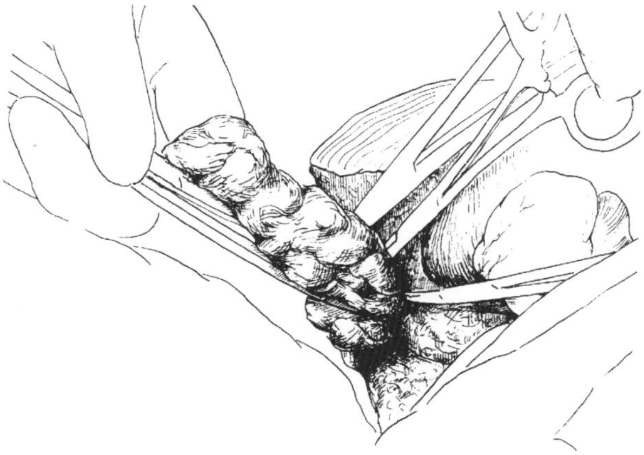

a. 切除右后下段（Couinaud Ⅵ肝段）

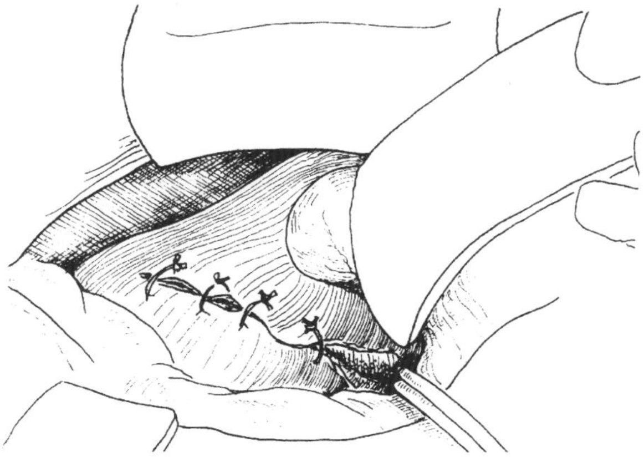

b. Ⅵ肝段切除后，肝创面缝合对拢

图 79－4　肝右叶的亚肝段切除

段切除术更有其实用意义。肝右叶的体积较大，约占全肝体积的 65％，除非有肝右叶的损毁和纤维化，肝内胆管结石症时，一般不轻易地施行肝右叶切除术，所以右侧的残留结石率最高，特别是多发生在肝右后段，影响治疗的效果；有的病人，一开始时只是右后下段肝管内的结石，而有的则是只遗留有右后下段的结石，因而规则性的右后和右后下段肝切除术便甚有必要。

四、肝门部胆管狭窄的手术

肝内胆管结石症最常伴有肝门部的大肝管狭窄，多发生于肝总管上端，左、右肝管开口，左肝管横部、左外段肝管等处，其原因与复发性化脓性胆管炎和胆管溃疡修复有关。我国的四川、广东、湖南等省，肝内胆管结石合并胆管狭窄者可高达 40％左右，再次手术病人，手术的次数越多者，并发胆管狭窄者亦越高；82％以上的肝内胆管结石手术后远期效果不佳者，是与肝胆管狭窄未得到纠正有关。故对肝门部胆管狭窄的处理，是肝内胆管结石手术的一个重要组成部分。

肝门部胆管狭窄的手术包括：①肝胆管狭窄切开整形；②狭窄部切开带血管蒂空肠片修复；③狭窄切开、肝管-肝总管-胆总管-空肠大口侧侧吻合术。

手术的基本要点是充分切开狭窄处，保留胆管的后壁，胆管前壁的缺损以一 Roux-en-Y 空肠的侧壁覆盖修复，见本书胆管空肠吻合术章（图 79－5、图 79－6）。

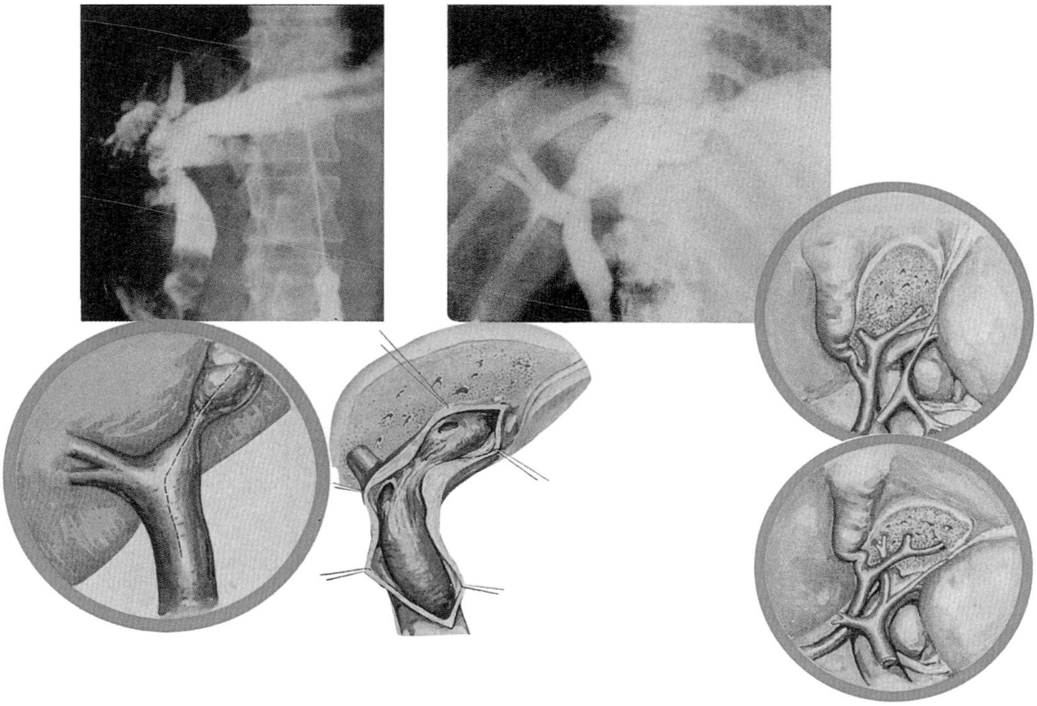

左肝管开口部狭窄，远端左肝内胆管扩张，广泛切开胆总管和左肝管，切除部分肝方叶组织有助于左肝管显露

图 79 – 5　左肝管狭窄切开

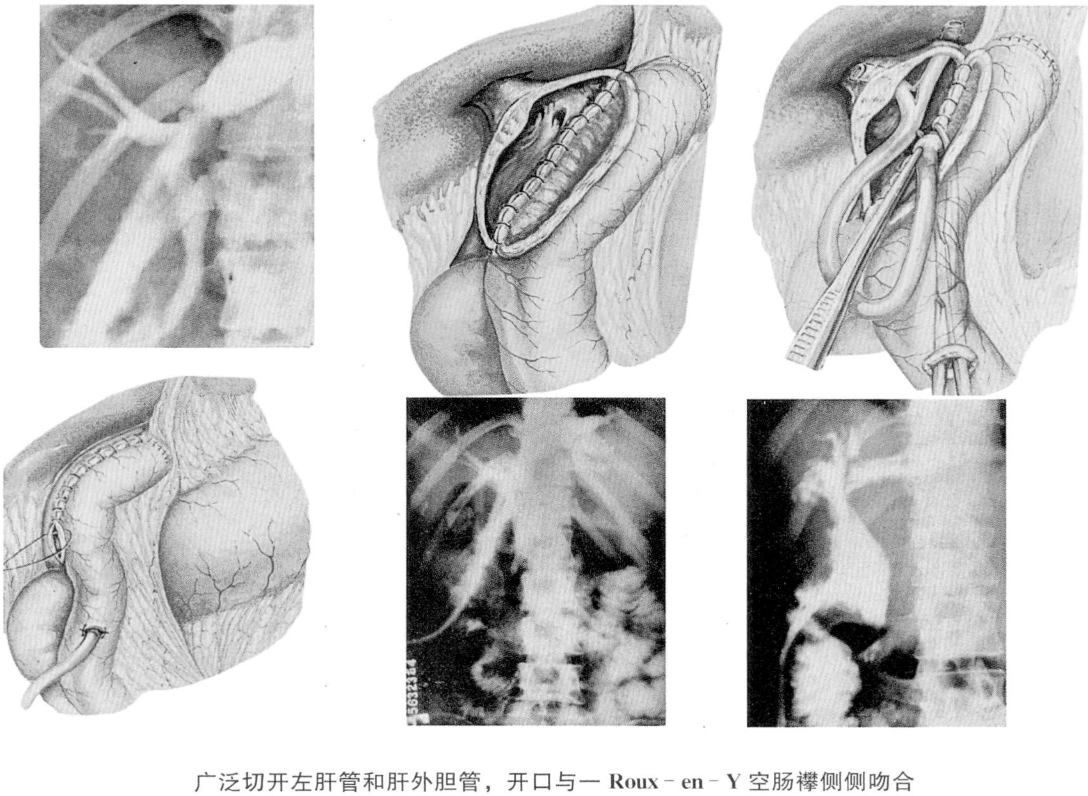

广泛切开左肝管和肝外胆管，开口与一 Roux – en – Y 空肠襻侧侧吻合

图 79 – 6　肝外胆管空肠大口吻合

五、肝内胆管结石的手术方法

针对肝内胆管结石所引起的广泛而复杂的肝脏和胆道系统的病变，手术治疗常是由多个不同的手术操作有机地结合而成，需要根据病人的病情而具体确定，故最好是以具体病人为例案进行叙述。

1 例原发性胆管结石病的女性病人，45 岁，已有 10 多年的反复发作上腹痛、发热，间伴有黄疸的病史。经皮肝穿刺胆管造影检查，诊断为弥漫型的肝内、外胆管结石、胆总管下端狭窄和肝胆管狭窄，肝内、外胆管明显扩张。手术时切开肝外胆管取出大量的色素性结石。胆管切口向上延长，发现右肝管开口处有环状纤维瘢痕性缩窄，上方肝管扩张并内有结石。切开该狭窄环而达右肝管，发现肝管内结石和右肝内的大量结石。取出右肝内的结石，进一步探查发现左肝管开口处和左侧二级肝管分支的结石。以器械取出结石。继续向上探查两侧的二级肝管分支，如左内段和右前段肝管，遇有狭窄或结石阻塞时，需分别切开并清除结石。结果，在肝门处左右肝管切开后，在狭窄环以上形成一很大的开口，此开口可用于与一 Roux-en-Y 空肠段进行吻合，左右肝管内分别放入 T 型管两臂供引流。有时，肝门部胆管切口可延至胆囊窝处的右前下段胆管，并且向肝面放一经肝引流管，以提供手术后胆道镜操作的通道。由右前下肝管经右肝管、左肝管和左内段肝管切开，可连接成长达 8 cm 的肝胆管开口以供和空肠吻合。吻合的空肠段应在肝门处妥为缝合固定，使其位置自然而不屈曲（图 79-7～图 79-18）。

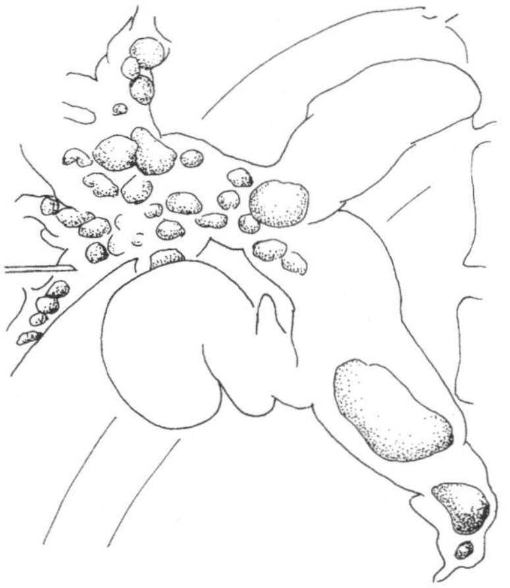

PTC 检查所见，肝内、外胆管充满结石，胆管扩张

图 79-7　肝内外胆管结石

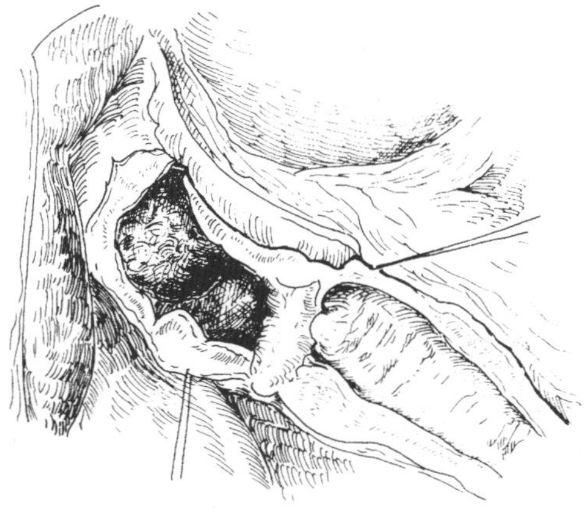

胆管扩张、壁增厚，上端环状纤维瘢痕性狭窄，狭窄上方右肝管扩张，肝内结石

图 79-8　胆管探查

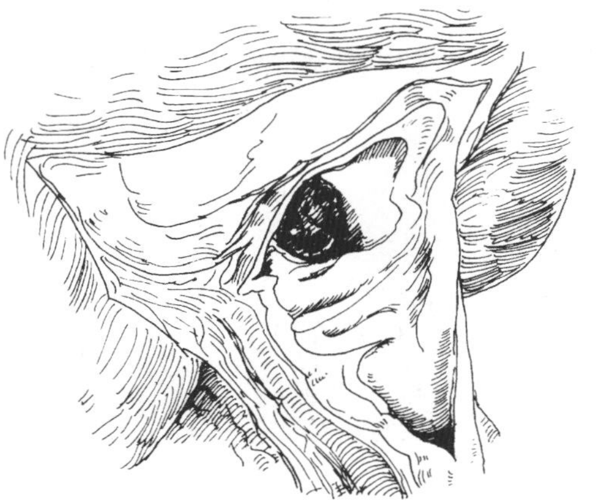

图 79-9　切开右肝管，显示右肝内结石

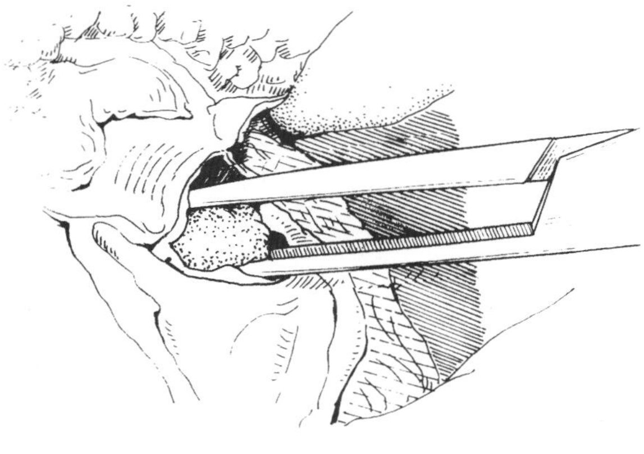

图 79-10　取出右肝内胆管结石

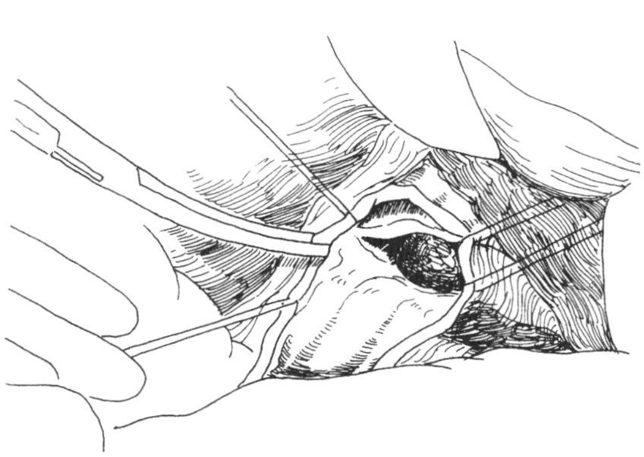

图 79－11　左肝管开口结石梗阻

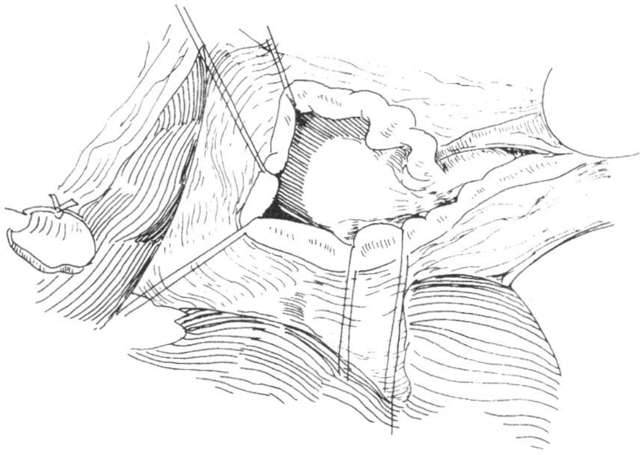

图 79－12　肝管上端狭窄和肝门部胆管切开

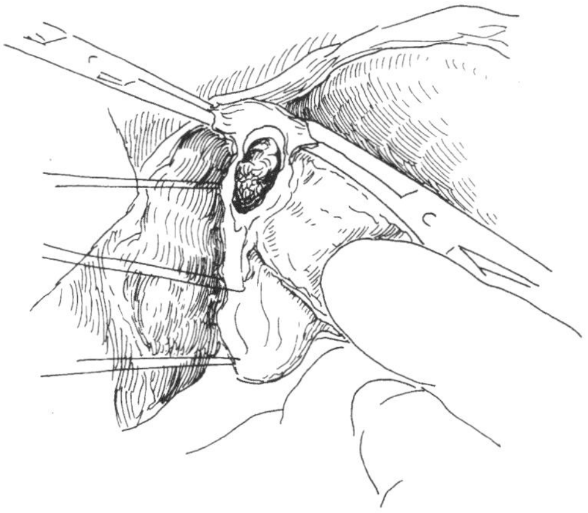

右前肝管内结石，向上分离切开右前肝管达其前下段支，取净结石

图 79－13　右侧二级肝管分支内结石

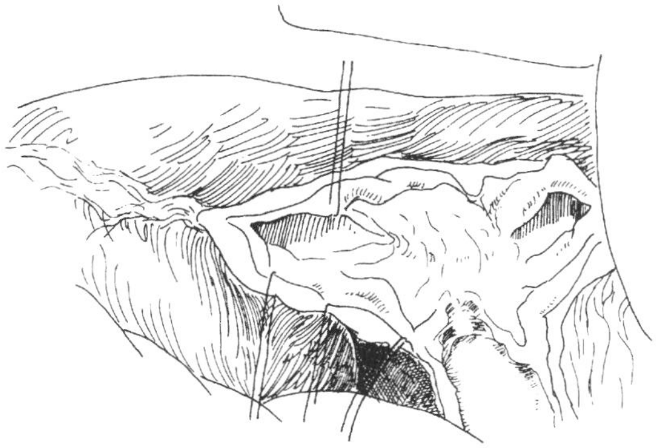

肝外胆管、肝总管狭窄环，左、右肝管联合切开，形成一宽广的肝胆管开口

图 79－14　肝门部胆管广泛切开

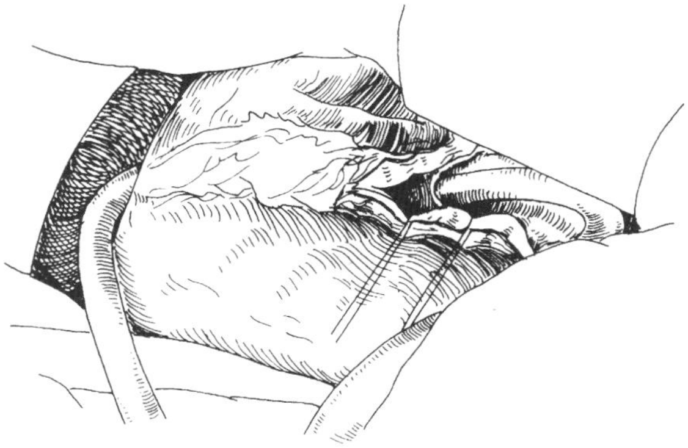

引流管一端穿出右前段肝表面，另一端经空肠段引出

图 79－15　放置右前肝管 U 型管

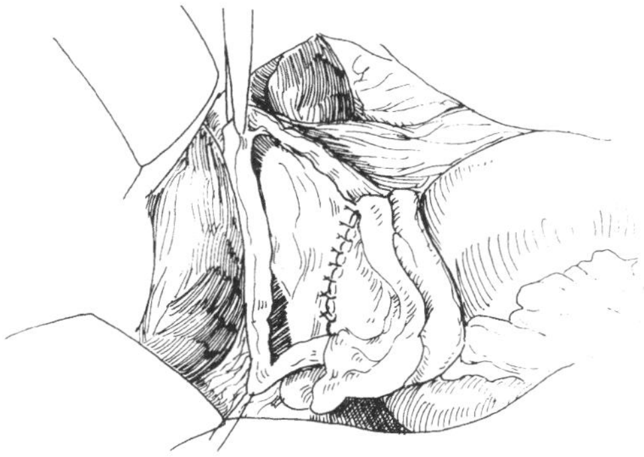

图 79－16　肝门胆管空肠 Roux-en-Y 吻合，已完成后层缝合

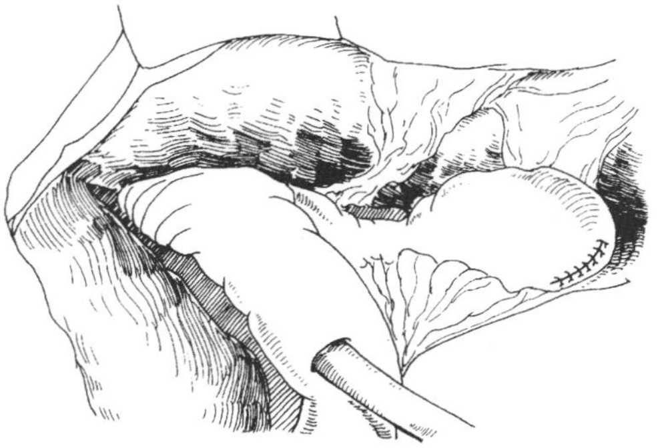

图 79－17　肝门部胆管空肠 Roux-en-Y 吻合，显示空肠段在肝门处的位置

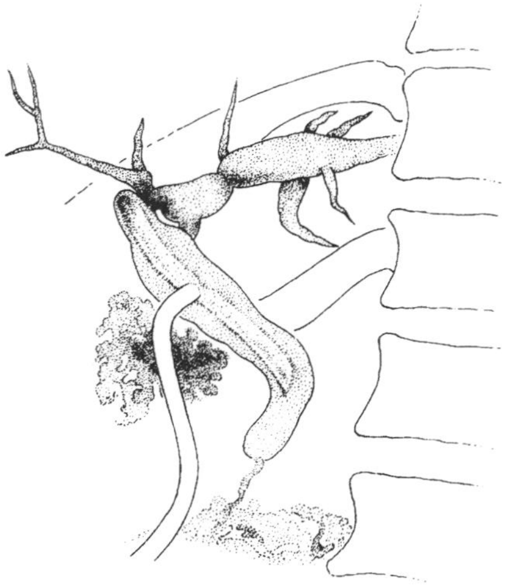

T 型管逆行胆道造影，显示肝管分叉部狭窄，右肝管不显现，肝门向右明显移位

图 79－18　右肝管狭窄

在复杂的肝内胆管结石症的情况下，例如右肝内胆管结石合并右肝管狭窄，此时常有右肝纤维化萎缩、左肝增大、肝门右移和肝脏向右后上方旋转移位，并且病人以往常多次手术，治疗上常是联合性的手术，肝门部胆管显露便是手术的第一个关键性步骤（图 79－19～图 79－26）。

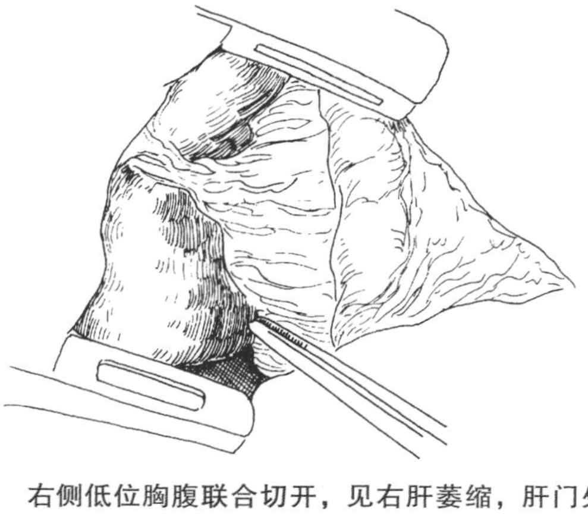

右侧低位胸腹联合切开，见右肝萎缩，肝门处广泛粘连，图示该切口对肝门部的良好显露

图 79－19　右侧肝门显露

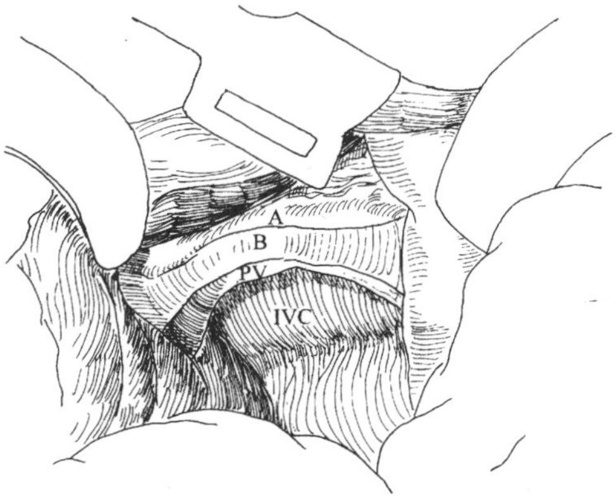

IVC：下腔静脉；PV：门静脉；B：胆管；A：肝动脉

图 79－20　右外侧切口时所见肝十二指肠韧带结构相对位置的变化，从手术者位置所看到的关系

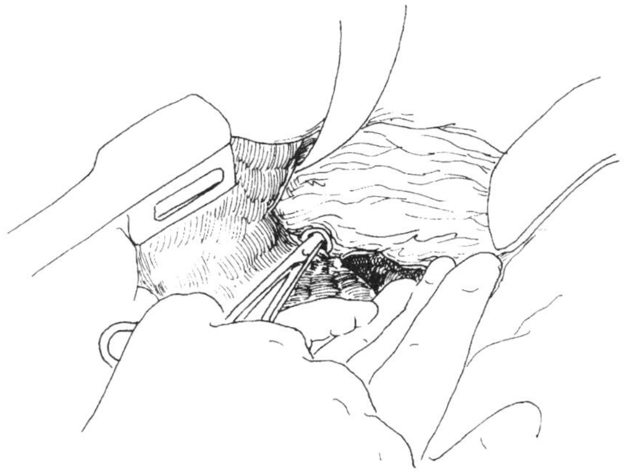

对有引流管者，可沿引流窦道到达肝门胆管

图 79－21　肝门胆管的发现

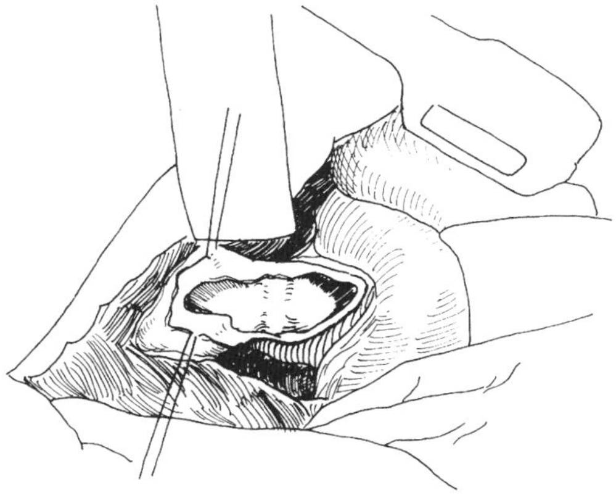

切开肝外胆管，越过肝总管的环状狭窄达肝胆管

图 79－22　胆管探查

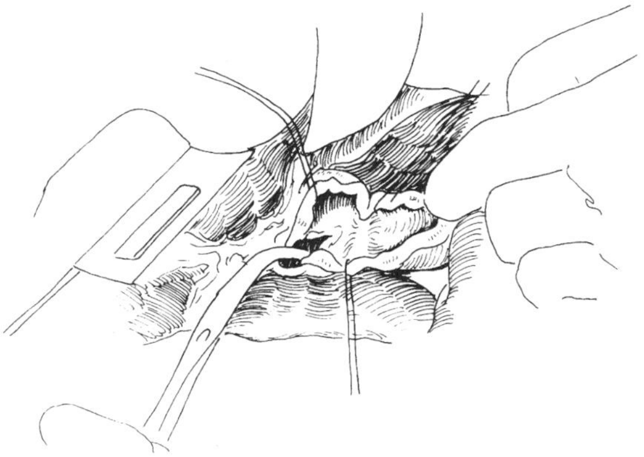

图 79－23　探查右肝管及取石

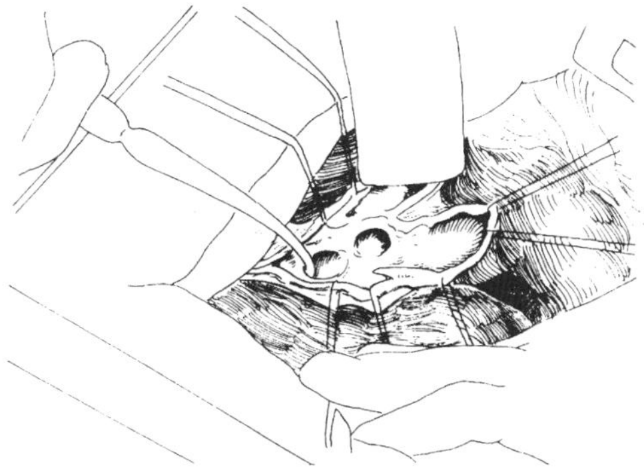

切开胆总管、肝总管、左右肝管，右肝管有两个开口，探子指示为右前肝管，右后肝管汇合于右前与左肝管汇合处

图 79－24　肝门胆管汇合变异

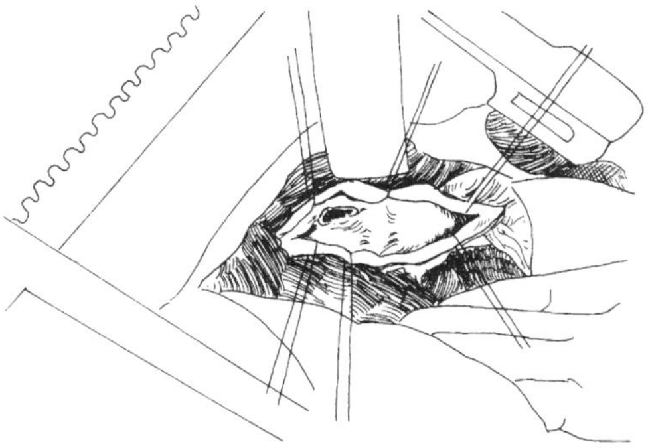

左、右肝管和肝外胆管联合切开，以缝线牵引，准备与肠道吻合，在低位胸腹联合切开下，吻合处有良好显露

图 79－25　胆肠吻合

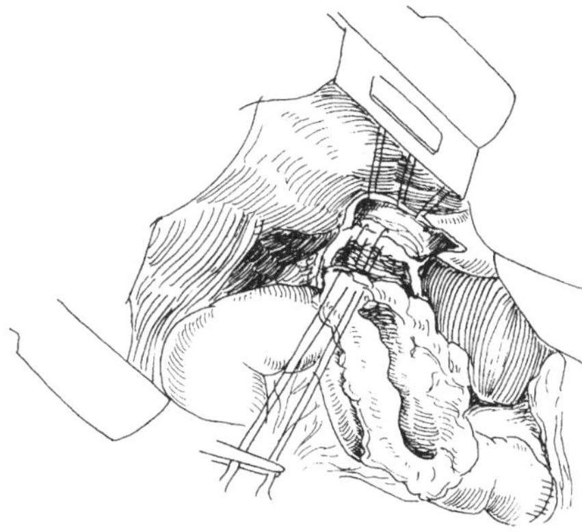

图 79－26　高位肝管空肠 Roux-en-Y 吻合，缝合后层

一位 50 岁的男性病人，以往因胆管结石曾做过 3 次手术，末次手术是因胆总管结石和急性胆管炎行胆管取石及引流，术后逆行胆道造影时发现肝门部胆管狭窄和明显向右方偏移，右肝管狭窄。考虑肝

门的极度偏移、左肝增大、前腹部存在的多个手术切口瘢痕和引流管道，手术切口是采用经第10肋间隙至右腋中线的低位胸腹联合切口，从右外侧方向到达肝门。沿肝表面至肝脏下缘分离粘连，将横结肠等腹内脏器推向左下方。从前外侧方向接近肝门时，肝十二指肠韧带上主要结构的相互关系与习惯的从前方接近肝门者略有改变，此时门静脉的右干变得较浅而靠前，需与肝胆管区别。在再次手术的病人，拔除引流管后可沿引流窦道分离而达到肝门部胆管。切开肝外胆管及其狭窄部，在直角血管钳引导下便可以到达右肝管。有时右肝管已完全闭塞和肝右叶已有损毁性改变者，则需行肝右叶切除术。右肝管汇合的变异较多，分裂型右肝管很常见，所以不能把向右侧的肝管都认为是右肝管主干，而是要分辨其通向肝内的方位，最常见的是三叉形的汇合，即右前和右后肝管分别与左肝管汇合，故肝门部有三个肝管开口而不是两个。左肝管切开和探查亦应同时进行，因为左肝管病变更较常见。当合并有高位的肝胆管狭窄时，高位的肝管空肠 Roux-en-Y 吻合是必需的。在低位的右侧胸腹联合切开时，因不受肿大的肝左叶和胃肠的阻挡，手术野显露较好，一般可以做到较好的胆管空肠吻合，若需行肝右叶切除或右后段切除时，此切口也较方便。但是，当前有较好的肋缘牵开器械，故常用的手术切口则是超过中线的右肋缘下斜切口，其后端斜向在第11肋间至右腋前线，切开部分肋间肌，推开胸膜而不进入胸腔，也可以得到良好的显露。

〔黄志强　黄晓强整理〕

参考文献

[1] 何振平，李智华，马宽生. 肝切除治疗肝胆管结石482例报告 [J]. 普外基础与临床杂志，1995，2：206.

[2] 周宁新，黄志强，刘永雄，等. 肝外胆道癌全国调查1098例分析 [J]. 中华外科杂志，1990，28：516.

[3] 顾红光，蔡景修，王敖川. 原发性肝胆管结石手术后迟发性肝胆管癌（附12例报告） [J]. 肝胆脾胰外科杂志，1995，1：117.

[4] 顾倬云，黄志强. 中国人胆石的特点 [J]. 中华外科杂志，1987，25：321.

[5] 姚和祥，王烈，杨钟惠，等. 一、二、三级肝胆管的解剖及其临床意义 [J]. 肝胆胰脾外科杂志，1995，1：48.

[6] 袁玫，黄志强. 肝内胆管结石与肝胆管癌的病理组织学观察 [J]. 中华病理学杂志，1982，11：95.

[7] 黄晓强. 肝内胆管结石肝微血管改变的观察 [J]. 中华外科杂志，1987，25：330.

[8] 黄志强. 胆管结石80例分析报告 [J]. 中华外科杂志，1957，5：695.

[9] 黄志强，马霄. 肝部分切除术治疗肝内胆管结石 [J]. 中华外科杂志，1958，6：1221.

[10] 黄志强，黄文，韩本立，等. 肝胆管结石症的外科治疗 [J]. 中华外科杂志，1964，增刊：67.

[11] 黄志强，韩本立，袁玫. 肝内胆管结石与肝胆管癌 [J]. 中华外科杂志，1981，19：403.

[12] 黄志强. 肝胆管结石的外科治疗——18年回顾 [J]. 第三军医大学学报，1984，6：199.

[13] 黄志强. 右后段肝胆管阻塞的手术处理 [J]. 中华外科杂志，1988，26：593.

[14] 黄志强. 右肝内胆管结石的肝段切除术 [J]. 肝胆外科杂志，1994，2：65.

[15] 黄志强，顾倬云，张晓卫，等. 我国肝内胆管结石治疗的现况——全国4197手术病例的分析 [J]. 中华外科杂志，1988，26：513.

[16] 黄志强，刘永雄. 肝内胆管结石的外科治疗——40年回顾 [J]. 肝胆脾胰外科杂志，1997，3：2.

[17] 蔡景修，王敖川，杨彤翰. 高位胆管狭窄合并肝内胆管结石的外科治疗 [J]. 中华外科杂志，1988，26：532.

[18] Chijiiwa K，Ichimiya H，Kuriki S，et al. Late development of cholangiocarcinoma after the treatment of hepatolithiasis [J]. Surg Gynecol Obstet，1993，177：279.

[19] Fan S T，Lai E C S，Wong J. Hepatic resection for hepatolithiasis [J]. Arch Surg，1993，128：1070.

[20] Huang C C，Pei H Y，Liu Y H，et al. Treatment of high stricture of hepatic duct [J]. Chin Med J，1965，84：606.

[21] Huang Z Q. Intrahepatic stones and their surgical management [J]. Chin Med J，1962，81：287.

[22] Huang Z Q. Progress of surgical treatment of intrahepatic lithiasis in China [J]. Chin Med J，1996，109：506.

[23] Huang Z Q. Die chirurgische therapie intrahepatischer gallengangkonkremente [J]. Chir Gastroenterol，1997，13：1258.

[24] Nakayama F，Soloway R D，Nakamura T，et al. Hepatolithiasis in East Asia：retrospective study [J]. Dig Sic Sci，

1986，31：21.
[25] Sheen-Chen S M，Chou F F，Rng H L. Intrahepatic cholangioma in intrahepatic lithiasis：a frequently overlooked disease [J]. J Surg Oncol. 1991，47：131.
[26] Chen M F. Surgery for intrahepatic stones [J]. Asian J Surg，1996，19：271.
[27] Su C H，Liu W Y，Peng F K. Relative prevalence of gallstone disease in Taiwan [J]. Dig Sic，1992，37：764.

第八十章 肝内胆管结石的肝叶切除术

Hepatic Lobectomy of Hepatolithiasis

一、肝内胆管结石肝切除的解剖基础

肝内胆管结石的外科治疗基本原则是：解除梗阻，去除病灶，通畅引流。其治疗的核心是“去除病灶”。从20世纪50年代开始通过大量的肝内胆管结石病人的临床病理观察，逐渐地对肝内结石引起的一系列改变有一个完整的了解。肝内的胆管结石在肝内胆管中造成机械性梗阻，并引起胆管的感染和肝实质的改变。肝内胆管长期的机械梗阻和反复感染造成胆管壁的不可逆的损伤，胆管有上皮脱落，黏膜下的纤维裸露，胆管壁纤维组织增生，壁内含大量的增生的小胆管及炎性细胞。同时胆管壁内的血管破坏、闭塞，胆管的血循环减少，使得胆管的修复功能受损。在病变区域的门静脉小分支也有破坏。此段胆管在手术取石和解除梗阻后，非常容易再生结石和发生狭窄。所以术后的残石率和再手术率都非常高。

肝内胆管结石的开始往往局限于某1～2肝段的胆管，在普遍使用抗生素的情况下，症状非常轻微。若早期的病变未得到处理，以后将引致胆管梗阻、感染及肝脏广泛的损害。处理肝内的病变，最有效和最彻底的方法是进行病变肝段的切除，近年提出在肝内胆管结石的早期进行系统性肝段切除。

进肝的门静脉、肝动脉和胆管共处于一个结缔组织鞘（Glisson鞘）中，组成Glisson系统，供应或引流一定范围的肝组织。可将肝划分成若干处具有独立门静脉、肝动脉供应和胆管引流的部分。国内通常把一级分支所管辖的肝实质称为半肝，二级分支分布区称为肝叶，三级分支所及的为肝段。

肝的表面标志：

1. 主裂：又称肝中裂，在肝表面起于下腔静脉沟上缘左前方，越过肝膈面向前下右方，止于胆囊切迹中点。主裂为左、右半肝的分界，两侧的肝体积大小几乎相等，左、右半肝的重量相差几乎不超过100 g。同时，肝中静脉在主裂的投影下，主裂又是肝中静脉的表面标志。

2. 左叶间裂：是位于主裂左侧，起自下腔静脉沟上缘左侧，沿肝前面向下，在镰状韧带附着线（多数不超过附着线1 cm），达脐切迹后转至肝后下面，经纵沟续至下腔静脉沟上缘左侧。左叶间裂把左肝分成左外侧叶和左内侧叶。在左叶间裂平面的后份有肝左静脉穿过，在肝后下左叶间裂和后面的静脉韧带和左脐静脉毗邻。当左外侧叶切除时，切面应偏在左叶间裂左侧，以免伤及左叶间静脉和门静脉左支的矢状部，后者有分支进入左内侧叶。

3. 右叶间裂：是位于主裂的右侧，起自下腔静脉沟上缘右侧，转向下行，经胆囊切迹与肝右前下角之间中部，转至肝后下面，斜向横沟右侧端，再续至下腔静脉沟上缘右侧。右叶间裂把右肝分成右前叶和右后叶，在右叶间裂中有肝右静脉行走。

以上的肝表面标志比较清楚，手术时容易判别。而段间裂比较模糊，不容易判断，并且有个体差别。

1953年Healey和Schroy根据人肝内胆管系统解剖，参照胸腔学会命名委员会提出的国际支气管-肺方位命名法，提出肝脏的分叶、分段和肝内胆管系统的方位命名。Healey和Schroy的肝内胆管系统命名，是以第一级肝胆管（左肝管、右肝管）所引流的范围称为叶，即为肝左叶和肝右叶，尾状叶作为一个独立的肝叶；第二级肝胆管引流的范围称为段，所以有左外段、左内段、右前段、右后段，尾状叶亦分成左、右二段；第三级胆管引流范围称为区或亚段，尾状叶除外。结果把肝脏分成2叶（lobe）外加尾状叶，4段（segment）、8区（area、subsegment）。此分段的方法在使用英语的国家里广泛被采用，因其是根据肝内胆管解剖学的分类，故更适用于肝内胆管结石时病变和肝切除的定位。

在肝实质切除的范围上，临床上多采用法国 Couinaud（1955）分段的方法，把肝脏分为 8 个独立的肝段。此分类在本章中一般不采用。Couinaud 肝段与我国的肝脏分叶（段）命名的对照见表 80-1。

表 80-1　Couinaud 分段与国内命名的比较

Couinaud（1955）	Ⅰ		Ⅱ	Ⅲ	Ⅳ		Ⅷ	Ⅴ		Ⅶ	Ⅵ
国内命名	尾状叶	左外侧叶	外上段	外下段	左内侧叶	右前叶	前上段	前下段	右后叶	后上段	后下段

在肝切除术时应注意：半肝、各肝叶、各肝肝段都具有自己独立的门脉三联管，有自己的肝静脉支，所以它们都是独立行使功能的肝部分，也是可以施行外科手术切除的单位。

现尚未发现在相邻的肝段之间有明确的管道交通，但是常存在解剖学变异并可能有重要的外科学意义。

肝叶、肝段的形状和体积个体之间有很大的差别，尤其是在有病变的肝脏。因此在做肝切除术前应该做肝脏的影像学检查，如 CT 扫描、胆管造影等，以明确肝叶、肝段的确切范围。

肝脏的主裂和叶间裂的表面投影下没有门脉三联管的分支通过，然而引流肝组织静脉血的肝静脉及其属支正是行走于这个投影之下，引流相邻两叶、段或半肝的静脉血。

二、肝内胆管结石肝叶切除术的适应证

1. 当病人的全身情况适合时，有下列情况可考虑行肝段、肝叶以至半肝切除术。但是当合并有急性胆道感染时，则宜待感染控制后择期手术。

(1) 肝叶或肝段胆管梗阻，肝脏呈明显纤维化、萎缩并有明显的临床症状。

(2) 二级以上肝胆管狭窄及结石。

(3) 节段性的肝内胆管结石难于取尽。

(4) 慢性肝脓肿形成。

(5) 一侧肝脏的损毁性改变。

(6) 肝内胆管囊肿合并结石。

(7) 慢性肝胆管梗阻合并胆外瘘或内瘘。

(8) 区域性胆管源性脓肿。

(9) 合并肝内胆管出血。

(10) 疑合并有肝胆管癌。

实际上，肝内胆管结石时的肝切除只是起到彻底去除病灶的作用，而对胆道系统的弥漫性改变、其他处的胆管狭窄、结石等，并无治疗作用，因而手术时必须同时处理好其他部位的肝内的病变和肝外胆管的病变，因而，特别在晚期病例，经常并非施行单纯的肝叶切除术，而是与其他种类手术联用的联合手术，最常是与胆肠吻合术联合施行。

2. 肝内胆管结石时肝切除的注意点：

(1) 肝内胆管结石是某一肝胆管的节段性分布的病变，其余肝脏可能没有受到损害，手术力求做到按肝脏解剖“去除病灶”，而且尽量不损伤其余的肝脏。

(2) 外科医师应熟悉肝段的解剖，进行肝叶（段）的切除。做到病变的胆管“根治”性切除，应尽可能不留有肝内残余结石。

(3) 因为肝内胆管结石是良性病变，在肝切除时，要留有余地，可多保留肝实质和肝静脉的分支。切除时只要将肝段的 Glisson 系统切除即可。

(4) 在肝内梗阻没有解除时，尽量不做胆肠吻合，以防胆道的逆行感染，加重肝内的感染。力争保持原来的胆总管通道。

(5) 对于肝内胆管结石的肝切除，由于病变的肝脏是带有细菌感染的组织，在切除时尽量沿肝脏阻

断后缺血带切除，如留太多缺血组织在术后容易引起局部的感染，延长住院时间。

三、肝内胆管结石的肝叶切除术

（一）左外侧叶切除

肝左外侧叶切除术是治疗肝内胆管结石时最常用的手术。在肝左外侧叶胆管结石时，左外侧叶肝组织萎缩，胆管扩张及血管闭塞，肝切除时出血少，对肝功能不产生明显的影响。手术较容易，故手术指征不像右肝切除那样严格。

【手术步骤】

1. 可用右肋缘下斜切口或上腹直切口，上端延至剑突下方，切断肝圆韧带及镰状韧带，显露左外侧叶区域。

2. 切开左侧冠状韧带：选择无血管区剪开左冠状韧带，然后将肝左外侧叶向下牵引，这样可以较为容易地显露和钳夹切断左侧肝三角韧带（图 80－1～图84－3）。

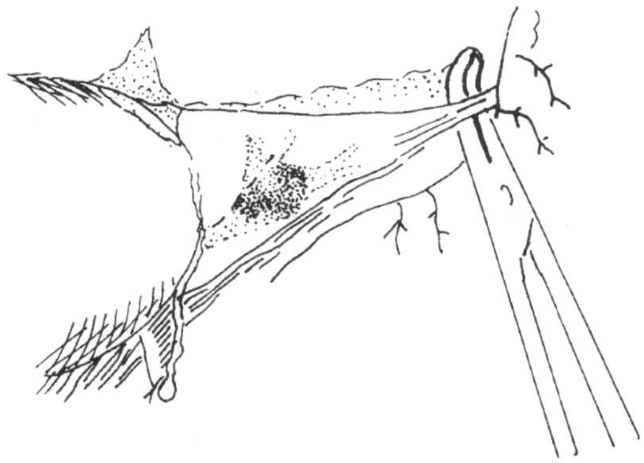

图 80－1　处理左肝三角韧带

左三角韧带的断端要给予结扎或缝扎，当左肝慢性炎症时，左三角韧带常增厚，血管增多。在结扎三角韧带时特别要注意显露，需要用湿纱垫将胃体部隔开，以大弧形拉钩向外牵引，同时也注意用力均匀以免损伤脾脏上极。有时肝左外叶已萎缩成一片较薄的肝组织，但其中含有扩张的血管和胆管，若不仔细结扎，断端滑脱缩至左上腹外侧，止血困难，断端难以寻找。当遇见较粗的三角韧带时，应用三钳法钳夹，将远端缝扎，防止滑脱。

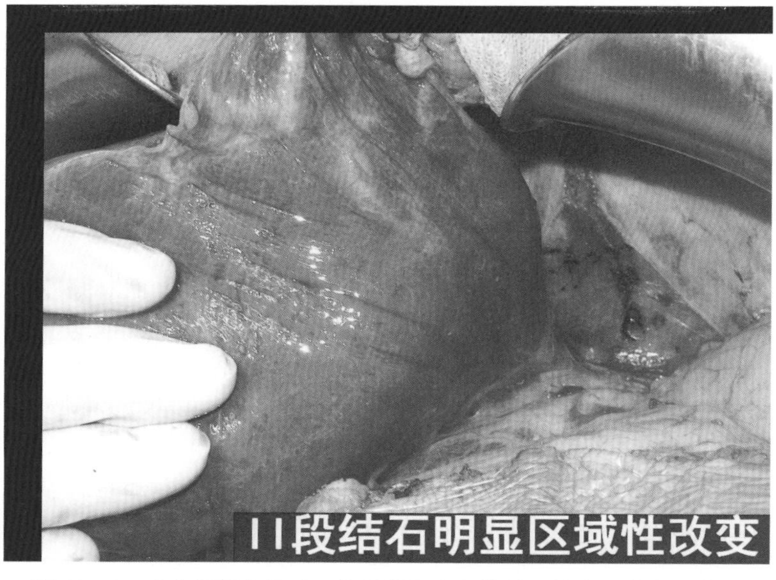

图 80－2　术中显露左外叶，第Ⅱ段肝内胆管结石伴有病变部位萎缩

3. 切断三角韧带后，将左肝外叶游离，并将左外叶置于切口处，便于操作。在游离向下牵拉时，要防止用力不当撕破肝左静脉，或因牵引时静脉呈硬索状，误将其当作纤维带而损伤。当有肝静脉出血时，立即通知麻醉师加压呼吸以防空气栓塞，并放松对肝左叶的牵拉，用左手的示指和中指暂时压住出血，然后用 4－0 血管缝合针在手指下贯穿缝合，结扎止血。游离之后，在左膈下区暂时填以盐水纱垫，有利于显露。

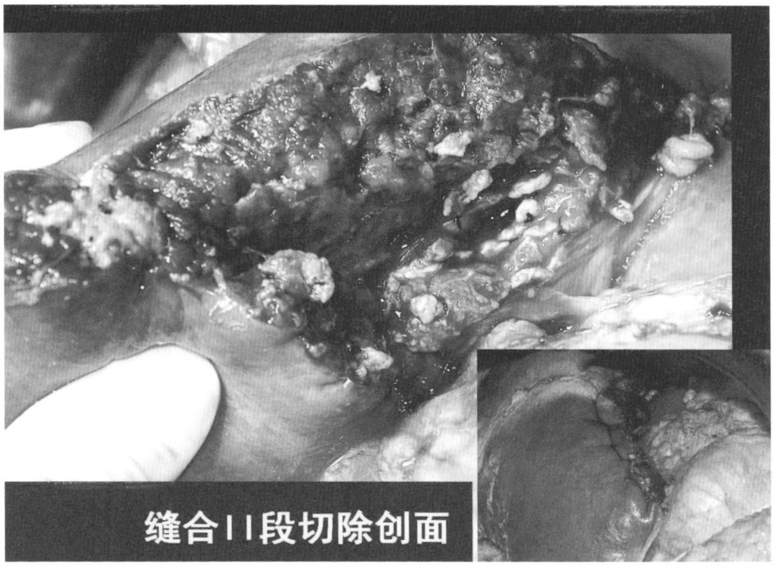

图 80－3　肝左外叶切除后，创面缝合

4. 游离左肝之后，转向肝门的处理。一般不做肝门的解剖，也不需用肝门止血带。

5. 切除镰状韧带左侧的左肝外侧叶时，可采用钝分离法断肝，逐一结扎血管和胆管（图 80－4），出血不多。不用大块结扎缝合肝组织，以减少肝断面肝组织的坏死和感染。

肝左外侧叶离断从肝脏的下缘开始，血管钳压榨肝实质，钳夹切断肝内管道。肝脏分离到左外叶胆管下段胆管支时，此胆管多呈扩大、壁增厚，内充满结石，可先将肝胆管切开，清除其中的结石。

6. 继续向上分开肝实质，最后到达肝左静脉。肝左静脉一般不作肝外解剖，在肝内给予钳夹、缝扎。切除肝叶后，检查肝断面，对有出血的地方一一缝合止血。

在肝内胆管结石时，肝脏纤维化，门静脉分支多数有狭窄和闭塞，特别是在有结石处的伴行血管。病变的肝脏门静脉血流明显减少；相反肝动脉代偿性扩张，胆管周围血管丛增生。所以肝断面的出血主要是小动脉出血，肝管断端的出血均应用细丝线逐一缝扎止血，不能单用电凝止血。

7. 切除病变的肝脏之后，打开扩张的胆管，向肝门方向探查，取出胆管内的结石，同时了解左肝管有无狭窄，与胆总管的探查“会师”（图 80－5）。探查和取石后可以将左肝管的开口缝闭，并将网膜覆盖肝的断面，在肝断面放置引流管引出。

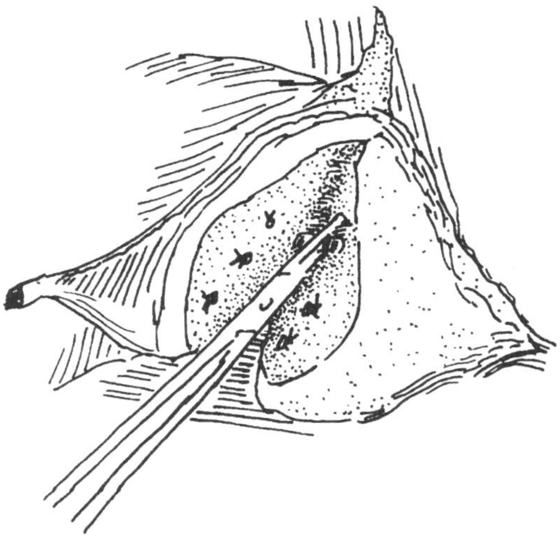

图 80－4　离断左外叶，钳夹肝断面的管道

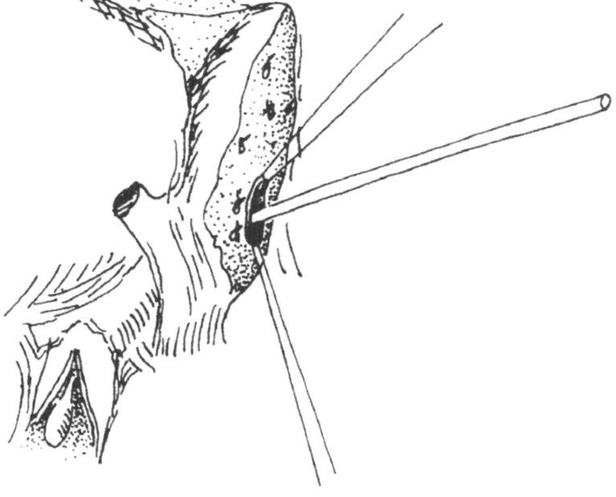

图 80－5　切除左外叶后，打开胆管，进行两端“会师”

肝内胆管结石的病情往往是复杂的，若在切除左外侧叶后发现肝左肝管狭窄，两侧不能会师，左肝剩余的肝组织胆汁引流不畅，因而需加胆肠内引流术或再切除剩余左肝组织。

过去常用改良的 Longmire 肝内胆管空肠吻合术，但 Longmire 手术引流不够充分，因胆汁经吻合口是逆向而行。到后期吻合口狭窄的发生率较高，并常出现胆管感染症状和再生胆管结石，故现在很少采用。

对于左肝管的狭窄较理想的手术方法是从胆总管一直切开左肝管及左肝管的狭窄处，将左肝管完全敞开（图 80-6），直视下取尽结石。最后与空肠作一个宽敞开口的 Roux-en-Y 的大口吻合。这种手术的优点是引流通畅，胆汁顺自然方向流动；并在术中可探查和清除左内叶的胆管结石，对右肝管、尾状叶胆管的开口显露较好；后期胆肠吻合口较少发生狭窄。

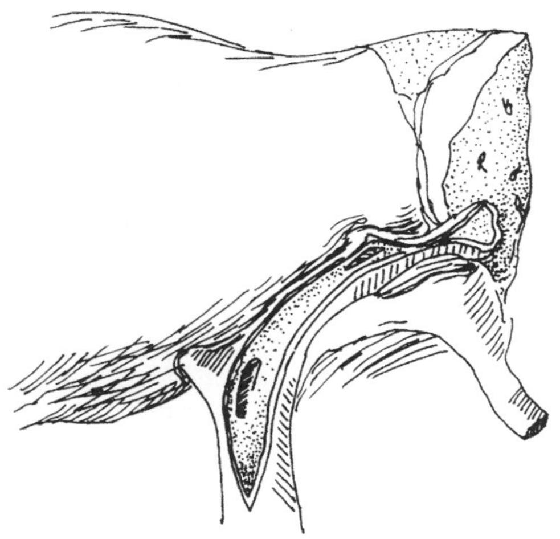

图 80-6　将左肝管完全敞开，解除狭窄

（二）肝内胆管结石左叶（半）肝切除术

单独的左肝胆管结石伴胆管狭窄时，左肝呈纤维化萎缩的改变，至晚期整个左肝将丧失功能，体积变得非常小，而右肝代偿性肥大，占据全肝的体积。在左肝胆管结石晚期切除左肝是必要的，左肝包括Ⅱ、Ⅲ、Ⅳ段，也是肝内胆管结石时最常见的肝切除之一。

【手术步骤】

1. 切口常采用右肋缘下切口，切口的上端尽量地向左延伸过白线，以利于左肝三角韧带的游离。也可采用上腹直切口，上端到剑突的左方。

2. 探查肝脏决定做左肝叶切除后，切断镰状韧带及三角韧带，完全游离左肝。将左肝移到切口处，以便操作。

3. 解剖肝门，探查胆总管，了解右肝管及胆总管下端是否通畅，决定是否需加胆肠吻合术。在肝门炎症较轻，结构清楚的情况下，应仔细地解剖肝门。在胆管左侧分离出肝固有动脉，确认肝左动脉后，在进入左肝前予以切断、结扎。有时胆管炎症较重，造成肝门的纤维性粘连。分离门静脉左支较困难，可暂时不处理，待切肝时在肝实质中切断、结扎。

4. 在肝管的分叉部，左、右肝管汇合变异较多，常见的有右侧右前或右后段的肝管汇入左肝管的横部，或肝胆管呈三叉型的汇合，其开口常有部分狭窄和结石。在切除前应仔细地探查左肝管，查明有无汇合异常情况，以免术后形成胆瘘，或右肝结石。如果有右肝管开口畸形、狭窄需将左肝管裁开，作大口径的肝管空肠吻合。

5. 当左肝叶血管阻断后，左肝的颜色变暗，形成明显的分界线。切肝时在左肝侧沿分界线分离，逐一钳夹、止血。切除时要注意保存肝中静脉，尽量在左肝内分离，同时下界以静脉韧带裂为界，斜行切除以保护尾状叶，如损伤尾状叶血管会造成较多的出血。

6. 肝左静脉在肝实质内钳夹、切断。肝断面一般不能缝闭，在断面覆盖大网膜。在肝断面处放置引流管，戳孔引出。胆总管放 T 型管引流。切口分层缝合。

（三）肝内胆管结石的右肝后段（叶）切除术

肝右叶的肝内胆管结石可以发生在右前叶肝管或右后叶肝管，但右前肝管是右肝管的延续，肝管较直，而且方向是向上，不容易发生结石残留或在术中比较容易从肝总管处理。解决肝右后叶（段）肝管的结石无疑是处理肝右叶结石的重点和难点。

肝右后肝管的解剖位置一般是比较恒定的，找右后段肝管需要在肝右切迹内进行（图 80-7，图 80-8）。有的肝右切迹比较完全，在有肝内胆管结石或胆总管阻塞时，可以在肝右切迹的深部扪到扩张的右后段肝管和其中的结石硬块，再沿着右肝切迹的方向，向外延长，切开厚 1.5～2.0 cm 的肝实质，便可显露右后段的肝管血管蒂。在多数情况下，肝右切迹不够明显，可以沿着门静脉右支的下缘，向肝脏方向分离，达到右肝右前叶和后叶的交界处，即是右肝裂的所在处。沿着右肝裂平面的方向向肝实质内延伸，切开肝包膜钝性分离肝实质，此处门静脉的右后支及右后支胆管、肝动脉在同一个 Glisson 鞘中。

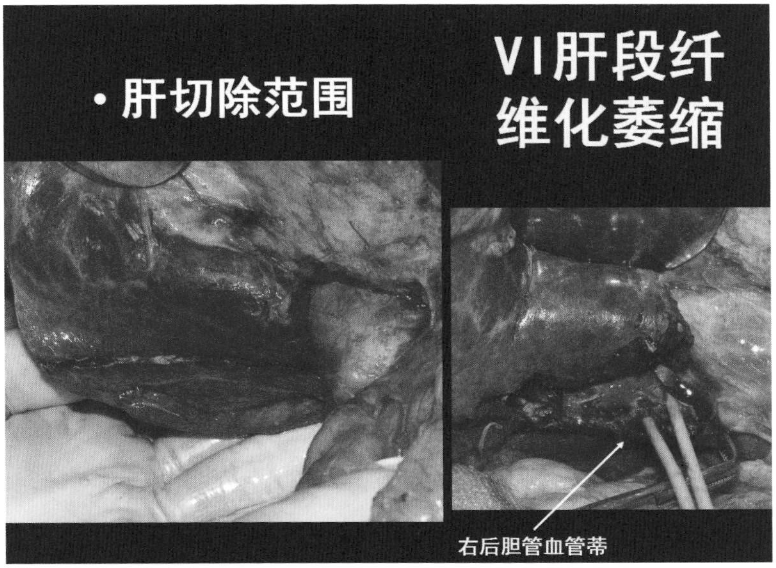

图 80-7　右后叶肝内胆管结石，右后叶萎缩纤维化，术中找到右后胆管血管蒂

【手术步骤】

1. 切口选择：肝右后叶胆管结石可造成肝右后叶纤维化、萎缩，使有病变的肝段向后旋转，深藏在脊柱旁。手术时应作右肋缘下切口，切口后端伸延至右第 11 肋和第 12 肋之间。将右侧躯体抬高 30° 右手臂吊起，呈斜卧位。这种体位使腹腔内脏向左移动，有利于暴露肝右后段。

2. 开腹探查，可见病变部位的肝表面与周围有粘连，肝实质纤维化及萎缩，病变的肝脏向内凹陷，肝表面有时能触及坚硬的结石。病变的肝段和正常的肝组织有明显的分界。

3. 寻找右切迹，在胆囊的右侧后部，将胆囊掀起可见此切迹，如切迹不明显，可在相当的位置切开肝包膜，一般切开肝实质 1.5～2.0 cm 后即可发现在右肝裂中的右后段肝蒂，如在纤维鞘外分离，一般出血较少。如寻找右切迹困难，可先将胆总管切开，用直角钳探进右后支胆管，绕过门静脉支后挑起，可在右切迹处扪及直角钳的前端（图 80-9）。

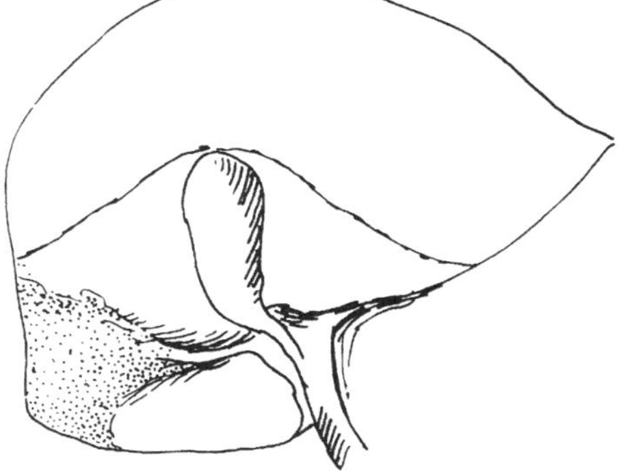

图 80-8　肝右切迹是右后段肝蒂走向的标记

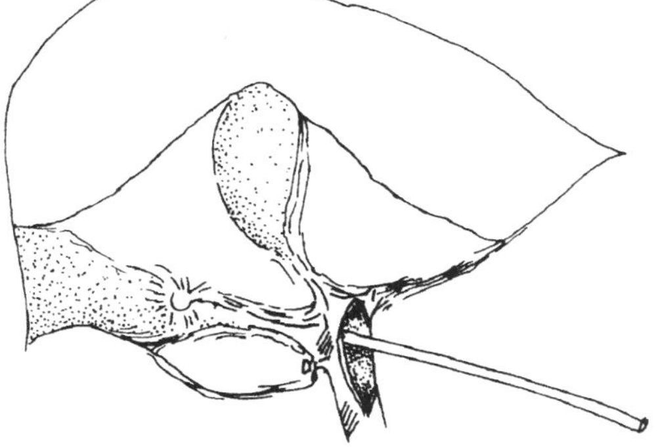

图 80-9　用直角钳指示方向

4. 沿右后段肝蒂上、下缘，环绕纤维鞘向深部分离，可以钝性分离及用止血钳进行，将此段的肝蒂和肝实质分开（图 80-10）。注意分离是在纤维鞘外进行的，不损伤门静脉，分离时出血较少。在肝内胆管结石的情况下，胆管壁增厚，或有结石硬块，在分离时容易辨清结构。

5. 游离肝后段肝蒂，切开肝蒂的纤维鞘膜，分离出胆管、右后门脉支和伴行的动脉支。分别钳夹切断、结扎门静脉和肝动脉支（图 80－11）。在扩张的胆管上缝 2 针牵引线，切开胆管取出结石，并探查肝管的梗阻部位。探查肝后段上区（Ⅶ段）和下区（Ⅵ段），若有结石，用器械取出，要探明后段肝管开口是否有阻塞或狭窄。同时探查右后支胆管到肝总管的开口是否畅通，并了解肝内胆管各开口的情况。决定作肝右后叶切除后切断肝管，其远端胆管缝合关闭。注意右后肝管的变异比较常见，可能绕过肝门后方开口于左肝管，其开口处在胆总管探查时不易发现，但在逆行探查时则易于发现。

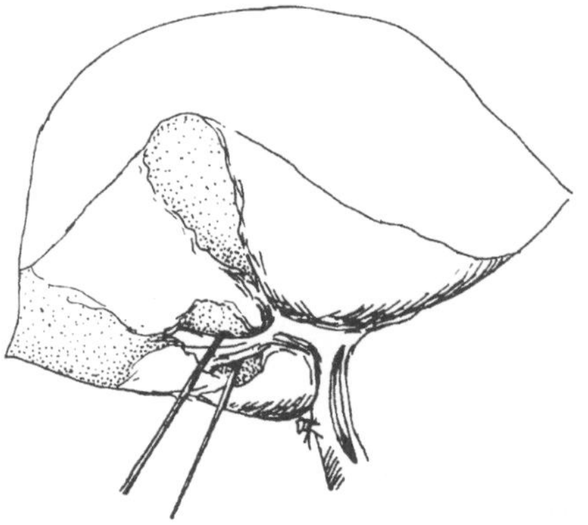

图 80－10 分离出右后段的肝蒂

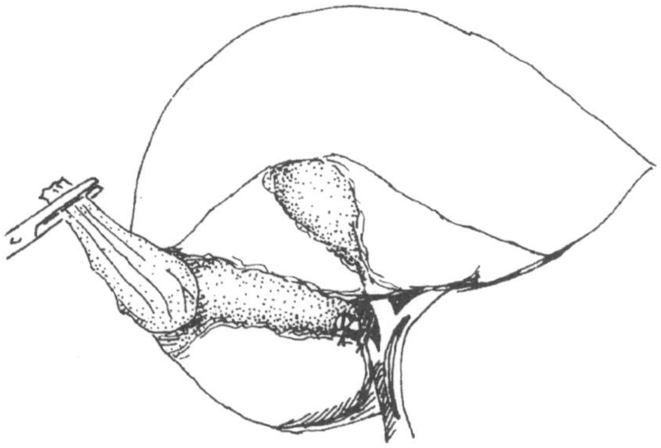

图 80－11 按自然分界线切除右后段

6. 切断胆管后，牵引肝右后肝蒂的远端，沿着肝段的分界线，分离肝组织，对断面的管道一一给予钳夹切断并结扎。由于来自肝蒂的门静脉和动脉已结扎，切除时出血很少，有时在后段的下部与尾状叶交接处，有来自尾状叶的小血管，应要仔细地结扎、止血。

以肝蒂作为把柄，在持续牵引下钝性沿肝段交界处的自然分界分离，因为是严格按肝段解剖进行的，不会残留病变的肝管，也不会伤及邻近的肝段胆管，以致形成邻近胆管的胆瘘。

7. 肝段切除后，切除的肝断面一般比较平整，表面甚少渗血，和由钳夹或捏碎者不同。经检查后，将两侧创缘对拢缝合。放置引流管。

8. 探查胆总管下端，胆总管放置 T 型管，戳口引出。在原发性肝内胆管结石早期，胆囊内无结石，其功能正常，可不必切除胆囊。

（四）肝内胆管结石右前段（叶）切除术

肝右前叶胆管结石不常见，但也有不少病人为右前叶段肝内胆管结石并伴有右前叶肝管狭窄，从肝总管无法取出结石，需要做右前叶（Ⅴ、Ⅷ段）肝切除，以达到清除病灶的目的。

【手术步骤】

1. 当右前叶肝内胆管结石时，右前叶肝组织常呈纤维化、萎缩，在胆囊上方肝脏呈条形的或三角形的纤维带，而两侧的右后叶和左叶肝脏代偿性肥大（图 80－12）。手术时，视肝门转位的情况，以胆囊为中心点，作右肋缘下斜切口，右侧可抬高 15°，以利于右肝叶的游离。

2. 分离病变肝脏和膈肌及内脏的粘连，在肝表面可见纤维条索状的瘢痕组织，据此可了解病变的范围。之后打开胆总管，向上探查右前肝管，有结石给予取出，注意右前叶肝管开口有无狭窄，肝内结石能否取尽。如取石困难，据右前肝管的狭窄的情况，可考虑做右前叶（Ⅴ、Ⅷ段）的肝叶切除。

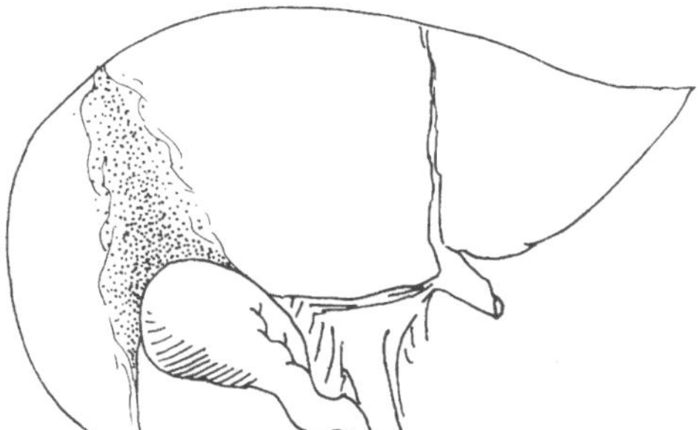

图 80－12 右前叶病变表现右前叶的纤维化和萎缩

3. 右前胆管的走行在胆囊后方，首先要分离胆囊，显露胆囊床。将胆囊拉向下方或切除胆囊。右前段纤维组织包绕的肝蒂在胆囊床的深面 1.0～1.5 cm 处，可用穿刺证实肝蒂的位置。或用探条从胆总管向上引导，切开肝实质找到肝蒂（图 80 - 13、图 80 - 14）。

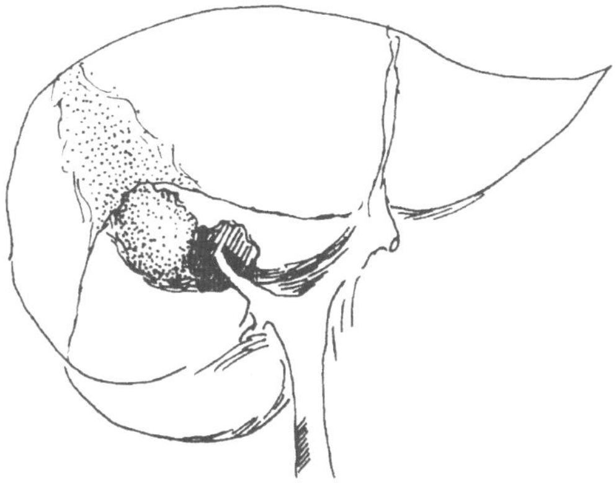

图 80 - 13　切除胆囊后，可显露右前支的肝蒂

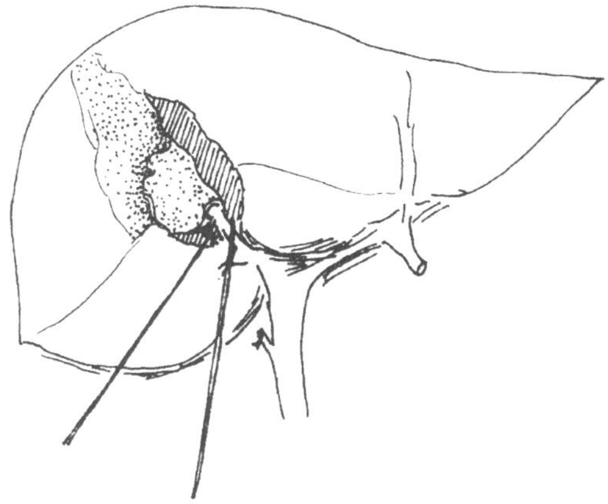

图 80 - 14　按右前叶的分界线剥离右前叶

4. 右前肝蒂的位置较右后叶深，若分离右前段肝蒂较困难，可采取逆行切除的办法，可以在右侧肝门穿过肝实质，在肝右叶的胆管和血管蒂上阻断带，阻断右侧肝脏血流，减少切除时的出血。肝表面的切除标记以病变肝脏为界线，尽量少切正常的肝组织，左侧注意避开肝中静脉。

5. 切除时沿着右前叶的段间分离，血管较少，遇见血管予钳夹止血，一直分离至肝管狭窄处的肝蒂（图 80 -15）。将门静脉、肝动脉分别结扎。然后打开胆管向胆总管方向探查，确定没有狭窄段后缝合关闭。最后将两侧的肝脏对缘缝合，有利于止血。探查胆总管下端，证实无下端狭窄后放置 T 型管引流，缝合胆总管。引流管戳洞引出腹外。

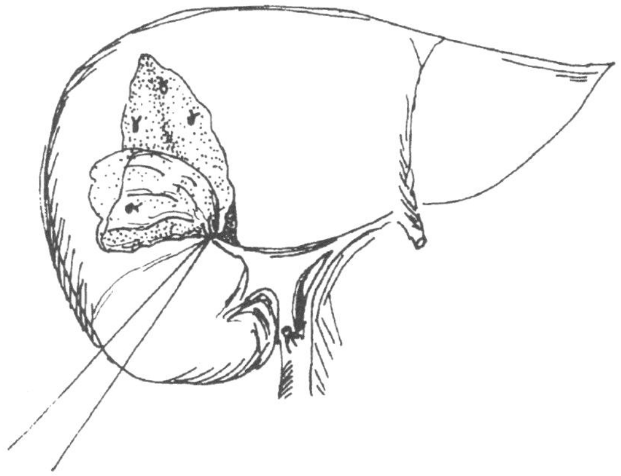

图 80 - 15　结扎右前叶的肝蒂，剥离下右前叶

（五）肝右叶（半肝）切除术

肝右叶肝内胆管结石时，整个右叶纤维化、萎缩。由于右肝的体积较大，当发生病变萎缩时，整个肝脏的位置发生改变。肝脏向右后上方移位，同时肝门也右移，加上肝周围的炎症粘连，做右肝切除较为困难。在右肝切除前要注意右肝叶切除的适应证，当肝内胆管结石时，右肝管狭窄，结石无法取尽，或合并慢性胆源性肝脓肿。由于长期的损害，整个右叶纤维化及萎缩，呈损毁性改变，丧失肝脏功能，同时左肝代偿性肥大，足以代偿右肝的功能。在此种情况下才考虑作右肝叶切除，在术后不致于发生肝功能不全。

【手术步骤】

1. 由于右肝的萎缩，肝门的转位及有的病人曾多次手术，术前要对手术切口认真考虑，通常是将病人右侧抬高 30°，右臂抬起的斜卧位。切口选右肋缘下斜切口，切口下端向上进入第 11 肋间。这种切口对显露右肝及右移的肝门有利。

2. 分离病变肝脏和膈肌及内脏的粘连，当与内脏有紧密粘连时应靠肝脏侧分离防止损伤结肠和十二指肠。分离右三角及冠状韧带，将右肝完全游离至下腔静脉处。

3. 然后同规则的右肝切除，解剖肝门，切开胆总管取尽结石特别是嵌顿于右肝管的结石。在肝总管的右侧分离右肝动脉和门静脉，分别给予结扎，门静脉右干近端以 4 - 0 血管缝线缝合关闭为宜。如果肝门处有广泛的炎症及瘢痕粘连分离血管有困难，或是胆汁性肝硬化门静脉高压时，肝门小血管扩张，分离肝十二肠韧带时极易出血，可在肝门处右肝血管蒂上一止血带（右肝门阻断），切除时暂时阻断（图 80 - 16），在肝断面再将血管一一结扎。

4. 切除肝右叶时，在左右叶分界的主裂上有一明显的分界线，在病变侧距主裂 1～2 cm 处切开，

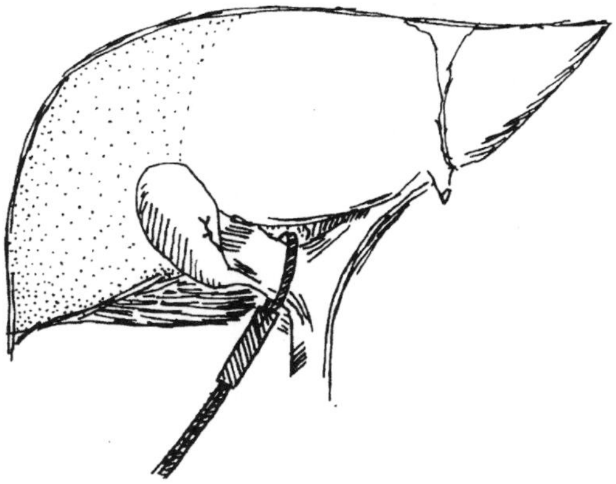

图 80-16　切除前在右肝蒂上一阻断带（右肝门阻断）

以免损伤肝中静脉。在肝右静脉根部可留一些肝组织，同时在肝实质内处理肝右静脉。在下腔静脉前也留一层肝组织以便缝扎肝短静脉。

5. 切除肝右叶后，在原右叶位置留下很大一个空腔，术后极易感染形成膈下脓肿。所以遗留的空腔要用大网膜或右侧结肠给予充填，并放置数根引流。并术后给予足量的抗生素。

〔黄晓强〕

第八十一章　规则性右肝后段切除术

Regular Right Posterior Segmentectomy of Liver

右肝后段的肝内胆管结石在临床上较为常见，但由于处理上有一定难度，残留结石较为常见，影响肝内胆管结石的外科治疗效果。结石好发于右肝后段胆管内的原因，可能由于该部经常处于低位，右后段肝管的引流因受其前方门静脉支的影响，特别是当右后段肝管有异位汇合时，使胆汁流通有停滞现象，故易发生结石。肝右后段结石治疗上困难的原因是其不能通过肝门部解剖显露以及在解剖学上关系比较复杂并常有解剖上变异。

【外科解剖学】在肝脏的分叶和分段上，当前常用的分类系统有：

1. Healey & Schroy 根据肝内胆管系统解剖命名分类法。
2. Couinaud 的功能性肝段分类法。
3. 中华外科学会的分类法。

以上 3 种分类法均常用，彼此间的区别点主要是在“叶”的定位上。Healey & Schroy 分类时，将第一级肝管分支区域定为“叶”；Couinaud 则以第三级肝管分支区域定为“段”而没有“叶”；我国的分类则以第二级肝管分支区域定为“叶”。所以 Healey & Schroy 分类中的“段”相当于 Couinaud 分类中的两个段或我国分类中的肝“叶”。Couinaud 和我国分类中的肝段切除则相当于 Healey & Schroy 分类中的亚段或区域肝切除，了解其中的异同点，可以避免混乱。由于 Healey & Schroy 命名是根据肝内胆管系统解剖而制定，所以在肝内胆管病变的定位和描述上，有更多的优点，故常用于胆道外科。

常见型的右肝后段胆管在分出之后便绕过右前门静脉支的深面，到达胆囊床后方的肝右切迹处而分为上支和下支。肝右切迹存在于约 75%的国人肝脏中。门静脉的右后支在肝右切迹处位于右后肝管的脏面，分成上、下支伴同胆管通往上、下区（即 Couinaud 的Ⅵ、Ⅶ肝段）。故在胆囊窝后方肝右切迹处可以分离出肝右后段的胆管血管蒂。肝右叶的右后下静脉则与肝内门静脉支交叉汇至下腔静脉。这些解剖学关系决定右后段胆管显露需要通过肝门横沟外的肝右切迹处而非通过肝门本身（图 81－1～图 81－3）。肝内胆管结石梗阻时常可以在此处扪到结石的硬块。

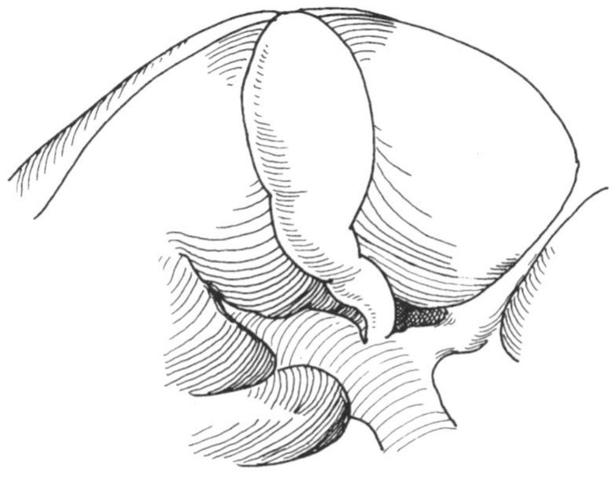

图 81－1　第一肝门右端的表面解剖。图示胆囊床右后方的肝右切迹的位置

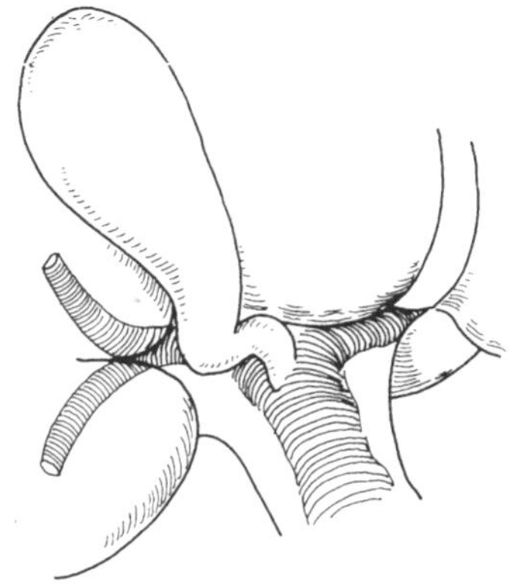

图 81－2　右后门静脉分支的肝表面投影

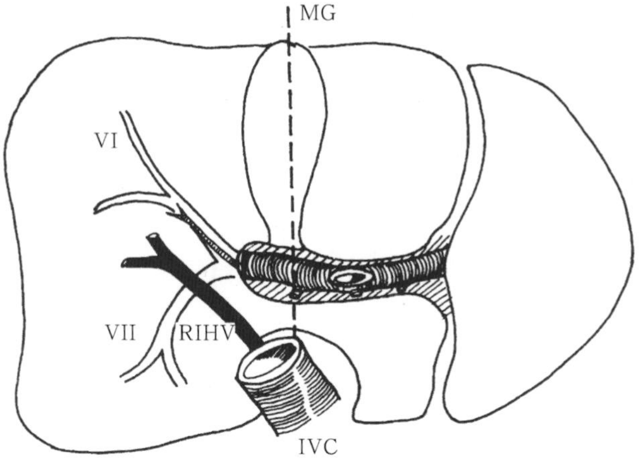

MG：肝中裂；IVC：下腔静脉；RIHV：右后下肝静脉；Ⅵ、Ⅶ：Couinaud 肝段

图 81－3　右后门静脉支与肝右后下静脉的表面投影关系

【适应证】

1. 局限于右后段的原发性肝内胆管结石。
2. 右后段的肝内残留结石。
3. 右后段肝内胆管狭窄伴肝实质纤维化（图 81－4）。

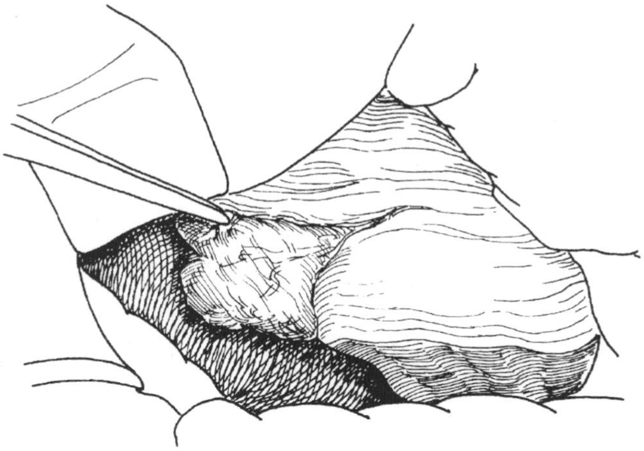

图 81－4　肝右后段萎缩经腹部切口所见

4. 病情在缓解期，病人一般状况可耐受手术。

【禁忌证】

1. 晚期的弥漫性肝内胆管结石并发肝硬化。
2. 急性胆管炎和肝脓肿期，主要是引流、控制感染。

【术前准备】

1. 备有详细的肝胆道影像资料，特别是 CT 照片。
2. 准备手术台上胆道镜检查。
3. 术前 3～5 d 使用抗生素。
4. 其他同一般胆道手术前准备。

【麻醉与体位】全身麻醉。右侧抬高 45°左侧卧位。

【手术步骤】

1. 右肋缘下长斜切口，后端至右第 11 肋间隙；切开部分肋间肌而不进入胸腔。
2. 经腹腔内探查确定肝内胆管病变的部位。游离肝右叶与周围的粘连以便将右肝翻转。此时亦可先切开胆总管探查及寻找右后段肝管开口，胆囊仍保留在原位。

3. 当有右后段肝管结石及梗阻时，常可见右后段呈萎缩及纤维化，右前段向下突出；若有结石嵌顿，常在胆囊后方肝右切迹处扪到结石硬块。

4. 根据结石所在部位或在后段肝管的位置处，略加分离胆囊床的后缘，切开该处的肝包膜。

5. 以钝性分离和手指分离相结合，分离出右后段的胆管血管蒂，可穿过一细橡胶带作牵引和控制血流。

6. 切开扩张的右后下三级肝管分支，取出其中结石；通过此切开向上探查右后上段肝管，向内侧探查右后段肝管的开口，了解其是否尚有结石及瘢痕狭窄。根据探查的结果，确定做亚肝段或肝段切除术。此时亦可辅助以术中胆道镜检查。

7. 钳夹、切断通向预备切除肝段的门静脉、肝动脉、胆管分支，血管的近端结扎，胆管近端可暂开放。

8. 钳夹段肝蒂远侧端作牵引，在保持牵引张力情况下，沿肝内胆管间分离肝实质。此时使用超声分离器（CUSA）有助于肝实质分离并减少出血。

9. 肝段与周围肝组织分离时，一般均能得到整齐、干净的界面，很少出血。

10. 切除右后段或亚段肝组织，止血后，创缘可以缝合对拢以减少渗出。

11. 最后关闭右后段肝管残端，胆总管内放置 T 型管引流。亦可以通过右后段肝管向胆总管内放置引流（图 81－5～图 81－17）。右肝下区放置腹腔内引流。

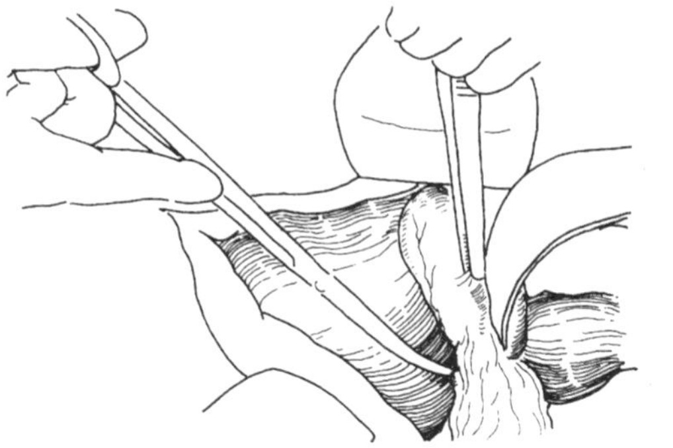

图 81－5　胆囊床右后方分离肝右切迹及其中的肝右后段胆管血管蒂

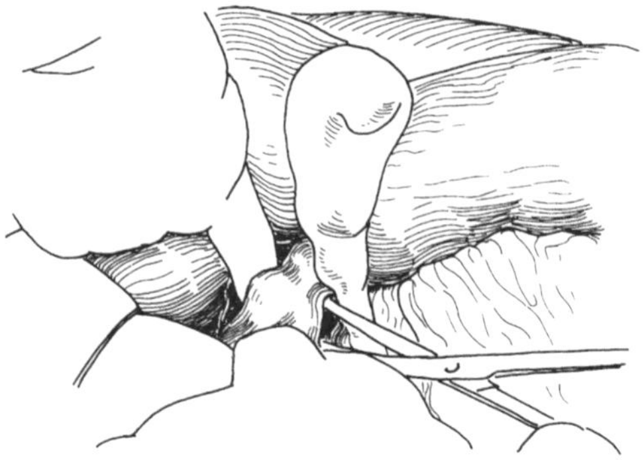

图 81－6　用手指和血管钳分离右后段肝蒂

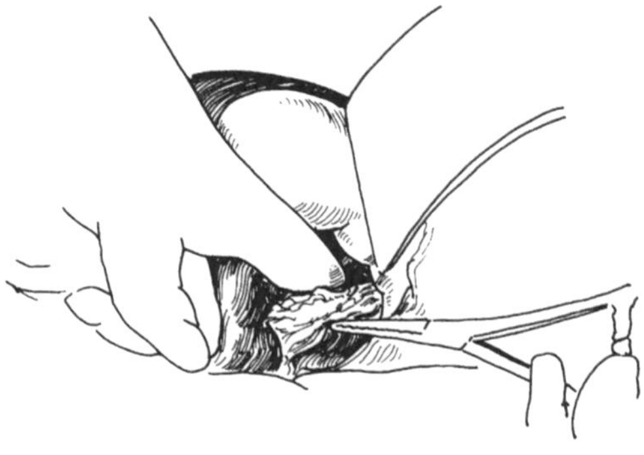

图 81－7　沿胆管血管蒂上、下缘钝性分离以游离右后下段肝蒂

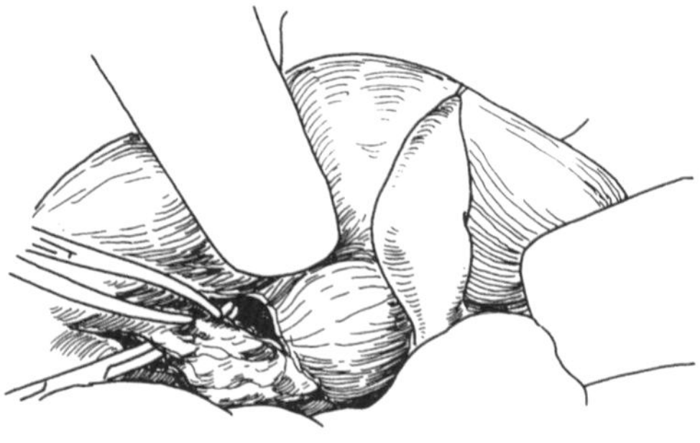

图 81－8　肝右后段胆管血管蒂已经游离，其深面通过一血管钳

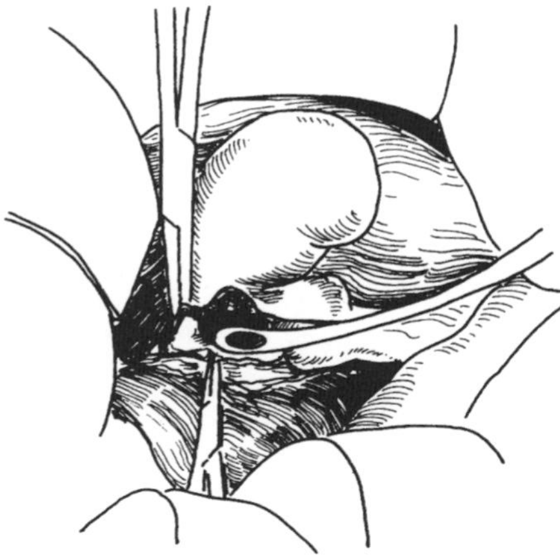

图 81 - 9　切开肝右后下段胆管探查并取出结石

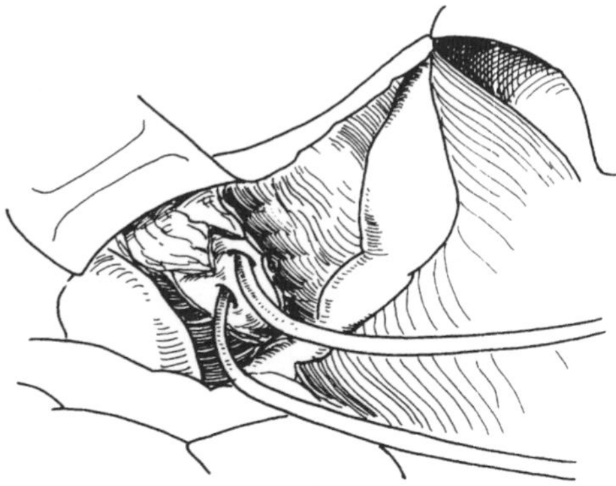

图 81 - 10　导尿管分别放至右后段上、下肝内胆管

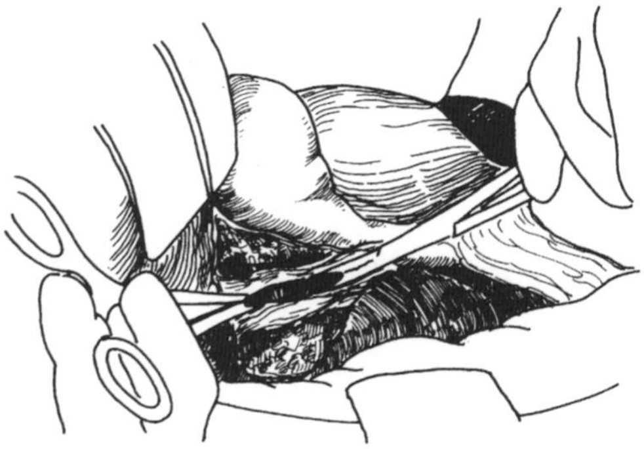

图 81 - 11　在两血管钳间切断右后段肝蒂。近端血管结扎，胆管可供探查及清除结石，远端钳夹、留作牵引

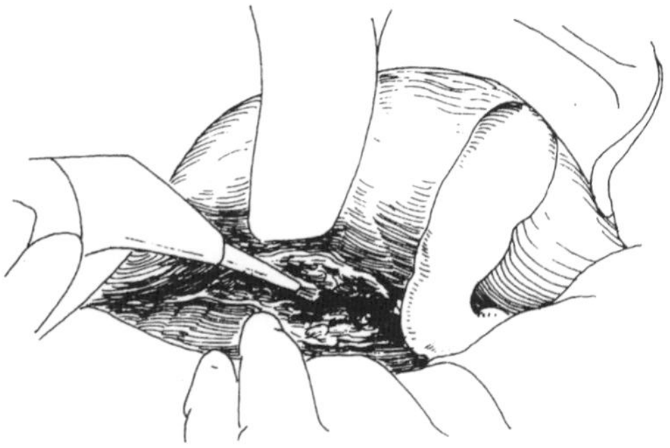

图 81 - 12　沿肝段分界线分离肝组织。"超声刀"(CUSA) 使用有助于获得一整齐、少出血的肝断面

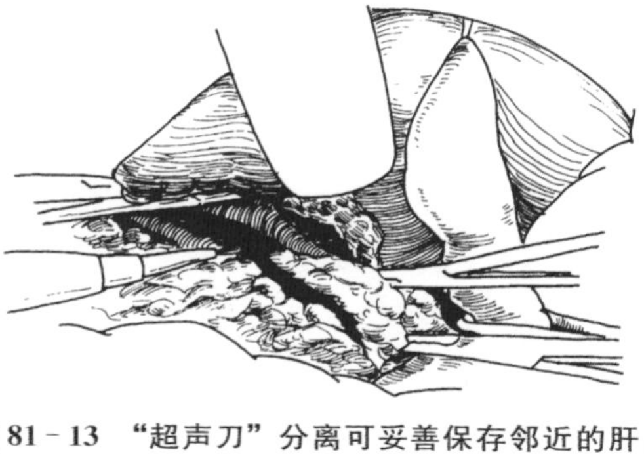

图 81 - 13　"超声刀"分离可妥善保存邻近的肝内管道

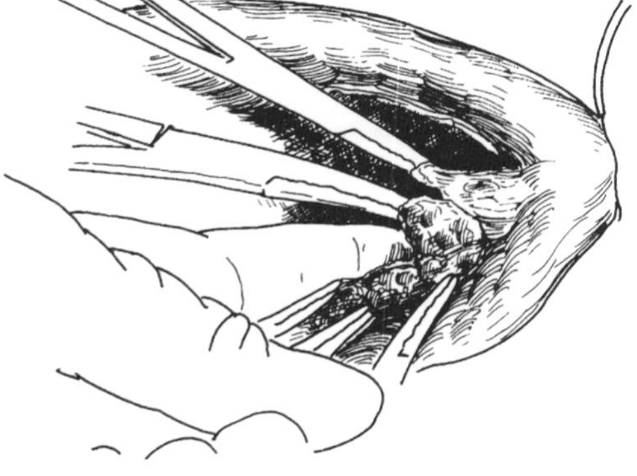

图 81 - 14　按肝段或亚肝段范围向肝周切除肝组织

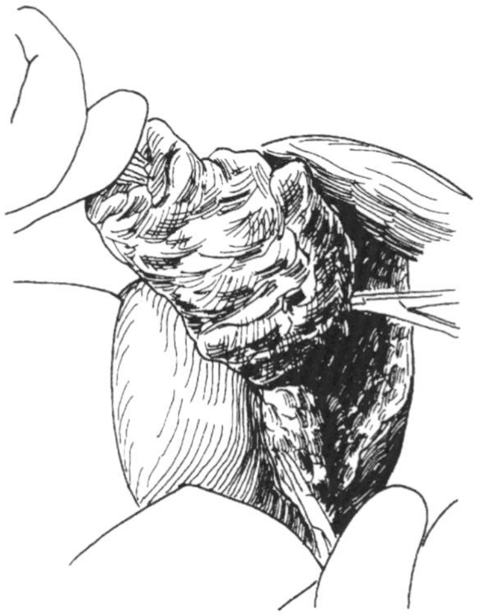

图 81－15　对肝段胆管血管蒂施加持续牵引下，分离肝段或亚肝段

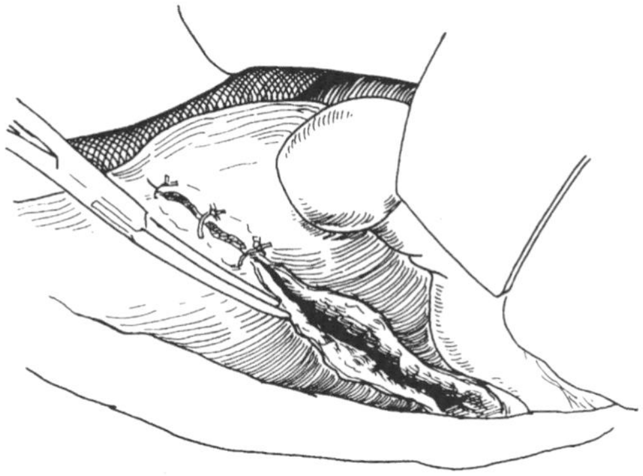

图 81－16　肝段组织切除后缝合肝创缘

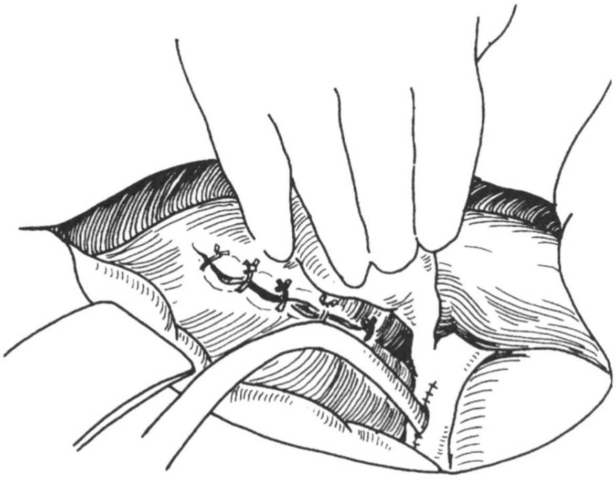

图 81－17　肝段切除缝合后，胆总管放置引流

12. 若无需要，可不行胆囊切除术。

【术后处理】 同胆道手术后，注意腹腔引流液性质，有时有少量胆汁样液体，一般在 2 周内停止。

〔黄志强　黄晓强整理〕

参考文献

[1] 祝学光，张圣道，黄志强，等. 我国胆石病十年来的变迁 [J]. 中华外科杂志，1995，33：652.

[2] 刘家奇，王文光，陈希纲，等. 广西地区胆石病的十年变迁（1981.1—1991.1）[J]. 中华医学会第六届全国胆道外科学术会议，上海：论文汇编，1995：16.

[3] Soloway R D (editorial). Primary cholesterol hepatolithiasis: a disease with a different pathogenesis [J]. Hepatology，1993，17：737.

[4] 黄志强，顾倬云，张晓卫，等. 我国肝内胆管结石外科治疗的现况——全国 4197 例手术病例的分析 [J]. 中华外科杂志，1988，26：513.

[5] 黄志强. 右肝内胆管结石的肝段切除术 [J]. 肝胆外科杂志，1994，2：65.

[6] Reynaud B H，Coucoravas G O，Giuly J A. Basis to improve several hepatectomy techniques involving the surgical anatomy of incisura dextra of Gans [J]. Surg Gynecol Obstet，1991，172：490.

第八十二章 胆道再次手术

Reoperative Surgery of Bile Duct

在所有的腹腔内脏器中，胆道系统的再次手术和多次手术最为常见，再次手术的种类和范围亦非常广泛，主要是解决胆道的梗阻和感染及其并发症的问题，在这里不拟叙述再次手术时的各种手术方法，而是针对胆道再次手术时一些常见的共同的问题的处理，故涉及再次手术的基本的技术。

【术前准备】

1. 详细分析疾病的全面经过，检查有无并存病和并发病。

2. 阅读、复查各项有关影像资料，必须有近期的肝胆系统的影像资料。

3. 术前的胆道造影、CT 照片，磁共振胆胰管显像（MRCP）对曾经做过胆肠吻合术和不能获得直接胆道造影时有很重要的价值。

4. 需了解以往胆肠吻合术的手术细节。

5. 鉴定胆道感染的细菌和对抗生素的敏感性，特别是曾有胆肠吻合术和长期、反复使用各种抗生素者。

6. 因胆道感染入院者，术前应有一周时间的抗感染治疗，以减少胆汁中的细菌密度。

7. 拟施行重大手术者，如肝叶切除术等，手术过程中宜滴注细菌对其敏感的抗生素。

8. 术前应有一段时间的准备和营养支持，有时病人需要计划分期手术（如在合并有肝硬化门静脉高压症时）。

【麻醉】一般使用全身麻醉。

【体位与手术切口】病人体位应根据手术部位及范围而定。一般情况下用平卧位及上腹直切口或肋缘下切口，切除原切口瘢痕；若为右肝手术特别是当右肝萎缩纤维化时，应用左侧斜卧位 30°角，右臂抬起固定于麻醉架上，肋缘下切口至右第 11 肋端。

若原腹部切口曾有感染、裂开、腹壁缺损时，再次手术应避免通过原切口。

若合并有肝硬化门静脉高压的病人，原切口周围常有腹壁静脉怒张，新的切口设计应离开原切口，不能与原切口平行，而只能与其垂直交错。否则，腹壁切开时便会发生大量失血。

伴有肝右叶病变者，有时需考虑低位的右侧胸腹联合切口。

【手术步骤】

1. 分离腹腔内粘连：胆道再次手术时首先是分离腹腔内粘连，若病人因曾经多次手术，有时距离以往手术的时间较短，粘连处血管丰富。

分离腹腔内粘连一般是从肝脏表面开始，分出右肝叶的边缘后，再沿肝脏面由外及内地进行；注意辨认与肝脏面黏着的横结肠肝曲和常较紧密地黏着于胆囊床的十二指肠第一段。紧贴着肝脏包膜分离，可避免穿破十二指肠（图 82 - 1～图 82 - 4）。

在曾经做过胆肠吻合者，首先遇到的是肝门处的肠管，其后方是十二指肠。吻合的肠段与十二指肠之间，一般能较易分开（图 82 - 5）。

遇有合并肝硬化和门静脉高压症的病人，分离粘连常成为术中最困难的步骤，此时常有广泛的渗血，每分离一处均需用细线缝扎止血。

2. 显露肝门：是手术的第二个关键步骤。肝门处的粘连一般是最多和最为坚实的，尤其是在曾有过感染、引流窦道、带有 T 型管的病人。接近肝门的途径多半是自右而左、自上而下地进行。良好的显露和使用有力的肋缘牵开器甚为关键。

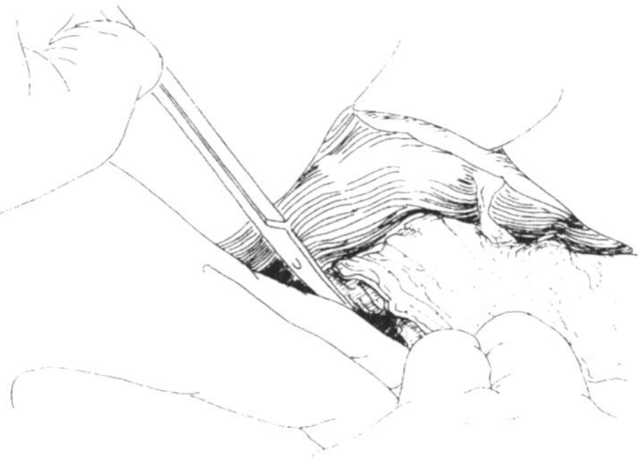

开腹后，沿肝表面从外而内分离腹腔内粘连，注意贴近肝脏包膜进行

图 82－1　胆道再次手术（一）

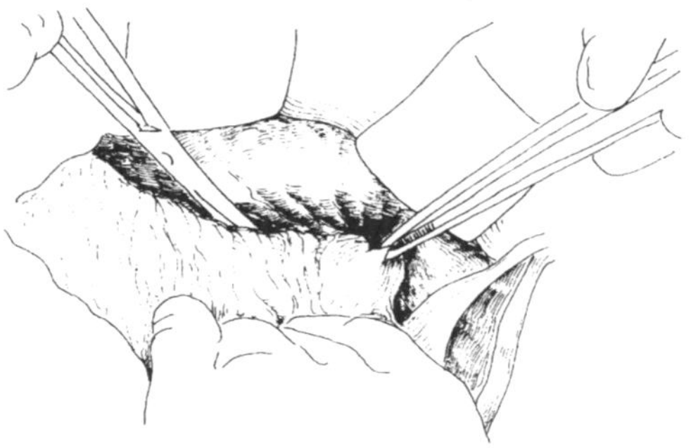

沿肝脏边缘从上而下分开粘连，贴近肝脏包膜进行

图 82－2　胆道再次手术（二）

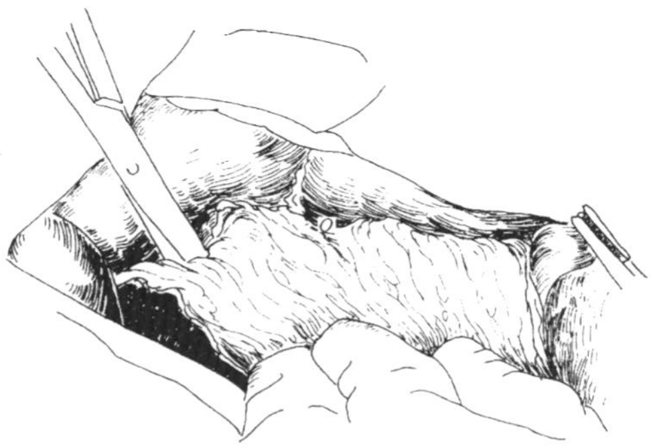

在原胆囊床处，粘连一般更较紧密，并常有肠管黏着，应更加小心地分离

图 82－3　胆道再次手术（三）

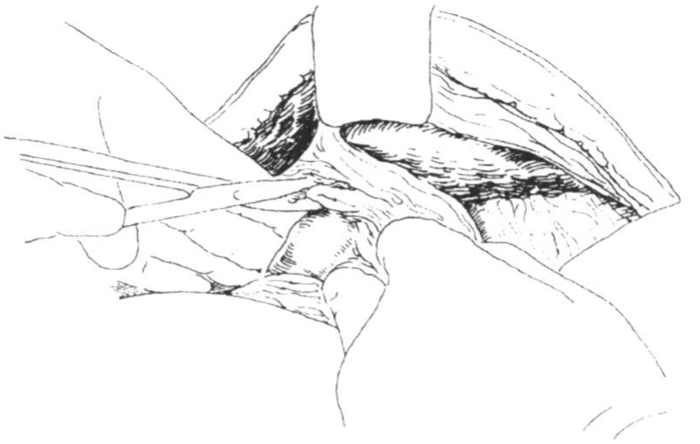

分离十二指肠第一段与胆囊床处的粘连，注意图示所使用的分离方法

图 82－4　胆道再次手术（四）

第一肝门的位置最好在术前能有估计。在曾经多次手术右肝有萎缩的病人，肝门向右后方旋转移位，加以增大的肝方叶的阻挡，使从前方接近肝门极端困难；此时可自外侧接近肝门，而将肝门前方的纤维粘连块留在原处。

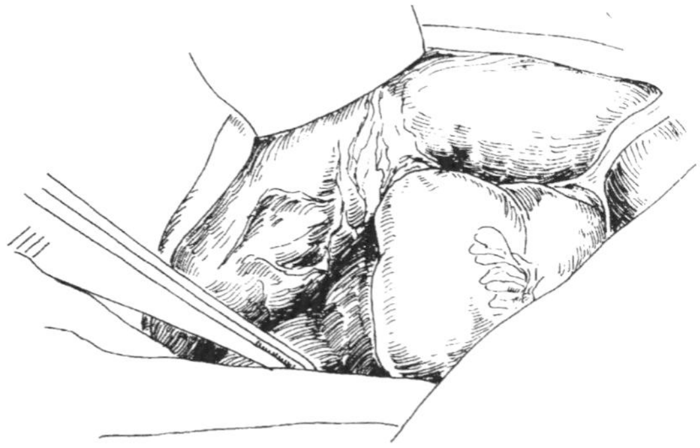

肝门处一般为粘连最紧密的部位，或以前曾做过胆肠吻合术时，则粘连更加紧密

图 82－5　胆道再次手术（五）

3. 发现胆管：是手术的决定性一步，在损伤性胆管狭窄曾做过多次手术的病人，有时术中找不到肝外胆管。原发性胆管结石和肝内胆管结石时，寻找胆管多比较容易，因胆管呈扩张。肝门以外的胆管可能闭塞，肝门部胆管位置一般比较恒定，在困难的情况下，可沿肝门部之肝包膜下分离直达肝门横沟的顶部，将肝门板降低之后，肝管分叉部亦随之而降低，然后向下方穿刺抽吸，吸出胆汁后便可确定肝管的位置，切开并向下方扩大胆管的切口（图 82－6、图82－7）。

切开十二指肠找出乳头部向上放入导管以帮助寻找胆管的方法，我们认为手术过于复杂而收效甚微，因其无助于发现狭窄部以上的胆管，只在肝外胆管弥漫性狭窄如硬化性胆管炎时可能有用。

有助于发现胆管的“路标”是肝动脉，它在胆管的左方并可据其搏动而确定。寻找胆管常靠穿刺抽出胆汁来确定，最常见的缺点是向纤维瘢痕块处穿刺抽吸，结果均落空。胆管狭窄时瘢痕处的胆管多已闭塞，故无法抽得胆汁。所以穿刺抽吸应在瘢痕的上方进行，该处的胆管常是扩张的。

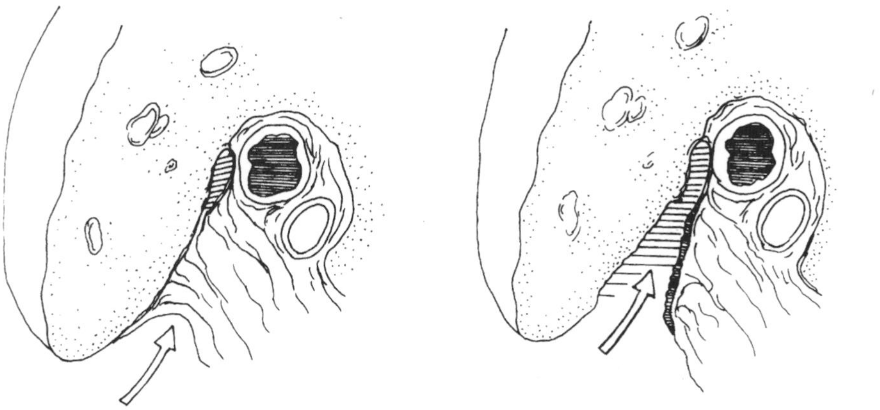

图 82－6 遇有肝门严重粘连，可行肝包膜下分离，到肝门横沟后，再切开肝门板

4．瘘管、窦道与肠瘘：胆道再次手术的病人，腹部常带有引流管，有时长达经年；此外，亦可能有慢性窦道、胆管十二指肠瘘等，增加再手术的复杂性。凡有腹部瘘道的病人，均应术前做瘘道造影，以了解瘘管的去向。

通向胆道的瘘管对手术来说亦有其有利的一方面，那是沿着瘘管必定能到达胆管，可免除寻找肝外胆管的困难。瘘管的形成，一般是其顶方是肝脏的下面，而其下面则由内脏如肠管构成，故在分离瘘管时必须沿着肝脏进行，甚至深入至肝包膜下；必须避免在瘘管下方分离肠管，否则会穿破肠壁，因为实际上肠壁本身已构成瘘管窦道的管壁。我们常是将窦道保留在原位，剪开其上壁之后，便可以直接到达胆管（图 82－8～图 82－11）。遇有十二指肠瘘（多由引流管压迫十二指肠壁引起）时，宜将其瘢痕切除后仔细修复。

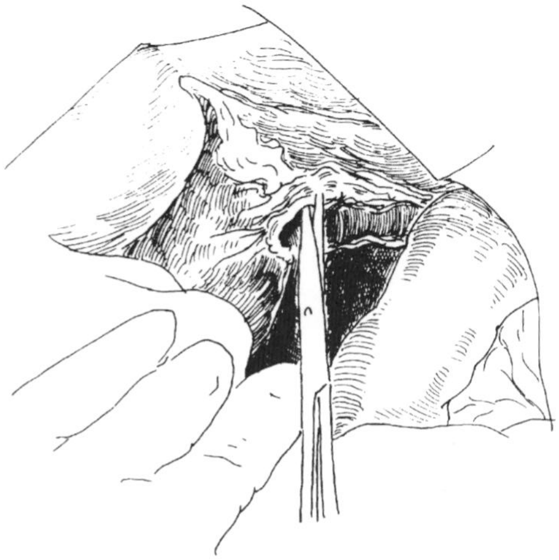

图 82－7 切开肝外胆管、肝门部胆管、胆管狭窄部，探查左、右肝管开口

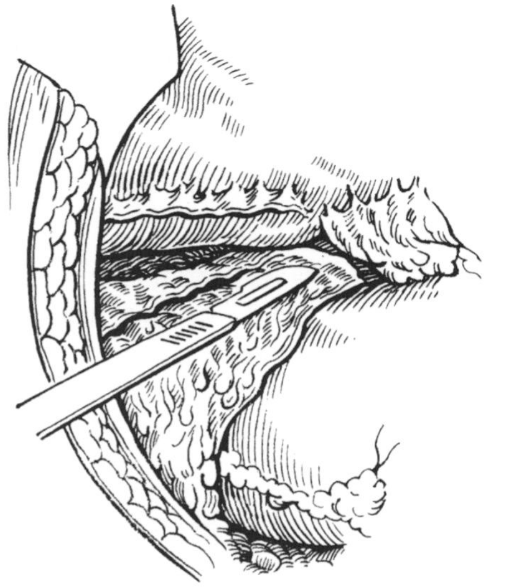

图 82－8 若原有引流瘘道，分离应在肝脏面与窦道之间进行，紧贴肝包膜，不要分离窦道与肠管间粘连

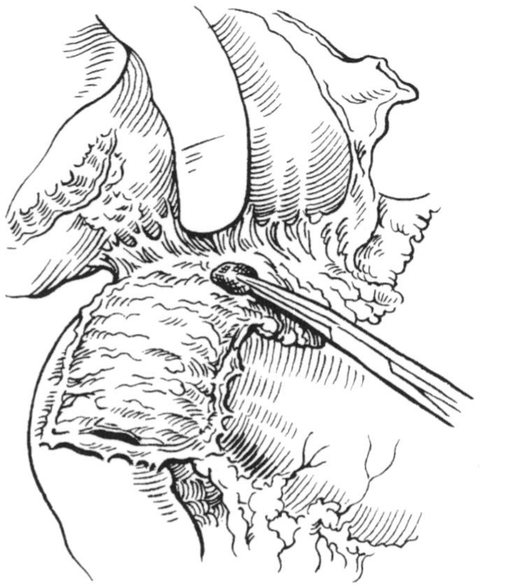

图 82－9 可在腹内切断窦道，窦道壁附着于肠壁上，不必强行分离

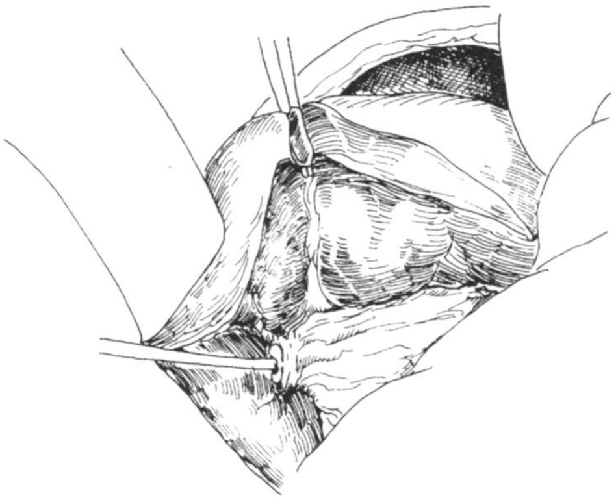

图 82－10　沿瘘管一般便可以到达肝门部胆管

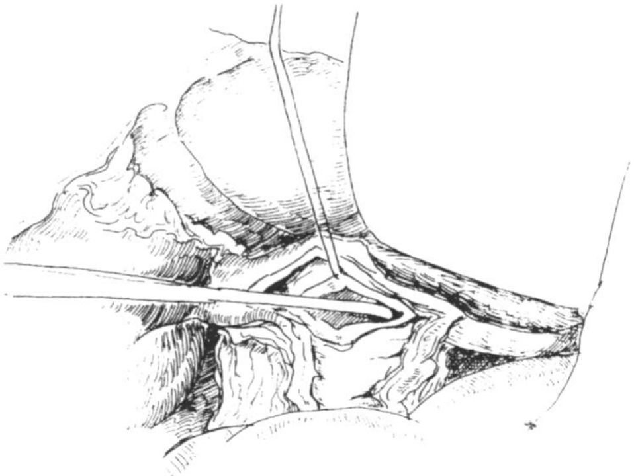

图 82－11　在肝门处剪开扩大窦道的瘘口，一般便可到达肝门部胆管

5. 原有胆肠吻合：胆肠吻合术后因吻合口狭窄、胆管狭窄、结石梗阻、化脓性胆管炎而再次手术者亦比较常见，胆肠吻合术可以是胆总管十二指肠吻合术或胆管空肠吻合术，以后者更为常见。胆肠吻合术的存在，增加手术处理的复杂性，加以胆汁的细菌量高，故明显增加手术后的感染并发症。胆肠吻合术后亦有其有利的一方面，即是在吻合口的空肠一侧切开肠壁后，便可以从肠腔内发现胆管的开口，并施行探查和处理（图 82－12）。

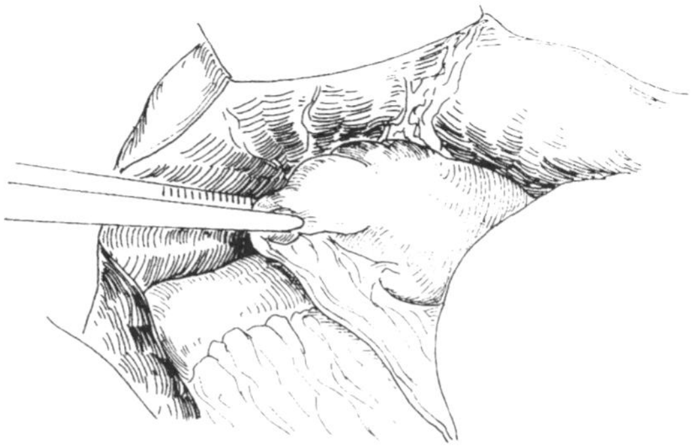

图 82－12　对原有 Roux-en-Y 胆管空肠吻合者，在肝门处辨认 Roux-en-Y 肠段，并分离出肠段的盲端

引起胆肠吻合口狭窄的原因很多，其中有的是技术上的问题。胆总管与空肠的端侧吻合、吻合口缝合紧密、较粗的丝线结、有时在线结上形成缝线结石、缝线周围的炎症反应、溃疡、肉芽肿形成等，均是造成吻合口狭窄的因素（图 82－13～图 86－16）。

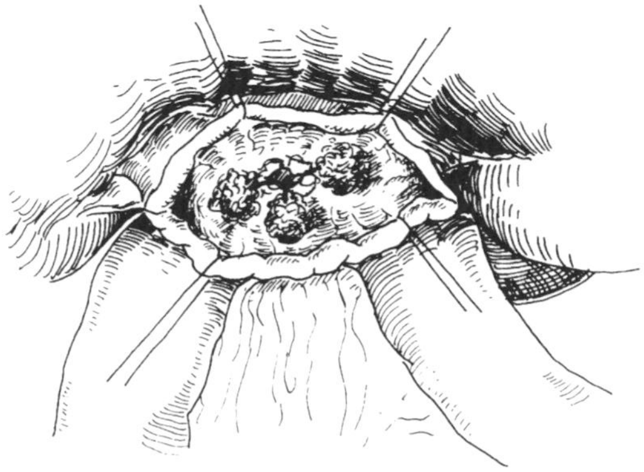

图 82－13　在一些用较粗的丝线作为吻合缝线者，有时可发现在线结处形成缝线结石，有的体积可能很大，甚至引起吻合口阻塞

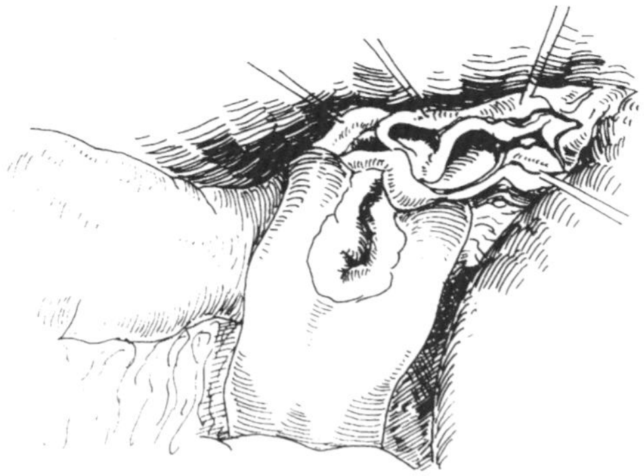

图 82－14　有吻合口狭窄者，需要拆除或部分拆除吻合口，以扩大胆管的开口

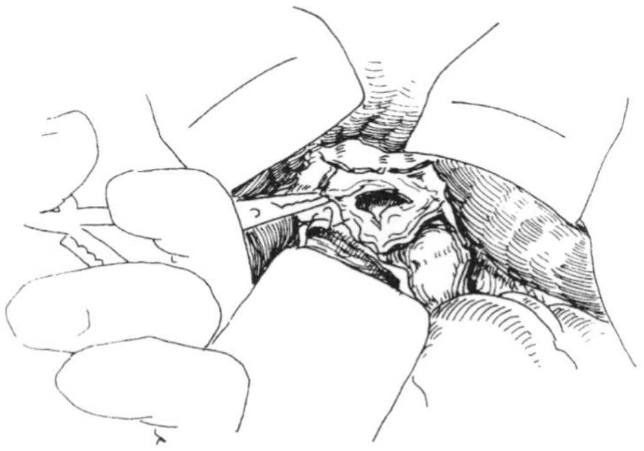

图 82-15　图示切开肝外胆管和狭窄环后，到达上方肝胆管的开口

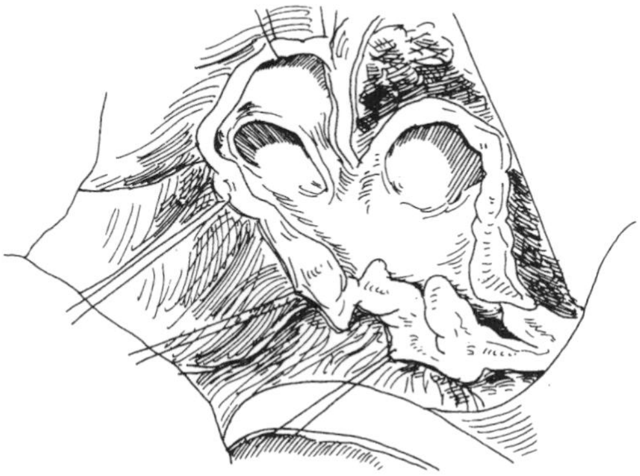

图 82-16　充分切开肝门部胆管和显露左、右肝管开口。此病例已行肝方叶切除术以增加肝门部胆管显露

胆管探查可以通过切开肠壁进行已如前述，但当需要纠正吻合口和胆管的狭窄时，应拆除吻合口前壁，切除瘢痕组织或向上方切开扩大肝管的开口之后，重新做成黏膜对黏膜的吻合，此时内置管引流是必需的（图 82-17～图 82-21）。

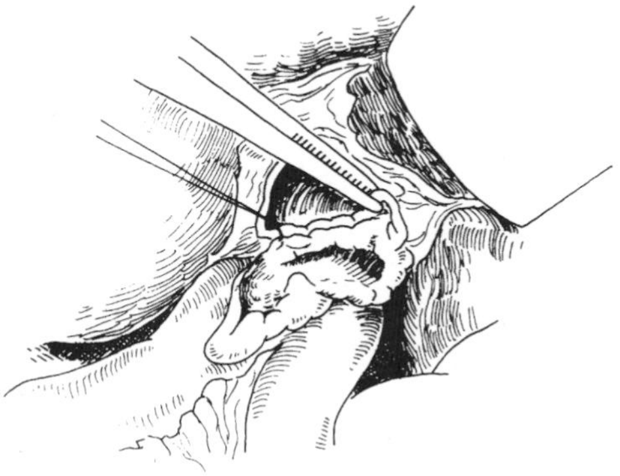

图 82-17　胆管狭窄充分剪开和扩大胆管开口之后，将原来之 Roux-en-Y 肠段重新再做吻合修复

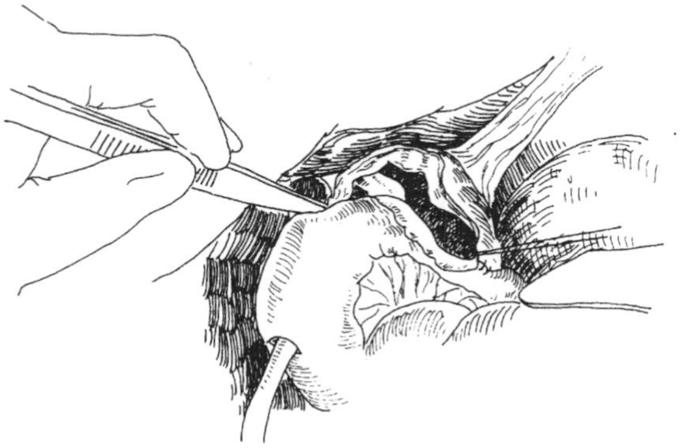

图 82-18　在左、右肝管内放置 T 型管，长臂从空肠段穿出；有时在狭窄的一侧肝管放置 U 型引流管

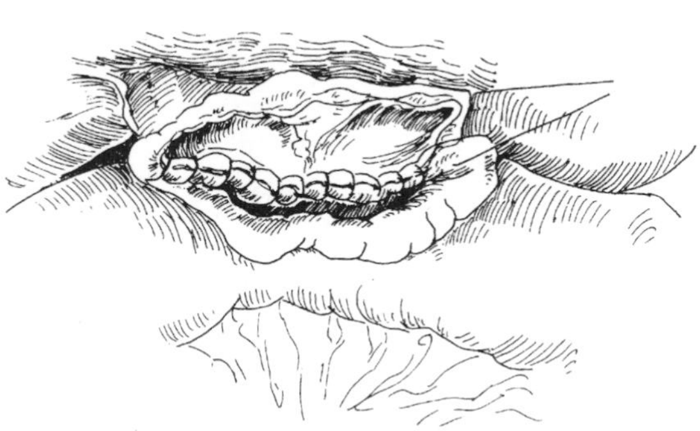

图 82-19　扩大的左右肝管口与 Roux-en-Y 空肠作侧侧吻合

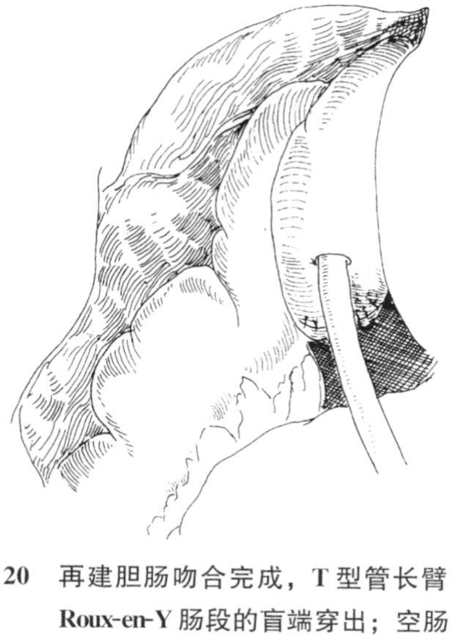

图 82-20　再建胆肠吻合完成，T 型管长臂亦可从 Roux-en-Y 肠段的盲端穿出；空肠段应缝合固定于肝右叶下缘，防止扭曲或盘折

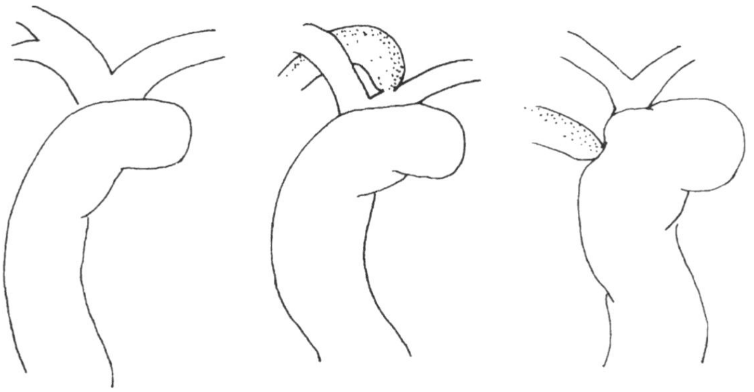

图 82-21 胆肠吻合术后再手术时易被忽略的异位右肝管开口狭窄

原为胆总管十二指肠吻合术者，再次手术时多是拆除原吻合口，修复十二指肠后再根据情况处理。如果原来本无胆总管十二指肠吻合的指征，术后反而出现胆管炎症状，我们亦曾有恢复原来胆管通道，暂时放置 T 型管而获良效的经验。

6. 胆道引流管的使用：胆道再次手术后，多需要放置胆道的支撑引流管，其放置时间视局部的病理改变而定，最短的时间一般是 6 周，因该时拔管后便可进行必要的胆道镜检查。常用的引流管为乳胶制成的 T 型管，它的引流效果好，但容易在管内有胆泥沉积堵塞，有建议术后早期使用环丙沙星一类抗菌药物，抑制大肠埃希菌等阴性杆菌在表面附着而减少沉积物，另外常用的为经肝的直管，用硅橡胶制成，经肝放至胆管并通过吻合口至肠道内，若另一端亦穿过腹壁，便成为 U 型管（图 82-22～

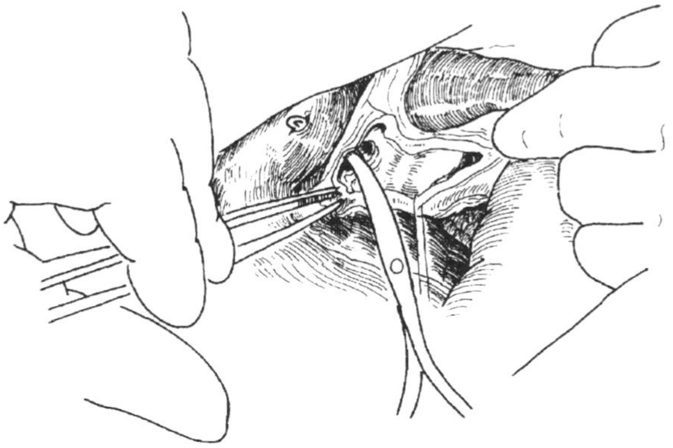

a. 高位肝胆管狭窄胆肠吻合时，用一弯取石钳（或 Bakes 胆道探子）从狭窄以上最近的一肝内胆管穿出肝表面引进一根粗线

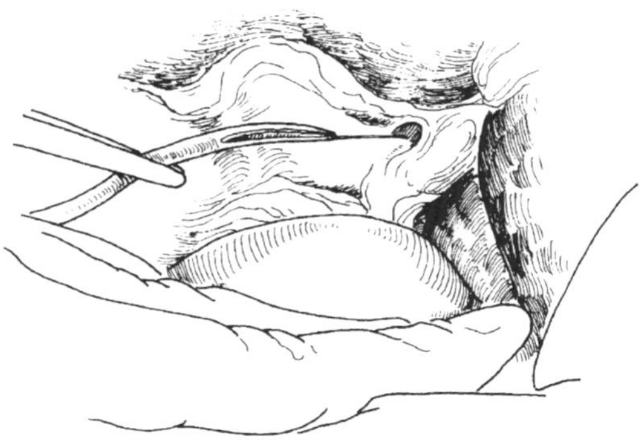

b. 将粗线缝绑于一硅橡胶管尖端，经肝管开口引出至肝表面

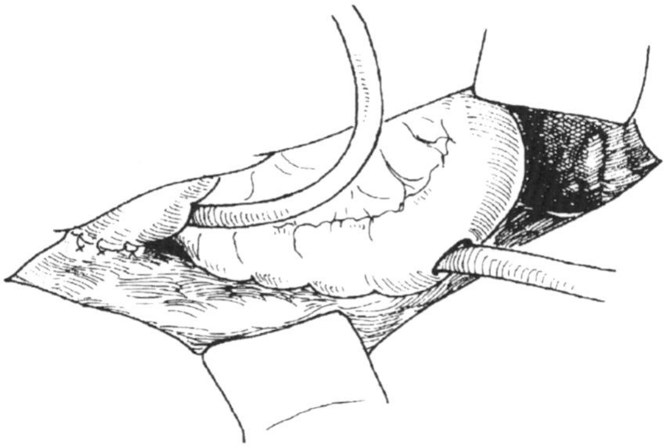

c. 引流管的另一端从空肠段穿出，两端分别穿出腹壁

图 82-22 U 型引流管放置

图 82 - 23）。直管的引流效果不如 T 型管，但可以长时间保持在位并易于更换新管。使用经肝引流时应：①管径不宜过粗以免堵塞肝内小胆管引流；②在肝内的途径不宜太长；③每天用抗生素生理盐水冲洗管腔；④常移动、调整引流管的位置；⑤每 3 个月更换新管。

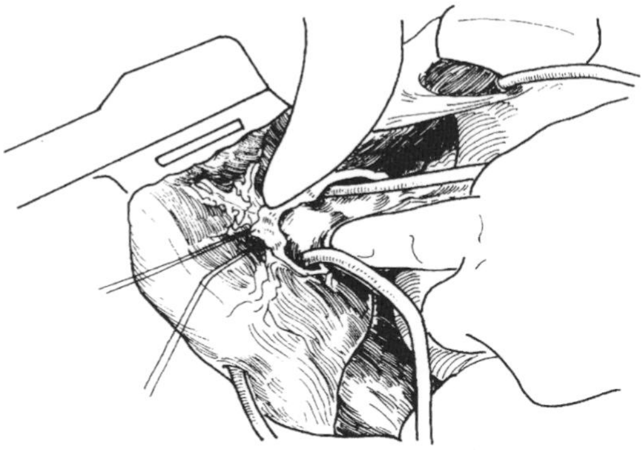

a. 双侧肝管狭窄可分别放置 U 型管，分别从左、右肝表面穿出

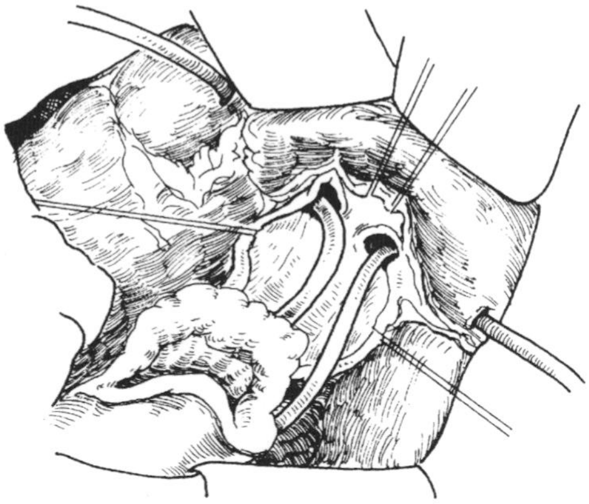

b. 图示已放置双侧 U 型管，准备与一 Roux-en-Y 空肠段吻合

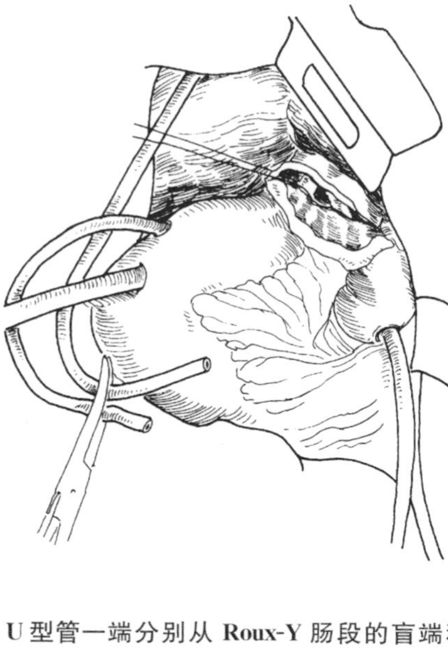

c. U 型管一端分别从 Roux-Y 肠段的盲端和输出段穿出，另外尚可在胆总管内放一 T 型管（图中较粗的一导管）

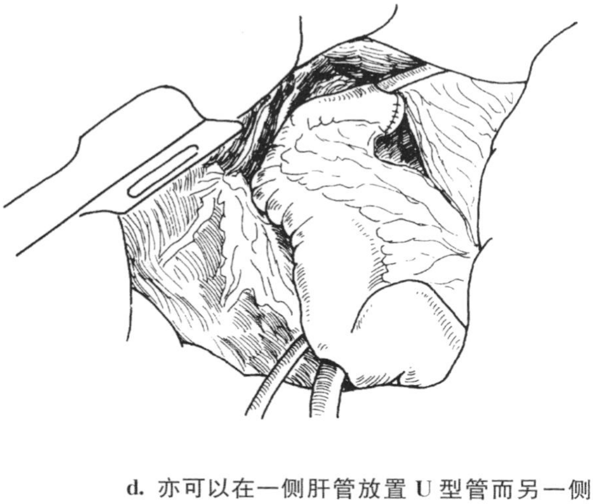

d. 亦可以在一侧肝管放置 U 型管而另一侧肝管内放置一 T 型管（图中较粗的一导管），分别经空肠穿出

图 82 - 23　双侧肝胆管狭窄 U 型管放置

【术后处理】胆道再次手术后的处理相同于一般的胆道手术，不过此时手术更为复杂，病人的状况亦往往较差，故常需在外科重症监护病室内处理。

〔黄志强　黄晓强整理〕

参考文献

[1] 黄志强. 黄志强胆道外科手术学 [M]. 北京：人民军医出版社，1991.
[2] 马霄，黄志强. 胆道疾病再次手术分析 [J]. 中华外科杂志，1961 (3)：220.
[3] Huang Z Q，Pei H Y，Liu Y X，et al. Treatment of high stricture or hepatic duct [J]. Chin Med J，1965，84：606.
[4] 黄志强. 高位右肝管狭窄的外科治疗问题 [J]. 中华外科杂志，1979，17：351.
[5] 黄志强. 肝胆管结石外科治疗 10 年进展 [J]. 实用外科杂志，1991，11：447.
[6] 黄志强. 胆管外科近年来的发展 [J]. 中华普通外科杂志，1998，13：131.

第八十三章　肝脏一、二、三级肝管的解剖与临床意义

Anatomy and Clinical Significance of First to Third Order Biliary Duets

一、肝管的分级

一级肝管——左肝管
　　　　　　右肝管
二级肝管——左内叶肝管
　　　　　　左外叶肝管
　　　　　　右前叶肝管
　　　　　　右后叶肝管
　　　　　　尾状叶肝管
三级肝管与Couinaud 分段
　　　　　左外上段肝管（Ⅱ段肝管）
　　　　　左外下段肝管（Ⅲ段肝管）
　　　　　左内上段肝管（Ⅳa 段肝管）
　　　　　左内下段肝管（Ⅳb 段肝管）
　　　　　右前上段肝管（Ⅷ段肝管）
　　　　　右前下段肝管（Ⅴ段肝管）
　　　　　右后上段肝管（Ⅶ段肝管）
　　　　　右后下段肝管（Ⅵ段肝管）

二、一、二、三级肝管的应用解剖

（一）几点说明

1. 本研究是胆道外科实用性肝的解剖研究，非系统性肝解剖研究。

2. 研究目的在于了解一、二、三级肝管的部位、走行及与门静脉分支关系，评估手术显露的可能性。

3. 采用非固定肝标本，便于注入硫酸钡浆和剖开肝实质，追踪二、三级肝管。

4. 肝标本获得后经肝总管注入硫酸钡浆，把肝置于适形的塑料盒内以免变形，拍多方位 X 线片，观察一、二、三级肝管部位和走行避免解剖时丢失，我们发现只有纵位 X 线片（柔软的肝脏须置于适形盒内，X 线球管正对肝的脏面投照的造影照片）能全面清楚显示门脉系肝内结构（图 83－1）。但右前上段肝管由于走行向上不能显示。

5. 解剖方位的描述按解剖学规定，但肝管深浅的描述则以肝的脏面为准，近脏面为浅，远离脏面为深。

6. 本解剖大多从肝的脏面切开显露肝管。

7. 肝动脉三级分支线与门静脉分支伴行，绘图中略去肝动脉分支的描绘。

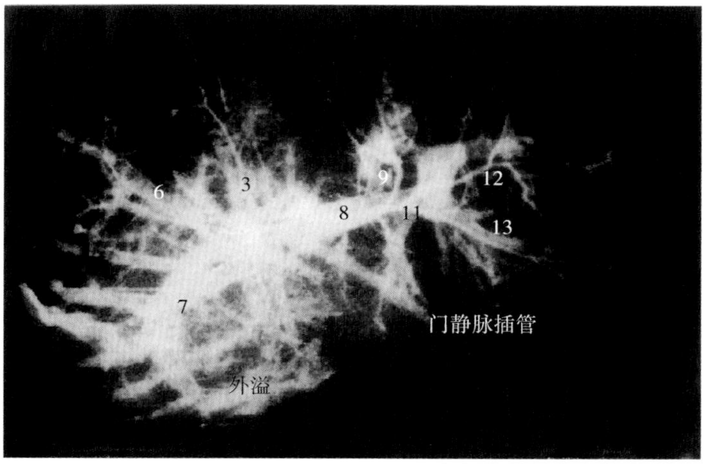

a. 肝内门静脉和胆管分支造影

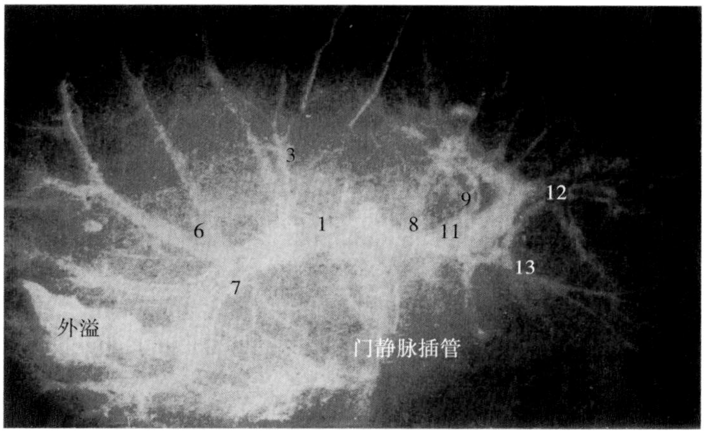

b. 肝内门静脉和胆管分支造影

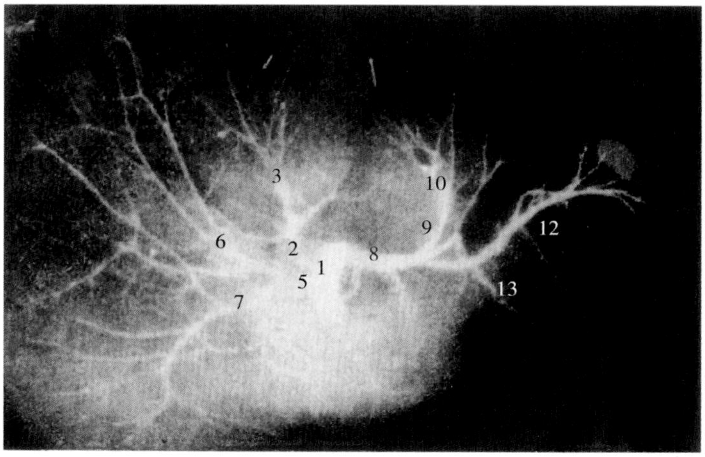

c. 肝内胆管造影

图 83-1　标本纵位 X 线片

注：①以上 X 线图中阿拉伯数字代表同图 83-4；②门静脉造影剂很快扩散至肝实质，显影不清晰，但可清晰显示三级门脉系分支的分布；③纵位 X 线摄片时，柔软的肝脏须置于适形盒内以免变形，X 线球管正对肝的脏面投照。

（二）73 个非固定肝脏的解剖研究结果

1. 根据纵位 X 线片和解剖观察肝内胆管与门静脉分支相伴平行走行而非如一些专著所说以门静脉支为中心胆管支盘绕着门静脉支。这使一、二、三级肝管连续切开而不伤及门静脉支成为可能。

2. 一级肝管位于肝门横裂内。二级肝管：右前叶肝管和左内叶肝管远端或全程位于肝实质内；右后叶肝管、左外叶肝管、尾叶肝管位于肝门裂内。三级肝管均位于肝实质内，通常一支或二支与门脉分支伴行，右前上段肝管（Ⅷ段肝管）从肝的中心呈近似垂直向下走行（图 83－2），汇于右前叶肝管，其他三级肝管由肝的周边向肝门横列走行汇于二级肝管，其走行位置大致与肝的脏面平行，距脏面的深度 0.5～3 cm（图 83－3）。有人也许会问，为什么人体内肝内胆管的造影图像二、三级肝管呈高低不同的分布？其合理的解释是与肝的脏面在体内所处的状态和 X 线前后位投照相关。肝的脏面在体内处于左高右低、后高前低状态，前后位投照的 X 线片显示的肝内胆管位置也就高低不同。

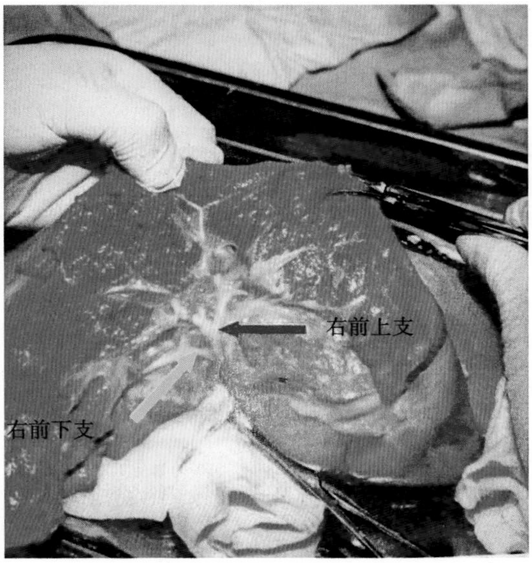

图 83－2　右前上段肝管的解剖（中线剖开）

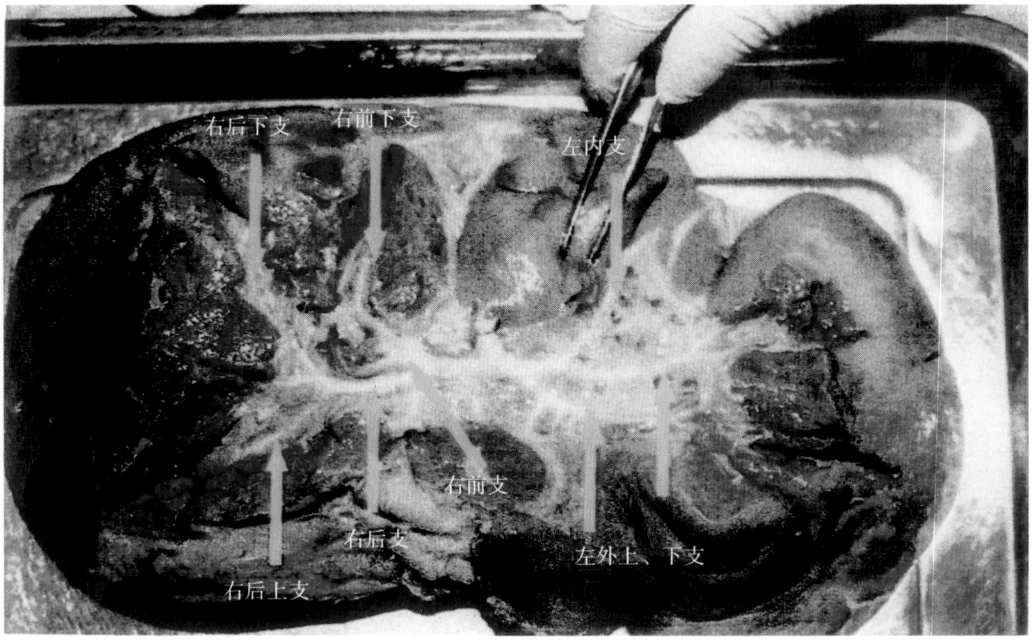

图 83－3　肝胆管分布及走行、汇合（剖开脏面肝实质），门静脉、肝动脉及分支已切除

3. 一、二、三级肝管走行、汇合及与门静脉、肝静脉分支的关系

（1）常见型：共30个肝（41.1%）（图83-4）。

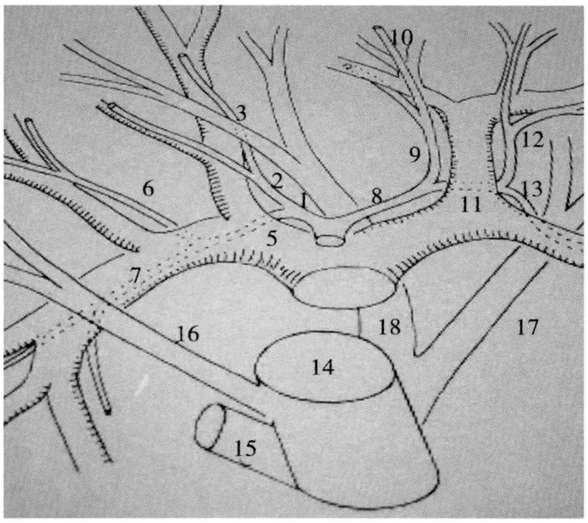

右肝：1—右肝管；2—右前叶肝管；3—右前下段肝管；4—右前上段肝管（未绘出）；5—右后叶肝管；6—右后叶下段肝管；7—右后叶上段肝管

左肝：8—左肝管；9—左内叶肝管；10—左内叶下段肝管；11—左外叶肝管；12—左外叶下段肝管；13—左外叶上段肝管

肝静脉系：14—下腔静脉；15—肝右静脉；16—右后下静脉；17—肝左静脉；18—肝中静脉

图83-4　脏面观：常见的肝管部位、走行、汇合及其与门静脉、肝静脉分支的关系（为使绘图清晰，肝管及肝静脉系的标注采用阿拉伯数字，不用罗马数字）

注：①虚线表示位于门静脉支的深侧；②图83-5～图83-15所标的数字同本图。

（2）少见型：

1）右前叶肝管与左肝管汇合，构成肝总管，右后叶肝管走行于门静脉右支的深面，汇于肝总管的上端（图83-5），此种结构见于8个肝标本（10.9%）。

2）右后上、下段肝管及间叶肝管走行于门静脉分支的浅侧，汇合构成右后叶肝管，走行于门静脉右支的浅侧，汇于肝总管分叉处下方0.5～1cm处（图83-6），此种结构见于5个肝标本（6.8%）

3）右后上、下段肝管走行于门静脉右支的深侧，分别开口于右前叶肝管的后壁（图83-7），此种结构见于1个肝标本（1.4%）。

4）右后叶肝管走行于门静脉右支的深侧，并从门静脉分叉处的深侧通过，汇于左肝管（图83-8），此种结构见于2个肝标本（2.8%）。

5）右前叶肝管汇于左肝管，而右后叶肝管则走行于右后叶静脉的前上方（图83-9），此种结构见于1个肝标本（1.4%）。

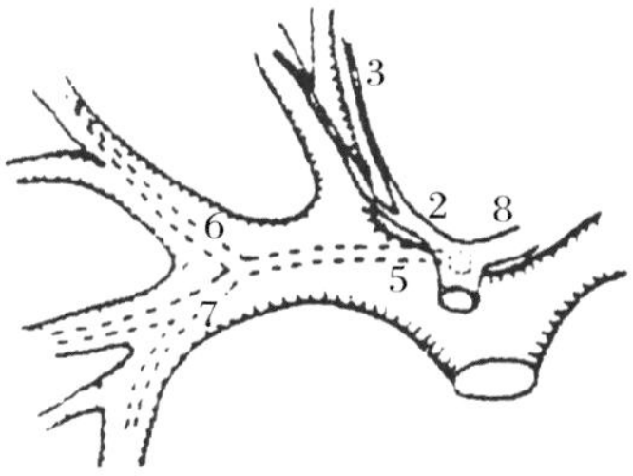

图83-5　右后叶肝管汇于肝总管上端后壁（脏面观，下同）

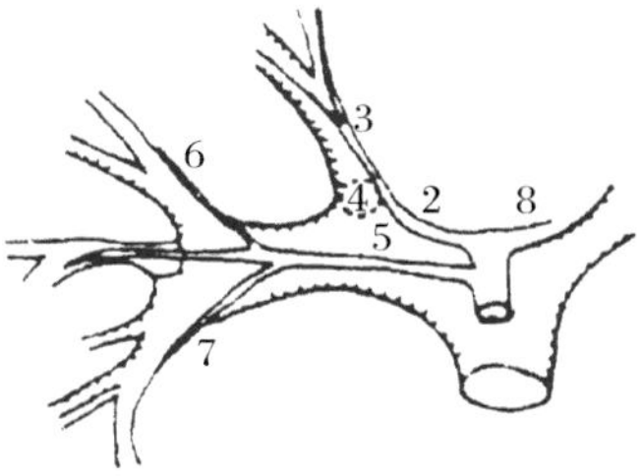

图83-6　右后叶肝管及其分支均位于门静脉分支浅侧，总汇于肝总管

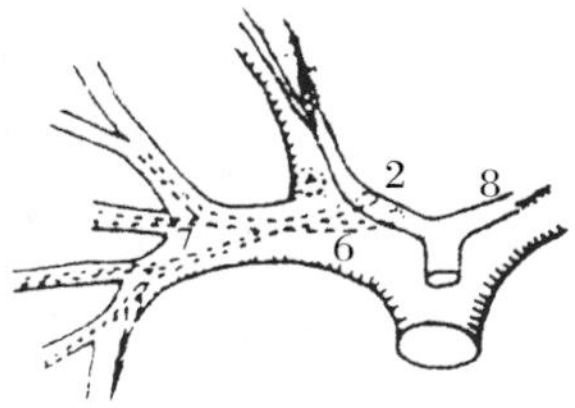

图 83-7 右后下段肝管、右后上段肝管分别汇于右前叶肝管

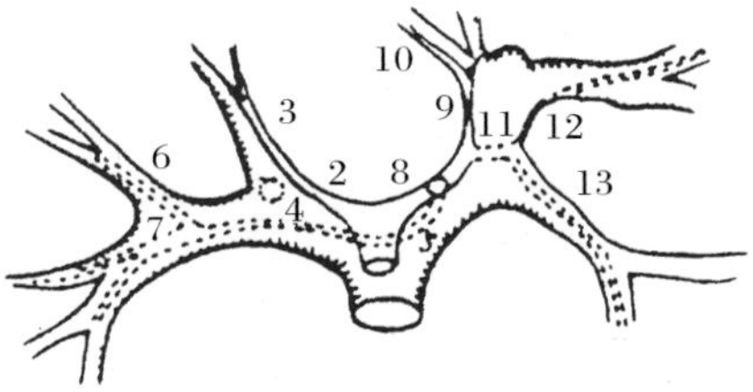

图 83-8 右后叶肝管汇于左肝管

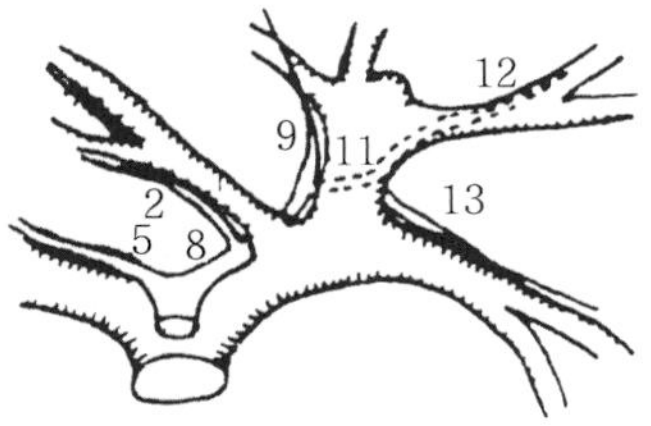

图 83-9 右前叶肝管及静脉汇于左肝管及门静脉左支，右后叶肝管位于右后叶静脉前上方

6）右后下段肝管与右前叶肝管汇合，构成右肝管，右后上段肝管走行于右后叶静脉、门静脉右支的深侧，汇于肝总管上端后壁（图 83-10），此种结构见于 4 个肝标本（5.5%）。

7）左内叶肝管、左外叶肝管分别与肝总管汇合，左内叶肝管走行于门静脉左支的前上方，左外叶肝管则走行于门静脉左支的深侧（图 83-11），此种结构见于 6 个肝标本（8.2%）。

8）左外上、下段肝管分别与左内叶肝管汇合（图 83-12），此种结构见于 7 个肝标本（9.6%）。

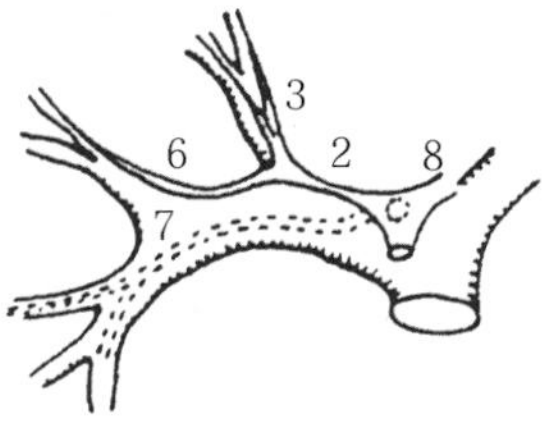

图 83-10 右后下段肝管汇于右前叶肝管（从右前叶静脉浅侧越过），右后上段肝管汇于肝总管上端后壁

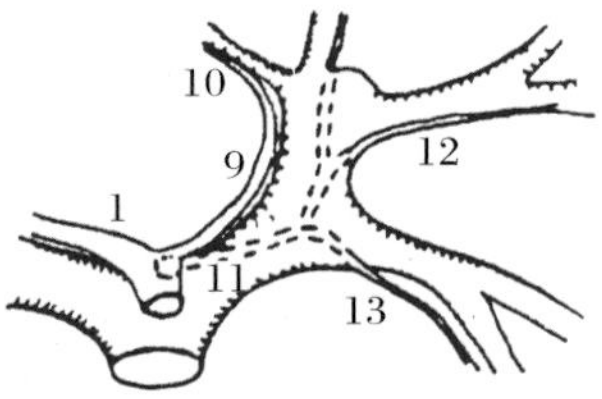

图 83-11 左外叶肝管走行于门静脉左支深侧，汇于肝总管上端后壁

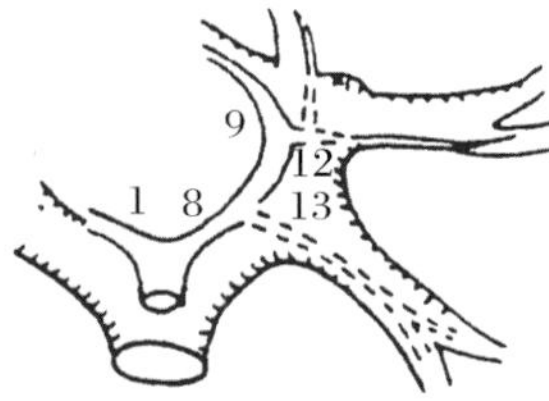

图 83-12 左外上、下段肝管分别汇于左内叶肝管

9）左外上、下段肝管与左内叶肝管汇于同一点（图 83-13），此种结构见于 5 个肝标本（6.8%）。

10）4 支二级肝管分别汇于肝总管上端，其中左内叶肝管及右前叶肝管分别走行于左、右门静脉支的前上方；左外叶肝管及右后叶肝管则走行于左、右门静脉支的深侧，此种结构见于 2 个肝标本（2.8%）（图 83-14）。

11）右后叶肝管走行于门静脉右支的浅侧，与走行于门静脉左支深侧的左外叶肝管汇合，构成肝总管，而右前叶肝管与左内叶肝管汇合，形成一共干，在肝总管前方下降，然后汇于肝总管（图 83-15），此种结构见于 2 个肝标本（2.8%）。

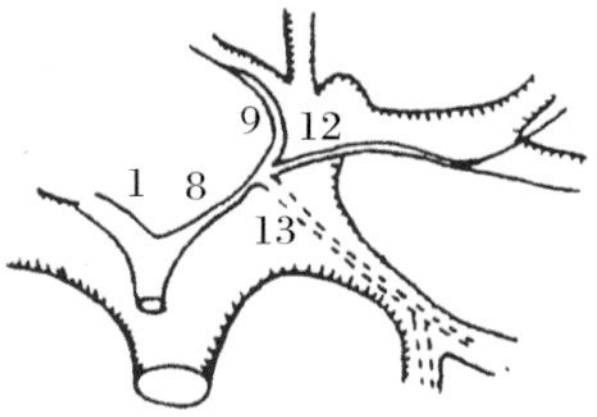

图 83-13 左外下段肝管从门静脉矢状部浅侧越过，与左外上段肝管及左内叶肝管汇于同一点

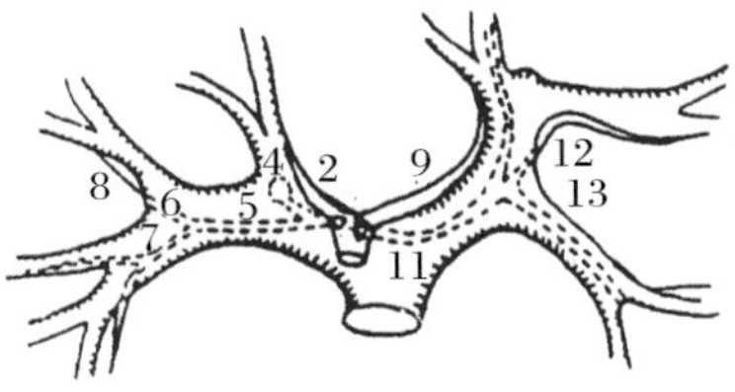

图 83-14 4 支二级肝管汇于肝总管上端

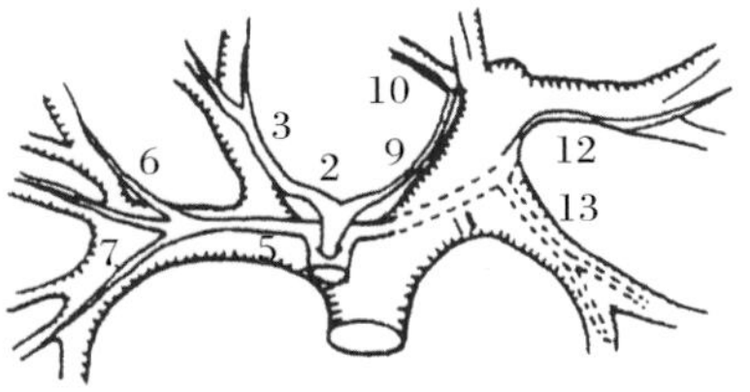

图 83-15 右前叶、左内叶肝管合成一干，在肝总管前方下降，然后汇于肝总管。右后叶肝管及分支走行于门静脉分支的浅侧

4. 胆囊旁肝管：本组标本中，21 个肝（30%）有胆囊旁支肝管存在，这是一支纤细的表浅肝管，位于胆囊床的肝包膜下，约成前后方向走行，汇于右前叶肝管或右肝管。胆囊切除时须注意避免损伤。

5. 尾状叶肝管：尾状叶肝管多为 2～3 支，从门静脉左、右支深侧通过，分别汇于左、右肝管，左外叶肝管或右后叶肝管。

三、解剖结果与临床

1. 本解剖研究的主要目的是要找一条能安全切开二、三级肝管的通路以便清除肝内结石和纠正肝管狭窄。研究发现右肝管、右前叶肝管、右前下段肝管位置固定，少有变异，位于伴行血管内侧，且右前下段肝管走行于胆囊床右侧表浅肝实质内，除可能有肝中静脉分支与交叉，必要时可切断，在肝管扩张情况下，右肝管、右前叶肝管、右前下段肝管可安全连续切开（我们称右一、二、三级肝管切开）。还可向左切开左肝管、左内叶肝管及其下段肝管（左一、二、三级肝管切开）（图 83－16），形成一个宽大的肝门部切口（图 83－17）。我们的临床实践证明是可行的。在上述肝管切开后，充分显露出的右前上段肝管、右后叶肝管、左外叶肝管以及尾状叶肝管的开口都处于直视下、用普通器械或胆道镜较易取出结石和纠正开口处的狭窄。

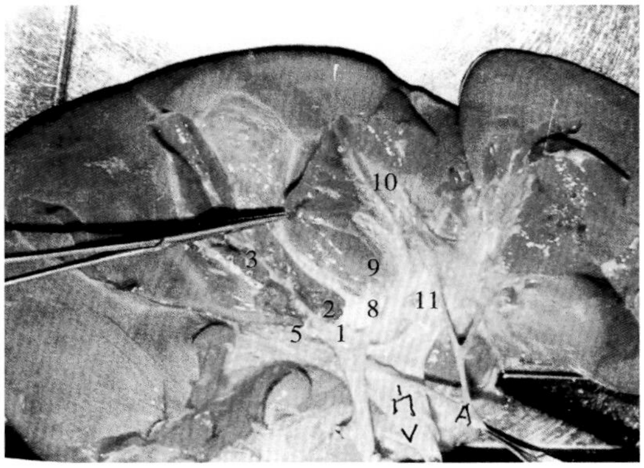

图 83－16　左肝管、左内叶肝管及其下段支，右肝管、右前叶肝管及其下段支（数字同图 83－4）

右一、二、三级肝管切开，我们采取二种方法：

（1）右肝管先行切开，然后向右前下段肝管内置入探子，在探子导引下切开肝的脏面肝实质和二、三级肝管（肝断面出血点结扎或缝扎）。为减少出血必要时可阻断入肝血流。

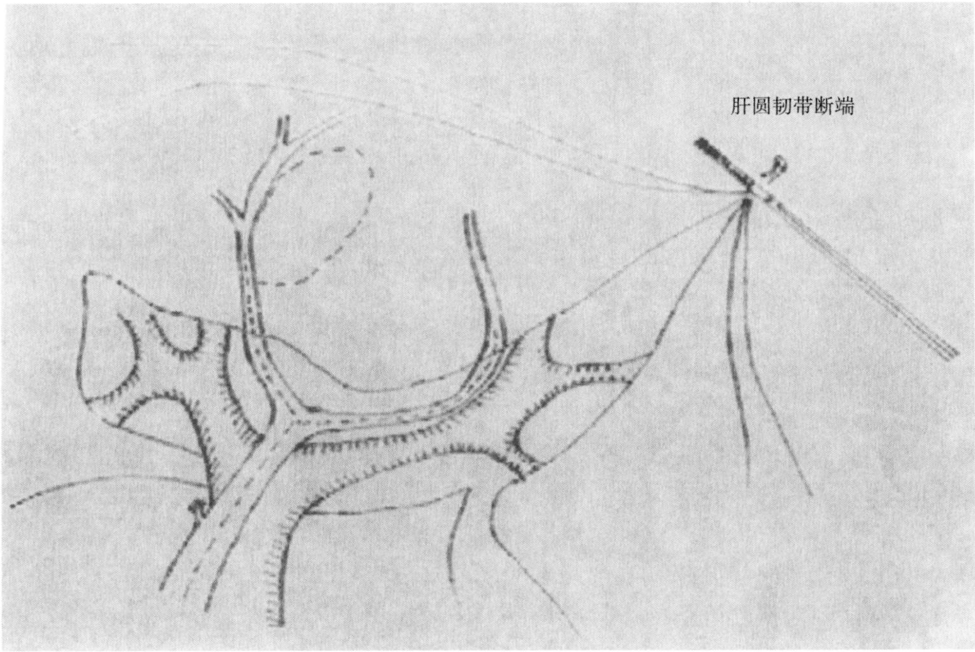

图 83－17　可连续切开的胆管示意图（胆管切开线）

（2）通过已切开的右肝管开口向胆囊床右旁置入小型直角钳，触及钳端，顶出脏面，夹持一导尿管从右肝管切口拖出，轻提导尿管两端，对肝实质造成压力，切开肝实质时可减少出血（图 83－18）。

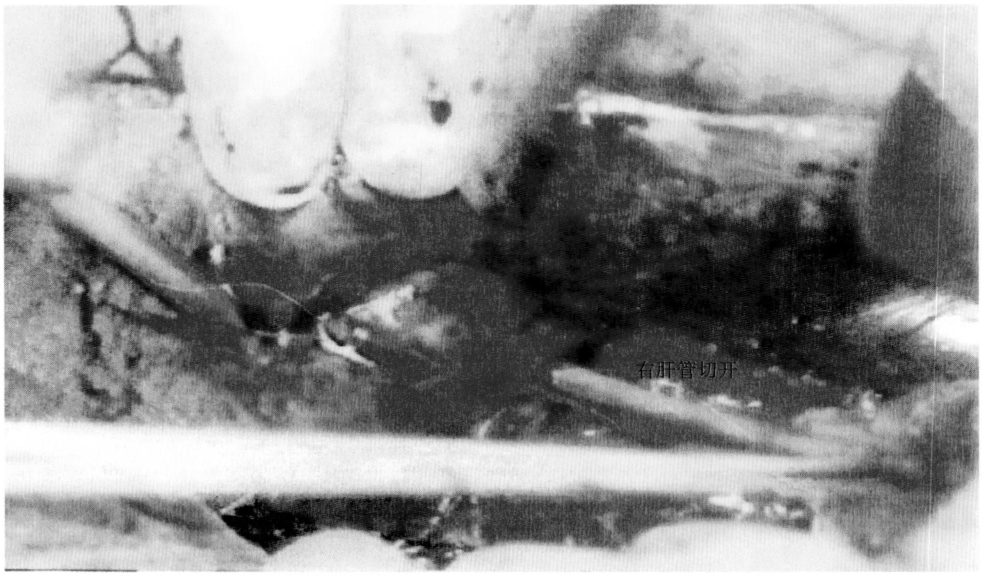

图 83－18 术中照片：右肝管切开后，切开右前叶肝管及右前下段肝管

2. 右前上段肝管（Ⅷ段肝管）几近与脏面垂直走行，难以从脏面显露全程。右后叶肝管绝大多数经肝门部门静脉、肝动脉分支深侧走行，难以显露切开；左外叶肝管走行于门静脉矢状部和动脉分支深侧，也难全程显露切开。不过肝左外叶广泛结石或合并肝管狭窄，必要时切除左外叶或一肝段并非难事。

3. 肝右后叶也是好发结石部位，右后叶肝管难以切开取石，但右后下段肝管（Ⅵ段肝管）可能位于肝门横沟右端有一小裂隙称右切迹内，并向肝的右下角方向走行，深 1～2.5 cm，常在伴行门静脉内侧，该肝管的结石难以经右后叶肝管开口取出时，可考虑直接切开该处肝管取石。右后上段肝管（Ⅶ段肝管）常走于伴行的门静脉支深侧或内侧，距肝的脏面 2～3 cm，走行过程几与右后叶肝管成一直线，其内结石较易经右后叶肝管开口取出。如结石嵌顿不能取出时，有时能于脏面触及结石，扩张的肝管可能处于门静脉支内侧，可径直切开肝管取石。右后叶结石广泛或已萎缩时最好办法是肝右后叶切除或肝段切除。

四、病例介绍

病人江某，男，24 岁，因反复右上腹痛伴发热黄疸 21 年，加重 4 个月入院。病人于 3 岁时出现上述症状，此后每年发作 1～2 次，此次发作后 4 个月症状不能缓解入院。检查：无发热，皮肤巩膜深度黄染，右上腹压痛，肝肋缘下 3 指，脾脐下 5 指，无腹水征。PTC 示肝内胆管极度扩张，其内密集大砂粒样负影（图 83－19）。诊断：肝内胆管广泛结石，肝门胆管狭窄，胆汁性肝硬化，脾大，脾功能亢进。由于须切除巨脾，切口自剑突至脐下加右上腹横切口（一般自剑突沿中线至上腹中点弯向右肋缘下即可良好显露肝的脏面及全肝）。术中发现腹腔少量积液，肝大质硬，结节感，肝总管上端瘢痕增生管腔线细，右肝动脉从其前面跨过，巨脾，胆囊小，无结石。切除脾及胆囊，为充分显露肝的脏面，切断肝右三角韧带和冠状韧带，右肝后上方置大块纱垫，将右肝的脏面向前向下推移，切开右一、二、三级肝管并向左切开左肝管及左内叶肝管，发现几乎所有肝管内充满 2～5 mm 粒状棕色结石。共取出结石 7801 粒（图 83－20）。切开的肝管整形后与空肠行 Roux-en-Y 吻合。术后恢复顺利，带管出院。2 个月时 T 型管造影，肝内胆管管径回缩，无结石残留（图 83－21）拔管。5 年时随访，病人已结婚生子，工作生活正常。

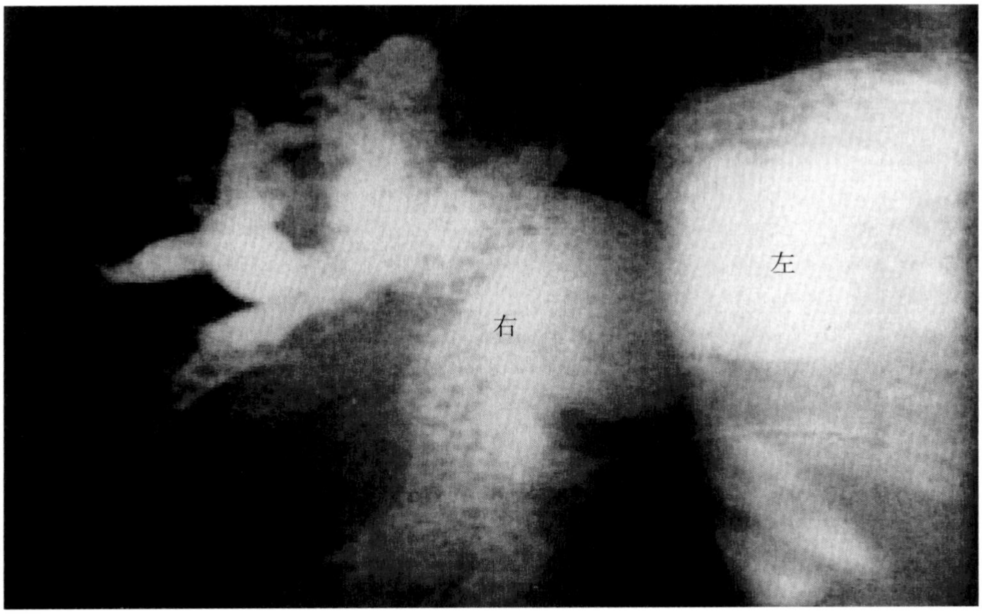

图 83－19　PTC 示左、右肝内胆管高度扩张充满结石

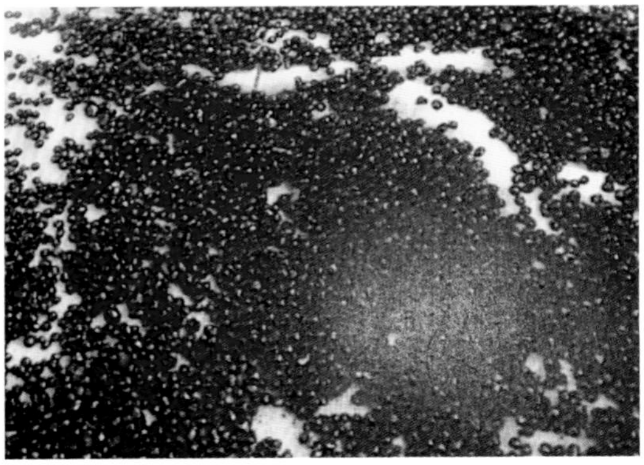

图 83－20　一取出的结石共 7801 颗

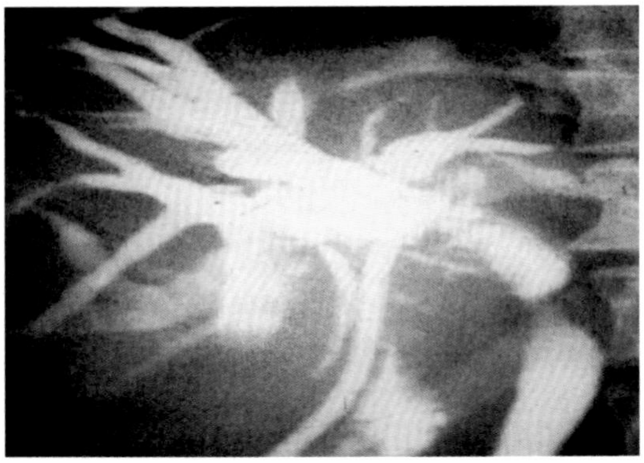

图 83－21　2 个月后 T 型管造影

〔姚和祥　邹忠东〕

第八十四章 肝门部胆管良性狭窄的手术

Operation of Hilar Bile Duct Inflammatory Stricture

除了外伤性胆管狭窄外，肝门部胆管的良性狭窄在我国比较常见，这亦是我国胆道外科的一个特点。胆管的良性狭窄多属于炎症性狭窄，如合并于肝内胆管结石、复发性化脓性胆管炎、慢性胆管炎、胆道寄生虫病、继发于肝门部的淋巴结炎、局部感染的狭窄等；此外，尚有原发性硬化性胆管炎和继发于胆肠吻合术后的继发性硬化胆管炎的胆管狭窄等；狭窄可以是单发的和局限性的，但亦可以是多数的或长段的，治疗方法主要是依据狭窄的部位和其范围。

一、左肝管-肝总管-胆总管-空肠大口吻合术（图 84－1）

此手术方法作者首先解决左肝管开口狭窄，手术分为分离肝门部胆管、Roux-en-Y 空肠段的准备及胆肠吻合三个主要步骤：

1. 分离肝门部胆管：肝门部胆管良性狭窄与损伤性高位胆管狭窄的主要区别之一是前者胆管的连续性仍保存，故不存在找寻胆管的困难。手术时可将胆总管上切口向上方剪开，切开左肝管口的狭窄（一般为环状瘢痕性狭窄）后，再沿左肝管横部的前方剪开，直到左门静脉矢状部旁。左门静脉矢状部跨过左肝管的外端，是左肝管向外切开的限度。在该处有可能伤及左内肝段的动脉支和左内上段的门静脉支，有时甚至伤及门静脉左矢状部的侧壁，若未能妥善处理，胆肠吻合手术后可能发生大量出血。横跨左肝管横部前方的一些通向肝方叶下缘的门静脉小支，可以结扎切断；若遇有肝中动脉通过时，亦可以结扎切断。肝胆管壁切缘上的小动脉性出血点，均应以细线缝扎止血，渗血处可用电凝处理。慢性炎症增厚的胆管壁上的小动脉性出血不容易自行停止。左肝管横部剪开后便与胆总管连成一大的开口，通过此切口，可以见到右肝管、左尾状叶胆管口、左内侧段胆管口，并便于由此探查左外侧段肝管和取出结石。

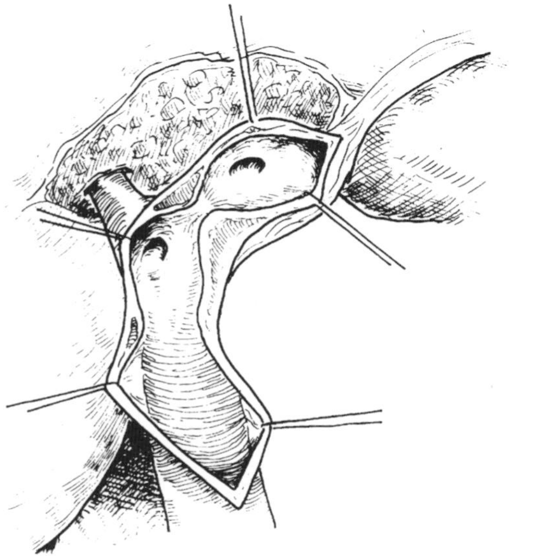

a. 纵形切开胆管，经左肝管开口狭窄部，向上达左肝管，探查各肝内胆管开口。切除肝方叶尖对手术进行很有帮助

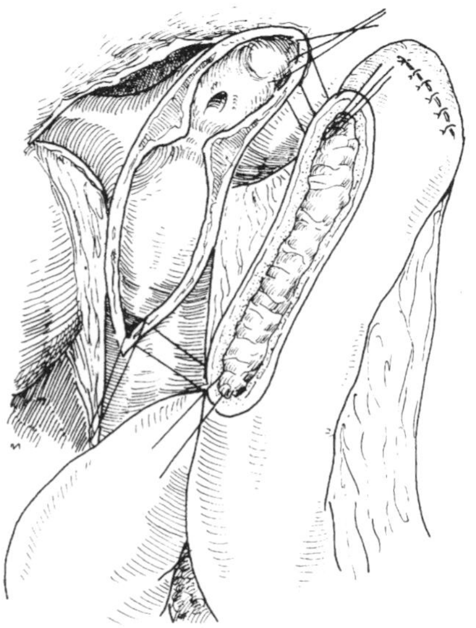

b. Roux-en-Y 肠段经结肠前（或结肠后）与胆管作一层缝合吻合，先置后壁缝线，缝线留长，依次钳夹排列

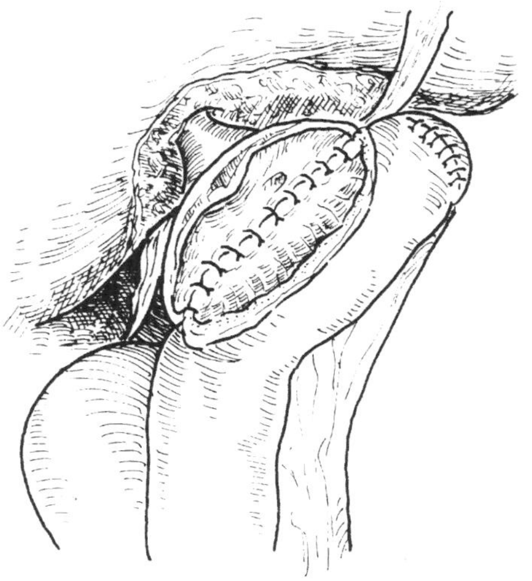

c. 后层缝合完毕

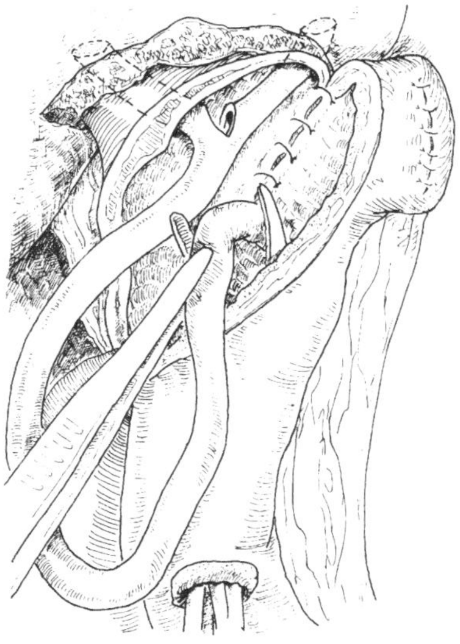

d. 向左、右肝管内分别放入 T 型管短臂，长臂经 Roux-en-Y 肠段穿出

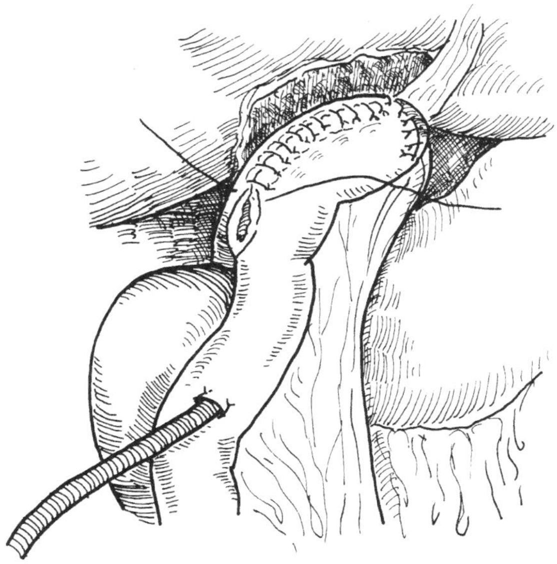

e. 吻合口前层缝合完毕，空肠段的位置应自然，并固定在肝门部

图 84－1　左肝管-肝总管-胆总管-空肠大口吻合术

高位肝门部胆管空肠吻合术的关键是在于造成准确的黏膜对黏膜吻合，由于手术的位置深，故要求有良好的显露和充足的手术空间。最常用的解决办法是切除突出的肝方叶尖，若仍然不足，可做肝方叶部分切除术。为了便于施行黏膜对黏膜的准确吻合，可在此时做好吻合口上缘的缝线，因为当吻合口的下缘已完成后，肝胆管壁的显露便很受影响。使用带针的缝线很有利于手术操作。

2. Roux-en-Y 空肠段的准备：我们常用的是 50 cm 长的输出空肠段，在横结肠前上拉至肝门与胆管吻合。若输出段短于 30 cm，术后肠液向胆道反流一般均较重。

3. 胆肠吻合：我们是将胆管上切开的全长与 Roux-en-Y 空肠段侧壁吻合，有时亦将胆总管下端横断并与胆总管切开连成一起，做成一大口的侧壁吻合，此吻合口在手术后不会发生狭窄。

在空肠段的系膜对侧缘切开与胆管上切口长度相当的开口。首先缝置吻合口下缘的缝线，缝线留长，钳夹后依次排列。最后才逐一拉拢打结。吻合口最关键的位置是左肝管切开处的上角，该处因显露困难，吻合常欠满意，应特加注意。将后层之缝线逐一拉紧打结，后层缝合完毕后，便向两侧肝管内放入T型管的短臂，长臂经空肠引出。然后，将原缝在切口上缘的缝线逐一穿针（或原带有针），穿过相应的空肠壁，再逐一结扎对拢，完成肝管-肝总管-胆总管-空肠大口吻合术。T型管一般是用F24号从最近的距离穿出腹壁，以便于术后器械取石。T型管放置时间视需要而定，一般在6周以上。

二、肝管Y型切开胆管空肠吻合术（图84-2、图84-3）

此手术适用于肝总管上端狭窄、左右肝管开口狭窄。肝管汇合部狭窄在肝内结石时较常见，有时亦见于局限性的硬化性胆管炎，但术中应切取活组织送冷冻切片检查，以摒除肝管分叉部的癌。

手术时沿胆总管向上剪开，切开胆管的狭窄处和左肝管横部，清除左肝内结石；继而在一直角血管钳引导下，逐步切开右肝管。右肝管的方向向上，深入至肝实质内，延续为右前肝管，切开之后并不能有效地扩大吻合口的长度，反而使吻合增加困难，因此，当有右侧肝管呈明显扩张时，可在一直角血管钳引导下，进一步切开右前下肝管。右前下肝管位于胆囊床处，需要切开1～2 cm的肝组织，便可以形成一右前下肝管-右肝管-左肝管-肝总管-胆总管的联合切开，即将全部肝外胆管敞开，可将此切开或其部分与一Roux-en-Y空肠段吻合。肝内胆管切开要求的条件是必须有肝内胆管的明显扩张，否则收效甚微。双侧肝门部胆管狭窄手术时，最好能切除肝门中央部的部分肝组织，以增加对右前肝管的显露。

双侧肝管联合切开后，肝胆管空肠Roux-en-Y吻合的方法，基本上与左侧肝管切开者相同。

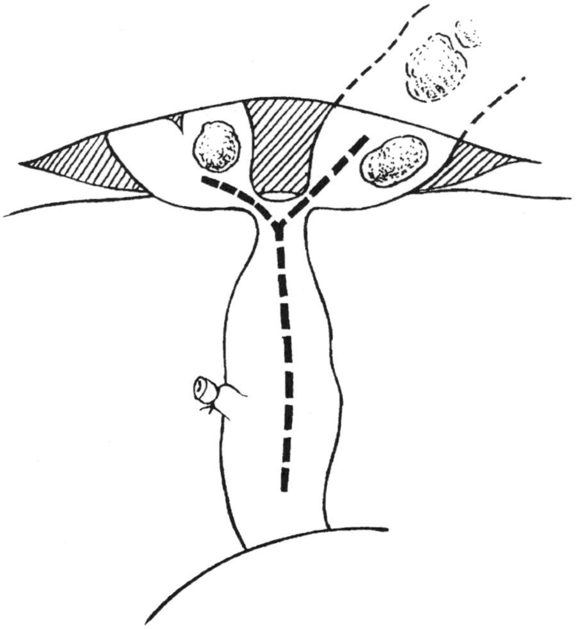

图84-2 肝胆管狭窄的Y型切开

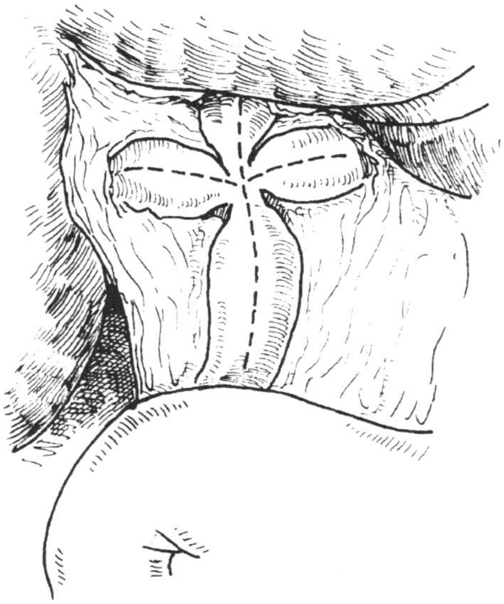

a. 肝门部肝管三叉形汇合部狭窄，手术充分显露肝门部肝管和肝外胆管，沿纵轴各行前壁切开

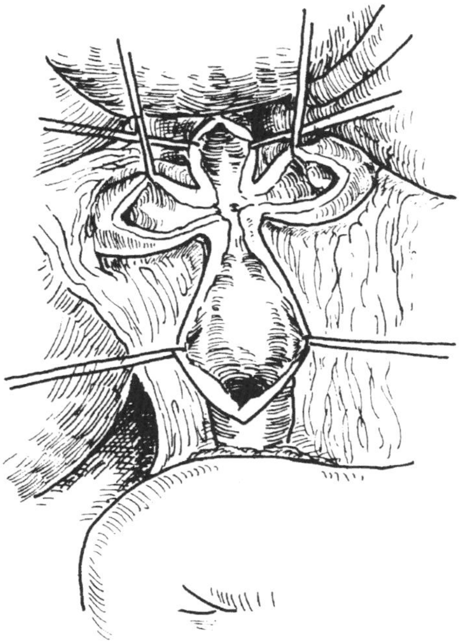

b. 切开胆管后，各胆管瓣的相应部位缝以牵引线以便对拢

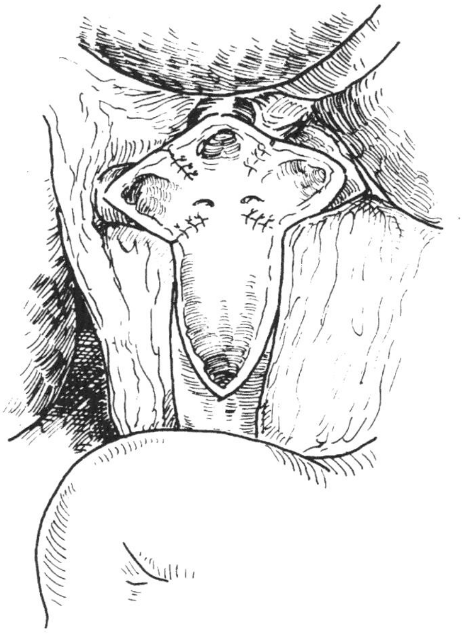

c. 相邻的肝管瓣对拢缝合，形成敞开的胆管后壁

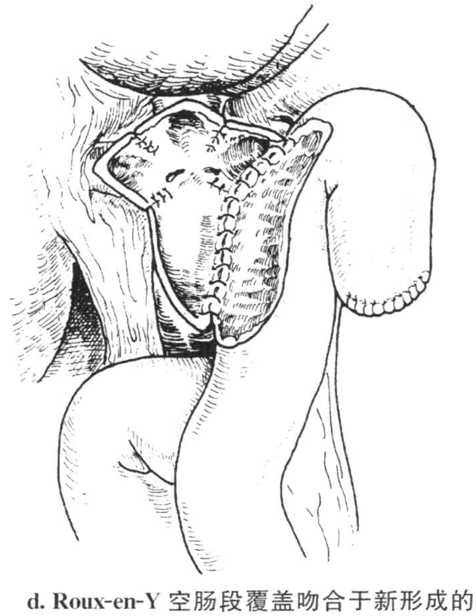

d. Roux-en-Y 空肠段覆盖吻合于新形成的胆管后壁。肝管内放 T 型管支撑引流

图 84－3　肝管分叉部狭窄的手术

三、肝门部胆管整形术

肝门部胆管良性狭窄时，可能有多处的狭窄和狭窄影响多个肝内胆管的开口，如左肝管、右前肝管和右后肝管开口、左肝管横部均有狭窄，此时手术方法的原则仍然是广泛切开肝管的狭窄部，利用其邻近的扩张的肝管瓣靠拢缝合，形成新的肝管的后侧壁，其前壁遗留的缺失，则用一 Roux-en-Y 空肠段

覆盖缝合修复。

当肝门部胆管狭窄合并有肝内三级肝管分支的狭窄和肝实质破坏及肝内胆管结石时，首选的手术方式应是周围的肝组织切除术兼肝门部胆管整形和胆肠吻合术，此种手术我们称之为联合手术，可用于左侧和右侧，但最常见的是用于左侧。例如左肝管开口狭窄常合并有左外段肝管狭窄和左外上、下段肝管内结石和肝萎缩，首选的方法是行肝外侧段切除术、全程切开左肝管和左肝管-肝总管-胆总管-空肠Roux-en-Y吻合（图84－4、图84－5）。另外可供选择的手术方法有二：

1. 全程切开左侧一、二、三级肝管。此方法需要切除部分肝方叶，向下游离肝圆韧带，切开左门静脉矢状部深面的左外段肝管，再向外侧分离，切开左外下段（Ⅲ肝段）胆管，取净结石后，将此开口与空肠吻合。此方法避免损伤左门静脉矢状部，但对取净左外上段胆管内结石有时亦受限制。

2. 左肝内胆管空肠吻合和肝门部胆管空肠双吻合（图84－4b）。此手术需要切除部分的左肝外侧段肝组织，且引流效果常不够满意或易发生吻合口狭窄，故不如切除整个肝左外侧段。

从当前的临床实践经验看来，二级以上的肝管狭窄整形吻合的结果不够满意，技术上亦难于做到准确的黏膜对黏膜吻合，在良性的胆管狭窄时已较少使用，而更多地采用了肝组织切除术。

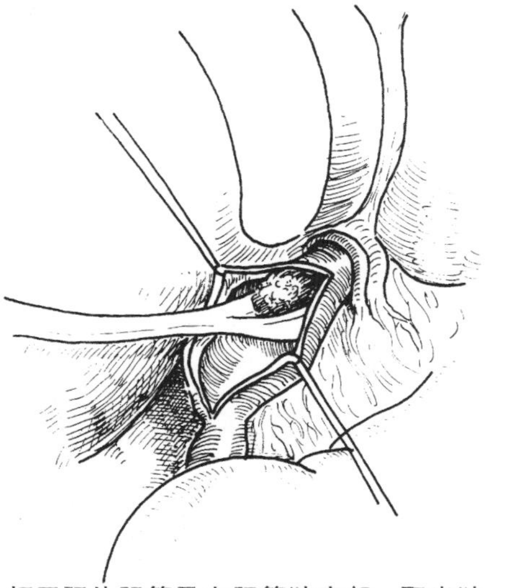

a. 切开肝外胆管及左肝管狭窄部，取出狭窄部以上的肝内胆管结石，并探查肝内胆管各开口

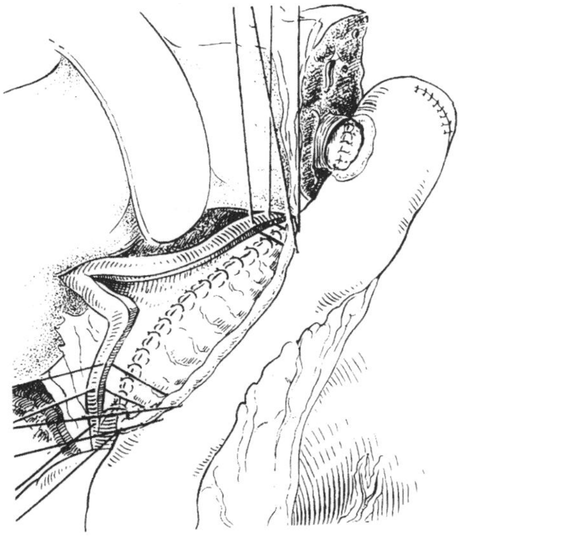

b. 切除肝左外叶，行肝内胆管-肝外胆管-空肠双吻合手术

图84－4 肝门部胆管狭窄的联合手术

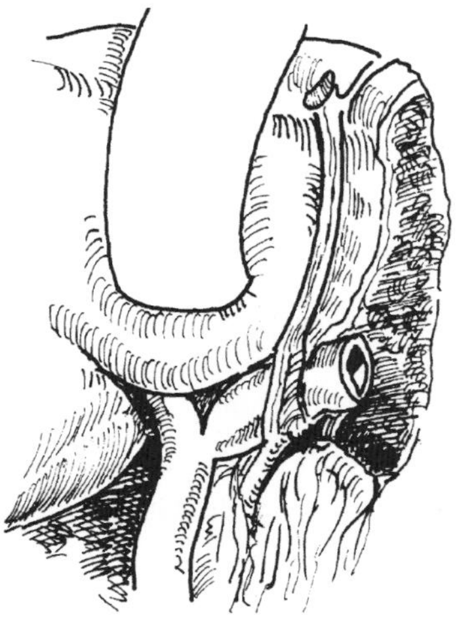

a. 切除病变和含结石的肝左外叶，左肝管断端未予缝合

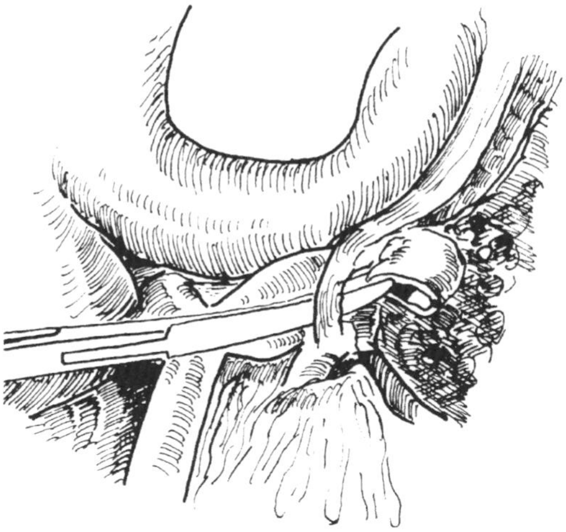

b. 将左肝管断端从周围组织分离，从左门静脉矢状部的深面将左肝管断端移位至门静脉支的前方

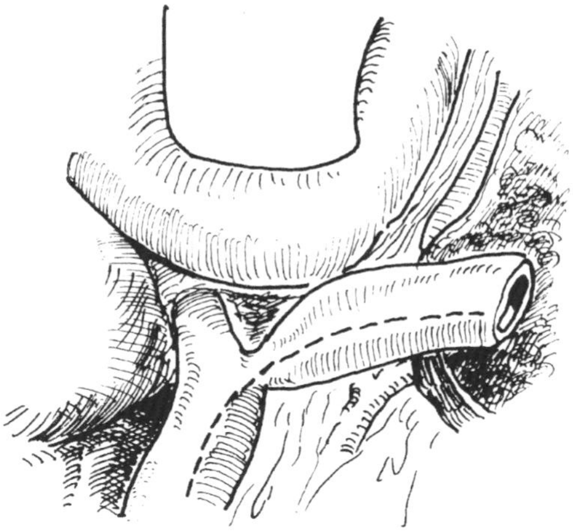

c. 沿左肝管和肝外胆管前面纵形切开，一般达十二指肠上缘

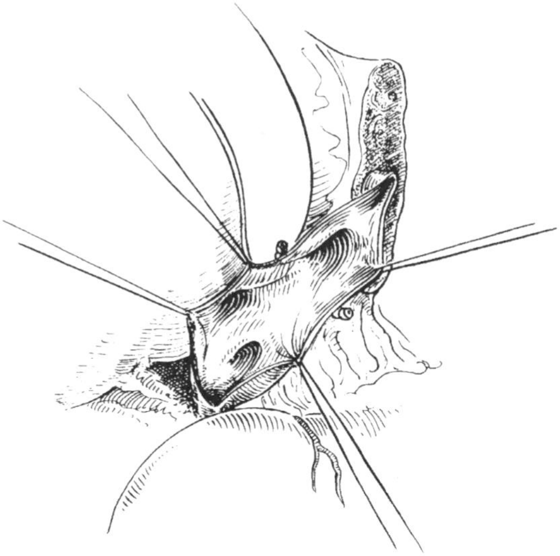

d. 全程剪开左肝管和肝外胆管，在直视下探查各肝内胆管开口

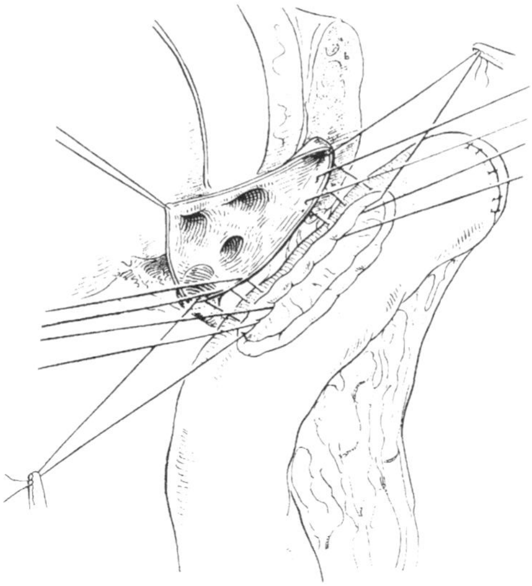

e. 将全程切开的左肝管和十二指肠上段胆总管与 Roux-en-Y 空肠段侧侧吻合，图示单层间断缝合吻合后壁。肝管的位置较浅，较易于吻合

图 84-5 左肝管移位胆肠吻合术

四、肝管分叉部狭窄切除、肝管空肠吻合术（图 84-6～图 84-8）

此手术主要用于如硬化性胆管炎时的肝门部胆管狭窄。此时肝管壁厚而管腔窄，故不可能做到肝管整形并且需要摒除硬化性胆管癌的可能，故手术是切除肝管分叉部，组织送病理检查，左右肝管分别与空肠行端侧吻合，左右肝管内放置支撑引流管或 U 型管作长期引流。

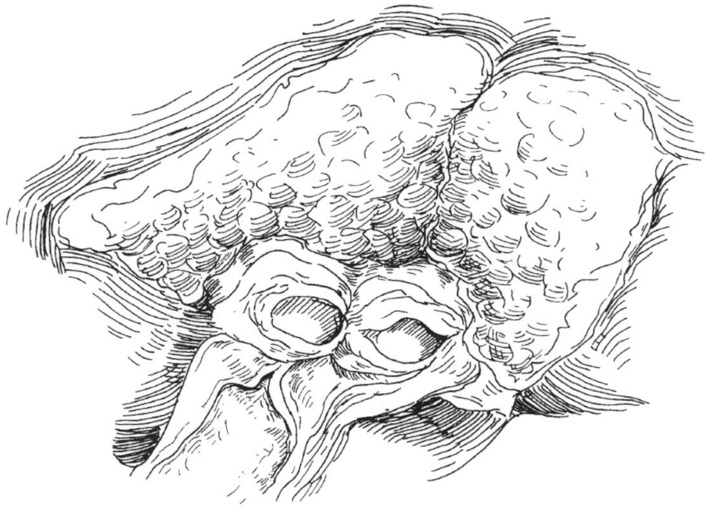

a. 分叉以上肝胆管节段性狭窄，需要行肝方叶和部分右前叶切除，才能得到较好的显露；图示狭窄部切除后显露左右肝管的开口，肝胆管壁呈明显增厚（术中所见）

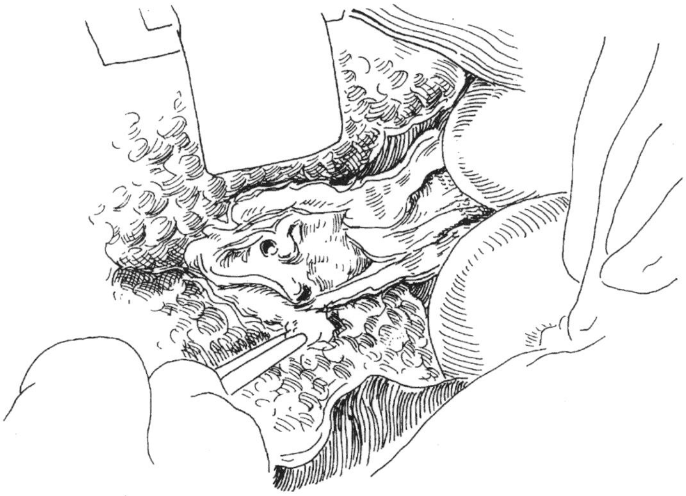

b. 切除增厚的分叉部肝胆管前壁，显示高度狭窄的左右肝胆管开口，需要进一步剪开扩大（术中所见）

图 84-6 分叉以上肝胆管狭窄切开吻合

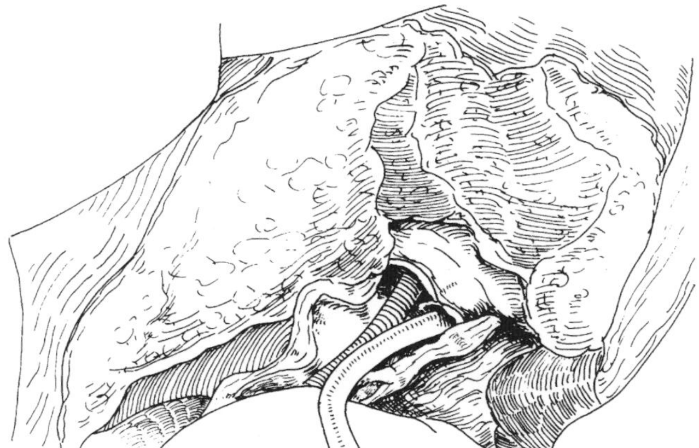

图 84-7 高位双肝管狭窄双侧 U 型管放置（已行肝方叶及部分右前叶切除）

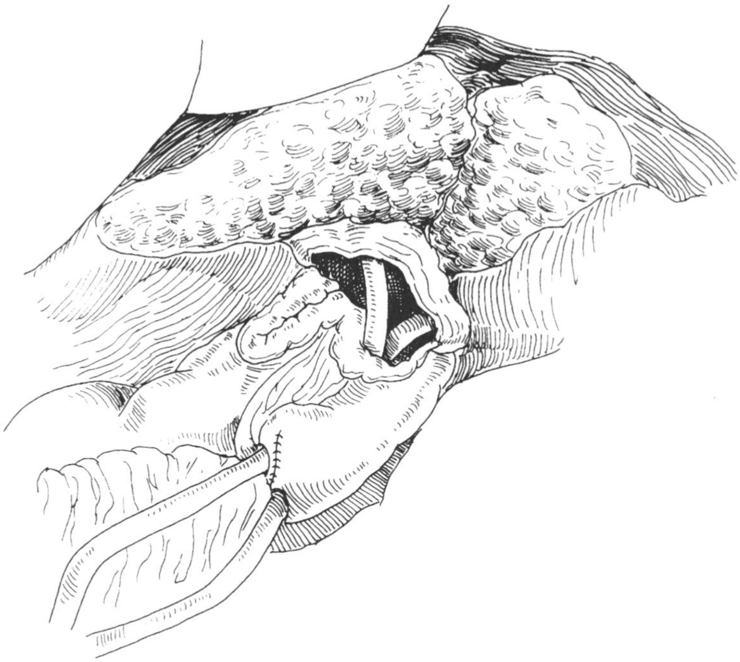

图 84-8　高位双侧肝管狭窄双侧 U 型管放置及胆肠吻合术。肝方叶及部分右前叶已经切除，U 型管一端经 Roux-en-Y 空肠的盲端穿出

〔黄志强　黄晓强整理〕

第八十五章 肝门部胆管的切开与整形手术

Plastic Operation of Hilar Bile Duct

在我国，炎症性胆管狭窄比较常见，其发生率远远超过损伤性胆管狭窄，故在我国临床胆道外科的特点与西方国家的胆道外科之间有明显的差别。例如我国的原发性胆管结石（含肝内胆管结石）约占胆石病的半数，而肝内胆管结石的病人中，在一些地区，合并肝门部主要肝管狭窄者达 40%以上，而肝胆管狭窄是致肝内胆管结石外科治疗失败的最主要原因。此外，尚有一些肝胆管狭窄的病人是不合并肝内胆管结石的。因此，肝门部的胆管外科在当前已成为我国胆道外科中的重点内容。

一、肝门部胆管范围及与毗邻的解剖学关系（图 85－1～图 85－8）

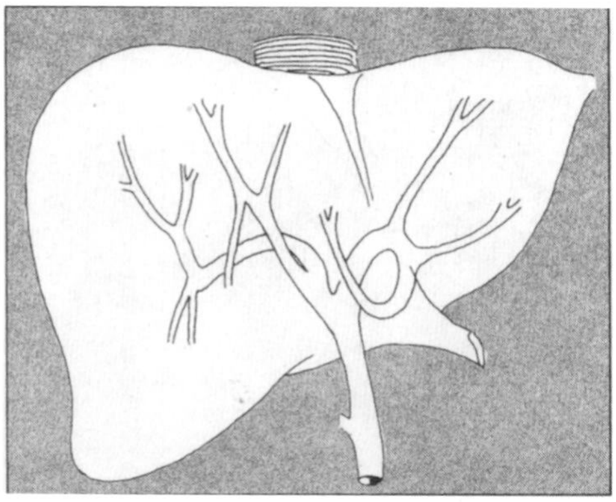

图 85－1 肝胆管在肝脏表面的投影

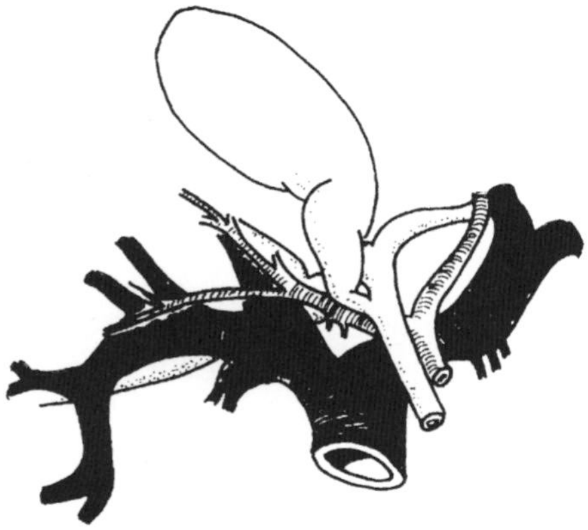

图示常见型的胆管及门静脉分支，部分右前门静脉支从右后门静脉支发出，右后段肝管位于门静脉肝内分支的深面

图 85－2 肝门部灌注腐蚀标本（一）

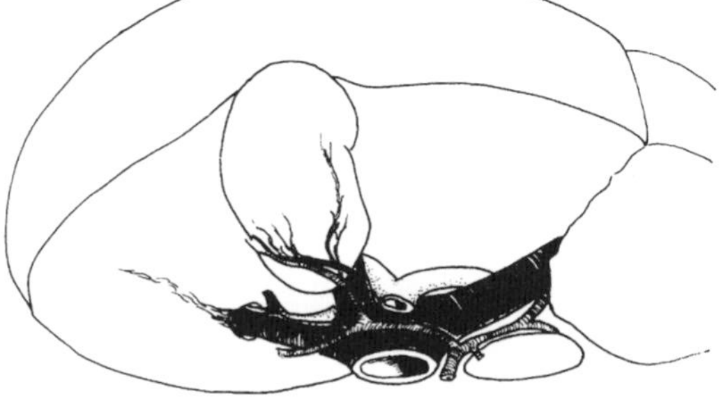

图示门静脉为三叉型分支，右后肝管起始部绕过右前门静脉支深面

图 85－3 肝门部灌注腐蚀标本（二）

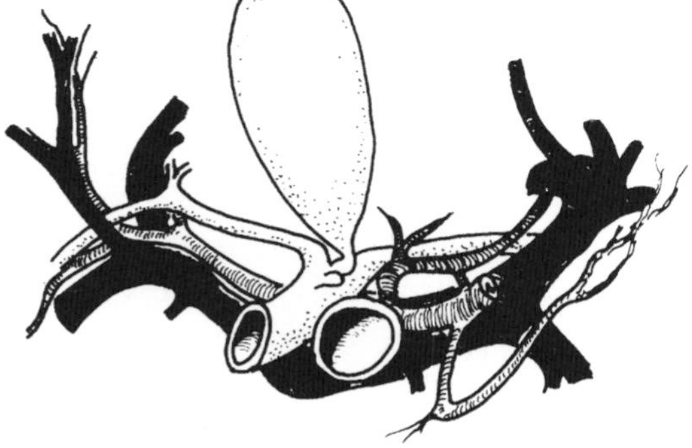

图示右后段肝管处于门静脉右前支的前方，此种解剖学结构有利于从肝门部切开右侧二级肝管

图 85－4 肝门部灌注腐蚀标本（三）

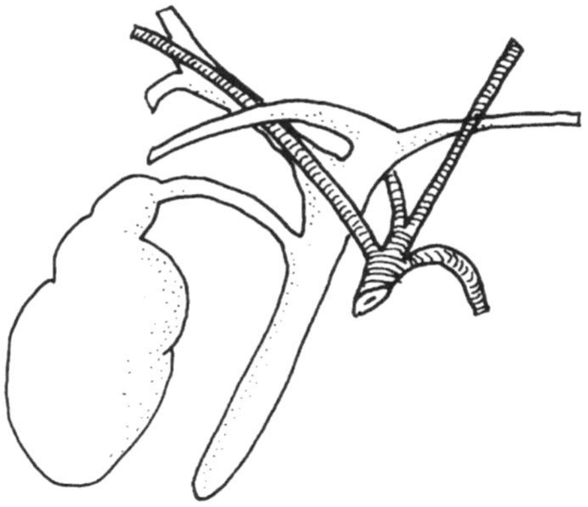

图示右肝动脉在胆管前方通过，右前肝管汇至左肝管

图 85－5　肝动脉与胆管的一些异常关系（灌注腐蚀标本）

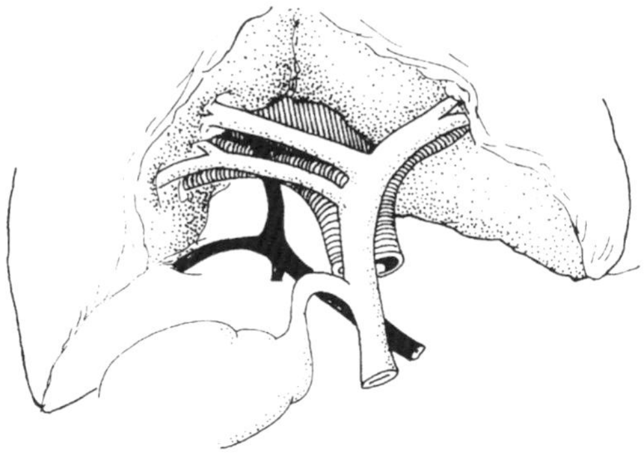

图 85－6　肝门部管道的立体关系（前面观）

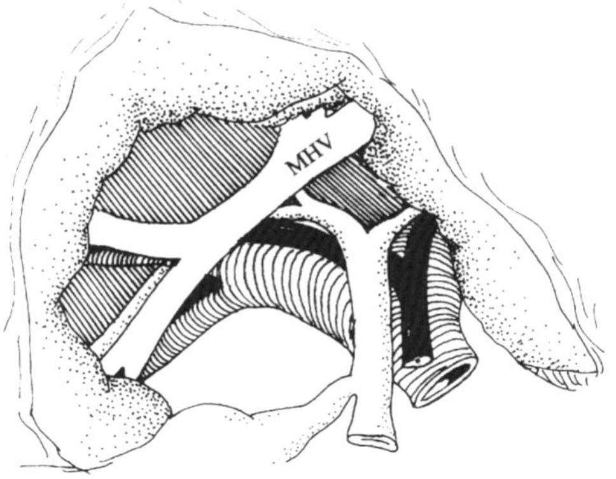

MHV：肝中静脉

图 85－7　肝门部管道与肝中静脉的立体关系（前面观）

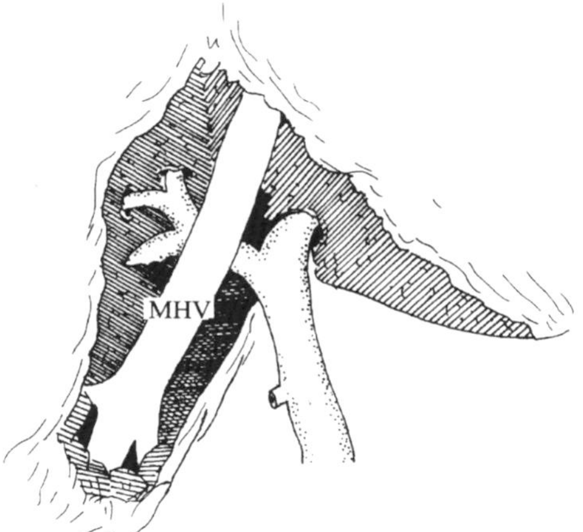

图示右肝管与其前方的肝中静脉（MHV）右根的关系，肝门前方肝实质已经清除

图 85－8　肝门前面胆管与肝静脉的立体关系

笔者提出“肝门部胆管”作为胆管系统的一个单独的分区的概念是基于此处胆管在解剖关系的复杂性，当前所用的名词如胆管上段、胆管近端、胆管分叉部、肝总管、肝管等，含义均不够明确及不能包括肝门部胆管的全部内容。我们所称的肝门部胆管是处于肝实质之外，解剖学上是属于肝外胆管；但部分胆管为肝实质所遮盖，且有很大的个体差异，其范围是由肝总管中部与肝门横沟的左右端所构成的圆形的区域，包括肝总管中上段、肝管分叉，左、右一级肝管分支及二级分支的起始部。此部分胆管与肝门处的重要血管关系紧密且解剖学上变异甚为常见。

肝门部胆管的前面，在正常状态下，完全为下垂的肝方叶所遮盖；所以肝方叶的大小、厚薄，决定手术时肝门部胆管显露的难易；在肝硬化、肝纤维化时，肝门部胆管随肝脏的纤维性收缩使肝门上提而变得很深，不容易显露。

胆道手术时，常需经过肝脏前方接近肝门部胆管，如常用的肝中裂分离和肝方叶部分切除术。在这部分肝实质内，并无重要的结构，需要处理的常只是肝中静脉的左前下属支。通过清除肝门前方的肝实质而保存肝内的管道的观察，可以见到肝内结构与肝门部结构在肝表面上投影的关系，有助于手术中避免发生大血管损伤出血。

当胆管分支接近肝门横沟的两端时，肝门胆管与入肝管道之间便呈现复杂的解剖学关系。右肝管的前方，一般没有重要的血管通过。右侧的二级分支右前肝管在行走方向上是右肝管的延续，多邻近于胆囊窝的后缘；右后胆管分支则绕过右前门静脉根部的深面，走向肝右切迹。左肝管在肝门的左端处，其与肝门部血管的关系则较为复杂：在左肝管的前方，可有肝左动脉、肝中动脉、粗大的左门静脉支通过。通过对肝门管道的灌注腐蚀标本观察，有助于了解肝门部胆管与周围血管间的关系。

肝门部胆管是处于门静脉分叉（后）与肝中静脉分支（前）之间。通过肝脏灌注腐蚀标本的观察，可见肝中静脉是由左根（左内下段）和右根（右前下段）汇合而成，一般右根较粗，其汇合点多在门静脉分叉下方 1～2 cm 的平面；肝门胆管的分叉部则略高于门静脉的分叉部。

二、肝门的分级（图 85－9、图 85－10）

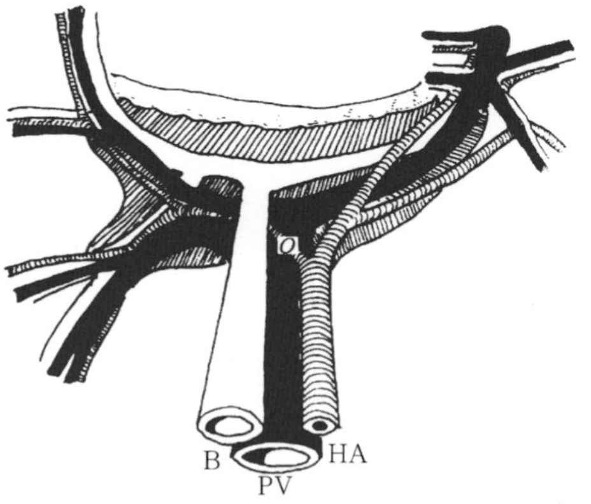

HA：肝动脉；PV：门静脉；B：胆管
图 85－9 第一肝门（总肝门）模式图

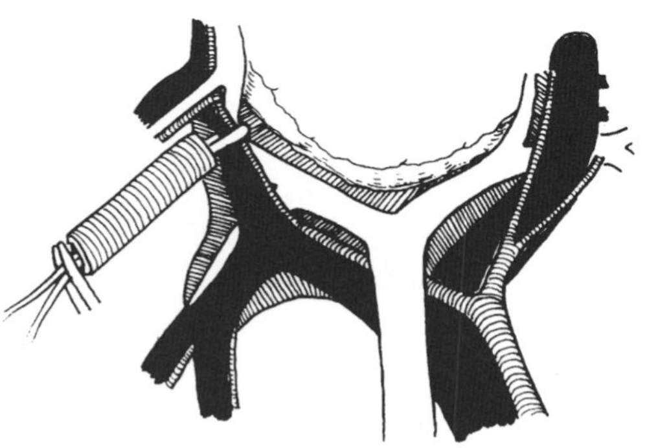

套带处为右侧第二级肝门，为阻断段肝门时的段肝蒂
图 85－10 肝门的分级

“门”是指一器官的出、入管道所集中通过的“口岸”，而包含着出、入管道的结构则称为该器官的“蒂”。所以肝十二指肠韧带便称为“肝蒂”。理论上每一个“门”就必定有一个“蒂”，不过可能因其很短（如第二肝门）或较散开（如第三肝门）而不够突出。

第一肝门是肝脏的总门户，第一肝门阻断将发生全肝的缺血。肝脏是一个分段的器官（a segmental organ），各肝叶、肝段有其独立的出、入管道而不相干涉；各级肝“门”有其独自的“蒂”，阻断其一叶或段的门，将只发生该叶或段范围内的缺血，这便是我们提出肝门分级的基本概念。此概念可以有效地用于肝内胆管疾病的手术治疗。

除第一肝门作为总肝门外，我们按肝胆管分支的级别，采用 Healey & Schroy 的分类命名原则，复划分为一级肝门（肝管一级分支，左、右肝门）、二级肝门（肝管二级分支，段肝门）、三级肝门（肝管三级分支，亚段肝门）等。此等次级肝门，均可以用外科手术方法分离出其相应的肝蒂，故可以视为能施行规则性手术切除和选择性地控制血流的外科单位。在此概念的指导下，我们施行了肝脏的肝段和亚肝段规则性切除（首先处理段和亚段肝蒂的手术方法）以治疗肝内胆管的良性疾病。

三、肝门部胆管的分离（图 85－11）

除了损伤性肝外胆管狭窄时，肝外胆管有缺失，需要单独寻找肝门部胆管外，其他的良性胆道疾病中，因肝外胆管仍然保存其连续性，一般可以沿十二指肠上缘处胆总管切开后上达肝门部胆管，故在寻找胆管上并不困难，但此时的主要问题是如何能分离出肝门部胆管和提供一适合于高位胆肠吻合的宽大的胆管吻合口。局限于胆管分叉部狭窄的手术治疗方法已另有描述，不再重复。增加肝门区显露的附加手术如肝方叶尖切除、肝中裂分离、肝方叶切除等，此时亦同样需要。

一般情况下，第一肝门处出入肝脏的管道甚为贴近，彼此间只有一薄层结缔组织隔开。肝管位于肝十二指肠韧带的右前方，前面只有一层腹膜组织覆盖，当接近肝横沟顶部时，腹膜下的纤维结缔组织增

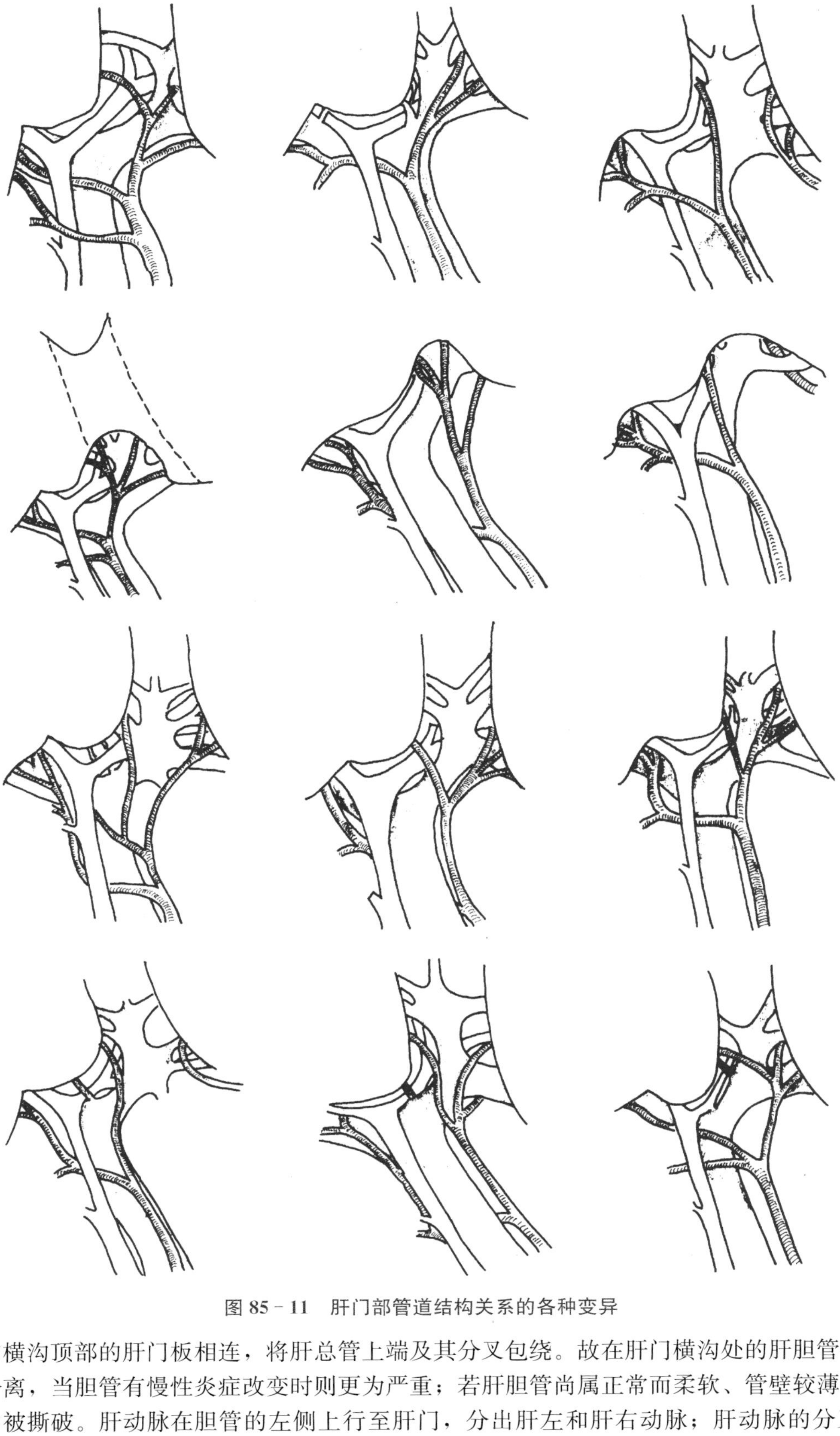

图 85-11　肝门部管道结构关系的各种变异

厚，向上与横沟顶部的肝门板相连，将肝总管上端及其分叉包绕。故在肝门横沟处的肝胆管很不容易从其纤维鞘分离，当胆管有慢性炎症改变时则更为严重；若肝胆管尚属正常而柔软、管壁较薄时，则常在分离过程中被撕破。肝动脉在胆管的左侧上行至肝门，分出肝左和肝右动脉；肝动脉的分叉点一般最低，在肝门处肝动脉多已经分支。肝右动脉在肝总管上 1/3 处横过至右侧，多居于胆管的深面，但有近

20%的人肝右动脉在肝总管前面跨过，并可压迫肝总管发生狭窄和在狭窄以上形成肝内胆管结石；同时，横跨的右肝动脉亦造成高位切开胆管时的障碍，所以在切开肝门部胆管之前，必须检查其前方有无动脉经过。肝左动脉分支供应肝方叶（肝中动脉）、尾状叶和左外叶。肝中动脉常跨过左肝管横部的外侧份，左肝管全程切开时，需要将其结扎切断。左肝管的位置和行程均比较恒定，无左肝管（肝左外上、下段胆管不汇合成左肝管）者很少见。但是，左内段胆管与左肝管的结合方式则有多种变异。据 Couinaud 的 107 例资料，8.14%的左内段肝管分别开口于肝总管；因此，在切开“左肝管”开口时，还得注意探查是否还另有开口；另外，有 5.6%是属于门静脉后左肝管，门静脉左干掩盖在左肝管前方。总的说来，常规地切开左肝管，在 70%的情况下，可以有效地引流左半肝（图 85-12）。

至于在第一肝门左端左侧第一、第二级肝门处分离左肝管，则是一个比较复杂的问题，需要作专门论述。

右肝管较短，平均只约 0.84 cm，且在方向上是肝总管的延续，故易于发现；但单纯切开右肝管主干并未能有效地扩大肝门胆管的开口，反而使开口上端深入，故应同时切开一段右前肝管。分离右肝管的问题是因肝门部右肝管汇合的解剖学变异很多，只有 50%～60%的人是属于常见的解剖类型，无右肝管（或称分裂型右肝管，此时包括右侧的副肝管）很常见，故可能并没有右侧的第一级肝门。右侧的肝胆管汇合变异和其分离发现问题，需另作叙述（图 85-13）。

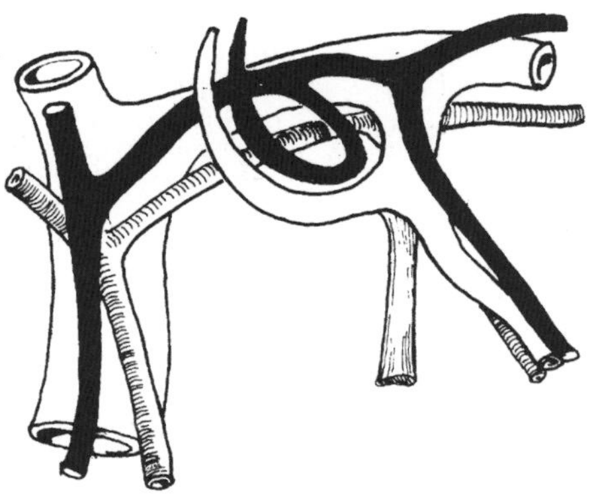

Ⅱ、Ⅲ、Ⅳ Couinaud 肝段

图 85-12 肝门左端肝管（黑色）、门静脉（白色）和肝动脉的关系

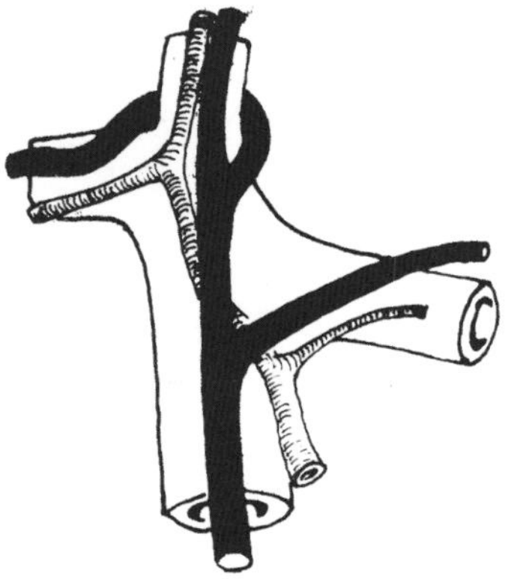

图 85-13 右后肝管与右前门静脉支的关系（黑色为胆管）

四、右肝内胆管的解剖学变异（图 85-14）

右侧肝内胆管在其构成、分支和汇合部的变异很多，常是造成手术治疗上困难的原因。估计不到半数的人有典型的常见型的右肝管汇合。右肝管的解剖变异包括肝门处有副右肝管、三叉型肝管汇合、右前及右后肝管汇合至左肝管横部近脐裂处等。此外，尚有右侧肝内胆管的分支及构成的变异。与肝门部胆管狭窄手术的关系最重要的是右侧段分支肝管开口于左肝管近脐裂处，此时在发现右肝段胆管的开口上甚困难，而手术方法上也得遵循另外的途径。用解剖学方法发现右肝管变异已有很多报告，如 Healey & Schroy 的 100 例解剖中，右后段肝管开口至左肝管横部者占 22%，而右前肝管开口于左肝管横部者为 6%。其他报告的例数虽有不同，但均是说明同一问题。在临床方面，我们分析 200 例的直接胆道造影照片，发现右前或右后肝管开口于左肝管者占 12%。最近 Yoshida 分析 1094 例直接胆道造影术，发现右后段胆管开口至左肝管者为 8.0%，右前肝管开口于左肝管者为 6.0%。

左、右肝管汇合变异不仅造成手术上困难，而且带有一定的危险性。因为在肝内门静脉分支上，可能并非与胆管分支一致。如 Yu Fan Cheng 一共在 210 例的病人中，同时曾做胆管造影和动脉门静脉造影(arterioportogram)，发现 83.33%的病人中，肝内门静脉与肝内胆管属于同一构型，而 11.43%的右前及右后段胆管汇至左肝管者，只有 7.14%的病人门静脉是属于与肝内胆管的同一构型，故肝内胆管与肝内

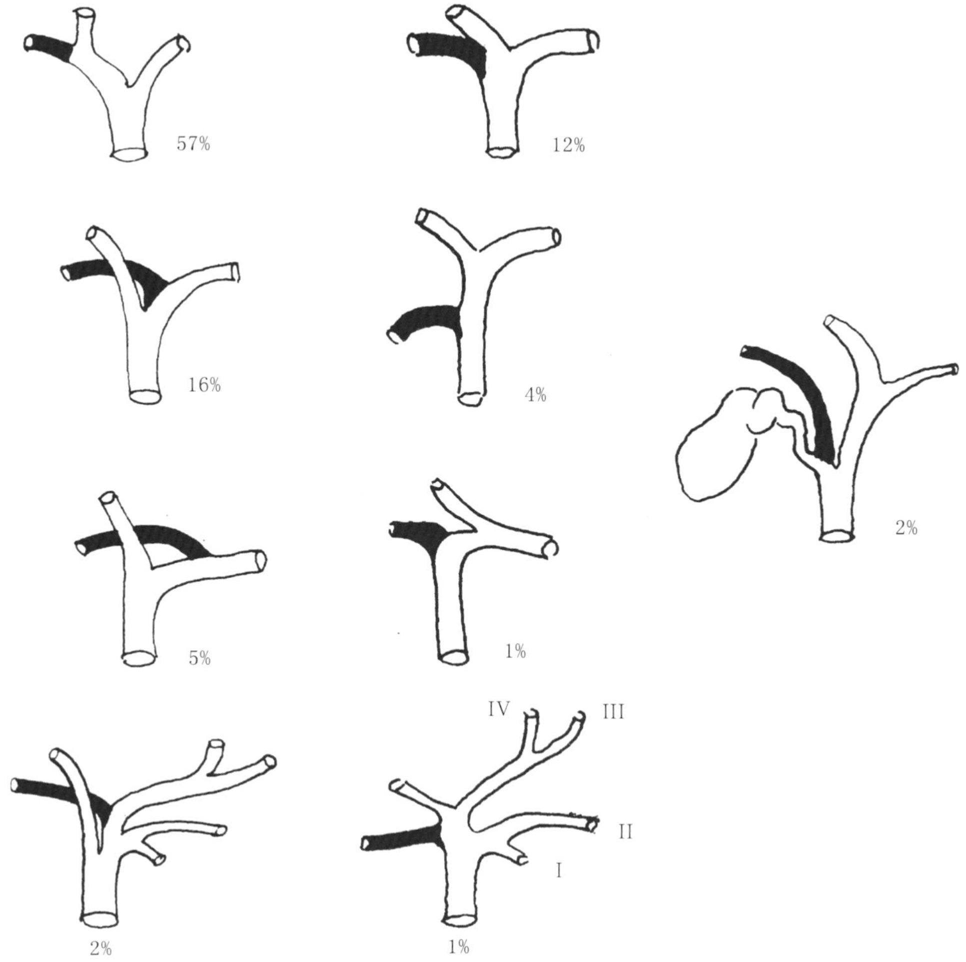

图 85－14　右后段肝管开口的变异（Couinaud，1957，$n=107$）

门静脉的解剖构型上可能有分离的现象。右肝管汇合变异者，在肝左叶切除术时有可能遇到损伤。

五、右后段肝管与左外段肝管的肝门部显露

右后段肝管与左外段肝管（Healey & Schroy 分类法）均属于肝胆管的二级分支，处于第一肝门的左右两端，亦有其相应的肝蒂，不过以其位置特殊，临床上常不够熟悉。

右后和左外肝管是良性胆道病变的常发部位，如发生结石嵌顿、肝管狭窄等，并且因临床上常难加以处理而遗留下病灶。

右后段肝管在其常见类型是自发出后绕过右前门静脉支根部的深面，走向胆囊窝后缘下方的肝右切迹处，分成上段支和下段支，此关系在肝脏管道铸型标本上可以清楚地观察到。因而在肝门处大多不能将右后肝管全程剖开。王炳煌对 30 例人体肝标本的观察，发现右前门静脉支从右后肝管深面横过的只占 26.6%，而 60%是从浅侧跨过，故不能经肝门或脏面全程显露右后肝管。

对右后肝管特别是右后下段肝管（Ⅵ肝段，Couinaud 分类法）我们是用肝门外径路显露：经过肝右切迹找出Ⅵ段肝管后再逆行探查右后肝管。在肝右切迹处，多数时肝段胆管是在右后门静脉支的深面，但当有肝内胆管结石、肝胆管狭窄而致肝内胆管扩张时，胆管便向门静脉支的上方突出而易于分离。

多数情况下，肝左外段的上、下支区域肝管是在左门静脉矢状部的深面或在门静脉矢状部的右缘，汇合成左外段肝管，其汇合部处最常发生结石嵌顿和胆管狭窄。只约有 3%的情况下，门静脉矢状部是在左肝管的深面通过。王炳煌在 30 例肝脏标本解剖观察中，发现左门静脉矢状部横过左外段肝管浅面

者占93.4％，而只有6.6％的例子，左门静脉矢状部是在左外段肝管的深面通过。因此，手术时不能由左肝管切开延续至左外肝管（一至三级肝管切开）而不发生左门静脉和肝左动脉支损伤。当有肝左外段内结石、肝萎缩、肝纤维化时，我们是做肝左外段切除术，通过肝断面上左外段肝管开口，逆行处理左外肝管狭窄；甚至将左外肝管游离，将其移位至门静脉矢状部前方，全程剖开左肝管后，逐一探查左侧所有的二级肝内胆管分支开口（左内、左尾状叶），清除其中结石后，行敞开的肝管空肠吻合术（图85－15～图85－17）。

如果因肝左外段增大需要保存时，我们是经圆韧带径路，从膈面方向切开左肝管和左外段肝管，其方法是：

切断肝圆韧带，切开左内、外段间的肝组织桥；向下牵引肝圆韧带，将肝圆韧带与肝脐静脉窝分离，需要切断左门静脉囊部的二、三小分支，结扎，门静脉矢状部的前端便可随同肝圆韧带向下方翻转，可以发现紧贴在门静脉矢状部深面的左外段肝管，呈“十”字交叉。可以纵形切开左外肝管，向内、外方向查明有无肝内胆管结石；需要时，切开可以向左侧延长，至左外下段（Ⅲ肝段，Couinaud分类法），完成二至三级肝管联合切开，肝管切开口可做胆肠吻合或置管（图85－15～图85－18）。

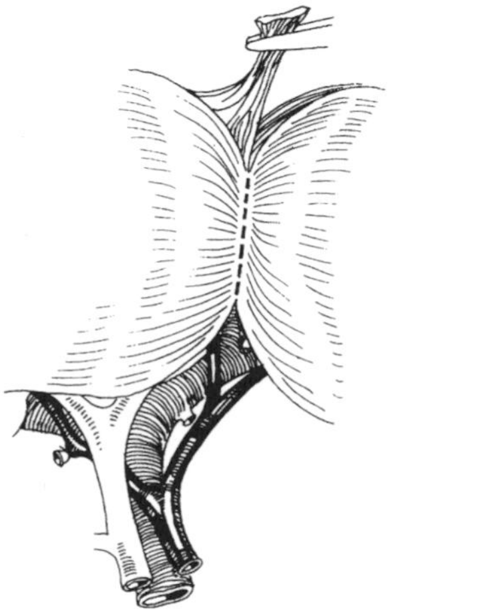

切开左肝内、外段间的肝组织桥

图85－15 左外段肝管的显露与切开

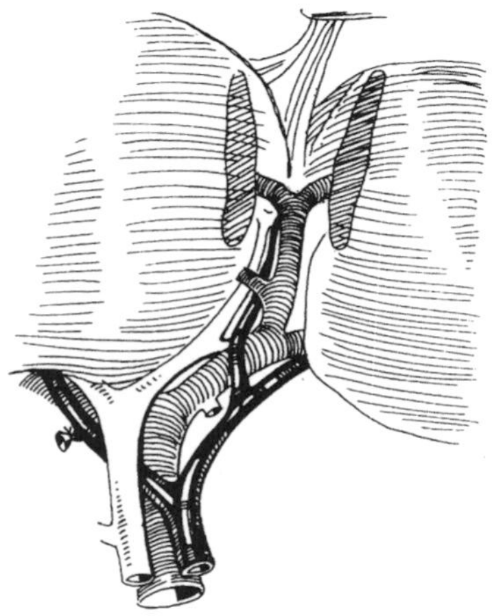

图85－16 显露左肝脐裂内门静脉矢状部和其相连的肝圆韧带

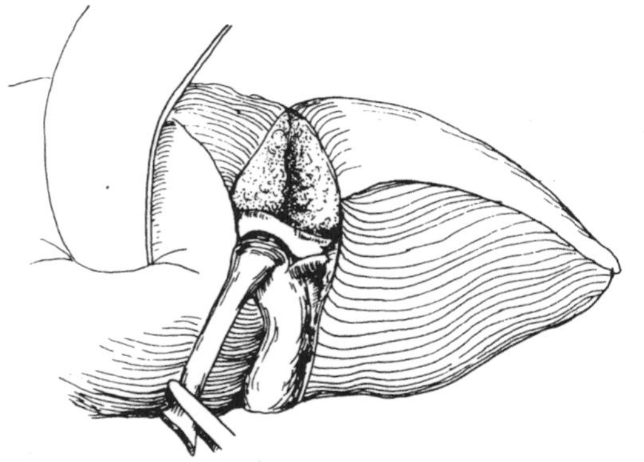

向下牵引肝圆韧带，游离左门静脉的囊部，可见左外段肝管横过门静脉矢状部的深面

图85－17 圆韧带径路肝左外段胆管切开

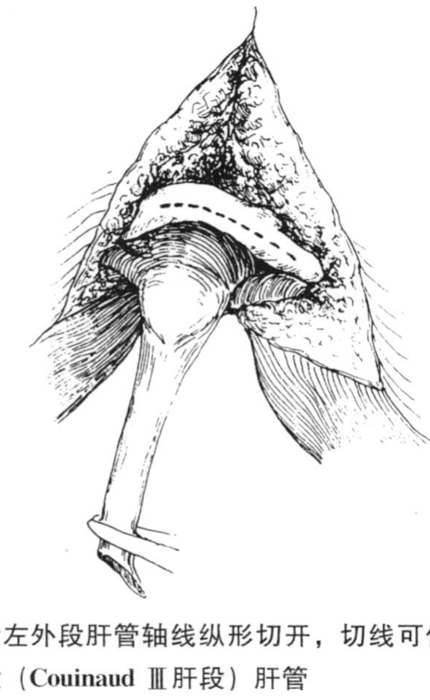

沿左外段肝管轴线纵形切开，切线可伸延至左外下段（Couinaud Ⅲ肝段）肝管

图85－18 左外段肝管切开

如果需要将左肝管横部切开与左外肝管切开相连接，则需注意左门静脉在其角部处发出分支至肝方叶下部，横跨左肝管的前面，并常伴有至肝方叶的肝中动脉支，这些血管应妥善结扎、切断，以防因损伤出血。因此，最好能同时做肝方叶的部分切除。

肝胆管第三级分支的分离与显露，一般均不能经肝门部解剖完成，多数需要从肝膈面进行；不过对三级肝管分支的手术，多是肝的亚肝段切除（Healey & Schroy 分类法命名），少有需要做肝管的整形修复。

六、肝门部胆管的整形缝合

除了原发性及继发性硬化性胆管炎狭窄者胆管壁厚而腔小外，常见的肝门部胆管良性狭窄的特点是多发生在肝管开口部和分叉部的局限性纤维性狭窄，狭窄以上肝胆管呈扩张。经验已证明局部的原位整形手术方法并不能得到长远的优良效果，因为局部整形之后不可能获得比狭窄上方扩张的肝管更为宽大的口径，胆管部分性缩窄影响胆汁的层流运动，致使再形成结石和梗阻。发生于二级肝管开口的狭窄，虽然有时是很局限的，但由于肝管与其周围组织的固定关系，是无法施行局部整形缝合的；有时虽可以将狭窄环扩张，但始终不能达到大于或等同其上端扩张的肝内胆管的直径，故相对性狭窄和再发结石的可能性始终存在。

我们对肝门部胆管狭窄整形的基本手术原则是：充分剪开狭窄部、保存胆管的后侧壁、翻转前壁构成并扩大后壁、胆管前壁的组织缺损用带血运的组织修复、准确的黏膜对黏膜吻合。我们最常用的是经过整形后的肝管开口与一长约 50 cm 的 Roux-en-Y 空肠襻吻合（图 85－19、图 85－20）。

肝管的切开可以是单纯的一级肝胆管切开，亦可以是多个二至三级肝管的集体切开和成形。肝管空肠吻合术步骤见高位胆管狭窄。

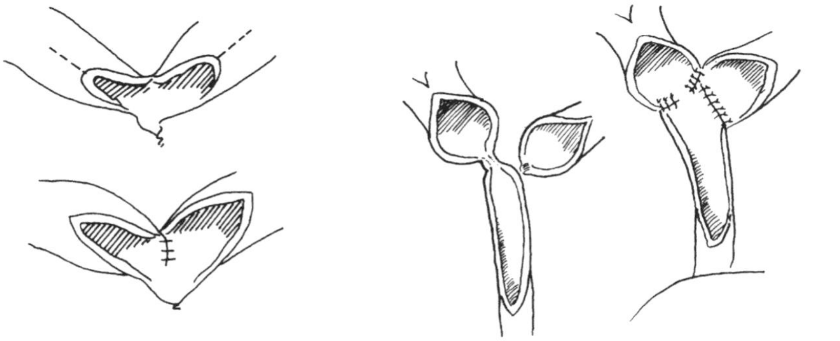

a. 分叉以下狭窄　　b. 左、右肝管狭窄分离

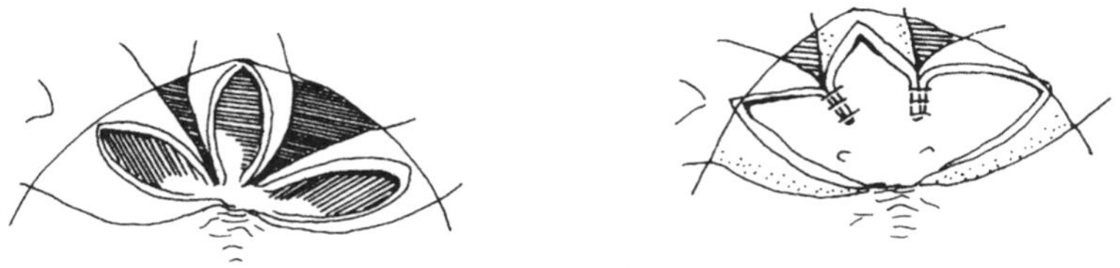

c. 三叉形分支狭窄

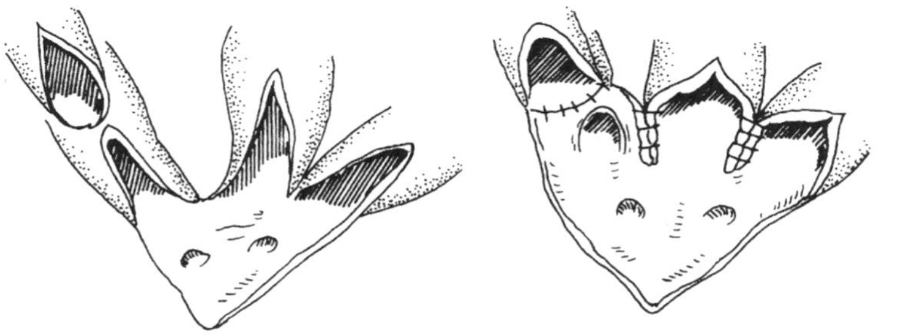

d. 复杂的肝管开口狭窄

图 85－19　肝门部胆管狭窄切开整形的基本方法

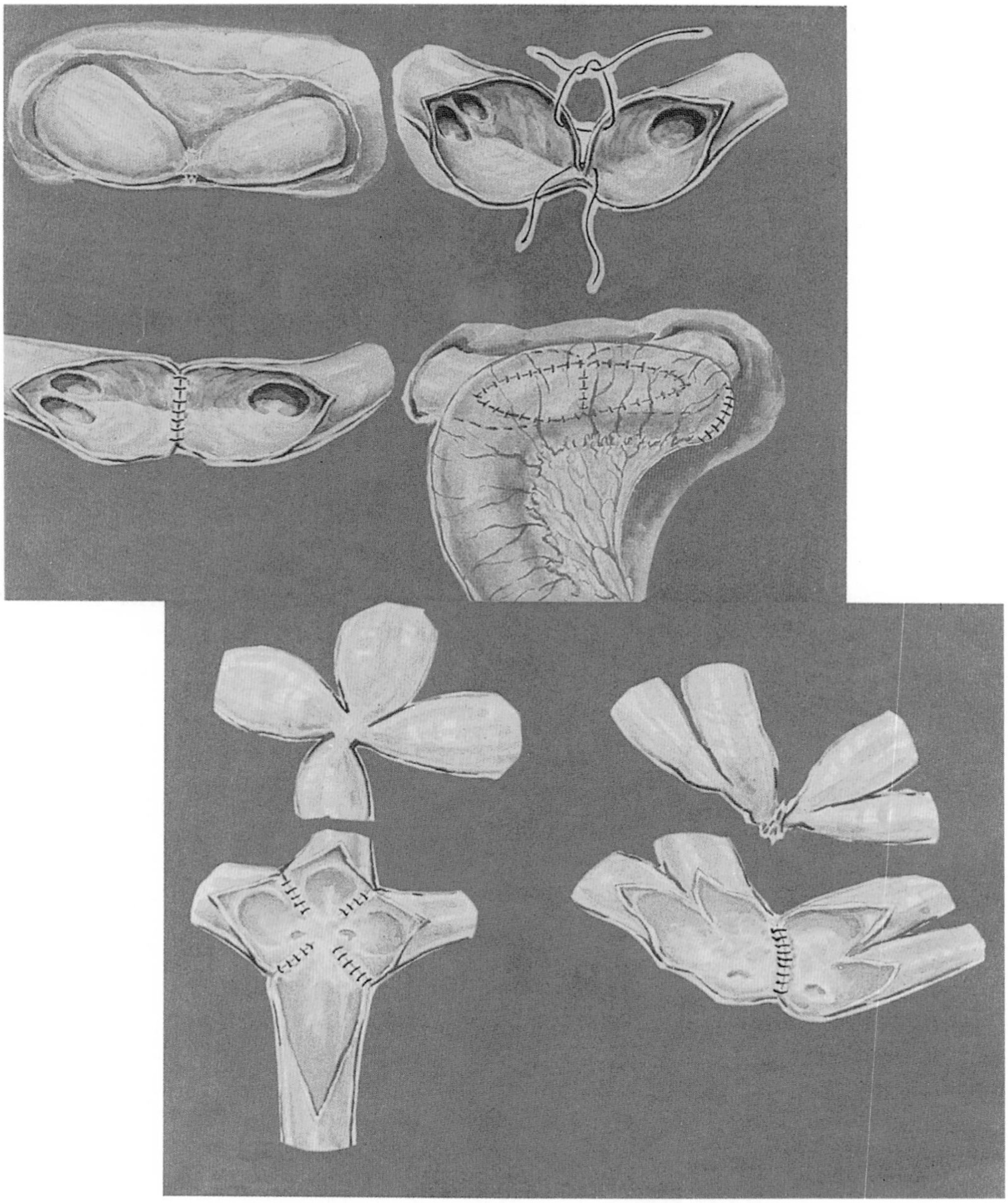

上图：左、右肝管汇合部狭窄，分别切开左、右肝管，对拢后形成肝管开口后壁，与空肠侧侧吻合；下图：复杂型肝管狭窄，分别切开各肝管前壁，对拢后形成肝管吻合的后壁

图 85-20 肝门部胆管狭窄整形术原则

〔黄志强　黄晓强整理〕

第八十六章　左肝外叶切除、左肝管剖开胆肠吻合术

Left Hepatic Lateral Lobectomy, with Left Hepatic Duct Incision and Biliary Enteral Anastomosis

自日本角田司（1985）倡导左外叶切除，同时行左肝管剖开治疗原发性肝管狭窄合并结石以来*，此术式已广泛应用于临床，特别是在清除左肝内叶，尾叶以及右后、右前段肝胆管畸形汇合至左肝管横部的结石合并狭窄的病例，较其他术式有显露完全、取石彻底、更易于整形矫正的优势，因此目前此术式一直在临床上使用。

【解剖生理概要】

1. 左肝外叶切除、左肝管剖开，必须熟悉相关的解剖知识，才能安全、有效地施术。为达到这一目的，与中南大学湘雅医学院解剖学教研室用丙醛液灌注塑型6具新鲜成人尸肝。解剖雕刻40例肝脏标本，其中成人30例，儿童10例，重点观察左肝管横部至左外叶肝管汇合部之间的肝管与血管的解剖关系，并剖开左肝管全程，从腔内观察各级胆管开口。结果发现：

（1）血管与左肝管关系：门静脉左干位于左肝管后方或后下方；在靠近圆韧带附近常有一肝动脉小支和门静脉第Ⅳ段分支从左肝管前面跨过（图86-1）；左内、外叶肝管汇合口位于门静脉矢状部背内侧；左外叶肝管汇合部位于门静脉矢状部背侧深面（图86-2）。

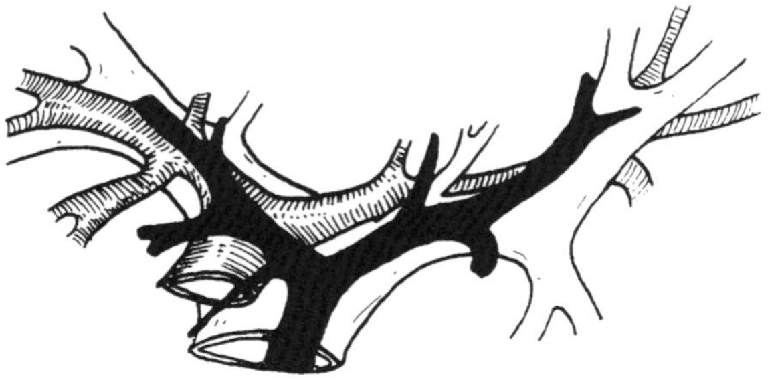

图86-1　肝门部胆管、肝动脉、门静脉关系图

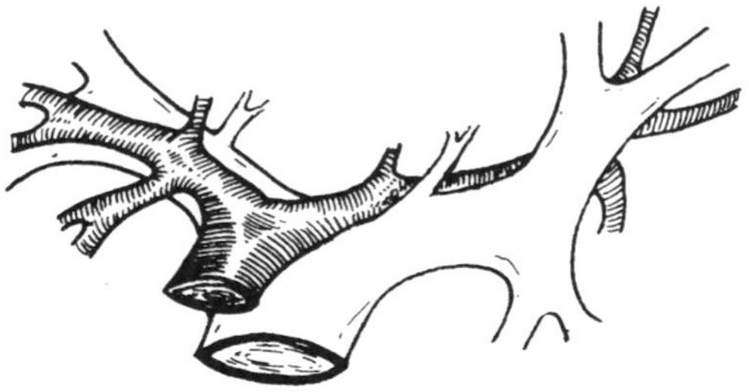

图86-2　肝门区肝胆管与门静脉的关系

（2）80%的左肝动脉自肝固有动脉发出，在左肝外侧与门静脉横部交界处发出左肝外侧动脉和左肝内侧动脉。距左右肝管汇合部（2.9±0.6）cm处，有从左肝内侧动脉发出的1～2条分支，粗约（0.22±0.06）cm，与门静脉左支囊部右侧发出的1～2条分支，约（0.31±0.05）cm，从左肝管横部腹侧跨过，供应左内叶肝的血供。

（3）从解剖学研究观察，左肝管剖开能在直视下看到一至三级肝管全程，甚至四级肝管开口。若将其全程切开必然会切断供应左内叶的血管和左肝门静脉的矢状部，因此现在主张不必全程剖开以保留左内叶血供。

2. 变异胆管与左肝管关系：

（1）变异右后支与左肝管：有学者对200例肝移植病人供肝进行胆道造影了解肝内胆管情况，将胆道解剖大体分为4型：a. 经典胆道解剖，右后支与右前支汇成右肝管后与左肝管汇成肝总管（64.5%）；b. 右后、右前支与左肝管三支汇成肝总管（14%）；c. 右后支汇入左肝管（12%）；d. 右后支汇入肝总管（8%）；其余为其他类型（图86-3）。其中c型若行左肝切除术，术后将可能导致胆瘘或者相应胆管闭塞，延长住院时间，严重者需要再次手术。

* 此手术20世纪60年代已在国内使用，见：第三军医大学胆道外科编辑组，北京：人民卫生出版社，1976：198（编者按）

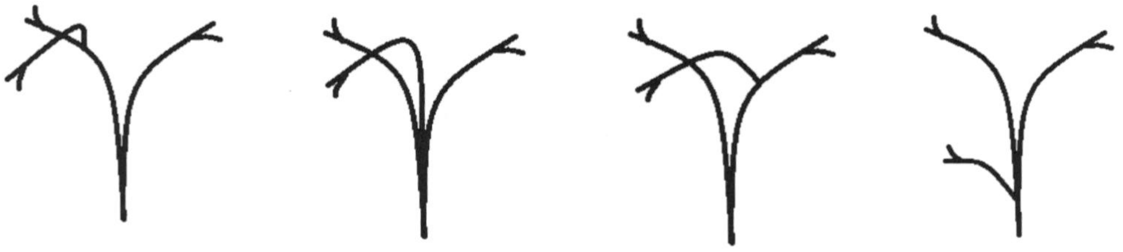

a b c d

图 86 - 3 变异右后支与左肝管

（2）变异尾状叶胆管与左肝管：有研究通过对 500 例接受肝移植病人肝脏进行造影来了解尾状叶胆管解剖，也类似地将尾状叶胆管走形分为 4 型：a. 尾状叶左支汇入右肝管（47.63%）；b. 尾状叶右支汇入左肝管（6.52%）；c. 左右支分别交叉汇入左右肝管（13.67%）；d. 尾状叶左支汇入左肝管、右支汇入右肝管（37.8%）（图 86 - 4）。同样，b、c、d 三型行左肝切除时也可能致胆瘘或者胆管闭塞。

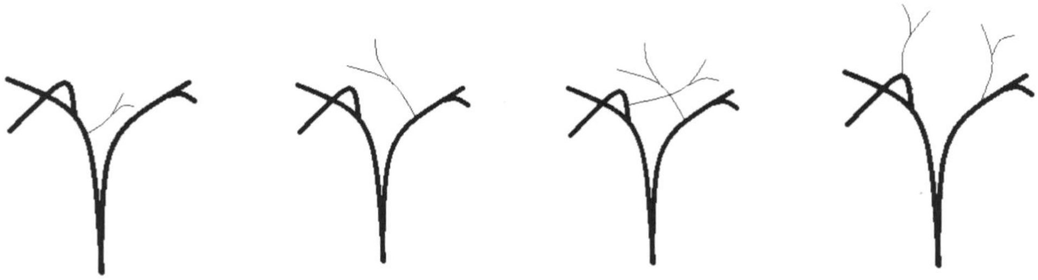

a b c d

图 86 - 4 变异尾状叶胆管与左肝管

【适应证】

1. 左肝管开口狭窄并左肝结石，且存在异位胆管汇入左肝管：由于幼年时胆道蛔虫症导致胆管损伤或者先天胆道发育畸形常导致左肝管开口狭窄，长期胆汁引流不畅易导致左肝结石。如前所述，有一定比率人群右后支胆管直接汇入左肝管或者有尾状叶胆管汇入左肝管。左肝管开口狭窄并左肝结石的病人，如有异位胆管存在的情况下行左半肝切除术，则易导致胆瘘或肝脓肿。我院曾行一例左半肝切除术，术中不慎将异位胆管结扎，病人术后出现寒战高热、腹痛，考虑术后肝脓肿。行 PTCD 穿刺引流，当胆汁引流量逐渐减少后，经过反复夹管-病人发热-开放-再夹管等保守治疗后方痊愈。国外也有类似经过复杂长期的放射与内镜联合治疗左肝切除术后异位胆管损伤的报道。可见左肝管开口狭窄并左肝结石病人存在异位胆管汇入左肝管时选择左肝外叶切除、左肝管剖开胆肠吻合术的必要性。

2. 高位的肝外胆管损伤，经多次修复手术失败，肝门处瘢痕粘连广泛，分离困难，未能找到胆管的断端，经肝穿刺胆管造影证实，左右肝管扩大，互相沟通，引流左侧肝管便能达到对整个肝胆管系统引流的目的。

【禁忌证】一般无绝对禁忌证。

【术前准备】术前应常规行 MRCP 了解胆道情况（有条件的医院可行 ERCP）以及 CTV 了解门静脉走形，其余与一般肝内胆管结石与狭窄病例术前准备相同。

【麻醉】全身麻醉，气管内插管。

【手术步骤】

1. 切口及视野展开：通常采用右侧肋缘下斜型切口，亦可采用右上腹直肌切口，上至剑突左旁。逐层进腹后，左右腹壁用全方位牵开器向外上方牵引，充分暴露手术视野。

2. 游离左肝外叶：首先离断并双重结扎肝圆韧带，以血管钳夹住肝圆韧带肝端并向下牵拉，用左手将肝面压向下方，以增加肝镰状韧带的显露。沿着肝表面切断镰状韧带至左侧冠状韧带。冠状韧带在接近肝实质处用电刀离断（图 86－5）（注意：若接近膈肌进行操作则会损伤血管而引起出血）。游离冠状韧带直至左三角韧带，以两把弯钳在靠近膈肌处夹住并切断左三角韧带，将近膈肌端缝扎（如无肝硬化门静脉高压，左三角韧带中无异常增粗血管，可用能量平台超声刀或 Ligasure 等直接离断左三角韧带）。继续将肝左外叶向右下方牵引，分离冠状韧带至镰状韧带附着左侧，肝左静脉经此汇入下腔静脉。

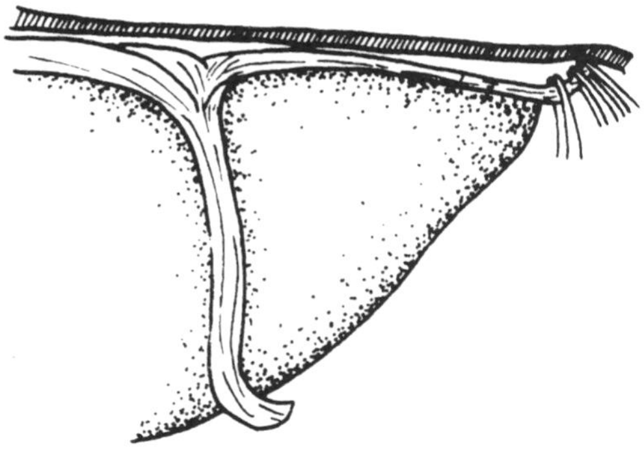

图 86－5　切断左三角韧带

3. 缝扎肝左静脉：在肝左静脉根部周边几乎没有纤维结缔组织形成时，将其分离、结扎后能够减少离断肝脏时的出血。将左肝外叶向右下方牵引，于镰状韧带膈面附着处的延长线的左缘，将肝左静脉以 4 个“0”血管线缝合结扎。

4. 切除左肝外叶：在镰状韧带左侧 1～2 cm 处以电刀标记左肝外叶离断线，配合超声刀逐步缓慢离断肝实质，遇有血管，可使用血管夹夹闭，有条件者或可使用相关血管闭合能量平台器械。在靠近左外叶的背侧面解剖出门静脉的左外叶分支，分别予以夹闭、离断。继续分离肝组织，肝左静脉位于镰状韧带上端附近的肝组织内，以血管钳夹闭后切断，或可使用血管直线切割闭合器离断左肝静脉，将左外叶切除。肝脏断面可使用双极电凝或电刀充分止血（图 86－6、图 86－7）。

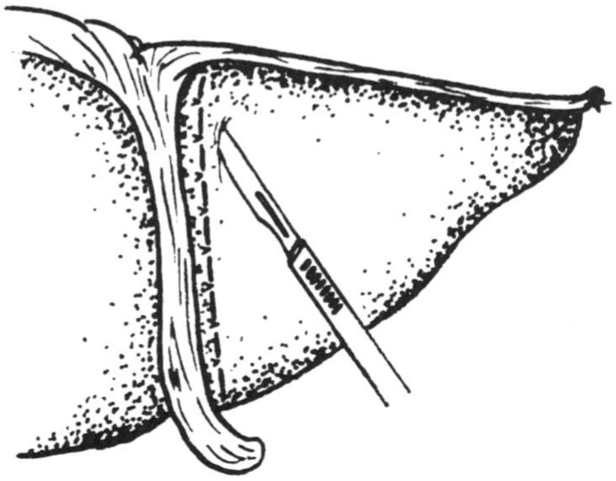

图 86－6　切开肝包膜

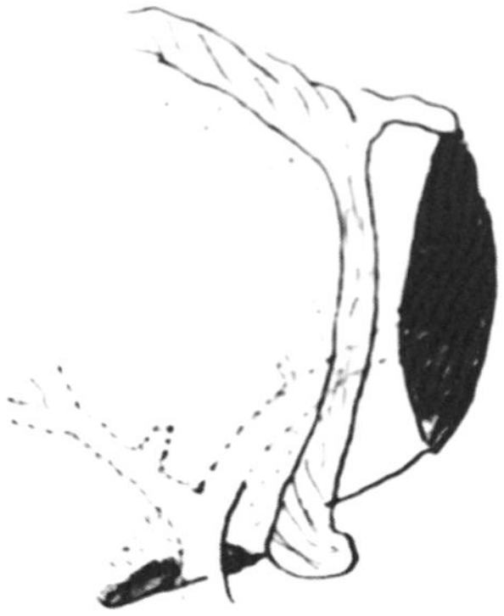

图 86－7　切除左肝外叶

5. 将直角钳从肝断面探入左肝管：此举可顺利找到左肝管，此处左肝管往往扩张膨大、壁偏薄，在肝外较容易显露，直角钳深入后，钳尖朝肝外，可较易扪及钳尖，此时以钳尖为导引顺利切开左肝管，避免损伤其他重要结构（图 86－8）。从肝门胆管行 Y 形切口将左肝管在钳间剖开，直到门静脉跨越左肝管右缘，胆管壁出血点均应一一缝扎止血（图 86－9）。

6. 从剖开的左内叶胆管于钳间继续切开左肝管直至门静脉左干右缘 1 cm 处，彻底敞开左肝管开口处狭窄，并细致止血。

7. 牵开剖开胆管壁的两边缝线，细致识别左内叶胆管开口、右前或右后叶胆管的异位开口和尾状叶胆管开口，若有结石在直视下予以清除，推荐使用术中胆道镜取尽结石，发现狭窄胆管，若开口有狭窄应予以 V 形切开、整形、扩大（图 86－10～图 86－11）。

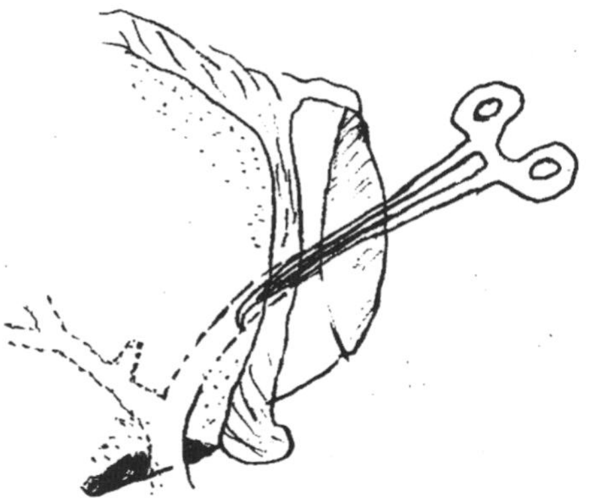

图 86 - 8　直角钳引导下切开左肝管

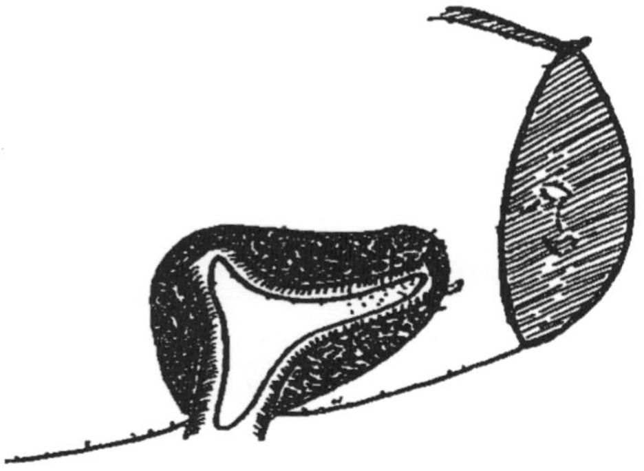

图 86 - 9　Y 型剖开

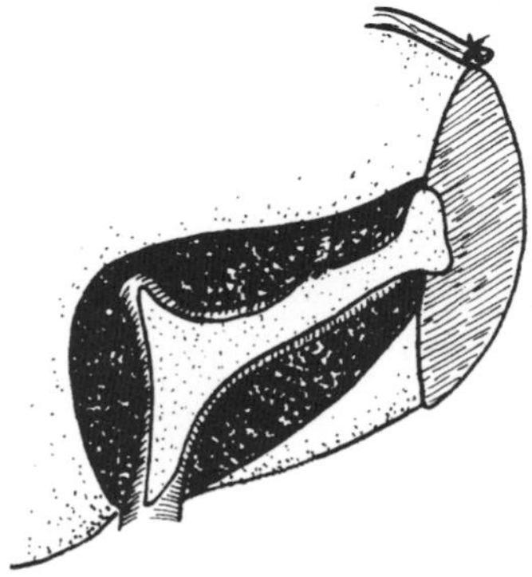

图 86 - 10　剖开左肝管

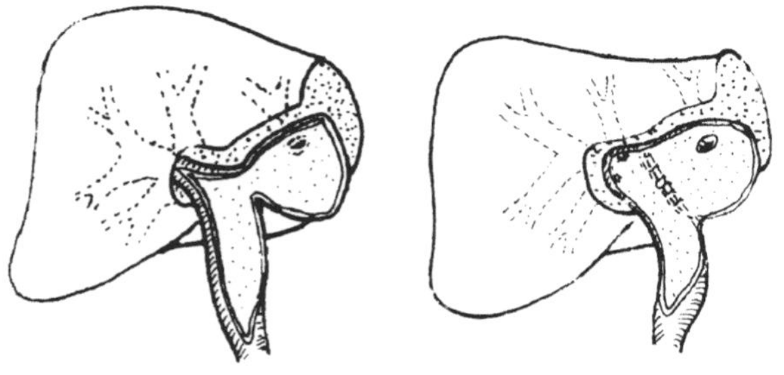

a. 整形前　　b. 整形后

图 86 - 11 胆管整形

8. 于胆总管探查切口的下缘，距十二指肠上缘 1～1.5cm 处，将胆总管向两侧横向剪开，直至完全横断胆总管，彻底将断端止血，并将远端胆管关闭（图 86 - 12）。

9. 将总肝管和横断的胆总管左缘与剖开的左肝管下缘用 3 - 0 丝线间断缝合，要求将所有离断的血管残端均包埋在整形胆管口的外侧。重新整形的胆总管口与右肝管剖开的切口连成一体，其长度可达 6～8 cm，形成一个宽大的胆管侧壁，以备胆肠吻合用。

10. 游离空肠：向上牵开横结肠，在 Treitz 韧带下约 20 cm 处，以直线切割闭合器离断空肠。远端空肠从结肠中动脉左侧经横结肠系膜切口提至上腹部。

11. 吻合：距空肠断端 3～5 cm 处在肠系膜对侧切开肠壁，切口应与肝胆管口径相称，以 3 - 0 可吸收缝线间断全层缝合胆管-空肠吻合口后壁，将 T 型管放入肝内胆管，并通过胆管壁引出，再以 3 - 0 可吸收线缝合前壁。

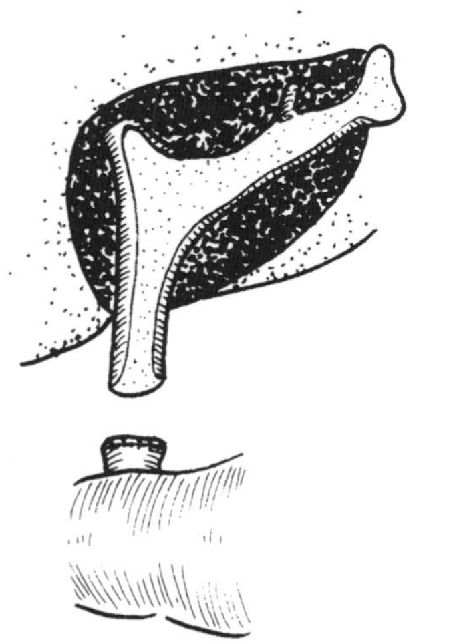

图 86 - 12　横断胆总管，远端关闭近端剖开

12. 完成上述步骤后，距胆肠吻合口下方 50 cm 处完成肠肠吻合，吻合方式采用半周同步端侧吻合或侧侧吻合（图 86 - 13）。

13. 吻合口下方，文氏孔放置引流管 1 根，从右肋缘下引出，肝切除断面放置引流管 1 根，从左上腹引出。反复清洗腹腔后逐层关腹。

【特殊情况下处理】 由于左内、外叶肝管汇合口位于门静脉矢状部背内侧；左外叶肝管汇合部位于门静脉矢状部背侧深面，门静脉矢状部宽大、壁薄，若处理不当可以导致失控的出血。术中若遇到突发的出血，术者右手示指可置入已切开的左肝管横部管腔内，右手拇指在胆管外方对出血部位同时按压，左手持针予以缝扎，可有效控制出血。

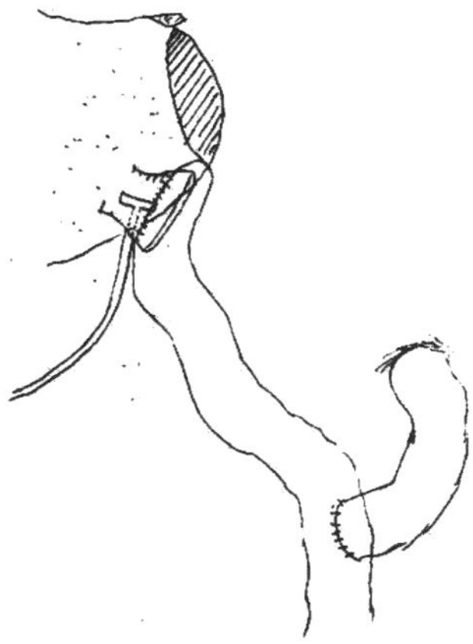

图 86－13　胆肠吻合、肠肠吻合

【术后处理】

1. 与一般复杂胆道手术一样，注意病人的生命体征，维持水、电解质平衡和选用广谱抗生素。

2. 术后注意观察 T 型管胆汁引流的量和性质，如 T 型管无胆汁引出，应检查 T 型管有无脱出或扭曲；如胆汁过多，应检查胆管下端有无梗阻；术后 2 周可尝试夹闭 T 型管，术后 6 周造影无异常可拔除 T 型管。

3. 经观察若无特殊，术后 7～8 d 应逐渐拔除腹腔引流管。

【术后并发症、预防与处理】

（一）出血

1. 出血的特点与处理：笔者曾遇到外院转入中南大学湘雅三医院的 3 例左肝外叶切除左肝管剖开胆肠吻合术后胆道大出血的病人，时间自术后 5～40 d 不等。平均输血量为 3000 mL，出血时病人除有血压下降、冷汗，脉搏快外，尚有便血及胆道引流管溢血。均经再次手术将吻合的胆肠吻合口切开，清除吻合口内混合性血凝块，将 S 型拉钩置入胆肠吻合口内，充分显露合口的上、下缘，3 例均在吻合口的下方看到 0.3～0.4 cm 粗的活动性出血，有的呈喷射状，均经沿胆管壁纵轴 U 形交锁缝合止血。然后再将吻合口的创面缝合排除在胆肠吻合口外，放置好引流管。关腹。3 例病人用上述方法处理，全部康复。

2. 出血的原因：

（1）解剖因素：左肝管横部腹侧有 2～4 支左、右肝内侧动脉及门静脉囊部右侧发出的小门静脉跨过，进入左肝内叶，当肝管扩张时，这些血管，尤其是门静脉分支几乎是螺旋式的向上包绕跨过左肝管前面，要切开左肝管横部，必然会切断结扎这些血管，若处理不当易诱发术后胆道大出血。

（2）术后处理不当：手术时术者往往将血管与胆管壁一起钳夹切断，胆肠吻合时又一并与空肠吻合，使之裸露在胆肠吻合口内，使修复迟缓而致出血。

（3）出血的预防：强调血管、胆管分别钳夹切断，结扎，并做好胆管壁的整形，将血管断端掩埋在胆管壁外，通常是把左肝管的下缘与总肝管和胆总管左缘间断缝合，这样既扩大了左肝管开口，又可将血管残端置入胆管壁的后方。

（二）胆瘘

1. 术后胆瘘原因：①缝合欠仔细，部分胆肠吻合口针距过大；②部分胆管壁由于炎症或胆管壁血管缝扎过多，缺血坏死脱落；③T 型管堵塞。

2. 处理：可经负压抽吸，滴注式胆道冲洗，充分腹腔引流而缓解。

【手术经验与有关问题讨论】

1. 左肝外叶切除，左肝管剖开胆肠吻合术是解决肝内胆管结石一个比较成熟的术式。我们已施行该手术并取得较为确切的疗效，特别是清除左内叶和尾叶结石显露较好，清理彻底，对于右前、右后段胆管异位开口于左肝管者结石也较容易清理，特别是左肝管全程剖开加上右肝管切开，肝总管、胆总管切开，对于全肝病灶的清理提供了好的显露途径，也能极大程度建立良好的胆肠内引流。尤其基层医院，没能力行肝尾叶切除术，可选用该技术，既能避免较大手术风险，又能获得较好疗效。随着实践的不断增加，在技术上不断完善，必将得到更多的推广。

2. 以前主张在横部结扎门静脉矢状部，本组曾有 1 例在横部结扎门静脉矢状部后，全程剖开左肝管时，发现左内叶肝脏出现血运障碍，经手术台上 30 min 观察，决定行左半肝切除。这 1 例的经验证明术中为避免出现血运障碍不应勉强进行全程剖开，可以只切开左肝管横部内侧和左外叶肝管残端整形，留下圆韧带基部跨过胆管腹侧的血管及门静脉矢状部，然后再作吻合。

〔刘浔阳　罗宏武〕

参考文献

[1] Tsunoda T，Tsuchiya R，Harada N，et al. Long-term result of surgical treatment for intrahepatic stones [J]. The Japanese journal of surgery，1985，15（6）：455－462.

[2] 刘浔阳，汤恢焕，张成裕，等. 左肝管全程剖开胆肠吻合术的应用解剖学研究 [J]. 中国临床解剖学杂志，1991（02）：69－73.

[3] 胡以. 肝内胆管解剖与手术显露 [J]. 实用外科杂志，1991（04）：178－181.

[4] Cucchetti A，Peri E，Cescon M，et al. Anatomic variations of intrahepatic bile ducts in a European series and meta-analysis of the literature [J]. J Gastrointest Surg，2011，15（4）：623－630.

[5] Gupta A，Rai P，Singh V，et al. Intrahepatic biliary duct branching patterns，cystic duct anomalies，and pancreas divisum in a tertiary referral center：A magnetic resonance cholangiopancreaticographic study [J]. Indian J Gastroenterol，2016，35（5）：379－384.

[6] Makki K，Chorasiya V，Srivastava A，et al. Analysis of caudate lobe biliary anatomy and its implications in living donor liver transplantation — a single centre prospective study [J]. Transpl Int，2018，31：1041－1049.

[7] Gracient A，Rebibo L，Delcenserie R，et al. Combined radiologic and endoscopic treatment（using the "rendezvous technique"）of a biliary fistula following left hepatectomy [J]. World J Gastroenterol，2016，22（30）：6955－6959.

第八十七章 术中肝外胆管损伤

Operative Injury of Extrahepatic Bile Duct

术中的肝外胆管损伤发生于胆囊切除术等右上腹部手术时，是一严重的手术并发症，其发生率在当前虽然已有明显降低，但以其后果的严重性和治疗上的困难，仍然是腹部外科中的重要问题。以胆囊切除术为例，一般教科书中，将术中胆管损伤发生率定为约1%，这显然是过高的数字，近年来的大量临床调查资料提示，胆囊切除术时的胆管损伤率平均为0.2%。考虑到胆囊切除术在各级医疗单位中是极常做的手术，故病人的数量也是相当多的，特别是其中有20%～25%的病人，虽经手术修复仍然失败，成为治疗上的难题。

术中胆管损伤的另一特点是在术中常不被发现，而只是当术后出现梗阻性黄疸、胆汁性腹膜炎、复发性胆管炎时才被发现，同时，此等病人大多为青中年，故影响甚大。

一、开腹胆囊切除术和其他手术的胆管损伤

开腹胆囊切除术（OC）的胆管损伤发生于0～0.2%的手术病例，较以往有所降低。胆管损伤常发生于术中的一些关键性步骤。

1. 过度牵引所致的损伤（图87-1、图87-2）：此种情况多发生于正常的肝外胆管，胆管壁薄而细，活动性大，手术比较容易，往往加上手术切口小、显露欠充分的因素，因而在处理胆囊管时过度用力牵引使胆总管成角，结扎线过于靠近胆总管，以致胆总管闭塞；有时当胆囊管已切断后，残端处有出血，经钳夹提起结扎时，胆总管亦被结扎。

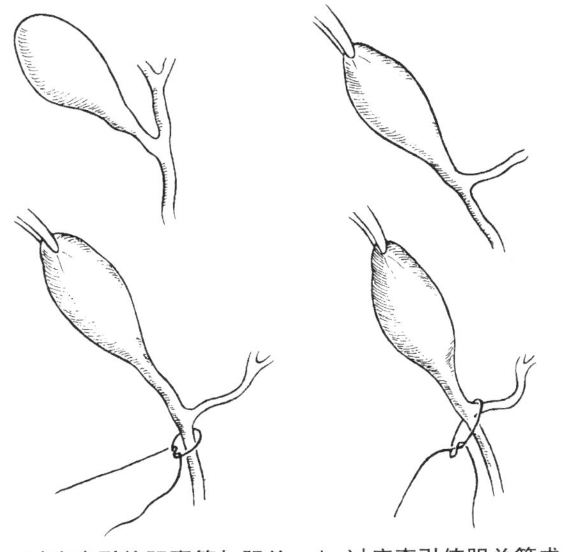

a. 过度牵引使胆囊管与胆总管取直，胆总管被误当作胆囊管结扎　b. 过度牵引使胆总管成角，结扎胆囊管时也结扎了部分胆总管

图 87-1　过度牵引所致的胆总管损伤

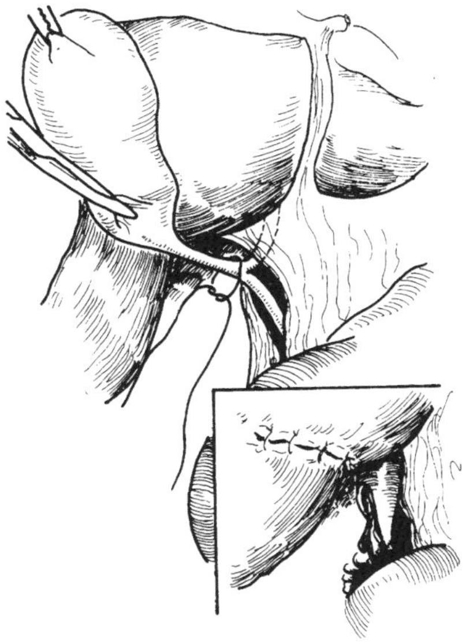

胆总管因被牵引成角，胆囊管切断时，部分胆总管损伤，术后发生胆汁性腹膜炎（右下图）

图 87-2　胆总管成角损伤

2. 误认胆总管为胆囊管（图87-3、图87-4）：此情况易发生于Calot三角结构解剖不清时。如胆

囊颈部的结石嵌顿、胆囊管扩大、缩短或缺如，形成胆囊胆总管瘘，Mirizzi 综合征等，可能误将胆总管作为是胆囊管的连续而将其切除，此时可造成肝外胆管的一段缺失，肝总管的高位损伤（图 87－5）。

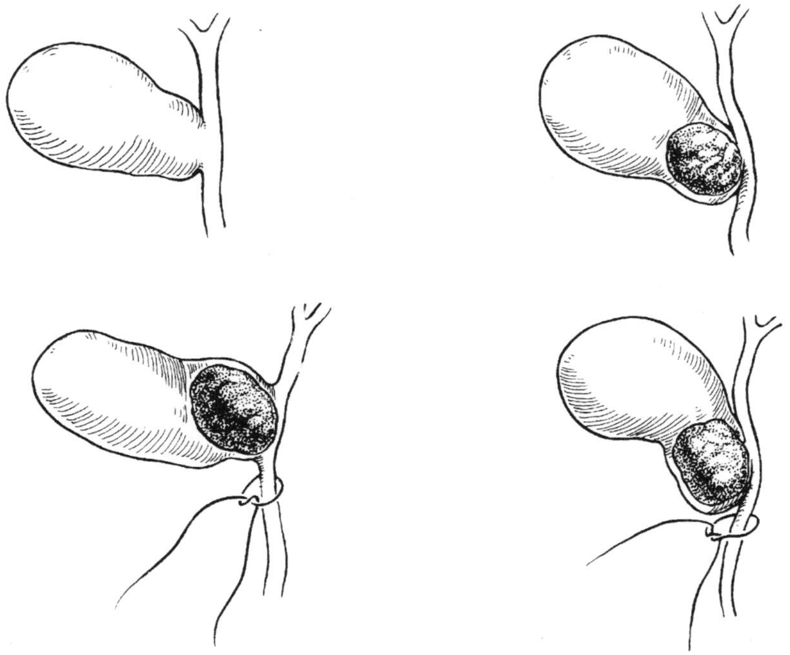

a. 胆囊结石嵌顿，结石突入至胆总管内，胆总管的一段误作为胆囊管而被切除

b. 胆囊颈结石嵌顿压迫肝总管（Mirizzi 综合征），胆总管误被结扎、切除

图 87－3　Calot 三角解剖不清时误将胆总管切除

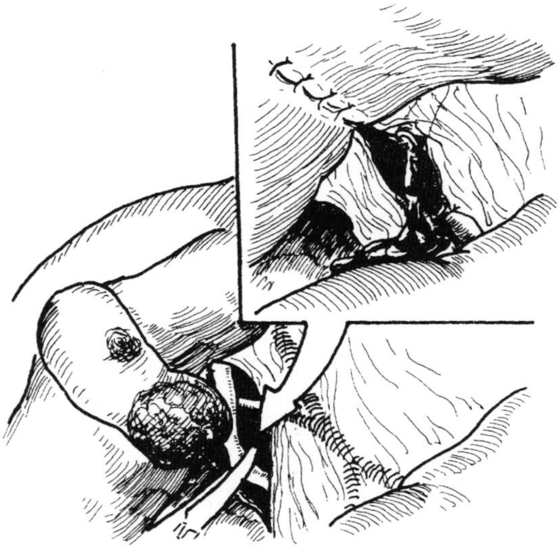

胆总管误认为是胆囊管而被切除，可以发生一段胆总管缺失，上端胆管可能未被发现，术后早期胆汁性腹膜炎

图 87－4　胆总管横断伤

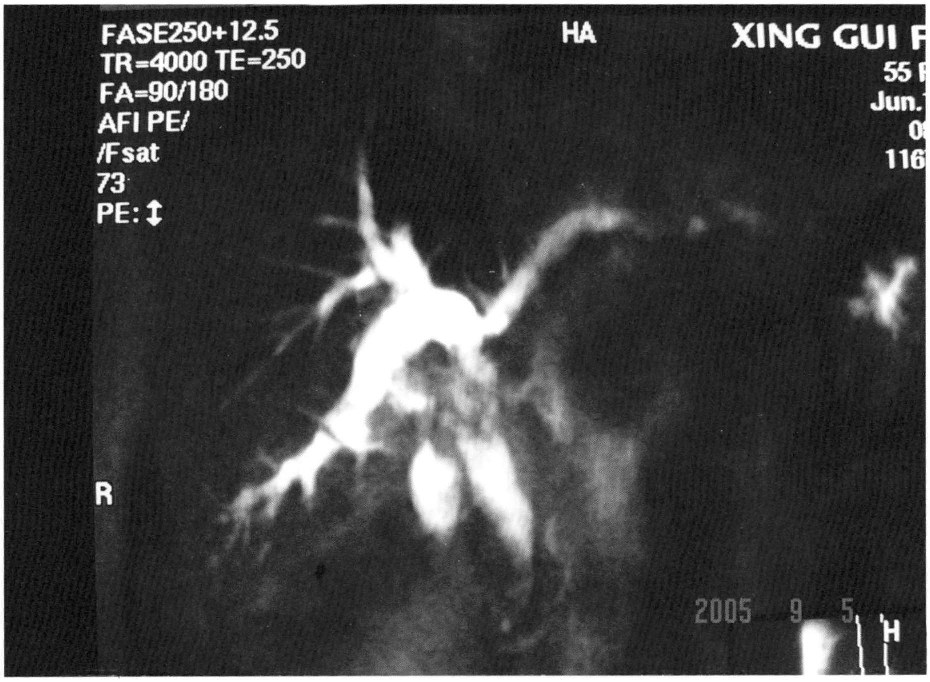

图 87-5　MRI 检查显示，术后开口于左肝管上的右后肝管开口狭窄，右后肝管扩张

3. 胆囊管汇合的解剖学变异（图 87-6、图 87-7）：胆囊管与胆管的汇合有多种变异，如①胆囊管开口于胆总管的下端；②胆总管的左侧；③肝总管的上端；④开口于异位的右肝管或右侧副肝管。此时可因解剖分离胆囊管时误伤胆管，或影响胆管的血供和误切断右肝管或右副肝管等，以致发生晚期的胆管狭窄、胆汁性腹膜炎、胆汁漏等。

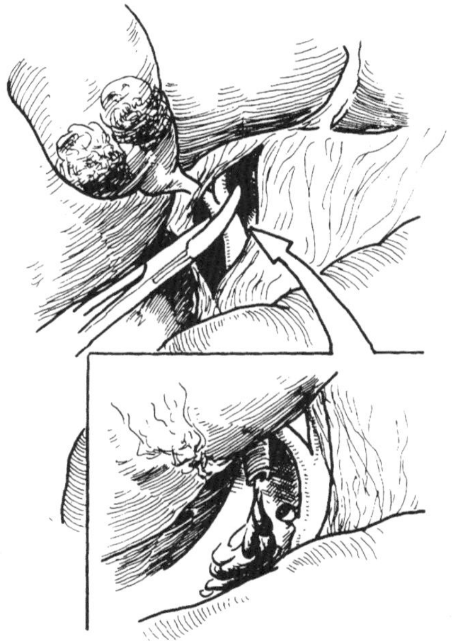

胆囊管开口于右肝管（或右副肝管），误将右肝管或右副肝管当作“胆囊管”切断，肝管上端胆汁外流和胆汁性腹膜炎

图 87-6　胆管解剖变异致胆管损伤

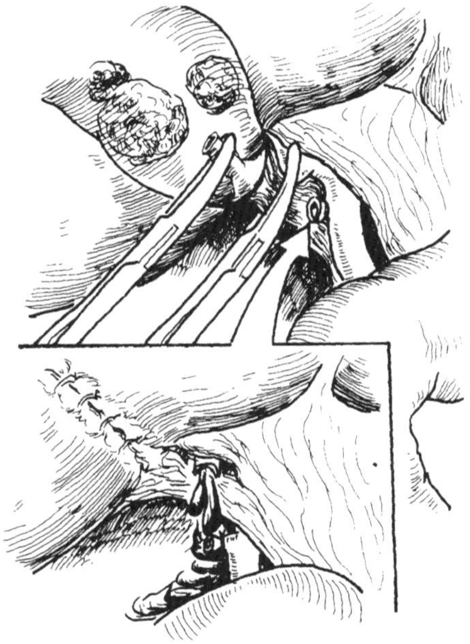

图 87-7　右副肝管损伤低位的右副肝管，术中误被切断未及时发现，术后出现胆汁性腹膜炎和胆瘘

4. 术中出血（图 87－8、图 87－9）：最常见的是胆囊动脉断裂出血，亦可发生于肝右动脉裂伤出血，由于出血汹涌，在视野不清的情况下，误将肝外胆管钳夹及缝扎。意外的出血亦可发生于肝硬化门静脉高压症、门静脉海绵样性变、胆管周围静脉丛的出血。肝硬化时胆囊切除术是一很具风险的手术，原因是术中出血和可能由此而致的胆管损伤。

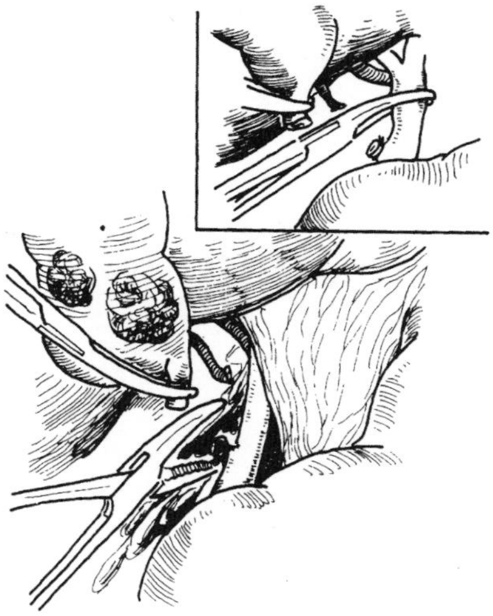

胆囊动脉或肝右动脉断裂出血时，因大块钳夹和缝扎致胆总管损伤，术后出现梗阻性黄疸

图 87－8 术中出血与胆管损伤

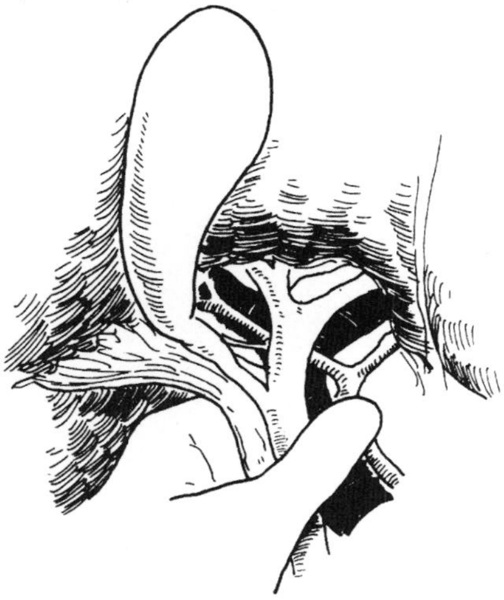

图 87－9 遇有胆囊切除术中出血时的手法止血

5. 胃切除术时的胆管损伤（图 87－10）：损伤性胆管狭窄的原因中，胃切除术仅次于胆囊切除术。慢性十二指肠溃疡时，可使十二指肠第一段瘢痕化、缩短，切除后壁的出血性溃疡时，可能切断胆总管下端甚或伤及胆管的壶腹部，造成胆管及胰管的损伤。另外可能遇到的是误将肝十二指肠韧带作为小网膜的粘连带而钳夹切断，因此同时伤及门静脉和肝动脉，门静脉的管径粗，一般较易对端吻合修复，而胆总管对端吻合后常发生晚期的胆管狭窄。

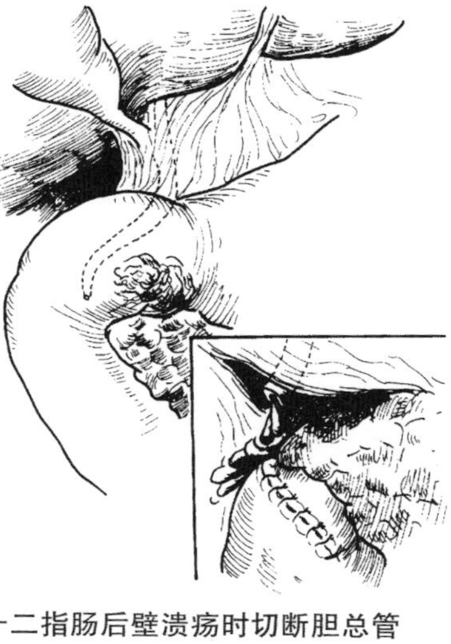

a. 切除十二指肠后壁溃疡时切断胆总管

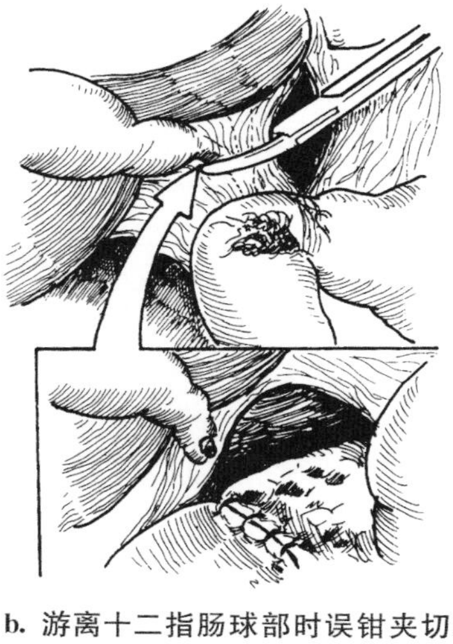

b. 游离十二指肠球部时误钳夹切断了肝十二指肠韧带

图 87－10 胃切除术时之胆总管损伤

6. 肝切除术时的胆管损伤（图 87－11～图 87－14）：常发生在肝门处的肝管分叉部，或伤及对侧肝管，此情况可发生在肝外伤时的肝叶切除术和肝肿瘤时的肝切除术，由于肝门处管道解剖未预先分离，

在紧急、视野不清的情况下，可能损伤对侧肝管；肝胆管的异常汇合，亦可能是导致损伤的原因。常见的是右侧的肝管汇合于左肝管横部，肝左叶切除术时便可能损伤右前或后段肝管。另外，左肝管横部紧贴着肝方叶的下缘，在切除肝左内叶肿瘤时，很可能伤及左肝管横部，而牵拉肝方叶的肿瘤时，亦可以发生左肝管与方叶胆管汇接部撕裂。肝切除术时胆管伤均属于高位的胆管伤，处理上甚困难。

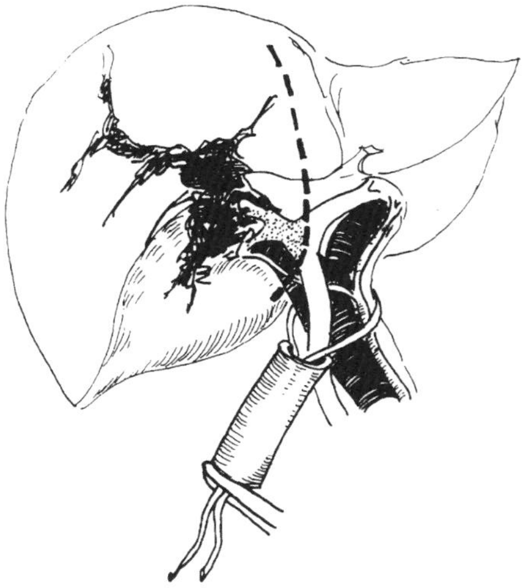

a. 肝叶切除术误伤对侧肝管

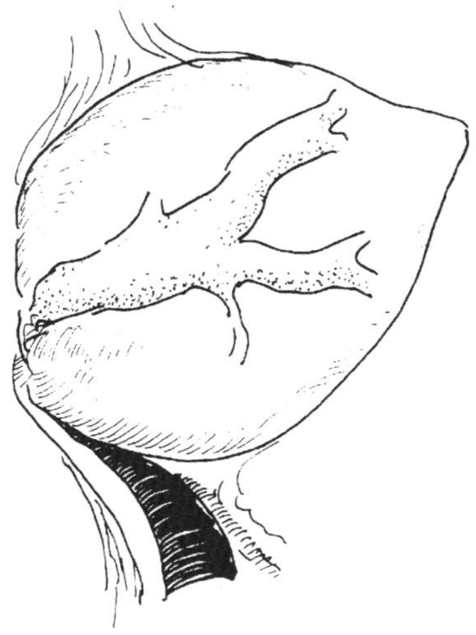

b. 结果致高位胆管狭窄和肝门转位

图 87－11　肝叶切除误伤肝管

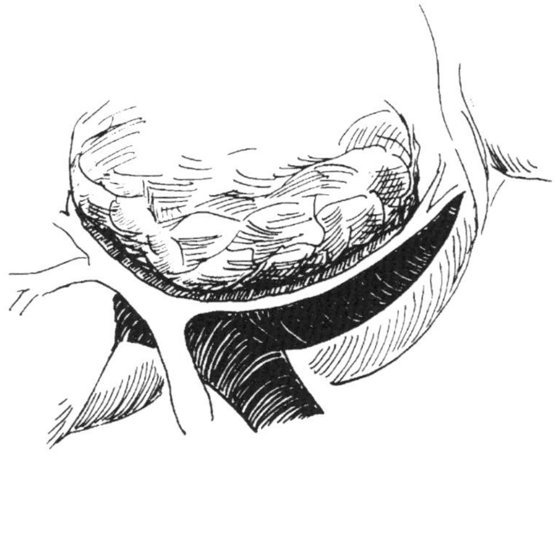

a. 肝方叶部肿瘤的肝门压迫

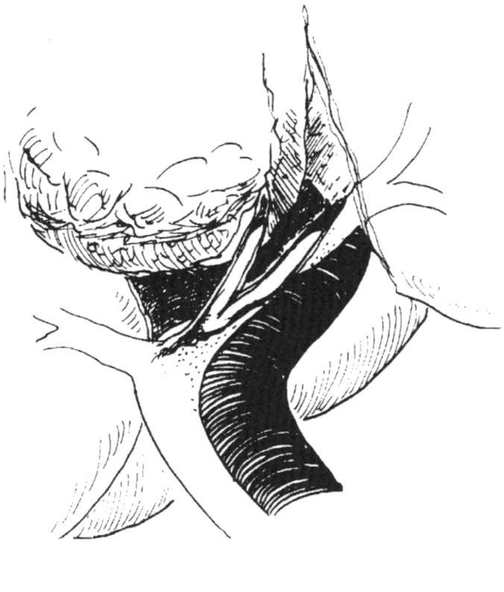

b. 肿瘤切除牵拉时的左肝管撕裂伤

图 87－12　术中左肝管损伤

7. 其他右上腹部手术的胆管损伤：其他的上腹部手术如门腔静脉分流术、十二指肠憩室切除术、上腹部肿瘤切除术等，均可能伤及肝外胆管。

8. 其他原因的胆管损伤：主要者有：①T 型管使用不当发生胆管壁的缺血坏死；②胆总管的缺血挛缩和后期的狭窄；③胆汁外溢以致胆管周围炎和缩窄性胆管炎；④胆管狭窄继发于局部感染等（图87－15）。

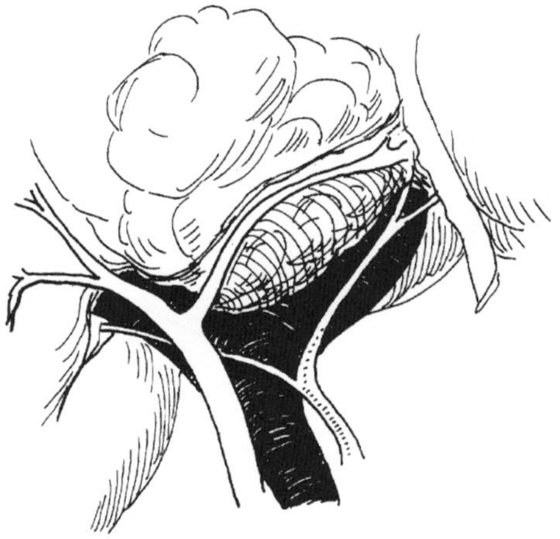

a. 缓慢增大的肝门部肿瘤使左肝管与左门静脉分离

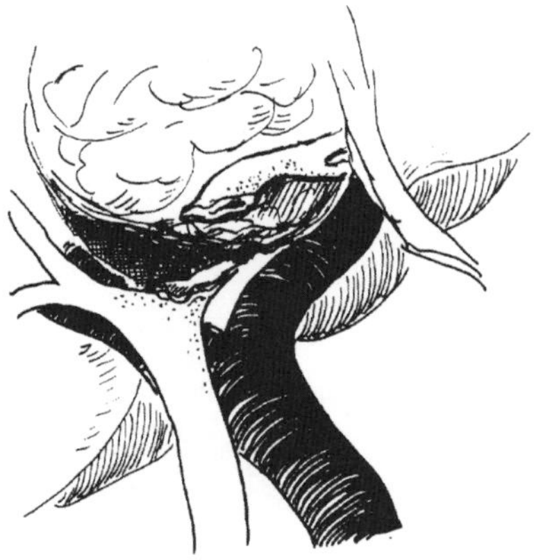

b. 肝肿瘤切除术时损伤左肝管

图 87-13 术中损伤左肝管

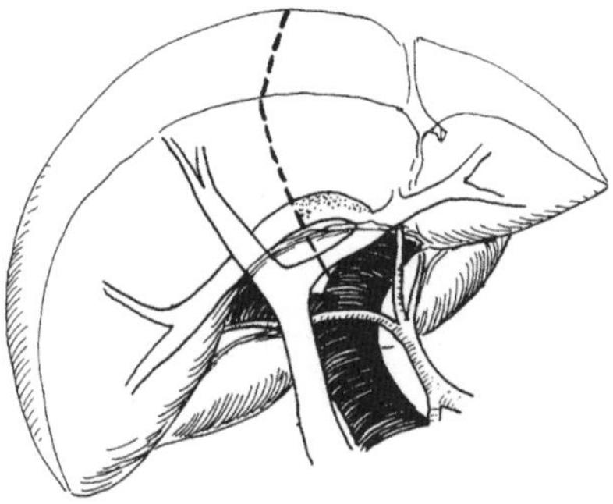

a. 肝管汇合变异，右后叶肝管开口于左肝管

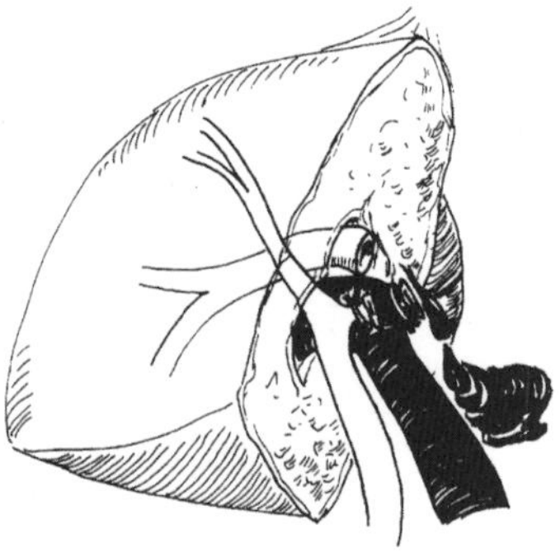

b. 肝左叶切除时切断右后肝管及胆汁瘘

图 87-14 术中损伤左后肝管

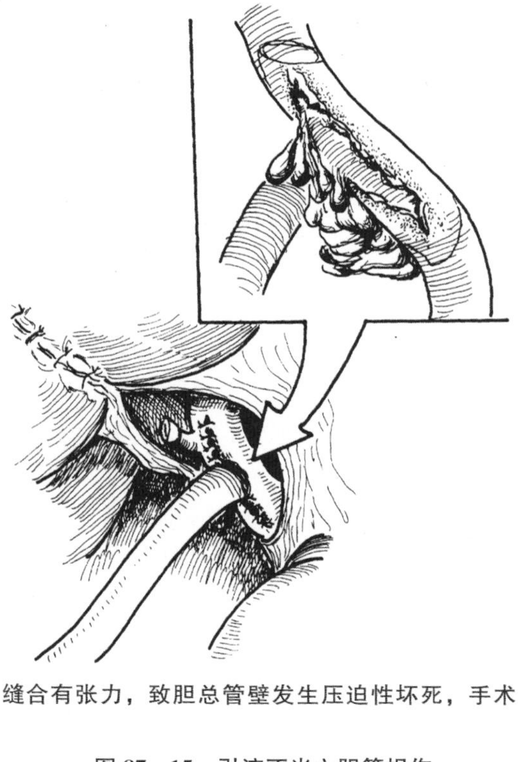

胆总管内 T 型管太粗，缝合有张力，致胆总管壁发生压迫性坏死，手术后早期腹腔引流胆汁瘘，随后发生胆总管狭窄

图 87-15 引流不当之胆管损伤

二、肝外胆管损伤的即时手术修复

即时的手术修复方法主要是根据局部的情况，一般可以分为：①侧壁伤；②横断伤；③高位损伤。

侧壁伤属胆管部分性伤，胆管仍保存其连续性，可以根据侧壁缺损的大小，施行缝合修复，以3－0细丝线或5－0可吸收缝线缝合，在其下方胆总管内置入T型管引流；若侧壁伤并有组织缺损时，应采用组织修复，可用邻近胃、肠壁浆肌层，全层胃壁瓣、圆韧带瓣，若胆囊仍在位，亦可用胆囊壁瓣等带血供的组织修复，避免有张力缝合（图87－16、图87－17）。

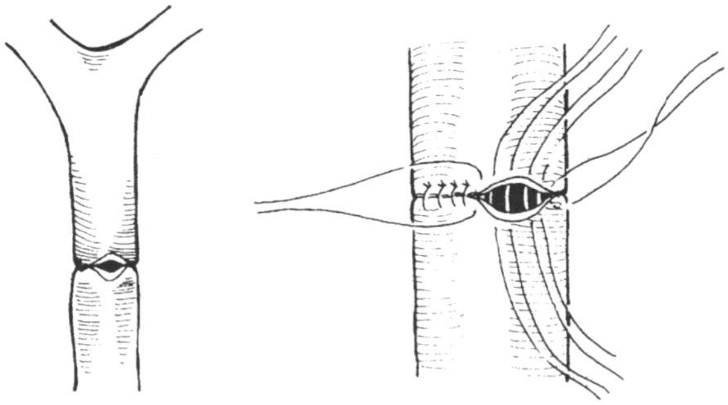

图 87－16　胆总管横断伤立即修复

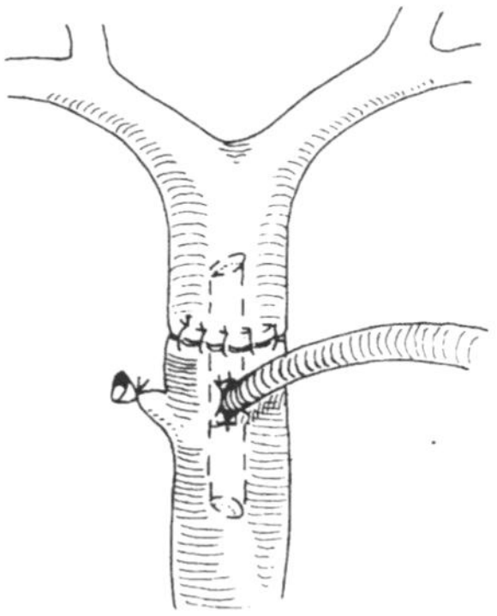

图 87－17　胆总管内 T 型管放置

胆管横断伤时，最常用的是对端吻合内放置T型管支撑引流。要求能做到无张力的黏膜对黏膜吻合，若有胆管缺损，则宜做胆管与肠道的端侧吻合。胆管损伤的首次即时修复手术在技术上较再次修复更为困难，技术上的要求亦更高，因此时胆管属正常、管腔细而壁薄，故术后再发生狭窄的机会较大。

肝门部高位的胆管损伤的修复，需要熟悉肝门部的解剖和可能存在的变异，是胆道外科中专科技术的难题，若无适当的技术力量时，最好是先放置胆道外引流，待以后行二期修复，因为即期修复失败和其所造成局部组织的破坏、感染、胆管炎等，将严重地影响再次修复成功的机会。

〔黄志强　黄晓强整理〕

第八十八章　术后肝外胆管狭窄手术修复

Repair of Postoperative Extrahepatic Bile Duct Stricture

术后肝外胆管狭窄是指术后遗留或复发的胆管狭窄，80%～90%的病人是由于手术时损伤了胆管，另有10%～20%的病人是继发于胆管周围炎、感染、闭塞性胆管炎、胆管缺血、压迫性坏死、引流不当、胆汁渗漏等，这些原因亦与手术有直接关系。Bismuth（1981）分析法国的643例术后胆管狭窄，其发生率占全部胆道手术的0.15%，93.6%是与胆道手术有关，其余的发生于胃切除术、肝脏手术、门腔静脉分流术等，92%的损伤发生于胆囊切除术时处理胆囊管及胆囊颈二步骤。约70%的术后肝外胆管狭窄发生在肝总管，故多属于高位的胆管狭窄。

一、肝外胆管狭窄的分类

胆管狭窄的手术治疗方法选择和治疗的效果与狭窄的类型间有密切关系。Bismuth根据狭窄的部位，将胆管狭窄分为以下5型（图88-1）。

Ⅰ型：低位狭窄，上端胆管残端长度超过2 cm。

Ⅱ型：中段狭窄，胆管残端长度少于2 cm。

Ⅲ型：高位狭窄，但左、右肝管汇合部尚保存。

Ⅳ型：肝门部狭窄，左、右肝管汇合处已狭窄。

Ⅴ型：副右肝管狭窄。

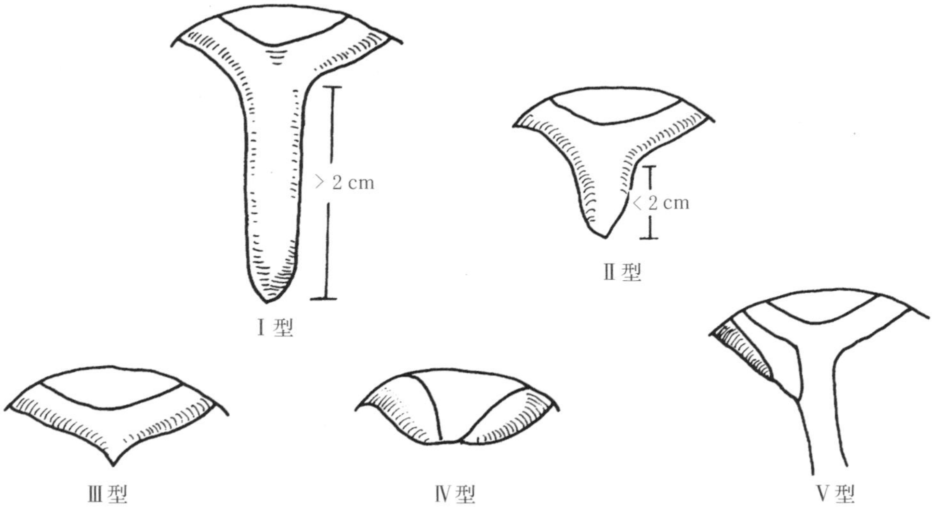

图88-1　Bismuth损伤性胆管狭窄分类

当发生肝门部胆管狭窄时，手术处理最为困难，效果也最差。

根据临床症状出现的早晚，术后肝外胆管狭窄可以有两种情况，即术后早期出现症状，80%～90%的病人在术后3个月内再施行手术；另外一种是后期出现的，可能经数月至数年才表现为肝外胆管狭窄。

从手术治疗效果的角度，术后肝外胆管狭窄有四种情况：①狭窄处以上胆管有明显扩张，手术比较容易，效果亦较好；②局限性胆管部分性狭窄，上、下端胆管尚较正常，易于修复，效果亦较好；③部分性狭窄并有长时间的反复发作的胆管炎，上端胆管壁厚但管腔不扩张，手术处理困难，效果亦不够好，常在后期发生胆汁性肝硬化；④胆管狭窄合并胆汁性肝硬化、门静脉高压，手术的死亡率高，效果也最差，常需要分期手术处理或行介入内支撑术。

二、术前评估

术后肝外胆管狭窄当出现临床症状和肝脏功能上的改变时，均应进行处理，以避免日后发生胆汁性肝硬化，但在采取决定性手术之前，必须进行详细的分析，选取最佳的方案，因为若再次手术失败，将使随后的治疗更加困难。术前对肝胆道方面情况的评估，应包括：①关于病人的全身状况、营养条件、器官功能状态、肝脏功能改变等检查；②详细复习以往病史、手术史、手术失败的原因；③了解狭窄的部位及狭窄处以上肝内、外胆管的情况；④要有最近的胆道影像学检查资料，侵入性的胆道直接造影如ERCP、PTC一般能提供满意的胆系照片，但当以往曾做过胆肠吻合术而PTC失败的情况下，有条件时可行螺旋CT胆道造影（以胆影葡胺为胆道对比剂）；若病人有明显黄疸，则宜用磁共振胆胰管成像（MRCP），后两种方法可以得到胆系的全部影像，虽然其空间分辨率略差于直接胆道造影，但一般可以满足临床上的需要。

根据胆道造影检查，病变可能属于以下任一种情况：①肝外胆管局部性部分狭窄；②肝外胆管的长段性狭窄；③原胆肠吻合口狭窄；④肝门部复杂的高位肝管狭窄；⑤肝内胆管可能扩张、不扩张或缩窄，少数情况下可能合并肝内胆管结石。

根据以上情况分析，一般可以确定手术的方案。

三、胆管狭窄修复术

手术的主要目的是保存胆总管下端括约肌功能的完整，可以防止上行性胆道感染，远期效果较佳。胆管修复术包括胆管的对端吻合和胆管缺损的组织移植修复手术（图88-2）。

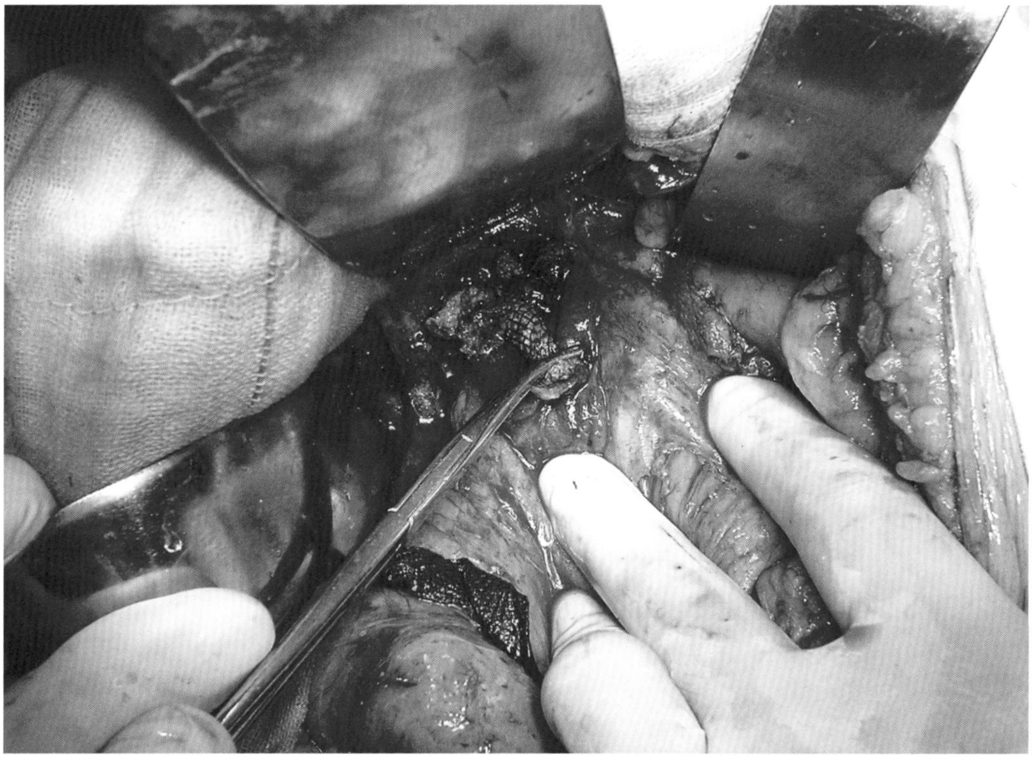

图88-2　腹腔镜胆囊切除术胆管损伤，用金属支架支撑胆肠吻合1年后，因病人黄疸、发热再次手术，术中见金属支架中充满胆泥，因此胆管良性狭窄不宜用金属支架支撑

1. 胆管对端吻合术：在20世纪50年代期间，Lahey及其同事曾积极推荐此手术方法，447例的第一次修复手术中，约半数使用此方法，但其 2 年以上效果优良率只为 51%，并不优于当时采用胆管空肠吻合术者，故当前已较少采用。对端吻合术的要点在于：①完全切除狭窄部的瘢痕组织；②上、下端胆管管径相当；③黏膜对黏膜缝合；④完全无张力的吻合。要达到这些要求并不容易。因而胆管对端吻合后再发狭窄的比率较高。

对端吻合时，可使用 3－0 的细丝线，或 4－0 和 5－0 的合成缝线，据实验研究，可吸收缝线和非吸收缝线的效果相当；我们的观察以不穿透黏膜层缝合的效果最好。另外有建议用外翻式缝合。不过这些方面尚均缺少严格的对比观察。胆总管内放置 T 型管是必要的，时间不宜短于半年，虽然尚有不同的意见。

2. 组织移植修复手术：一般用于胆管的部分性狭窄，狭窄以下的胆管保存良好，无纤维化及萎缩。手术时可将狭窄部前壁纵形切开，可保留胆管的后侧壁，切开后所遗留的胆管壁缺损可用带血管蒂的组织瓣覆盖缝合。我们常用的有：胃小弯瓣、胃大弯瓣、空肠瓣，另外有建议用肝圆韧带瓣、胃浆肌层瓣等。使用胃壁瓣时，补片不宜过大，因胃黏膜仍然分泌胃酸。我们常采用经肝置管内支撑引流（用硅橡胶管），为期约 1 年。

组织移植修复一般适用于部分性的狭窄，肝外胆管的连续性仍然存在；对于长段的胆管缺失，不宜用此法。术后最常见的并发症是暂时性胆外瘘。由于胆总管括约肌功能仍能保存，长远效果较满意。

四、胆管肠道吻合术

最常用的是胆管空肠 Roux-en-Y 吻合，对于低位的胆总管狭窄，亦有时使用胆管十二指肠吻合术。关于胆肠吻合术及其手术细节，可参照胆肠吻合术。

五、肝门部高位胆管狭窄

开放手术时的损伤性肝外胆管狭窄一般多发生于左、右肝管汇合处以下的肝外胆管。然而，有时损伤的部位亦可能较高，或因曾经多次手术，使肝管分叉部亦发生狭窄，或左、右肝管断端分别深埋在肝门的坚韧的瘢痕组织中，因而难以发现，手术修复更为困难，术后再复发狭窄的机会亦最大。在治疗上是围绕着：①改进肝门部胆管的显露；②改进吻合的方法；③有效地使用引流管。

1. 改进肝门部胆管的显露（图 88－3～图 88－8）：肝胆管分叉部处于肝门横沟的深部，位置最靠

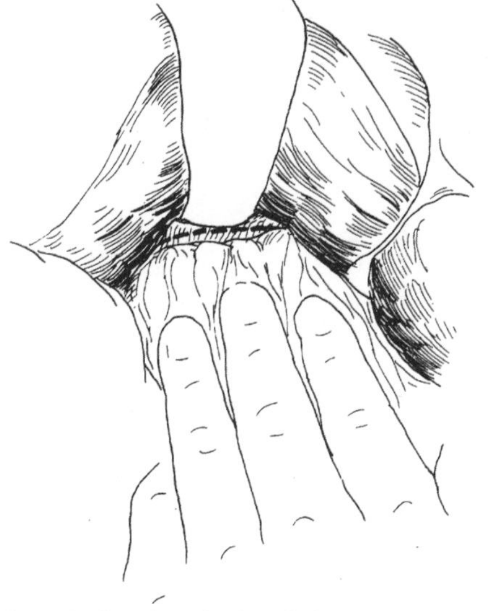

a. 钩起肝方叶，在肝方叶后缘与肝十二指肠韧带相交接之腹膜反折处，横形切开腹膜层和肝包膜，在肝包膜下向其深面分离

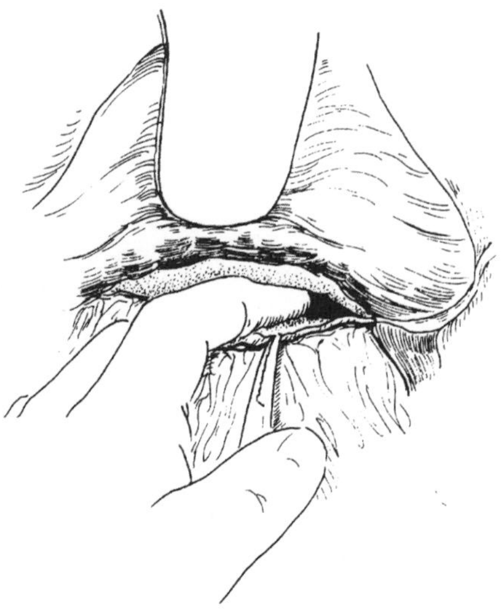

b. 紧贴肝包膜深面向后分离，逐步扩大至肝门两端，便可使胆管分叉部随肝门板而下降

图 88－3 分离肝门板

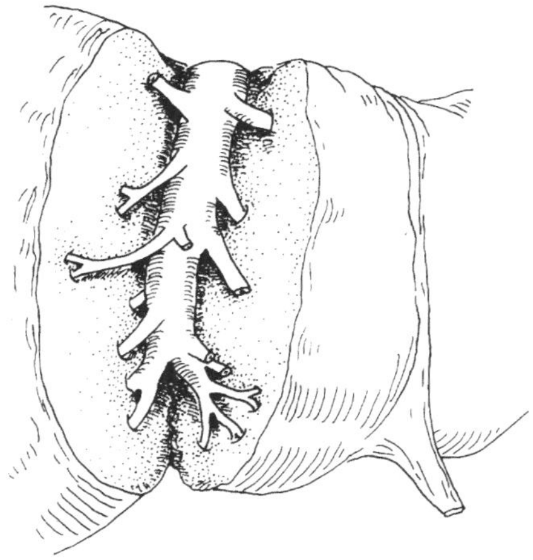

图 88－4　肝中静脉在肝中裂的位置（据解剖标本观察）

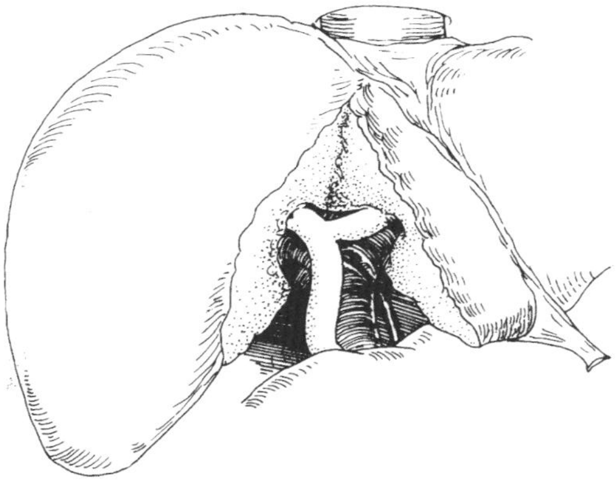

对左肝管的显露尚不够完全，适宜于胆管分叉部和略偏右侧的胆管狭窄

图 88－5　肝中裂分离时肝门结构可得到的显露

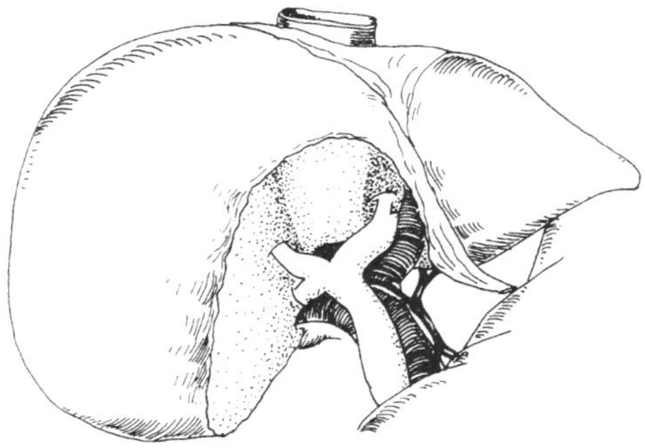

特别能显露左肝管横部与门静脉矢状部的关系，适用于处理高位的左肝管狭窄

图 88－6　肝方叶切除后肝门结构得到的显露

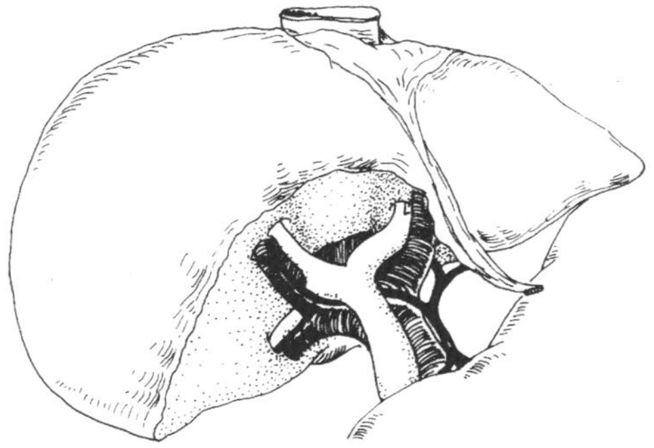

可以增加右肝门二级分支的显露，使肝门区结构完全显露，适用于复杂的高位胆管狭窄

图 88－7　肝方叶切除加右前叶部分切除

前方，胆管的外鞘结缔组织纤维与肝门处增厚的肝包膜（肝门板）纤维交错连结，位置固定。为了便于分离肝门部左、右肝管，可在肝方叶下缘切开肝包膜，分离肝门板的深面，便可以使肝管降低，便于分离和操作，这可能是高位胆管狭窄手术时的关键的一步。此步骤需要有强力的牵引器将肋缘向上前方牵开，才有利于进行手术。

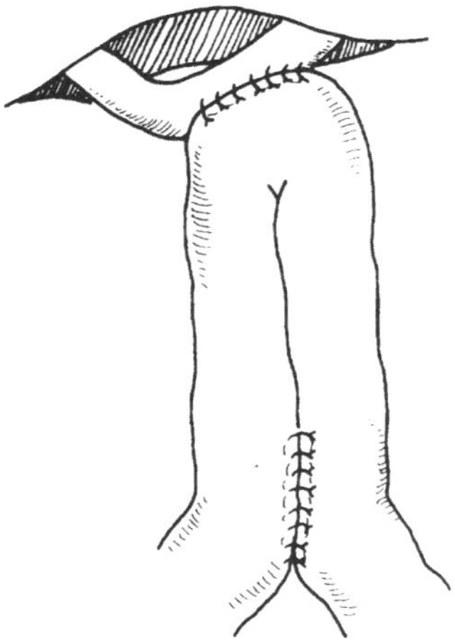

图 88－8　Hepp-Couinaud 左肝管空肠吻合

在曾经多次手术修复但失败的病人，肝门板的正常解剖关系可能已受破坏，取代的是一团坚韧的结缔组织，难于按照正常的途径进行分离；另外，当有肝方叶明显肿大时，肝门部的显露亦很受影响，且无足够的空间来进行操作，使手术非常困难。解决的办法是：

（1）分离肝正中裂：沿肝正中裂的左侧切开肝包膜，钳夹压榨分开肝实质，切断结扎肝中静脉的左前下属支，直达肝横沟的上方，这样便可以将肝门的顶部敞开，从肝实质内找出肝管分支，然后从上向下切开狭窄上方的肝管，由于分开了左右肝，故可以有足够的空间进行手术操作。

（2）做肝方叶切除术：切除肝左内叶的下段，直接显露肝门处胆管，特别是左肝管横部。肝方叶切除术可以得到最佳的肝门部胆管显露，虽然手术创伤比较大。

在一些复杂的高位肝门部胆管狭窄的情况下，如合并有胆外瘘、肠瘘、引流管窦道等，不能按照正常的解剖学层次进行分离，且有损伤肠管和内脏的危险；解决的方法是沿窦道进行分离，向肝门剪开瘘管前壁，便可到达肝门部胆管的某一分支，然后再进一步处理。

2. 改进吻合的方法（图 88－9～图 88－16）：肝门部胆管狭窄时的胆肠吻合术，关键之一是要造成够大的吻合口，以避免再次狭窄。一般的端侧型肝管空肠吻合术是用胆管的断端，由于受胆管周径的限制，所以吻合口不够大且易发生环形瘢痕狭窄。可以从几方面来解决此问题：

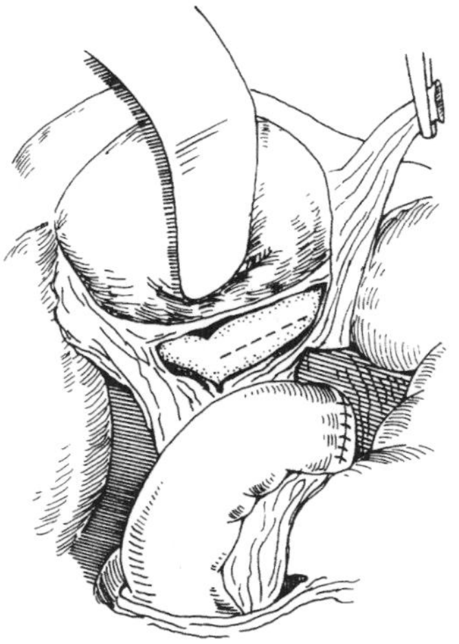

分离出左肝管横部并游离一 Roux-en-Y 空肠段，经横结肠系膜上拉至肝门部

图 88－9　左肝管空肠吻合术（一）

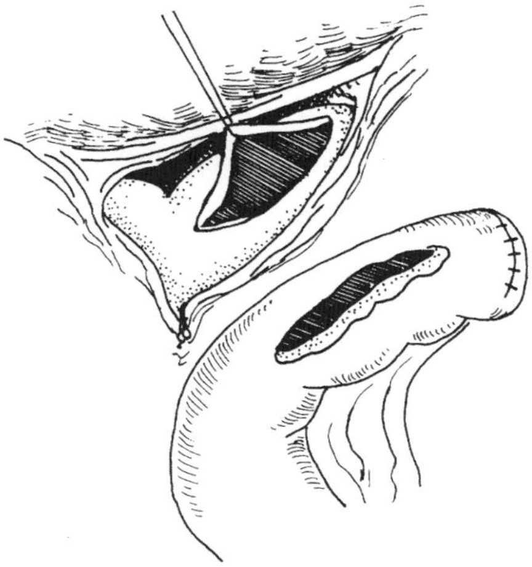

切开左肝管横部全长及 Roux-en-Y 空肠侧壁相应长度

图 88－10　左肝管空肠吻合术（二）

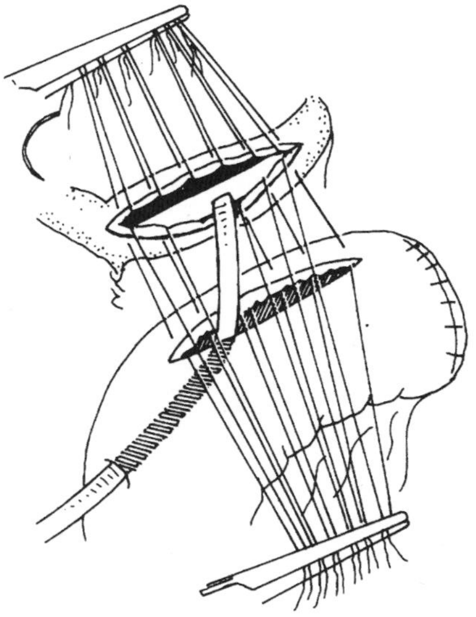

左肝管切口上缘缝以一排缝线，下缘与空肠切开后缘缝以一排缝线，留长

图 88－11　左肝管空肠吻合术（三）

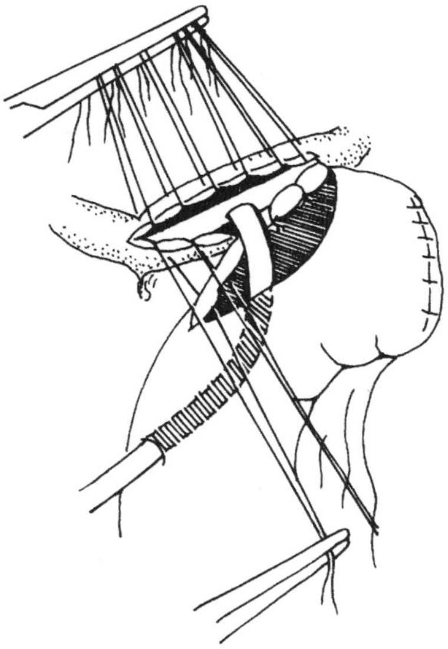

后缘缝线逐一拉紧打结对拢，线结在腔内

图 88－12　左肝管空肠吻合术（四）

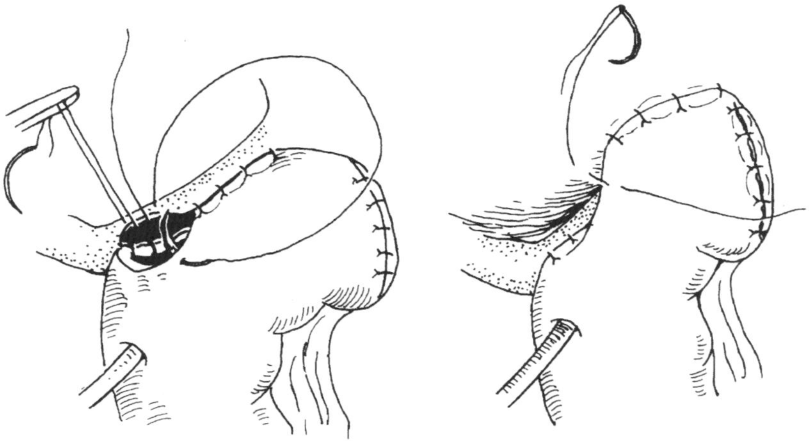

将原肝管切口上缘的缝线，再穿针（或原带有缝针）缝合空肠切口前缘，线结打在腔内，空肠固定于肝包膜上

图 88－13　左肝管空肠吻合术（五）

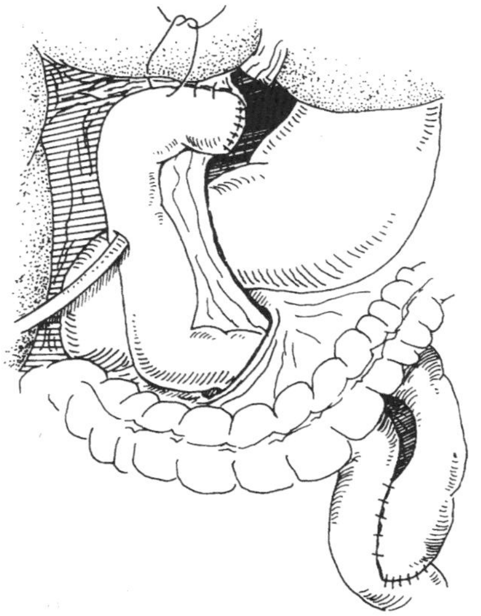

手术完成后的全景

图 88－14　左肝管空肠吻合术（六）

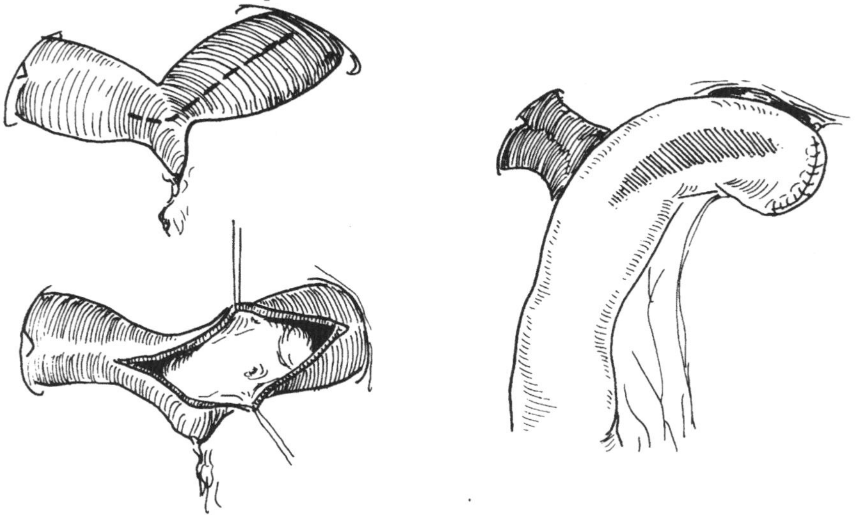

图 88－15　高位胆管狭窄的左肝管切开与吻合

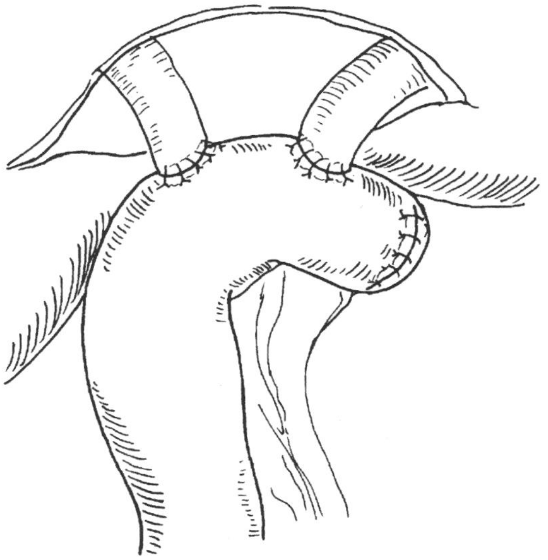

若左右肝管距离较远，可各自单独与空肠吻合

图 88－16 高位肝胆管损伤手术

(1) 利用左肝管横部：由法国的 Hepp（1961）提出，后由 Couinaud 加以推广，主要是左肝管横部较长，在有肝外胆管狭窄时，往往有明显扩张，且其位置恒定，处于肝方叶下缘，表浅，故适合于做胆肠吻合。手术方法是纵形切开左肝管横部，但需注意勿损伤绕过其前面的左门静脉矢状部，一般可以获得 2 cm 以上的开口。

(2) 切开左右肝管：沿肝总管断端开口向两侧剪开左右肝管，当有肝内胆管扩张时，可以得到 3 cm以上的开口以供吻合。以上两项措施只能用于肝管分叉部尚保持完整时，否则难以实施。

(3) 肝门部胆管成形术：其原理是利用狭窄以上肝管扩张且互相靠拢的特点，剪开扩张肝管前壁后，将肝管瓣彼此缝合，造成肝管开口的后壁，然后将一空肠襻作为前壁覆盖修复。此方法已用于大量的临床病例证实其可行性。

(4) 肝管分别与空肠吻合：适用于当左右肝管汇合部缺失，左右肝管开口的距离较远者。

3. 有效地使用引流管（图 88－17～图 88－20）：肝门部高位胆管狭窄的手术原则仍然是要达到胆管与肠道的黏膜对黏膜吻合，置管引流起到内支撑作用，并不能取代准确吻合。Smith 曾提倡黏膜移植的吻合方法，但其后期再狭窄率较高，故多不采用。

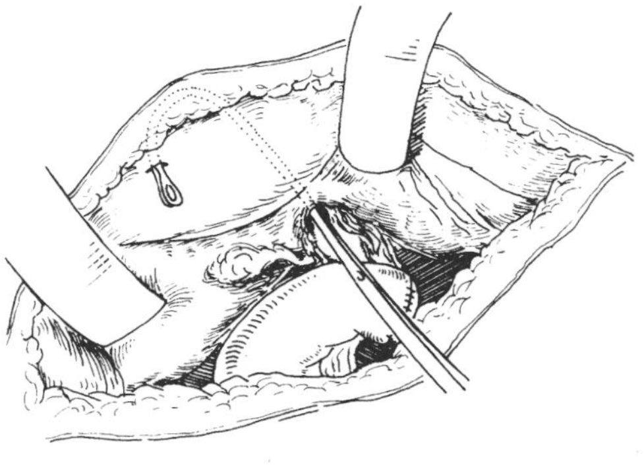

图示经过右前肝管狭窄切开后，放入一弯取石钳穿出右前叶肝表面，引进一引流管或一粗丝线将引流管拖出

图 88－17 经肝引流管的放置

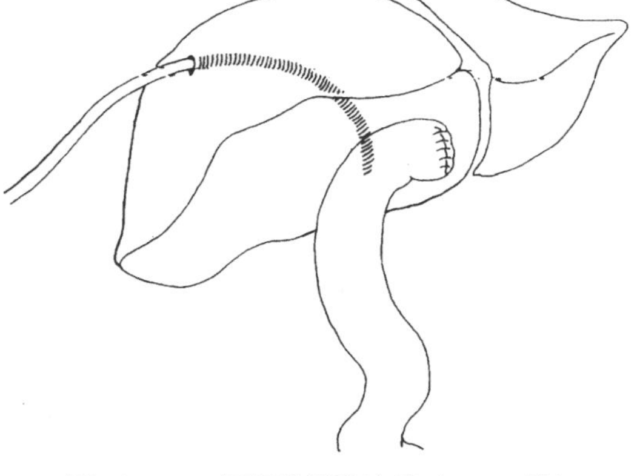

图 88－18 经肝放置引流管（Smith 管）

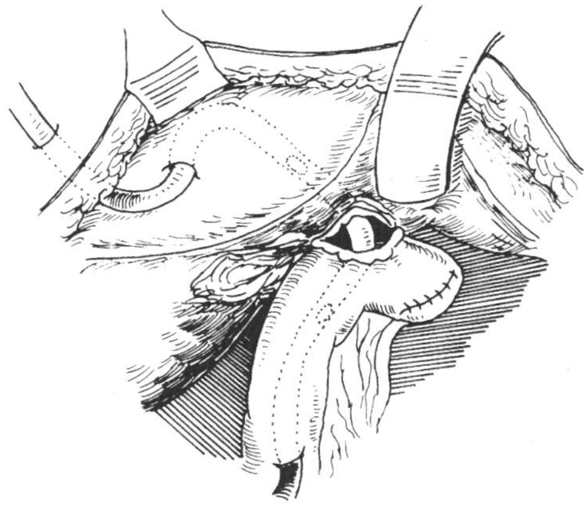

经肝引流管的另一端经胆肠吻合口从 Roux-en-Y 肠襻穿出至腹壁外，便成为 U 型管

图 88－19　经肝 U 型管放置

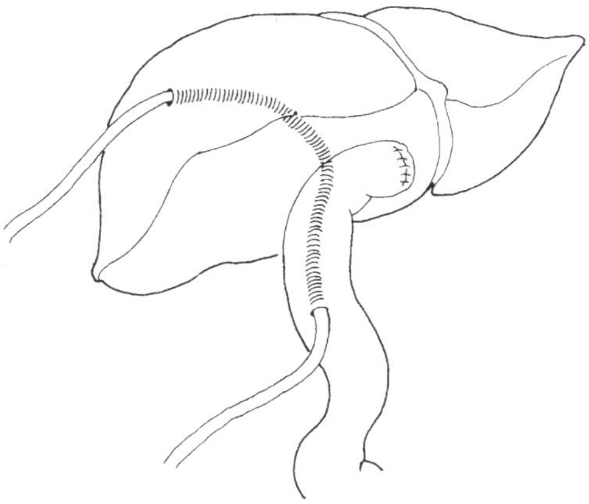

图 88－20　U 型管的两端分别穿出腹壁

解放军总医院用的有 T 型管、硅橡胶经肝直管和硅橡胶 U 型管，置放时间多约 1 年。凡置有引流管者，应注意对引流管的清洁和冲洗，保持引流管畅通。

4. 肝门部肝管解剖变异并狭窄的手术处理：高位的胆管狭窄可能累及二级肝胆管分支，特别是曾经施行多次手术失败者。但是，当有肝门处胆管汇合变异时，最常见者是发生在右侧肝管，如分裂型右肝管、右肝的前或后段肝管在肝外低位汇合等，术中便可直接损伤右侧二级肝管分支；左肝管的构成比较恒定，甚少无左肝管，因而发生此种情况者较少见。

先天性胆总管囊肿切除术时，容易发生损伤异位开口的右肝管，因为此时肝总管亦是囊肿的一部分，分裂的右肝管便直接开口于囊肿上，在切除囊肿过程中，很容易被误伤（图 88－21）。

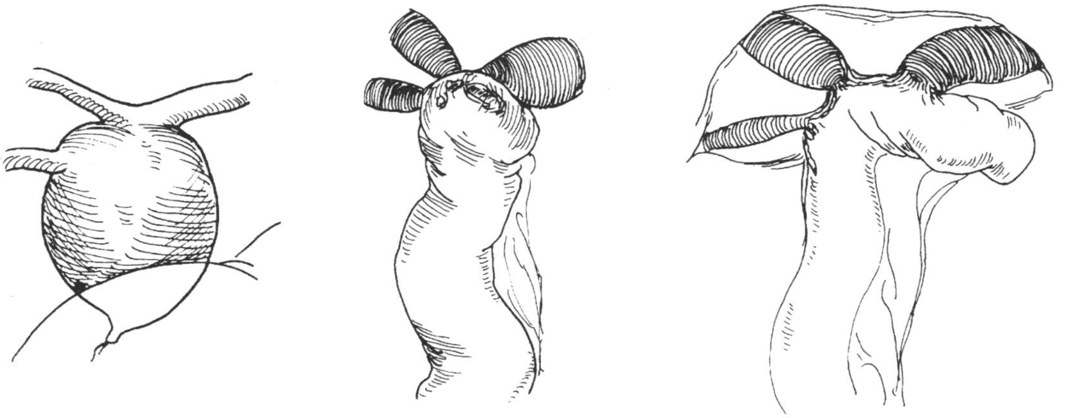

a. 胆总管囊状扩张　　b. 切除术后的肝胆管狭窄　　c. 肝管空肠端侧吻合后

图 88－21　胆总管囊状扩张手术后肝管狭窄

高位的肝门部胆管损伤时，损伤的方式很多，需要根据具体的病变，进行整形、修复和胆肠吻合术。但是不同的病理状况，影响手术治疗的结果。狭窄处以上肝内胆管的状况，常是决定手术效果的主要因素。一般可以分为两类（图 88－22）：

（1）肝内胆管呈明显扩张：属于此类型者，有时损伤虽然很复杂，但经过分离出上部胆管和整形缝合之后，可以造成一较大的吻合口，再与一 Roux-en-Y 空肠吻合后，可收到较好的结果。

（2）肝内胆管不扩张：肝内胆管扩张不明显或反而缩窄，多发生在经初次手术后持续狭窄，反复多次的急性胆管炎发作，肝管的管腔细而壁厚，手术的难度最大，并且效果多欠佳。此等情况多依靠手术后的长时间置管，然而后期往往出现胆汁性肝硬化和广泛的肝内胆管的继发性硬化性胆管炎。例如 1 例

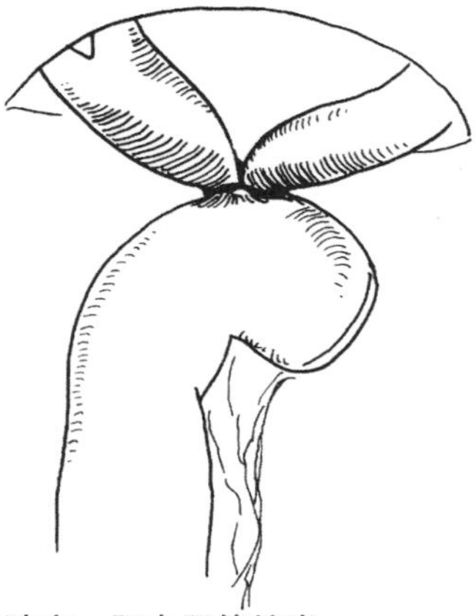

a. 吻合口狭窄，肝内胆管扩张

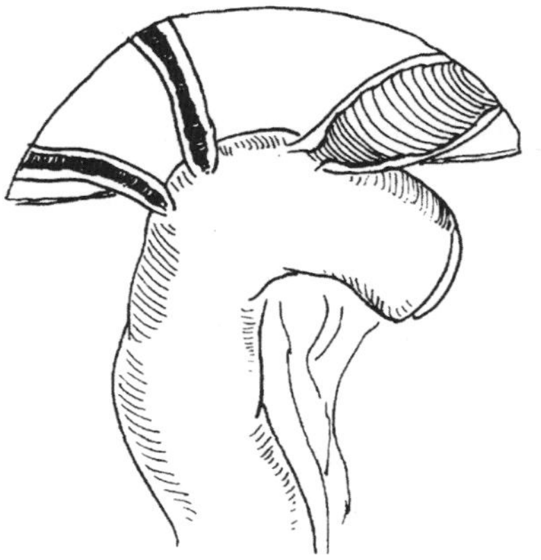

b. 左侧吻合口狭窄，肝内胆管扩张；右侧吻合口狭窄，肝管壁厚，不扩张

图 88－22 肝胆管狭窄的两种形态

胆总管囊肿切除手术的病人，因切除平面过高，损伤肝管分叉部，经手术中行肝管空肠 Roux-en-Y 吻合术，置管引流 3 周后拔除，经过短期间后，病人便反复出现胆管炎症状，但黄疸较轻；再次手术时发现双侧肝管均狭窄、壁厚，以右侧为重，管腔扩张不明显，故行经肝的双侧 U 型管引流，术后情况改善；一年半后拔除 U 型管，但约隔半年后，又复发胆管炎及黄疸，再经手术置入 U 型管，情况有改善，但病人不愿再拔管，术后 5 年时，出现黄疸并逐渐加深但无发冷、发热的急性胆管炎症状，CT 显示肝内胆管不扩张，已发展成为胆汁性肝硬化。

当有右肝管的汇合变异时，手术处理更困难。如 1 例女性病人，因胆总管先天性囊肿切除术时损伤肝门部胆管，行胆肠吻合术后，反复发作急性胆管炎但无黄疸，影像学检查显示左侧肝管有轻度扩张，右侧肝管为分裂型，较细；在一年半过程中常有胆管炎发作，并曾诊断右侧的肝脓肿，再次手术时发现左右肝脏间有明显的界线，肝右叶有缩小和纤维增生，右侧前、后段肝管开口均有狭窄，肝内胆管不扩张，施行肝右后叶切除、右前肝管狭窄切开整形并放置 U 型管，术后不再发热，U 型管放置一年后拔除。此病例切除肝右后叶是必需的手术方法（图 88－23～图 88－26）。

从以往的临床经验和大量的文献资料均说明损伤性胆管狭窄应尽早施行手术处理，使肝功能恢复正常，最容易出现的问题是当胆管梗阻不完全时，反复的胆道感染造成严重的胆管纤维化性改变，常使手术治疗失败。

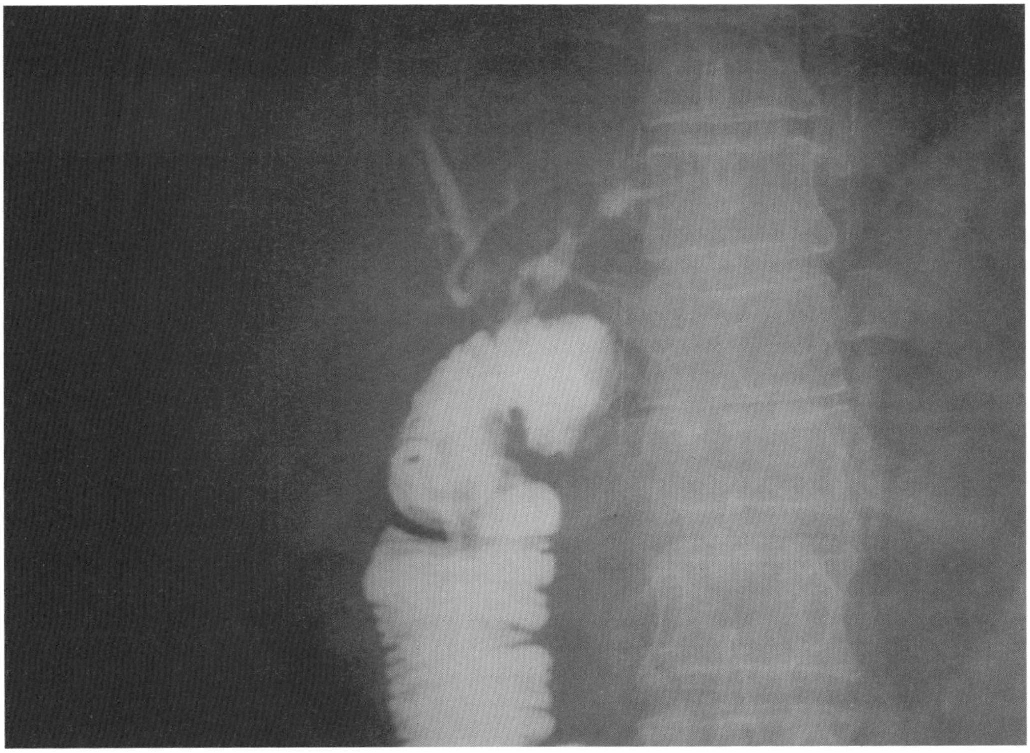

图 88－23 腹腔镜胆囊切除术中发现胆道损伤，做肝胆管空肠吻合，术后 2 年一直发热和黄疸，来院求治。空肠造影显示胆管开口狭窄，右后胆管未显影

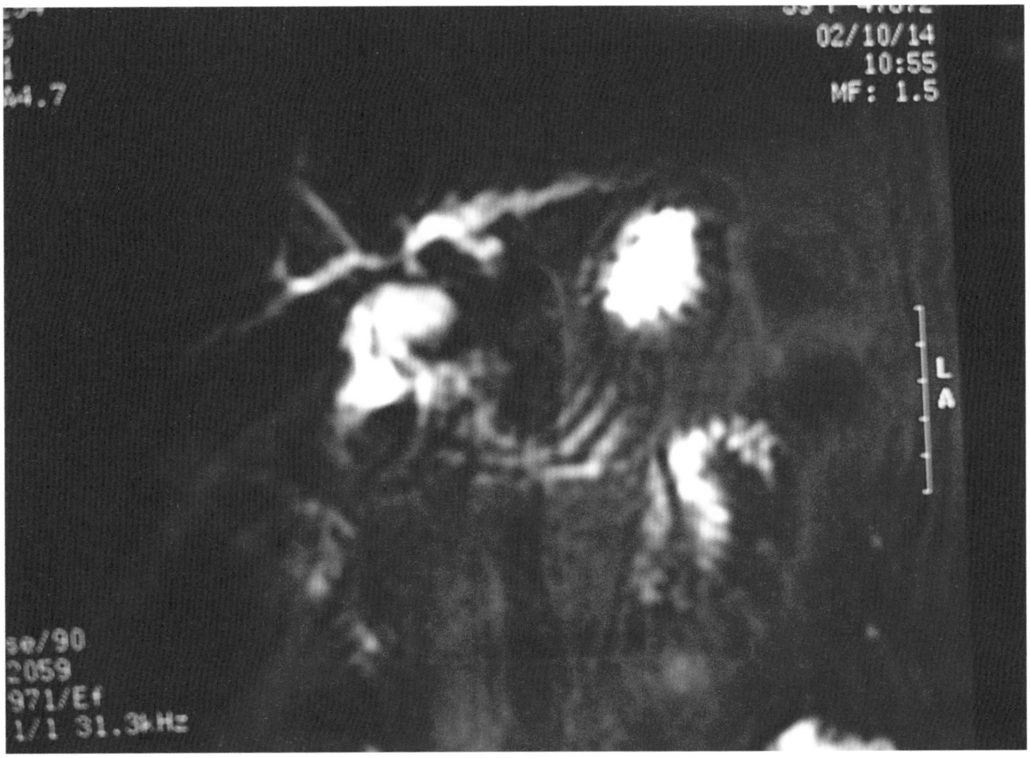

图 88－24 MRCP 显示吻合口处狭窄

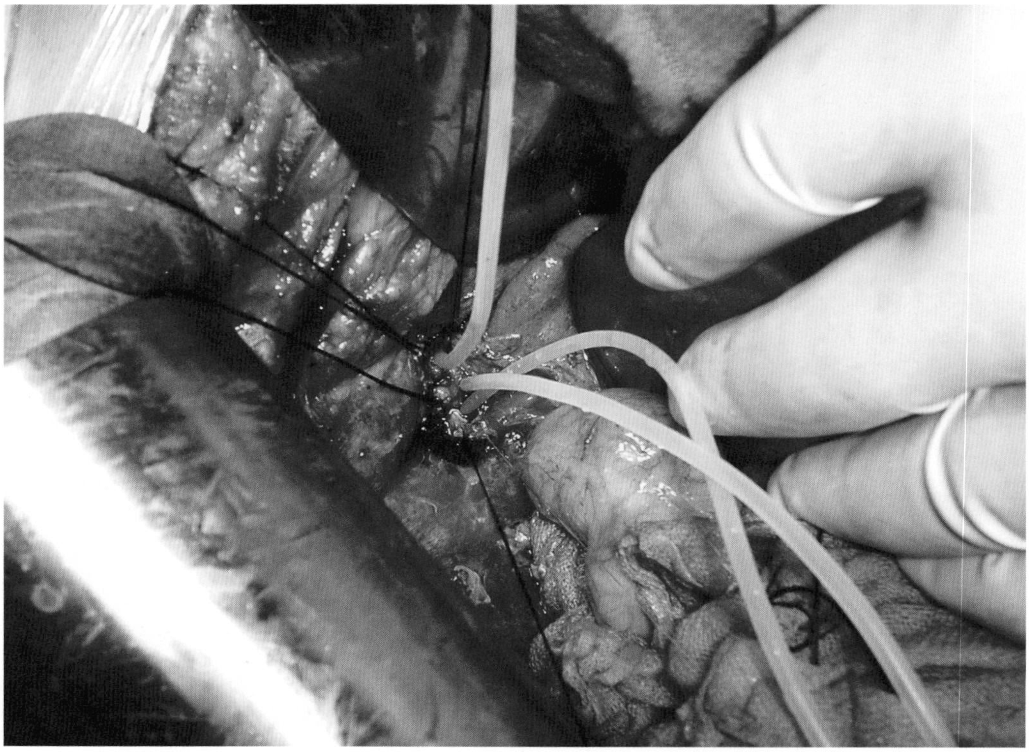

图 88－25　术中重新分离胆肠吻合口，找到左肝管、右前肝管和左后肝管，剪开狭窄并插入 8F 导尿管作为支撑

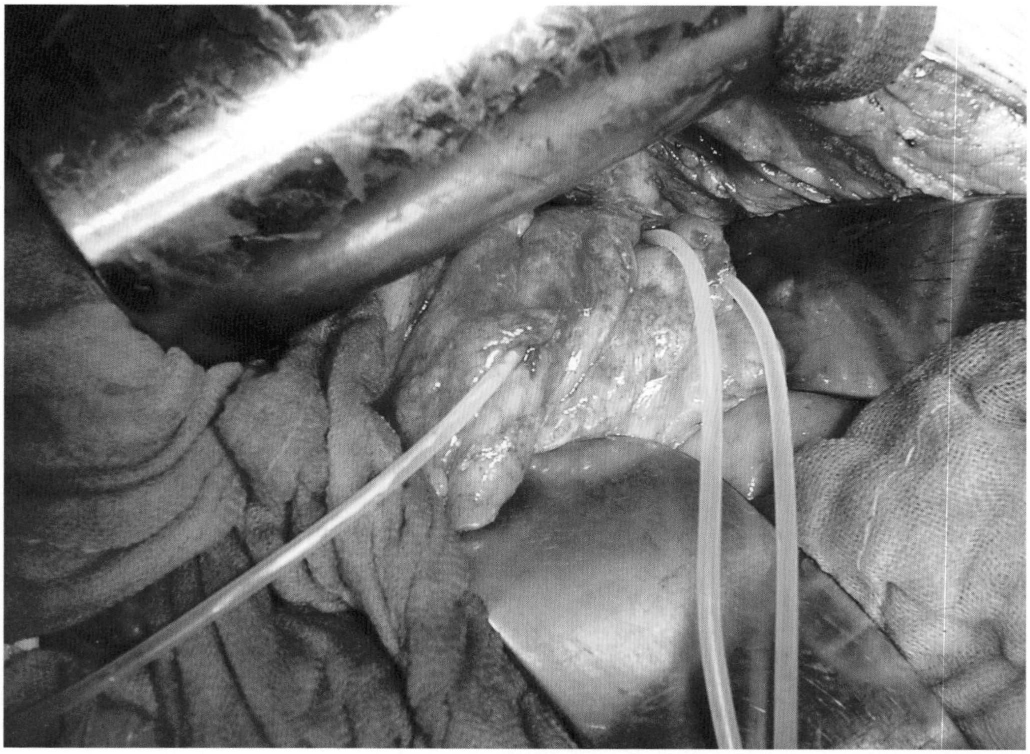

图 88－26　胆肠吻合后分别把尿管引出

〔黄志强　黄晓强整理〕

参考文献

[1] 钱光相，吴孟超，张永杰，等. 腹腔镜胆囊切除术胆管损伤的类型及分析 [J]. 中华外科杂志，1995，33：647.
[2] 傅由池，李开宗，高志清. 医源性胆管损伤的原因及处理探讨 [J]. 中华外科杂志，1996，34：33.
[3] 何振平，刘永雄，黄志强. U 管治疗胆管狭窄 [J]. 中华外科杂志，1987，25：420.
[4] 黄志强. 必须重视腹腔镜胆囊切除术的安全性 [J]. 中华外科杂志，1995，33：645.
[5] 黄志强，蔡景修，韩本立，等. 胆管狭窄合并门脉高压的外科治疗问题 [J]. 中华外科杂志，1979，17：351.
[6] 黄志强，刘永雄. 损伤性高位胆管狭窄治疗方法的改进 [J]. 中华外科杂志，1980，18：368.
[7] 黄志强，王燕生，贾士勇. 开放法胆囊切除术的安全性（34 所医院 4655 例的分析）[J]. 肝胆胰脾外科杂志，1995，1：73.
[8] 李远康，黄文. 手术损伤性肝外胆管狭窄 [J]. 中华外科杂志，1962，10：635.
[9] 林春业，黄南卿. 肝内胆管空肠吻合术 [J]. 中华外科杂志，1956，4：954.
[10] 林守诚，孟承伟. 胆囊切除术中胆管横断损伤 10 例分析 [J]. 实用外科杂志，1984，4：268.
[11] 刘玉杰，原景海. 利用带蒂翻转的胆囊浆膜修复左肝管损伤一例 [J]. 中华外科杂志，1981，19：198.
[12] 刘永雄，黄志强，周永碧，等. 损伤性胆管狭窄的外科治疗 [J]. 普外临床，1986，1：234.
[13] 彭其芳，冉瑞图，姚光莹. 胃右血管蒂胃窦前壁浆肌瓣修补胆管缺损的实验研究 [J]. 中华外科杂志，1988，26：101.
[14] 彭淑牖，曹利平，牟一平，等. 医源性左右肝管汇合部丧失的外科治疗 [J]. 中华外科杂志，：1995，33：650.
[15] 黄志强. 手术后肝外胆管狭窄 [J]. 实用外科杂志，1988，8：262.
[16] 冉瑞图. 肝门胆管狭窄原位整形术 [J]. 中华外科杂志，1980，18：291.
[17] 徐荣楠. 利用胆囊组织修复肝总管缺损 [J]. 中华外科杂志，1959，7：416.
[18] 杨东山，梁怀清，杨国栋. 带血管蒂空肠片修复胆管狭窄与缺损 [J]. 解放军医学杂志，1989，14：381.
[19] 姚和祥，王烈，杨钟惠，等. 一、二、三级肝管的解剖及其临床意义 [J]. 肝胆胰脾外科杂志，1995，1：48.
[20] Adson M A. Portal hypertension in secondary biliary stricture [J]. Arch Surg，1968，96：604.
[21] Blumgart L H，Kelley C J，Benjamin I S. Benign bile duct stricture following cholecystectomy：critical factors in management [J]. Br J Surg，1984，71：836.
[22] Catell R B. Primary repair of benign stricture of the bile duct [J]. Surg Gynecol Obstet，1959，109：531.
[23] Couinaud C. Exposure of the left hepatic duct through the hilum or in the umbilical of the liver：Anatomical limitations [J]. Surgery，1989，105：21.
[24] Galperin E I，Kuzovlev N F. Exchangeable transhepatic drainage in benign obstruction of the proximal hepatic duct [J]. Surg Gynecol Obstet，1980，150：325.
[25] Huang C C，Pei H Y，Liu Y H，et al. Treatment of higsh stricture of hepatic duct [J]. Chin Med J，1965，84：606.
[26] Matthews J B，Gertsch P，Baer H U，et al. Biliary stricture following hepatic resection [J]. HPB Surgery，1991，3：181.
[27] Myburgh J A. The Hepp-Couinaud approach to strictures of the bile ducts [J]. Ann Surg，1993，218：615.
[28] Nealon W H，Urrulia F. Long-term follow-up after bilioenteric anastomosis for benign bile duct stricture [J]. Ann Surg，1996，223：639.
[29] Northover J M A，Terblanche J. A new look at the arterial supply of the bile duct in man and its surgical implications [J]. Br J Surg，1979，66：379.
[30] Okamura T，Orii K，Ono A，et al. Surgical technique for repair of benign stricture of the bile ducts，preserving the papilla of Vater [J]. World J Surg，1985，9：619.
[31] Parker G A，Halloran L G. Reconstruction of the bile duct with transanastomotic U tubes [J]. Surg Gynecol obstet，1986，162：433.
[32] Pellegrini C A，Thomas M J，Way L W. Recurrent biliary stricture patterns of recurrence and outcome of surgical therapy [J]. Am J surg，1984，147：175.

［33］ Pitt H A，Miyamoto T，Parapatis S K，et al. Factors influencing outcome in patients with postoperative biliary strictures ［J］. Am J Surg，1982，144：14.
［34］ Sedgwick C E. Management of bile duct strictures with associated portal hypertension ［J］. Surg Gynecol Obstet，1959，108：627.
［35］ Shamberger R C，Lund D P，Lillehei C W，et al. Interposed jejunal segment with nipple valve to prevent reflux in biliary reconstruction ［J］. J Am Coil Surg，1995，180：10.
［36］ Templeton J Y，Dodd G D. Anatomical separation of the right and left lobes of the liver for intrahepatic anastomisis of the biliary ducts ［J］. Ann Surg，1963，157：287.
［37］ Terblanche，J，Worthley C S，Spence R A J. High or low hepaticojeunostomy for bile duct strictures? ［J］. Surgery，1990，108：828.
［38］ Terblanche J，Allisony H F，Northovr J M A. An ischemic basis for biliary strictures ［J］. Surgery，1983，94：52.
［39］ Waddell W R. Exposure of intrahepatic bile ducts through interlobar fissure ［J］. Surg Gynecol Obstet，1967（3）：491.

第八十九章　保存括约肌胆管狭窄修复术

Repair of Bile Duct Stricture with Preservation of Sphincter Oddi

胆道生理功能的维持和预防上行性胆道感染，有赖于正常的 Oddi 括约肌功能。胆胰管和十二指肠交接部是一个复杂而精致的解剖学构筑，该处神经、体液、解剖学结构和机械性能，起到和谐的协调作用，当前尚无任何一种手术设计能完全代替括约肌部的作用。因此，在可能情况下，良性胆管狭窄保存括约肌的修复手术应视为首选的方法。

20 世纪 50 年代期间，由美国著名外科医师 Lahey 倡导的切除狭窄部胆管的胆管对端吻合术治疗损伤性肝外胆管狭窄的手术方法曾得到重视，从理论上此手术方法有其优越性，但在实际上此手术有其难以克服的困难和缺点，例如，狭窄部上、下方胆管粗细不一致；瘢痕切除后胆管缺失过大，缝合后有张力；手术技术上的困难（包括纤维瘢痕组织切除、游离胆管、胆管血供的保存、游离胰头十二指肠、无张力的对端吻合等）；更重要的是经此手术治疗的病人，后期胆管再狭窄率较高，晚期的胆管再狭窄发生率达 50%。因此，狭窄部切除胆管对端吻合术当前已很少用于治疗损伤性肝外胆管狭窄。作者以往的肝外胆管狭窄修复病例中，不少是曾经做过胆管的对端吻合者。

胆管对端吻合术的主要问题是切除瘢痕组织后的胆管壁组织缺失，而过多地游离胆管两端，不但是技术上有困难，而且影响胆管壁的血供和发生晚期狭窄。因此，假如能用血供良好的组织片以代替胆管壁的组织缺失，则可以达到有效的局部修复和保存括约肌功能。带血管的胆囊壁瓣是最适宜的补片，但是损伤性肝外胆管狭窄多是发生在胆囊切除手术后的病人，故不复再有胆囊。自 1983 年开始，黄志强等使用带血管蒂的空肠瓣，胃大弯、胃小弯片等有黏膜上皮内衬的带蒂自身组织片修复肝外胆管狭窄时的胆管壁缺损，经过术后观察，效果比较满意。此后，国内尚有其他的非黏膜上皮内衬的组织片（带蒂的及游离的）用于胆管损伤修复，如用游离的腹膜片、带蒂的胃浆肌层片、带蒂的肝圆韧带瓣等，在带蒂的肝圆韧带瓣或网膜的局部修补中，因对应胆管的面是单层内皮细胞或单层上皮细胞面，对长期的胆汁刺激会产生修补面的挛缩，术后长期观察有不少再次的狭窄，而需再次手术。但多是用于修复局限性的胆管损伤，起到减少局部炎性肉芽组织形成的作用，有如早年时用空肠襻浆膜面覆盖缝合以处理胆总管局部性伤。

【适应证】

1. 损伤性肝外胆管狭窄，狭窄以下胆管保存完好。
2. 胆管部分性狭窄，肝胆管无明显扩张。
3. 狭窄部在分叉以下，无一级肝管以上的狭窄。
4. Oddi 括约肌狭窄可同时行括约肌切开成形术。
5. 部分性肝外胆管狭窄，间有胆管炎发作，血清碱性磷酸酶升高，宜行狭窄修复，因后期易发生肝脏纤维化和胆汁性肝硬化。

【禁忌证】

1. 长段的胆管狭窄，肝胆管呈明显扩张。
2. 复杂的高位肝胆管狭窄。
3. 局部有感染、瘘管等并发症的高位狭窄。
4. 下段胆管萎缩或闭塞。
5. 其他原因不宜行胆管狭窄手术者。

【术前准备】

1. 同胆道狭窄修复手术。

2. 术前经十二指肠内镜检查，注意十二指肠乳头的状况，有无狭窄。

3. ERCP 显示狭窄以下的胆总管和狭窄的程度与范围，狭窄以上胆管情况，有无合并结石等。

【手术步骤】保存括约肌的胆管狭窄修复手术包括：分离胆管狭窄部、安放内支撑引流、切取带血管蒂组织瓣、带蒂胃肠瓣胆管缺损伤修复 4 个主要内容。

（一）分离胆管狭窄部

1. 适用于保存括约肌胆管狭窄修复术者，狭窄部以下的胆总管多属完整，一般可以首先在十二指肠上缘分离出胆总管的前壁；胆总管有其特征性的微血管分布，一般容易辨认。

2. 若肝十二指肠韧带上纤维组织增生较多，胆管显露不清楚时，可将十二指肠第一部向下分离，发现胆总管旁淋巴结，此时淋巴结多有增大，但质地较软，在其内侧可发现胆总管。

3. 按常规方法在胆总管狭窄下方切开胆总管，直达胆管狭窄处，注意狭窄的程度、长度，胆管壁的厚度以及纤维性增殖等状况。

4. 沿肝十二指肠韧带的前面分离达到胆管分叉部以上，将肝方叶下缘向上钩起，分离显示左右肝管的前壁。

5. 在直角血管钳引导下，逐步剪开胆管狭窄处，直至其上方较正常的胆管；若属高位的狭窄，可向上剪开部分左肝管横部或同时剪开右肝管开口。

6. 胆管纵形切开之后，胆管便敞开，一般不需全部切除胆管壁上增生的纤维瘢痕组织；因为当胆管狭窄切开后，管壁自然向后方收缩，其所形成的胆管壁组织缺损将以组织瓣修复。计划组织瓣的取材和瓣块的大小（图 89-1）。

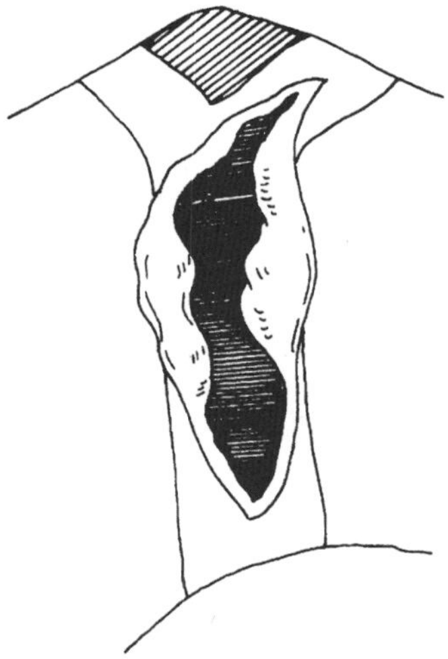

图 89-1　胆管狭窄切开

（二）安放内支撑引流（图 89-2～图 89-6）

1. 为了方便手术进行，此时可放置内支撑管。因为引流支撑管放置的时间一般为 6～12 个月，故最好用硅橡胶管经肝面穿出，常用的是 Smith 管；即是经肝放至胆总管下端的直管（不经括约肌至十二指肠），管径不宜过粗，以免阻塞肝内胆管引流和压迫肝管。

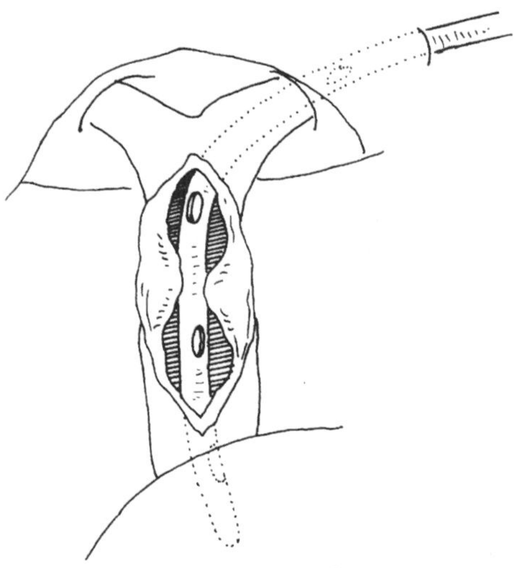

图 89-2　经肝导管位置

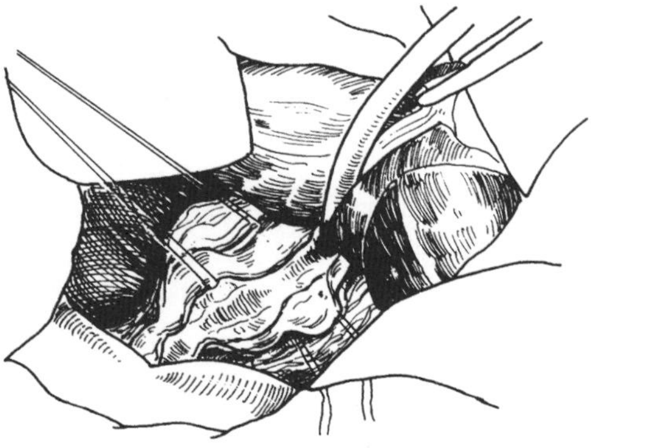

图 89-3　肝外胆管狭窄切开后经左肝管放置经肝导管（术中所见）

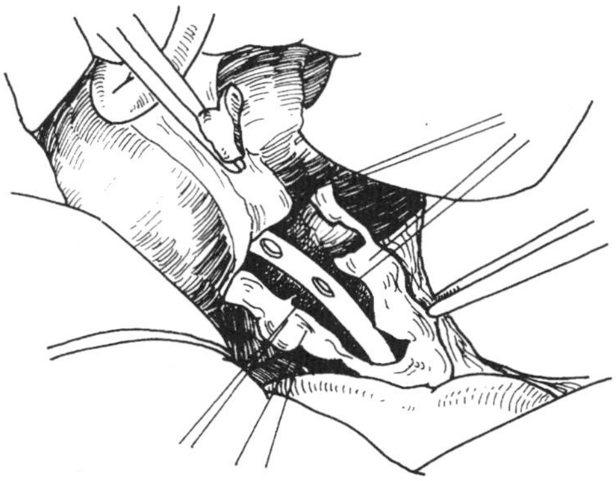

图 89－4 经肝导管（Smith 导管）放至胆总管下端，胆管壁缺损待修复（术中所见）

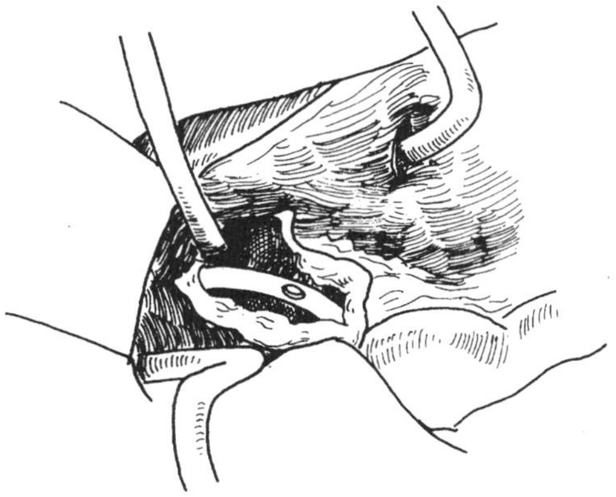

图 89－5 放置双侧经肝导管（术中所见）

2. 以一可弯曲的胆道探子或弯取石钳经左肝管的一分支从肝表面穿出，引进一粗线后，将引流管的一端拽出肝表面，引流管的两端暂时钳夹固定。

3. 若为高位狭窄同时伴有右肝管开口狭窄时，亦可用相同的方法行经右肝管置管。

（三）切取带血管蒂组织瓣

1. 主要根据胆管狭窄的范围决定，对较局限的上段狭窄，解放军总医院用胃小弯侧的转移胃壁瓣；而对狭窄距离较长需要大块补片者则用空肠瓣，从所获得的结果看，均较为满意。

2. 胃小弯转移瓣（图 89－7～图 89－10）。

3. 胆总管上段狭窄时距胃小弯的前壁很近，且胃本身有很大的活动度，可以在同一个手术野内完成手术，手术比较简单，故方便用于胆管损伤的即期修复及后期胆管狭窄修复。

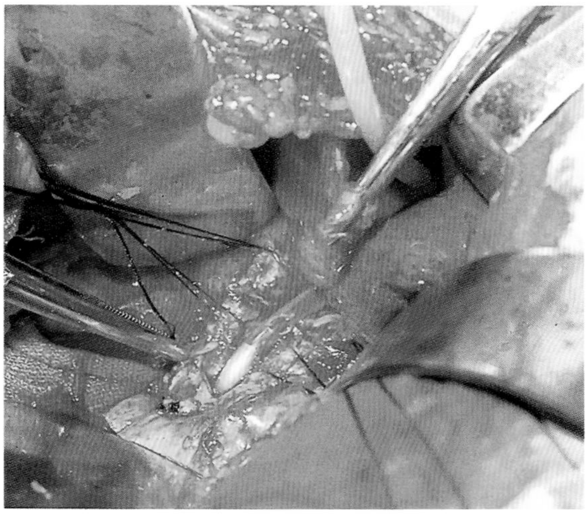

图 89－6 经肝放至胆总管下端的硅胶导管

4. 选择相邻的胃小弯前壁，根据要求补片的大小和形状以电凝器标出其预切取胃片范围，该胃片应连有胃小弯血管的分支。

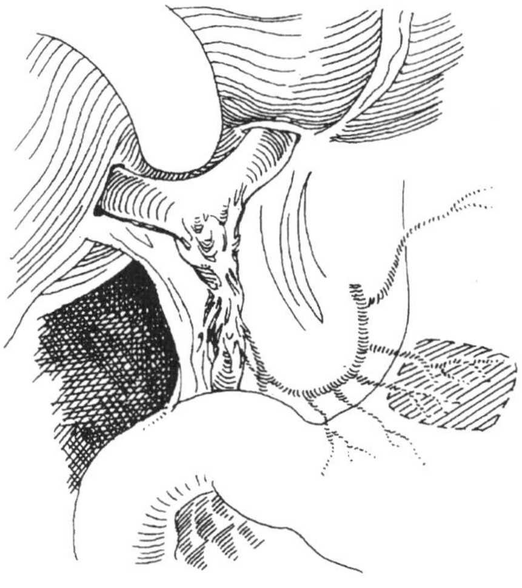

图 89－7 胃小弯瓣的设计

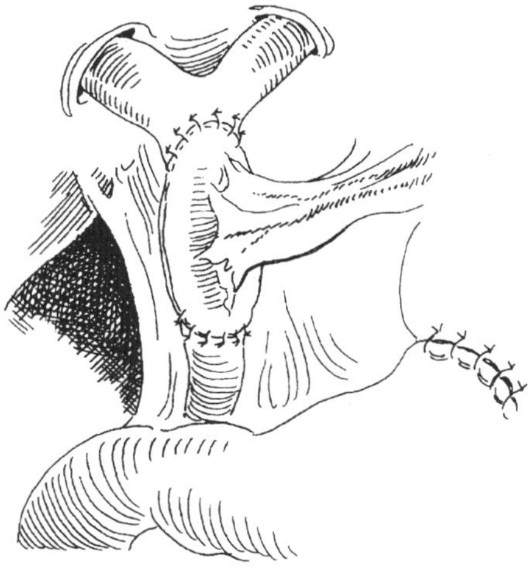

图 89－8 保留胃小弯血管蒂的胃瓣修复

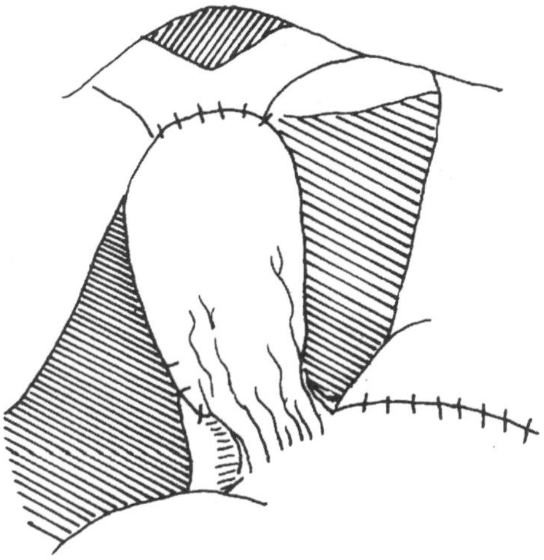

图 89-9 胃小弯转移瓣修复胆管示意

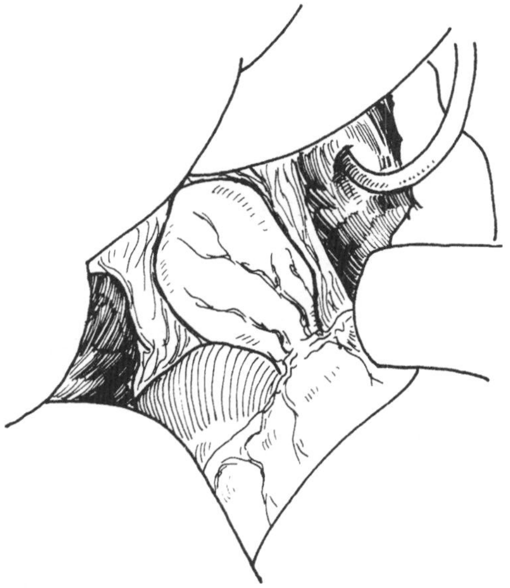

图 89-10 小弯侧转移胃瓣胆管修复（术中所见）

5. 按预定线 L 型切开胃壁全层，黏膜下血管均缝扎止血，保留向胃小弯侧的胃壁暂不切断。

6. 胃小弯瓣切开后掀起，从黏膜面切断胃瓣与小弯处胃壁的连续，保存其来自胃小弯的血管分支不受损伤，造成一带小弯血管蒂的胃瓣。

7. 双层缝合胃前壁的切口。若需要延长胃小弯瓣的血管蒂，可切断胃左动脉方向的血管弓，保存胃瓣与胃右动脉支的联系。胃壁瓣与胆管缺损缝合应无张力。

胃大弯瓣如图 89-11、图 89-12 所示。

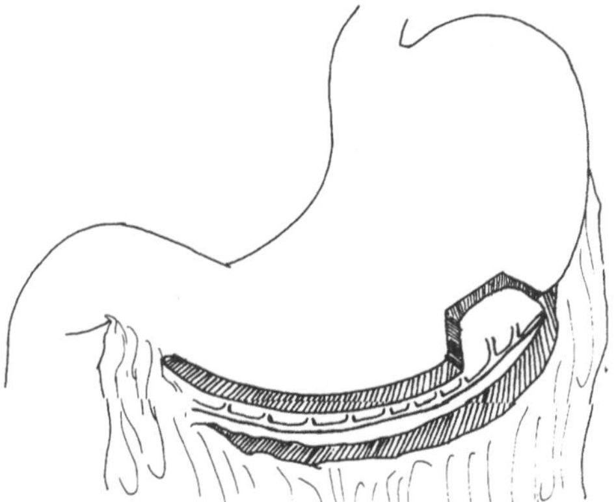

保存胃右网膜血管弓

图 89-11 带蒂胃大弯瓣的切取

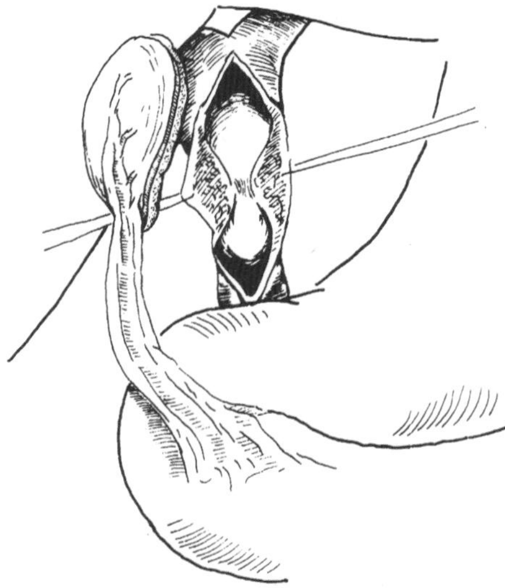

图 89-12 游离带血管蒂胃大弯瓣用于修复

8. 早期对胆总管狭窄大块缺损修复时，曾使用带血管蒂胃大弯组织瓣。胃大弯瓣的优点是切取容易、血管蒂自然、可作远距离转移。

9. 胃大弯瓣切取时，需保存胃右网膜血管蒂，手术亦较简单（图 89-13、图 89-14）。

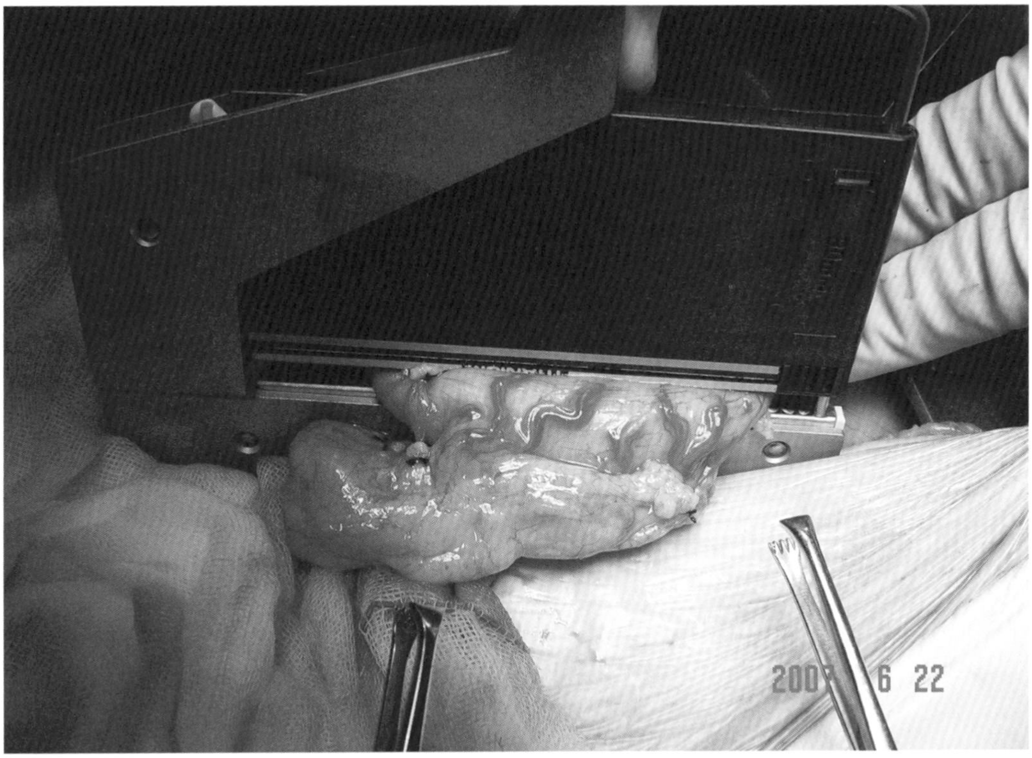

图 89－13　先游离胃大弯处的胃血管分支，在胃大弯中部用残端闭合器取部分胃组织

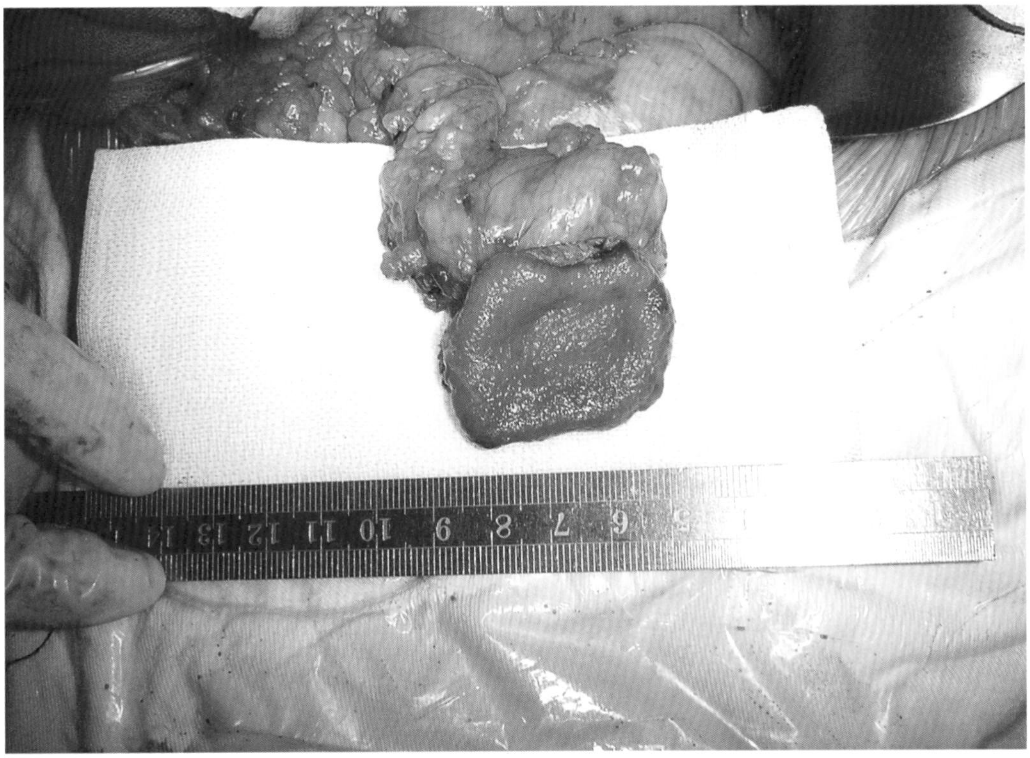

图 89－14　取下带血管蒂的胃瓣

空肠瓣的切取与转移如图 89－15～图 89－18 所示。

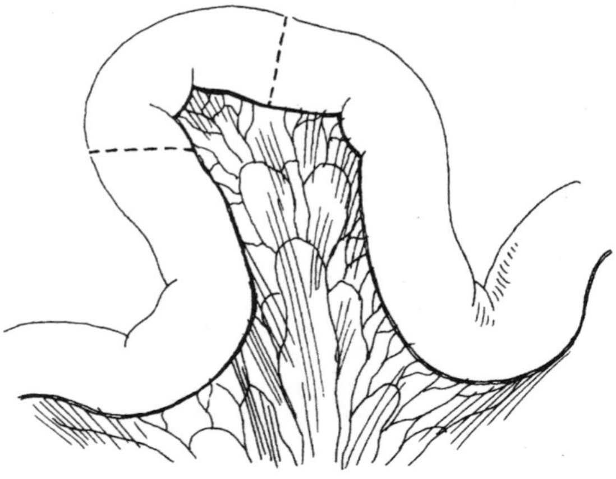

图 89－15　带蒂空肠瓣切取

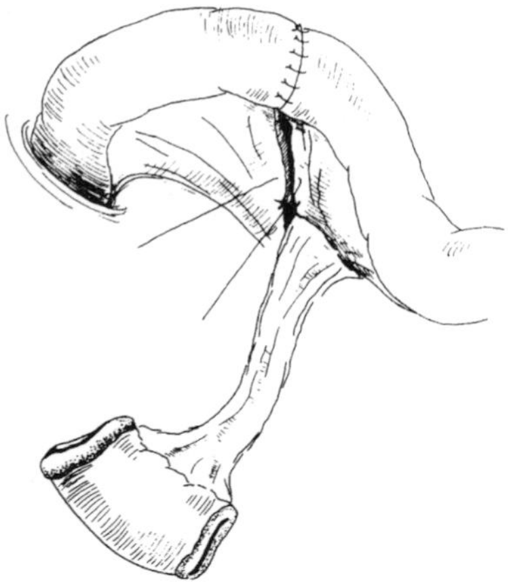

图 89－16　带蒂空肠瓣的准备

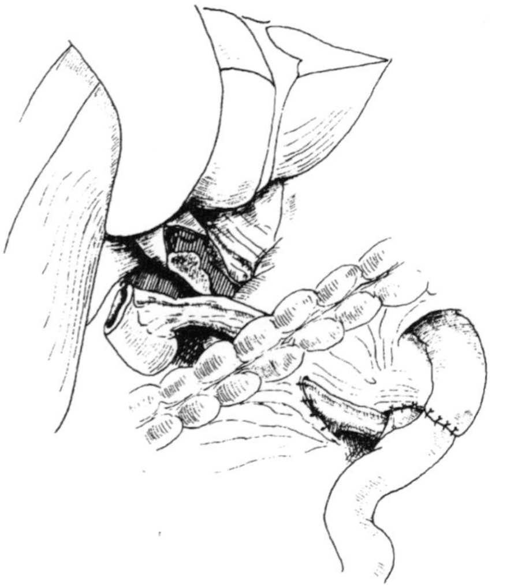

图 89－17　经横结肠系膜带蒂空肠瓣转移

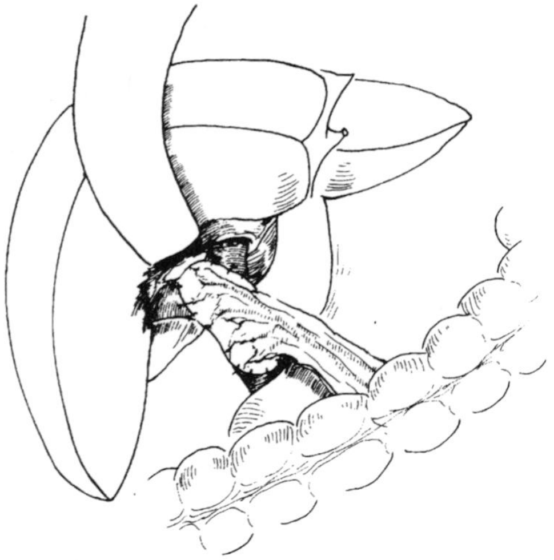

图 89－18　带蒂空肠瓣修复胆管

10. 空肠瓣的制作比较复杂，需要分离横结肠下区的粘连（再次手术的病人，腹腔内粘连有时较紧密）和制成一带蒂的游离空肠段，故延长手术时间，一般只用于狭窄段较长的肝外胆管狭窄。

11. 提起上端空肠，在离 Treitz 韧带约 20 cm 处的空肠上，选取连带系膜上有空肠血管支的肠段，一般切取约 5 cm 的肠段，妥善保存其系膜血管蒂。

12. 上、下两空肠断端行对端吻合。缝闭所有因切开系膜所造成的空隙。将带蒂的空肠段经横结肠系膜上提至肝门部待用于吻合。注意防止系膜蒂的过度牵引、扭转、受压所造成的肠段血循环障碍。

（四）带蒂胃肠瓣胆管缺损修复

1. 将移至肝门处的胃、肠瓣块按胆管缺损之大小及形状加以修整。胃壁较厚，主要是修剪黏膜层作为吻合，浆肌外层可以多留一点，覆盖缝合于胆管壁上，以减少修复术后胆汁漏。

2. 在狭窄段较长的肝外胆管狭窄，用空肠瓣修复时，沿肠段的对系膜缘剪开之后，按照需要的宽度，修剪两侧的肠壁，保存留余肠片的血供。

3. 将补片的上下端各与胆管缺损的上、下角缝一固定缝线并作为牵引之用。

4. 以 5－0 聚丙烯线或 3－0 丝线缝合右侧（后壁）的吻合缘，做到准确的黏膜对黏膜缝合。

5. 将经肝放置的支撑引流管放至胆总管下端（不要经过括约肌），在修复的上、下方，引流管壁上应剪有侧孔。

6. 缝合修补的前缘（左侧），胆管壁与补片间同样做到黏膜对黏膜缝合。

7. 补片外面的浆膜层与胆管外层的纤维组织以细线作固定加强缝合。缝合后向导管内注入生理盐水，应未见明显的漏水处（图 89 - 19）。

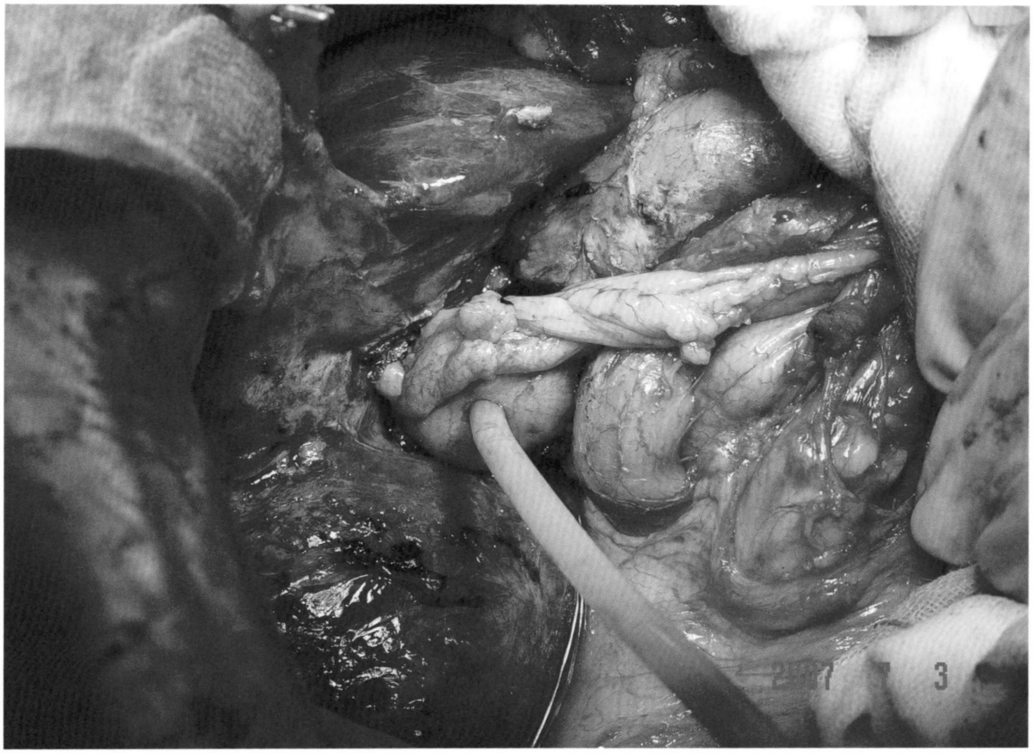

图 89 - 19　完成带血管蒂胃瓣的胆管狭窄修复，并带有引流管

8. 至此，胆管狭窄切开修复手术便告完成。

9. 在肝下区胆管修补处后方和前方、经肝导管出肝处各放一 Penrose 引流管，外接引流袋。引流管的部位应放置得当，保证引流通畅，因手术后常有暂时性胆汁渗漏。

【术后处理】

1. 同胆管手术后。

2. 注意腹腔引流液有无胆汁渗漏。

3. 每天以少量庆大霉素生理盐水溶液冲洗内置管，支撑管留置 6～12 个月，其间可定期更换导管。

〔黄志强　黄晓强整理〕

第九十章　肝圆韧带胆管缺损修复术

Restorative Operations of the Bile Duct Injury (Hepatic Round Ligament Repair)

肝圆韧带（脐静脉）瓣修复胆管缺损手术，于1988年已作过报道。相继又报道了“带蒂脐静脉瓣修复胆管缺损的临床研究及应用”。在20世纪80年代初，我们开始对人体肝圆韧带的大体解剖及组织学进行了临床研究，发现肝圆韧带切断后两端皆有渗血，但以肝侧渗血多而且鲜红，判断肝圆韧带血供主要来自肝侧；组织学观察，脐静脉壁主要由胶原纤维和少量平滑肌束组成，偶尔可见到弹力纤维，脐静脉内膜为退变的扁平细胞，其结构与胆管壁很相似；以及肝圆韧带紧邻胆管，因此设计了肝侧带蒂脐静脉瓣修复胆管缺损手术。于1986年9月开始用于临床，至今已施行带蒂脐静脉瓣修复胆管缺损手术28例，通过2例再手术病例观察，修补的脐静脉瓣不仅外观与胆管相同，胆总管切开后见修补的脐静脉壁厚度也与胆管壁相同，脐静脉瓣内膜粉红色、光滑，吻合口光滑，愈合良好。达到了恢复胆道正常生理状态，保持了Oddi括约肌功能和防止上行性胆道感染的目的。

【解剖生理概要】人体肝圆韧带是胚胎脐静脉的残留，呈条索状结构。成年人肝圆韧带残存死腔，为一潜在开放性结构。肝圆韧带管壁可分为内膜、中膜和外膜，仍保留着血管的特征。肝圆韧带的组成，以胶原纤维为主，弹力纤维和平滑肌次之。肝圆韧带的血供，主要来自肝右动脉分支，肝右动脉在入肝实质前（0.80±0.2）cm处发出1分支，走行肝左裂沟内，与肝圆韧带上段紧贴伴行，并发出细小分支穿入肝圆韧带壁内，称为肝圆韧带动脉。附脐静脉在肝圆韧带肝侧端由左门静脉发出2～4分支组成，其腹壁端来自脐周腹壁静脉网分支，缠绕肝圆韧带走行，于韧带中下段交接处相互吻合。肝圆韧带丰富的血供保证了带蒂肝圆韧带瓣与缺损的胆管壁吻合口的良好愈合。肝圆韧带从脐至肝，其外径、管壁厚度、残腔管径均逐渐增大，其刚度也逐渐增大，但可扩张性渐小，因此肝圆韧带力学再通时，不宜过度扩张。临床实践证明，带蒂肝圆韧带修复胆管缺损的可用长度、管壁厚度和残腔均以肝圆韧带中段（游离段）适宜。

【适应证】

1. 胆囊切除时肝外胆管横断性损伤，胆管缺损较长。
2. 胆管横断性损伤，胆管对端吻合术后吻合口狭窄。
3. 左右肝管开口部损伤，胆管缺损。
4. 肝外胆管壁损伤大块缺损。
5. 炎性胆管狭窄，肝内外胆管无结石和狭窄残留，无肝叶或肝段萎缩，Oddi括约肌功能正常。
6. 胆内瘘致胆总管壁缺损。
7. 胆总管十二指肠吻合术后，肝内外胆管和Oddi括约肌功能正常，在拆除胆总管十二指肠吻合口后，胆总管前壁大块缺损者。

【禁忌证】

1. 反复发作急性胆管炎。
2. 胆管损伤，胆管对端吻合术后吻合口狭窄超过2.5 cm。
3. 胆管狭窄、肝胆管壁明显增厚。
4. 肝叶或肝段萎缩或肝内外胆管残留结石、狭窄。
5. 胆总管十二指肠吻合术后或Oddi括约肌切开术后或Oddi括约肌功能失常。

【术前准备】带蒂肝圆韧带瓣修复胆管缺损为胆道再次手术，病情比较复杂、病人情况差，需要做全面检查。

1. 弄清以往胆道手术史，已置引流管的病人，保持胆汁引流通畅。经逆行胆道造影了解胆道和引流管放置情况，必要时调整引流管，达到胆汁引流通畅，减少胆汁外渗对局部组织刺激，以减少粘连和瘢痕组织。

2. 有清晰的胆道影像资料，并深入讨论手术方案。

3. 加强营养支持，必要时输血，或血浆，或人体白蛋白。

4. 做胆汁细菌学培养包括厌氧菌，做药物敏感试验，术前应用有效抗生素。

5. 注意有无胆汁性肝硬化、门静脉高压症。

6. 食管、胃十二指肠钡剂检查或胃镜检查。

7. 修复手术距前次手术，除在术后 3～5d 内损伤的胆管局部炎症反应和腹腔感染不明显者外，一般不得少于 3 个月。

【麻醉与体位】一般选择全身麻醉。手术体位为仰卧位。

【手术步骤】

1. 切口选择：在不影响手术野显露和手术操作时，尽可能采用原手术切口，切除切口瘢痕，并适当扩大切口。如系高位胆管狭窄，肝方叶肿大时，应选择右肋缘下斜切口，并向左肋缘下延长，以达到肝门部及肝方叶的良好显露。

2. 上下端胆管后壁对端吻合，胆管前壁缺损修复术。细致地分离解剖肝门部，显露胆管狭窄的上、下端胆管，并显露门静脉主干，沿门静脉主干游离胆管的上、下两端，切除胆管狭窄部及周围的瘢痕组织，并充分游离十二指肠及胰头部（图 90－1），缩短上、下端胆管间距。以 0 号线间断缝合上、下端胆管后壁外膜，减少吻合口后壁张力（图 90－2）。上、下端胆管后壁，用 5－0 或 3－0 缝线、无创伤缝针，准确地胆管黏膜对黏膜间断缝合（图 90－3），缝线尽可能不穿过胆管黏膜，可减少吻合口狭窄的机会。在上、下端胆管后壁吻合后，胆管前壁横向张力明显增加，胆管前后径小而狭窄；为解除其横向张力，上、下端胆管前壁需作纵形切开，切口＞胆管横径（图 90－4）。然后采用带蒂肝圆韧带瓣（应较胆管缺损面积稍大）修复胆管前壁缺损；带蒂肝圆韧带瓣与缺损的胆管壁左侧缘，以 5－0 或 3－0 缝线间断缝合（图 90－5）。经正常胆管壁置支撑的 T 型管于胆管内，T 型管应较胆管内径稍小，避免过粗的 T 型管压迫胆管黏膜坏死。再行带蒂肝圆韧带瓣与缺损的胆管壁右侧缘相吻合（图 90－6）。

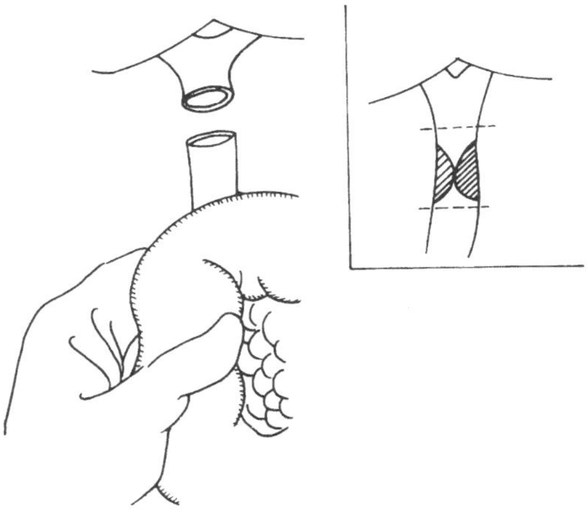

图 90－1　切除胆管狭窄部

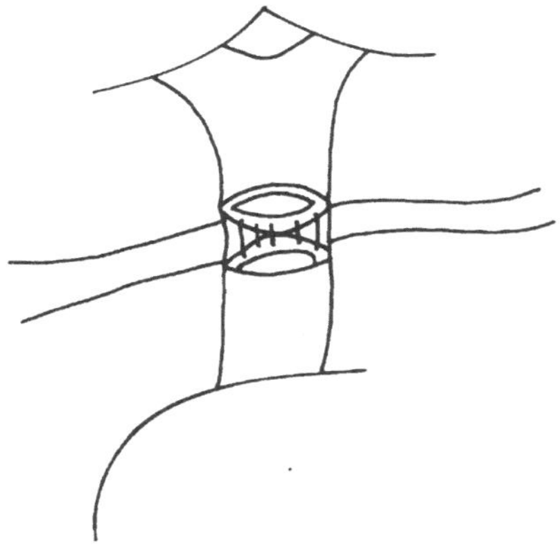

图 90－2　间断缝合上、下端胆管

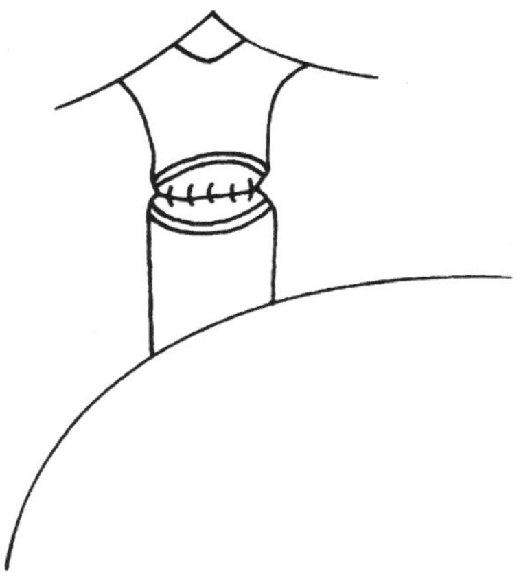

图 90-3 胆管黏膜对黏膜间断缝合

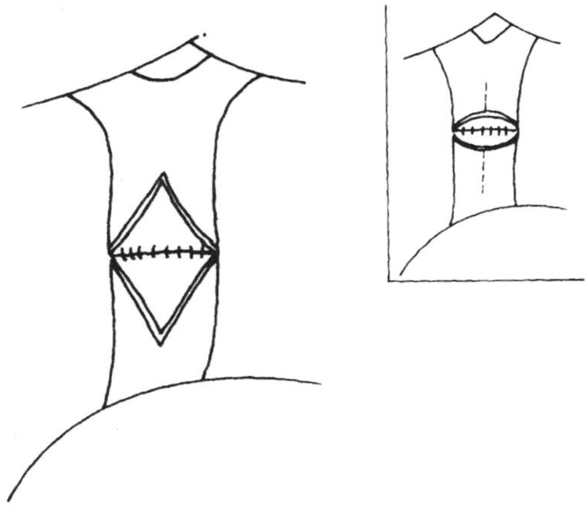

图 90-4 吻合后纵形切开上、下端胆管前壁

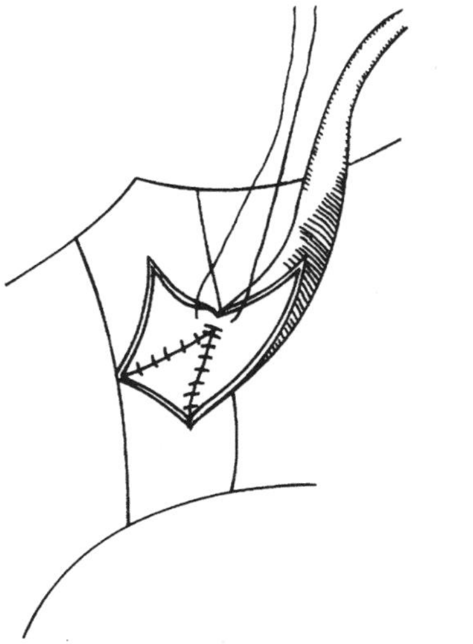

图 90-5 用带蒂肝圆韧带瓣修复

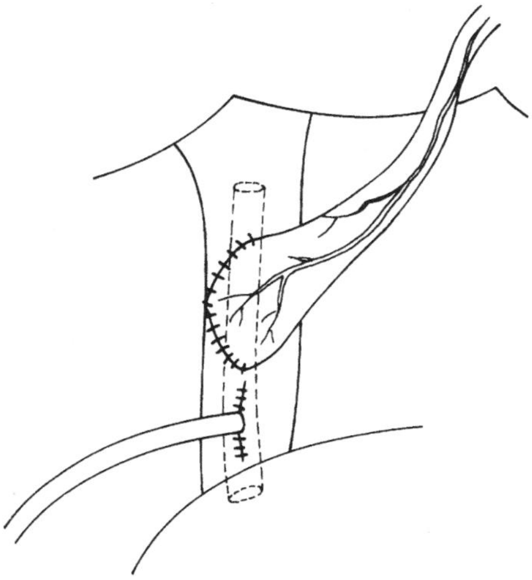

图 90-6 胆管内置 T 型管

3. 胆管壁缺损，带蒂肝圆韧带修复术：损伤性胆管壁缺损和炎性胆管狭窄、胆管前壁缺损与带蒂肝圆韧带瓣修复术，由于其胆管壁都仍保留部分的完整性，手术方式基本相似。细致地切除损伤的胆管壁周围瘢痕组织或纵形切开炎性胆管狭窄至正常胆管壁，胆管侧壁或前壁缺损与带蒂肝圆韧带瓣相吻合（图 90-7～图 90-9）。

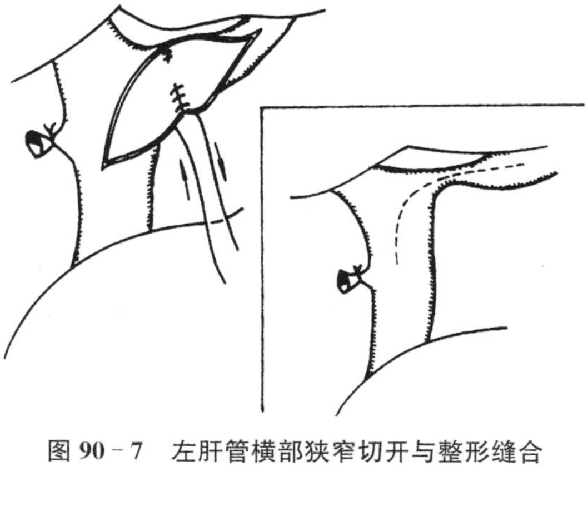

图 90-7 左肝管横部狭窄切开与整形缝合

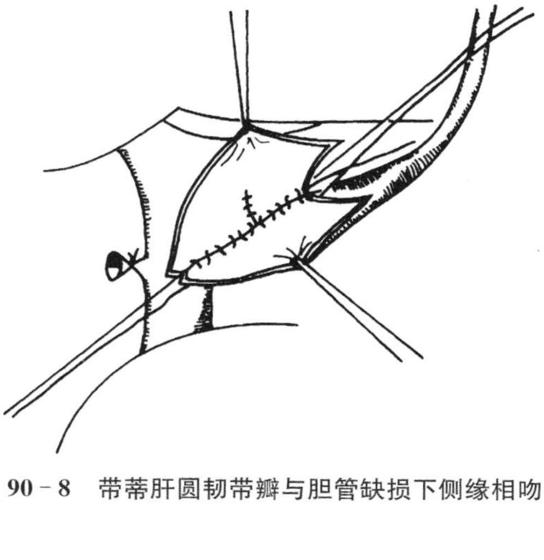

图 90-8 带蒂肝圆韧带瓣与胆管缺损下侧缘相吻合

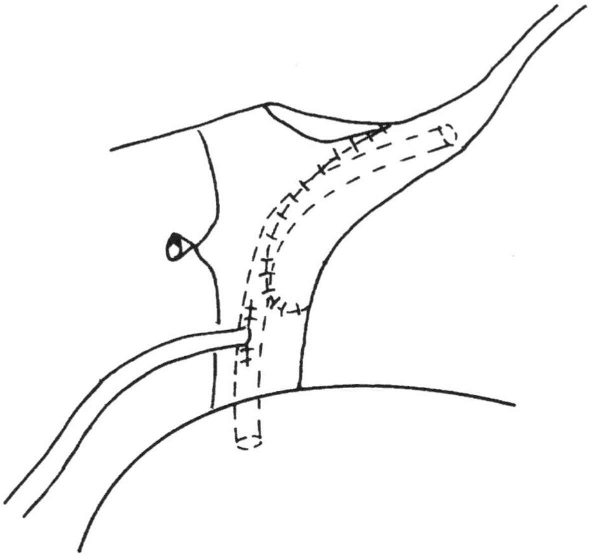

图 90－9　带蒂肝圆韧带胆管缺损修复，左肝管内置 T 型管

【特殊情况下的手术处理】左右肝管损伤的处理：临床上，左右肝管损伤比较少见，而且左右肝管损伤一般行左右肝管切开、整形，肝胆管空肠吻合术。采用胆管缺损修复术机会很少。

【病例】外地某医院 1995 年 9 月为病人作胆囊切除，术中发现左右肝管损伤，即行左肝管后壁与肝总管后壁相吻合，右肝管后壁因张力大未作吻合。经胆总管放置 14 号 T 型管于肝总管和左肝管内支撑引流，并通过 T 型管放置 3.5 mm 的硅胶管于右肝管内支撑引流，缺损的肝胆管壁以肝圆韧带覆盖，缝合固定，病人于 1995 年 12 月 4 日转入我院，行 T 型管及右肝管内硅胶引流管同时注入泛影葡胺作逆行胆道造影，显示左右肝管狭窄，且肝内肝管扩张不明显（图 90－10）。为使肝内胆管扩张，坚持间断或持续夹闭两根引流管。住院 4 个多月，经 3 次逆行胆道造影，左右肝管逐渐扩张，病人健康状况也明显改善，于 1996 年 4 月 12 日在全身麻醉下行胆管缺损修复术。术中细致地将覆盖在胆管缺损上的肝圆韧带拆除，切除胆管前壁瘢痕，见左肝管与肝总管后壁间胆管黏膜愈合较好，切除右肝管与肝总管间之瘢痕组织，分离右肝管断端，游离肝总管和胆总管，并将右肝管和胆总管前壁纵形切开；右肝管后壁与肝总管后壁外膜间断缝合，再以 3－0 线间断缝合右肝管后壁与肝总管后壁，胆管前壁缺损呈倒三角形，将肝圆韧带残腔扩开，根据胆管前壁缺损面积制备带蒂肝圆韧带瓣，修复胆管前壁缺损，胆管前壁缺损左缘 A、B、C 点间与肝圆韧带瓣 A′、B′、C′，点间相对合（图 90－11）。以 3－0 缝线间断缝合，将缝线一一钳夹排列，待吻合口左侧缘缝合完毕，再由下而上逐一打结。经正常胆管壁于左右肝管内置 T 型管短臂支撑引流，再以 3－0 线间断缝合吻合口右侧缘（图 90－12）。经 T 型管注入生理盐水，仔细检查吻合口有无渗漏，于小网膜孔放置引流，病人术后恢复顺利。术后无胆汁漏发生，2 周后右上腹作微波治疗，口服泼尼松 5 mg，3 次/d，1 个月后减量，并口服西咪替丁及利胆药物。于 1996 年 5 月 21 日行 T 型管逆行胆道造影，胆道显影良好（图 90－13）。病人带管出院。

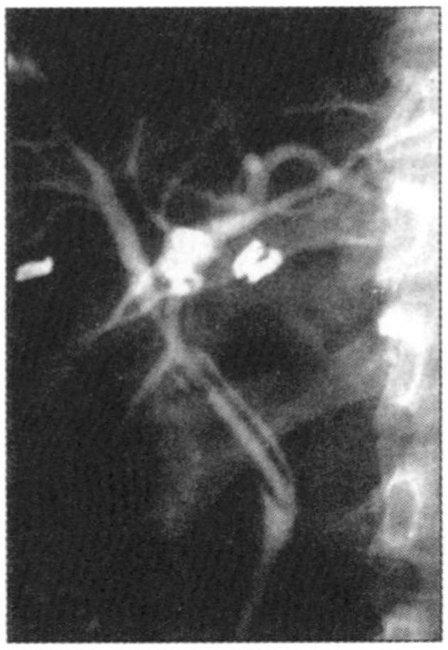

图 90－10　腹腔镜胆囊切除，术中发现左右肝管汇合部横断性损伤，行左肝管后壁与肝总管后壁对端吻合，T 型管短臂置左肝管，通过 T 型管置硅胶管于右肝管。逆行胆道造影

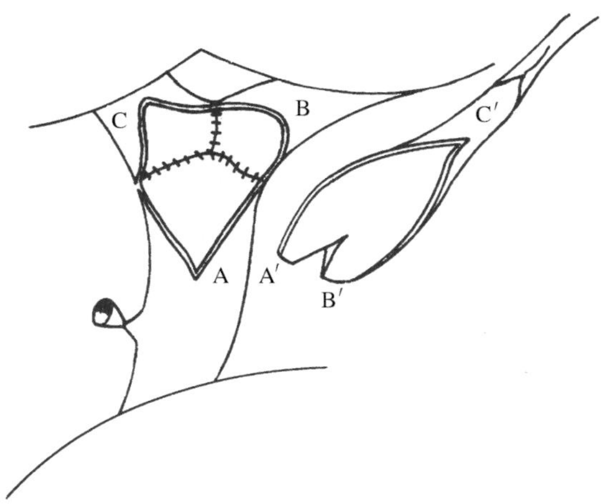

图 90－11　圆韧带瓣与胆管缝合的对应点

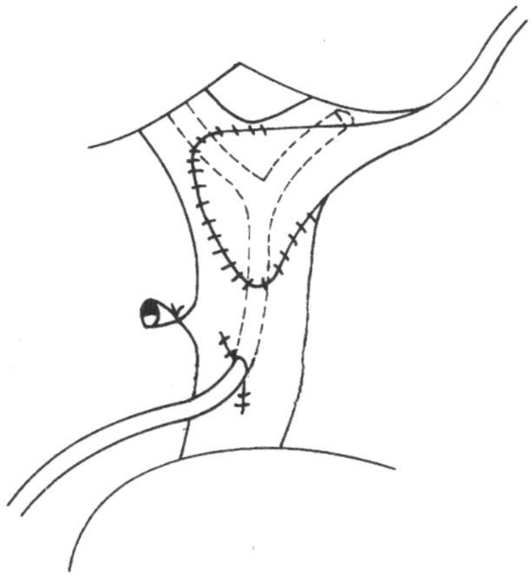

图 90－12　修复结果

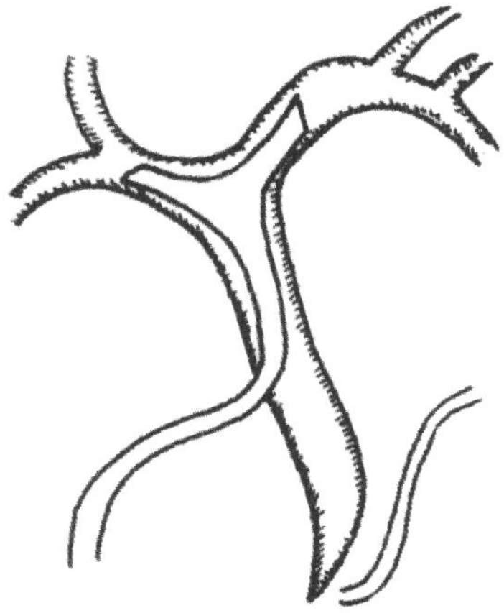

图 90－13　修复后胆道造影示意

【术后处理】

1. 带蒂肝圆韧带瓣修复胆管缺损手术后处理，一般与胆管空肠吻合术相同。但应特别注意保护 T 型管不能脱出，保持 T 型管和引流管之引流通畅，防止和减少胆汁渗漏对局部组织的刺激作用。

2. 静脉滴注地塞米松 5～10 mg，1 次/d，连用 3 d，并静滴西咪替丁。2 周后口服泼尼松 5 mg，3 次/d，1 个月后减量，同时口服西咪替丁。

3. 支撑的 T 型管，术后 2 周开始用生理盐水加抗生素冲洗，每周 2 次，防止胆泥沉积。支撑的 T 型管一般留置半年，以减少拔除 T 型管后胆管狭窄发生的机会。对炎性胆管狭窄、肝内胆管结石病例，根据胆管狭窄部情况，确定 T 型管放置时间。T 型管支撑引流期间，应口服利胆药物和抗菌药物，如氧氟沙星或左氧氟沙星。

4. 全身使用广谱抗生素与甲硝唑或替硝唑联合使用。

5. 加强营养支持疗法，必要时输全血或血浆、人体白蛋白等。

6. 右上腹部微波治疗，有助于减少瘢痕的形成。

7. T 型管逆行胆道造影，了解修复后的胆道影像。

【术后并发症、预防与处理】术后一般并发症与胆肠吻合术相同，其主要并发症为胆汁漏。我们在 28 例胆管缺损修复术中，有 13 例发生胆汁漏，占 46.4%，但绝大多数胆汁漏量少，其中 1 例胆汁漏量较大，每天约 400 mL，1 周后逐渐减少，2 周左右自行闭合。胆汁漏的预防，主要在于保证肝圆韧带瓣内膜与胆管黏膜准确的对合缝合，最好用无创伤的血管针、线细致地缝合，并注意缝合的针距和边距；胆管缺损修复吻合完成后，从支撑的 T 型管内注入生理盐水检查吻合是否有漏，以减少胆汁漏发生率。

术后胆汁漏发生率虽然较高，但量不大，只要保持胆汁引流通畅，一般在术后 1 周左右自行愈合；胆汁漏量较大，也可在术后 2 周左右自行愈合。胆汁的渗漏，对局部组织有刺激作用，因此应重视胆汁漏并发症的发生，重视胆汁引流的通畅。

【手术经验与有关问题讨论】带蒂肝圆韧带瓣（脐静脉）胆管缺损修复术的可行性：

1. 肝圆韧带紧邻肝门部胆管，取材和制作带蒂肝圆韧带瓣方法简便。

2. 肝圆韧带中段多有不全闭锁的腔隙，且此段肝圆韧带壁较厚，质地均匀，弹性好，用水压容易将其扩开。

3. 肝圆韧带壁主要由胶原纤维和少量平滑肌组成，偶见弹力纤维，其结构与胆管壁相似。

4. 肝圆韧带血供主要来自右肝动脉分支和左门静脉分支，故带蒂肝圆韧带瓣有丰富的血供，保证胆管修复吻合口的良好愈合。

5. 我们在胆管缺损修复手术的 2 例再手术中，见修补的肝圆韧带瓣外观与胆管相似，切开胆总管见肝圆韧带壁厚度与胆管壁也相似，肝圆韧带瓣内膜偏红，吻合口光滑，取肝圆韧带瓣组织学检查，1 例为术后 2 年，内膜的扁平细胞完全退化，未见胆管上皮细胞生长。第 2 例为术后 6 年，修补的肝圆韧带瓣肉眼所见与第 1 例相同，取近吻合口的肝圆韧带瓣组织学检查，可见胆管黏膜生长，腺上皮呈柱状、分化良好，其壁有少量淋巴细胞浸润（图 90－14）。通过临床实践和疗效观察认为带蒂肝圆韧带瓣修复胆管缺损手术是可行的，也是修复胆管缺损理想的自体移植物。有 1 例河南洛阳病人，已随访 14 年，术后未曾发生过胆管炎。

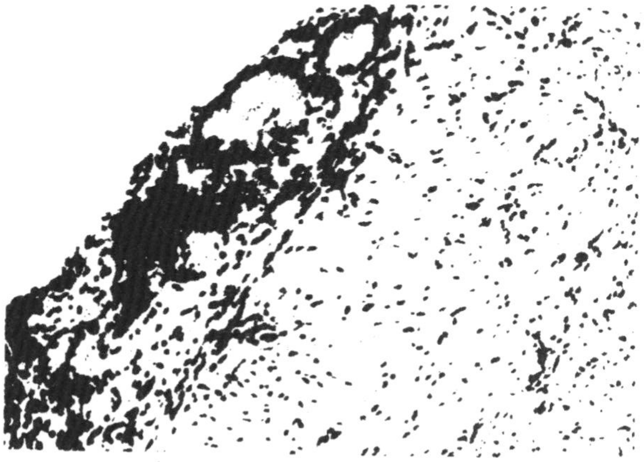

图 90－14　带蒂肝圆韧带瓣胆管缺损修补术后 6 年，肝圆韧带瓣内膜显示胆管黏膜上皮及腺体生长，其壁为纤维组织，并有炎细胞浸润（HE×100）

〔蔡景修〕

参考文献

[1] 蔡景修，王敖川，杨彤翰，等. 高位胆管狭窄合并肝内胆管结石外科治疗 [J]. 中华外科杂志，1988，26（9）：532.

[2] 蔡景修，王敖川，柳风轩，等. 带蒂脐静脉瓣修复胆管缺损的临床研究及应用 [J]. 实用外科杂志，1990，10（12）：663.

[3] 李明华，应大君，糜建红，等. 肝圆韧带的断面解剖及其显微结构成分分析 [J]. 第三军医大学学报，1994，16（5）：332.

[4] 应大君，何光篪，蔡景修，等. 带血管蒂肝圆韧带转位修复胆管缺损的应用解剖 [J]. 中国临床解剖学杂志. 1992，10（27）：87.

[5] 黄志强. 用带血管蒂的黏膜修复胆管狭窄 [J]. 中华外科杂志，1986，24（9）：523.

第九十一章 肝方叶切除和肝门部胆管狭窄修复术

Quadrate Lobe Lblectomy and Restorative Operations of Stricture of the Hilar Bile Duct

肝门部胆管狭窄，尤其广泛性多发狭窄是胆道外科领域中非常棘手的问题。肝方叶的肿大给肝门部胆管狭窄切开带来极大的困难。从20世纪60年代初起，我们便采用肝门部局部肝组织切除，以显露肝门部胆管汇合部和左右肝管开口狭窄取得了良好效果，但对肝门部复杂的肝胆管狭窄或二至三级肝管狭窄，尤其合并肝方叶肿大，则不可能作充分切开，更无法做满意的胆肠吻合术。自80年代初，我们又采用了肝方叶切除，以显露肝门部，甚至二至三级肝管，并能充分将其狭窄切开和显露尾状叶肝管开口；便于在直视下取石、肝胆管整形；便于肝胆管空肠吻合，可获得满意的吻合口；肝内外胆管已无狭窄或结石残留，Oddi括约肌功能正常者，可采用胆管缺损修复术如带蒂脐静脉瓣修复胆管缺损；肝方叶切除为肝门部早期胆管癌根治创造了机会。

近年来，在国内肝方叶切除已得到较广泛开展，为外科手术治疗肝胆管狭窄、肝胆管结石和肝门部胆管癌起到了重要的作用。

【解剖生理概要】肝方叶又称肝左内叶下区，肝方叶前界为肝前缘，后界（下缘）为肝门，右界为胆囊窝，左界为肝圆韧带裂。肝方叶的门静脉分支：自左门静脉囊部左缘发出一较大分支，行向内下方，分布于肝方叶中部和下部；自矢状部和角部的右缘发出3～4个分支，分布于肝方叶中部和上部。肝方叶的动脉血供，主要来自左肝动脉发出的肝中动脉。肝方叶肝管从左肝管分出左内叶肝管。肝方叶无其他重要结构。

【适应证】

1. 肝总管狭窄，肝方叶明显肿大。
2. 左右肝管及其二级肝管开口部狭窄。
3. 左肝管狭窄、左肝内胆管多发性结石、左肝叶无明显纤维化改变，且肝方叶肿大。
4. 右肝管或其二级肝管开口部狭窄，右前肝管异位开口于左肝管横部，其开口部狭窄或右前肝管结石。
5. 高位胆管空肠吻合口狭窄，伴肝方叶肿大。
6. 肝总管狭窄，肝内胆管明显扩张，且肝方叶明显肿大。
7. 肝门部胆管损伤，肝门部广泛瘢痕组织增生、粘连，显露肝总管、左右肝管困难者。
8. 局限于肝门区Caroli病。

【禁忌证】重症急性胆管炎、慢性胆管炎急性发作、重度黄疸、全身营养状况和凝血机制差的病人。

【术前准备】

1. 病人多有长期反复发作胆管炎和胆道手术史，对手术效果顾虑多，应耐心做好解释工作。
2. 检查肝、心、肾和肺脏功能。
3. 加强营养支持，改善营养状况。必要时输血、血浆或人体白蛋白等。
4. 根据病情，选择BUS、PTC、MRCP、ERCP及CT等检查，以获得清晰的胆道影像，明确诊断。必要时作术中胆道造影。
5. 对带T型管再次胆道手术者，行T型管逆行胆道造影和胆汁需氧菌、厌氧菌培养及药物敏感试验。
6. 上消化道钡餐或胃镜检查，以了解有无胃或十二指肠病变。
7. 应用有效抗生素，以控制胆道感染。

8. 手术当天早晨放置胃管和导尿管。

【麻醉与体位】选择全身麻醉，以获得良好的腹肌松弛和手术野显露。手术体位为仰卧位。

【手术步骤】

1. 切口：一般选择右肋缘下斜切口，切口向左肋缘下延长，达到肝方叶和肝门部良好显露（图 91－1）；再次胆道手术者，在不影响手术野显露的情况下，尽可能采用原切口，并切除原手术切口瘢痕。

2. 分离肝方叶脏面与肝十二指肠韧带前腹膜之间的粘连。切开胆总管，沿肝总管前壁向上边分离粘连边切开肝总管，向上分离至肝方叶下缘直至肝横沟的顶部，如有可能将左肝管横部显露出来，并探查左右肝管开口。

3. 切断肝圆韧带、镰状韧带，并分离左右冠状韧带，以便将肝脏能适当向下牵引，充分显露肝方叶。

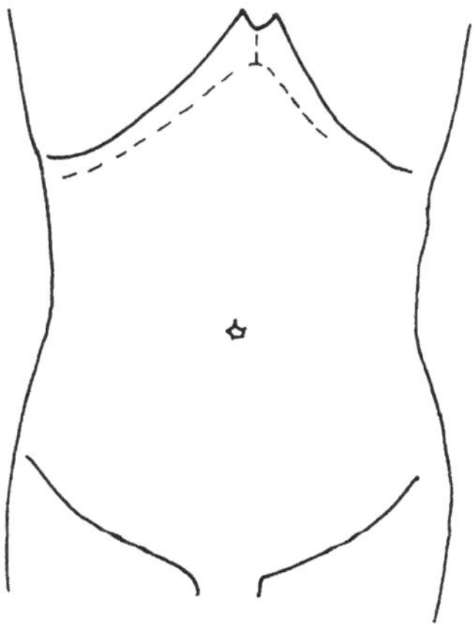

图 91－1　手术切口

4. 在肝圆韧带根部切断肝左外叶与左内叶之间桥状肝组织。以 8 号尿管阻断第一肝门，膈下置纱布垫，将肝圆韧带向上，向左侧牵拉。

5. 肝方叶切除：肝方叶左侧切线（图 91－2a），在膈面沿镰状韧带右侧和在脏面沿肝圆韧带右侧切开肝被膜，钝性分离肝组织，显露脐静脉窝门静脉矢状部及其通向肝方叶的分支和通向肝方叶的肝动脉分支，一一分离结扎、切断。右侧切线（图 91－2b），在膈面，从肝前缘胆囊窝左缘直至相当于肝门横沟顶部之连线，在脏面胆囊窝左缘直至肝门右切迹，切开肝被膜，钝性分离肝组织，分离结扎、切断肝中静脉左下属支；尤其肝方叶尖部肝中静脉支较粗大，位置深，必须先妥善结扎再切断。肝方叶切除后，缝扎或结扎肝断面上的血管和胆管。

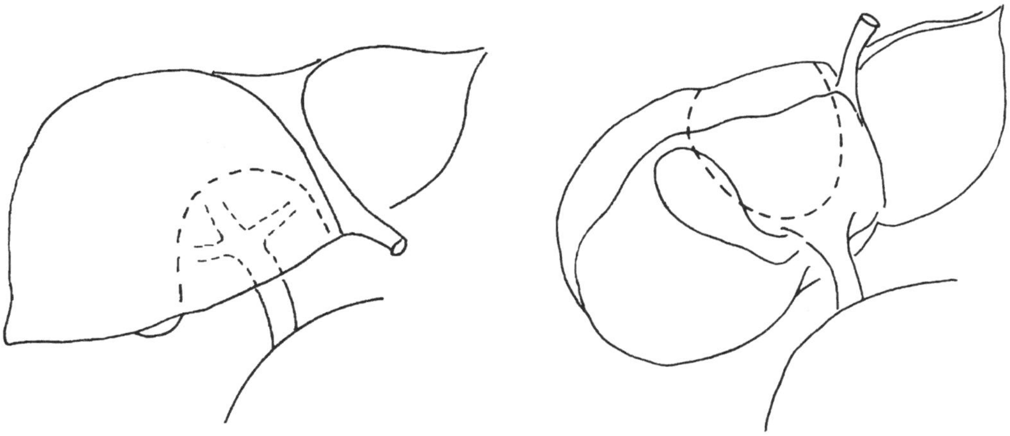

a. 膈面观　　b. 脏面观

图 91－2　肝方叶部分切除范围

6. 肝方叶切除后，肝门部便完全敞开。沿肝总管向上显露肝管汇合部、右肝管甚至二至三级肝管（图 91－3）。行肝胆管狭窄切开，0 号线或 3－0 线缝扎胆管壁上出血点，取净肝内胆管结石，用 3－0 线作肝胆管整形缝合（图 91－4）。

7. 若肝内外胆管无狭窄和结石残留，Oddi 括约肌功能正常者，可行胆管缺损修复术，以恢复胆道正常状态和保持 Oddi 括约肌功能，防止上行性胆道感染。修复胆管缺损的自体生物组织如胆囊壁、胃或空肠浆肌瓣、腹膜以及带蒂脐静脉瓣等。我们曾为 1 例右肝管狭窄、右肝内胆管结石病人（图 91－5），施行肝方叶切除、右肝管及右后肝管狭窄切开、整形、带蒂脐静脉瓣修复右肝管缺损（图 91－6），术后恢复良好，已随访 9 年，无明显胆道感染症状，照常参加体力劳动。

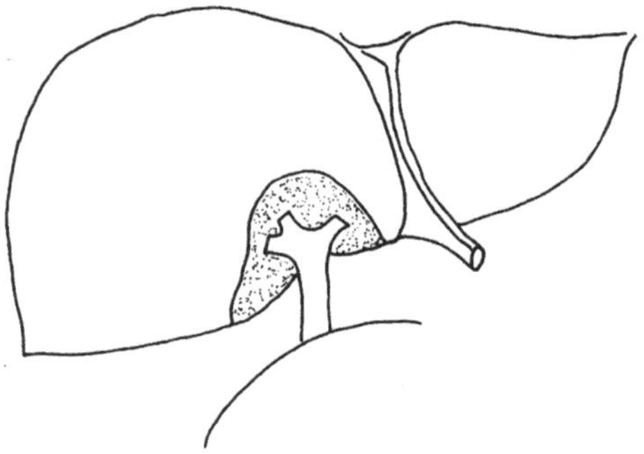

图 91-3　肝方叶部分切除后显露肝门部胆管

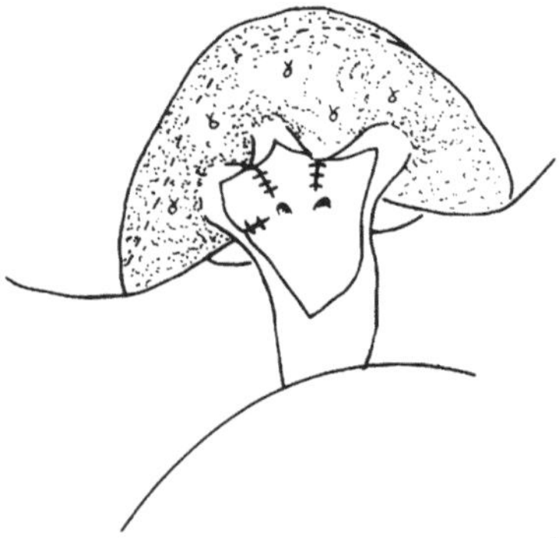

图 91-4　沿肝总管向上切开左右肝管，并行肝胆管整形缝合

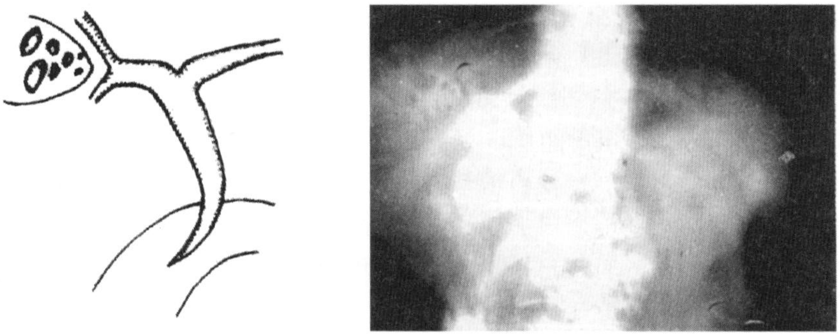

图 91-5　经皮肝穿刺胆道造影显示右后肝管狭窄及右后肝管结石

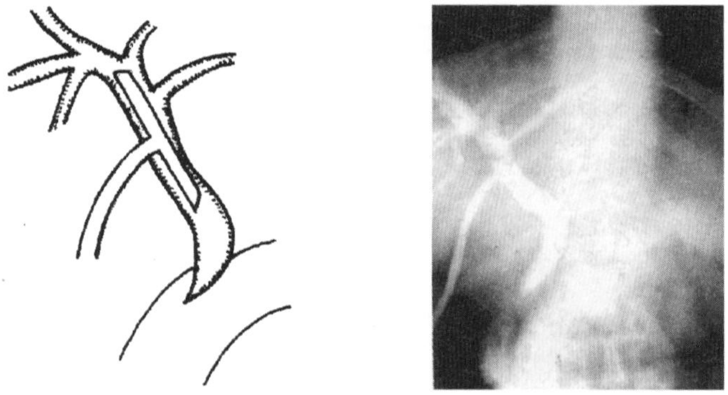

图 91-6　肝方叶切除、右后肝管狭窄切开，带蒂肝圆韧带瓣修补肝管缺损，术后 3 个月 T 型管逆行胆道造影

【特殊情况下的手术处理】

1. 当肝方叶明显肿大、肝门部广泛性瘢痕粘连时，在肝方叶切除前一般不可能显露肝总管、肝管汇合部和左肝管横部。因此肝方叶切除时，术者左手示指和中指应置于肝门部，以保护左右肝管和门静脉。从肝方叶左侧切线切开肝被膜，钝性分离肝组织直至肝方叶下缘左肝管横部，再沿着左肝管显露肝管汇合部。

2. 肝中静脉左下属支处理：在肝门阻断情况下，切开肝被膜钝性分离肝组织，肝中静脉左侧属支，在肝方叶尖部肝中静脉支粗大、位置深，必须显露清楚，先妥善结扎再切断；由于静脉壁很薄，稍不小心就会断裂回缩出血，术者应及时用左手示指轻压出血部，在血管回缩出血周围作垂直褥式缝合结扎止血。

【术后处理】

1. 补足血容量，维持正常血压和心率。

2. 维持小便量，小便量一般应保持在每小时 60 mL 左右；若小便量不足，在补液体后，可静脉滴注呋塞米 10～20 mg。

3. 保持各引流管通畅，并妥善固定，防止脱出。尤其对支撑的 T 型管，更要妥善保护，如果脱出将导致手术失败。

4. 全身使用有效的抗生素。胆道感染常为混合性感染，故应联合使用甲硝唑或替硝唑。

5. 术后早期持续低流量吸氧。

6. 使用小剂量激素，如地塞米松 5 mg，连用 3 d。

7. 加强营养支持，适当地输血、血浆或人体白蛋白，以及脂肪乳剂等。

8. 拔 T 型管前，必须施行 T 型管逆行胆道造影，了解胆道有无结石或狭窄残留，以及吻合口是否通畅等。

【术后并发症、预防与处理】肝方叶切除后并发症少见，少数病人有少量胆汁漏。术中胆管应妥善结扎或缝扎；仔细检查肝断面有无渗胆汁；在作胆管空肠吻合或自体生物瓣修复胆管缺损时，必须注意良好的对合，并注意缝合针距和边距，吻合完毕注入生理盐水检查有无吻合口漏。术后发生少量胆汁漏，只要保持引流通畅，一般在 1 周左右便自行闭合；胆汁漏未闭合前，不应拔除腹腔引流管和 T 型管。

〔蔡景修〕

参考文献

[1] 蔡景修，王敖川. 肝方叶切除在高位胆管狭窄外科治疗中的应用 [J]. 实用外科杂志，1986，6 (6)：309.

[2] Williams P L，Marwixk R. Gray's Anatomy [M]. 36th ed. London：Churchill Livingstone，1980：137515.

[3] Sabistone D C. Davis - Christopher Textbook of Surgery [M]. Vol I 4th ed. Philadephia：W B Saunders Company，1981：1133.

[4] 蔡景修，王敖川. 肝门部部分切除治疗 12 例高位胆管狭窄 [J]. 解放军医学杂志，1986，11：294.

第九十二章 肝中裂分离高位胆管狭窄修复术

Major (Middle) Hepatic Fissure Splitting for the Repair of High Lying Stricture of Hepatic Duct

高位胆管狭窄常由肝胆管结石、损伤和肿瘤等病变所导致，临床上较常见。其治疗原则是去除病灶，解除梗阻，建立通畅引流。过去，由于缺乏解剖肝内胆管的经验，许多作者对肝内胆管损伤、肿瘤等被迫求助于“周边性”胆肠吻合，例如 Longmire 术式。术后由于胆汁流向异常，效果常不理想。现代胆道外科的发展日益要求应用肝外科技术完成肝门部和肝内大胆管的结石、狭窄、肿瘤等病变的治疗。近年，作者运用特殊工具——彭氏多功能手术解剖器（PMOD），采取刮吸法断肝术切开分离肝正中裂，解剖肝门部及肝内大胆管，治疗医源性左右肝管汇合部缺失和肝门部肝管癌 40 余例，体会到充分的肝中裂分离是显露肝门部和肝内主要胆管的重要途径，是成功修复高位胆管狭窄的可靠保证。

【解剖生理概要】在第一肝门处，门静脉在 Glisson 鞘内居中央位，肝动脉分支在门静脉左、右支的浅面和两侧，胆管及其属支则多位于门静脉左右支方叶侧的侧方。左右肝管汇合点较门静脉分叉点更高（更近方叶），肝固有动脉的分叉点位置最低。肝门部胆管的汇合类型较多，一般 2 支一级肝管，4 支二级肝管走行于肝门横沟及左矢状沟内，三级肝管则主要位于肝实质内。

据姚氏解剖观察，右肝管、右前叶肝管、右前下段肝管可以连续切开，左肝管、左内叶胆管可以连续切开，必要时可延伸至Ⅳb 段肝管。但由于受肥大方叶或多次手术及炎症的影响，沿胆总管向上解剖肝门部胆管往往非常困难。

肝正中裂是左右肝的分界线，相当于胆囊窝中点至下腔静脉左缘连线的平面，其内仅有肝中静脉及其分支和左右 Glisson 系统的末梢分支，没有重要的胆管（图 92-1）。一旦肝中裂充分切开分离，即可直达第一肝门的顶部，从而显露左右肝管及其汇合部（图 92-2）。

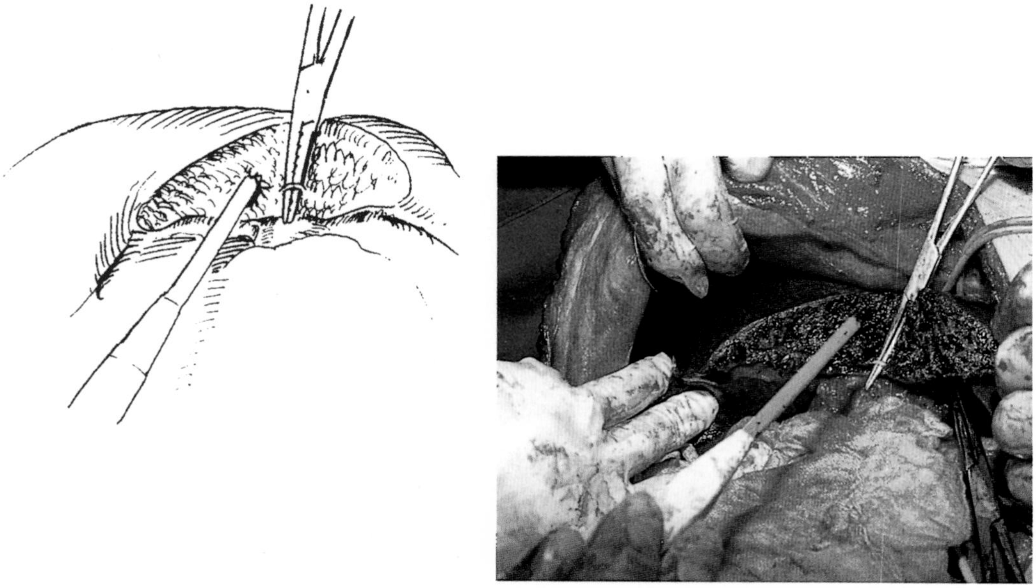

肝正中裂内没有重要胆管；图示术者使用 PMOD 进行刮吸分离

图 92-1 肝正中裂分离高位胆管狭窄修复术

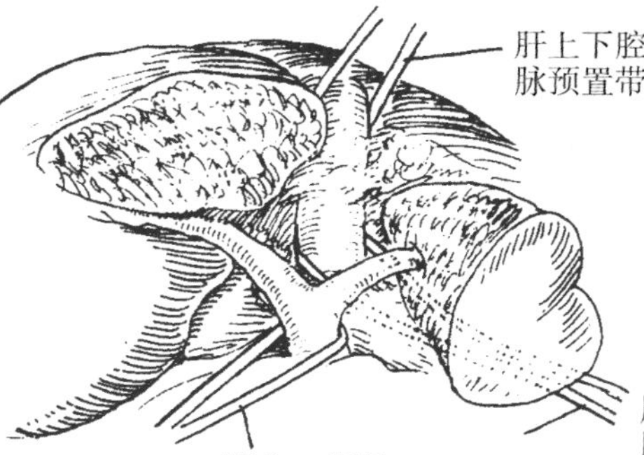

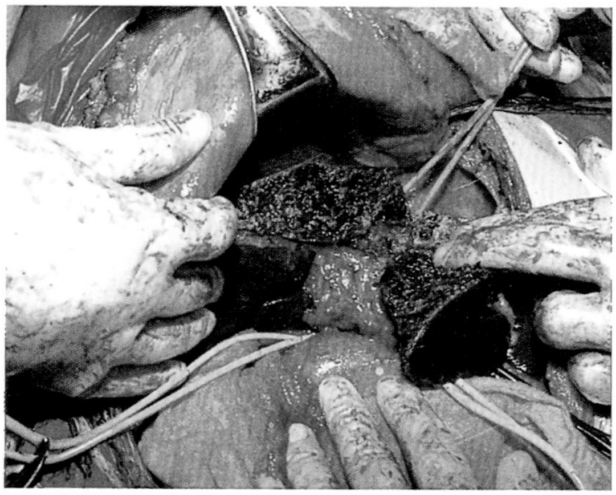

肝中裂充分切开，图上方导尿管为肝上下腔静脉预置带，图右下方导尿管为肝下下腔静脉预置带

图 92－2　肝中裂分离高位胆管狭窄修复术

为便于治疗策略的制定，外科医生对胆道损伤、肝门胆管癌、胆管癌栓以及胆管扩张症等胆道系统疾病制定了很多分型，有的疾病甚至有 10 余种分型，各种分型都是以使用数字或者英文字母来代表，不但容易混淆而且难于记忆。吴孟超院士在 50 年代创立肝脏了五叶四段理论，并用于肝癌的解剖分型。简明、实用，一直沿用至今！为了克服各种胆道损伤等疾病分型过分复杂的问题，我们认为可以就像肝癌一样，直接用解剖部位来命名。这样不但便于记忆，更可直接据此初步制定治疗方案。

一、胆道损伤

随着腹腔镜胆囊切除技术的开展，胆道损伤的发生率开始升高。通过影像学精确的评估损伤部位、范围和损伤时间，进行合理的分型，对制定治疗方法、方案和时机的选择尤为重要。

目前，国际上关于胆管损伤的分型有 10 余种，1982 年的 Bismuth 分型最早，是依据损伤位置的高低和胆管汇合部的完整性将胆管狭窄分为 5 种类型：Ⅰ型：左右肝管汇合部下方胆管残端长度≥2 cm；Ⅱ型：左右肝管汇合部下方胆残端长度＜2 cm；Ⅲ型：汇合部顶完好，左右肝管系统相通；Ⅳ型：左右肝管汇合部损伤，左右肝管系统被隔离不相通；Ⅴ型：伴有右侧副肝管或迷走胆管损伤。此分型方法已为外科界广泛接受。但 Bismuth 分型没有涵盖腹腔镜胆囊切除术产生的损伤，1995 年 Strasberg 在 Bismuth 分型基础上进行改进，胆管损伤分为 A～E 5 型，涵盖常见腹腔镜损伤。A 型，胆囊床迷走胆管漏或胆囊管漏；B 型，副右肝管结扎堵塞；C 型，副右肝管漏；D 型，主要胆管侧壁损伤；E 型，分为 E_1～E_5 5 型，对应 Bismuth 分型的Ⅰ～Ⅴ型。另外还有 McMahon 分型、Bergman 分型、Neuhaus 分型、Csendes 分型、刘允裕分型等，都试图更完善 Bismuth 的分型，但都未达到理想的实施效果。

中华医学会外科学分会胆道外科学组在 2013 年版《胆管损伤的诊断和治疗指南》中，基于损伤的解剖位置、致伤因素、病变特征和防治策略，进一步提出了 3 型 4 类分法，Ⅰ型，胰十二指肠区胆管损伤，并分为 3 个亚型；Ⅱ型，肝外胆管损伤，分为 4 个亚型；Ⅲ型，肝内胆管损伤，包括副肝管和迷走肝管损伤。4 类是指，a 类，非破裂伤；b 类，裂伤；c 类，组织缺损；d 类，瘢痕性狭窄。比如 Bismuth 的Ⅰ型和Ⅱ型，属于$Ⅱ_a$～$Ⅱ_d$型损伤。

面对上述各种错综复杂的分型，有些外科医生可能会感到茫然若失，难以选择。为此，我们考虑化繁为简，以质朴的方法，用实际解剖部位来命名进行分型。确定属于何种类型，是根据可以施行胆肠吻合的平面为准，例如 Bismuth 的Ⅰ型和Ⅱ型可以归并为同一型。我们的分型如下：①胆/肝总管型；②汇合部型；③肝管型（右/左/左右）；④副肝管型。以胆肠吻合进行修复时，如上所述，对肝总管型的吻合部位在胆/肝总管；汇合部型的左右肝管仍相通，吻合部就在汇合部，如嫌小可向左肝管扩大；右肝管型吻合部就在右肝管，往往需要向近端适当扩大；左肝管型吻合部就在左肝管，同样往往需要向近端适当扩大；双肝管型吻合部包括左右肝管，拼缝或分别吻合。

在确定损伤的部位前提下，再根据损伤程度对手术方式方法作相应调整。可依据的损伤程度主要有侧壁损伤、横断伤、胆管缺损、血管损伤等。

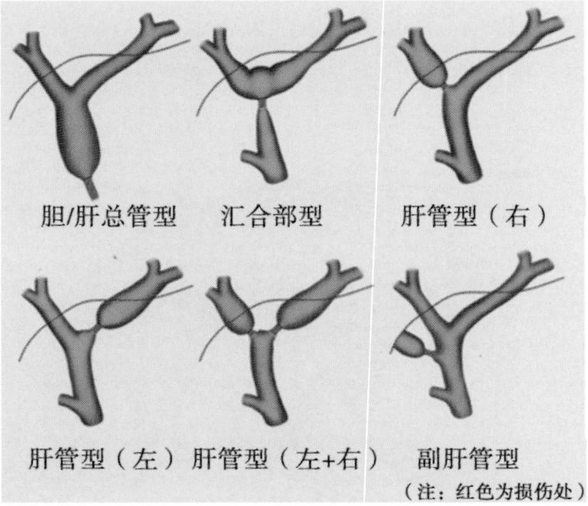

图 92-3 胆管损伤分型图

【适应证】

1. 肝胆管结石并狭窄：肝门部胆管及一、二级肝管嵌顿的结石和狭窄需要手术解除，三级或更细的胆管支的结石及狭窄主要通过肝叶切除和通畅的胆管引流加以清除。但此类病人常有肝脏不对称肥大而肝门转位，或因多次手术而肝门部严重粘连，需要切开分离肝正中裂显露肝门部胆管。

2. 高位胆管损伤：随着腹腔镜胆囊切除术的普及，高位胆管损伤明显增多。由于损伤部位高，或首次修复不当，吻合口再狭窄，常需切开肝正中裂，以解剖肝内胆管，建立永久性胆肠通路。

3. 肝门部胆管癌：近年来有增多趋势，值得重视。肝正中裂切开对提高肝门胆管癌切除率，改善其预后有很大帮助。

4. 肝尾叶切除：肝尾状叶紧夹于肝门结构和下腔静脉之间，部位隐蔽，手术难度极大。切开肝正中裂，有助于肝门与尾叶间的解剖，是单独完整切除尾叶的重要步骤。

5. 其他肝脏手术：切除第二肝门和肝中裂附近的肿瘤等（图 92-4）。

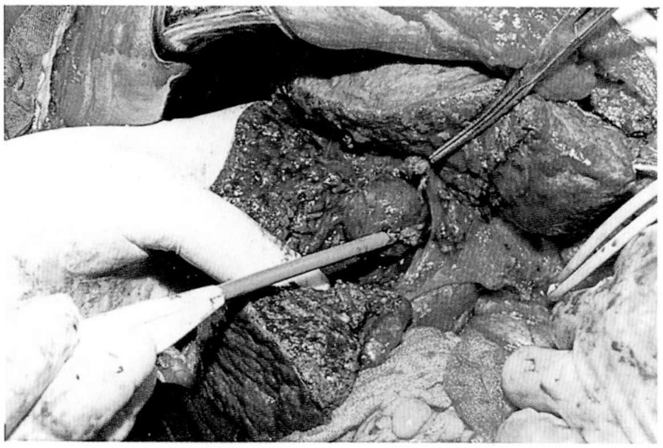

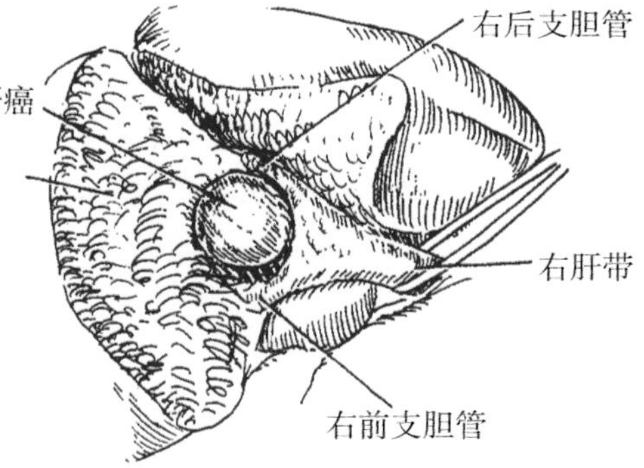

肝中裂分离寻找深藏右前和右后支胆管间的小肝癌

图 92-4 肝中裂分离高位胆管狭窄修复术

【禁忌证】

1. 严重的心、肺、肝、肾功能障碍，全身情况极差，不能耐受手术。

2. 癌肿远处转移或左右肝广泛转移。

3. 癌肿已直接侵入肝中裂。

【术前准备】

1. 应有良好的胆道造影片。术前应作细针 PTC，必要时作 ERCP，显示肝内胆管分支的立体关系，作为制定手术方案的客观依据。应考虑到胆管造影会诱发感染，为此，尽量安排在接近手术的时间进行，并做好急诊手术准备。

2. 检查心、肺、肝、肾功能，纠正贫血、低蛋白血症和水、电解质平衡及营养不良。

3. 伴梗阻性黄疸者，术前给维生素 K 治疗。

4. 术前置胃管，备近期血，并预防性应用抗生素。

【麻醉与体位】气管内插管全身麻醉，留置导尿管观察尿量，并作颈内静脉插管以备快速输液及监测 CVP，还要监测心率、动脉血压、血氧饱和度等。体位为 30°～40°左侧卧。

【手术步骤】

1. 切口：常规采用右肋缘下长切口，上达剑突基底，下达右第 12 肋骨尖端。

2. 探查：仔细探查肝脏、胆总管、胃十二指肠等。若为肝门部胆管癌，还需探查盆腔等处，初步确定有无切除指征。

3. 游离肝脏：切断肝周韧带，包括镰状、右侧三角和冠状韧带以及肝肾韧带，使右肝充分游离。

4. 切除胆囊：常规切除胆囊，是治疗上的需要，也有利于手术显露。

5. 切开肝正中裂：沿胆囊窝向下腔静脉左侧及肝门部作切线，在间歇性入肝血流控制下，以 PMOD 沿拟定切线刮吸断肝。先用 PMOD 电灼肝包膜，画出切线，然后用手术刀切开肝包膜至浅层肝实质。此时即可开始采用刮吸法断肝。用 PMOD 沿肝切线刮吸，肝碎屑和少量渗血随时被 PMOD 同步吸除而显露出肝内管道。肝内管道有两大类，即门脉三联（包含肝动脉，门静脉和胆管）和肝静脉，前者壁厚色白，后者壁薄色蓝。在肝中裂切面中所遇见的管道多为肝中静脉的分支，管径≥2 mm 者应予结扎，<2 mm 者可单纯电凝离断。由于切线可能略微偏离肝正中裂，有时可遇见门脉三联，≥1 mm 者应予结扎；<1 mm 者，可单纯电凝离断。进行刮吸操作时，不要通电，露出细微管道时，才通电烧灼离断。若管径较大，则沿管道方向刮吸，将管道显露 5 mm，以便在离断之前进行长段的电凝，确保可靠止血。肝中裂切开的长度，视下一步手术种类和性质的需要而定。为了肝尾叶切除，需要全程切开；为了显露一至二级肝管则只需切开中裂的下半段，即从肝的穹窿部直达肝门左、右肝管的分叉处。

6. 切除病灶：若为肿瘤性狭窄，则在十二指肠球部上缘切断胆总管，向上翻起，使用 PMOD 进行推剥，使其与门静脉完全分开，直到暴露肿瘤上方的正常肝管处予以切断（图 92 - 5），将肿瘤连同肝外胆管一并切除。若为损伤性狭窄，手术的关键是解剖肝内胆管。切开足够长度的正中裂后，在接近肝门的肝切面上很容易找到右前支，沿右前支即可显露右肝管残端，在此平面向左分离，即可找到左肝管残端，此时可彻底修除胆管残端的瘢痕组织。若为肝胆管结石所致的炎症性狭窄，则取尽一、二级肝管结石，将右肝管向右前叶肝管、右前下段肝管切开，或将左肝管、左内叶肝管切开，使之成为一个大口。

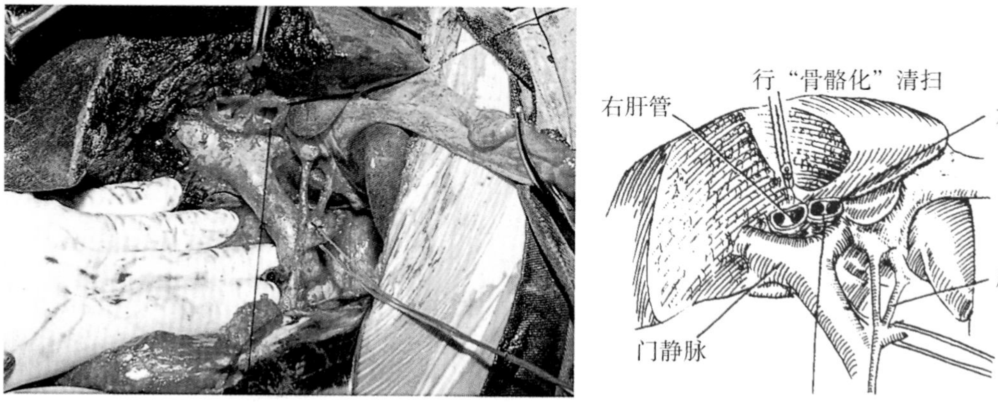

在肿瘤上方的正常肝管处离断肝管并施行“骨骼化”清扫

图 92 - 5　肝正中裂分离高位胆管狭窄修复术

7. 胆肠吻合：常规采用 Roux-en-Y 吻合，肠襻长 50～60 cm，其末端缝闭，以便施行侧侧吻合。胆肠吻合口缝合方法最近我们采用四针吻合法

胆肠四针吻合法（图 92 - 6）：肝总管或肝切除后断面胆管成形，尽可能整形成一个开口，根据胆管口径大小，在空肠对应部位切开小孔，大小与胆管口径相当，采用 4 - 0 或 5 - 0 可吸收线行胆肠吻合。方法：先在胆肠吻合口 6 点空肠腔面进针，浆膜面出针，再在胆管浆膜面进针，腔面出针，用血管钳钳夹牵引；3、9、12 点胆肠缝合方向相反，线结在腔外，每根线仍用血管钳钳夹牵引；引出体外的胆肠

支撑管经腹壁、肠壁截孔进入肠腔，经胆肠吻合口插入胆管。结扎吻合口 6 点缝线后绑定胆肠支撑管，逐步结扎 3、9，最后结扎 12 点缝线。经支撑管注入生理盐水，压力低于 30 cmH_2O，观察有无渗漏。如果针距过宽，提起相邻缝线，在 2 针之间再补缝 1～2 针。对部分存在 3 个胆肠吻合，特别是操作困难、位置深的胆肠吻合，采用 12 点缝线固定支撑管。即 6 点缝合线结在腔外，12 点缝合线结在腔内，12 点缝合线最后结扎，借助血管钳，缝合线绕过导管绑定固定，再把吻合口外的线结从胆肠吻合缝隙推进吻合口内。

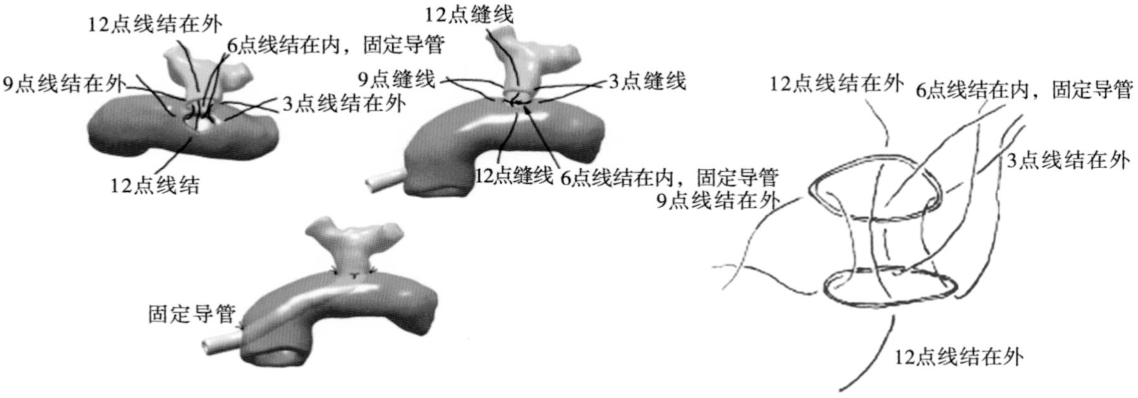

图 92－6　胆肠四针吻合法

8. 引流：于网膜孔处置引流管 1 根，戳孔引出，妥加固定。

9. 关腹：按层次缝合关腹。

【特殊情况下的手术处理】

1. 由于胆管损伤或切断平面的不同，可能出现多个肝管开口。相邻的开口可以拼缝成一个大口。如两者相距较远，不能拼拢则可在两者之间，将肝实质刮除一部分成为一沟通两管口的凹槽，作者称之为“运河”。如果开口较多，难以一一沟通，而开口又较小，不能一一吻合，则可在其四周刮除部分肝组织，成为一个含有多个肝管开口的凹陷区，作者称之为“肝盆”，空肠即可直接与此“肝盆”的周边作肝肠吻合（图 92－7）。

2. 若方叶肥大，妨碍胆肠缝合时，可将其作部分切除。

3. 若肝门部胆管癌侵及尾叶或一侧肝内胆管，需作尾叶或左右半肝切除。

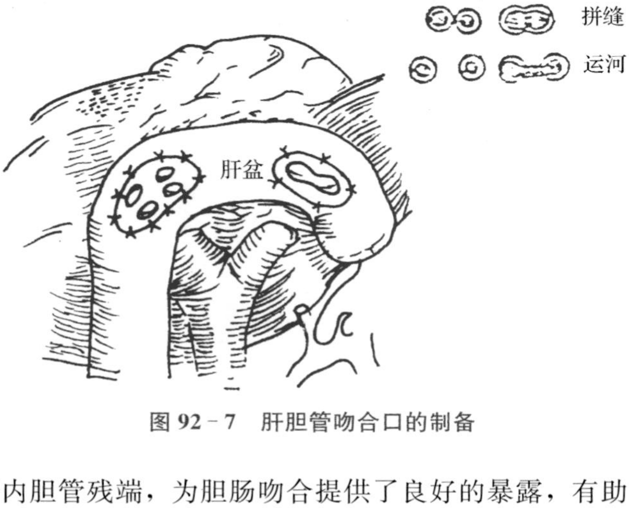

图 92－7　肝胆管吻合口的制备

【术后处理】由于手术创伤大，术后需严密监测生命体征变化，维持水、电解质平衡。多数病人术前有阻塞性黄疸、肝功能损害、胆道感染及营养不良等，术后要加强抗感染、护肝及营养支持治疗。此外，对引流管要妥加固定，并注意引流液的性质和数量。

【术后并发症、预防与处理】

1. 胆瘘：只要保持引流通畅，多数在短期内愈合。充分的肝正中裂切开，并以 PMOD 解剖肝内胆管残端，为胆肠吻合提供了良好的暴露，有助于降低胆瘘发生率。

2. 肝衰竭：由于病人有反复胆道感染和梗阻发作史，术前多有不同程度肝功能损害。因此，作者强调肝门阻断时间每次不超过 10 min，术中尽可能取尽结石，彻底解除梗阻。术后的护肝治疗亦很重要。

3. 吻合口狭窄：为远期疗效不理想的主要原因。作者强调以下几个原则：①肝管残端的瘢痕要彻底修除；②利用对系膜缘空肠侧壁作吻合，以获良好血供；③吻合口直径应＞2.5 cm；④黏膜对黏膜单层缝合。

【手术经验与有关问题讨论】

1. 肝切开的方法：分离肝正中裂来暴露肝门部胆管，文献上虽偶尔提及，但实际应用者少。究其原因可能是由于传统的钳折法或指折法切肝术较粗糙，要切开既厚又深的肝组织有一定难度。作者自采用 PMOD，采取刮吸法切肝术，肝内管道均能一一显露并分别处理，使肝正中裂切开简易安全。

2. 支撑管：吻合口中常规安置支撑管，从肠襻引出体外。留置时间文献中意见不一，自 3 个月至 1 年不等。作者认为，若吻合口的建立能遵循前述原则，支撑管并不十分必要。只有当吻合口直径<1 cm时，才须保留支撑管 9 个月。

〔彭淑牖　牟一平　王许安　黄从云〕

参考文献

[1] 黄志强. 肝内胆管结石手术方法的选择［J］. 中国实用外科杂志，1994，14：36.

[2] 魏鸿臣，苏华昌. 高位胆管良性狭窄的手术治疗［M］//方善德，曹绣虎. 胆道外科的理论与实践. 郑州：河南科学技术出版社，1991. 294.

[3] 黄志强. 手术后肝外胆管狭窄（二）［J］. 实用外科杂志，1988，8：262.

[4] 刘永雄，黄悦华. 进一步探索肝外科技术在肝管病变中的应用［J］. 肝胆胰脾外科杂志，1995. 1：12.

[5] 彭淑牖，曹利平，牟一平，等. 医源性左右肝管汇合部丧失的外科治疗［J］. 中华外科杂志，1995，33：650.

[6] 彭淑牖，李君达，朱松太，等. 刮吸显露脉管式肝切开术与高位胆管癌的治疗［J］. 实用外科杂志，1992，12：575.

[7] 彭淑牖，江献川，彭承宏，等. 肝尾叶单独或联合切除［J］. 实用肿瘤杂志，1995，10：143.

[8] 彭淑牖，牟一平. 左右肝管汇合部医源性损伤或丧失的手术方法［J］. 中国实用外科杂志，1996，16：505.

[9] 雷若庆，胡宾成，陈怀红. 肝门胆管显露与肝胆管结石症手术疗效分析［J］. 中国实用外科杂志，1996，16：352.

[10] 姚和祥，王烈，杨钟惠，等. 一、二、三级肝管的解剖及其临床意义［J］. 肝胆胰脾外科杂志，1995，1：33.

[11] 别平，王敖川，蔡景修，等. 肝内胆管结石及狭窄的外科治疗［J］. 普外临床，1994，9：214.

[12] 彭淑牖，江献川，李启达，等. 刮吸法断肝术临床应用报告［J］. 实用外科杂志，1993，13：17.

[13] 彭淑牖，蔡秀军，李君达，等. 不同肝脏功能状况下人肝热缺血时限研究［J］. 临床外科杂志，1993，1：20.

[14] 黄志强. 黄志强胆道外科手术学［J］. 北京：人民军医出版社，1993. 67.

[15] Ruate A L，Podleeh P，Jaschkl W，et al. Management of bile duct injuries and strictures following cholecystectomy［J］. World J Surg，1993，17：553.

[16] 彭淑牖，王许安，黄从云，等. 对五种胆道疾病分型的思考引出新的分型——以实际解剖部位命名的分型法［J］. 中华外科杂志，2019，57：412－417.

[17] 彭淑牖，黄从云，王许安. 胆肠环 4 针吻合法 36 例报告. 中华肝胆外科杂志，2020.

第九十三章 游离空肠胆管代替与修复术

Bile Duct Reconstruction with Pediculated Jejunal Graft

胆管狭窄解除后通常是行胆肠吻合来恢复胆流通畅。而胆肠吻合后肠内容物向胆管逆流是术后胆道感染的常见原因。尽管用Roux-en-Y胆管空肠吻合取代以往的胆管十二指肠吻合及胆管（或胆囊）空肠襻式吻合后，使胆管逆行感染大大减少，但仍不能完全避免。外科医师为了加强Roux-en-Y胆肠吻合术的抗逆流效果，常将旷置空肠段延长，通常都旷置50～60 cm，甚至有主张长达80～100 cm者。但是，旷置空肠越长，发生扭转、粘连、折叠机会也越多，有引流不畅、增加胆道逆行感染之弊。另外，旷置空肠越长，会影响消化吸收功能，甚至有认为可致血清胃泌素增高而引起消化性溃疡发生率增加。为解决胆肠吻合术的这些不足，目前可用游离空肠移植来治疗胆管狭窄。这类手术包括游离空肠肝外胆管代替术、游离空肠肝内胆管代替术及游离空肠片胆管修复术，总称为游离空肠胆管代替与修复术。

一、游离空肠胆管代替与修复术的各种术式

（一）游离空肠肝外胆管代替术

游离空肠肝外胆管代替术是建立在间置空肠胆管十二指肠吻合术基础之上的。后者为Grass于1969年首创，此手术是将一长20～30 cm的带血管蒂的空肠段，间置于胆管十二指肠之间。其优点是胆汁直接流入十二指肠，符合生理，所用肠襻短，细菌数少，顺蠕动，逆流少。

实践证明，Grass手术仍不能避免肠内容物逆流。国内施维锦认为造成逆流的主要原因是间置空肠过短，只有将间置空肠段延长到50～60 cm才能有效地防止逆流。然而间置空肠过长也正如Roux-en-Y胆肠吻合术中旷置肠襻过长一样，会带来不少临床问题。为解决这些不足，黄志强教授于1981年首创短襻的、人工乳头式间置空肠胆管十二指肠吻合术。此种手术既可将旷置空肠段缩短至10～15 cm，又在十二指肠吻合部形成了有抗反流能力的人工乳头。使之成为一种新型的、能基本代替肝外胆管及Oddi括约肌的手术，因而又将其称之为游离空肠肝外胆管代替术。

【适应证】与Roux-en-Y胆肠吻合术基本相同。下列情况可考虑使用：①先天性胆道闭锁。②胆管囊肿及中上段胆管肿瘤切除后的重建。③损伤性肝外胆管狭窄。④大的胆管瘘。⑤肝内胆管多发性结石、泥沙样结石。⑥胆总管末端良性狭窄。⑦胆管十二指肠吻合或Roux-en-Y胆肠吻合术后有严重吻合口逆流的病人再手术时也可考虑此手术。

【术前准备】对伴有胆道感染或近期有胆道感染史者，术前应给予抗生素治疗，使感染控制后才手术；如有梗阻性黄疸应注射维生素K以改善凝血机制；对有水、电解质紊乱及低蛋白血症、贫血等营养不良者，术前应予纠正；对有严重感染及高度营养不良者，除要有强有力的抗感染治疗外，术前1～2周内行静脉营养治疗；对有明显肝实质损害如深度梗阻性黄疸者，术前准备应以直接输注鲜血、血浆及白蛋白等为宜。

【麻醉与体位】可选加用肌松药的静脉复合全身麻醉，也可行硬膜外麻醉。常取仰卧位，但对有多次胆道手术史、肝门前方有大量瘢痕组织，特别是有门脉高压的病人以及主要为肝右叶胆管病变者，常采用长的右肋下斜切口，右侧抬高30°～45°的体位。

【手术步骤】

1. 探查胆道与解除胆管狭窄：通常可采用右肋缘下斜切口进腹。但对于剑突角狭小（<90°）或已有右上腹腹直肌切口瘢痕者，可取经右上腹腹直肌切口，有瘢痕时同时切除瘢痕，切口上端应达剑突右

旁（图 93-1）。进腹后切断肝圆韧带及镰状韧带，分离腹腔粘连及肝脏与腹壁粘连。通常从肝脏右下角脏缘开始，顺着肝脏向内分离（图 93-2），直抵肝十二指肠韧带右缘。既往有胆道手术史者，粘连更严重，胃窦和十二指肠球部常紧贴于肝门及胆囊切除后的胆囊床，使肝门及肝外胆管显露十分困难。此时可用肝被膜下剥离的方法将胃和十二指肠向下分离，显露肝门和肝外胆管。若胆管为瘢痕性狭窄，常呈硬结或硬块状，管腔十分狭窄，常只有针眼大小，此处无法试穿到胆汁，即使已将细小胆管切开，因瘢痕组织渗血等的影响，仍难以发现管腔。最省时快捷的方法是钩开肝方叶下缘，分开肝门横沟处与肝脏之间粘连即可找到扩张的胆管。在扩张的肝管部穿刺（图 93-3），抽到胆汁证实为肝管后于此处作二针牵引缝线（图 93-4），在二牵引线间切开肝管，在切开处向下伸入直角钳作指引，向下逐步切开胆管狭窄部及其以下正常胆管直至十二指肠上缘（图 93-5）。向上探查左右肝管，向下探查胆总管下端。有结石应予取出。若胆总管下端无狭窄，通常应将胆总管横断，远断端予以缝闭（图93-6）。

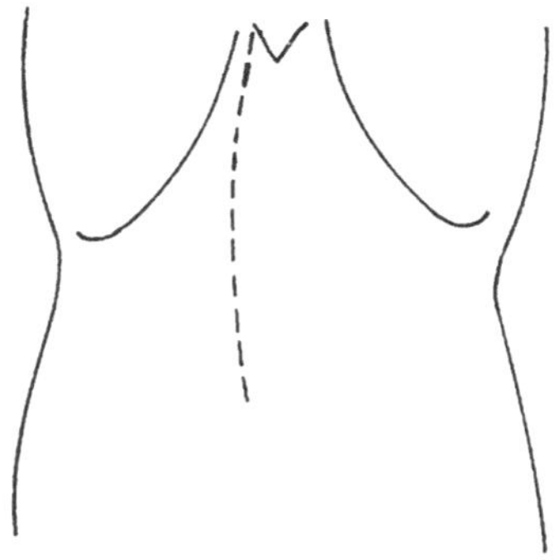

图 93-1 右上腹腹直肌切口

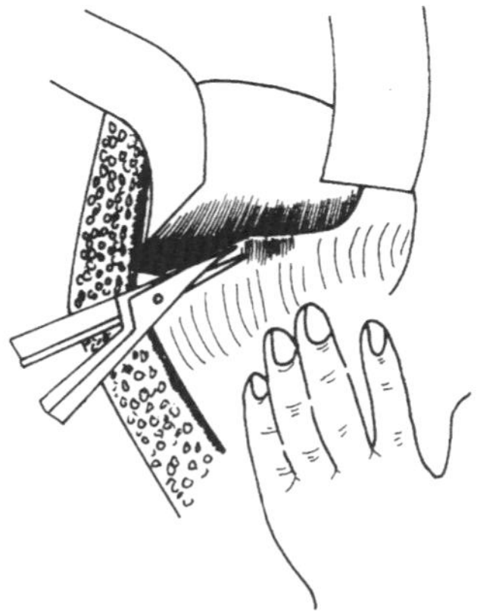

图 93-2 从肝右下角脏缘开始，向内分离粘连

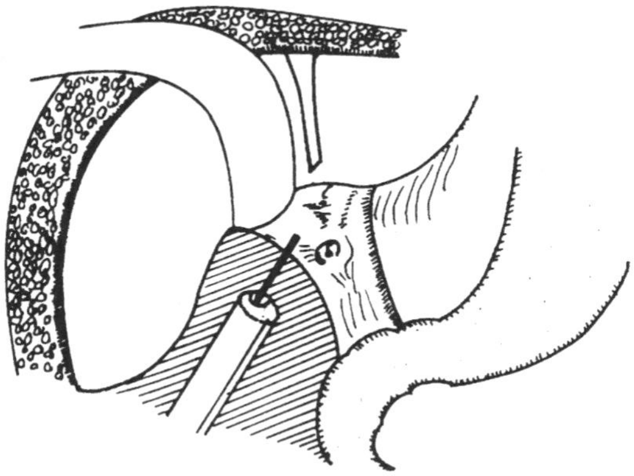

图 93-3 在狭窄部胆管以上之扩张胆管处穿刺，寻找胆管

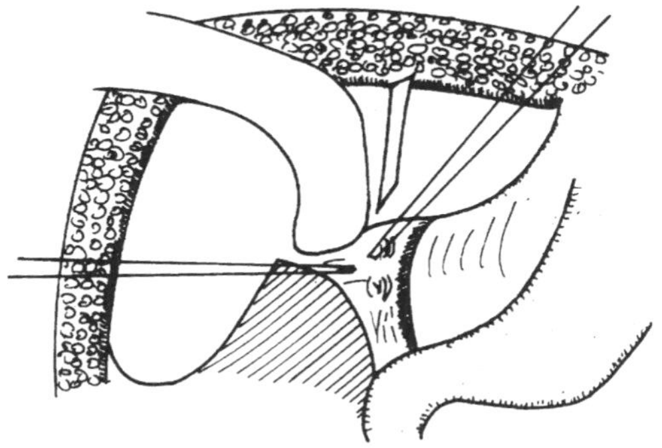

图 93-4 在胆管两侧作牵引缝闭

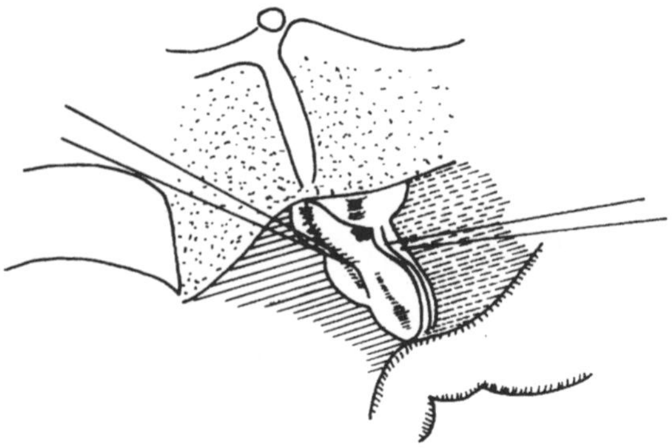

图 93-5　将狭窄胆管及其以下正常胆管切开，直达十二指肠上缘

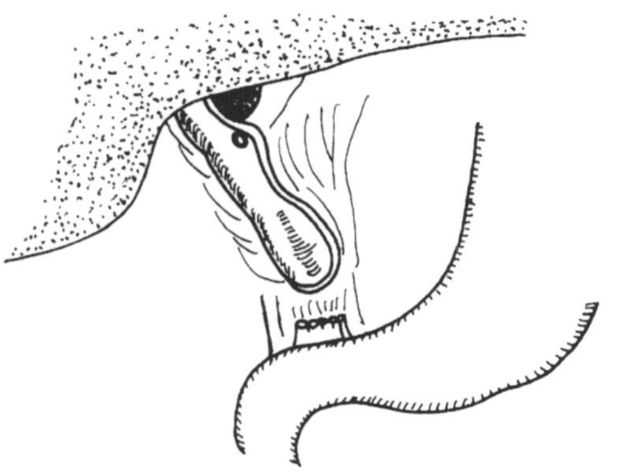

图 93-6　于十二指肠上缘将胆总管横断，远端缝闭

2. 十二指肠准备：提起横结肠，提出上段空肠，确定空肠系膜长度可满足间置空肠胆管十二指肠吻合术的要求后即可做十二指肠准备：切开十二指肠外侧腹膜，向下推开横结肠肝曲及其系膜，向左前方翻转十二指肠第二段。同时探查胰头，若无胰头肿大，则可在此处作空肠乳头十二指肠吻合。若有胰头肿大，一则十二指肠不易翻转，二则十二指肠肠腔较小，此时宜选用十二指肠第三部作为吻合部位。确定并准备好十二指肠吻合部位后，于此处腹膜后填置一块盐水纱垫后，待作吻合（图 93-7）。

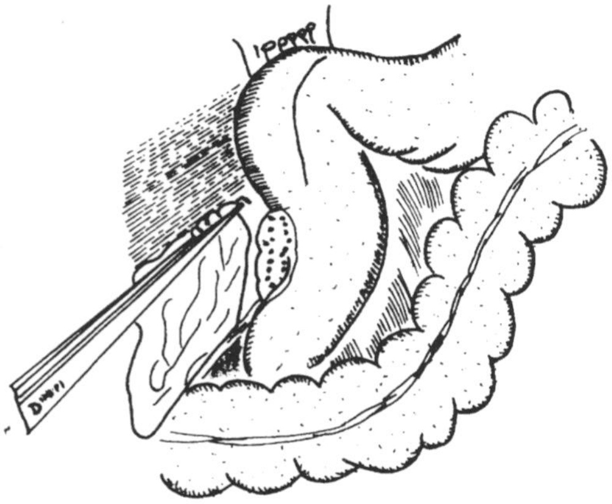

图 93-7　将十二指肠外侧游离后于腹膜后垫一盐水纱垫

3. 人工乳头成形：距屈氏韧带下 15 cm 离断空肠，取 15～20 cm 的游离空肠段，保留该段空肠血管，使其成为一带血管蒂的空肠段，将其通过横结肠系膜戳孔上提，关闭游离空肠近端，远端约 4.5 cm 浆膜剥除，外翻后缝合成人工乳头（图 93-8）。翻转缝合时，适当缩小乳头部肠腔，使其能容纳一小指并可自由进出为宜（图 93-9），形成的人工乳头长度为 2～2.3 cm。

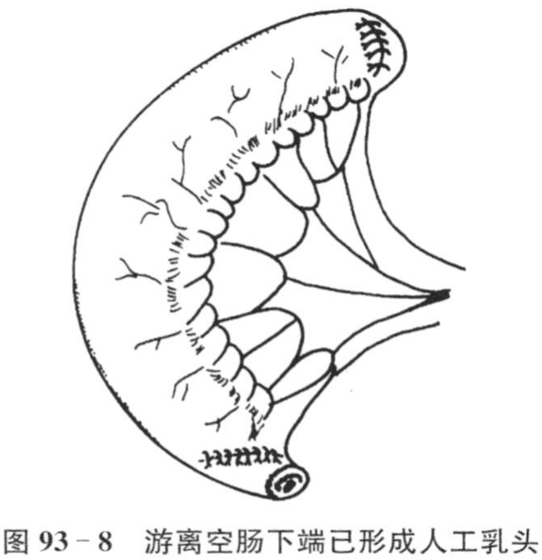

图 93-8　游离空肠下端已形成人工乳头

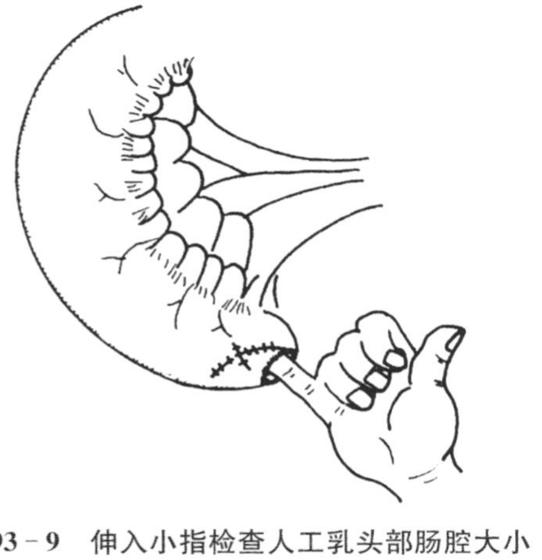

图 93-9　伸入小指检查人工乳头部肠腔大小

4. 吻合：于距游离空肠闭锁端 2～3 cm 之系膜对侧缘纵形切开肠壁，切开长度不能长于胆管剖开之长度。由于肠管的伸展性较胆管大，通常肠壁切开部略短于胆管切开长度。胆管与空肠的吻合应为胆管空肠侧侧吻合或胆管斜端（当胆总管横断时，肝门及肝外胆管剖面即形成一斜端，见图 93-10）对

空肠端侧吻合。通常是用 0 号丝线作单层的黏膜对黏膜的吻合，应先作胆管左侧与空肠右后壁缝合，逐一打结（图 93 - 11）继而再将胆管右侧壁与肠管左侧前壁缝合。缝合完成前，胆肠吻合口内应置 T 型管，使其短臂分别置于左右肝管，以利于胆汁引流，长臂应从空肠盲端或胆管侧壁引出腹外。

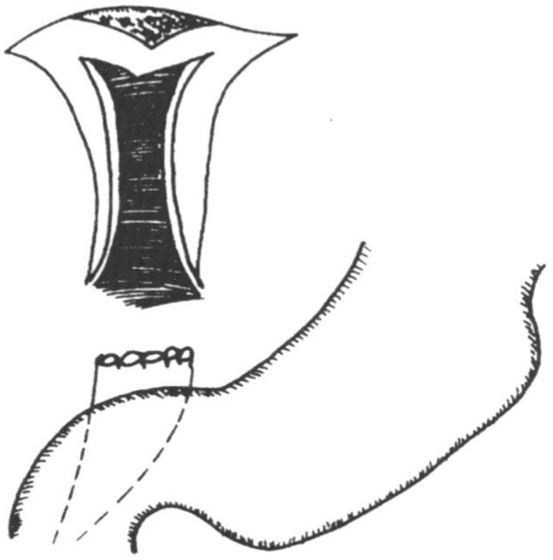

图 93 - 10　将切开的胆总管横断，肝外胆管即形成一斜端

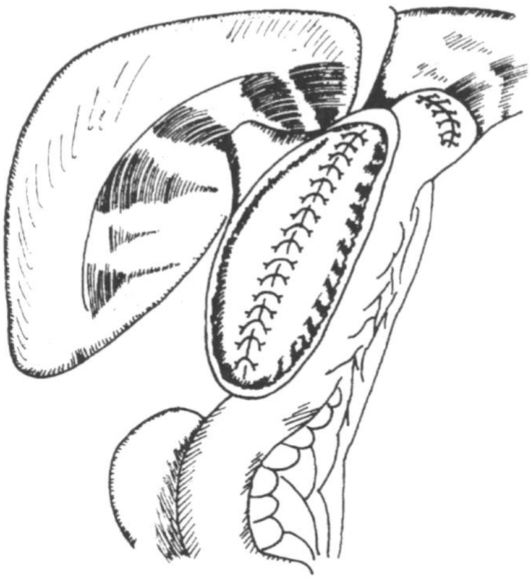

图 93 - 11　示胆肠吻合——已完成吻合口后壁缝合

在十二指肠前外侧壁作二牵引缝线，于二线间横向切开十二指肠壁约 2 cm 长（图 93 - 12），将人工乳头置入十二指肠腔内，将乳头缘空肠与十二指肠作黏膜对黏膜的间断缝合。此层缝合后，再作第二层浆膜对浆膜的间断缝合（图 93 - 13）。最后关闭肠系膜裂孔。去除腹膜后盐水纱垫。并于空肠十二指肠吻合口后放置烟卷引流引出腹外。

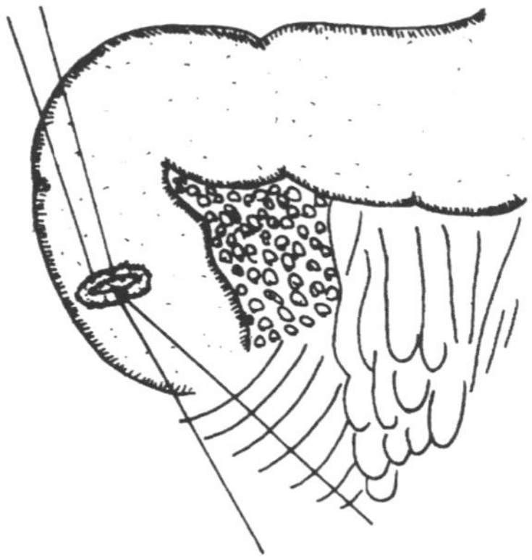

图 93 - 12　在十二指肠前外侧壁作横向切开

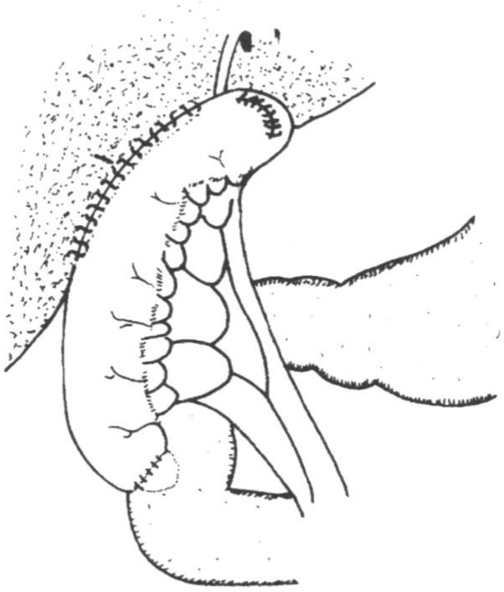

图 93 - 13　游离空肠吻合示意图

（二）游离空肠肝内胆管代替术

笔者自 1987 年始用游离空肠肝内胆管代替术，用以治疗肝胆管狭窄。既解决了狭窄以上肝内胆管胆汁引流，又保存了肝外胆管及 Oddi 括约肌功能。迄今已开展此手术 8 例，均获满意效果。

【适应证】局限于某侧肝胆管的严重狭窄，狭窄前方有重要供肝血管横跨，既不能将其切断以显露肝管狭窄部，又因解剖特别困难，不能行胆管血管交叉换位术处理；或因门静脉高压，狭窄部胆管有较多高压曲张血管，无法切开狭窄，又不宜行半肝切除者。

【麻醉与体位】与游离空肠肝外胆管代替术相同。

【手术步骤】切开肝外及肝门胆管探查，若发现左或右肝管有无法用手术解除的狭窄，可不直接切开狭窄部，而是将狭窄以上肝胆管切开，或切除部分肝组织经肝断面剖开狭窄以上肝管，将结石彻底清除（图 93-14），而后在距屈氏韧带 15 cm 左右处离断空肠，取 5～8 cm 长的空肠段，连同其血管蒂穿过横结肠系膜上提（图 93-15）。上端缝闭，将游离空肠下端系膜对侧壁斜行部分切除（图 93-16）。上端系膜对侧肠壁纵形切开，按肠管顺蠕动方向将上下两端分别与狭窄肝管上端剖面（或断面）及狭窄胆管下方正常的肝门或肝外胆管吻合（图 93-17）。关闭横结肠系膜孔。最后于胆管腔内置 T 型管，长臂从胆总管侧壁引出体外。

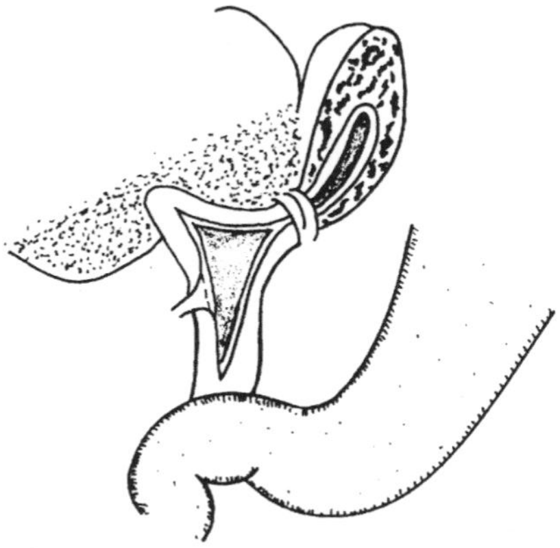

图 93-14　肝外及肝门、狭窄以上胆管已切开，左肝已切除

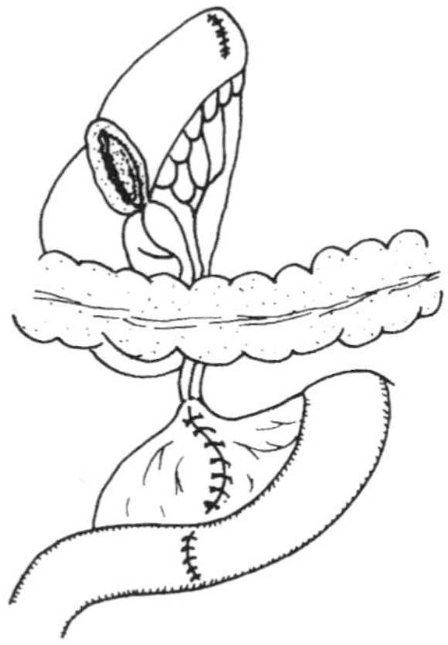

图 93-15　带血管蒂空肠段经横结肠系膜戳孔上提至肝门

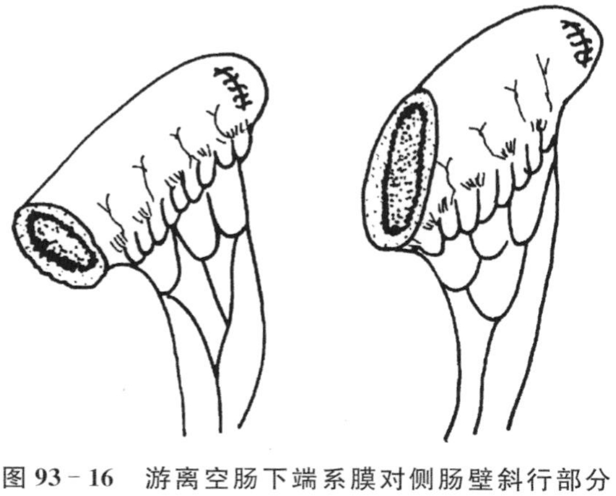

图 93-16　游离空肠下端系膜对侧肠壁斜行部分切除

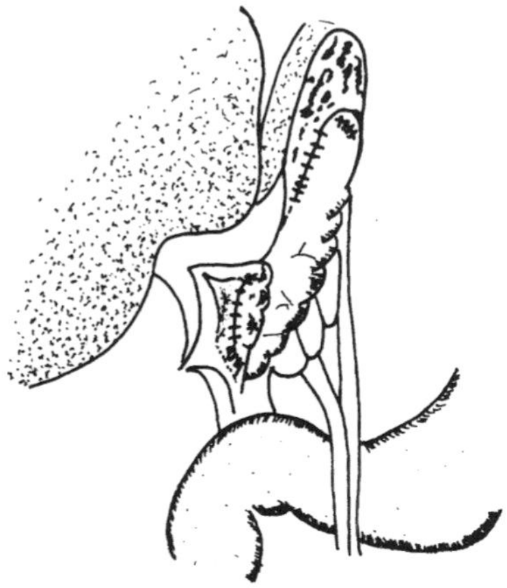

图 93-17　游离空肠上下端分别与肝内、外胆管吻合

（三）游离空肠片胆管修复术

在胆管狭窄的治疗上最理想的手术是既能彻底解除胆管狭窄，又能保存肝外胆管及 Oddi 括约肌功能。为此，外科医师在不断地探索用自体组织移植来修复胆管狭窄。黄志强率先用带血管蒂的胃及空肠黏膜瓣修复胆管狭窄获得成功。彭其芳等又做了带血管蒂的胃浆肌瓣修复胆管狭窄的动物实验，结果也较好。笔者考虑到胃黏膜的分泌有可能改变胆汁的 pH 环境，而去除黏膜的浆肌瓣移植则有再狭窄可能，因而主张用带血管蒂的空肠片来修复胆管狭窄和缺损。

【适应证与禁忌证】手术适应证有：①损伤性胆管狭窄。②胆囊结石压迫所致的胆管狭窄或大型胆管瘘。③单纯性胆管狭窄。④局限于某肝叶或肝段内结石的炎性胆管狭窄，若能将结石彻底清除，狭窄胆管切开后，胆管瘢痕病变不广泛，胆管内膜光滑者可以应用。但对于肝内多发性结石不能彻底清除、对于有多层或多处的肝胆管狭窄不能满意地解除及肝胆管炎性病变严重者，均属手术禁忌证。

【术前准备、麻醉与体位】与游离空肠肝外胆管代替术相同。

【手术步骤】胆管狭窄切开后，胆管有缺损（图 93－18）。确定需行游离肠片修补时，即可按上述游离空肠肝内胆管代替术那样（图 95－15），游离切取带血管蒂空肠。所切取空肠长度应根据胆管狭窄长度及胆管壁瘢痕切除后胆管缺损的大小而定，通常 3～5 cm 即可。再将这段空肠连同其血管蒂一并经横结肠穿出，上提至肝门，将系膜对侧肠壁纵形剪开，修剪成适当大小的补片，缝合于胆管缺损部（图 93－19）。胆管内置 T 型管，从其侧壁引出体外。

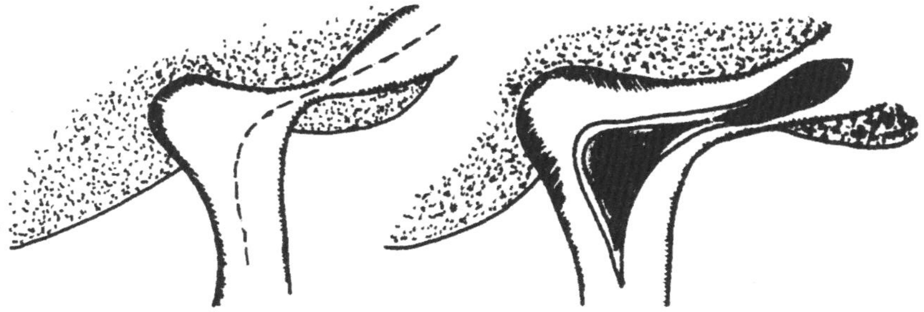

图 93－18　胆管壁狭窄部切开后，胆管壁有缺损

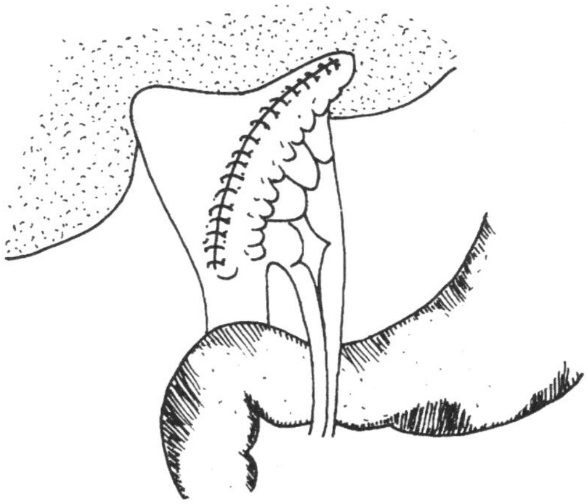

图 93－19　游离肠片修补完成

二、应用游离空肠治疗胆管狭窄时应注意的一些问题

1. 严格掌握各种术式适应证，切忌盲目滥用。

2. 游离空肠段或空肠片应有良好血供。因此，除勿使血管蒂扭转外，还必须动、静脉并存。笔者观察到小肠系膜血管中有单纯静脉回流支的存在，即某段小肠边缘静脉汇入一无动脉支伴行的中间静脉（图 93－20）。若以此为血管蒂切取相应肠段，可致该段肠管缺血坏死。

3. 在行游离空肠肝外胆管代替术时，有时需横断胆总管。此时切勿伤及 3 点及 9 点处营养动脉；近断端不要作过多游离，一般限制在 1 cm 以内，以完成吻合为度。这是防止胆肠吻合口漏的重要环节。

4. 胆管与肠管的吻合一定是黏膜对黏膜的缝合。这是保证良好愈合，防止再狭窄的关键所在。否则，就可因吻合口渗漏继发感染而再狭窄。

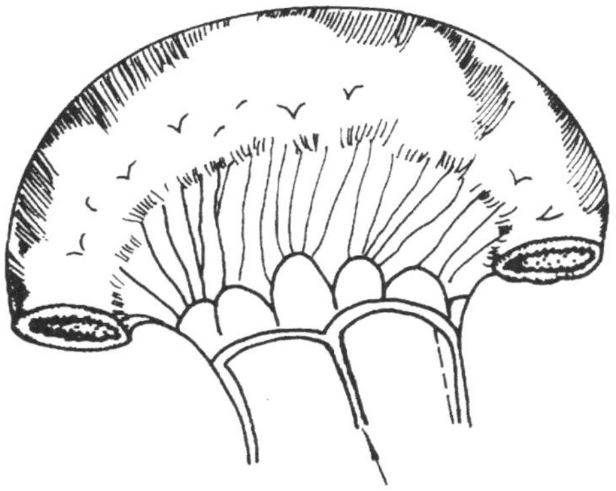

图 93－20　示小肠系膜单纯静脉回流支

5. 行游离空肠代胆管术时，游离空肠的吻合应为与胆流方向一致的顺蠕动吻合，切勿倒置。

6. 吻合应无张力。带蒂空肠段或肠片通常是从横结肠系膜右侧无血管区戳孔，经结肠后提至肝门。吻合后于血管蒂和十二指肠间应能自由伸入两指，即无张力。

7. 行游离空肠代胆管术时，游离空肠段不要过长。若用其代替肝外胆管，则以 12～15 cm 为宜。但其长度还应根据其下端吻合口在十二指肠横部和降部的不同而异。若此吻合口在十二指肠横部时，游离空肠段可适当延长 3～5 cm。若用其代替肝内胆管时，则更要酌情缩短，通常 5 cm 左右即可。

8. 用游离肠片修补时，肠片应作适当修剪，使修复后的胆管平整。

9. 为防止内疝，横结肠系膜孔与血管蒂需加以固定。

10. 应将减压管穿出肠壁处与腹壁固定，或用肝圆韧带组织等包绕缝固。

11. 胆肠吻合口附近应放置引流，防止膈下感染与积液。

三、术后处理

1. 术后血压不稳者取平卧位，血压稳定后改为半坐位。

2. 禁食、持续胃肠减压。通常于术后 2～3 d 肠鸣音恢复，有肛门排气时拔除胃管。但若为游离空肠肝外胆管代替术，即使肠功能已恢复正常，插入到十二指肠的胃管应延长到术后 6～7 d 拔管。这种较长时间的胃肠减压可保障空肠十二指肠吻合口的愈合。除去胃管后的第 1、第 2 天进流质，以后改进半流并逐步过渡到普通饮食。

3. 禁食期间应补充水、电解质及维生素等，维持水、电解质平衡。对于 1 周或 1 周以上不能进食者、术前营养不良及低蛋白血症等未能完全纠正者，可酌情静脉营养支持、血浆及白蛋白等。

4. 术后应给予抗生素治疗，通常以广谱抗生素如甲硝唑联用为好。

5. 有深度黄疸及老年病人，术后应给予 H_2 受体拮抗药，如西咪替丁、雷尼替丁等，以预防应激性溃疡出血。

6. 注意腹腔引流物的观察。如无渗血、感染及胆汁渗漏，一般在术后 48～72 h 内拔除引流物。如有多量胆汁渗漏则需继续保持引流物通畅。为烟卷或胶管等被动引流物时，需在术后 4～6 d 更换成双腔负压吸引引流，经持续负压吸引 1～2 周即可停止渗漏。

7. 要注意胆道减压引流管的保护和管理，切勿折叠扭转，严防滑脱。每天记录胆汁引流量并观察其颜色性状。术后早期，由于手术、麻醉对肝脏的影响，胆汁分泌量较少，病人进食后，胆汁分泌量便会增多。有梗阻性黄疸、肝硬化病人，胆汁引流量特别多。每天可达 1000～2000 mL，其颜色较淡。当肝功能改善后，胆汁量可恢复到每天 500～1000 mL，其颜色也变深。通常术后 7～10 d 可关闭胆道外引流管。术后 2 周可经此管行胆系造影。如胆系通畅，引流管于造影后开放引流 3 d 再钳闭。然后根据狭窄胆管病变情况及游离空肠治疗胆管狭窄的术式不同作不同处理：若胆管狭窄以上胆管扩张程度较显著、炎症轻、管壁薄，且为游离空肠代胆管术，留置时间可短一些，通常术后 2～3 个月可拔除支撑引流管；若为多次修复后再手术，胆管壁慢性炎症加剧、壁厚、瘢痕多，管壁扩张不明显，吻合不甚满意或为游离空肠片修复术者，支撑引流管放置时间应酌情延长，常应置放半年到 1 年。

四、术后并发症

1. 胆汁渗漏：无论是游离空肠与胆管吻合，还是游离肠片修补，都很难做到十分严密，术后可能发生短期的胆汁渗漏。这从放置在吻合口附近的腹腔引流物引出的胆汁样液体即可诊断。小的胆瘘只要保持胆道内减压引流管及腹腔引流通畅，数日即可停止。较大的胆瘘可改置双腔负压吸引引流，经持续吸引 1～2 周后即可闭合。

2. 十二指肠梗阻：这只是游离空肠肝外胆管代替术才有的，也是极少发生的并发症。其原因，一是术中没有仔细探查，未能发现胰头肿大。而又在十二指肠降部作了空肠乳头十二指肠吻合；其二是乳头做得过大、过长。这种梗阻多是不完全性的。常在术后进食早期发生。多数经延长进半流质或软食时间，待乳头部炎性水肿消退后，梗阻症状即可缓解。

3. 术后出血有 3 种情况：

(1) 胆道引流管出血：术后早期出血多来自胆肠吻合口或空肠片胆管修补处。多数经止血等非手术措施可治愈。术后近期的胆道出血，多来自肝内胆管，常为肝胆道感染并发黏膜溃疡所致；也可来自肝外胆管，如肝外胆管切开处出血，则可能为术中损伤胆管壁血管分支或假性动脉瘤形成等。此种出血量大而迅速。可行选择性肝动脉造影诊断，同时可试行栓塞治疗。如无效，则需再手术止血。

(2) 腹腔引流周围出血：多数来自术野止血不彻底，这包括胆囊床、肝门处的分离创面及肝切除断面的出血；也可能是游离空肠时，系膜血管结扎不牢或结扎线滑脱而出血，少量出血多可自行停止。量多时需开腹止血。

(3) 应激性溃疡出血：常发生在梗阻性黄疸、老年病人或合并有严重感染的病人。术后给予 H_2 受体拮抗药，如西咪替丁等可以预防此症。一旦有胃肠出血表现，应行急症胃镜检查，既可诊断又可通过胃镜喷洒止血药治疗，也可用奥美拉唑、泮托拉唑或雷贝拉唑等治疗。若出血量大，非手术措施不能止血，可考虑行胃切除术。

4. 感染：包括胆道感染、胆汁渗漏所致的吻合口周围感染、膈下感染等。处理方法除加强全身治疗、应用广谱抗生素外，要加强引流，保持引流通畅。若已形成脓肿，应切开引流。

五、治疗效果

近几十年来，胆管狭窄的外科治疗已取得明显的进步，疗效逐步提高。根据 Э. И. Гол6перин 及 И. Н. Кузовлев 所收集的前苏联及西方各国在 20 世纪 70 年代初到 80 年代初关于胆管狭窄外科手术治疗效果，死亡率由 70 年代初的 34.2%逐步下降，到 80 年代初已降至 2%以下；而优良率则由 70 年代初的 26.8%逐步提高到 80 年代初的 80%左右。近 10 年来，由于外科技术的不断发展，胆管狭窄外科治疗的效果又有进一步提高，其总的优良率已上升到目前的 90%左右，黄志强于 1988 年报道了原第三军医大学西南医院所治疗的 61 例术后胆管狭窄病人，59 例再手术治疗，82.8%的病人获半年以上随访(其中 37 例在 2.5 年以上)，随访优良率已达 95.6%。这是目前国内外关于胆管狭窄疗效最好的报告。

笔者采用游离空肠治疗胆管狭窄亦获令人满意的效果。10 年内行游离空肠肝外胆管代替术 52 例，46 例术后钡餐复查，3 例有钡剂自十二指肠逆流入游离空肠，但未进入胆管，余无钡剂逆流；42 例获 6 个月到 5 年随访，1 例有逆行感染，1 例有肝胆管残石并感染，余均优良。近期随访优良率达 95.2%。行游离空肠肝内胆管代替术 8 例，6 例获 1～3 年随访，均属优良。用游离空肠片修复胆管狭窄 12 例，术后均经胆道外引流管造影，除 1 例有残石用取石篮取出外，余无异常。全部治愈出院，10 例获 1～4 年随访，效果均好。这是较好的结果，但有两点值得指出：

1. 开展手术数量尚少，就笔者而言除采用游离空肠肝外胆管代替术较多外，余两种手术均开展较少。就国内而言也只是游离空肠肝外胆管代替术应用较多，余两种手术也只有极少数单位使用。

2. 随访时间尚较短。笔者资料中，随访最长时间 5 年，多数为 1～3 年，而胆管狭窄修复术后再狭窄可发生在术后 2～7 年，因而要有 7～10 年或更长时间的随访才能较准确地判定疗效。尽管如此，笔者还是认为，游离空肠胆管代替术与修复术，用于治疗胆管狭窄值得推崇。要使其获得良好效果，除了严格掌握各种手术适应证、重视手术细节处理外，更重要的是取决于肝内胆管病变的处理。只有当肝内胆管狭窄充分解除、结石彻底清除，才能获得稳定的良好效果。

〔杨东山〕

参考文献

[1] Aurthu M S. Peptic ulcer diseases after choledohojejunostomy [J]. Am J Surg, 1971, 122: 155.
[2] 方善德，曹绣虎. 胆道外科的理论与实践. [M] 河南：河南科学技术出版社，1991：255.

[3] 黄志强. 黄志强胆道外科手术学 [M]. 北京：解放军出版社，1991：255－262.
[4] 杨东山，梁怀清，张文彩，等. 游离空肠在胆道外科学中的应用 [J]. 实用外科杂志，1990，10 (6)：321.
[5] 杨东山，张文彩，梁怀清，等. 胆管血管交叉换位术 [J]. 湖南医学，1989，6 (4)：195.
[6] 黄志强. 用带血管蒂的黏膜瓣修复胆管狭窄 [J]. 中华外科杂志，1986，24 (9)：923.
[7] 彭其芳. 胃右血管蒂胃窦前壁浆肌瓣修复胆管缺损的动物实验 [J]. 中华外科杂志，1988，26 (2)：101.
[8] 杨东山. 带血管蒂空肠片修复胆管狭窄与缺损 [J]. 解放军医学杂志，1989，14 (5)：381.
[9] 黄志强. 手术后肝外胆管狭窄 [J]. 实用外科杂志，1988，8 (4)：195.

第九十四章　高位损伤性胆管狭窄修复术

Operation of High Traumatic Biliary Stricture

高位胆管狭窄是损伤性胆管狭窄修复中较为困难的问题，所以手术治疗的结果常不理想。然而，在当前腹腔镜胆囊切除术时代，更多的胆管狭窄是缘于高位的胆管损伤，并且病情复杂，因而对高位损伤性胆管狭窄修复，比以往更受到重视。

【适应证】

1. 上腹部手术及创伤所致的胆管狭窄，病人有临床症状如黄疸、胆管炎、血清碱性磷酸酶升高。
2. 晚期修复手术多在伤后3个月之后，或已经行胆道外引流，局部感染已消退。
3. 有术前1个月内的直接胆道造影或磁共振胆胰管成像（MRCP）显示胆管狭窄的部位和有可能手术修复者（图94－1～图94－3）。

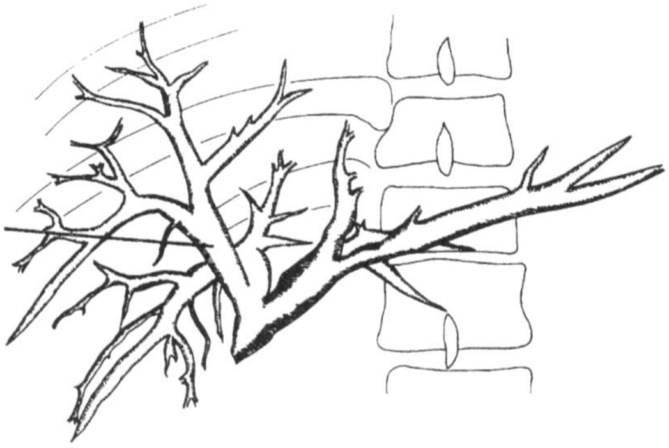

图示狭窄位于胆管汇合以下，双侧肝内胆管呈普遍性扩张

图94－1　高位胆管狭窄（Bismuth Ⅱ型）PTC时所见

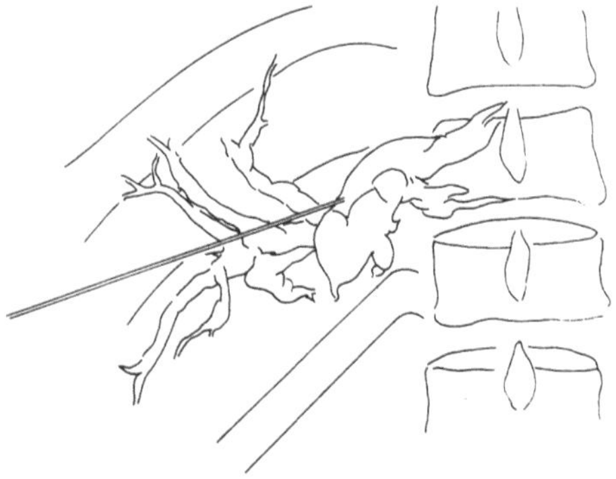

图94－2　肝管汇合部以下损伤性肝外胆管狭窄

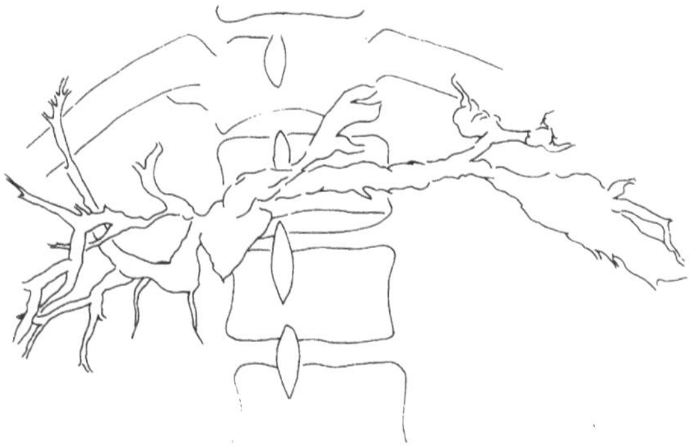

图94－3　Bismuth Ⅱ型肝外胆管狭窄PTC所见：肝左外叶胆管呈囊状扩张

4. 一般状况良好，无持续性黄疸、胆汁性肝硬化及门静脉高压症。

【禁忌证】

1. 晚期病人表现有持续性梗阻性黄疸、胆汁性肝硬化、肝功能代偿不全。
2. 合并有明显的门静脉高压症、腹壁静脉怒张，宜考虑分期手术。
3. 继发性硬化性胆管炎，肝内外胆管弥漫性狭窄。

4. 轻度的局限性狭窄和合并肝硬化门静脉高压肝功能损害严重者，可首先考虑介入扩张置管内支撑术。

5. 缺乏熟练的胆道外科手术经验。

【术前准备】

1. 必须有最近的良好的胆道造影照片。

2. 系统复习以往的手术记录和影像资料。

3. 术前 3～5 d 应用抗生素（针对厌氧菌和需氧菌），最好能有胆汁细菌培养和药敏试验资料。新近有胆管炎发作或胆道感染较重者，手术过程中静脉滴注抗生素。

4. 手术前晚服雷尼替丁 150 mg，或奥美拉唑。

5. 其他同一般腹部手术。

【麻醉与体位】一般采用仰卧位，若涉及肝门右侧的手术，需用左侧斜卧位，右侧抬高 30°。全身麻醉。

【手术步骤】

（一）切口选择

手术切口的选择需要根据具体情况分析：

1. 一般情况下，若距首次手术已 3 个月以上，无切口感染及切口疝者，可经过原来切口，切除原切口瘢痕。

2. 若距首次手术时间较近或曾有切口感染者，宜使用与原切口交叉的切口，如原为右肋缘下斜切口，可改用右腹直肌切口；若原为直切口则用右肋缘下斜切口。

3. 若有门静脉高压，新切口必须远离原切口或与原切口交叉，切忌采用与原切口相平行的切口。

4. 胆道造影或 CT 照片上显有右肝缩小和肝门右移时，肋缘下切口宜达右第 11 肋骨尖；有右肝明显萎缩者，有时用右侧低位胸腹联合切口。

5. 曾经有多次手术者，最好是远离原来切口。例如过去多次使用右上腹直切口和肋缘下切口曾合并有感染及裂开者，可用经第 10 肋间前份（右腋前线以内）的斜切口，使手术径路离开瘢痕紧密的部位，从外侧方向接近肝门。

6. 高位损伤性胆管狭窄修复术，因手术时间较长，切口感染的发生率高，故应对腹壁切口妥善保护，以减少内源性污染。术前和手术过程中使用抗生素。

7. 腹腔内粘连分离和接近肝门的方法参考“胆道再次手术”。

（二）发现肝门部胆管（图 94－4）

高位胆管狭窄一般是指发生在胆囊管开口以上的肝总管损伤和狭窄；狭窄可能是局限的，尚不失去肝外胆管的连续性，此时可按常规的方法，首先分离出十二指肠上段胆总管，切开之后，以直角血管钳引导，向上剪开超过狭窄部达扩张的胆管。肝外胆管由于其横向的微细血管分布的特征，可供辨认。

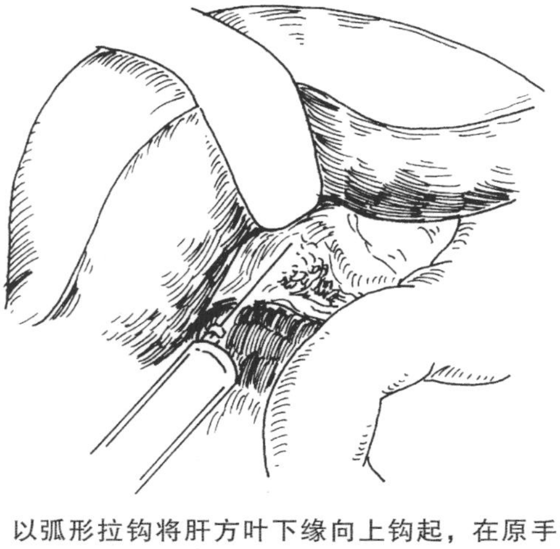

以弧形拉钩将肝方叶下缘向上钩起，在原手术瘢痕组织上方肝门的深处，穿刺试抽胆汁，注意其左方肝动脉的位置

图 94－4 发现肝外胆管

胆管狭窄时，肝外胆管壁多呈增厚，因腔内缺乏胆汁充盈且呈萎陷状态，故缺少正常胆管时的浅蓝色外观和穿刺时常抽不到胆汁。这个特点在辨认肝外胆管时很重要，因从以往的病例经验中，有不少的病人手术经历数小时而未能发现胆管。有的曾采用切开十二指肠经大乳头逆行放入胆道探子以指示胆管的位置。我们认为此法不必要，过分增加手

术的复杂性；作者数十年来所经历过的胆管修复手术中，尚未有因寻找困难而采用此措施的。

对局限的狭窄而肝外胆管尚保存其连续性和狭窄上、下两端胆管的管腔相差不大时，可以考虑采用修复术以保存胆管的解剖和生理上的完整性（见胆管狭窄修复术），所以需要探查胆总管下端的通畅情况。我们发现损伤性肝外胆管狭窄伴十二指肠乳头开口缩窄者并不少见，此时需要将乳头开口缩窄扩张或同时做经十二指肠 Oddi 乳头括约肌切开成形术。

更多的情况是高位损伤性胆管狭窄时，在肝十二指肠韧带上有大块的纤维瘢痕组织，曾经有过多次手术和胆汁外漏、肝下区感染者则更较严重。胆管狭窄处在瘢痕内，可以是由于损伤、缺血、闭塞性胆管炎（obliterative cholangitis）造成的结果，故在瘢痕组织内胆管呈闭塞状或已完全瘢痕化，不可能再有扩张的胆管。但是，临床上往往发现手术者只是欲在瘢痕处寻找出胆管，结果经数小时的分离、穿刺抽吸而无所获。寻找肝外胆管的正确方法应该是在瘢痕结缔组织的上方进行。该处的胆管呈扩张，容易辨认和穿刺时中的（图 94－5）。

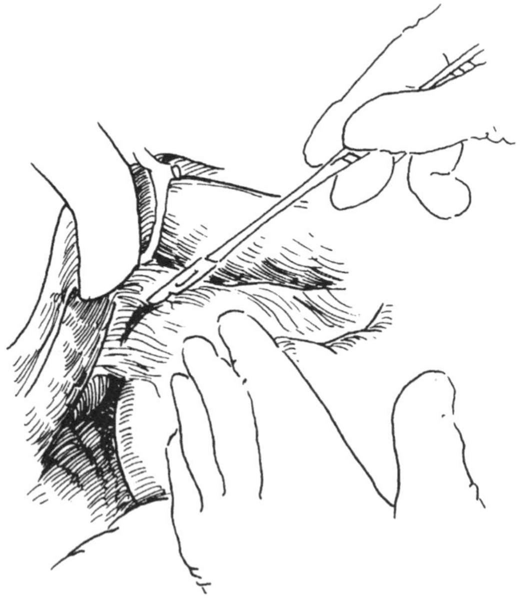

切开肝方叶下缘与肝十二指肠韧带连接的腹膜，关键点是应在胆管狭窄瘢痕的上方切开

图 94－5　分离肝门部胆管

手术时以大的弧形拉钩将肝方叶下缘向上牵开，以显露肝门深部肝横沟前沿；若配有固定于手术台上的框式牵开器以将肋缘向上牵起，则极有助于显露肝门深处。在过去未曾多次手术的病人，即是指胆管损伤性狭窄的原始性修复（primary repair）时，肝门深部多仍为“处女地”，故从表面扪到和穿刺进入扩张的肝胆管并不困难。至于在继发性修复（secondary repair）时，则常有多种特别的情况，需要区别对待，这方面有待专门论述。

（三）肝门部胆管切开探查

肝门处胆管一般处在肝十二指肠韧带的最前面，但亦需注意约在 20％的人肝右动脉在肝总管上端的前方从左向右跨过，故在切开胆管之前，应注意检查有无异位血管。在两缝线牵引间，穿刺抽出胆汁后，切开胆管（图 94－6）。

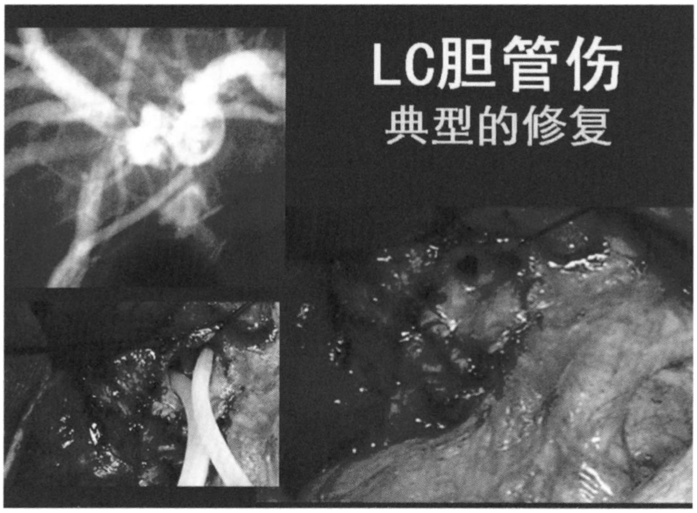

图 94－6　腹腔镜胆囊切除后胆管损伤修复，在肝门处找到左、右肝管，并进行胆肠吻合

高位的胆管狭窄修复时，最重要的一步是充分利用左肝管横部以获得最大的吻合口。此手术的基本点最初是由法国的 Hepp 提出，后由 Couinaud 推广使用。我们的方法是不单纯利用扩张的左肝管横部，并且连同切开右肝管，连成一个“鱼嘴样”的大开口，在原始性损伤性胆管狭窄修复手术时，取得很好的效果（图 94－7～图 94－9）。

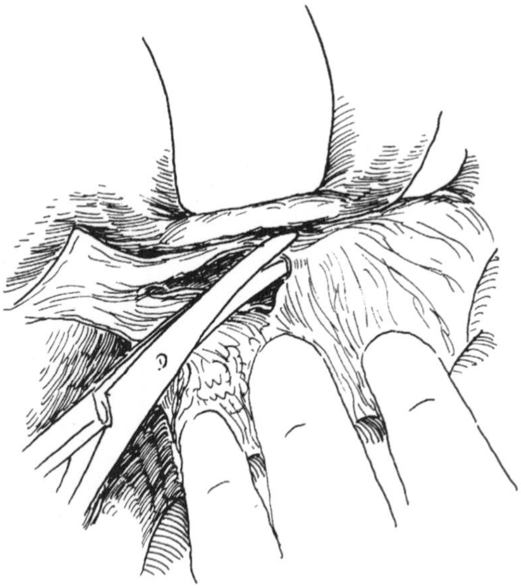

横向切开肝门前方肝十二指肠韧带之前层腹膜及纤维性粘连，向深部分离肝胆管，可根据穿刺以确定胆管位置和深度

图 **94－7** 解剖肝门部

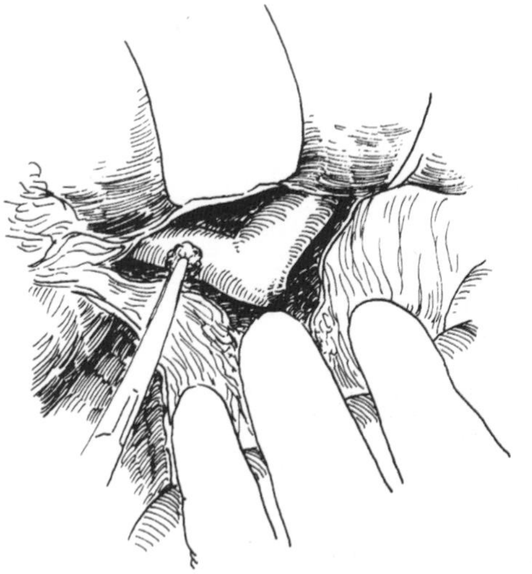

以钝法和锐法分离，尽可能分离出左、右肝管肝外部分的全长，后侧壁一般不做分离，显露狭窄部以上的肝胆管

图 **94－8** 分离肝门部胆管

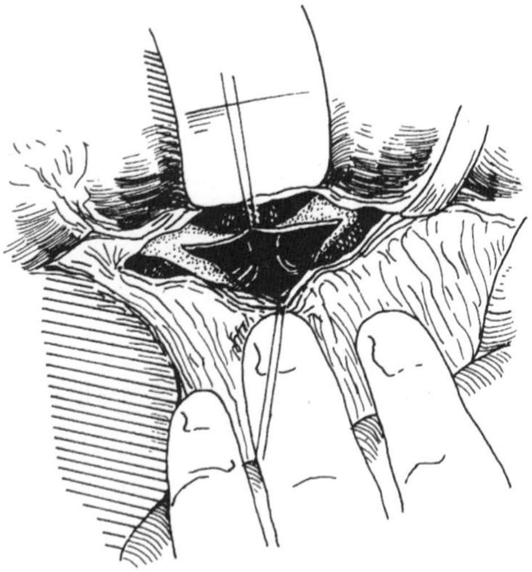

钩起肝方叶下缘，纵向切开左、右肝管，胆管切缘以缝线牵起

图 **94－9** 高位胆管空肠吻合术

施行高位的损伤性胆管狭窄修复手术时，非常重要的是需要弄清楚各肝内胆管分支的开口，因为肝管汇合变异很常见，特别是发生在右侧。如在高位胆管损伤时，可能伤及分裂型右肝管中的某一分支开口，以伤及右肝后段肝管更常见，因为它有时可能是低位汇合于肝外胆管。腹腔镜胆囊切除术胆管损伤比开腹胆囊切除术更易损伤右肝管。解放军总医院的经验是，在开腹手术时，此类型损伤发生在先天性胆总管囊肿切除术时更较为常见。在胆管修复手术时若未能发现和妥善处理异位的肝管汇合，术后将发

生复发性胆管炎症状，但一般无黄疸。

左肝管横部切开时，一般可做到全程剖开，从左右肝管汇合直到左脐裂旁，该处有门静脉的矢状部、肝左内叶的动脉（肝中动脉）从肝管前壁跨越，成为限制性因素。手术时经常发现有到肝方叶下缘的肝动脉和门静脉小分支从左肝管横部前面跨过，这些细小血管分支均可以钳夹切断，用细线缝扎止血；但当切开到达脐裂旁时，应注意将肝动脉、门静脉矢状部、门静脉向左内叶的分支等钩开，以避免受损。临床上有关左肝管切开术后发生大出血的报道多属于手术时发生此处血管的部分性损伤而又缺乏可靠的处理结果。肝管切开之后，两切缘以细线牵引有利于吻合操作（图 94－10、图 94－11）。

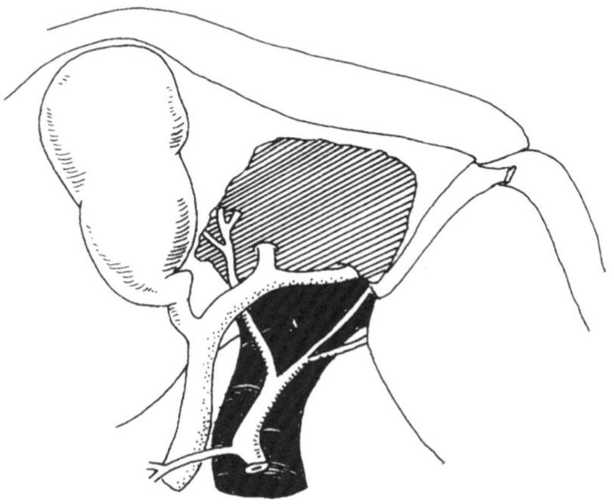

肝方叶已部分切除

图 94－10　左肝管横部与邻近血管的关系

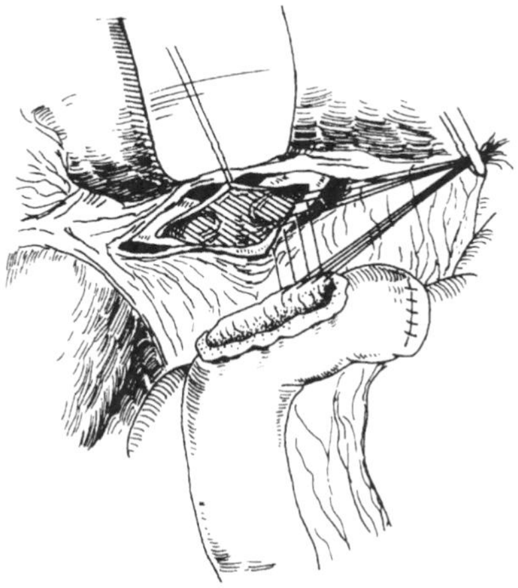

图 94－11　胆管空肠吻合首先缝置吻合口后层缝线，留长，依次钳夹，缝完后遂一打结

（四）胆肠吻合术

Roux-en-Y 肝管空肠吻合术是当前最优先考虑的手术方法，因为空肠的适应性强，可以适用于较复杂的情况。旷置的空肠段一般为 50～60 cm，断端关闭，行肝管与空肠的侧侧黏膜对黏膜吻合（图94－12、图 94－13）。

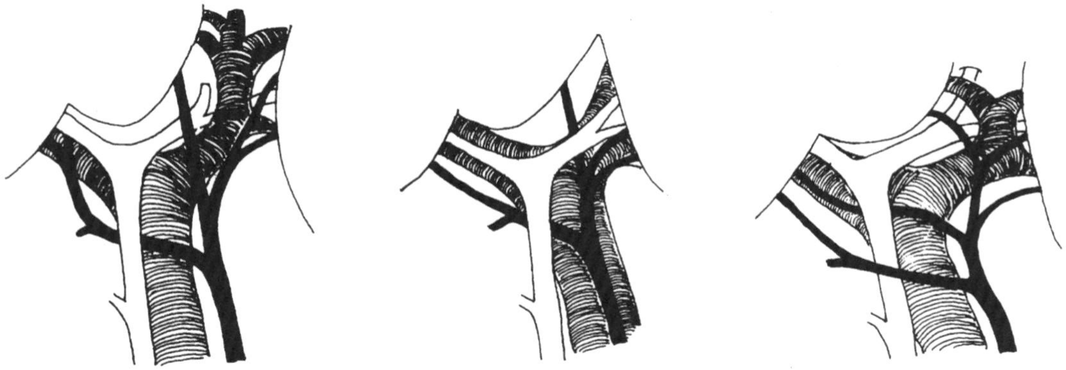

a. 粗大的肝中动脉从前方越过，可以小心将其分离、结扎、切断；切不可在发生部分损伤后部分缝扎血管

b. 左肝管从血管前方通过，此情况利于肝管切开，但只见于约 3%的人

c. 左内叶动脉在脐裂处分出，不影响左肝管切开，但需将其连同门静脉矢状部钩开

图 94－12　影响左肝管全程切开的解剖因素

空肠段可经结肠中动脉右方横结肠系膜的无血管区上提至肝门处，位于十二指肠的前方；为了简化

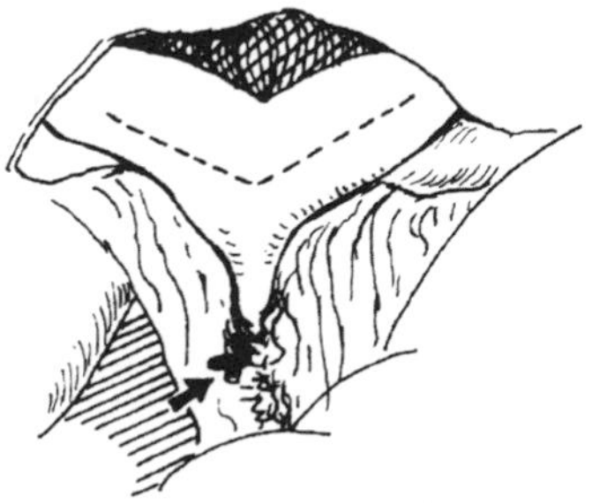

a. Bismuth Ⅱ型肝外胆管狭窄，(↑)处仍留有缝线结，利用左右肝管联合切开而不采用肝总管的断端

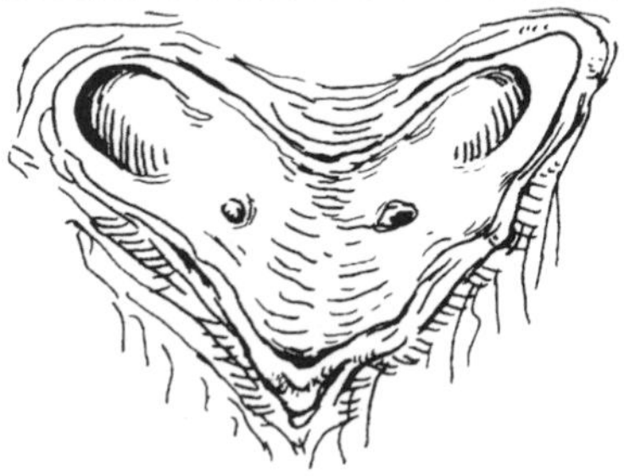

b. 左右肝管联合切开后，胆管开口像“鱼嘴”状张开

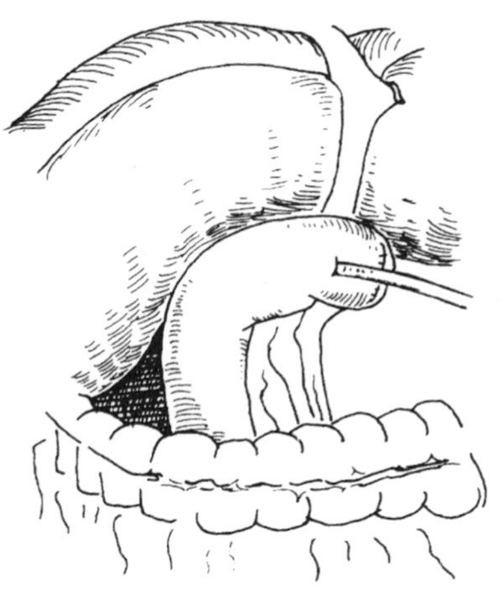

c. Roux-en-Y空肠与肝管吻合，T型管两臂分别放至左右肝管

图 94－13　高位肝胆管狭窄的手术修复

手术操作，当前我们一般采用横结肠前的途径，遇有大网膜脂肪过于肥厚时，可将其切开分成两瓣。

空肠段的切口在肠系膜对侧缘，长度与胆管切开相当。空肠切口的后缘与胆管切开的内侧缘的相对应点缝以细线（最好是单纤维线、可吸收性线、3－0 丝线，避免用粗丝线，以免产生吻合口的炎症、溃疡及缝线结石形成）；缝线留长，暂不结扎，分别以蚊式血管钳依序夹住，顺次排列。

对较高位的胆管狭窄，肝门显露并不很满意者，缝合胆肠吻合口的前壁时，会感到不便，有时难以做到准确的黏膜对黏膜缝合；此时可首先在胆管切开的上缘缝上缝线（最好是带针的缝线），留长，依次排列以一血管钳夹持，暂作为牵引（图 94－14）。

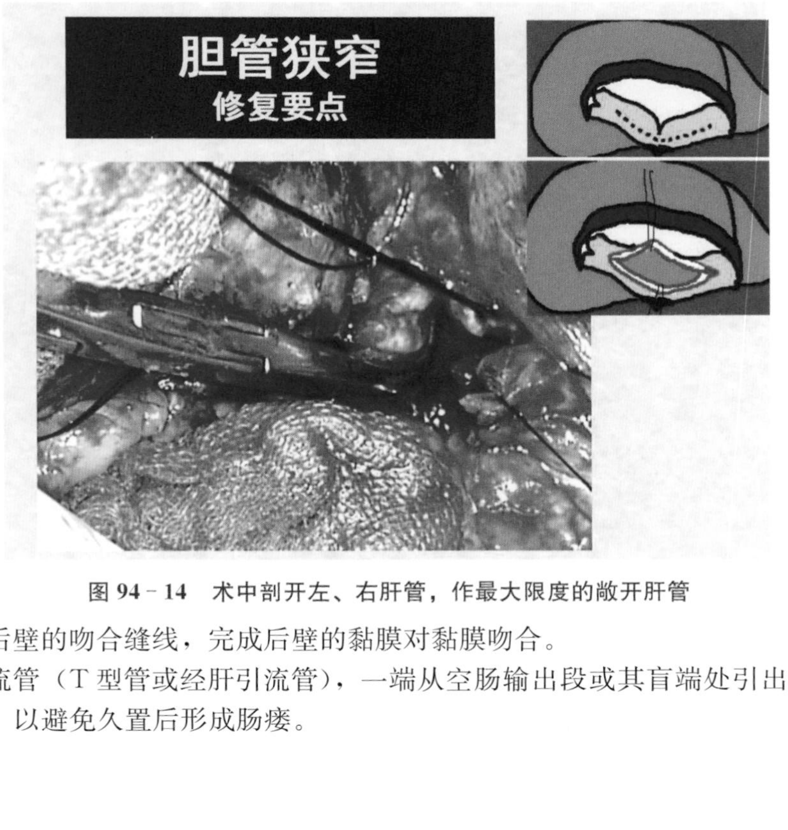

图 94－14　术中剖开左、右肝管，作最大限度的敞开肝管

按序逐一结扎后壁的吻合缝线，完成后壁的黏膜对黏膜吻合。

放入内支撑引流管（T 型管或经肝引流管），一端从空肠输出段或其盲端处引出，刺口缝以荷包缝线并加盖网膜组织，以避免久置后形成肠瘘。

将胆管切开上缘的缝线带针的一端依次穿过空肠切开的外侧壁，分别结扎后将缝线剪短，如此可使上缘的吻合更准确而方便。实际上胆肠吻合口并不是呈直线形，而是呈约 60°的弯曲形（⟋），左肝管横部切开是横向的，受肝方叶下缘遮盖并固定。

最后缝合胆肠吻合的外侧缘。

全部均用全层、黏膜对黏膜一层间断缝合，缝线间距不宜过密。

肝下区在吻合处前、后各放一根 Penrose 引流，分别经腹部刺口引出。切口分层缝合。

对继发性修复（secondary repair）和特殊问题处理另见有关手术方法。

【术后处理】

1. 同一般腹部外科手术后。

2. 注意腹腔引流液的量、性质、颜色，有无胆汁渗漏。

3. 若无胆瘘，术后 5～7 d 时拔除腹腔引流。

4. 术后使用抗生素。

5. 术后用 H_2 受体拮抗药 10～14 d，特别是术前黄疸较重者。

6. 每天以庆大霉素液冲洗内置引流管，内置管拔除时间视吻合的情况而定，一般为 1 年，不少于半年。

7. 病人出院后应定期随诊。

〔黄志强　黄晓强整理〕

参考文献

[1] 黄志强. 黄志强胆道外科手术学［M］. 北京：人民军医出版社，1991：205.

[2] 黄志强. 高位右肝管狭窄的外科治疗问题［J］. 中华外科杂志，1985，23：517.

[3] 蔡景修，王敖川. 肝方叶切除在高位胆管狭窄外科治疗中的应用（附 12 例临床报告）［J］. 实用外科杂志，1986，6：309.

[4] 黄志强，黎鳌，张肇祥. 外科手术学［M］. 2 版. 北京：人民卫生出版社，1996：1078.

[5] 黄志强，刘永雄. 损伤性高位胆管狭窄治疗方法的改进［J］. 中华外科杂志，1980，18：368.

第九十五章 高位损伤性胆管狭窄再次修复术

Reoperation of High Traumatic Biliary Stricture

高位损伤性胆管狭窄修复手术的效果要比低位狭窄者差，所以手术修复后因再狭窄的再次手术率较高，此种手术属于继发性修复（secondary repair），它不但要处理原发性的病变，而且要纠正历次手术所造成的影响，亦包括一些非手术的介入性治疗下所造成的结果。再次手术的次数有时很多，作者曾为一例高位胆管损伤施行第13次修复手术，因而手术的内容比较复杂。但是，最后一次成功的修复可以转变病人黯淡的生活前景，故仍然有重要的实际意义。

【适应证】

1. 损伤性胆管狭窄虽经一次或多次手术修复但仍然复发狭窄和临床症状。
2. 胆道的影像学检查（包括螺旋CT、磁共振胆胰管成像）提示仍有修复成功的可能者。
3. 肝脏储备功能仍较好，可以耐受复杂的手术。
4. 有丰富的胆道外科经验的专门人员和必要的医疗条件。
5. 合并有门静脉高压者应考虑分期性手术，先降低门静脉系统压力和改善肝脏功能，最后施行彻底的胆管狭窄修复手术。

【禁忌证】

1. 晚期病人合并胆汁性肝硬化门静脉高压。
2. 老年病人合并有肝硬化。
3. 继发性弥漫性硬化性胆管炎及狭窄。
4. 肝功能代偿不全。
5. 对晚期、老年病人合并门静脉高压，手术的危险性高，可首先考虑介入性狭窄部胆管扩张及内支撑术。
6. 缺乏对胆道外科有丰富经验的专科医师。

【术前准备】

1. 必须有最近的良好的胆道造影照片以对病情及手术的可行性作详细评估。
2. 若有胆外瘘应行瘘管造影。
3. 应有新近的肝胆区CT照片，可用胆影葡胺做增强对比剂。
4. 放射性同位素胆道排泄检查。
5. 若胆道造影显示不佳，可行磁共振胆道成像。
6. 术前1周全身应用抗生素。
7. 若有胆外瘘，行胆汁细菌培养及药敏试验，选择合适的抗生素术前及术中使用。
8. 有关肝脏功能代偿检查。
9. 同其他腹内重大手术的术前准备。

【麻醉与体位】全身麻醉。根据手术途径选择卧位。

【手术步骤】

（一）手术径路

胆道狭窄再次修复手术时，手术切口和到达目的处径路的选择十分重要。由于切口的计划不适当，往往使一原可以完成的手术而无法完成。例如1例肝脏外伤病人右肝切除时损伤胆管，由于肝门的偏位，多次按常规胆道手术的切口，均未能到达胆管狭窄部，只得暂行放置支撑管引流而结束手术。

影响手术切口选择的因素有：

1. 原有的手术切口瘢痕、瘘管、引流管的位置、切口周围腹壁静脉怒张、门静脉高压。

2. 胆道造影显示肝门的位置。

3. CT 照片显示左、右肝脏体积的相对改变和经腹壁（或胸壁）达到肝门的最近途径。

例如在右肝叶切除术后的胆管狭窄，肝门移位至右膈下区贴近侧胸壁，若从前腹部切口甚难接近肝门。但是，若从右下胸侧壁切口时，则可以直接到达肝门部。所以在复杂的胆管狭窄修复手术前，CT 肝胆断层照片在帮助决定手术途径上非常重要。由于其所提供的三维影像讯息，清楚地表达肝脏增大-萎缩复合征（hypertrophy-atrophy complex）的图形，使外科医师能有一立体形象的概念，而一般的胆道造影照片只是表达一个平面的图像，外科医师没有产生一个深度的概念（图 95－1）。

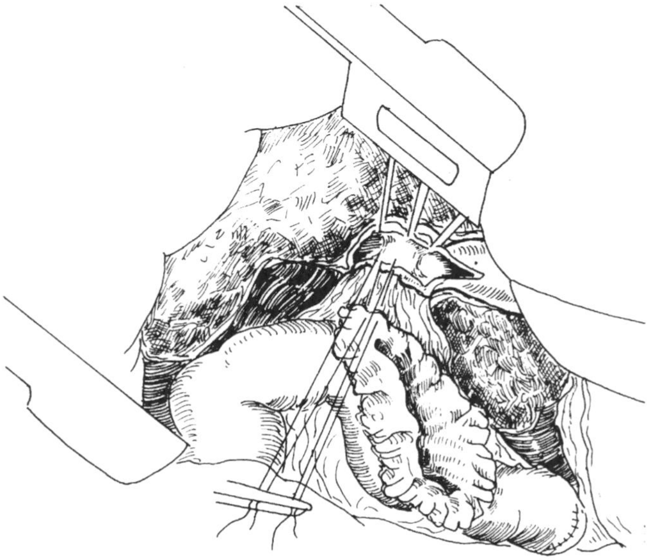

低位的胸膜外胸腹联合切口，肝方叶切除，可得到极佳的显露和充足的手术空间。图示肝管与空肠再吻合，缝合吻合口的后层。原胆肠吻合口拆除后，常遇到空肠上开口过于宽大，再吻合时应注意缝线按比例缝置

图 95－1　高位胆管狭窄的再手术

胆管狭窄再次修复手术的切口最好能避开严重瘢痕化的腹壁和感染的窦道，根据肝门的位置，在尽量减少腹部切口瘢痕数目和保存腹壁结构的前提下计划新切口；若要经过原来切口瘢痕时，宜选择最早的和愈合良好的切口瘢痕处切开，因该处的腹腔内粘连有可能较轻。

（二）发现胆管狭窄部位

再次手术时发现胆管狭窄部位往往要比在原始修复时较为容易，因此等病人大多数以往曾做过不同方式的胆肠吻合术，或带有引流管和合并有腹壁上的胆汁漏等，这些引流窦道最终必定与狭窄部以上的胆道相连。

在曾经做过胆肠吻合者，多半是属于 Roux-en-Y 型胆管空肠吻合术。手术时首先找到输出段空肠襻，它可能是经横结肠系膜或经结肠前上达至肝门。肠襻在十二指肠的前方，与十二指肠可以分开，故容易辨认。沿空肠襻前壁向上分离时，首先要注意辨清空肠的系膜侧和对系膜缘，以防影响空肠襻的系膜血供。原胆管与空肠的吻合处一般可从表面上见到的余留的黑丝线缝线辨认，再而分离开肠襻后方的十二指肠前壁；向胆管方向穿刺抽出胆汁，便可以确定原吻合口的位置，而狭窄一般均发生在胆肠吻合口部的胆管开口。沿胆肠吻合处空肠前壁与吻合口平行切开，从肠腔内向上方探查，便可发现吻合口狭窄，狭窄部周围纤维瘢痕组织增生，有时只余下针尖大的小孔，经扩张后有带絮状物和胆泥的胆汁流出；在狭窄处周围有时可发现残留的丝线缝线结，甚至在线结端形成色素性结石（图 95－2～图 99－5）。

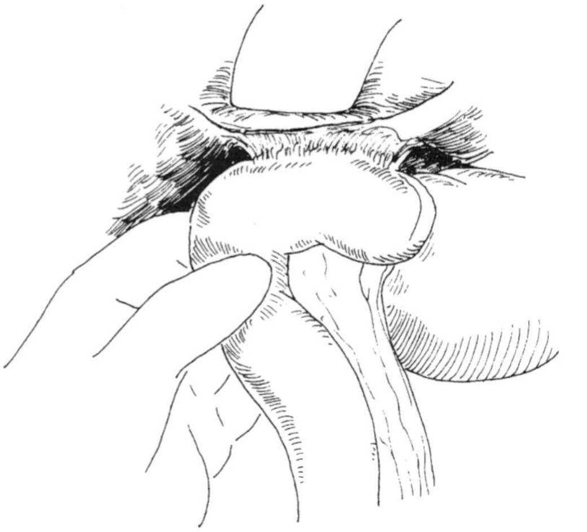

图 95-2 游离原 Roux-en-Y 空肠段，分离其与十二指肠的粘连

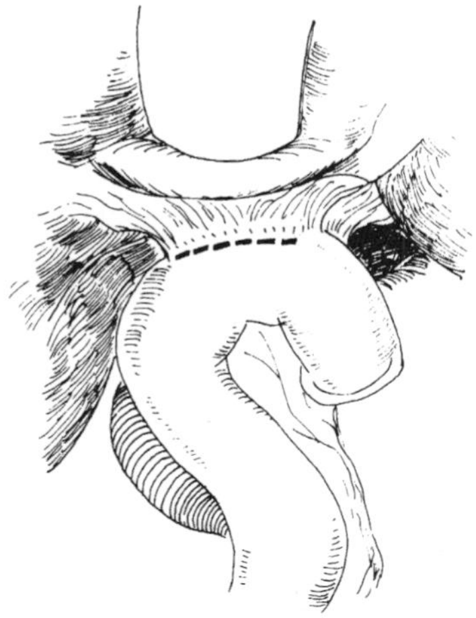

图 95-3 沿原胆肠吻合口切开空肠前壁

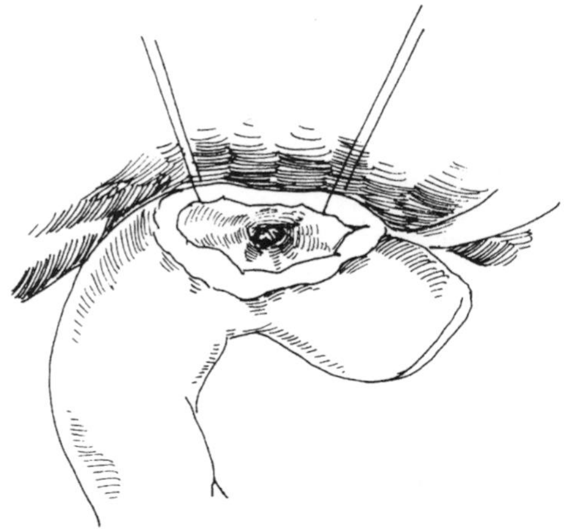

切开空肠前壁后可见吻合口狭窄及空肠黏膜的向心性收缩

图 95-4 胆肠吻合口狭窄

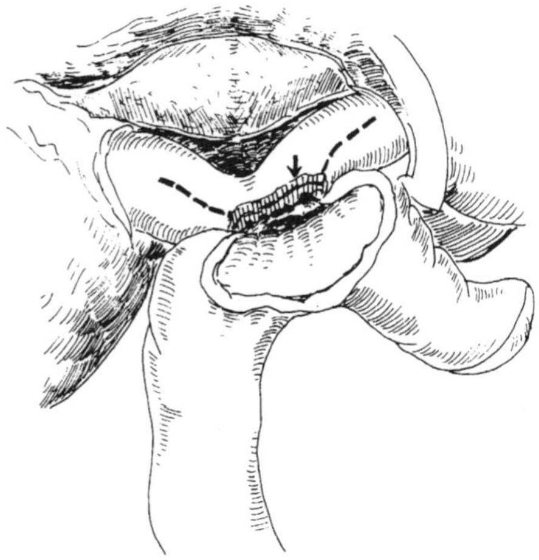

切除原吻合口前壁之瘢痕组织和缝线区（↑），向两侧切开左右肝管前壁（虚线），切除部分肝方叶或方叶尖

图 95-5 扩大胆肠吻合口的方法

若病人原带有引流管或有胆外瘘，腹腔内分离时应沿引流窦道与肝脏之间进行，有时需要连同部分肝包膜；但是，不要将肠管与窦道分离，特别是十二指肠，因为肠壁本身常是构成窦道壁的一部分，故在分离时容易穿破肠壁。手术沿窦道与肝脏之间分离，到达肝门时，将窦道切断，再沿窦道的前壁切开，便可以到达肝门部胆管，而窦道壁可以残留在肠管上而不致有何影响。有时，因引流管长期对十二指肠壁的压迫，可造成十二指肠瘘与窦道相通，应注意加以修复（图 95-6、图 95-7）。

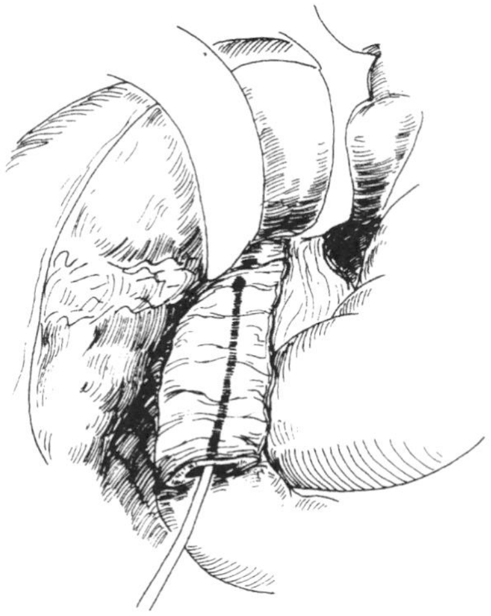

胃大部切除术胆管损伤，曾经多次反复修复手术，但均告失败，遗留有胆外瘘；手术时在腹腔内切断瘘管，将瘘管从肝脏面分离，但仍附着于十二指肠，探子显示瘘管通向肝门部胆管的方向

图 95－6　高位胆管狭窄并胆外瘘的手术

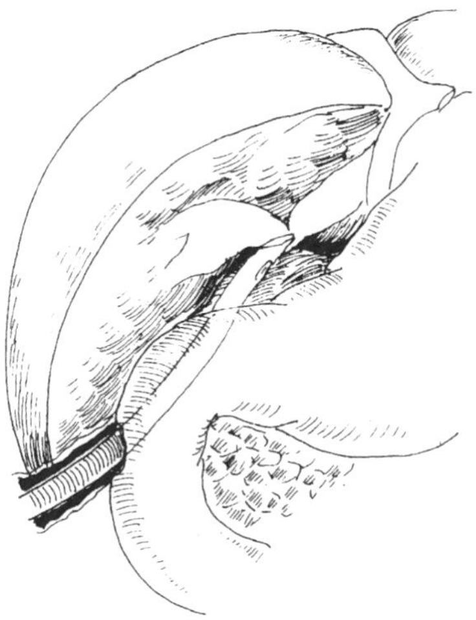

图 95－7　十二指肠-引流窦道瘘

（三）肝门部胆管的准备（图 95－8～图 95－13）

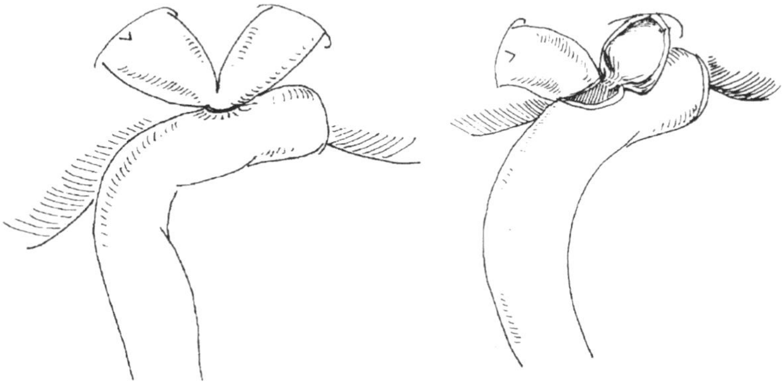

a. 总吻合口狭窄　　b. 肝管狭窄

图 95－8　胆肠吻合口狭窄的种类

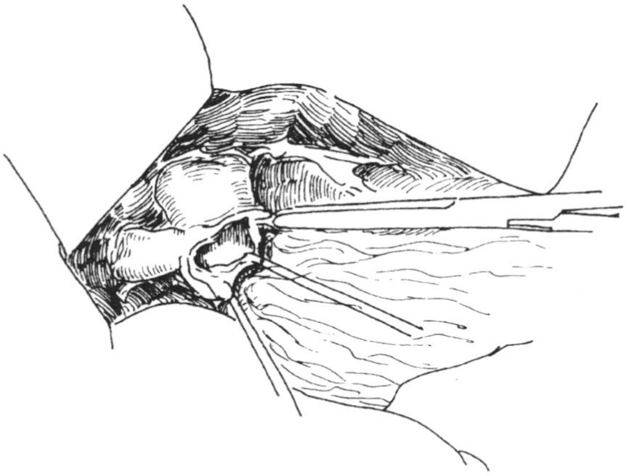

图 95－9　分离出高位胆管狭窄的残端

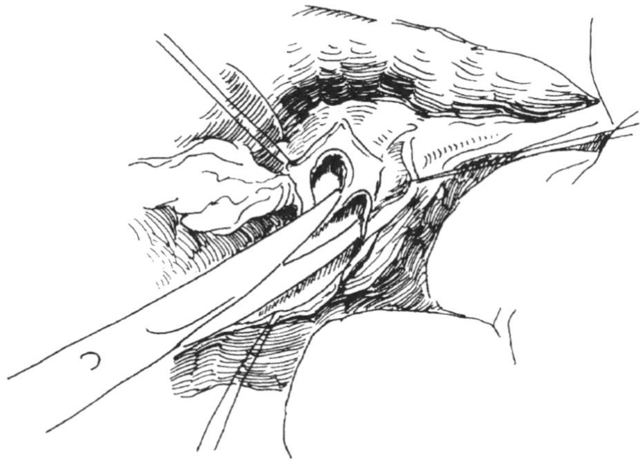

图 95－10　剪开左右肝管间中隔，以获得最大的管径

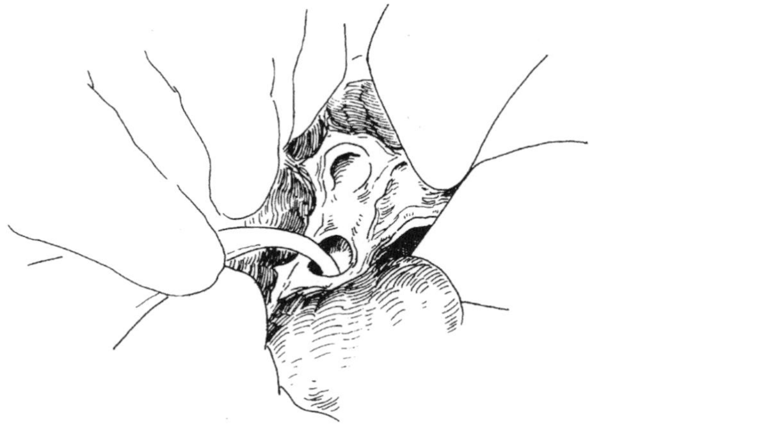

图 95-11 向肝内胆管探查及清除结石

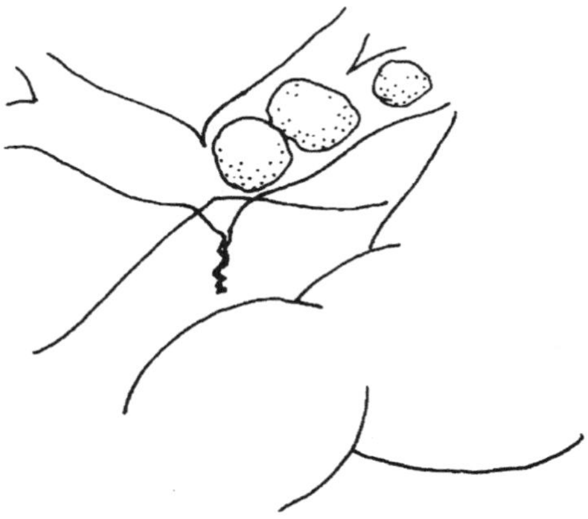

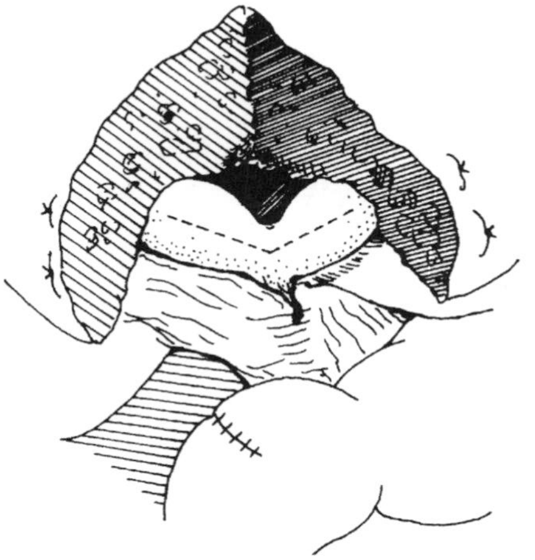

a. 高位狭窄，合并肝内胆管结石　　b. 分离肝中裂显露肝管，并十二指肠瘘修复

图 95-12 肝中裂分离显露左、右肝管汇合

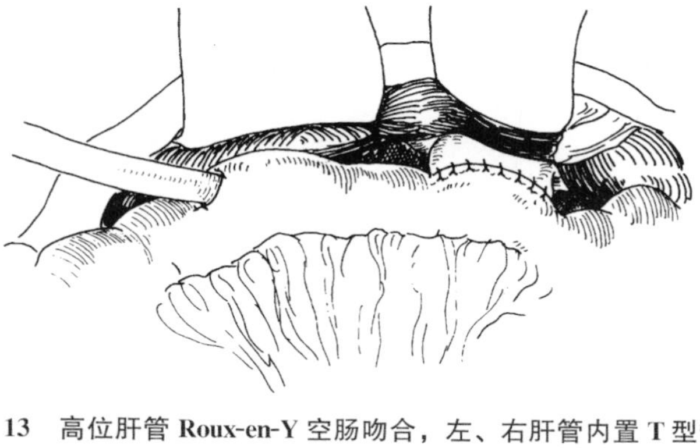

图 95-13 高位肝管 Roux-en-Y 空肠吻合，左、右肝管内置 T 型管短臂

胆管狭窄再次手术修复时，发现胆管狭窄的部位虽然较为容易，但要获得满意的修复却较为困难，并且随着以往的手术次数越多，难度也越大。因为再次修复手术时，同样需要达到两个基本要求：即充分切除胆管上的瘢痕结缔组织和准确的黏膜对黏膜吻合。若单纯地将吻合口狭窄处扩张、切开、置管，或甚至寄希望于术后的反复机械性扩张（有的主张通过一肠瘘式胆管空肠吻合术或放置气囊扩张管），一般均难达到满意的长远效果。另外，肝门部胆管还有分支、解剖学变异等自身的特殊问题。

首先，应将胆管空肠吻合口处前壁空肠剪开，有时需要拆除全部吻合口，但在多数情况下，吻合口的后壁可以部分保留。以缝线牵引胆管的前壁，向左、右侧肝内胆管探查并清除其中结石。注意必须查明肝内主要肝管分支的开口，特别是右侧的肝内胆管分支，因其常有各种汇合变异及受损伤而致某一分支狭窄。注意胆管的纤维增生改变和管腔的粗细。

进而需要分离足够长度的肝胆管，但因受以往手术和肝脏肿大的影响此步常较困难。我们是沿肝外胆管的前壁向上分离，将整个肝门的前缘打开，有时需要在肝包膜下分离。当达到肝门横沟的前沿之后，沿肝方叶下缘切开肝包膜，在肝包膜深面分离肝门板（hilar plate），使肝门结构与肝实质分开、降低，以便于高位胆管处理。

切除胆管端的纤维瘢痕组织直到正常的胆管黏膜，但必须十分珍惜肝外胆管的长度，往往1 cm之差便会产生完全不同的结果。继而沿胆管的前壁向左剪开左肝管的全长和向右剪开右肝管达右前肝管。当狭窄处以上胆管有明显扩张时，肝门部胆管联合切开之后，可以获得一个宽大的纵形的肝胆管开口供吻合之用。

再次修复手术时常发现肝方叶下缘处的方叶尖突出至手术野内，阻碍手术者的视线和对左肝管横部的显露。我们经常采用肝方叶尖切除术使肝方叶下缘变得平整，同时也切除了肝横沟的前沿，在框式肋缘牵开器的帮助下，使左肝管全长得到很好的显露，手术创伤也较小。但是，若无合适的自动肋缘牵开器时，增大的肝方叶和方叶尖阻挡着视线和阻碍手术进行，必要时还得求助于肝方叶部分切除术以扩大手术野。

（四）胆肠再吻合术

胆道狭窄再次修复手术的病人，大多数已有一 Roux-en-Y 胆管空肠吻合肠襻，已有现成的旷置空肠段，只是在很少数的病人以往是行胆管对端吻合后狭窄而再次手术。再手术时，原则上是再利用原有的空肠襻，但必须注意：

1. 空肠段必须游离和有足够的活动度，使再吻合之后毫无张力。

2. 旷置的空肠段应该够长，才能起到防止肠液逆流入胆道的作用。

因此，手术时需要检查原有的空肠段，分离其与周围的粘连，特别是其后方与十二指肠和胃窦部的粘连，分离到空肠-空肠吻合处。空肠段经游离后，一般可达到与胆管再吻合后毫无张力，但常见的是空肠襻过短，可能只有 25 cm 左右，因而需要对空肠襻再加处理。

Roux-en-Y 肠段过短的处理有两种方法（图 95 - 14、图 95 - 15）：

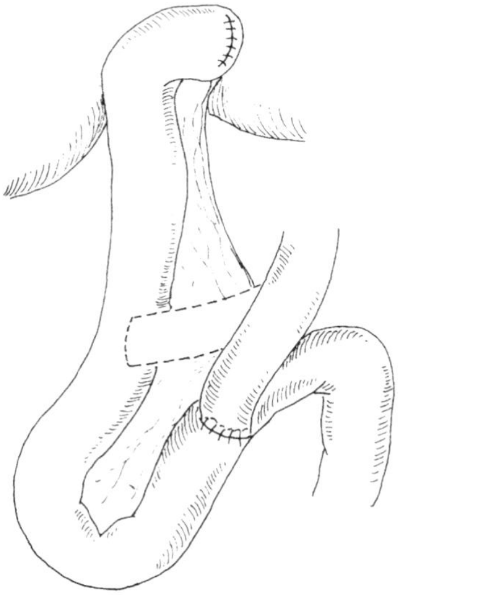

切断原 Roux-en-Y 襻的输入端，切口缝合关闭，将近端移至下部空肠作端侧吻合

图 95 - 14　延长：Roux-en-Y 空肠襻的方法

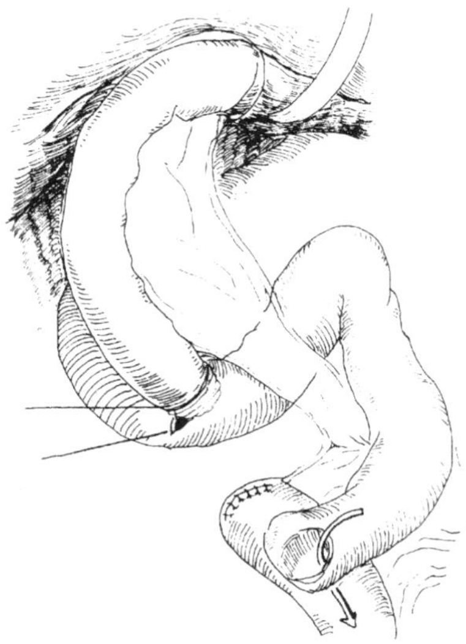

Roux-en-Y 肠段过短，改为间置式空肠-肝管-十二指肠吻合术并远端黏膜乳头成形，插入至十二指肠第三段，原 Y 型肠段的近端关闭，箭头为肠内容经原空肠-空肠吻合口流通方向

图 95 - 15　肝管空肠 Y 型吻合的修改

（1）Roux-en-Y 肠段延长术：在原空肠端侧吻合处，切断近端肠襻，缝合关闭远端肠襻上的开口，将近端空肠按常规方式吻合至距离胆肠吻合口约 50 cm 处之空肠，以加长 Roux-Y 襻的长度。

（2）Roux-en-Y 襻间置术：一般是将 Roux-en-Y 胆管空肠吻合改为间置空肠-胆管-十二指肠吻合术，十二指肠吻合的部位多是十二指肠的第三段（横部），因为此时十二指肠第二段（降部）多较固定，难于游离。手术时在原空肠-空肠吻合口以上切断 Roux-Y 肠段，远端缝合关闭。切开十二指肠第三段前面之横结肠系膜腹膜层，分离出十二指肠横部。横形切开十二指肠横部约 2 cm，将切口与 Roux-en-Y 空肠端作双层吻合。我们常用的是将 Roux-en-Y 肠端做人工黏膜乳头形成术，然后将此乳头瓣插入至十二指肠内，作双层缝合吻合，以起到抗逆流作用。

胆管空肠吻合方法同初次胆管狭窄修复术。

【术后处理】同初次胆管狭窄修复术。

〔黄志强　黄晓强整理〕

第九十六章　高位损伤性肝胆管狭窄修复术

Repair of High Traumatic Hepatie Duct Stricture

高位损伤性肝胆管狭窄是伤及肝管的分叉部及分叉以上，属于 Bismuth 胆管狭窄分类的第Ⅳ型，是损伤性胆管狭窄治疗上最困难的一种类型，手术治疗效果亦最不满意。高位的肝胆管狭窄多发生在曾经过多次修复手术但结果失败的病人，因每次手术时均需要切除纤维瘢痕化的胆管狭窄段，结果使残存的肝外胆管段越来越短；手术上的失败如局部裂开、漏胆、感染等原因，亦造成高位的肝胆管狭窄。

开放性胆囊切除术最常造成肝管汇合部以下的肝总管损伤和狭窄，虽然亦偶有伤及肝管的分叉部。腹腔镜胆囊切除术时，因器械能达到肝门的更深的部位，故发生较多的高位肝胆管损伤；如在所谓“典型的”胆管伤时，肝总管和肝管分叉部可能被切除，故发生高位的肝胆管损伤，并且常伴有肝门部血管伤。手术时直接损伤肝胆管的尚有时见于胆总管囊肿切除手术、肝外伤时肝叶切除术损伤对侧的一级肝管分支、肝脏肿瘤切除术的左肝管损伤等；严重的肝门部胆管损伤亦见于肝脏肿瘤介入性肝动脉栓塞和硬化性治疗。以上这些情况都可能造成高位而极复杂的肝胆管损伤和狭窄。

高位肝胆管损伤性狭窄的手术，常并不是单一类型的手术而是综合多种手术治疗措施。

【适应证】

1. 高位肝胆管狭窄但狭窄以上仍有扩张的肝内胆管。
2. 高位肝胆管狭窄伴有胆外瘘或胆内瘘。
3. 合并门静脉高压经分流手术治疗 3 个月以上。
4. 肝功能代偿良好，身体状况能耐受重大手术者。

【禁忌证】

1. 晚期的胆汁性肝硬化肝功能代偿不全。
2. 继发性弥漫性硬化性胆管炎。
3. 身体状况不能耐受重大手术。
4. 缺乏治疗高位胆管狭窄的必要经验。

【术前准备】

1. 最近的能显示肝内胆管状况的磁共振胆管成像（MRCP）。
2. 最近的肝胆 CT 照片。
3. 胆外瘘造影。
4. 纠正贫血、低蛋白血症，营养支持。
5. 术前 5～7 d 全身使用抗生素。
6. 其他同腹部重大手术前准备。

【麻醉、体位与切口选择】同高位胆管狭窄修复手术。

【手术步骤】主要是根据不同的情况采取相应的手术方法。

（一）肝内胆管的显露与分离（图 96－1～图 96－3）

高位肝胆管狭窄常累及二级肝内胆管分支，特别是在右肝，因而常规的肝门部显露常不能提供充足的显露和手术操作空间；另外，此等病人以往常有过多次手术，肝门部解剖关系多已发生改变，包括肝门板，并在肝门内形成一团坚韧的纤维结缔组织，故切除部分的肝门部肝实质常是完成手术的必需。我们常用的是两种附加手术措施：肝中裂分离术和肝方叶切除术。

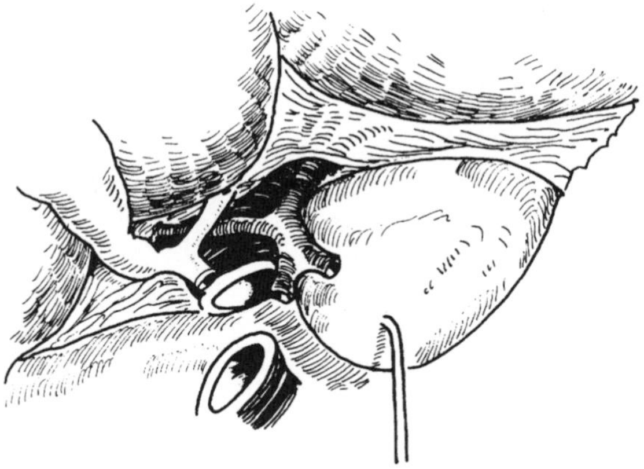

离体肝脏标本按手术时术者的位置，可见肝管分叉以上全为肝方叶下缘的突出部分所掩盖

图 96-1 肝管分叉部与肝方叶的关系

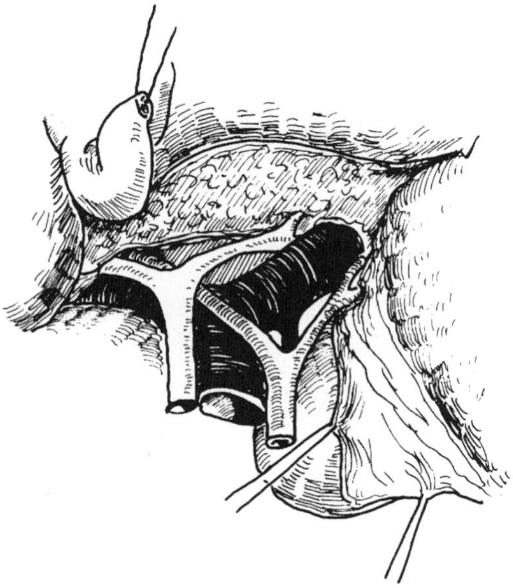

切除部分肝方叶和切断胆囊管，可显露肝管分叉部和左肝管全长，在肝门左端，左肝管分出左内肝管分支后，在左门静脉矢状部的深面通向肝左外叶

图 96-2 肝方叶部分切除与左肝管的显露

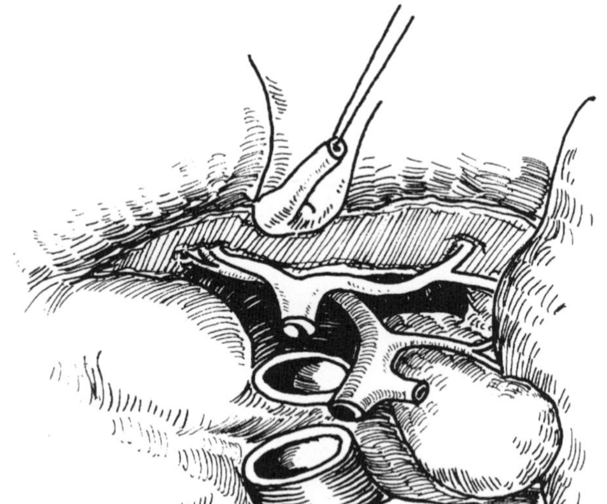

可以较完全地显露肝横沟内肝胆管，此例的肝左外叶胆管在左门静脉矢状部的前方（浅面）通过

图 96-3 部分肝方叶和右前叶切除对肝门的显露

（二）肝中裂分离术

1. 肝中裂是相当于胆囊床与下腔静脉左缘连线的平面，向后达肝门顶部的右份，为左肝与右肝的分界线，除了肝中静脉的属支外，一般没有重要的胆管及血管在肝实质内横过肝中裂。肝中裂内为肝中静脉所在，接受来自左肝和右肝的属支。但是，在肝门内，偶尔亦有门静脉支的异位起源和肝内胆管的异位汇合时跨过中线，如门静脉的右上支起自门静脉左干以及右肝的前段或后段肝内胆管汇至左肝管。肝中裂分离后，等于从肝门的顶部“穹窿”经过肝实质打开了肝门，从顶部分离和切开肝门板，故可以

首先在肝实质内发现和分离右侧的二级肝胆管分支，然后才自上而下地切开肝胆管直至其狭窄部（图96－4、图96－5）。

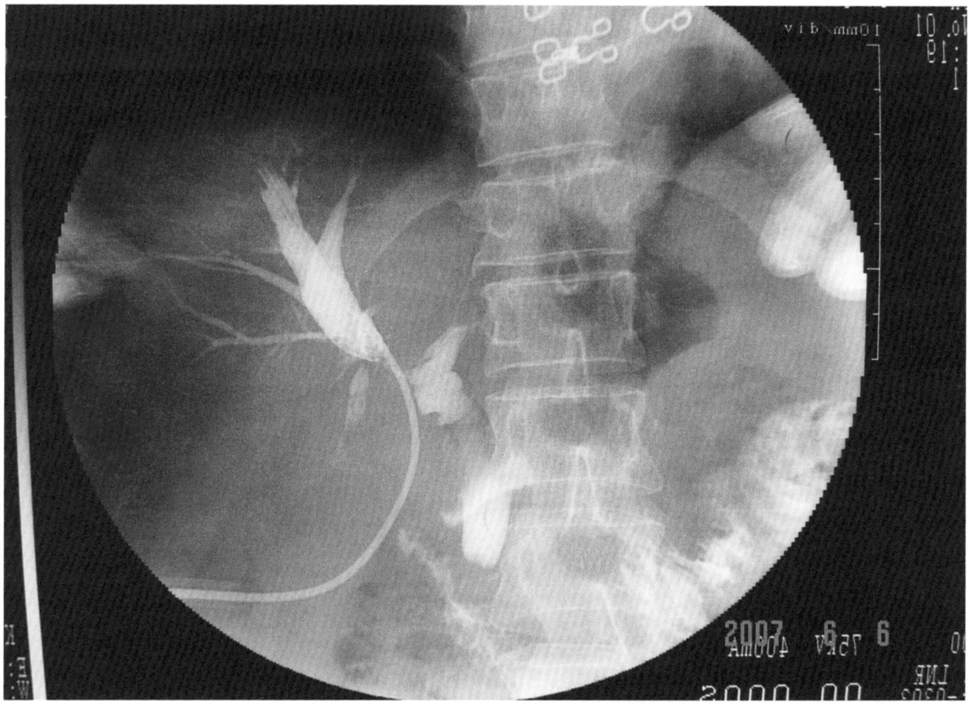

图 96－4　造影显示右肝一、二级胆管狭窄

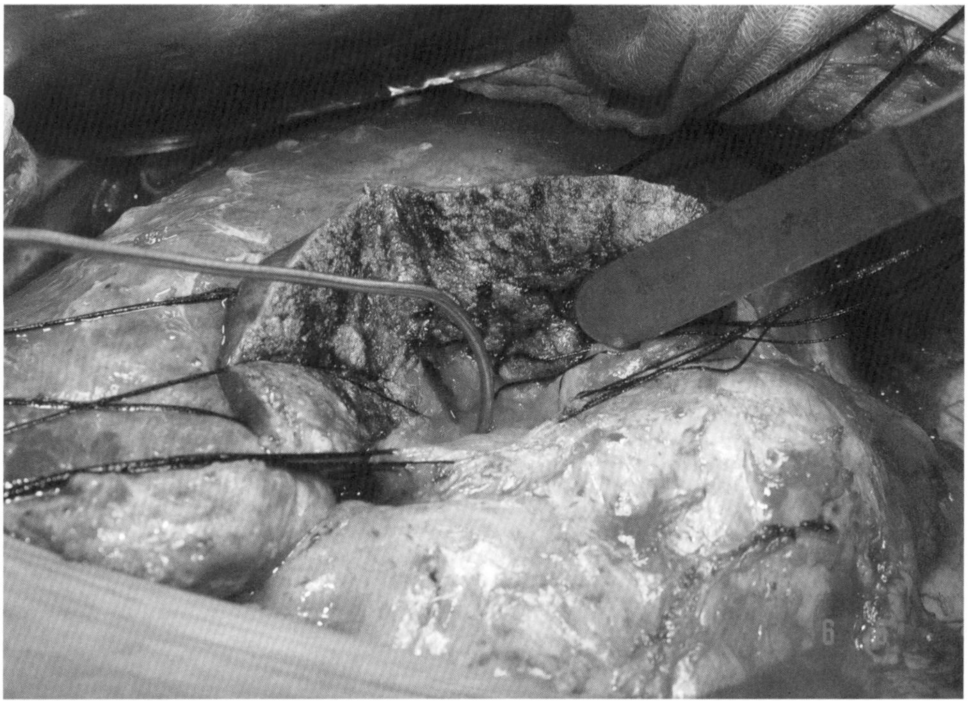

图 96－5　术中做肝中裂切开，找到扩张的胆管

2. 手术时切断镰状韧带，向下牵引肝圆韧带，在肝中裂的左旁 1 cm 以电凝器画出一平行切口线至肝中裂的上 1/3 处。以血管钳压榨分离肝实质，结扎肝内的管道。注意结扎及切断来自肝左内下段的肝中静脉属支防止发生撕裂伤出血。

3. 切开肝门部增厚的纤维板，便可以到达肝门部胆管分叉的顶部；再逐一分离右肝内的二级分支胆管。

（三）肝方叶切除术

1. 左肝管的全长位于肝方叶下缘并受肝方叶掩盖。当肝胆管狭窄主要累及左侧肝管时，切除肝方叶之后，等于揭开了肝门的顶部，可以得到最佳的显露，同时，肝方叶切除后造成的空隙，可为手术提供充分的操作空间。

2. 手术时将肝圆韧带向下方牵引，在镰状韧带右侧，分离、切断通向肝左内下段（肝方叶）的胆管血管支至门静脉左支的角部，保存通向肝左内上段的分支；在镰状韧带右缘切开分离肝实质至相当于肝门的顶部平面。在肝中裂左侧 1 cm 钳夹分离肝实质有如肝中裂分离术至肝门的顶部，然后以左手捏着肝方叶向下牵引，切开左、右纵切开顶端的连线平面，切断结扎肝中静脉的左下支，便可以将肝方叶切除，使肝门完全显露。手术时可暂时阻断肝血流或者不需要阻断。

3. 经过肝中裂分离或肝方叶切除之后，肝门的前面及顶部便已经打开，可以容易地发现肝门部胆管和顺着胆管分离至二级肝胆管分支。

（四）肝胆管的准备

1. 高位损伤性肝胆管狭窄时，伤处可能是不规则的狭窄和形成纤维块，夹杂有炎性肉芽肿、胆瘘和以前手术所留下的线结等。肝胆管修复术时仍需达到黏膜对黏膜吻合的要求，所以应极小心地切除瘢痕组织而极珍惜地保留有黏膜的肝胆管壁。在狭窄的上方，肝胆管常呈明显扩张，只当有明显的胆管扩张时，才能做到修复手术满意的效果。

2. 根据高位肝胆管狭窄的特点，可将其病变分成不同的类型：

（1）肝胆管分叉部伤，但分叉处顶部的胆管黏膜仍保存。

（2）胆管分叉部伤，分叉处仍相连但已闭塞。

（3）分叉部为一块瘢痕将各二级分支肝管分开。

（4）某一支肝管或一异位开口肝管缺失，常见于左肝管和右后段胆管。

（5）全部或部分的狭窄处以上的肝管管腔不扩张或反而变细、壁厚，此情况多发生在尚有部分通畅但反复发生胆管炎者，在处理上极为困难，需要作为特殊情况考虑。

3. 当肝胆管分叉的顶部仍然保存完整时，我们是将顶部保留作为胆管开口的后壁；向左右方向分离出左右肝管的前壁，按轴线剪开后，可以获得一较长的肝胆管侧壁开口，手术可以得到较满意的结果。

4. 当分叉部已成为瘢痕性闭塞时，我们一般并不切除分叉处的瘢痕，而是纵形切开扩张的肝管的前壁，将扩张的肝管瓣的内侧缘，以可吸收性线或聚丙烯线（Prolene 线）缝合对拢，形成新的肝胆管开口的后壁（图 96－6）。

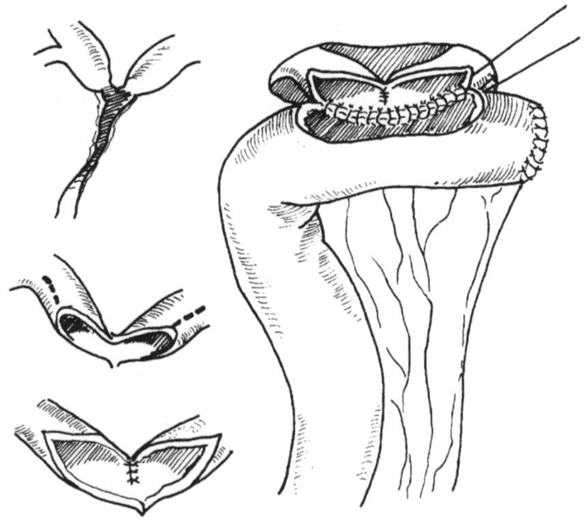

保存分叉部后壁的纤维瘢痕性连接，纵形切开左、右肝管前壁，对拢整形缝合后与一 Roux-en-Y 空肠段吻合

图 96－6 肝管分叉部损伤及闭塞的修复

5. 如果狭窄已累及二级肝管（此情况常发生在右侧），则可按相同的原则分别纵形切开狭窄处以上的肝内胆管，然后将其各相邻的胆管瓣缝合对拢，形成一较大的肝胆管开口的后壁（图 96－7～图 96－11）。

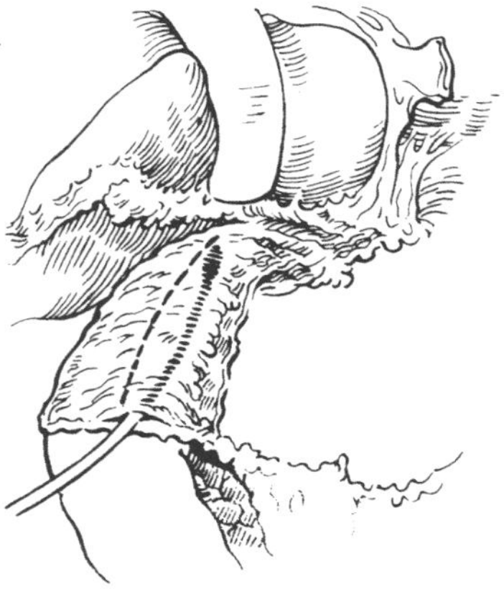

高位肝胆管狭窄，曾经多次修复手术，遗留有胆外瘘及引流窦道；手术时分离窦道，切开窦道达肝门处

图 96-7　高位肝胆管狭窄修复手术（一）

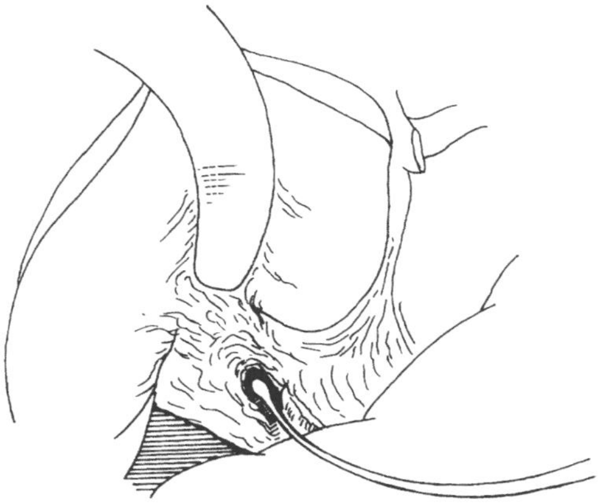

沿瘘道分离达肝门部胆管瘘口，但因肝门处大量瘢痕增生，分离困难

图 96-8　高位肝胆管狭窄修复手术（二）

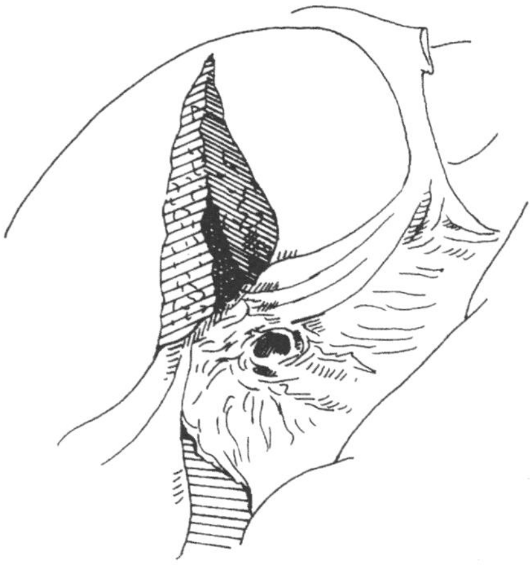

沿肝中裂平面左侧分离肝实质，直达肝门的深部

图 96-9　高位肝胆管狭窄修复手术（三）

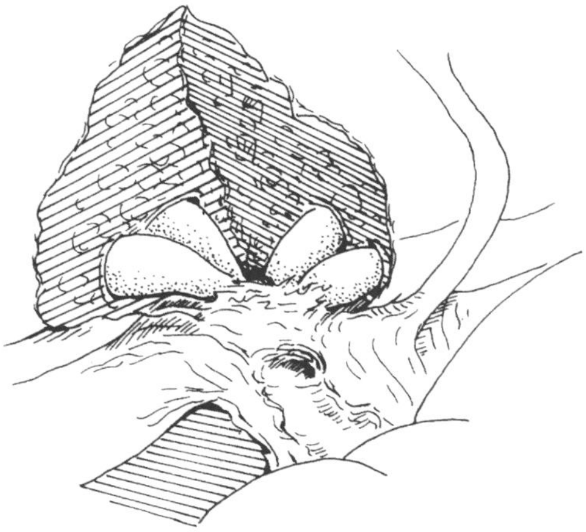

在肝门瘢痕以上，从肝内显露扩张的肝内胆管各分支

图 96-10　高位肝胆管狭窄修复手术（四）

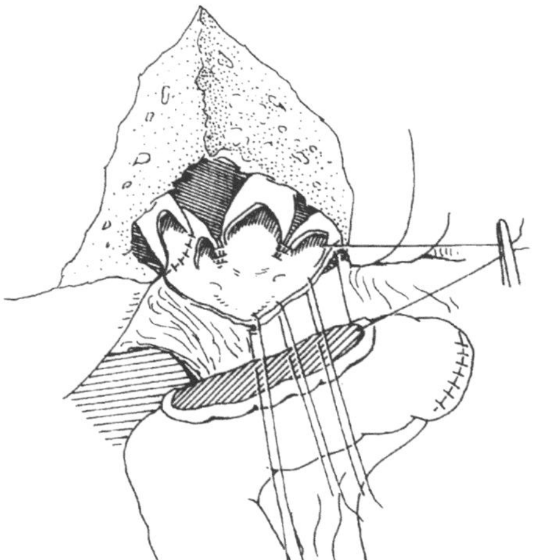

游离一 Roux-en-Y 空肠襻与经过修整的肝管开口吻合

图 96-11　高位肝胆管狭窄修复手术（五）

6. 若某一支主要肝管缺失，则需要按其原来的解剖学位置寻找，然后按上述方法进行整形缝合(图 96－12)。但是最可能发生遗漏的是当右后肝管开口闭塞时，因其汇合部可能有种种解剖学变异，并且右后肝管位置深在肝门之后方，故最常发生未能发现右后肝管或将右前肝管误认为是右肝管主干，因而留下了一个闭塞的或狭窄的右后肝管，术后发生症状。一般来说，段肝管所引流的肝脏区域较局限，段肝管闭塞后可致该部肝组织纤维化、萎缩而不产生明显的临床症状。但是，若留下一狭窄开口的段肝管与肠道相通时，则手术后可表现为频发性的胆管炎甚至肝脏脓肿形成。

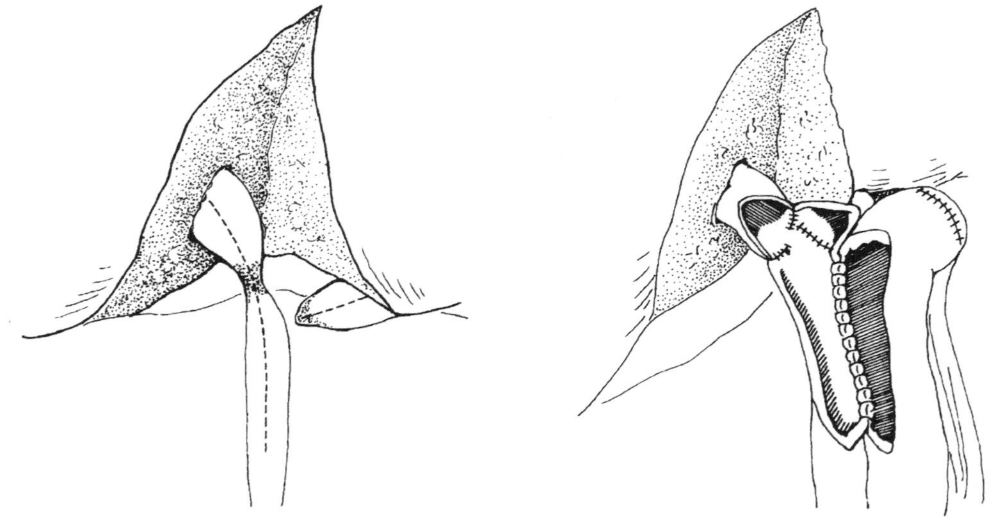

a. 胆囊切除术时损伤肝管分叉部，右肝管与胆总管吻合，左肝管缺失；术后发生吻合口狭窄；再次手术时肝中裂分离，找出缺失的左肝管，纵形切开右肝管、胆总管、左肝管（虚线）

b. 将切开之肝管壁作整形缝合，将其与一 Roux-en-Y 空肠段作侧侧吻合，肝管内设置 T 型管支撑引流

图 96－12　左肝管缺失修复

7. 高位肝胆管狭窄合并肝内胆管无明显扩张且胆管壁增厚者，是损伤性胆管狭窄治疗中最难以处理的情况，常见于术中发现胆管损伤后立即行胆肠吻合术，但吻合口发生部分狭窄而致长时间的上行性胆道慢性感染和发作性急性胆管炎，平时病人可能没有明显的黄疸。此种部分性胆管狭窄及持续胆道感染最容易导致胆汁性肝硬化、肝纤维化及硬化性肝胆管炎。由于胆管管腔窄细，很难做到满意的胆肠吻合。有时，如在胆总管囊肿切除术时发生的高位肝胆管狭窄，右肝管可能是分裂型的开口，再次手术时发现右肝内胆管的管径更加细小，难于做到有效的吻合。在此情况下，我们将部分肝右叶切除，反而可收到较好的结果。

（五）肝胆管 Roux-en-Y 空肠吻合

高位肝胆管狭窄经过肝管的分离与整形之后，一般均能获得够大的吻合口；但由于此时局部病变复杂，纤维瘢痕组织增生明显，故更加要求做到准确的黏膜对黏膜吻合。吻合方法同高位胆管狭窄修复手术，不过由于肝胆管的位置深，故更要求有良好的显露，为了做到满意的吻合，此时肝中裂分离或肝方叶切除等附加手术是不可缺少的。

（六）内置管引流术

高位肝胆管狭窄修复手术时，内置管支撑引流是手术治疗中非常重要的一步。因为此时局部多有较严重的纤维结缔组织增生和慢性炎症、感染等，为了预防吻合口再次发生狭窄，宜做较长时间的内支撑引流。常用的乳胶制作的 T 型管由于导管的角度关系和不能定时清洗、更换，故常不适用于高位肝胆管狭窄修复术后。我们常用的有经肝的硅橡胶直管（Smith 管）和硅橡胶 U 型管。此等引流管的优点是适用性强、可以长时间放置和定时更换。放置引流管时在选择导管和放置技术上均很重要。引流管径不能过粗，否则会对胆管压迫造成胆管壁坏死和随后的纤维化与狭窄，同时过粗的引流管阻碍肝内小胆管分支开口，可造成梗阻和复发性肝胆管炎，最后导致胆汁性肝硬化。引流管宜选择合适的管径，从靠近的胆管分支穿出肝表面，不要穿过主要肝管的全长。

【术后处理】

1. 同高位胆管狭窄修复术后。
2. 内置支撑引流管，并每天用庆大霉素生理盐水（庆大霉素 4 万 U 与 100 mL 生理盐水）冲洗。
3. 手术 2 周之后，可经常略变动引流管的位置以移动其引流孔。
4. 一般每隔 3 个月更换一新的、管径相当的导管。
5. 支撑管留置时间一般为 1 年。

〔黄志强　黄晓强整理〕

参考文献

[1] 黄志强. 黄志强胆道外科［M］. 济南：山东科学技术出版社，1999：504.
[2] 黄志强. 黄志强胆道外科手术学［M］. 北京：人民军医出版社，1991：205.
[3] 黄志强，刘永雄. 肝门部高位胆管狭窄的外科治疗［J］. 中华消化杂志，1982，2：3.
[4] 黄志强. 右后段肝胆管阻塞的手术处理［J］. 中华外科杂志，1988，26：593.
[5] 黄志强. 高位右肝管狭窄的外科治疗问题［J］. 中华外科杂志，1985，23：517.

第九十七章 胆囊癌的手术治疗

Operation for Carcinoma of the Gallbladder

胆囊癌的发病率在整个消化道恶性肿瘤中居第 5 位，但其在胆道系统恶性肿瘤中最高。胆囊癌早期诊断较为困难，恶性程度高，根治机会少，预后很差，手术切除后 5 年生存率仅 5%左右。近年来随着影像诊断学的发展，如 CT、ERCP、MRCP、PTC、PET-CT 和内镜超声检查，特别是 CT 三维成像系统的应用，可以清晰地显示肝内外血管、胆管的立体解剖结构及与肿瘤毗邻关系和浸润程度，进而精准了解肝内外胆管走形及变异情况，提高了手术切除率。因为胆囊周围与许多腹内重要脏器相毗邻，如肝脏、胆管和十二指肠等。因此，使胆囊癌的手术治疗较为复杂，根治的彻底性也差。术后辅以放射治疗、化学治疗、免疫治疗、介入治疗和基因治疗等，有望提高胆囊癌的生存率。

胆囊癌可发生于胆囊的任何部位，但以胆囊底部和颈部最多见。原发性胆囊癌的大体形态可分为以下 4 种基本类型，即浸润型、结节型、胶质型和混合型，其中浸润型最多见，占 70%～80%，弥漫性生长，胆囊壁增厚变硬，可较早累及周围脏器，如肝脏、胆管和胰腺等。胆囊癌的病理组织学类型以腺癌最为多见，占 70%～90%，此外，还有鳞癌、腺鳞癌和类癌等，尽管胆囊腺癌大多分化良好，但其局部浸润性生长能力较强，临床诊断时大多数已经累及周围脏器或发生远隔转移。位于底部和体部的胆囊癌，特别是位于肝床处的胆囊癌，早期便可发生肝脏的浸润性转移。因此，胆囊癌的总体预后很差。

胆囊癌的主要扩散途径是淋巴转移，肿瘤一旦穿透胆囊黏膜而浸及肌层后，极易发生淋巴结转移。因此，局部淋巴结清扫对于胆囊癌根治手术是至关重要的。发生在胆囊颈体部的癌早期便可有肝门处的淋巴结转移，位于胆囊浆膜面侧的癌，易发生肝十二指肠韧带右侧的淋巴结转移，进一步可通过胆管周围的淋巴结向胰头后、肝总动脉和腹腔干周围及肠系膜上动脉根部周围淋巴结转移。有时，病变仅局限于黏膜或黏膜下层，但有可能已经发生淋巴结转移。淋巴结转移与否与胆囊癌的预后密切相关。

一、胆囊癌根治术

【解剖要点】胆囊癌的主要扩散途径是淋巴转移，所以了解肝外胆管的淋巴回流至关重要。胆囊的淋巴主要汇合于胆囊管与肝总管交汇处的淋巴结，胆管上部的淋巴汇合至胆囊淋巴结、肝脏的淋巴结和网膜孔淋巴结，胆囊的淋巴和肝脏的淋巴再汇合在一起，引流至十二指肠上胆总管旁的淋巴结，由此再伴随肝动脉至腹腔动脉周围淋巴结。胆管下段的淋巴引流至胰腺淋巴结群，再沿肝动脉周围引流至腹腔动脉周围的淋巴结（图 97-1）。

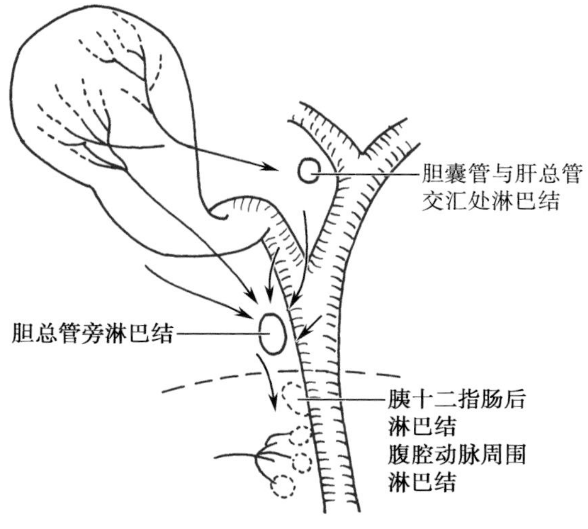

图 97-1 胆囊的淋巴引流

发生在胆囊颈体部的癌早期便可有肝门处的淋巴结转移，位于胆囊浆膜面侧的癌，易发生肝十二指肠韧带右侧的淋巴结转移，进一步可通过胆管周围的淋巴结向胰头后、肝总动脉和腹腔干周围及肠系膜上动脉根部周围淋巴结转移。胆囊癌时的区域性淋巴结清扫范围，应包括以上这些淋巴结。

【适应证与禁忌证】

1. 适应证：

（1）经B超、CT等影像学检查诊断的胆囊癌；以胆囊良性疾病行腹腔镜胆囊切除术，术中高度怀疑胆囊癌，因腹腔镜下胆囊癌切除的根治性差，而且腹壁戳口的癌种植率较高，所以，原则上均应行开腹胆囊癌切除术。

（2）胆囊切除术前和术中无胆囊癌的证据，术后病理切片确诊为胆囊癌时，需要根据肿瘤侵犯胆囊壁的深度和肿瘤所在的部位决定是否再次行胆囊癌根治术。目前一般认为，对T_{1a}期胆囊癌仅需单纯行胆囊切除术就可获得接近100%的长期生存，联合肝切除与不伴肝切除对照观察无差异，无需肝切除。T_{1b}期需要行距胆囊床2 cm以上的肝楔形切除术。

（3）T_2期胆囊癌侵犯肌层周围结缔组织，应至少行肝Ⅳb+Ⅴ段切除术。

（4）T_3期胆囊癌已突破浆膜层，直接浸润胆囊床附近肝实质，或通过胆囊静脉和Glisson系统转移至肝内甚至整个右半肝，故应行右半肝或右三叶切除术，对累及的器官行联合切除以达到R_0切除的目的。对T_4期胆囊癌，若未发生远处转移，研究表明行联合脏器切除血管重建的扩大根治术并达到R_0切除可明显改善病人预后，肝切除范围应为右半肝切除或右三叶切除。

2. 禁忌证：

（1）一般情况差或主要脏器功能障碍而不能耐受麻醉或手术。

（2）肝门部或肝脏广泛受浸而无法根治。

（3）肿瘤已发生腹腔广泛转移等。

【术前准备与麻醉】

1. 术前准备：

（1）限期手术者，术前应妥加准备，全面检查各主要脏器功能，以了解病人全身状况及肝脏储备能力，特别是拟行扩大根治术者。

（2）纠正贫血和低蛋白血症，改善营养状况以提高机体对手术的耐受力。

（3）必要的影像学检查如CT、B超等，以了解肿瘤的部位、浸润范围和淋巴结有无转移。

（4）预防性使用抗生素。

（5）肝功能不佳者给予保肝治疗，适当补维生素B、维生素C和维生素K。

（6）常规行结肠肠道准备。

（7）放置胃肠减压管，备血400～800 mL。

2. 麻醉：气管内插管全身麻醉。

【手术步骤】

1. 切口：右肋缘下斜切口，可提供对肝门和肝脏的良好显露。

2. 探查：首先探查盆腔和腹膜有无癌转移灶和种植结节，再探查腹主动脉和肠系膜上动脉根部有无淋巴结转移，最后探查肝脏、肝十二指肠韧带和胆囊原发病灶，明确肿瘤是否侵及邻近脏器和组织，初步确定肿瘤的分期，如发现盆腔、肝门部和肝左右叶均有广泛转移病灶，则无根治手术指征，可行姑息手术切除或动脉插管化学治疗。

3. 切断肝圆韧带和肝镰状韧带，将肝圆韧带向上牵引，将一纱垫置于右半肝后，有利于对肝脏的显露（图97-2）。

4. 做Kocher切口，切开十二指肠降段外侧缘的后腹膜，将十二指肠和胰头游离后，向内侧翻起，充分显露胰头、十二指肠后结构，清扫胰十二指肠上淋巴结和胰十二指肠后淋巴结（图97-3）。

5. 剪开肝十二指肠韧带右侧缘腹膜，充分显露肝十二指肠韧带内的结构和第一肝门，沿胆总管和门静脉右侧缘，向上游离肝十二指肠韧带内的脂肪组织和淋巴结。此时，应注意结扎来自肝固有动脉的十二指肠上动脉及变异的血管，分离出胆囊管后，距胆总管0.3～0.5cm处切断、结扎胆囊管，胆囊管断端送冰冻病理切片检查以确定无癌残留，游离、切断、结扎胆囊动脉。继续沿肝总管右侧向上游离直

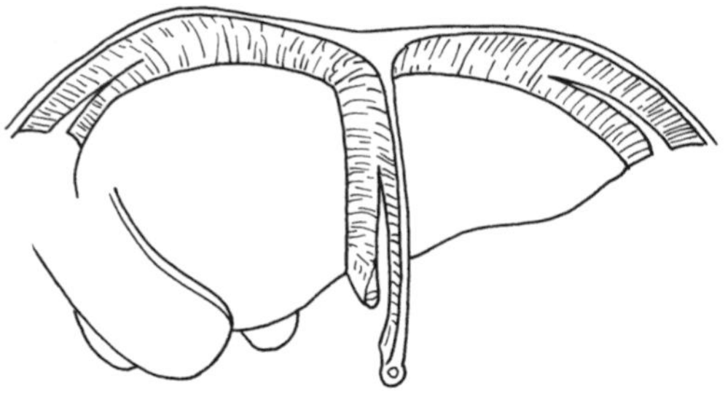

图 97-2　切断肝圆韧带和肝镰状韧带

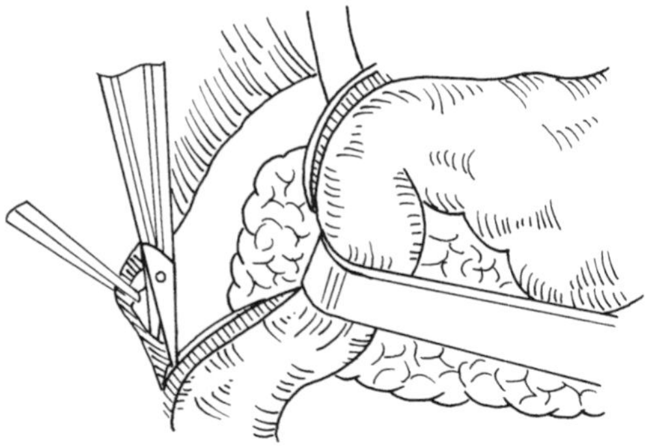

图 97-3　Kocher 切口，显露胰头、十二指肠后

达肝门深处，分离肝门部管道结构与肝方叶之间相连的组织，显露右肝管。沿肝动脉的左侧缘清扫肝十二指肠韧带左缘的脂肪组织和淋巴结，剪开肝总动脉鞘，清扫肝总动脉周围淋巴结和胰头上缘淋巴结，牵开胆总管和肝动脉，切除门静脉周围的脂肪组织和淋巴结，将胆总管、肝动脉和门静脉"骨骼化"（图 97-4～图 97-8）。

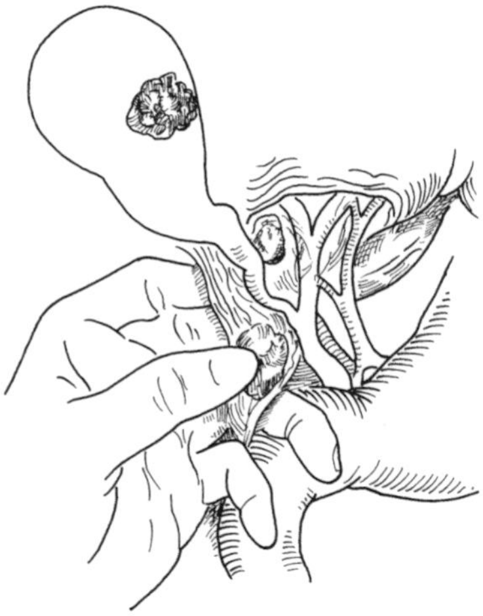

图 97-4　肝十二指肠韧带内肿大淋巴结

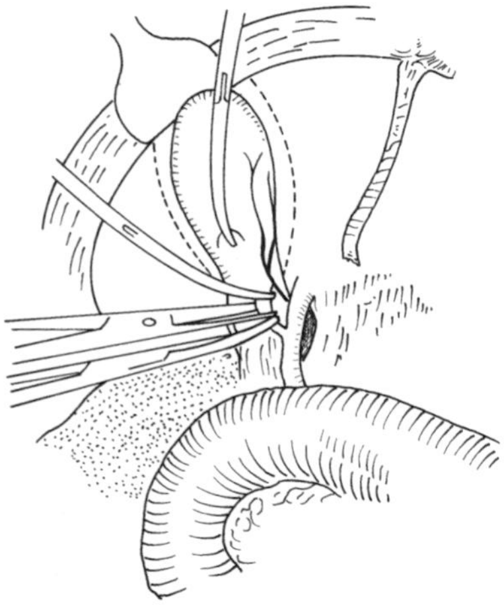

图 97-5　切断结扎胆囊动脉

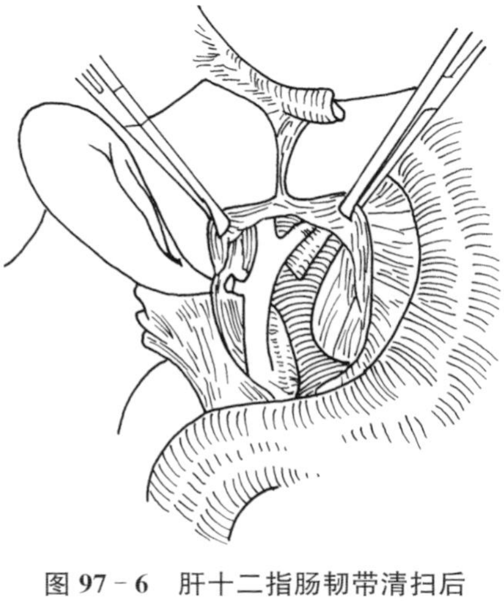

图 97-6　肝十二指肠韧带清扫后

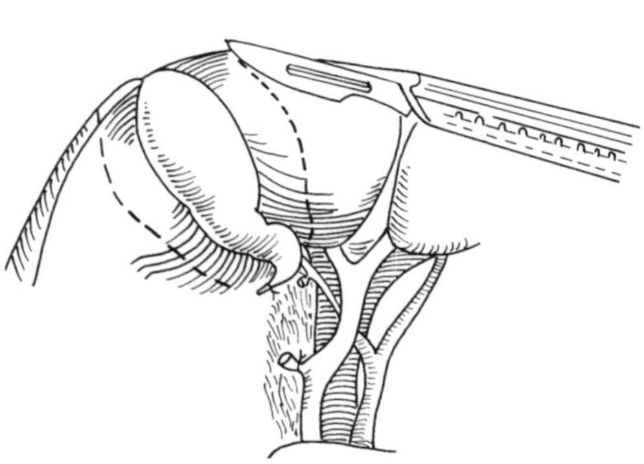

图 97-7　肝脏切除范围

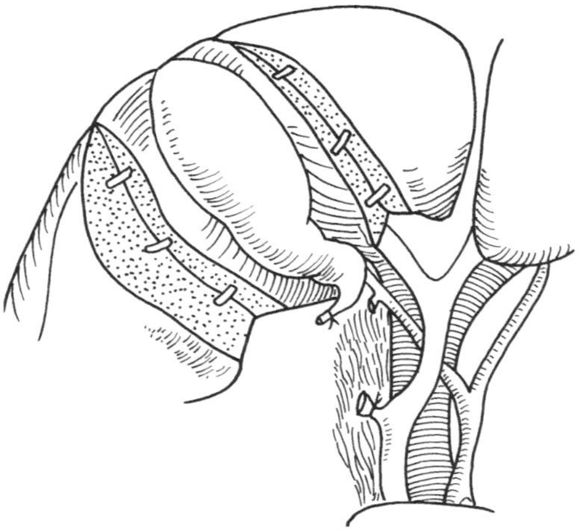

图 97－8　楔形切除胆囊床肝脏

6. 肝脏切除的范围要根据肿瘤向肝脏的侵犯程度而定，对无肝脏浸润的胆囊癌，一般施行连同胆囊在内的肝脏楔形切除，肝脏切除的宽度为 2～3 cm。对有肝脏浸润的胆囊癌，为防止切缘癌组织残留，应根据肿瘤的浸润深度行范围较大的胆囊癌扩大根治术，肝脏断面胆管予以结扎、严密止血，并将切面尽量予以对拢缝合（图 97－9）。

7. 以 5-FU 生理盐水（5-FU 500 mg 加生理盐水 200 mL）冲洗腹腔。

8. 肝下放置 2 根乳胶引流管，右上腹分别戳口引出（图 97－10）。缝合腹壁切口。

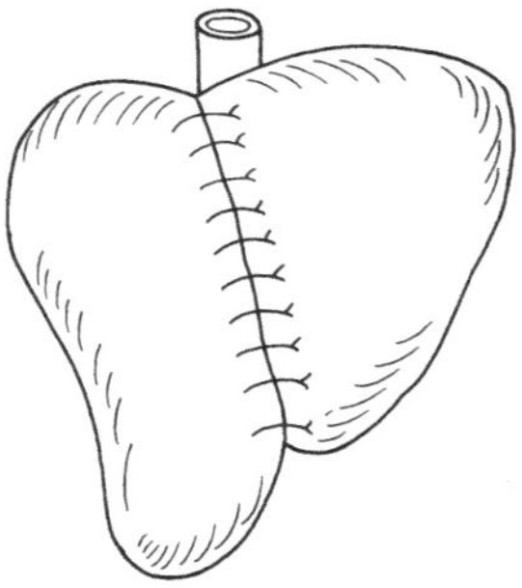

图 97－9　肝脏断面对拢缝合

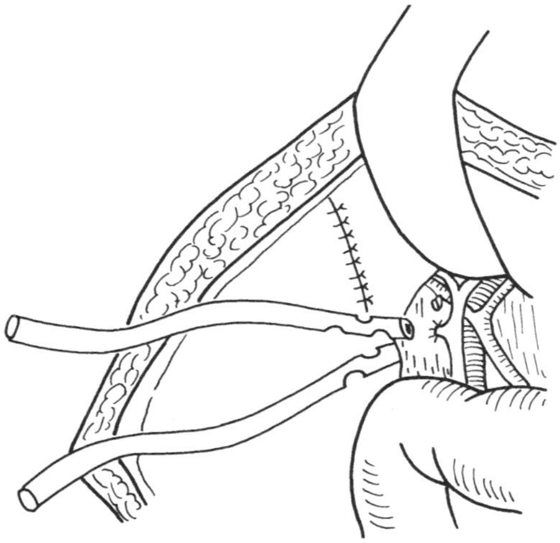

图 97－10　肝下防止引流管

【术中注意事项】

1. 对因胆囊良性疾病而行腹腔镜胆囊切除，术后病理诊断为胆囊癌，则应根据肿瘤的分期决定再次手术方式。因腹腔镜胆囊切除过程中可发生腹壁穿刺孔的瘤细胞种植，所以，再次手术时，应同时切除所有的腹壁戳口。

2. 胆囊癌时，癌组织可脱落进入胆总管而引起梗阻性黄疸。因此，在胆囊癌手术时，应切开胆总管探查并取出癌栓。

3. 胆总管的血液供应来自胆总管后的动脉，上部由胆囊动脉分支供应，中部由肝固有动脉右支的分支供应，下部由胰十二指肠后上动脉和胃十二指肠动脉分支供应。因此，清扫胆总管周围淋巴结时只需切除胆总管前面和右侧缘淋巴结，其清扫范围左侧达肝固有动脉，右侧达门静脉右缘，应避免对胆总管广泛的剥离，注意保护其营养动脉。这样，既清扫了淋巴结，又防止了胆总管血液供应受损而引起胆总管纤维化和管腔狭窄。

4. 在胆囊癌手术过程中，应注意无瘤术原则，避免切开胆囊以防肿瘤细胞种植播散。

【术后处理】

1. 平卧位，血压平稳后，改半卧位。

2. 禁饮食，持续胃肠减压，补液，注意水电解质平衡。术后 2～3 d 肠功能恢复后，拔除胃肠减压管，开始进食并适当减少输液量。

3. 给予广谱抗生素预防感染。

4. 注意观察腹腔引流管和胆道引流管的引流量和引流液性状的变化。

5. 根据病理检查结果，术后给予辅助治疗。

【并发症防治】

1. 胆道损伤：熟悉胆道解剖，术中注意胆管的变异情况，避免胆管损伤的发生。在第一肝门处右肝管位于最前面，胆囊癌行肝脏楔形切除时易损伤右肝管，为防止胆管损伤，在肝脏楔形切除前应先分离右肝管与肝右叶之连接，并游离出一部分肝实质内的右肝管。一旦发生胆管损伤，应根据损伤的部位、范围和性质予以相应处理，如胆管修补 T 型管引流术、胆管端端吻合术、胆管成形术或胆肠吻合术等。

2. 胆总管缺血及纤维化狭窄：在清扫肝十二指肠韧带淋巴结过程中，要注意保护胆总管的血液供应，以免术后胆总管缺血、纤维化和发生狭窄。

3. 胆漏和出血：在行肝脏楔形切除时，肝脏断面的胆管和血管要逐一结扎，并将切面尽可能予以对拢缝合，以免术后发生胆漏和出血。

二、胆囊癌扩大根治术

【适应证与禁忌证】

1. 适应证：

（1）术前影像学检查如 B 超、CT 等确认肿瘤无远处转移，术中发现胆囊癌已有胆囊外组织或脏器侵犯，但尚可行根治性切除。

（2）胆囊癌发生一侧（左或右叶）肝内转移。

（3）肿瘤侵犯及肝门部胆管或肝外胆管，出现梗阻性黄疸。

（4）肿瘤侵犯邻近脏器，如横结肠、十二指肠和胰头等。

2. 禁忌证：

（1）高龄体弱或伴有心、肺、肝、肾等重要脏器功能不全，不能耐受重大手术者。

（2）肿瘤已发生远处转移或伴有腹水者。

（3）肝脏左、右叶均有转移灶。

（4）肝门部或肝十二指肠韧带内肿瘤广泛受侵而无法手术切除。

（5）梗阻性黄疸伴有严重的凝血机制障碍。

【术前准备与麻醉】

1. 术前准备：同胆囊癌根治术。

2. 麻醉：气管内插管，全身麻醉。

【手术步骤】

1. 切口和探查：同“胆囊癌根治术”，但切口要足够大，以获得良好的显露。仔细探查以确定可行胆囊癌扩大根治术。通过网膜孔环绕肝十二指肠韧带上止血带，以便必要时控制入肝血流。

2. 胆囊癌发生右肝叶转移：肝十二指肠韧带内的脂肪组织和淋巴结、胰十二指肠上淋巴结、胰十二指肠后淋巴结及肝总动脉周围淋巴结的清扫和胆囊管切断同“胆囊癌根治术”。收紧肝十二指肠韧带止血带，控制入肝血流，在肝镰状韧带的右侧切开肝包膜，以刀柄分离肝实质，所遇胆管和血管逐一结扎和切断，特别要在肝实质内结扎好肝中静脉，一直游离到肝门上方。切断右侧三角韧带和冠状韧带，将肝右叶游离并翻转向左，分离肝脏与右肾上腺之间的黏着，游离出肝下下腔静脉，结扎和切断下腔静脉前外侧的数支右侧肝短静脉。此时，将肝脏向前上方牵开后，即可显露肝右静脉入下腔静脉处，切断肝右静脉，近侧断端以无损伤线缝扎，远侧断端予以结扎。此时，肝右叶即可与周围完全游离，最后，将肝右叶、部分左内叶、胆囊及已经游离的区域淋巴结和脂肪组织一并切除，肝脏断面的胆管予以结扎、严密止血，并以大网膜组织覆盖。

3. 胆囊癌侵犯肝门部胆管或肝外胆管：剪开十二指肠上缘的肝十二指肠韧带被膜和十二指肠外侧缘的后腹膜，将十二指肠和胰头游离并向内侧翻起，分离出胆总管下端，尽可能地将胆总管向下游离，在胰腺上缘切断胆总管，远端胆管断端缝合关闭，充分显露胰头、十二指肠后结构，清扫胰十二指肠上淋巴结、胰十二指肠后淋巴结和肝总动脉周围淋巴结。提起胆总管的近侧断端，继续向上解剖，分离出肝固有动脉和门静脉，清扫肝十二指肠韧带内的淋巴结、脂肪和神经组织，直至受侵胆总管、肝总管或左右肝管上方 2cm 处切断胆管，胆管切缘送冰冻病理切片检查以确定无癌残留。胆囊癌如无肝脏浸润时，距胆囊肝床 2～3cm 施行连同胆囊在内的肝脏楔形切除术，肝脏切面严密止血，所遇胆管均予以结扎，尽可能对拢缝合肝脏切面，否则覆以大网膜组织。最后行胆管空肠 Roux-en-Y 吻合术。

4. 胆囊癌侵犯十二指肠、胆总管下端或胰头时，需行胰十二指肠切除术，但仍需按胆囊癌行区域淋巴结清扫和连同胆囊在内的肝脏楔形切除术。

5. 胆囊癌侵犯横结肠：在胆囊癌根治性切除的同时，加行右半结肠或横结肠切除术。

6. 冲洗腹腔，放置数根腹腔引流管，上腹部分别戳口引出。缝合腹壁切口。

【术中注意事项】

1. 当胆囊癌发生肝右叶转移或侵犯十二指肠、胆总管下端或胰头，需同时行肝右三叶切除（扩大的肝右叶切除术）或胰十二指肠切除时，要结合病人对手术的耐受力和胆囊癌分期的具体情况，充分权衡利弊后再做决定。尽管此时的胆囊癌扩大根治术增加了手术根治的彻底性，但是，因为手术切除的范围广泛，创伤很大，手术死亡率较高，术后恢复慢，并发症的发生率也很高，而病人很少能获得长期生存。所以，要慎重地作出选择。

2. 如胆囊癌已侵犯门静脉主干，即使将门静脉部分切除，一般认为也不可能达到根治性切除的目的，术后难以获得较好的疗效。如肿瘤侵犯肝固有动脉，而肝功能尚好，无肝硬化时，可一并切除肝固有动脉。

3. 因胆囊癌可沿胆管壁扩散，术中靠肉眼和触摸有时很难判断胆管的切缘有无癌残留。所以，应将切缘做快速冰冻病理切片检查，以免切缘有癌残留。

4. 胆囊床位于左右半肝交界处，因此，右半肝切除术不能用来治疗胆囊癌。为达到胆囊癌根治性切除的目的，只可行肝楔形切除或扩大的肝右叶切除术。

【术后处理】同胆囊癌根治术。

三、姑息手术

临床上遇到的胆囊癌大多属于晚期，已无根治性切除的可能，尽管姑息性手术不能明显延长病人的生存期，但可不同程度地改善其生存质量，为放疗和化疗创造条件。

胆囊癌晚期最常见的症状是梗阻性黄疸，姑息性手术时，尽量争取行胆肠内引流术。因左肝管横部距离胆囊肿瘤较远，而且显露较为方便，手术时可解剖肝门以显露左肝管，切开左肝管横部行肝管空肠 Roux-en-Y 吻合术。

如肝门淋巴结转移广泛，并融合成团，不能游离足够的肝管行胆肠吻合时，可行经肝胆道 U 型管引流术：适当解剖肝门部，穿刺胆管抽出胆汁后，剪开一小口，用细胆道探子沿其内向上探查后自肝膈面穿出，并引入带侧孔之引流管，缝合胆道切口，引流管两端分别自腹壁戳口引出。

胆道置管架桥引流术：解剖肝门部胆管，剪一小口后放入细导管，将引流管一端向上放入肝胆管，另一端经胃壁刺口放入胃内，胃端导管以胃壁浆肌层潜行包埋5cm，缝合胆管壁切口。

经肝实质胆道置管外引流术：肿瘤侵及肝门部，无法解剖出肝门胆管时，可切开左叶或右叶肝实质，寻找胆管后放入引流管，腹壁戳口引出体外。手术中，可同时做一空肠韦氏造瘘，术后在体外对接胆道外引流管和空肠韦氏造瘘管，使胆汁流入空肠，可以避免胆汁丢失过多而引起电解质紊乱。

记忆合金支架管的应用：开腹手术中切开胆管，用胆道探子扩张受肿瘤浸润的胆管狭窄部，放入长度和管径合适的记忆金属支架管，缝合胆管壁切口，达到胆汁通畅引流的目的。另外，PTCD也可达到有效地缓解梗阻性黄疸的目的，近年来，也有在PTCD后于X线监视下，经导丝引导对狭窄部胆管进行扩张，然后经皮经肝于狭窄胆管部放入记忆合金支架管以通畅胆汁引流。

〔石景森　孙学军〕

参考文献

[1] 刘绍诰，高振亚，王居邠. 原发性胆囊癌 [J]. 普外临床，1986，1（3）：222.

[2] 石景森. 胆囊癌时的胆囊切除术 [J]. 实用外科杂志，1988，8（4）：210.

[3] 石景森. 胆囊癌与胆囊结石 [J]. 中国实用外科杂志，1995，15（1）：12.

[4] 王林，石景森，王作仁. 原发性胆囊癌的外科治疗 [J]. 西安医科大学学报，1994，15（增刊）：12.

[5] 王林，石景森，宋蔚青. 原发性胆囊癌的浸润及肝转移的诊治 [J]. 肝胆胰脾外科杂志，1995，1（2）：85.

[6] 石景森，王作仁，陈革. 胆囊结石与胆囊癌关系的临床研究 [J]. 肝胆胰脾外科杂志，1995，1（2）：139.

[7] Nevin J E，Moran T J，Kay S. Carcinoma of the gail bladder：Staging treatment and prognosis [J]. Cancer，1976，37：141.

[8] Henson D E，Albores-Soavedra J，Carle D. Carcinoma of the gallbladder. [J] Cancer，1992，70：1493.

[9] Fumio Nakayama. Recent progress in the diagnosis and treatment of carcinoma of the gallbladder-introduction. World Journal of Surg，1991，15（3）：313.

[10] Gall F P，Kockeding F，Scheele J. Radical operations for carcinoma of the gallbladder：present status in Germany [J]. World J Surg，1991，15（3）：328.

[11] Wistuba I I，Sugio K，Hung J. Allele-specific mutations involved in the pathogenesis of endemic gall bladder carcinoma in Chile [J]. Cancer Research，1995，55（12）：2511.

第九十八章　胆囊癌根治术

Radical Operation of Carcinoma of Gallbladder

原发性胆囊癌（primary carcinoma of the gallbladder）并非是少见的疾病，在胃肠道肿瘤的发病率中居第五位。近年来普遍注意到胆道癌发病率有增加趋向，表现为在外科临床上遇到此类病人的数目增多，而胆囊癌以其预后极差而备受关注。

胆囊癌在我国的发病情况尚不很清楚，1989 年中华外科学会胆道外科学组的全国性调查，回顾分析 1098 例肝外胆道癌，胆囊癌的相对发病率为 24.8%，低于胆管癌的相对发病率（75.2%）；此种情况有别于欧美国家的资料，可能与我国的不同地区和南北之间胆道疾病的种类上的差别有关。西安交通大学第一附属医院分析近 40 年来胆道癌的发病情况，结果胆道癌占同期胆道疾病的 6.77%，其中 72.4%为胆囊癌，而 27.6%为胆管癌，故其结果与全国 1989 年的调查相反。很有可能在我国南方胆管的原发性疾病较多，胆管癌的相对发病率较高；相反的，北方和西北地区以胆囊结石为主，故以胆囊癌较常见。欧美国家的胆囊癌病人中，90%以上合并有胆囊结石病，我国的胆囊癌合并结石率平均为 60%，但在国内胆管色素性结石高发的地区，胆囊癌合并胆囊结石发病率也低些（31%～48%）（图 98-1）。

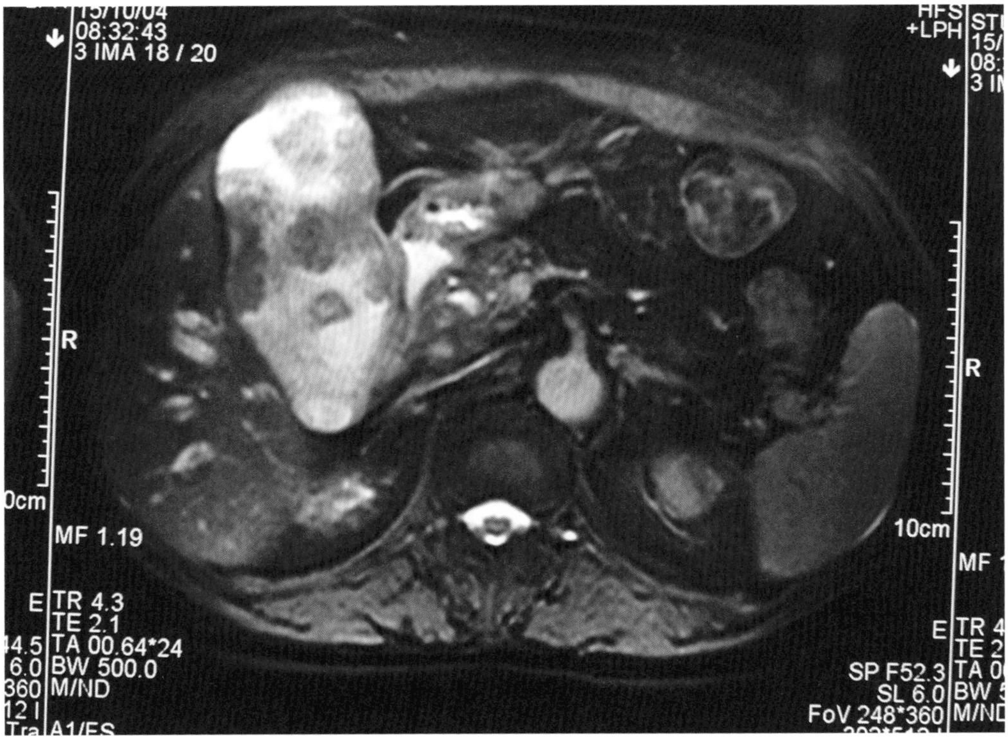

图 98-1　胆囊癌的磁共振影像

1997 年 4 月，中华外科学会胆道外科学组在西安市召开的第七届全国胆道外科会议上，共有 31 组 2300 多例原发性胆囊癌材料，提示我国胆囊癌的特点是占同期胆囊疾病手术的 1%～2%，女性与男性病人的比率为 2∶1，平均年龄为 57 岁，60%合并胆囊结石。另外是手术前诊断与手术发现符合率较低，临床主要表现仍然是“三联征”（上腹痛、右上腹肿块、黄疸），故以晚期病例为主。

国内当前普遍采用 Nevin 对胆囊癌的定期和分级标准。

Ⅰ期：S_1（癌组织限于黏膜内）

Ⅱ期：S_2（肿瘤侵犯肌层）

Ⅲ期：S_3（肿瘤侵犯胆囊壁全层）

Ⅳ期：S_4（侵犯胆囊壁全层并有胆囊淋巴结肿大）

Ⅴ期：S_5（肿瘤侵犯肝脏和其他部位及有淋巴结转移）

根据胆囊癌细胞分化的程度，在病理上分为高分化（G_1）、中等度分化（G_2）、低分化（G_3）三级。

国内所报告的胆囊癌包括胆囊腺瘤性息肉癌变，在 235 例有形态记载和病理诊断的胆囊癌切除手术中，有 23 例为腺瘤恶变，占总数的 10%；此等病人单纯胆囊切除术之后，可望有较好的结果。当前尚不清楚在胆囊癌的总体中有多少是来自腺瘤恶变，即是来自息肉-腺癌的途径。

胆囊癌手术治疗结果很差，除了属于 Nevin Ⅲ期以内者外，很少有手术后长期存活者。Nevin Ⅰ、Ⅱ期的病人，单纯胆囊切除术可以达到治愈；然而从我国胆囊癌的手术看来，236 例病人中有 114 例只做了单纯胆囊切除术，故手术切除范围尚远远达不到治愈性目的，故当前对胆囊癌手术治疗，还需要进一步规范化。

胆囊癌穿过胆囊壁的黏膜肌层后，很早便发生淋巴结转移，故局部淋巴结群切除是胆囊癌根治性切除手术的基本内容。根据癌始于胆囊壁的部位，早期时可能有不同的转移途径。位于肝床处的胆囊癌早期向肝脏转移；位于胆囊颈部者，早期便可能向肝门处转移；位于胆囊的浆膜面侧，则向肝十二指肠韧带右侧的淋巴结转移。

随着晚期胆囊癌扩大根治性切除术的增多，对胆囊癌的淋巴转移途径的研究又受到重视。日本外科学会标出胆囊癌转移的第一、第二、第三站淋巴结，制定淋巴结清扫范围规约（图 98－2）。

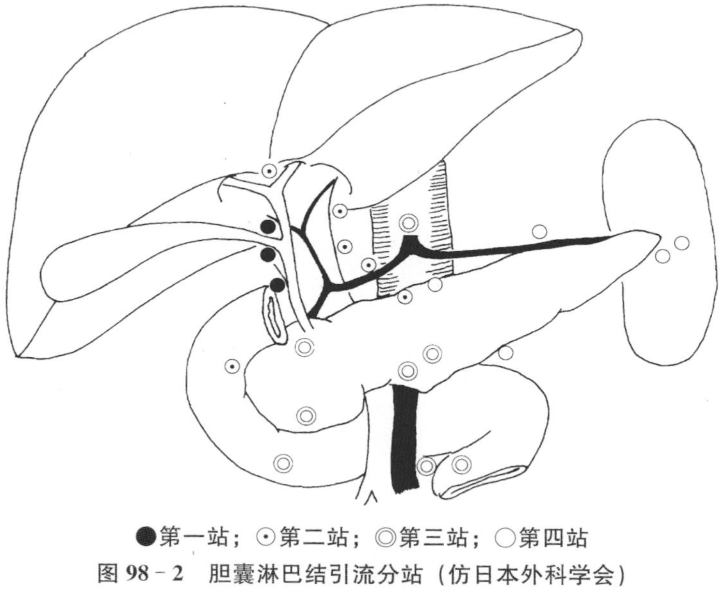

●第一站；⊙第二站；◎第三站；○第四站

图 98－2　胆囊淋巴结引流分站（仿日本外科学会）

对胆囊癌的淋巴转移途径文献观点并不一致。基于解剖学上研究，Ito 等提出胆囊的淋巴引流可以有三条途径：

1. 胆囊-胰十二指肠胰后途径：从肝十二指肠韧带右侧下降至胰腺头后方。

2. 胆囊-腹腔动脉途径：经肝十二指肠韧带走向左侧至肝总动脉周围而及腹腔干周围，包括左、右、内在的淋巴管引流。

3. 胆囊-肠系膜上动脉途径：从肝十二指肠韧带的内在淋巴引流至胰腺后肠系膜上动脉起始部周围淋巴结。

用活体染色法，Uesaka 等在手术中向胆囊壁注射碳粒混悬液，观察有关各部淋巴结的染色情况：

结果将胆囊的淋巴引流分成三个途径，分为右侧、左侧和肝门三个方向；右侧是沿胆总管旁至胰十二指肠后上方淋巴结或者门静脉后淋巴结而至腹主动脉旁淋巴结，此途径最恒定，见于95%的病人中；左侧途径见于50%的病例，它是经胰头后方至肝十二指肠韧带左缘的淋巴结，肝总动脉后淋巴结最常着色，见于45%的病人；肝门淋巴结着色者只见于20%的病例中（图98-3、图98-4）。

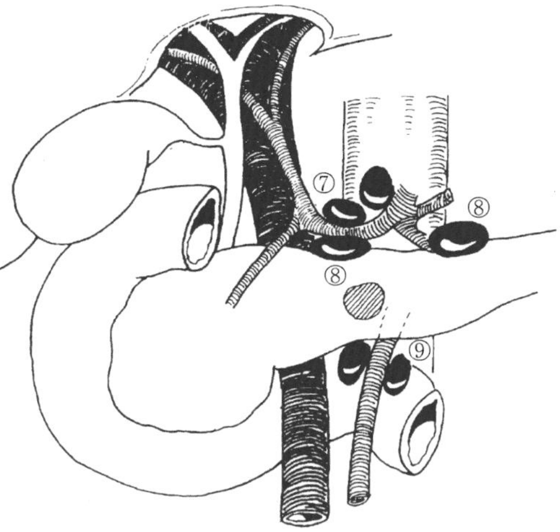

图98-3　引流胆囊的淋巴结前面观（Uesaka）

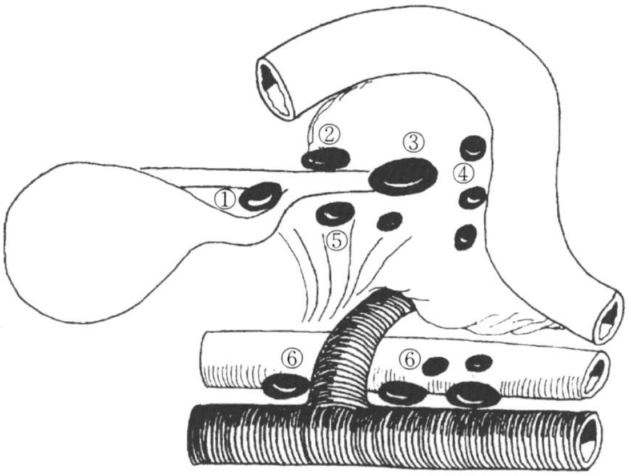

图98-4　引流胆囊的淋巴结后面观（Uesaka）

注：引流胆囊的淋巴结的命名及位置如下。①胆囊淋巴结（cystic node）；②胆总管周围淋巴结（pericholedochal node）；③胰十二指肠后上淋巴结（superior retropancreaticoduodenal node）；④胰十二指肠后淋巴结（posterior pancreaticoduodenal nodes）；⑤门静脉后淋巴结（retroportal nodes）；⑥主动脉旁淋巴结（para-aortic nodes）；⑦肝总动脉后淋巴结（posterior common hepatic node）；⑧肝总动脉前淋巴结（anterior common hepatic node）；⑨腹腔动脉淋巴结（celiac node）；⑩肠系膜上动脉淋巴结（superior mesenteric nodes）；脾动脉淋巴结（splenic artery node）。

通过对胆囊淋巴引流的研究，可见在晚期胆囊癌时要达到治愈性切除，需要行广泛的引流淋巴结清扫，手术难度是相当大的。

胆囊癌治疗的预后与癌侵犯范围密切相关。早期胆囊癌手术切除后效果很好，五年生存率可高达75%，属于Nevin Ⅰ、Ⅱ期者，可单独施行胆囊切除术；Nevin Ⅲ期的病人，需行胆囊癌根治术，而Ⅳ期以上者，则需行扩大根治性切除手术。晚期胆囊癌的非治愈性切除术后的效果很差，扩大手术切除范围是否能提高生存率一直仍是个疑问。近年来的趋向是对晚期胆囊癌取多脏器联合切除的扩大的治愈性切除手术，相比之下它比非治愈性切除者有较高的生存率，其代价是有较高的并发症率（接近50%）和较高的手术死亡率，特别是在已经发生了梗阻性黄疸的病人。Nakamura（1989）报道13例：Nevin Ⅴ期病人扩大治愈性切除术后，2例生存至5年以上；Nimura（1991）报道14例联合肝切除和胰十二指肠切除，术后2例至2年时仍存活；Miyasaki（1996）报道22例晚期胆囊癌病人经扩大的治愈性切除手术后，2例生存至5年，在44例中术后并发症率为45.4%，手术死亡率为20.4%，而在21例未达到治愈性切除标准者，只有2例生存至1年，无超过2年者。在第七届全国胆道外科会议（1997）上，有7例胆囊癌扩大根治联合胰十二指肠切除术的报告，术后2年内的结果优于未做此项手术者。然而适合于做扩大治愈性切除的晚期胆囊癌病人是属甚少数，在选择上亦应十分慎重。

【适应证】

1. 经B型超声和其他影像学检查诊断为胆囊癌者，宜行开放法胆囊切除术，腹腔镜法胆囊切除术时局部和伤口癌种植转移高于开放法手术。
2. 老年病人胆囊结石病合并息肉样变。
3. 含有胆囊癌高危因素的胆囊结石病人。
4. 晚期胆囊癌但未发现远处转移。
5. 病人身体情况能耐受重大手术。

6. 有重度梗阻性黄疸的病人，行扩大根治性手术前，宜行减黄处理。

7. 手术中发现属晚期胆囊癌者，扩大性切除手术应能达到“治愈”性的要求，即无大体的和显微镜下的残余癌灶。

8. 姑息性的扩大切除术应慎重，因术后生存期很少超过 1 年。

【禁忌证】

1. 年老、重症黄疸、身体状况不佳，宜行姑息性手术。

2. 已有远处转移。

3. 肝脏转移不能同期手术切除。

4. 肝门部广泛侵犯。

【术前准备】

1. 同一般胆道外科手术。

2. 已明确诊断为晚期胆囊癌者，宜按重大手术准备。

3. 检查凝血酶原时间，老年病人常有因心血管疾病长期服用阿司匹林药物史，术前应停药，待凝血酶原时间恢复。

4. 拟行肝广泛切除手术时，应行肝脏代偿功能检查。

5. 晚期胆囊癌时，横结肠最常受累，术前应行肠道准备。

【手术步骤】

1. 属于 Nevin Ⅰ、Ⅱ期的早期胆囊癌和腺瘤性息肉局部癌变者，可行单纯胆囊切除术，但最好连同胆囊床的肝包膜一块切除。

2. 任何一例胆囊切除术，手术医师必须在手术台上剖开胆囊，仔细检查胆囊黏膜面，以求发现早期胆囊癌。常遇到的情况是由病理科送来发现胆囊癌报告，多在 3～4 d 以后，造成处理上困难。

3. Nevin Ⅲ期以上的胆囊癌，经手术中检查尚能达到治愈性切除者，应争取做到根治性或扩大根治性切除。

4. 切开十二指肠外侧缘后腹膜，游离十二指肠及胰头，向内侧翻转。

5. 切除胰头后、胰十二指肠后上方淋巴结，送病理做冷冻切片检查（图 98－5、图 98－6），此处常是胆囊癌淋巴结转移的“总站”。

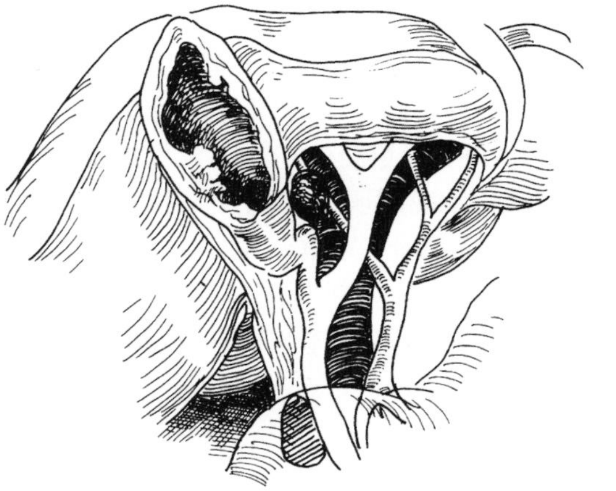

胆囊浆膜面癌，最常发生胆囊淋巴结和胰十二指肠后上淋巴结转移

图 98－5　胆囊癌根治术（一）

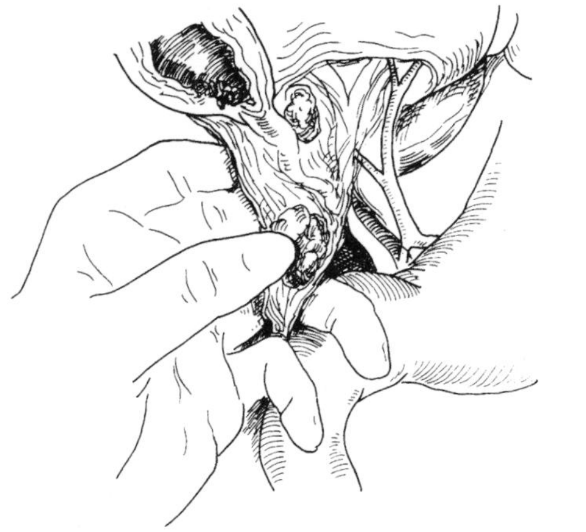

翻转胰十二指肠，切除胰十二指肠后淋巴结后，沿胆总管向上解剖，整块切除胆总管右缘的淋巴、纤维、脂肪组织

图 98－6　胆囊癌根治术（二）

6. 将胆总管、肝动脉、门静脉“骨骼化”分离，各以细硅胶管牵开。

7. 沿胆总管及门静脉右缘，向上整块分离和切断脂肪、淋巴、神经组织，达胆囊管与胆总管汇合，分离切断和结扎胆囊管，管端送病理冷冻切片检查。结扎、切断胆囊动脉。

8. 沿肝总管右侧向上分离，直至肝门深处。此时，胆囊与肝十二指肠韧带已完全分离。附着在肝脏上的胆囊癌有待连同部分肝脏一块切除（图 98－7）。

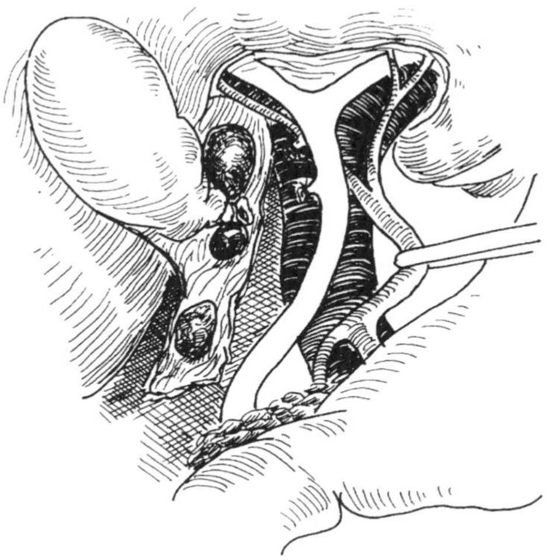

游离肝动脉及肝外胆管，切断胆囊管和胆囊动脉，使肝十二指肠韧带上淋巴、脂肪、结缔组织与胆囊整块切除

图 98－7　胆囊癌根治术（三）

9. 分离门静脉前、后方的淋巴、脂肪、神经组织，沿肝动脉的左侧切除肝十二指肠韧带左缘的淋巴链至肝总动脉周围淋巴结。切开肝总动脉鞘，整块切除肝总动脉周围和胰腺头上缘淋巴结（图 98－8、图 98－9）。

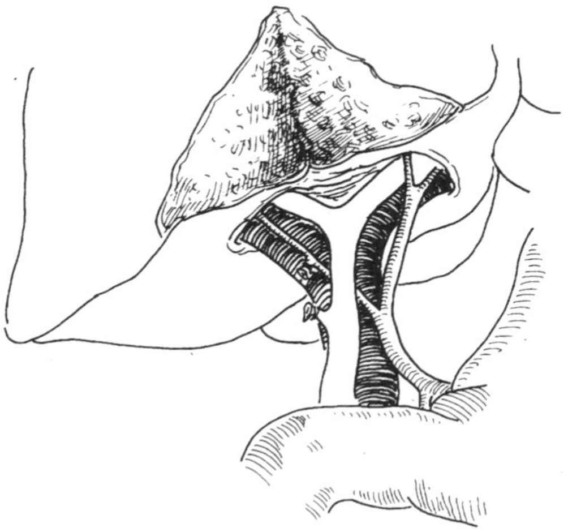

将胆囊连同肝组织楔形切除

图 98－8　胆囊癌根治术（四）

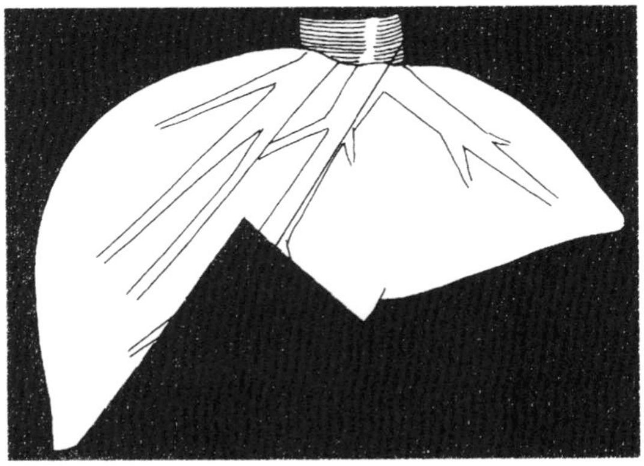

肝组织切除范围

图 98－9　胆囊癌根治术（五）

10. 肝切除范围根据胆囊癌向肝脏的侵犯而定。病人多无肝硬化，故切缘应离胆囊窝远些，特别是晚期病例，以免因切缘留有癌组织而早期复发；故可以做较大块的楔形切除、中肝叶切除、右肝下段切除，甚至肝右叶切除或扩大的肝右叶切除（图 98－10～图 98－15）。

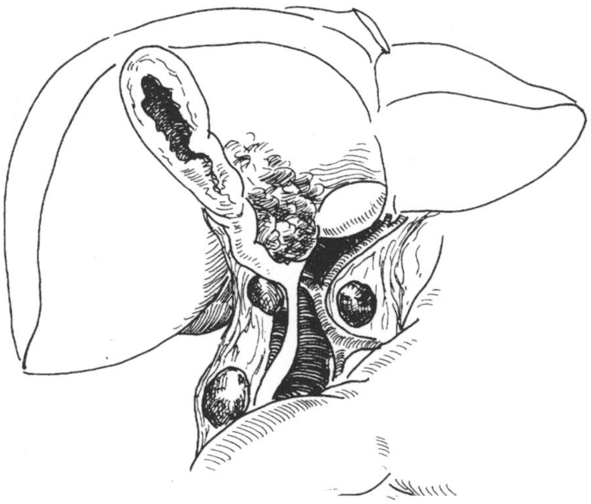

胆囊颈部癌已有肝门侵犯及淋巴结转移

图 98－10 胆囊癌扩大根治术（一）

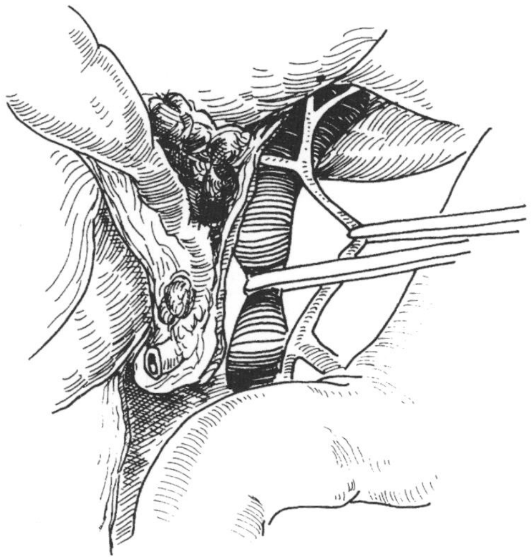

翻起胰头及十二指肠，切除胰十二指肠后淋巴结，切断胆总管下端，肝动脉及门静脉骨骼化，从下向上分离

图 98－11 胆囊癌扩大根治术（二）

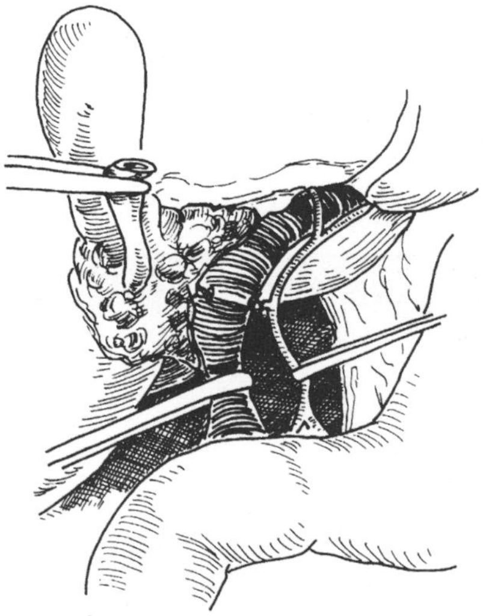

切断肝右动脉，肝门部组织向右方分离

图 98－12 胆囊癌扩大根治术（三）

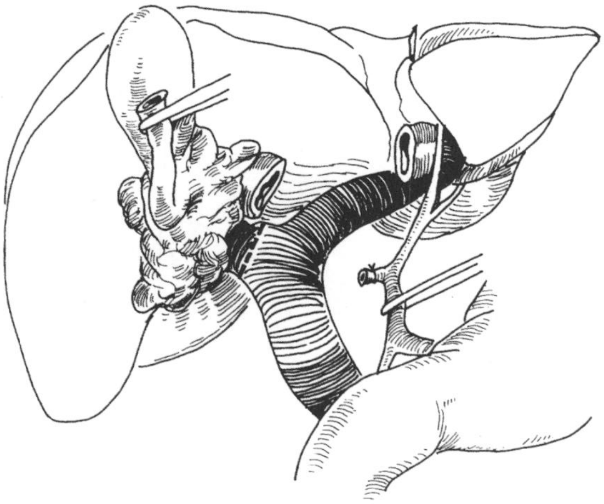

切断扩张的左肝管，将肝门部组织向右侧分离，准备切断门静脉右干

图 98－13 胆囊癌扩大根治术（四）

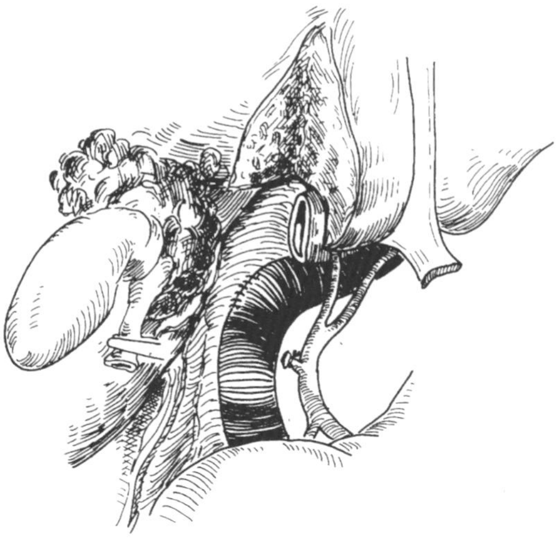

切断门静脉右支，缝合门静脉断端；切开左、右叶交界之肝实质，行肝右叶连同胆囊及肝外胆道一块切除

图 98-14　胆囊癌扩大根治术（五）

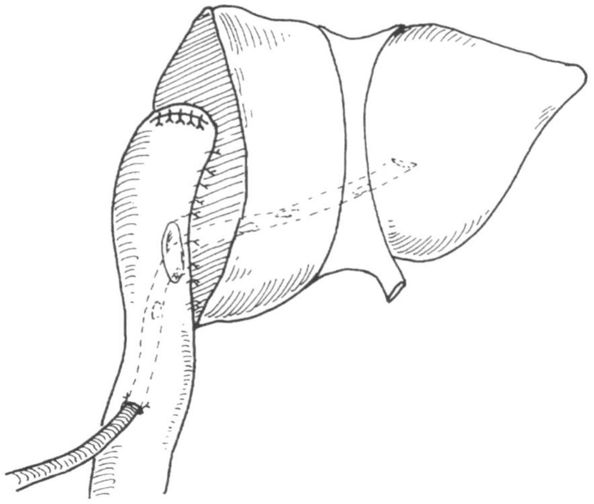

切除肝右叶，左肝管空肠 Roux-en-Y 吻合，经吻合口放置一引流管

图 98-15　胆囊癌扩大根治术（六）

11. 合并有梗阻性黄疸时，表明癌肿已侵入肝门和肝十二指肠韧带，最常发生于胆囊颈部癌。此时，应连同肝外胆管切除有如肝外胆管癌。

12. 合并横结肠侵犯者，可将部分横结肠连同胆囊癌切除和做横结肠对端吻合术，并不过多地增加术后并发症率。

13. 比较严重的情况是胆囊向肝脏大块浸润、梗阻性黄疸、肝外胆管受侵犯、胰头周围转移，此时需行广泛的肝切除、肝外胆管切除和胰头十二指肠切除及淋巴结廓清，手术范围非常广泛而能获得长期生存的机会很少，再加以术后高并发病率和死亡率，故施行这一处理前，应非常慎重地衡量得失。

14. 一般的胆囊癌病人，可施行连同胆囊的肝脏楔形切除术。肝断面仔细止血、缝扎胆瘘，尽可能将肝脏切面缝合对拢，可减少术后渗出。

15. 肝下区放置多根 Penrose 引流，腹部另刺口引出。

【术后处理】

1. 按腹部重大手术后处理。
2. 同胆管癌切除手术后。
3. 注意腹腔引流量及有无胆汁颜色。

【手术经验与有关问题讨论】原发性胆囊癌以其临床病理学上的多样性，早期诊断困难，而晚期病人，手术治疗效果又极差；据大宗的外科治疗报道，5 年生存率低于 5%，而中数生存时间只为 6 个月。直到目前，放射治疗和抗癌化学治疗对胆囊癌的效果都很差，而能使胆囊癌病人长期生存的唯一途径是根治性手术切除。但是，以往能施行根治性切除术的胆囊癌病人的数量少，且多分散，较少有大量的、集中的经验，因而在手术治疗问题上仍然有许多尚不确定的因素，需要经常地补充和修改，例如需要做什么样的手术和在什么情况下需做根治性手术等就有种种分歧。1991 年 Gagner 曾就 T2～T4 期胆囊癌病人需要用什么样的手术方式问题向北美的一些胃肠外科医师所做的调查，结果是做淋巴清扫者 49%；而做不同范围的肝切除者 64%；当淋巴结为阳性时只做胆囊切除术者占 21%，故各人的观点很不一致。此种缺乏共同的观点在当前我国外科学界亦得到反映。

正如本章中开始时提出，当胆囊癌是二期及三期时，若胆囊切除术未能即时手术中发现（如未能剖开胆囊检查或虽检查而未能发现）而是随后由病理检查时发现者，一般是建议再做治愈性切除手术；但是，再次手术的结果又是如何则很少了解。

胆囊癌外科治疗的结果与手术时肿瘤的定期很有关系。原发性胆囊癌的定期在我国是常用 Nevin 的分类方法，但在美国等其他国家，则有采用 TNM 分类法（国际抗癌联盟“UICC”/美国癌症联合会“AJCC”），二者间有些异同之处；此外，一些新的分类方法和对原 Nevin 分类法的修改者也不断地提出（表 98-1）。

表 98-1　胆囊癌的定期（Staging）标准

定　期	TNM	Nevin	改良 Nevin
Ⅰ	黏膜或肌肉侵犯（$T_1N_0M_0$）	限于黏膜	原位癌
Ⅱ	经过肌层（$T_2N_0M_0$）	侵犯肌层	黏膜或肌层
Ⅲ	肝侵犯<2 cm； 淋巴结转移（$T_3N_1M_0$）	胆囊壁全层	经肌层直接肝侵犯
Ⅳ	（A）肝侵犯>2 cm （$T_4N_0M_0$，$T_xN_1M_0$） （B）远处转移 （$T_xN_2M_0$，$T_xN_xM_1$）	胆囊壁全层 并有胆囊淋巴结肿大	淋巴结转移
Ⅴ	—	远隔转移，侵犯肝 和其他部位及淋巴结转移	远隔转移

在 TNM 分类中，肿瘤的大小作为一个重要标准，但原发性胆囊癌可以侵犯至邻近肝组织或脏器形成一大肿块但可能尚未有淋巴结转移和远处转移，这是属于Ⅳ期的病人，但手术切除之后有时还能收到较好的效果，因而并不能作为手术的禁忌证而放弃治愈性手术切除。

原发性胆囊癌临床上所遇见的病人数量较少，所以很难或不可能做到前瞻性的研究。Bartlett 等（1997）回顾性分析了美国 Sloan-Kettering 癌症中心自 1985 年至 1993 年的 149 例胆囊癌，着重在分期和处理上进行分析：诊断为胆囊癌的 149 例病人，有 90%合并胆囊结石，只 58 例进行了探查手术，23 例（40%）得到了“治愈性”切除，手术后中位数随访时间为 48 个月；结果未得切除的 35 例病人，中位数生存时间为 5.2 个月，只有 1 例生存长于 2 年；23 例做了“治愈性”切除者有 9 例复发，总的 5 年生存率（保险统计法）为 58%；但若根据不同的肿瘤定期则分别为 83%（Ⅱ期）；63%（Ⅲ期）及 25%（Ⅳ期）；在 17 例再次手术的病人中，5 例（29%）在再探查时发现已不能切除，12 例切除后的五年生存率（保险统计法）为 41%，有 76%病理上发现有癌残余，故再次手术切除看来还是有收获的。晚近不少的胆囊癌病人施行了腹腔镜胆囊切除，术后才获得正确诊断，故往往需要再次手术处理。Bartlett 的报告中，13 例曾行腹腔镜术，7 例在腹腔镜下施行了胆囊切除，在再次手术时发现 3 例有腹膜癌种植，1 例是在脐部的套管针孔；从全组病人的多因素回归分析，Bartlett 发现只有淋巴结转移之有无是有意义的预后预测因素，在 N_0 者 5 年生存率达到 81%。在肿瘤的类型方面，以乳头状癌的预后较好。

通过上述的回顾性分析和其他的报告材料，对胆囊癌的外科治疗问题似乎可以得到一些结论性意见：

1. 再次手术切除：

（1）T_1 病人，一般单纯胆囊切除术便已足够，不需要行再切除手术。

（2）T_2 病人，约 46%已有淋巴结转移，并再手术时发现近半数有癌残余或原手术时的癌种植，故单纯胆囊切除术尚不足，需要再施行手术。

（3）T_3 病人的情况和 T_2 者相同。

（4）T_4 病人则需分别对待。以往认为此种病人预后恶劣，不宜切除；但是在无淋巴结转移者，却在治愈性切除之后，可能收到较好效果，故应分别对待。

至于淋巴结阳性时的切除手术和切除淋巴结转移的手术是不同的概念，前者多表示肿瘤的生物特性恶性程度高，预后很差；后者是淋巴结转移的残留，亦有少数在再切除后得到较好效果的报告。

曾经腹腔镜胆囊切除而再次手术者，应包括切除所有的腹壁套管针通道口。

2. 胆囊癌切除手术要点：

（1）胆囊颈部癌常直接侵犯或经过浸润肝十二指肠韧带累及胆总管，当肿瘤与胆总管贴近时，应连同胆总管切除和部分肝切除。

（2）胆囊底部癌可只连同部分肝切除而不需切除胆管，手术则较简单得多。

（3）淋巴结清扫应包括切除胰后上淋巴结和肝十二指肠韧带上之淋巴结。

（4）当肝十二指肠韧带脂肪较厚或有炎症时，应将肝动脉、胆总管、门静脉“骨骼化”然后切除韧带上之淋巴脂肪组织。

（5）在晚期病例有时需要切除肝叶、肝外胆管甚至连同胰头十二指肠，但必须审慎考虑。

（6）手术过程应避免切开肿瘤或胆囊以防肿瘤细胞种植播散。

〔黄志强　黄晓强整理〕

第九十九章 胆囊癌扩大根治术

Extended Radical Resection for Carcinoma of Gallbladder

我国胆囊癌发病率占同期胆道疾病的 0.4%～3.8%，居消化道肿瘤第 6 位，病人 5 年总体生存率仅为 5%左右。胆囊癌的发病率近年来有上升的趋势，由于有胆囊结石等症状的掩盖，以往许多病人就诊时已属晚期，能获根治性切除的胆囊癌只占 23%左右。近年来随着诊断技术的提高和根治性手术的开展，胆囊癌术后 5 年生存率有了明显的提高，有报道经根治性手术，伴有淋巴结转移的胆囊癌病人手术后 5 年生存率为 45%，不伴淋巴结转移的胆囊癌病人术后 5 年生存率达 85%，总体 5 年生存率达 65%，国外有 NevinⅠ、Ⅱ期胆囊癌病例术后 5 年生存率达 100%的报道。过去如发现胆囊癌已侵犯至肝外胆管或肝门部胆管、胰头部、横结肠或整个右半肝时往往放弃根治性手术，近年来随着胆囊癌扩大根治术的开展，此类病人的术后 5 年生存率已有了明显的改善（图 99－1～图99－3）。

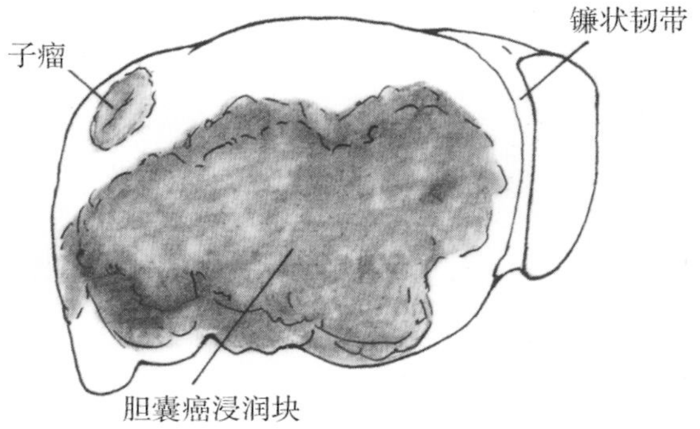

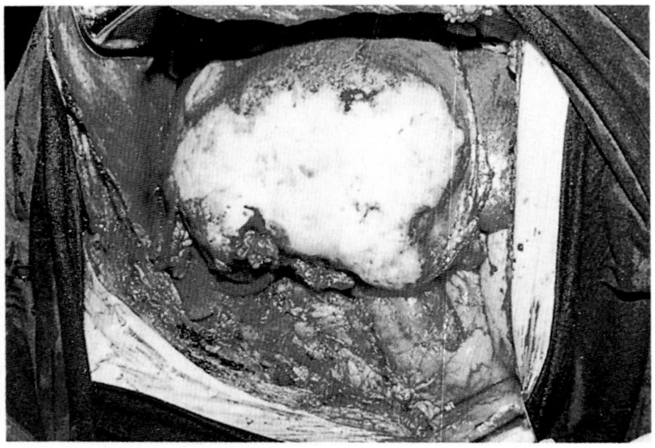

图 99－1 胆囊癌扩大根治术膈面观，胆囊癌广泛浸润肝脏Ⅳb、Ⅴ、Ⅵ段

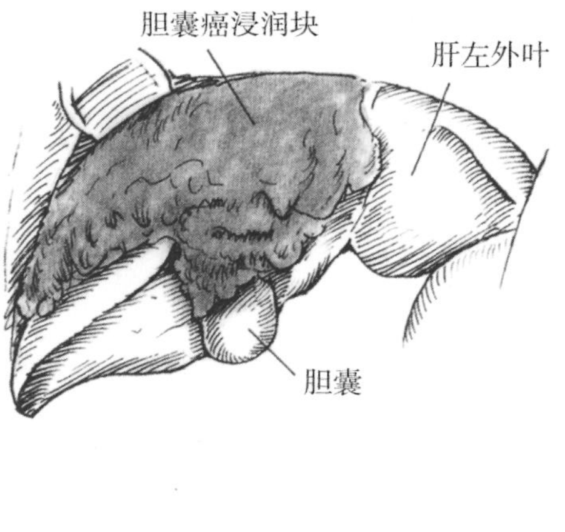

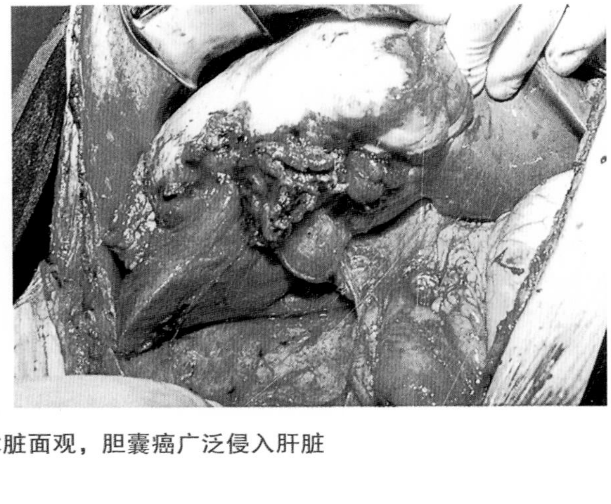

图 99－2 胆囊癌扩大根治术脏面观，胆囊癌广泛侵入肝脏

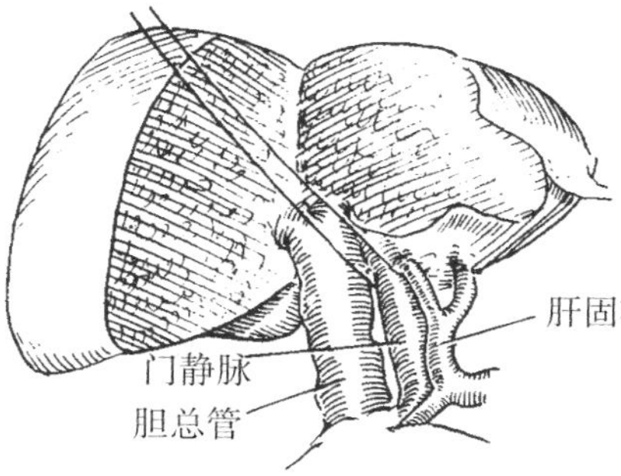

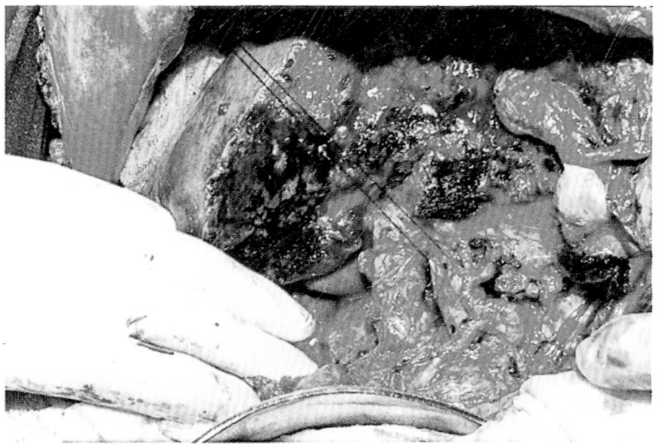

图 99-3　胆囊癌扩大根治术，胆囊癌连同被侵肝脏切除后，行肝门淋巴清扫（骨骼化）

根治性切除手术目前仍是唯一可能治愈胆囊癌的方法，随着各医疗中心腹腔镜及机器人手术技术的不断进步，其在胆囊癌根治术中应用和探索病例也逐步增多。一般认为，T_1 和 T_2 期胆囊癌病人行腹腔镜或机器人根治术应仅限于具备娴熟腹腔镜或机器人技术的肝胆胰外科中心作为探索性研究。对于 T_3 和 T_4 期胆囊癌不推荐行腹腔镜或机器人手术（图 99-4～图 99-10）。

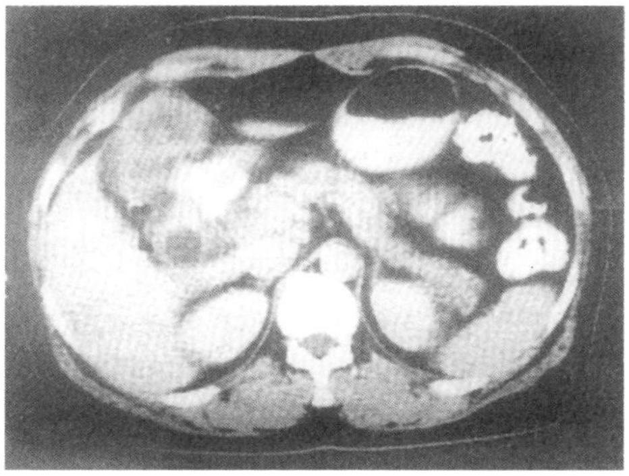

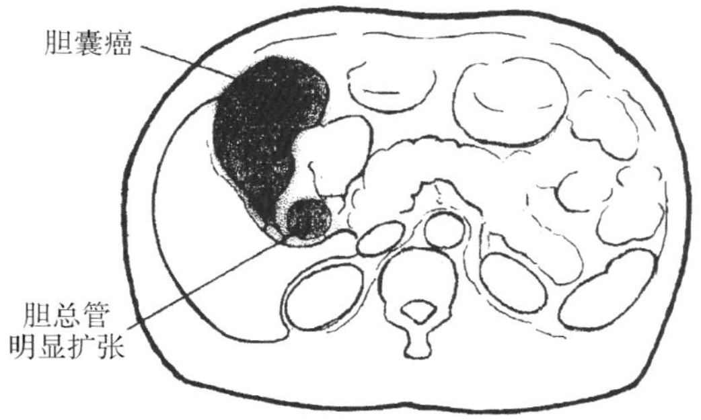

图 99-4　胆囊癌 CT 所见，胆总管明显扩张，提示其远端亦受侵犯

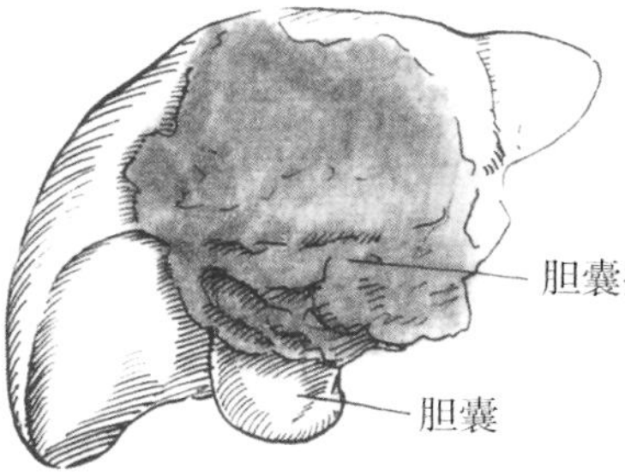

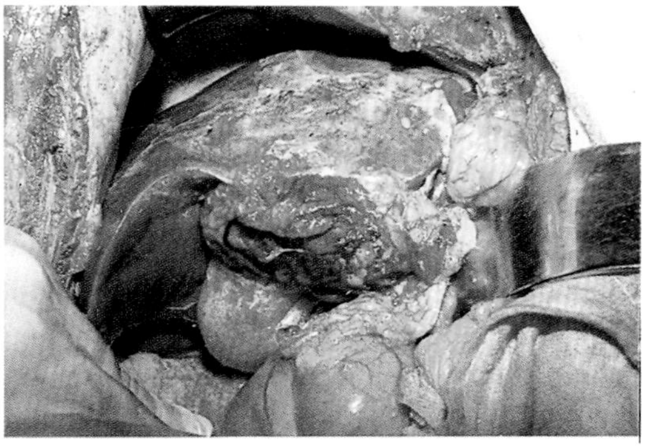

图 99-5　胆囊癌扩大根治术膈面观，胆囊癌侵犯肝Ⅳ段和Ⅴ段

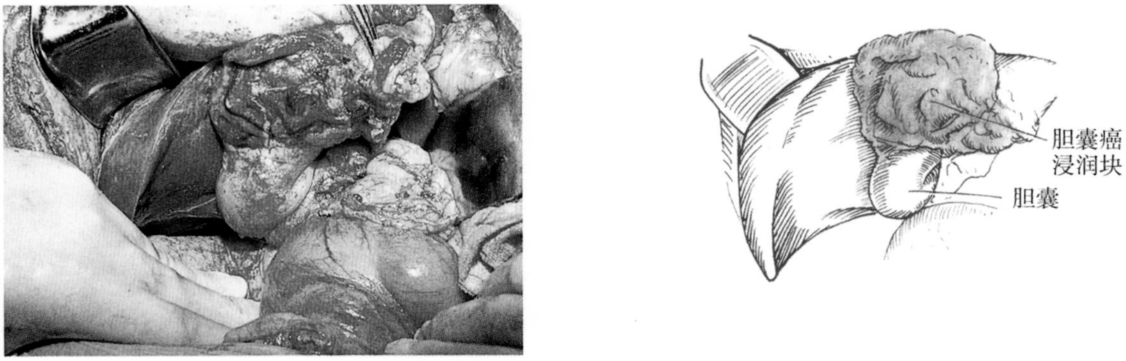

图 99-6 胆囊癌扩大根治术脏面观，胆囊癌侵犯肝脏

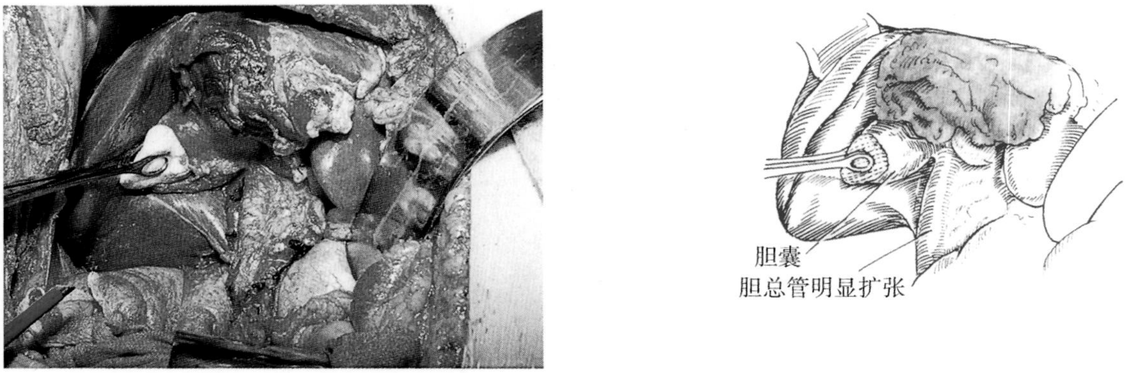

图 99-7 胆囊癌扩大根治术，胆囊癌转移淋巴结浸润胰头，致胆总管明显扩张

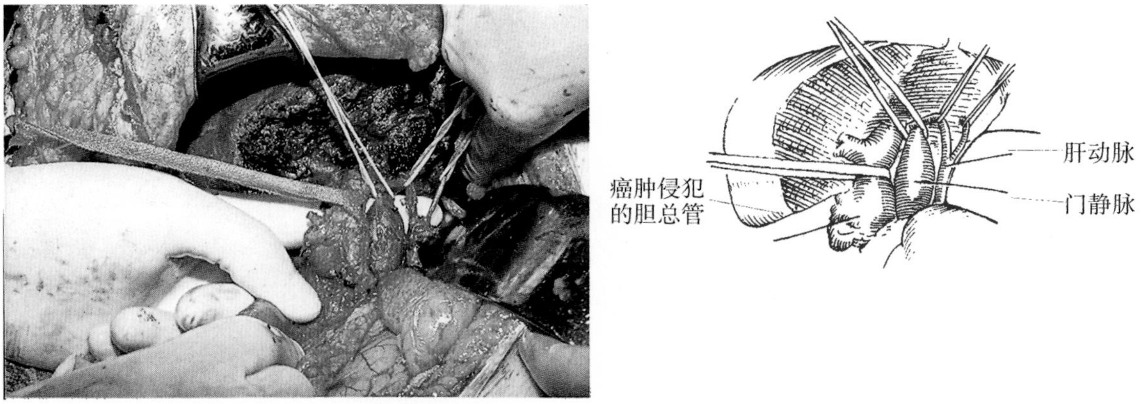

图 99-8 胆囊癌扩大根治术，胆囊癌连同肝Ⅳa+Ⅴ段切除后，行淋巴清扫（骨骼化），拟进一步施行胰头十二指肠切除

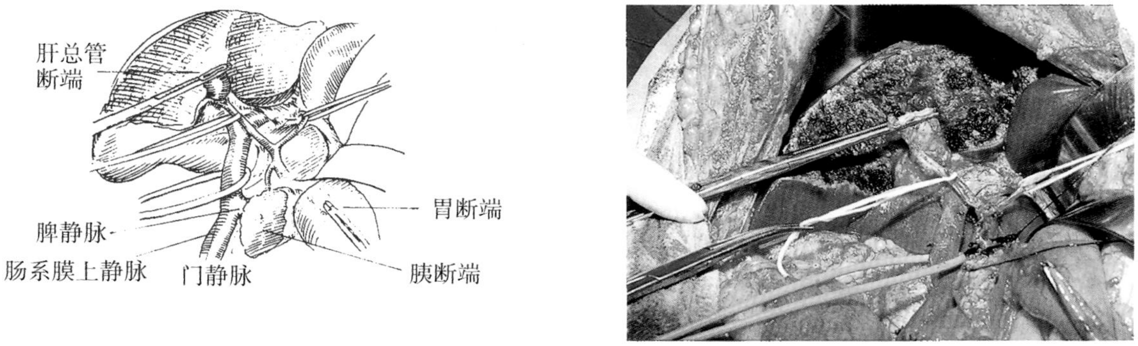

图 99－9　胆囊癌扩大根治术，胆囊＋肝Ⅳb 和Ⅴ段＋骨骼化＋胰头十二指肠切除术

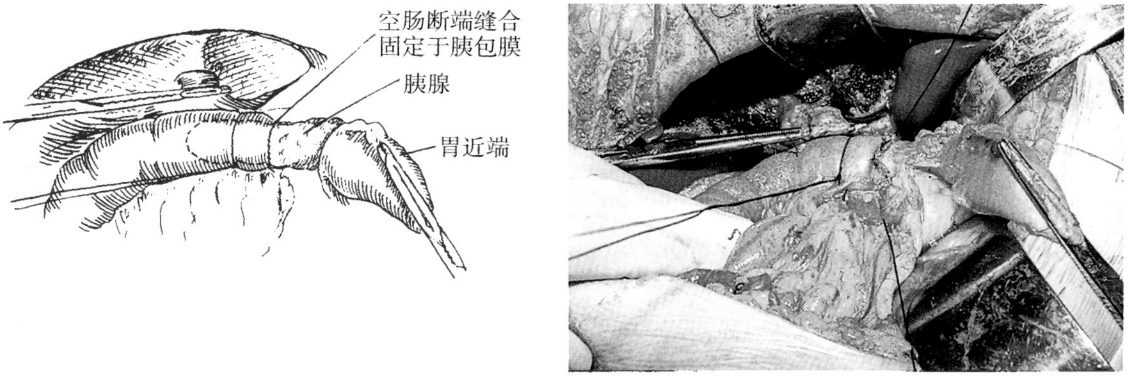

图 99－10　胆囊癌扩大根治术，捆绑式胰肠吻合术（胰断端空肠浆肌鞘内套入吻合术）

胆囊癌扩大根治术是在胆囊癌根治术（胆囊切除、肝局部切除、局部淋巴结清扫）基础上加行肝外胆管（必要时左右一级肝管）切除重建术、（扩大的）右半肝切除术、胰十二指肠切除术及右半结肠切除术等，切除的范围和脏器根据病人情况而定。

【解剖生理概要】胆囊癌的扩散途径主要有淋巴转移、静脉转移和直接侵犯，胆囊的左半部淋巴汇入胆囊淋巴结（位于胆囊三角处），胆囊的右半部淋巴汇入网膜孔淋巴结，二者进一步沿肝十二指肠韧带向下汇入胰头上、胰头后、肠系膜上动脉旁和腹主动脉旁淋巴结。此外，胆囊癌还可直接侵犯邻近的肝脏、肝外胆管、结肠肝曲、十二指肠等脏器。胆囊癌尚有沿胆管壁向上下侵犯至肝内胆管和胆总管下端的特性。

AJCC 第 7 版分期与第 6 版相比较，最大改变是将腹腔干、腹主动脉、下腔静脉及肠系膜上动脉周围淋巴结等其他区域淋巴结归为 N_2，而 N_2 淋巴结转移等同于腹腔种植转移，即被视为远处转移（Ⅳ期）。AJCC 第 8 版按区域转移阳性淋巴结数目划分 N 分期，N_1 期指淋巴结转移 1～3 枚，N_2 期指淋巴结转移≥4 枚；为了准确判断 N 分期，建议最少检出淋巴结数目为 6 枚。

【适应证】

1. pT_3、pT_4 期胆囊癌，肿瘤侵犯邻近脏器可以通过手术切除，尚未转移至远处脏器。
2. CT 或 MRI 提示肿瘤无肝门区肝实质广泛浸润，门静脉主干及左右干无侵犯。
3. 伴有一侧肝内转移，无基础慢性肝病、明显肝硬化及门静脉高压，拟保留侧有足够的肝实质量。
4. 侵及肝门部胆管，影像学检查显示主要二级胆管分支条件良好、有完成胆肠重建所需的空间。
5. 肿瘤累及胰头，肠系膜上血管无肿瘤侵犯，有条件完成胰十二指肠切除。
6. 侵犯横结肠，无结肠系膜根部淋巴结广泛转移。
7. 全身状况及各主要脏器功能良好，肝肾功能及凝血功能正常。

如病人心肺肾等重要脏器功能良好，无肝功能障碍，白蛋白在 30 g/L 以上，凝血酶原时间在正常范围，无腹水，术前B超、CT等检查确认无癌肿远处转移，且术中发现有肝脏、肝外胆管、结肠肝曲、十二指肠、胰头等部位的癌肿侵犯并有切除可能，即可行胆囊癌扩大根治术。必需强调，胆囊癌联合器官切除应强调以 R_0 切除为首要前提。

【禁忌证】

1. 严重的心肺肾等重要脏器疾患、肝功能严重障碍、凝血机制障碍、腹水，高龄体弱病人，不能耐受重大手术者。

2. 有双侧肝内播散转移、远处脏器转移或腹腔内种植转移，如肺转移或网膜种植转移等。

3. 癌肿根治性切除范围以外存在淋巴结转移。

4. 肿瘤侵犯肝门位置较高，无法胆肠重建者。

5. 双侧门静脉受累、门静脉分叉部或主干受累范围广无法行血管切除重建者。

6. 肿瘤侵犯下腔静脉、主动脉者。

7. 肿瘤侵犯邻近肝脏范围过广，需行右三叶切除而估计肝功能无法耐受者。

8. 合并急性胆管炎者，应慎重选择行根治性切除手术的时机，必要时先引流胆道以控制感染。

【术前准备】术前完善检查，T分期、淋巴结及远处转移评估，建立术前胆囊癌可切除性评估，需要联合大范围肝切除者，术前应量化评估肝功能情况如肝脏储备功能和剩余肝体积，进而确定病人必需功能性肝体积。对于合并黄疸病人，残肝体积需大于肝体积的40%或行术前减黄。

胆囊癌根治性切除的条件包括：①R_0 切除为目标的胆囊及邻近器官癌灶切除和区域性淋巴结清扫；②剩余肝脏功能可代偿，可保存或重建其脉管结构；③病人可耐受手术创伤。

如手术可能涉及结肠者，术前需行充分的肠道准备，其余要求与胆囊癌根治性切除术相同。有梗阻性黄疸的病人，同肝门部胆管癌切除术。

【麻醉与体位】采用全身麻醉。

采取右肋缘下切口，上至剑突，下达右侧第12肋尖。通常距右肋缘1～2指，能使肝门区结构暴露较为充分，又便于肝切除。如考虑行肝胰十二指肠切除，切口较通常位置向下平移1～2指，可同时兼顾中肝叶切除和胰十二指肠切除术的进行。如考虑附加肝右叶切除，病人麻醉后改取斜卧位、右侧垫高30°，右臂抬高。

腹腔镜和机器人手术，体位及Trocar位置参照各相关手术章节。

【手术步骤】

1. 术中探查、分期及可切除评估，进腹后常规探查肝脏、大网膜、肠系膜和盆腔等以观察有无行扩大根治术的指征或反指征。

2. 探查癌肿是否已侵犯肝脏及侵犯的程度；胆囊三角、肝门部、肝十二指肠韧带、胰头上和胰头后等处有无淋巴结肿大；胰头有无肿块；十二指肠及横结肠等处有无癌肿侵犯，以确定手术切除范围。

重点探查胆囊癌侵犯周围脏器的程度和范围，确定采用的手术方式。常见的有：胆囊癌侵犯至肝外胆管，除极少数肝外胆管受侵局限，有条件行受侵段胆管切除、肝外胆管对端吻合外，在完成前述的胆囊癌根治性切除术的基础上，需行肝外胆管切除、胆管空肠Roux-en-y吻合术。胆囊癌伴一侧肝内侵犯，附加肝叶（右叶、右三叶、肝中叶或左三叶）切除。肿瘤侵犯横结肠时，行横结肠切除；侵犯胃窦、十二指肠球部，行胃大部切除；肿瘤侵犯胰腺或胰周淋巴结转移累及胰腺时行胰十二指肠切除术。胆癌晚期已浸润至邻近脏器时，进腹后往往见胆囊已与周围脏器，如横结肠、十二指肠等和网膜组织相互紧密粘连包裹形成一不规则包块。对整个腹腔进行初步探查后首先应将胆囊与周围器官分开，恢复成原有结构，进一步显露肝门区结构，以决定下一步的手术方案。首先应将网膜从肠管和胆囊表面分离，显露胆囊与肠管的走行。探查肝十二指肠韧带肿瘤转移的顺序同胆囊癌根治性切除术。

3. 扩大切除：

（1）肿瘤侵及肝门部胆管的手术处理：经初步探查发现胆囊癌已侵犯肝外胆管时，需进一步行肝门区的分离性探查，明确胆管受侵的情况，对肿瘤的可切除性作出判断。首先从肝门右侧开始，如右肝管或右前叶胆管已有肿瘤侵犯，或者肿瘤已向右肝实质深面浸润，往往需联合行超右半肝切除方能满足肿瘤根治的要求，手术创伤和相关风险巨大，根治性切除应十分慎重。如肝门区的肝实质无肿瘤广泛浸润，肝门区尚可见明显扩张，但质地正常的胆管支，则已具备完成胆道引流手术的条件。

第二步探查门静脉、肝动脉肿瘤浸润程度，对病灶的可切除性做出判断。笔者通常先于肝十二指肠韧带下缘解部分离出胃十二指肠动脉干，将 GDA 作牵引，然后“骨骼化”游离肝固有动脉、左右肝动脉。在肝固有动脉后方解剖分离出门静脉主干前壁，紧贴血管干向肝门方向分离，直至显露门静脉左右干分叉部。然后牵开肝外胆管，于胆管后方进一步分离显露出门静脉右干。如门静脉无明显肿瘤浸润，则有条件完成肿瘤根治性切除。

随后完成肝十二指肠韧带淋巴组织清扫。在先前操作步骤中已完成肝固有动脉及其左右分支血管“骨骼化”清扫，继续将肝总动脉作“骨骼化”游离直至血管起始部。然后牵引门静脉干，将血管与周围的淋巴结缔组织分离。之后按前述胆囊癌根治性切除术的方法行肝十二指肠韧带左侧半淋巴组织清扫。于胰腺上缘横断肝外胆管，远侧胆管断端妥善结扎。牵引胆管近侧断端，向肝门方向行淋巴组织清扫分离。至肝门处依次横断肝门区各支胆管，直至完整切除肝外胆管和肝十二指肠韧带右侧半的淋巴结缔组织。

胆肠吻合一般采用胆管一空肠 Roux-en-y 吻合。

（2）肿瘤侵犯肝脏的手术切除：胆囊癌侵及邻近肝脏时，一般应距病灶 2～3 cm 将胆囊、肿瘤肝脏侵犯病灶连同胆囊床周围肝脏组织一并行楔形切除，争取做到肝切缘肿瘤阴性。用 PMOD 电刀分离肝周韧带，在需切除的肝脏病灶周围作上切除标记。通过网膜孔用 8 号导尿管环绕肝十二指肠韧带，必要时控制入肝血流（图 99－11）。

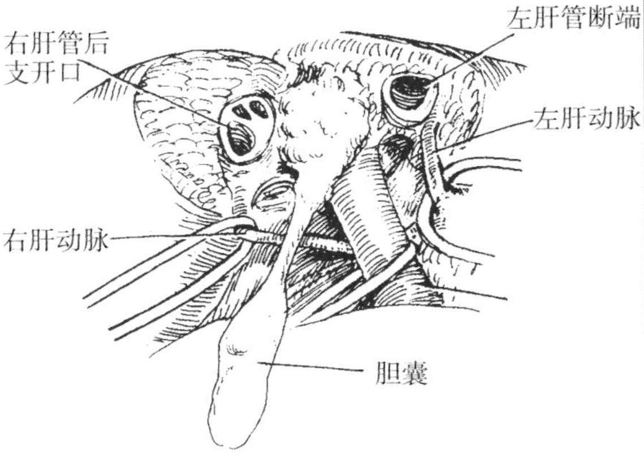

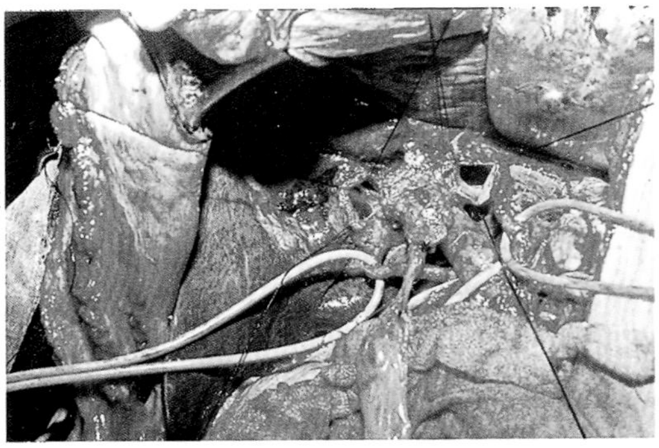

图 99－11　胆囊癌扩大根治术，病灶上端 1 cm 处离断左、右肝管

肿瘤向一侧肝内侵犯时需扩大手术切除范围，可行右半肝甚至肝右三叶切除。未累及肝门部胆管的胆囊癌，肝叶切除安排在完成肝十二指肠韧带淋巴组织清扫后进行为宜，与胆囊癌根治性切除术相同。

胆囊癌侵犯肝门部胆管，考虑行右半肝切除时，手术步骤可参照 Bismuth Ⅲa 型肝门部胆管癌。肝脏切除操作时应注意肿瘤与肝内血管，胆管分支之间的解剖关系，尤其勿伤及保留侧肝叶、段的胆管分支，防止肝内胆管分支损伤和术后胆漏。病灶位于胆囊颈部的胆囊癌更倾向于向右侧肝门浸润，右前叶胆管和右前叶门静脉分支位置较浅，最容易受肿瘤侵犯，当两者与肿瘤关系较紧密时，可保留少量肿瘤组织于管壁上，先将肿瘤整体切除后，再仔细处理遗留癌灶。中肝叶病灶切除后，肝创面应严密止血，细小的胆管和血管分支应仔细结扎，如肝创面处理满意，可于创面覆盖止血纱布等止血材料或大网膜，创面附近放置腹腔引流。肝脏切除的范围还应根据胆囊癌肿瘤转移的特点灵活掌握，如肝十二指肠韧带淋巴结转移肿瘤十分明显，表明肿瘤主要经淋巴道转移，手术预后不佳，为避免手术创伤过大，可适当减少肝切除量。

（3）肿瘤侵犯胰腺，十二指肠或横结肠的手术切除：晚期胆囊癌单纯侵犯十二指肠或横结肠少见，往往还合并有肝脏或肝外胆管受侵犯和肝十二指肠韧带淋巴结转移。手术时将受侵肠壁与癌肿病灶分离后，可先不予处理，待完成肝叶切除、肝门淋巴结清扫等主要步骤后，再行横结肠切除或胃大部切除。

肠道手术要求参照胃癌根治术和结肠癌手术，同时清扫与切除脏器相应的淋巴引流区域。肿瘤侵犯胰腺时，可考虑行肝胰十二指肠切除，整个分为肝叶切除和胰十二指肠切除术两大主要步骤分次进行。

如肝动脉、门静脉受癌肿侵犯，必要时可一并切除吻合并重建。

【术中病理的手术处理】由于胆囊癌有沿胆管壁扩散的特性，术中若无法判断胆管的癌肿侵犯边缘，可将切缘（包括胆囊管、胆管切缘）作快速冷冻切片，以免切缘阳性。

13a、16 组术中病理可用于判断淋巴结转移分站指标。

【术后处理】由于手术创伤较大，术后应将病人置 ICU 中监护。术后密切观察生命体征，准确记录进、出量，保持胃肠减压管通畅并预防性使用抗生素。

术后应加强支持治疗，给予静脉内营养并分次输给血浆、白蛋白等以提高病人愈合能力。

对梗阻性黄疸病人的术后处理参见肝门部阻管癌。

行肝叶切除病人的术后处理参见肝切除术。

行横结肠切除、胃大部切除或胰十二指肠切除术的病人，术后处理原则与结肠癌、胃癌或胰头癌根治性切除术后相同。

【术后并发症、预防与处理】胆瘘是术后较常见的并发症，为预防胆瘘的发生，术中应强调胆管一空肠吻合时必须黏膜对黏膜缝合。吻合后可在肠襻内置一引流管引出体外，头端置于吻合口附近，以利胆道减压，但本步骤并非必须。同时在吻合口旁置一腹腔引流管，万一发生胆瘘能将胆汁引出体外。

其它并发症可参照胰十二指切除、半肝切除、肝门胆管癌根治术及横结肠切除等相应章节。

【手术经验与有关问题讨论】

1. 胆囊癌侵犯肝总管乃至左右肝管时，术中准确地解剖出并切除肝内部分的一级甚至部分二级肝管难度较大，浙江大学第二附属医院采用自行设计的彭氏多功能手术解剖器（PMOD）用刮吸法进行解剖分离，能够清楚地显露出肝内大小管道，从而极大地提高了已侵犯肝门部胆囊癌的切除率。

2. 术中的淋巴清扫：在行肝十二指肠韧带淋巴清扫时，手术者在清扫完肝动脉、门静脉前方的淋巴结后，不能忽视肝十二指肠韧带后方的淋巴清扫，而肝十二指肠韧带后方的癌肿残留往往是术后复发的重要原因。

No. 8、12 及 13a 淋巴结是胆囊淋巴回流的必经之路，也是淋巴结转移的常见部位。有学者将 13a、16 组分别作为第二站、第三站淋巴结活检的常规步骤，以术中明确淋巴分期，该两组的淋巴结阳性与否分别作为扩大切除或放弃根治仅姑息手术的淋巴结指标之一。

目前有学者认为扩大淋巴结清扫（清扫范围超过肝十二指肠韧带）的目的主要是为了准确分期，而并非为改善术后生存期。胆囊癌诊断和治疗指南（2019 版）及 AJCC 第 8 版建议术中行第 16 组淋巴结的活检，如快速冰冻病理学检查结果阳性，则表明存在远处转移，应放弃根治性切除手术。在胆囊癌根治性手术中，应至少获取 6 枚淋巴结送检。

【腹腔镜和机器人手术在胆囊癌扩大根治中的应用】过去腹腔镜在胆囊癌扩大根治中的仅应用于腹腔镜探查及分期，扩大应用最主要顾虑增加医源性肿瘤播散和根治不彻底。而肿瘤外科手术所必须遵守的基本原则包括 en-block、No-touch、零污染、根治性，只有满足上述要求的操作才能最大限度减少医源性肿瘤播散转移风险。防漏气 Trocar 及完善的腹腔镜手术设备、不断提高的手术技术是高质量手术的基本保证。腹腔镜探查的准确率约为 55.9%。对于瘤体较大、局部浸润明显、血清 CEA 或 CA19-9 显著升高的病人可考虑行诊断性腹腔镜探查，以避免不必要的开腹手术。

在腹腔镜探查后优先清扫腹主动脉、下腔静脉间淋巴结 No. 16b 及胰腺后上淋巴结 N13a（如果没有肿大者，最好取该区域的淋巴、神经、结缔组织）快速冷冻切片活组织病理学检查。如果 No. 16b 为阳性，进一步清扫淋巴结不能改善预后，推荐行姑息手术（活组织检查指导后续治疗，同时行短路手术解决消化道梗阻问题)；No. 13b 阳性，须清扫至第三站淋巴结，并可视为胰头侵犯，有胰十二指肠切除指征。手术结束后常规行腹腔镜蒸馏水浸泡及穿刺口局部无水乙醇纱球浸泡可能减少腹膜播散。

目前随着腹腔镜技术以及手术器械不断发展，外科医师已进行全腹腔镜下胆道重建 、肝脏切除、胰腺切除等复杂手术，尤其是随着机器人腹腔镜外科发展，腹腔镜胆囊癌手术的开展也将越来越普及。

在保证胆囊癌瘤组织 R_0 切除率的前提下，施行扩大根治术可以提高病人的存活率。在精准外科理念的指导下，符合胆囊癌扩大根治术适应证的胆囊癌病人实施扩大根治术后，在不增加手术并发症的基础上有助于提高 R_0 切除率及延长病人的生存期。

【争议与预后】局部进展期特别是Ⅳ期胆囊癌行扩大切除的意义一直存在较大争议。反对观点认为 T4 期胆囊癌通过血管侵犯而发生广泛转移，联合多脏器切除手术切除脏器多、创伤大，术后胰漏、胆漏、肠漏、肝衰竭等并发症发生率高，胆囊癌病人多年龄偏大，存在一定的基础疾病，常导致极高的围手术期死亡率高加之胆囊癌高度恶性的生物学特性，术后肿瘤复发时间短、生存率低，病人获益较低，不建议常规开展。

另一种观点认为，根治性手术是胆囊癌病人可能获得治愈机会的唯一方法，$T_4N_0 \sim 1M_0$ 期胆囊癌病人行扩大根治术，术后 5 年生存率明显优于非手术组，值得探索。有资料示扩大根治胆囊癌胆管癌病例的 Meta 分析结果显示总体 5 年存活率达 31%，对于达到 R_0 切除的胆囊癌病人的 5 年存活率达 10.4%，均预后明显优于非手术病人。比如以肝切除联合胰十二指肠切除扩大治疗胆囊癌虽然会增加术后并发症的发生率，但并不增加围手术期病死率，而且总体生存时间明显优于非手术组。扩大切除术后获得长期生存的病例通常不伴有 N_2 淋巴结转移，故对术前评估高度怀疑 N_2 淋巴结转移的病例行扩大切除的意义不大。有报道表明扩大切除术的围手术期死亡率及 5 年存活率分别为 10%～15%及 12%～19%。尝试联合周围器官切除、血管切除重建以达到根治目的，提示扩大切除是安全的 ，且可能 改善病人生存期胆囊癌行联合受累脏器的扩大根治术仍有可能达到 R_0 切除，让病人获得治愈及长期生存的唯一机会。

结合术后辅助治疗可能是改善扩大切除术后胆囊癌病人生存期的重要途径。有研究表明扩大切除结合辅助放射治疗、化学治疗较单纯胆囊切除可明显提高病人的 5 年存活率（57%vs. 27%)。

〔彭淑牖 曹利平〕

参考文献

[1] Chen W, Zheng R, Baade P D, et al. Cancer statistics in China, 2015 [J]. CA Cancer J Clin, 2016, 66 (2): 115 -132.

[2] Kanthan R, Senger J L, Ahmed S, et al. Gallbladder Cancer in the 21st Century [J]. J Oncol, 2015, 2015: 967472.

[3] Cubertafond P. Surgical treatment of 724 carcinoma of the gallbladder [J]. Ann surg, 1994, 219: 275.

[4] Shift Y. Radical surgery for gallbladder carcinoma [J]. Ann Surg, 1992, 216: 565.

[5] Miyazaki M, Yoshitomi H, Miyakawa S, et al. Clinical practiceguidelines for the management of biliary tract cancers 2015: the 2nd English edition [J]. J Hepatobiliary Pancreatic Sci, 2015, 22 (4): 249 - 273.

[6] Shen B Y, Zhan Q, Deng X X, et al. Radical resection of gallbladder cancer: could it be robotic? [J]. Surg Endosc, 2012, 26 (11): 3245 - 3250.

[7] Mahul B A, Stephen E, Frederick L G, et al. AJCC Cancer Staging Manual [M]. 8th ed. New York: Springer, 2016.

[8] 彭淑牖，曹利平. 胆囊癌外科治疗原则 [J]. 中国实用外科杂志，1995，15 (1)：11.

[9] 季福，施维锦. 胆囊癌术式选择及扩大根治术 [J]. 中国实用外科杂志，1995，15 (1)：57.

[10] 彭淑牖. 提高肝门肝管癌切除率的临床研究 [J]. 肝胆外科杂志，1993，1：22.

[11] 彭淑牖. 刮吸显露脉管式肝切开术与高位肝管癌 [J]. 实用外科杂志，1992，12：575.

［12］ Yamamoto Y，Sugiura T，Okamura Y，et al. Is combined pancreatoduodenectomy for advanced gallbladder cancer justified? [J]. Surgery，2016，159（3）：810－820.
［13］ Amini N，Kim Y，Wilson A，et al. Prognostic implications of lynph node status for patients with gallbladder cancer：A multi－institutional study [J]. Ann Surg Oncol，2016. [Epub ahead of print]
［14］ 李茂岚，朱逸获，吴向嵩，等. 精准胆道外科技术与传统手术治疗胆囊癌临床疗效对比研究 [J]. 中国实用外科杂志，2018，38（9）：1039－1044.
［15］ Kim S H，Chong J U，Lim J H，et al. Optimal assessment of lymphnode status in gallbladder cancer [J]. Eur J Surg Oncol，2016，42（2）：205－210.
［16］ 刘颖斌，吴向嵩，李茂岚，等. 胆囊癌外科治疗的热点与争议 [J]. 中华消化外科杂志，2018，17（3）：225－228.
［17］ Agarwal A K，Kalayarasn R，Javed A，et al. The role of staging laparoscopy in primary gall bladder cancer：An analysis of 409 patients：a prospective study to evaluate the role of staging laparoscopy in the management of gallbladder cancer [J]. Ann Surg，2013.
［18］ 陈亚进，徐鋆耀. 腹腔镜技术在胆囊癌根治术中的应用评价 [J]. 中国实用外科杂志，2016，36（10）：1040－1044.
［19］ Sakamoto Y，Nara S，Kishi Y，et al. Is extended hemihepatectomy plus pancreaticoduodenectomy justified for advanced bile duct caner and gallbladder caner? [J]. Surgery，2013，153（6）：794－800.
［20］ Zhou Y，Zhang Z，Wu L，et al. A systematic review of safety and efficacy of hepatopancreatoduodenectomy for biliary and gallbladder cancers [J]. HPB（Oxford），2016，18（1）：1－6.
［21］ Choi B G，Kim C Y，Cho S H，et al. Impact of lymph node ratio as a valuable prognostic factor in gallbladder carcinoma，focusing on stage Ⅲ B gallbladder carcinoma [J]. J Korean Surg Soc，2013，84（3）：168－177.
［22］ Shimizu H，Kimura F，Yoshidome H，et al. Aggressive surgical approach for stage Ⅳ gallbladder carcinoma based on Japanese Society of Biliary Surgery classification [J]. J Hepatobiliary Pancreat Surg，2007，14（4）：358－365.
［23］ González M E，Giannini O H，González P，et al. Adjuvant radiochemotherapy after extended or simple cholecystectomy in gallbladder cancer [J]. Clin Transl Oncol，2011，13（7）：480－484.
［24］ Cubertafond P. Surgical treatment of 724 carcinoma of the gallbladder. Ann surg，1994，219：275.
［25］ Shift Y. Radical surgery for gallbladder carcinoma. Ann Surg，1992，216：565.
［26］ 彭淑牖. 胰断端空肠浆肌鞘内套入吻合术. 中国实用外科杂志，1996，16：596.

第一百章　胆管癌外科治疗的发展

Progress of Surgical Treatment of Bile Duct Cancer

胆管癌可发生于肝内胆管和肝外大胆管，通常不包括壶腹和乳头部的癌。肝外胆管癌一般分为来自肝总管、肝管分叉部和左右肝管组成的肝门部胆管（hilar bile duct），或称为近端胆管（proximal bile duct），从此处来源的癌称为肝门部胆管癌或近端胆管癌。胆总管癌一般再分为胰腺上缘以上的胆管中段癌和胰腺部胆管的胆管下段癌。肝外胆管癌近年来发现有增多的趋向。

肝外胆管癌相对地多发生于胆管上端，即肝门部胆管，但国内外的资料并不一致。重庆西南医院的82例肝外胆管癌中，肝门部胆管癌占75%；中山大学第一附属医院的106例中，位于肝门部胆管占51%；1990年中华外科学会的全国调查，1098例肝外胆道癌中，肝门部胆管癌（826例）占胆管癌的58.4%。国外的大量调查资料亦提示肝门部胆管癌占肝外胆管癌的50%～60%，说明肝门部胆管癌在胆管癌外科治疗上的重要性。

来自美国Johns Hopkins医学院附属医院的材料，在23年间有294例胆管系统癌病人经过外科手术探查，有18例（6%）为肝内胆管癌，此等病人可通过单纯的肝切除术处理；196例（67%）为肝门部周围胆管癌（perihilar cholangioma），占67%，此部分病人也包括肝内胆管癌侵及肝管分叉部者，故占最多数；另有80例（27%）为胆管下端癌，指肿瘤在胆总管下部和胰腺段胆总管而不包括壶腹部和壶腹周围癌，此处肿瘤主要是以胰十二指肠切除术治疗。胆总管中段癌比较少见且治疗方法上无特殊，故一般不作单独分类。因此，胆管系统癌亦可以简单地分成肝内胆管癌、肝门周围胆管癌（或肝门部胆管癌）以及胆管下端癌。由于肝门部胆管癌在临床常见，简介如下。

一、肝门部胆管癌的临床病理特点

由于缺乏了解，以往将肝门部胆管癌作为一很少见的病变，临床上诊断困难；甚至在一些因梗阻性黄疸施行手术的病人，亦难以作出正确的诊断。然而在当前影像诊断技术发展的情况下，加以对本病的深入了解，90%以上的病人，术前可以得到正确的诊断。

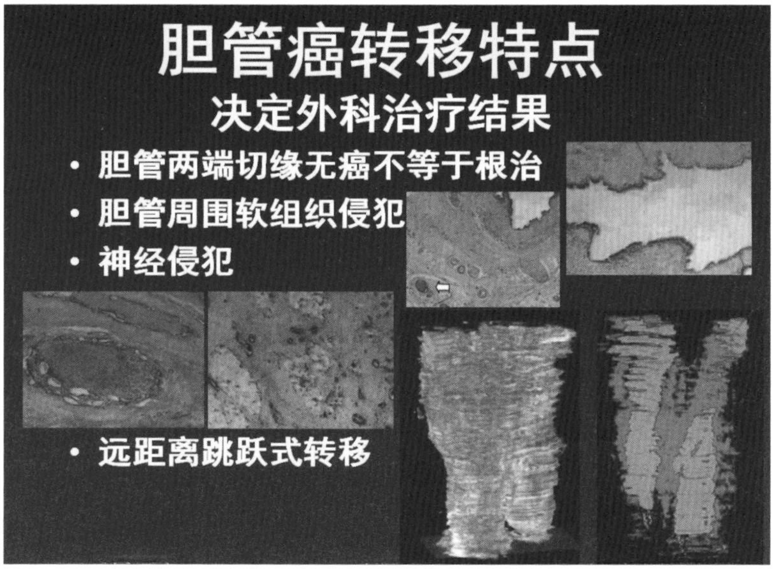

图100-1　在肝门部胆管癌的临床研究中发现肿瘤侵犯不是连续生长，而是在软组织中远距离跳跃生长，并侵犯神经

从肝内小胆管来源的一般称为肝内胆管癌（cholangioma），属于少见类型的一种原发性肝癌；而另外一种更少见和难以诊断的是来源于肝内大胆管靠近肝门部的肝胆管癌，以其缓慢的起病，容易与其他胆道疾病相混淆，加以在手术时难以接近和处理，使诊断非常困难或不可能，直至尸检时才能确定。1957年，Altemeier报道了3例此类病人，其共同特点是：因梗阻性黄疸施行胆道手术时在肝门胆管梗

阻处的病理学检查，发现在致密的胶原纤维组织中散在少许类似胆小管的腺体结构，由于其细胞分化良好，故常常诊断为瘢痕化的肝胆管壁中残存的腺体，而“硬化性胆管炎”是最常做出的病理诊断。因此，施行了非根治性手术，结果只有短暂的改善。随后的症状再现而再次或多次手术，直至最后才确定为胆管腺癌（图 100 - 1）。

1965 年美国 Klatskin 在美国内科学杂志上发表一篇综合报告，提出肝门部肝管分叉腺癌是一具有明显的临床和病理学特征的肿瘤，它在大体上和显微镜下类似瘢痕组织，因而容易误诊为良性的狭窄和局限性硬化性胆管炎。此肿瘤的体积小而局限，很少转移，病人常是死于胆管梗阻、肝衰竭或化脓性胆管炎而非肿瘤的侵犯与转移，因而姑息性的外科引流手术常可以延长病人的生存时间。Klatskin 报道的 12 例手术后平均生存时间为 15.5 个月。因此对肝门部胆管癌又常称为 Klatskin 瘤。

二、临床病理分型

肝门部胆管癌是指原发于肝门处肝管和其分支的癌，一般是指肝总管的上部，肝门横沟处左、右肝管的癌。有时将大胆管的癌分作两种类型，一是来自肝内胆管者，称为周围型肝胆管癌；而来自肝门处大胆管者则称为中央型肝胆管癌。

肝门部胆管癌生长缓慢，来自胆管不同平面的病变引起各异的临床病理现象。例如左肝管癌早期时无黄疸，只是当侵犯肝管分叉部时才表现有黄疸和右侧的肝内胆管扩张。临床上的分型有助于对病变的诊断和治疗方法的选择。根据肝门部胆管癌的起始部位，Bismuth 及 Corlette 将其分成 4 型（图 100 - 2）。

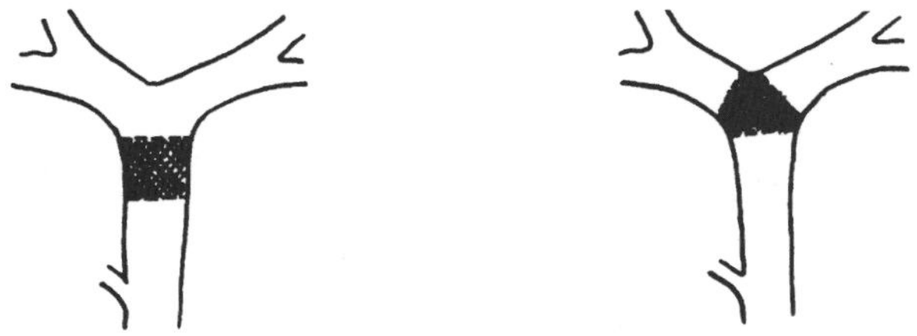

Ⅰ肝总管上部　　Ⅱ肝管分叉部

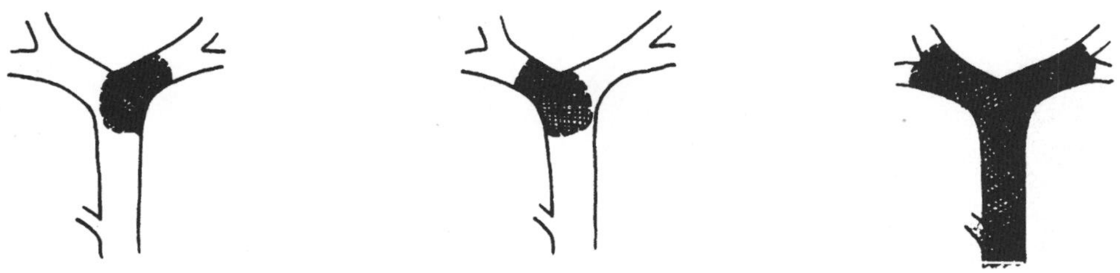

Ⅲa 来自左肝管　　Ⅲb 来自右肝管　　Ⅳ弥漫型，侵及两侧二级肝管分支开口

图 100 - 2　肝门部胆管癌的临床分型

Ⅰ型：肿瘤来自肝总管。

Ⅱ型：肿瘤来自肝管分叉部。

Ⅲ型：分为 a、b 两亚型，前者起源于左肝管，而后者则来自右肝管，最后则均侵犯分叉部和肝总管，此时可以出现黄疸。

Ⅳ型：肿瘤在肝外胆管呈弥漫性侵犯。

Bismuth-Corlette 的临床分型对治疗方法的选择是有帮助的。例如属于第Ⅲ型的病例，施行同侧的肝切除术常是必需的。

Bismuth-Corlette 分型侧重于对肿瘤的定位，但不能指出肿瘤侵犯的范围和其病程，Gazzaniga 提出肝门部胆管癌定期分类，按照其侵犯的范围分为 4 期。

Ⅰ期：无肝动脉及门静脉侵犯。

Ⅱ期：侵犯单侧的肝动脉、门静脉。

Ⅲ期：①侵犯一侧肝动脉和门静脉分叉部；②侵犯肝固有动脉及一侧门静脉。

Ⅳ期：侵犯肝固有动脉及门静脉分叉部。

肝门部胆管癌的转移特点虽少有广泛的远处转移，但有很强的局部浸润和向神经周围淋巴间隙侵犯的倾向，因此，局部肿瘤复发常是使手术治疗失败的原因。

三、肝门部胆管癌的手术前评估

肝门部胆管癌一旦确诊后，便需进行详细的术前评估，以确定根治性手术切除的可行性和手术切除的范围。因为只有彻底地手术切除，才能给病人提供唯一的可能治愈的机会，且其改善病人的生活质量的作用远优于经皮穿刺置管或内支撑术。因此，我们对肝门部胆管癌是采取积极的手术态度。然而根治性手术又是一创伤大而极具风险的手术，特别是当病人有高度的胆红素血症时，故术前评估甚为重要。

术前评估的内容应包括：

1. 确定肿瘤的起始部位：肝门部胆管癌并非全来源于肝管的分叉部，来自左肝管者反而较为多见。肿瘤阻塞肝管的缓慢过程，可以引起相应部分肝脏的特征性改变。肝总管末端癌和肝管分叉部癌引起胆汁的总流出道梗阻，使左、右侧的肝内胆管呈对称性扩张，有时可以从 CT 照片上看到两侧的第一级肝胆管分支；来源于一侧肝管的癌，由于长期的一侧肝管梗阻，有时尚有一侧的门静脉干阻塞，会造成一侧肝脏萎缩和肝内胆管扩张，形成“增大-萎缩复合征”（hypertroph-atrophy complex）。此种情况可发生在临床上出现黄疸之前。经皮肝穿刺胆管造影（PTC）虽可以确定胆管阻塞的上端，但是有一定的并发症率，比较理想的是采用无创性的磁共振胆胰管成像（MRCP），可以较明确地显示胆管梗阻的上端范围（图 100－3、图 100－4）。

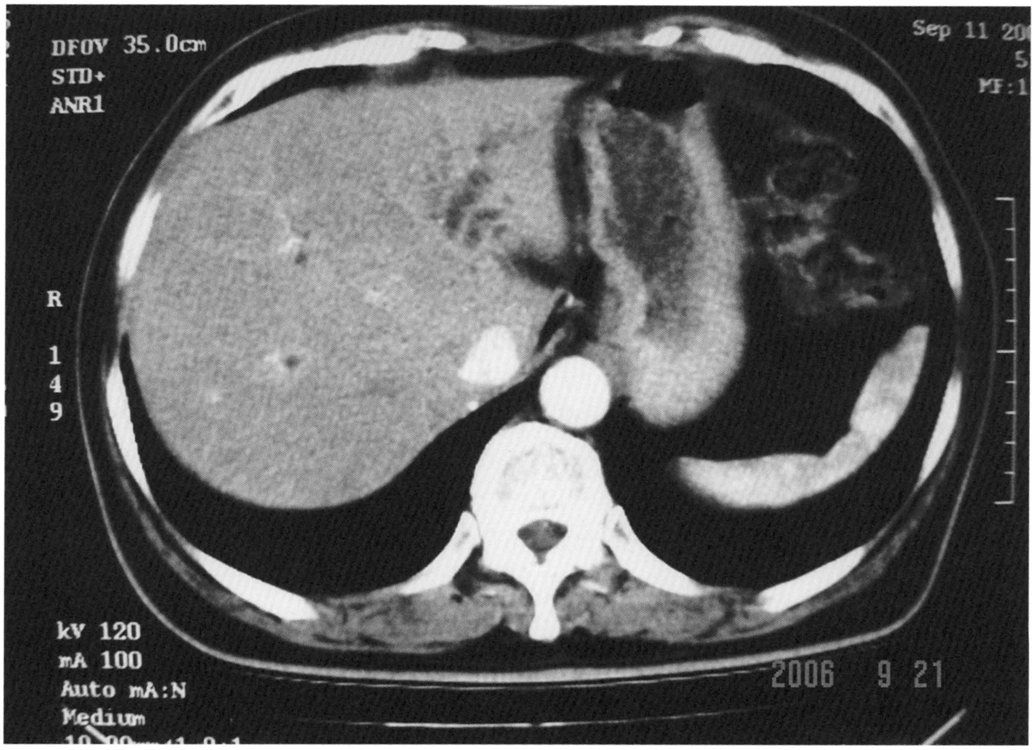

图 100－3　肝左支的肝门部胆管癌（Ⅲa）在 CT 显示左肝明显萎缩而右肝增生，形成“增大-萎缩复合征”

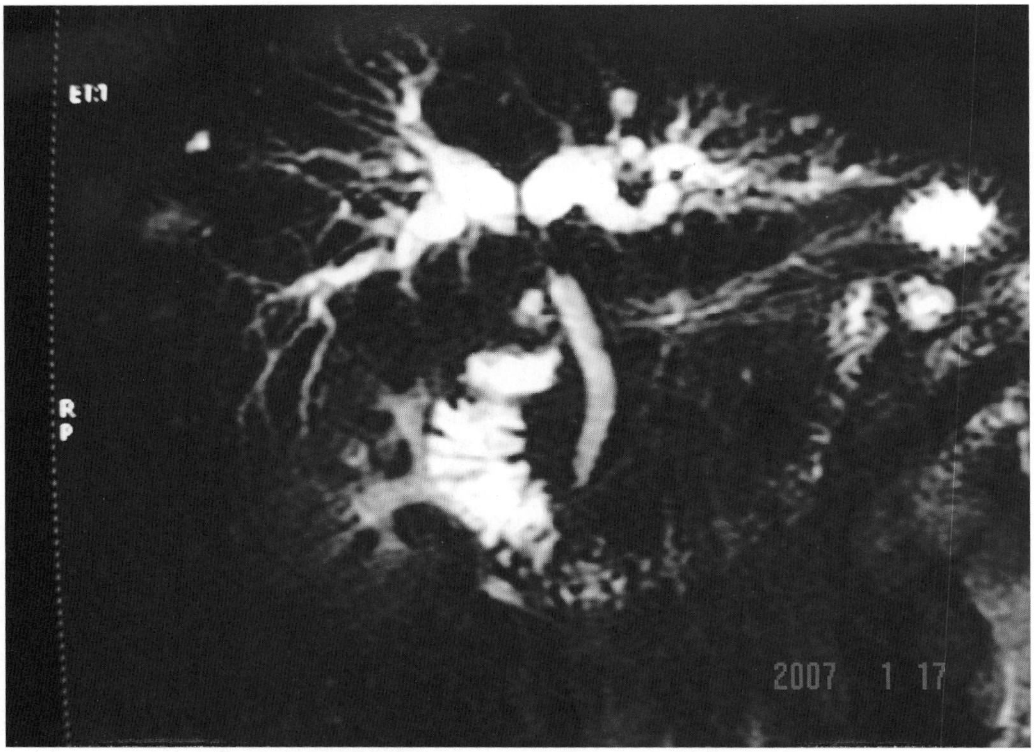

图 100 - 4　肝门部胆管癌做 MRCP 可以显示肿瘤两端胆管的情况

2. 肿瘤与肝门部血管的关系：门静脉侵犯常是肝门部胆管癌不能切除的主要原因。选择性肝动脉造影和门静脉造影对早期的肿瘤诊断无帮助，且属于侵入性检查，故较少用；彩色多普勒超声检查可以了解肿瘤与血管间的关系，且属于无创性检查，故较为常用。

3. 肝内胆管侵犯范围：双侧肝内胆管侵犯的上限是决定肝门部胆管癌能否施行根治性手术切除的重要依据。CT 检查一般可提供准确的判断，但不排除需要时使用 PTC 检查。有条件时用磁共振胆胰管成像亦可得到良好的显像。若双侧肝管均已受侵犯达二级分支以上时，则手术切除已属不可能。

4. 胆管肿瘤的下限：术前多是依靠超声和 CT 检查，但准确判断有时有困难，因胆管癌可在黏膜下浸润，故重要的是术中将胆管下端残端送病理切片检查，以决定切除的下限。术前 ERCP 检查我们较少采用，因为仍不够准确，并有引起上行性感染的危险。

5. 术前胆管引流：术前引流胆管以减轻黄疸，自然对手术经过有利，但重要的是要衡量侵入性处理时可能引起的并发症。最早的建议是使用术前经皮肝穿刺胆管引流术（PTBD）。但由于肝门部胆管癌使左右肝胆管系统分隔，一侧引流并不能达到引流全部肝内胆管系统的目的，更由于导管感染和其他并发症，目前较少使用。我们对一般情况尚较好的病人，多是经过术前准备后直接施行手术。但是，经内镜置管内引流和经皮肝穿刺置管的外内结合引流的方法，在成功的病例往往能收到较好的效果，有条件时可以使用。必须强调的是 PTBD 是一要求很高的技术，在缺乏经验的情况下，可能造成严重的并发症，特别是感染的并发症，何况梗阻性黄疸在引流之后需要 6 周以上的时间肝脏功能和免疫功能才能充分地恢复。

6. 肿瘤的定期：肿瘤定期与肝门部胆管癌手术切除后的预后关系密切，一般用 TNM 分类系统和国际抗癌联盟（UICC）的定期标准（图 100 - 5）。

TNM 分类系统

T_1	胆管壁	N_1	肝十二指肠韧带
T_2	肌层周围结缔组织	N_2	其他部位受侵
T_3	邻近组织		

UICC 肿瘤定期标准

定期	T	N	M	定期	T	N	M
0	Tis	N_0	M_0	Ⅲ	T_1	N_1，N_2	M_0
					T_2	N_1，N_2	M_0
Ⅰ	T_1	N_0	M_0	ⅣA	T_3	Any N	M_0
Ⅱ	T_2	N_0	M_0	ⅣB	Any T	Any N	M_1

（Tis：原位癌）

图 100－5　TNM 分类系统与 UICC 肿瘤定期标准

肿瘤的定期可根据术中的探查发现来确定，作为比较疗效的标准。

四、肝门部胆管癌的根治性切除术

1. 手术切除率：肝门部胆管癌由于其部位的深在和与邻近重要结构的密切关系，以往的手术切除率很低，自从 20 世纪 80 年代后期以来，因现代影像诊断技术的发展，外科技术的进步和扩大手术切除范围等，手术病人的切除率已大为提高，然而，仍值得重视的是尚有不少病人，因无痛性黄疸而误诊为“传染性肝炎”，使病人丧失早期手术的机会。Bismuth（法国）复习其 1960—1985 年 178 例肝门部胆管癌手术病例，其中只有 18 例经手术切除，手术切除率为 10.1％。在 1985 年之前，有的作者报道肝门部胆管癌的手术切除率仅为 1.8％。1989 年全国的调查资料在 826 例肝门部胆管癌手术病例中，切除率约为 10％；1991 年中华外科学会胆道外科学组第五届全国胆道外科学术会议上，肝门部胆管癌的手术切除率亦平均为 10％。当前与国外的情况比较接近，手术切除率约为 50％，手术死亡率一般低于 5％。Mizumoto 所报告的手术切除率最高，6.5 年中 26 例肝门部胆管癌手术病人，手术切除 24 例，切除率为 92.3％。手术切除率的增高，除了治疗上的积极态度和扩大手术切除范围外，亦与手术病例的选择有关，有些病人通过手术前的详细检查，若估计其不能做到根治性切除时，一般便采用经皮置管支撑引流而不进行手术探查。

切除率自 1985 年以来在一些治疗中心有明显升高。作者 1975—1985 年间在重庆西南医院治疗的 60 例肝门部胆管癌手术切除率为 9.1％，而 1985—1990 年在解放军总医院的 16 例肝门部胆管癌的手术切除率为 66％，目前是稳定在略高于 60％。

2. 根治性切除或姑息性切除：根治性切除是指切除的边缘不遗留癌组织，而姑息性切除则是保留的组织中有可见的或显微镜下的癌灶。然而由于肝门部胆管癌所处在的特殊位置和癌细胞向邻近结构侵犯及向上下方胆管扩展的生物学特点，所以常不能做到根治性切除。一般说来，根治性切除率尚不能达到总切除数的半数。例如作者在解放军总医院施行的 29 例肝门部胆管癌中，8 例显微镜下发现有残癌，占 27.6％；Bismuth 的 23 例肝门部胆管癌切除术中，只有 9 例的切缘未发现残癌，故根治性切除率只占切除总数的 39％；Cameron 的 39 例中根治性切除者只占 15％。非根治性切除手术后，肿瘤复发是必然的，这也是肝门部胆管癌手术切除后远期效果仍然不佳的原因。为了提高手术治疗效果，再扩大手术切除的范围似乎是必然的趋向。

3. 治疗结果：肝门部胆管癌的手术治疗结果很差，以往曾认为不可能治愈，直至 20 世纪 80 年代以来，治疗的方法和治疗的态度虽然有较大的转变，但长远的效果仍较差。对肝门部胆管癌治疗效果的评价，主要是延长病人的生存时间和提高生活质量两方面。解放军总医院 1985—1996 年 11 年间共外科治疗肝门部胆管癌 103 例，手术切除率为 64.1％，其中认为属根治性切除者 36 例，非根治性切除者 30 例，根治性切除者的 5 年生存率为 13.2％。2003—2007 年 48 例肝门部胆管癌病人，预计肝切除量＞全肝体积 50％，常规术前减黄，肝切除量＞60％者术前施病侧门静脉栓塞（2 例），结果术后死亡 1 例，总体术后1、3、5年生存率分别为94%、52%、37%，可见扩大肝切除的效果又要优于限量切除和局部切除者。而非根治性切除者的3年生存率仅为3.8%，无5年生存者；但在提高病人的生活质量方面，切除术者优于姑息性手术者。Boerma（1990）收集肝门部胆管癌经手术切除治疗的文献报道，共得581例，手术死亡率平均为13%，平均生存时间为21个月，1、3、5年生存率分别为67%、22%、11%，而生存至5年以上者，并不意味着已经治愈，后期仍然可能因癌肿发展死亡，大多数经手术切除者仍不免死于癌肿复发。日本Tsuzuki（1990）的25例手术切缘无癌组织者，手术死亡率为4%，用保险统计法其术后5年生存率为19%，而非根治性切除者，未有生存达5年者。在15例术后死于肿瘤复发者，尸检时发现主要为肿瘤在肝门部复发并向邻近脏器侵犯，淋巴结转移及广泛癌转移并不常见。美国Cameron（1990）报道53例肝门部胆管癌切除手术，手术死亡率为2%，多数病人在术后接受放射治疗，术后1、3、5年生存率分别为66%、21%、8%，而43例只作置管支撑引流的病人，术后1、3、5年生存率只分别为27%、6%、0%，故手术切除胆管癌可以明显地延长病人的生存时间。

德国汉诺威Pichlmayr（1996）分析其单个医院自1975—1993的18年中249例肝门部胆管癌治疗结果，其中有125例做了手术切除，总的5年生存率为27.1%；25例做了全肝切除及原位肝移植术，总的5年生存率为17.1%；影响手术切除的生存因素有：淋巴结侵犯、肿瘤定期、切除标本上的无瘤边缘和血管侵犯；而影响肝移植结果的因素有：癌的局部范围、淋巴结侵犯、肿瘤定期和肝脏侵犯。总的影响预后因素是肿瘤定期和切除的无瘤边缘。

五、肝门部胆管癌根治性切除技术的发展

肝门部胆管癌根治性切除手术经过10多年来的发展，当前已基本上趋于定型，手术包括肝外胆道的切除、肝十二指肠韧带上血管的骨骼化、广泛切除肝十二指肠韧带上的淋巴、脂肪、神经组织，需要时切除一侧的肝叶，当有肝门部的血管侵犯时，可施行门静脉的部分切除和修复，肝右动脉横过于肝总管之后方，最易受累，可以结扎切除。重建肝胆管与空肠吻合（图100-6～图100-23）。

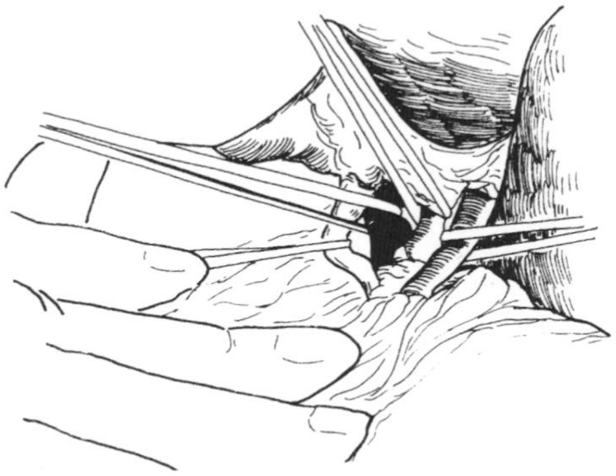

切开肝十二指肠韧带前层腹膜，分离肝门结构；血管及胆管分别以硅胶管牵开

图100-6 肝门部胆管癌切除术（一）

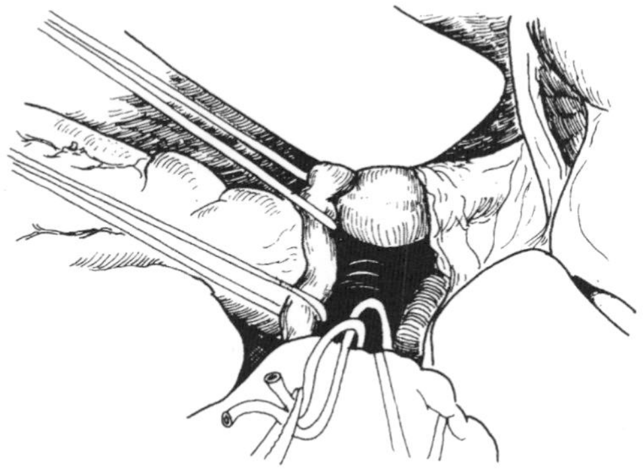

沿门静脉前向上分离至肝门，本图可见肝门横沟处扩张明显的左肝管横部

图100-7 肝门部胆管癌切除术（二）

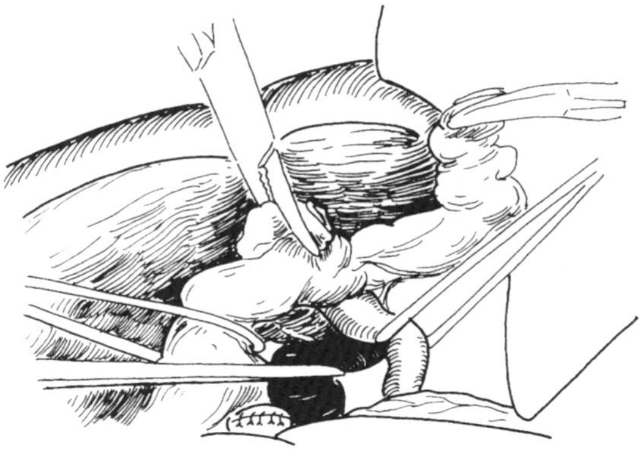

切断胆总管下端，在胰腺上缘切断胆总管下端，远端缝闭，以胆管端为牵引，沿门静脉前方向上分离

图 100－8　肝门部胆管癌切除术（三）

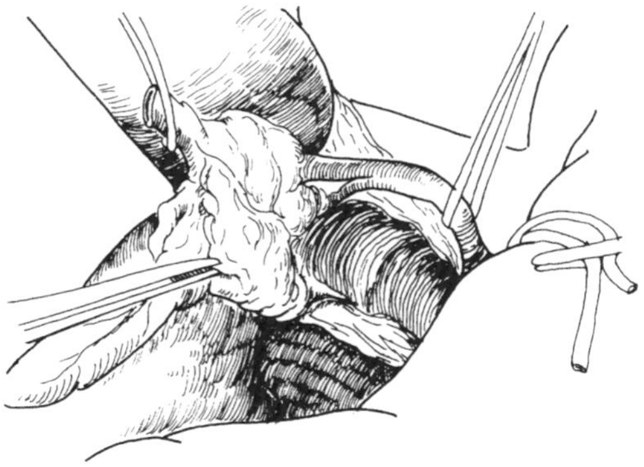

向上分离肝外胆管和肝十二指肠韧带上纤维、脂肪、淋巴组织

图 100－9　肝门部胆管癌切除术（四）

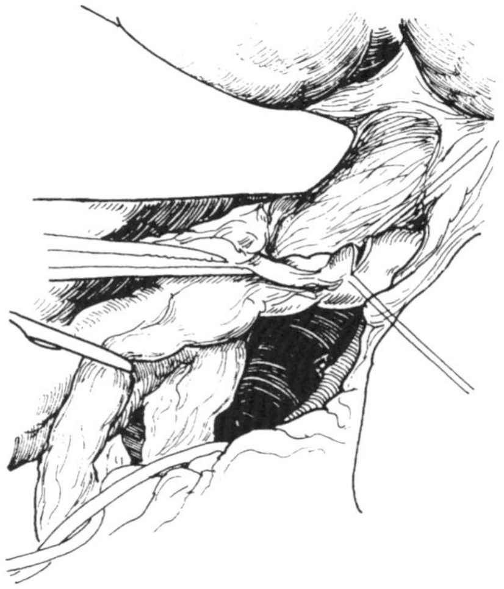

游离胆囊向右牵引，分离并切开扩张的左肝管

图 100－10　肝门部胆管癌切除术（五）

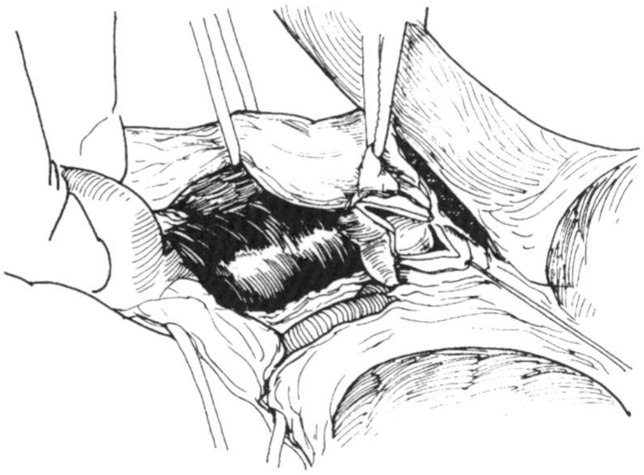

扩大左肝管的切开

图 100－11　肝门部胆管癌切除术（六）

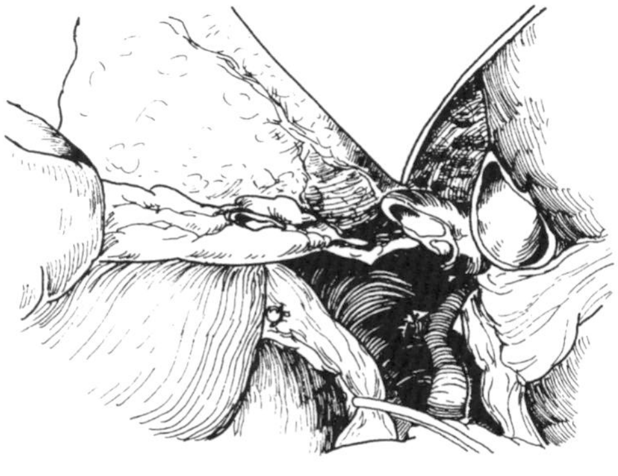

切断左肝管，此例有多根扩张的左肝内胆管，切断后继续向右肝门分离，此例已行肝中叶切除以增加肝门显露

图 100－12　肝门部胆管癌切除术（七）

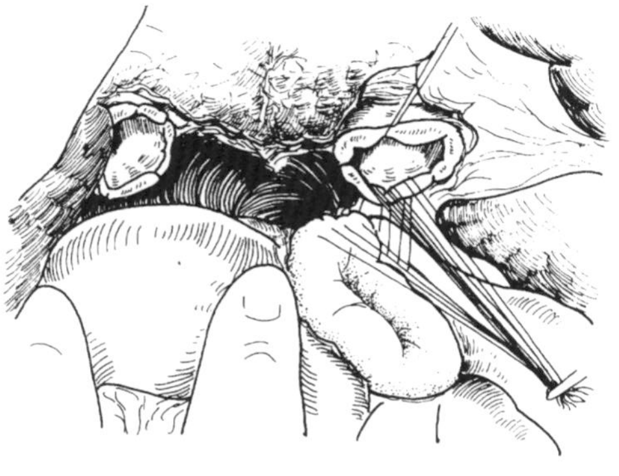

肝管空肠吻合，左、右肝管口距离较远，分别与一 Roux-en-Y 空肠端侧吻合，后层吻合线留长，最后逐一结扎

图 100－13　肝门部胆管癌切除术（八）

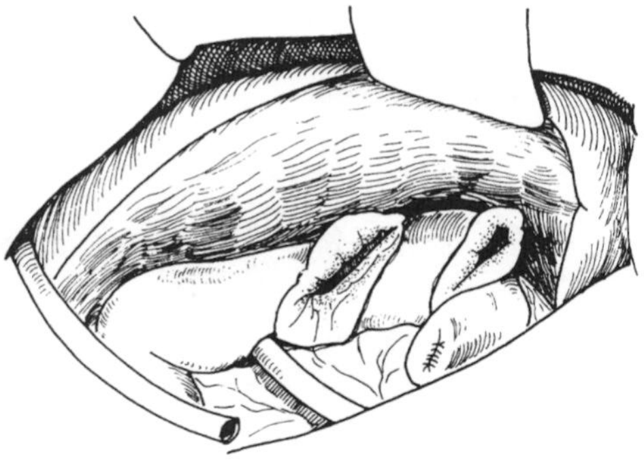

左、右肝管空肠吻合，后层缝合已完成，左、右肝管内设置 U 型管，图示 U 型管的两端

图 100－14 肝门部胆管癌切除术（九）

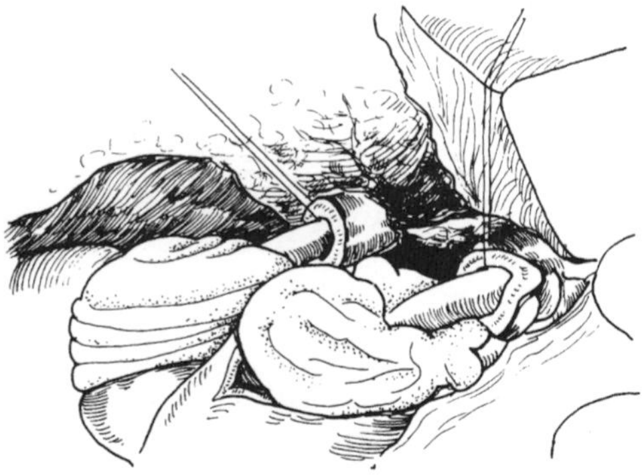

U 型管支撑肝管空肠吻合

图 100－15 肝门部胆管癌切除术（十）

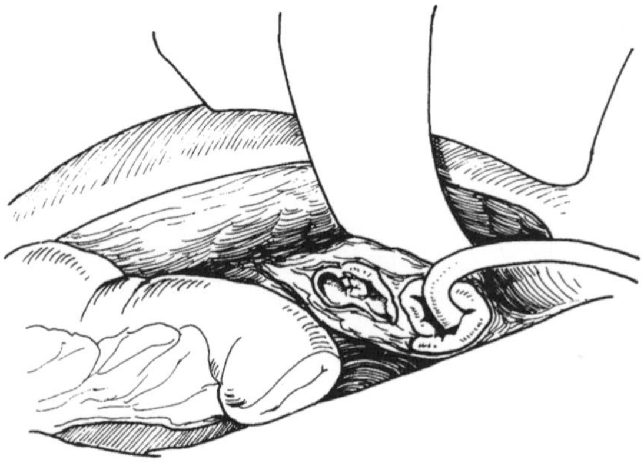

遇有多个肝内胆管开口时，可行肝门与 Roux-en-Y 空肠吻合．不单独吻合各肝内胆管

图 100－16 肝门部胆管癌切除术（十一）

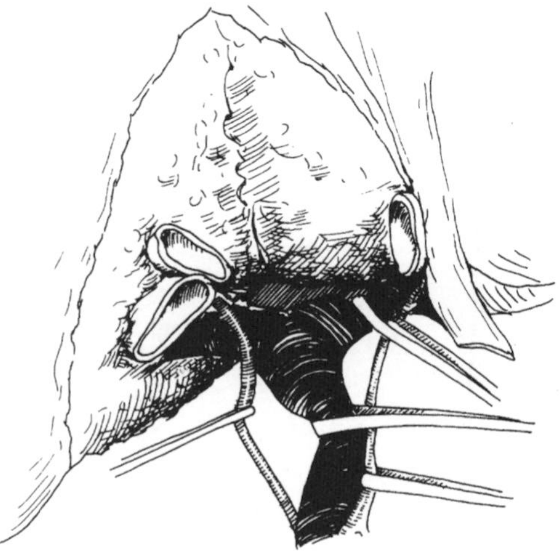

图 100－17 肝方叶切除术可增加肝门胆管显露

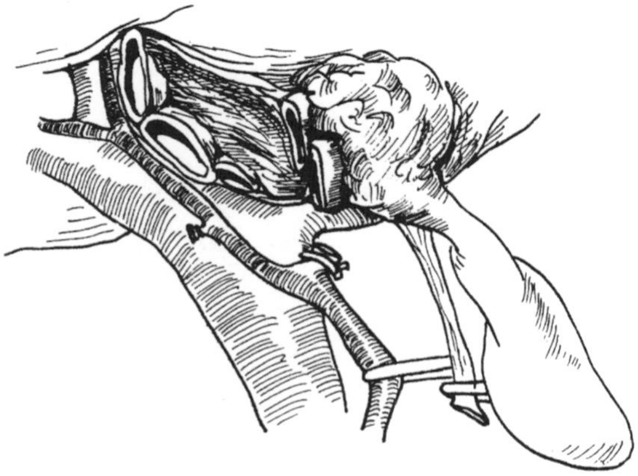

首先切断扩张的右肝内胆管，向左肝门分离，肿瘤与左肝一块切除

图 100－18 肝门部胆管癌并左肝切除术

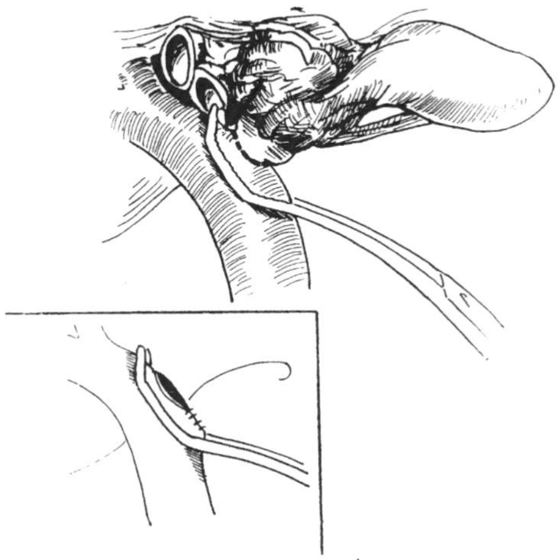

图 100－19　遇有门静脉侵犯，全阻断或部分阻断门静脉下切除肿瘤，下图示门静脉修复

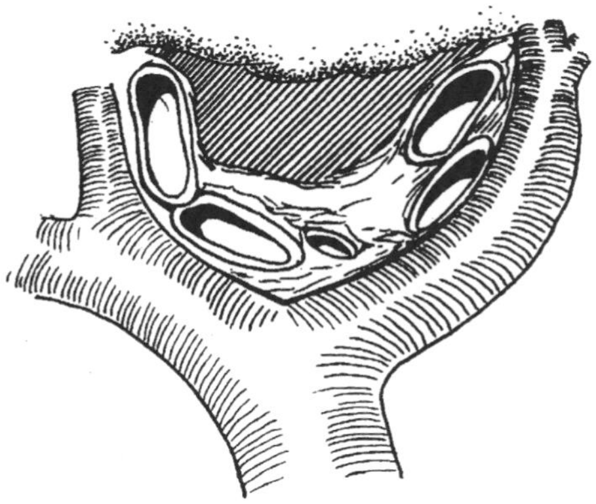

图 100－20　胆管癌切除后，肝门处遗有众多肝内胆管开口

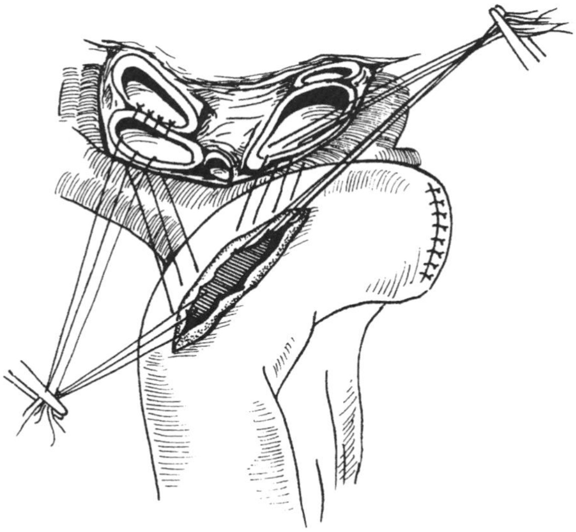

图 100－21　肝门部胆管 Roux-en-Y 空肠吻合缝合后壁

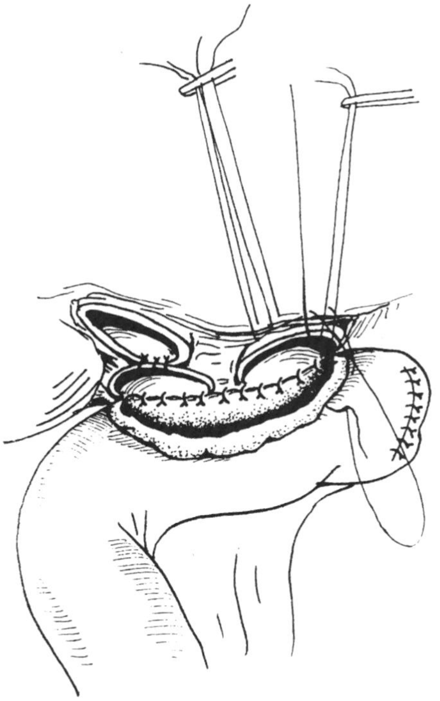

图 100－22　缝合空肠胆管吻合前壁

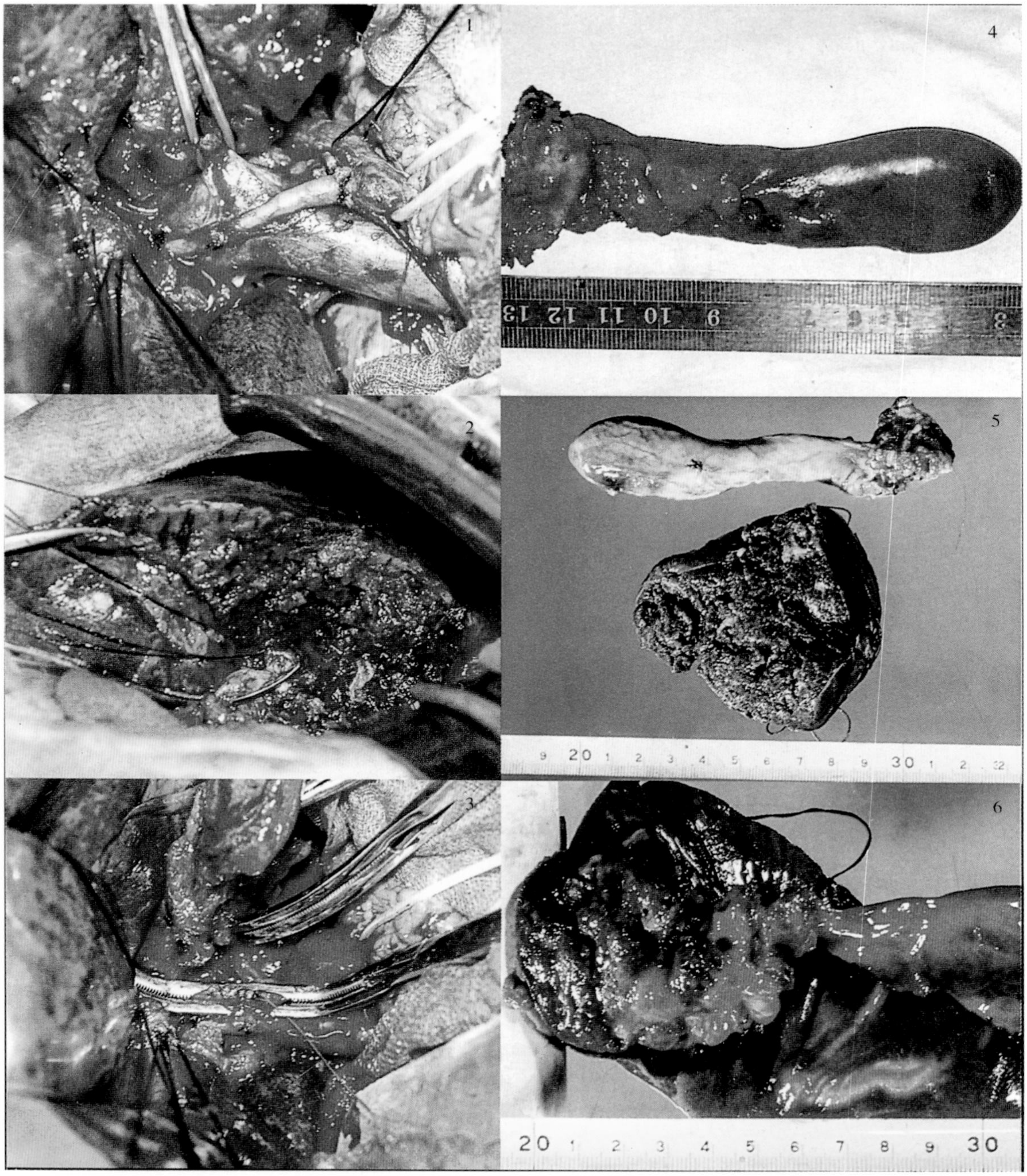

1. 肝门部胆管癌切除，肝十二指肠韧带血管骨骼化，可见肝右动脉斜跨门静脉前方；2. 肝门部胆管癌切除及肝方叶切除，部分钳夹及切除门静脉；3. 肝门部胆管癌切除并肝左叶切除，部分切除、修复门静脉；4. 切除之肝外胆道和周围组织；5. 切除之肝方叶及肝门部胆管癌；6. 切除的左肝及浸润至肝脏的肿瘤

图 100－23　肝门部胆管癌切除术

附加肝叶切除术是提高肝门部胆管癌切除率和彻底性的关键步骤，最常用于左肝叶切除；首先来源于右肝管的胆管癌，右肝常有萎缩而左肝增大，此时切除右肝叶是属必要的。较保守的肝门部组织局部切除，包括肝方叶切除术，旨在增加肝门部结构的显露，对增加手术切除的彻底性上，意义不大。

肝右叶的体积约占全肝脏的体积的 65%，当病人有重度的梗阻性黄疸时，肝右叶或扩大的肝右叶切除术的风险较大，对此等病人，术前的胆管引流术以降低黄疸，常有需要。手术前估计附加肝叶切除术的必要性，常根据 CT 图像的表现，当有“增大-萎缩复合征”时，切除萎缩一侧肝叶是必需的。

为了增强附加肝右叶切除术时的安全性，日本 Kawasaki（1994）采用预先栓塞右肝门静脉支，使右肝缩小而左肝增大，经过 2～3 周后，左肝有明显增大，在 12 例病人中，3 例施行了扩大的肝右叶、肝外胆道和胰十二指肠切除术；9 例附加扩大的肝右叶切除术，结果无病人死亡，10 例病人手术后已生存 12～23 个月。与此对比，日本 Nimura 报道的 17 例肝广泛切除附加胰十二指肠切除术者，住院死亡率为 35%，死亡原因均是术后肝衰竭。我们对 1 例胆管癌病人初期手术行胆管引流，6 周之后，再行左半肝切除连同肝外胆道和胰十二指肠切除。术后得以平稳过渡。

在施行联合肝胆胰十二指肠切除术时，一般可切断胰十二指肠之后，清扫胰头后的淋巴结，沿门静脉前方向上分离，将门静脉和肝动脉“骨骼化”，最后切除肝脏和其连接的肝外胆管；有时从技术角度考虑，亦可以在肝门处切断胆管的上端，向下切除胰及十二指肠，最后行肝叶切除和消化道重建。联合肝胆胰十二指肠切除术虽属可行，但是一项很复杂的手术，只能用于很少数的病人，病人的一般情况应较佳。

肝门部胆管癌长时间的梗阻性黄疸所造成肝脏损害和在此种情况下广泛肝切除术所带来的高并发症率和肝衰竭是根治性手术切除的限制性因素。术前降低血清胆红素水平无疑能提高手术的效果。1978 年时便曾有提出术前 PTCD 减黄的措施，但在随后的一些前瞻性的和非控制性的回顾性分析，均未能支持术前减黄所起的有益作用，原因是 PTCD 操作本身已经有相当多的并发症，所以在一般的手术病人中并未能显示其优越性，使得在梗阻性黄疸病人是否需用术前 PTCD 的问题，一直悬而未决。我们一直是在手术前避免使用 PTCD。许多其他的作者对肝门部胆管癌亦是采用相同的态度。

肝门部胆管癌的胆管梗阻不同于胆管下端和胰腺头癌时的胆管梗阻，高位胆管癌常侵犯胆管分叉部而使左右肝管分隔，或当肿瘤偏于右侧时（Bismuth Ⅲ型），使右侧前、后段肝管分隔，使肝内胆管系统成为数个不相沟通的区域，单独一侧的 PTCD 并不能引流全部肝内胆管。肝门部胆管癌的术前减黄需要施行选择性的 PTCD（selective PTCD），即在超声引导下同时施行左肝管、右前肝管和右后肝管的置管引流，才能起到对肝内的充分引流减压作用。所以此时的胆管穿刺引流在技术上更为复杂。然而，肝门部胆管癌根治性切除手术时，常需要做广泛的和联合的肝切除术（如左肝叶、右肝叶切除，右三段切除，并经常联合肝尾状叶切除），故很可能其术前 PTCD 的作用比一般的壶腹部癌手术者有更重要的意义。Takada 回顾分析比较 190 例胰腺胆道癌切除手术前使用 PTCD 和 54 例手术前未用 PICD 者，结果发现在 B 超引导下的 PTCD 较在 X 线下操作者为安全，总并发症率为 4%；在常规施行的胰十二指肠切除术病人中，是否术前使用 PTCD 对手术效果并无明显影响，然而在施行复杂的手术如肝-胰-十二指肠切除术中，术前用 PTCD 的手术后 30 d 内死亡率（12.5%）比术前未用 PTCD 者的手术死亡率（50.0%）有明显降低。因而作者得出术前胆管引流对广泛而复杂的手术病人有明显好处的论点。

日本 Nimura（1996）对肝门部胆管癌的 Bismuth Ⅲ型病人施行广泛的联合肝切除术，手术前均常规地施行选择性 PTCD 引流，待血清胆红素水平降低至 51.3 μmol/L（3 mg/dL）以下时才施行手术（术前必须没有节段性肝胆管炎和肝内感染），全部病人均施行肝尾状叶切除，其次常见的是联合扩大肝左叶切除（26 例）和扩大肝右叶切除（15 例），结果在 100 例肝切除的病人，手术死亡率为 10%；82 例治愈性切除术后的五年生存率为 31%；55 例治愈性切除未作门静脉切除者五年生存率为 43%；27 例合并门静脉切除者五年生存率为 5%。对晚期的肝门部胆管癌病人，且术前无严重的梗阻性黄疸，手术经历的时间较长，术中宜静脉滴注广谱抗生素，以预防术后感染。

肝门部胆管癌是沿胆管壁浸润扩展，所以在其发展过程中，往往侵犯尾状叶胆管的开口部，或沿尾状叶胆管向尾叶实质扩展，以开始来源于左肝管者更为突出，因尾状叶左侧段胆管有 97.2%是引流至左肝管主干，而左侧的肝胆管癌更为常见。因此，附加尾状叶切除是扩大肝门部胆管癌切除术时所必需的，但是否作为常规性的手术尚未有一致的意见。肝尾状叶的静脉直接汇至下腔静脉，尾状叶切除术时，需分别处理尾状叶静脉，若尾状叶左段侵及下腔静脉时，则可能需要在阻断血流下切除部分下腔静脉。此等扩大的手术范围在何种程度上提高远期生存率方面，尚难定论。日本 Mizumoto 详细地描述了肝尾状叶的胆管、门静脉支和肝动脉支的解剖，常见的胆管引流类型在 106 例尸体中占 54.7%；此时左侧段胆管汇至左肝管而右侧段胆管汇至右后段胆管（图 100-24）。

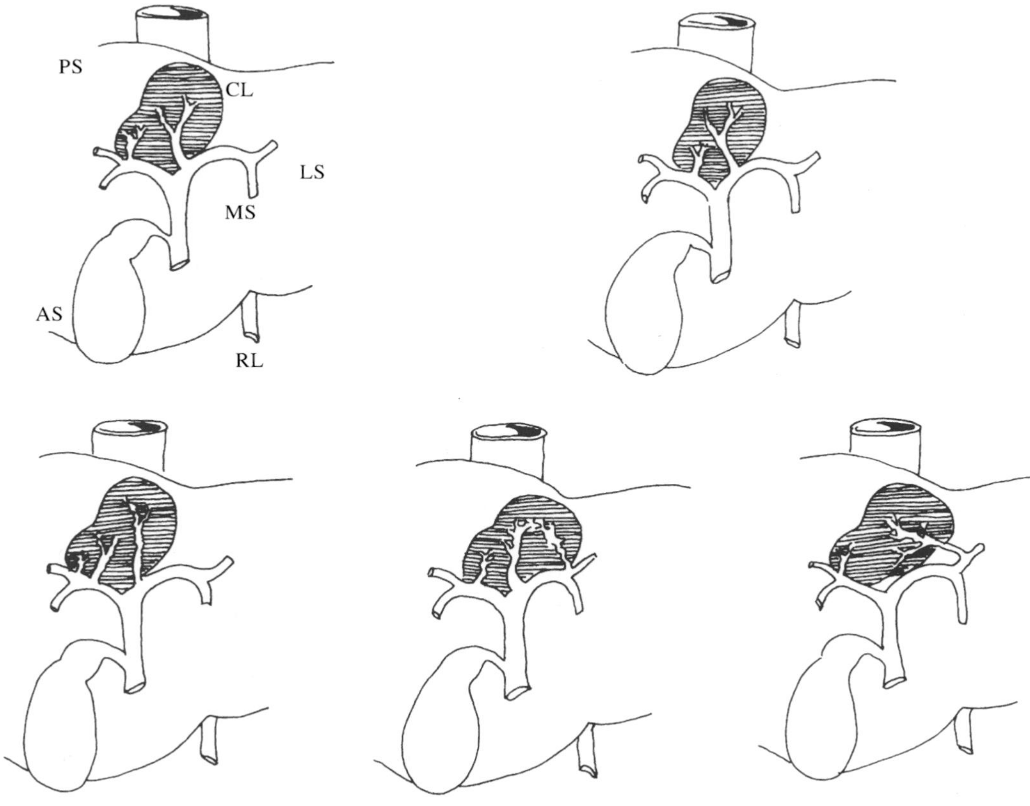

CL：尾状叶；PS：后段；AS：前段；LS：外侧段；MS：内侧段；RL：圆韧带

图 100-24　肝尾状叶胆管引流的解剖类型（$n=106$）

消除黄疸、术中联合广泛的肝切除似能改进手术治疗的效果。

对于可切除的肝门部胆管癌，影响根治性手术的实施常是肿瘤与肝门部主要血管的关系，其中门静脉最重要。肝动脉与肝门部胆管癌的关系更为密切，一方面是肝胆管的淋巴结引流沿肝动脉淋巴结链回流，同时肝门部的神经丛包绕着肝动脉，而胆管癌的嗜神经特点成为切除术后复发的重要原因；另一方面是右肝动脉从左向右经过肝总管后时常被胆管癌包绕、侵犯，因为肝动脉与胆管在同一纤维鞘内，所以受侵犯的概率较门静脉高，而从肿瘤剥离出肝动脉时又必然影响到手术切除的彻底性。因此，根治性切除手术时，常需要切除一段肝动脉，由于肝动脉向肝内的分支，动脉重建是困难的或是不可能的。一般情况下（黄疸不重、无肝硬化、肝周韧带保持完整），切除部分肝动脉是可行的。解放军总医院肝门部胆管癌病人中，有 17 例联合肝动脉切除，其中 7 例为联合肝固有动脉切除，总胆红素最高的 1 例为 400 μmol/L，术后均未出现不良反应。

虽然，胆管连同肝动脉一并切除有可能增加切除的彻底性，但肝脏可能遭受一时性的低氧供应的影响，为了改善氧供，我们提出了门静脉动脉化的设想与实验模型。限制性门静脉动脉化对肝脏及梗阻性黄疸肝切除的恢复均有良好的效果，并已成功地应用于临床治疗（图 100-25）。

门静脉侵犯是影响肝门部胆管癌切除手术的最常见原因，若属局部性侵犯，可局部切除后再修复或节段性切除后重吻合。但门静脉的局部处理并未能对远期效果有明显影响，因为所报道的病例数较少，此法的价值有待验证。

由于肝门部胆管癌的手术切除治疗结果不够满意，自 20 世纪 90 年代的后期，即曾探讨原位肝移植术在治疗上的作用。德国汉诺威 Pichmayr（1996）总结其 1975—1993 年间对 249 例肝门部胆管癌治疗

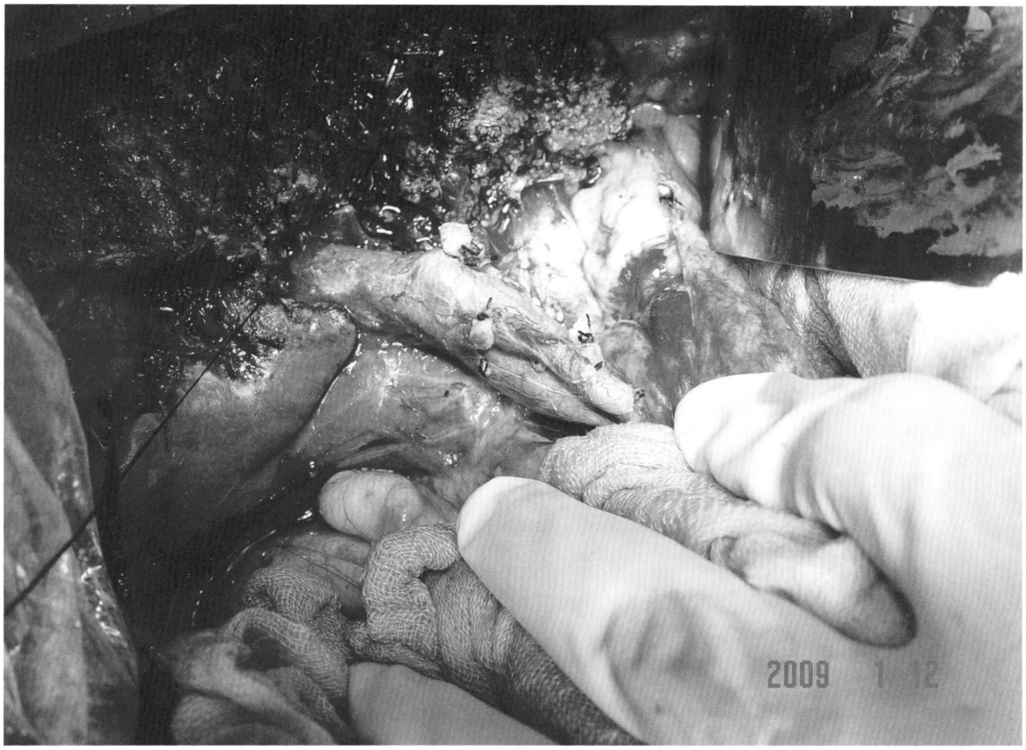

图 100-25　肝门部胆管癌病人，切除左肝及部分肝固有动脉后，做门静脉动脉化

的经验：其中有 25 例（10%）施行原位肝移植，肝移植的手术死亡率为 12%，从影响预后的单因素分析，得出癌的局部扩展、淋巴结转移、定期和肝脏侵犯均有独立的意义，从总的方面效果不如肝切除术。Pichmayr 认为原位肝移植可用于 UICC 分期为Ⅰ、Ⅱ期、手术切除时残端有癌残留、肝内中央型胆管癌、胆管癌切除后肝内复发者。若淋巴结已有转移时，不宜用肝移植术。Meyer（2000）从 Cincinati 肿瘤移植登记 1968—1997 年数据库的材料，全球共有 207 例肝内、外胆管癌用肝移植治疗，术后 30 d 内死亡率 10%，84%在移植后 2 年内复发，复发后中位死亡时间 2 个月，1、3、5 年生存率分别为 72%、48%、23%，近半数的复发位在移植肝内。西班牙 Robles（2004）报道 1988—2001 年原位肝移植治疗无转移但不能手术切除的肝门部和周围型胆管癌 59 例，其中肝门部胆管癌 36 例，移植后的 1、3、5 年生存率分别为 77%、53%、30%；复发的危险因素分析，单因素分析提出：血管侵犯、BismuthⅢ-Ⅳa 期、淋巴结（+）、神经周围侵犯有独立意义；多因素分析提示：血管侵犯、pTNM 定期有意义。因而 Robles 认为在无肝外转移的早期的肝门部胆管癌肝移植治疗可能有更长的生存时间。在国内，郑树森等（2004）报道 5 例肝门部胆管癌肝移植治疗，4 例度过手术期，1、3 年累计生存率均为 80%，未见复发。然而，从 20 世纪 90 年代所报道的 4 组肝门部胆管癌原位肝移植治疗结果 5 年生存率为 0～14%。因而 Pinson 在 HBP 的 2003 年第 4 期的述评（胆管癌不应作肝移植）中写道："在供肝缺乏的情况下，将这些资源用于移植后只有 10%能存活 5 年的受体显然是不合适的。"但是，21 世纪初的材料亦出现移植之前若给以新辅助治疗（化疗+放疗），在少数的Ⅰ至Ⅱ期病例中，移植后 5 年生存率可提高至 35%～83%，但这种辅助治疗亦有很高的并发症率，不少病人并不能完成术前的辅助治疗。从美国 Mayo 医院报道 28 例Ⅰ～Ⅱ期肝门部胆管癌，肝移植前施行新放射化疗方案、内照射、剖腹探查确定无转移，外照射剂量 4500 cGy，历时 3 周，肝移植后 1、5 年生存率分别为 88%、82%（保险统计法）。因而在当前情况下，对早期的无转移的肝门部胆管癌病人，经过术前的放射+化疗处理后，行肝切除及原位肝移植治疗仍然值得进一步探索。

我们认识到肝门部胆管癌是一个区域性的疾病，因为具有沿神经周围淋巴间隙以"跳跃"性形式转移，以及侵犯周围组织、血管、淋巴，在肝门区这个狭窄的空间里，很难做到根治性切除。最近研究表明肝门部胆管癌可能与丙型肝炎病毒的肝外组织感染有关，手术切除仍然是使肝门部胆管癌唯一的可能获得治愈的希望，对高度选择性的早期的病人，肝切除原位肝移植术亦带来一定的希望，因而应抱着积极的态度，以争取更好的结果。

总之，肝门部胆管癌的外科治疗是沿着早期诊断与早期手术和扩大手术切除范围两个方面进行，目前的疗效仍待改进。

〔黄志强　黄晓强整理〕

参考文献

［1］周宁新，黄志强，刘永雄，等. 肝外胆道癌全国调查1098例分析［J］. 中华外科杂志，1990，28：516.

［2］黄志强. 肝门部胆管癌的外科治疗［J］. 中华外科杂志，1990，28：522.

［3］李维华，黄志强，周宁新，等. 肝门部胆管癌的临床与病理学观察［J］. 中华外科杂志，1993，35：536.

［4］周宁新，黄志强，冯玉泉，等. 肝门部胆管癌103例外科治疗远期疗效的评析［J］. 中华外科杂志，1997，35：649.

［5］Altemeier W A. Sclerosing carcinoma of the major hepatic ducts［J］. Arch Surg，1957，75：450.

［6］Pichlmayer R. Radical resection and liver grafting as the two main component of surgical strategy in the treatment of proximal bile duct cancer［J］. World J Surg，1988，12：68.

［7］Huang Z Q，Li W H，Zhou N X，et al. Surgical treatment of hilar bile duct carcinoma：clinical and pathological studies［J］. Chinese Med J，1992，105：635.

［8］Klatskin G. Adenocarcinoma of the hepatic duct at its bifurcation within the porta hepatis：An unusual tumor with distinctive clinical and pathological features［J］. Am J Med，1965，38：241.

［9］Mizumoto R，Kawarada Y，Suzuki H. Surgical treatment of hilar carcinoma of the bile duct［J］. Surg Gynecol Obstet，1986，162：153.

［10］Cameron J L，Pitt H A，Zinner M J，et al. Management of proximal cholangiocarcinomas by surgical resection and radiotherapy［J］. Am J Surg，1990，159：91.

［11］Tsuzuki T，Ueda M，Kuramochi S，et al. Carcinoma of the main hepatic junction：Indications，operative morbidity and mortality，and long-term survival［J］. Surgery，1990，108：495.

［12］Boerma E J. Research into the results of hilar bile duct cancer［J］. Surgery，1990，108：572.

［13］Hadjis N S，Blenkharn F J，Alexander N，et al. Outcome of radical surgery in hilar cholangiocarcinoma［J］. Surgery，1990，107：597.

［14］Grove M K，Hermann R E，Vogt D P，et al. Role of radiation after operative palliation in cancer of the proximal bile ducts［J］. Am J Surg，1991，161：454.

［15］Bismuth H，Nakache R，Diamond T. Management strategies in resection for hilar cholangiocarcinoma［J］. Ann Surg，1992，215：31.

［16］Makuuchi M，Thai B L，Takayasu K，et al. Preoperative portal embolization to increase safty of major hepatectomy for hilar bile duct carcinoma：A preliminary report［J］. Surgery，1990，107：521.

［17］Bhuiya M R，Nimura Y，Kamiya J，et al. Clinicopathological studies on perineural invasion of bile duct carcinoma［J］. Ann Surg，1992，215：344.

［18］Helling T S. Carcinoma of the proximal bile duct［J］. J Am Coll Surg，1994，178：97.

［19］Guthrie C M，Haddock G，DeBeaux A C，et al. Changing trends in the management of extrahepatic cholangiocarcinoma［J］. Br J Surg，1993，80：1434.

［20］Reding A，Buard J，Lebeau G，et al. Surgical management of 552 carcinoma of the extrahepatie bile ducts（gallbladder and periampullary tumors excluded）［J］. Ann Surg，1991，213：236.

第一百零一章 肝门部胆管癌切除手术

Resection of Hilar Bile Duct Cancer

肝门部胆管癌是发病率较低且预后较差的胆道肿瘤，占肝外胆管癌的50%～70%。肝门部胆管癌亦称为高位胆管癌或上端胆管癌，是源于肝门部胆管分叉处的胆管腺癌，国内外报道病例数有呈逐年增多的趋势。肝门部胆管癌的病因未知，起病隐匿，首发症状多为无痛性黄疸，常易被误诊成肝炎、硬化性胆管炎等，早期诊断困难，绝大多数病人入院时呈深度黄疸，肝功能损害严重，给手术增加了难度及危险。

肝门部胆管癌所致的高位胆管梗阻，与胆总管中、下段癌所致的梗阻不同，由于没有胆囊与肝外胆管的扩张代偿，肝内胆管的扩张缓冲作用十分有限。因此，阻塞性黄疸所致的肝细胞损害、对向肝血流即门脉系统及全身多脏器功能的影响，会更早出现并更加严重。临床常可见肝门部胆管癌导致病人死亡的直接原因并非肿瘤本身，而是因为重度黄疸引起的肝功能失代偿，合并重症胆管炎，导致的全身多器官功能衰竭致死。

在外科治疗中一些置管引流成功而较长期生存者的临床经验启发，以及临床病理学方面的研究，肝门部胆管癌被认为是：“生长较缓慢，转移率低的肿瘤”。于是，越来越多的外科医师开始向这一被视为“无法切除的肿瘤”挑战。1954年Brown和Myers首先报道了胆管分叉处癌的局部切除术，但局部切除术并未改变肝门部胆管癌的远期生存率。20多年后Longmire（1973）和Launois（1979）报道了联合部分肝叶切除治疗肝门部胆管癌，此后，肝门部胆管癌的扩大根治术在国外少数大型医院开始报道，长期生存率的报道至20世纪80年代后90年代初期逐渐增多。

综合国内外一些较大组（50～150例）临床报告，肝门部胆管癌的根治性手术切除率为16%～64%，5年生存率为25%～45%（表101-1）。随着现代外科技术的发展和肝脏切除技术的进步，肝门部胆管癌的切除率已有大幅提高，病人接受根治性切除手术后疗效与姑息性手术相比显著提高。肝门部胆管肿瘤切除或联合肝叶的扩大切除术已经成为肝门部胆管癌外科治疗的首选方式，手术方式及选择原则也在逐渐地规范与成熟，如果病人身体状况允许，姑息性切除手术对病人预后也有改善作用。

表101-1 肝门部胆管癌根治性切除术后远期疗效的报道

主要作者（资料来源）	总例数及治疗时期（年份）	根治切除例数（%）	手术死亡例数（%）	术后生存率(%)		
				1年	3年	5年
Pinson(10)美国	156(1962—1983)	25(16.0)	1(4.0)	84	44	35
Bismuth(11)法国	122(1969—1990)	23(18.9)	0	87	25	—
Tsuzuki(12)日本	50(1973—1986)	25(50.0)	1(4.0)	80	29	19
Cameron(13)美国	96(1973—1989)	39(40.6)	1(2.6)	70	27	11
Hadjis(14)英国	131(1977—1985)	27(20.6)	2(7.4)	70	26	22
Nimura(15)日本	127(1977—1993)	82(64.6)	5(6.1)	84	50	31
Boerma(16)综述	581(1980—1989)	188(32.4)	29(15.4)	61	28	17
本 组(6)中国	103(1986—1996)	36(34.9)	0	96.7	23.2	13.3

肝门部胆管癌切除手术的难度较大且技术要求较高，近年来国内外已有越来越多的医疗中心开展了此项手术。目前，包括原位肝移植在内的扩大切除术，似乎已达到手术治疗的极限，但肝门部胆管癌当

前总的手术治疗结果，远期生存率仍很低（5年生存率10%左右），并未达到令人十分满意的结果，许多问题还有待探索。

随着切除病理标本的增加，对肝门部胆管癌的病理学研究也在逐步深入，新近的研究结果表明：肝门部胆管癌并非如以往所述的高分化腺癌为主的、低转移率的胆管肿瘤；而是低中分化腺癌占半数之多的，其淋巴结转移率可达10%～25%，而其特别常见的浸润神经、肝脏、周围脂肪组织的特点，在低分化腺癌高达57%～63%（表101-2）。肝门部胆管神经浸润发生率超过90%，肿瘤浸润神经具有“跳跃性”的特点，是肿瘤切除术后复发的重要因素。我们总结肝门部胆管癌神经浸润的模式可分为包绕神经束膜生长（Ⅰ型）、神经周围间隙内生长（Ⅱ型）、神经纤维内弥漫性生长（Ⅲ型）、神经内膜间隙内生长（Ⅳ型）和直接浸润无被膜包绕的神经末梢（Ⅴ型）（图101-1）。从手术切除后远期疗效的结果观察，肝门部胆管癌的病理组织类型对预后的影响十分显著，长期生存者均为高分化腺癌或乳头状腺癌。深入研究和了解胆管癌内在的生物学特性，对进一步提高肝门部胆管癌的外科治疗水平是非常重要的。

表101-2　病理类型与浸润及转移的关系

病理类型	总例数	浸润神经例数（%）	浸润肝脏例数（%）	浸润脂肪例数（%）	淋巴结转移例数（%）
高分化腺癌	36	14(38.9)	10(27.8)	13(36.1)	1(2.8)
中分化腺癌	7	5(71.4)	3(42.9)	2(28.6)	0
低分化腺癌	19	11(57.8)	11(57.8)	12(63.2)	2(10.5)
黏液腺癌	8	7(87.5)	4(50.0)	4(50.0)	2(25.0)

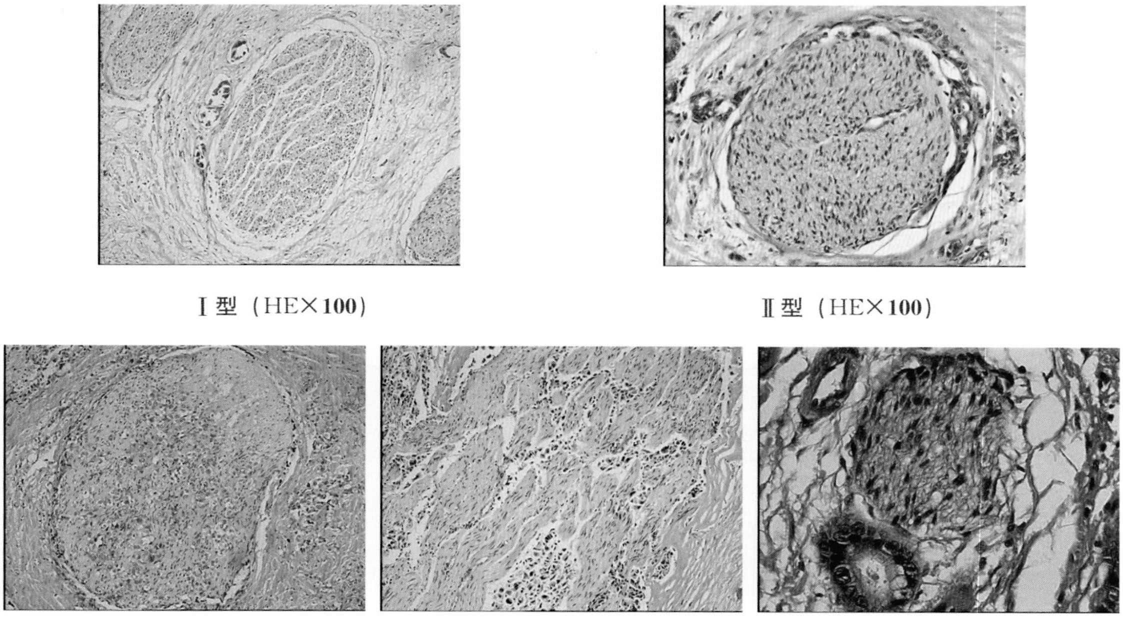

图101-1　肝门部胆管癌神经浸润的病理学分型

【解剖生理概要】肝门部胆管包括左右肝管一级分支及其汇合部和肝总管上段。因其深入肝门内，与门静脉、肝动脉紧密伴行，手术暴露困难，危险性大，是一高难手术区域。肝门部胆管远端通常以胆囊管汇合处上方为界，近端为左右一级肝管，其后方为门静脉主干及分叉部，肝动脉位于其两侧或分左右肝动脉支，门静脉、胆管、肝动脉以门静脉为主向，被Glisson鞘包绕同行、分支、进入肝实质。可以说肝门部胆管是肝内与肝外胆管的结合部或枢纽。

肝门部胆管的外科解剖学一直受到临床医师的重视，有关正常解剖与毗邻关系的研究已经很细微全面，主要是对左右肝管一、二级分支的位置和门静脉的相应关系等外科手术十分关注的部位。左右肝管的分叉处是肝门部胆管的中心点，而影响手术暴露的主要难点是肝胆管分叉常常呈不规则型，据解剖图谱所描绘的规则型肝门胆管的分支特点，仅略多于半数。其中以右肝管的变异为主，约 28%的例子可无右肝管或属于分裂型右肝管，即右肝管二级分支直接开口于肝总管或左肝管，使肝门胆管更深入肝内。通常左肝管平均长度为 1.7 cm，右肝管仅为 0.8 cm。

而在肝门部胆管病变及肿瘤侵犯时，受累肝胆管会变得更短，更深入肝实质内，肝叶的相应增生与萎缩，导致肝门部胆管的整体旋转移位是很常见的。因此，只具备规范的解剖学知识和定位方法是无法完成此类手术的，必须把握肝胆管与门静脉及肝动脉走行特点，熟悉肝门部的解剖标志，并结合影像分析建立正确的肝门胆管的空间概念，才能选择合理的手术入路及方式。

肝门部胆管癌的临床分型按其不同的解剖部位，Bismuth 集 80 例的临床总结于 1975 年首先提出肝门胆管癌的临床Ⅰ～Ⅲ分型，1988 年在 213 例的总结中又增加了Ⅳ型，即后被广为引用的 Bismuth - Corlette Ⅰ～Ⅳ型。我们在临床总结中发现一种来源于肝内胆管的肝门部胆管癌，无法用 Bismuth - Corlette 分型法概括，文献亦有报道发现源于肝内胆管及左右肝管的胆管癌分别占胆管癌发生部位的 13%和 9%；故提出了新的肝门部胆管癌临床分型法。新的肝门部胆管癌分型在简化了 Bismuth - Corlette 分型（将原Ⅰ、Ⅱ型合并）的基础上，将源于肝内胆管的肝门部胆管癌定为Ⅳ型（图 101 - 2）。

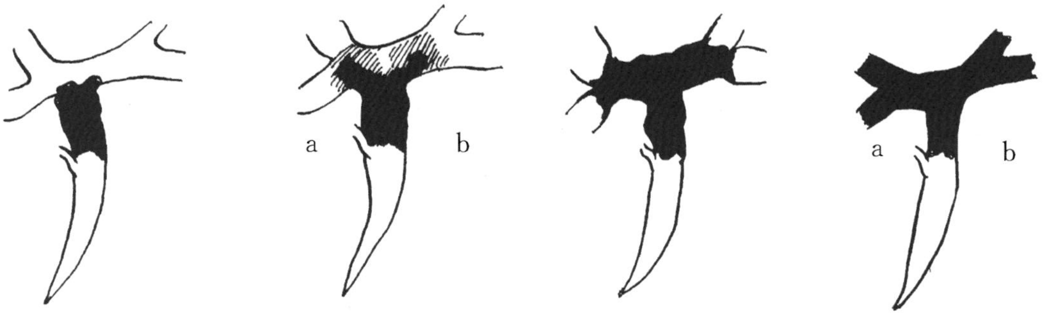

图 101 - 2　肝门部胆管癌的临床分型

Ⅰ型——肿瘤位于肝总管，胆管分叉部及一级肝管分支根部以下。

Ⅱ型——肿瘤自肝总管侵犯单侧一级肝管分支，并同侧二级分支阻塞（Ⅱa 型：侵犯右侧一级分支；Ⅱb 型：侵犯左侧一级分支）。

Ⅲ型——肿瘤自肝总管同时侵犯双侧一、二级肝管分支以上。

Ⅳ型——肿瘤自一侧肝内胆管侵犯胆管分叉部及肝总管（Ⅳa 型：源于右侧肝内胆管，Ⅳb 型：源于左侧肝内胆管）。

Ⅳ型肝门部胆管癌与外周型胆管癌（peripheral cholangiocarcinoma）亦不相同，为中央型或侵及肝门部的胆管癌。Ⅳ型肝门部胆管癌常并发于先天性肝内胆管囊肿（Caroli 病）、肝内胆管结石病。其临床表现以病初的半肝或肝段胆管梗阻为特征，呈现明显的患侧肝叶段萎缩与相对肝叶的增生肥大。此型胆管癌常常有较长久的慢性上腹痛病史，但因不伴有黄疸而被忽略。胆管癌在深入广泛地侵入一侧肝内胆管的同时，也侵及肝门胆管分叉部，并沿肝十二指肠韧带侵犯血管、神经及淋巴组织，以至胰腺头部和后腹膜的转移。这种新的肝门胆管癌分型可能更适合东方人群，因属先天性胆道畸形、肝胆管结石症的高发人群。

解放军总医院 103 例除 16 例因病变广泛而难以分型外，Ⅰ型为 29 例，Ⅱ型为 18 例（其中Ⅱa 型 8 例，Ⅱb 型 10 例），Ⅲ型 31 例，Ⅳ型 9 例（其中Ⅳa 型 2 例，Ⅳb 型 7 例）；9 例Ⅳ型肝门部胆管癌病人中，4 例为 Caroli 病（2 例伴囊肿内结石，2 例伴肝内多结节转移灶），5 例伴原发性肝胆管结石病（1 例伴胆总管癌栓）。手术切除率以Ⅰ、Ⅱ、Ⅳ型较高（44%～45%），其中Ⅱb、Ⅳb 型更高（57%～60%）；而Ⅲ型最低（25.8%）。

【适应证】肝门部胆管癌诊断明确，无远处转移，无肝功能代偿不全，全身状况良好，能够耐受手术者均可以考虑行手术探查，因为肝门部胆管癌多呈沿胆管壁的浸润性生长，术前的各种影像诊断，亦很难准确判定胆管肿瘤的实际范围或界线，故往往必须经过术中的解剖性探查，才能最后确定手术切除的范围与方式，甚至需要切缘的病理诊断后，方可判断手术切除是根治性或姑息性切除术。腹腔镜探查可以进一步明确诊断和术中分期，也可以减少因肿瘤远处转移而终止的开腹手术，减少对病人的创伤。

【禁忌证】

1. 局部情况：已经发现肝内外的广泛转移灶，肝门部胆管癌同时侵犯至左右肝胆管的Ⅱ级分支以上（临床分型Ⅲ型），原有肝炎后肝硬化，胆管呈硬化型弥漫性增厚，门静脉左右分支均受侵犯，因深度梗阻性黄疸致肝功能严重失代偿者。

2. 全身状况：老年高龄病人，原有心、脑、肺、肾等重要脏器的慢性疾病，而导致多器官功能的失代偿。因合并胆道感染，中毒性休克，严重的水、电解质平衡紊乱，低蛋白血症，凝血功能障碍等，全身状况差而无法耐受手术者。

【术前准备】对肝门部胆管梗阻应视为急症对待，因肝内胆管缓冲代偿能力差，一旦出现肝功能失代偿（如血胆红素≥500μmol/L）时，病人可能错过手术时机，任何努力也难以挽回。故术前准备应与必须补充的影像检查同时进行，对已经明确诊断及肿瘤定位者，要尽量缩短术前准备时间，肝功能条件良好者可直接手术探查。

1. 对原有肝硬化或深度黄疸者需重视术前肝功能失代偿，如低蛋白血症、凝血机制障碍等的纠正。深度黄疸者其细胞外液均明显减少，术前 2～3d 需补液扩容，可增强病人对麻醉及手术的耐受能力。

2. 关于术前是否行减黄术，由于肝门部胆管癌常侵犯胆管分叉以上，单纯的导管减黄疗效差，并容易发生胆道感染，使原扩张的近端胆管壁变细，手术难度及感染因素更大。故不主张常规行术前减黄术，如果总胆红素大于 200μmol/L 且同时需要大范围肝切除（切肝大于全肝体积 60%）、合并胆管炎、需行门静脉栓塞、营养状况差的病人，推荐术前行减黄治疗，但引流时间及胆红素降到多少适合手术目前还无统一标准。

3. 常规按全身麻醉及上腹部大手术行术前准备，肠道清洁准备等。全身抗生素可于手术开始前 2 小时开始应用。依术前评估手术范围的大小备输血量。有条件的单位，建议常规开腹术前行腹腔镜探查，评估手术可切除性及对肿瘤进行术中分期。

【麻醉与体位】手术通常需全身麻醉，右侧肋缘下斜切口或右上腹部反 L 型切口，以悬吊拉钩将右侧肋弓向上拉开，可充分显露肝脏及肝门部。手术切口的中点应以第一肝门的位置为主，尤其是右半肝萎缩肝门向右旋转移位时，体位需右侧垫高位右上肢悬挂。手术中必须有良好的灯光照明。术中最好建立上肢或上腔静脉的输液通道，以备术中肝门和下腔静脉血流阻断。

【手术步骤】

1. 切口选择：右侧肋缘下斜切口或右上腹部反 L 型切口，可以充分暴露肝门深部，切口不宜过小，最好切断腹白线达剑突左侧。如肝门部向右后旋转移位，或备行右半肝切除术时，切口需向右侧第 11 肋间延长但不需进入胸腔，术中可再视情况将体位旋转调整在最佳位置（图 101-3）。

2. 解剖性探查：单纯的触摸探查是难以准确判断肝门部癌肿范围的，即胆管癌的上下切缘及与门静脉、肝动脉的关系，以及肝内外的转移灶等。必须行解剖性探查：

（1）先从肝门横裂沿胆管与肝实质交界处剪开其被膜，用手指钝性分离肝总管分叉及左右胆管一级分支前方，手指在肝门胆管肿瘤表面与肝实质间尽量触摸其上缘，判断肿瘤的大小、形态和位置（图

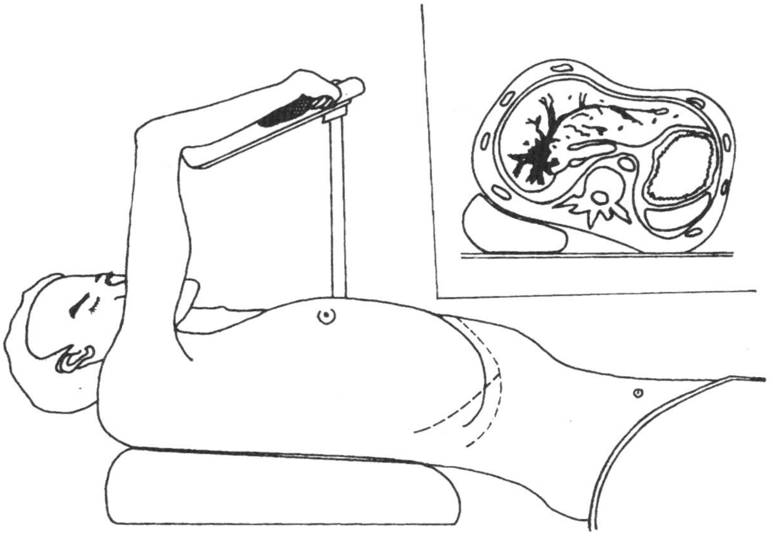

图 101－3　右侧肋缘下斜切口及体位

101－4）；此步骤最重要的是找到扩张的近端胆管。

（2）剪开十二指肠球部与胆总管交界处被膜，尽可能地低位游离胆总管中下端，越远离癌肿越好（图 101－5）。

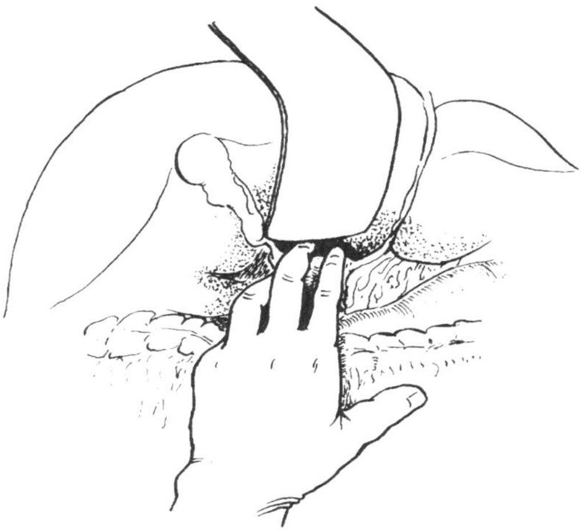

图 101－4　用手指钝性分离肝门胆管汇合部及左右肝胆管一级分支前缘

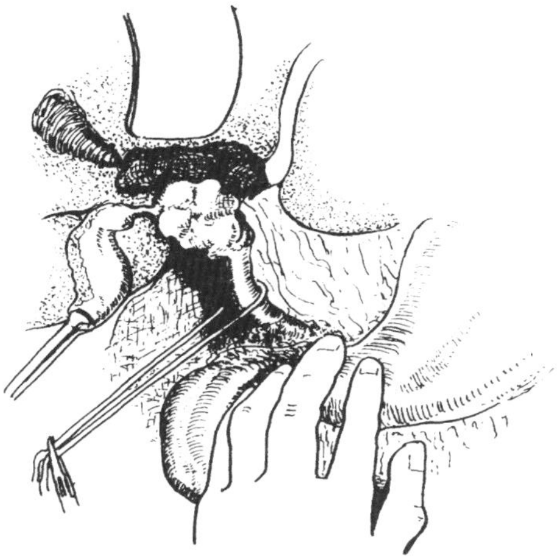

图 101－5　肝门分开后用纱布填塞止血，尽量游离中下端胆总管

（3）在前两步的基础上，估计可行胆管癌切除术时，先低位离断胆管下端，提起胆管探查门静脉主干及左右分支受侵情况（图 101－6）。肝右动脉受侵比门脉常见，故多将其联合肝十二指肠韧带整块切除，而门静脉血流必须保留。通常先探明保留肝叶一侧的门静脉与肝动脉的供血情况，并先离断保留肝叶的近端胆管（图 101－7）。对上下胆管切缘必要时取活检确定有无残癌。

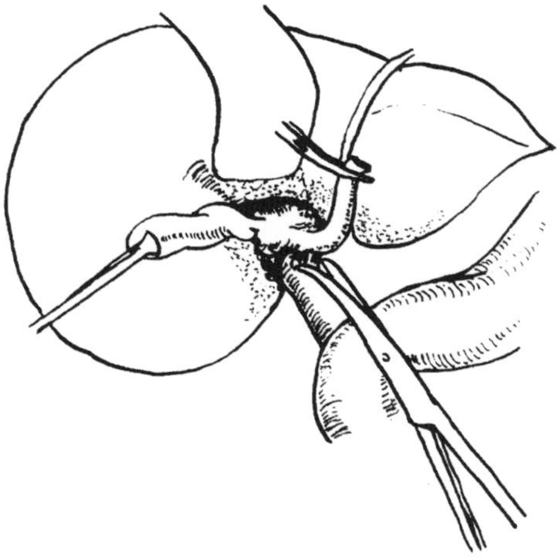

图 101-6　低位离断胆管下端（必要时活检）

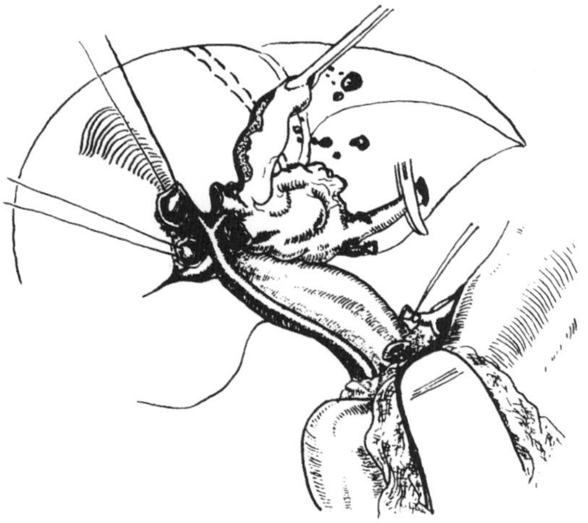

图 101-7　离断保留一侧的肝胆管，将肿瘤联合胆囊、左肝叶及转移灶和肝动脉等整块切除（注意源于肠系膜上动脉的右肝动脉被保留）

3. 肝门血管骨骼化切除：即保留门静脉、肝动脉的肝外胆管根治切除术。有时需联合受癌肿浸润的肝动脉切除，方可达到胆管肿瘤与周围脂肪、神经组织、淋巴结的整块切除（图 101-8）。在先确定肿瘤上下缘的解剖分界后，同时分离出正常的胆总管中下段，肝动脉及门静脉主干，沿着血管壁将其周围软组织分离，通常肝动脉的解剖变异较多，如来源于肠系膜上动脉的肝右动脉，从门静脉的右后方走行。肝动脉如穿过肿瘤或明显受侵犯时，门静脉供血良好，最好将该段动脉与肿瘤一并切除。淋巴结清除主要为胆总管周围及肝动脉旁的肿大淋巴结，但多数为炎性反应的肿大淋巴结，最终将门静脉完全裸露，肝十二指肠韧带软组织联合肝门胆管癌完整切除。此术式主要针对肝外胆管的切除而言，适合肿瘤体积较小者，亦是联合肝叶切除同时清扫肝外病灶的方法。

4. 联合肝叶切除：对肝门胆管癌侵入肝内二、三级胆管者，需联合肝叶切除，常联合方叶、尾状叶、左半肝及右半肝的切除术。与常规肝叶切除术所不同的是必须在完成肝门部的解剖，明确保留肝叶侧胆管断端无残癌的情况下，部分肝切除时亦常须联合部分方叶及尾状叶的肝中央区切除（图 101-9）。较易完成的尾状叶部切除，限于联合肝方叶的中央区切除术，可不必解剖尾状叶与下腔静脉的间隙，先将左右肝管分别离断后，于门静脉分叉上缘，将部分左右肝尾状叶联合切除。

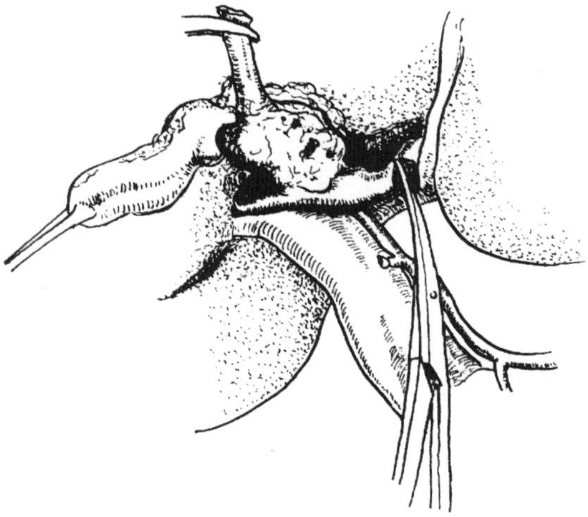

图 101-8　肝门部胆管癌的骨骼化切除，更需注意近端胆管切缘的彻底性

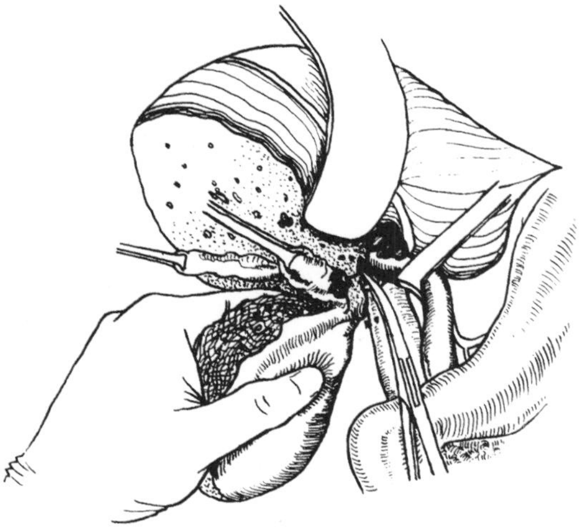

图 101-9　联合右半肝切除并右尾状叶切除

当胆管癌主要源于或侵及一侧肝管时，由于主要受侵犯一侧的肝叶萎缩，而对侧肝叶增生代偿，使肝门明显向患侧转位，更增加了手术的入路及显露的难度，特别是行右半肝切除时。此时，相应的体位及切口选择，术中伤口的悬吊拉钩对手术暴露会很实用。当肝门被充分解剖后，在确定保留侧肝胆管断端无残癌，同侧门静脉支完好时，再行切除侧肝叶的血流阻断，一般先分别离断胆管及肝动脉支，最后处理门静脉支，可先用粗丝线靠门静脉主干根部结扎一道，此时再行患侧肝叶切除就较容易（图101－10）。

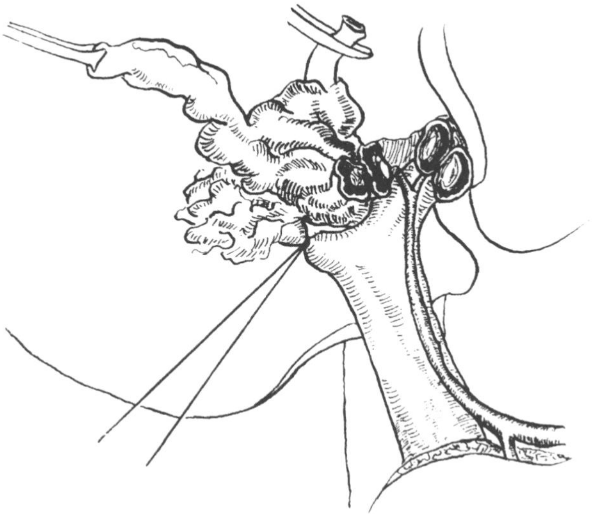

图 101－10　先结扎右肝门静脉再行右半肝切除

5. 联合胰十二指肠切除：在胆管癌侵及中下端胆管或胰头时，须联合胰十二指肠切除的扩大根治术，手术方式同常规胰十二指肠切除术，但需按肿瘤根治切除方式，注意联合多器官与整块组织切除的原则，避免将肿瘤分割切除。在决定行扩大根治性切除之前，最好先确认肿瘤的病理组织学类型（术前或术中的病理诊断），有无腹腔内或远处癌转移，术中的解剖性探查评估肿瘤范围可行根治性切除，尤其是注意了解对门静脉有无浸润。通常先解决肿瘤的上切缘，在联合肝方叶或半肝切除，肝十二指肠韧带清扫，门静脉裸露后，再将下段受侵胆管联合胰头十二指肠切除。要注意胰头后方，肝总动脉及腹腔动脉根部的肿大淋巴结清除，由于肝十二指肠韧带和胰头十二指肠球部及胃幽门小弯侧均为清扫区域，一般不宜行保留幽门的胰十二指肠切除术（图101－11、图101－12）。

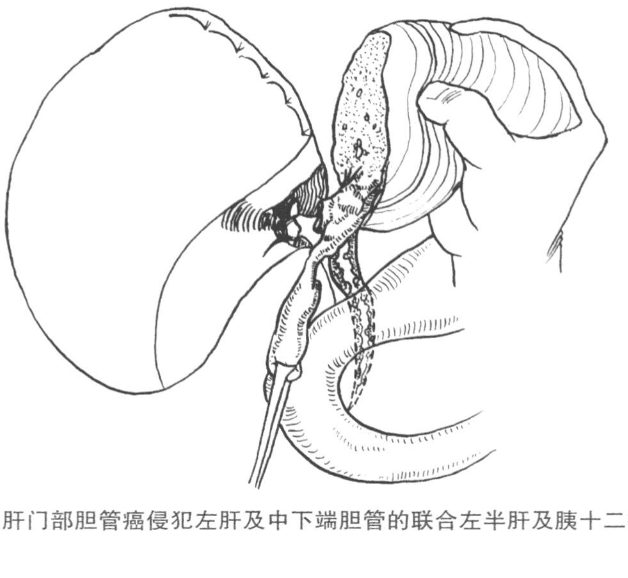

图 101－11　肝门部胆管癌侵犯左肝及中下端胆管的联合左半肝及胰十二指肠切除术

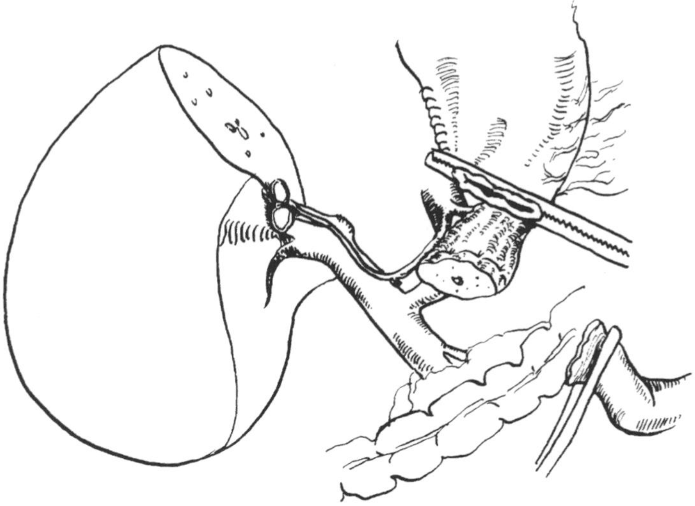

图 101-12 联合左半肝及胰十二指肠切除的扩大根治术

6. 姑息性术式的选择：通常结合影像诊断并经术中解剖性探查后，术者认为无法行扩大根治切除术时，可选择姑息性术式。已有研究显示 R_1 切除病人的生存期高于 R_2 切除和无法手术切除的病人。姑息手术的目的主要为解除胆道梗阻和尽可能改善生存质量，术式应尽量简单，避免在肿瘤部位行胆肠吻合术，各种胆道内支撑导管如 T 型管、U 型管和直管等，可视近端胆管的条件选用或联合应用（图 101-13）。从远期疗效分析，姑息性术式中切除者有少数存活 2 年以上（7.7%），与单纯内外引流者生存率无显著差异，多在 1 年内病故，但胆道感染发生率前者要高于后者。近些年非手术的胆道导管减黄技术亦趋成熟，成为晚期不适合手术者的主要选择。

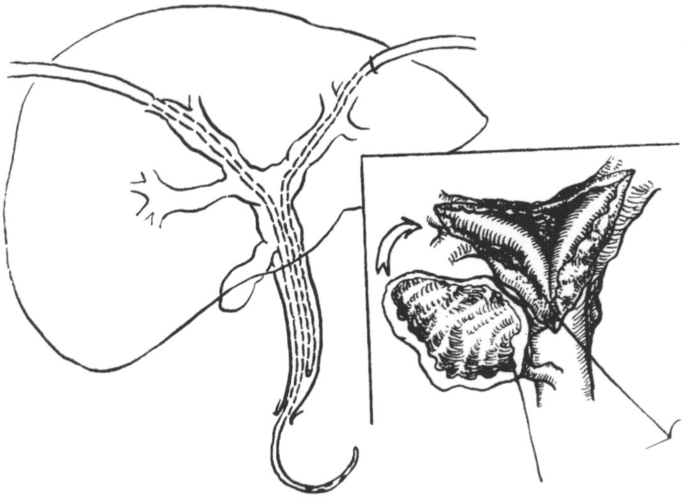

图 101-13 肝门部胆管癌姑息性支撑管放置方式（右下图为利用胆囊瓣修复切开的肝门部胆管癌狭窄段）

7. 高位肝管肠道吻合：肝门部胆管癌的切除，尤其是联合肝叶的扩大切除过程，需付出比一般肝叶切除更多更长时间的努力，然而手术的后半程，术者还将面对肝内二、三级胆管的吻合重建术，此时半肝切除后的胆管断端处理，要比中肝叶切除保留左右肝的高位胆肠吻合容易些。常遇的麻烦是找不见或遗漏掉缩入肝内的胆管断端，因此，在切断每根近端胆管时，必须用细针线缝吊一针作为标记。在一、二级胆管断端的胆肠吻合可以直接吻合，而二、三级胆管断端常多达 6～8 个胆管开口，需将胆管开口处成形合拢后（图 101-14），再行汇合的肝管空肠 Roux-en-Y 式吻合术。

8. 利用胆囊的胆管重建技术：利用胆囊的胆管重建因保留了胆道括约肌功能，有阻止胆道逆行感染发生，以及手术方式简便的特点。如果肝门部胆管肿瘤的部位在肝总管分叉以上，主要深入肝内，胆

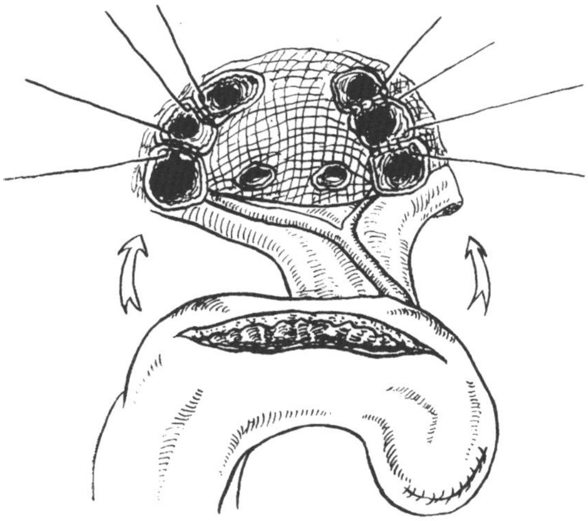

图 101－14　将扩张的多个近端胆管汇合成形后与空肠襻吻合

囊管、胆囊及胆管中下段未受侵犯，术中最好先不将胆囊切除，有意保留胆囊动脉，可先将胆囊床游离备用。即使是在姑息切除术时，胆囊的利用亦很重要。在半肝切除或肝方叶切除后均可行此术式，选择利用胆囊瓣或胆囊部分的原则主要视胆管断端的条件，对缺损型的利用胆囊瓣，对离断型的利用部分胆囊，后者需分别行胆囊与肝胆管近端及远端的吻合（图 101－15、图 101－16）。

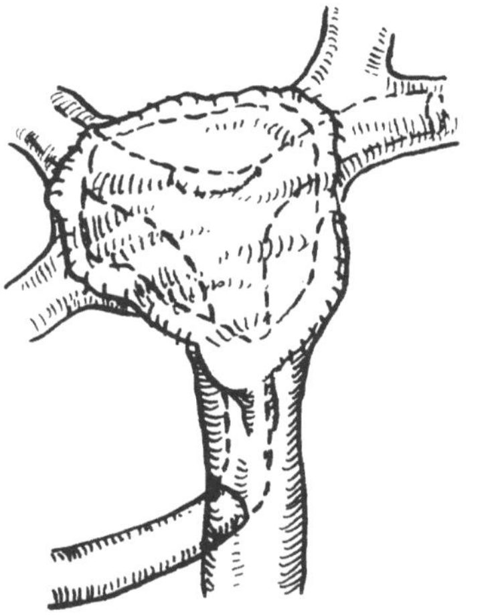

图 101－15　肝门胆管缺损型利用胆囊瓣修复

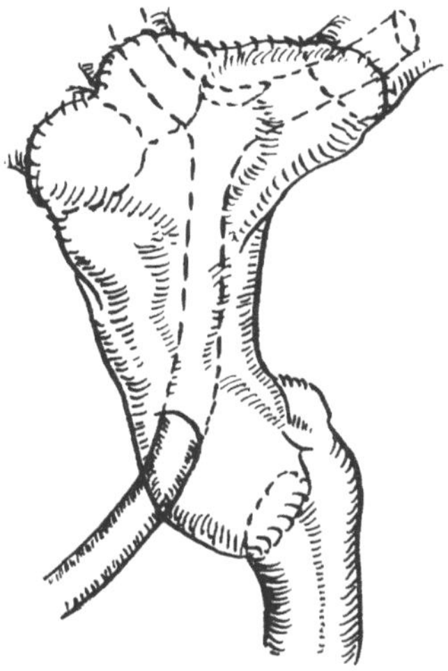

图 101－16　肝门胆管离断型利用胆囊整体修复

【特殊情况下的手术处理】

1. 肝门部主要血管的处理：肝门部胆管癌常侵犯肝动脉，并将其包裹在肿瘤内，如果术前 B 超显示肝动脉或其左右分支穿过肿瘤，且血流受阻或减少时，术中探查结果往往证明肝动脉或其分支必须与胆管肿瘤整块切除。晚近的磁共振血管成像技术可以更好地显示肝门区的主要血管。再者，胆管癌的主要病理特征之一即为侵犯神经组织和周围软组织，而肝脏神经丛又主要围着动脉走行，即便是采用“骨骼化切除”也很难保证受侵动脉鞘周围的神经组织未被癌细胞浸润，故我们主张在门静脉供血良好的情况下，对扩大根治切除者将受侵肝动脉或其分支与肿瘤整块切除。我们也有过联合肝动脉及半肝切除后，保留肝叶仅存裸露的同侧门静脉支的病例，当时确实令人十分担忧，但术后病人均恢复良好（图 101－17）。对于术中条件允许的病人，尽可能行肝动脉重建，重建时需要游离肝脏使肝脏降低并充分游离肝总动脉，必要时离断肝十二指肠动脉，尽可能减轻重建动脉吻合时的张力。

对门静脉的侵犯常见于晚期肿瘤，病理分化程度差，或肿瘤主要向胆管后方及尾状叶浸润者，术前影像检查可见门静脉受挤压或侵蚀现象。术中经解剖性探查判断如肿瘤能够切除时，将胆总管低位离断后沿其后方小心分离肿瘤与门静脉间隙，尽可能地贴近门静脉壁解剖及骨骼化，将门静脉充分裸露和缩小受侵血管壁的范围，以便必要时上无损伤血管钳，行门静脉侧壁部分血流阻断，但这一步通常是放在肿瘤并联合肝叶切除的最后一刻（图 101－18）。常可遇见肿瘤与门静脉之间并未真正受侵，尤其当见肿瘤呈结节型界线较为清楚时，不要以术前诊断“门静脉受侵”而放弃解剖性探查。对门静脉主干前壁受侵行部分门静脉壁切除，而分叉处及一级分支受侵需联合肝叶或半肝切除。对于门静脉分叉处的侵犯，可以行门静脉部分切除后重建。

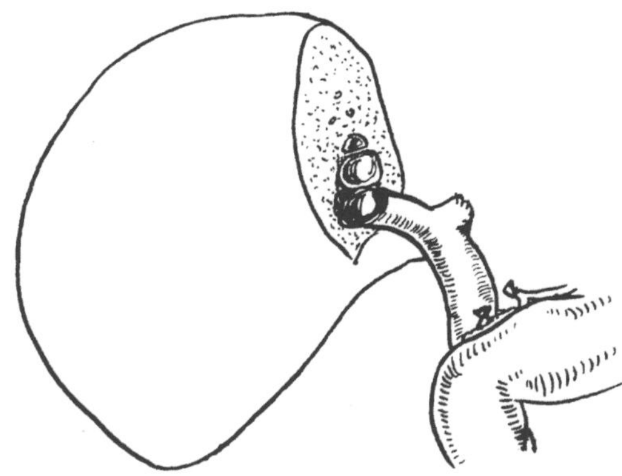

图 101－17　联合肝动脉及左半肝切除后，保留右半肝仅存裸露的右门静脉支

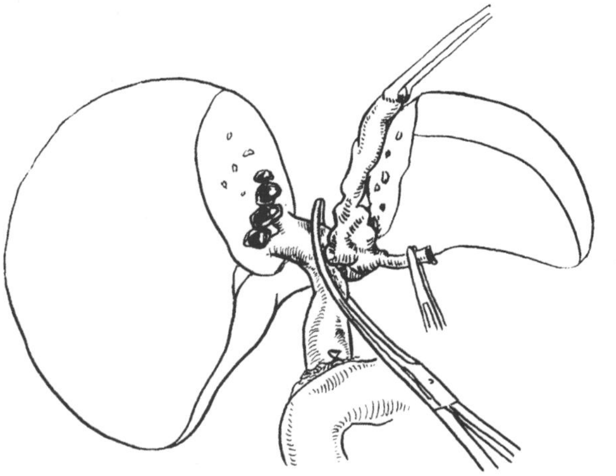

图 101－18　切除与肿瘤粘连的部分静脉前壁，往往是联合切除的最后一步

2. 肝门部胆管癌的再次手术：一些肝门部胆管癌病人经单纯胆道引流术后，减黄效果显著，肝功能恢复良好，病人全身状况明显改善，体重增加，数月或年内影像检查发现原肝门部肿瘤并未明显增大者，往往表明该肿瘤为分化较好的组织类型，应积极地争取行再次手术。再次手术应立足于扩大的根治性切除术，切口仍应选择右侧肋缘下斜切口或右上腹反 L 型切口，便于横向延长和充分暴露肝门部及肝脏，不必刻意利用原切口。手术野的条件取决于上次手术的解剖范围，术后有无并发感染或胆瘘，术后时间的长短等。对上次手术未解剖肝门板，无胆瘘及腹腔感染发生，术后超过 3 个月者为较佳选择。手术路线尽量沿着肿块与原瘢痕组织的外周间隙分离，从易到难，由浅入深，交替迂回，为减少手术失血量应避免不必要或重复的粘连分离。先沿肝脏面解剖进入肝门横裂，将胆囊床游离及剪开肝门板，用手指分离探明肿瘤的上缘；并可利用原有的内支撑管道定位胆管及肿瘤的部位。

在解剖肝十二指肠韧带及主要血管时，耐心细致地找出门静脉周围间隙是成功的关键（图 101－19）。此时因再次手术，胆管和肿瘤与肝动脉及周围组织粘连呈团块状，加之胆管肿瘤供血又主要来源于肝动脉，贴近胆管的入路十分困难且失血量大，而门静脉主干周围很少有分支血管，贴着门静脉壁解剖是再次手术的最佳路径，只要确保门静脉后，即可先于肿瘤下缘阻断肝总动脉或肝固有动脉，可明显减少手术中失血。为尽量低位离断胆总管，常

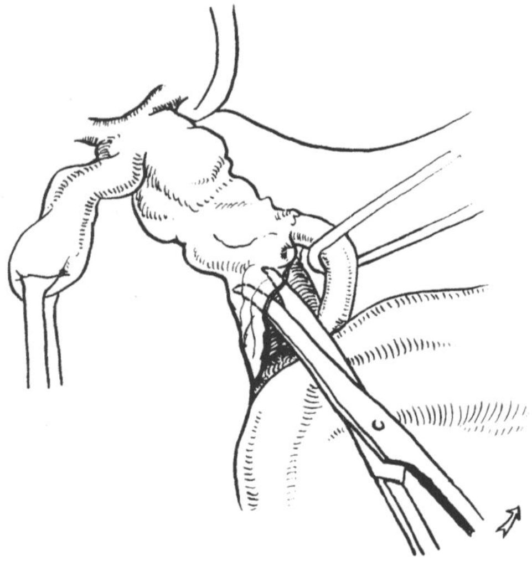

图 101－19　沿门静脉周围间隙解剖，是“骨骼化”切除的主要途径

将胃十二指肠动脉结扎切断，充分游离十二指肠及胰腺上缘，整块将肿瘤所涉肝外胆管联合肝十二指肠韧带内肝动脉、神经、淋巴结、脂肪及瘢痕组织一并切除，这样使再次手术亦能达到切除彻底的疗效。值得一提的是：解放军总医院的长期存活超过 6 年以上的 4 例病人均为再次手术者。

3. 肝门部胆管癌的微创手术：随着近年来腹腔镜及机器人手术的推广与普及，越来越多的单位正在尝试开展肝门部胆管癌的微创手术治疗。目前解放军总医院已经完成机器人肝门部胆管癌切除术超过 100 例，也有其他单位开展腹腔镜肝门部胆管癌根治术的报道，对于肝门部胆管癌的微创手术治疗，目前业内尚未形成统一共识，但相信随着时间的推移和病例数的积累，肝门部胆管癌的微创手术治疗有望成为此类病人的另一种选择。

【术后处理】术后处理主要视手术切除的范围和病人肝功能及全身状况，一般同肝叶切除和高位胆管空肠吻合术相似，术后首先要注意保持良好的血液循环，水、电解质平衡及静脉营养支持，在深度黄疸病人要更加注意肝肾功能的保护，通常按大手术后减少创伤应激反应的措施，术中及术后连续给 3d 肾上腺皮质激素（地塞米松 10～50 mg/d）。

【术后并发症、预防与处理】

1. 胆瘘及腹腔感染：在联合肝叶切除及高位胆肠吻合术后常易发生肝断面和吻合口的胆汁或肠液的外漏，通常只要将腹腔引流管放置到位，以自然引流不加负压吸引，引流时间最好超过 1 周，待体温正常和进食数天后无异常再完全拔除腹腔引流管。因胆瘘常发生在 1 周之后，腹腔引流在进食后忽然增多，观察如无发热、腹胀等症状，只需保持引流通畅，胆瘘可自行愈合。当遇高热、腹腔残余感染者，应尽早影像定位，积极引流，对少量包裹积液可在 B 超引导下穿刺引流，对肝下及肠间脓肿需再手术引流。

2. 应激性溃疡大出血：对深度黄疸（胆红素＞400 μmol/L），原有肝硬化或上消化道溃疡史，肝功能失代偿，合并胆道感染或腹腔残余脓肿等并发症者，术后如恢复不顺利，常在术后 1 周左右并发上消化道大出血。处理原则首先应调节和改善全身状况，如果手术已成功地解除了胆管梗阻，一般情况下在全身及肝功能逐渐得以改善时，经过保守治疗能自行缓解。但对出血迅猛量大者，如溃疡的动脉性出血，需急诊手术或介入栓塞才能控制。

3. 反复发作的胆道感染：胆道感染是肝门部胆管癌围手术期最常见的并发症之一，其原因主要为肠源性的细菌感染和各种导管并发症，由于肝门部胆管呈分支状及多极化分布，单一的导管内支撑引流很难达到满意的术前减黄，且增加了术后胆道感染的发生率，故我们不主张常规行术前导管减黄术。对预防手术后反复的胆道感染，其术式选择十分重要，根据解放军总医院 103 例手术病例的观察，切除行胆肠内引流者术后胆道感染发生率为 25.4%，单纯行胆肠内引流者为 63.4%，单纯行导管外引流者为 47.6%。可见在未能切除肿瘤的情况下行高位胆管的肠道吻合术，其胆道感染的发生率明显增高，使病人术后生活质量反而下降，亦并未延长生存时间。

姑息性的术式选择更应注意减少胆道感染因素，以提高生活质量为原则。如避免在有肿瘤残留的二、三级胆管处行胆肠吻合术，可尽量利用胆囊行高位胆道重建以保留胆管括约肌功能，简便的导管内外支撑引流术往往实用有效，但不要以为导管越粗越好，尤其是经过肝内胆管的置管方式，如 U 型管和直管引流，管径应略细于扩张的二、三级肝管内径，放置时应无张力和留有间隙，使胆汁能经导管周围顺利流畅。

在术中置放穿过肝实质的 U 型管或直管胆道引流时，该引流管应尽量经肝内扩张胆管末梢贴近肝表面穿出，最好一次置管成功，以免造成术后肝实质内伤道的继发感染和脓肿形成。

【手术经验与有关问题讨论】肝门部胆管癌由于多呈多极化浸润性生长，肿瘤的边界不清，解剖及毗邻关系复杂，手术方式的选择往往需待术中解剖性探查后方能最后确定，因此在必要的术前影像检查完成后，对梗阻性黄疸定位已确定又无手术禁忌者应视为急诊对待，尽早地手术治疗可增加术后肝功能的恢复机会，切忌术前不必要的重复检查，使缓冲能力很差的高位胆管梗阻很快导致肝衰竭。

我们体会肝门部胆管癌影响手术成功的关键：一是胆管癌的病理学特征，二是外科医师的经验与技能。过去认为胆管癌的病理学特征对手术预后的影响不大，但随着切除病理标本的增加及远期疗效观察，对肝门部胆管癌的临床病理学特征认识也有改变，其并非如以往所述的以高分化腺癌为主，低转移率的肿瘤特点；而是低中分化腺癌占半数之多，其淋巴结转移率可达10%～25%，特别常见的浸润神经、肝脏、周围脂肪组织的特点，在低分化腺癌高达57%～92%。从手术切除后远期疗效的结果观察，肝门部胆管癌的病理组织类型对预后的影响十分显著，长期生存者均为高分化腺癌或乳头状腺癌。因此，对肿瘤呈结节或乳头型，边缘清楚，病理报告为高分化腺癌者，曾行姑息或减黄术后仍长期生存良好者，不应放弃再行积极的根治性切除术。

肝门部胆管癌切除术是涉及肝外科、胆道外科及血管外科的高难外科技术，其手术方式往往不规范，必须视病人的病情与术中探查情况而确定采用何种术式。由于肝门胆管及肝动脉的解剖变异十分常见，肿瘤的部位、类型及导致病理性解剖变异，如肝脏的萎缩与增生导致肝门移位等，几乎每一位病人的局部解剖均不相同，所以手术者在术中的判断十分关键，对于较熟练掌握了肝切除、高位胆管吻合及血管外科技术的医师，可不必拘泥规范定型的手术方式，而视不同的病理情况采用联合的手术方式才是合理的原则。

〔李成刚〕

参考文献

[1] 黄志强. 肝门部胆管癌的外科治疗 [J]. 中华外科杂志，1990，28：522.

[2] 周宁新，黄志强，刘永雄，等. 肝外胆道癌全国调查1098例分析 [J]. 中华外科杂志，1990，28：516.

[3] 周宁新，黄志强，刘永雄. 肝门胆管癌手术与预后的影响因素——45例临床随诊分析 [J]. 中华医学杂志，1993. 73：232.

[4] 周宁新，黄志强. 肝门部胆管癌外科治疗方式的选择和预后 [J]. 腹部外科，1993，6：41.

[5] 李维华，黄志强，周宁新，等. 肝门部胆管癌的临床与病理学观察 [J]. 中华外科杂志，1993，31：536.

[6] 周宁新，黄志强，冯玉泉，等. 肝门部胆管癌103例外科治疗远期疗效的评析 [J]. 中华外科杂志，1997，35(11)：649.

[7] Jan Y Y，Chen M F. Surgical treatment of peripheral cholangiocarcinoma [J]. Asian J Surgery，1996，19：105.

[8] Farley D R，Weaver A L，Nagorney D M. "Narural History" of unresected cholangiocarcinoma：patient outcome after noncurative intervention [J]. Mayo Clin Proc，1995，70：425.

[9] Fortner J G，Vitelli C E，Maclean. Proximal extrahepatic bile duct tumors [J]. Arch Surg，1989，124：1275.

[10] Pinsen C W，Rossi R L. Extended right hepatic lobectomy，left hepatic lobectomy，and skeletonization resection for proximal bile duct cancer [J]. World J. Surg，1988，12：52.

[11] Bismuth H，Nakache R，Diamond T. Management strategies in resection for hilar cholangiocarcinoma [J]. Ann Surg，1992，215：31.

[12] Tsuzuki T，Ueda M，Kuramochi S，et al. Carcinoma of the main hepatic duct junction：Indications，operative morbidity and mortality，and long-term survival [J]. Surgery，1990，108：496.

[13] Cameron J L，Pitt A，Zinner M J，et al. Management of proximal cholangiocarcinomas by surgical resection and radiotherapy [J]. Am J Surg，1990，159：91.

[14] Hadjis N S，Blenkharn J I，Alexander N，et al. Outcome of radical surgery in hilar cholangiocarcinoma [J]. Surgery，1990，107：597.

[15] Nimura Y，Hayakawa N，Kamiya J，et al. Hepatectomy for hilar bile duct cancer [J]. Asian J Surgery，1996，19：94.

[16] Boerma E J. (Clinical review) Research into the results of resection of hilar bile duct cancer [J]. Surgery，1990，108：572.

[17] 蔡秀军. 美国癌症联合会（AJCC）癌症分期手册第8版"肝门部胆管癌"部分更新解读 [J]. 临床外科杂志，2018，26：10.

[18] 李成刚，黄志强，韦立新，等. 肝门部胆管癌神经浸润及围肝门神经丛的分布 [J]. 中华医学杂志，2012，92：2699.

[19] 郑树国，项灿宏，冯晓彬，等. 肝门部胆管癌诊断和治疗指南（2013版）[J]. 中华外科杂志，2013，51：865.

第一百零二章　恶性梗阻性黄疸的引流手术

Drainage Operations of Malignant Biliary Obstruction

不能切除的恶性肿瘤所致的胆管梗阻和梗阻性黄疸，常需行胆道引流手术，以解除梗阻性黄疸所致的肝损害和造成的全身性的影响，提高病人的生活质量。

从外科手术角度来考虑，胆管梗阻的平面决定手术方法的选择。梗阻性黄疸的梗阻平面一般可以分为胆管下端、肝管分叉以下和肝管汇合处梗阻3个层次。因为肝管汇合以上的梗阻，常是属一级肝管及其以上的梗阻，此时可出现肝脏的“增大-萎缩复合征”，但一般不出现黄疸，除非病变已蔓延至分叉部堵塞对面肝管或转移至肝门部引起肝外胆管侵犯。在现代影像诊断技术条件下，临床上鉴别梗阻的平面已较为容易：B型超声、CT扫描检查一般可以确定梗阻的大概平面；当前最理想的无创性检查是磁共振胆胰管成像（MRCP），它能准确地标志胆管梗阻的平面，虽然其空间分辨率尚不如直接胆道造影。当前，在确定施行姑息性手术的前提下，已没有必要去做有创性的胆道造影检查如PTC和ERCP，而此等检查有时带来非常严重的后果。

胆管的下端梗阻临床上最为常见，胆囊膨胀肿大是其主要特点。对于此等病人，从我国现实情况考虑，开放手术内引流术仍然是首选的治疗方法，除非病人已到终末期而又有条件可能经内镜置管引流者；穿刺置管外引流一般只作为拟行治愈性切除手术前的准备而不是一永久性的治疗措施，因为导管并发症和胆道感染常造成严重的后果。实践经验表明此时的胆肠内引流术可以有效地延长生存时间和提高生活质量。至于是利用胀大的胆囊或是通过胆管途径内引流，从长期的随访观察，胆管空肠吻合术后较少需要再次手术，而胆囊空肠吻合术后由于胆囊管的肿瘤阻塞，有时需要再次手术以解除黄疸，特别是在胆总管下端癌。胰腺头部癌亦可以通过肝十二指肠韧带上转移而侵犯、阻塞肝门部胆管和胆囊管。我们主张在胆肠吻合口处放入一永久性的支撑支架，可能对长期维持吻合口通畅有一定帮助。临床上有时遇到的较简单的情况是手术时发现胆管下端仍可以经过扩张后进入十二指肠，可以置放一支撑导管至十二指肠后而结束手术；或在胆总管内放置尽可能粗的T型管，其长壁剪短后放至十二指肠内，将十二指肠围绕引流管与胆总管缝合而不必做吻合，以简化手术操作。此等方法术后早期的结果一般较好，但后期结果尚缺乏比较。临床上有时出现的错误是胆囊穿刺抽出白色胆汁时，仍然做了胆囊空肠吻合术，术后肯定没有好的结果，因为胆囊管已受阻。

肝管分叉以下的梗阻，临床表现无明显的胆囊肿大，术前重点应查明是否有胆管的分叉部受阻。若左右肝管仍然沟通，则引流一侧的肝胆管便可以起到全肝内胆管系统减压作用。术前的MRCP（或PTC）对手术途径的选择很有指导意义。肝门部胆管以左肝管最长，通常扩张也最明显，位置表浅而在肝外，当肝门处无大的癌块浸润时，分离左肝管横部和做左肝管空肠吻合术（假如病人的情况仍然较好）常是首选的手术方法，同样，吻合口内可放置支架。但是，如果肝门部癌块较大不能做到较好的手术显露时，则应选择肝左外叶的下段肝胆管和左外叶肝管的联合切开，将支撑放进至右侧肝管，然后做与空肠吻合或只是单纯外引流。对于高位的肝胆管梗阻单纯的外引流术后期可较胆肠吻合或置管架桥内引流术的后期处理为容易，病人较少有频发性的胆管炎而需反复住院治疗，虽然胆汁外流会造成不便和生理上的影响。

肝管分叉部梗阻造成与肝总管梗阻相似的肝脏的病理改变，但其临床情况则要复杂得多；因为此时的梗阻可能是原发部位（Klatskin瘤）或是继发的，继发于外周胆管的病变向分叉部进犯。所以，在造成的肝内胆管病变上有对称性扩张和不对称性扩张之分，而后者则伴有肝脏的增大-萎缩复合征的表现。此外，右肝管的汇合变异甚常见，约半数的人有右肝管解剖变异，最常见的是分裂型右肝管，此时肝管分叉部阻塞将造成三个肝管开口以上的阻塞而不单纯是左右肝管汇合部阻塞。手术引流应该针对增生肥大的肝叶内胆管而不是萎缩的肝叶胆管，若两侧肝管和肝脏呈对称性的扩张和增大时，则应同时引流左、右侧肝内胆管。左侧肝管引流途径已如上述，而右侧肝内胆管引流则要复杂得多。肝门部胆管恶性肿瘤常侵犯至二级肝胆管开口，结果使右侧的肝内胆管（右前肝管、右后肝管）呈分隔状，可通过术前MRC或PTC来确定。手术显露右肝内胆管的途径则据肝内胆管的扩张程度而定；对有显著扩张者，右后叶肝管可通过肝右切迹途径接近，而右前肝管则经胆囊床。后径路的方法亦用于发现右前肝管。此时的内引流术则需用一长的Roux-en-Y肠段，从左到右侧。如果右肝内胆管的扩张不够显著时，则只能将肝门部胆管切开（通过肿瘤狭窄部）以找到前、后肝管开口，分别置管引流。手术是比较复杂，创伤性亦较大。高位肝胆管梗阻的病人，肝实质损害早而较严重，常较早出现胆汁性肝硬化，姑息性手术的效果较差，故当病情已达后期时，更常采用保守性治疗或置管外引流。

一、胆囊空肠吻合术（图102-1、图102-2）

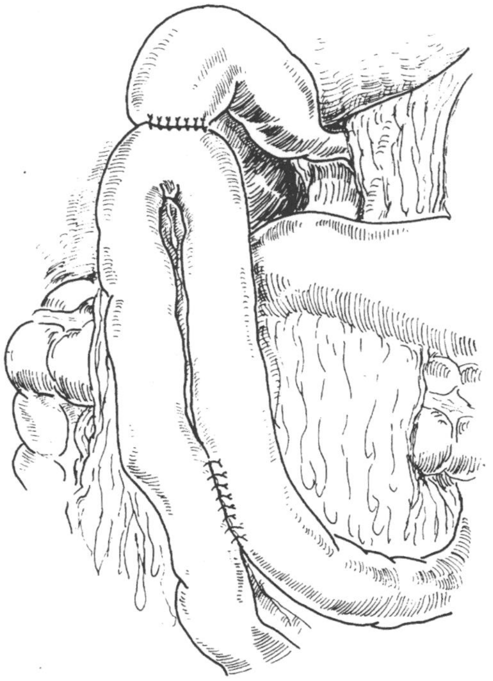

图102-1　胆囊空肠襻式吻合术

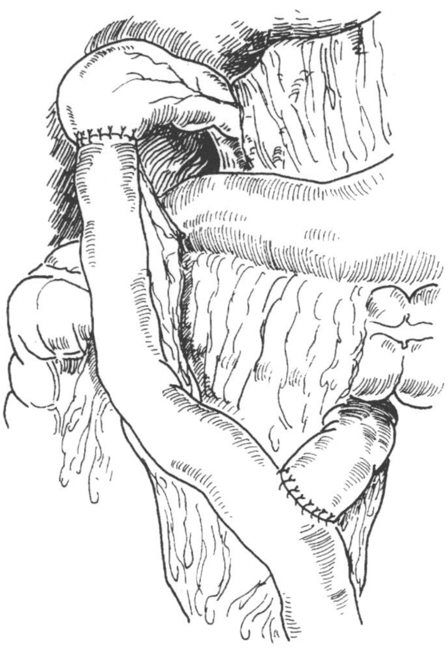

图102-2　胆囊空肠Roux-en-Y吻合术

胆囊空肠吻合术一般适用于胰腺癌所引起的梗阻性黄疸，因其手术简单，可用于一般情况较差的病人。

对由胆管癌所致的胆管下端梗阻者，一般不宜用胆囊作为减压引流途径，因为癌沿胆管壁扩展时很快便堵塞胆囊管开口。

【适应证】

1. 胰头癌胆管下端梗阻。
2. 胆囊肿大。
3. 胆囊管扩张。
4. 胆囊内为浓稠的胆汁。
5. 病人能承受手术。

【禁忌证】

1. 终末期的恶性肿瘤病人。

2. 胆囊不肿大。

3. 穿刺抽液胆囊内为“白胆汁”或黏稠的黏液，表示胆囊管已阻塞。

【术前准备】

1. 纠正水与电解质平衡失调。

2. 减轻腹水。

3. 围手术期静脉内营养支持。

4. 同一般胆道外科手术。

【麻醉与体位】据情况用全身麻醉或连续硬膜外阻滞。仰卧位。

【手术步骤】

1. 采取直接在肿大胆囊处的右肋缘下斜切口，可将腹直肌外缘向内牵开而不切断肌肉纤维。

2. 检查腹腔内肿瘤发展的状况并取活组织做病理检查。

3. 胆囊底部穿刺，若抽出为墨绿色胆汁，手术可按原计划进行；若抽出无色液体，表示胆囊管已阻塞，宜改做胆管手术。

4. 将上部空肠从结肠前上提至胆囊旁，沿胆囊长轴，在少血管的脏面处作浆肌层缝合。

5. 切开胆囊体部，切缘上的出血点均需缝扎止血；吸除胆囊内容，可见有胆汁由胆管排入胆囊。

6. 可用襻式胆囊空肠吻合，在两肠段间作一侧侧吻合，并在输入空肠段作一人工套叠瓣。

7. 亦可用 Roux-en-Y 型空肠吻合。

8. 一般不放置引流，切口分层缝合。

二、肝圆韧带径路左肝内胆管空肠吻合术

该吻合术用于肝管汇合以下的肝外胆管肿瘤性阻塞不能经肝门部处理者，左、右肝管间仍然沟通（图 102-3）。

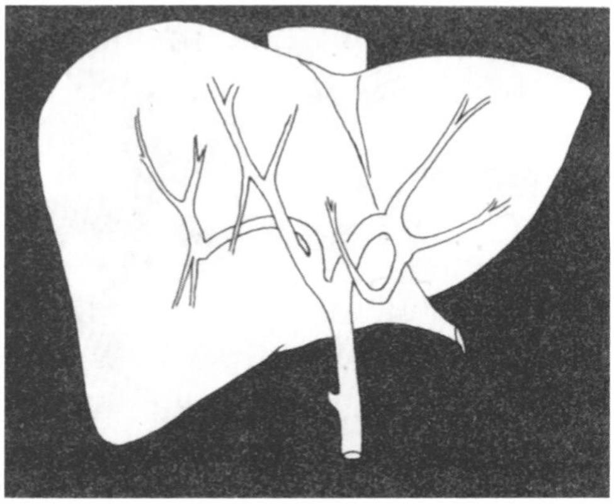

图 102-3 肝内胆管在肝表面的投影

【术前准备】术前宜有 PTC、CT 或 MRC（磁共振胆道成像）照片，以显示肝内胆管扩张的情况、分布状况、两侧肝胆管系统是否沟通，左、右肝叶的体积，肝管分叉部有无肿瘤压迫、肝内有无转移等。左外肝管扩张是手术成功的要素。

【手术步骤】

1. 长右肋缘下斜切口，切口内端伸长至左上腹剑突左旁。

2. 分层切开腹壁，进腹后检查肿瘤发展的情况、有无肝内转移、网膜和腹膜种植等，取组织送病理检查。

3. 切断肝圆韧带和肝镰状韧带。

4. 切开经常存在于肝左内、外段间的肝组织桥。

5. 向下牵引肝圆韧带，向左肝管方向穿刺，一般容易抽出胆汁。

6. 将肝圆韧带向下方分离，在肝镰状韧带左侧切开部分肝组织，向后分离，首先见到门静脉矢状部发出的左外下段（肝Ⅲ段，Couinaud 分类法）支。

7. 左外下段肝内胆管位于伴行的门静脉支深面下方，但当胆管有明显扩张时，便向上前方突出。经穿刺抽吸便可确定。

8. 以细线在肝胆管壁上缝二牵引，纵形切开肝内胆管，以直角血管钳引导，尽量扩大切开的长度，经切开处向肝内、外胆管探查。

9. 将一导管放至右肝管方向内。

10. 若为单纯胆管外引流，便可缝合胆管和肝脏上切口，结束手术。引流处两旁放置 2 根 Penrose

引流，另刺口引出。

另外，若考虑做内引流，则需做成一 Roux-en-Y 空肠襻，从横结肠前提至上腹部。

可用空肠的断端或侧壁与左外下段肝管吻合，吻合周围用组织妥为覆盖缝合，以减少术后胆汁渗漏。

11. 肝管内的导管经 Roux-en-Y 肠段引出。手术处放置腹腔引流（图 102－4、图 102－5）。

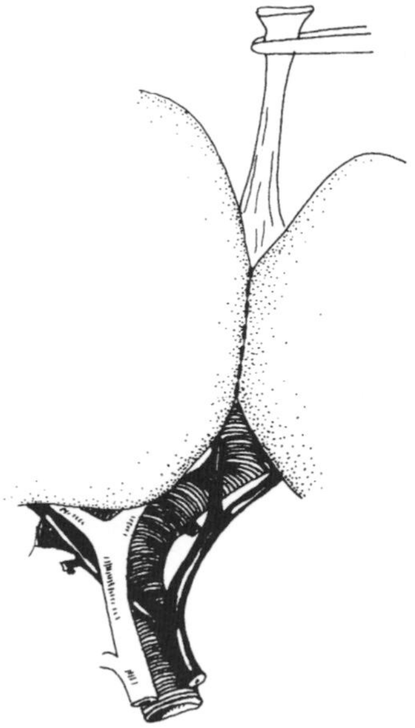

虚线表示肝组织切开的位置

图 102－4　肝门左端左内外段间的肝组织桥

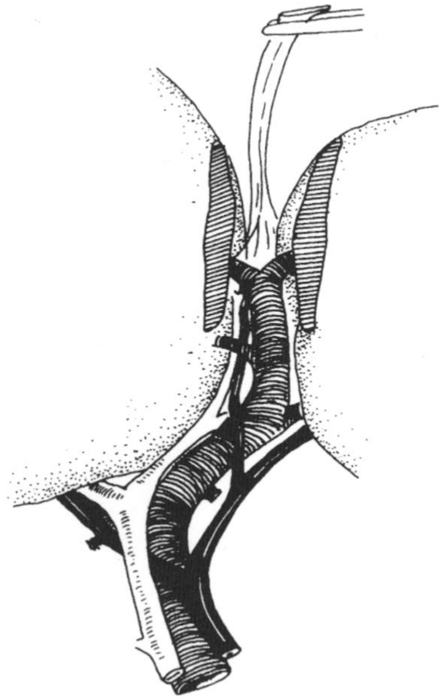

切开肝左叶内外段间的肝组织桥后，敞开脐裂，内有左门静脉的角部，矢状部、囊部及其分支，左外段肝管一般在门静脉矢状部深面通过

图 102－5　左脐裂内的解剖结构

三、左右肝内胆管空肠吻合术

阻塞在胆管分叉部的肿瘤，可能有两种临床情况：

1. 原发在分叉部肿瘤如 Klatskin 瘤，两侧肝内胆管呈对称性扩张，左右肝均肿大，此时宜同时做左右肝内胆管引流（图 102－6、图 102－7）。

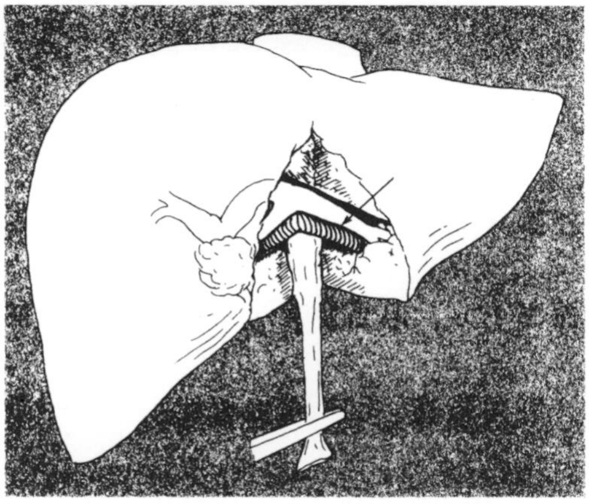

图 102－6　显露左外段肝管（箭头所示）

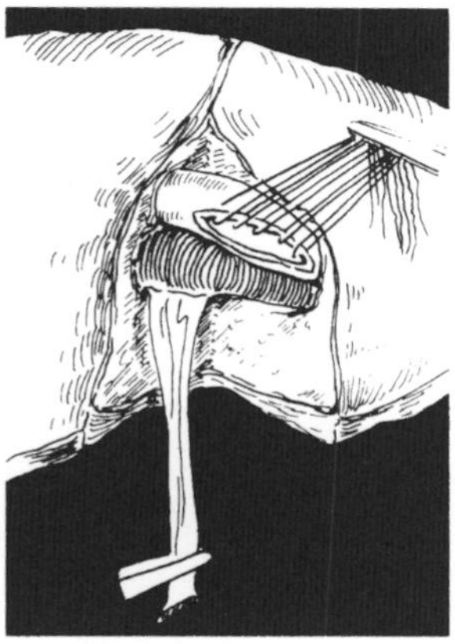

肝管切缘缝线留长，依次钳夹，用于缝合肝管空肠吻合前壁

图 102－7　纵形切开左外下段肝管

2. 开始来自分叉一侧的肿瘤，一侧肝叶已有萎缩而对侧肝叶呈代偿增大，CT 照片上表现为增大-萎缩复合征，此时应做增大一侧的肝内胆管引流而不能做萎缩一侧的肝内胆管引流（图 102－8）。

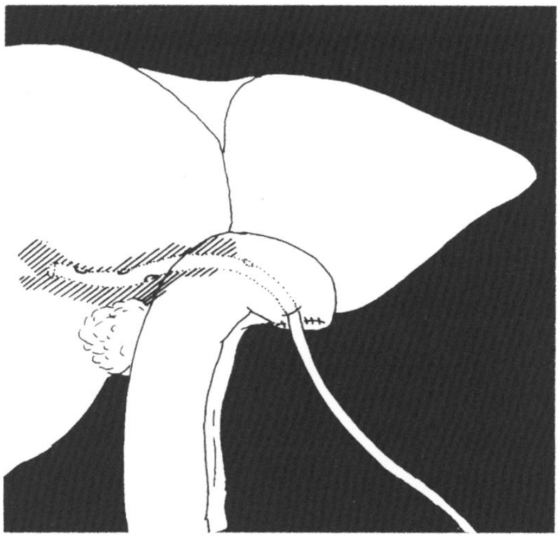

导管放至对侧肝管（若有可能），以保持引流通畅及减压，亦可用形状记忆合金管

图 102－8　圆韧带径路肝管空肠吻合

【手术步骤】

1. 左侧肝内胆管引流用圆韧带径路。

2. 右侧的肝内胆管则宜用右前肝管或右后肝管；在胆囊床的后方经切开肝组织找出右前或右后肝管（图 102－9）。

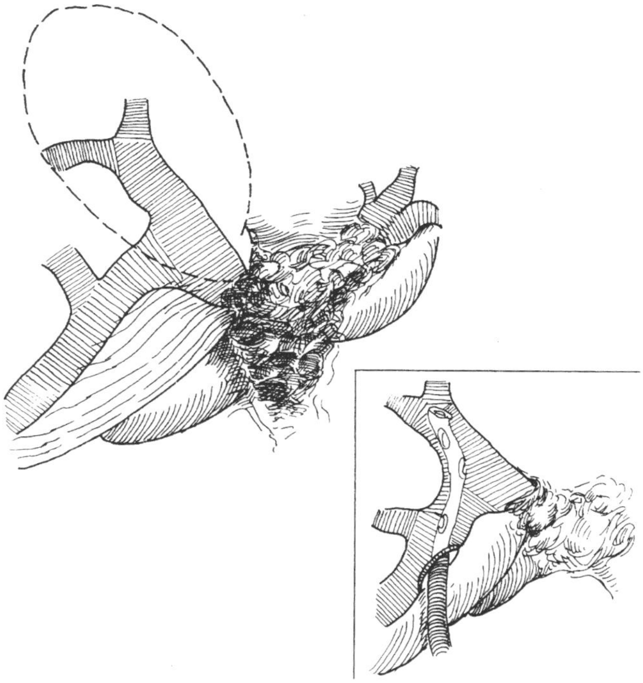

肝门部胆管癌梗阻致右肝管阻塞；右下图示经右后肝管置管至右前肝管

图 102－9　右肝内胆管引流

3. 有时在右侧肝右切迹内可以扪到扩张的右后肝管，使手术易于进行。

4. 左、右侧肝内胆管空肠吻合时，可制成一长约 60 cm 的 Roux-en-Y 空肠襻，从结肠前上提后，便可以分别同时与左及右侧肝内胆管吻合（图 102－10）。

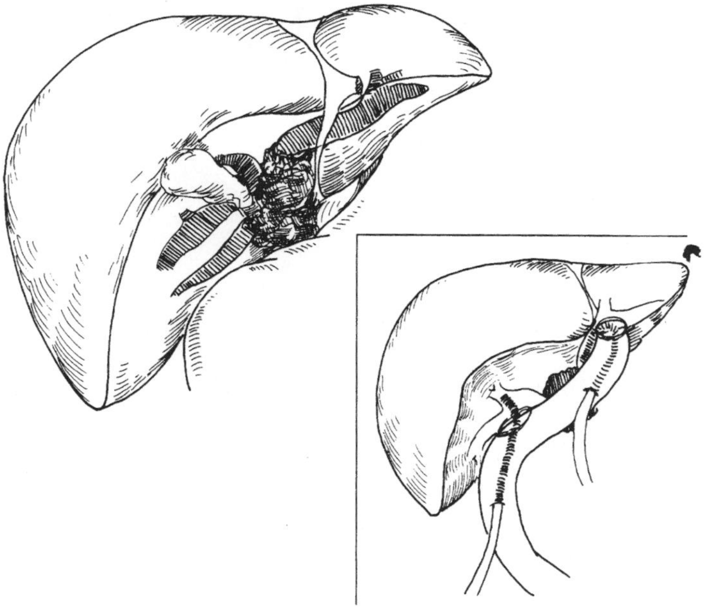

肝门肿瘤阻塞，双侧肝管扩张；右下图示双侧置管经一 Roux-en-Y 肠段

图 102－10　肝门肿瘤双侧肝管引流

5. 双侧肝内胆管空肠吻合一般只用于身体情况尚好和预计生存期较长的病人。

6. 腹腔内左、右侧均放置引流。

【术后处理】同肝门部胆管癌切除手术。

〔黄志强　黄晓强整理〕

第一百零三章　近端胆管癌置管引流术

Drainage Operation with Intubation of Bile Duct for Proximal Cholangiocarcinoma

近端胆管癌由于肿瘤常侵及肝门部血管或较早地侵入肝实质或向肝内转移而难以施行根治性切除术。20 世纪 80 年代初期国内肝门部胆管癌的切除率报告平均仅为 10%，近年来已提高到 60%以上。1965 年 Klatskin 最早报道并总结肝门部胆管癌具有生长缓慢、转移晚等特征，故人们亦将该瘤称为 Klatskin 瘤。该瘤早期诊断困难，晚期只能施行肿瘤梗阻近端胆管的内或外引流术以缓解梗阻性黄疸、延长病人生存时间。

当前近端胆管癌多按 Bismuth 分型法分成 4 型。Ⅰ型肿瘤位于肝总管；Ⅱ型肝总管肿瘤达分叉部；Ⅲ型又分为：Ⅲa 肝总管分叉部肿瘤累及右肝管，Ⅲb 肝总管分叉部肿瘤累及左肝管；Ⅳ型肝总管分叉部及左右肝管均被肿瘤侵及（图 103－1）。

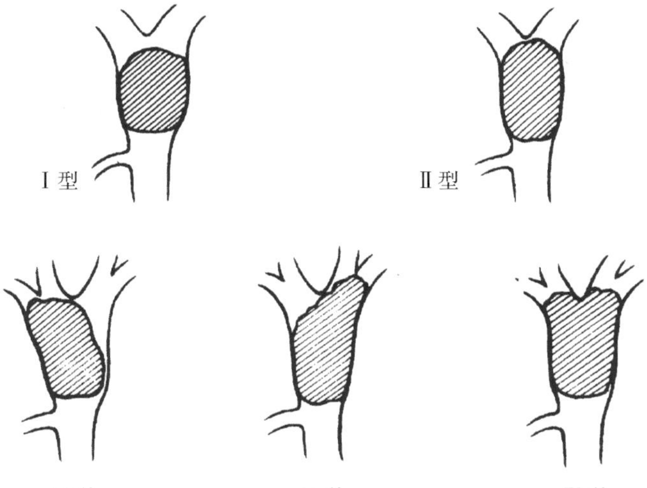

图 103－1　近端胆管癌分型

【适应证】凡不适于近端胆管癌切除的病例都应争取施行胆道内或外引流术以求解除或减轻黄疸（简称减黄）。以下情况不适宜行近端胆管癌切除：

1. 肿瘤有远隔转移。
2. 肿瘤有区域性转移并腹内广泛转移、腹膜及网膜有肿瘤结节种植者。
3. 肝蒂以外的淋巴结转移。
4. 两侧肝实质内的癌转移。
5. 两侧二级以上肝管受累。
6. 两侧肝动脉及门静脉受累或肝动脉及门静脉主干均受累。

Klatskin 认为对不能切除的肝门部胆管癌即使只行解除胆道梗阻之姑息性手术也能取得病人长期生存的结果。他指出利用一条扩张的肝内胆管施行胆肠内瘘术在临床上是很重要的。国内外文献均报道姑息手术既能改善病人生活质量又有机会使病人获得长期生存。随着影像学和内镜技术的发展，PTCD 及

ERCP 下放置胆管支架已经在越来越多的医疗单位开展了，不能手术切除的晚期病人多数已选择以上两种方法达到减黄和引流胆汁的目的。对于尚未开展 PTCD 和 ERCP 胆管支架置入的单位或医疗条件不允许的边远地区，病人胆管扩张不明显或肿瘤堵塞胆管无法 ERCP 下放置胆管支架的，可以选择本文所述的旁路手术和胆管内插管内或外引流术。

【胆管内或外引流术种类】

1. 旁路手术：

（1）部分肝总管及一侧肝管受累可行左或右肝内胆管空肠吻合术（Roux-en-Y 式吻合或肠襻式吻合附加 Braun 吻合）。

（2）左右肝管及汇合部均受累，可行左右肝内胆管的双旁路胆肠吻合减黄术。

2. 胆管内插管内或外引流术：当前临床上所见的肝门部胆管癌多属晚期，姑息性改善病情、胆肠吻合术是有困难的，因而常选择插管手术治疗。

【术前准备】基本上同胆管癌的剖腹探查准备。插管引流术多是在手术探查中认为不适合于肿瘤切除或旁路胆肠吻合术式者，如术前判断病人情况不适于手术则宜直接行 PTCD 或经内镜法置入支架管引流胆道以缓解梗黄，而无需手术。肝门部胆管癌病例，术前都应行 MRCP 检查了解胆道梗阻部位、肿瘤侵袭范围和左右肝管在分叉部是否相通，以便决定行单或双侧插管。

【麻醉、体位与切口选择】同肝门部胆管癌手术。

【手术步骤】胆管插管引流手术方法简单、安全、手术时间短，适用于年纪大、体质差、不适于肿瘤切除及旁路胆肠吻合术的病例或曾行胆管癌切除、胆肠吻合术后肿瘤复发又出现梗阻性黄疸者。

1. 经手术的插管种类：

（1）经胆总管切开，扩张肿瘤狭窄部，插入 T 型管或直管达肿瘤上方，行胆道的内引流（导管远端置入胃肠道内，直管可留置于胆总管内）或外引流术。

（2）经胆总管切开行 U 型管引流术。

（3）超越肿瘤的肝内胆管插管、旁路胆肠或胆胃内引流术（用 T 型管将短臂及长臂均剪短或用直管）。

（4）未侵及分叉部的肝总管癌，在肿瘤上方切开近分叉部肝总管，插入 Y 型管行胆肠或胆胃内引流术。

（5）近端胆管癌阻塞段扩开后插入胆道内支架管（endoprosthesis）——镍钛形状记忆合金管行胆道引流术。

（6）胆管插管外引流管与空肠造瘘管在体外连接形成胆道内引流。

2. 肝门显露：显露肝门从肝十二指肠韧带分离，切开该韧带右侧表面的腹膜层，用钝及锐性分离法显露出胆总管，沿此向上分离肝总管及其分叉部，达肿瘤平面（图 103－2）。在显露胆管过程中注意扪查其左旁的肝动脉与其左后方的门静脉。胆管癌因胆道梗阻，肝淤胆肿大，肝门区肿块尤其位于肝管分叉部者位置深，常被肿大的肝方叶所覆盖而影响肝门的显露。可将肝方叶向上牵开，剪开肝门横沟处粘连，有利于探查胆管肿瘤。确认肿瘤侵及周围血管或已侵入肝内，不适或不拟行肿瘤切除时则无需进一步分离肝门部，但分叉部胆管癌（Ⅲ、Ⅳ型）经胆总管切开不能向上扩开肿瘤阻塞部插管至肿瘤上方胆管内者则需经不同途径从肝实质内显露可提供置管的肝内胆管。因而必须了解各肝叶、段内胆管分布及所在部位，掌握肝内胆管分支情况，有助于试验穿刺与胆管的显露（图 103－3）。

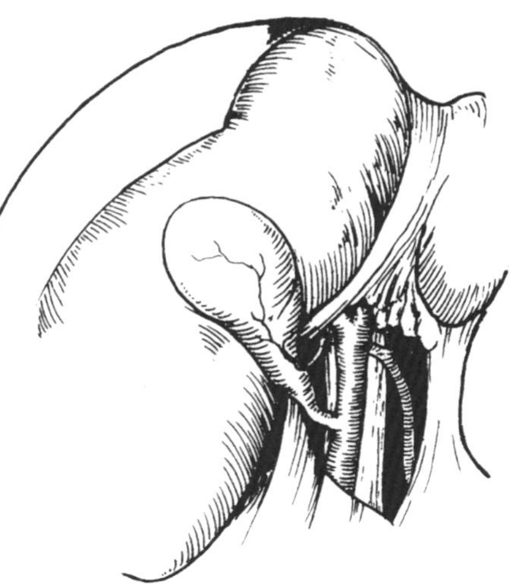

图 103－2　显露肝门

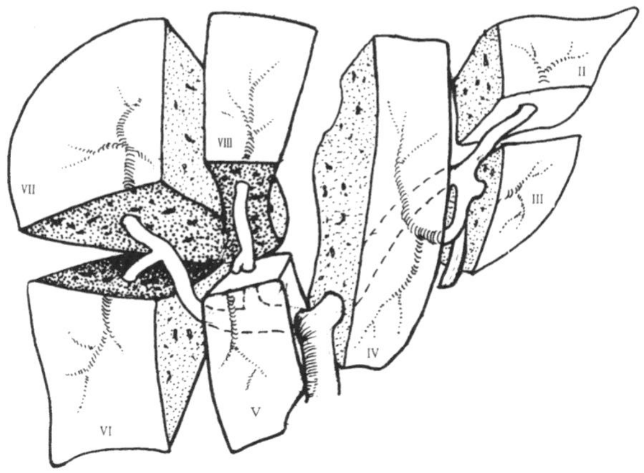

图 103－3　肝段及肝内胆管分布情况

3. T 型管、Y 型管插入胆管引流方法：近端胆管癌尚未完全闭塞胆管腔或已闭塞者可切开胆总管，在管腔内向上探查胆管肿瘤的阻塞程度，同时可刮取小块肿瘤组织送冷冻切片活检。用细的胆道探条向上试探，通过肿瘤段达近端胆管，退出探条可见胆汁流出。逐一更换粗的探条，扩张肿瘤狭窄部。如直径 1 mm 探条不能通过，可用金属导丝的硬端插入，达梗阻近端胆管内，然后用 PTCD 管扩张肿瘤狭窄部，再用胆道探条扩张，达 4～6 mm 或更宽。用 16～18 号 T 型管，将短臂一端插入肿瘤上方胆管内，另一端置入胆总管内。缝合胆总管开口，T 型管长臂外引流或剪短残留 6～8 cm 在胃或十二指肠前壁行荷包缝合、切开，插入 T 型管长臂入胃内或十二指肠腔内（图 103－4）。将胃或十二指肠壁上提贴紧到胆总管切口缝合处，结扎荷包缝线，再将胆总管或十二指肠壁缝合固定数针。如二者距离较远，难以拉拢靠近时可将外露导管的间桥部分用肝圆韧带或网膜片包裹。

肝总管癌未累及分叉部，管腔完全闭塞而不能扩开，可在肿瘤上方近胆管分叉部切开，插入 Y 型管，无备好的 Y 型管时，可用 T 型管缝制成 Y 型使用（图 103－5）。

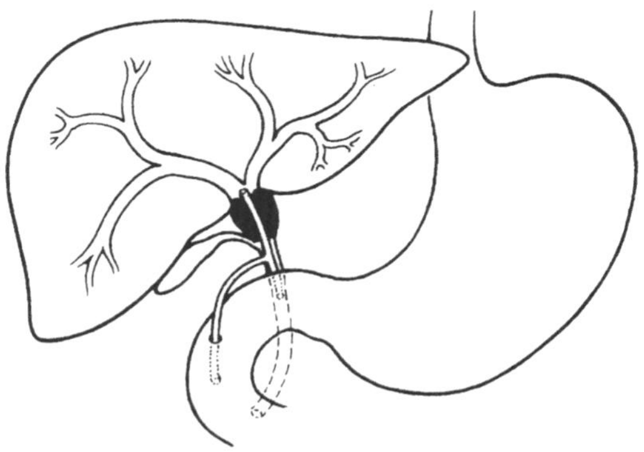

图 103－4　近端胆管癌经胆总管切开，扩开肿瘤阻塞部，插入 T 型管，十二指肠内引流

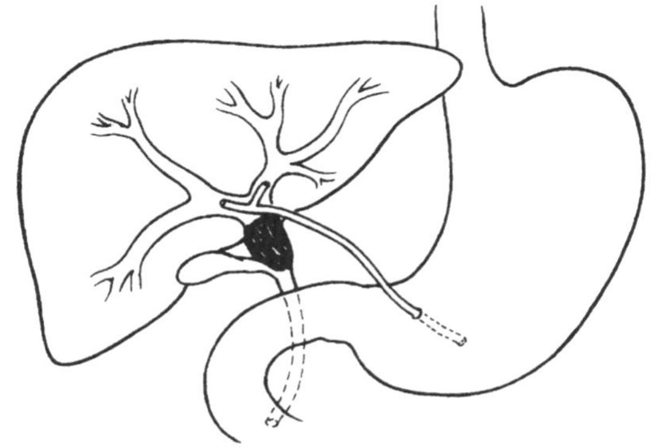

图 103－5　近端胆管癌，在肿瘤上方切开胆总管，插入 Y 型管，胃内引流

4. U 型管：这是 Terblanche 等在 1972 年所创用的方法。U 型管是采用 40～50 cm 长的硅胶管，外径 5 mm，经切开胆总管置入，扩开肝门部肿瘤狭窄部插入导管到肿瘤上方的肝内胆管，经右肝表面穿出，U 型管在肿瘤上下端的胆管内要置数个侧孔。导管的两端均从两处腹壁戳孔引出。为了以后更换导管，在插管前必须备好相同长度与粗径以及具有同样侧孔的导管两条。并在体外作好标记，以防侧孔脱出胆管外而使胆汁漏入腹腔。U 型管经造影证实导管位置正确，引流功能良好，2 周后将导管两端连接形成胆道内引流，也可将肿瘤下端的导管引入十二指肠或空肠内（图 103－6）。

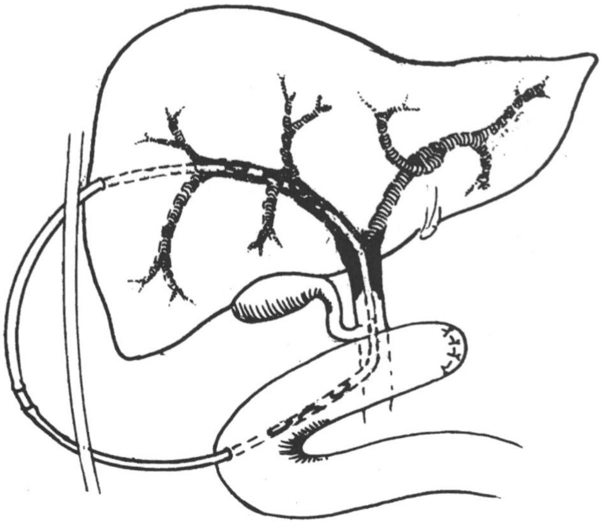

图 103-6 近端胆管癌，经胆总管插入 U 型管，一端经肝引出，一端经胆总管进入肠管引出，二管端连接形成内引流

U 型管引流的优点：①手术简便，可引流胆道，缓解梗黄。导管两端在体外，确切留置以防脱出。必要时两端连接可形成胆道内引流；②长期置管者可更换新管，可防胆泥淤塞导管，并发感染或导管变质折断；③用于冲洗胆道及胆道造影，有助于观察肝内外胆管与胆管癌的变化。其最大缺点是终身带管，影响生存质量，另可成为引入感染门户。另在插管过程中可并发胆道出血或假道。亦可引起胆道感染、胆管炎及膈下脓肿或腹腔感染，现临床已很少使用。

5. 肝内胆管插管、胃或肠道内引流术：近端胆管癌不适于切除、也不能经胆总管切开穿过肿瘤阻塞部插管或因病人情况也不适用旁路胆肠吻合术者，可经肝圆韧带途径显露左外叶肝内胆管（第Ⅲ肝段），插管向胃或肠道内引流。先在肝圆韧带左侧试验穿刺抽出胆汁后切开肝脏显露出肝内扩张的胆管，选用适当粗径及长度的硅胶管或硅塑管，亦可采用 T 型管将长短臂均剪短，插入肝内胆管，妥善固定，将导管之另一端置入胃或十二指肠内，将肝与胃壁拉近，结扎胃壁之荷包缝线，将肝与胃壁缝合数针固定（图 103-7）。导管插入肠管内不能上提肠壁与肝脏贴近者可用网膜片或肝圆韧带包绕导管的外露部分。左右肝管汇合部被肿瘤完全阻塞者可采用左、右肝内胆管的双插管内或外引流术。左肝内胆管插管法已如上述。右肝内胆管的显露是在胆囊右侧 3～4 cm 处的肝前缘切开肝实质，向肝门方向显露扩张的第Ⅳ段肝内胆管，也可将胆囊切除，在胆囊床显露右肝前叶扩张的胆管。先用试验穿刺法探寻肝内扩张的胆管，有条件时可借助于术中的 B 超探查。左、右肝内胆管插入适当的导管后将左侧导管远端置入胃内，右侧者置入十二指肠或空肠内引流（图 103-8）。

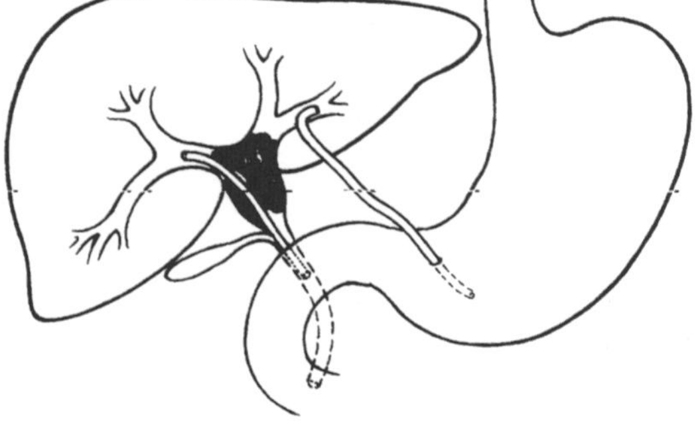

图 103-7 近端胆管癌，左肝内胆管插管，胃内引流，右肝内胆管经扩开肿瘤阻塞部插管，胆总管内导管留置

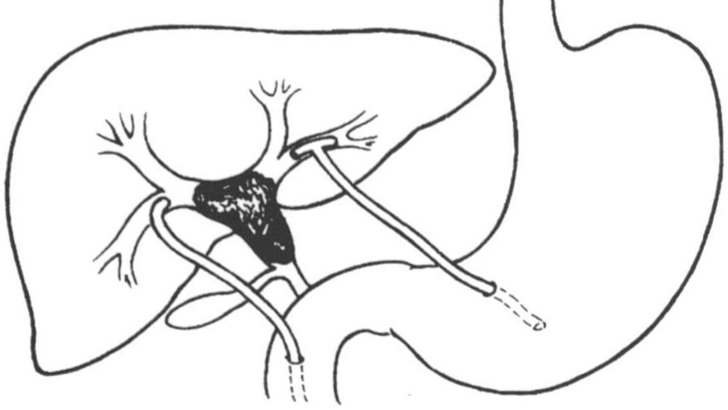

图 103-8 近端胆管癌阻塞部不能扩开，行两侧肝内胆管双插管胃及十二指肠内引流

肝门部胆管癌在不适于肿瘤切除而采用左肝部分切除、肝内胆管空肠吻合术如 Longmire 术式的病例也可经吻合口插管入肝内胆管，另端经空肠引出腹外（图 103－9）。这种插管支撑不仅防吻合口漏及狭窄，也可用于术后胆管造影。

6. 胆管插管外引流与空肠造瘘导管体外连接形成内引流：近端胆管癌因梗阻性黄疸重、病人情况差，不允许施行长时间的肿瘤切除手术与复杂的姑息性手术者，最简单、安全的减黄手术为胆管外引流术。肿瘤累及肝门与肝外胆管，不能经胆总管途径插管，可按上述方法插管入左或右肝内胆管，将硅胶管引出腹外行外引流术，再行空肠造瘘置管，该造瘘管既能行肠道减压，又可用为营养支持。两周后将胆道外引流管与空肠营养造瘘管连接可回收胆汁（图 103－10）。此法既可防水分及电解质的丢失，又能改善消化功能与食欲。

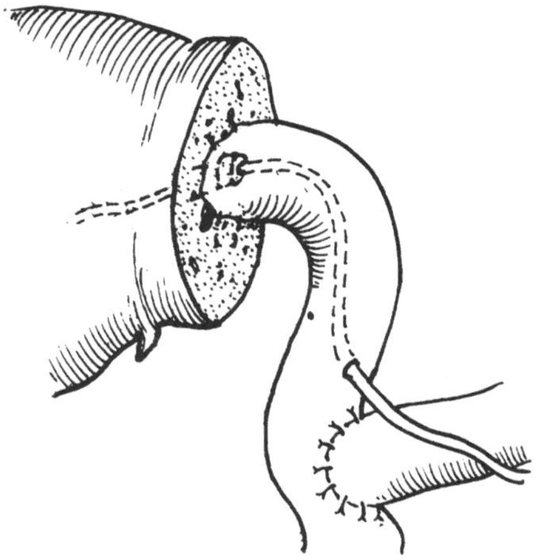

图 103－9　近端胆管癌行左外叶肝部分切除，胆肠 Y 型吻合术，经吻合口插入支撑管引流胆道

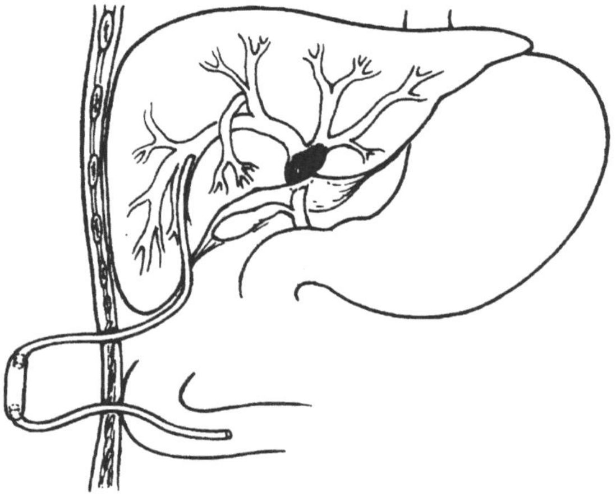

图 103－10　右肝内胆管插管外引流导管与空肠造瘘导管体外连接形成胆道内引流

7. 扩开胆管癌阻塞部插入人工支架行内修复术（endoprosthesis）：是采用镍钛形状记忆合金的胆道内支架管（有螺旋及网状两种）治疗近端胆管癌的胆道梗阻。该支架管具有不同粗径（7～10 mm）及不同长度（4～8 cm），它有记忆原形的特点，可经不同途径置入肿瘤狭窄段的胆管内予以支撑。采取手术方法，经胆总管切开，先扩张近端胆管癌阻塞处，将上述支架管插过肿瘤狭窄段，达肿瘤上方扩张的胆管内，支架管的远端置于胆总管内（图 103－11）。

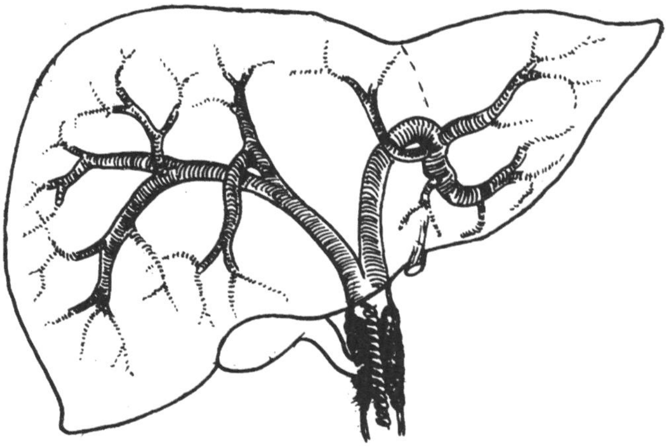

图 103－11　近端胆管癌经胆总管扩开肿瘤狭窄部插入镍钛形状记忆合金支架管引流胆道

利用该形状记忆合金管在冷盐水内变软，可塑成细管（直径 3 mm 左右）而在 40 ℃左右的温盐水内能扩张恢复原状的功能作为支架，可抗压，引流阻塞段以上的胆管，使梗阻性黄疸减退。该支架管的

插入除手术方法外还有非手术的经内镜（按 ERCP 法）与经皮经肝（按 PTCD 法）途径置管法。后两种方法置管困难，必须用特殊器材扩开胆管癌的狭窄部，能熟练掌握 ERCP 与 PTCD 技术者才能完成。

【注意事项】

1. 导管选择：选择哪种合适的导管用于近端胆管癌的插管引流治疗，要根据胆管癌的侵袭范围、扩开肿瘤的腔隙大小，拟引流入的脏器距胆管切开置管部的距离能否靠拢？行胆管内引流或外引流？旁路置管者要根据显露出的肝内胆管的扩张程度，来选用不同粗径与长度的前述各种导管。一般认为硅胶管或硅塑管较其他导管材料对组织刺激性小，适应性佳。但导管材料并不重要，关键是导管要能支撑耐压，管腔够大以防阻塞。

2. 用扩张器扩张肿瘤狭窄部时避免强力粗暴操作，以防发生胆道出血或造成假道。

3. 插入胆管内的导管必须固定于胆管壁上以防脱出。

4. 插入胆管内的导管远端，置入胃内部分不要靠近幽门，以免导管随胃蠕动而进入幽门管，从而影响胃的排空。

5. 胆管内插管行胃肠道内引流者，应争取将胆管与胃或肠管切口处拉拢贴近以防发生胆瘘。不能贴近者要用网膜片或肝圆韧带包绕导管，并在置管之胆管及胃或肠壁处缝合固定。

6. 镍钛形状记忆合金支架管插入肿瘤的狭窄腔隙时，注意越过肿瘤达其上方胆管内要超出 1～2 cm，远端勿过长以防该支架管滑向远端影响胆道引流效果。

【并发症】近端胆管癌的插管胆道内或外引流手术的并发症有胆道上行感染。胆管炎，肝脓肿，膈下感染，胆道出血，胆管瘘，导管阻塞、梗阻性黄疸再发和导管扭曲、折断、脱落，败血症及肝衰竭等。U 型管有可能发生插管中的假道、肝内出血等。国内李荫山等报道了 32 例近端胆管癌行胆管插管内引流术，发生并发症 18 例，除包括在上述之外尚有肺部感染、腹腔脓肿、肝肾综合征等，死亡 8 例。因此即使简单的胆道插管引流术也要在膈下与腹腔安放引流，加强抗感染与保肝措施，以防感染、胆瘘及肝衰竭等严重并发症。

【治疗效果与评价】近端胆管癌不适于肿瘤切除的病例采用插管引流梗阻以上胆管的手术治疗的主要疗效是减黄、缓解症状、改善肝功能及食欲与延长生命。胆道外引流也可为根治手术创造条件。据报道插管胆道内或外引流的减黄效果达 64%～100%。近端胆管癌的根治性手术效果是从手术死亡率、手术并发症、生存期和生活质量等几个方面来评价。其他术式也可按此评定其疗效。当然姑息性手术的生存期短，插管胆道减压手术生存期为 6～7 个月，很少超过一年的，生活质量不如肿瘤切除病例。胆管癌的早期死因是严重梗阻性黄疸与肝衰竭，而手术死亡主要是由于感染、肝衰竭与 MOF 等严重并发症。插管胆道引流术疗效的上述评定指标，除手术死亡率外其他项目均不如切除术式。据国外报道插管疗法的梗阻性黄疸完全消除率最高只有 60%，术后生存期 2～8 个月。在评价疗效时不应仅着眼于术后生存期的长短，而且要重视术后病人的生活质量（黄疸消退程度、瘙痒、乏力、厌食状态、胆管炎、与肿瘤或与梗阻性黄疸相关的其他症状情况）。从全部生存期和生存良好期（指无上述的任何特征）计算舒适指数。该指数是以表现生存良好期占全部生存期的百分数来表示。国外一组 34 例肝门部胆管癌采用各种插管手术治疗结果，其舒适指数占 36%～75%（外引流优于内引流），而根治切除术与旁路胆肠吻合术两组均为 91%，国内也有将肝门部胆管癌不同手术后舒适指数按良差顺序依次列为肿瘤切除（92%）、旁路手术（74%）、胆道插管内引流（45%）、PTCD（33%）。认为胆道外引流的生活质量不如内引流。从上述的近端胆管癌的胆管插管引流术的舒适指数看来虽是不如切除术及旁路手术，但近端胆管癌不经治疗的病人仅生存 3 个月，行胆管插管引流术不仅能减黄而且能延长生存期，有的术后生存 1 年以上。从上述的生存期与生活质量看来，具备近端胆管癌手术适应证与技术条件者应争取行肿瘤切除术，但扩大手术指征要根据具体情况严格掌握。随着影像学和内镜技术的发展，PTCD 及 ERCP 下放置胆管支架已经在越来越多的医疗单位开展了，不能手术切除的晚期病人多数已选择以上两种方法达到减黄和引流胆汁的目的。对于尚未开展 PTCD 和 ERCP 胆管支架置入的单位或医疗条件不允许的边远地区，病人胆管扩张不明显或肿瘤堵塞胆管无法 ERCP 下放置胆管支架的，可以选择本文上述姑息性置管引流手术。

〔李成刚〕

参考文献

[1] 黄志强. 肝门部胆管癌外科治疗现状 [J]. 普外基础与临床杂志，1995，2 (3)：170.
[2] 高田忠敬，安田秀喜. 肝门部胆管癌の早期诊断のポイントと检查のすすあ方 [J]. 临床杂志 (外科特集肝门部胆管癌)，1993，55 (13)：1590.
[3] 小仓嘉文，高桥幸二，田端正已. 等. 肝门部胆管癌の. 手术术式选择 [J]. 手术，1993，47 (8)：1227.
[4] 程红岩，贾雨辰，龚彪，等. 肝门部胆管癌的影像学分型及其与治疗的关系 [J]. 肝胆外科杂志，1995，3 (4)：200.
[5] 谭毓铨. 现代肝胆胰脾外科 [M]. 长春：吉林科学技术出版社，1992：200.
[6] Fraynor O，Castaing D，Bismuth H. Cancer of the Bile Duct and Pancreas [M]. Philadelphia-London-Toronto：Saun-ders Co，1989：41.
[7] Schwarts S I，Ellis. Maingots Abdominal Operatons [M]. 9th ed. Vol Ⅱ New-York-England：Prentice International Inc Appleton & Lange，1990：1540.
[8] 黄洁夫. 肝门部胆管癌外科治疗方式的选择 [J]. 实用外科杂志，1992，12 (11)：563.
[9] 吴孟超. 腹部外科学 [M]. 上海：上海科学技术出版社，1993：456.
[10] 李荫山，杨捷润. 置管内引流术治疗高位胆管癌 32 例报告 [J]. 中国实用外科杂志，1994，14 (3)：145.
[11] 王炳生，姚礼荣，焦宛. 镍钛形状记忆合金胆道内支架治疗胆管狭窄 (附 10 例应用体会) [J]. 中国实用外科杂志，1996，16 (1)：24.
[12] 施维锦. 胆道外科学 [J]. 上海：上海科学技术出版社，1992：227.
[13] 郑树国，项灿宏，冯晓彬，等. 肝门部胆管癌诊断和治疗指南 (2013 版) [J]. 中华外科杂志，2013，51：865.

第一百零四章　先天性胆管囊状扩张症手术

Operation of Congenital Cystic Dilatation of the Bile Duct

第一节　先天性胆总管囊状扩张切除术

先天性胆总管囊状扩张症曾被认为是一罕见疾病，但早在 1732 年 Vater 的论著中就描述了胆道树正常与异常的解剖变异，其中包括胆总管囊肿最常见的梭形扩张。1852 年 Douglas 首次报道了胆总管囊肿的临床个例分析，在文章中他推断这种胆总管囊肿可能起因于先天性畸形。也许是由于该病罕见或当时外科诊治技术落后，100 多年之后才有了临床系列病例的报道。1959 年 Alonzo-Lej 等首先系统总结报道了 96 例胆总管囊肿的临床特征与诊治原则，其中 94 例来自发表文献，2 例为新加病例，主要提出了胆总管囊肿的临床Ⅰ～Ⅲ型分型及临床手术方式，其中包括胆总管囊肿十二指肠吻合术。在 Alonzo-Lej Ⅰ～Ⅲ型分型的基础上，Flanigan（1975）收集世界文献报道的 955 例肝内外胆管囊肿，又增加了Ⅳ型（Todani 报道）和Ⅴ型（Caroli 报道），成为现在被广泛引用的肝内外胆管囊肿Ⅰ～Ⅴ型临床分型（图 104－1）。

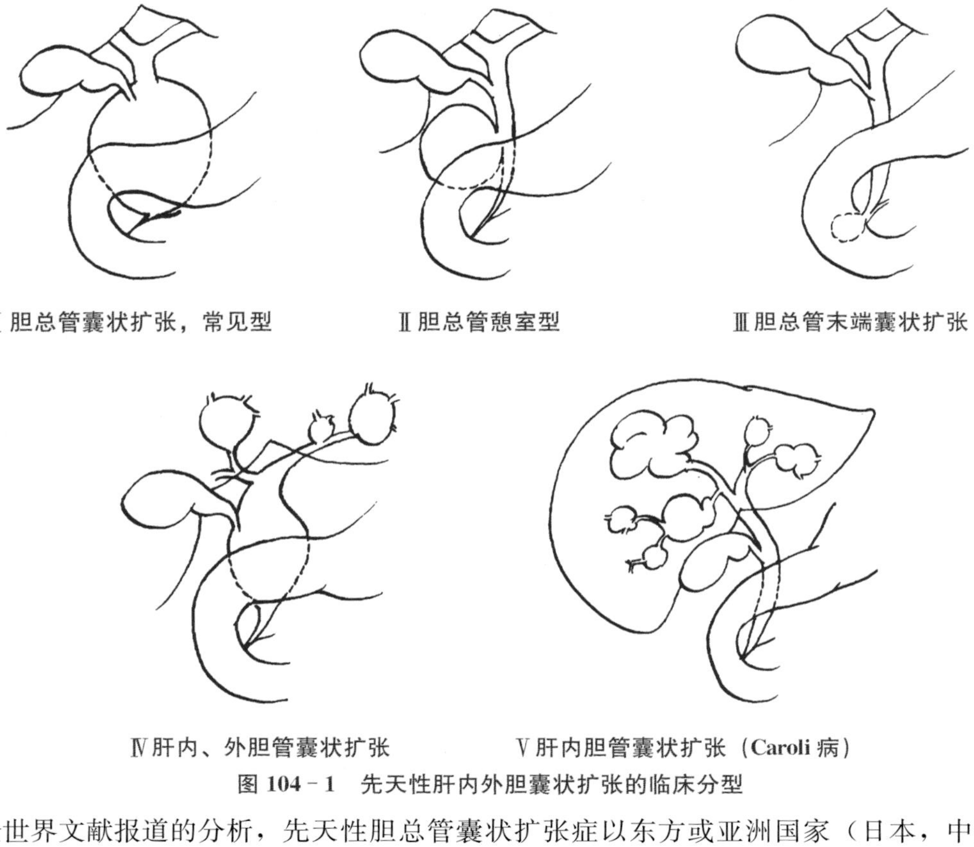

Ⅰ胆总管囊状扩张，常见型　Ⅱ胆总管憩室型　Ⅲ胆总管末端囊状扩张

Ⅳ肝内、外胆管囊状扩张　Ⅴ肝内胆管囊状扩张（Caroli 病）

图 104－1　先天性肝内外胆囊状扩张的临床分型

依据全世界文献报道的分析，先天性胆总管囊状扩张症以东方或亚洲国家（日本，中国）报道较多，而西方国家较罕见。美国统计约 13000 例住院病人中才有 1 例先天性胆总管囊肿病人，而日本

Kimura（1978）报道住院病例与胆管囊肿病例的比例为1∶1000，我国复旦大学附属儿科医院（1988）报道之比例为1∶1600，与日本相近。因此，该病在东方人群中不应属罕见疾病。男女比例以女性明显多于男性，为（2∶1）～（6∶1）。发病年龄多在儿童及青年，45%～74%发现在10岁以前，也有近半数的病人发现在成年之后，甚至为高龄病人，因而此症可能与后天获得性疾病难以区分。

临床表现特征在不同年龄组也有显著差异，如婴幼儿发病多见于胆总管十二指肠球部水平段的完全梗阻或胆管闭锁，而成年或老年病人常见于胆管远端的狭窄和胆胰管汇合处的异常。前者很少合并胆管或囊肿内的感染，囊壁很薄主要为结缔组织，无胆管上皮细胞，容易自发性破裂，肝实质的纤维化很少见；而后者往往合并反复发作的胆管炎，胆管壁增厚，囊肿内亦无典型的黏膜上皮细胞，被炎性肉芽组织和少数岛状柱形上皮所替代，常伴有囊肿内的结石；肝纤维化或胆汁性肝硬化的发生率增加，但合并门脉高压症者罕见。

先天性胆管囊状扩张的病因至今仍未确定，有关病因学方面的研究主要有以下几种观点：

1. 胆管胚胎发生时细胞增殖不平衡学说：Yotsuyanagi（1936）分析报道了3例胆总管囊肿的临床特征，依照胚胎发生学原理，提出了原始胆总管处于实性期时，由于细胞增殖不平衡，如近端胆管细胞过度增生，而导致管道化贯通时出现扩张。这一假设尽管理论上有一定合理性，但仍有许多人不赞成这一学说。

2. 先天性胰胆管汇合部的畸形：1916年Kizumi首先提出胰胆管系统联接异常是本病的主要原因。1969年Babbitt又强调此学说；由于胚胎期胆总管与胰管未能正常分离，胆总管呈直角进入胰管，其汇合部距乏特乳头2～3.5 cm，而正常胰胆管共同通道仅5 mm或更短（图104－2）。胰管内压最高达2.9～4.9 kPa（30～50 cmH_2O），而胆总管内压为2.5～2.9 kPa（25～30 cmH_2O），因此胰液可反流入胆总管，胰酶被激活后造成反复发作的炎症。在经小儿自发性破裂囊肿造影，ERCP造影，及囊肿引流胆汁中检测出胰淀粉酶，均已证实了胰胆管汇合部畸形的存在。

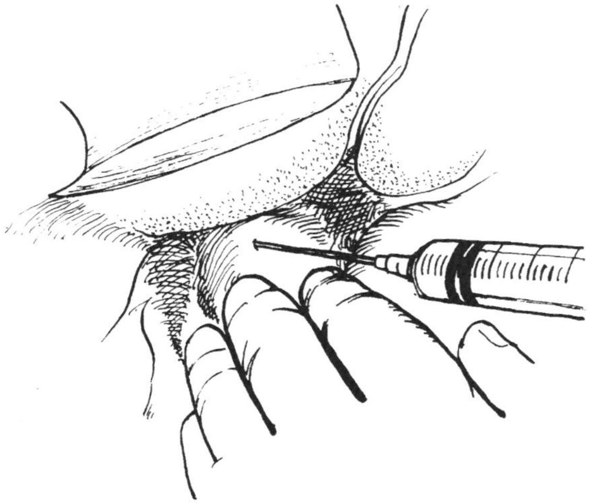

图104－2 术中穿刺确定胆总管囊肿的部位

3. 先天性胆管狭窄及胆管壁薄弱：胆总管下端的狭窄、低位胆道闭锁、环状胰腺等，造成胆道先天或获得性梗阻的各种原因，以及胆管壁的先天薄弱均可导致胆总管囊状扩张。Spitz（1977）结扎出生48 h羊羔胆总管下端，术后25 d内死亡均发生胆总管囊肿，病理切片可见胆总管上皮消失，由扁平细胞替代。而有趣的是对照组成年羊中，仅产生胆囊肿大而无胆总管囊肿发生，其中2例发生胆囊坏死。

临床常见先天性肝外胆管囊状扩张症者，其胆囊往往正常或萎缩，并未起到扩张与缓冲胆道压力的作用，由此也证明先天胆管壁薄弱的病因学因素的存在。

先天性胆管囊肿可以在出生前就能明确诊断，通常被B超检查发现在妊娠第15周～第35周，其中67%出生后数天出现黄疸，78%术中胆道造影证实为胆总管远端的完全闭锁，肝活检可见大多数伴有肝纤维化或硬化，以及小胆管炎性增生表现。Tsang等报道1例妊娠第27周出生前B超诊断的胆总管囊肿，出生后13 d经手术证实胆总管囊肿以下十二指肠段的胆管闭锁和缺如，该病例还合并有先天性甲状腺功能减退症和肺动脉瓣狭窄。说明先天性胆管囊肿与先天性胆道闭锁症密切相关，而且这种先天性畸形可能涉及多器官和多种疾病。

上述病因学说仍无法完整解释先天性胆管囊状扩张症的所有临床表现，如Ⅲ型胆总管末端扩张向十二指肠内膨出型，合并肝、肾多发性囊肿，胆管闭锁症，肝纤维化等先天性病变的内在联系等。总之，先天性胆管囊状扩张症的病因学研究还有待从流行病学、遗传学、胆道生理学等多方面进行深入探讨。

胆总管囊状扩张的手术方式基本分成3个发展阶段：①单纯的胆总管囊肿十二指肠或空肠吻合术；②胆总管囊肿部分切除后空肠吻合术；③胆总管囊肿全切除后空肠吻合术。

手术方式的演变也是外科医师在临床实践中不断总结与提高对该病认识的过程。早期的单纯囊肿十二指肠或空肠 Ruox-en-Y 式吻合术，国内外的文献报道均表明，绝大多数病人存在术后反复发作性胆管炎，胆管结石的并发症，由于反复发作胆管炎，囊肿的癌变率也明显增加，其再手术率高达13%～71%。自20世纪80年代后，主要采用的术式是胆总管囊肿切除后的肝总管空肠 Roux-en-Y 式吻合，特别在成年组基本摒弃了单纯囊肿内引流术。从远期疗效观察，胆总管囊肿切除后的空肠吻合术效果最好。近年来随着腹腔镜和机器人手术技术的发展和普及，先天性胆总管囊肿的微创手术也在越来越多的医疗单位得到开展。对于良性的先天性胆总管囊肿病人选择有经验的微创外科医师进行手术，已经证明是安全并可减轻病人创伤的有效治疗手段。

胆管囊肿转变成癌的发生率为2.5%～17.5%，而正常人的胆管癌发生率仅为0.01%～0.05%，故越来越多的人主张胆总管囊肿的全切除术，特别对有反复胆管炎，囊肿内合并炎性肉芽肿或良性腺瘤者，尽量将胆总管下端完全切除，对再次手术时粘连广泛者亦可行胰十二指肠切除术。近些年，随着肝移植技术的成熟与发展，部分病变广泛如Ⅳ和Ⅴ型病人亦被选择行肝移植术。

【解剖生理概要】先天性胆总管囊肿由于膨胀的胆管壁使毗邻的胃十二指肠、门静脉、肝动脉及胰腺受压变形，但只要搞清楚胆管囊肿的部位、大小及特征，术中沿胆管囊壁解剖通常并不困难。对十分巨大的囊肿，常常使肝门部、肝十二指肠韧带及胰头十二指肠位置完全改变，此时最好先将囊肿切开后用手指探明囊壁与毗邻器官的关系。

对胆管囊肿并反复感染者要注意增厚的胆管壁上丰富的动脉供血，往往呈网状分布在胆管浆膜下，在切开胆管壁时因出血迅猛，会误认为是损伤了大血管。因此，在分离胆管囊肿时，最好在胆管浆膜表层间隙解剖，并注意结扎肝动脉的侧支血管。

胆管囊状扩张症并非是孤立的先天性畸形，常可伴有其他先天性疾病，如肝脏先天性纤维化，肝叶增生与萎缩不对称所致的肝门移位、环状胰腺、胆道闭锁、胰胆管开口处变异、多囊肾或多囊肝等，术者必须注意术前的影像学检查。

【适应证】先天性胆总管囊状扩张症绝大多数必须行手术治疗，除Ⅲ型可行经十二指肠内镜胆管末端括约肌切开术外，其他各型均需手术治疗。最好是在控制胆道感染的情况下，行择期手术。急诊手术常遇合并有急性化脓性胆管炎，小儿胆总管囊肿的自发性破裂等。通常临床表现有反复发作性胆管炎、胆管结石、囊肿内新生物、梗阻性黄疸等，均是手术适应证。

【禁忌证】在全身状况很差，肝功能严重受损或失代偿，伴有其他主要脏器危重疾病，术前准备不足，无法承受麻醉和手术者或囊肿癌变并广泛转移者。

【术前准备】

1. 术前必须对胆管先天性畸形病变有全面的了解，这对手术方案的制定十分重要。必须明确肝内病灶、胆管下端或胰十二指肠的病变特点，因此较容易漏诊和难处理的就是肝内囊肿及胆胰管汇合部的病变，前者最好联合 CT 及 B 超检查，而后者采用 MRCP 或 ERCP 检查。

2. 对伴有黄疸及肝功能损害者，术前需注意纠正肝功能失常，凝血功能障碍及水、电解质平衡紊乱等。常规术前2 h开始使用抗生素，预防术后感染。按腹部手术常规进行肠道准备。对有长期胆道感染者，术前应适当调整抗生素，并行胆汁细菌培养和药敏试验，并有效控制胆管炎，降低术后感染并发症。

【麻醉与体位】采用全身麻醉。常规平卧位即可，如有肝门明显转位者可适当采用右侧身垫高以利手术暴露。肝外囊肿又联合肝内手术时，按肝脏手术要求建立大静脉或上腔静脉输液通道。

【手术步骤】

1. 切口选择：通常选用右肋缘下斜切口，利于肝门部、肝脏的暴露，手术中可视情况向左右延长切口，并旋转体位，完成联合肝脏或胰十二指肠的手术。对以肝外胆管囊肿为主，无手术史或小儿亦可采用右腹直肌切口。

2. 手术探查：常规触摸肝脏左右叶，肝门部，肝十二指肠韧带及胰头十二指肠。注意肝脏有无先天性纤维化，肝叶的不对称性及肝实质结节与囊肿存在，肝外囊肿的部位、大小及囊壁炎症反应性改变的程度。对解剖不清者，术中可结合诊断性穿刺，先找到胆总管囊肿。

3. 解剖游离肝外胆管囊肿：沿胆管囊肿壁进行解剖，最好在胆管壁浆膜的表面进行分离，先将中上段胆管显露，剪开十二指肠球部后方与胆管壁间隙。因囊肿较大时其周围组织受挤压粘连面积增宽，分离需时较长，如炎症反应重则出血较多，需耐心结扎分支血管，尤其是近胰腺段时侧支血管明显增多。对囊肿张力较大者，可于中上段胆管先切开囊肿，用手指进入可导向并配合将胆管囊肿下端尽量游离（图 104－3）。

4. 近端胆管切缘的处理：将胆囊自肝床游离并适当分离肝门板，这样便可充分显露肝门部胆管。在切开胆管囊肿时最好先纵形切开前壁，如探明左右肝管开口处有无瘢痕性狭窄，可用手指触摸以确定质软无结节，便可距左右肝管开口以下 1～1.5 cm 处横断近端胆管（为吻合方便后壁可比前壁略多留），注意不要将囊肿壁完全切除，而造成胆肠吻合只好做在细小的肝管开口处，容易发生术后吻合口狭窄的并发症（图 104－4）。

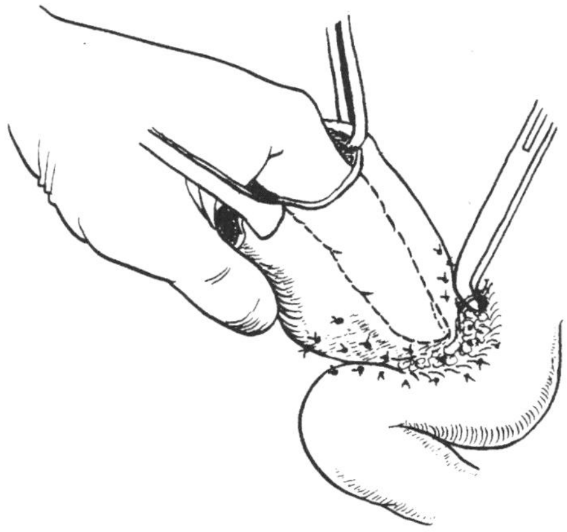

图 104－3 用手指导向尽量游离胆管下端

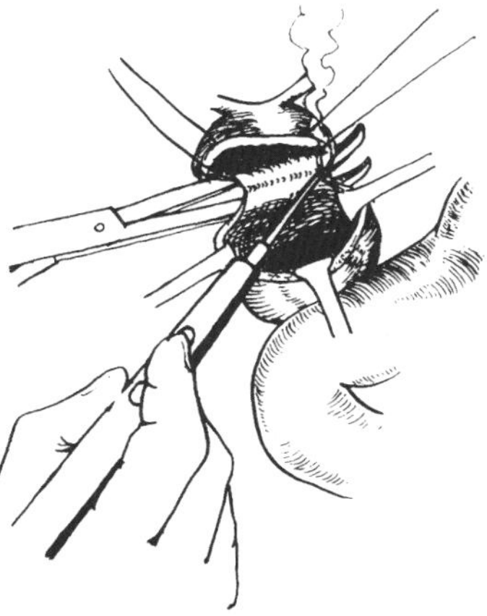

图 104－4 保留部分近端胆管囊壁以备胆肠吻合

对有高位胆管狭窄，如肝内胆管有扩张或结石存在时，必须将狭窄胆管切开，或选择病变肝叶切除术。手术方式如同高位胆管狭窄的处理原则。术中需放置胆管外引流管，但其目的是为了保留通道以备手术后的经胆道镜取石。

5. 远端胆管的处理：由于胰胆管开口处的变异，胆管呈直角进入胰管，胰液反流被认为是致胆管癌变的因素之一，临床有行囊肿切除时因技术上的原因残留了少量囊肿下端的部分囊壁，数年后发生下端囊壁的癌变，所以主张将胆管囊肿末端完全切除。手术方式即沿胆管囊肿达胰头后方至十二指肠内缘，将囊肿自其根部切除（图 104－5），注意不要损伤胰管。对切除有困难者也最好将残留的胆管囊肿壁黏膜破坏或切除后再关闭缝合。

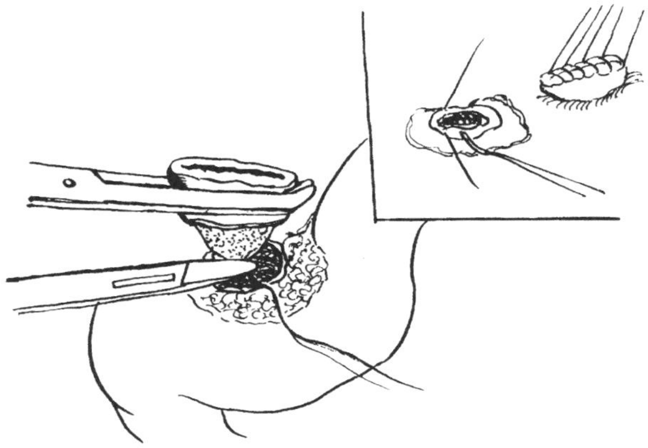

图 104－5 将残留的胆管囊壁黏膜切除

6. 憩室型或下端膨出型囊肿：憩室型（Ⅱ型）可用局部切除术，胆管壁修复。对下端膨出型（Ⅲ型）可经十二指肠行囊肿部分切除，并如同十二指肠乳头切开成形术缝合切缘（图 104－6）。

7. 胆管空肠吻合：常规按 Roux-en-Y 式空肠吻合术或间置空肠胆管吻合术，由于缺少临床前瞻性对照研究的资料，目前对肝外胆管重建术式的最佳选择还不明确。但临床大量的回顾性研究已经注意到影响手术成功的两个关键性因素：即控制肠道内容的反流和解除胆肠吻合口及其以上段造成胆汁潴留的狭窄。

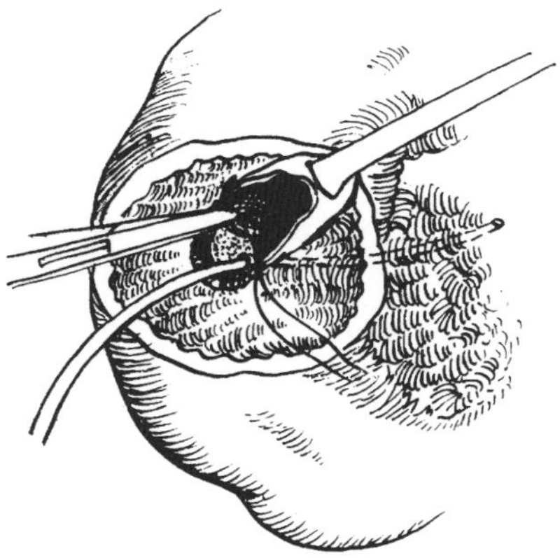

图 104－6 经十二指肠的Ⅲ型囊肿切除

从更接近消化生理学的角度，通常对小儿或年轻病人采用间置空肠加十二指肠人工乳头者较多。Shamberger 报道了 12 例小儿先天性胆总管囊肿切除后行间置空肠加人工套叠术，术后随访 6 个月至 8.5 年（平均 3 年），疗效满意。我们亦有在成人病人行间置空肠并人工套叠术（图 104－7）。

在行胆管空肠吻合时以单层间断缝合，黏膜内翻，最好将线结全部打在吻合口外侧，减少吻合口内异物存在（图 104－8）。对高位和近端胆管狭窄切开成形后的吻合口，最好采用无创或血管缝合针线，以减少吻合口的瘢痕狭窄。胆管囊肿切除后的胆肠吻合口较宽畅，对一些吻合满意，无高位胆管狭窄存在者可不必常规放置胆管外引流管（T 型管或 U 型管）。

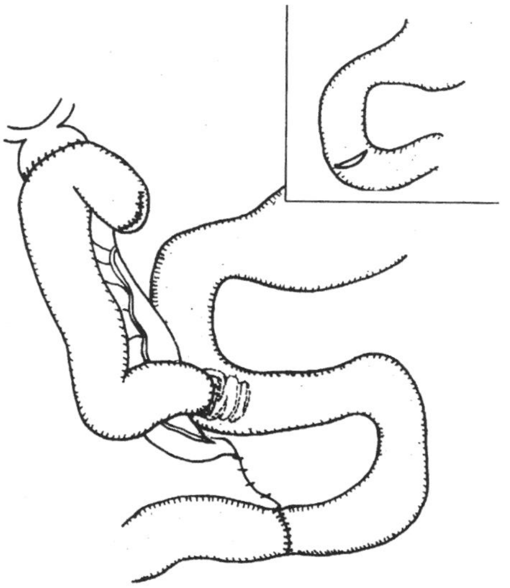

图 104－7 胆总管囊肿切除间置空肠加人工乳头成形十二指肠吻合术

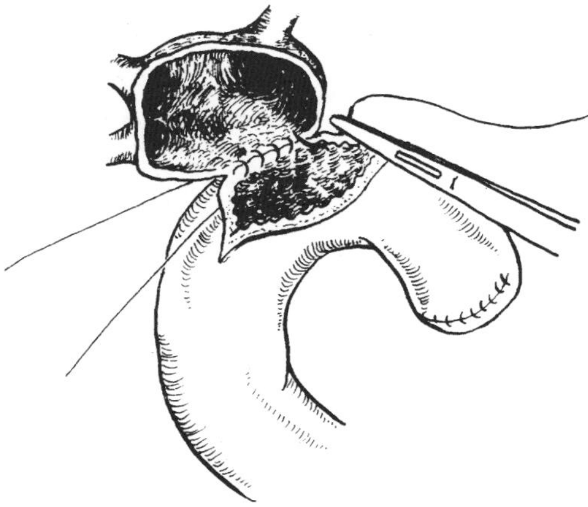

图 104－8 胆管空肠的吻合时最好将线结打在吻合口外侧

【特殊情况下的手术处理】胆总管囊肿的再次手术率可高达 66%，且有再次手术甚至多达 6 次以上。再次手术常见于胆管囊肿行单纯肠吻合术后，或因未发现的肝内病变和高位胆管狭窄，术后反流性胆管炎症状加重，以及又并发胆管结石、梗阻性化脓性胆管炎等。

再次手术主要难点有两方面：一是常常因原手术记录不详或无，无法得知原手术的方式与术中情况，对多次手术者就更加困难；二是手术技术难度加大，如伴有肝硬化门脉高压和原手术合并有腹腔化脓感染史者。

解决的方法也是依据手术前的病史调查和影像检查，尽量全面地了解现病变的特点，必要时可辅助针对胃肠改道术后的上消化道钡餐检查等，明确原来吻合肠管的方式和反流情况。对手术中的技术难点只有凭借术者的外科经验和解剖技巧，一般多采用锐性解剖分离，使用组织剪刀的滑动推剪式分离，熟练者可达到出血很少，解剖清楚（图 104－9）。术中要注意勿损伤横结肠，预防的关键是找准间隙，沿肝脏面向肝门分离，对瘢痕粘连间隙可直接锐性解剖。

【术后处理】术后按胆肠吻合术后常规处理，一般需禁食 3 d 待胃肠功能恢复后逐渐进食，全身抗

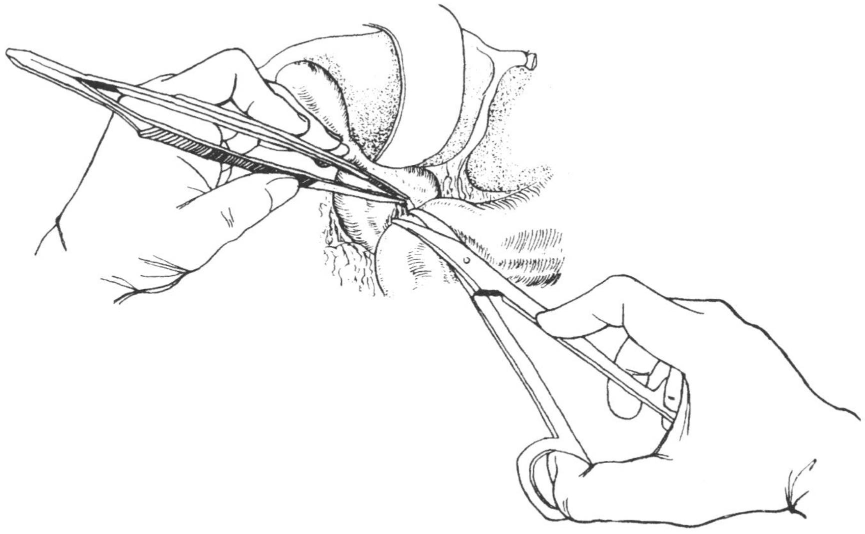

图 104-9　使用组织剪刀的滑动推剪式分离方法

生素的应用在 1 周左右即可，主要注意腹部内感染残余脓肿的发生，通常在术后 1 周以后再拔除腹腔引流管。如有胆道引流管可在 3 周后行胆道造影术，若发现有残余结石者可在 6 周后利用此通道行胆道镜取石。

【术后并发症、预防与处理】手术后近期并发症最常见为胆肠吻合口漏，如病人无腹痛腹胀、发热等感染症状，腹腔外引流发现胆汁样物较多时，应注意保持引流管通畅，视流出的胆汁量多少，在急性期量较多时，可禁食或控制饮食，适当应用抗菌药物以控制并发感染。待病情平稳伤口愈合，胆瘘窦道形成后如仍有胆汁外漏时，如量不多，无其他症状，可将外引流管换细后拔出，如无吻合口反流或胆道内高压存在，这类慢性胆瘘最终能自行愈合。

较严重的是术后又出现反复发作性胆管炎症状，这多半是对病变评估不够而导致手术方式的选择错误，只有再次行全面的影像检查及会诊讨论后，重新评价病情与选择再手术方式。

【手术经验与有关问题讨论】

1. 术前对胆管囊肿的部位、范围及病变特点必须有全面的了解，尤其是肝内病变的范围及特点，肝叶增生与萎缩的不对称变异，以及胰胆管汇合部的畸形，依据现代影像诊断技术是不难做到的。明确上述病变特点对手术方式的选择有十分重要的意义，如肝内胆管有扩张囊肿或合并结石感染时，在未能解决高位胆管狭窄和肝内胆管感染灶的情况下，行胆肠吻合术往往会加重反复发作的胆管炎症状。

由于肝外胆管囊肿有许多合并肝内胆管囊肿，即Ⅳ型或Ⅳa 型，有报道此类可高达 37%，是临床比较难处理的一种类型，在切除肝外囊肿的同时，如肝内囊肿合并有结石或反复发作性胆管炎，且局限于一侧肝叶时，最好同时切除病变肝叶。

2. 单纯肝外胆管的囊状扩张是胆总管囊状扩张症中最常见的一种类型，根据以往行囊肿空肠吻合术后再手术病例的经验，目前的观点越来越趋向行囊肿的切除术。尤其是成人的肝外胆管囊肿首次手术应力争行囊肿切除术，遇见曾多次手术解剖困难，出血较多者，可保留囊肿后壁的纤维层，以免损伤门静脉。

3. 胆总管囊肿远端的处理，原则应尽量低位地切除，沿囊肿壁一直分离达胰腺组织内，需细致结扎囊壁周围的细小血管，但常常在宽大的囊肿壁内找不到狭窄的胆管出口，为避免损伤主胰管，可保留部分末端胆管壁，尽可能将残留胆管壁黏膜切除，缝合关闭残端时要严密并减少死腔，并在此处放置外引流管以免术后发生胰瘘。

4. 胆总管囊肿的微创手术治疗，对于初次就诊且无上腹部手术史的病人可选择腹腔镜或机器人行胆总管囊肿切除加胆肠吻合术。随着腹腔镜及机器人手术技术的推广与普及，很多医院已能够开展此类手术。手术的切除范围如同开腹手术，有条件和经验的医疗单位可以行胆管囊肿微创手术，笔者所在单位已常规开展了此类手术，在确保手术安全的前提下，确实可以达到减轻病人术后痛苦和缩短住院时间的效果，值得积累更多病例数和相关手术经验。

第二节 先天性肝内胆管囊状扩张症（Caroli 病）手术

先天性肝内胆管囊状扩张症应属于先天性胆总管囊状扩张的同类疾病，均为隐性遗传性疾病，如按其临床的Ⅴ型分型（见先天性胆总管囊状扩张症手术），Ⅳa 型和Ⅴ型均可称为先天性肝内胆管囊状扩张症，是先天性胆管囊状扩张症中较特殊和较难处理的一组病例。

Caroli 在 1958 年首先描述了肝内胆管囊状扩张症的临床特征，由于病例数少，早期的报道仅限于肝内胆管节段性囊状扩张，无明显肝纤维化、肝硬化及门脉高压等较狭意的概念。随着现代影像技术的飞速发展，临床病例的发现率亦呈上升趋势，对先天性肝内胆管囊状扩张症的认识也趋全面和客观；归纳起来有以下几方面的临床及病理特点：

1. 肝内胆管囊状或节段性扩张，并与胆道相通。在肝内的分布以左叶多见，可为多发、弥漫型或单发、局限型。囊肿直径可达 2～10 cm，最大的囊肿常见于尾状叶胆管或接近尾状叶。

2. 合并反复发作性胆管炎、肝内胆管结石、肝脓肿和膈下脓肿、大肠埃希菌性败血症等严重致命的并发症增加。

3. 肝实质的纤维化或肝硬化症，主要视胆管炎发作程度与病程长短，通常年龄越大、成年组及反复胆管炎症状者，合并肝实质硬化、脾大、门静脉高压者亦多见，而小儿肝内胆管囊肿肝实质的改变较轻微。

4. 先天性肝内胆管囊肿并非为一单纯病变，常伴有其他器官的先天性畸形，如肾脏海绵样变（nephrospongiosis）或称 Caechi-Ricci's 病，以及胰腺、肺的纤维化、多囊肾等亦有报道。文献中又称之为 Caroli's 综合征（Caroli's syndrome）。

5. 肝内胆管囊肿癌变的发生率很高，为 2%～7%，比正常时肝胆管癌的发生率高出 100 倍，比肝内胆管结石时肝胆管癌的发生率高出 10 倍。自发现本病至诊断为癌变的平均时间为 3.3 年。

Desment 认为先天性肝内胆管病变主要有两种情况：一为肝内胆管被坏死性炎症破坏或退化，可导致肝外胆管闭锁及肝内胆管缺如；二为肝内胆管不同程度的膨胀或扩张，并伴有肝脏纤维化，而导致肝内胆管畸形的最基本病变是肝内胆管胚胎发生的“导管基质畸形”（ductal plate malformation，DPM）。

肝内胆管胚胎形成有两种假设：一种认为肝内胆管形成源于肝门部或大胆管上皮向肝内延生而成；二是认为肝内胆管直接发生于肝细胞先质细胞，并与肝外胆管汇合。目前，大多数学者赞成第二种假设。肝内胆管的形成在妊娠的第 8 周开始，也是胃肠道形成周。

在胚胎发育期的肝内胆管源于围绕在门静脉周围的含角蛋白的增殖细胞层，即导管基质层（图 104-10）。在新生儿肝脏可见门静脉末梢分支并非伴行于小胆管，但仍然被一层含丰富角蛋白的细胞呈板样双层排列所围绕，这便指示为胚胎期间的一种未成熟和不完备的肝内胆管系统。肝内胆管的发育畸

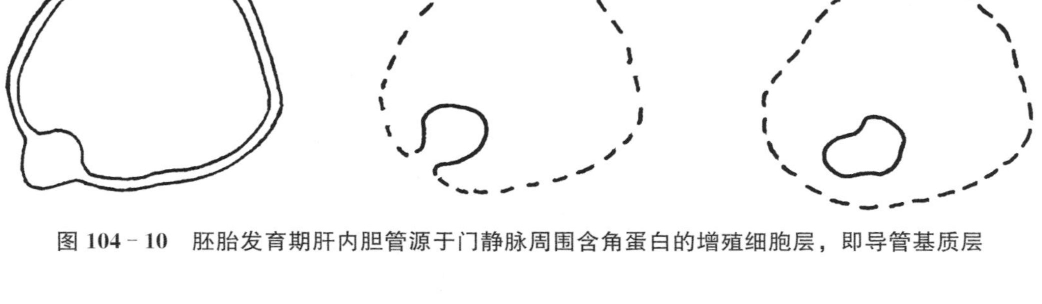

图 104-10 胚胎发育期肝内胆管源于门静脉周围含角蛋白的增殖细胞层，即导管基质层

形也是由这种“导管基质畸形”（DPM）所致，是目前仍有待深入研究的方向。

肝内胆管囊状扩张症的手术治疗，也是经历了从对其特征的不认识到认识，以前仅注意肝外胆管囊肿的处理，即单纯的胆道内引流或胆肠吻合术，而术后反复加剧的胆管炎症状则无法被控制。随着现代影像技术的发展，有了更加清晰的肝内病变的诊断方法，并使得这类原较罕见和难以确诊的疾病，病例数呈上升趋势，手术方式也由单纯的胆肠吻合术向较彻底的肝叶切除术（图 104－11），甚至肝移植术发展。

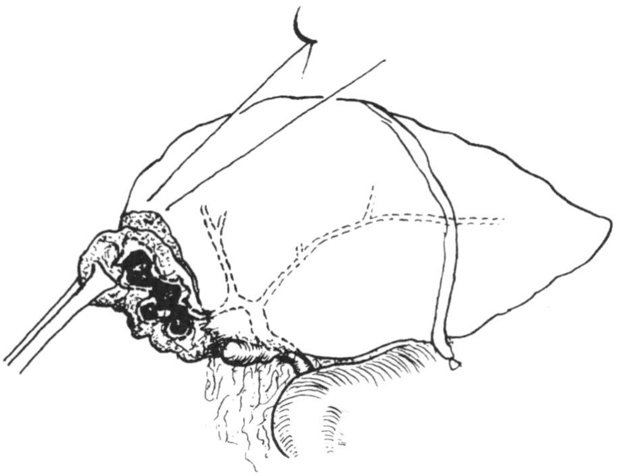

图 104－11　切除局限性肝内囊肿并结石的右后叶肝脏

手术治疗目前对肝内胆管囊肿局限型者行肝叶切除术疗效较满意，尤其是局限于左叶的肝内胆管囊肿，已成为常规选择的术式。但对肝内多灶性或弥漫型的肝内胆管囊肿的手术治疗仍较困难，且疗效不满意，通常也只能行较姑息的肝门部或高位胆管狭窄处切开成形，主要感染灶之囊肿切开并胆肠吻合术，以及术后经外引流口的胆道镜多次取石术等。解放军总医院的一些多次手术，并胆道镜取石维持和控制病情的病人，长期存活亦达 6～10 年的病例经验表明姑息性术式的选择合适，同样能达到较满意的临床疗效。

然而，对先天性胆管囊状扩张症的病因学认识，尤其是肝内胆管囊状扩张症这一特殊类型的胆管畸形病变的认识还很肤浅，还无法解释和处理临床上一些手术治疗难以解决的问题，如肝内胆管囊肿或肝门部胆管狭窄被解除后的高位胆肠吻合术，尽管缓解了肝内胆管梗阻，但并不能阻止肝内病变——肝纤维化、胆管硬化、肝内胆管炎等病变的发展，最终出现肝硬化、门脉高压症、肝衰竭等晚期病症。对合并先天性肾、胰、肺等综合病变者，更需要多学科的深入探讨和研究，才有望更好地改善先天性肝内胆管囊状扩张症这一难治病的临床疗效。

【解剖生理概要】先天性肝内胆管囊状扩张症可依据囊肿的部位，分为局限型和弥漫型，以及中央型和外周型。如囊肿与大胆管相通，体积一般较大，如来自肝尾状叶或接近尾状叶的囊肿较大，亦可称为中央型胆管囊肿，常伴囊肿内积脓和胆结石症，手术切除的难度大。而外周型的胆管囊肿多源于小胆管，呈弥漫型分布，常合并先天性肝纤维化。

在小儿或成年病例中均可见到单纯型的胆管囊肿，无明显肝纤维化改变，此类病人病程较短，通常无反复发作性胆管炎。而合并有肝门部胆管相对狭窄，有反复发作的胆管炎症状，伴有囊肿内结石者，肝纤维化的发生率亦增加。

由于肝门部纤维化或相对胆管狭窄，使肝内胆管囊肿内压力往往较高，胆管上皮呈明显增生且伴囊肿面积的增大，囊肿内常为白色或淡黄色胆汁。据临床经验手术绝不能行单纯的囊肿外引流术，因为术后胆汁的引流量常常大得惊人（1000～4000 mL/d），而导致水、电解质平衡紊乱。有时自切除肝脏断面的残留囊壁上或囊肿吻合口漏，术后发作胆瘘的可能性很大，并较难愈合，常持续可达半年或 1 年以上。

【适应证】

1. 反复发作性胆管炎和败血症。
2. 合并有囊肿内感染、胆管结石。
3. 肝内胆管囊肿局限在一叶或半肝为主。
4. 肝门部胆管狭窄，伴黄疸或疑有癌变者。
5. 中央型的大胆管囊肿，或弥漫型但有主要感染灶。
6. 多次手术方式不合理，仍未控制住胆管炎者。

7. 继发性肝周或膈下脓肿者。

【禁忌证】

1. 无症状的弥漫型，避免无帮助的手术。

2. 癌变晚期，广泛转移者。

3. 肝硬化晚期，肝衰竭者（肝移植术除外）。

4. 儿童合并多脏器的先天性病变，手术无法矫正者。

【术前准备】首先是病变范围的评估，包括肝内与肝外病变，B超和CT检查应是常规。以往的胆道直接造影法，如PTC、ERCP因囊腔很难全部显影，且有引起胆道感染的严重并发症，尤其是逆行胰胆管造影术已被摒弃。取而代之为磁共振胰胆管成像（MRCP），即通过磁共振成像技术，可以无创性获得全胆道树和扩张胰胆管的多方位影像，如同胰胆管造影一般。

对手术局部情况的准备主要是控制胆管炎、肠道抑菌准备和肝功能的条件等。对有反复发作性胆管炎者术前全身用抗生素，待体温和白细胞数正常后再手术较安全。

合并有肾、肺、胰等多脏器先天性纤维化或病变者，需术前全面地检查并了解各脏器的功能，以免术后并发症的发生。

【麻醉与体位】采用全身麻醉，除肝门有移位者需适当侧转体位外，病人一般为平卧位。手术按肝叶切除术准备，建立颈部或上肢的静脉通道。

【手术步骤】

1. 切口：右肋缘下斜切口，并依据肝门转位和肝叶切除的部位适当向剑突或右肋下延长切口。对原为右上腹直切口者如估计要行肝叶切除术，最好改用右肋缘下切口。多次手术的盲切口或感染伤口，也应改用右肋缘下切口为宜。

2. 肝叶或肝段切除术：术中先探查肝脏病变的部位，肝实质纤维化的程度，肝周炎症反应和粘连情况，以及肝外的病变等。必须先解剖肝门部，因为肝内胆管囊肿或囊状扩张病变均与主要肝胆管关系密切，在切除病变肝叶的同时需贴近胆管狭窄段或与囊肿相通的大胆管侧切断。当肝门部纤维化或炎症粘连明显，解剖困难时，也可先游离并切除肝叶，沿牵引扩张胆管壁分离达其根部再切断胆管，将肝叶联合扩张胆管完全切除（图104－12）。

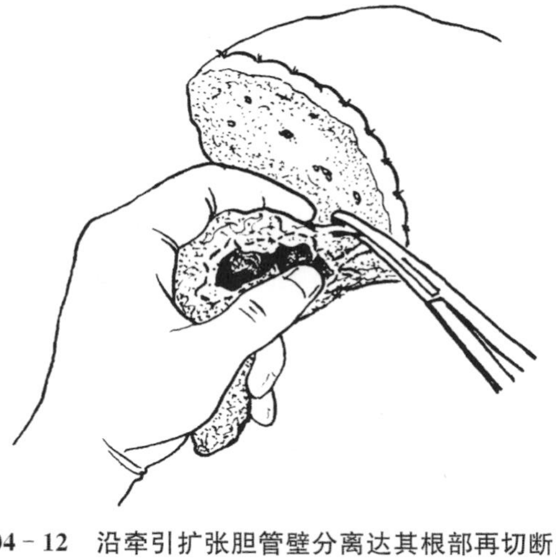

图104－12　沿牵引扩张胆管壁分离达其根部再切断胆管

3. 中央型囊肿空肠吻合术：位于肝中央的胆管囊肿，多与大胆管直接相通，常伴有反复发作性胆管炎和胆结石，并肝内多发的小囊肿，只能行姑息性的手术治疗。首先剪开肝横裂肝门板，用手指深入肝门内探查囊肿的边缘，可以切除部分肝方叶，更有利于囊肿显露，暴露囊壁并经穿刺证实后横行切开囊肿，用手指深入探明囊肿内的关系，选择最低位和切除部分游离的囊肿壁，使吻合口越大越好。空肠吻合选择Roux-en-Y式或间置空肠均可（图104－13）。

4. 弥漫型囊肿的处理：手术主要针对和控制胆管炎的各种病因，如大胆管狭窄并与囊肿相通，胆管下端括约肌功能不全或十二指肠液反流，过去曾行错误的术式如胆肠吻合术后胆管炎症状加重。为了既降低胆道内压力，又避免胆管的逆行性感染，一般不主张行胆肠吻合术，甚至将原胆肠吻合口拆除。对胆总管扩张伴下端括约肌狭窄者可行十二指肠乳头切开术。肝内经主要扩张肝胆管，尤其是含胆结石的扩张胆管内放置U型管或直管，为日后经胆道镜取石的通道（图104－14）。

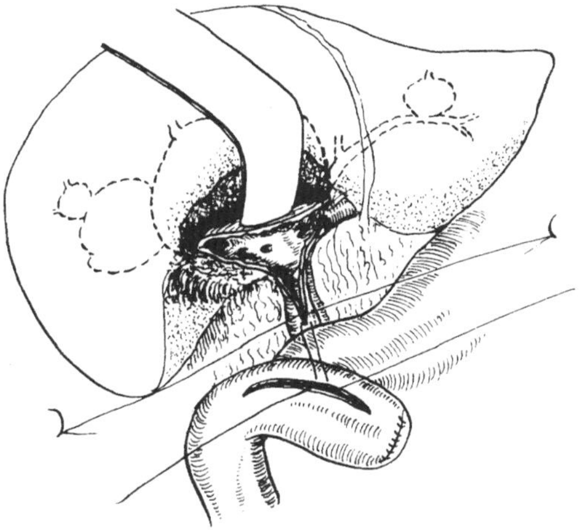

图104－13　中央型囊肿尽量于囊肿底部扩大吻合口

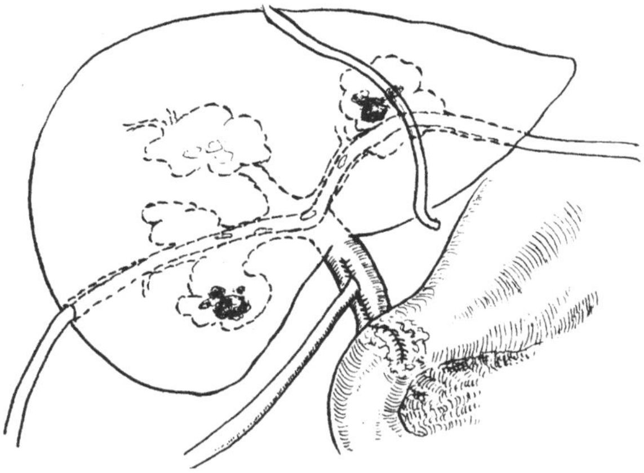

图104－14　弥漫型囊肿避免行胆肠吻合术（关闭原胆管十二指肠吻合口）

5. 肝门部胆管狭窄的处理：尽量充分地暴露肝门部，沿切开的胆总管、肝总管向上找到左右肝管汇合部及高位胆管狭窄处，如狭窄胆管为膜状或瓣膜状，将其切除并整形缝合（图104－15）。常见的肝门部胆管狭窄为瘢痕性狭窄，在直角钳的引导下将其完全切开，并可利用近端囊状扩张的胆管壁成形并修复狭窄胆管，胆肠吻合应建立在解除狭窄并扩大成形的胆管开口上（图104－16）。

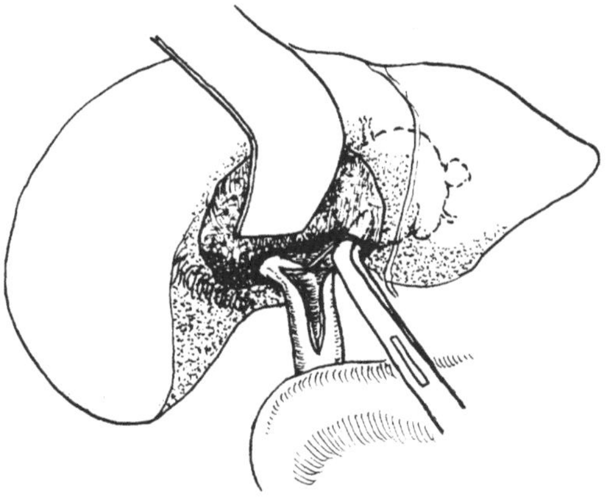

图104－15　在直角钳引导下切开左肝囊肿狭窄口

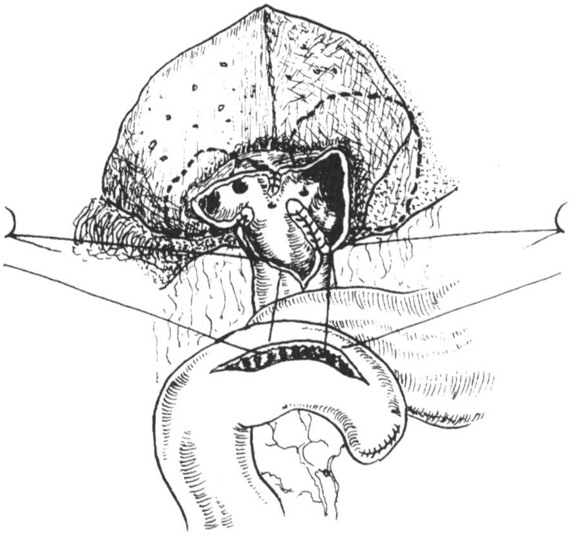

图104－16　利用近端囊状扩张的胆管壁成形和扩大狭窄胆管口，再行胆管囊肿空肠吻合术

另外，近年来趋于保留胆道下端括约肌功能和正常胆道生理通道的观点，对肝门部胆管狭窄可用胆囊瓣或其他组织瓣修复，而不选择行胆肠吻合术（图104－17）。

【特殊情况下的手术处理】先天性肝内胆管囊状扩张症常见源于尾状叶胆管的巨大囊肿，其与肝门

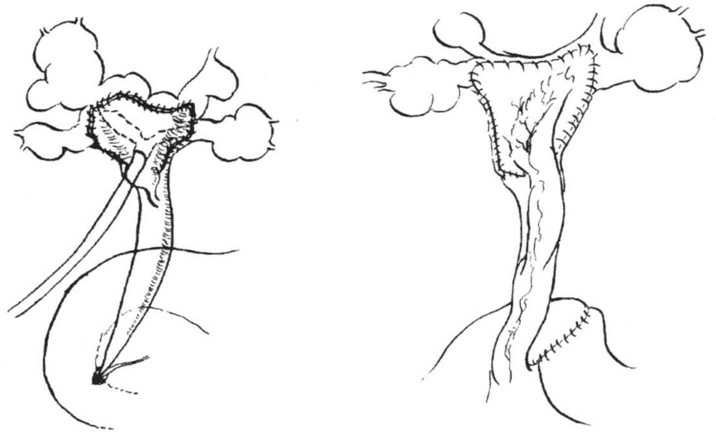

图 104－17　利用胆囊瓣和空肠瓣的肝门胆管修复术

部大胆管直接相通，好发化脓性胆管炎及胆管结石，其病变隐蔽，容易漏诊，手术风险大，是较难处理的特殊部位病变。我们有 1 例 38 岁女性病人因 Caroli 病曾行 3 次手术，包括：①右半肝大部切除，肝胆管取石，胆总管探查术；②左内叶肝部分切除，肝内囊肿空肠 Roux-Y 吻合术；③右尾叶胆管囊肿 T 型管引流术。第一、第二次手术后均未能控制反复发作性胆管炎症状，且术后发作比术前更加重。第三次手术在急诊胆道休克的情况下，仅行右尾叶大囊肿（为原病变中最大囊肿）单纯外引流术，确收到持续 2 年无明显寒战高热胆管炎症状的效果（图 104－18）。

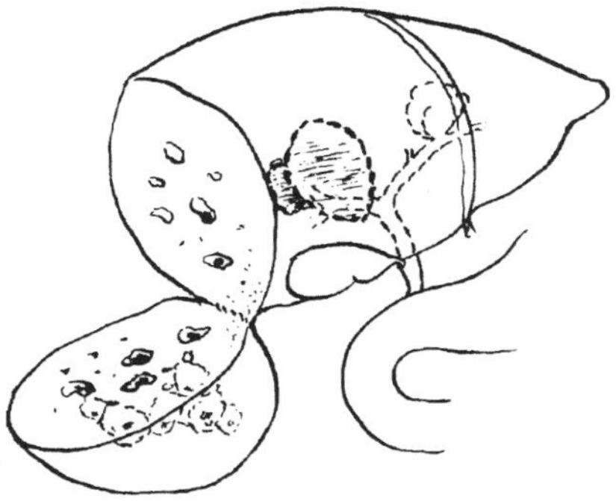

a. 右肝部分切除，胆总管探查取石术

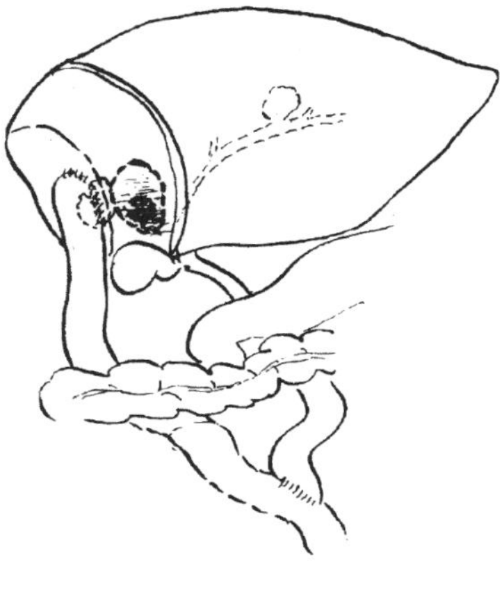

b. 左内肝部分切除，肝内囊肿空肠吻合术

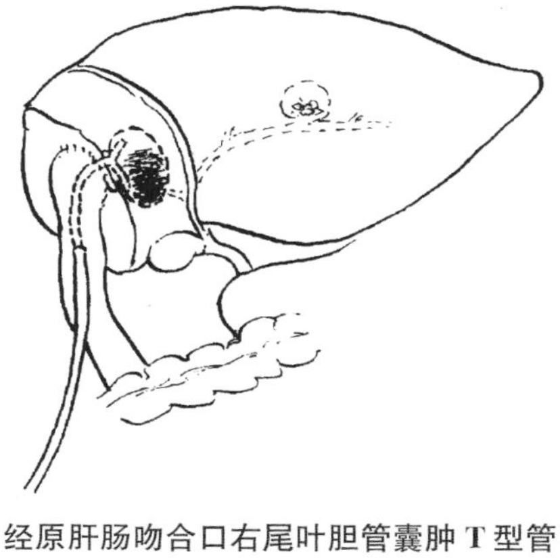

c. 经原肝肠吻合口右尾叶胆管囊肿 T 型管引流术

图 104－18　前 3 次手术

第四次手术取右侧胸腹垫高体位，经右侧胸腹联合切口，将原空肠右肝断面的吻合拆除，经肝断面之囊腔探明与右尾叶相通的较大囊肿部位，切开其分隔后见内有混浊脓性胆汁和色素性结石，与CT定位相符合。沿下腔静脉分离右肝及右尾叶，小心结扎肝短静脉分支，联合部分Ⅳ段、Ⅷ段，将右尾叶并主要囊肿切除，为避免损伤下腔静脉保留了部分下腔静脉前壁的囊壁，用氩气刀烧灼处理残留囊壁上的黏膜面。肝左内叶断面的一扩张胆管与左肝管相通，放置22号T型管备术后胆道镜取石，该术后近4年病人症状基本得以控制（图104-19）。以后因左肝管末梢部的囊肿结石并感染，又行第五次手术，在CT、B超定位下自剑突下切小口，直接切开肝实质进入胆管囊肿，清除充满的结石后置T型管引流（图104-20），症状又得以控制，半年后拔除T型管，但瘘管仍时常有胆泥样物流出，并肝硬化、脾大，但至今病情稳定。

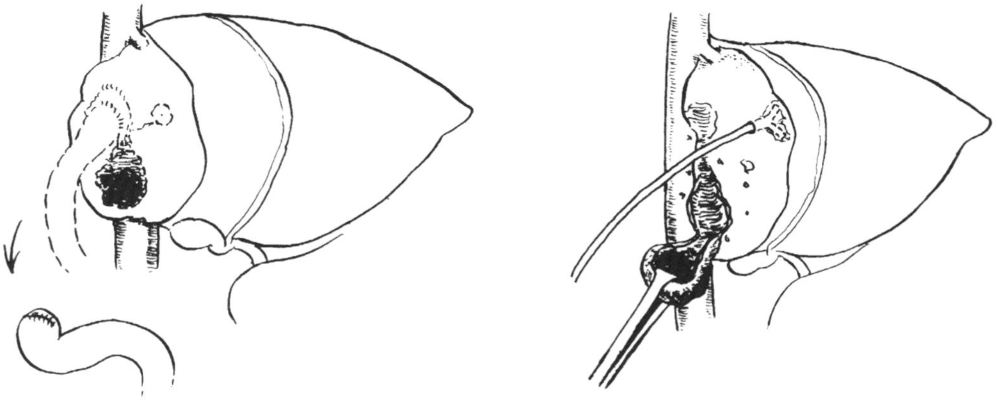

图104-19　第四次手术将原空肠右肝断面吻合拆除，切除右尾叶大囊肿（内充满结石）

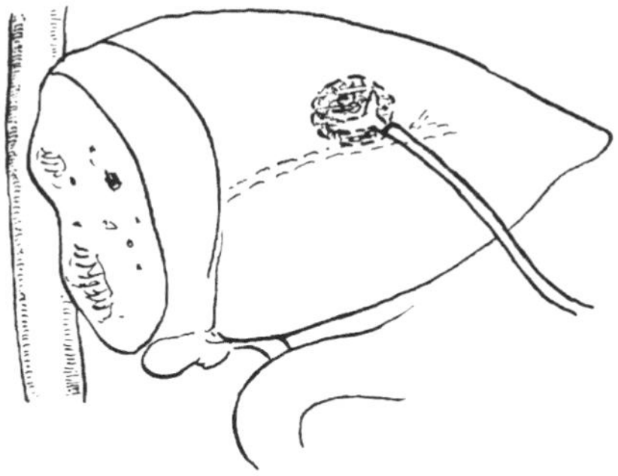

图104-20　第五次手术经肝实质切开左肝囊肿，清除结石后留置T型管引流

病人先后共5次手术，病程历时近10年，因前3次手术未能解决主要病灶，且行囊肿空肠吻合术后更加重了胆管炎，第一次手术时肝色泽质地正常，术后左半肝代偿增生明显，但第四次手术肝实质已明显硬化，失去了首次手术的最佳治疗机会。因此，对尾状叶或肝中央型的巨大囊肿在备行肝叶切除时应联合尾叶切除。

【术后处理】按肝叶切除及胆肠吻合手术的术后常规处理，主要注意近期预防术后胆瘘和腹腔残余脓肿感染，大量的胆汁外漏必须及时补充液体避免水、电解质平衡紊乱发生。肝断面及胆肠吻合口处的外引流管放置到正常进食后数日，观察无胆瘘发生再拔除。

术后抗生素的应用与时间长短也取决于手术治疗的彻底性，但对术前有反复发作性胆管炎病史以及伴肝纤维化程度较重者，往往机体免疫功能亦较差，术后抗感染措施仍很重要。

【术后并发症、预防与处理】术后常见的并发症包括肝断面或吻合口胆瘘、腹腔或膈下脓肿、复发性胆管炎、胆管囊肿内残余结石等。对各种胆瘘的预防，首先要视先天性肝内胆管囊肿为一特殊类型的疾病，与其他胆道手术不同，其胆汁的分泌量增加，肝断面的小胆管或囊肿壁均需仔细缝扎处理，并多放置腹腔外引流；对胆道压力较高，伴胆总管扩张者可行胆管下端括约肌切开术。

预防胆管炎复发及残余结石，关键在手术治疗的方式是否合理，因复发性胆管炎也是胆管结石的主要原因，原则上手术应解决的也是胆管炎的病因，即胆管不全梗阻、胆汁潴留和胆道逆行感染三方面因素。

【手术经验与有关问题讨论】先天性肝内胆管囊状扩张症或Caroli病的手术治疗仍是胆道外科的一个难题，其效果仍不够理想，尤其是对肝内病变广泛，伴肝纤维化明显者，手术方式往往只能是姑息的或仅能解决部分病灶，肝移植术是治疗该型疾病的一种选择。对于无明显肝纤维化和门脉高压并且病变范围局限于半肝的病人，也可以选择腹腔镜或机器人微创手术治疗。

从临床经验表明，先天性肝内胆管囊肿的病变程度及趋势与胆管炎的轻重密切相关，可以说胆管炎如得到控制，病情便趋于好转；反之便加重和恶化。同时肝纤维化的程度也反映了病变的广泛性和反复发作性胆管炎的存在，所以，当手术中发现合并明显肝纤维化者，常有反复发作性胆管炎伴肝内胆管结石，病程一般较长，成年病人较多，并有多次手术史，此类疑难病例的处理常依术中探查情况并结合术前影像资料综合分析而定，可能和术前拟定的手术方式差距甚远或需要联合多种手术方式：

肝叶切除

＋

高位胆管狭窄切开成形

中央型囊肿切开成形

多发囊肿经肝置管

（备胆道镜取石）

＋

胆管空肠Roux-en-Y式吻合术

间置空肠十二指肠人工乳头术

间置空肠人工肠套叠术

胆囊或其他组织瓣的胆道修复术

对肝内多发囊肿并结石的病例，通过术后反复的经肝窦道胆道镜取石术，可获得胆管炎逐渐控制的良好疗效。经临床证明长期保留的经肝窦道（1年以上），即便是拔除了留置导管，当胆管炎复发内压增高时，其窦道仍会自行穿破流出脓性胆汁与胆泥样物，可成为一缓解急性胆管炎、败血症的有效途径。故在置放经肝胆管引流时，应选择离肝表面最近的较大囊状扩张胆管，且可进入主要肝管为最佳，同时距离皮肤的通道越短越直越好，常选择肿大的左半肝。

对病变广泛并肝纤维化肝功能严重失代偿的病例，目前已成为肝移植的较佳适应证。

〔李成刚〕

参考文献

[1] 王炳生，孟承伟. 成人先天性胆管扩张症手术方式的探讨［J］. 中华外科杂志，1988，26（5）：287.

[2] Bancroft J D，Bucuvalas J C，Ryckman F C，et al. Antenatal diagnosis of choledochal cyst［J］. J Pedia Gastroenter and Nutri，1994，18：142.

[3] Tsang T M，Tam P K H，Chamberlain P. Obliteration of the distal bile duct in the development of congenital choledochal cyst［J］. J Pediatric Surgery，1994，29：1582.

[4] 黄志强. 黄志强胆道外科手术学［M］. 北京：人民军医出版社，1991：156.

[5] 钟大昌，冉瑞图. 胆管扩张症的分型和诊断［J］. 实用外科杂志，1987，7（5）：259.

[6] 钱光相，黄志强. 成人胆管囊肿的外科治疗［J］. 实用外科杂志，1980，4：209.

[7] 韩茂棠. 先天性胆管囊性扩张症［J］. 中华小儿外科杂志，1980，1（1）：49.

[8] Shamberger R C，Lund D P，Lillehei C W，et al. Interposed jejunal segment with nipple valve to prevent reflux in bil-

iary reconstruction [J]. J Amer Coll Surg，1995，180：10.
[9] Chijiiwa K，Koga A. Surgical management and long-term follow-up of patients with choledochal cysts [J]. Amer J Surg，1993，165：238.
[10] 黄志强，刘永雄，周宁新，等. Caroli病外科治疗中的问题 [J]. 中华外科杂志，1995，33：666.
[11] 柯成国，先天性肝内胆管扩张症（Caroli's病）[M]. 台北：台湾明文书局，1997：201.
[12] 黄志强. 黄志强胆道外科手术学 [M]. 北京：人民军医出版社，1991：165.
[13] Nagasue N. Successful treatment of Caroli's disease by hepatic resection [J]. Ann Surg，1984，200（6）：718.
[14] Chijiiwa K，Komura M，Kameoka N，et al. Postoperative follow-up of patients with type Ⅳ a choledochal cysts after excision of extrahepatic cyst [J]. J Amer Coll Surg，1994，179（6）：641.
[15] Aeberhard P. Surgical management of Caroli's disease involving both lobes of the Liver [J]. Br J Surg，1985，72：651.
[16] Desmet V J. Congenital diseases of intrahepatic bileducts：variations on the theme "Ductal plale Malformation" [J]. Hepatology，1992，16（4）：1069.

第一百零五章　胆道手术后并发症

Postoperative Complications of Biliary Surgery

胆道手术是腹部外科中较复杂的手术，由于疾病的特点和胆道的特殊结构，术后并发症发病率高，其中以术后感染、胆汁漏及术后胃肠道出血最为突出。据全国 71 所医院 4197 例肝内胆管结石手术统计，手术并发症率为 13.25%。严重并发症中，休克占 2.88%，败血症 2.10%，急性胆管炎 5.14%，肝脓肿 0.59%，胆道出血 1.39%，手术死亡率为 1.88%。因此，对于高并发症及高死亡率的胆道高危病人，预防和治疗胆道手术的并发症应是胆道外科医师十分重要的问题。术后并发症与胆道疾病类型、手术方法、手术技巧及围手术期处理之间关系密切。对于复杂胆道疾病需要制订周密的综合外科治疗计划，包括术前营养支持、补充维生素、术前合并症的处理、检查方法的使用、手术方案的选择、术后引流管的管理、胆道镜的应用和全身支持治疗等，均是降低手术并发症的重要环节。

一、胆道手术后感染

（一）胆源性感染

正常胆道是无菌的，当有胆管炎和胆管结石时，胆汁细菌培养阳性率可达 100%。胆道感染的致病菌是内源性的。特点是多菌性，以革兰阴性需氧和厌氧为主的混合感染。肝内胆管系统和循环系统的关系密切，当胆管内压力稍超出肝胆汁的分泌压力［2.94 kPa（300 mm H_2O）］，胆管内容物便可通过毛细胆管周围肝细胞之间的连接进入肝血窦再进入体血循环。急性梗阻性化脓性胆管炎（AOSC）时胆道内压升高，不但会引起肝细胞坏死，而且有大量细菌进入血循环。死亡病例的血培养中常有大肠埃希菌生长，肝窦、肾毛细血管及肾上腺内也可培养出细菌。肝内某一叶胆管梗阻及感染时，虽然病灶不大，仍可能有大量细菌进入体循环并引起感染性休克。手术中胆道造影或冲洗压力过高、粗暴的胆道探查等均可导致胆道感染向全身扩散。术后出现持续性低血压，寒战、高热等菌血症或感染性休克的表现。

【临床表现】胆道手术后感染性休克常发生于：①高龄病人；②免疫力低下或曾使用免疫抑制药；③合并肝硬化；④重度梗阻性黄疸；⑤术前已有严重的胆道感染；⑥长时间的手术病人。感染性休克的临床表现极不一致，病人常有寒战和高热，一般发生于手术后 24 h 以内，严重者可出现躁动、昏迷或黄疸加深及全身多重要脏器功能的损害。但注意当老年病人或免疫力低下及大量激素治疗的病人可不出现典型的感染症状。部分病人由于原有的胆道感染未能得到有效的控制，术后感染仍在继续发展，最终发生感染性休克。

【处理原则】

1. 充分引流感染灶。化脓性胆管炎的急诊病人，要掌握好手术时机，做好术前的准备，如纠正酸中毒、补足血容量及全身大剂量地应用广谱抗生素和适量的肾上腺皮质激素。低血压可用多巴胺等升压药物以维持一定的血压水平。多数病人经此处理后，可度过休克阶段；再进行胆道减压，引流后血压趋于稳定，全身情况好转。对于胆总管结石或胆总管下端梗阻者可先行内镜经十二指肠 Oddi 括约肌切开及鼻胆管引流术。但肝内胆管结石引起的 AOSC 用内镜经十二指肠胆管引流困难，可用经皮肝穿刺胆管引流（PTCD），但因常发生胆石堵塞引流管效果欠理想，如引流不通畅应抓紧时间考虑急症手术引流。在引流手术后病情得不到改善，可能存在以下情况：①未能及时手术导致病情进一步恶化；②有多器官功能衰竭的情况存在；③肝内胆管梗阻未得到充分引流；④伴发肝脓肿。

2. 围手术期抗生素的使用。在术前有明确胆道感染的病人应提前一周使用抗生素，以控制胆道感染。一般病人术前一天应用抗生素。

胆道感染时胆汁内出现的菌种依次为大肠埃希菌、克雷伯菌属、变形杆菌属、肠球菌、厌氧的拟杆菌属和梭状芽胞杆菌属，大多数为革兰氏阴性菌。抗生素第一线药物应用首选头孢类抗生素，对厌氧菌治疗首选甲硝唑。对反复出现感染的病人，丁胺卡那霉素和第三代头孢菌素类抗生素效果较好。在严重感染病人，可首选泰能（伊米配能）或第三代头孢菌素类抗生素与甲硝唑合用。

3. 加强各器官功能的监测应做好下列几点。①动态监测呼吸和循环：包括血压、脉搏、呼吸、单位时间尿量、心电图、血气分析、血清和尿渗透压测定、中心静脉压测定等，必要时插入 Swan-Ganz 导管进行监测。中毒性休克几乎都有低血容量出现，因此迅速恢复循环血容量是抢救休克的关键。在快速补液的同时，要严密监护心肺功能。②保持呼吸道畅通，需要时使用呼吸机：吸氧可增加动脉血氧，严重感染性休克的病人出现急性呼吸窘迫综合征（ARDS）较早，应及时地监测血氧分压，及早地使用呼吸机改善和提高肺部的气体交换，使 PO_2 维持在 8 kPa（60 mmHg）的水平以上。并输血或输入红细胞可协助纠正贫血，尽可能保持血细胞压积在 30%和纠正氧离解曲线左移。③心血管活性药物的应用：多巴胺、去甲肾上腺素等药物能提升血压和维持脑血管和冠状动脉的灌流。苄胺唑啉（Regitine）、山莨菪碱等药物能解除外周血管的强烈收缩，改善组织的血液灌流，降低心脏的后负荷，从而改善心功能。④保护肾功能：一般选用呋塞米，在低血压时宜用甘露醇利尿以防止血压下降及使用大剂量肾上腺皮质激素。

（二）反流性胆管炎

胆肠吻合后的胆道感染常起因于肠道内细菌经胆肠吻合口进入胆道，成为感染的来源（内镜经十二指肠 Oddi 括约肌切开术也有相同的并发症）。称之为反流性胆管炎或逆行性胆道感染。

【病因】反流性胆管炎多见于：

1. 胆总管十二指肠吻合术后：胆总管十二指肠吻合术可引起严重的逆行性胆道感染，特别是存在肝内胆管狭窄或结石梗阻时。据长期观察报告，尤其是术后 10 年以上的病人，反流性胆管炎的发病率逐年增高，症状也逐年加重。病情严重者需要行胃部分切除及胃空肠吻合术。因此，除了老年及全身情况欠佳的病人，应尽量避免采用此术式。

2. 胆管空肠吻合术后：胆管空肠 Roux-en-Y 式吻合术是目前被广泛应用于胆道梗阻的内引流术。由于 Roux-en-Y 术式的肠襻是顺蠕动的，当肠襻长度超过 45 cm 时，可起单向瓣作用，防止肠内容物反流。然而 Roux-en-Y 吻合术后的严重胆道感染并不少见。其原因主要是吻合口或吻合口以上胆管有狭窄存在或引流的肠襻有不完全的梗阻。肝内胆管结石合并有肝内胆管狭窄病变在手术未能得到纠正的病人，术后胆道感染比术前更为严重。其他如 Caroli 病时肝内胆管囊肿没作彻底切除而行囊肿空肠 Roux-en-Y 吻合，也容易引起反流性胆管炎。

【处理原则】为了防止反流性胆管炎的出现，手术时应注意：①严格掌握手术适应证，只能在解除梗阻、清除结石、清除病灶的基础上配合应用。如果胆肠吻合口建立在梗阻胆管以下，不仅无助于胆汁的引流，还会诱发逆行胆道感染；②胆管的吻合口要尽量大，以侧侧吻合为佳；③Roux-en-Y 空肠襻的长度不少于 50 cm，有助于防止肠液反流。

（三）腹腔内感染

膈下脓肿是胆道手术后的严重并发症之一。可继发于胆肠吻合口漏、T 型管或经肝胆管引流管周围渗漏、副肝管或胆管损伤、胆囊穿孔等胆汁性腹膜炎腹腔引流失效，以及肝脓肿穿破到膈下等。

【临床表现】膈下脓肿的临床表现不典型，有时在出现败血症和继发感染性休克时才被发现。根据脓肿的部位，膈下脓肿可分为：

1. 肝上型：脓肿位于膈肌和肝之间，多见于右侧。主要表现为：呼吸快、呼吸困难、刺激性咳嗽，下胸痛，肝浊音界抬高，上腹部有压痛及肌紧张，有腹胀和肝大。胸部 X 线拍片表现患侧膈肌抬高，膈肌活动受限，或出现气液面。患侧胸腔可有胸腔积液或小叶性肺不张。严重的可并发脓胸、肺脓肿、支气管瘘等。左侧的膈下脓肿可并发纵隔炎、心包炎。

2. 肝下型：主要表现在腹部体征，很少出现胸部症状。膈下脓肿通过影像学检查，可以提供诊断依据：

（1）超声波检查：在可疑部位有液体的低回声区，并出现坏死物质、凝血块和小气泡形成的斑点或液平面回声。

（2）CT 扫描检查是一种较可靠的方法，它可以克服肠道积气造成对 B 超影像的干扰，CT 显示脓肿边界清楚，CT 值为 0～15HU 的低 CT 值区域。脓液中有坏死物质混杂时，CT 值可达 30HU，存在气体时呈典型的气体影像，CT 能较准确地显示脓肿的部位、形态、体积和与周围脏器的关系。

（3）肝闪烁扫描：使用 67Ga，借集聚在炎症部位的热斑描出脓肿的轮廓；或用 ^{99m}Tc，可见肝被向下推移或受压现象。

（4）诊断性穿刺：可在 B 超引导下，选择最适宜的穿刺点进行穿刺。诊断性穿刺宜在术前施行。若穿刺置管引流的效果不够满意，或脓肿内有坏死组织块堵塞引流管时，需手术引流。

【处理原则】

1. 在术前处理容易引起感染的其他疾病，特别是糖尿病病人，只有在有效控制血糖的情况下才能减少感染的发生。

2. 膈下感染应及早进行超声引导下穿刺置管引流。如果引流效果不佳或不具备穿刺引流的条件，应尽快剖腹探查，清除腹膜腔及膈下的积液，处理好原发病变，充分引流腹腔。

3. 吻合口漏在有引流的情况下只要保持引流通畅，吻合口漏能逐渐愈合，当引流不完全需要剖腹探查时，清除膈下各间隙的积液，腹腔彻底冲洗，在瘘口附近安放多根引流管。

4. 膈下脓肿引流途径根据脓肿所处位置选用：

（1）经浆膜外引流：切除第 12 肋骨，进入脓腔，适用于肝下间隙和肝上间隙后部脓肿。

（2）经肋间引流：当肋膈角已经粘连封闭时，在腋中线切除一段右第 11 肋骨，经肋骨床切开膈肌，适用于右肝上区后部脓肿。

（3）经腹腔引流：采用右或左肋缘下切口，妥善保护游离腹腔，沿肝膈面向上分离进入脓腔。

（四）切口感染

胆管结石及再次胆道手术时，切口感染的发生率较高，因而预防性抗生素的应用是必要的。早年时因缺少有效的抗生素，胆囊切除术后可以发生厌氧的梭状芽胞杆菌的腹壁感染，死亡率甚高。在一些高危病人，如胆囊炎急性发作、梗阻性黄疸、有胆管炎胆管结石病史以及 60 岁以上、糖尿病、曾用免疫抑制药等，手术前后均应采用以头孢类抗生素为主的有效抗生素预防和治疗。

二、术后胆道出血

【病因】

1. 感染是胆道出血最常见的原因：胆道出血可来自肝内及肝外胆管。由于术后胆道感染没有得到控制，使黏膜上的溃疡逐渐加深，一旦穿破与胆管伴行的肝动脉分支，形成动脉-胆管瘘而造成胆道大出血。术后的胆道大出血常来源于肝内胆管。肝右动脉自肝固有动脉分出后，一般紧贴在肝总管或胆总管的深面，从左向右行走。胆管血管交叉点是肝外胆管和肝动脉关系最密切的部位，该处深部溃疡可侵蚀肝右动脉而发生大出血。此外，出血也可来自门静脉后动脉、胆管周围动脉（肝右、胰十二指肠动脉）的创伤及胆管壁本身动脉的止血不彻底等。肝内胆管出血来自肝动脉支破溃时，由于血凝块的机化，在胆管内形成假性动脉瘤样囊性肿块，突出到胆管腔内，并阻塞胆管。一旦破裂便发生胆道大出血。裂口被血凝块堵塞时，出血暂时停止。随血块的液化、脱落可再次出血，临床表现为周期性出血，一般间隔 4～15 d。

2. 胆管壁的创伤：胆管壁是由肝动脉供血，肝动脉的分支在胆管壁上形成胆管周围血管丛，血液循环丰富。慢性胆管炎时，炎症刺激使血管增生、扩张，血流增加，手术时对血管壁止血不彻底，或粗暴的手术操作可对黏膜造成损伤，引起术后黏膜下血管丛出血。血液可沿 T 型管或腹腔引流管流出，也可能在腹腔内形成凝血块而继发感染。

3. 造影剂的刺激：术后逆行胆道造影后出血国内已有多起报告，说明胆道出血和以往所用的12.5%碘化钠造影液有关。碘化钠的局部刺激性较大，在胆道感染时能激发胆管系统的急性炎性改变而导致出血。

4. T 型管的压迫：长期放置 T 型管，T 型管短臂过长可压迫胆管壁形成溃疡。

【临床表现】胆道出血的病人常有胆道感染、上腹剧痛和上消化道出血的典型三联征。在放置 T 型管引流或作胆肠吻合后的病人，上腹部疼痛较轻，或仅有上腹不适、胀痛和胸背部酸痛等症状。T 型管在短期内有大量鲜血流出和/或表现为失血性休克。反复的周期性胆道出血可导致病人全身衰竭。

带有 T 型管的病人在出血的间歇期可作逆行胆道造影。胆道造影的常见结果是：①出血的胆管被血块堵塞；病变部分胆管填充不满意或不显影；②胆管有狭窄、扩张或结石存在。选择性肝动脉造影最有诊断和定位意义。在大多数病例可见肝动脉呈假性动脉瘤样表现，或造影剂经肝动脉直接流入肝管，使胆管同时显影，即显示有肝动脉-胆管瘘的存在。

【处理原则】

1. 非手术治疗：对术后 T 型管内少量出血的病人，可采用非手术治疗。经治疗后，出血多能停止。非手术治疗的措施包括抗感染、给予止血药及全身支持治疗。

2. 选择性肝动脉栓塞术：选择性肝动脉造影确定出血的来源后，将导管置于拟栓塞的肝动脉分支内。导管内注入栓塞剂，常用的有明胶海绵、弹簧钢圈等。栓塞后立即造影验证栓塞效果。此方法创伤小，止血可靠、安全，在有条件的医疗单位应作为首选方案。

3. 手术治疗：特别是在肝外胆道出血、出血量大而凶猛时应准备手术治疗。来源于肝外胆管的出血，手术探查多能发现。肝内胆管出血部位的确定可采用术中肝动脉造影。肝内胆道大出血所采用的术式有两种：①肝叶切除术，切除局限于一叶肝组织内的肝动脉胆管瘘及感染灶；②肝固有动脉或肝左、右动脉结扎术。

三、术后应激性溃疡

胆道手术后应激性溃疡（急性胃黏膜病变）出血是多见而严重的并发症，多发生于术后 2 周内。严重者出现失血性休克。

【病因】胆道术后应激性溃疡出血常发生于：①60 岁以上的老年病人；②术前或术后出现胆道感染；③术前原有胃和十二指肠溃疡；④大量使用肾上腺皮质激素；⑤重度梗阻性黄疸；⑥术前情绪过分焦急等。特别是重度梗阻性黄疸的病人，更容易发生术后应激性溃疡出血，即使在一些较小的检查或治疗如经皮肝胆管穿刺造影（PTC）、纤维十二指肠内镜胆胰管造影（ERCP）等均可引起应激性溃疡出血。应激性溃疡的出现与胃黏膜的微循环障碍、局部的细胞缺氧、胆盐对胃黏膜细胞的损害和胃液中 H^+ 逆行扩散有关。胆道感染和内毒素血症能使胃酸分泌增加，胆道梗阻解除后大量胆盐进入肠道及术后发生的肠麻痹，致胆汁向胃腔反流，直接破坏胃黏膜屏障。胃黏膜有损害并不一定发生大量的出血，但若同时有胃酸的分泌增加，就会迅速发生广泛的出血性胃炎、胃黏膜糜烂及溃疡形成。严重者可发生广泛的胃黏膜坏死、脱落及大量出血。出血的部位多见于胃底部及十二指肠第一段。

【处理原则】

1. 重视对高危病人采取预防措施：如梗阻性黄疸、老年及胆道感染等病人应在术前、手术当天和术后给予 H_2 受体拮抗药如奥美拉唑（Omeprazole）预防，用药时间应不少于 2 周。对高危病人应适当地推迟进食时间。在进食时除用上述药物外，还应加用胃黏膜保护药如硫糖铝、二甲基硅油等。

2. 少量出血时的处理：手术治疗后应注意胃肠减压抽出液的性质、酸碱度，是否有出血迹象。对少量出血者，除继续使用 H_2 受体拮抗药外，可同时从胃管内注入制酸剂，使胃液的 pH 值保持在 4 以上。推迟进食时间。必要时可用纤维胃镜作相应的处理。在出血的胃黏膜表面喷洒去甲肾上腺素和止血药物。

3. 出血量多时的处理：大量出血如血压不稳定或经 48 h 以上积极非手术治疗仍未能控制出血者，应考虑手术治疗。最常用的手术方法是胃大部切除加迷走神经切断术。若胃的病变广泛，有时需行全胃切除术。

4. 辅助治疗：除大量输血维持有效血循环量外，其他的措施也有一定效果，如冷盐水灌胃、注射生长抑素（Sandostatin）等。

四、肝、肾及多器官功能衰竭

肝、肾及多器官功能衰竭（MOF）是胆道手术后常见的致死原因，多发生在重症梗阻性黄疸、急性梗阻性化脓性胆管炎以及创伤性大的肝胆道手术后。

【病因与临床表现】

1. 严重感染：严重的感染和 AOSC 时病变可累及整个胆道系统，肝实质受到严重损害。手术后的腹腔内感染，如腹腔内脓肿、膈下脓肿及不能控制的全身性感染均能引起 MOF。胆道感染病人术后合并 MOF，最先出现的是感染性休克、低血压等循环系统功能衰竭，继而表现为呼吸功能、肾功能、肝功能、消化道系统功能的衰竭。最后出现的是凝血和代谢功能衰竭。

2. 梗阻性黄疸：梗阻性黄疸病人胆道手术后比无黄疸病人更易发生肾衰竭。急性肾衰竭是重度黄疸病人手术后死亡的重要原因。梗阻性黄疸造成损伤的主要原因是高胆红素血症时胆红素能增加肾血管上皮对缺氧性损害的敏感性，因而当术中出现低血压、低血容量等情况时，均能因减少肾皮质的灌流而产生肾损害。内毒素血症也直接损害肾血管。重症梗阻性黄疸病人出现 MOF 时首先表现为肝功能的进一步受损，然后是肾衰竭和胃肠道出血等。

3. 长期营养不良：因胆道疾患造成长期营养不良，影响免疫防御机制，容易诱发手术后 MOF。

【处理原则】

1. MOF 的预防：对高危病人，术后应严密观察各项指标。术中尽量保持血压稳定。围手术期采用广谱抗生素、充分引流腹腔内感染灶、足量输血输液等均是预防 MOF 的重要措施。

2. 急性肾衰竭的预防和处理：为了防止急性肾衰竭的出现，梗阻性黄疸病人术前需用抗生素肠道准备。口服胆盐制剂，手术过程中避免出现低血压及缺氧，静脉内滴注甘露醇以维持尿量。术后尿量每天不少于 1500 mL。对于已经发生急性肾衰竭的化脓性胆管炎病人，除全身应用广谱抗生素外，应先行经皮肝胆管穿刺引流（PTCD），待病情得到控制后再进行手术处理。术后发生的急性肾衰竭，应及早进行血液净化治疗，以排出血液中的有害物质、纠正酸中毒，维持水和电解质的平衡。

3. 代谢支持：是治疗 MOF 的重要措施之一，胆道手术后出现 MSOF 时代谢率增高，体内蛋白质严重耗损和能量缺乏。病人不能进食，所以胃肠道外的代谢支持非常重要。全身化脓性感染的病人，有脂肪氧化障碍，而过多的葡萄糖对 MOF 病人不利，有人推荐静脉营养液中的葡萄糖热量与氮的比例为 418 kJ（100 kcal）∶1 g 氮。在感染及高代谢情况下，静脉内给予氨基酸可发挥减少蛋白质分解的效应。富含 BCAA（branch chain amino acid）的氨基酸液为可供外周组织利用的能源底物，能满足部分代谢的需要，促进蛋白质合成。

五、胆汁性腹膜炎与胆外瘘

【病因】

1. 胆总管或副肝管损伤。胆囊残端结扎线脱落。
2. 胆肠吻合口漏、胆囊造口或 T 型管周围缝合不严密。
3. 胆囊造口管或 T 型管术后短期内滑脱。
4. 尚未形成坚实的窦道壁就过早拔除 T 型管。

【处理原则】

1. 瘘口小的胆瘘早期有时不易发觉，因此对可疑病例要严密观察腹部体征，有无腹膜炎、膈下感染的迹象。胆道手术后常规放置腹腔引流的病人，要检查腹壁引流口是否因缝合过紧而引流不畅。病人发生胆汁性腹膜炎时可出现腹痛、腹胀、恶心、心率快、体温升高及明显的腹膜刺激征。病情严重可出现血压下降等休克综合征。胆汁性腹膜炎病人腹腔穿刺吸出胆汁样液体。

2. 弥漫性腹膜炎应及早剖腹探查，彻底清理腹腔和膈下各间隙，找出原因妥善处理后放置引流管。

3. 没有腹膜炎的胆外瘘的处理，若外漏的胆汁量不见减少，可将烟卷引流拔除，并立即通过腹壁引流窦道放入一双套管作持续负压吸引。要保护好瘘口周围皮肤。

4. 经久不愈胆外瘘的处理要进行窦道造影，了解胆管远端是否有狭窄、梗阻、结石等病变存在。待病变性质确定后再决定处理方案。

六、术后黄疸

【病因】

1. 胆总管残余结石及肝内胆管残余结石。

2. 胆道损伤多发生在胆囊切除术后，其原因有：①解剖变异；②局部炎性粘连，胆囊体部、胆总管或右肝管粘连紧密，在分离过程中误将胆管当作胆囊管结扎切断；③技术原因为过度牵拉胆囊管而将胆总管结扎、盲目钳夹止血误伤胆总管、缝合胆囊床进针过深缝扎右肝管等。胆总管损伤后约50%的病例术后出现典型的阻塞性黄疸。有的病人可伴有急性胆管炎、胆汁性腹膜炎或胆外漏。

3. 急性胰腺炎：胆总管下端手术，如去除嵌顿结石、Vater乳头扩张、Oddi括约肌成形术，以及因T型管短臂过长阻塞胰管开口等，均可在术后诱发急性胰腺炎。其中30%的病人出现黄疸，原因是水肿的胰实质压迫胆总管的胰腺段。术后胰腺炎多在术后24 h内发生。经过治疗后，黄疸一般在2周后消退。

4. 肝细胞受损：

（1）较长时间的缺氧和低氧血症、手术中的低血压、休克及大出血等，肝细胞血流灌注不足，可引起肝小叶中央带肝细胞变性或坏死。黄疸的严重程度与休克、缺氧程度和持续时间相关。

（2）全身性感染及腹腔内感染能造成肝细胞运转胆红素功能障碍。严重败血症合并黄疸病人的预后极差。

（3）药物中毒，已知能引起肝损害的药物有200余种，包括术中和术后所用的麻醉药及抗生素等。氟烷麻醉易造成肝细胞的损害，特别对肥胖的女性，应避免重复使用。许多新抗生素是否对肝脏造成损害还难确定，应尽量单独使用，以便及早发现及时停用。

（4）输血反应，大量输血（3000 mL以上）、输入储存过久的库血等所产生的胆红素超负荷时，可出现轻度至中度黄疸。体内血肿积血吸收也可造成高胆红素血症。

（5）原有慢性肝病或特发性黄疸病人手术后出现黄疸或黄疸加深，可能与肝细胞能量代谢不足有关。肝脏从血浆摄取非结合性胆红素减少，引起血胆红素浓度升高。

【诊断】术后黄疸可分为肝前性、肝性及肝后性，三者有时重叠出现。肝前性黄疸与胆红素超负荷有关，如输入大量库血或血肿的吸收。黄疸出现于术后24 h内，3 d左右可消退，不伴有肝功能损害。误扎胆总管引起的黄疸多出现在手术12 h后，并逐渐加深。肝性黄疸常出现在术后24 h，3～5 d达高峰，伴有肝酶（ALT、AST、AKP、LDH）的改变。肝性黄疸降低后又上升常提示腹腔内有感染存在。有的病例，黄疸可能是腹内感染（如膈下脓肿）的首发症状。如黄疸持续加重，预后往往不佳。对肝胆手术后黄疸，超声波探查简便易行，可明确肝内外胆管有无扩张，这是诊断肝外胆管梗阻黄疸的重要依据，必要时可行PTC、ERCP进一步了解胆道的病变部位。

【处理原则】

1. 胆管损伤所致的阻塞性黄疸需再次手术解除梗阻。术后5 d内确诊为胆管损伤者，考虑行胆管修复内支撑引流或胆肠吻合。术后时间较长或局部已出现较严重的炎症、水肿或胆汁渗漏等情况，则宜放置胆管内引流，以后做二期手术。

2. 非损伤性或非完全性梗阻黄疸在黄疸时不宜做侵入性检查和再次手术，尽快去除引起黄疸的病因，如纠正休克、改善微循环、抗感染、畅通引流等。

3. 肝功能严重损害应密切观察病人的生命体征和肝、肾等功能。对原有肝功能损害的病人，围手术期可用小剂量肾上腺皮质激素治疗（地塞米松 5～10 mg/d）。

七、残余结石

【病因】

1. 复杂的肝内胆管结石，结石位于三级肝管以上，手术器械难以取尽，又没有肝叶切除的指征。

2. 病情危重不允许作彻底的探查和手术。

3. 结石遗漏，术前诊断不清楚，术前或术中未作胆道造影，或胆道造影呈假阴性，如造影剂太浓、结石浮动、胆管充盈不全、胆管重叠等。

4. 技术原因如手术者对肝胆管的解剖不熟悉及缺少适用的手术器械。

【处理原则】

1. 加强检查，预防结石残留术前应通过各种检查方法，了解胆道内的病变。术中胆道造影和 B 超扫描能帮助了解胆总管下端和肝内结石的分布状况，术中胆道镜的运用可弥补一般器械取石的不足。已有不可逆病理改变的区域性肝组织，在条件允许情况下应力争切除，以达到“根治”的目的。

2. 在术后 6 周可用胆道镜取石，是通过 T 型管或 U 型管窦道在纤维胆道镜的直视下取石。胆道镜可进入二至三级肝胆管，较大或嵌顿的结石可用取石钳或活体组织钳咬碎取出或用钬激光或碎石仪碎石后取出。胆道镜取石较安全，无严重并发症，可反复运用。由于经 T 型管窦道胆道镜取石是治疗残余结石的重要手段，放置 T 型管时应注意：①T 型管要大于 20F；②T 型管长臂应与胆总管垂直，不能扭曲；③T 型管应从最短的距离引出腹壁。

3. 经皮肝胆道镜（PTCS）及经纤维十二指肠镜取石仅适用于腹壁无窦道的胆管残余结石病人。PTCS 前先行经皮肝穿刺胆管引流（PTCD），用导管将窦道扩张，然后放入胆道镜取石。或用纤维十二指肠镜做乳头切开术（EST），再插入取石网取石。经内镜切开括约肌后能使直径小于 1 cm 的残余结石自行排入十二指肠，也可用取石网取出结石。

4. 手术取石术式应根据病情而定，比较一致的看法是：①结石位于一叶或一段，相应的肝组织有萎缩应作局部肝切除；②胆管有明显狭窄时行狭窄胆管成形术及胆肠吻合术，吻合口要大；③残余结石合并肿瘤，手术应根据肿瘤情况而定。

八、胆总管引流的并发症

胆总管切开探查后放置 T 型管引流，已成常规。但如使用不当也可出现一些并发症。

1. T 型管过粗：可使缝合处过于紧张，结果造成胆管壁缺血坏死，拔除引流管后可出现胆管狭窄。因此，放置 T 型管不宜过粗，缝合时应松紧适当。

2. T 型管在腹腔内扭曲和压迫：T 型管在腹腔内留置过长，可造成扭曲，造成胆汁引流不畅和术后胆道镜取石困难。放置 T 型管时，应在 T 型管和十二指肠之间用网膜隔开，防止引流管压迫十二指肠引起的十二指肠瘘。

3. T 型管脱出：病人在麻醉清醒过程中的体位变动等情况，不慎将 T 型管拉出后很容易造成胆汁性腹膜炎。T 型管在术后 24 h 内脱出应立即再次手术。脱出在术后 24 h 以后，应立即顺窦道放入细导尿管引出胆汁并严密观察。如出现腹胀、腹膜刺激征或腹腔穿刺抽出胆汁者应及时手术探查。T 型管脱出在术后 2 周，因 T 型管周围窦道已形成，不致引起胆汁性腹膜炎。

4. T 型管堵塞：手术早期 T 型管可被血块或结石碎屑所堵塞，可用消毒生理盐水轻轻冲洗以保持其畅通。长期放置 T 型管的病人，堵塞常见的原因为胆泥。T 型管中有胆泥沉积时应定期冲洗。如冲洗无效，可拔除 T 型管更换引流管。

5. T 型管拔除：在 T 型管引流后 4 周可拔除 T 型管，但在高龄、营养不良、术后长时间应用激素的病人拔 T 型管时间要延迟。在拔 T 型管前常规造影，防止胆管残留结石，并夹 T 型管 3 d 观察有无反应。

6. T 型管拔除困难：缝合胆总管时不慎将 T 型管缝住，或因长期留置 T 型管后管壁硬化和管腔中有胆泥沉积而发生拔管困难。猛力拔管可损伤组织或将 T 型管拉断。在这种情况下可将 T 型管长臂持续牵引，数小时或数天后可自动滑出。拔除 T 型管后应观察 1 h，如病人发生剧烈的腹痛，可能出现 T 型管窦道破裂，造成胆汁性腹膜炎。应立刻沿原 T 型管窦道放入导尿管，阻止胆汁进一步向腹腔漏出，并按腹膜炎处理治疗。

〔黄晓强〕

第八篇　腹腔镜手术

第一百零六章　腹腔镜外科

Laparoscopic Surgery（LS）

第一节　腹腔镜外科发展概况

治疗腹部脏器疾病时，以最小的手术创伤取得与传统外科手术相同的效果，是病人与医师的共同愿望，腹腔镜外科的发展，使这一愿望得以实现。腹腔镜外科的发展来源于妇产科医师的工作。开始时是用膀胱镜，1901 年德国的 George Kelling 首次用膀胱镜检查狗的腹腔；1910 年瑞典的 Jacobaeus 报道用腹腔镜及胸腔镜做诊断的经验。1924—1935 年间，在造成气腹条件下进行腹腔内观察在欧洲大陆已较为普遍，有称之为“腹腔镜术”（laparoscopy）、“腹部镜术”（abdominoscopy）、“内脏镜术”（splanchnoscopy）。Goetze（1918）发明自动气腹针，而 1938 年 Veress 的气腹针得到普遍使用并用氧气充气。Semm（1955）设计可控性输卵管通气机以诊断输卵管的疾病。1955 年 Semm 在德国提出“妇科腹腔镜术”（gynecologic laparoscopy），但未被接受，因并发症多。随后制成 CO_2 自动充气机，Semm 在德国慕尼黑（1967）常规地使用腹腔镜作妇科诊断，该时适逢冷光源技术问世，照明可通过玻璃纤维将体外光源导入至腹腔内，因而可以避免热光源烧伤肠管并且制成了腹腔镜持针器、显微剪、钛夹钳和改进打结技术。1986 年，计算机集成电路摄像机的出现使腹腔镜显像发生了革命性变化，手术组成员均可以观察手术过程并积极进行配合，改变了内镜手术只术者一人独自完成的格局。然而，此技术并未为当时许多外科医师所接受，而将此种技术称之为“盆腔镜术”（pelvioscopy）。在欧洲 20 世纪 60～70 年代时，此技术只是用于诊断和治疗妇女的不孕症。在美国得到 Semm 等的介绍后，很快广被接受，1972 年成立美国妇科腹腔镜医师协会（American Association of Gynecological Laparoscopist），95%以上的腹腔镜术是用于输卵管绝育。随着手术范围扩大，新的技术、新的器械也在发展，但仍然未离开盆腔腹腔镜手术这个范畴。

Semm 在 1980 年首先施行腹腔镜阑尾切除术，并 1982 年报道于 *Current Problem in Obstet rics and Gynecology* 这份杂志上，1983 年在维也纳用德文发表。Mouret，一个在法国开业的精于妇科学和腹腔镜术的普通外科医师，1987 年在里昂做妇科手术时，施行了首例腹腔镜胆囊切除，该病人同时有症状性胆囊结石症。1988 年巴黎的 Dubois，他是致力于推行微创外科手术，也开始了此项手术。Mouret、Dubois、Perissat 三人的工作使腹腔镜胆囊切除术的工作得到发展。1989 年 4 月和 1989 年 5 月在美国胃肠道和内镜外科及美国胃肠道内镜学会的报告，引起外科界的巨大震惊；次年，在美国外科学院（American College of Surgeons）做报告时，报告大厅连走廊都塞满听众，试从电视上观看手术的状况。在随后的日子里，腹腔镜胆囊切除术便风靡世界各地。1991 年我国的腹腔镜胆囊切除术也在迅速发展。胆道外科亦进入了腹腔镜外科时代。

腹腔镜胆囊切除术为腹腔镜外科的兴起选了一个好开端，切除胆囊只需处理很少的结构且效果肯定，特别是胆囊切除术是腹部外科中最常做的手术之一。腹腔镜胆囊切除术是在当前最小创伤手术（minimally invasive surgery）的潮流推动之下出现的，复由于病人的要求的压力，器械生产商和传媒的影响而迅猛发展，在外科史上尚未有哪一种手术能够如此迅猛而广泛地得到接受和传播。

历来对一种新的治疗方法出现总是经过对比和观察才决定扬弃。开放法胆囊切除术作为一传统的手术方法已经过百年的考验，向来均是衡量胆囊疾病治疗的“金标准”（gold standard）。但对腹腔镜胆囊切除来说，这个“金标准”已再不能用以作为对照的标准，因为从现在到将来，已不可能再有完全是开放法胆囊切除术的大组病例来作为前瞻性对照，不少病人也不再愿意接受开腹的手术，再者，将来很难有擅长于开放法胆囊切除和腹腔镜胆囊切除的外科医师了。因而加紧对腹腔镜胆囊切除术及其效果的研究与评定就变得很重要了。

腹部外科由于微创外科的介入不但改变了传统手术的方法和途径，亦可能改变对疾病治疗的观点。当前，由于腹腔镜胆囊切除术的广泛使用和宣传的结果，使病人和医师均较容易地接受和建议做腹腔镜胆囊切除术，结果是否会使原不需做胆囊切除术的无症状的胆囊结石也做了手术呢？腹腔镜胆囊切除术的兴起，是否会改变传统的胆道外科对胆囊切除术所做出的某些定论，如无症状的胆囊结石、非结石性慢性胆囊炎、良性的胆囊息肉样病变等的手术观点？因为腹腔镜下胆囊切除手术简单，是否会因此而放宽了手术前的各种评估，甚至在疑为胆囊癌的情况下也选择了腹腔镜手术？现已有资料提出胆囊癌行腹腔镜切除时较传统的开放式手术增加扩散和局部复发的机会。最后的问题是腹腔镜胆囊切除术的严重并发症率仍然高于开放法胆囊切除术。降低并发症率应是当前腹腔镜外科的重点方面。

总之，腹腔镜外科的发展曾经历以下一些重点的技术改进：①摄像镜和电视系统，助手能看见和协作；②恒压自动 CO_2 气腹机；③单双极高频电刀和激光器；④体外和体内结扎术；⑤照明系统；⑥冲洗与吸引系统；⑦各种专用的器械设计。

随着腹腔镜外科手术的进步和经验的积累，21 世纪外科在微创理念的指导下，各种腔镜技术迅猛发展，在外科各专业领域广泛应用。近年来，由于工业自动化技术、计算机图像技术以及控制技术高速发展，加之商业运作的推动，手术机器人（Robot）应运而生。它在高分辨率的三维放大（5～10 倍）术野图像指导下手术，（由 2D 变为 3D 图像）机器的阵颤过滤系统能滤除手术医师手部的不自主的颤动，机械臂的关节具有多个活动自由度，更加灵活，能做精细操作的机械手。使原来较为困难的腹腔镜手术变得容易，如胰腺手术、重大肝叶切除手术、抗反流手术、食管胃肠手术、治疗肥胖症手术、结直肠癌手术都进入腹腔镜手术范围。

当前需要建立的观点是：腹腔镜手术只是腹部外科中可供选择的一种方法，它应该遵循腹部外科的原则，使手术做得更有成效；腹腔镜手术不能离开已确定的外科原则和经验而独立。因此，不是什么病治疗能用腹腔镜手术的问题，而是腹腔镜手术如何比传统的手术做得更好，对病人更为有利。

第二节　腹腔镜手术的病理生理改变

绝大部分腹腔镜手术是在人工气腹条件下施行，虽然近来开展了无气腹的腹腔镜手术（gasless laparoscopic surgery），但其使用范围仍受限制。腹腔镜手术区别于传统的开腹手术有两个主要方面：①没有腹壁的大切口；②有 2.0 kPa（15 mmHg）压力的人工气腹，多是使用 CO_2 气体。腹腔镜手术的病理生理改变特点是由于这两个因素作用的结果，其中具有广泛影响的是人工气腹。妇产科医师应用 CO_2 或“笑气”制造气腹进行盆腔镜检查及手术已经 30 多年，并没有对 CO_2 气腹术给予过多的注意，因为此方法很安全、并发症少；但是，自从腹腔镜胆囊切除术开展以来，腹腔镜手术的广泛使用和用于手术时间长的、复杂的手术和一些年老、体弱、脏器功能减退的病人，使人工气腹安全性的问题得到重视。妇科手术时，手术时间一般较短，手术完毕时气腹亦多已消失。腹腔镜手术可简化手术后的护理，却增加了麻醉管理的复杂性。

一、腹腔镜手术时麻醉下的病理生理改变

腹腔镜手术麻醉所面对的问题是 CO_2 气腹所致的呼吸循环改变。临床研究均多以腹腔镜胆囊切除术病人为研究对象，与传统的开放法胆囊切除术相比，开腹胆囊切除术对呼吸功能的影响更为显著，恢复亦较缓慢。邹一平等对 22 例腹腔镜胆囊切除术和 12 例全身麻醉下开腹胆囊切除和 16 例硬脊膜外麻醉下开腹胆囊切除术病人，分别测定术前、术后 24 h 和 72 h 的肺活量（VC）、用力肺活量（FVC）、第 1 秒用力呼气容量（FEV 1.0）和 25%～75%肺活量流速（FEF 25～75），并计算出肺功能下降率，结

果腹腔镜的各项肺功能指标下降率均较开腹手术者为低，并且术后 72 h 已恢复达术前的 80%，而开腹手术者则只达术前的 50%～60%。

腹腔镜手术比开腹手术对术后肺功能的影响较轻，这是完全可以预料到的，因为开腹手术时腹壁上存在切口，切口疼痛、腹壁运动受限，均可能影响对呼吸功能的检测和其结果。至于“小切口”胆囊切除术对呼吸功能影响与腹腔镜胆囊切除术者做比较，可能减轻切口因素对检查的影响。

腹腔镜胆囊切除术对循环系统的影响主要是人工气腹的关系，当气腹压达 1.87 kPa(14 mmHg)时，使股静脉压明显升高，股静脉的高峰血流速度明显降低，说明可以引起下肢静脉血液淤滞，当腹内压降低后，股静脉血流便可恢复正常。这现象说明，在腹腔镜和气腹的情况下，进行较长时间的操作时，可能发生下肢静脉的血流停滞，有深静脉血栓形成和肺动脉梗死的危险，此项并发症的发生率虽然在国外报告上不很一致，但已引起普遍重视和采取预防性措施。国内深静脉血栓形成的发生率较低并常在一般情况较好的年轻病人施行手术，故较少发生深静脉血栓形成和肺动脉梗死的报道。然而在临床上亦遇到腹腔镜胆囊切除术后次日时发生肺动脉梗死，抢救过后因大脑损伤成为植物状态（曾称“植物人”）的病例，故亦极应重视，特别是对一些老年、肥胖、有下肢静脉疾病（静脉曲张、有静脉炎病史）者，应采取预防措施。

解放军总医院麻醉科观察腹腔镜胆囊切除术在全身麻醉下应用肌松药、纯氧、机械通气下 CO_2 气腹腹腔内压 1.9 kPa（14 mmHg）施行时，病人的气道压、动脉血气体分析、心功能改变、动脉血压和中心静脉压各项指标的变化。结果：在制造 CO_2 气腹后和手术过程中，气道压有明显升高，最高值为 1.96 kPa（20 cm H_2O），其升高值仍然在正常范围内，故在临床麻醉上并无实际意义；腹腔内注入 CO_2 后 1 h 及手术结束后 30min 的动脉血 pH、PaO_2、$PaCO_2$ 虽然有轻微波动，但与注气前和手术后比较均无显著意义；无创性心功能监测检查心输出量（CO）、心率（HR）、射血速度指数（EVI）、每搏量（SV）、射血时间（VET）5 项指标，在腹腔注气前、后及术后均有明显改变，但其改变仍在正常的波动范围内，故无明显的临床意义；中心静脉压有轻度升高，动脉血压亦能够在手术过程维持平稳。因此，CO_2 气腹腹腔镜手术时，上列各项改变，尚属正常的高值，故无明显的麻醉学意义，在全身麻醉下手术是安全的。然而，由于所观察的病例均属于年轻、一般状况良好者，如果在一些特殊情况下，如经历时间长的手术、老年人、心肺功能减退、过度肥胖、慢性肺心病等，这些生理参数改变应该认真考虑而倍加注意。

二、腹腔镜手术的应激反应

既然腹腔镜手术属于“最小创伤”或“微创性”的手术，病人对手术的应激反应水平应明显低于同类型的开放性手术，临床上的实际情况也真实如此。临床上的研究多是将腹腔镜胆囊切除术与开放法胆囊切除术进行比较。

手术反应主要表现为术后的应激激素分泌和其伴随的代谢改变。当前已有较多的比较腹腔镜胆囊切除术与传统的开放法胆囊切除术后应激反应的报道，有的是前瞻性的而有的是回顾性的，总的说来，除了前者术后疼痛较轻是一致者外，结果并不完全吻合。在非随机性的观察，一般认为开放法胆囊切除术具有较高的手术应激效应。然而 McMahon 等随机比较腹腔镜胆囊切除术与小切口胆囊切除术的外科应激反应时，发现多种急性时相应激反应物包括血清 C-反应蛋白、白介素-6、皮质醇、白蛋白、运铁蛋白、铁、尿儿茶酚胺排出在两组病人均无差别。考虑到血浆游离皮质醇水平的昼夜规律，解放军总医院纪文斌、黄晓强比较两组病人早晨与下午血浆皮质醇水平的差别，发现术后第一天早晨，开放法手术较腹腔镜手术者有明显升高，但在下午的检查，两组间便无明显的差别。万智恒等比较两组病人手术后 3 d内的应激激素改变，认为腹腔镜不但能明显减轻应激反应的强度，而且能明显缩短应激反应的时间。

以往的一些研究存在的问题是大多不能建立在随机的基础上，因而此两种手术的病例并非完全是可比的，特别是在当前的情况下，更多的一般性的胆囊切除术均是在腹腔镜下施行，因而，前瞻性的和随机性的比较是很需要的。

最近，Ortega 等比较腹腔镜胆囊切除术和开腹胆囊切除术时的代谢与应激激素反应，在 20 例的前瞻性随机研究中，发现术后 24 h 内腹腔镜胆囊切除术病人术后疼痛程度较轻，而应激激素中的肾上腺皮质激素、髓质激素、甲状腺激素、血糖、胰高糖素、胰岛素的反应在 2 组病人中相同或类似；抗利尿激素水平在腹腔镜胆囊切除术中 1 h 时和拔除气管内插管时的水平明显地高于开放法胆囊切除术者；血糖水平在腹腔镜胆囊切除术者呈明显升高（手术后早期），而开腹胆囊切除术者则血糖和胰岛素水平在 12 h、24 h 有明显升高。因此，开放法胆囊切除术与腹腔镜胆囊切除术给病人造成的应激反应是相接近的，但反应的时间特点在二者间不同，可能是不同的刺激因素在起作用；似乎是手术中的应激反应以腹腔镜胆囊切除术者为重，而手术后的应激反应则以开放法胆囊切除术者为重。

三、人工气腹效应

当前，绝大多数的腹腔镜外科手术仍然是在 CO_2 气腹条件下施行，气腹压一般维持在 1.87 kPa（14 mmHg）或 2.0 kPa（15 mmHg），若手术简单，历时较短，此项操作是安全的；然而随着开展更复杂的手术、手术时间长，气腹本身的并发症再次引起了人们的注意。CO_2 气腹的主要问题是：①CO_2 经腹膜腔吸收后，可引起高碳酸血症，加重呼吸负担，在有呼吸循环障碍的病人，可致二氧化碳潴留和酸中毒；②腹腔内压升高引起的循环改变。

腹内压升高的直接作用是压迫腹腔内静脉系统，减少回心血量。气腹下腹腔镜手术时的一个突出现象是在手术过程中尿量明显减少而不随输液量增加而改变，以致有时在手术中输入过多的液体。气腹对呼吸与循环的影响在临床上曾受到较多注意。Harman 等（1982）在实验犬腹腔内放置气囊造成 2.7 kPa（20 mmHg）的腹内压，随后造成 5.3 kPa（40 mmHg）的腹内压，当腹内压达到 2.7 kPa 后，肾血流与肾小球过滤率下降至＜正常的 25%，肾血管阻力升高 555%，比周围血管阻力高 15 倍；当腹腔内压升高至 5.3 kPa 时，有的实验犬出现无尿，而有的肾血流和肾小球滤过率下降至正常的 7%，心输出量下降至 37%；若输以右旋糖酐（Dextran - 40）虽可以纠正心输出量的降低，但肾血流量和肾小球过滤率仍＜正常的 25%，因而认为腹内压升高时肾功能障碍是由于肾脏受压的局部效应而非继发于心输出量降低。

鉴于人工气腹在腹腔镜手术时的广泛使用，Chiu 等（1995）最近重新研究气腹对全身肾脏血流动力学的影响。用猪作为实验动物，CO_2 气腹压力为 2.0 kPa（15 mmHg）维持 2 h，在气腹组，每小时尿量下降约 50%，而单侧腹膜后充气组每小时尿量约下降 25%，而无气腹腹腔镜以 2.0 kPa 压力提拉腹壁时，在 2 h 过程中尿量并无改变；以激光多普勒流量计直接测量肾皮层的血液灌流时，发现表层的肾皮层血流下降约 60%，解除气腹和腹膜后充气之后，肾皮层血流便又恢复。腹膜后充气对肾脏血流的影响小于气腹。

以上的研究结果均有助于了解气腹下腹腔镜手术时病人的病理生理状况。

第三节 腹腔镜手术中的止血

腹腔镜手术时以能控制出血为手术的最基本条件，常用的止血方法有激光、高频电流、钛夹和结扎，后二者属机械方法止血。美国的腹腔镜手术以前多用激光分离、割切及止血，在欧洲则多用高频电。腹腔镜手术时高频电流对腹内脏器损伤偶有发生，特别是在手术时未能发现者，可导致严重后果。

腹腔镜手术时所使用的电刀与外科用的电凝器相同，其基本点是高频电流通过身体组织时除了产生热力之外，不致有任何伤害；电流所产生的热量是与作用电极的面积成反比，其产生热的速度和所得的效果与作用电极的电流密度（electric current density）直接相关。因此，传入的作用电极宜细，以便有更大的电流密度，而回路电极的面积宜大，以防发生皮肤烧伤。电凝器一般有单极和双极两种类型，双极电凝器虽然较安全，但使用不方便，故一般多是用单极电凝器。单极电凝器尚有较高的穿透力，故止血效果较好，但有可能发生电烧伤的危险性，曾报告有肠道穿孔致腹膜炎。单极电凝时，电流从作用电极至回路电极时所走的路线是不可预测的，处于其回路间的组织便有可能遭受损伤，虽然其发生率是很低的。

腹腔镜手术用单极电凝所发生的肠损伤主要来自妇科的经验，估计为 0.1%～0.2%，腹腔镜胆囊切除术时亦有不少的肠道并发症的报告，如黄晓强收集的全国 39238 例腹腔镜胆囊切除术中有肠道损伤 25 例，占 0.06%，但这些损伤多是由于电凝、电切时使用不当所致。由于肠道电烧伤常不被即时察觉，故在腹腔镜胆囊切除术的各种严重并发症中，具有最高的死亡率。

腹腔镜手术时电凝损伤的最主要原因常为：①通电后误将作用电极接触肠管；②肠管与接触作用电极的金属器械接触；③电极的绝缘层破损；④电凝时的电火花灸伤，常见的如用电凝切断胆囊管时引起胆囊管残株的坏死、穿破；⑤高频电流在密闭体腔内的“趋肤”效应，在电流的回路中引起组织损伤。

腹腔镜手术使用电凝器时必须遵照其使用细则与要求。

激光装置因其主要缺点是深度不易控制和激光束可能因被反射而致组织损伤，更以仪器设备昂贵和使用不方便，现已较少用于腹腔镜外科手术。

〔黄志强　黄晓强整理〕

参考文献

[1] 黄志强. 现代腹腔镜外科学［M］. 北京：人民军医出版社，1994：10，75.

[2] 陈训如，Peter Mack. 腹腔镜外科理论与实践［M］. 昆明：云南科学技术出版社，1995：17.

[3] 黄晓强，冯玉泉，黄志强. 腹腔镜胆囊切除术的并发症（附 39238 例分析）［J］. 中华外科杂志，1997，35：654.

[4] Attwood S E A，Mealy K，Hill A D K，et al. A prospective comparison of laparoscopic versus open cholecystectomy ［J］. Ann Roy Coll Surg，1992，74：397.

[5] Brandon J F，Velez M A，Teplick S K，et al. Laparoscopic choleystectomy：Evolution，early results，and impact on nons urgical gallstone therapies ［J］. AJR，1991，157：235.

[6] Clavien P A，Sanbria T J，Mentha G，et al. Recent results of elective open cholecystectomy in a North American and an European center ［J］. Ann Surg，1992，216：613.

[7] Kane R L，Lurie N，Borbas C，et al. The outcome of elective laparoscopic and open cholecystectomies ［J］. J Am Coll Surg，1995，180：136.

[8] Scott-Conner C E H，Hall T J. Variant arterial anatomy in laparoscopic cholecystectomy ［J］. Am J Surg，1992，163：590.

[9] Yoshida J，Chijiiwa K，Yokohata K，et al. Practical classification of the branching types of the biliary tree：an analysis of 1049 consecutive direct cholangiograms ［J］. J Am Coll Surg，1996，182：37.

[10] Chiu A W，Chang L S，Birkett D H，et al. The impact of pneumoperitoneum，and gasless laparoscopy on the systemic and renal hemodynamics ［J］. J Am Coll Surg，1995，181：397.

[11] Harman P K，Kron I L，McLachlan H D，et al. Elevated intra-abdominal pressure and renal function ［J］. Ann Surg，1982，196：594.

[12] Ortega A E，Peters J H，Incarbone R，et al. A prospective randomized comparison of the metabolic and stress hormonal responses of laparcscopic and open cholecystectony ［J］. J Am Coll Surg，1996，183：249.

[13] Richards W O，Scovill W，Shin B，et al. Acute renal failure associated with increased intra-abdominal pressure ［J］. Ann Surg，1983，197：183.

[14] Roslyn J J，Binns G S，Hughes E F X，et al. Open cholecystectomy，a contemporary analysis of 42474 patients ［J］. Ann Surg，1993，219：129.

[15] Braasch J W. Historical perspectives of biliary tract injuries ［J］. Surg Clin North Amer，1994，74：731.

[16] Brune I B，Schonleben K，Omran S. Complications after laparoscopic and conventional cholecystectomy：A comparative study ［J］. H P B Surgery，1994，8：19.

[17] Davidoff A M，Pappas T N，Murry E A，et al. Mechanisms of major biliary injury during laparoscopic cholecystecto-my ［J］. Ann Surg，1992，215：196.

[18] Nduka C C, Super P A, Monson J R T, et al. Cause and prevention of electrosurgical injuries in laparoscopy [J]. J Am Coll Surg, 1994, 179: 161.
[19] Kerin M J, Gorey T F. Biliary injuries in the laparoscopic era [J]. Eur J Surg, 1994, 160: 195.
[20] McMahon J M, Fullarton G, Baxter J N, et al. Bile duct injury and bile leakage in laparoscopic cholecystectomy [J]. Br J Surg, 1995, 82: 307.
[21] Madariaga J R, Dodson S F, Selby R, et al. Corrective treatment and anatomic considerations for laparoscopic cholecystectomy injuries [J]. J Am Coll Surg, 1994, 179: 321.
[22] Strasberg S M, Hertl M, Soper N J. An analysis of the problem of biliary injury during laparoscopic cholecystectomy [J]. J Am Coll Surg, 1995, 180: 101.

第一百零七章　腹腔镜胆囊切除术

Laparoscopic Cholecystectomy

1987 年，法国医师菲力佩·莫瑞（Philippe Mouret）在对一例女性病人行腹腔镜下妇科手术的同时进行了腹腔镜胆囊切除术（laparoscopic cholecystectomy，LC），被认为是世界首例 LC。从次年起，LC 技术从欧洲迅速扩散到美洲、亚洲，以及世界各地。1988 年 6 月 22 日，McKernan 和 Saye 完成了美国第一例 LC；1990 年 2 月，新加坡完成了亚洲第一例 LC；1990 年 5 月 29 日，帝京大学医学部溝口病院外科的山川达郎（Tatsuo Yamakawa）完成了日本第一例 LC；1990 年 12 月，台湾国泰医院黄清水院长完成中国台湾地区第一例 LC；1990 年 12 月，香港中文大学威尔士亲王医院钟尚志教授（Sydney Sheung Chee Chung）完成了中国香港地区首例 LC。而在中国大陆，1991 年 2 月 19 日，云南曲靖地区第二医院的荀祖武医师率先独立完成第一例 LC，4 月 3 日，以黄志强教授、张圣道教授等为主要成员的专家组主持 LC 鉴定会，鉴定结果为：该技术达到国际先进水平，值得总结推广。

时至今日，LC 已经成为一个常规手术，在一些区镇级医院也得到开展。但是，LC 的价值，在于树立了外科治疗性腹腔镜的里程碑。如同三江之源，奔腾的长江、黄河、雅鲁藏布江均起源于此。现在高难度的腹腔镜下肝脏外科、胆道外科、胰腺外科、胃肠外科，包括泌尿外科、肺外科等，都是 LC 理念和技术的拓展。

【解剖生理概要】熟悉胆囊三角（Calot 三角）的解剖是确保腹腔镜胆囊切除术（LC）顺利进行，预防胆管、血管损伤的关键条件。正常的解剖非常简单，胆囊管和肝总管汇合为胆总管，肝动脉行走于肝总管左侧，门静脉行走于胆管左后侧，胆囊动脉发于肝固有动脉或者肝右动脉。但是，只有约 30% 的人群表现为经典的胆道解剖，70%的人群存在胆囊动脉，胆囊管及其汇入部位的多种变异。

1. 胆囊管变异：胆囊管、肝管和胆囊管汇入肝总管的部位，变异极多，如图 107－1。LC 时准确识别胆囊管的解剖特点，是保证 LC 安全处理胆囊管的前提条件。

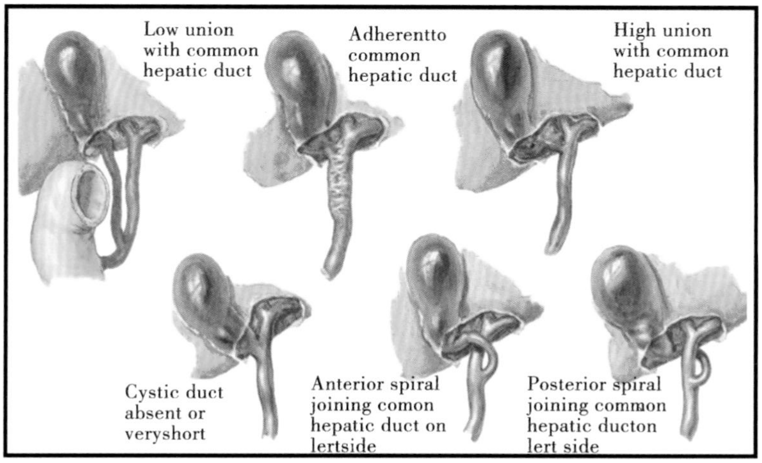

图 107－1　胆囊管及汇入部位变异

2. 胆囊动脉：通常发自肝右动脉，变异包括数量和分布类型变异（图 107－2）。从数量变异的角度，胆囊动脉的支数有 1～3 支，大多数人都是以单支形式存在，其次是双支形式，极少数的人是以三支形式存在。单支型胆囊动脉可走行于肝总管的前方或后方，双支型和多支型胆囊动脉可同时走行于肝总管的前方或后方，也可分别走行于肝总管的前、后方；从分布类型的角度，主要有以下几种。单支

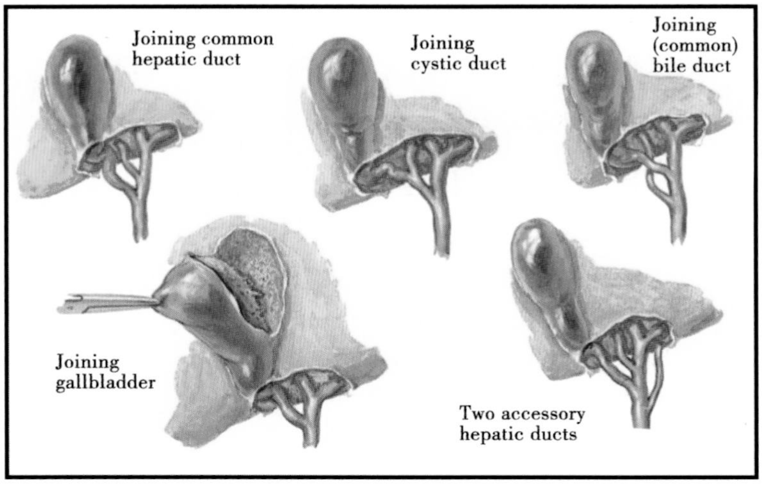

图 107－2　肝管变异

型：①从胆囊颈左侧或胆囊体左侧进入；②从胆囊颈或胆囊体的右侧进入；③从胆囊颈前或后面或经哈氏囊颈与胆囊体交界处或胆囊管进入。双支型：大部分从胆囊颈右侧、胆囊体左侧进入。三支型：可从哈氏囊颈体交界处进入或胆囊体右侧进入胆囊壁。在临床上探究胆囊动脉变异的意义主要在于：①术前，为医师提供了一定的理论基础，在手术中才能及时稳妥地应对一些特殊情况，避免病人出现后遗症；②术中，在认识到存在的变异情况后及时准确结扎胆囊动脉，可避免损伤胆囊三角其他重要结构，减少手术时间。另外，胆囊动脉主要起源于肝固有动脉的分支肝右动脉，术中很可能误扎肝右动脉，在知道变异类型后，紧贴胆囊和胆囊管分离胆囊动脉；可避免损失肝右动脉；③术后，在避免了病人胆道损伤的情况下，减少了病人的疼痛感和住院时间。

【适应证】适应证是一个动态范畴，与学习曲线密切相关。在早期，主要局限于无局部炎症和感染的胆囊切除术；随着手术经验的丰富，器械设备的完善，适应证逐步扩大到急性炎症期胆囊切除，甚至坏疽性胆囊炎。对一些合并有胆管结石、Mirizzi 综合征等，在有丰富经验的腔镜外科医师操作下，原来认为是手术禁忌证或相对禁忌证的部分病人，也列为手术适应证范围。

1. 不同类型有症状的胆囊结石：胆囊结石嵌顿并急性胆囊炎、胆囊结石并单纯慢性胆囊炎、胆囊结石并慢性萎缩性胆囊炎、填满型胆囊结石等。

2. 胆囊良性隆起样病变：未怀疑或已排除胆囊恶性隆起样病变，如胆囊息肉＞1.0 cm，胆囊乳头状腺瘤或胆囊腺肌增生症。

3. 无症状性单纯胆囊结石：大部分胆囊结石病人可以终身无症状，胆囊结石合并胆囊癌的发生率为 1%～3%，因此对无症状胆囊结石病人是否应做预防性胆囊切除术，尚无统一意见。对下列病人应采取 LC 治疗，主要目的在于预防胆囊恶变：①陶瓷胆囊，其胆囊癌发生率高达 25%；②胆囊结石超过 3 cm，其胆囊癌发生率明显高于结石小于 3 cm 者；③无症状性胆囊结石合并胆囊息肉者。

4. 其他：糖尿病病人合伴胆囊结石；肝硬化门静脉高压并发胆囊结石；合并有冠状动脉狭窄，心肌供血不足者、肺功能肾功能不全病人，在全身条件改善良好状态下尽早行 LC。

【禁忌证】现阶段主要是一般情况不能耐受手术和麻醉者。

1. 严重高危胆囊结石病人：对患有胆囊结石并且有心功能不全，严重高血压、肾功能不全、慢性肺部严重疾病应慎重处理。

2. 伴有严重出血性疾病。

3. 疑有胆囊癌者。

4. 妊娠期胆囊结石。

5. 麻醉禁忌者。

【术前准备】

1. 全面、细致地收集病史，了解病人的全身情况，尤其是对影响手术的潜在危险因素更应重视，如心、肺、肝、肾功能及有无黄疸史等。

2. 术前常规生化检查，如三大常规、肝肾功能、凝血功能测定等。

3. 影像学检查：

（1）腹部 B 超：重点了解 Calot 三角范围内解剖情况，如胆囊大小、胆囊壁厚度、结石大小、分布情况，肝总管、胆总管和胆囊管的直径、长度、与周围组织脏器的关系，肝外胆管是否扩张；肝脏、胰腺等脏器有无病变；对有上腹部手术史者，应对腹腔粘连部位及程度作出评估，有助于选择气腹针的穿刺部位。

（2）CT 和 MRI：在有黄疸病史、B 超疑有胆总管结石、狭窄、占位性病变或者其他异常情况时，应该进行 CT/MRI 平扫或者增强检查。磁共振胰胆管成像能全程显示胆管和胰管系统，磁共振灌注成像和弥散成像对于鉴别胆管炎性狭窄和浸润性肿瘤有很高的价值。

（3）十二指肠镜检查：在有黄疸病史、B 超疑有胆总管结石或其他异常情况时，而上述检查依然存疑的情况下，可以通过十二指肠镜行逆行胰胆管造影、胆管取石、细胞刷检，还可以通过超声内镜细针穿刺组织行病理检查。

（4）对于口服胆道造影和静脉胆道造影，尽管教材和参考书目还有讲述，但是在日常工作中已全面弃用。

术前检查越充分，作出正确诊断及病情估计就越肯定。加上术前掌握好 LC 的适应证，这样就能保证 LC 手术质量。

4. 术前谈话：医务人员应对病人的诊断、治疗原则、手术方法及可能发生的并发症，预防措施和其他问题作出充分讨论和评估。还应向病人及家属说明有中转为开腹手术的可能性和原因，让病人做好充分的心理准备。

5. 对部分 LC 术前辅助检查和生化检查发现异常结果者，应进一步针对病因进行检查和治疗。必要时应即时请有关专科会诊或者开展多学科诊疗（multidisciplinary team，MDT），使各项生理指标尽可能在正常范围内，以提高 LC 手术的安全性。

6. 术前应预防感染和加强支持疗法：感染是造成 LC 失败和发生严重并发症的重要因素。术前增加病人营养，提高病人手术的耐受力，对降低感染、促进组织修复和创口愈合起着重要作用，亦大大提高了 LC 的成功率。

7. 现在已经不再常规备皮和灌肠、留置胃管、尿管；但是对预计腹腔感染严重，伴有明显腹胀者，可以考虑留置胃管。

8. 对疑有胆总管结石者，术中可能探查胆总管及取石，手术时间较长，应置导尿管以排空膀胱，既有利于手术视野显露，又可了解病人的肾脏功能情况。

【麻醉与体位】腹腔镜胆囊切除术要求肌肉松弛，无痛、安全，且保持心血管循环系统稳定及呼吸道通畅，建议选择全身麻醉。麻醉前不再常规使用阿托品、东莨菪碱等诱导药物，对个别精神紧张病人可以使用适量镇静药。LC 手术时 CO_2 气腹对呼吸、循环及血气均有明显影响，故在整个 LC 手术中要密切观察气道压、动脉血 pH、PCO_2、PO_2，以及无创伤心功能监测或中心静脉压和动脉压等。

LC 时通常有两种体位，即仰卧位和截石位，多采用仰卧位。术者站在病人左侧，助手站在右侧，持镜者站在左下，器械护士站于右下。术中因体型过胖或因结肠、胃肠及左肝叶遮挡了胆囊 Calot 三角的病人，可将体位改变成头高足低 10°～15°位置。

病人截石位时，术者位于病人左侧，持镜者和助手分别在病人双腿之间和右侧。LC 手术多取仰卧位，妇产科腔镜手术多采用截石位，有利于盆腔病变的显露。

【手术步骤】

1. 建立 CO_2 气腹时应注意避免损伤脏器和血管，常规采用经脐切口气腹针建立，当粘连严重时可采用 1971 年 Hasson 创立的方法，在脐周作一小切口直至腹膜外脂肪层，然后在直视下将 Hasson 套管（钝头套管）插入腹腔直接与 CO_2 气腹机相连，也可移至上腹肋缘下或麦氏点。

2. 穿刺孔布局：现在有四孔法和三孔法，在 LC 开展早期学习中、局部炎症粘连严重者，可以采用四孔法；对于特殊人群需求，也有单孔法。

（1）A 点穿刺（10 mm）：A 点为盲穿点，应特别注意防止穿刺并发症的发生。从此套管孔放置腹腔镜，先应仔细检查在充气和穿刺过程有无误伤腹腔脏器、出血、血肿等，并可以观察胆囊周围的解剖情况，对 LC 手术难易程度作出初步评估。

（2）B、C、D 点穿刺：套管针 B（直径 10 mm）经上腹正中线剑突下 2～3 cm 处，或剑突脐部联线的中点插入。术者用右手持套管锥以 45°斜向胆囊方向穿刺，避免刺伤肝圆韧带，也有人从右旁正中线上，剑突下肝下缘穿刺。

套管针 C（直径 5 mm）在右腋前线肋缘下 2～3 cm 或第 12 肋与髂嵴连线中点处置入。

套管针 D（直径 5 mm）置于右锁骨中线，肋缘下 2 指或 2～3 cm 处。

3. 标准手术流程：现在国际公认的 LC 遵循的标准是 1995 年由 Strasberg SM 提出的关键安全视野（critical view of safety，CVS）。包括 5 条标准：①完全镂空 Calot 三角；②游离胆囊床的下 1/3，一定要将胆囊板充分分离；③必须有 2 个且只能 2 个管道（胆囊管、胆囊动脉）进入胆囊；④辨清胆囊管及胆囊动脉前不进行任何夹闭；⑤不强求显露肝总管和胆囊管。2018 年，日本外科协会的东京指南 2018 版（Tokyo Guideline 2018，TD2018），推荐 CVS 为 LC 的标准流程（图 107－3）。

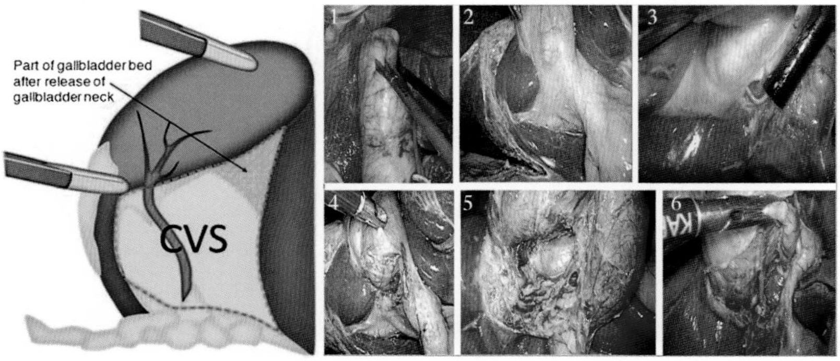

图 107－3　关键安全视野（critical view of safety，CVS）
（引自：J Hepatobiliary Pancreat Sci. 2018，25：73－86）

4. 困难胆囊切除方法：困难胆囊定义为局部急性炎症重或者因慢性炎症导致胆囊三角辨识不清，解剖困难者。

（1）次全胆囊切除术（subtotal cholecystectomy）：1898 年 Hans Kehr 通过切除胆囊后壁最坚硬的部分，以及靠近胆囊管附近的胆囊组织，然后将剩余胆囊缝合来完成了一例急性化脓性胆囊炎的手术，尽管术后发生了胆漏和胆囊床出血，但是这项技术成为次全胆囊切除术的雏形。经过众多学者的改进，于 1985 年由 Bornman 和 Terblanche 首次正式定名次全胆囊切除术。并经过大量临床实践，发展成开窗法胆囊次全切除术（subtotal fenestrating cholecystectomy）和重建法胆囊次全切除术（subtotal reconstituting cholecystectomy）两种方式（图 107－4、图 107－5）。

需要澄清的是，次全胆囊切除术和部分胆囊切除术（subtotal vs partial cholecystectomy）的区别。从术语学角度，partial 指切除部分器官，subtotal 指切除近乎全部器官；partial 切除范围比 subtotal 小，如胃大部分切除术和胃次全切除术。从胆囊切除术的角度，部分胆囊切除术不是一个标准术式。需要强调的是，开窗法胆囊次全切除术应当避免术后胆漏，重建法胆囊次全切除术应当避免胆囊残留，进而导致结石复发。

（2）漏斗技术（又称胆囊颈技术，infundibular-cystic technique）：游离胆囊三角前、后，向胆囊追

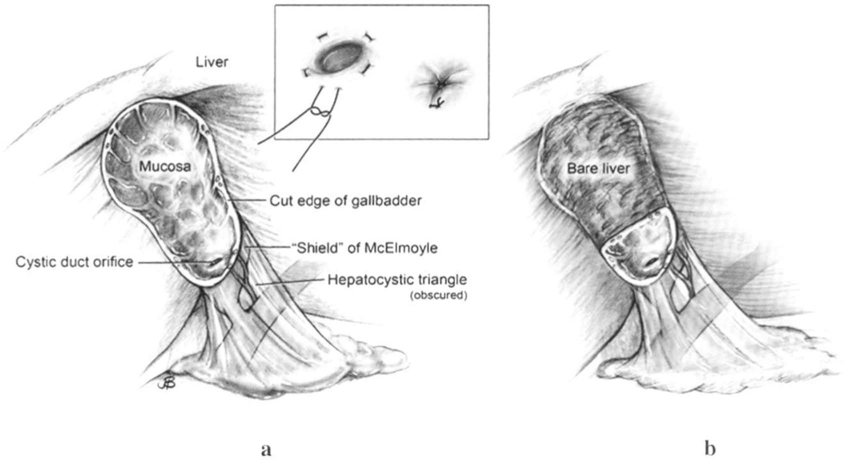

图 107-4　开窗法胆囊次全切除术

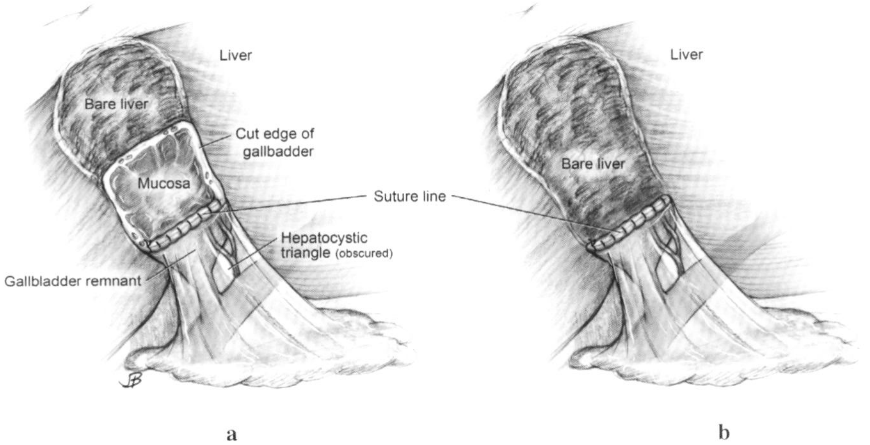

图 107-5　重建法胆囊次全切除术

［引自：J Am Coll Surg，2016，222（1）：89-96］

溯，当看到逐渐膨大，形如漏斗样的胆囊壶腹部即可识别胆囊管。但是，在一些病例，当肝总管由于炎症粘连于胆囊管的后面，在提起胆囊 Hartman 袋部位时，极易将肝总管连同胆囊管一并切断，称为“假漏斗”（图 107-6、图 107-7）。

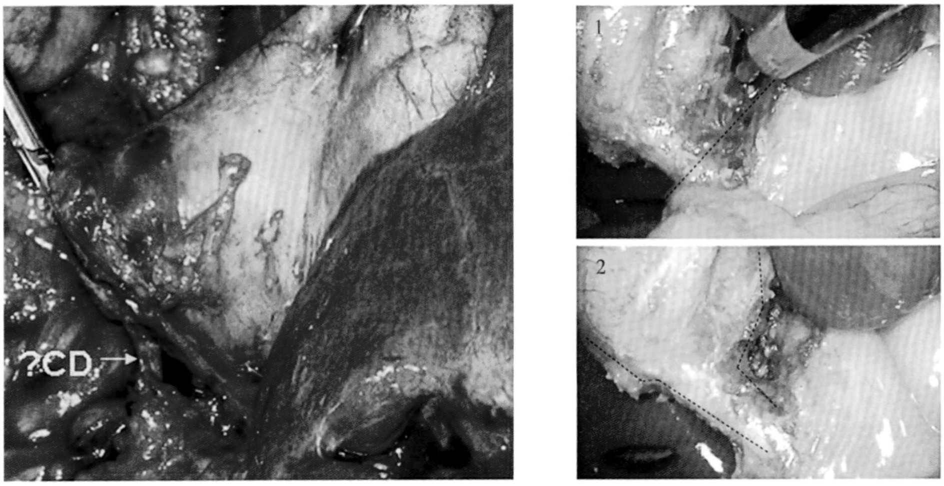

图 107-6　正确漏斗技术

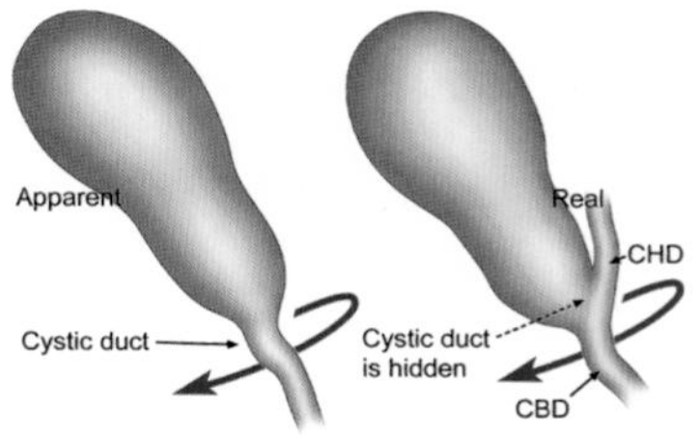

图 107－7 假漏斗技术［引自：J Am Coll Surg，2000，191（6）：661－667］

（3）逆行胆囊切除（retrograde LC）：又称底部优先技术（fundus-first approach），是从胆囊底部开始游离胆囊床，最后处理胆囊三角。这项技术在临床使用广泛，但是需要指出的是，这种方法容易造成包括右肝动脉和门静脉右支的损伤。最好使用四孔法，由助手支撑肝脏，以保证安全。

（4）解剖学标志（anatomic landmarks）：是指术中充分游离肝门，将重要解剖学标志予以显露确认后行胆囊切除术，现在发展为 3 种方法：

1）鲁维埃沟（Rouviere's sulcus）：从以 Rouviere's 沟为标志的"安全三角"区开始分离，该处一般无重要结构，且多数人（90%）此标志位置较为恒定。在切开"安全三角"区的浆膜后，于 Calot 三角前、后方交替向胆囊窝方向进行分离，其间不要离断任何不能确认的管道结构。直到 Calot 三角被完全敞开，即已分离到胆囊窝的下端。此时标志着看到了"安全标识"，即已经避开所有的肝门部胆管。董家鸿院士将这一技术总结为"导航原则"，对于复杂的胆囊切除术尤具使用价值（图 107－8）。

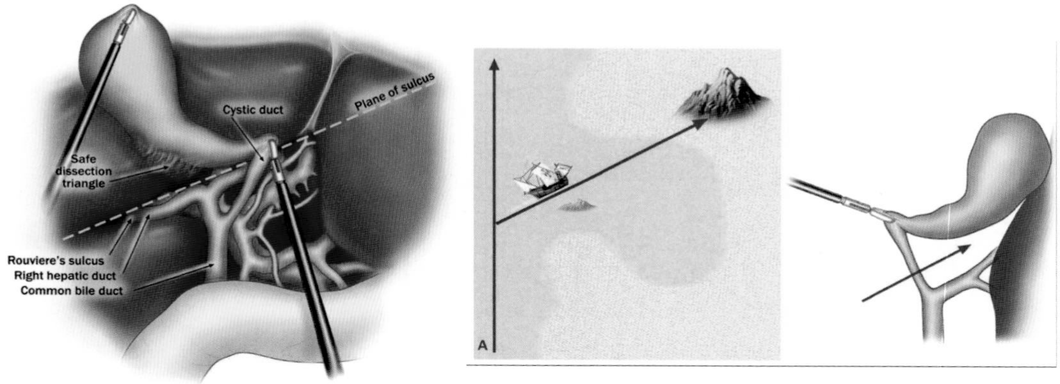

图 107－8 基于鲁维埃沟（Rouviere's sulcus）的导航原则
［引自：Br J Surg，1997，84（9）：1253－1254］

2）夏洛特淋巴结（Calot's node）：是指分别先沿胆囊和胆囊床结合线上线游离胆囊，在胆囊三角寻找到 Calot's node，在淋巴结的右侧离断胆囊动脉和胆囊管（图 107－9）。

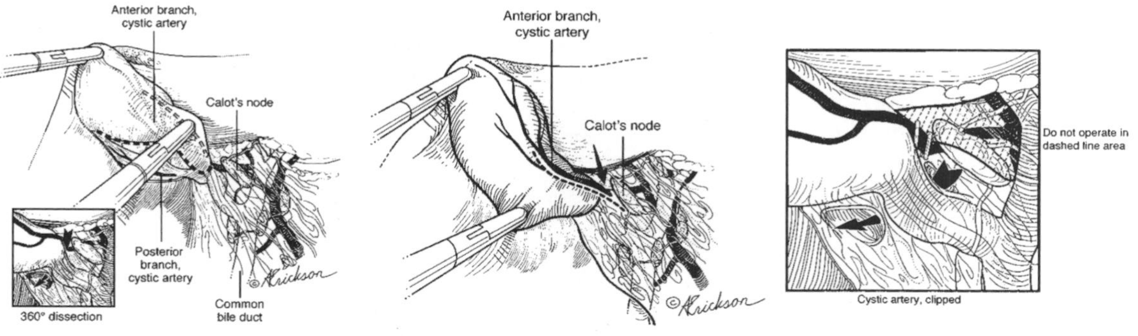

图 107－9 基于夏洛特淋巴结（Calot's node）的腹腔镜胆囊切除术
［引自：Journal of Laparoendoscopic & Advanced Surgical Techniques，2015，25（1）：28－32］

3）B-SAFE法则：由Sutherland F于2017年总结提出，B是bile duct，胆管；S是鲁维埃沟，sulcus of Rouviere；A是hepatic artery，肝动脉；F是umbilical fissure，脐裂；E，是enteric/duodenum，小肠/十二指肠。这种方法在理论上是最为安全的，但是在实际操作中非常困难，而且在游离的过程中，可能会导致相关结构损伤（图107－10）。

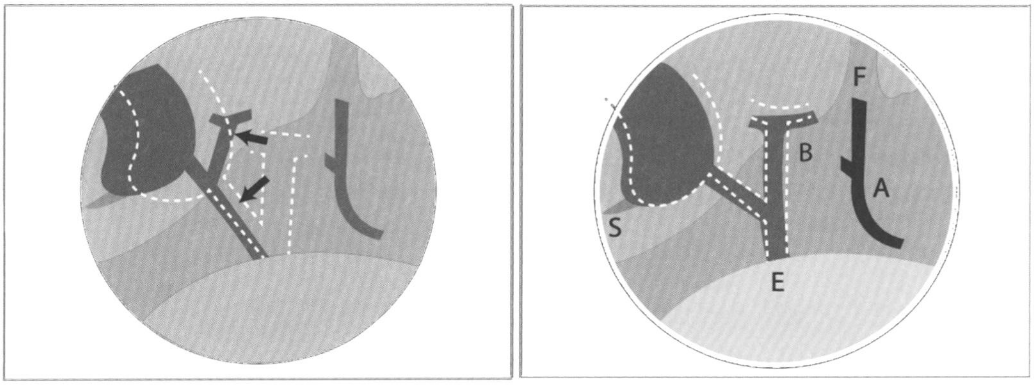

图107－10　基于B-SAFE法则的腹腔镜胆囊切除术
［引自：Can J Surg. 2017，60（6）：424－425］

（5）术中胆道造影（intra-operative cholangiography，IOC）：是指在离断胆囊管之前，通过胆囊管插入导管，造影确认肝总管、胆总管等重要结构后切除胆囊。该技术需要防辐射、带有透射仪的杂交手术室，在欧洲和美国开展广泛，但在中国开展率较低。

（6）近红外荧光胆道成像（NIRF-C）：应用吲哚菁绿（Indocyaninegreen，ICG）近红外荧光胆道成像判断胆囊管和胆总管的位置关系。与荧光导航肝切除术即刻注射ICG不同，胆道手术需要等ICG自肝脏排泄至胆管后才便于识别解剖结构。对于肝内胆道病变的荧光显示最佳剂量与时间需要进一步研究。现在因为荧光腹腔镜的普遍使用，取得良好效果。

5. 腹腔冲洗、放置引流：胆囊取出后，应对腹腔进行认真仔细的检查，尤其是Calot三角，十二指肠和横结肠，仔细观察胆囊管和胆囊动脉残端，若肝胆囊床无出血，肝下间隙干净，肝外胆管无损伤可结束手术。术中虽意外戳破胆囊，但溢出胆汁经充分冲洗吸尽，直至冲洗液清亮，又无活动性出血时，亦可不必放引流管。若术野污染严重，虽经冲洗吸引仍不理想，或疑有肝胆囊床渗血、胆瘘、积液，应在肝下间隙安放引流管。

6. 穿刺孔处理：LC术后经全面检查腹腔，可以在直视下逐个退出A、B、C、D点的手术器械和套管，避免盲目退出器械和套管时损伤内脏器官。A、B点皮下组织腹膜等均要缝合1～2针，尤其是B点，有腹壁上动脉经过，易发生出血，已有多例因B点出血再次手术的病例。

【术后处理】

1. LC手术病人待麻醉完全清醒后才能送回病房，注意保持呼吸道通畅，若有呕吐应及时清除呕吐物，防止误入呼吸道，导致呼吸道阻塞或窒息。鼓励病人取半卧位、早期下床活动、减少肺炎、深静脉血栓形成及肠粘连等术后并发症的发生。

2. LC术中不慎分破胆囊或损伤胃肠道者，尽管作了修补缝合，亦应安放腹腔引流管和胃管，回病房后要仔细观察引流物的颜色、成分、流量等，一般只有20～50 mL淡红色液体。若有活动性出血，则应高度警惕创面渗血、微细血管出血或胆囊动脉钛夹滑脱的可能。若引流液为胆汁且超过150 mL应考虑有无胆瘘发生。每天引流胆汁低于100 mL应考虑为胆囊床迷走胆管瘘；而胆囊管钛夹滑脱或胆总管损伤每天引流的胆汁会超过200 mL。前者可以不需手术处理，后者一旦确定，应立即手术治疗。

3. LC手术对胃肠道影响不大，术后病人胃肠功能多在一天内恢复。术后第一天先可进流质，2周内宜食低脂易消化的食物。

4. 若LC术后一周或数周病人出现巩膜、皮肤黄疸，应高度怀疑肝外胆管损伤的可能，应对病人进行密切观察，必要时进行ERCP检查以便早期诊断，早期手术治疗。

5. 加强对CO_2气腹的观察护理，如发现病人呼吸浅而慢、PCO_2升高等，应考虑可能发生高碳酸血症。肩部酸痛是因为CO_2残存腹腔，刺激膈神经所致，通常无需特殊治疗可自行消失。

【术后并发症、预防与处理】

（一）LC常见并发症和原因

腹腔镜胆囊切除术最为严重的并发症是胆管损伤、内脏损伤和血管损伤。发生这些常见并发症的主要原因有如下几种：

1. 在LC初期阶段腔镜外科医师缺乏LC手术经验，有些外科医师未经严格LC技术的训练，对LC手术适应证掌握不准，不能正确对待主客观条件，盲目从事，是发生肝外胆道损伤等并发症的原因之一。

2. 胆囊三角严重粘连，解剖关系不清，或胆囊颈部巨大结石压迫胆总管/肝总管，胆囊管短粗难以将胆总管和胆囊管分离，在施钳夹时误伤胆总管。

3. 在LC术中过度向右外侧牵拉胆囊颈部，以致胆囊管、胆总管、肝总管三者成角；或者将胆囊颈部朝平行于胆总管方向牵引，此时施钳夹时误认胆总管为胆囊管而钳夹离断。为了防止上述情况发生，在分离Calot三角时应将胆囊颈部向右外侧且与胆总管长轴垂直方向牵引，更为重要的是辨清胆囊颈部与胆囊管变细的交合部，沿胆囊颈部分离胆囊管并靠近胆囊钳夹是预防肝外胆管损伤的重要措施。

4. LC术中不能盲目止血，尤其是胆囊三角严重粘连、三管-壶腹的解剖关系不清，或者并存有肝硬化、门脉高压症病人，胆管周围有明显的曲张血管，稍有不慎就可能导致大出血。若有出血一定要清除术野的血液确认出血部位，切勿盲目上钳夹或电凝止血，以免造成肝外胆管损伤。

5. 正确对待中转手术，必须认识到LC手术应遵循OC手术的诊治原则，即使时至今日，LC不能完全替代OC，而是和OC互为补充和完善；LC手术中会遇到许多意想不到的问题，如LC手术确有难度，外科医师应从保证病人安全第一和手术质量的原则中转手术。需要指出的是，中转开腹不是LC手术的失败，而是建立在病人安全至上原则的手术策略改变。

但是，关于中转开腹的指征，在什么时候停止（when to stop）并中转开腹，手术进行到哪个地步（where to stop）并中转开腹，缺乏标准，主要由主刀医师主观决定，导致一些不可避免的损伤。Yukio Iwashita执笔的联合中国、日本、美国、韩国、法国、意大利、印度、荷兰、新西兰、阿根廷、希腊共49家医疗中心，于2017年发表的特尔斐共识（Delphi consensus），明确提出LC中转的7个时机和8个节点。7个时机依次是：①胆囊三角严重纤维化和瘢痕化；②胆囊结石嵌顿在胆囊管、肝总管和胆总管的汇合部（扩展的Mirizzi综合征）；③变异胆管；④广泛出血；⑤与周围组织，尤其是十二指肠、结肠的广泛致密粘连；⑥严重的胆囊萎缩；⑦过长的手术时间。8个节点依次是：①Rouviere's沟；②前哨淋巴结（隆德胆囊管淋巴结）；③肝门板；④胆囊三角区；⑤漏斗胆囊管交界处（又称象鼻征，infundibulum-cystic duct junction，elephant trunk sign）；⑥硬化性萎缩性胆囊（又称双峰征，sclero-atrophic gallbladder，double hump sign）；⑦关键安全视野；⑧SS内层。

（二）预防措施

1. 确认胆囊壶腹和胆囊管交界部位是LC最重要标志。术者充分显露Calot三角，认清胆囊壶腹部和胆囊管交界变细部位，就可避免误将胆总管当成胆囊管横断，这是确保LC手术安全的基本原则。

2. 电热灼伤肝外胆管不容忽视，单极电刀切割组织、电凝止血效果较好，已普遍应用于LC手术，但在分离、切割Calot三角组织时，可能损伤肝外胆管或因热电效应引起继发性胆管狭窄。钛夹是良好的导电体，若在分离组织过程中，万一不小心电刀接触钛夹就可能损伤胆管，故在分离Calot三角时应多用钝性分离法。

3. 决不能盲目止血：LC术中因Calot三角组织粘连严重，解剖结构不清，分离时极易出血，当术野不清时，应尽快冲洗辨清出血点，决不能盲目电凝止血。曾有一外院转来LC术后黄疸病人，就是因盲目止血将整个肝外胆管灼伤。若LC术中遇到难以控制的出血，应立即中转开腹手术。

4. 不要一味追求确认“三管-壶腹”的相互关系：正常情况下，Calot三角稍加分离即可辨别肝总管、胆囊管及胆囊壶腹部之间的关系，但Calot三角严重粘连，脂肪堆积或炎症水肿，组织脆弱易出血时，就不应过于要求分清“三管-壶腹”，向肝外胆管方向过多解剖，会增加胆管损伤的可能性。

（三）处理

1. 胆管损伤：被认为是LC术中常见的严重并发症，随着LC手术的推广普及，肝外胆管损伤率亦有所增加，文献报道胆管损伤率为0.2%～0.46%。胆管损伤部位多为肝总管、胆总管。损伤类型常见胆管撕裂伤，胆管部分或全部夹闭，胆管横断或肝外胆管电灼伤。

（1）术中发现胆管损伤的处理：单纯胆管撕裂伤或胆管单洞损伤可修补后置T型管引流即可。肝外胆管横断而无缺损者可行胆管端端吻合术加T型管引流，若有胆管缺损者应做Roux-en-Y胆肠吻合术。

（2）术后发现胆管损伤的处理：对LC术后出现黄疸的病人应该高度重视，积极查明原因，需做B超、ERCP检查，进一步弄清胆管损伤部位和程度。做好再手术术前围手术期的准备，依据肝外胆管损伤的部位和程度来决定手术方案。

（3）胆瘘也是LC术后常见并发症：对LC术中已安放引流管引流出胆汁者，量少者可以在1周内自愈，若引流胆汁量每天达50～100 mL则应考虑有较严重胆瘘。胆瘘常因胆囊管残端、胆囊床、迷走肝管或副肝管损伤所致。胆囊管残端瘘多需再剖腹手术结扎胆囊管，或胆囊管修补加胆总管T型管引流术。

为了防止胆瘘发生，分离胆囊床时应认真处理较粗的胆管，LC术时的胆囊床，要用电灼或氩气束凝固小迷走胆管和胆囊床结缔组织，以防胆瘘发生。

2. 出血：LC术中出血常见原因如下。①Calot三角严重粘连、充血、水肿，且手术操作用力不当，强行分离导致血管破裂；②胆囊动脉异常，血管分支过多，只处理了一部分血管分支；③胆囊动脉钛夹脱落；④胆囊管和胆囊动脉粘连一起，强行分离导致血管撕裂出血；⑤来自胆囊床渗血可以用电凝或氩气束灼烧止血。对术后有出血倾向，且经补液、输血600～800 mL后仍未能纠正血压，病情仍不稳定者，应立即再开腹手术治疗。

3. 胆总管残留结石：尽管LC术前做B超、静脉胆道造影术或ERCP等检查，对LC诊断和手术方式的选择评估有重要作用，但仍有少数病例（2%～4%）LC术中时发现胆管结石。采用术中腹腔镜超声系统检查肝外胆管可以弥补术前的漏诊。

对LC术后仍有肝胆系统症状的病人应做ERCP检查来证实胆总管结石。发生胆总管残留结石的原因：①术前未检查出胆总管结石，LC术中未使用腹腔镜超声系统检查；②LC术中可能使胆囊内结石在翻转胆囊时滑落胆总管中；③术前未发现肝外胆管结石，可能术后继发于肝胆管结石，一旦证实胆总管结石应采用外科治疗。

【手术经验与有关问题讨论】

1. 关于Calot三角处理：认真辨别、仔细分离Calot三角区内胆囊管，胆囊动脉及肝外胆管的解剖关系，是预防肝外胆管损伤严重并发症的重要措施。

（1）认真解剖胆囊管和胆囊动脉：慢性萎缩性胆囊炎，使Calot三角形成炎症水肿，组织粘连，使胆囊管与胆总管粘连或扭曲，呈S型致使胆囊管与胆囊壶腹部有致密性粘连，难以辨别其正常的解剖关系。分离粘连时应紧靠胆囊壶腹部，采用钝性分离法，不要轻易切断管状组织，以免误伤胆管和血管。肥胖病人在Calot三角多有脂肪堆积，影响术野，此时应紧靠胆囊壶腹部仔细分离切割浆膜及纤维结缔组织，找到胆囊颈部变细部分，再沿胆囊管向胆总管方向继续延伸，然后沿胆囊壁向Calot三角分离，以显露胆囊动脉，并将动脉双重夹闭。若胆囊管和胆囊动脉粘连紧密可一并钳夹。在分离胆囊床时如遇到出血不应盲目钳夹止血。胆囊管的显露应先从表浅的浆膜和纤维结缔组织开始，再分离胆囊管下面和胆囊壶腹部之间的三角，由此分开胆囊管后下方与胆总管之间的结缔组织，这样可分清胆囊管与壶腹部交界部位。

（2）对胆囊Calot三角粘连致密、难以解剖者，可先从胆囊底部逆行切除胆囊，逐渐解剖粘连的胆囊管。离断胆囊管时不要剪过头，以免误伤后方的胆囊动脉导致出血。

2. 提高预防肝外胆管损伤的认识：由于慢性胆囊炎Calot三角炎性水肿，紧密粘连，术野显露困难，解剖关系不清盲目从事，是导致胆管损伤的重要原因。如何预防肝外胆管损伤是非常重要的。

（1）首先是要提高腔镜外科医师对预防胆管损伤的警惕性。

（2）LC术野不清、分离困难，切不能盲目电灼止血，以防胆管损伤。

（3）对LC术中出血不止严重粘连或解剖关系不清，胆囊管和胆囊动脉结构异常的病人，应考虑中转手术。

（4）对怀疑胆管损伤的病人应作术中胆道造影，以进一步证实胆管损伤部位和程度。

（5）要有训练有素的腹腔镜医师做LC手术，严格按操作规程进行，认清胆囊壶腹部和胆囊管的关系是避免胆管损伤的关键。

3. 由于向右外侧用力牵引胆囊充分暴露胆囊Calot三角，可能将胆总管和肝总管牵拉成角，胆囊管与胆总管本应有的角度又消失，将它们拉成平行或直线关系，易造成错觉，误将胆总管当成胆囊管而钳夹剪断，所以要辨清“三管-壶腹部”的解剖关系非常重要。

4. 术中出血是LC手术常见的问题，多因胆囊动脉出血、胆囊床渗血、分离胆囊床的边缘肝脏创面出血。胆囊动脉出血来势凶猛，若经积极处理仍难以控制，需立即中转开腹手术，决不能迟疑。剥离胆囊时应认清胆囊与胆囊床的交界部分，以免电凝剥离钩刺破胆囊或切割肝脏，导致胆囊床出血。胆囊床或胆囊边沿的渗血可用氩气束或电凝器止血。应该强调的是，在处理一支胆囊动脉出血后，还应注意可能还另有一分支，应仔细分离解剖认真止血。手术者冷静分析、慎重操作和助手的通力配合亦非常重要。

〔陈勇军　邹声泉〕

参考文献

[1] Polychronidis A, Laftsidis P, Bounovas A, et al. Twenty years of laparoscopic cholecystectomy: Philippe Mouret [J]. JSLS, 2008, 12 (1): 109 - 111.

[2] Litynski G S. Profiles in laparoscopy: Mouret, Dubois, and Perissat: the laparoscopic breakthrough in Europe (1987—1988) [J]. JSLS, 1999, 3 (2): 163 - 167.

[3] Reynolds W Jr. The first laparoscopic cholecystectomy [J]. JSLS, 2001, 5 (1): 89 - 94.

[4] Mühe E. Die erste Cholecystektomie durch das Laparoskop [J]. Langenbecks Archiv für Chirurgie, 1986, 369 (1): 804.

[5] Litynski G S. Erich Muhe and the rejection of laparoscopic cholecystectomy (1985): a surgeon ahead of his time [J]. JSLS, 1998, 2 (4): 341 - 346.

[6] McKernan J B, Saye W B. Laparoscopic general surgery [J]. J Med Assoc Ga, 1990, 79 (3): 157 - 159.

[7] Kum C K, Goh P M Y. Laparoscopic Cholecystectomy: The Singapore Experience [J]. Surgical Laparoscopy Endoscopy & Percutaneous Techniques, 1994, 4 (1): 22 - 24.

[8] Kano N, Yamakawa T, Ishikawa Y, et al. Laparoscopic cholecystectomy—key technical points to prevent bile duct injury [J]. Journal of Hepato-Biliary-Pancreatic Surgery, 1994, 1 (3): 314 - 318.

[9] Lien H H, Huang C S, Shi M Y, et al. Management of bile leakage after laparoscopic cholecystectomy based on etiological classification [J]. Surg Today, 2004, 34 (4): 326 - 330.

[10] Udwadia T E, Patil S U, Udwadia R T, et al. Laparoscopic cholecystectomy in India [J]. Int Surg, 1992, 77 (3): 149 - 153.

[11] 荀祖武，杨玉华，方登华. 腹腔镜胆囊切除术并发症的对策及复杂困难病例的处理经验 [J]. 临床外科杂志，1993 (02): 17 - 19.

[12] 郑民华. 砥砺名行二十五载：鉴证中国腹腔镜外科 1991—2016 [M]. 北京：企业管理出版社，2016.

[13] 周正东，陈训如，余少明，等. 萎缩性胆囊炎 126 例腹腔镜手术探讨 [J]. 中华外科杂志，1994，32：302.

[14] 张诗诚，杜渊，唐志，等. 腹腔镜胆总管探查术 [J]. 中国实用外科杂志，1994，14：646.

[15] 陈训如，毛静熙，周正东，等. 腹腔镜胆囊切除术中处理 Calot 三角 817 例体会 [J]. 实用外科杂志，1993，13：435.

[16] 黄志强. 现代腹腔镜外科学 [J]. 北京：人民军医出版社，1994：89.

[17] Wakabayashi G，Iwashita Y，Taizo Hibi T，et al. Tokyo Guidelines 2018：surgical management of acute cholecystitis：safe steps in laparoscopic cholecystectomy for acute cholecystitis (with videos) [J]. J Hepatobiliary Pancreat Sci，2018，25：73 - 86.

[18] Strasberg S M，Pucci M J，Brunt L M，et al. Subtotal Cholecystectomy "Fenestrating" vs "Reconstituting" Subtypes and the Prevention of Bile Duct Injury：Definition of the Optimal Procedure in Difficult Operative Conditions [J]. J Am Coll Surg，2016，222 (1)：89 - 96.

[19] Strasberg S M，Eagon C J，Drebin J A. The "Hidden Cystic Duct" Syndrome and the Infundibular Technique of Laparoscopic Cholecystectomy—the Danger of the False Infundibulum [J]. J Am Coll Surg，2000，191 (6)：661 - 667.

[20] Hugh T B (Australia). Rouvière's sulcus：a useful landmark in laparoscopic cholecystectomy [J]. Br J Surg，1997，84 (9)：1253 - 1254.

[21] George F，Michael T，Sharique N，et al. Importance of the Node of Calot in Gallbladder Neck Dissection：An Important Landmark in the Standardized Approach to the Laparoscopic Cholecystectomy [J]. Journal of Laparoendoscopic & Advanced Surgical Techniques，2015，25 (1)：28 - 32.

[22] Sutherland F，Dixon E. The importance of cognitive map placement in bile duct injuries [J]. Can J Surg，2017，60 (6)：424 - 425.

[23] Iwashita Y，Hibi T，Ohyam T，et al. Delphi consensus on bile duct injuries during laparoscopic cholecystectomy：an evolutionary cul-de-sac or the birth pangs of a new technical framework? [J]. J Hepatobiliary Pancreat Sci，2017，24：591 - 602.

第一百零八章　腹腔镜胆囊切除术的并发症

Complications of Laparoscopic Cholecystectomy

腹腔镜手术是一高技术在腹部外科手术上的应用，它利用内镜技术加上电视摄像系统进行手术操作，改变了传统的手术方式。在开展的初期，腹腔镜手术的并发症率比较高，引起外科医师的关注。我们统计了 1991 年至 1995 年 6 月由 91 家医院正式报道的 39238 例腹腔镜胆囊切除术，其中严重并发症 409 例，占腹腔镜手术的 1%；胆道并发症率为 0.6%（表 108-1），说明胆道并发症是腹腔镜胆囊切除术的主要并发症。以上结果和 1993 年国内 28 家医院 3986 例腹腔镜胆囊切除术的并发症相比较，1993 年胆管损伤率为 0.32%；胆瘘的发生率为 0.72%；腹腔镜胆囊切除术死亡率是 0.1%。英国 2000—2005 年腹腔镜胆囊切除术完成 186661 例，报道胆管损伤率 0.33%。当前，腹腔镜胆囊切除术的并发症率已有明显下降，腹腔镜胆囊切除术是比较安全的手术，其中以胆瘘和死亡率下降明显，但胆管损伤的发生率尚没有下降，说明胆管损伤的预防问题仍需要进一步解决和改进，使腹腔镜胆囊切除术更加安全。

表 108-1　39238 例腹腔镜手术并发症

并发症	例数（%）
胆管损伤	126（0.32）
胆囊管瘘	43（0.11）
胆瘘	80（0.20）
腹腔内出血	40（0.10）
腹腔内脓肿形成	26（0.07）
胃肠道损伤	25（0.06）
皮下气肿	64（0.16）
切口疝	5（0.01）
死亡	14（0.04）

和美国的资料相比较，1993 年美国 77604 例腹腔镜胆囊切除术调查：胆管损伤为 0.59%，胆瘘为 0.3%，死亡率为 0.02%；又据 1995 年 124433 例腹腔镜胆囊切除术统计：胆管损伤为 0.52%，胆瘘和胆汁积存为 0.33%。美国的腹腔镜胆囊切除术并发症和我国相似，以胆道并发症占主要地位，而且胆管损伤率下降不明显。

1. 胆管损伤：开腹胆囊切除术和腹腔镜胆囊切除术都存在着胆管损伤并发症，但腹腔镜手术的胆管损伤是开腹手术的 2～3 倍。胆管损伤是腹腔镜胆囊切除术最多的并发症之一，也是腹腔镜手术最严重的并发症之一。在我们大宗腹腔镜胆囊切除术并发症统计中，胆管损伤和胆瘘约占 0.6%，其中胆管损伤占腹腔镜手术严重并发症的 32%，126 例胆管损伤病人的死亡率是 6%，这应引起外科医师的足够重视，把腹腔镜手术看作是有潜在危险性的手术。

胆管损伤的原因主要是对 Calot 三角解剖不清，不能正确分辨胆囊管和胆总管，误把胆总管当成胆囊管切断；还有因过度牵拉胆囊管致使胆总管成角而被误伤，或因钛夹损伤胆管。而由于胆总管畸形或急性胆囊炎、胆囊颈部结石嵌顿等原因引起胆管损伤者仅占 11%。这些资料表明胆管损伤并不是由于胆囊的病理原因造成腹腔镜胆囊切除手术困难，而是多因为对胆总管辨认不清等原因造成的。另外应特别提出，胆管损伤中有 12%是因高频电刀造成的，损伤的部位主要在胆囊三角区，以损伤肝总管及右肝管为多，说明用电刀锐性分离胆囊管是危险的。同时，在解剖分离过程中遇见出血切勿用电凝盲目止血，避免灼伤胆管。应提倡在解剖胆囊管时，特别是靠近胆总管或肝总管时不用电刀分离，而是用器械钝性分离。要保持手术野的清楚，注意辨认胆总管。手术操作要规范化，操作要轻柔，避免过分牵拉。另外，当前随着腹腔镜胆囊切除术适应证扩大，急性胆囊炎、萎缩性胆囊炎等许多病理类型也列入腹腔镜手术范围，但笔者不主张急性期时行腹腔镜胆囊切除术。致密粘连、解剖不清及脂肪过多均是手术危险因素，腹腔镜手术时要慎重对待。胆管损伤是严重手术并发症，如果处理不及时会造成严重后果，对术后发生胆汁性腹膜炎的病人要及时明确诊断，一旦发现为胆管损伤应尽快地开腹手术，根据当时的情况处理。

2. 胆囊管瘘和胆瘘：胆囊管瘘是开腹胆囊切除术中罕见的并发症，但在腹腔镜手术中发生率较高，占总数的 0.1%，为胆道并发症的 17%。胆囊管瘘的主要原因是钛夹松动脱落或夹闭不全。当手术中遇见较粗的胆囊管时处理是较困难的，单用钛夹夹闭容易出现胆囊管夹闭不全，或钛夹脱落造成胆汁性腹膜炎。在现有条件下，遇见较粗的胆囊管最好是用丝线结扎较为安全。诊断为胆囊管胆瘘应开腹手术处理或立即再次腹腔镜探查，发现胆囊管瘘后给予重新钳夹或进行缝扎。

胆汁瘘有一部分是因胆囊床的小胆管（迷走胆管）的损伤而引起的胆汁外漏，或因术后热损伤区域的组织坏死脱落引起胆瘘。另外，在胆囊床有一些较大的迷走胆管，术中电凝若不能完全凝固，可在术后形成胆瘘。

胆管损伤术后主要表现为剧烈的上腹疼痛、高热和黄疸。有典型表现者一般在术后 3 d 内能得到处理，但有少数病人症状不明显，仅表现为腹胀、食欲不振和低热并进行性加重，此时医师要极为重视并密切观察。亦有在腹腔镜手术数月后才发现腹腔内胆汁存积的报道。检查有无胆汁外漏主要靠 B 超或 CT 发现腹腔内有液体存留，然后在 B 超或 CT 引导下细针穿刺证实，亦可用放射性核素肝胆造影证实含有核素的胆汁外漏。在确认没有胆管损伤的情况下，胆汁外漏可采取穿刺引流，或再次腹腔镜冲洗腹腔放置引流。如尚不能确定有无胆管损伤时，应行 ERCP 检查，需要时积极地开腹探查。在统计材料中有 15%的胆瘘病人是经 B 超引导穿刺引流治愈的。

3. 血管损伤：腹腔镜胆囊切除术时，血管损伤有两类：第一类为制造气腹和放套管针时，针尖损伤腹主动脉、髂动脉或肠系膜血管引起的大出血。文献上屡有因套管针穿刺引起死亡的报道。因此在气腹成功后，放入腹腔镜后应将全腹窥视一遍以防遗漏血管损伤。第二类是肝门解剖不清或因胆囊动脉出血时误钳夹右肝动脉或肝固有动脉，也有在解剖肝门时将门静脉损伤的报道。曾有一例误夹右肝动脉而引起右肝坏死的报道。

4. 肠损伤：多为高频电刀的误伤，误伤时由于电凝钩不在监视的画面中，故往往在术中不被发现，而手术之后迅速出现腹痛、腹胀、高热及严重的腹膜炎的症状，病情发展快，在腹腔镜胆囊切除术的并发症中，其死亡率最高。在我们统计的 39238 例腹腔镜胆囊切除术中，共发生胃肠道损伤 25 例（0.06%），其中有 4/25 死亡（占 16%），有的虽经再次手术也未能挽救病人生命。因此，肠损伤是一种严重的并发症，病情发展迅速，应引起外科医师的足够重视，一旦确诊应立即开腹手术，行腹腔冲洗，肠修补或肠切除并放置腹腔引流。

5. 术后腹腔内出血或血肿形成：术后腹腔出血发生率为 0.1%，多数是胆囊动脉或胆囊床出血，少数是胃、大网膜血管或腹壁戳孔出血。另外，脐周穿刺时可损伤腹主动脉或腔静脉，表现为失血性休克，血压下降，腹部隆起，超声检查发现腹腔有游离液体，腹腔穿刺能抽出血性液体。遇此情况应立即采取抗休克措施并手术开腹止血。

6. 皮下气肿：原因一是在制造气腹时，气腹针没有穿透腹壁，高压的二氧化碳气体进入皮下；二是因皮肤切口小，套管针嵌得很紧而腹膜的戳孔较松弛，手术中二氧化碳气体漏进腹壁的皮下层。皮下气肿一般是在二氧化碳压力较高的情况下出现的［即＞2.67 kPa（20 mmHg）］。术后检查可以发现腹部皮下按压有捻发音。一般不用特殊处理，可自行吸收。

7. 其他：切口疝、切口感染及腹腔脓肿等。

〔黄晓强〕

参考文献

[1] 刘永雄，纪文斌，冯玉泉，等. 电视腹腔镜胆囊切除术（国内资料汇集）[J]. 中华外科杂志，1993，31（7）：390.
[2] Deziel D J，Millikan K W，Economon S G，et al. Complications of laparoscopic cholecystectomy：A National Survey of 4292 hospitals and an analysis of 77604 cases [J]. Am. J Surg，1993，165（1）：9.
[3] Strasberg S M，Hartl M，Soper N J. An analysis of the problem of biliary injury during laparoscopic cholecystectomy [J]. Am Coll Surg，1995，180：101.
[4] Walker A T，Shapiro A W，Brooks D C，et al. Bile duct disruption and biloma after laparoscopic cholecystectomy：Imaging evaluation [J]. AJR，1992，158：785.
[5] Madariga J R，Dodson S F，Selby R，et al. Corrective treatment and anatomic consderations for laparoscopic cholecystectomy injuries [J]. J Am Coll Surg，1994，179：321.
[6] 黄晓强，冯玉泉，黄志强. 腹腔镜胆囊切除术的并发症（附 39238 例分析）[J]. 中华外科杂志，1997，35：654.

第一百零九章　腹腔镜胆囊切除术胆管损伤

Bile Duct Injury in Laparoscopic Cholecystectomy

自从 1882 年第一例胆囊切除术以来，手术中损伤肝外胆管的可能性便受到重视，因为若伤及胆管，便使一个原较安全的手术发生严重并发症甚至引起病人死亡。1905 年，距首例胆囊切除术后 13 年，美国 Mayo 才首次报道 2 例用胆管十二指肠吻合术治疗胆囊切除术的胆管损伤。当时胆囊切除术尚不如现在使用得很普遍。但自从 1987 年首例腹腔镜胆囊切除术施行之后，不到几年胆管损伤问题便引起关注。当前腹腔镜胆囊切除术已在很大程度上取代了传统的开放法胆囊切除术，然而亦注意到腹腔镜胆囊切除术却较常发生胆管损伤。

Roslyn（1993）统计美国 1988—1989 年的 1 年间 42474 例开放法胆囊切除术（相当于美国同期胆囊切除术的 8%），胆管损伤率约为 0.2%，手术死亡率为 0.17%。与此相比，腹腔镜胆囊切除术的胆管损伤率则略高，但在不同报告间差异较大，为 0～1.8%。

McMahon（1995）据 21 份报道共 11978 例腹腔镜胆囊切除术，平均的胆管损伤率为 0.3%；但是，若以“查账”的方式得到的资料，则腹腔镜胆囊切除术的胆管损伤率要更高些。如在 21 份的不同国家的“查账”式的报告材料，136816 例腹腔镜胆囊切除术中共有 634 例胆管损伤，占 0.5%。Couma（1994）调查荷兰 1991 年中胆管损伤修复的手术数和同时期的开腹胆囊切除术及腹腔镜胆囊切除术数，得出腹腔镜胆囊切除术胆管损伤率为 1.09%，而开腹胆囊切除术的胆管损伤率为 0.51%，两者之间的差别非常显著。黄晓强分析国内 1991—1995 年所报道的腹腔镜胆囊切除术共 39238 例，其胆管损伤率为 0.32%，胆道并发症率为 0.6%。因此，当前可以认为腹腔镜胆囊切除术有值得注意的胆管损伤率并且其胆管损伤的方式和处理上的特点亦有与以往开放法胆囊切除术者不同之处，因而再次受到高度关注。

第一节　胆管损伤的原因与分类

腹腔镜胆囊切除术时胆管损伤多是由高频电刀所致，其所造成的病理改变远较开腹胆囊切除术所致者复杂而严重；同时，腹腔镜下施行手术时，手术器械很容易便到达肝门的深处，故所造成损伤的位置高，范围广，并常伴有邻近结构损伤，如肝动脉伤，后期时所造成的胆管狭窄亦常较复杂。

一、胆管损伤的分类

腹腔镜胆囊切除术引起胆管损伤的种类很多，但归纳起来可以分为两大类（图 109－1）：

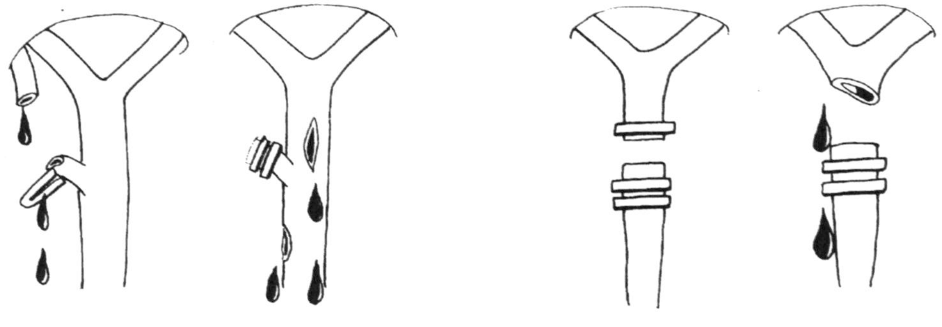

a. 侧壁伤　　b. 横断伤

图 109－1　腹腔镜胆囊切除术的胆管损伤分类

1. 胆管侧壁伤：指胆汁的主流道仍然通畅，损伤部位可为胆总管的侧壁或其分支。如胆囊管瘘、副肝管伤等，均可视为胆管侧壁伤。

2. 胆管横断伤：指胆总管被横断或被切除一部分以致胆汁主流道受阻，晚期时所发生的胆管狭窄，可归纳在 Bismuth 提出的胆管狭窄的分类方案。临床上一般以第一种类型较为常见，多属于轻型损伤；第二种类型损伤较为严重，常有严重的后果，故亦称为严重伤。

二、胆管损伤的直接原因

腹腔镜胆囊切除术时发生胆管损伤与手术者的经验有密切关系，胆管损伤最常发生于最初的 30 例手术。除了经验因素之外，直接导致胆管损伤的原因常有：①解剖学上的错误辨认将胆总管误当作胆囊管而切断；②在胆囊三角内或贴近胆总管分离时错误使用高频电刀和电凝，以致伤及胆管；③胆囊管残端上之钛夹夹闭不严或脱落致胆汁漏；④局部解剖不清或因出血而误伤胆管。

解剖学上误认是损伤胆总管的最常见原因，但从误认导致损伤的方式则因具体情况而异。Davidoff 将一类常见的损伤方式称为腹腔镜胆囊切除术的“典型”胆总管伤（图 109－2），此时胆总管被误认为胆囊管而被在二钛夹间切断，其近端则可能切断肝总管和包括分叉部和分叉以上的肝管，更以右侧肝管伤最为常见。上端肝管被切断后可因被夹闭而出现梗阻性黄疸但无胆汁性腹膜炎；亦可因上端肝管未被夹闭而术后发生胆汁性腹膜炎但无黄疸。此种胆管损伤方式亦常同时有肝右动脉伤和出血，有时在发生出血的情况下术者为了达到止血而滥用电凝，使肝门部组织结构受到进一步的广泛的破坏。Davidoff 所报道的 12 例胆管损伤，8 例是由于误认胆总管所致；Madariaga 报道的 14 例胆管损伤中，5 例合并右肝动脉闭塞，另 1 例尚有门静脉闭塞，此种复杂的伴发伤在开放法胆囊切除术时是罕见的（图 109－3、图 109－4）。

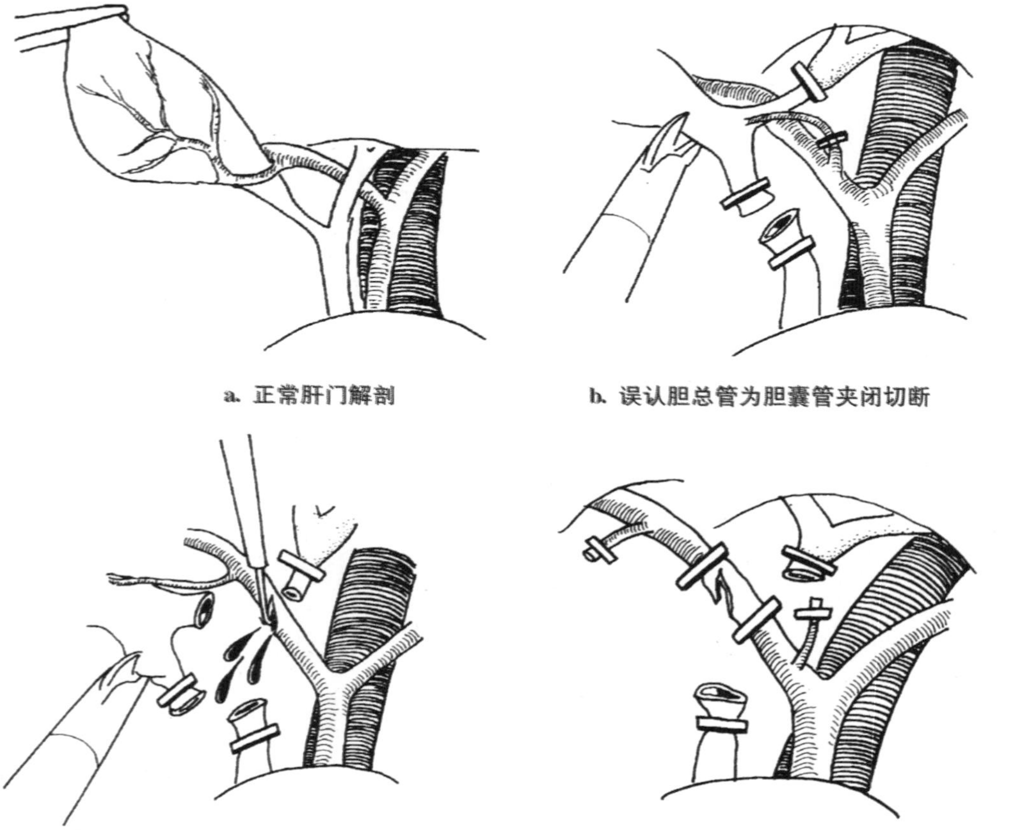

a. 正常肝门解剖　b. 误认胆总管为胆囊管夹闭切断

c. 误认胆总管为胆囊管夹闭切断，切断肝总管时损伤肝右动脉　d. 夹闭肝右动脉和胆管系统完全闭塞

图 109－2　腹腔镜胆囊切除术“典型”胆管伤

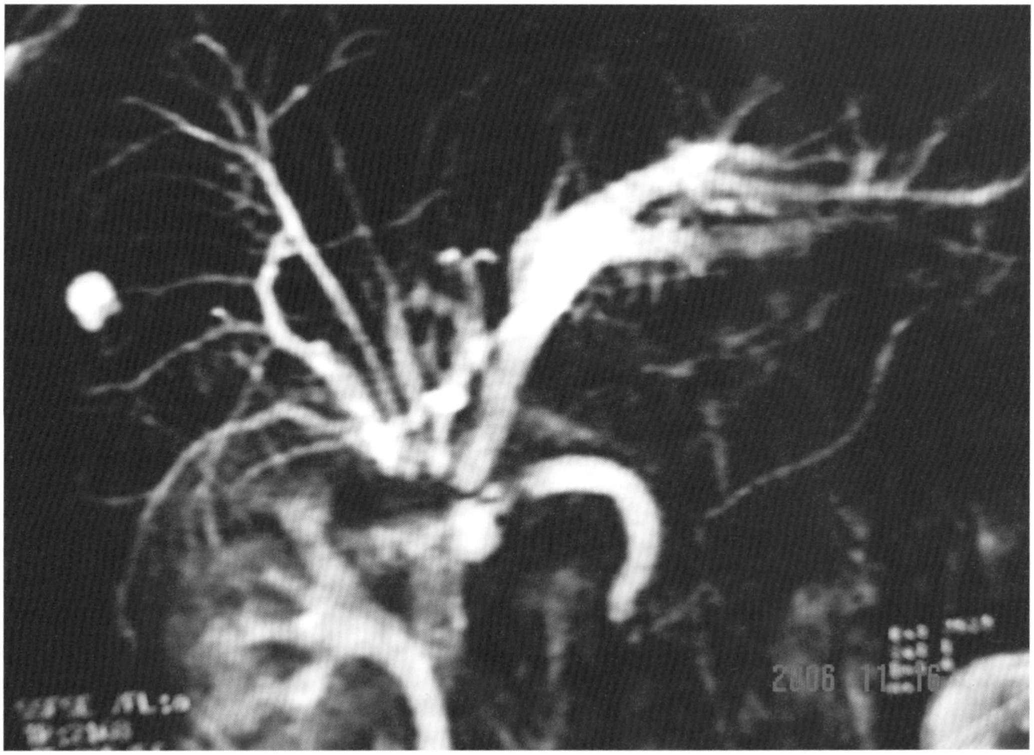

图 109－3　腹腔镜胆囊切除术胆道损伤后 ERCP 的显示

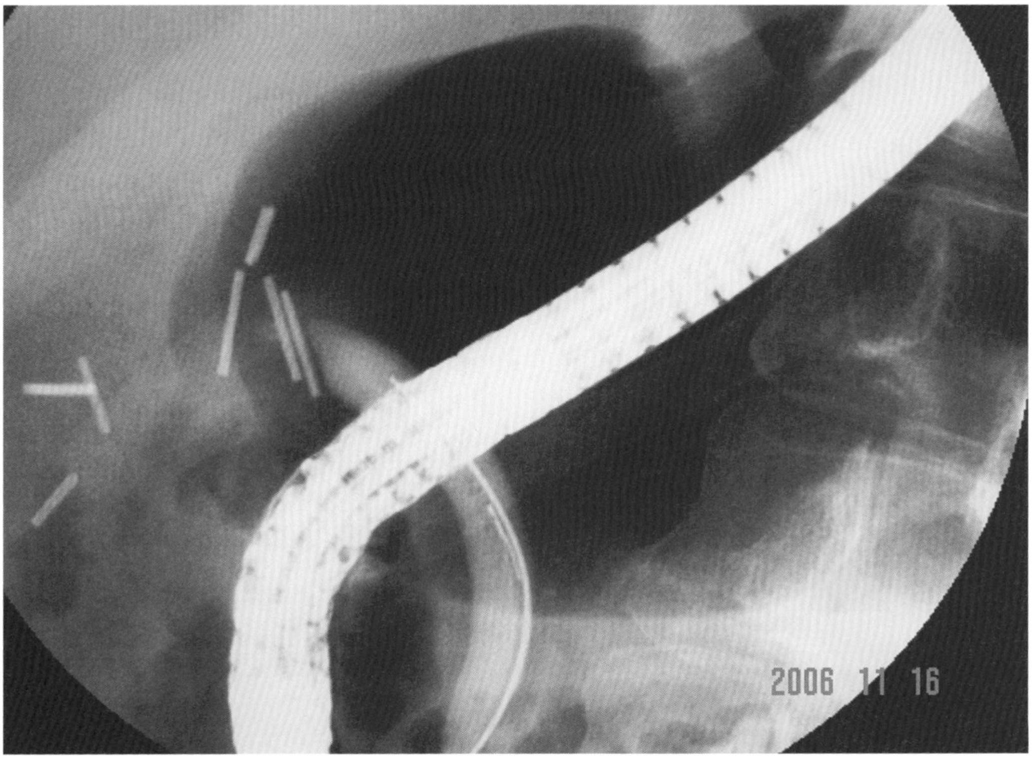

图 109－4　腹部镜胆囊切除时胆道损伤，腹腔引流管胆汁引流 6 个月，ERCP 显示肝外胆管完全被钛夹阻断

如何避免误认胆总管为胆囊管，以往有过不少的讨论。有人认为“美国的方法”是将胆囊推向上方致使胆囊管与胆总管成一直线而将胆总管认作是胆囊管的延续导致误伤；而“欧洲的方法”则是从左侧用器械将肝脏抬起，免致胆囊管与胆总管成一直线。然而，从欧洲所报告的胆管损伤率与美国报告的不相上下。现时所做的是将胆囊 Hartmann 袋向外牵引，使胆囊管与胆总管成角。

腹腔镜胆囊切除术时所需要切断的解剖结构只是胆囊管和胆囊动脉，而肝门部的其他结构是要极力保存完整。基于开放法胆囊切除术的经验，若首先将胆囊从肝床分离，在看清胆囊管和胆总管汇接之后，然后夹闭和切断胆囊管，这是经过验证的可以避免损伤胆总管的关键步骤。然而，腹腔镜手术时首先游离胆囊可能有困难。为达到与游离胆囊的相同目的，Strasbery 指出可以将胆囊的底部颈部首先从肝床分开，此项操作在腹腔镜下可能要比开腹手术时更为方便，因为可以同时从前方和后方去分离 Calot 三角。当胆囊底部从肝床分离后，便可以清楚辨清胆囊管和走向胆囊的胆囊动脉。Strasbery 强调分离时必须从胆囊开始，并贴近胆囊壁和胆囊管进行，将 Hartmann 袋牵向外下方，以张开 Calot 三角的左前壁，使胆囊管与胆总管间成角。操作的关键步骤是始终贴近胆囊和胆囊管分离，始终是从胆囊开始而及胆囊颈-管的交接部（infundbulum-cystic duct junction），切不要从胆囊管的中部开始。当将胆囊三角内的脂肪结缔组织清除后，余下的便是与胆囊相连的胆囊管和胆囊动脉。在此情况下夹闭和切断胆囊管，便不致有意外损伤胆总管的危险(图 109－5)。正常情况下胆总管的管径有时很细，可能只有 3 mm，故在解剖未能完全弄清楚时，不能只靠粗细来辨认胆总管，否则，管径较细的胆总管可能误认为纤维带而误被切断。胆囊管的解剖变异在腹腔镜胆囊切除术胆总管损伤上比开放法胆囊切除术时有更重要的意义。因为受腹腔镜的限制，辨别解剖学上的变异更为困难。通过直接胆道造影检查，常可发现胆囊管汇合平面和方式有变异，而且伴有肝门部肝管汇合变异。Kullman（1996）等在 513 例腹腔镜胆囊切除术中胆道造影发现 98 例（占 19%）有胆管解剖学变异，其描述的解剖学变异类型可有助于提高临床上的认识（图 109－6）。因而建议腹腔镜胆囊切除术时常规术中胆道造影，然而从其 513 例手术结果来看，有 3 例胆管损伤（占 0.58%），似乎并未能说明胆道造影所起的作用。预防手术中胆管损伤关键的是手术中的仔细操作与辨认。Yoshida（1996）从 1094 例直接胆道造影的发现，提出肝门部胆管汇合分类的类型和其出现率。由于腹腔镜胆囊切除术的胆管损伤多是高位损伤，可以引起复杂的肝门部胆管损伤和狭窄（图 109－7）。

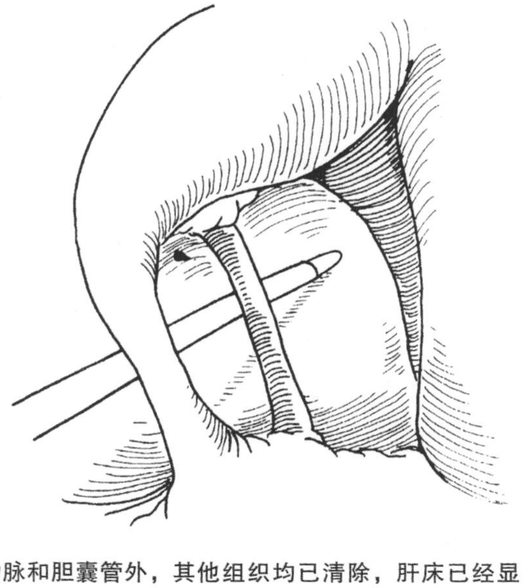

Calot 三角内除了胆囊动脉和胆囊管外，其他组织均已清除，肝床已经显露，当达到此视点时，进入胆囊的结构只可能是胆囊动脉和胆囊管

图 109－5　关键性视点（critical view）(Strasberg)

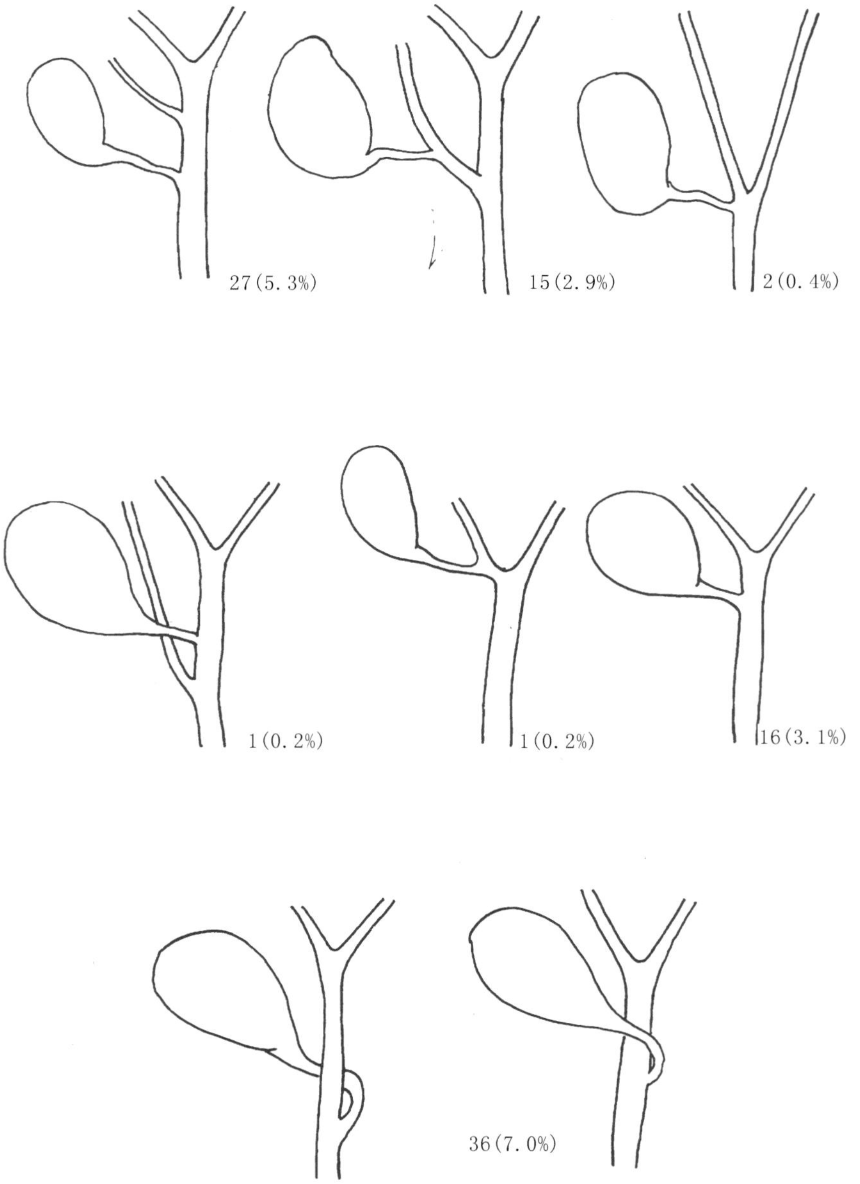

图 109-6　513 例胆管造影中 98 例胆管异常（19%）

（引自：Kullman）

肝动脉的解剖变异和手术中因损伤出血而误伤胆总管亦是较常见的原因。胆囊动脉和肝右动脉出血更常发生于腹腔镜胆囊切除术时。胆囊动脉的解剖学变异很常见，腹腔镜手术时由于手术视野的限制和操作上的局限性，比开放手术时更易发生胆囊动脉出血。正常的胆囊动脉类型存在于约 70%的人中，有三种情况在腹腔镜胆囊切除术时容易发生损伤，包括：①双胆囊动脉；②低位胆囊动脉；③屈曲的肝右动脉贴近胆囊才分出胆囊动脉。另外，Calot（1891 年）所描述的供血至胆囊管的一些动脉支，亦可能是造成腹腔镜胆囊切除术时 Calot 三角渗血的原因（图 109-8）。

胆囊切除术胆管狭窄伴肝右动脉损伤是常见情况，因为这种情况一般不需要手术修复，所以未曾引起足够的重视。据报道，在曾有胆囊切除病史病人的尸检材料中，7%显示曾有肝动脉损伤。Belchiti 在 55 例胆囊切除术后胆道损伤中，经血管造影检查，证实 47%合并肝动脉损伤，其中 36%为肝右动脉。

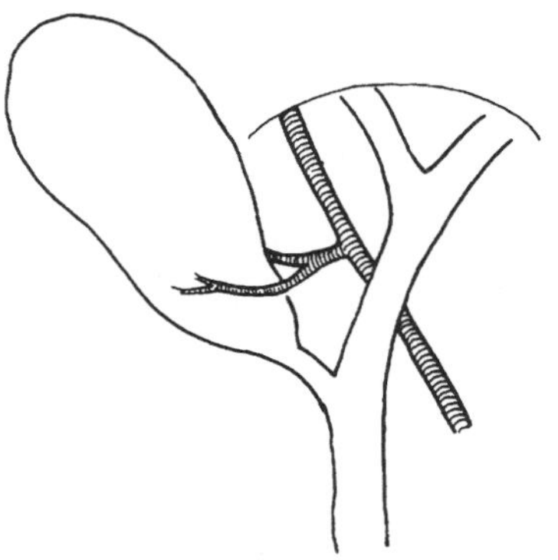

a. 常见型，约70%

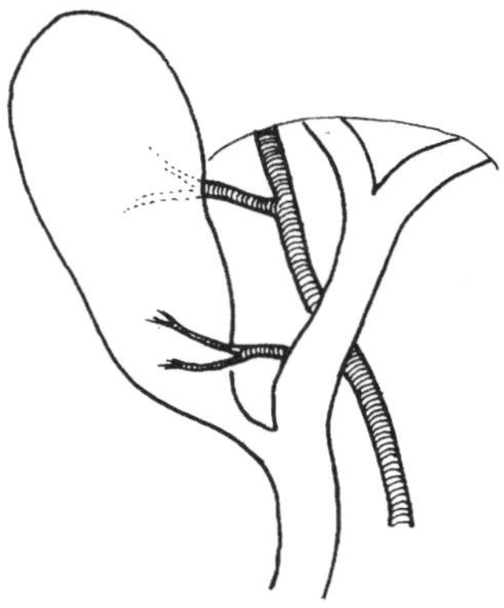

b. 双胆囊动脉

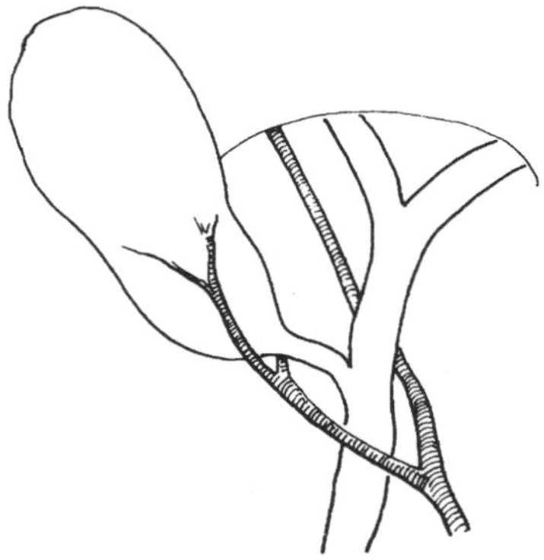

c. 低位胆囊动脉

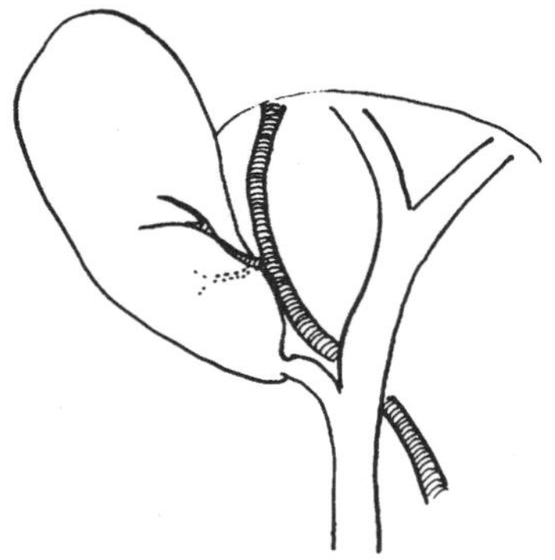

d. 肝右动脉紧贴胆囊壁分支

图 109－7 胆囊动脉的类型

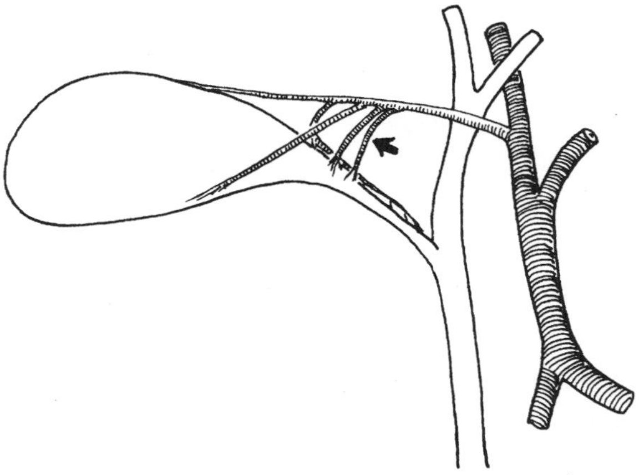

图 109－8 胆囊三角内动脉支。Calot 所描述的供血至胆囊管的小动脉支（箭头）

肝动脉损伤一般不能修复。腹腔镜胆囊切除胆管损伤伴肝右动脉损伤的发生率较高（32%）。此外，尚有胆管损伤时合并的假性动脉瘤、肝动脉-门静脉损伤等。因而胆囊切除合并胆管-血管联合伤及所遗留的症状应受到特别注意（图 109－9）。

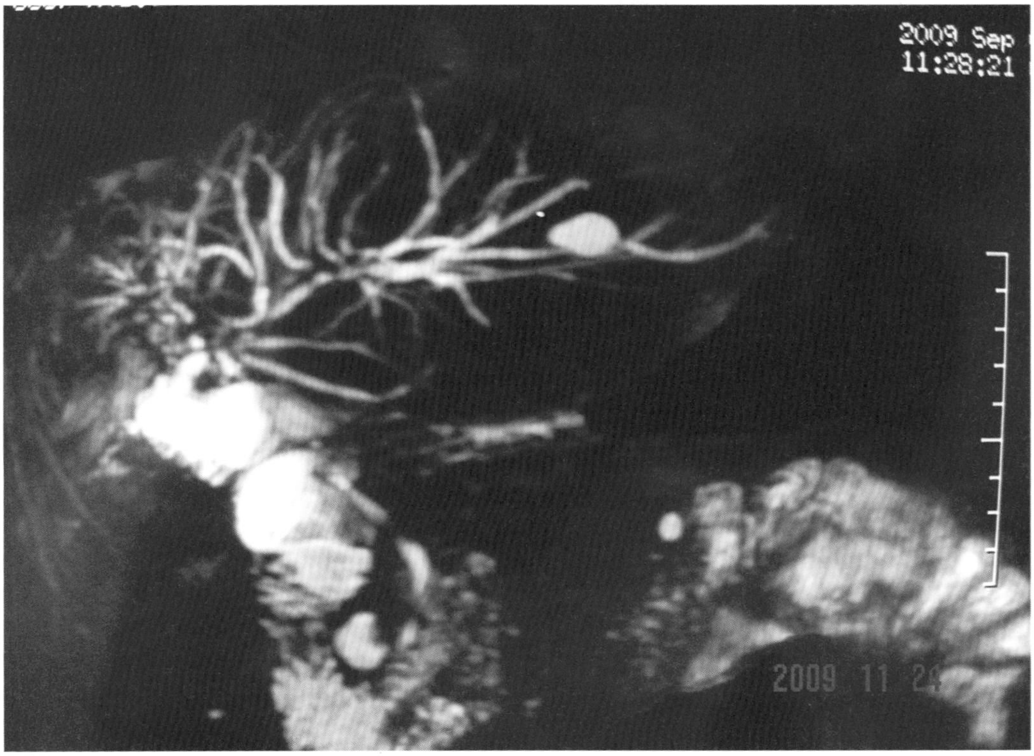

a

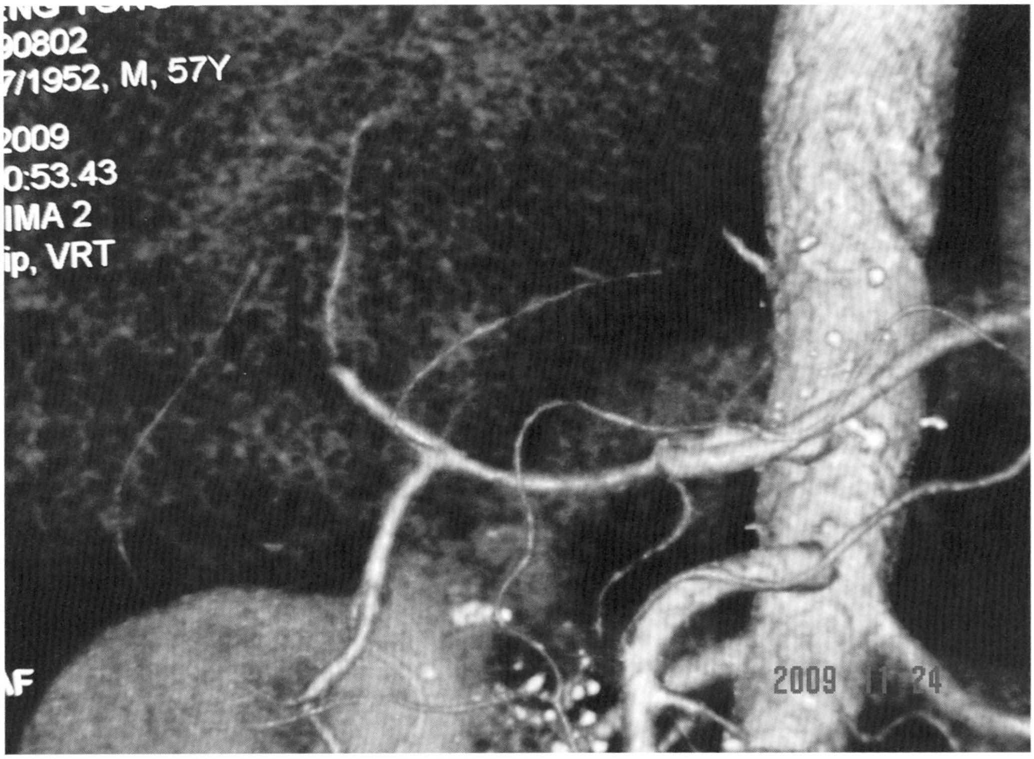

b

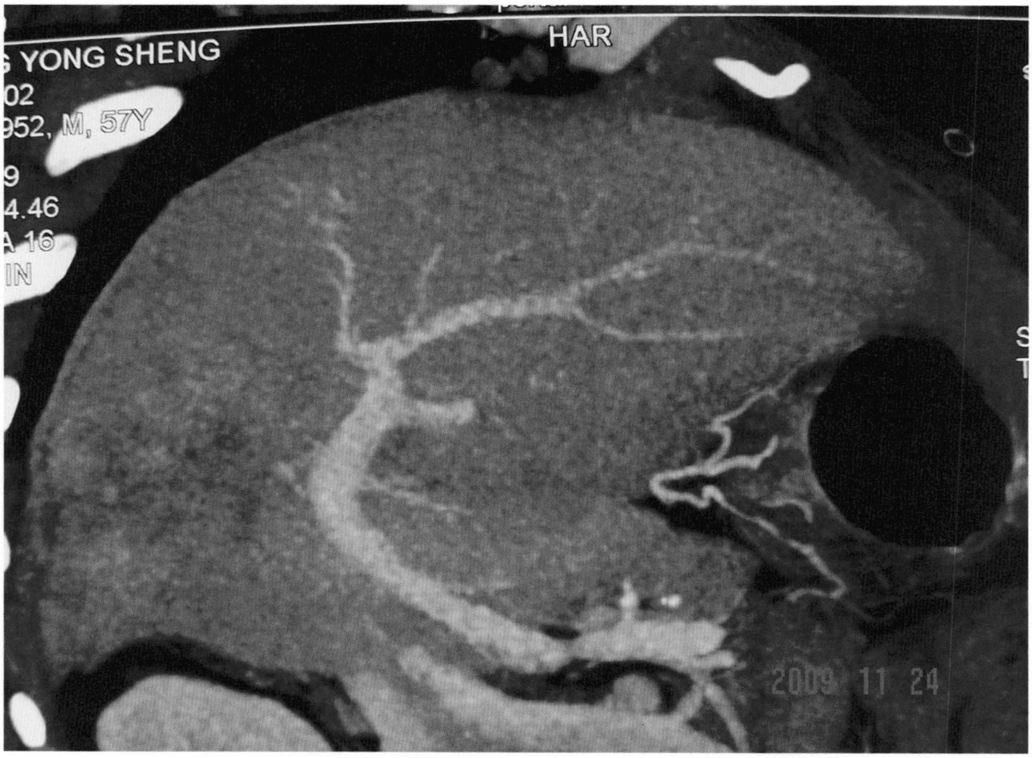

c

图 109－9 同一病人影像，病人为腹腔镜胆囊切除术中损伤肝总管、右肝动脉及右门静脉支，术中做了左肝管空肠吻合术，术后因反复发热、黄疸来院求治，影像学检查显示右门静脉和右肝动脉完全中断，肝左叶代偿性增生，右肝叶极度萎缩，左肝管不扩张

第二节　腹腔镜胆囊切除术胆管损伤的修复

腹腔镜胆囊切除术胆管损伤常不能在手术中及时发现，只是在手术后早期当出现并发症甚至后期发生胆管狭窄才被发现。腹腔镜胆囊切除术晚期胆管狭窄的发生率尚不了解，当前只有少数的病例报告。

腹腔镜胆囊切除术胆管损伤修复根据再次手术的时间主要可分为：①即时修复；②早期修复；③晚期胆管狭窄修复 3 类。

一、胆管损伤即时修复手术

当腹腔镜手术时已发现损伤了胆总管，修复法是根据损伤的类型。胆管损伤的类型虽然很多，但仍可以分为胆管的侧壁伤、横断伤和切除缺损 3 种。

（一）胆管侧壁伤

此种损伤多发生于分离胆囊管和分离显露胆总管时，由于电凝钩使用不当或不慎损伤胆总管侧壁，损伤范围多局限，即时发现之后，可考虑选择以下的一种手术方法：

1. 腹腔镜下胆总管置管引流：若为胆总管侧壁的纵形伤，范围较局限，可用一适合的 T 型管在腹腔镜下经伤口放至胆总管内，引流管的上、下方各缝合 1 针，T 型管长臂经右上腹套管戳孔引出，腹腔放置引流。T 型管放置时间一般应达半年以上。

2. 中转开腹修复手术：腹腔镜手术一旦发现胆管损伤后，最好及时中转为开腹手术，在直视下可以得到较妥善的处理。胆管损伤多属于电凝伤，在伤口的边缘，有一组织损伤、坏死和充血反应带，不同于单纯的切割伤。因此，胆管上的伤口一般不宜做单纯的初期缝合，否则将会因组织水肿和愈合不良而致胆管梗阻、胆瘘和后期的胆管狭窄。

手术方法是在缝合胆管的侧壁伤之后，在胆总管伤处下方另做一切口，向胆总管内放入适当粗细的T型管，其短臂应超过伤部，以起到支撑和引流的作用。关键是选择粗细合适的T型管，容易犯的错误是因T型管管径过粗，缝合之后和在组织肿胀的情况下，产生一定的张力，引起胆管壁缺血坏死、胆汁漏和后期的胆管狭窄。因胆囊结石病行腹腔镜胆囊切除术时，肝外胆管多属正常，壁薄、管腔细，胆总管的内径可能只约3 mm，故在修复时是一个十分细致的手术。

T型管的长臂，可通过右上腹的套管通道引出，另戳口放置腹腔引流。T型管引流时间亦不少于半年。

（二）胆管横断伤

胆管横断伤多发生在误将胆总管当作胆囊管而被切断。胆总管横断伤均应立即中转为开腹手术。

【手术步骤】

1. 右肋缘下斜切口，清理腹腔内的液体和胆汁，显露原手术处和胆管的上下断端。

2. 若胆囊切除术尚未完成，可继续完成胆囊切除术的操作，但要注意辨认胆总管横断伤的上端开口，同时亦需注意是否应保存部分胆囊壁（若胆囊血管尚未切断），必要时以提供胆管修复的组织的来源。

3. 取除胆总管端上的钛夹，修剪两端的电凝伤组织，注意上下两端间的距离和对拢之后胆管吻合处有无张力，必须做到胆管的无张力吻合。若有需要，可切开十二指肠外侧腹膜，游离十二指肠二、三段及胰头部，使其能向上移位，以减轻胆管吻合后的张力。

4. 以5－0的单纤维缝线缝合胆总管的后侧壁，然后再缝合其前壁。将在胆管壁外层的结缔组织间断对拢缝合，以减轻吻合口的张力。

5. 切开对端吻合口下方胆总管前壁，放入一管径合适的T型管，其短臂应通过吻合口。切忌因T型管过粗而对胆管起到压迫作用。

6. 正常胆总管的管径很细，平均只有5 mm，故对胆总管的吻合是一个十分细致的操作，应按显微外科要求进行。对上、下端胆管游离不宜过长，应在2 cm之内，以避免因胆管壁缺血而发生后期狭窄。T型管支撑引流的时间最好能达1年。

7. 胆总管横断伤虽然多是切伤而不是电凝伤（因在切断“胆囊管”时一般均是剪断而不是电凝切断），但单纯的对端吻合术常发生后期的胆管狭窄，故手术时均应放置内支撑引流。

8. 若胆总管横断后有胆管壁的组织缺失、两端对合时有一定张力、胆管周围组织创伤较大和局部的情况较为复杂时，对端吻合后晚期的胆管狭窄率很高，故不宜选用对端吻合方法。比较妥善的方法是用肝管空肠Roux-en-Y吻合术。此手术方法已在手术后肝外胆管狭窄手术中叙述。不过，腹腔镜胆囊切除术的胆总管横断伤时，由于胆总管的壁薄而管腔细，故对吻合技术上的要求更高，而手术后的长期吻合口支撑亦更属必要。开放法胆囊切除术中胆总管横断伤的即时对端吻合，一般认为是收效最好的方法，但在腹腔镜胆囊切除术时，结果却不是很理想，提示腹腔镜手术时组织损伤的特点影响手术的结果。

（三）胆管切除缺损

此类型胆管伤多属于Davidoff所称为“典型”的腹腔镜胆囊切除术胆管伤，术者常因将胆总管误认为胆囊管而夹闭切断，再沿肝总管的左缘向肝门方向分离，最后在肝管分叉部之下切断肝总管，甚至切断了肝管分叉部或切除部分右肝管，造成大范围的肝门部胆管缺损的高位胆管伤（图109－10）。此种损伤常合并有肝右动脉伤和术中出血，因而常有手术中在Calot三角处广泛使用电凝或钛夹止血，有时可同时有门静脉损伤。手术时若将胆管的两端均以钛夹夹闭，因无胆汁外漏，故可能未被发现，或只是在检查所切除的胆囊标本时因发现有一段管状结构而被怀疑；若胆管切断的上端未被夹闭，亦可因当时的胆汁外漏而被发现。凡遇此种复杂性胆管损伤，必须立即停止腹腔镜下手术而中转为开腹手术处理。

肝门部胆管的切除性损伤时，胆管系统损伤的情况很难预测；开腹手术时当清除腹内的液体及积血后，每可发现肝门处门静脉的前壁已经暴露，而胆管上端因向上收缩至肝门深处，往往难于找寻，有时

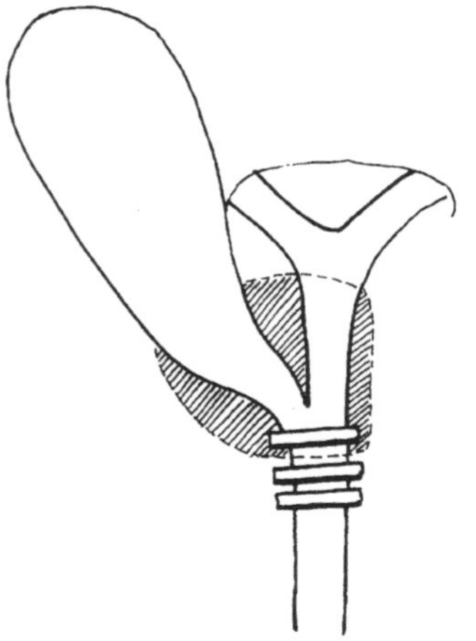

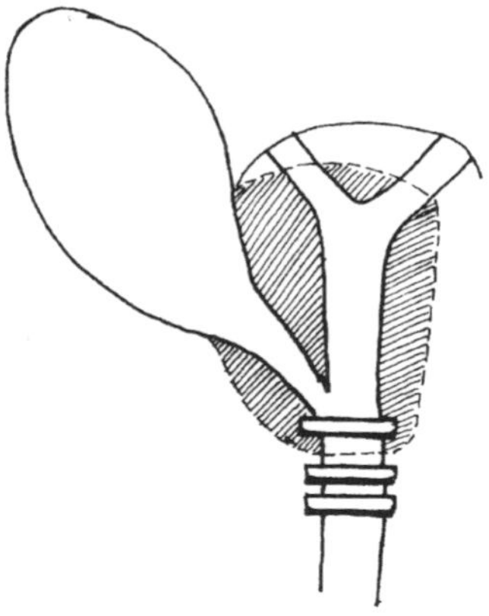

a. 在肝管分叉下切断胆管　　b. 在肝管分叉以上切断胆管

图 109－10　“典型”的胆管损伤组织损伤范围（斜线）

甚至只能发现一侧的肝管。肝门处组织因手术分离和电凝止血而显得解剖不清。

高位的胆管切除缺损，特别是当分叉部和分叉部以上肝管受累和广泛的局部组织创伤时，多不宜一次即期修复，因其几乎不可避免地发生手术后并发症和胆管再次狭窄。

即时手术处理一般应该是仔细止血，找出左、右肝管的断端，向肝内胆管置管行外引流，引流腹腔，以尽量减轻腹腔内感染。待经过 3 个月或更长一些时间之后，病人的全身和局部状况已有更进一步恢复，经过周密的准备和肝胆道影像学检查，才施行决定性的胆管修复手术，力求能达到一次处理成功。此时的手术多半是包括肝管整形和肝管 Roux-en-Y 空肠吻合术。

二、胆管损伤早期修复手术

腹腔镜胆囊切除术胆管损伤常不能立即发现，而是当在手术后不同时间出现并发症时才被发现。早期时，多因病人在手术后出现腹痛、发热、黄疸或无黄疸、肠麻痹等症状时而引起注意。梗阻性黄疸和胆汁性腹膜炎是两个主要症状。若有胆汁的主要流出道梗阻，如胆总管上端被夹闭，则出现手术后梗阻性黄疸而胆汁性腹膜炎的症状可能不明显；若为胆管的侧壁伤或胆管断端未被夹闭，则主要表现为腹痛、腹胀、发热、腹膜刺激征、腹腔内有积液，但可能没有黄疸或只是很轻微的黄疸。胆管损伤有时不易确诊，所以再手术时间常有延误，特别对损伤的性质、部位和是否需要手术，需要反复观察和进一步检查。

复阅腹腔镜胆囊切除术时的录像片，应是分析手术后并发症原因的第一步措施。B 型超声检查可帮助发现腹腔内液体，并可在 B 超引导下穿刺抽吸，若抽得胆汁，可诊断为胆汁性腹膜炎。但应强调的是若因受肠管胀气的影响，B 超未能检出腹腔内游离液体，而腹腔穿刺又未能抽出胆汁，当病人又无明显的黄疸时，可能忽略了胆管损伤和胆汁性腹膜炎的诊断，此种情况并非少见。

对诊断胆管损伤甚有价值的方法是术后 ERCP 检查，通过逆行胆管造影，可以明确胆管损伤的部位、性质和是否应立即进行开放手术。做无创的 MRCP 也许是现在有条件单位最好的选择。胆管的侧壁伤如胆囊管残端胆汁漏、小的胆管侧壁伤、副肝管伤等，可在造影完毕后，放置鼻胆管引流配合经皮穿刺置管腹腔引流，可望使部分病人免于开腹手术。

放射性同位素胆道排泄造影可显示有无胆汁外漏至腹膜腔内，但其在诊断价值上不如 ERCP 和 MRCP。

腹腔镜胆囊切除术后早期发现的胆管损伤，手术方法原则上是和即时处理者相同。此时首要的任务是清除腹腔内的胆汁积存，建立通畅的腹腔引流；对于胆管损伤本身，则要确定是否可做一期胆肠吻合术或经胆管外引流后再行二期的胆管修复，其选择标准亦与即期手术者相同。胆管的侧壁伤、胆囊管瘘等，均可以一期缝合或结扎处理。胆管损伤修复后，放置内支撑引流管更属必要。

肝管分叉部以下的胆管伤，如在“典型的”腹腔镜胆囊切除术胆管伤（Davidoff），当无严重的腹腔内感染和局部病理改变尚较简单时，亦可在彻底清理腹腔内积液后，行肝总管 Roux-en-Y 空肠吻合的一次性修复手术。术中需要十分重视预防术后胆肠吻合口狭窄。因而常要附加剪开部分左、右肝管，以扩大胆管的开口。例如一胆囊息肉样变的女性病人，施行腹腔镜胆囊切除术，术后诉腹胀、腹痛、心率快、低热，但无黄疸；术后第 10 天时，腹痛加重、畏寒、发热，B 超检查为右膈下积液，穿刺抽出黄绿色液体，置 PTCD 管引流，24 h 内流出近 1000 mL 的黄绿色液体，以后，每天引流 300～400 mL 的混浊胆汁样液体，但仍有发热。术后 2 周时开腹手术，发现胆总管一段被切除，远端被二钛夹夹闭；近端收缩至肝门内，在肝管汇合下方胆管被切断，断缘整齐，胆管壁水肿；手术时充分清理膈下积液，近端胆管向右肝管及左肝管横部充分剪开，以最大限度扩大胆管开口，行肝管 Roux-en-Y 空肠吻合，置一硅橡胶管支撑 1 年，拔管后恢复良好。

三、胆管损伤晚期修复手术

腹腔镜胆囊切除术胆管损伤的晚期胆管狭窄修复可发生在以下情况：①胆管损伤早期修复后的再狭窄；②首期胆管外引流后的二期修复；③迟发性的手术后胆管狭窄。

腹腔镜胆囊切除术后的迟发性胆管狭窄多是与手术中胆管损伤有关，如胆总管的部分夹闭、胆总管缺血、胆总管的热损伤等，均与手术有直接关系，但只是在手术后的若干时间，才出现肝外胆管狭窄、梗阻性黄疸、胆道感染等临床症状。

腹腔镜胆囊切除术后肝外胆管狭窄修复手术原则上与一般手术后胆管狭窄者相同，但其狭窄的位置一般较高，并常累及肝管分叉，并且可能有肝动脉、门静脉的伴同伤，故手术比较复杂，这是其特点。但由于腹腔镜胆囊切除术开展的时间尚短，尚无大系列的对后期胆管狭窄修复手术的经验报告，从当前的少量病例治疗经验报道中，亦可以了解其基本状况。钱光相报告的腹腔镜胆囊切除术胆管损伤 18 例，其中 3 例因电凝钩损伤致胆总管穿孔，中转手术时以 5-0 细线缝合，T 型管引流；2 例切断胆囊管残端钛夹导电致胆总管坏死穿孔，皆于胆总管下端放入 T 型管或直管支撑，8 个月后拔除支撑导管；2 例因钛夹夹伤肝总管致胆管狭窄及梗阻，经手术取除钛夹及左右肝管空肠吻合；3 例因胆管横断伤行胆管对端吻合术后胆管狭窄而改行肝管空肠吻合术；4 例为胆管空肠端侧吻合术后吻合口狭窄；1 例为左右肝管大块切除，行左肝管胆总管吻合和右肝管空肠 Roux-en-Y 吻合，内置 8F 导尿管支撑引流；另有 4 例（占 22.2%）为迟发性高位肝门部胆管狭窄，累及肝总管及左、右肝管，梗阻以上肝胆管扩张不明显，累发急性胆管炎可使肝实质严重损害或致胆汁性肝硬化，手术处理上最为困难。Madariage（1994）从 1990 年至 1993 年间所接受的 15 例腹腔镜胆囊切除术胆管损伤病人中，4 例曾中转手术并行胆管损伤修复，但其中 2 例在开腹手术时，仍未能认识胆管损伤；其余的 11 例均是在手术后才发现，时间最长的 1 例在术后 225 d，表现为复发性胆管炎。11 例的胆管损伤发生在肝总管，7 例成功地施行了肝总管空肠 Roux-en-Y 吻合术；2 例电凝伤超过了肝总管，复由于右后肝管汇合至左肝管，故做了右前肝管-左肝管空肠 Roux-en-Y 吻合术。2 例为右肝管伤，行右肝管空肠吻合术，另 1 例为右后肝管伤。在肝门部血管损伤方面，15 例胆管伤中有 5 例肝右动脉误被结扎，使 2 例的胆管修复因为缺血而失败，再次手术时需行肝右叶切除和重建胆肠吻合。1 例门静脉阻塞经对端吻合修复和血栓清除（图 109-11）。

从上述所列举的腹腔镜胆囊切除术胆管损伤的情况可见在腹腔镜时代胆管损伤的复杂性和在修复时技术上的复杂性。概括起来有三方面：①高位；②热凝固切割伤；③肝门解剖变异。

肝门解剖变异在腹腔镜胆囊切除术时有特殊的重要意义。Madariage 将胆囊管的汇合分为 3 型。

A 型：胆囊管开口至左右肝管汇合以下的肝总管，此型最为常见，胆管损伤者亦多为此种类型。

B 型：胆囊管开口至右肝管。

C 型：胆囊管开口于右后段肝管，而右前段肝管开口至左肝管。

当胆囊管开口变异，在腹腔镜胆囊切除术发生胆管损伤时，便可以有不同种类的肝管损伤。Yoshida（1996）通过对 1094 例直接胆道造影的胆管分支类型的分析，将肝门处主要肝管汇合分为 RL、

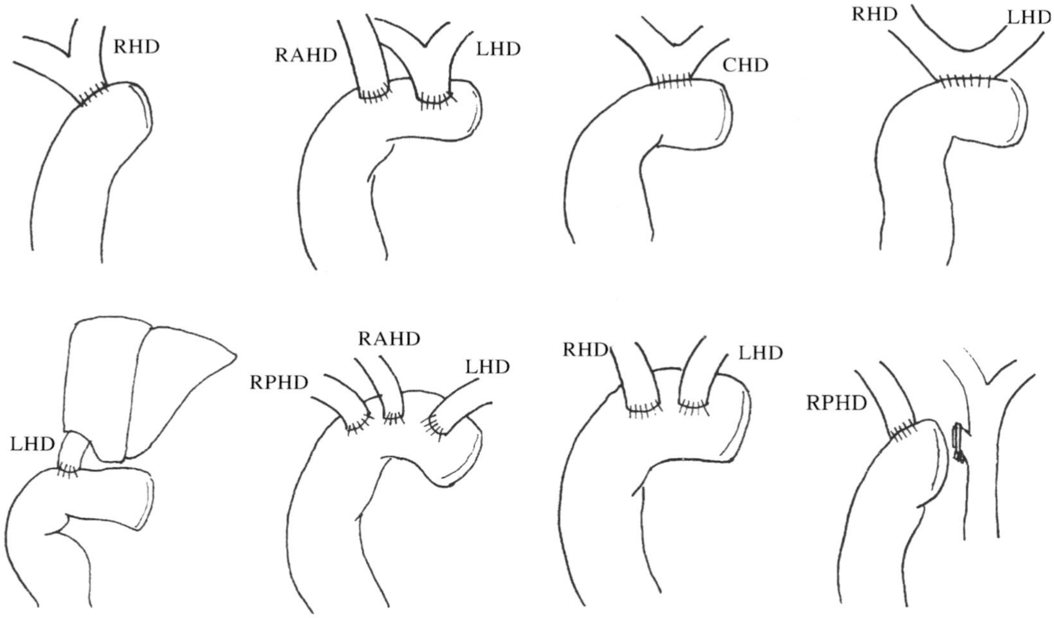

RHD：右肝管；LHD：左肝管；RAHD：右前肝管；RPHD：右后肝管

图 109－11 Madariage 在 15 例胆管损伤修复所用的手术方法

APL、A-PL、P-AL 和其他的少见类型，而胆囊管的异位汇合则分为 RLC、R-C、AC、P-C 等类型（图 109－12）。此分类法和命名较简单，易于在临床上使用。从这些胆管汇合在肝门部的变异便可以理解腹腔镜胆囊切除术的高位胆管损伤时可能导致的极复杂的情况。

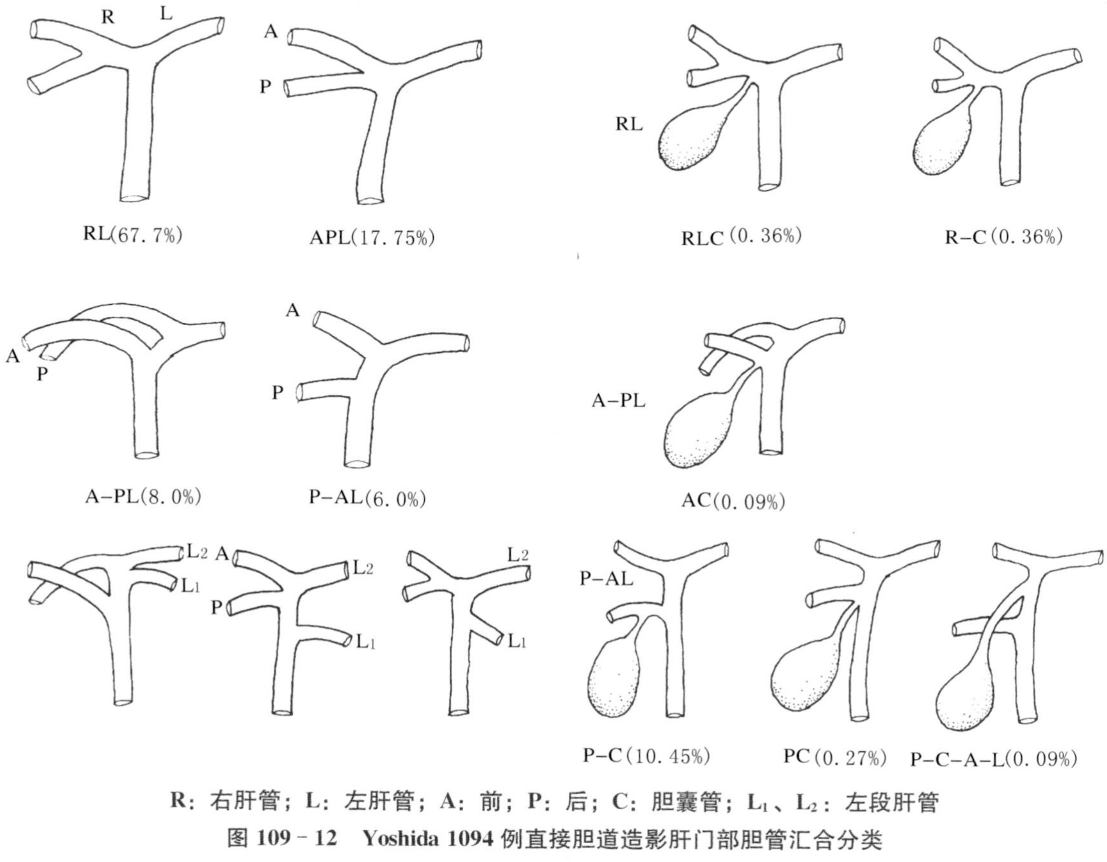

R：右肝管；L：左肝管；A：前；P：后；C：胆囊管；L_1、L_2：左段肝管

图 109－12 Yoshida 1094 例直接胆道造影肝门部胆管汇合分类

电凝切割伤是腹腔镜胆囊切除术胆管损伤的一个重要特点，在胆管的横断处，并有组织的热损伤、

组织缺血，所以当胆总管横断伤若施行对端吻合时，结果往往是胆管狭窄。因此，对端吻合术不宜用于腹腔镜手术的胆管横断伤。

〔黄志强　黄晓强〕

参考文献

[1] Davidoff A M，Pappns T N，Murray E A，et al. Mechanisms of major biliary injury during laparoscopic cholecystectomy [J]. Ann Surg，1992，215：196.

[2] Madariaga J R，Dodson S F，Selby R.，et al. Corrective treatment and anatomic considerations for laparoscopic cholecystectomy injuries [J]. J Am Coll Surg，1994，179：321.

[3] Strasbery S M，Hert I M，Soper N J. An analysis of the problem of biliary injury during laparoscopic cholecystectomy [J]. J Am Coll Surg，1995，180：101.

[4] 钱光相，吴孟超，张永玉，等. 腹腔镜胆囊切除术并发高位胆管损伤的处理 [J]. 中华医学会第七届全国胆道外科学术会议汇编，1997：30.

[5] Yoshida J，Chijiiwak，Yamaguchik.，et al. Practical classification of the branching types of the biliary tree：an analysis of 1094 consecutive direct cholangiograms [J]. J Am Coll Surg，1996，182：37.

[6] Kullman E，Borch K，Lindstrom E.，et al. Value of routine intraoperative cholangiography in detecting aberrant bile ducts and bile duct injuries during laparoscopic cholecystectomy [J]. Br J Surg，1996，83：171.

[7] Hugh T B，Kelly M D，Li B. Laparoscopic anatomy of the cystic artery [J]. Am J Surg，1992，163：593.

第一百一十章 腹腔镜结直肠手术

Laparoscopic Coloretal Surgery（LCRS）

第一节 腹腔镜结直肠手术发展历史与概述

腹腔镜结直肠手术目前在全世界范围内获得较广泛开展，是腹腔镜消化道外科中最成熟的手术方式之一，其手术创伤小、术后恢复快的优势已得到广泛认可。1991 年，美国 Jacob 医师完成世界首例腹腔镜结肠癌根治术。在短短数年时间内所有类型的结肠手术都在腹腔镜下得以成功施行，用以治疗结肠的炎症性疾病、肿瘤性疾病以及功能性疾病。此后，腹腔镜联合内镜结直肠手术、单孔腹腔镜结直肠手术、3D 腹腔镜结直肠手术、机器人腹腔镜结直肠手术等，一系列在腹腔镜平台基础上发展起来的微创结直肠手术，均在欧美国家的驱动下尝试、开展。2010 年，世界首例 NOTES 概念下经肛门 TEM 技术联合腹腔镜的直肠癌根治术又由西班牙 Lacy 团队成功报道。以腹腔镜技术为主体的微创技术在整个结直肠外科领域蓬勃发展，开拓创新，并成为颠覆性的革命技术。

循证医学方面，1998 年美国的 Milsom 等发表了首个关于腹腔镜与开腹结直肠癌根治术的前瞻性随机对照研究，第一次以高级别循证医学证据的形式，证实了腹腔镜在结直肠癌手术中的安全性、可行性和短期疗效，2002 年西班牙的 Lacy 等发表了腹腔镜与开腹结肠癌手术的巴塞罗那 RCT 研究结果，内容除了短期疗效之外，更包含了肿瘤相关的中远期疗效，此后英国的 CLASICC、欧洲的 COLOR 与美国的 COST 等 RCT 研究先后完成并发表，研究内容涉及肿瘤根治、远期疗效、生命质量和成本-效益分析等各个方面，从循证医学的高度，为腹腔镜结肠癌手术的广泛开展提供了切实可信的临床依据。关于腹腔镜直肠癌手术远期疗效的循证医学证据出现相对较晚，初期一些研究如 CLASICC 的一个分层研究曾对腹腔镜直肠癌根治术的环周切缘阳性率、TME 完整性等方面有所质疑，到 2015 年，欧洲的 COLOR Ⅱ研究结果在《新英格兰医学杂志》报道：腹腔镜直肠癌根治术局部复发率与开腹手术相同，3 年无瘤生存率、总体生存率与开腹组均相当。

与循证医学证据的轨迹相应的，是相关的治疗指南也同样遵循这一谨慎严肃的发展道路。2006 年美国 NCCN《结肠癌临床实践指南》中明确了腹腔镜成为结肠癌根治手术的标准方案之一。而对于腹腔镜直肠癌根治手术，在 NCCN 指南中，则先后经历了“不推荐（2012 年以前）”到“推荐在临床试验中应用（2012 年起）”，再到 2016 年版表达了谨慎而客观的推荐：术者应具有腹腔镜 TME 手术经验；对于术前分期存在环周切缘阳性高危因素的局部进展期直肠癌，尚不推荐腹腔镜手术；急性肠梗阻或肿瘤所致穿孔不推荐腹腔镜手术；需全面探查腹腔。

在我国，1993 年，上海瑞金医院郑民华完成国内首例腹腔镜直乙结肠癌根治术，仅比欧美报道的晚了两年。在最初的几年中，同样经历了艰辛而曲折的开拓之路。当时腹腔镜图像不清晰，游离解剖基本靠电钩及电剪，切割系膜常要用切割闭合器，手术费时费力费钱，兼之当时一度对气腹肿瘤播散的疑虑，整个腹腔镜结直肠肿瘤手术发展较慢。1997 年超声刀进入中国，腹腔镜下结直肠游离解剖和止血更为便利可靠，在腹腔镜下可通过正确的解剖间隙和层面，很好地完成病灶的整块切除和淋巴清扫，由此，手助技术逐渐退出历史潮流，小切口辅助腹腔镜结直肠手术在我国成为主流。腔镜下解剖标志、腔镜下淋巴清扫、消化道重建、低位直肠癌保肛、神经保护等一系列腹腔镜结直肠手术的关键技术相继得以确立，腹腔镜技术得以推广。

2002 年周总光教授完成并发表了国内第一个针对腹腔镜直肠癌根治术肿瘤根治性的 RCT 研究，成为国内首个被 SCI 收录的腹腔镜结直肠手术高级别循证医学证据，标志着中国腹腔镜外科医师除了具有丰富的临床手术经验，亦开始重视临床数据的积累与研究。2007 年，在中华医学会外科学分会腹腔镜与内镜外科学组的牵头下，国内首部腹腔镜结直肠癌根治术操作指南发表。2008 年，大中华结直肠腔镜外科学院成立，系统化的培训平台，个体化的培训方案，使全国各地结直肠外科医师走上了微创外科之路。大家越来越多关注于手术方式、手术入路、手术技巧、淋巴清扫、吻合技巧等问题，并紧跟国际上的最新的热点问题，腹腔镜 TME 手术、全结肠切除术，超低位直肠癌保肛手术，腹腔镜下结直肠相关解剖标志的研究，腹腔镜下经括约肌间切除、腹腔镜下 D3 清扫等均获得快速发展。

到 2010 年左右，神经保护、完整结肠系膜切除等技术开始受到关注，腹腔镜结直肠肿瘤手术在达到规范化淋巴清扫和肿瘤根治的基础上，又向精准化、功能化的方向迈进。与此同时单孔腹腔镜、3D 腹腔镜等新技术新平台又陆续应用于微创结直肠肿瘤手术，曾作为新兴技术的腹腔镜技术被冠以“传统腹腔镜”，腹腔镜在结直肠肿瘤的应用朝着更微创、更精准的方向发展。至此，微创结直肠肿瘤手术在我国经历了尝试、成熟、规范、推广之后，再次进入新一轮的技术创新与应用，不论是技术上还是理念上，都迎来了第二次飞跃。

因此，一项手术技术的推广和发展，除了需要理论基础和循证医学证据的支持外，还需要术者本身在临床技能上达到充分的掌握和在技巧上的不断熟练，这就需要我们对这项技术的实践进行规范的指导，传播和学习。为了进一步推动腹腔镜技术在结肠手术中的合理应用和规范化推广，我们有必要就腹腔镜结肠手术进行详细的介绍。而本章节即结合笔者的经验体会，将相关手术的操作和应用情况作一交流和分享。

第二节 手术适应证和禁忌证

适应证：腹腔镜结直肠手术的适应证同开腹手术是一样的，包括所有的结直肠良恶性肿瘤、炎性疾病、多发性息肉等。对于初期开展腹腔镜手术的单位，应慎重选择多次腹部手术史、疑有严重腹腔粘连者、病理性肥胖者或伴有梗阻者。对于结直肠肿瘤，在我国最近更新的 2018 版《腹腔镜结直肠癌根治术操作指南》中指出，其手术适应证包括：①术前诊断分期为Ⅰ、Ⅱ、Ⅲ期结直肠癌；②Ⅳ期结直肠癌局部根治性手术。已与传统开腹手术无明显差别。

禁忌证：任何限制腹腔镜手术的因素，如严重心肺功能不全、术前无法纠正的凝血障碍、孕妇、肝硬化门脉高压症或其他重度系统性疾病等均为腹腔镜结直肠手术的禁忌证。

中转开腹手术的掌握：腹腔镜手术的病例，在手术过程中，根据手术医师的判断，确实因出于病人安全考虑须行开腹手术者，如有不能控制的出血，出现并发症，广泛粘连，肿瘤巨大等，应当中转开腹手术。

第三节 病人评估与手术规划

一、全身评估与常规准备

腹腔镜结直肠手术的肠道准备与传统的结直肠手术相同。但由于手术期间持续的 CO_2 气腹及头低足高位对病人的心肺功能有一定的影响，故术前必须对病人的心肺功能情况有全面的评估和检查。如有低蛋白血症、贫血或水电解质平衡紊乱，应在纠正相关疾病后方可手术，具体方法与传统手术相似。手术时应给予预防性抗生素，置入鼻-胃管和 Foley's 导尿管。

二、病人知情同意

随着现代医疗领域的发展，病人有权了解自己的真实病情和治疗。应该向病人解释不同的治疗方法、可能的并发症和预期的治疗结果。

除了和传统结直肠癌手术一样向病人告知手术可能的并发症、相关的各种风险以及预期的治疗结果之外，还应强调腹腔镜手术操作有关优势和风险，包括其微创性的优势、腹腔镜操作本身引起的风险（如 Trocar 穿刺引起的并发症或气腹引起的并发症等）和操作可能引起的并发症以及一些伴发疾病如心脏病、糖尿病、呼吸系统疾病等带来的风险。

病人及其家属应该被告知在手术或操作过程中，由于病人本身因素而带来的技术困难，如可能因肿瘤巨大、粘连、出血、手术困难等原因随时需要改为开腹手术。当然这种情况的发生概率是不高的。

在与病人谈话并让其签署同意书之前，应该给病人足够的时间了解将要进行的手术或操作。最好能在专门的谈话室中进行。这样能让病人更好地了解自己的疾病、将要给自己进行治疗的医师团队和科室。

第四节　手术方式

麻醉方式同传统结直肠手术，一般采用气管内插管全身麻醉。手术过程中应尽量避免使用 N_2O，因其可造成术中肠道扩张。术前应通过各种检查对病人状况进行全面的术前评估，尤其是肺功能和心血管功能。ASA Ⅰ～Ⅱ级病人对体位及气腹的影响一般都能耐受，但心肺储备功能受损的 ASA Ⅲ～Ⅳ级病人可导致严重并发症。对那些高风险的手术病人，如伴有 COPD、哮喘、缺血性心脏病、过度肥胖以及老年病人等，应格外警惕，做好病房内的术后监护，及时发现可能发生的缺氧和血液动力学变化并有效处理。

一、腹腔镜右半结肠切除术

腹腔镜右半结肠切除术主要适用于盲肠、升结肠和结肠肝曲癌肿。切除范围应包括大网膜、末端回肠约 15 cm、盲肠、升结肠、肝曲和右侧横结肠及其系膜血管和淋巴结。

【体位】病人取分腿仰卧位，可视手术操作采用 15°～30°头高足低位，水平分腿固定，呈“大”字型，气腹建立后手术台向左侧倾斜 30°，以免小肠阻挡视野。

【布局与站位】主刀位于病人左侧，第一助手位于病人右侧，持镜者位于两腿之间；或术者位于病人两腿之间，第一助手和持镜者分别位于病人右侧和左侧，但以前者应用更广泛。监视器、气腹和光源系统安置在病人头侧。

【手术步骤】1967 年 Turnbull 提出开放式右半结肠肿瘤根治术需遵循肿瘤“非接触隔离”和“整块切除”原则，腹腔镜右半结肠切除术同样需遵循此原则。

1. 建立气腹：脐下 3 cm 作一纵行切口（取标本时可顺延切口），气腹针穿刺，建立气腹，维持腹内压在 15 mmHg。

2. 戳孔选择：通常需 5 个戳孔（图 110－1）。目前采用五孔法，脐孔下作为观察孔，置入 30°镜。左侧锁骨中线肋下 12 cm 作为主操作孔。右侧锁骨中线肋下、双侧髂前上棘及脐连线中点各 5 cm 作辅助操作孔。

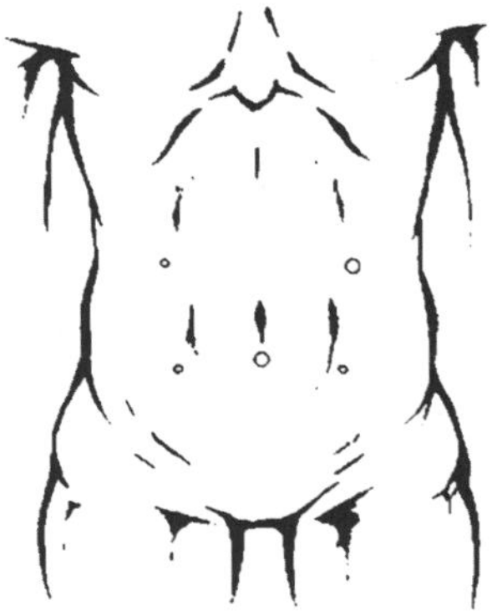

图 110－1　戳孔选择

3. 探查腹腔：按照由远及近的原则循序探查，最后探查病灶。一般探查顺序为：腹膜→肝脏→胃、胆囊、胰腺→大网膜→小肠→除肿瘤部位以外的其他结肠→盆腔及其脏器→血管根部淋巴结→肿瘤原发灶。必要时可用腹腔镜超声探查肝脏有无转移灶或行冰冻切片检查。

4. 处理回结肠血管：向上外方牵拉回盲部的肠系膜，显露回结肠动静脉的血管投影，即一条连接回盲部和十二指肠水平部下缘的条索状物，沿该投影自远端向近端用超声刀打开右结肠系膜（图 110－2），探及 Toldt's 间隙并初步拓展之，随后骨骼化回结肠动静脉，直至其汇入肠系膜上动静脉处，清扫回结肠动静脉根部的淋巴脂肪组织，并分别在血管根部用血管夹夹闭后剪断之（图 110-3）。

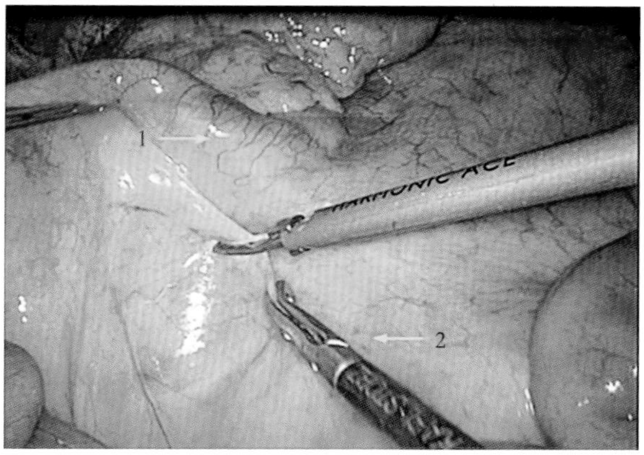

1. 回结肠血管；2. 肠系膜上血管

图 110-2　手术起步打开右结肠系膜

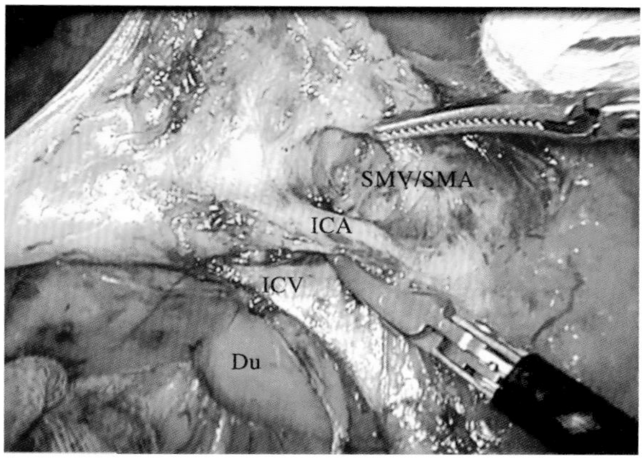

SMV/SMA：肠系膜上静脉/肠系膜上动脉；ICA：回结肠动脉；ICV：回结肠静脉；Du：十二指肠

图 110-3　处理回结肠血管

5. 沿肠系膜上静脉为主线解剖血管贴于肠系膜上静脉的前方打开血管鞘，用分离钳轻轻撑开并用超声刀切开向上分离，至 Henle 胃结肠共同干并将其骨骼化，同时清扫外科干周围的淋巴结，沿途解剖出右结肠静脉和胃网膜右静脉，于右结肠静脉的根部予血管夹夹闭后离断。于肠系膜上静脉左侧，在肠系膜上动脉发出的右结肠动脉分支水平清除肠系膜上淋巴结，并在该血管分支水平用血管夹夹闭后切断动脉根部（图 110-4）。

6. 处理中结肠血管继续沿肠系膜上动静脉向上解剖，暴露中结肠动静脉及其左右两分支，清扫中结肠血管右侧分支根部的淋巴结，并于右支血管根部用血管夹夹闭并剪断，保留其左支血管。若肿瘤位于结肠肝曲，则需于中结肠动静脉根部清扫淋巴结，使用血管夹钳夹其根部后剪断（图 110-5）。

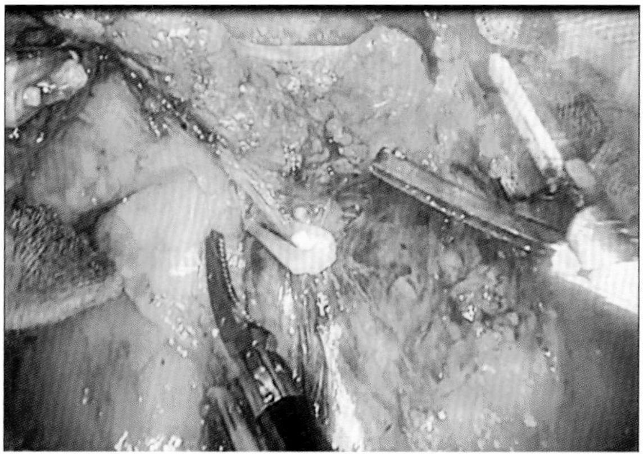

图 110-4　处理右结肠动脉

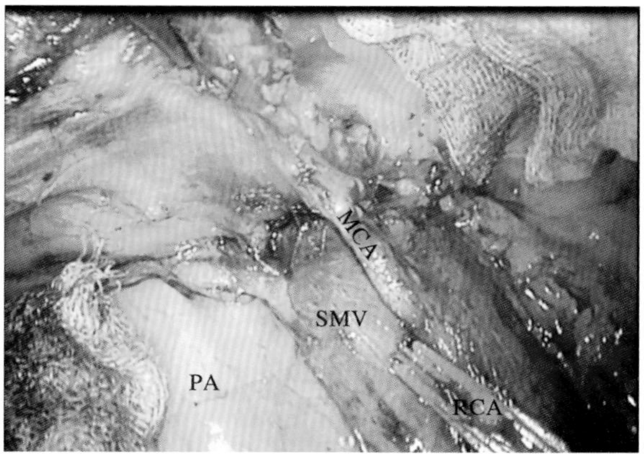

MCA：结肠中动脉；SMV：肠系膜上静脉；PA：胰腺；RCA：右结肠动脉

图 110-5　处理中结肠血管

7. 拓展 Toldt's 间隙在右半结肠，这一间隙包括右结肠后间隙与横结肠后间隙两部分。手术过程中，首先通过助手和手术者左手持钳向上顶起右结肠系膜，在一定张力的状态下，从肠系膜上静脉右侧始，进入右结肠系膜脏层筋膜和腹后壁壁层筋膜（肾前筋膜）之间的间隙进行分离，向上、向外剥离右半结肠，沿右侧生殖腺血管和输尿管表面分离，显露十二指肠水平部和胰头前方（图 110-6），切除右 Toldt 筋膜、胰头十二指肠前筋膜，上方至胰腺下缘横结肠系膜根部，侧方至结肠侧腹膜反折，完整切去结肠系膜前后叶，一并清扫系膜内淋巴脂肪组织。若盲肠或升结肠肿瘤侵犯浆膜时，需切除该处腹膜后脂肪。拓展这一间隙过程中，有时可置入一块小纱布，帮助作钝性的推进和分离，可达到事半功倍的效果。在处理十二指肠水平部和胰头前方间隙时，此处间隙相对紧密，可利用超声刀或剪刀小步前进，避免损伤或出血。胰颈下缘往往有胃网膜右静脉汇入 Henle 干或 SMV，是容易造成出血的潜在危险之处（图 110－7）。

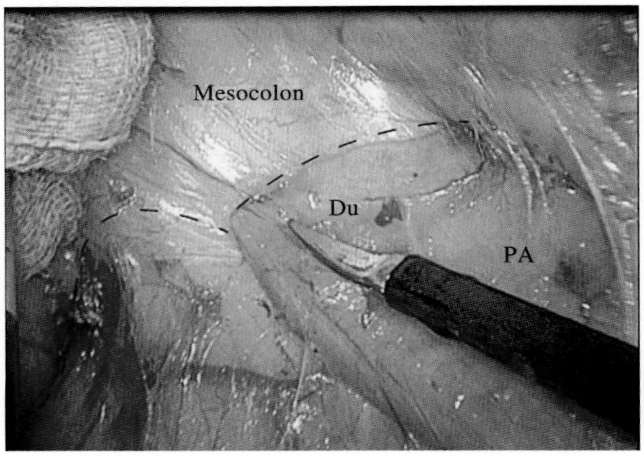

图 110－6　拓展右结肠后间隙

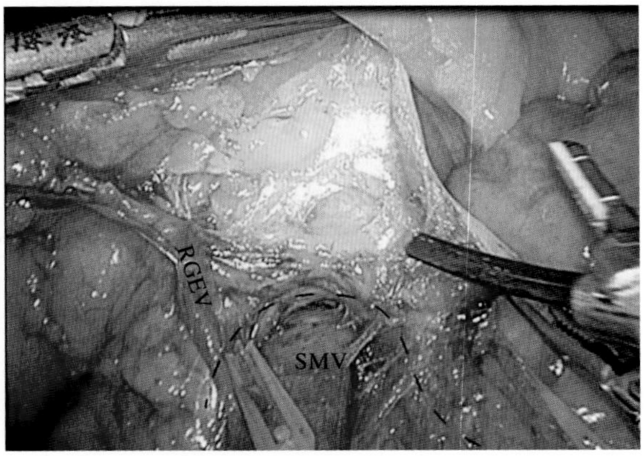

RGEV：胃网膜右静脉；SMV：肠系膜上静脉

图 110－7　胰颈下缘胃网膜右静脉解剖

8. 离断右胃结肠韧带使横结肠处于向下、向左的自然悬垂状态，从十二指肠球部开始，在十二指肠降部前面、幽门下区胃网膜血管弓外，沿胃大弯自左向右将右侧胃结肠韧带与横结肠系膜前叶紧密粘连处的横结肠系膜前叶分离、切断，右至肝结肠韧带水平，下至胰腺下缘胰固有筋膜表面。若为结肠肝曲肿瘤，应尽量靠近胃大弯分离右胃结肠韧带，同时清扫幽门下淋巴结群，并切断部分胃网膜右血管的分支。最后，在拟切断横结肠处分离、切开其上附着的大网膜（图 110－8）。

对于之前处理右结肠静脉和中结肠静脉困难者，也可在此过程中操作，切开胃结肠韧带后，即进入大网膜和横结肠系膜之间的无血管筋膜间隙，该间隙位于中结肠静脉前，沿该血管表面向横结肠系膜根部胰腺下缘分离，显露肠系膜上静脉和 Henle 胃结肠共同干，于根部清扫周围淋巴脂肪组织后，用血管夹分别夹闭中结肠静脉右支或根部、右结肠静脉。

9. 分离侧腹膜将回盲部向左侧牵拉，于壁腹膜及肠管浆肌层结合部切开升结肠外侧侧腹膜。将升结肠推向中线并向左侧牵引，沿右结肠旁沟、自髂窝至结肠肝曲离断升结肠外侧侧腹膜（图 110－9）。

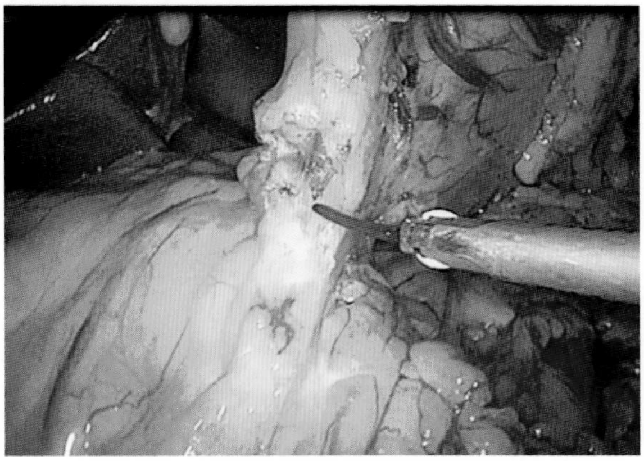

图 110－8　打开胃结肠韧带

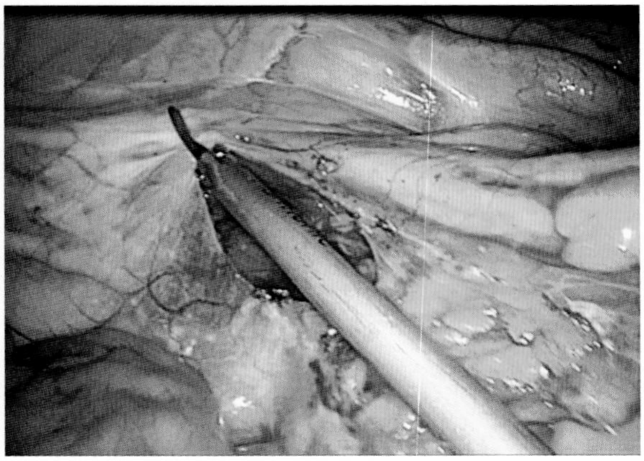

图 110－9　分离侧腹膜

10. 游离结肠肝曲向下牵拉结肠肝曲，显露肝结肠韧带和右膈结肠韧带，沿肝脏下缘、右 Gerota 筋膜表面，先后离断肝结肠韧带和右膈结肠韧带，游离结肠肝曲，与回盲部开始的剥离面汇合后完成右半结肠的完全游离。结肠肝曲肿瘤者，如已侵犯浆膜，要切除右肾周脂肪囊前份，直至显露被覆于肾表面的质薄而坚韧的纤维膜（图 110－10）。

11. 切除右半结肠，中止气腹，右侧经腹直肌或脐下作一约 4 cm 的小切口，置入塑料套保护切口，将右半结肠拉出体外，直视下人工离断 10～15 cm 末端回肠和横结肠，并确保肠管切除线距病灶边缘≥10 cm，切除右半结肠包括肿瘤、结肠系膜和足够的肠段并移除标本。如果肿瘤较大，可在体内使用切割器切断肠段，这样可减少腹部切口的长度（图 110－11）。

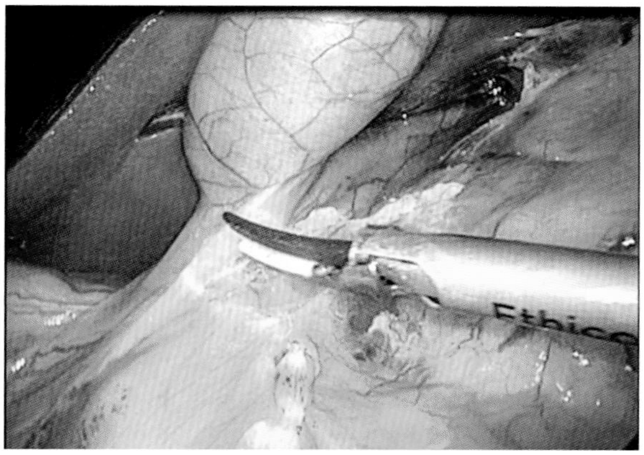

图 110－10 游离结肠肝曲

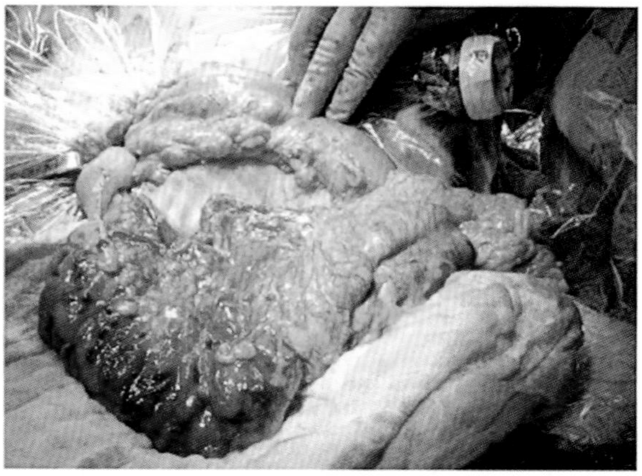

图 110－11 切除右半结肠

12. 回肠横结肠吻合根据回肠和横结肠断端的大小，在确保肠管无扭转的前提下，体外手工完成回肠横结肠端-端或端-侧的全层吻合，或使用侧-侧吻合器施行功能性侧-侧吻合，横结肠系膜与回肠系膜的游离缘可缝合关闭，也可不缝合。

13. 冲洗及引流关闭小切口，重新建立气腹。用生理盐水冲洗腹腔，并检查创面有无出血、肠管有无张力、小肠有无钻入系膜缺口等情况，查无活动性出血后，于右结肠旁沟放置引流管 1 根，由右下腹穿刺孔引出。

【手术经验与有关问题讨论】腹腔镜下右半结肠癌完整结肠系膜切除手术的操作过程中，我们总结了一个“点、线、面”的概念，亦即手术的策略与要点。所谓的“点”，即以回结肠血管解剖投影为起步点，在其下缘打开结肠系膜，“线”是指沿肠系膜上静脉（SMV）为主线，进行解剖血管，清扫淋巴，而“面”则是指进入 Toldt's 间隙，即右结肠后间隙（RRCS）或横结肠后间隙（TRCS）这一天然无血管的外科平面。在完全中间入路的操作中，强调以“由点到线，由线到面”的策略进行。这一策略将手术的起步、肠系膜上静脉的裸化、沿途血管的高位结扎和根部淋巴清扫，再到外科平面的探寻拓展等过程都顺势连贯，一气呵成地加以实施。而事实上，这正是对完全中间入路完整结肠系膜切除“自下而上，由内到外，中路突破，外围包抄”的进一步诠释。具体的操作要点与应当注意克服的难点则包括：

1. TRCS 的寻找与拓展：TRCS 位于横结肠系膜和胰十二指肠下份之间，尾侧以十二指肠水平部下缘为界与 RRCS 相延续，头侧以横结肠系膜根部为界与系膜间间隙（IMS）相延续。因此，TRCS 的正确寻找与拓展是完成完全中间入路 CME 的重要步骤之一。我们认为有两种途径有助于正确寻找 TRCS：第一，SMV 是升结肠系膜和小肠系膜之间的边界，也是 TRCS 的中线侧界和入路，因此在确定 SMV 行外科干清扫后，沿 SMV 血管鞘表面向右侧锐性解剖升结肠系膜，稍加分离即可进入 TRCS；第二，在确定回结肠血管后，可顺利进入 RRCS 的下部，然后向上拓展，游离十二指肠水平部及胰腺前方，进入 TRCS。进而向头侧拓展进入 IMS，向右侧拓展进入 RRCS，从而顺利完成结肠系膜的游离。

2. 胰腺下缘“爬坡”：完全中间入路须由下往上拓展 TRCS，由横结肠系膜根部进入 IMS，而胰腺下缘的辨认与“爬坡”是关键步骤之一。误入胰腺后方及损伤胰腺实质造成出血及相应的血管并发症是完全中间入路的潜在风险。因此正确辨认胰腺下缘，掌握“爬坡”时机显得尤为关键。我们认为：沿

SMV 清扫外科干后，寻找胃结肠共同干，而后者的出现提示胰腺下缘已经非常接近，此时应朝前上方向解剖，做好“爬坡”准备；胃网膜右静脉的出现则提示进入 IMS 的时机已经到来，可沿此静脉左缘解剖，较易进入 IMS。

二、腹腔镜横结肠切除术

主要适用于横结肠中段的恶性肿瘤。禁忌证同腹腔镜右半和左半结肠癌完整结肠系膜切除术。

【体位】气管内插管全身麻醉。取仰卧位，双腿分开 30°～45°，头高足低位 15°～20°，并可根据手术需要而调节手术台倾斜方向和角度。

【布局与站位】分离右半胃结肠韧带和肝曲时，术者站于病人左侧，分离左半胃结肠韧带和脾曲时，术者则站于病人右侧，持腹腔镜者站于病人两腿间，另一助手站于手术者对侧。监视器、气腹和光源系统安置在病人头侧。

【手术步骤】

1. 气腹的建立：脐孔穿刺并建立气腹，维持腹内压在 15 mmHg。

2. 戳孔位置：通常需 5 个戳孔。脐孔下作为观察孔，置入 30°腹腔镜。左侧锁骨中线肋下 12 cm 作为主操作孔。右侧锁骨中线肋下、双侧髂前上棘及脐连线中点各 5 cm 作辅助操作孔（图 110 - 12）。

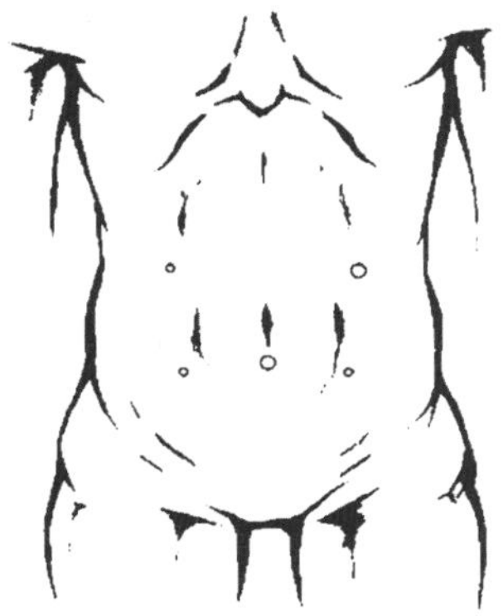

图 110 - 12　戳孔选择

3. 探查腹腔，解剖并清扫外科干：在十二指肠水平段，贴于肠系膜上静脉的前方打开血管鞘，用分离钳轻轻撑开并用超声刀切开向上分离，至 Henle 胃结肠共同干并将其骨骼化，同时清扫外科干周围的淋巴结，于静脉左侧，在肠系膜上动脉发出的右结肠动脉分支水平清除肠系膜上淋巴结，并向病人右侧和头侧初步拓展横结肠后间隙。注意保护十二指肠和胰腺。

4. 处理中结肠血管：继续沿肠系膜上动静脉向上解剖，暴露中结肠动静脉及其左右两分支，清扫中结肠血管根部的淋巴结，使用 Hemlock 或可吸收夹钳夹其根部后剪断（图 110 - 13）。

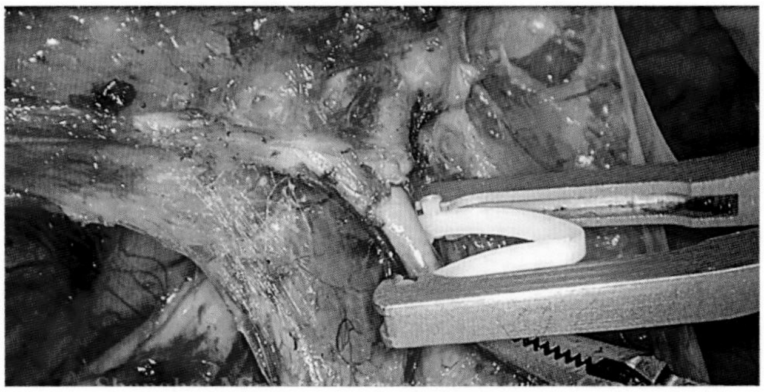

图 110 - 13　处理中结肠血管

5. 拓展右结肠后间隙、横结肠后间隙：从肠系膜上静脉右侧始，在一定张力的状态下，切开右结肠系膜后叶，进入 Toldt 筋膜和 Gerota 筋膜前层之间的右结肠后间隙进行分离，继续向上、向外剥离右半结肠，透过薄薄的纤维性膜确认后方的右侧精索/卵巢动静脉和右侧输尿管及其走行之后，沿右侧生殖腺血管和输尿管表面的腹内筋膜浅层分离，上达十二指肠水平部和胰头前方，切除右 Toldt 筋膜、胰头十二指肠前筋膜，完整切去结肠系膜前后叶，一并清扫系膜内淋巴脂肪组织。此时，在处理胰头前方这一间隙时，需注意一个立体的“爬坡”过程，避免进入胰腺实质内，而 3D 腹腔镜在这一局部解剖中的三维立体视野具有重要优势，对胰腺的保护以及 Henle 胃结肠干的解剖都具有重要意义（图 110 - 14）。

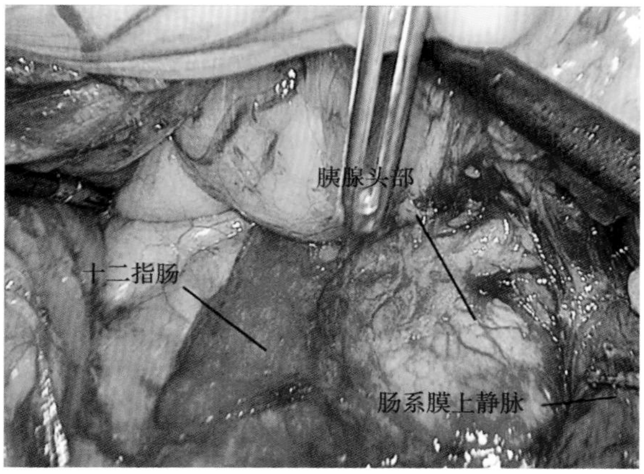

图 110－14 拓展右结肠后间隙、横结肠后间隙

6. 离断右侧胃结肠韧带：使横结肠处于向下、向左的自然悬垂状态，从十二指肠球部开始，在十二指肠降部前面、幽门下区胃网膜血管弓内，沿胃大弯自左向右将右侧胃结肠韧带与横结肠系膜前叶紧密粘连处的横结肠系膜前叶分离、切断，右至肝结肠韧带水平，下至胰腺下缘胰固有筋膜表面。应尽量靠近胃大弯分离右胃结肠韧带，同时清扫幽门下淋巴结群，并切断部分胃网膜右血管的分支。最后，在拟切断横结肠处分离、切开其上附着的大网膜。对于之前处理中结肠动静脉困难者，也可在此过程中操作，切开胃结肠韧带后，即进入大网膜和横结肠系膜之间的无血管筋膜间隙，该间隙位于中结肠静脉前，沿该血管表面向横结肠系膜根部胰腺下缘分离，显露肠系膜上静脉和 Henle 胃结肠共同干，于根部清扫周围淋巴脂肪组织后，用 Hemlock 或钛夹分别夹闭中结肠血管根部（图 110－15）。在这一步骤中，3D 腹腔镜的立体视野，对于胃和横结肠的融合筋膜间隙的寻找和层面的拓展亦具有重要作用。

7. 游离结肠肝曲：向下牵拉结肠肝曲，显露肝结肠韧带和右膈结肠韧带，沿肝脏下缘、右 Gerota 筋膜表面，先后离断肝结肠韧带和右膈结肠韧带，游离结肠肝曲，完成右侧横结肠的游离（图 110－16）。

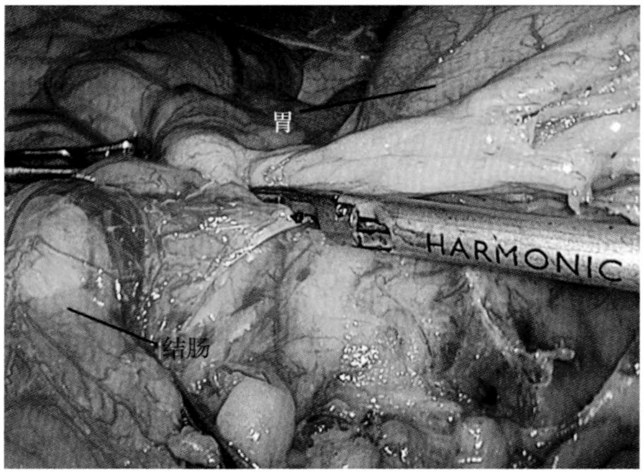

图 110－15 离断右胃结肠韧带

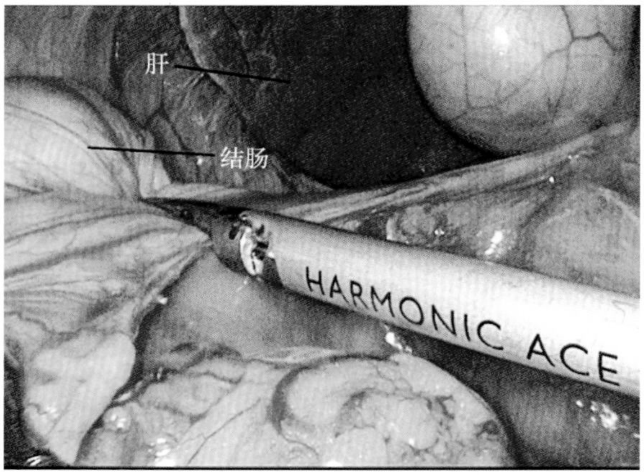

图 110－16 游离结肠肝曲

8. 分离右侧侧腹膜：将升结肠推向中线并向左侧牵引，沿右结肠旁沟、自升结肠至结肠肝曲离断升结肠外侧侧腹膜。

9. 拓展左结肠后间隙：此时术者换位至病人右侧。自肠系膜下静脉内侧为始，打开左结肠系膜，进入左结肠后间隙，沿该无血管间隙，在左侧精索/卵巢血管和左输尿管表面，自内向外，剥离左 Toldt 筋膜，使之完整掀起，外至左结肠旁沟的后腹膜，胰腺下缘、结肠脾曲，并清扫系膜内淋巴脂肪组织。此处左结肠后间隙疏松，较易找到正确的外科平面，并清晰显示 Toldt 线（图 110－17）。正确进入此间隙并将该间隙完整拓展是保证降结肠上段和脾曲结肠系膜完整的要点。

10. 分离左侧胃结肠韧带：将病人体位调整为头高脚低位，助手向上方牵拉胃，同时术者向下方牵拉横结肠，从胃网膜血管弓中部，沿胃网膜左动脉下缘，自右向左分离左胃结肠韧带（图 110－18）。

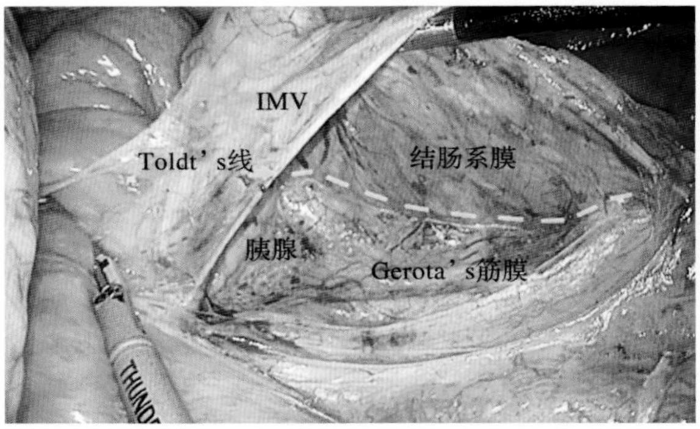

图 110－17 游离左半结肠系膜。IMV：肠系膜下静脉

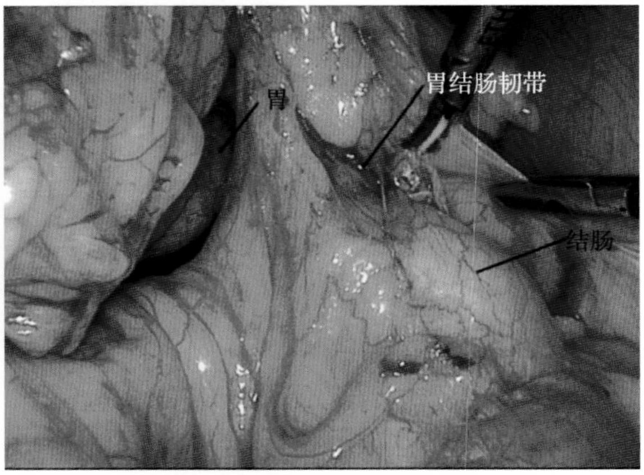

图 110－18 分离左胃结肠韧带

11. 分离膈结肠韧带和脾结肠韧带、游离结肠脾曲：将降结肠牵向右下方，牵拉时用力务必轻柔，避免撕裂脾下极包膜导致不得不行脾切除术，离断膈结肠韧带和脾结肠韧带，切断附着于胰腺体、尾部下缘的横结肠系膜根部，使左侧横结肠和降结肠上部游离（图 110－19）。

12. 分离左侧侧腹膜：将降结肠牵向右侧，顺势由上至下切开左结肠旁沟之侧腹膜，并与先前从内向外剥离的左结肠后间隙平面顺利“会师”，将降结肠外侧从腹后壁游离（图 110－20），至此，左半横结肠、脾曲和降结肠完全游离。

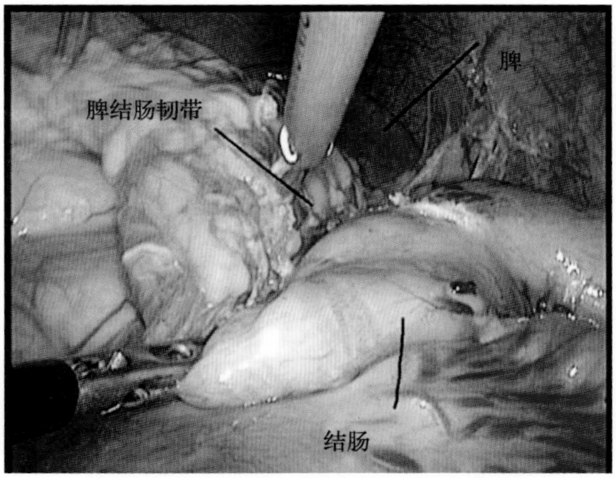

图 110－19 分离膈结肠韧带和脾结肠韧带

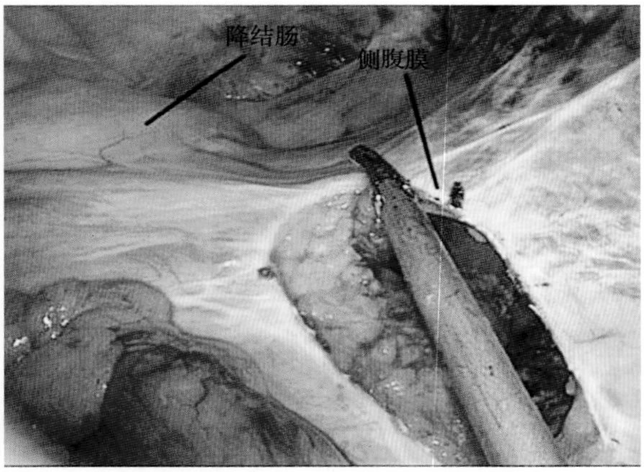

图 110－20 分离左侧侧腹膜

13. 取出病变肠段：正中小切口 3～5 cm，用塑料袋保护切口后取出已游离病变肠段。

14. 切除吻合：在体外距肿瘤 10～15 cm 处切除肠段，并行肠管端端吻合，或线形切割吻合器行侧侧吻合。

15. 缝合戳口：吻合后肠段回纳腹腔，缝合小切口，重建气腹，检查腹腔内有无出血，冲洗腹腔，防止引流，取出套管，皮下缝合戳口。

三、腹腔镜左半结肠切除术

腹腔镜左半结肠切除术主要适用于结肠脾曲、降结肠和乙状结肠的恶性肿瘤。切除范围应包括横结肠左半部、脾曲、降结肠、乙状结肠以及相应的系膜和血管，如脾门部有淋巴结肿大亦应做清除。

【体位】采用气管内插管全身麻醉，通常病人取截石位，头低足高 15°～20°，向右倾斜 15°～20°。术中根据手术部位操作需要调节角度。

【布局与站位】主刀及持镜者位于病人右侧，第一助手位于病人左侧，分离结肠脾曲时，术者可站于病人两腿之间。手术台头侧为麻醉师及麻醉监护仪器，手术台头尾两侧各放置一个监视器，手术护士及器械台位于手术台右侧。

【手术步骤】

1. 建立气腹：脐孔穿刺，建立气腹，维持腹压在 15mmHg。

2. 戳孔选择：采用五孔法，脐孔上或下缘作为观察孔，置入 30°或 45°镜。取脐右侧腹直肌外缘作为主操作孔。左、右锁骨中线肋缘下 3～5 cm 及右下腹分别戳孔作辅助操作孔（图 110－21）。

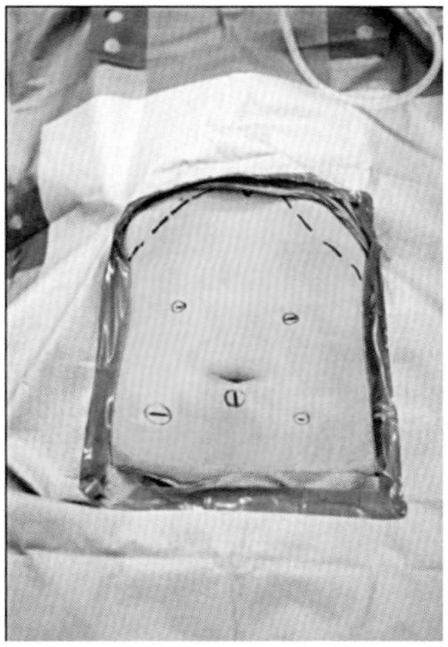

图 110－21　腹腔镜左半结肠手术戳孔选择

3. 探查腹腔：脐孔穿刺并建立气腹，使人工气腹压力维持在 12～15 mmHg。首先检查穿刺孔有无出血、腹腔内脏器有无损伤和腹腔内有无粘连等。随后探查肝脾，了解其表面有无转移灶，其次探查盆腔有无转移灶，女性病人需仔细检查卵巢，再次探查肿瘤位置、大小、浸润情况、区域淋巴结转移情况及其他部位的结肠有无多发病灶。

4. 清扫肠系膜下血管根部淋巴结：从中间入路，选择由内向外、由下向上的手术路径。助手分别向上外侧及下外侧牵拉降乙结肠和直乙结肠交界处的肠系膜，辨认腹主动脉分叉处，于骶角水平为始，沿着腹主动脉向上剥离肠系膜，将肠系膜下动脉后方束带状神经与其他腹膜后结构一起推向后方，避免造成脏层筋膜背侧上腹下神经的损伤，裸化肠系膜下动脉及其旁静脉，清扫其周围淋巴结和脂肪组织（图 110－22）。

5. 处理乙状结肠血管和左结肠血管：于肠系膜下血管左侧显露并裸化其发出的乙状结肠血管第 1～2 支和左结肠血管，清扫血管周围的淋巴组织，并先后于根部用 Hemlock 或钛夹夹闭并离断之（图 110－23）。对于降结肠中下段的进展期癌，可选择直接在距肠系膜下动脉主干起始点 1～2 cm 处用 Hemlock 或钛夹夹闭并离断之，并于胰腺下缘水平用 Hemlock 或钛夹夹闭、切断肠系膜下静脉。

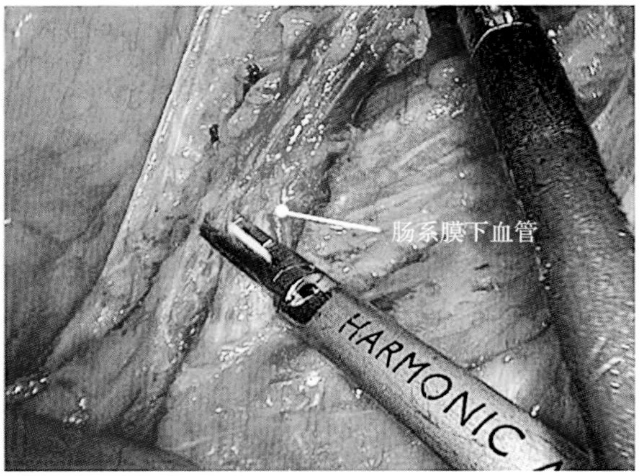

图 110－22　清扫肠系膜下血管根部淋巴结

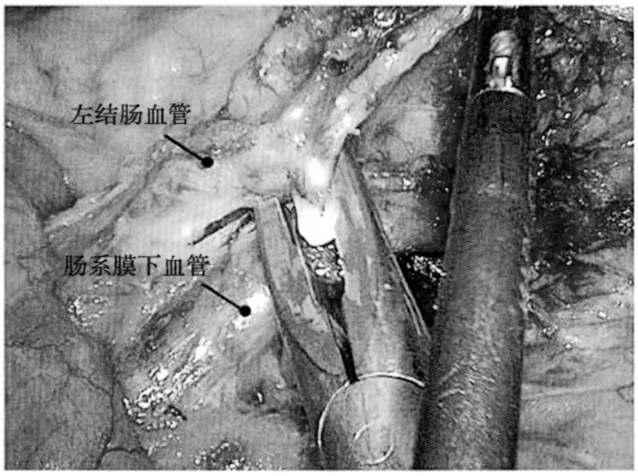

图 110－23　处理乙状结肠血管和左结肠血管

6. 游离左半结肠系膜：自肠系膜下静脉左侧为始，沿左 Toldt 筋膜和左肾前筋膜之间的无血管间隙，在左侧精索/卵巢血管和左输尿管表面，自下向上，自内向外，剥离左 Toldt 筋膜，使之完整掀起（图 110－24），外至左结肠旁沟的后腹膜，上至十二指肠水平部、胰腺下缘、结肠脾曲，并清扫系膜内淋巴脂肪组织。

7. 分离左侧侧腹膜：将乙状结肠和降结肠牵向右侧，由下至上依次切开乙状结肠侧腹膜、左结肠旁沟后腹膜，并与先前剥离的系膜面顺利“会师”，将上部乙状结肠和降结肠外侧从腹后壁游离（图

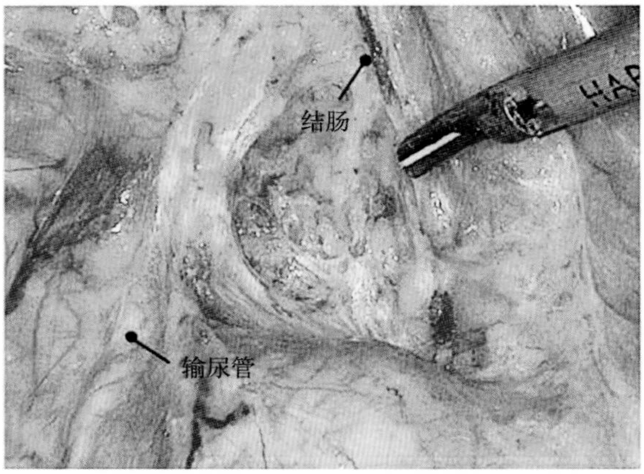

图 110 - 24 游离左半结肠系膜

110 - 20)，继续向近端分离达脾曲。

8. 分离左胃结肠韧带：将病人体位调整为头高足低位，助手向上方牵拉胃，同时术者向下方牵拉横结肠，从胃网膜血管弓中点开窗，沿胃网膜左动脉下缘，分离左胃结肠韧带（图 110 - 18），为避免结肠热损伤，最好使切开线距结肠 0.5～1.0 cm 为宜。其间，裸化结肠中血管左支，清扫其周围淋巴结并于根部离断之。

9. 分离膈结肠韧带和脾结肠韧带：将降结肠牵向右下方，牵拉时用力务必轻柔，避免撕裂脾下极包膜导致不得不行脾切除术，离断膈结肠韧带和脾结肠韧带，切断附着于胰腺体、尾部下缘的横结肠系膜根部，使左半结肠完全游离（图 110 - 19）。

10. 切除左半结肠：中止气腹，取左侧经腹直肌或脐下约 4 cm 的小切口，置入塑料套保护切口，将左半结肠脱出，体外直视下完成离断上部乙状结肠和左侧横结肠，并确保肠管切除线距病灶边缘 ≥10 cm，切除包括肿瘤、结肠系膜和足够的肠段在内的左半结肠，并移除标本。如果肿瘤较大，可在体内使用切割器切断肠段，这样可减少腹部切口的长度（图 110 - 25）。

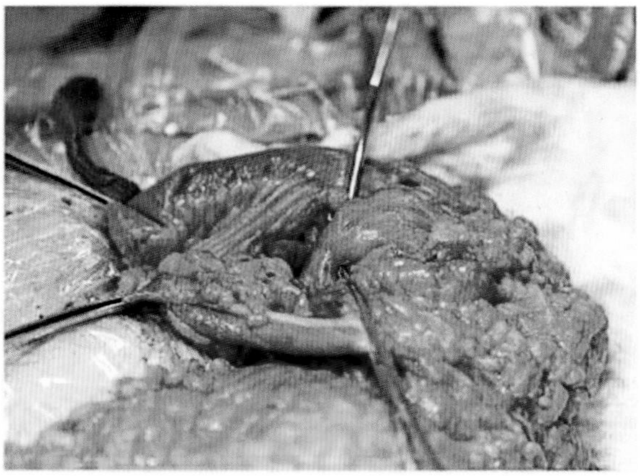

图 110 - 25 切除左半结肠

11. 横结肠-乙状结肠端端吻合：体外完成横结肠-乙状结肠吻合器端端吻合、端侧吻合、侧侧吻合或手工缝合，并确保肠管无扭转、无张力、吻合口无出血。横结肠系膜与回肠系膜之间的系膜裂孔可缝合关闭，也可不缝合。若结肠的长度不够，可在小肠系膜的无血管部位作一适当大小切口，将横结肠经此切口拉至左下方与乙状结肠吻合（图 110 - 26）。

12. 冲洗及引流：关闭小切口，重新建立气腹，生理盐水冲洗腹腔，并检查创面有无出血、肠管有无张力、吻合口有无漏等，查无活动性出血后，于左结肠旁沟放置引流管 1 根，由左下腹穿刺孔引出。

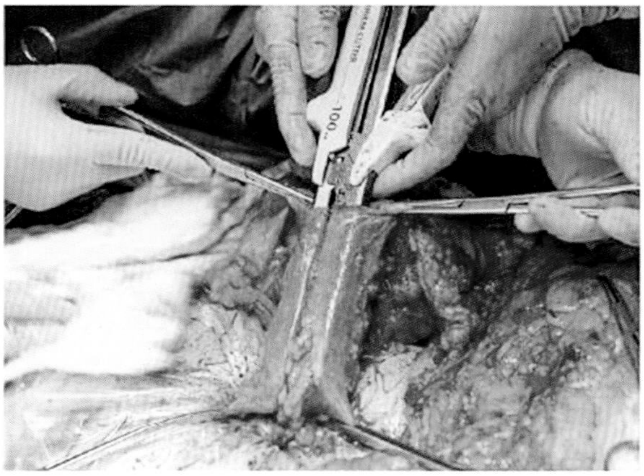

图 110－26　横结肠-乙状结肠端端吻合

【手术经验与有关问题讨论】左半结肠切除术由于病例数较少，手术难度也相对较大，难度主要体现在游离脾曲。有两种进路游离脾曲，一种是侧方开始向上游离脾曲，另一种是从胃结肠韧带打开，逐渐向左开始游离脾曲。两种方法根据主刀医师不同的习惯都可选择。但后一种更容易辨别胰腺尾部，避免对其的损伤。

左半结肠根据手术入路不同，手术戳孔位置及体位也不同。一般较常用的还是选择中间入路。先断离血管，分离时注意在 Toldt 筋膜和肾前筋膜之间的解剖间隙里进行操作，不要走到肾前筋膜的深面。有时非常容易分到胰腺后方，且往往损伤胰尾。

左半结肠游离后大部分情况下要在腹部作一小切口将肠段取出切除吻合。此时要注意充分游离乙状结肠及横结肠，否则吻合时可能存在张力，特别是吻合器行侧侧吻合时。

四、腹腔镜乙状结肠切除术

【体位】病人仰卧，取头低足高 30°的膀胱截石位，气腹建立后手术台可向右侧倾斜 30°。

【布局与站位】术者位于病人右侧，第一助手位于病人左侧，持镜者位于术者同侧。病人两腿间安置监视器、气腹和光源系统。

【手术步骤】

1. 建立气腹：脐孔穿刺，建立气腹，维持腹压在 15 mmHg。

2. 戳孔选择：采用五孔法。取脐孔或脐上穿刺孔置入 30°或 45°斜面镜头作为观察孔。取右髂前上棘内侧偏下穿刺孔作为主操作孔。左、右脐旁腹直肌外缘及左髂前上棘内侧偏下各一穿刺孔作为辅助操作孔（图 110－27）。

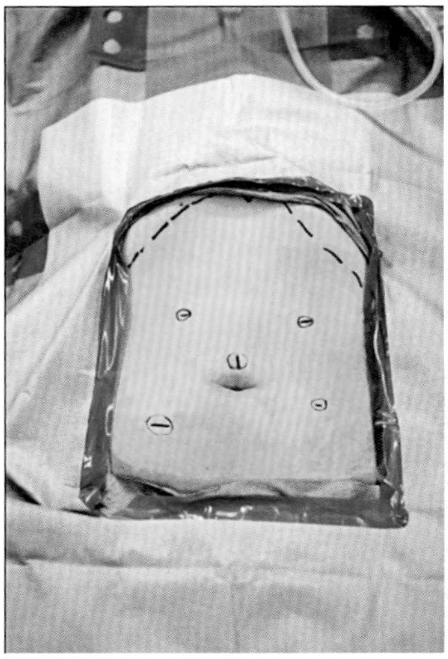

图 110－27　腹腔镜乙状结肠切除术戳孔选择

3. 探查腹腔：人工气腹压力维持在 12～15 mmHg。按照由远及近的原则循序探查，最后探查病灶。一般探查顺序为：腹膜→肝脏→胃、胆囊、胰腺→大网膜→小肠→除肿瘤部位以外的大肠段→盆腔及其脏器→血管根部淋巴结→肿瘤原发灶。必要时可用腹腔镜超声探查肝脏有无转移灶或行冰冻切片检查。

4. 清扫肠系膜下血管根部淋巴结：选择中间入路的方式。分别向上外侧及下外侧牵拉降乙结肠和直乙结肠交界处的肠系膜，辨认腹主动脉分叉处，于骶角水平为始，沿着腹主动脉向上剥离肠系膜，裸化肠系膜下动静脉，清扫血管周围淋巴结，其间需将肠系膜下动脉后方束带状神经与其他腹膜后结构一起推向后方，切忌大块钳夹，造成脏层筋膜背侧上腹下神经的损伤（图 110－28）。

5. 处理肠系膜下血管：于肠系膜下血管左侧解剖其分支血管，清扫血管周围的淋巴组织，保留左结肠血管，切断其下方的肠系膜下血管。对于肠系膜下血管根部有淋巴结受累者，可考虑直接于肠系膜下血管根部离断（图 110－29）。

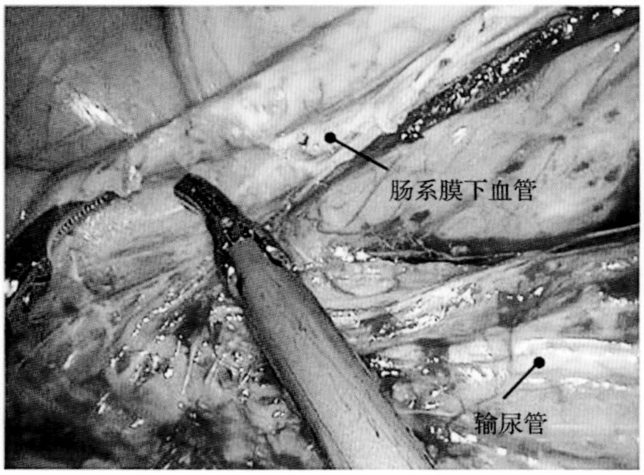

图 110－28　清扫肠系膜下血管根部淋巴结

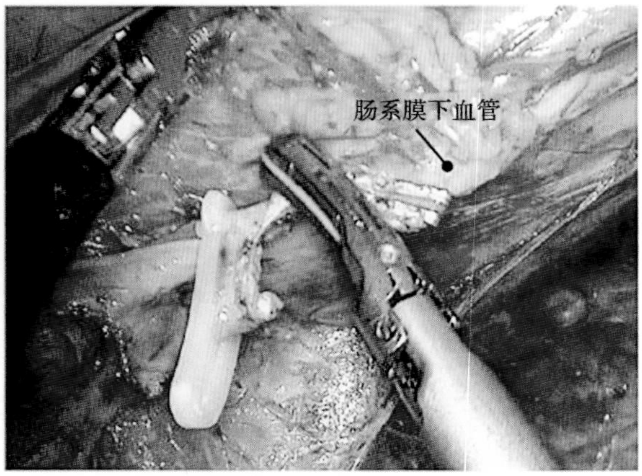

图 110－29　处理肠系膜下血管

6. 游离乙状结肠：将乙状结肠向左侧牵拉，由 Toldt 筋膜和 Gerota 筋膜之间向外侧分离，直至暴露外下方的输尿管。再将乙状结肠牵向中线，切开乙状结肠系膜与左侧壁腹膜之间的黄白交界线，即 Toldt 线，进入左 Toldt 间隙，并向内侧锐性分离，完整地将乙状结肠系膜与腹膜后结构分开，直至与内侧剥离面“会师”，使预计切除的乙状结肠完全游离，注意勿损伤左输尿管和左精索/卵巢动静脉。如病灶位于上段，需游离部分降结肠，包括所属的系膜及淋巴结；如病灶位于下段，需游离直肠上段至腹膜折返水平（图 110－30）。

7. 切断直肠：腹腔镜直视下置入切割缝合器，在保证肿瘤下方 10 cm 足够切缘的前提下，离断乙状结肠或直肠。为达到 1 次切断的目标，可使用分离钳辅助，将肠管拉入切割器钉仓内（图 110－31）。

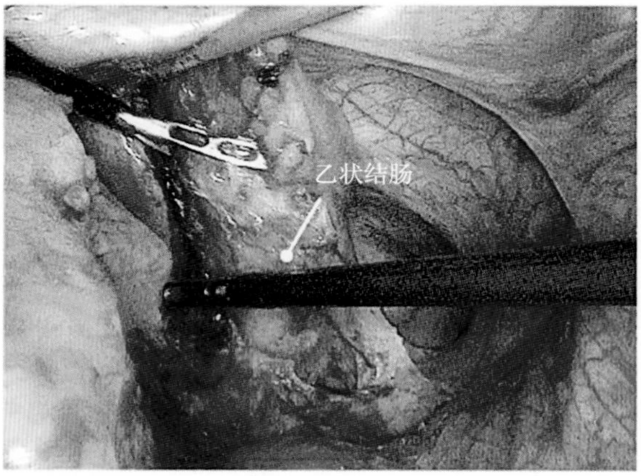

图 110－30　游离乙状结肠

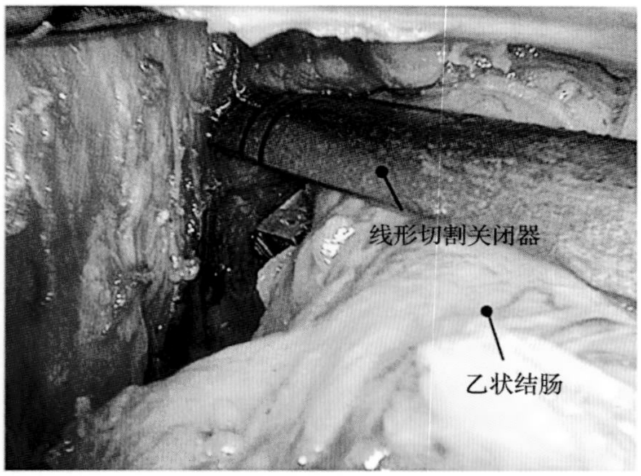

图 110－31　切断直肠

8. 切除病变肠段：中止气腹，在耻骨联合上方作 4～5 cm 长度的切口，用塑料套保护切口，将带瘤的近端肠管脱出腹腔外，于肿瘤近端 10 cm 处切除肠段，移去标本。根据肠腔大小，选择合适的吻合器，将其钉砧置入近端结肠。

9. 重建肠段连续性：远端直肠扩肛至 4～5 指，并用生理盐水灌洗。

再次建立气腹，在腹腔镜直视下经吻合器完成降结肠-乙状结肠、降结肠-直肠或乙状结肠-直肠端端吻合（图 110－32），并检查肠管有无扭转、张力、出血等，系膜裂孔可缝合关闭，也可不缝合。吻合后，建议常规行内镜检查，确认吻合口情况——有无狭窄、出血、漏等。位于乙状结肠上段的肿瘤，吻合器钉合有困难者，也可采用体外直视下人工完成肠段吻合术。

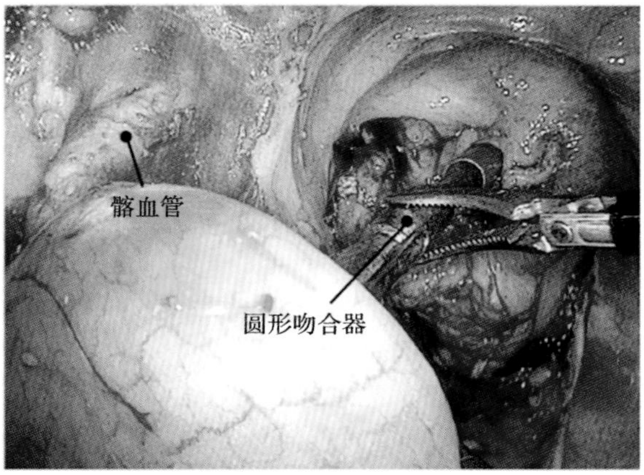

图 110－32　重建肠段连续性

10. 冲洗及引流：生理盐水冲洗创面，查无活动性出血后，于吻合口旁放置 1 根引流管，由穿刺孔引出。

五、腹腔镜全结肠切除术

【适应证与禁忌证】腹腔镜全结肠切除术的适应证与开腹手术大致相同，主要适用于病变范围广、累及全结肠的疾病，包括炎症性肠病，如溃疡性结肠炎、克罗恩病和肠结核等；家族性腺瘤性息肉病（直肠病变轻者）；多原发结肠癌（两个或多个同时发现的原发孤立性肿瘤）及需手术治疗的结肠慢传输型便秘。需要指出的是，溃疡性结肠炎若累及小段直肠者，也可考虑实施该手术，但有可能造成部分病变直肠遗留，及由此引起的复发和并发症等风险增高；家族性腺瘤性息肉病也应注意该问题。

既往手术后腹腔广泛粘连，肥胖或瘘管形成等会对腹腔镜全结肠手术造成一定限制，特别是对于腹腔镜手术经验相对不足的外科医生而言，可能会造成较高的中转开腹率，因此属于相对禁忌证。

【体位与布局】病人置于改良截石位，背部与大腿处同一平面。手术开始时处于头低足高仰卧位（头向下倾 20°），置入套管后再略加调整为右高左低。并根据手术进程调整体位。

1. 进程一：处理、离断肠系膜下血管，左结肠系膜分离、游离乙状结肠做外侧及断离直肠上端。

此阶段，病人置于头低足高位，术者和持镜者均站在病人的右侧，第一助手站于病人左侧。

2. 进程二：游离左半结肠和脾曲，分离大网膜。

此阶段，病人体位调整为头高足低仰卧位（头向上倾 10°），并保持轻微的左高右低。术者站于病人两腿之间，第一助手和持镜者站于病人右侧。

3. 进程三：离断回结肠和结肠中血管，游离右半结肠和肝曲的内外侧。

此阶段，病人置于头低足高位，并左侧略向下倾。术者位于病人两腿之间，第一助手和持镜者位于病人左侧。

【手术步骤】

1. 建立气腹：脐孔穿刺，建立气腹，维持腹压在 15 mmHg。

2. 戳孔选择：脐孔行 10 mm 戳孔用于安置 30°斜面镜头。左、右脐旁腹直肌外缘行 5 mm 戳孔安置器械，右下腹行 12 mm 戳孔作为主操作孔。则左下腹一个 12 mm 戳孔亦可为主操作孔，以便术者转换位置时使用。另于耻骨联合上方可加行一 5 mm 戳孔（图 110－33）。

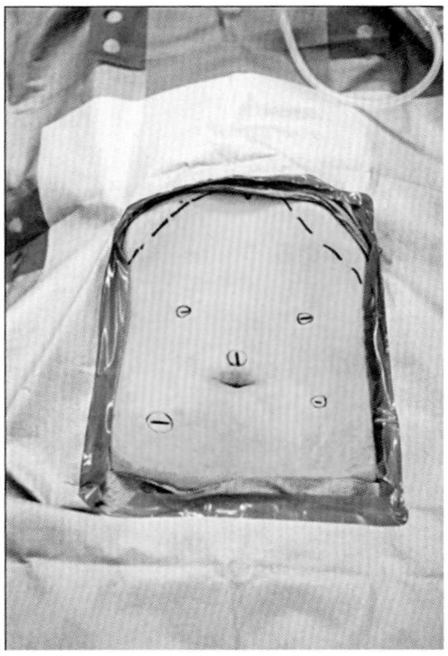

图 110－33　腹腔镜全结肠切除术戳孔位置的选择

3. 探查腹腔：首先检查穿刺孔有无出血、腹腔内脏器有无损伤和腹腔内有无粘连等。随后探查肝脾，了解其表面有无转移灶，其次探查盆腔有无转移灶，女性病人需仔细检查卵巢，再次探查肿瘤位置、大小、浸润情况、区域淋巴结转移情况及其他部位的结肠有无多发病灶。

4. 断离肠系膜下血管—自内向外分离左结肠系膜—分离盆腔—游离乙状结肠外侧—横断直肠上段

病人此时置于头低足高位，并改为右侧略向下倾。此时大部分小肠由于重力作用可坠入右上腹，为手术视野提供有利条件。助手从左下腹套管置入肠钳，在接近肠系膜下动脉（IMA）处将乙状结肠系膜提起并向腹侧、外侧牵引；左上腹套管置入肠钳，在直乙结肠交界处将肠管边缘提起。术者以骶骨岬为解剖标志，并以此为起始，切开紧靠 IMA 右侧的腹膜（图 110－34），并保持该牵引，分别向头侧方向和尾侧方向将腹膜打开。通过钝性分离，在肠系膜下动、静脉的腹侧面将主动脉前的下腹神经丛分离，而后者则应在其背侧部分分离以免损伤。继续在肠系膜下动静脉的下方进行内侧分离，在此过程中，在 Toldt 筋膜和 Gerota 筋膜之间的间隙内进行操作，可有利于辨认清楚左输尿管和生殖血管并将它们向后方游离。

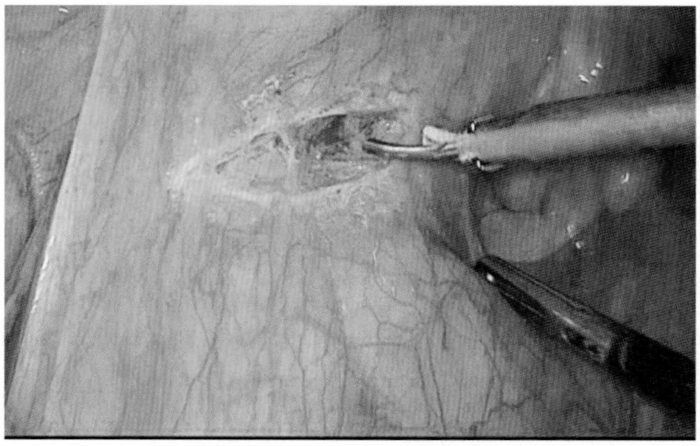

图 110－34 打开乙直肠系膜

辨认清楚 IMA 的起始部后，裸化血管根部，可根据手术需要，在左结肠动脉的上方或下方，使用大号塑料夹或者腔镜下血管切割缝合器结扎并离断包括肠系膜下动脉和终末静脉在内的血管蒂（图 110－29）。离断前须注意辨认左输尿管，以免损伤。IMA 残端可考虑留下 1.0～1.5 cm，以备出现出血时，可在此血管残端的近端加行一道钛夹进行结扎。如果肠系膜下静脉没有被第一次的塑料夹或者切割缝合器同时结扎，可以用塑料夹或者切割缝合器对其进行单独钳夹并切断。并应结扎切断左结肠动静脉。

然后将左结肠系膜从后方进行钝性分离，将 Gerota 筋膜从结肠系膜的下面轻柔分离出来，直至接近脾曲、降结肠以及左侧横结肠的下方，在体型较瘦的病人，往往可在结肠曲部下方发现脾脏。随后直肠上段和乙状结肠的左外侧附着处可通过锐性和钝性分离相结合，加以完成，与开腹手术做法类似。值得注意的是，在直乙结肠交界处的游离，须在此小心辨认生殖血管和左输尿管的走行，以防意外损伤。上段直肠游离之后，可通过术中肠镜来准确判断并确定远端肠管的切割位置。确定后，在骶骨岬水平稍下方，从右侧开始锐性分离直肠系膜，裸化肠管。然后使用腔镜切割缝合器进行横断。

至此，结肠已完全从周围结构中被游离下来。使用肠钳顺着结肠从远端乙状结肠到盲肠检查其全部肠管。

5. 游离左半结肠和脾曲，分离大网膜：调整病人体位与术者站位如“体位和布局进程 2”所述。助手或术者将结肠向外侧牵引，然后，紧靠肠系膜下静脉且在与其平行的方向上，尽量向头侧离断肠系膜内侧的附着处。在这一过程中偶尔会遇到左结肠或者脾曲静脉的分支，须对其进行游离和结扎。当最大限度地完成自左半结肠系膜后方至头侧的分离后，助手使用肠钳将结肠向内侧和尾侧进行牵引，为左半结肠外侧与腹壁附着处提供张力，以便术者进行分离。分离向头侧进行的同时，助手也应将近端结肠向上提升，通过这样的牵引和分离可很快将脾曲游离下来。在分离过程中，术者必须保证在正确的平面中进行。一般靠近肠管的侧缘，可在 Gerota 筋膜和结肠系膜之间进行分离（图 110－17、110－24）。在脾曲区域，可以看见大网膜。若从脾曲处进行大网膜的分离较困难，可从横结肠向脾曲从右到左方向进行分离，此处可从第一阶段已经分离的横结肠右半处开始。如此，可将附着在左侧横结肠的剩余大网膜从结肠上分离下来。于是网膜就从肠管上彻底游离开来。此与开腹手术相似，自此区域分离网膜同时打开小网膜囊。

我们体会到，游离左半结肠及其结肠系膜时，应利用在系膜背侧和 Gerota 筋膜之间的间隙内尽可能多地向头侧进行分离，这样可使结肠脾曲的游离、结肠与大网膜的分离以及结肠与外侧腹壁的分离变得相对简便。

6. 横断回结肠和结肠中血管，游离右半结肠和肝曲的内外侧：病人此时处于头高足低仰卧位，左侧向下倾斜，此时大部分小肠由于重力作用可坠入左下腹，为手术视野提供有利条件。还可用肠钳将所有小肠襻轻柔牵出盆腔，进一步改善手术野。第一助手通过抓钳使回肠和结肠系膜靠近回盲部并保持足够张力，这样就更容易辨认回结肠血管蒂。术者在回结肠血管束下方打开腹膜，并向两侧扩大窗口。在肠系膜前方回结肠动静脉的背侧对其进行解剖辨别，分别找到它们在肠系膜上动静脉的起始部。所有血管都需与肠系膜动静脉处于一个安全的距离进行细致分离，然后分别在血管的两侧腹膜打开一个小缺口，以便离断血管。在离断回结肠血管前，须向远端分离其血管蒂直至盲肠，以正确分辨其与肠系膜上动静脉的关系，同时也需从血管的腹侧进行鉴别。在确认回结肠血管蒂之后，可使用大号复合塑料夹对血管蒂进行钳闭离断，或使用腔镜下切割缝合器及进行横断。术者和助手需再次钳夹血管两断端以防止和控制意外出血。

此时，从回肠系膜的背侧开始，通过钝性分离手法，在结肠系膜后叶和 Gerota 筋膜之间的隧道潜行，向外侧，向头侧分离，使回肠和右半结肠系膜完全从后腹膜中游离下来。在这一间隙进行钝性分离时，右侧输尿管、生殖血管、十二指肠以及 Gerota 筋膜均清晰可见，仔细向下推离这些解剖结构，并注意避免损伤。

从结肠系膜根部的腹侧继续向头侧分离右结肠系膜，在其上方和内侧进行分离，直至暴露结肠中动脉右支或其主干处的腹膜反折。通过锐性分离切开反折处腹膜，同时使用钝性分离游离结肠中血管根部。接着，将结肠中血管、后腹膜及小网膜处的结构分离开来，在接近这些血管上方时需特别注意。针对不同解剖条件和手术目的，结肠中血管可以进一步向中间游离，以靠近它们的根部，或进一步向远端分离，至其分支血管区域，一般而言，结扎结肠中血管的左支和右支比结扎其主干更安全。在完成对血管四周的游离后，使用大号复合塑料夹进行离断。在紧靠结肠中血管蒂的左侧，钳住横结肠的肠系膜缘，尽量向左侧切开腹膜到左侧结肠的分离区域。必要时需切除横结肠系膜的另外一些血管。此时，将附着在右侧横结肠的大网膜从结肠上分离下来。网膜的血管可以使用电刀，超声刀进行凝闭和离断，或在必要时使用钛夹夹闭后离断。

提起回肠末端并在靠近回盲部的位置确认近端切割线，回肠末端系膜和回肠本身可通过腹腔镜在腹腔内进行切断，也可以将肠管提出腹腔后再处理。但后者更快且无需延长切口。

然后，助手可将回肠末端和盲肠向头侧和内侧牵引，切开位于阑尾根部内侧的回肠附着处，将此切口的上缘朝着肠系膜根部和十二指肠下缘的方向进行牵引。接着从紧靠阑尾根部的盲肠开始，将右半结肠和结肠肝曲从剩余的后腹膜结构中完全分离下来。继而分离升结肠与右侧腹膜之间的附着粘连处。最后离断网膜与近端横结肠之间的剩余附着处，以及肝结肠韧带。

7. 离断肠管，回肠直肠吻合：重新将病人调整为常规体位。耻骨上区 Pfannenstiel 切口，在切口保护下，将肠段拖出至腹腔外。切除肠段，移去标本，近端回肠肠腔内置入吻合器砧座，荷包缝合后回纳入腹腔，关闭切口重新建立气腹，重新调整至头低足高位，扩肛后伸入管状吻合器，其顶端锥型导引头从直肠盲端缝钉线的中点处穿出，拔去导引头，将管状吻合器顶端的套管与砧座对合后，旋紧、闭合、击发吻合器，完成肠段的吻合。

【手术经验与有关问题讨论】当沿着结肠中血管分离横结肠系膜时，由于在大网膜、胃体和横结肠系膜之间形成的先天粘连，有时往往较难辨认打开小网膜的路径。胃网膜通常为较细小的小叶状脂肪组织，而横结肠脂肪组织的质地较为平滑，在腹腔镜放大作用的效应下，这一视觉效果更为明显，有助于对两者加以鉴别。在离断横结肠系膜后，就可以在上方很快见到胃网膜。一般情况下，在紧靠结肠中血管的后上方小心进行平面分离并离断先天形成的粘连后，就可以发现小网膜囊。

在对肿瘤病人进行手术时，还应当注意：①操作应遵循先处理血管，从内到外、从下到上的原则。②遵循“非接触隔离”和“整块切除”原则，整块切除右半结肠时应在十二指肠前间隙进行，以免在分离过程中损伤十二指肠第二、第三段及右侧输尿管。已侵及肠壁浆膜层外的肿瘤可能同时侵及后腹膜壁层，在整块切除肿瘤时更应小心。③分离肝曲时韧带内小血管较多，应谨慎操作，仔细止血。④塑料袋的应用在恶性肿瘤中非常重要，可以最大限度地避免戳孔处肿瘤种植。

术中的另一大难点是游离横结肠。在进行内侧分离过程中，笔者建议应当仔细辨认清楚结肠中动脉与静脉及其分支，以免在此区域的结肠系膜中出现任何意外的血管损伤。术者和助手在腹腔内使用器械，以及牵拉系膜时，应当非常准确到位并注意轻柔操作，该处血管的任何一个出血点都有可能难以控制并导致早期中转开腹。

【评价】由于传统开腹的全结肠切除术须在腹部正中做一长切口，因此腹腔镜技术的微创优势无疑使得腹腔镜全结肠切除术对结直肠外科医师和病人均具有极大的吸引力。特别是用于一系列良性疾病，如炎症性肠病和慢传输型便秘等功能性疾病的治疗时，其更具有广泛的应用前景。另一方面，腹腔镜全结肠切除由于手术范围大、手术时间长、技术要求高，因此在我国的开展相对较其他结直肠手术少。但对于一个具有丰富结直肠手术经验的腹腔镜医师来说，其在操作上是安全可行的。在肿瘤性疾病的应用方面，鉴于腹腔镜手术在结直肠癌的近期和远期疗效，只要遵循无瘤操作和整块切除的原则，腹腔镜全结肠切除在治疗结直肠肿瘤即使是恶性肿瘤的方面也能达到根治的疗效，当然，在处理多原发肿瘤病例时，由于它们中的绝大部分病例须行结肠中血管处的淋巴结清扫，其对手术技巧要求很高，更应由经验丰富的腹腔镜结直肠外科医师来施行。

六、腹腔镜低位直肠前切除术

【体位】采用气管内插管静吸复合全身麻醉。病人取头低足高 30°的膀胱截石位。

【布局与站位】术者位于病人右侧，第一助手位于病人左侧，持镜者位于术者同侧的上方。病人两腿间安置监视器、气腹和光源系统。

【手术步骤】

1. 建立气腹：脐孔穿刺，建立气腹，维持腹压在 15 mmHg。

2. 戳孔选择：脐孔或脐上行 10 mm 戳孔用于安置 30°斜面镜头。左、右脐旁腹直肌外缘和左下腹行 5mm 戳孔安置器械，右下腹行 12mm 戳孔作为主操作孔（图 110－35）。

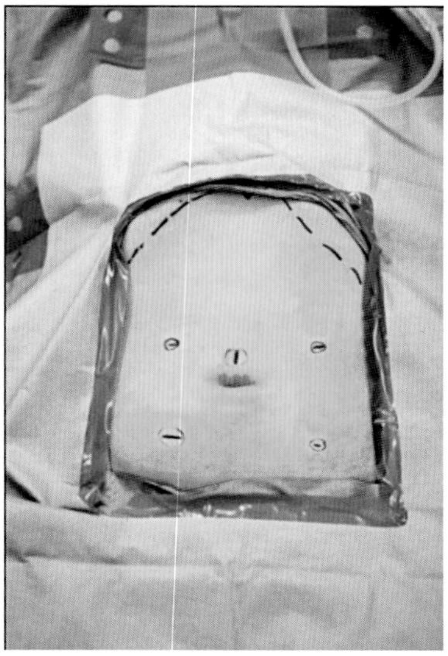

图 110－35 腹腔镜低位直肠前切除术戳孔选择

3. 探查腹腔：人工气腹压力维持在 12～15 mmHg。按照由远及近的原则循序探查，最后探查病灶。一般探查顺序为：腹膜→肝脏→胃、胆囊、胰腺→大网膜→小肠→除肿瘤部位以外的大肠段→盆腔及其脏器→血管根部淋巴结→肿瘤原发灶。必要时可用腹腔镜超声探查肝脏有无转移灶或行冰冻切片检查。

4. 处理肠系膜下血管：根据术者经验，选择中间入路或侧方入路。以前者为例，分别向上外侧及下外侧牵拉降乙结肠和直乙结肠交界处的肠系膜，辨认腹主动脉分叉处，于骶角水平为始，沿着腹主动脉向上剥离肠系膜，裸化肠系膜下动静脉，清扫血管周围淋巴结，其间需将肠系膜下动脉后方束带状神经与其他腹膜后结构一起推向后方，切忌大块钳夹，造成脏层筋膜背侧上腹下神经的损伤。于距肠系膜下动脉主干起始点 1～2 cm 处用 Hemlock 或钛夹夹闭并离断之，肠系膜下静脉则于胰腺下缘水平用 Hemlock 或钛夹夹闭、切断（图 110－36）。

进入融合筋膜间隙（Toldt 间隙），由融合筋膜（Toldt 筋膜）和肾前筋膜间向外侧分离，直至暴露外下方输尿管。

5. 游离乙状结肠：将乙状结肠牵向中线，切开乙状结肠系膜与左侧壁腹膜之间的黄白交界线，即 Toldt 线，进入 Toldt 间隙，并向内侧锐性分离，完整地将乙状结肠系膜与腹膜后结构分开，直至与内侧剥离面“会师”，注意勿损伤输尿管和精索/卵巢动静脉（图 110－37）。

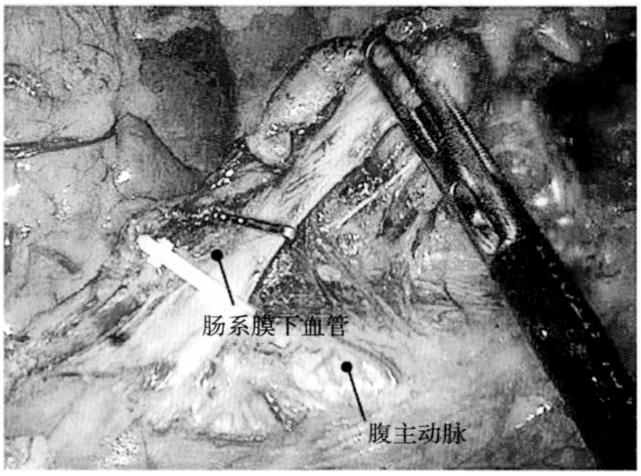

图 110－36　处理肠系膜下血管

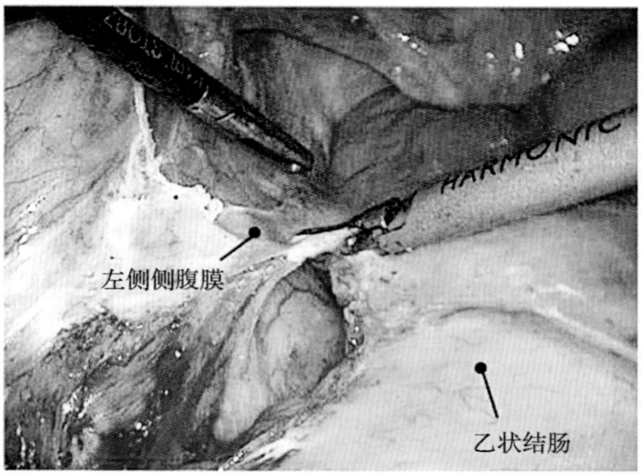

图 110－37　游离乙状结肠

6. 游离直肠后壁：遵循后方为先，侧方为次，前方为后的顺序。在骶岬水平，直肠上动脉紧贴脏层筋膜表面，故以直肠上动脉作为解剖标志，仅靠直肠上动脉背侧解剖，可找到有光泽的脏层筋膜表面。同时向前牵拉乙状结肠，直肠后间隙即开放，保持盆筋膜脏层的完整性并顺其弧度，在直视下，于 Waldeyer 筋膜内、下腹神经和骶前血管前方向肛门方向锐性分离。向前牵拉直肠，切断 V 字型直肠尾骨韧带。继续游离直肠后壁至肛提肌水平（图 110－38）。

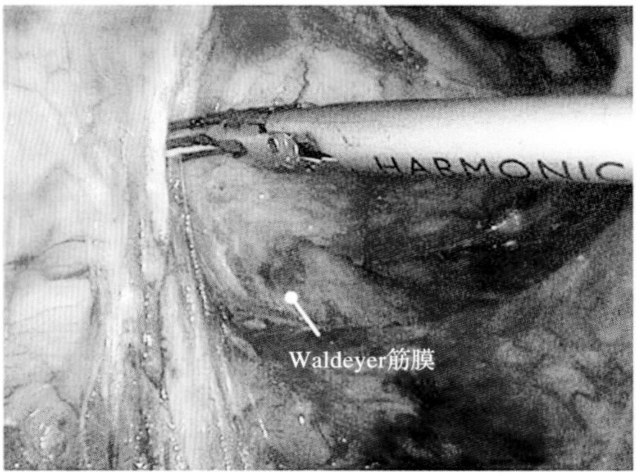

图 110－38　游离直肠后壁

7. 游离直肠侧方：由右至左，分别将直肠牵向对侧，用力适度，避免因过度牵拉而将盆丛牵离盆壁，沿着后方的脏层筋膜继续向侧方切开直肠侧面腹膜，并于靠近脏层筋膜处离断侧韧带，因直肠中动脉直径一般均≤2 mm 或缺如，故可以直接切断。继续向下分离达盆底（图 110－39）。

8. 游离直肠前壁：显露膀胱或子宫的后壁，于直肠前腹膜反折水平，切开腹膜并向下锐性分离，沿 Denonvilliers 筋膜前后两叶之间的疏松间隙内向下剥离，将直肠前壁与精囊、前列腺或阴道后壁分离，直至盆底。经过实践，我们发现在该间隙内操作方便且安全：一方面，盆丛发出的神经由 Denon-

villiers 筋膜的外侧走向其前方，所以在 Denonvilliers 筋膜前间隙分离易损伤泌尿生殖神经，特别是勃起神经，导致勃起功能障碍，而且此间隙小静脉较多，过多电凝止血会加重泌尿生殖神经损伤；另一方面，Denonvilliers 筋膜后间隙粘连较为紧密，故分离难度较大（图 110－40）。

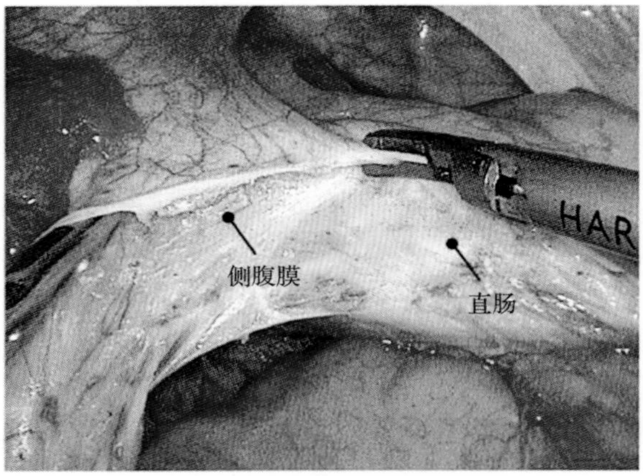

图 110－39 游离直肠侧方

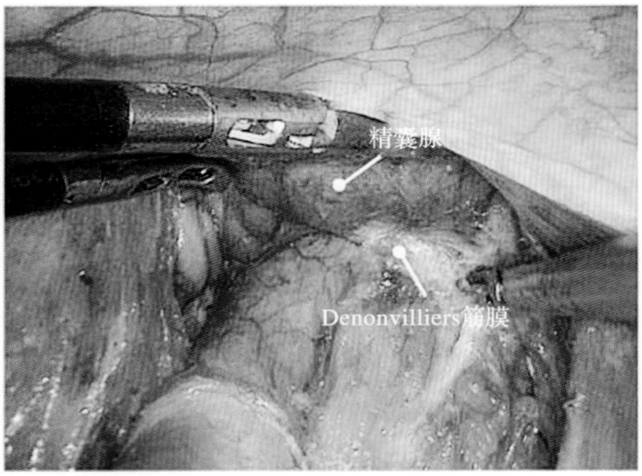

图 110－40 游离直肠前壁

9．处理直肠系膜：以肿瘤远端 2 cm 肠段、5 cm 系膜为切缘，按照前—侧—后的顺序处理直肠系膜，裸化肠管（图 110－41），若术中定位困难，可结合直肠指检或术中肠镜等。对于部分分化程度好、分期比较早（$T_{1-2}N_0M_0$）的超低位直肠癌保肛手术，肿瘤下切缘距离最小不少于 1 cm 被认为是安全的。

10．切断直肠：腹腔镜直视下置入线形闭合器，与直肠成 90°放置，离断直肠。为达到 1 次切断直肠的目标，可使用分离钳辅助，将肠管拉入闭合器钉仓内（图 110－42）。

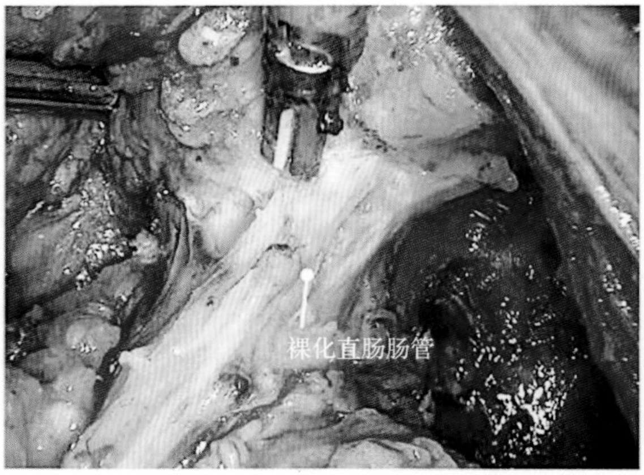

图 110－41 处理直肠系膜

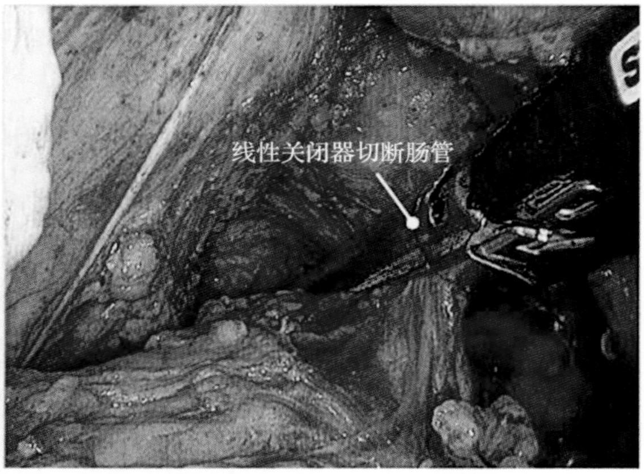

图 110－42 切断直肠

行 ISR 术者，分离直肠下段时沿肛门内外括约肌间隙分离，直肠后方沿骶前间隙分离超过尾骨尖后，继续离断直肠骶骨筋膜、肛尾韧带及部分耻骨尾骨肌，清晰显露远端肛提肌，并使肠管纵行肌可见；侧方经离断后可见侧壁盆底肌。最终尽可能地使直肠完全游离至齿状线水平。牵开肛门显露齿状线，会阴组术者于癌灶下缘 1～2 cm 处、肛门内外括约肌间沟处环形切开肛管全层，根据肿瘤侵犯情况，选择肛门内括约肌全切除、部分切除或保留部分齿状线的部分切除，然后沿肛门外括约肌自下而上游离，并实现上下贯通。

若行拖出式直肠癌切除术，则直肠经充分游离后，于近端切断乙状结肠，断端选择以能露出肛门外 5 cm 为宜。经肛门，以血管钳将切断的乙状结肠、直肠包括肿瘤从肠腔套叠翻出肛门外，在齿线上方 1～2 cm 处切断直肠，并用可吸收缝线将向外翻出的直肠壁远侧断端间断缝合至乙状结肠壁上。

11. 切除病变肠段：中止气腹，在耻骨联合上方作 4～5 cm 长的切口，用塑料套保护切口，将带瘤的近端肠管拖出腹腔外，于肿瘤近端 10 cm 处切除肠段，移去标本。根据肠腔大小，选择合适的吻合器，将其钉砧置入近端结肠（图 110－43）。

12. 重建肠段连续性：远端直肠扩肛至 4～5 指，并用生理盐水灌洗。再次建立气腹，在腹腔镜直视下经吻合器完成乙状结肠-直肠端端吻合（图 110－44），并检查肠管有无扭转、张力、出血等。吻合后建议常规行内镜检查，确认吻合口情况如有无狭窄、出血、漏等。对于超低位直肠前切除术和部分年龄较大、全身情况差、肛门松弛、合并症多（如糖尿病）病人可行末端回肠保护性造瘘。

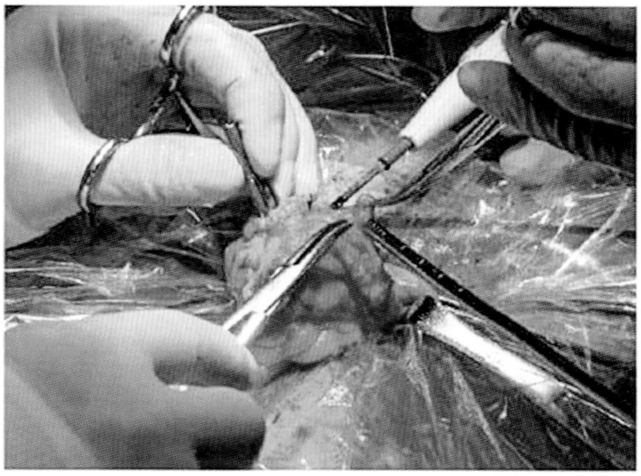

图 110－43　切除病变肠段

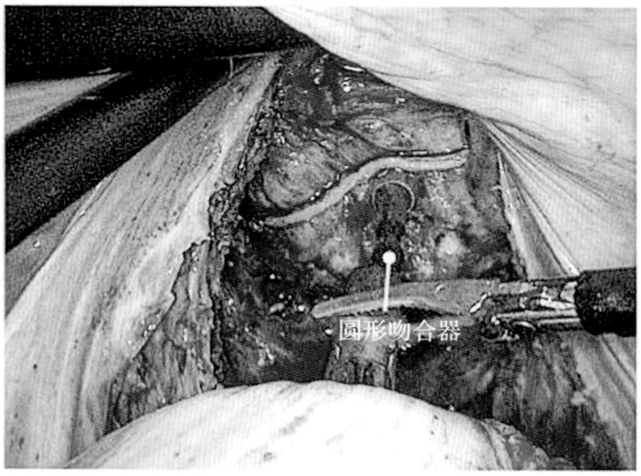

图 110－44　重建肠段连续性

13. 冲洗及引流：生理盐水冲洗创面，查无活动性出血后，于尾骨前方、吻合口背侧放置 1～2 根引流管，由穿刺孔引出。

〔附〕头侧中间入路腹腔镜直肠癌根治术

腹腔镜下直肠癌根治手术，从手术入路上可以分为外侧入路和中间入路。外侧入路在传统开腹手术中较常采用，对于手术经验丰富者，采用此入路亦可到达正确的层面，缺点是初学者在解剖系膜时易误入肾后间隙。因此，目前应用较多的是中间入路解剖法，其手术起步是以骶骨岬水平或肠系膜动脉根部为起始，沿着腹主动脉向上打开直乙结肠系膜，进而裸化肠系膜血管根部，并寻找解剖层面和清扫血管根部淋巴结。但在此过程中，仍不免会遇到一些难点：如游离 IMA 根部时小肠影响视野，253 组淋巴结有效清扫的困难，左结肠动脉与肠系膜下静脉关系辨认不清，Toldt 筋膜与 Gerota 筋膜的解剖层面易走错，游离直肠后间隙时牵拉直肠往往张力不够，我们采用头侧中间入路法以解决上述问题。现介绍头侧中间入路腹腔镜直肠癌根治术的操作过程与方法。

【麻醉】使用静脉吸入复合全身麻醉。

【体位】截石位，头低足高，左侧抬高，直至小肠自然往头侧、右侧移动。

【布局与站位】戳孔布置采用四或五孔法，观察孔选择脐上 3 cm，其余四孔与常规腹腔镜直肠手术相似，或者助手左手所用 5 mm 孔取亦可取正中耻骨上 3 cm（图 110－45）。

主刀医师位于病人右侧，第一助手位于左侧，持镜者位于病人右侧近头端。

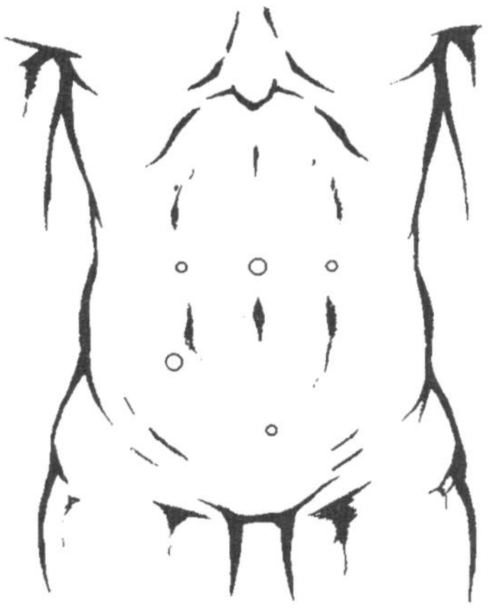

图 110－45　戳孔位置

【手术步骤】

1. 术者将左手无损伤钳推开屈氏韧带处的空肠，并用超声刀或剪刀切断附着的筋膜及韧带（图 110－46、图 110－47），将小肠肠襻完全推至右上腹部，显露屈氏韧带和左侧结肠系膜、腹主动脉及肠系膜下血管。术者在腹主动脉前打开腹膜，进入左结肠后间隙，助手此时使用左手耻骨上戳孔中的无损伤钳，协同术者将结肠系膜向腹侧牵拉起来，使左侧结肠系膜产生充分张力，并将小肠挡在右侧腹部避免对腔镜下视野的影响。

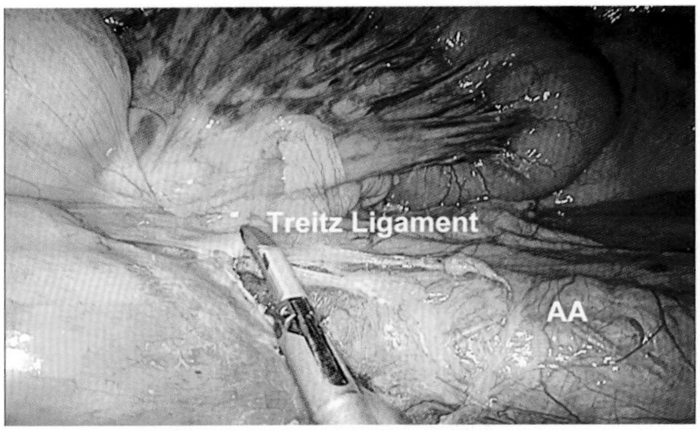

图 110-46　推开屈氏韧带打开腹主动脉前腹膜

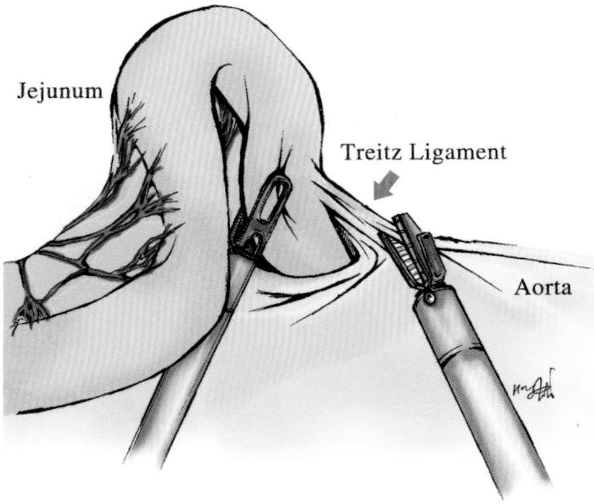

图 110-47　推开屈氏韧带打开腹主动脉前腹膜

2. 术者在助手提供充分张力的显露下，将 Gerota 筋膜推下来，保护左侧输尿管和生殖血管，并不断向外侧、头侧和尾侧拓展左结肠后间隙（图 110-48、图 110-49）。头侧至胰腺下缘，外侧至降结肠侧腹壁融合部，向尾侧顺势裸化肠系膜下动脉（IMA）的上方，并清扫由 IMA、肠系膜下静脉（IMV）、左结肠动脉和腹主动脉围成区域内的 253 组淋巴结（图 110-50、图 110-51）。

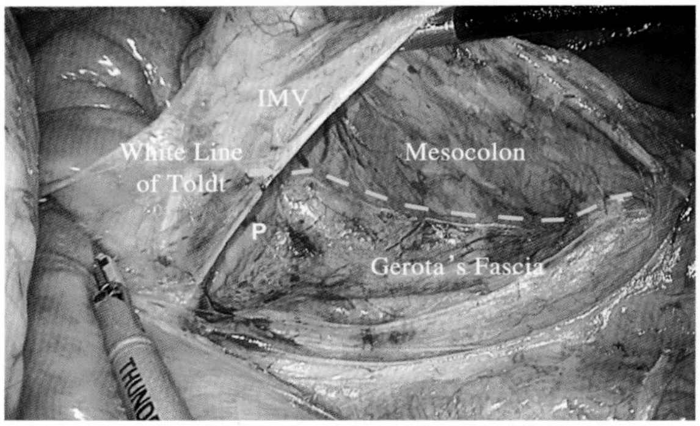

图 110-48　于 IMA 头侧拓展左结肠后间隙

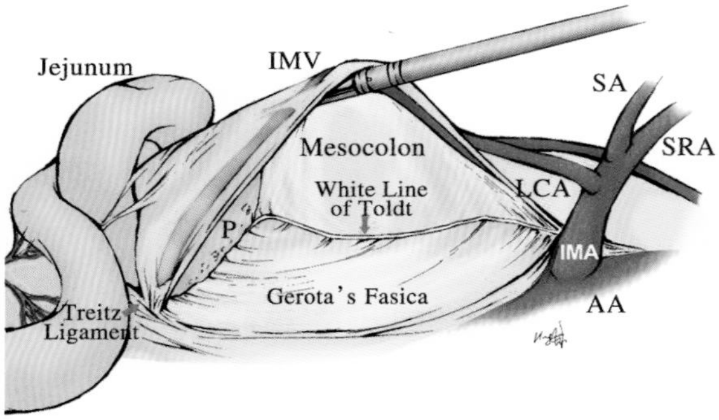

图 110-49　于 IMA 头侧拓展左结肠后间隙

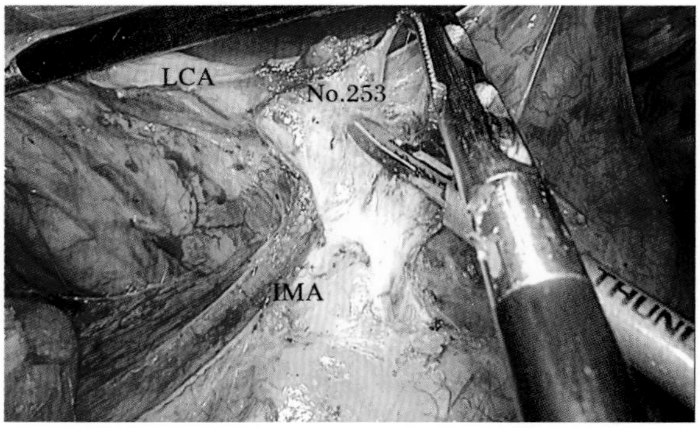

图 110-50　清扫 253 组淋巴结

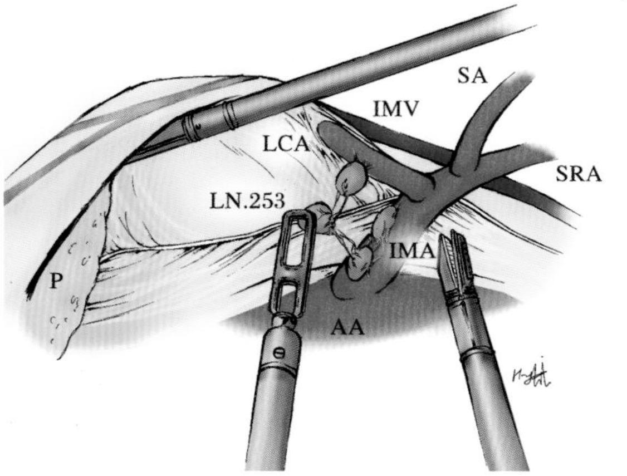

图 110-51　清扫 253 组淋巴结

3. 助手向上外侧及下外侧牵拉降乙结肠和直乙结肠交界处的肠系膜，辨认腹主动脉分叉处，于骶骨岬水平或IMA根部起始，打开乙结肠系膜，进入并拓展乙结肠后间隙，并沿着腹主动脉向上剥离肠系膜，裸化IMA下方，清扫该处淋巴结。此时乙结肠后间隙和之前步骤2中已打开的左结肠后间隙完成"会师"，即整个间隙已完全贯通。

4. 由于左结肠后间隙和乙结肠后间隙已完全打开，层面显露清楚，IMA和IMV根部、左结肠动脉等分支亦已完全裸化，IMV与左结肠动脉的关系都显露得非常清楚（图110－52、图110－53），且肠系膜下神经丛亦得到保护，所以可以从容结扎处理相关血管，并选择是否保留左结肠动脉（图110－54、图110－55）。

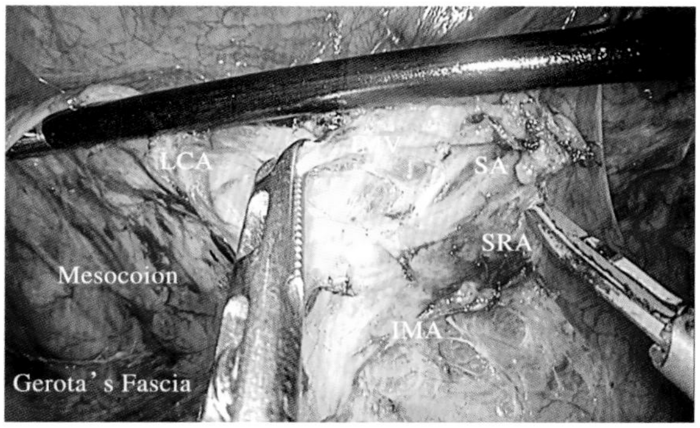

图110－52　IMV、IMA与左结肠动脉的关系显露清楚

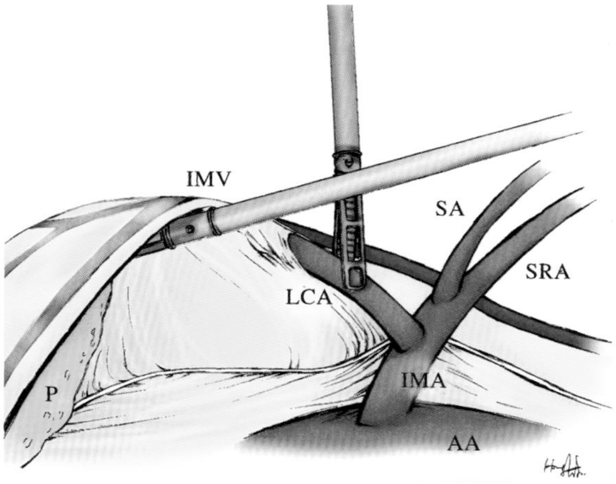

图110－53　IMV、IMA与左结肠动脉的关系显露清楚

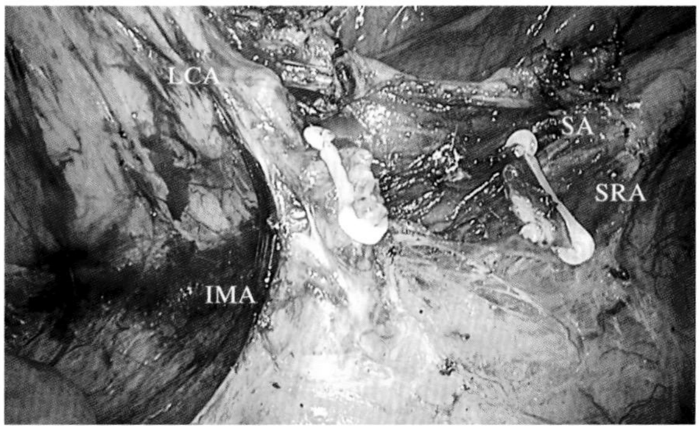

图110－54　保留左结肠动脉的253组淋巴结清扫

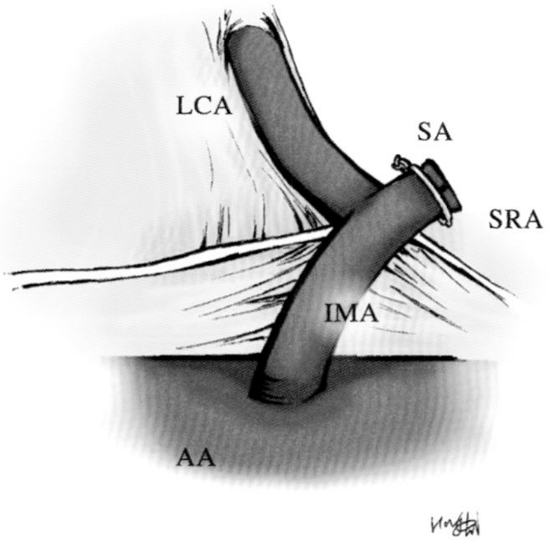

图110－55　保留左结肠动脉的253组淋巴结清扫

5. 由于左结肠、乙结肠后方整个间隙已经完全贯通连续，此时牵拉直乙结肠可如同"撑帐篷"一般，将整个直乙结肠完全撑起，产生足够的张力，使直肠后间隙的辨识和游离变得更为精准。而此后的游离直肠，完成TME，并进行消化道重建的过程与经典腹腔镜直肠癌根治手术相似。

【评价】头侧中间入路的腹腔镜直肠癌根治术，解决了传统中间入路时可能遇到的一些困难，并具有以下优势和特点：①自屈氏韧带水平打开结肠系膜并牵拉，可有效阻挡小肠肠襻常有的对血管根部视野的影响；②IMA血管根部的裸化，253组淋巴结的清扫更加彻底、便捷；③整个间隙从头侧到尾侧均打开贯通，使IMV和左结肠动脉之间原本非常紧密的关系变得更易裸化和显露；④整个间隙打开后，使腔镜下对整个直乙结肠牵拉与对抗牵拉的效果充分显示，为后续直肠后间隙的分离提供更为充分的张力；⑤整个手术过程涉及较大范围的层面寻找与打开，以及血管周围淋巴结的清扫，可通过多种能量器械的合理使用加以实现。虽然这一手术入路较经典的中间入路增加了头侧入路间隙打开的步骤，可能在操作时间上会多5～10 min，但这一步可使后续的血管根部清扫、直乙结肠牵拉、直肠间隙游离等变得更便捷、快速，因此总的手术时间并无显著延长。因此，其相比经典的中间入路会更有优势，值得推广。

七、腹腔镜腹-会阴联合切除术

该术式的处理原则基本同腹腔镜直肠前切除术，在具体操作中尚有如下注意点：

1. 在解剖直肠前间隙的时候，术者应尽量暴露解剖平面，男性需向前牵拉膀胱，女性则可根据具体情况经阴道插入手指向前牵拉。以电凝剪剪开Denonvilliers筋膜，解剖到骨盆底，在男性，若前列腺暴露有困难，可由会阴组手术者协助完成。

2. 直肠侧方韧带的远端1/3的离断常是较难完成的，须仔细耐心用超声刀游离，如确有困难，可在结肠切除后由会阴组的手术者协助完成。

3. 会阴部的操作应在保持气腹的情况下进行，腹部组的手术者应在腔镜下保证会阴组的可视性操作，并提供必要的帮助。

4. 会阴的解剖与传统的腹会阴手术基本相同：用0号丝线荷包缝合关闭肛门，切开肛周皮肤，以Kocher钳钳夹皮缘，经皮下和坐骨直肠窝解剖到肛提肌，超声刀电凝切断直肠下血管。接着分离盆底后部，辨明尾骨后电凝离断肛尾韧带，进入骶前间隙后电凝离断肛提肌。然后是盆底前部结构，要完成直肠尿道膈和耻骨直肠肌的解剖。最后会阴组的手术者沿骶骨用手钝性分离直肠后无血管平面，并与腹部组会合。

5. 全部操作结束后，标本可由会阴组的医师由下方切口取出，同时气腹消失。2-0可吸收线缝合肛提肌，0号丝线间断缝合皮肤创面，注意张力大小。并置单腔引流管一根于骶前，另戳孔引出。

6. 结肠造瘘：会阴部创面关闭后重新建立气腹，经腹腔镜确定体外标记的结肠造口点，用抓钳将结肠残端上提至造口处，确定是否存在张力，若较为紧张，则应进一步游离部分结肠。另在标记造口处切开部分皮肤并分离皮下组织至腹直肌鞘，十字切开腹直肌前鞘，钝性分离腹直肌暴露后鞘，切开腹直肌后鞘及腹膜插入手指以维持气腹，并沿手指伸入Babcock钳提出结肠夹闭的残端，在再次确保无张力的情况下，释放气腹，切断夹闭线，常规造口。

【手术经验与有关问题讨论】采用头低盆高位30°并向右倾斜，以看到小肠自然的回复到腹腔为度。要用无损伤钳沿着小肠系膜根部牵拉到右上腹方向，注意避免使用钳子直接抓持小肠壁，易产生毛糙面，造成术后肠粘连。

以往我们将观察孔选择在脐孔下方，现在一般更常选择在脐上2指处作一横行切口，这样有利于肠系膜下血管根部游离的视野。游离直乙结肠时我们通常选择中间入路。

一般从骶骨岬处切开腹膜，这样非常容易进入脏层和壁层之间的无血管区，可以避免进入错误的解剖层次。血管根部的处理最好在根部结扎，这样在低位吻合时肠管可以处于无张力状态，且一般没有血供不足的问题。当然在高位吻合不存在张力问题时，也可在清扫根部淋巴结的情况下保留左结肠动脉。

TME手术过程中，游离直肠是最重要的。其难度依次为前方、侧方及后方。实际操作时应先后方，然后前方，最后侧方。因为前后方先游离后，两个侧方就变得很薄了，可以从容地处理侧韧带而不易损伤神经。游离完成后，对于高位直肠肿瘤需要在肿瘤下方5cm切断直肠，在切断前需对直肠进行充分裸化。建议用超声刀先分离肠壁与系膜后再切断系膜，如直接切断系膜则可能无意中损伤肠壁。

标本取出的切口最好选在耻骨上的横切口，一方面可避免术后产生切口疝，另外可保证有足够的肠段，因为到耻骨的距离相当于到腹膜反折的距离，笔者认为预防吻合口漏的最好方法是吻合口无张力。

八、经肛全直肠系膜切除术

随着经自然腔道的内镜手术（natural orifice transluminal endoscopic surgery，NOTES）的兴起，经肛手术和其他消化道自然腔道技术取得了长足的进步，其中尤以直肠癌的经肛全直肠系膜切除术（trans-analtotal mesorectal excision，TaTME）最受外科医师的重视与青睐。TaTME 真正意义上的临床应用始于 2010 年，由美国医生 Sylla 等在腹腔镜协助下完成。随后的近 10 年时间里，全球结直肠外科医师已经报道开展了千余例 TaTME 手术经验，并且这一数字仍在迅速增加。然而目前为止，鲜有大样本研究数据对此术式的治疗效果和安全性给予客观评价，无论是荷兰牵头的 COLOR Ⅲ全球多中心随机临床对比试验或者国内正在开展的 CRTC 中国 TaTME 手术病例登记协作研究，都尚处于研究进行阶段。鉴于此，众多治疗指南对此新技术目前仍持谨慎态度。

【适应证】

1. 中低位直肠良性肿瘤，无法行局部切除者。
2. T_1～T_3 期中低位直肠癌，直肠系膜筋膜（MRF）无浸润。
3. 需行直肠切除的炎症性肠病或家族性腺瘤性息肉。
4. 放射性直肠炎。

【手术设备】

1. 经肛平台：TAMIS 单孔手术入路装置是目前经肛手术较为常用的操作平台，可以使用现有腹腔镜器械设备，较为便利。常用的经肛单孔手术平台除国外常用的 TEM/TEO、Gelpoint、SILS-port 等之外，也有国产的航天卡迪、Starport 等平台（图 110－56、图 110－57）。

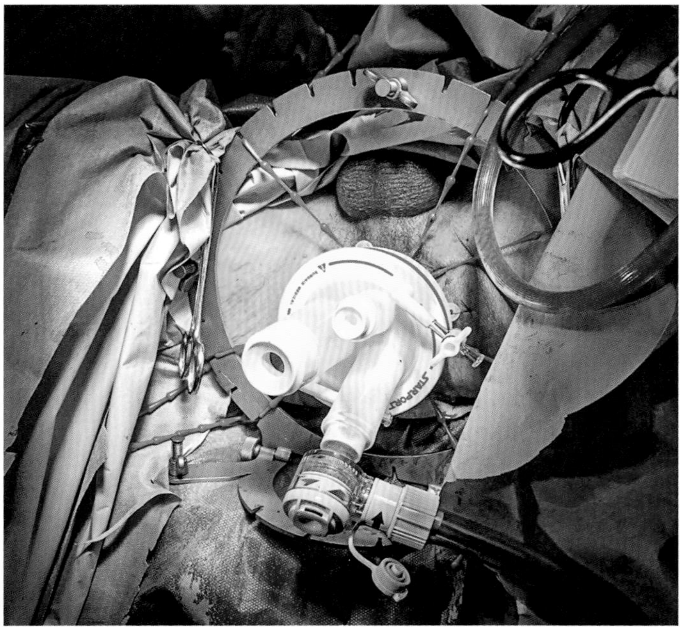

图 110－56　TaTME 术中经肛平台（Starport）

2. 恒压气腹装置：使用二氧化碳充气装置，通常给予盆腔内二氧化碳灌注压为 8～15 mmHg，压力过大可能产生腹腔后气肿，建议使用定速、恒压气腹机，以便于获得稳定的经肛手术操作视野，康美公司 airseal 恒压气腹机较为常用。

【手术步骤】

1. 经腹手术：

（1）依照常规 TME 术中四孔或五孔法操作，腹腔探查后，中间入路拓展直肠后间隙、左结肠后间隙，从根部离断肠系膜下动脉或保留左结肠动脉，离断直肠上动脉（图 110－58）。

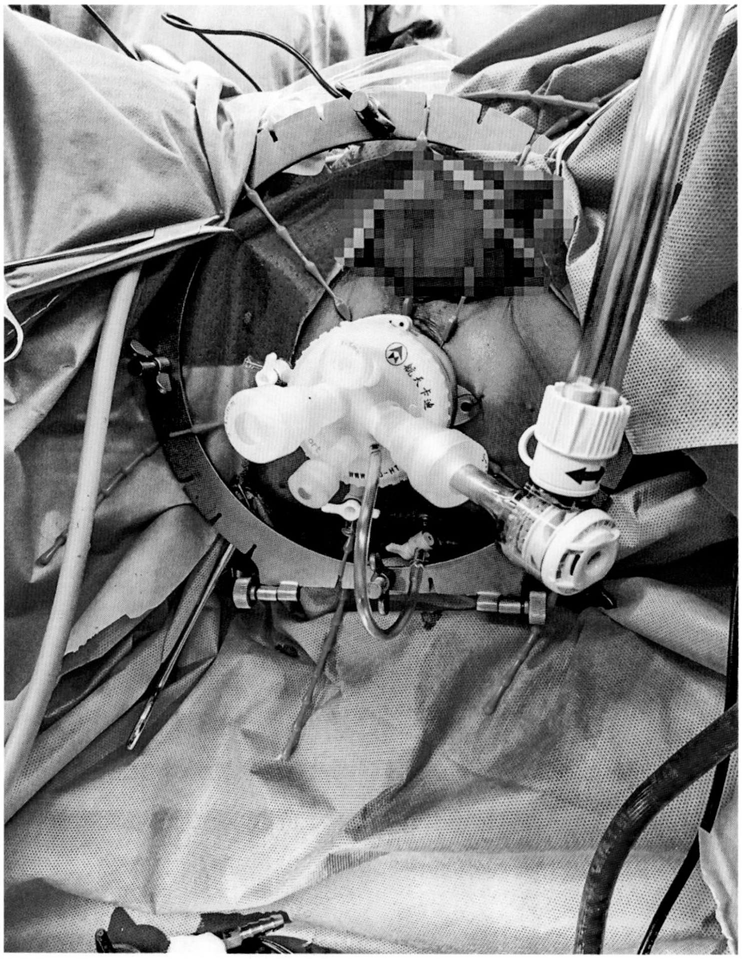

图 110－57　TaTME 术中经肛平台（航天卡迪）

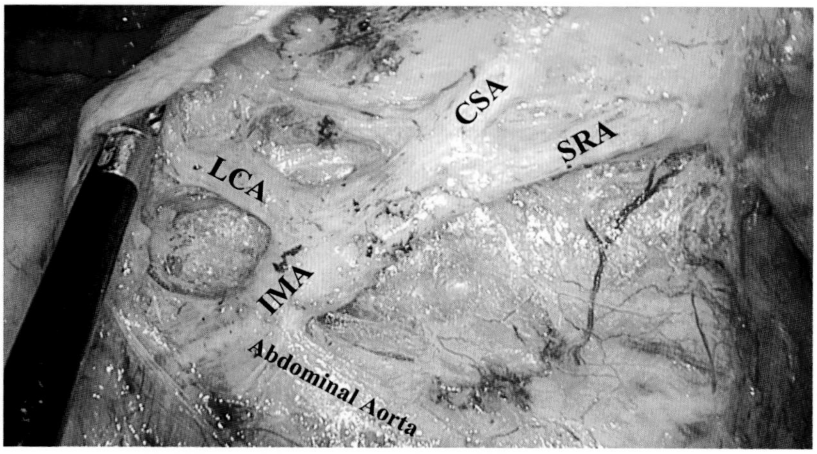

图 110－58　腹腔镜下游离肠系膜下血管

（2）充分游离乙状结肠系膜并在预切除处离断之，必要时游离结肠脾曲，可减少经肛拖出标本时的张力。

（3）直肠前方切开腹膜返折达精囊或阴道后穹水平，直肠后方系膜游离至第 5 骶椎或尾椎水平。

2. 经肛手术：

（1）使用扩肛器充分扩肛，并采用 lonestar 拉钩拉开肛门，充分暴露操作视野（图 110－59）。

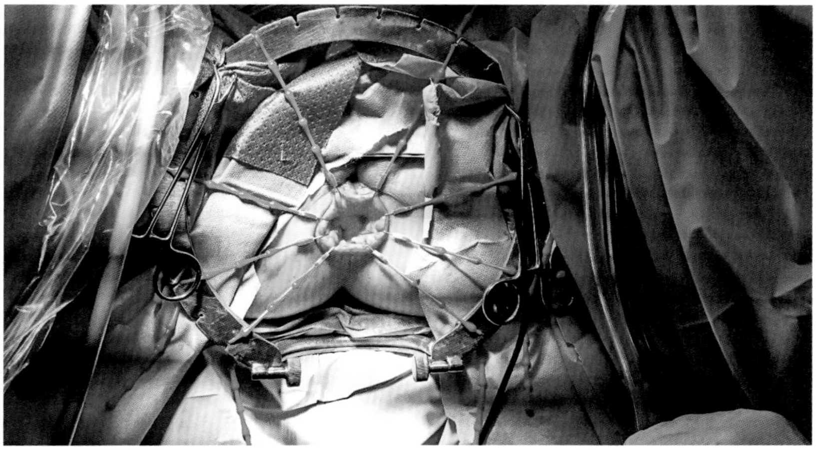

图 110－59　充分扩肛，lonestar 拉钩暴露肛门

（2）置入经肛操作平台，并与肛周皮肤缝合固定（图 110－60）。

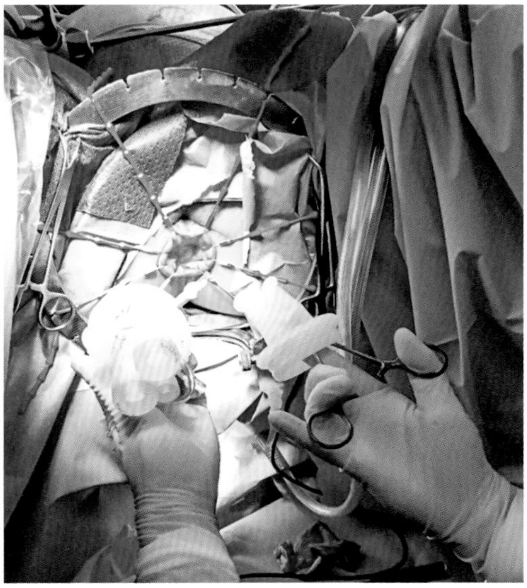

图 110－60　置入经肛单孔操作平台

（3）荷包缝合：此步骤非常重要，如操作不当，不仅可能导致术中荷包松开，无法继续行经肛手术，而且导致肿瘤播散，违背无瘤技术原则。可采用 3－0 薇乔或者 Prolene 圆针线距离肿瘤下缘 1～2 cm 处缝荷包隔离肿瘤；进针不宜过深，将黏膜及黏膜下层缝合起来即可。如肿瘤位置较高，可在腔镜下缝合；如肿瘤位置低，距离齿状线很近，可直接直视下进行荷包缝合（图 110－61）。

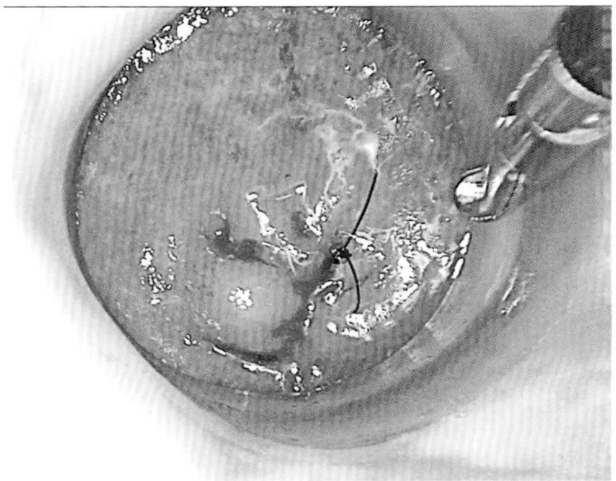

图 110－61　荷包缝合封闭近端肠腔，隔离肿瘤，建立操作空间

（4）聚维酮碘溶液冲洗消毒：一般采用聚维酮碘生理盐水溶液进行冲洗消毒，以获得理想的无菌操作空间（图 110－62）。

（5）远端以环形标记并切开直肠壁：先用电刀标记好切开位置，可以采用电切模式，电凝功率约 40 W，电切

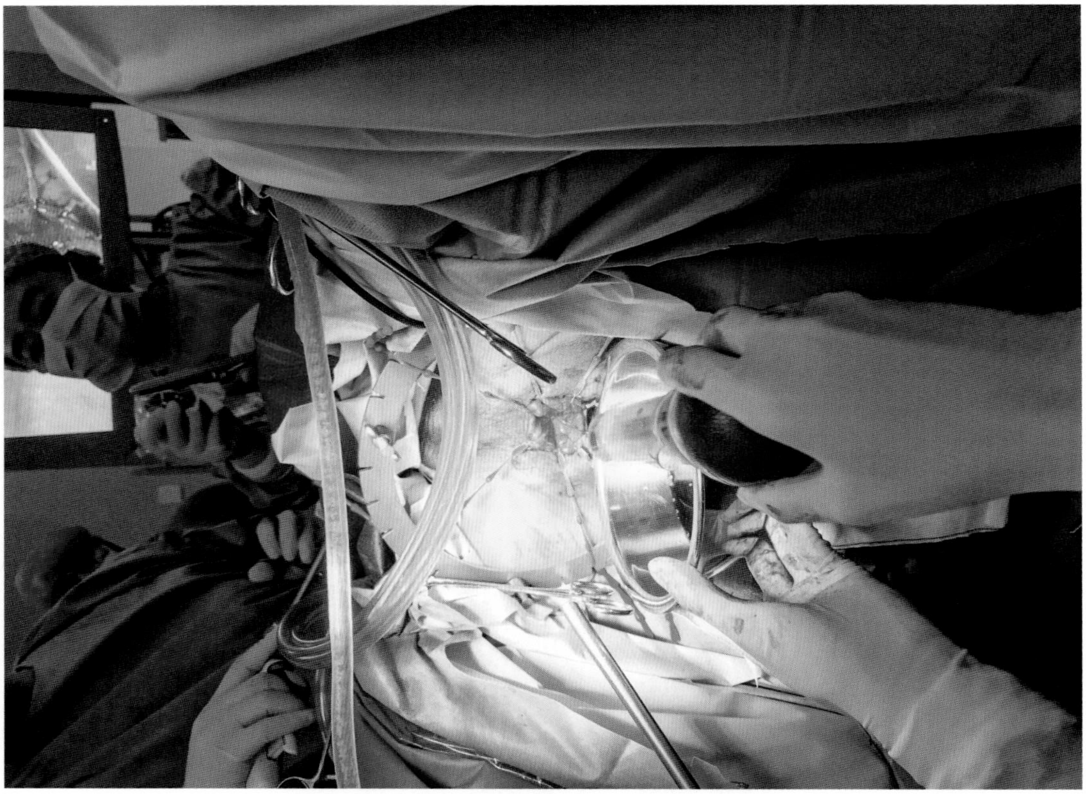

图 110-62　聚维酮碘生理盐水溶液冲洗肠腔

功率 35 W 左右，依次切开黏膜层、黏膜下层以及联合纵肌层，进入正确的操作层面，建议采用螺旋式环形切开的方法（图 110-63～图 110-65）。

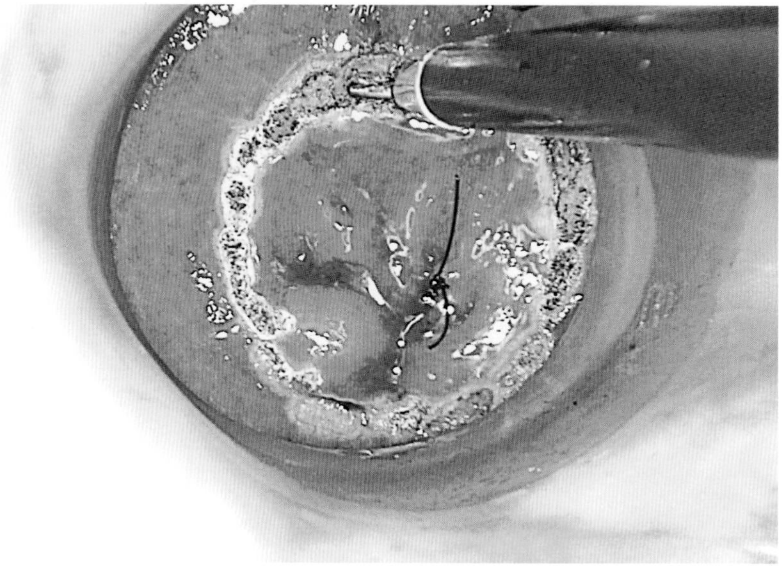

图 110-63　电刀环形标记切开位置

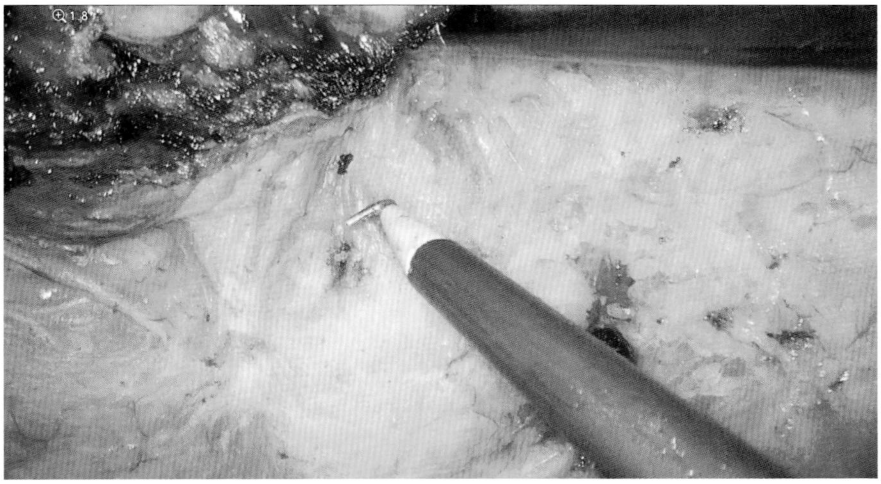

图 110－64　螺旋式环形游离直肠系膜（侧壁）

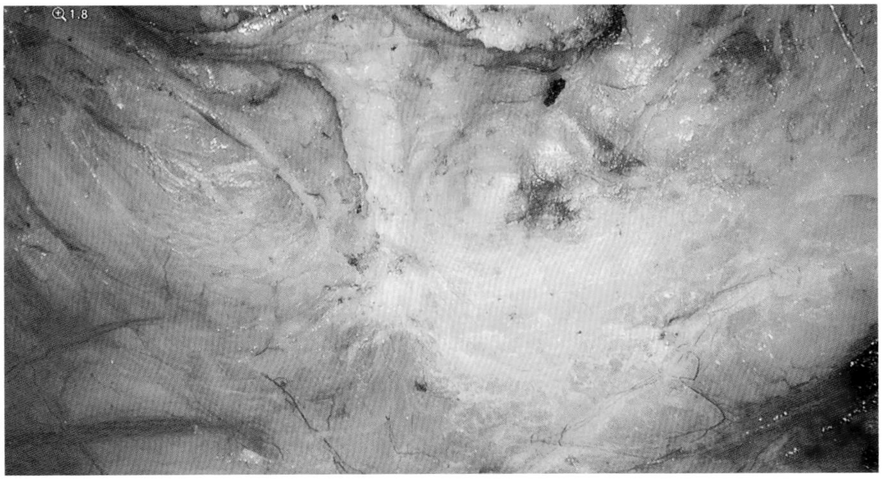

图 110－65　螺旋式环形游离直肠系膜（后壁）

（6）循盆筋膜脏层与壁层间的“神圣平面”自下向上游离直肠系膜直到与腹腔操作平面会师（图 110－66）。

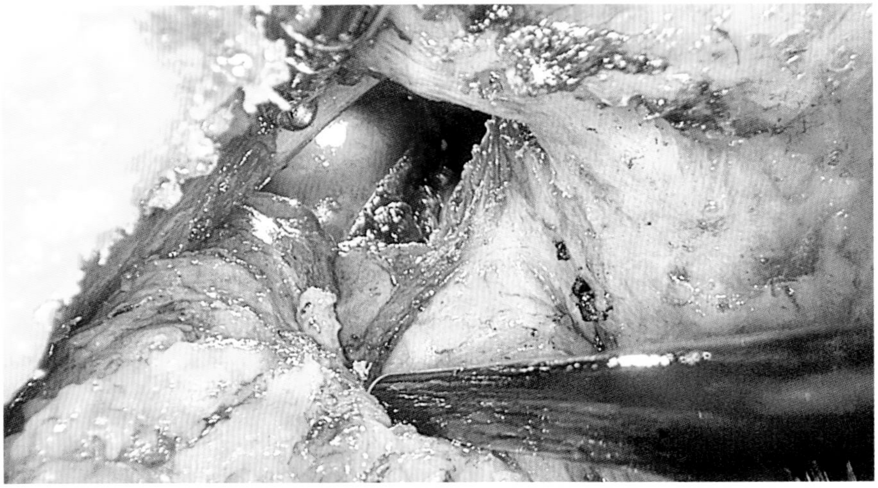

图 110－66　经肛游离操作与腹腔镜操作会师

（7）切除全直肠系膜，操作中应避免损伤损伤骶前静脉、盆腔神经丛等结构（图 110－67），女性病人须保护阴道后壁，男性病人应注意尿道、前列腺和精囊腺。

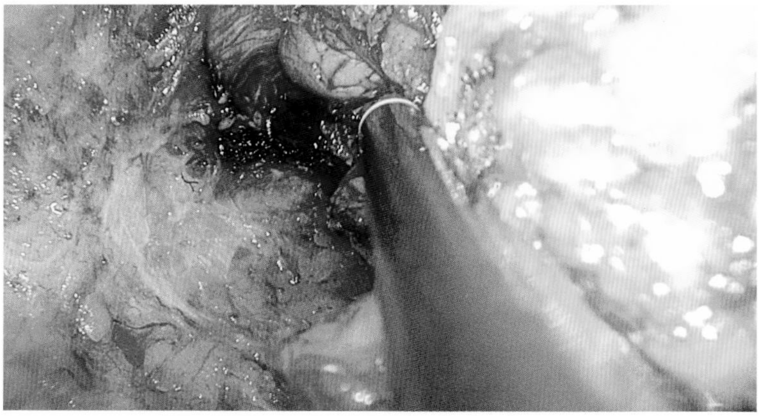

图 110－67　游离直肠系膜时保护盆腔神经丛

（8）标本由肛门脱出，离断近端乙状结肠，移除病变肠管（图 110－68、图 110－69）：

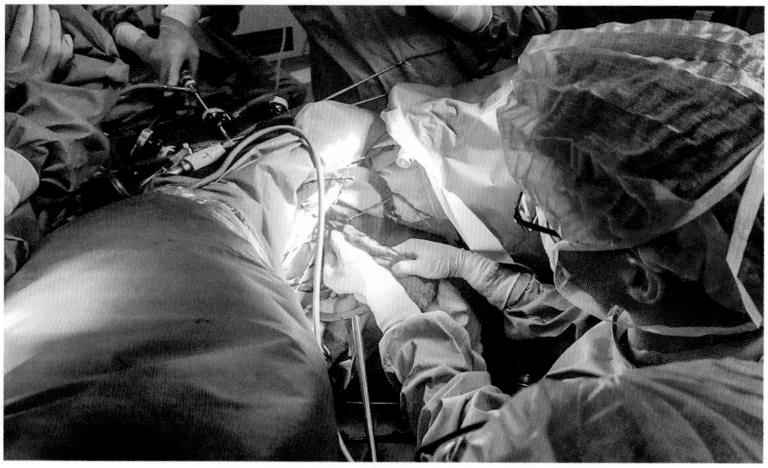

图 110－68　经肛拖出病变肠管

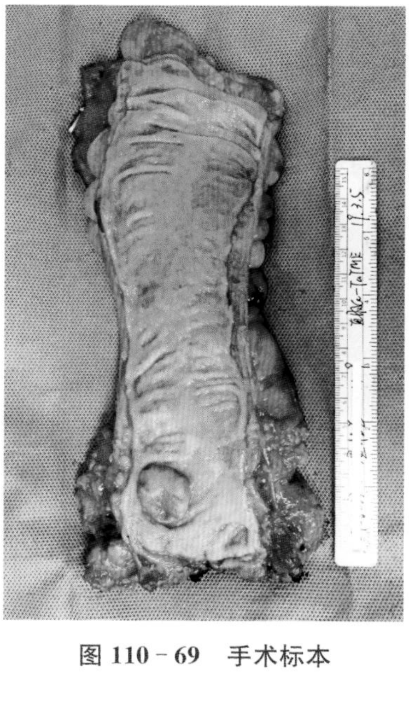

图 110－69　手术标本

（9）消化道重建：可使用吻合器或手工吻合完成。如远切端距离齿状线近，远端肠壁荷包缝合困难，建议采用手工缝合技术完成结肠肛管吻合；如远切端距离齿状线尚有 1～2 cm 以上空间，可采用吻合器进行吻合完成消化道重建（图 110－70、图 110－71）。

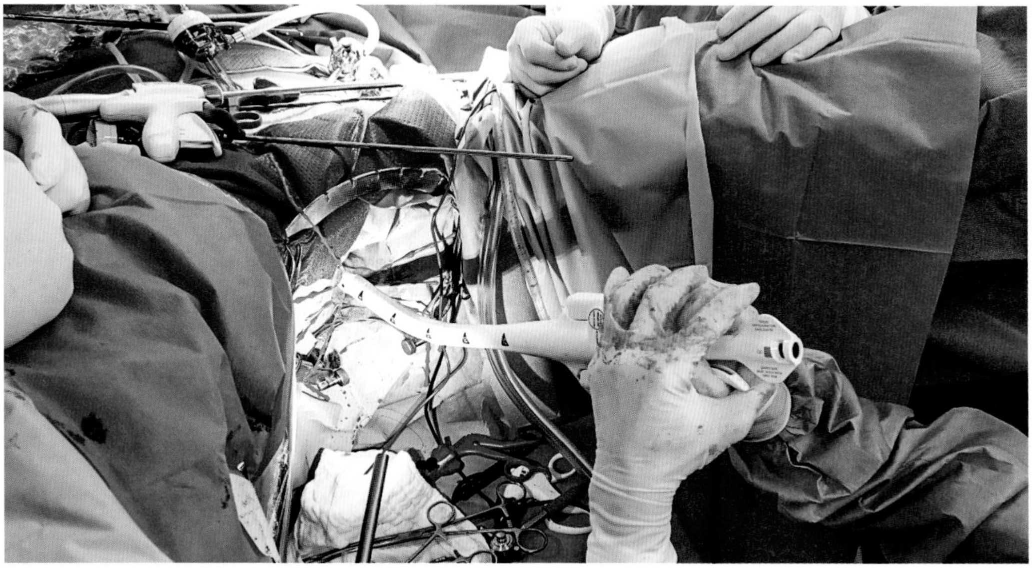

图 110－70 吻合器行端端吻合

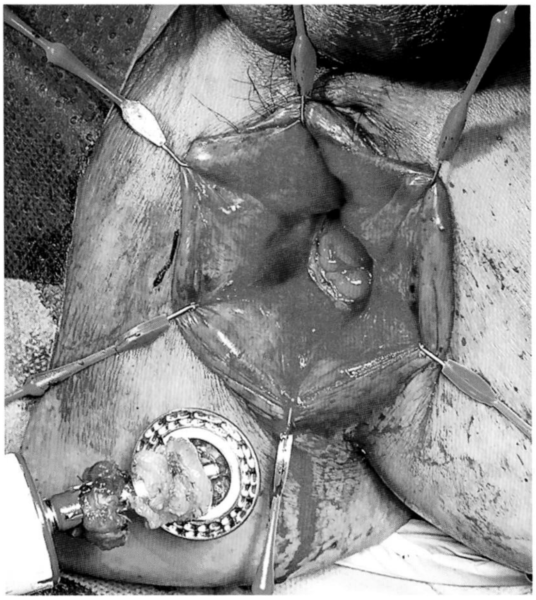

图 110－71 吻合器行端端吻合后，可根据情况决定是否加缝吻合口

（10）腹腔镜下冲洗并放置盆腔引流管，视吻合口的安全性选择是否需要行保护性末端回肠造口术（图 110－72）。

【评价】 TaTME 技术相比传统开腹及腹腔镜下手术具有 4 点优势：①经肛入路采用气压辅助，根据胚胎发育层面，沿直肠周围无血管间隙游离原发肿瘤灶及病变直肠。而这种气压辅助并不介入经腹腔入路的手术中。②整个游离的直肠经肛提出，从技术层面来讲要比经腹腔手术自盆腔提拉取出要求简单，技术难度小。③病变直肠的横断在 TaTME 过程中不必使用内镜下的切缝设备，术者可通过肉眼直视更加精准的定位远端横断位点，剥脱离断更为精确、损伤更小。④骨盆低位的直肠端端吻合可采用设计更为合理的器材设备，不再受限于盆腔狭窄空间。尽管如此，目前 TaTME 的推广和应用仍需更多高

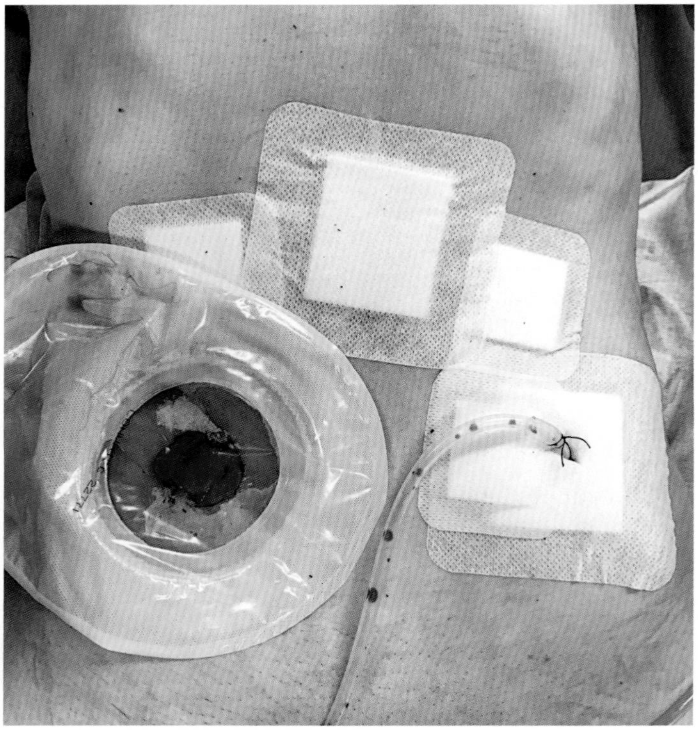

图 110－72 留置盆腔引流与保护性回肠造口

等级的临床证据验证。

第五节 术后处理

术后应首先观察病人呼吸的情况，因为术中持续的 CO_2 气腹可能会导致一个短暂的代谢性酸中毒的过程。另外，适量的营养支持（如高能、脂肪和氨基酸合剂，白蛋白溶液等）和对症治疗（预防性抗生素、化痰药等）对病人的早日恢复有着很大程度的影响。其他需要密切注意的有：腹腔内出血，吻合口出血及瘘，尿量和尿色，切口恢复情况等。病人通常可较早恢复排气（术后 2～3 d），可视具体情况给予逐步的饮食恢复。另外，鼓励病人早日下床活动也有利于减少肺部感染、下肢深静脉血栓形成等一系列术后并发症。有造瘘口的病人应在出院前学习足够的相关护理知识。

第六节 手术并发症

结直肠的腹腔镜手术与传统手术相比，并发症的发生率并无明显增多。可分为一般并发症和腹腔镜特有的并发症。前者通常包括术中常见的出血、输尿管损伤、肠管损伤、膀胱损伤；以及术后的肺不张、肺炎、下肢深静脉炎、尿路感染、盆腔感染和吻合口漏等。后者包括套管针相关的戳口感染、戳口疝等，但随着腹腔镜手术的普及，操作者熟练程度的增加，该类并发症已呈下降趋势。

英国一项包含 484 例腹腔镜结直肠癌手术与 253 例开腹手术的 CLASICC 前瞻性随机性临床对照研究结果显示，腹腔镜组术中、术后并发症的发生率分别为 10％和 33％，与开腹组的 10％和 32％相比无显著差异。其中腹腔镜结肠癌手术术中并发症发生率 7％，依次为心肺功能不全 4％、肠道损伤 2％、严重出血 1％和输尿管损伤 1％，与开腹组的 3％、0、4％和 0 相比差异无显著性；腹腔镜结肠癌术后 30 d 并发症发生率 26％，依次为肺部感染 7％、切口感染 5％、吻合口漏 3％、深静脉栓塞 2％，开腹组则分别为 4％、5％、3％和 0，两者无显著差异。腹腔镜直肠癌手术术中并发症 14％，依次为严重出血 7%、心肺功能不全 4%、血管/膀胱损伤 2%和肠道损伤 1%，开腹组分别为 5%、3%、0 和 1%，并有 3%的尿路损伤，但与腹腔镜组相比差异亦不显著；腹腔镜直肠癌手术术后 30 d 并发症腹腔镜组约为 40%，依次为切口感染 13%、肺部感染 10%、吻合口漏 10%、深静脉栓塞 0.4%，与开腹组的 12%、4%、7%和 2%也没有显著差异。腹腔镜结直肠癌术后 3 个月内最常见的并发症为小肠梗阻和切口持续感染。该结果亦被一系列 RCT 研究所证实。

以下是若干腹腔镜结直肠手术的并发症及其相关预防与处理：

1. 腹腔内出血的预防与处理：术中正确的牵拉可有效暴露手术视野，辨明血管解剖走向，是防止血管损伤的基本手术技巧之一，而应避免使用蛮力对组织粗暴钳夹或牵拉。在离断血管时选择合适的器械也对防止出血有重要意义。术中一旦发生血管损伤，首先应保持冷静。如果出血量尚可，则可能为局部的血管损伤，仔细辨别局部的解剖关系，吸尽积血，找准出血点，根据血管的粗细选择直接电凝、钛夹或大号塑料夹，甚至腔镜切割缝合器（Endo-GIA 等）进行止血。切忌慌乱电灼或盲目上钛夹，以免损伤周围组织。经止血处理后应观察局部肠段有无血供障碍。若发现腹腔内大量血液，估计为腹膜后大血管损伤，则不能犹豫，即刻中转开腹，同时给予大量晶胶体溶液扩容。进腹时不要放掉腹腔内气体，这样有利于快速进腹。进腹后要吸尽积血，仔细寻找出血部位，根据情况进行血管修补术，必要时利用自体（或人工）血管置换。

术后病人出现突发的心率增快、血压下降时要高度警惕，疑有腹腔内严重出血者可先行腹腔镜下探查，寻找出血点并进行止血。经腹腔镜难以控制的出血应即刻中转剖腹完成相应的血管手术。

2. 输尿管、膀胱损伤的预防与处理：输尿管损伤是常见的结直肠癌手术并发症之一。因此术中应当辨明解剖结构、明确输尿管的位置及走向，必要时可暴露输尿管以起到保护作用，避免盲目钳夹和分离；而选择正确的解剖层次对病变肠段进行游离是避免输尿管损伤的关键。我们的经验是：在腹腔镜直肠癌手术游离直乙结肠过程中，采用自内侧向外侧（Medial to lateral）分离的方法，可更有利于对输尿管解剖层次的辨别。若术中发现输尿管确实损伤，根据具体的损伤情况，可先考虑在腹腔镜下行输尿管修补、内置支架端端吻合，如腹腔镜下无法完成则再转开腹手术，或根据损伤部位选择输尿管膀胱种植或带蒂回肠间置代输尿管等。

腹腔镜结直肠癌手术中膀胱损伤多由于解剖分离和电凝所致，也可能与气腹针及套筒的置入有关。一般对于小的穿孔（3～5 mm），通过留置导尿管 7～10 d，而自行愈合；较大的、不规则的缺损，则需要在开腹或腹腔镜下，用可吸收缝线行双层缝合关闭，并留置导尿要 4～10 d 不等，这主要根据刺破或撕裂的部位和大小决定。

3. 肠道损伤的预防与处理：气腹建立时应当避免置入 Trocar 过深或用力过猛，而在手术操作中则应避免对肠管的不正确牵拉与钳夹，并应警惕解剖层次不清也可造成器械损伤肠管。术中发现的肠道穿孔一般可在腔镜下修补，并留置合适的引流管以便术后观察。但也有近 10%左右的因热力损伤或抓钳损伤等原因引起的延迟性穿孔在术中无表现，而是在术后 2～3 d 才逐渐出现腹膜炎表现。此时应高度怀疑存在隐匿的肠管损伤。如有留置腹腔内的引流管，可通过引流液的量和性状的改变来判断，若没有引流管，可根据病人症状和体征，结合腹部立卧位平片或口服水溶性造影剂摄片等辅助检查手段来诊断，若高度怀疑可行腹腔镜探查来明确诊断。探查发现损伤，如不能在腔镜下处理，应及时开腹手术。近来随着超声刀应用的普及，热力损伤所致的肠道延迟性穿孔已大大减少。

4. 吻合口并发症的预防与处理：关于吻合口漏的预防，腹腔镜手术与传统开腹手术的处理相似，术中应注意血管弓的走行，保证吻合口有充足的血供；避免吻合口张力过高，特别是低位或超低位直肠前切除术，在必要时可游离结肠脾曲，减少吻合口张力。术后注意全身营养，并保持吻合口旁引流通畅也是防止吻合口漏的重要措施。一旦发现吻合口漏，首先应予禁食，并密切观察病人的局部体征及全身情况。若腹腔内污染不重，全身情况尚可，可暂行腹腔引流，引流时需保持引流管的通畅，或在必要时可予三腔冲洗吸引，观察出入量的变化并调整处理方案；对保守治疗无效或全身情况严重者，应及时行手术治疗，行吻合口重建或同时作末端回肠造口。低位直肠癌保肛手术中，因吻合位置较低，易发生吻合口愈合不良，术中有疑虑者可同时行回肠末端保护性造口，保证吻合口愈合，术后 2 个月后再关闭造口。

吻合口狭窄是结直肠癌手术的常见远期并发症。一般程度的狭窄无须处理，因粪便有扩张作用，可自行缓解。重度狭窄，需及时治疗。若吻合口位置较低（直肠指检可触及者），可经肛以手指或扩张器扩张；也可行肠镜下扩张。若以上治疗无效，则必须行手术治疗。

5. 腹腔镜技术在术后并发症治疗中的应用：在腹腔镜应用早期，腹腔镜术后并发症的处理常选择传统开腹手术，因术后腹腔内粘连和因粘连容易造成的手术损伤限制了腹腔镜在术后并发症治疗上的应用。随着腹腔镜技术的不断成熟与发展，一些常见的腹腔内并发症多可通过腹腔镜手段加以治疗。如对于吻合口漏保守治疗无效，须行手术治疗的病人，我们通过腹腔镜探查，发现病灶位置，在腹腔镜下冲洗污染的腹腔，放置引流，然后在腹壁作一小切口，将近端结肠或回肠末端作暂时性造口，同样能取得满意的治疗效果，腹腔镜术后的腹腔粘连并没有成为腹腔镜再手术的障碍。对于术后并发小肠梗阻而保守治疗无效且疑有机械性梗阻的病人，采用腹腔镜技术同样可以达到探查发现病因、松解粘连和束带的治疗目的。需要注意的是，在进行上述治疗时，由于术中未经肠道准备或梗阻的肠段往往影响手术视野及操作，故而此类手术的病例选择非常重要。近期对前人经验的总结认为急性小肠梗阻伴有腹膜炎的病人、腹部平片提示小肠扩张直径大于 4 cm 者以及远端小肠完全性梗阻的病人不应选择腹腔镜手术，因其中转开腹与术中并发症的发生率将显著上升。腹腔镜再次手术治疗术后并发症同样具有创伤小、恢复快的优点，最大限度地减轻了再次手术对病人的损伤，随着手术经验的逐步积累，将有望成为腹腔镜技术在腹部外科手术中应用的一个新方向。

〔郑民华　马君俊〕

参考文献

[1] Wexner S D. Laparoscopic colectomy for malignancy [J]. Surgical Oncology Clinic of North America, 1994, 3: 637.

[2] Kawaura Y J. Laparoscopic-assisted colectomy and lymphadenectomy without peritoneal insufflation for sigmoid colon cancer patients [J]. Dis Colon Rectum, 1995, 38: 550.

[3] McDermott J F. Laparoseopic-assisted right colectomy for Cancer [J]. Surgical Oncology Clinics of North America, 1994, 3: 687.

[4] Romos R. Laparoseopic sigmoid and left colon resection [J]. Surgical Oncology Clinics of North America, 1994, 3: 703.

[5] Cirocco W C. Abdominal wall recurrence after laparoscopic colectomy for colon cancer [J]. Surgery, 1994, 116: 842.

[6] Momsor J. Complications of laparoseopic surgery for cancer and their avoidance [J]. Surgical Oncologic Clinics of North America, 1994, 3: 745.

[7] Pahlman L, Arvidsson D Q G. Anterior resection, the future of laparoseopy in oncology [J]. Surgical Oncology Clinics of North America, 1994, 4: 711.

[8] John R T. Complications of laparoscopic surgery for cancer and their avoidance, the future of laparoscopy in on-cology [J]. Surgical Oncology Clinics of North America, 1994, 4: 745.

[9] Sylla P, Rattner D W, Delgado S, et al. NOTES transanal rectal cancer resection using transanal endoscopic microsurgery and laparoscopic assistance [J]. Surg. Endosc, 2010, 24 (5): 1205-1210.

[10] Lacy A M, Garcia-Valdecasas J C, Delgado S, et al. Laparoscopy-assisted colectomy versus open colectomy for treatment of non-metastatic colon cancer: a randomised trial [J]. Lancet, 2002, 359 (9325): 2224-2229.

[11] Guillou P J, Quirke P, Thorpe H, et al. Short-term endpoints of conventional versus laparoscopic-assisted surgery in patients with colorectal cancer (MRC CLASICC trial): multicentre, randomised controlled trial [J]. Lancet. 2005, 365 (9472): 1718-1726.

[12] Veldkamp R, Kuhry E, Hop W C, et al. Colon cancer Laparoscopic or Open Resection Study Group (COLOR). Laparoscopic surgery versus open surgery for colon cancer: short-term outcomes of a randomised trial. Lancet Oncol. 2005;

6 (7): 477 - 484.

[13] Clinical Outcomes of Surgical Therapy Study Group. A comparison of laparoscopically assisted and open colectomy for colon cancer. N Engl J Med, 2004, 350 (20): 2050 - 2059.

[14] Jayne D G, Guillou P J, Thorpe H, et al. Randomized trial of laparoscopic-assisted resection of colorectal carcinoma: 3-year results of the UK MRC CLASICC Trial Group [J]. J Clin Oncol, 2007, 25 (21): 3061 - 3068.

[15] Bonjer H J, Deijen C L, Abis GA, et al. A randomized trial of laparoscopic versus open surgery for rectal cancer [J]. N Engl J Med, 2015, 372 (14): 1324 - 1332.

[16] 郑民华，王灏，郁宝铭. 腹腔镜结直肠手术 [J]. 中国实用外科杂志. 1998. 18 (5): 422 - 423.

[17] 郑民华，马君俊，臧潞，等. 头侧中间录入腹腔镜直肠癌根治术 [J]. 中华胃肠外科杂志，2015，18 (8): 835 - 836.

[18] 池畔. 腹腔镜右半结肠癌根治手术入路的选择：选择尾侧入路 [J]. 中华胃肠外科杂志. 2016，19 (8): 875 - 877.

[19] 马君俊，洪希周，臧潞，等. 头侧中间入路与传统中间入路腹腔镜直肠癌根治术的疗效分析 [J]. 中华消化外科杂志，2016，15 (8): 780 - 784.

[20] 康亮，黄美近，汪建平，等. 完全经肛腔镜下全直肠系膜切除术五例 [J]. 中华胃肠外科杂志，2014，17 (8): 825 -827.

[21] Zhang H, Zhang Y S, Jin X W, et al. Transanal single-port laparoscopic total mesorectal excision in the treatment of rectal cancer. Tech Coloproctol, 2013, 17 (1): 117 - 123.

[22] 中华医学会外科学分会腹腔镜与内镜外科学组. 腹腔镜结直肠手术手术入路选择专家共识 [J]. 中国实用外科杂志，2017，37 (4): 415 - 419.

[23] 张忠涛，郑民华，姚宏伟，等. 直肠癌经肛全直肠系膜切除专家共识及手术操作指南 (2017 版) [J]. 中国实用外科杂志，2017，37 (09): 978 - 984.

第一百一十一章 其他腹腔镜手术

Other Laparoscopic Operations

一、腹腔镜阑尾切除术（图 111－1～图 111－7）

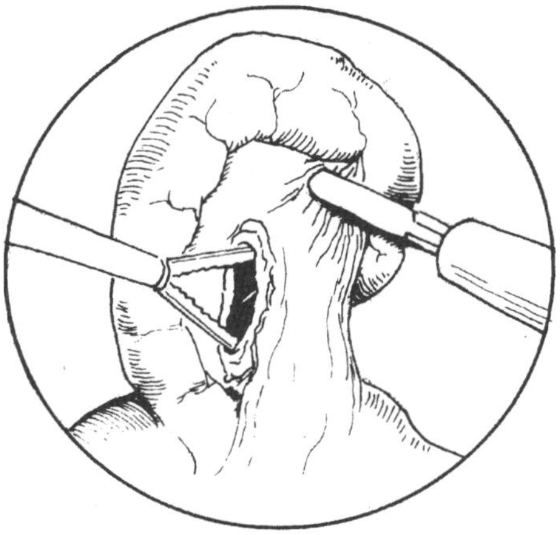

图 111－1 钝性分离阑尾系膜，分离阑尾血管

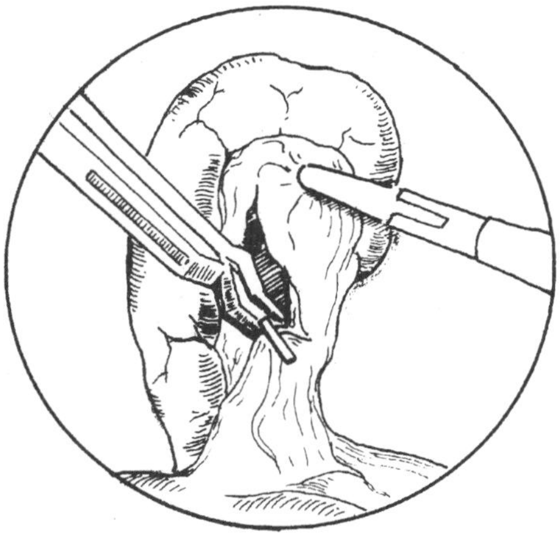

图 111－2 阑尾系膜血管以钛夹钳夹

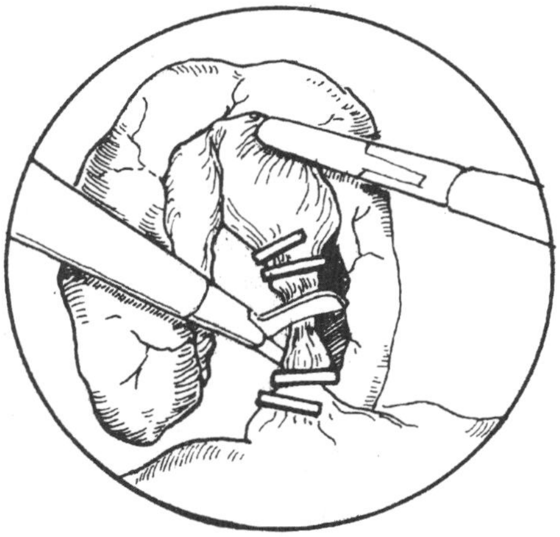

图 111－3 阑尾系膜及血管在钛夹间剪断

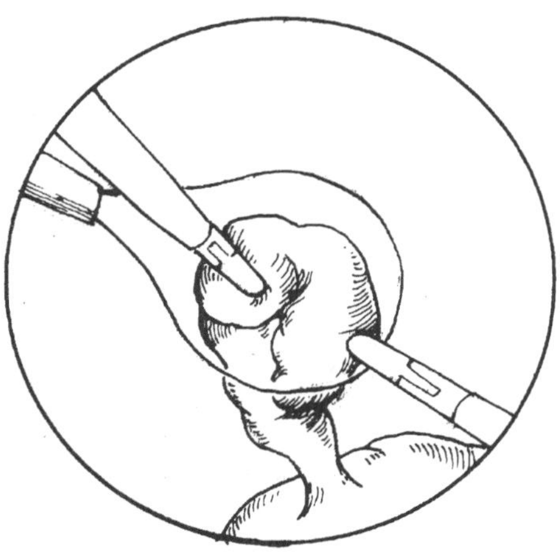

图 111－4 放入“Endoloop”结扎线，结扎阑尾根部

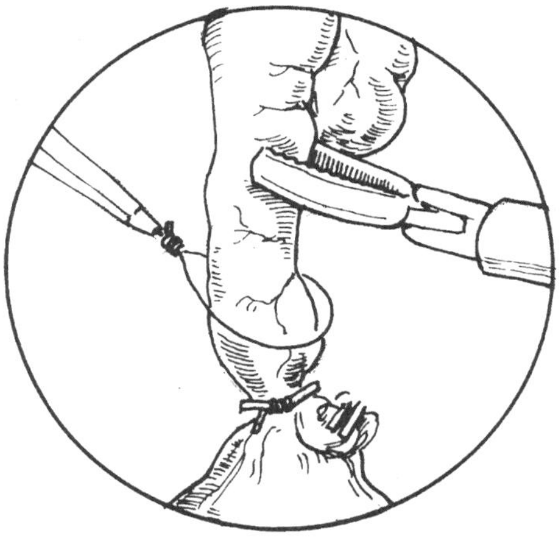

图 111－5　放入第二个“Endoloop”结扎线

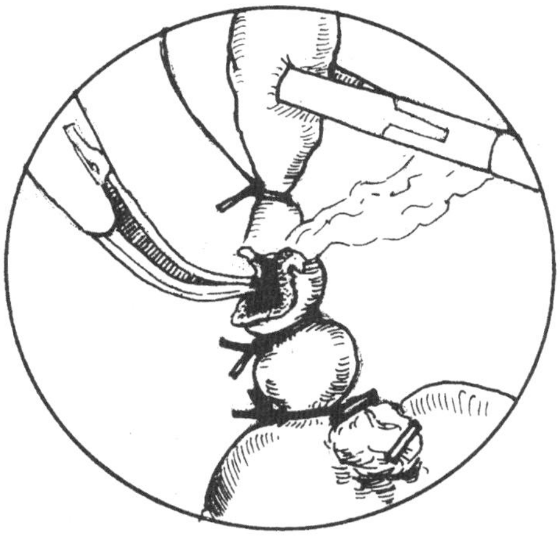

图 111－6　在结扎线间电刀切断阑尾

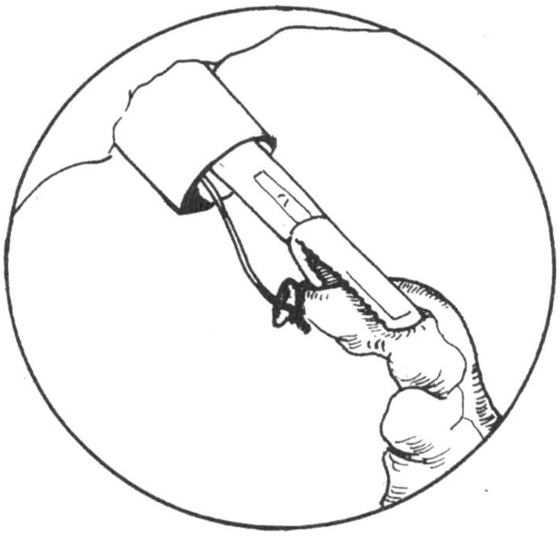

图 111－7　将阑尾连同鞘管拔出

病人取仰卧位，手术者站在病人左侧，持镜者站术者右侧。左上腹进 Veress 针做气腹，手术台头低位 10°～15°并斜向手术者侧。

第 1 孔经脐部放入 10 mm 套管针，方向指向盆腔；第 2 孔位于中线偏左，刚在耻骨上阴毛线的下缘。当术者决定行阑尾切除术时，在相当于阑尾根部处腹壁放入一 10 mm 套管针（第 3 孔）。发现阑尾后，从第 3 孔放入一 Babcock 钳夹持阑尾并施加牵引。阑尾系膜的处理可沿阑尾的系膜缘电凝切开，直至阑尾根部。因该部位阑尾动脉的分支较细，可切断电凝止血。另外亦可以像开放法阑尾切除术时一样，在系膜上钝性分离一空隙后，在钛夹间切断。若阑尾系膜较厚，则宜分次切断，有如开放法手术。阑尾根部可用二次 Endoloop 线结扎。检查腹腔内，吸净渗出液；若有腹膜炎，以大量生理盐水（2～3 L）灌洗，特别注意清除盆腔内液体和脓苔；若要清理肝下区和膈下区时，有时需在右肋缘下放入第 4 根导管针以便于处理。若有可能，可将阑尾拉入至第 3 根套管鞘内，然后从根部切断，取出阑尾；阑尾残端黏膜稍加电凝，不需作荷包缝合。若阑尾过于肿大，则将其切断后放在收集袋内然后取出，腹腔内可按需要放置引流。

二、腹腔镜迷走神经切断术（图 111－8～图 111－12）

1. 腹腔镜迷走神经后干加前干高选择性迷走神经切断术：病人取仰卧位，两腿伸直、平放、分开，使手术者能站在两腿之间从中间位置进行手术。在左肋缘下锁骨中线处进针作气腹，脐上放入 10 mm 套管和腹腔镜，右肋缘下 2 cm 锁骨中线处置入 10 mm 套管，放入肝脏拉钩；右肋缘下 6～7 cm 锁骨中线处。10 mm 套管放入 Babcock 拉钩；另一个从左肋缘下 4 cm 腋前线处放入以牵引胃大弯；最后一 5 mm套管针从左肋缘下 2 cm 锁骨中线处放入为分离剪、电凝钩的器械通道。食管内放置一胃管。以有齿抓钳夹着肝左外叶的外侧附着处向下方牵引，以钩状电凝器分开肝脏与膈肌附着，直至食管的右侧，以一肝拉钩将肝左外叶推向右上方，横向切开食管下端前方腹膜，右至离食管缘 1 cm，左侧为 2 cm，从左、右膈肌脚内侧钝性分离食管边缘，此时常首先发现右迷走神经的后支，将其从食管分离。以 Babcock 钳夹着胃小弯及胃大弯向下牵引，便可将 Latarjet 神经的前支显示并伸开。继续游离食管，绕过一细硅橡胶管作牵引，将食管下端提起，有利于手术进行。此时，可在两钛夹间切除一段右迷走神经后干，并送病理检查。在胃小弯前面认定 Latarjet 神经至幽门的鸦爪支加以保存，而从下至上切断

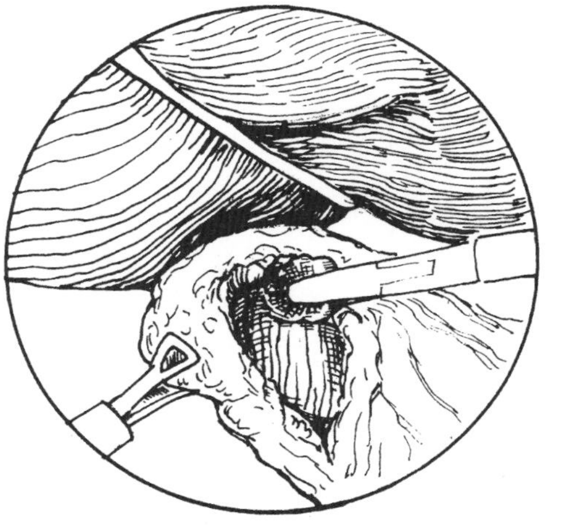

图 111－8　钝性分离显露食管侧壁

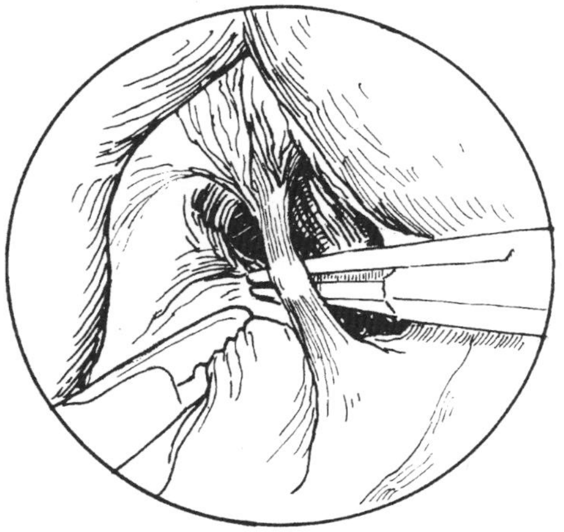

图 111－9　分离迷走神经后干

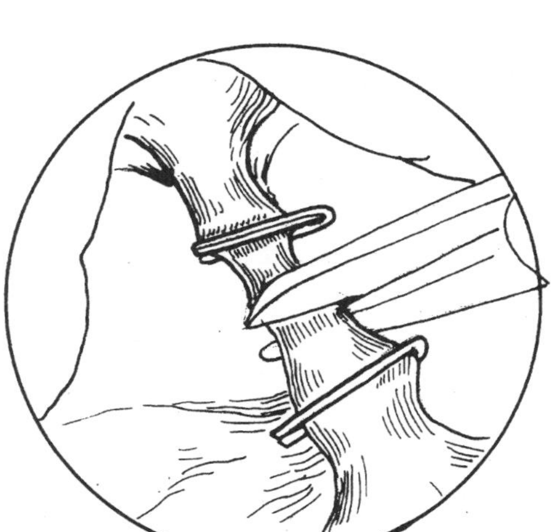

图 111－10　钛夹间剪断迷走神经后干

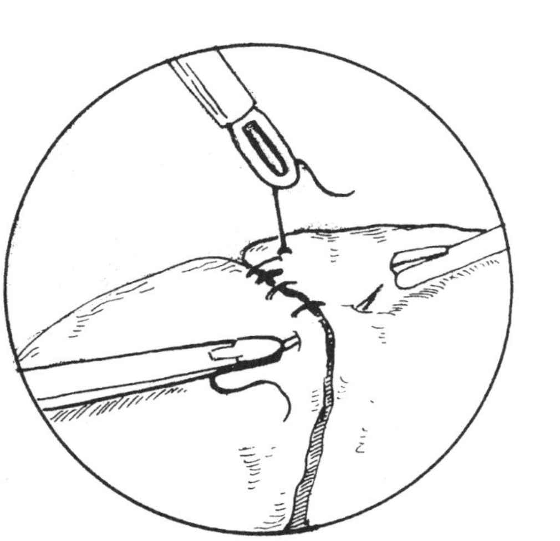

图 111－11　连续缝合沿胃小弯前壁的浆肌层切开

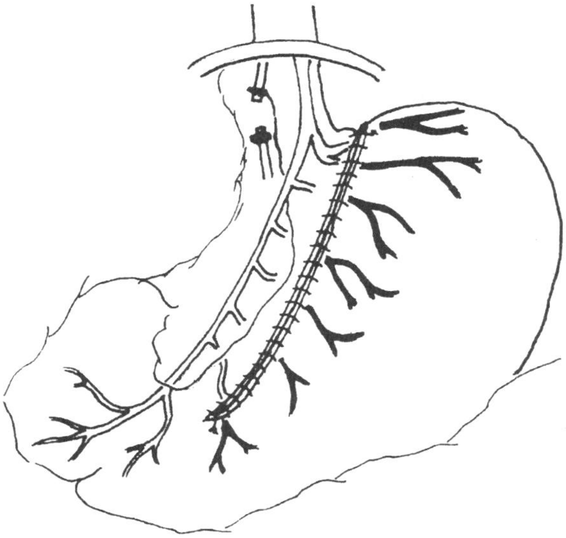

图 **111－12** 迷走神经后干加胃前壁浆肌层切开术之手术范围

Latarjet 神经至胃的分支，均应在钛夹间剪断神经和伴行的血管支而不用电凝；所有通向左侧的神经均应切断，特别是在胃贲门和食管的汇接处，可切开一小段食管的浆膜层，以免遗漏在浆膜下走行至左侧的 Grassi 神经。此迷走神经支因容易被遗漏而致迷走神经切断不全和溃疡病复发，故 Grassi 称之为“罪恶神经”。在肥胖病人，迷走神经在脂肪组织内可能显示不清，可用贯穿结扎后切断，以免出血。

2. 迷走神经后干切断加胃前壁浆肌层切开术与迷走神经后干切断的方法和步骤同前。

胃前壁浆肌层切开从 Latarjet 神经鸦爪支近侧端开始，一般距幽门 6～7 cm，离胃小弯 1 cm 在胃前壁以电凝钩作一与胃小弯平的浆肌层切开，经肋缘下通道以抓钳将浆肌层切开边缘牵开，向上切开至食管与胃底连接处，注意切断从食管左侧通向胃的 Grassi 神经，小心不要切破胃黏膜层。经胃管向胃内注入 500 mL 的稀释的亚甲蓝溶液，并检查黏膜层有无破口，若有破口，应缝合修复，腹腔内打结。继而用 3 号丝线连续缝合对拢胃浆肌层切口。清洗腹腔。

三、腹腔镜 Nissen 胃贲门折叠缝合术（图 111－13～图 111－23）

腹腔镜可能是抗反流手术的一个良好的选择，如常用的 Nissen 胃贲门折叠缝合术（Nissen fundoplication，简称胃底反折术）已证明有很好的近期的和远期的效果，而手术操作简单，不需要切开胃肠道或做胃肠吻合，故适宜于腹腔镜下施行。手术的要点是将食管下端从其周围的腹膜后的组织游离，有如迷走神经切断术，但需注意保存从膈肌至食管的膈食管韧带（phrenicoesophageal ligament）；其次是将胃底与其腹膜后周围组织和胰腺分开，需要时切断一些胃短血管，以便将胃底绕过食管后方，形成一 Nissen 外套（Nissen wrap）。胃左动脉应该保存，以免“外套”向下滑而压迫胃体，因而对胃小弯的分离不宜过多；同时，“外套”应与食管缝合固定，以免因滑动而发生严重的呕吐和梗阻，“外套”不宜缝得过紧而引起阻塞。有作者建议在缝合时食管内放一 44F 号的扩张器或一压力计导管（manometric catheter），缝合后压力升高至 1.3～2.0 kPa（10～15 mmHg）便可，“外套”的长度约3 cm，缝合共约 5 针。手术时应注意勿损伤迷走神经干。

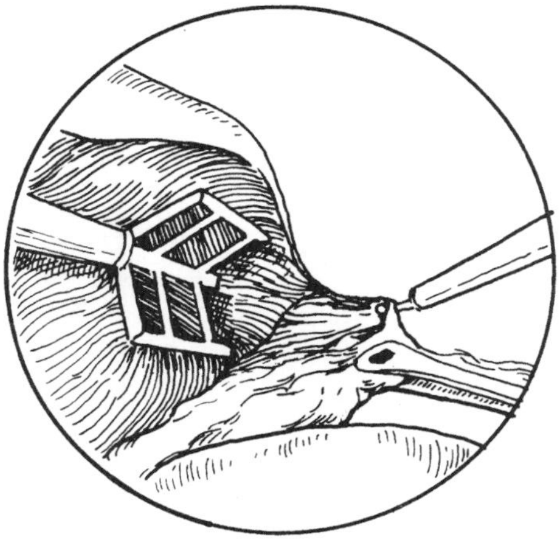

图 111－13 胃贲门折叠缝合术：牵开肝左外叶，电凝钩分离肝脏与膈肌附着

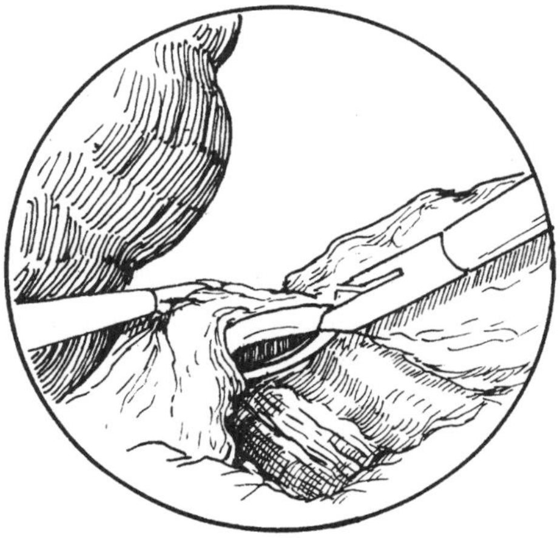

图 111－14 以分离钳和剪刀分离食管前壁

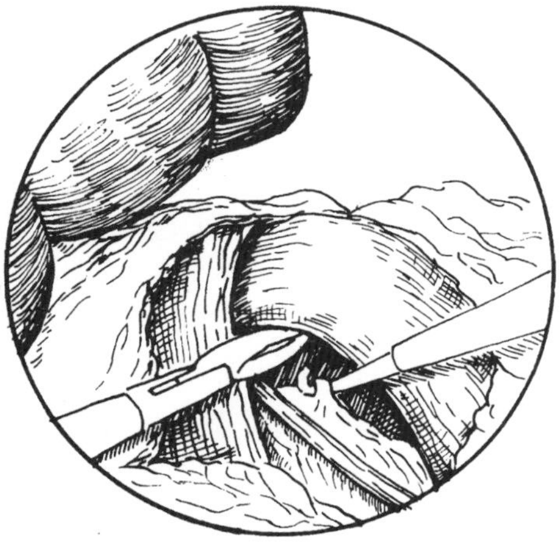

图 111－15 抬起食管，以电凝钩分离食管后方（注意勿损伤迷走神经后干）

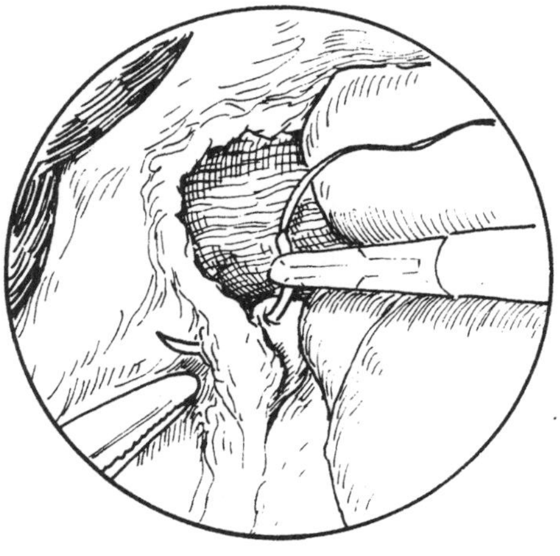

图 111－16 缝合对拢膈肌脚

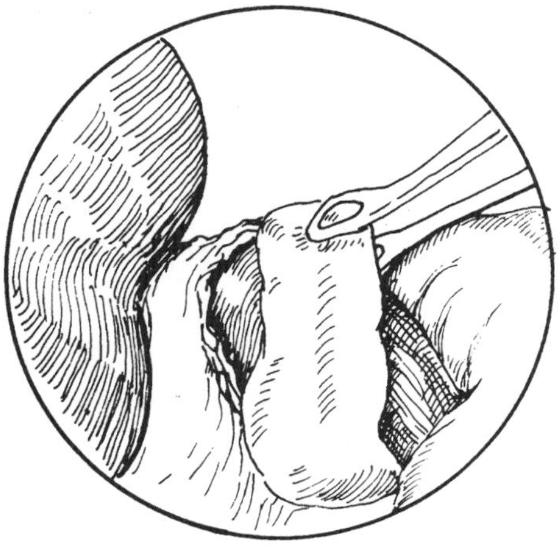

图 111－17 胃底从食管后方拉至右侧

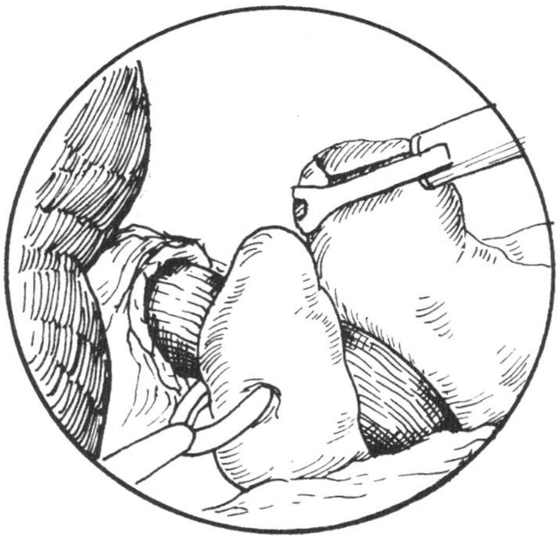

图 111－18　胃底从左、右两侧环包食管（应充分松弛，避免有张力）

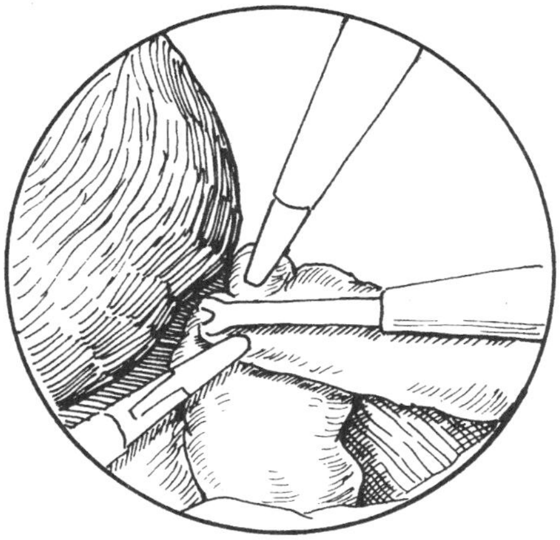

图 111－19　以 Babcock 钳将两侧的胃底壁夹着固定

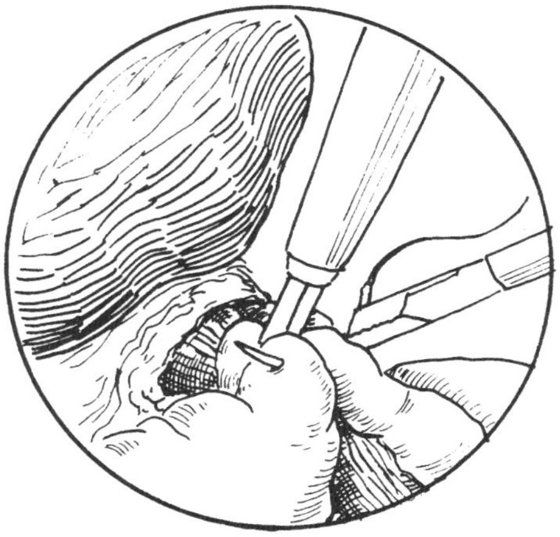

图 111－20　胃底反折术缝合第 1 针

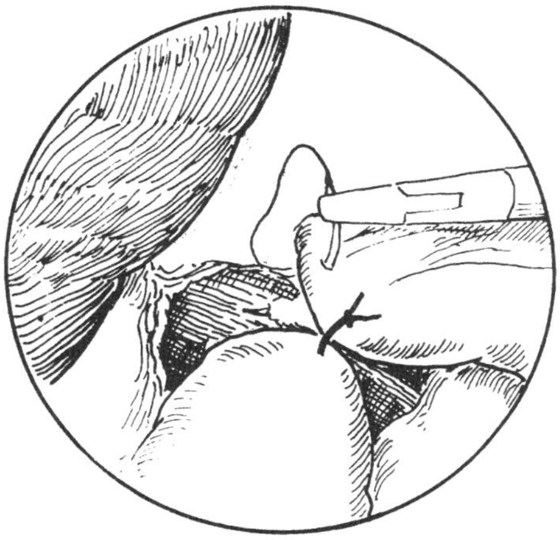

图 111－21　胃底反折缝合，最高一针穿过食管外周结缔组织固定

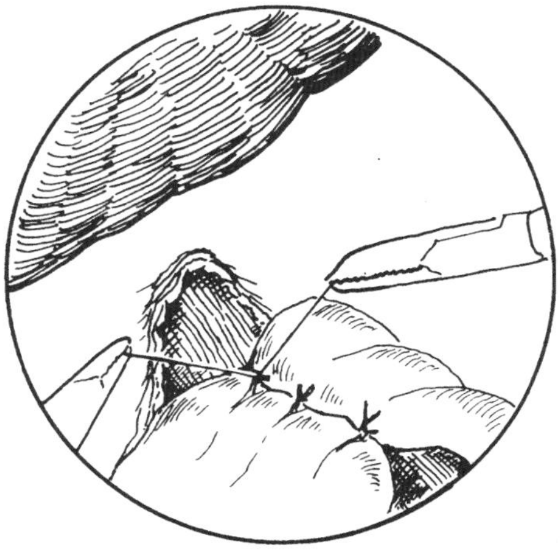

图 111－22　胃底反折缝合，腔内打结

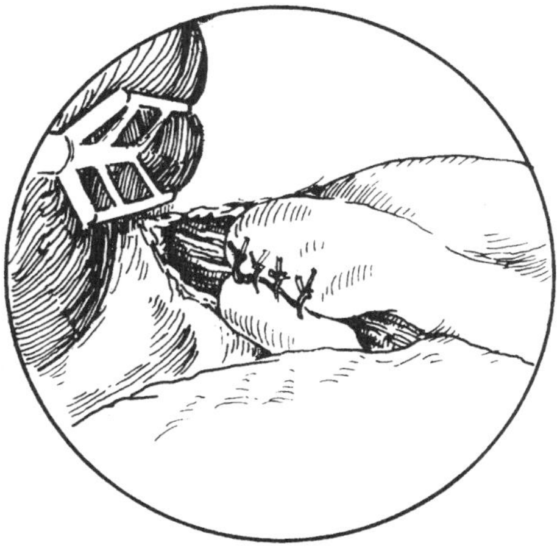

图 111－23　Nissen 胃底反折术缝合毕

【手术指征】

1. 证明胃酸反流而有症状。
2. 碱性反流伴食管炎。
3. 胃液反流发生误吸和肺部并发症

所有病人均应该实行系统性内科治疗而无效时才施行手术。

【手术步骤】 病人取仰卧位，双腿分开有如迷走神经切断术，第1孔在脐上3～4 cm，插入腹腔镜，15°视角的腹腔镜效果较好；第2孔在左肋缘下数厘米锁骨中线处，插入内镜用Babcock钳，以便夹持胃体推向下方；第3孔在左腋前线，以供手术分离等器械进出；第4孔在右锁骨中线供放入肝脏拉钩（有作者建议用Padron endoscopic exposing retractor），以将肝左叶推开；第5孔在右侧腋前线肋缘下数厘米，以供手术器械出入和伸入一Babcock钳将胃底经食管后从左拉至右侧。

手术程序是首先检查肝左外叶，需要时将肝左外叶向下拉，以电凝钩将肝左外叶从膈肌分离，随后即将左外叶向上、外用肝拉钩推开以显露食管裂孔。以Babcock钳将胃大弯向下牵拉，显露膈肌食管裂孔。电凝钩经过第3孔和抓钳或分离器经过第5孔进行手术操作，辨清膈食管韧带，在其下方切开食管前方腹膜，在腹主动脉与食管间钝性分离，注意勿损伤迷走神经后干，所以食管后面应该在迷走神经后方分离。食管下端游离后，绕过一橡胶带，从第2孔引出，作为牵引，使食管向前，再继续进行分离。经第3孔将胃小弯向前提起，然后经第5孔分离胃后间隙，用一内镜Babcock钳夹着胃底后壁，经食管后拉至右方，再检查食管后间隙是否够大，胃底是否能活动；若胃底与脾脏粘贴较紧，则可切断数根胃短动脉，从食管与胃交接处沿胃大弯向下分离，胃短血管均应在二钛夹间剪断，不宜用电凝。然后在食管后方，以丝线缝合对拢左、右膈肌脚，应深进针穿过肌肉和其周围结缔组织，腹腔内打结，如此相隔约1.5 cm，缝2针便可。放入44F号食管扩张器以防缝合过紧。经第5孔放入一内镜Babcock钳至食管后，夹着胃底后壁拽至食管右侧；另一Babcock钳夹着胃底前壁拽至食管前方与前者对拢；第3把Babcock钳经第4孔将胃底的前、后壁夹着，因此便形成包裹食管下端的胃底外套。移除前2把Babcock钳，放进针持及缝合器械。在Babcock钳处以丝线缝合2针，腔内打结，线留长作牵引，缝最后1针时，穿过胃底浆肌层和胃食管交接前方的结缔组织，使胃大弯反折与食管下端固定，在最低的1～2缝针也作同样处理，使其固定牢靠。拔除食管扩张器，放入胃管，检查胃底反折缝合的松紧度是否合适（应能容纳5 mm直径的钝头器械通过），不能太紧。检查上腹器官有无损伤，可从胃管向食管内注入稀释亚甲蓝液，检查有无穿破。清洗腹腔。

〔黄志强　黄晓强整理〕

第九篇　胰腺外科手术

第一百一十二章　胰腺的外科解剖与生理

Surgical Anatomy and Physiology of the Pancreas

一、胰腺的发育

人胚第 4 周时，从前肠尾端萌发出肝憩室，同时，从前肠的背腹两侧各伸出一芽突，称背胰和腹胰；前者略高于肝憩室，而后者则略低。当胃和十二指肠旋转时，腹胰转移到十二指肠的背侧。胚胎第 7 周时，腹胰转移到十二指肠的背面，两个胰便开始融合；胰体和尾来自背胰，胰头主要由腹胰生成；同时，两个胰管趋于吻合，腹胰管与背胰管的远侧部分连接成主胰管，与胆总管汇合，开口于十二指肠大乳头，背胰管的近侧部分常留存成为副胰管，开口于十二指肠小乳头。胰腺的发育和胰管的汇合模式上，均可能有解剖学上变异并有一定的外科学上的重要性（图 112－1～图 112－3）。

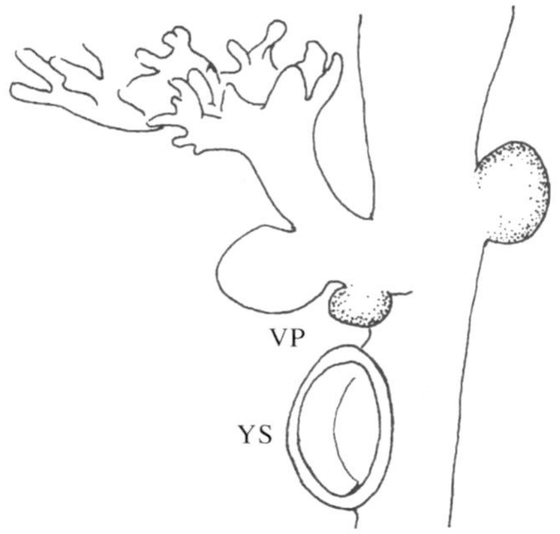

a. 前肠出现腹胰（VP）和背胰（DP）芽突

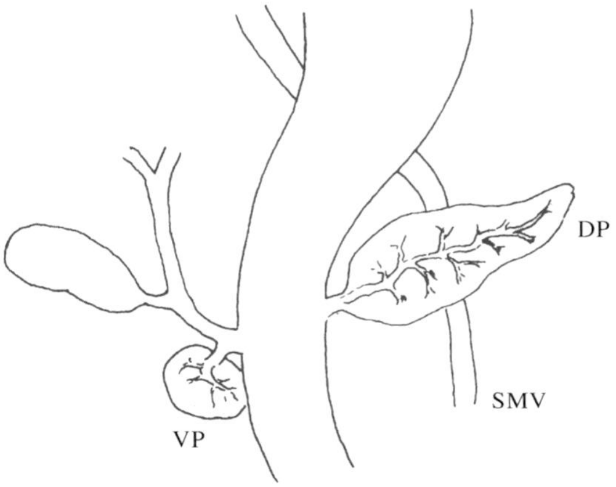

b. 发育成为腹胰和背胰

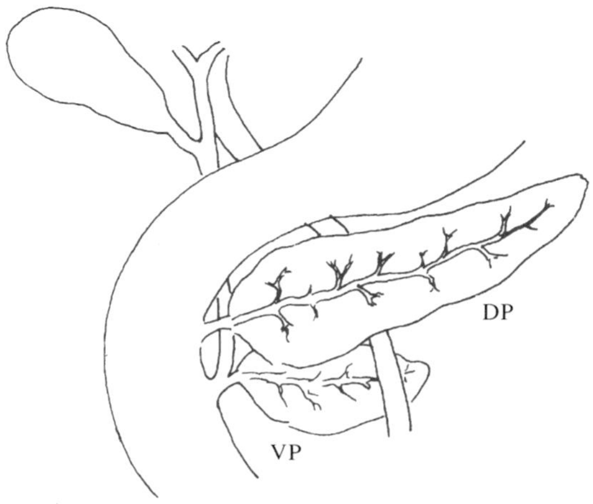

c. 腹胰旋转至十二指肠后方

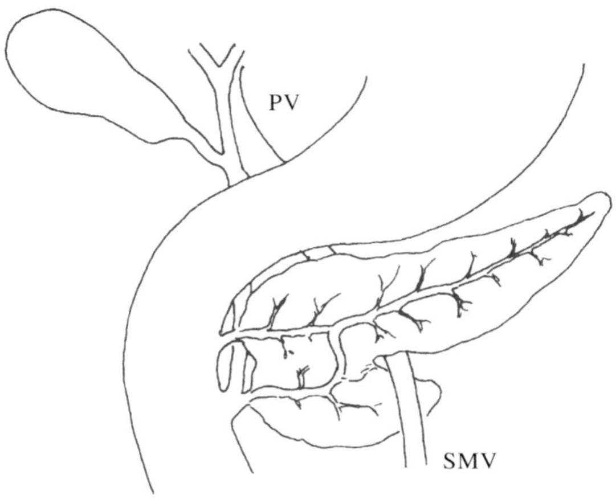

d. 腹胰与背胰融合

SMV：肠系膜上静脉；PV：门静脉

图 112－1　胰腺的发育

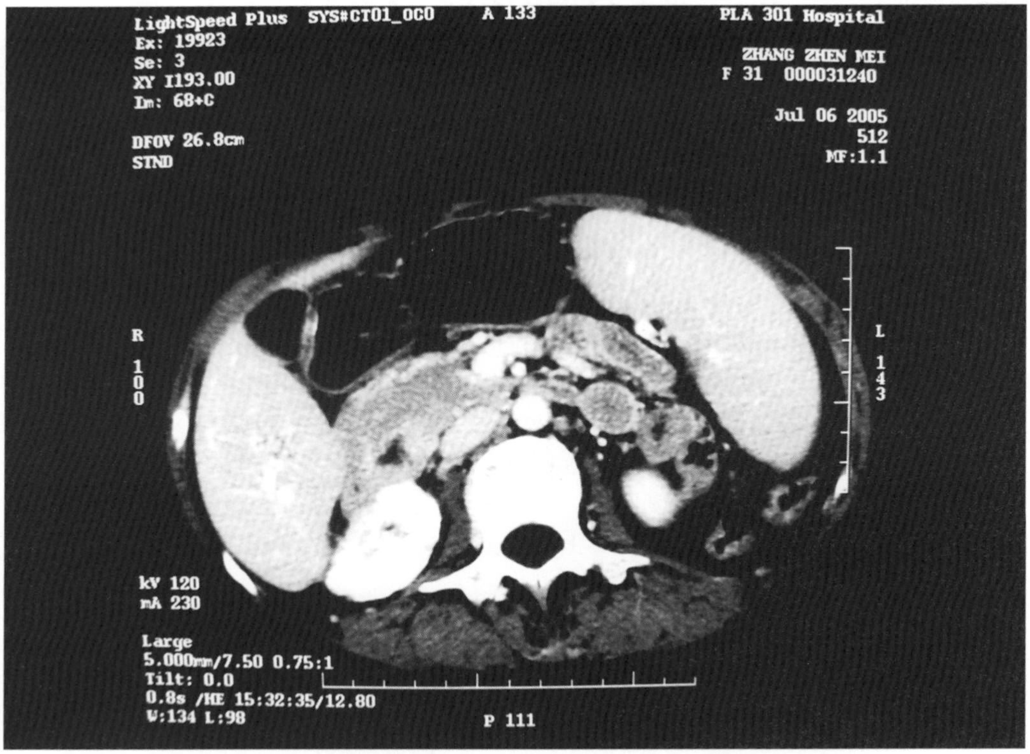

图 112－2 胰腺腹胰旋转不全，胰腺 CT 显示胰腺包绕十二指肠降段

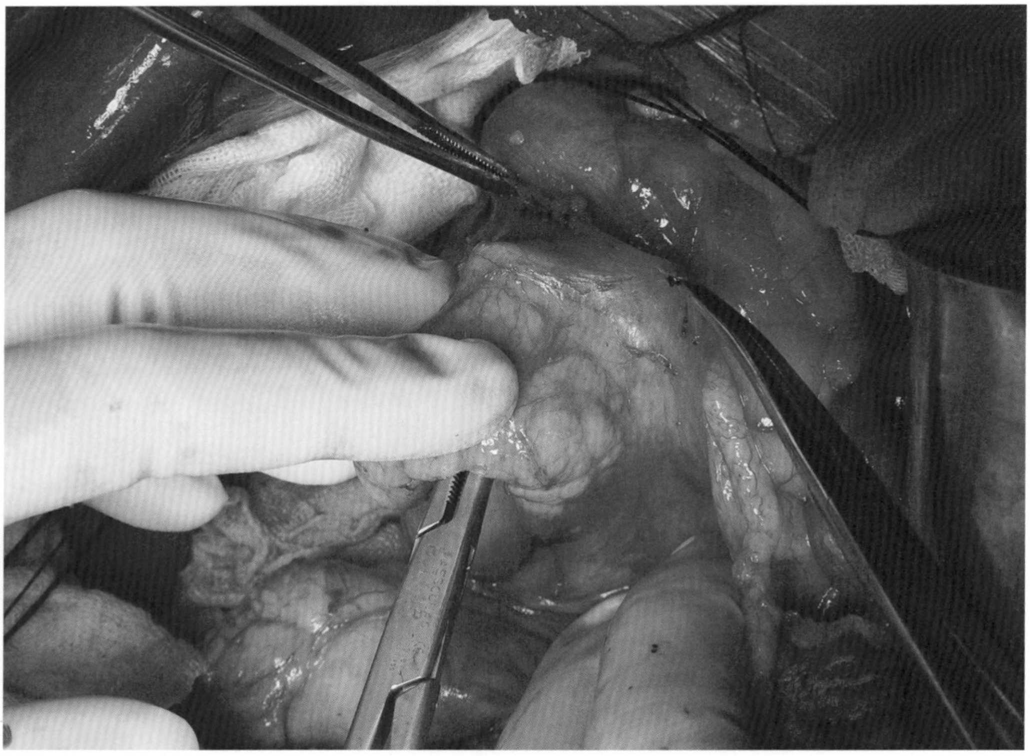

图 112－3 手术中见部分胰腺包绕十二指肠降段

二、胰腺与毗邻的关系

胰腺是一腹膜后器官，位置深，与周围的重要结构关系密切。胰腺分头部、钩突部、颈部、体部和尾部，胰头位于第 2、第 3 腰椎平面，体部位于第 1 腰椎平面，而胰尾可高达第 12 胸椎平面，其间的个体差异较大（图 112 - 4）。

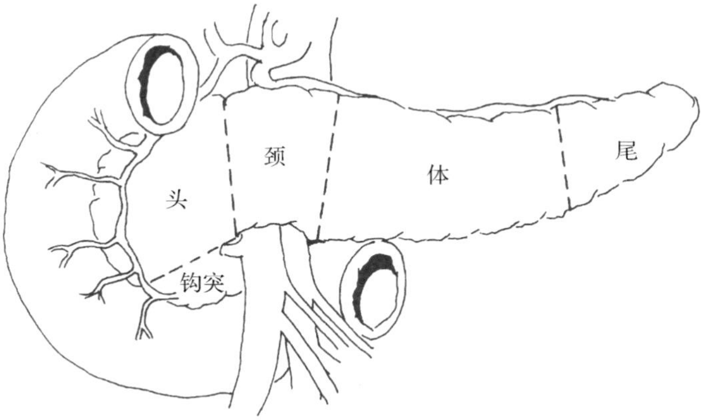

图 112 - 4　胰腺的分区

胰头三面被十二指肠环包，血液供应亦是共同的，故在外科上常将胰头和十二指肠作为一整体对待。胆总管经胰头后方达十二指肠，行走在胰头的胆总管沟内，胰腺常伸出舌状组织将胆总管的后面覆盖，胆总管在进入十二指肠之前，常与十二指肠平行 8～22 mm 的一段距离，其间无胰腺组织相隔（图 112 - 5）。

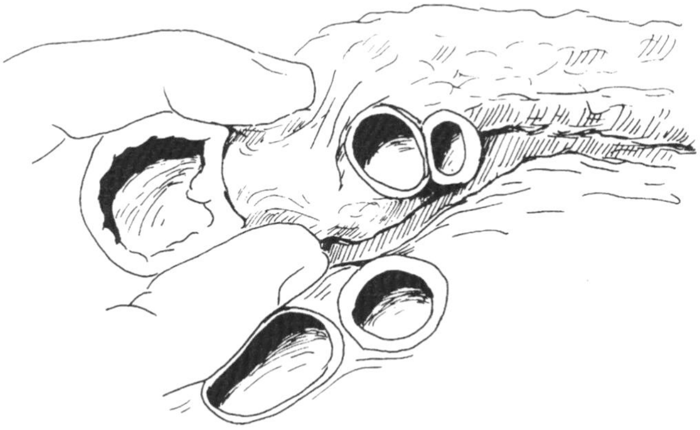

图 112 - 5　胰腺头部病变的检查方法

钩突部常是胰腺外科手术时的困难部位。胰腺钩突的形态有种种不同，有时钩突很发达，伸至肠系膜上血管与腹主动脉之间。钩突部有时亦可以缺如。从术前的胰腺的 CT 照片上，可以估计钩突的大小和与血管间的关系。

颈部为胰腺的狭窄部分，背面为门静脉的起始段，它与门静脉之间有疏松组织相隔，故手术时常从此处分离和切断胰腺。

胰体的前方与胃相邻，肝总动脉的起始段与胰体上缘相邻，行向右，故在施行胰腺切除时，切断胰颈后，其上缘横过的动脉是肝总动脉而不是脾动脉，在切断横过门静脉前的动脉支时，必须将其来源和走向弄清楚，避免误将肝总动脉当作脾动脉而结扎或切断。脾动脉位于胰体上缘行向左，处在腹主动脉前面的左侧，故腹主动脉可作为一解剖标志。但是，肝总动脉亦可能与脾动脉合干，故在解剖腹腔干分支、肠系膜上动脉根部处时，应小心地进行。脾静脉则紧贴胰体部下缘。

胰腺尾部伸向脾门处，约 1/3 的人胰尾与脾门相连。

三、胰管（图 112-6～图 112-9）

主胰管贯穿胰腺的全长，当接近胰头时，转向尾侧而略后方与胆管汇合；大多数人胰头部主胰管粗 3～4 mm，体尾部为 2～3 mm，老年时，胰管可略有扩张、扭曲、结节状。胰管在胰体部的位置多为中分而偏前方。主胰管常在两个部位有生理上的狭窄处，一是在副胰管与主胰管的相接处，另一是在胰体部的中分，这亦可能与急性胰腺炎好发于体尾部有关。

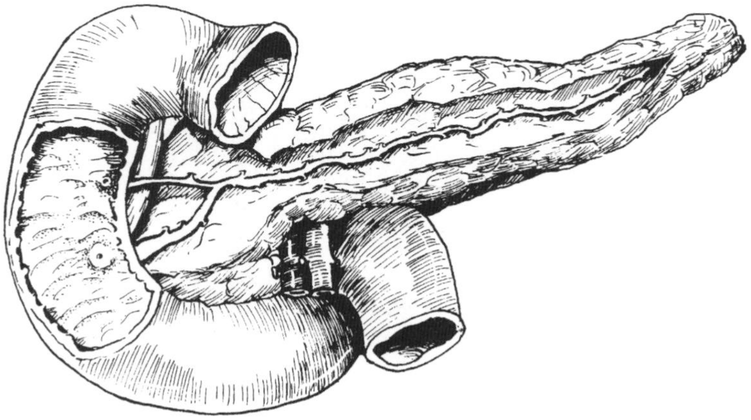

图 112-6 胰腺的解剖

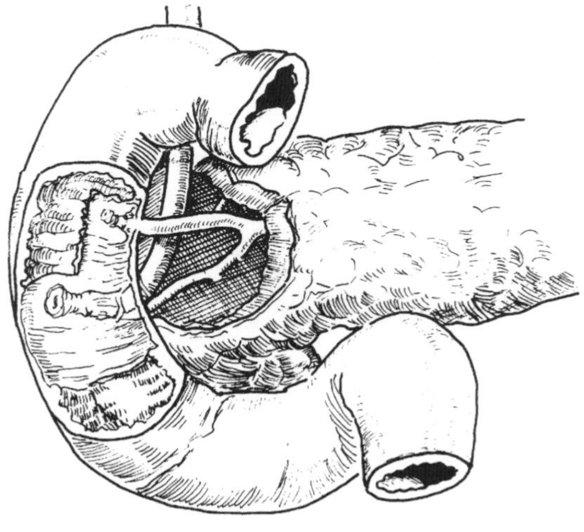

挖除胰头前面的部分组织，切除部分十二指肠前壁及黏膜层所见（解剖标本），主胰管与副胰管分别开口至十二指肠大乳头和小乳头

图 112-7 胰管与胆管的开口前面观

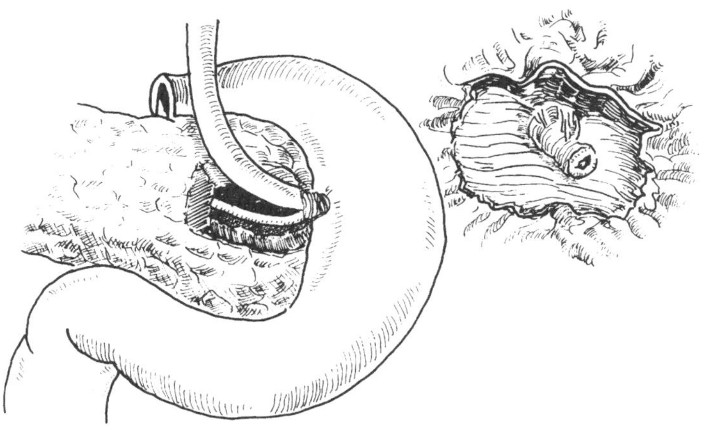

切除部分胰腺组织和十二指肠黏膜所见，胆胰管乳头插入至十二指肠腔内（解剖标本所见）

图 112－8　胰管与胆管开口背面观

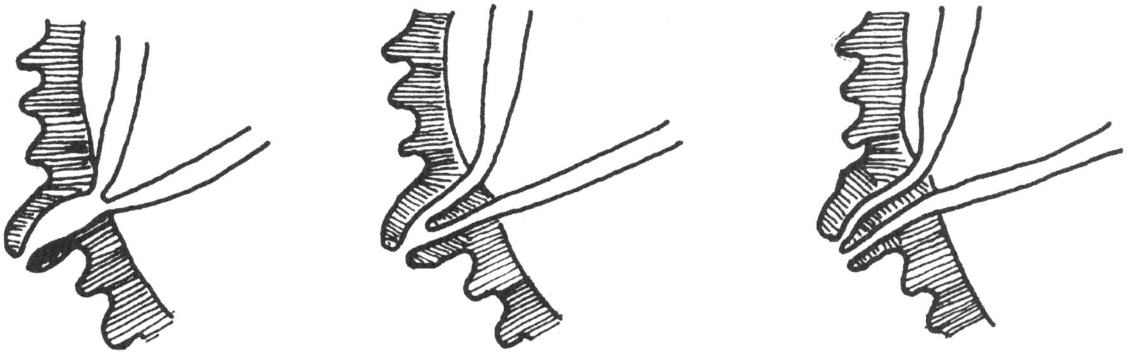

a. 长共同通道　　b. 短共同通道　　c. 分别开口

图 112－9　胆胰管开口的类别

由于副胰管与主胰管在发生上是属两个来源，故在构型上有种种解剖学变异，有些变异可能有一定的外科学意义。大约 10％的人副胰管并不与主胰管相连；另外，胰腺发育过程中，背胰与腹胰并未融合，背胰管开口于小乳头，成为胰液的主要通道，此种改变称为胰腺分离症（pancreas divisum），见于 4％～11％的尸检。胰腺分离症时，背胰管的开口狭窄，可成为临床上慢性复发性胰腺炎的原因。

四、胰腺的血管（图 112－10～图 112－14）

胰腺的血流丰富，动脉血供应来自腹腔动脉干和肠系膜上动脉，常见的动脉解剖变异是肝总动脉和肝右动脉发自肠系膜上动脉，经胰头后面和门静脉深面至胆总管的后外侧。胰头部的动脉供应为来自胃十二指肠动脉和肠系膜上动脉的两对血管弓（上胰十二指肠前后弓和下胰十二指肠前后弓），故全胰腺切除时势必影响十二指肠的血运。

胰腺的静脉回流在胰头前方为右胃网膜静脉-右结肠静脉干，上胰十二指肠静脉在胰腺上缘汇入门静脉，而前、后下胰十二指肠静脉则汇入肠系膜上静脉（汇合后或分别汇入）。胰头钩突部有数条小静脉汇入门静脉；胰腺体尾部的静脉主要汇入脾静脉。

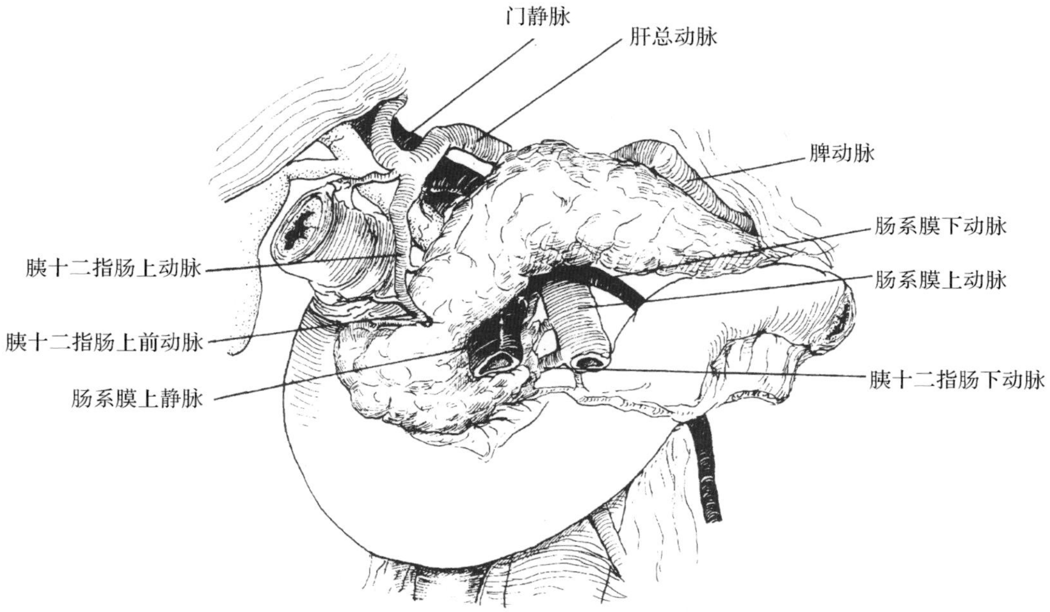

图 112－10　胰腺及其邻近血管

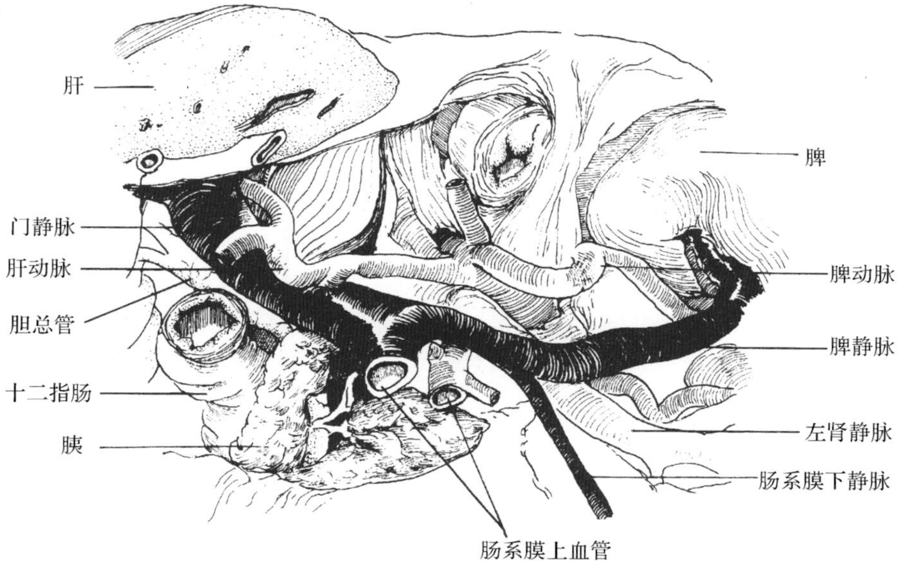

图 112－11　胰腺与肝外门静脉系统（胃、胰体尾部已移除，胰头十二指肠向右翻开）

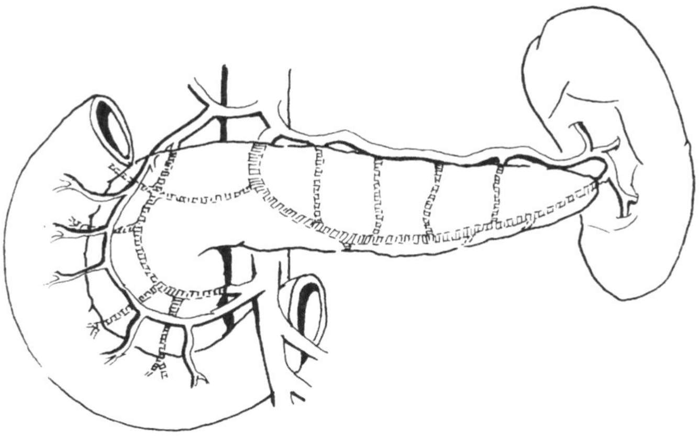

图 112－12　胰腺的动脉供应

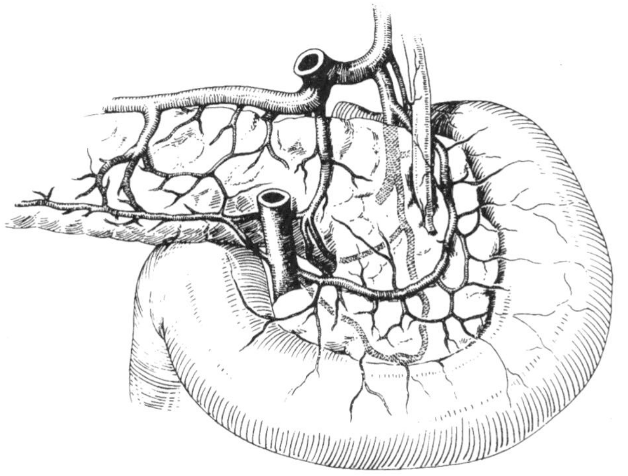

图 112－13　胰十二指肠背面的动脉供应

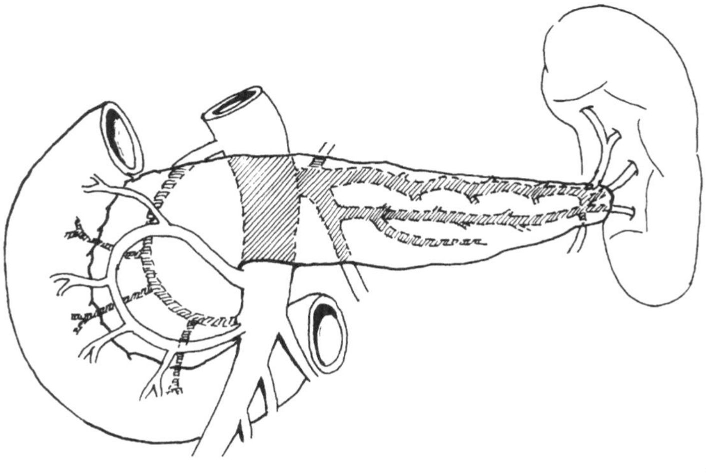

图 112－14　胰腺的静脉回流

五、胰腺的淋巴引流

胰腺的淋巴引流是从中央向周围引流，因而胰头部的淋巴是流向十二指肠后和周围，而体尾部的淋巴则流向胰腺上、下缘的淋巴结，各组淋巴结间互有交通。胆道和胰腺的淋巴结分组做了统一编号（表112-1、图112-15、图112-16），不同部位的淋巴引流分站有不同（表112-2）。

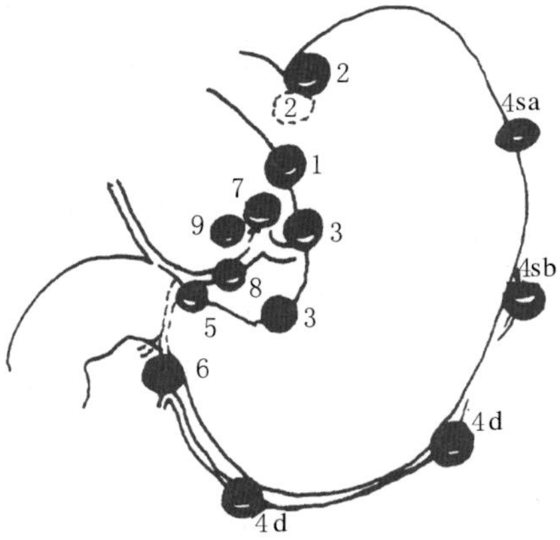

图 112-15 胃周淋巴结号别（注解见正文）

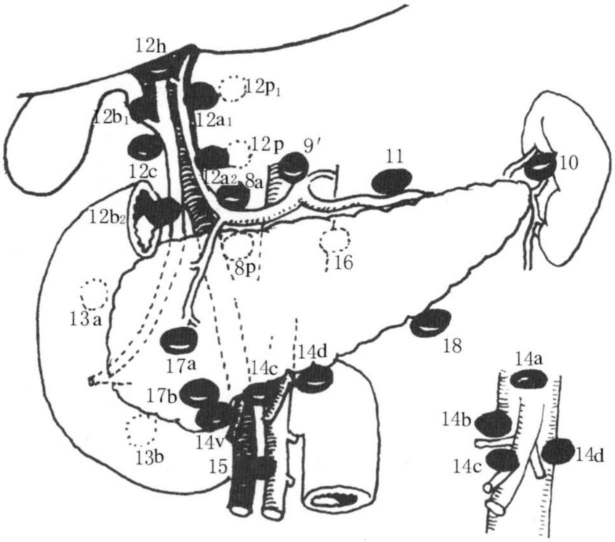

图 112-16 胆胰周围淋巴结分组及命名（注解见正文）

表 112-1 胆道和胰腺的淋巴结及其分组

组别	淋巴结	组别	淋巴结
1	右贲门淋巴结		沿门静脉淋巴结（上、下）
2	左贲门淋巴结		沿胆管淋巴结（上、下）
3	小弯淋巴结		胆囊管淋巴结
4	大弯淋巴结	13	胰头后部淋巴结
5	幽门上淋巴结		①上胰头后部淋巴结
6	幽门下淋巴结		②下胰头后部淋巴结
7	胃左动脉干淋巴结	14	肠系膜根部淋巴结
8	肝总动脉干淋巴结		①沿肠系膜上动脉起始部淋巴结
9	腹腔动脉周围淋巴结		②沿下胰十二指肠动脉起始部淋巴结
	（胃左动脉根淋巴结）		③沿结肠中动脉起始部淋巴结
	（肝总动脉根淋巴结）		④沿空肠动脉起始部淋巴结
	（脾动脉根淋巴结）	15	结肠中动脉周围淋巴结
10	脾门淋巴结	16	腹主动脉周围淋巴结
11	脾动脉干淋巴结	17	胰头前部淋巴结
12	肝十二指肠韧带内淋巴结		①上胰头前部淋巴结
	肝门淋巴结		②下胰头前部淋巴结
	沿肝动脉淋巴结（上、下）	18	胰下淋巴结

表 112－2　胆道和胰腺癌淋巴引流的分站

部　位	Ⅰ站	Ⅱ站	Ⅲ站
胰头癌	⑥⑧(12下)⑬	⑨⑪(12上)	其他
	⑭⑰	⑯⑱	
胆总管末端癌	(12下)⑬	⑧(12上)⑰	其他
壶腹癌	⑬⑰	(12下)⑭	其他

注：数字代表淋巴结群。

六、胰腺外分泌

胰腺腺泡细胞分泌消化食物所需要的酶，胰液中的蛋白酶是无活性的蛋白酶原，蛋白酶原可以自身活化及由肠激酶活化，活化的胰蛋白酶可以继续活化其他的酶原。胰液中至少含有三种脂肪分解酶，即脂肪酶、能水解胆固醇及水溶性的酯，胰液中尚有磷脂酶 A，能水解卵磷脂和溶血卵磷脂。淀粉酶处在活动状态。胰小管分泌碱性液体，受胰泌素的控制。副交感神经纤维刺激和胃肠道激素 CCK-PZ 刺激分泌胰酶。胰腺外分泌受神经内分泌因素的调控。最强的抑制胰液分泌（主要是液体部分）的是生长抑素，人工合成的生长抑素制剂生长抑素八肽［Octreotide，商品名善得定（Sandostatin）］有很强的抑制胰液分泌作用，故用于治疗胰瘘等疾病。

七、胰腺内分泌

胰岛是胰腺的内分泌器官，其中有 B 细胞分泌胰岛素，A 细胞分泌胰高血糖素，D 细胞分泌生长抑素，PP 细胞分泌胰多肽。胰岛细胞可发生功能性的和非功能性的胰岛细胞瘤。

近年的研究显示胰内分泌对胰外分泌起调控作用，胰岛素分泌水平增加时，增加胰腺外分泌，而胰岛素水平下降时，抑制胰外分泌，其中是通过生长抑素来调控。

〔黄志强　黄晓强整理〕

第一百一十三章 急性坏死性胰腺炎手术

Operations of Acute Necrotizing Pancreatitis

急性胰腺炎是一种常见的急腹症，按病理分为急性水肿性胰腺炎和急性坏死性胰腺炎，它们是一种疾病的两个阶段。由于病理类型的不同，它们的预后差别也很大。急性水肿性胰腺炎病情轻、并发症少、预后好，一般只要通过内科治疗即可治愈。相反急性坏死性胰腺炎病情发展较快、并发症多、预后差，因此，不仅依靠内科治疗，还应积极地采取外科治疗。本节重点讨论急性坏死性胰腺炎的外科治疗。

急性坏死性胰腺炎的外科治疗，早在1925年Lord Moynihan就曾采用单纯引流手术，但死亡率极高。以后，到20世纪60年代Watts、Colin等采用手术治疗获得成功，从此改变了外科治疗急性坏死性胰腺炎有害无益的论点。由于对急性坏死性胰腺炎的病情发展和病程演进的认识逐步深入，外科治疗的措施也不断发展，经过了一段曲折复杂的道路。至70年代急性坏死性胰腺炎已单纯依靠手术治疗，即明确急性坏死性胰腺炎的诊断，就及时进行手术。手术方式从单纯引流发展到灌洗引流术、坏死组织清除术和规则性胰腺切除术，手术由小到大、由简单发展到复杂，但是无论采用什么手术方式均未能阻止胰腺坏死的继续发展。因此迫使常规术后进行有计划地再扩创手术。由于通过外科手术治疗后，容易引起继发感染、增加并发症，为此进行了动物实验和临床病例总结，发现胰腺坏死不一定都有感染，没有感染的胰腺坏死，可以通过纤维肉芽组织的增生使胰腺得到不完全性的修复。同时发现急性出血性胰腺炎造成死亡的原因，并不是胰腺坏死的本身，而是由胰腺坏死引起的并发症，这些并发症又与胰腺坏死继发感染有关，因此感染成为急性坏死性胰腺炎治疗失败的关键。上海瑞金医院张圣道教授提出了急性坏死性胰腺炎的“个体化治疗”方案。以胰腺坏死有无感染来决定手术与否，就是胰腺坏死有继发感染者手术治疗，胰腺坏死无感染者，则非手术治疗，若在非手术治疗过程中病情有恶化加重或产生并发症时应转为手术治疗。这样使原来单一的手术治疗变为“手术治疗”和“非手术治疗”的双轨制治疗方式。为了进一步完善“个体化治疗”方案，现在不仅以胰腺坏死感染与否来决定手术，而且在手术前均需采取营养支持治疗，使机体提高抗病能力，改善全身情况。重症病人易于出现胃肠道功能障碍，肠道黏膜完整性丧失，肠道通透性增加，肠道动力减弱，这些因素可增加细菌移位的发生风险。对于坏死性胰腺炎病人，只要病人胃肠动力能够耐受，要尽早实行肠内营养，可预防“肠源性感染”。急性坏死性胰腺的清创治疗要避免在早期急性阶段（发病2周内）进行，应尽量推迟至4周后，早期剖腹清创并发症发生率及死亡率均较高。另外，手术干预宜采用升阶梯治疗模式：以经皮引流（如彩超或CT引导下经皮穿刺置管引流术）或透壁内镜引流（如内镜超声经胃或十二指肠穿刺支架引流）为首，对于引流无法处理的大量固体坏死，可采用经皮微创或经内镜下坏死清除，若微创手段干预无效则进行开放手术清创。

通过20余年对急性坏死性胰腺炎外科治疗的临床实践，上海瑞金医院外科张圣道教授按胰腺炎的病因、病情进展和病程演变的规律提出一套比较合理的治疗方案（图113-1）。

【适应证】

1. 急性坏死性胰腺炎伴有胰腺坏死继发感染者：确立胰腺坏死感染的诊断有以下3个条件。①临床上在只有胰腺炎的症状而没有其他感染灶的情况下体温>38.5℃，白细胞>20×10^9/L；②腹膜炎症状明显，腹膜刺激征范围超过上腹部两个象限；③在CT导引下做胰腺坏死穿刺，穿刺物作涂片找细菌，阳性有诊断价值。

2. 经非手术治疗，在治疗中症状体征恶化者，如并发腹内高压和腹腔室间隔综合征者。

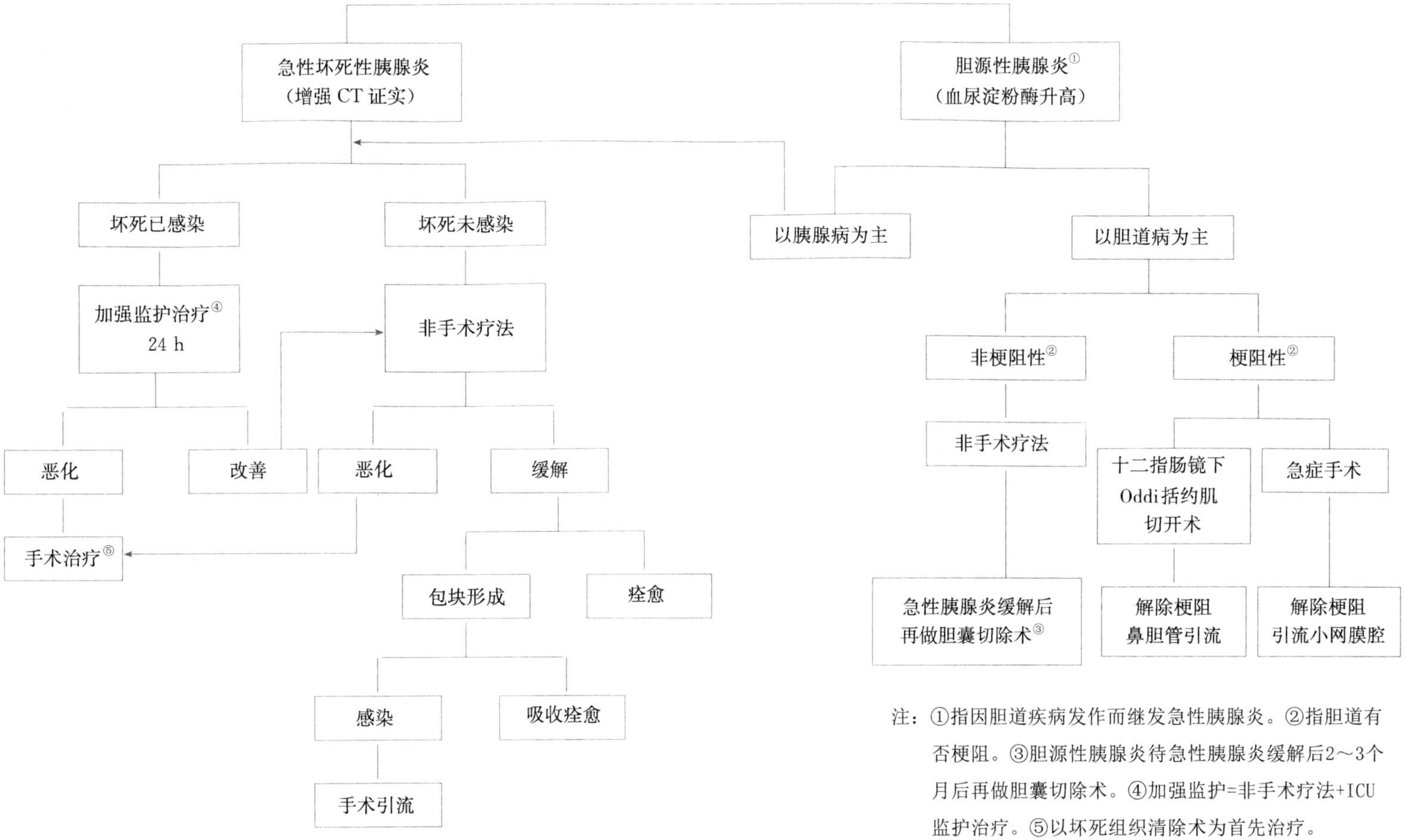

注：①指因胆道疾病发作而继发急性胰腺炎。②指胆道有否梗阻。③胆源性胰腺炎待急性胰腺炎缓解后2～3个月后再做胆囊切除术。④加强监护=非手术疗法+ICU监护治疗。⑤以坏死组织清除术为首先治疗。

图 113-1　急性胰腺炎外科治疗方案图解(外科收治的急性胰腺炎)

3. 急性坏死性胰腺炎，经非手术治疗后病灶局限，形成脓肿者。

4. 急性坏死性胰腺炎经非手术治疗后胰腺或胰外病灶局限形成包块经久不消者。

5. 急性胆源性胰腺炎有明显胆道梗阻者。

6. 急性腹膜炎原因不明者。

【禁忌证】

1. 年老体弱不能耐受手术者。

2. 有严重合并症如严重心脏病、凝血功能障碍或其他系统严重病变不能经受麻醉或手术者。

3. 严重休克和水、电解质失衡尚未纠正。

4. 严重糖尿病尚未纠正者。

【术前准备】

1. 完成术前各项必要检查（如血、尿常规，凝血功能，肝功能，肾功能，电解质，血气分析，心电图，胸片等）。

2. 做全腹 CT 增强扫描（有困难者做 B 超），了解胰腺病变部位和胰外侵犯的范围。

3. 深静脉插管以便纠正水、电解质紊乱，补充血容量和营养支持治疗。

4. 选用恰当的广谱抗生素。

5. 置胃管、导尿管。

【麻醉】行气管内插管静脉复合麻醉或连续硬膜外阻滞。全身麻醉优于连续硬膜外阻滞，因全身麻醉时供氧充分，易纠正低氧血症。

【手术步骤】

1. 体位：一般情况下取平卧位，若取后腹膜途径时则取左或右侧斜卧位（一般倾斜 30°～45°）。

2. 切口：在术前明确诊断急性坏死性胰腺炎者，则作上腹部两肋缘下弧形切口为宜，切口距肋缘下 3～5 cm，切口两侧到腋前线，也可按病变所在部位作适当延长或缩短（如胰腺头部坏死，则切口左侧可适当缩短些）。如果术前未明确诊断者，则作上腹部正中切口。探腹时若诊断为胰腺坏死，则根据具体病变范围，必要时增加左侧或右侧横切口，使胰腺病灶暴露更清楚，坏死病灶清除更彻底（图 113－2）。

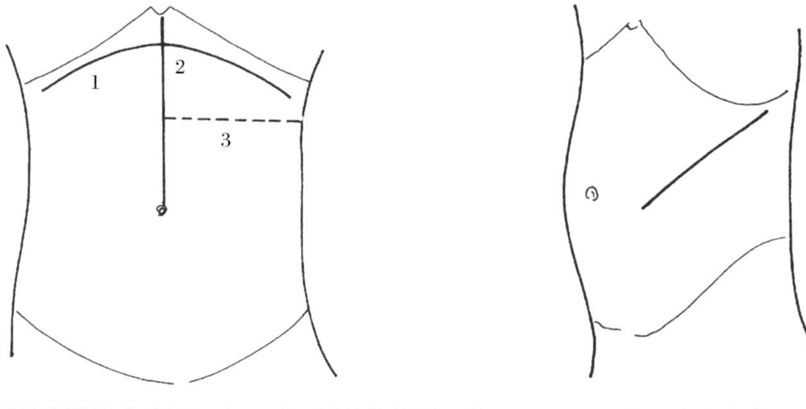

a. 急性坏死性胰腺炎常用手术切口（1、2），需要向左侧延伸（3）　b. 左腰腹部腹膜外切口

图 113－2　手术切口

若决定作腹膜后途径，则选作“肾切除”切口，沿第 12 肋缘下约 2 指水平，沿第 12 肋前 2/3 部分指向脐下 2 指水平切开皮肤肌肉各层到达腹膜，绝不切开腹膜。

3. 手术探查：进入腹腔后，首先了解腹腔渗出液的颜色、性质（浆液性、血性或脓性）和量。并了解渗出液有无臭味，抽取少量渗液做涂片、培养（包括一般细菌、厌氧菌和真菌）和抗生素药物敏感试验，另外取渗液测定淀粉酶和脂肪酶，接着探查大网膜、肠系膜等处有无皂化斑，吸取腹腔渗液后，作腹腔内全面探查，了解肝、胆、脾、胃、小肠、结肠等情况。最后探查胰腺及胰外侵犯情况。

（1）胰腺探查：胰腺显露一般有下列途径。

1）胃结肠韧带途径：切开胃结肠韧带，保留网膜血管弓（必要时可切断胃短血管，使胃大弯与脾分离），将胃向上牵开，分离胃后壁与胰腺粘连，显露整个胰腺前面，是显露胰腺的首选途径。

2）肝胃韧带进路：将肝胃韧带（小网膜）切开，向左、右延伸撑开后，即可暴露胰腺上缘，分离胃胰粘连，显露胰腺。但是手术野较小，游离胰腺与胰床间也不便，因为胰腺游离一般从胰腺下缘开始为妥。

3）横结肠系膜途径：从横结肠系膜无血管区进入，但由于横结肠系膜有很多血管特别是结肠中动脉不能损伤、结扎，故手术野很小，胰腺暴露也不充分，所以一般情况下不选用这个途径。

通过胃结肠韧带途径，显露胰腺前面，为了了解胰腺的情况，先游离胰腺包膜，见包膜有坏死而实质完好或包膜下积血引流后实质未见坏死则为胰包膜坏死和包膜下积液，为了充分了解胰腺全貌，胰腺游离应从胰体下缘切开胰包膜，向胰腺深面与胰床之间分离，便可到达胰腺与胰床之间间隙，在胰腺深面继续用手指钝性分离，向上到胰腺上缘，游离时应注意不要损伤脾动、静脉，向左扩展到胰腺尾部，向右扩展到肠系膜上血管，扩展时，要注意保护肠系膜上血管。胰腺深面的分离，若分离的间隙正确，一般是不出血的，若在开始分离过程中，有较多出血则大多数情况下是误入胰腺实质。此时，应该立即停止分离，另找正确的分离面，再继续分离，使胰腺体尾部完全游离。探查胰腺，若有大片黑色的坏疽，则病变已属晚期，病灶为灰黑色，应沿病灶边缘向深部解剖到胰实质，实质完好，为胰周围脂肪坏死。实质病变则为胰腺坏死。若需进一步探查胰头部，可分离十二指肠第二段，切开后腹膜，逐步游离十二指肠和胰头部，使胰腺完全游离，并可充分了解胰腺头部和十二指肠壁有无坏死及侵犯。

（2）胰外侵犯的探查：结肠上主要在小网膜囊及肝十二指肠韧带，因病变部位较浅易发现。结肠下主要是肠系膜血管根部、左结肠后、右结肠后以及左肾周围和右肾周围。当胰外侵犯较为严重时可以在腹膜后广泛弥散造成腹膜后分离（图 113－3）。

1）左结肠后侵犯的探查：左结肠后侵犯较为常见，探查时，先游离结肠脾曲，再在左结肠后区向下解剖直到左髂窝、乙状结肠后区，向内分离到肠系膜血管根部，将整个受侵区敞开，清除渗液和坏死组织，在肠系膜血管根部左侧要高度注意十二指肠空肠曲。

2）右结肠后侵犯的探查：游离结肠肝曲，向下沿右结肠后区分离到回盲部，当游离到胰头前时，应主动结扎切断胃结肠静脉共同干的结肠支，以免静脉血管破裂发生出血（图 113－4）。

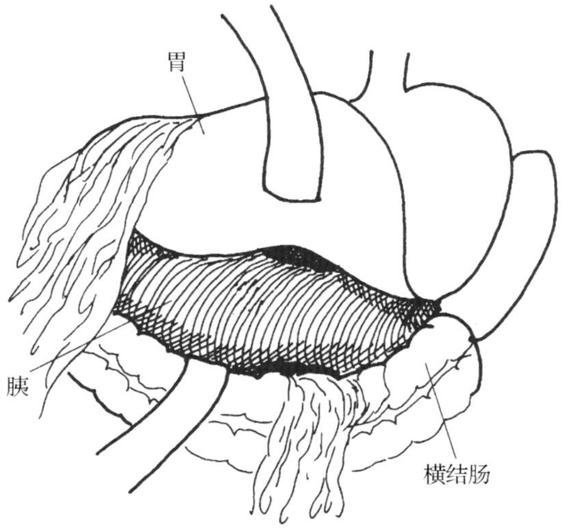

图 113－3　通过胃结肠韧带显露胰腺

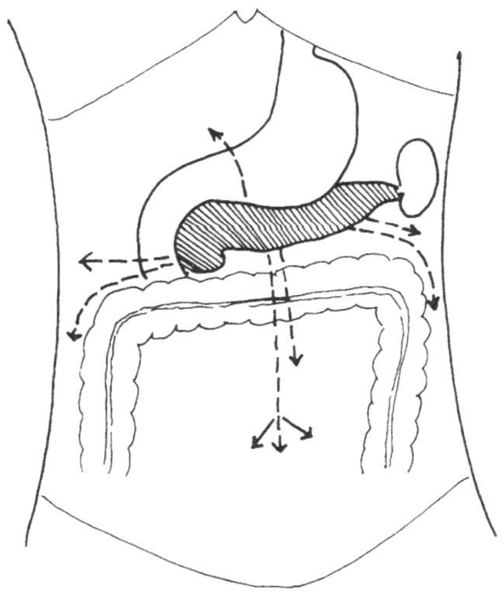

图 113－4　急性坏死性胰腺炎腹膜后侵犯扩展的途径

急性坏死性胰腺炎病人，在术前应该先做CT增强扫描。通过CT扫描，能了解胰腺病变的部位和程度及胰外侵犯的范围，以便术中有的放矢地进行探查和病灶清除，这样可避免因探查而造成过大的组织分离，从而减少手术的创伤。

4. 手术方式：急性坏死性胰腺炎的手术方式一般有3类，即灌洗引流术、坏死组织清除术和规则性胰腺切除术。

（1）灌洗引流术：是从单纯被动引流的基础上发展而来，因为单纯引流是被动地等待渗液外流，引流不畅。灌洗引流术是主动引流，并且通过灌洗使有害的酶性渗出液得到稀释，应用双腔管负压吸引，使渗出液体能主动地、及时地排出，这样既稀释酶性毒素，又能快速排尽渗液，使机体减少毒素吸收从而得到治疗。

1）手术指征：①胰腺周围脂肪或胰腺包膜坏死；②胰腺包膜下出血；③晚期胰腺脓肿。

2）手术步骤：在胰腺及胰外探查的基础上，将胰包膜切开，排出包膜下积液和血液，同时切除坏死包膜和坏死的脂肪组织，在胰腺充分游离下于小网膜囊放置三腔灌洗引流管（图113-5）。

（2）坏死组织清除术：是针对胰腺实质坏死的一种手术方法，这种手术方法是通过刮匙、刀柄或手指挖除胰内的坏死组织，对胰外坏死组织也能一并清除。其优点是手术简单、易行、创伤小，不受炎症范围或病灶部位的限制，是目前急性坏死性胰腺炎最常用的手术方式。坏死组织清除后，胰床用双套管负压引流（图113-6）。

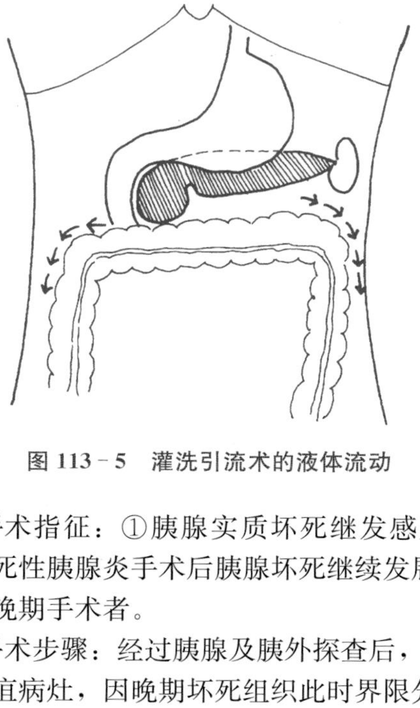

图113-5 灌洗引流术的液体流动

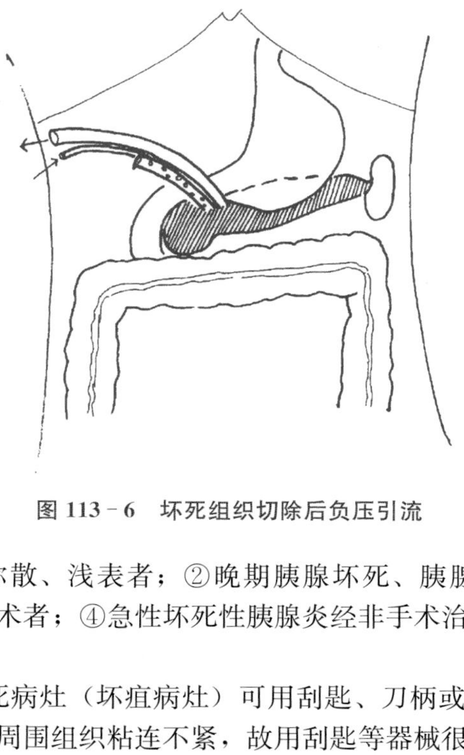

图113-6 坏死组织切除后负压引流

1）手术指征：①胰腺实质坏死继发感染，病灶弥散、浅表者；②晚期胰腺坏死、胰腺坏疽者；③急性坏死性胰腺炎手术后胰腺坏死继续发展需再次手术者；④急性坏死性胰腺炎经非手术治疗后病灶局限需做晚期手术者。

2）手术步骤：经过胰腺及胰外探查后，对晚期坏死病灶（坏疽病灶）可用刮匙、刀柄或手指等方法挖除坏疽病灶，因晚期坏死组织此时界限分明，多与周围组织粘连不紧，故用刮匙等器械很容易予以清除。对一些坏死组织界限不清，坏死尚未达到坏疽程度的病灶要仔细、耐心地用钝、锐性相结合的方法清除。具体步骤是先在坏死灶的边缘切开，再用卵圆钳或鼠状钳将坏死灶向上提起，然后用一剪刀尖呈半开半闭状态，沿病灶边缘向中心推铲，必要时轻轻剪一下，直到切除坏死灶。对一些早期坏死病灶，坏死与周围组织不易分离，而且很易出血，常因出血而阻碍了坏死灶的清除，因此对这些病灶可暂时保留，治疗后使病灶局限再作处理。在清除过程中，当坏死灶底部的小血管出血时，切勿用止血钳钳夹，宜以手指轻轻压住，然后用细针细线缝扎止血。

（3）规则性胰腺切除术：包括左半胰切除术、胰腺次全切除术和全胰切除术。若胰腺坏死病变局限于胰腺尾部可做左半胰切除术。病变局限于胰腺体尾部则做胰腺次全切除术。当胰腺严重坏死时胰腺与胰床间的正常解剖关系是否消失，能否做胰腺规则性切除术？由于坏死病变的影响，很多小血管都已栓塞，胰床与坏死胰腺之间仍有一自然间隙存在，只要能在此间隙内操作，分离比较容易，出血也不多。由于此手术比较复杂，手术范围过大，创伤较严重，对术者技术要求非常高，加上急性坏死性胰腺炎时，病人炎症严重，全身情况差，手术后并发症发生率较高，故目前在一般情况下很少选择此手术方法。

1）手术指征：①胰腺实质坏死灶深而集中，并有继发感染者；②病灶局限于胰腺尾部，做胰腺体尾部切除术；③病灶局限于胰腺体尾部，做胰腺次全切除术；④全胰坏死伴有十二指肠壁坏死者，做全胰切除术。

2）手术步骤：按胰腺及胰外探查时的操作步骤，分离胃结肠韧带，暴露胰腺，然后从胰体下缘分离胰腺与胰床间隙，向上到达胰腺上缘，向右到达胰腺钩突，注意不损伤肠系膜上血管，向左分离到胰腺尾部后，再继续分离到脾肾韧带，在明视下切断脾肾韧带，然后将胰腺包括脾脏一起由左向右缓慢翻转，切忌暴力，以免使脾静脉与门静脉交界处撕破出血。将胰腺翻转后，寻找脾动、静脉：由于胰腺严重水肿和坏死，故难以分辨脾动、静脉，只能通过触诊进行解剖，暴露脾动、静脉，分别加以分离、结扎、切断。从胰腺深面，脾动、静脉残端左侧开始，用手术刀及刀背作半钝性半锐性分离，边分离边结扎胰腺血管和胰管，胰腺切断的方向，左半胰切除时，切断线从脾动、静脉残端左侧开始，垂直向胰腺浅面，在胰颈、体交界处切断胰腺。若胰腺次全切除术，切断线开始与左半胰切除术相同，当到达门静脉浅面时，切断线转向门静脉的浅面，向十二指肠方向进行。完全切断胰腺，切胰线呈“ㄣ”状。胰腺切断后，残端可用血管线缝合加固预防术后胰漏（图 113－7）。

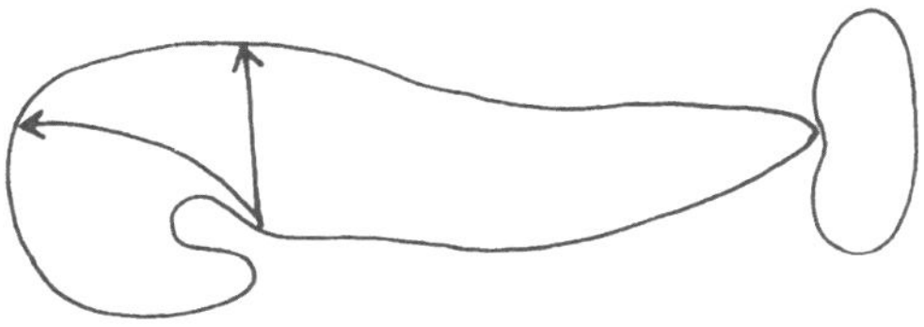

图 113－7　胰腺切断的平面

5. 术式的选择：急性坏死性胰腺炎常用的手术方式有 3 种，即灌洗引流术、坏死组织清除术和规则性胰腺切除术。这 3 种手术方式均有各自的手术指征。灌洗引流术主要针对胰腺包膜及脂肪坏死时选用，而坏死组织清除术和规则性胰腺切除术均对胰腺实质坏死伴有感染者应用。由于规则性胰腺切除术手术复杂、损伤大、术后并发症多，手术者要有一定临床经验，再加上任何手术方式都不能完全阻止胰腺继续坏死，因此规则性胰腺切除术要慎重选用。相反，坏死组织清除术，手术损伤较小，对机体打击不大，术后并发症也不多，特别是手术方法简单、有效、易行，是目前临床首选的手术方法。

6. 胰外侵犯处理：急性坏死性胰腺炎的胰外侵犯，以小网膜囊、肠系膜根部、左结肠后区最为常见。按上海瑞金医院统计 243 例急性坏死性胰腺炎中，小网膜囊侵犯 181 例，占 74.49%；肠系膜根部侵犯 152 例，占 62.55%；左结肠后区侵犯 105 例，占 43.20%。这些胰外侵犯若不被清除，术后可导致严重并发症如出血、感染、脓肿等。因此在术前可通过全腹部 CT 增强扫描来确定胰外侵犯的部位及范围，以便手术时对胰外侵犯区作有目的地详细探查，并将坏死组织一并清除。通常我们游离清除胰腺坏死组织前，先游离和探查左、右结肠后区，这样一方面可以清除胰外侵犯区的积液和坏死组织，另一方面游离了结肠脾曲和肝曲后，胰腺下缘立即被显露，这样便于胰体、尾部的游离探查。若左右结肠后区无侵犯，而结肠又妨碍我们显露胰腺下缘，则仍可先作横结肠肝曲和脾曲的游离，以便显露胰腺下缘探查胰腺。

7. “三造口”问题：“三造口”是急性坏死性胰腺炎手术中常用的辅助手术。所谓“三造口”即是减压性胃造瘘、营养性空肠造瘘和探查、减压性胆道引流。由于过去急性坏死性胰腺炎的手术指征是只要明确坏死性胰腺炎诊断即行手术，再加上手术本身不能完全制止胰腺坏死的继续发展，需多次有计划地扩创手术，造成术后胃肠功能长期不能恢复。故术后“三造口”很有必要。但现在由于对急性坏死性胰腺炎的病情发展进一步了解，特别采用“个体化治疗”方案和双轨制治疗，同时加强营养支持治疗后，晚期手术在急性坏死性胰腺炎中占重要地位，也就是待病变较成熟、病灶局限后再手术，这样术后恢复较过去明显加快，再手术清创的机会也大大减少。因此对“三造口”辅助手术就应按具体情况来决定。若为胆源性胰腺炎则胆道探查是必要的，有条件的要作胆道镜检或术中造影，探查后置T型管引流。胆总管探查引流比胆囊造瘘直接而有效。若遇肝十二指肠韧带区有明显水肿，显露胆总管有困难时，可考虑胆囊造瘘。至于胃造瘘和空肠造瘘，若急性坏死性胰腺炎病情不严重或胃壁侵犯较轻，则可不作胃造瘘，可术中留置鼻胃管，术后持续胃肠减压。但是空肠造瘘的重要性要超过胃造瘘，因为通过空肠造瘘可以增加营养支持，减少肠道外营养支持，这样既可防止深静脉导管的感染，又可减少因肠道废用而引起肠壁黏膜萎缩、肠道内细菌的转移和真菌的感染，所以手术时作空肠造瘘应比较积极。

8. 灌洗引流的安置：不论采用何种手术方法，均需在腹腔病灶部位安置灌洗引流系统，以便稀释和排出继续释放的有毒性的渗液和感染的坏死组织。灌洗系统由一根双腔负压吸引管加一根细的进水管（塑料或细的导尿管）组成（图113-6)。若早期手术，病灶尚未局限，一般在胰腺病变部位置一套三腔管；若胰外有严重侵犯感染区，如左、右结肠后区，则在胰外侵犯区也安一套三腔管；若不严重或坏死清除较彻底则不宜置放；若在后期手术，一般病灶局限，只要在局部的病灶内清除坏死组织后置一套三腔管。腹腔内在术时冲洗清除后，除病灶部位外，一般不再置引流管。术后可于灌洗液中加入抗生素持续冲洗引流。对已置放的三腔管要及时拔除，否则易产生压迫性消化道瘘。

9. 创口处理：若胰腺坏死及胰外侵犯不严重，手术清除比较彻底，或晚期手术时病灶局限易于清除者，术后创口一般给以关闭。若胰腺坏死感染严重，而且坏死组织清除有困难者，创口可考虑部分地适当地敞开，敞开伤口之底部为胰腺及小网膜区，创口上方为胃壁，下方为横结肠，一般在72h后均黏附在腹壁上，故胃或横结肠都不必与腹壁缝合，小肠也不会溢出。若胃壁或结肠壁缝合于腹壁则再次扩创手术分离时将带来人为的困难。敞开的伤口内可置10～20根乳胶引流管。一方面保证创口敞开，另一方面可以继续开放引流，逐步清除残留的和新生的坏死组织。填塞的引流管一般在3d后逐步地部分拔除，用湿纱布替代填塞。敞开创口的目的，首先使胰腺及小网膜囊区充分引流，其次是通过创口便于对病灶的观察和坏死组织的清除。

【手术经验与有关问题讨论】

1. 术前结合全腹部CT增强扫描了解胰腺及胰外坏死病灶的部位和范围，以便仔细地做好手术的计划。

2. 腹腔探查是重要的一环，要结合术前CT扫描充分了解胰腺及胰外病变的性质和范围，特别对胰腺病变一定要分辨是胰腺包膜脂肪坏死还是胰腺实质坏死，是胰腺实质散在坏死还是较集中大块坏死，从而决定手术方法。对胰外探查不要遗漏病变。

3. 探查胰腺时，一定要从胰腺体部下缘找到真正的胰腺与胰床间隙，然后才逐步游离，不然会损伤胰腺实质，并有较多出血。游离胰腺与胰床间隙过程中要保护脾血管和肠系膜血管。

4. 对一些界限不清或未成熟的胰腺坏死病灶，不要强行清除，不然会有严重出血。对肉眼所见的“坏死”病灶，一定要区别是否是胰腺真正的实质坏死。分辨方法是用剪刀剪开“坏死”核心部，不出血是真正的坏死。至于胰腺的出血、缺血灶或变性病灶，这些病灶均是可逆的病变，不一定要切除。

5. 在胰腺坏死灶清除过程中，常常有坏死灶底部小血管出血，对于这类出血切勿用止血钳钳夹宜以手指轻压，然后用细针细线缝扎止血。

6. 对结肠后胰外侵犯病灶，一定要游离结肠的脾曲和肝曲，否则不易彻底清除坏死病灶。

7. 术中于病灶部位准确放置引流管，必要时可于胰床留置多根引流管，术后持续对冲引流。

【术后处理】

1. 保持所有灌洗引流系统通畅，观察和记录每一套灌洗系统引流的性质和量。

2. 每套灌洗系统洗出液均需作细菌培养和淀粉酶测定。

3. 术后及早给予促肠道动力药物，包括生大黄、硫酸镁、乳果糖等，可应用谷氨酰胺制剂保护肠道黏膜屏障。芒硝外服可能有助于肠道功能的改善。

4. 术后给予高能营养支持，先予全肠道外营养（TPN)，待肠道功能恢复，可以从空肠造瘘内滴注营养液或逐步恢复口服（TPN逐步转为TEN）。可先采用短肽类制剂，再逐渐过渡到整蛋白类制剂。

5. 对严重感染者，除加强灌洗引流、使用有效抗生素外，还应加用抑制胰腺酶分泌药物。可用奥曲肽200 μg，每12小时皮下注射，或生长抑素250μg/h持续泵入。

6. 严密观察临床病情发展，通过敞开创口观察胰腺坏死的进展，对创口未敞开者，则定期CT增强扫描复查，以便了解胰腺及胰外坏死的进程。

7. 每天测定血、尿淀粉酶和血气分析，每周测1～2次肝肾功能，维持电解质和内环境稳定。

8. 对于伴有急性肺损伤的病人应给予鼻导管或面罩给氧，进展至ARDS时，需采用机械通气呼吸机支持治疗；伴有肾衰竭的病人，需持续性肾脏替代治疗。

【术后再清创问题】

急性坏死性胰腺炎的胰腺坏死一般都是多发的、散在的，病变的程度也不一致，再加上胰外侵犯，所以早期手术无论采用何种手术方式都不可能一次就彻底地清除所有坏死组织，同时手术也不可能使胰腺病变停止发展。因此对于选择早期手术的病人，必然会有残留或新生的坏死组织存在，需要再次手术给以清创。在再次手术清创前，应先作CT增强扫描，充分了解胰内外残留或新生的坏死组织的部位和范围，以便于再清创时可以选择适合的切口，作比较彻底的清除，减少术后多次反复地再清创。通过“个体化治疗”方案后，对于晚期手术者，因手术时大部分胰腺坏死病灶已“成熟”并局限，有些未感染的散在坏死组织被吸收机化，因此，通过一次手术使“成熟”的局限的坏死组织能比较彻底地清除，这样术后再次手术清创的机会大大地减少。何时再清创？过去强调术后7 d左右进行1次，但现在有CT增强扫描，故再清创的时间应按临床具体情况结合CT增强扫描来决定。

【术后并发症、预防与处理】

急性坏死性胰腺炎对生命的威胁，除少数暴发型的病例外，主要不在疾病本身，而常常取决于并发症。故对并发症的预防和处理已成为提高急性坏死性胰腺炎治疗效果的重要环节。急性坏死性胰腺炎术后常见并发症为出血、瘘及感染。

1. 出血：是急性坏死性胰腺炎术后较常见的并发症，一般出血有以下3种情况。

（1）创口局部出血：出血量不大，对血流动力学无影响。大多是肉芽创面损伤或感染炎症而引起出血，只要采用填塞治疗或加强局部灌洗治疗一般很容易治愈。

（2）局部较大血管被灌洗引流管压迫导致血管壁坏死破裂出血或被感染坏死组织腐蚀后继发出血：这类出血一般出血量大，很猛烈，易导致全身血流动力学改变，必须立即手术止血。增强CT是诊断大血管出血的最佳方法，其表现为腹腔内局限性或弥漫性高密度积液征象。选择性动脉造影可准确显示出血血管、出血量以及出血速度，并为治疗抉择提供依据。经皮出血动脉栓塞术（PAE）是紧急止血最有效的方法，明确出血位置后给予栓塞物质如明胶海绵微球或弹簧圈以控制出血。PAE治疗假性胰腺囊肿动脉瘤破裂出血的成功率高，可以迅速控制非感染性出血如胰腺囊肿腐蚀性动脉瘤的大出血，并可作为感染性大血管破裂出血的急救措施，为进一步手术治疗创造机会。后续开放手术清除胰周坏死组织，并安置局部灌洗引流，若处理及时，大多数病人还是能挽救的。

（3）消化道出血：对上消化道出血者，最好立即用胃镜检查，若被诊断为应激性溃疡出血，应采用冰盐水加去甲肾上腺素溶液通过胃管持续灌洗，同时，全身使用止血药和制酸药，出血往往是可以止住的。为了预防应激性溃疡的发生，可以在术前或术后加用质子泵抑制药如奥美拉唑、泮托拉唑等药物。若胃镜证实为胃外感染坏死组织直接腐蚀胃壁，造成局部炎性溃疡糜烂出血，或灌洗引流管压迫造成局部糜烂穿孔出血，要立即手术治疗。手术既要作局部止血，更重要的是要清除感染坏死组织或调整引流管放置的部位，并加强灌洗。若为下消化道出血，大多数是结肠被胰外感染坏死组织腐蚀所致，应立即手术切除出血肠段，并在局部清除感染坏死组织后加强灌洗。

2. 瘘：空腔脏器瘘包括小肠瘘、结肠瘘及胃瘘，实质脏器瘘为胰瘘。

（1）空腔脏器瘘的原因是胰腺和胰外的坏死组织感染侵犯到肠管或因腹腔灌洗引流管机械性压迫所致肠壁缺血坏死而造成肠瘘。诊断上除明确有无肠瘘外，还应该进一步查明肠瘘所在的部位。肠瘘的处理，由于瘘管大多与小网膜腔直接相通，瘘液将使创口感染，所以首先将瘘口与敞开的创口隔开，故结肠瘘应及早作近端结肠造瘘，胃瘘及小肠瘘先加强局部灌洗引流，部分胃瘘及小肠瘘能自愈，对不能愈合的则手术处理。在上述处理的同时，要加强营养支持及维持水、电解质平衡，还需使用消化道分泌抑制药如生长抑素、质子泵抑制药等药物。

（2）胰瘘：大部分急性坏死性胰腺炎经坏死组织清除术或规则胰腺切除术后，都会因小胰管的开放而产生胰瘘。但大多数在术后2～3周内能自愈，只有极少数病人经久不愈，形成窦道。对这些经久不愈者，需作加压窦道造影摄片，以了解有无残腔，有无合并其他空腔脏器瘘，以及胰管远端有无狭窄或中断。有部分病人，由于造影剂的化学刺激，造影后胰瘘窦道自行闭合，胰瘘也治愈了。通过造影对有残腔且合并其他空腔脏器瘘，以及胰管远端狭窄或中断者，都要采取手术治疗，同时要应用生长抑素等。通过上述治疗，绝大部分病例都可以治愈。

3. 感染：急性坏死性胰腺炎手术后，因疾病本身加上手术的打击使机体免疫力下降，因此术后可引起继发感染。感染分为局部残余脓肿、全身脓毒血症以及真菌感染。局部残余脓肿是一个严重并发症，若处理不当，最后可导致败血症及多器官衰竭。近年来，由于CT增强扫描的应用，使诊断及治疗都有了方向。一旦脓肿的诊断明确，应尽早手术引流，清除脓液和脓腔内的残留坏死组织，并安置有效的灌洗系统。通过B超或CT引导下经皮穿刺置管引流腹腔脓肿是一种较微创的手段。但由于急性坏死性胰腺炎所引起的脓肿脓液是很黏稠的，并有坏死组织存在，因此不易从留置导管内排出，且坏死组织涉及的病灶一般范围较广，结果往往仍需手术引流。经皮穿刺置管引流适用于：①局限于胰周及小网膜囊的坏死病变与积液；②腹膜后单腔坏死且范围不大；③坏死液化充分或合并感染的腹膜后脓肿；④术后局限的残余脓肿。脓毒血症要根据培养结果，采用针对性敏感的抗生素，同时加强营养支持，提高抗病能力。真菌的感染在早期不易被诊断，到后期又难以治疗，是后期病人死亡的重要原因。引起真菌感染的原因主要是长期不恰当地大量使用广谱抗生素，再加上较长期禁食，使肠道黏膜萎缩等因素，造成全身免疫功能低下，并发真菌感染。一旦真菌感染可使用氟康唑（大扶康）或两性霉素B治疗，可口服大蒜素胶囊。同时适当控制抗生素，在病情允许下尽快恢复饮食或空肠造瘘滴注，对真菌感染，只有早诊断、早治疗、早用药，才可以挽救生命。

〔文　宇〕

参考文献

［1］Kokosis G，Perez A，Pappas T N. Surgical management of necrotizing pancreatitis：an overview［J］. World J Gastroenterol，2014，20（43）：16106－16112.

［2］Worhunsky D J，Qadan M，Dua M M，et al. Laparoscopic transgastric necrosectomy for the management of pancreatic necrosis［J］. J Am Coll Surg，2014，219（4）：735－743.

［3］Reintam Blaser A，Starkopf J，Alhazzani W，et al. Early enteral nutrition in critically ill patients：ESICM clinical practice guidelines［J］. Intensive Care Med，2017，43（3）：380－398.

［4］Hollemans R A，Bakker O J，Boermeester M A，et al. Superiority of step-up approach vs open necrosectomy in long-term follow-up of patients with necrotizing pancreatitis［J］. Gastroenterology，2019，156（4）：1016－1026.

［5］van Santvoort H C，Besselink M G，Bakker O J，et al. A step-up approach or open necrosectomy for necrotizing pancreatitis［J］. N Engl J Med，2010，362（16）：1491－1502.

［6］Luckhurst C M，E I Hechi M，Elshsrkawy A E，et al. Improved mortality in necrotizing pancreatitis with a multidisciplinary minimally invasive step-up approach：comparison with a modern open necrosectomy cohort［J］. J Am Coll Surg，2020，230（6）：873－883.

第一百一十四章　胰腺脓肿引流术

Drainage of Pancreatic Abscess

胰腺脓肿是由于急性胰腺炎渗出局限形成包裹感染而成，或因胰腺坏死继发感染后被包裹形成胰腺脓肿。一般来说胰腺脓肿是急性坏死性胰腺炎的并发症，一旦胰腺脓肿被诊断，应立即手术。在手术前应先做CT或B超检查，明确脓肿的部位和范围，以便决定手术的切口部位和引流方式。

【适应证】

1. 急性胰腺炎胰腺坏死后感染形成脓肿者。
2. 任何原因引起的胰腺脓肿者。

【禁忌证】

1. 有明显心肺功能障碍不能耐受手术及麻醉者。
2. 高血压未控制者。
3. 高血糖未纠正者。
4. 凝血功能障碍未纠正者。

【术前准备】

1. 作CT或B超明确诊断，了解脓肿部位和范围。
2. 应用有效抗生素。
3. 术前置胃肠减压。
4. 术前选择性灌肠清洁肠道。
5. 术前流质饮食。

【麻醉】气管内插管全身麻醉或连续硬膜外阻滞。

【手术步骤】

1. 切口：一般作上腹正中切口，或按术前CT或B超等所了解部位决定作直切口或肋缘下切口。若为胰尾部脓肿有时考虑作后腹膜外引流，则可作肾切口等。

2. 操作步骤：进腹后寻找胰腺脓肿（可按CT或B超所示），找到胰腺脓肿，用纱布保护周围，先行穿刺，抽出脓液（将脓液送细菌培养和药敏），证实脓肿先切开小切口吸尽脓液，用手指探查脓腔，用盐水冲洗脓腔后，腔内置三腔引流管灌洗引流，引流管由皮肤戳孔引出。

【术后处理】

1. 保持引流管通畅。
2. 术后2～3 d内持续灌洗吸引引流，灌洗液中可加入抗生素。若引流液清亮，则可改为间隙灌洗持续负压吸引。
3. 按引流液培养结果应用有效抗生素。
4. 加强营养支持治疗。
5. 做引流液淀粉酶测定。
6. 若引流后形成窦道不愈合，可作窦道造影，了解原脓腔情况以便决定下一步治疗措施。

〔文　宇〕

第一百一十五章 胰腺假性囊肿内引流术

Internal Drainage of Pancreatic Pseudocyst

胰腺假性囊肿是急性胰腺炎、慢性胰腺炎和创伤性胰腺炎后的并非少见的并发症。由于胰腺实质或胰管的破裂，使胰液外溢，血性炎性渗出、组织坏死等液体积聚在网膜囊内刺激周围器官的腹膜，引起纤维组织增生，逐渐形成囊壁。因囊壁为没有上皮细胞覆盖的网膜囊包裹性积液故称假性囊肿。胰腺假性囊肿形成时间一般在2周以上，囊壁成熟需6～8周。囊壁厚度与时间成正比，囊肿的大小与原胰腺炎、胰腺损伤的严重程度及胰管梗阻的程度有关。假性囊肿多见于胰腺体尾部，但是头部或颈部也有发生。临床上，在上腹部可触到包块，最多见于上腹中部或左上腹。通过增强CT、超声、MRCP和经纤维十二指肠镜逆行胰胆管造影（ERCP），均可显示假性囊肿的部位和大小。在早期假性囊肿，囊壁尚未成熟，无严重感染，囊肿增长速度不快，可以在超声的检查随诊下做非手术治疗。一旦囊肿有感染，或囊肿增大过快时应急诊手术，由于囊壁未成熟手术只能作外引流。当囊壁成熟，囊肿不能自行消散，而且囊肿可能有破裂、感染等并发症，临床症状明显者（如压迫胃肠道引起消化道症状），应及时地早行手术。手术方式按囊肿周围炎症情况及囊壁成熟度决定做内引流或外引流。在囊壁已成熟的情况下应尽量争取做内引流，因外引流后可能存在胰液及电解质长期损失，伤口局部皮肤受引流液刺激，还可能形成窦道，经久不愈，需要再次手术治疗。即使窦道愈合，囊肿的复发率也极高。当囊肿形成在8周以上，囊肿无明显感染，也无促使囊肿破裂的现象，这时可以在超声的监察下，继续做非手术治疗，并且加强营养支持治疗，一部分病人囊肿逐渐缩小，甚至消失，可免于手术。若囊肿形成后，在观察治疗过程中，囊肿突然明显缩小或者消散时，有可能囊肿与空腔脏器（如胃、十二指肠等）粘连穿孔形成内瘘，成为自然的内引流，这些病人部分有腹泻等症状，但无腹膜炎体征故无需手术治疗；另外也可能因囊壁破裂，囊液流入腹腔，形成大量腹水和腹膜炎，对这类病人应急诊手术，手术时首先吸尽腹水，探查囊肿，找到囊肿破裂处，了解囊肿腔内和囊壁情况，决定作内引流或外引流。若囊壁尚未成熟应作外引流为妥，以免内引流后造成吻合口漏等并发症。若囊壁成熟应作内引流为佳。若囊肿形成已超过8周，囊壁成熟，囊内未感染，囊肿不缩小不消失，也不明显增大，但有临床症状时可以择期做内引流术。

囊肿-空肠 Roux-en-Y 吻合术

【适应证】

1. 胰腺假性囊肿形成在8周以上，囊壁已成熟，囊肿不能自行消散者。
2. 胰腺假性囊肿应用其他手术方法治疗后复发者（如外引流或置管引流者）。
3. 胰腺假性囊肿外引流后窦道形成，经久不愈者。

【禁忌证】

1. 年老体弱不能耐受手术者。
2. 有严重合并症如严重心脏病、凝血功能障碍和严重呼吸道病变等，不能经受麻醉或手术者。
3. 水、电解质紊乱未纠正者。
4. 血糖增高而未纠正者。

【术前准备】

1. 纠正水、电解质平衡。

2. 提高血清白蛋白、血红蛋白水平等。

3. 应用高能营养提高全身营养情况。

4. 血糖测定有高血糖者加以纠正。

5. 术前根据需要选择做肠道准备如术前流质、服泻药及灌肠排空结肠。

6. 手术当天早晨手术前置胃肠减压管。

7. 术前 CT 或 B 超了解胰腺囊肿的部位，利于手术探查及手术的选择。

8. 术前预防性抗生素应用。

【麻醉】气管内插管全身麻醉或连续硬膜外阻滞。

【体位】仰卧位。

【手术步骤】

1. 切口：上腹正中切口，或按囊肿侧的旁正中切口。需要时可以切除剑突，增加暴露。

2. 探查：进入腹腔后先作全面探查。接着了解囊肿与周围脏器关系，决定吻合的部位。

囊肿一般突出于三个部位：即胃小弯之上、胃大弯与横结肠之间以及横结肠之下（图 115－1）。囊肿突出于胃小弯之上时，将胃推向左下，小网膜明显鼓起，其余两类均将胃推向右上，囊肿突出于其下，这是常见囊肿部位。同时探查囊肿大小、囊壁成熟与否。

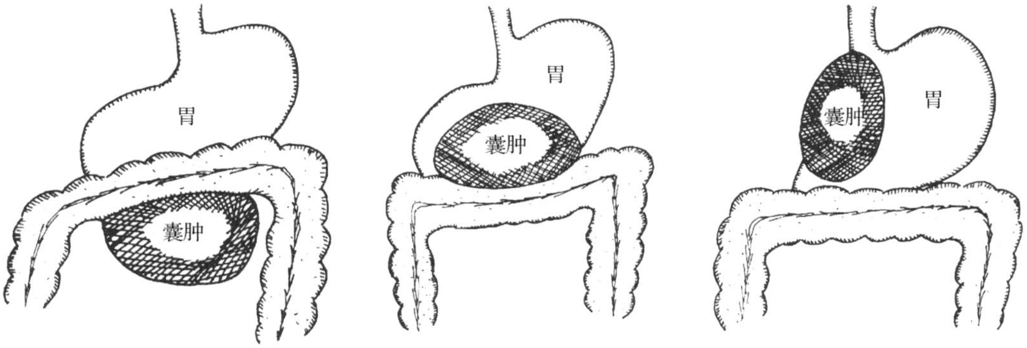

a. 向横结肠系膜突出　　b. 突向胃大弯下缘　　c. 突向小网膜

图 115－1　假性胰腺囊肿与胃及横结肠的关系

3. 操作步骤：切开胃结肠韧带，分离显露假性囊肿，用纱布保护囊壁，在囊肿较低位准备作吻合处穿刺，抽出囊液送验淀粉酶及细菌培养加药敏。然后在囊壁穿刺点处用尖刀片刺破囊壁，扩大囊壁切口（注意勿损伤囊底的囊壁），并将囊壁作一梭形切除送病理检查。用手指探查囊腔了解囊腔是否与周围脏器相通，是否多房性，若是多房则分开房隔使其相通成一个腔，房隔切开前先作穿刺以防周围粘连的内脏、血管被切开。囊肿探查处理完毕，囊壁切口待与空肠作吻合。空肠距屈氏韧带 15～20 cm 处，先切断结扎 1～2 个血管弓，分离肠系膜后，切断空肠。空肠远段须加以适当游离，游离长度关键在于如何适当地结扎血管支，但是必须保证血管弓完整，保证肠段的血液供给。远端空肠的游离长度以达到与囊肿吻合无张力为度。

将已游离之空肠远端从结肠后通过横结肠系膜（系膜无血管区）与原定之囊肿吻合处进行端端或端侧吻合，空肠与囊肿吻合以一层全层间断/连续缝合，吻合口尽量大一些。

距空肠－囊肿吻合口约 50 cm 处的远段空肠，做空肠近段与远段端侧吻合术，吻合可采用曾宪九改良法（图 115－2）。即将远段空肠距空肠-囊肿吻合口 50 cm 处作空肠半周径切开与近段空肠作侧端一层全层间断吻合。吻合完毕后将吻合口以上的两段空肠襻并拢缝合固定数针，这样使食物顺向通过吻合口，不易反流入囊肿内，近段空肠系膜与远段空肠系膜缝合，以免形成内疝。

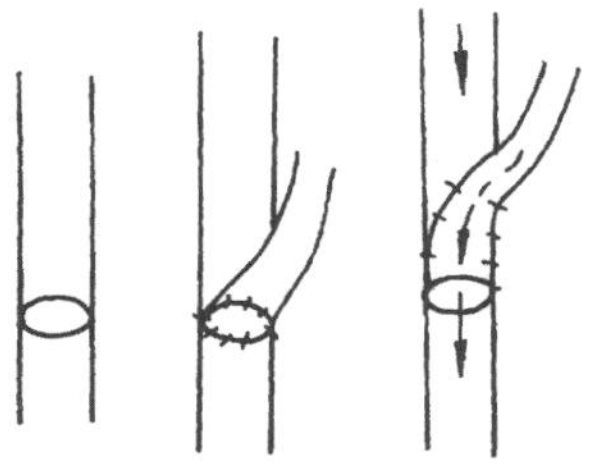

a. 半环形空肠-空肠吻合，前面观

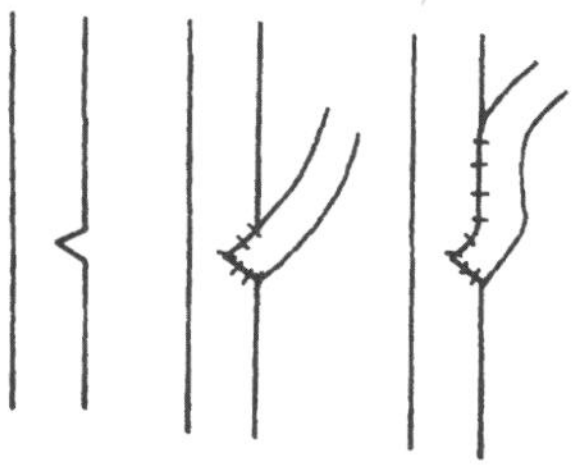

b. 侧面观

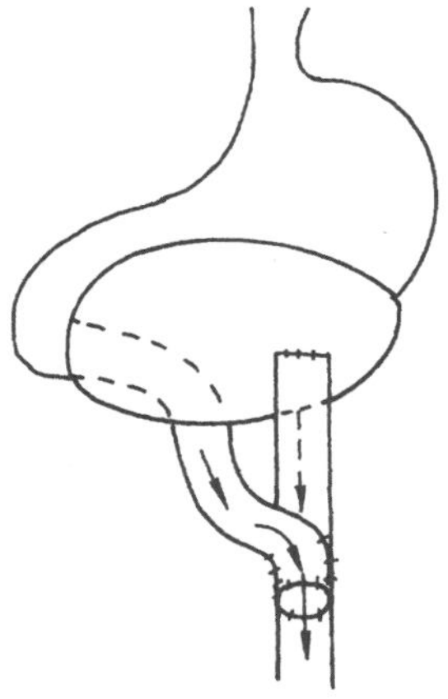

c. 囊肿-空肠 Roux-en-Y 吻合

图 115-2 曾宪九改良 Roux-en-Y 空肠结合

4. 术式选择：囊肿内引流有囊肿-胃、囊肿-十二指肠、囊肿-空肠及囊肿-空肠 Roux-en-Y 吻合术。前三种手术为囊肿与空腔脏器直接吻合，一般适用于囊肿与某一脏器紧密粘连，分离有困难时可以应用，操作也方便，但是这种手术方式可以使胃肠道内容物反流入囊肿内而使囊肿腔内感染，症状明显。囊肿-空肠 Roux-en-Y 吻合术操作略复杂，但是它不使肠道内容物反流入囊肿内，故为目前做囊肿内引流的最佳手术方式。

【术后处理】

1. 术后继续胃肠减压，视情况可考虑早期拔除胃管。
2. 待肠功能恢复后可逐步进食。
3. 可考虑在出院前做钡餐胃肠检查，了解有否钡剂逆流入囊肿内。
4. 加强营养支持治疗。

〔文 宇〕

参考文献

[1] Varadarajulu S, Bang J Y, Sutton B S, et al. Equal efficacy of endoscopic and surgical cystogastrostomy for pancreatic pseudocyst drainage in a randomized trial [J]. Gastroenterology, 2013, 145 (3): 583-590.

[2] Saluja S S, Srivastava S, Govind S H, et al. Endoscopic cystogastrostomy versus surgical cystogastrostomy in the management of acute pancreatic pseudocysts [J]. J Minim Access Surg, 2019, 16 (2): 126-131.

[3] Rasch S, Notzel B, Philip V, et al. Management of pancreatic pseudocysts—A retrospective analysis [J]. PloS One, 2017, 12 (9): e0184374.

第一百一十六章　慢性胰腺炎的手术

Operations of Chronic Pancreatitis

慢性胰腺炎是一种有不同病因、病理过程和临床特点复杂的疾病。临床表现为持续性腹痛，可伴有胰内、外分泌功能不全。病理改变为局部，节段性或弥漫性的不规则的硬化性改变和外分泌腺的永久性破坏。可伴有主胰管或小胰管的扩张，常有胰管阻塞因素的存在，如狭窄、蛋白栓、结石、钙化。亦有找不到梗阻原因者。胰腺有不同程度的炎性细胞浸润、水肿、局灶性坏死，常有囊肿或假性囊肿，囊肿与胰管可有交通。胰岛组织的受累常较轻。但是，慢性胰腺炎的改变是进行性的，最后导致胰内、外分泌功能丧失。

慢性胰腺炎可分为以下类型：

1. 慢性胰腺炎伴局灶性坏死。
2. 慢性胰腺炎伴节段性或弥漫性纤维化。
3. 慢性胰腺炎合并结石。

另外，梗阻性慢性胰腺炎应是一独立类型，其表现为阻塞部位以上的胰管扩张，胰腺泡呈弥漫性萎缩并纤维化，胰管内结石很少见，一旦梗阻解除后，胰腺的结构与功能均得到一定恢复。

慢性胰腺炎有不同的病理类型和很明显的地域差别，欧美国家所见的慢性胰腺炎80%以上为酒精性慢性胰腺炎，随着饮酒的继续而呈进行性毁坏性改变。在开始时，胰腺外分泌因乙醇的刺激而过度旺盛，胰小管内有浓稠的胰蛋白栓，引起小胰管的阻塞。随后有钙的沉着。胰小管内的蛋白栓阻塞和钙沉着，使胰外分泌腺发生进行性的萎缩和纤维化，慢性炎细胞浸润，最后外分泌腺消失。胰岛受累较晚但最终仍可受损而致糖尿病。胰管可呈扩张或不扩张，胰管内可能有多数大小不一的结石，或有多处狭窄。我国所见的慢性胰腺炎大多数是继发于胆石病的Oddi括约肌的纤维性狭窄。即阻塞型慢性胰腺炎，胰管有不同程度的扩张，胰管内压力升高，以致胰腺泡破裂和弥漫性慢性胰腺炎改变，但胰腺钙化和胰管结石并不常见。国内另一类较常见的慢性胰腺炎是继发于急性坏死性胰腺炎之后的胰腺组织破坏和纤维化以及假性囊肿形成等。故国内的慢性胰腺炎多为复发性慢性胰腺炎。但是，近年来酒精性慢性胰腺炎的病人亦见增多。

另一种类型的慢性胰腺炎在国内亦偶尔可见到，即类似热带胰腺炎（tropical pancreatitis)。表现为广泛的胰腺钙化、胰管结石、胰外分泌破坏，有的并发糖尿病，胰腺癌的发生率高。

梗阻性慢性胰腺炎在疾病的早期，由于胰腺内、外分泌结构尚未受到严重破坏，解除梗阻，胰管减压之后，症状可获得缓解，胰腺功能亦可有一定的恢复；到了晚期，胰腺实质已纤维化，即使引流胰管，外分泌功能也得不到恢复，内分泌功能亦常因纤维化不断加重而呈渐进性减退，一部分病人最后仍然出现糖尿病。当前比较一致的认识是：晚期慢性胰腺炎的手术治疗既不能使外分泌功能得到改善，又不能预防糖尿病的发生，故手术目的主要是缓解疼痛症状及伴随的并发症。

曾用于慢性胰腺炎止痛的手术种类繁多，从内脏交感神经纤维切断到Oddi括约肌切开、胰管引流、胰腺部分甚至全胰腺切除直至典型的Whipple手术；能够得到满意结果者也仅有70%～80%，说明此问题的复杂性。手术方法的选择往往取决于严重病变的范围和有无明显的胰管扩张，而手术的着眼点则是充分的胰管减压和最大限度地保存胰腺内分泌组织。严格禁酒是先决条件。对于梗阻性慢性胰腺炎伴有胰管扩张者，则宜早期手术、解除梗阻、恢复功能。

顽固性疼痛往往是慢性胰腺炎手术治疗的指征，疼痛发生机制尚不完全清楚，胰腺内高压（包括胰管内压力和胰腺组织液压力的升高）是一个重要原因。当伴有胰管明显扩张时，引流胰管的减压手术能使 70%左右病人得到良好的效果。然而胰管无明显扩张或合并有复杂的局部改变者，手术效果常不满意。

慢性胰腺炎的手术治疗主要是沿切除胰腺和胰管引流这两条途径或者二者的结合。20 世纪 80 年代以来，慢性胰腺炎切除术出现一些保留胃和十二指肠的手术方法，但这些手术均较复杂，更重要的是此等手术远期疗效的最后评定有待更多的临床实践。

第一节　远端胰腺次全切除术

远端胰腺次全切除术多为切除 80%以下的胰腺组织。由于 80%～95%的远端胰腺切除可致胰腺内分泌和外分泌的严重缺陷，故一般应尽量避免。

【适应证】

1. 慢性胰腺炎有剧烈疼痛，病变主要在胰腺体尾部，胰管无明显扩张，不适宜行胰管空肠吻合术。
2. 胰腺管狭窄，合并狭窄部远端胰腺体尾部囊肿。
3. 体尾部病变，经囊肿空肠吻合或胰管空肠吻合术未得到明显改善。
4. 胰腺体尾部囊肿合并有慢性胰腺炎。
5. 慢性胰腺炎合并脾静脉栓塞引起左侧门静脉高压及上消化道出血。
6. 胰腺体尾部的假性动脉瘤。
7. 胰腺体尾部肿块，术前及术中均不能排除癌变的可能。

【禁忌证】

1. 一般体尾部的慢性胰腺炎，无剧烈疼痛、无严重并发症、未怀疑恶性变者。
2. 酗酒习惯不能戒除或麻醉成瘾者，选择手术要慎重考虑。

【术前准备】同胰十二指肠切除术。

【麻醉与体位】同胰体尾部切除术。

【手术步骤】

1. 双侧肋缘下斜切口或上腹部横切口。

2. 80%以下的远端胰腺切除，手术步骤同胰体尾部切除术；游离脾脏，连同胰腺体尾部向右侧翻转，根据需要，切除肠系膜上静脉以左的胰腺，胰腺断端仔细缝扎止血，以丝线作一排褥式缝合以止血及减少渗漏，胰管另以丝线单独结扎，胰腺断面用系膜或网膜组织覆盖。

3. 慢性胰腺炎体尾部切除术时，亦可以将脾脏保存。保脾的胰体尾部切除术的手术步骤应从一开始便予计划，其要点是：①保存左胃网膜静脉及其血管交通的完整；②保存胃脾韧带上的胃短静脉；③保存胃冠状静脉流入门静脉的通畅。

保脾胰腺体尾切除术有两种方法，可根据胰腺体尾部的情况加以选择。

（1）保存脾血管的胰体尾部切除术（resection of body and tail of the pancreas with preserva tion of the splenic vessels）：手术开始时将横结肠向下方牵引，沿胰腺下缘从肠系膜上血管的左侧开始，剪开横结肠系膜的前叶腹膜覆盖，结扎切断一些细小血管之后，稍加分离，便可达胰腺后间隙，作者习惯通过此间隙放一根 8F 橡皮导尿管，围绕着胰腺体尾部向上牵引，以便进一步分离（图 116－1）。

继而将胰腺下缘向上钩起，切断胰腺，近端胰管结扎，断端缝合。显露背面的脾静脉。脾静脉接受从胰腺汇入的多数小静脉支，但其与肠系膜上静脉交接处分支较少，故一般首先从肠系膜上静脉与脾静脉交接处将脾静脉从胰腺背面分离，穿过一粗线作为牵引，以便逐步分离结扎切断脾静脉与胰腺背面间的小静脉分支，直至胰腺尾部处。打开胰腺上缘脾动脉的外鞘膜，沿脾动脉向脾门处将其与胰腺分离，最后将胰腺体尾部从脾血管游离，脾动、静脉仍保留于原处，并在胰床放置双套管吸引引流（图 116－2）。

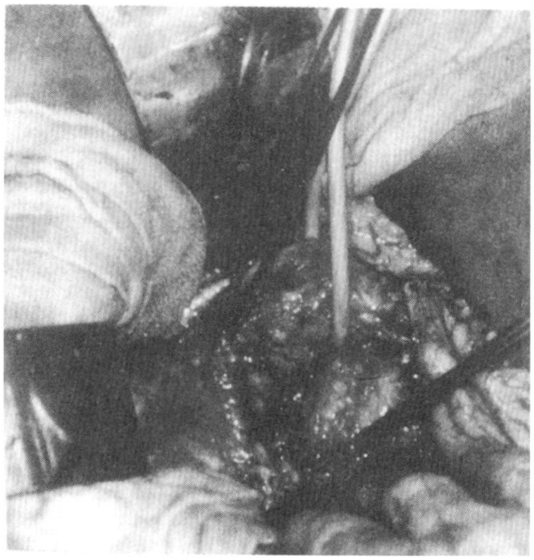

图 116-1　以 8F 号导尿管将胰腺体尾部向前牵引，以便分离胰后间隙

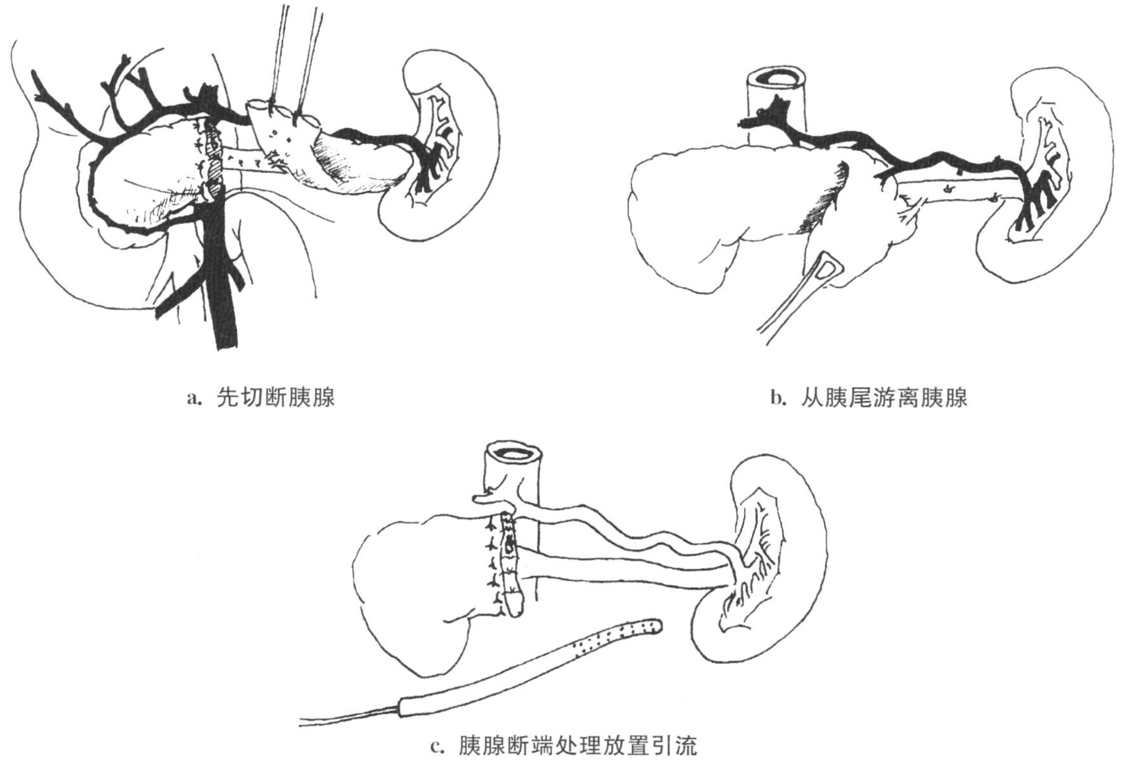

a. 先切断胰腺

b. 从胰尾游离胰腺

c. 胰腺断端处理放置引流

图 116-2　保留脾脏胰体尾部切除

（2）切除脾血管的胰腺体尾部切除术（resection of body and tail of the pancreas with excision of the splenic vessels）：慢性胰腺炎时胰腺周围的慢性炎症及纤维瘢痕组织增生，特别是有体尾部的胰腺假性囊肿、脾静脉栓塞等并发症时，从胰腺背面游离脾血管及脾脏十分困难，甚至不可能，故无法保留脾血管。此时处理方法是将脾血管在脾门处切断，脾血管与胰腺体尾部一同切除。手术开始时沿横结肠上缘剪开大网膜附着（图 116-3），要十分注意保持大网膜循环的完整性，特别注意保存胃左网膜血管。

钩起胃和大网膜后，便可以充分显露胰腺的前面，向左达脾蒂处。剪开胰腺下缘的横结肠系膜的前叶腹膜，钝性分离出胰腺后间隙，穿过一根 8F 橡皮导尿管作为牵引，以示指沿正确的解剖间隙分离胰腺后方（图 116－4）。

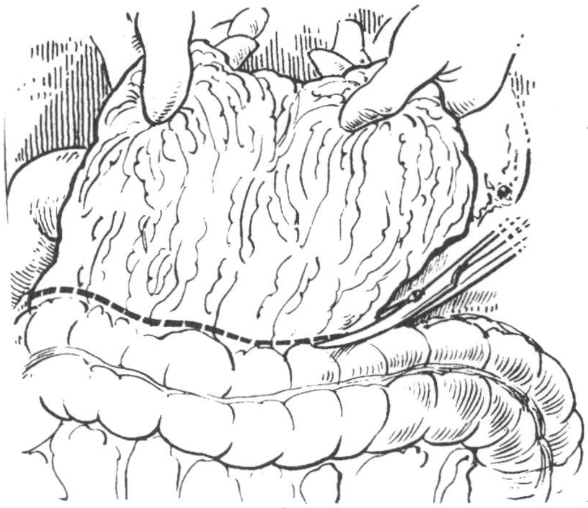

图 116－3 沿横结肠上缘剪开网膜附着，保存胃网膜血管弓

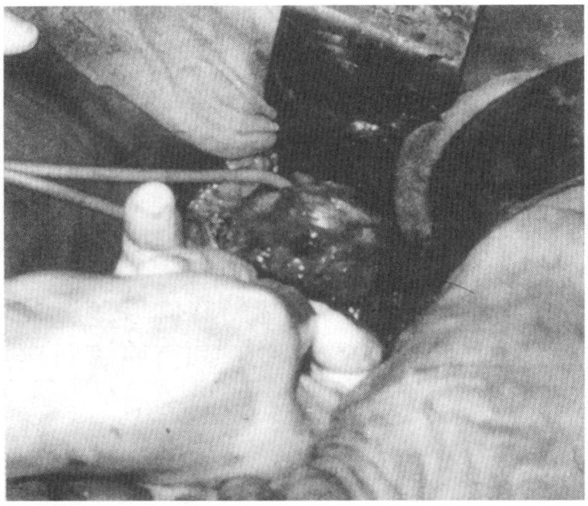

图 116－4 提起胰腺上的牵引，以手指沿胰后间隙分离

待胰腺后间隙分离清楚后，提起牵引尿管，便可以清楚地显露胰后下缘的脾静脉并注意将其妥善保护，避免发生意外撕裂伤。

将胰尾从脾门部分离，注意勿损伤脾门处血管蒂，结扎通向胰尾的细小的血管支，在胰腺上缘剪开脾动脉外鞘，分离出脾动脉，并将其双重结扎后切断（图 116－5）。

切断脾动脉后，继续分离胰尾，结扎、切断一些较细的血管分支，最后将脾静脉与其周围组织分开，使胰尾与脾门之间只有脾静脉相连，此时宜特别小心，在脾静脉上绕以结扎线（图 116－6）。

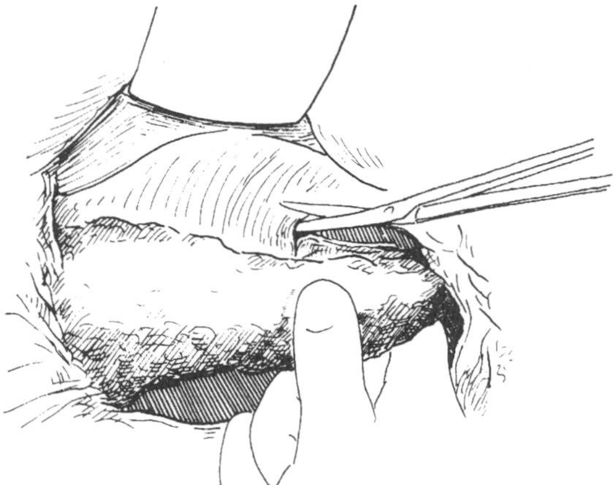

图 116－5 游离胰腺下缘和背面，剪开胰腺上缘腹膜

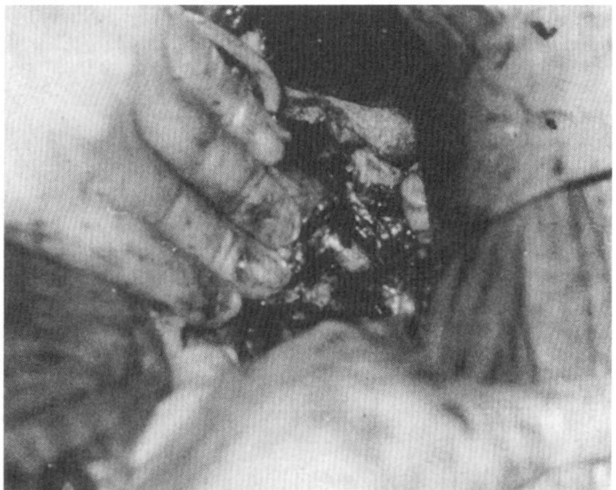

图 116－6 分离胰尾与脾门的联系，只余下脾静脉，绕以结扎线，准备切断

慢性胰腺炎时由于胰腺尾部与脾门处的粘连较多，分离有困难，并且可能因为出血影响手术进行。此时可以首先从上肠系膜动脉左侧切断胰腺体部，控制脾蒂的血管后，再向左侧分离，以减少出血。

提起切断胰腺的远端。向左侧分离，一般从脾动脉接近胰腺上缘处，分离出脾动脉，近端以丝线双重结扎；在肠系膜下静脉与脾静脉汇合的远端切断脾静脉，近端断端用血管缝合线缝闭；若需要切除的胰腺体尾部范围更小时，亦可以直接在胰腺切线处上 1～2 cm 结扎、切断脾动脉及脾静脉。

以胰腺断端作为牵引，继续向左方游离，切开胰腺上缘的软组织达脾门部，将胰尾部从脾蒂处游离开后，用心耳钳阻断脾蒂（图 116－7）。然后用 2 把大弯血管钳在胰尾处钳夹脾血管、切断，将血管分别结扎及缝扎止血。

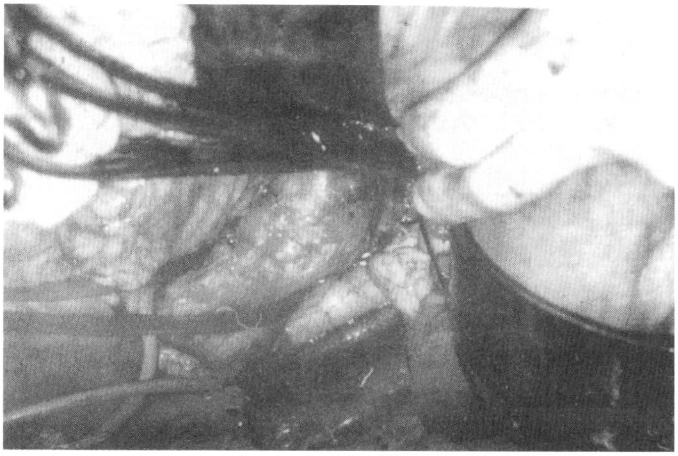

图 116－7　以两把心耳钳钳夹脾静脉，在两钳间切断并结扎脾静脉

脾静脉切断后，便可以将切除的胰体尾部移除，脾门处之脾静脉断端再加缝扎。以策安全，胰床处彻底止血。

【术中注意事项】

1. 慢性胰腺炎切除手术可能是有相当难度的手术。此手术常用以治疗严重的慢性胰腺炎并有剧烈疼痛，此时胰腺多有严重的损坏、钙化、纤维瘢痕化、合并有囊肿或炎性肿块，胰腺周围的正常间隙多已封闭。脾脏亦与周围的组织紧密粘连，故在正常的解剖间隙处游离脾脏及胰腺时可能遇到困难。手术时应避免损伤左侧肾脏、肾上腺和左肾静脉。

2. 若脾脏与周围的粘连严重难以游离。如继发于坏死性胰腺炎及胰腺假性囊肿时，则可以用逆行手术方法，即首先切断胰腺，切断脾动脉、静脉，再逐步向远端分离。在阻断脾血管之后，可以减少游离脾脏时的出血，特别是在一些因脾静脉血栓形成引起左侧门静脉高压的病人，在网膜及脾脏周围、脾蒂、脾胃韧带上均布满扩张的、高压的侧支静脉，此时更需要首先切断胰腺，切断、结扎脾动脉和胰腺周围的脾静脉侧支血管之后，才游离脾脏及胰腺体尾部，方可避免发生大量失血。

3. 慢性胰腺炎合并脾静脉栓塞及左侧门静脉高压者比较常见，其中一些病人并发胃底静脉曲张及上消化道出血。凡病人表现有：①胰腺疾病；②脾大；③上消化道出血；④肝功能正常者，均应考虑有此可能性。更多的病人可无上消化道出血史，但有胃底黏膜下静脉曲张。进一步检查实属必需。术前检查应包括纤维胃镜、上消化道钡餐、脾区 B 超和多普勒超声、CT，以查明脾门部有无扩张的血管、血流方向、脾静脉通畅度，有无胃底静脉曲张等，有条件时，可行选择性脾动脉插管、脾静脉造影，为手术处理提供必要的诊断依据。

4. 若术前未能得出脾静脉栓塞左侧门静脉高压的诊断，术中发现有限于大网膜、脾胃韧带上的静脉扩张者，可以分别测量小肠系膜、胃小弯、大网膜、靠近脾门处的静脉压，若越靠近脾门处的压力越高，肝脏无硬化者，诊断可以成立。

对慢性胰腺炎一般不主张做全胰腺切除，因术后不可避免地发生胰腺内外分泌功能的缺失，处理困难；但是当处于慢性胰腺炎的末期，胰腺已丧失功能并且疼痛剧烈，亦可以考虑施行保存十二指肠的全胰腺切除术，其止痛的效果较好。

【术后处理】

1. 同胰十二指肠切除术后。

2. 注意胰床处的腹腔引流的液体量与性质，送淀粉酶测定以发现有无胰液渗漏。

3. 若病人出现上腹胀不适、腹痛、发热、胃肠功能恢复慢、呃逆等症状时，应行床旁的B超检查，以发现有无小网膜囊内积液、假性胰腺囊肿。检查应包括上腹部，左、右膈下区，左、右侧胸腔。

4. 若有胰腺假性囊肿，应调整腹腔引流的位置，排出液体；如果未能达到目的，可在B超引导下穿刺置管引流。

5. 若有胰液渗漏，应推迟经口进食。用TPN维持营养需要。

6. 用 H_2 受体拮抗药预防应激性溃疡。慢性胰腺炎切除后的消化性溃疡发生率增高，应注意预防及处理。

7. 检测血糖及尿糖，与内科医师协同处理糖尿病。

8. 口服胰酶制剂。

【手术经验与有关问题讨论】胰腺与脾脏在血液供应和静脉血回流上连成一整体，胰体尾部恶性肿瘤时，脾脏与胰腺整块切除已成为治疗上的标准方法；但是，对一些良性病变，如胰尾的裂伤等，从手术技术上考虑，亦往往将胰腺远端连同脾脏切除。

近年认识到脾脏是体内最大的淋巴样器官，具有重要的免疫防御功能，儿童病人的脾切除术后凶险，感染并发症提示保存脾脏的重要性。成年人脾切除术后亦有一定程度的免疫防御缺陷和增加感染率。因此，近年来对脾外伤兴起“保脾”治疗的热潮。

胰腺远端的疾病，除了外伤之外，亦常涉及远端胰腺切除与脾切除的问题，如胰远端的单纯性囊肿、良性肿瘤如胰岛细胞瘤、慢性胰腺炎和其他的局限性良性病变，亦需要考虑是否能保存脾脏。亲属供胰时胰腺移植的供胰切取亦是当前的关注点，此时需要保存脾脏。

脾脏是由脾动、静脉与胰腺相连，约1/3的人胰尾接连至脾门处；但从发生学上，脾脏并不是与胰腺同源，故胰、脾之间有其相连但亦有其可分开的解剖学关系。脾脏供血除了脾动脉外亦有来自胃短血管的供血和脾周围韧带、左胃网膜血管的供血以维持脾脏的生活力；在静脉回流方面，除了脾静脉之外，脾血可经胃短静脉至胃左静脉和经左网膜静脉弓回至右胃网膜静脉。故若是同时结扎脾动、静脉，脾脏仍能保存其生活力，亦很少发生脾梗死或充血性脾大。当然此时脾脏失去其血液过滤的功能。但是，若单独结扎脾静脉而保留脾动脉通畅则是不行的，由于脾血流出道障碍，此时脾将发生肿胀、充血、肿大。

基于脾脏在免疫防卫功能的重要性，小儿外科已用保存脾脏的胰腺远端切除术治疗新生儿胰岛发育异常症（neonatal nesidiodysplasia）。我们基于脾脏血供解剖的特点，提出保留脾脏的脾-腔静脉吻合术治疗门静脉高压收到简化手术和减少并发症的效果而未发现脾梗死现象；其后，有用保留脾脏远端胰切除治疗胰外伤和脾尾部良性肿瘤。手术方法可分为保留脾血管完整和切除胰腺段脾血管两种。

保存脾脏的胰腺体尾部切除亦用于以下的情况：①胰腺尾部良性肿瘤切除；②胰腺远端破裂伤而脾脏及脾蒂血管完好；③儿童的胰腺体尾部良性肿瘤及外伤；④节段性胰腺移植供胰。

第二节　胰十二指肠切除术

【适应证】典型的胰十二指肠切除术治疗慢性胰腺炎伴有严重疼痛或其他合并症时适用于以下情况（图116-8、图116-9）：

1. 慢性胰腺炎病变主要限于胰头及钩突部，伴有严重疼痛，胰管无明显扩张。

2. 胰头病变，经胰管空肠吻合术后失败。

3. 手术者有充分的胰腺外科经验，胰十二指肠切除术手术死亡率＜2％。

4. 胰腺头部硬块合并有胆总管下端梗阻或十二指肠梗阻。

5. 胰头部硬块经活检冷冻切片检查虽然未发现癌，但临床上难于除外癌的可能性，特别是CA19-9检查有升高。

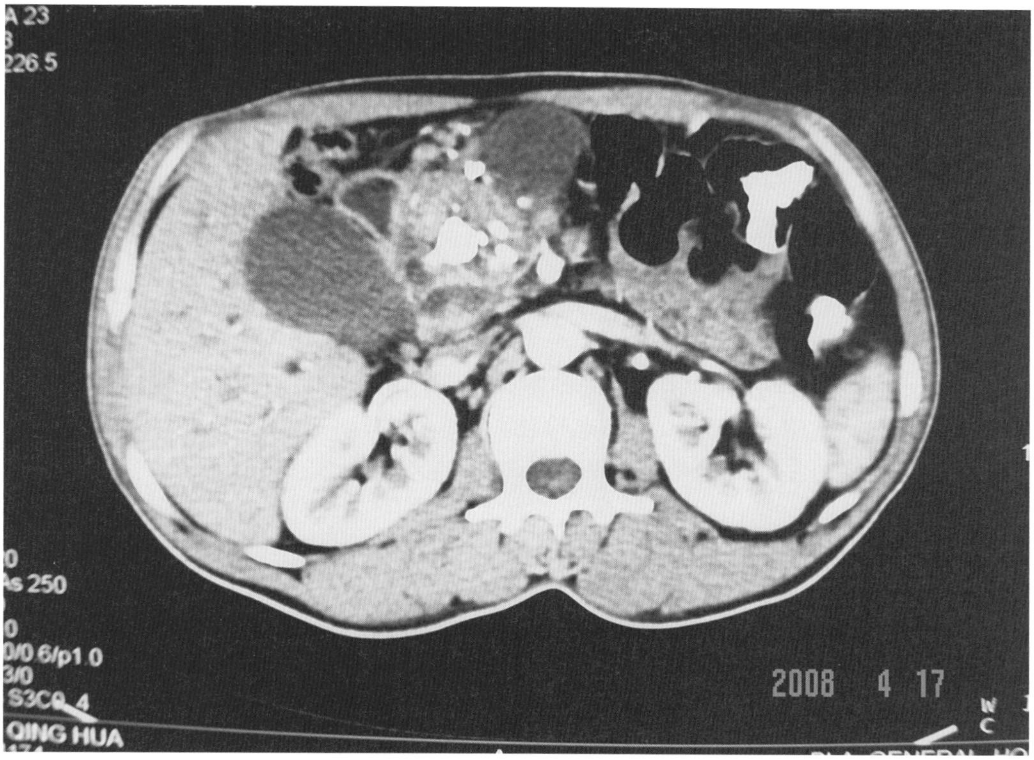

图 116－8　病人年慢性胰腺炎伴胰管结石，影像检查发现慢性胰腺炎有恶性变的征象

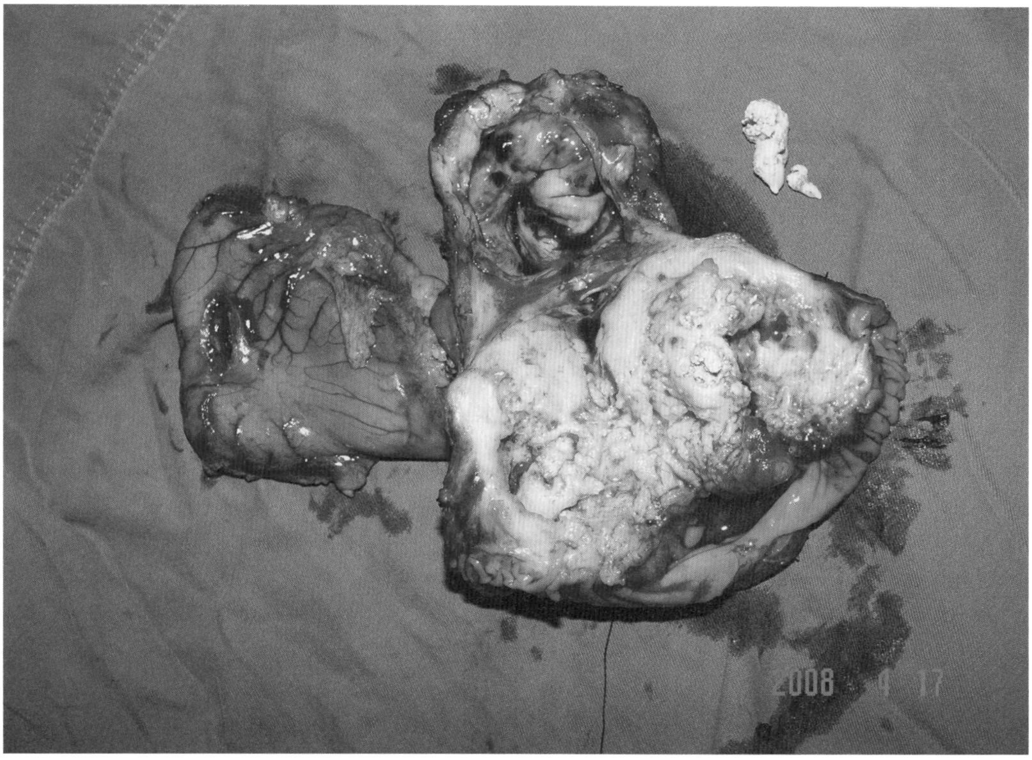

图 116－9　切除标本见胰管中有结石，并有局部恶变

6. 病人能充分合作，可戒除酗酒和停止使用麻醉品。

【禁忌证】因慢性胰腺炎是一良性病变，手术应力求安全。

1. 手术者缺乏胰十二指肠切除术的经验。
2. 胰腺弥漫性病变。
3. 病人不合作，术后不能戒除酗酒和使用麻醉药。

【手术步骤】

1. 同典型的胰十二指肠切除术。
2. 胰腺空肠吻合术可采用套入式胰腺空肠吻合或胰腺空肠黏膜对黏膜吻合。胰管内置支撑引流，经空肠壁引出体外；胆总管一般较细，应置T型管引流，一臂经吻合口放至空肠内。胆囊切除并非必要。
3. 为了减少胰腺空肠吻合后发生胰瘘，近年来有些作者采用胰管堵塞法：胰管插管后，向胰管内注入堵塞剂（如醇溶性氨基酸Prolamine、液态橡胶、氯丁橡胶、α-氰基丙酸单体等）将胰管堵塞，然后再做胰腺空肠套入吻合。此方法的术后急性胰腺炎和晚期糖尿病发生率增高。

【术后处理】

1. 同胰十二指肠切除术。
2. 行胰管空肠吻合者，胰管内支撑引流管保留4～8周。
3. 若胆总管原无扩张，管径亦很细，需根据胆管的管径和吻合实施的情况将T型管保留3～12个月，以预防胆肠吻合口后期狭窄。
4. H_2受体拮抗药物降低胃酸，预防消化性溃疡。
5. 胰酶制剂补充治疗。

胰十二指肠切除术（典型的Whipple手术），对主要限于胰腺头部慢性胰腺炎合并有顽固的疼痛、胰头部肿块、胰头多发囊肿、胆总管下端狭窄、十二指肠第二段狭窄等复杂的病例，多能得到较好的效果。胰管空肠吻合术的病人，效果不够满意的原因常与胰头及钩突部存留有病变如胰管结石、胰管狭窄、梗阻有关。

然而，胰十二指肠切除术在以往一直未被作为治疗慢性胰腺炎的广泛采用的方法，因胰十二指肠切除术在一般外科医师手中仍然有10%～20%的手术死亡率。因而，除非胰腺头部难于排除恶性变的可能性，一般不采用胰十二指肠切除术治疗慢性胰腺炎。近年来由于胰腺外科经验的积累，特别是当此手术集中在一定的医疗小组，并在经验丰富的外科医师指导下施行时，可以达到最低的手术死亡率和最少的并发症。此外，术后加强监护和术后早期全胃肠外营养支持，亦都是提高手术疗效的因素。

基于当前技术发展的情况，在有经验的外科医师手中，慢性胰腺炎已不是胰十二指肠切除的禁忌证，在选择适当的适应证情况下，胰十二指肠切除术（典型的Whipple手术）可以收到优良的效果。

胰十二指肠切除术后的严重并发症多与胰瘘有关，良好的胰管空肠吻合虽然能显著地减少胰瘘的发生，但不能完全避免。同样，套入式胰腺空肠吻合亦不能完全避免胰瘘。为了预防手术后早期的胰瘘，有采用胰管堵塞法以停止胰液分泌。

胰管堵塞后首先受到影响的是胰腺的外分泌腺呈纤维化及萎缩，胰岛亦受到一定的影响以致内分泌减少，临床上一些原无糖尿病的病人于后期出现糖尿病。

胰十二指肠切除术的另一个问题是切除胃远端和幽门导致胃肠功能的改变，如倾倒综合征、营养问题、体重下降、吻合口溃疡发病率升高等。1978年Traverso及Longmire报道用保存胃窦、幽门、部分十二指肠球部的胰十二指肠切除术（pylorus preserving pancreatico duodenectomy）的改良Whipple手术方法，能保存胃的功能，在慢性胰腺炎时又无切除恶性肿瘤时恐怕切除不彻底的顾虑，因而很快被广泛接受。

第三节　保留胃幽门的胰十二指肠切除术

保留胃幽门的胰十二指肠切除术治疗慢性胰腺炎被认为是近年来胰腺外科的重要进展。

1978 年 Traverso 和 Longmire 报道在 2 例病人中采用保存胃、幽门和十二指肠第一段的胰十二指肠切除术（亦有文献称之为 Longmire 方法），其中 1 例为慢性胰腺炎胰头处合并有囊肿，另 1 例为局限性十二指肠第三段癌。此后，此手术方式便得到较广泛的采用。保留幽门胰十二指肠切除术可免除切胃，简化手术，没有胃切除后倾倒综合征，食量可恢复正常，较少发生吻合口溃疡。

【适应证】

1. 同典型的胰十二指肠切除术治疗慢性胰腺炎。
2. 亦可用于全胰十二指肠切除。

【禁忌证】

1. 较复杂的慢性胰腺炎肿块已靠近十二指肠第一段，并难于确定其是否属恶性。
2. 慢性胰腺炎合并有十二指肠溃疡。
3. 同典型的胰十二指肠切除术。

【手术步骤】

1. 主要手术步骤同典型的胰十二指肠切除术。

2. 保留幽门胰十二指肠切除术的关键步骤是保存胃窦和幽门括约肌的神经支配并且保存十二指肠第一段的血运。在慢性胰腺炎等良性疾病时，并不需要解剖和清除肝动脉周围淋巴结，同时胃右动脉应该保存并保留同胃右动脉伴行的神经纤维。

3. 胃十二指肠动脉从肝动脉分出之后切断并妥善结扎，胃网膜右动脉则在幽门处结扎切断，保存胃网膜右动脉向胃的分支和大网膜上的血管弓（图 116－10）。

4. 胆囊不需切除，但若合并有胆囊病变如结石时，则按照胆道的病变处理。

5. 不需要解剖清除肝十二指肠韧带上淋巴结，在十二指肠上缘切断胆总管，上端以“哈巴狗”钳暂时钳闭，在离幽门 2～3 cm 处切断十二指肠，胰腺切除步骤与典型的胰十二指肠切除术相同。

6. 胃肠道的重建按胰、胆、胃的顺序进行。根据胰管的直径、残胰体积的大小可用胰腺空肠套入式吻合或胰管空肠端侧吻合，内放置引流管；胆管与空肠端侧吻合，内放 T 型管。结肠前十二指肠球部与空肠端侧吻合，吻合前应充分肯定十二指肠的血循环，吻合口不宜将幽门环肌缝合，以免影响幽门的功能（图 116－11）。

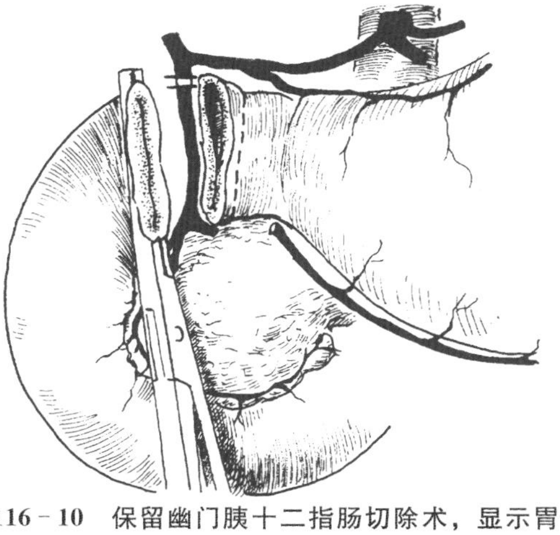

图 116－10　保留幽门胰十二指肠切除术，显示胃十二指肠动脉切断的部位

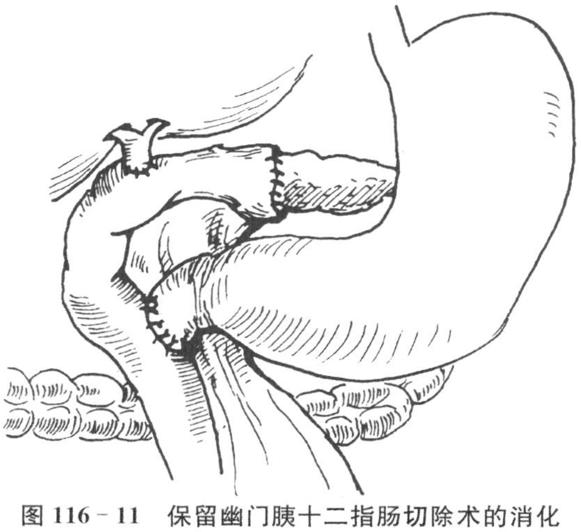

图 116－11　保留幽门胰十二指肠切除术的消化道重建顺序

7. 是否需做胃造口术应根据术中肝十二指肠韧带的解剖范围而定。对壶腹部周围癌的病人，由于在胰头处的解剖较广泛，术后常有较长时间的胃排空障碍，可能长达 2 周，故多同时置放一根胃造口管，以便于术后调整胃内压；若在幽门部的手术处理较少，亦可不常规放置胃造口管。但是，遇有慢性胰腺炎合并胰头部肿块等复杂情况时，以放置胃造口管为宜。

8. 其他步骤同典型的胰十二指肠切除术。

【术中注意事项】

1. 慢性胰腺炎时切断胆总管和胃十二指肠动脉后不需再向内侧分离。此时分离十二指肠便可以在两钳间切断，故手术比较简便。

2. 十二指肠空肠吻合前放开十二指肠上的钳，剪除被压榨的肠组织，观察肠壁的血循环情况，如果不够满意，可以再剪除一圈十二指肠壁至血流充足为度。用手指检查幽门环及十二指肠断端至幽门的距离。

【术后处理】

1. 同典型的胰十二指肠切除术后。

2. 术后全胃肠外营养（TPN）支持，直至能充分经口进食。

3. 胃肠功能恢复后（一般需 1 周左右），可间断夹闭胃造口管，一般是日间夹管，夜间开放，直至完全夹管病人能正常进食而无腹胀等症状后（一般需 2～3 周），才拔除胃造口管。

第四节　保留十二指肠胰头切除术（Beger 手术）

目前慢性胰腺炎典型的胰十二指肠切除术的手术死亡率为 3%～5%，但其晚期的并发症和死亡率较高，这类病人常有胃切除术后的消化功能紊乱、营养状况不能维持、胆道感染、吻合口溃疡、晚期的糖尿病。糖尿病的发生率可达 20%左右。这些并发症，不单纯由病人继续酗酒引起，慢性胰腺炎的持续发展与切除了大部分的胰腺内、外分泌组织均有重要关系，降低了病人的内分泌储备。Longmire 提出的保留幽门的胰十二指肠切除术虽然可以保存胃的完整，但在慢性胰腺炎时切除十二指肠、切断胆总管亦并非必要。

慢性胰腺炎病人可在胰腺头部形成慢性炎症肿块，在炎性肿块内可有多数的小囊肿、胰腺坏死灶、纤维结缔组织增生、钙化灶、胰管内结石等。增大的炎症肿块可致胆总管胰腺段的受压或狭窄，引起梗阻性黄疸、十二指肠狭窄、门静脉高压等。与胰腺炎相关的神经炎可能是腹痛的原因。以上的情况均被认为是施行典型的 Whipple 手术的适应证。自 1972 年开始，Beger 采用保存十二指肠的胰头切除术治疗这类慢性胰腺炎并有胰头部肿块的病人，旨在更多保存脏器的生理功能。此手术包括两个主要部分：①切除胰腺头部肿块使胆总管及十二指肠得到减压；②Roux-en-Y 空肠襻间置重建消化道。在 16 年的时间内，Beger 共用此手术方法治疗 141 例慢性胰腺炎并有胰腺头部肿块的病人，结果：住院死亡率为 0.7%，晚期死亡率 5%，77%的病人腹痛消失，81%的病人糖代谢维持术前的情况，只有 10.1%的病人糖代谢恶化。

Beger 手术在维持病人的生理平衡上有较大的优越性，因其切除的胰腺体积占 20%～30%，但其止痛的确定性效果尚不如典型的 Whipple 手术，因而在选择手术上应根据病人的具体情况而定。

【适应证】

1. 慢性胰腺炎有胰头肿块伴有顽固性疼痛。

2. 慢性胰腺炎胰头肿块伴有胆总管胰腺段的阻塞及狭窄。

3. 合并十二指肠梗阻。

4. 合并门静脉受压及门静脉高压。

5. 胰头肿块难于确定其是否为癌。

【禁忌证】

1. 病人不合作，不能戒除酗酒及麻醉药瘾。

2. 因疼痛行胰管空肠吻合术失败者，此时以采用胰十二指肠切除术更为可靠。

3. 胰头肿块所引起的周围组织及脏器的影响，若此手术未能给予有效的解除，应施行相应的手术处理。如胆道、门静脉、十二指肠的手术；若发现胰头肿块有癌变，应行典型的胰十二指肠切除术。

【手术步骤】

1. 右侧肋缘下切口，进行腹腔内探查，当有必要时，向左侧延长切口，成为双侧肋缘下切口。腹腔内探查时须注意胰腺病变的范围，有否胰管全程扩张，胰腺头肿块切除的可能性，相邻器官病变的情况和纠正的措施以及采取组织或穿刺抽吸组织做冷冻切片检查，以进一步排除癌的可能性。

2. 从横结肠上缘分离大网膜附着，切断结肠肝曲的粘连，将结肠肝曲向下方推开，显露十二指肠第二、第三段及胰腺的前面，方法同典型的胰十二指肠切除术。

3. 剪开十二指肠外侧的腹膜，将十二指肠连同胰腺头向前方游离，用左手伸至胰头的后方作探查，并作为在切除胰头部肿块时指导切除的深度和保护腹膜后结构免受损伤。

4. 在胰腺下缘分离出肠系膜上静脉的前面，沿血管与胰腺背面的间隙向上分离，慢性胰腺炎时胰腺与血管间常有程度不等的炎症粘连，不像一般情况下那样容易分离，但仍然可以分开。

5. 当慢性胰腺炎和肿块局限于胰头时，一般可以在肠系膜上静脉-门静脉的前方切断胰颈部，在胰腺上、下缘各缝一丝线结扎止血并作牵引，切断胰腺时两侧的断端出血均以丝线妥善缝扎止血，注意胰管的位置，切断之后以 3－0 丝线缝于胰管前壁做牵引，从胰管断端放入 8F 导尿管，试测胰腺体部胰管有无狭窄或梗阻，然后将导管暂时留置于胰管内。

6. 术者左手 4 指置于胰腺头部上方，在距十二指肠内缘 0.5～1.0 cm 的胰头部，以丝线缝一排缝合结扎止血，并作为保护胰十二指肠前动脉弓免受损伤，在缝线内侧弯形切开胰腺组织，遇有出血处逐步缝合止血，逐步剜除胰头及钩突，只在十二指肠弯的内侧留下一层 0.5～1.0 cm 的胰腺组织（图 116－12）。

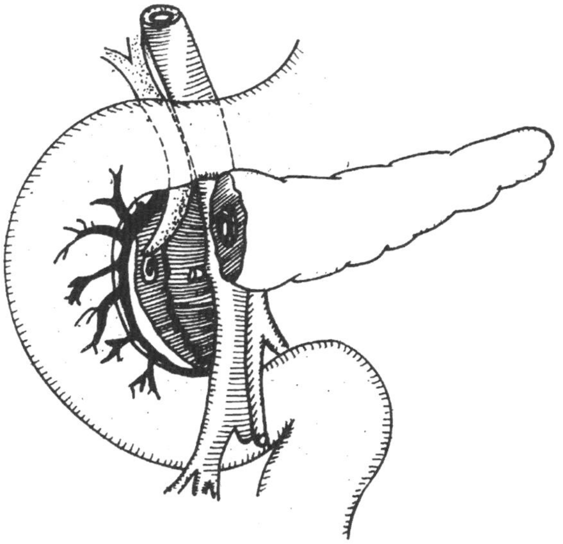

胰颈切断，剜除胰头肿块，保存十二指肠血供和胆总管下端完整

图 116－12 Beger 手术

7. 胰头部肿块切除后，胆总管胰腺段可以得到充分减压，若无胆管壁本身的增厚和狭窄，可不需切开胆总管。

切除胰头部时，不像胰十二指肠切除术那样将胰头和钩突部从肠系膜血管分离，而是保存胰腺后方的一层组织，以保护胰腺的系膜和下腔静脉。故手术的实质是将胰头部肿块从胰头部剜除而不是整块切除。

切除胰腺钩突部时，应注意保存胰腺系膜和十二指肠系膜，避免损伤而影响十二指肠血运或发生十二指肠穿孔。

8. 胰腺头部的断面应仔细地止血。断面上的出血点均应逐一以细线结扎，避免大块组织缝扎，以防组织坏死脱落后继发性出血。

9. 胰头部留下一空缺区，可游离一段 Roux-en-Y 空肠襻作为间置吻合，以恢复消化道通道。Beger 建议将空肠襻的端与胰腺端做套入式对端吻合；胰腺头部断面（胰管结扎）与空肠襻的对肠系膜缘吻合，另外，如果胆总管下端狭窄时，可将胆总管胰腺段切开并与空肠襻吻合（图 116－13）。胆总管下端切开吻合时，宜在十二指肠上方的胆总管放置 T 型管引流，以预防术后早期胆汁漏。

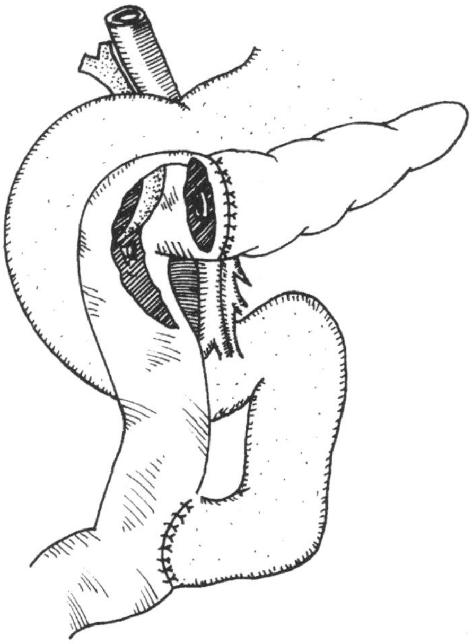

近端胰管结扎，远端胰空肠对端吻合，需要时亦可行胆总管下端 Roux-en-Y 空肠侧侧吻合

图 116－13 Beger 手术

10. 如果有胰腺体尾部胰管扩张并有多数性狭窄，胰管空肠对端吻合效果差，因为引流不够好。可以在胰腺的前面，沿胰管纵形切开，仔细做好胰腺切缘上的止血，清除胰管内可能存在的结石，然后将空肠襻断端的对肠系膜缘剪开，做胰管空肠侧侧吻合（详见胰管空肠吻合术）。这样处理，可以在胰腺有广泛病变时减少胰腺切除量以保存更多的胰腺组织。

【术中注意事项】

1. Beger 手术的要点是剜除胰腺头部的肿块而不损伤十二指肠的血运，胰腺组织切除后余下胰腺断面有多处出血，均应该逐一缝扎止血，以防术后出血。术后胰腺残面的肠道出血发生率较高，据 Beger 统计，术后早期发生肠道出血者占 8％，故值得提高警惕。

2. 切除钩突部肿块时，应注意避免损伤十二指肠系膜和系膜的血供或损伤十二指肠壁，避免术后发生十二指肠瘘。在切除胰腺钩突部时，有可能撕破胰十二指肠下静脉，出血难于处理，故在处理钩突部时应特别注意。

【术后处理】

1. 同胰十二指肠切除术。

2. 注意术后早期腹腔内或肠道出血。

3. 注意腹腔引流液有无胆汁、胰液（液体内淀粉酶活性增高）、十二指肠液，若有消化道瘘发生，应用双套管持续负压吸引引流，以避免液体在腹腔内积存。

4. 检查血清淀粉酶，以便及早发现术后的急性胰腺炎。

【主要并发症】

1. 急性胰腺炎发作。
2. 消化道出血（来自胰腺断面）。
3. 胆、胰、十二指肠瘘。
4. 腹腔内感染。

第五节 慢性胰腺炎合并胆总管狭窄手术

慢性胰腺炎时，胰头部肿块、假性囊肿、胰腺内的坏死灶、胰腺钙化灶等多种病变均可引起胆总管下端的压迫及梗阻；一些慢性纤维化胰腺炎亦可引起位于胰腺头部的胆总管下端的胆管周围纤维化改变，最后可致胆总管下端缩窄。较少的情况下，胰腺纤维化的进展亦可影响十二指肠，引起十二指肠狭窄。

胰腺炎引起的梗阻常不像肿瘤那样地呈进行性加重，因为梗阻部位甚少完全闭塞。因此，据报道慢性胰腺炎合并胆管梗阻的发生率有3.2%～45.6%的差异。发生胆管梗阻者只有5%～10%的病人可能需要减压处理。应用现代影像学诊断方法可以更准确地判断胆管梗阻。B超检查、CT可以较准确地判断肝内、外胆管扩张和胰管扩张的情况，磁共振胆胰管成像（MRCP）能更清晰地显示胆管及胰管扩张的程度，ERCP检查能提供直接的胆、胰管影像，但这是一项侵入性的检查，可有插管造影照片，但此检查属侵入性并有本身固有的并发症，同时亦有一定的失败率，采用时要慎重。

典型的慢性胰腺炎胆管狭窄表现为胰腺段胆管的逐渐变细，内壁光滑，很少是完全性梗阻，"屈膝"（"bent knee"）征象比较常见，但有时亦难于与肿瘤性阻塞鉴别。胰腺炎时胆管狭窄的自然过程尚不够清楚。在狭窄基础上可引起胆道结石、胆管炎、胆汁性肝硬化。但其发生率亦不够清楚，有资料指出平均分别为9.4%和7.3%。无胆道结石和胆管炎时，慢性胰腺炎胆管狭窄一般是无痛性的，若伴有持续性疼痛，疼痛多是由于慢性胰腺炎所致，在处理时应该考虑此问题，不然单纯解决胆道梗阻并无助于止痛。

并非所有的合并不同程度胆管梗阻的病人皆需行手术治疗，同时，不同的病理情况有其不同的最佳手术方式的选择，因此存在对病人和手术方式的选择问题。

胆总管下端和括约肌处的病变亦可以引起胆总管扩张、胆管梗阻、胰管阻塞、胰管扩张等改变，此等情况不同于源于慢性胰腺炎的改变，处理上亦往往比较容易。

慢性胰腺炎合并胆总管狭窄时，常表现为胆、胰管双重梗阻，多采用双吻合手术，详介如下：

胆、胰管阻塞的双吻合手术

【适应证】

1. 壶腹部的创伤、炎症、纤维性狭窄引起的胆、胰管梗阻。
2. 胃大部切除术时的胆胰管损伤及其后遗症。
3. 合并复发性胆管炎、胆管结石。
4. 胆总管直径>1.5 cm，胰管直径>1.0 cm。
5. 合并胰管结石。
6. 合并顽固性疼痛。
7. 合并梗阻性黄疸。

【禁忌证】

1. 胰管无明显扩张。
2. 慢性胰腺炎胰腺钙化，无明显胰管扩张。

3. 胰头部肿块不能排除肿瘤。

4. 全身情况不适宜手术。

【手术步骤】

1. 双侧肋缘下斜切口或上腹部横切口，腹腔内探查，确定胰腺病变的情况、手术范围及手术步骤。检查肝脏及脾脏的病变，取肝活组织供病理检查，注意有无脾静脉阻塞、脾大及左侧门静脉高压；注意有无肠系膜上静脉阻塞或门静脉血栓形成以及有无环绕胰头、十二指肠区的门静脉侧支血管网，因为在此等情况下，手术常难于进行。

2. 切开十二指肠上缘胆总管前面的腹膜，分离扩张的胆总管，在两根牵引线间切开胆总管前壁，清除胆管内结石，向胆总管下端探查，明确梗阻部位及性质。以纱布堵塞于胆总管切开处以防胆汁外溢，待作进一步手术处理。

3. 沿横结肠上缘剪开大网膜的附着，将胃向上方钩起，显露整个胰腺前面。当胰管有明显扩张时，可在胰腺表面摸到纵行的陷沟，定位较为容易；如果胰腺实质仍略厚，胰管触感不清楚时，可用穿刺针向胰管的位置处穿刺抽吸，抽出无色透明液体，即为胰管所在，然后在该处沿胰管走向纵形切开。通过术前的 CT 或 MRI 照片，一般均能较准确地了解胰管扩张的程度。

4. 用两根牵引线将胰腺的切缘牵开，用直角血管钳作为引导，向头部及尾部方向逐步切开胰管，胰管边缘上的出血处均以细丝线逐一缝扎止血。若胰管扩张显著，胰腺实质纤维化变薄，可用细线将胰管缘与胰腺包膜缝合对拢；在胰头和钩突部，常由于胰腺组织较厚，胰管切开常有一定困难。尽量清除胰管内全部结石。

在靠近胰腺尾部处，有时因脾静脉分支位置的改变，血管可能跨过胰尾前方，故在此处切开胰管时，应小心避免损伤脾蒂血管。

5. 按常规方法准备一段 Roux-en-Y 空肠襻，肠襻经中结肠动脉左方横结肠系膜的无血管区上提至肝门部。肠襻可经十二指肠前方上拉至肝下区胆总管旁，行胆总管空肠侧侧吻合（图 116 - 14）。

6. 肠襻下方与胰管侧侧吻合。先缝合吻合口下缘空肠浆肌层与胰腺包膜，内层则将黏膜和黏膜下层与胰管缘吻合，由于黏膜层薄，活动度大，缝合较容易。缝合时将缝线缝妥后才逐一拉紧打结。

7. 胰管内放置一根粗细合适的 T 型管，用缝线将其固定，T 型管长臂经空肠襻引出。缝合吻合口上缘（图 116 - 14）。

8. 将吻合口上缘空肠浆肌层缝合于胰腺包膜，完成两层缝合的胰管空肠吻合。右上腹部胆肠吻合旁和胰管空肠吻合口旁分别放置腹腔引流，分别从右侧及左侧腹部引出。

若胆管扩张不很明显或有胆管炎、胆管结石时，应按一般的 Roux-en-Y 胆管空肠吻合术，胆管内放置 T 型管引流。

全部手术处理均应使用不吸收缝线，但在黏膜对黏膜吻合时，最好是使用人工合成的可吸收缝线，此种缝线是通过水解后被吸收而不被胰酶消化、崩解。

治疗慢性胰腺炎合并胆总管下端梗阻的另一手术方法是纵行胰管空肠吻合的 Roux-en-Y 式肠襻之外。另取一游离空肠段间置于扩张的胆总管与 Y 型肠襻之间以引流胆汁，使胆汁不流经胰管空肠吻合部，此手术设计有利于发生胰管空肠吻合口漏时对胰瘘的处理，但手术操作更为复杂。

【术中注意事项】

1. 慢性胰腺炎所致的梗阻性黄疸和顽固性疼痛病人，疼痛多因胰管梗阻及胰管内高压，此时若不兼做胰管减压而单纯引流胆汁，手术后疼痛可能仍然持续。

2. 胰管内结石及胰头肿大时，在胰腺头部胰管切开可能有困难，手术后疼痛症状解除不够满意。

3. 有胰腺头部肿块时，必须注意有无恶性变可能，应在可疑处采取组织送检，有时病理检查亦无肯定的结果，而在手术后最终出现癌扩散，故很重要的是依据手术的判断，考虑有恶性变可能时，应改用胰十二指肠切除术。

4. 有人用胆总管十二指肠吻合和 Roux-en-Y 胰管空肠吻合两个吻合来达到对胆管及胰管减压，但

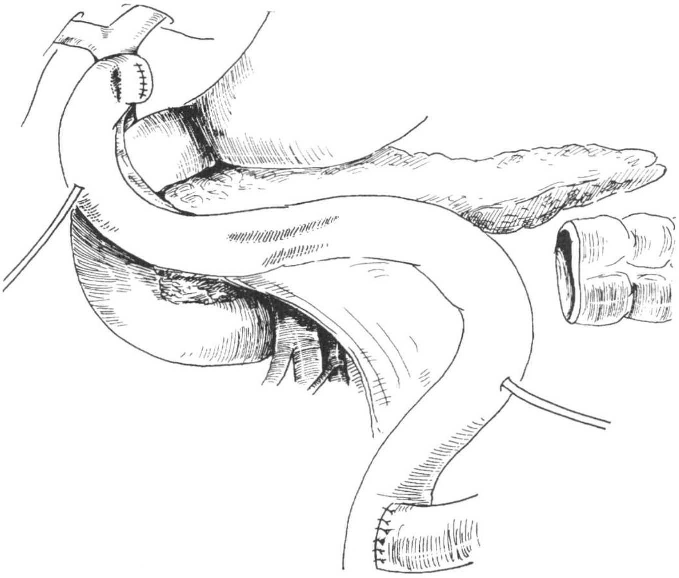

单一 Roux-en-Y 空肠段双吻合法，胆总管内和胰管内均放置 T 型管经空肠襻引出

图 116－14　胆总管下端、胰管狭窄手术

我们主张用一空肠襻做胆管及胰管吻合，胆汁流经胰管吻合处并无不良后果。

5. 纤维化慢性胰腺炎除胆、胰管阻塞外，少数病例同时有十二指肠狭窄，当有十二指肠梗阻时，应行胃空肠吻合术，此时可在胰管空肠吻合口之下方做胃空肠吻合术，即所谓“三口吻合”，亦可以在空肠上端另作胃空肠吻合。

【术后处理】

1. 同胰十二指肠切除术。
2. 注意有无发生胆瘘或胰瘘。
3. 用雷尼替丁或西咪替丁预防因胆、胰外分泌改道后发生十二指肠溃疡。
4. 监视血糖改变。
5. 补充胰酶制剂。
6. 肠道外营养补给直至胰管空肠吻合愈合。
7. 胰管引流维持至 3 周后确定无胰瘘。

【主要并发症】

1. 肠道出血，多来源于胰腺切开处。
2. 胆瘘，常因未放置 T 型管。
3. 胰液渗漏。
4. 腹腔内感染。
5. 疼痛未能有效解除。
6. 胰外分泌功能障碍。

第六节　胰管引流术

慢性胰腺炎所致的胰管阻塞、胰管结石、顽固性疼痛和胰腺内、外分泌功能障碍，常伴有胰管的全程扩张，特别是当阻塞位于胰腺头部时；有时胰管亦可以呈多数性狭窄，酒精性慢性胰腺炎更常合并有胰腺实质钙化，以及胰管的多数狭窄。慢性胰腺炎病人施行手术的目的多是为了解除持续性顽固性疼痛而非解决糖尿病或胰外分泌缺乏问题。

慢性胰腺炎的疼痛机制尚未完全清楚，近期的研究倾向于胰管高压可能是重要的原因。基于胰管内高压是疼痛原因的理论，对表现有胰管扩张的病人，当前最常用的手术方法是胰管空肠吻合术，晚期的止痛效果可达70％。目前，胰管引流手术是治疗慢性胰腺炎疼痛伴有胰管扩张的首选手术方法，其中最主要的是胰管空肠侧侧吻合术。

纵行胰管-空肠吻合术

【适应证】

1. 胰头部胰管梗阻，胰管全程扩张。
2. 胰管扩张，直径＞0.5 cm。
3. 胰管内结石。
4. 顽固性疼痛难以用药物缓解。

【禁忌证】

1. 胰管不扩张。
2. 病人不合作。
3. 胰腺钙化者效果较差。
4. 慢性胰腺炎末期，胰腺损毁，内、外分泌功能破坏，疼痛已减轻。
5. 病人不能承受手术。

【术前准备】

1. 影像学检查包括ERCP和CT，了解胰腺的情况及有无并发症。
2. 了解胰管扩张的程度，有无胰管内结石。
3. 重要脏器功能检查。

【手术步骤】

1. 从横结肠上缘剪开大网膜的附着，自脾门前至结肠肝曲，钩起胃大弯，将整个胰腺前面暴露，因而一般均使用双侧肋缘下斜切口。

2. 检查胰腺，当胰管有明显扩张时，胰腺实质多有萎缩、变薄，故一般较容易在胰腺表面扪及到胰管的陷沟贯穿整个胰腺的长径。可在相当于胰管部以细针穿刺，抽出无色的液体以确定胰管的位置。

3. 直接纵形切开胰管，以直角血管钳为引导，逐步向胰腺头尾部切开，清除胰管内结石，以3－0丝线缝扎出血处。切开的长度宜贯穿整个胰腺，长近8 cm，但在胰头部近十二指肠处宜留约1.0 cm，以保护十二指肠血供；同时，在胰尾部切开时，应注意避开脾蒂血管。注意检查敞开的胰管全长，有无局部增厚或结节，在可疑之处采取活组织冷冻切片检查，以防遗漏恶性病变。

4. 取一段Roux-en-Y空肠襻，断端缝合关闭，经横结肠系膜上拉至小网膜腔，根据胰管切开的长度，切开空肠段的系膜对侧缘。以3－0丝线将空肠与胰管侧侧吻合（图116－15）。胰管内亦可以放置一根T型管，并用缝线固定，以防过早脱落。T型管的长臂经空肠襻从横结肠以上引出。在胰管空肠吻合的左、右侧，放置腹腔引流，分别经左、右腹部引出。所有引流管道均不宜经过主切口。切口分层缝合。腹腔内引流亦可用负压吸引引流。

【术中注意事项】

1. 避免损伤十二指肠及脾蒂血管。

2. 当慢性胰腺炎胰头增厚时，切开胰头部和钩突部的胰管会有困难，影响切开的彻底性和胰管内结石清除。若有胰头部包块，则限制了胰管切开。遗留的结石阻塞及胰管狭窄可成为术后止痛不满意的原因。

3. 切开胰头部胰管时，避免损伤胆总管下端。

4. 胰腺切开处要彻底止血。

5. 不要遗漏可能合并的胰管早期恶性肿瘤。

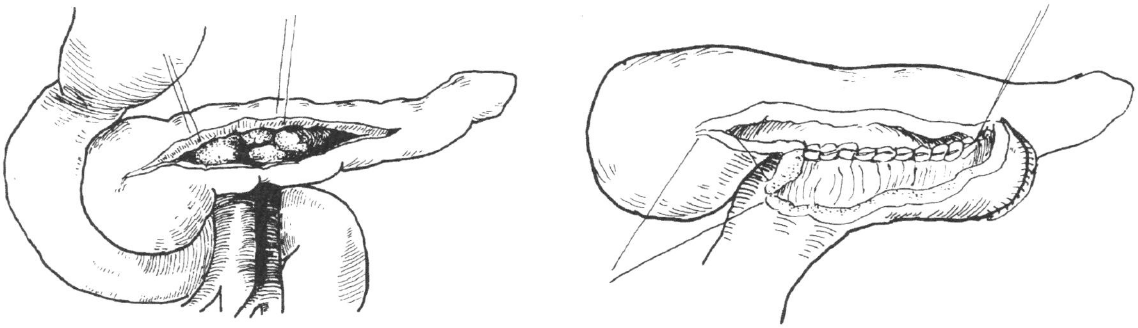

a. 纵形切开胰管，清除其中结石　b. 胰管与 Roux-en-Y 空肠襻吻合

图 116－15　纵行胰管空肠吻合

6. 应同时处理胆囊结石、胆总管结石、胆总管下端狭窄等胆道原有病变。

【术后处理】

1. 同一般上腹部手术。

2. 注意腹腔引流液的性质、量，作淀粉酶测定，以了解胰液渗漏的情况。

3. 注意有无肠道出血。

4. 若腹腔引流量少，无胰液渗漏，腹腔引流管在 5～7 d 拔除。

5. 术后若有腹胀、胃肠功能恢复缓慢，常与胰液外渗和腹腔内积存有关。应做血、尿淀粉酶测定，上腹部 B 型超声检查及胸部 X 线片，观察有无胸腔积液，特别是左侧。

6. TPN 直至能经口进食。

7. 服西咪替丁或雷尼替丁以降低胃酸分泌。

8. 胰腺引流管保留 3～6 个月。

9. 胰酶制剂补充治疗。

【主要并发症】

1. 暂时性胰瘘。

2. 肠道出血。

3. 小网膜囊内积液。

4. 胸腔积液，常见于左侧。

第七节　胰尾切除胰空肠吻合术

胰尾切除胰空肠吻合术有 Duval（1958）手术和 Puestow（1985）手术两种。前者是将胰尾与空肠对端套入吻合，后者则是胰管广泛切开胰空肠套入吻合，其他的手术步骤两者基本相同。Duval 手术后期结果欠满意，考虑与胰管断端后期发生狭窄有关，此手术当前已较少用，二者均需做脾切除术，手术较复杂。

【适应证】

1. 慢性胰腺炎病变主要在胰尾部，并有胰管扩张。

2. 左侧慢性胰腺炎伴顽固性疼痛。

3. 胰尾部肿块或囊肿。

4. 慢性胰腺炎伴脾静脉阻塞及左侧门静脉高压。

5. 胰尾部肿块难以排除肿瘤。

【禁忌证】

1. 无胰管扩张。

2. 胰管全程性病变难以通过胰尾减压。

【麻醉与体位】

1. 连续硬膜外阻滞或全身麻醉。

2. 仰卧位，左侧垫高 15°。

【手术步骤】

1. 长的左腹部直切口，必要时向左腰部加做一横切口。若病人有胰腺尾部囊肿、脾大或左侧门静脉高压症时，则脾切除和游离胰尾部往往比较困难，左上腹应有较好的显露。

2. 切开胃结肠韧带、胃脾韧带，探查胰腺的病变情况及范围；脾脏与周围的粘连情况，是否易于游离。对慢性复发性胰腺炎特别是曾有急性坏死性胰腺炎、胰腺假性囊肿者，胰腺与后腹膜、脾脏与其周围的粘连严重且多属纤维瘢痕性粘连、血管丰富，手术的难度相当大。

3. 在肠系膜上血管的左侧，切开胰腺下缘的腹膜，钝性分离胰腺背面的腹膜后间隙，直角钳引过一根 8F 橡皮导尿管，将胰腺提起，以便分离胰腺后间隙，并在需要时阻断胰腺尾部和脾蒂血管，这是增加安全的重要措施。

4. 剪开脾肾韧带，游离脾脏，将脾脏翻向右侧，分离胰腺后间隙，切断胃脾韧带和脾膈韧带后，脾脏连同胰尾便可翻至右方，选择适宜的平面，切断胰尾，脾血管在断端以上约 2.0 cm 处结扎、切断，用 3－0 丝线缝扎胰腺断端的出血点，移除脾脏。

5. 曾患急性坏死性胰腺炎、假性胰腺囊肿、胰腺周围炎或脾周围炎者，脾周围瘢痕性粘连多而紧，或有左侧门静脉高压，使常规游离脾脏十分困难，在此种情况下，可用逆行法切除胰尾及脾脏。手术方法是首先切断胰尾和切断结扎脾蒂血管，然后向脾门方向逐步分离，最后从脾脏的下极向上分离切除脾脏。

6. 准备一段 Roux-en-Y 空肠襻，通过横结肠系膜左侧无血管区拉至左上腹部与胰腺吻合。从胰尾断端处之胰管向近端探查，必要时可做手术中胰管造影。根据胰管的情况，选择 Duval 或 Puestow 手术。

7. Duval 手术一般只用于胰管有全程明显扩张，阻塞在胰腺头部时。手术是将胰尾与空肠对端套入吻合，胰管内放一橡胶管经空肠襻引出（图 116－16）。

8. Puestow 手术是用于当胰管内有结石、胰管中有狭窄处、胰腺的慢性炎症重、估计用 Duval 手术容易发生胰管狭窄者。手术方法是从胰腺的前面沿胰管切开一段距离，可切除少许胰腺组织使其体积缩小，然后将胰腺套入至空肠内（图 116－17）。此手术目的是将胰腺部分纵形切开，以减少晚期狭窄的发生。

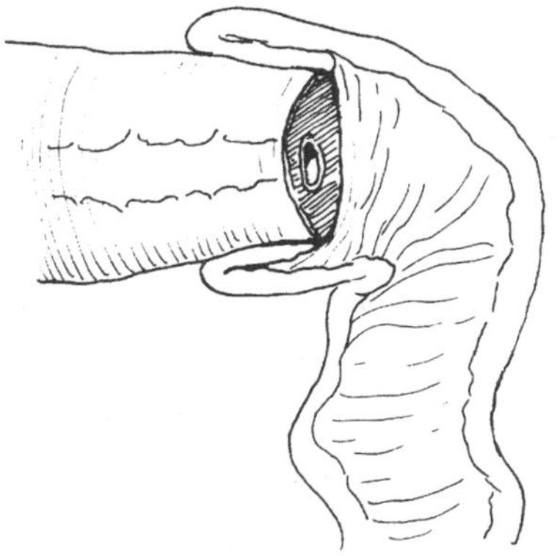

Roux-en-Y 空肠胰尾套入吻合

图 116－16　Duval 手术

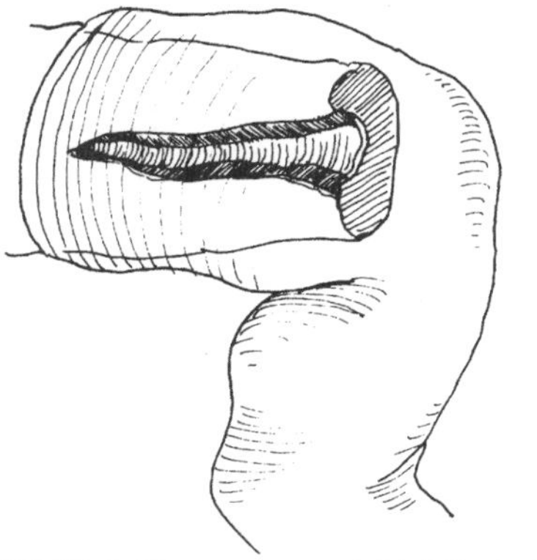

胰管侧壁切开 Roux-en-Y 空肠套入吻合

图 116－17　Puestow 手术

9. 胰空肠吻合周围置放腹腔引流，经左上腹部戳口引出。切口以丝线分层缝合。

【术中注意事项】

1. 术中常遇到的困难是游离脾脏和胰尾，由于粘连多，应注意避免损伤左侧的腹膜后结构，如左肾上腺、左肾静脉。

2. Duval 手术容易发生后期的胰管断端开口狭窄，使症状复发，故目前已较少采用。

3. 有脾静脉阻塞和左侧门静脉高压症，特别是合并胃底静脉曲张和上消化道出血者，是本手术的最好适应证。其他情况下，目前已采用纵行胰管空肠吻合术，手术较为简便并且能保存更多的胰腺组织。

第八节　对复杂慢性胰腺炎的外科处理

慢性胰腺炎是一种有不同病因，病理过程和临床特点非常复杂的疾病。慢性胰腺炎的类型常有不同国家和地区的特点，国外的经验与我国及本身的经验之间有一定的差异。本节是笔者处理复杂慢性胰腺炎病人的经验。

一、胰腺钙化、结石、糖尿、癌变

在热带及亚热带地区，特别是在南印度喀拉拉邦（Kerala），有一种在年轻人非酗酒者中的三联综合征（胰腺钙化、腹痛、糖尿），称为热带性胰腺炎，其原因可能与长期的蛋白质、脂肪营养不良有关。在 240 例热带性胰腺炎随访 7 年的时间内，9.2%发生胰腺癌。热带性胰腺炎癌变的特点是：①病人年纪较轻，平均为 47 岁；②均伴有胰管结石；③73%伴有糖尿病；④大部分胰癌发生在体尾部。

解放军总医院普外科有 4 例病人属于这种类型，经过手术探查 3 例已不能根治性切除，只有 1 例女性病人施行胰体尾部切除，通过切开胰头部扩张的胰管，取尽其中的结石，用 Bakes 胆道扩张器将原有阻塞的主胰管开口扩张，胰管断端缝合关闭，术后经过良好，疼痛消失。

我们所见的病人均来自农村，有长期蛋白、脂肪营养不良的表现，癌发生在体部，因其侵犯肠系膜血管及门静脉，未能手术切除，腹痛难以缓解。此类病人是否与热带性胰腺炎相类似，尚未定论。

二、腹痛、胰管结石

有 5 例因幼年时开始长时间的反复的上腹痛，影像检查发现胰管扩张，胰管内结石，病人并无饮酒的历史，未出现糖尿病。1 例 11 岁患胰管结石的男孩，身体发育不佳，有明显的脂肪痢，经胰管纵切开、取石、胰管空肠 Roux-en-Y 吻合后，外分泌功能大有改善。其余 4 例均采用纵行胰管空肠 Roux-en-Y 吻合术，但 1 例在切开胰尾扩张胰管取石时，误伤脾静脉分支出血而改做胰尾切除胰空肠吻合术（Puestow 手术）。

纵行胰管空肠 Roux-en-Y 手术（Partington-Rochelle 手术）是切开胃结肠韧带后显露胰腺前面，慢性胰腺炎胰管结石症时，胰腺多呈一致性的纤维化、萎缩，胰腺实质变薄，胰管内结石可清楚触及。首先是在胰体前面纵形切开胰管，在直角钳的引导下，向头、尾方向扩大，并清除胰管内的结石。胰头钩突部结石和实质内胰小管的结石有时不易除净。胰实质因纤维化变薄，切开出血一般不多，为了避免术后出血，除了缝扎出血处外，将胰管壁切缘与胰包膜缝合，再与一 Roux 肠襻做双层吻合，肠浆肌层缝于胰腺包膜上。胰管内放一 T 型管引流，吻合口两端放置管状腹腔引流均经戳口引出腹腔。本组病人手术后经过平稳，无胰瘘发生，腹痛消除，但有时仍有轻度的上腹痛。

国内伴有胰管结石的慢性胰腺炎并不罕见。手术皆能发现胰管开口有梗阻，同时合并胆管结石者并不多见，发病原因尚不清楚，可能并非单一的。在我国，寄生虫因素与慢性胰腺炎间的关系值得注意，胰管蛔虫病、胰腺的寄生虫性肉芽肿（蛔虫卵、钩虫卵）的病例时有记载。对此类病人，在胰腺内、外分泌尚未受到严重破坏时，胰管减压内引流术应是有效的措施。

三、慢性胰腺炎、出血

出血是慢性胰腺炎的严重并发症，可发生于合并假性囊肿时的囊内出血或由胃底等处的曲张静脉破裂出血。

1. 假性囊肿出血：囊肿内出血是假性胰腺囊肿少见的、严重的并发症。出血可来源于囊壁上动脉的分支或主干的破溃或由于假性动脉瘤破裂。曾有1例创伤后节段性慢性胰腺炎合并假性胰腺囊肿、囊肿内出血、脾静脉闭塞、左侧门静脉高压经施行4次手术方治愈。囊肿出血来源于胰腺上缘脾动脉分支的破溃。囊肿出血在术前诊断常有困难，选择性动脉造影对假性动脉瘤的诊断最有帮助，其次是增强CT扫描。若假性囊肿与胰管相通，出血可经十二指肠主乳头流入肠道内，行ERCP可明确诊断。手术治疗时常会遇到不少困难，常用的方法有：①囊内出血血管结扎及外引流，此法常会遇到再次出血，如Hamel报道的5例用此法治疗，3例术后发生严重出血，并再次手术；②控制出血后行胰腺切除，这是一效果比较确切的手术方法，但在此种情况下行附加胰腺切除，如果切除范围较大，可能会遇到想不到的困难。本例病人采用了切断脾动静脉和胰体尾部切除，证明对止血有效，并降低左侧门静脉压力（图116-18）。

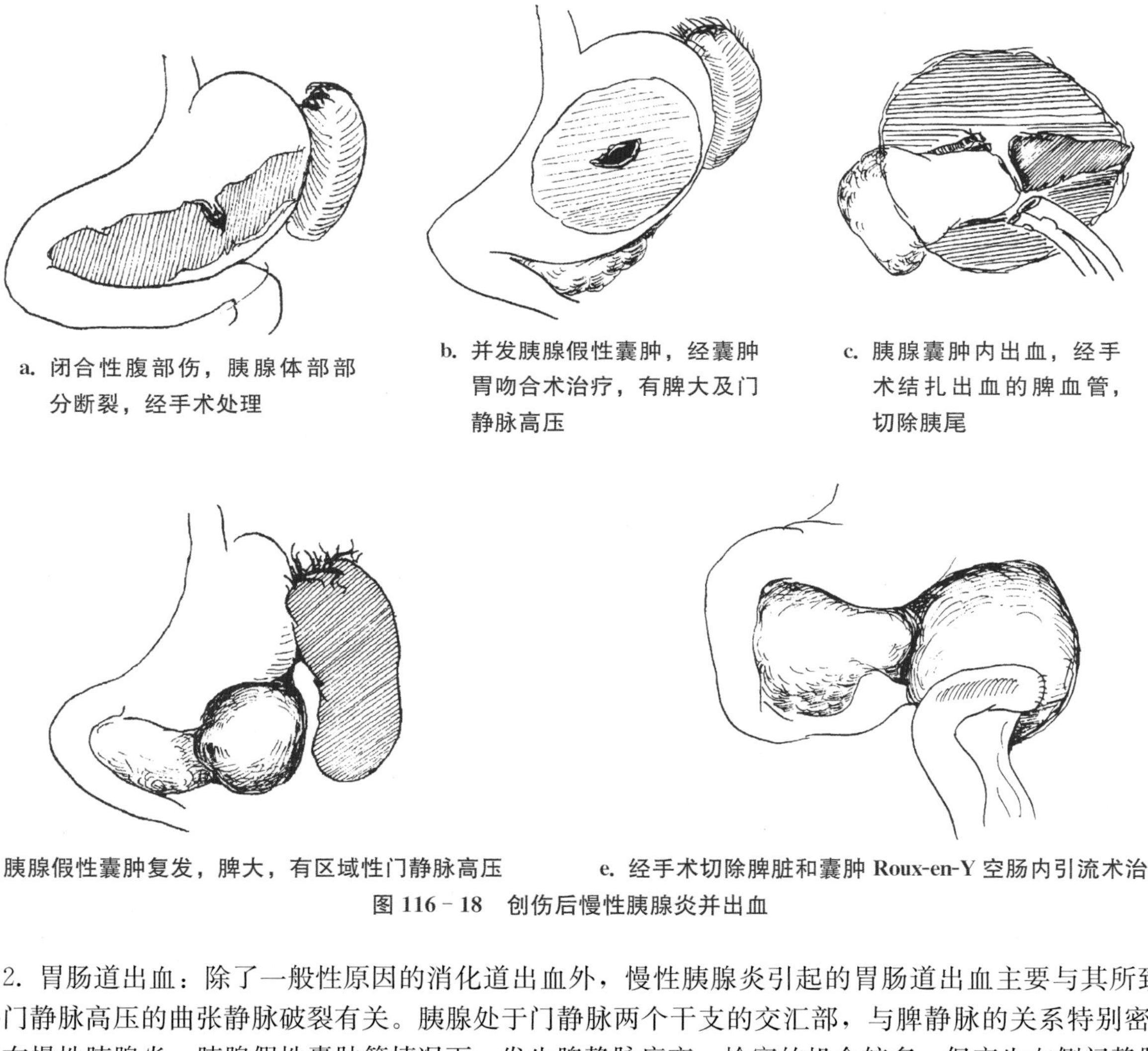

a. 闭合性腹部伤，胰腺体部部分断裂，经手术处理

b. 并发胰腺假性囊肿，经囊肿胃吻合术治疗，有脾大及门静脉高压

c. 胰腺囊肿内出血，经手术结扎出血的脾血管，切除胰尾

d. 胰腺假性囊肿复发，脾大，有区域性门静脉高压

e. 经手术切除脾脏和囊肿 Roux-en-Y 空肠内引流术治愈

图116-18 创伤后慢性胰腺炎并出血

2. 胃肠道出血：除了一般性原因的消化道出血外，慢性胰腺炎引起的胃肠道出血主要与其所致的肝外门静脉高压的曲张静脉破裂有关。胰腺处于门静脉两个干支的交汇部，与脾静脉的关系特别密切，所以在慢性胰腺炎、胰腺假性囊肿等情况下，发生脾静脉病变、栓塞的机会较多，但产生左侧门静脉高压、胃底静脉曲张出血只是少数。Bernades等对266例慢性胰腺炎病人着重进行了脾门静脉阻塞（SPVO）的前瞻性随访观察，平均观察时间8.2年，发现35例（13.2%）出现SPVO，但其中只有2例有

症状；22 例阻塞开始于脾静脉，其中 5 例延伸到门静脉，10 例始于门静脉，3 例始于肠系膜上静脉，门静脉阻塞发生率为 5.6%（15/266）。

慢性胰腺炎合并孤立性脾静脉栓塞和左侧的门静脉高压时施行脾脏和胰腺尾部切除的效果是良好的。但是当脾静脉阻塞合并门静脉阻塞时，由于广泛的侧支循环血管网的关系，胰腺作为沟通门静脉与肠系膜上静脉区域血流的枢纽，术中及术后大量的渗血构成手术的主要危险。手术将会十分困难且具有很大的危险性。手术时应充分考虑手术的危险性而寻求较为安全的手术方法（图 116－19）。

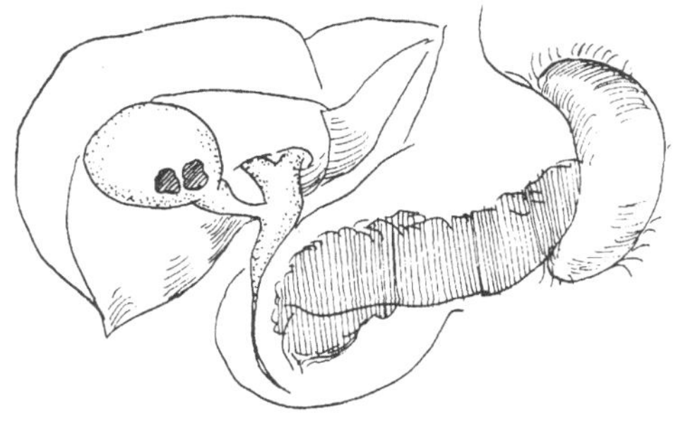

a. 肝炎后性肝硬化、慢性胰腺炎胰腺大、脾静脉阻塞、脾大、胃底静脉曲张出血、胆总管下端梗阻、黄疸、胆囊内结石

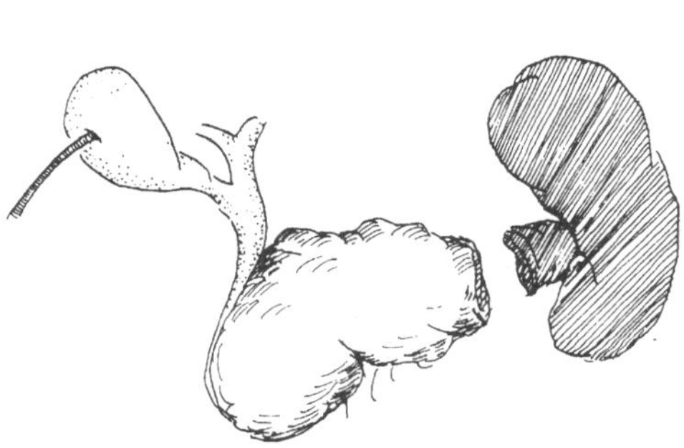

b. 手术切除脾脏和胰腺尾部、胆囊造瘘术，术后脾床大量渗血，并发胰腺假性囊肿

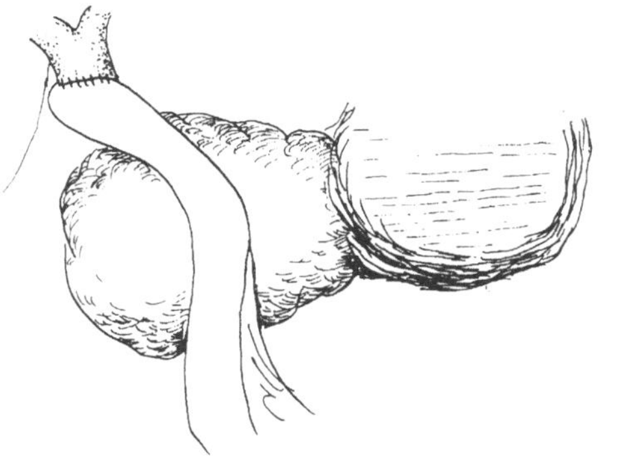

c. 胆囊切除，胆总管 Roux-en-Y 空肠吻合术

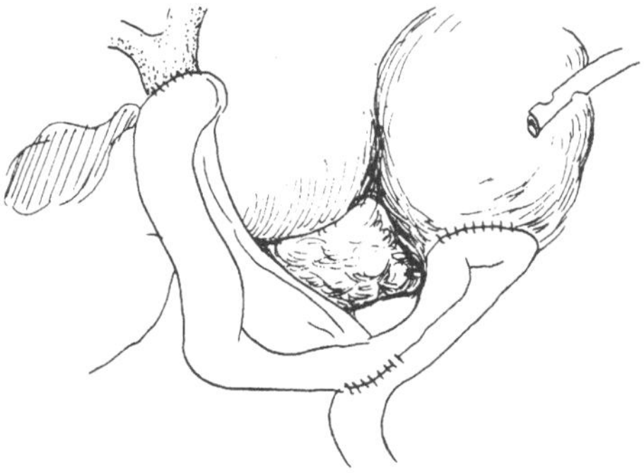

d. 囊肿空肠吻合内引流术

图 116－19　慢性胰腺炎消化道出血

四、慢性胰腺炎，胰胆管汇合异常

我国常见的慢性胰腺炎常是继发于胆道结石时胆管出口的炎症改变和狭窄，此时对胰腺病变多采取保守态度。胰管的解剖变异，如胰腺分离（pancreas divisum）亦可发生慢性胰腺炎，在国内尚少报道；常见的而且在处理上有一定复杂性的变异是胆胰管高位汇合。

胆胰管汇合变异合并胰管开口狭窄和胰管内结石，有的是胆管结石内引流手术后效果不良的原因。此种情况除胆道造影检查外，CT 检查对明确胰腺病变和结石的诊断很有意义。

1 例 30 岁女性病人，因胆囊结石及胆管结石施行手术，切除胆囊及取出胆总管内结石并引流。术后症状曾短时间缓解，但随后出现持续的上腹痛向背部放射，进食后特别加重难以忍受，有时伴有发热，但未有黄疸。第二次手术时发现胰腺弥漫纤维化，胰头部肿大，胆总管扩张，开口部有狭窄，胆管内无结石。行侧侧胆总管空肠 Roux-en-Y 吻合术，然而术后疼痛如故，未能缓解。第三次手术前，ERCP 发现胆总管下端充填不规则，CT 检查显示胰管扩张，管径 0.4 cm，胰头增大，胆总管下端处有结石钙化影。第三次手术拆除原胆管空肠吻合，探查胆总管，并未发现结石，后经十二指肠切开，切开 Oddi 括约肌，发现结石在胰管口处，突向胆总管，以致胆总管末端变形，胰胆管汇合部较高，切开胰管末端清除结石，做一括约肌成形术，切断胆总管下端，改造成端侧型胆总管空肠 Roux-en-Y 吻合。术后 7 年中，一直未出现症状（图 116－20）。

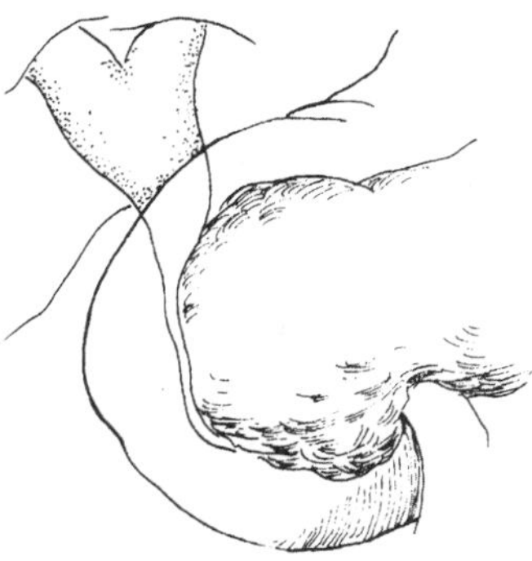

a. 慢性胰腺炎胰腺头部肿大，胆总管下端阻塞，曾经多次胆道手术未收效

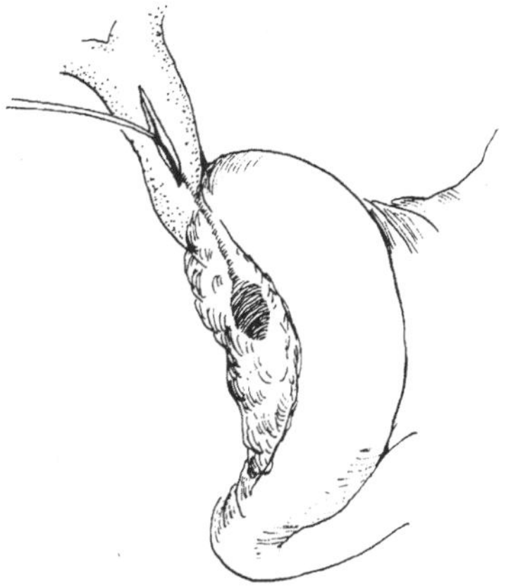

b. 手术游离翻转十二指肠及胰头，胆总管下端狭窄不能通过胆道探子

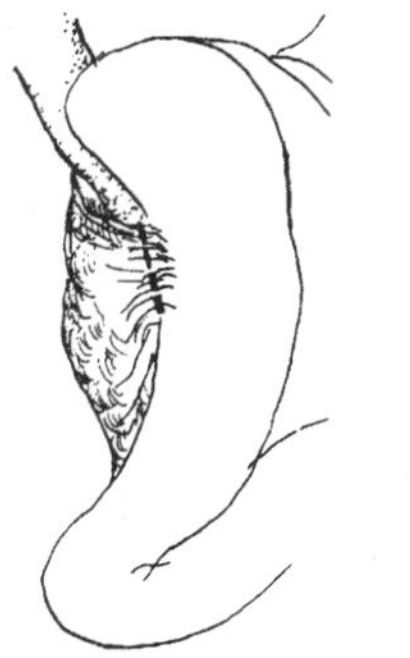

c. 切开胰头与十二指肠附着

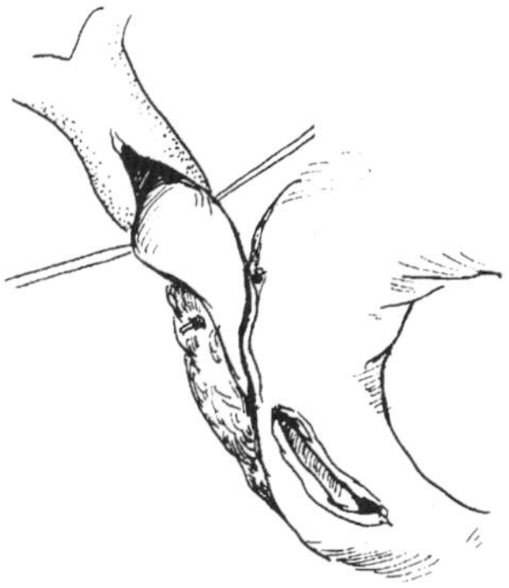

d. 向下切开胆总管下端至壶腹部和切开十二指肠探查乳头部

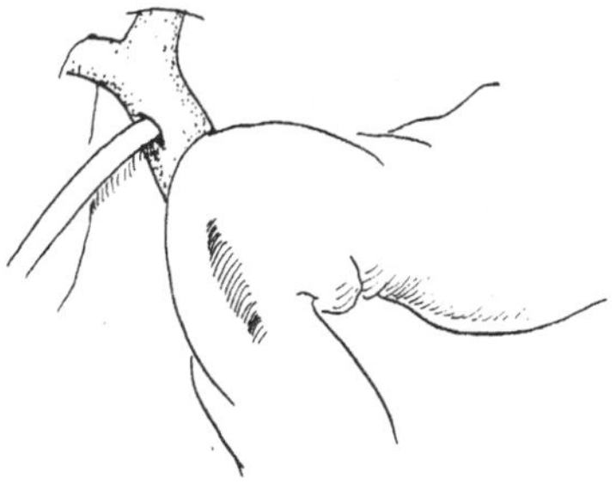

e. 胆总管下端与十二指肠第二段侧侧吻合

图 116－20　胆总管沟部慢性胰腺炎手术

胰头部的局部慢性炎症改变和纤维组织增生，有时伴有局部的胰腺实质钙化，引起胰腺段的胆总管下端狭窄，B 超和 CT 照片上均可能提示“胆总管下端结石”，但手术时却未能发现胆总管内结石。此部位的慢性胰腺炎又称“沟部胰腺炎”（groove pancreatitis），可使诊断上发生困难。

环状胰腺是一种少见的胰腺先天性畸形，由于胰管引流的障碍，常并发慢性胰腺炎，增加了手术处理的复杂性。环状胰腺所引起的病变是属于梗阻性慢性胰腺炎，若梗阻不解除，胰腺将发生进行性的改变，如胰管扩张、胰管结石、腺体纤维化、萎缩。胰管引流是惟一有效的治疗措施。需要解决胆总管、胰管、十二指肠的引流，单纯的胃空肠吻合一般是无效的（图 116－21）。

五、酒精性慢性胰腺炎

因酒精性慢性胰腺炎而需要外科处理者在我国比较少见。外科治疗常是针对慢性胰腺炎的并发症进行处理，如剧烈疼痛、假性囊肿、胆管阻塞、十二指肠梗阻、胰源性腹水、出血、不能除外恶性病变等；至于手术是否可作为预防性措施以推延胰腺的损毁改变，或是等待胰腺的自我损毁（burning-out）而尽量减少手术，这两种完全相反的观念尚未得到统一。

纵行胰管切开与空肠 Roux-en-Y 型吻合能最大限度地保存胰腺功能，是当前酒精性慢性胰腺炎有

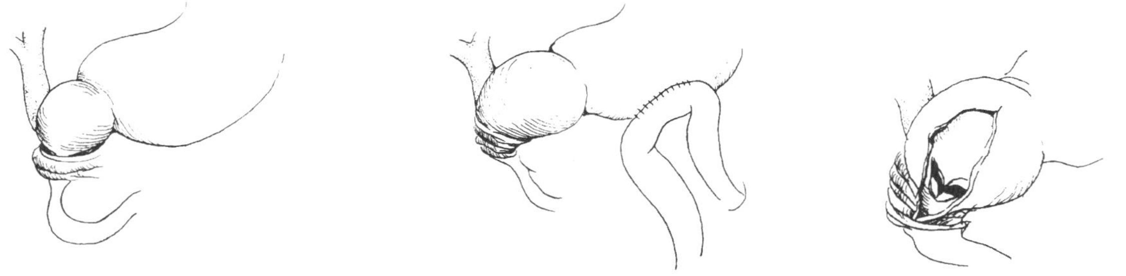

a. 先天性环状胰腺致十二指肠胆总管梗阻

b. 曾行胃空肠吻合术，症状未缓解

c. 曾行经十二指肠 Oddi 括约肌切开

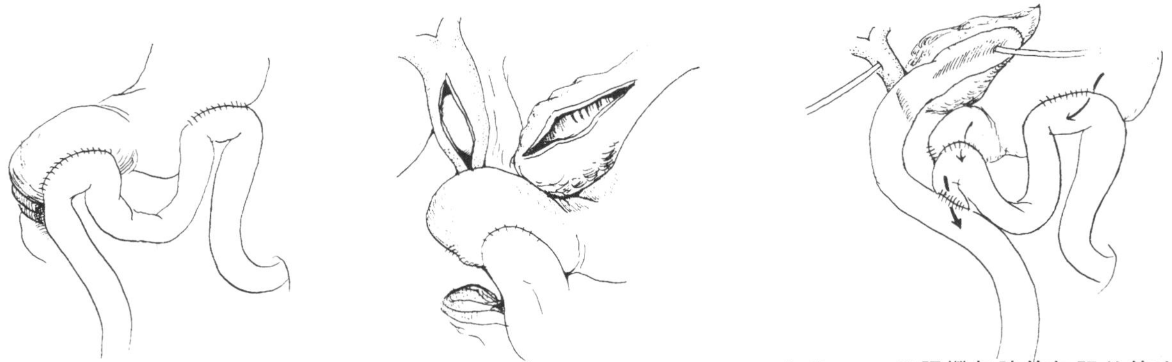

d. 外加空肠十二指肠吻合术，症状未缓解

e. 行胆总管、胰管切开，十二指肠狭窄部横断，远端缝闭

f. Roux-en-Y 肠襻与胰管与胆总管吻合，术后症状缓解表现有腹痛、假性胰腺囊肿常是酒精性慢性胰腺炎的手术指征，但如果病人不能戒酒的话，引流手术并不能阻断胰腺病变的进程

图 116－21　环状胰腺与慢性胰腺炎手术

胰管扩张时的首选手术方法。对胰管扩张程度的要求，不同的作者的标准不同，一般是在 0.5～1.0 cm 之间，当有胰头肿块时，可采用 Frey 或 Beger 所建议的方法。胰管减压引流后疼痛缓解率可达 70％～80％。手术一般应用于较晚期的病人。

Nealon 等提出在有主胰管扩张的酒精性慢性胰腺炎病人用 Puestow 手术可以推迟胰腺损毁改变的发生。他对一组前瞻性研究中做减压引流术者，平均随访 47.3 个月，有 87％的病人糖尿病仍然保持其原来级别未有恶化，而在未手术的对照组在同期只有 22％的病人能保持其原来的级别。故主张酒精性慢性胰腺炎病人，若有胰管扩张，应在未有内、外分泌功能严重损害之前，施行胰管减压引流手术。作者亦同意此种观点，因此时多有梗阻因素存在。

六、继发于急性坏死性胰腺炎后的慢性胰腺炎

一般急性坏死性胰腺炎时，胰腺实质坏死后将为纤维结缔组织所代替，并不转化为进行性发展的慢性胰腺炎，ERCP 也可能显示接近正常的胰管系统，故 1984 年马赛第二次胰腺炎分类会议上将急性胰腺炎作为不同于慢性胰腺炎的类别。然而，临床上却不时遇见急性胰腺炎（坏死性）过后遗留慢性胰腺炎的改变，多在左侧，限于胰腺体尾部，可有不规则的上腹疼痛、假性囊肿形成等；不过多数病人的腹痛症状并不很严重，故很少因为持续剧痛而需要手术处理。曾有 1 例病人因急性坏死性胰腺炎后遗留体尾部的慢性炎症和持续性疼痛而行脾脏及胰腺体尾部切除，疼痛得以缓解。此种情况手术时，因局部的慢性炎症、纤维瘢痕增生和脾周的严重粘连及胰后的正常后腹膜间隙消失，所以手术常较困难，难按常

规方法进行脾和胰尾切除。手术时可首先分离胰腺下缘，在脊柱左侧分离体部的后方。游离胰腺后，切断胰腺，处理胰管、胰残端，切断脾动脉和脾静脉，以胰腺的远侧断端作牵引，逐步将胰尾从后腹膜组织游离。注意保护左肾静脉及左肾上腺，然后从脾脏下极向上逐步分开脾与腹膜后粘连，直至将脾脏连同胰体尾部切除。

继发于急性坏死性胰腺炎后的慢性胰腺炎多是由于纤维瘢痕组织引起的主胰管阻塞所致，故病变范围常呈节段性，且多在左侧。Sarles从动物实验亦证实当不存在残留的主胰管狭窄时，急性坏死性胰腺炎并不是慢性胰腺炎的原因，但在有主胰管狭窄时，其引流的区域则发生慢性胰腺炎的病理改变。

〔黄志强　黄晓强〕

参考文献

[1] 黄志强，黎鳌，张肇祥. 外科手术学［M］. 北京：人民卫生出版社，1975.

[2] Gu Z Y，Zhang K W. Chronic pancreatitis in China：etiology and management［J］. World J Surg，1990，14：28.

[3] Bradley E L. Pancreatic duct pressure in chronic pancreatitis［J］. Am J Surg，1982，144：313.

[4] Ebbeh J N，Borly，Madsen P，et al. Comparison of regional pancreatic tissue fluid pressure and endoscopic retrograde pancreatographic morphology in chronic pancreatitis［J］. Scand J Gastroenterol，1990，25：756.

[5] Greenlee H B，Bradly E L，Steven Z C，et al. Long-term results of side-to-side pancreaticojejunostomy［J］. World J Surg，1990，14：70.

[6] Beger H G，Buchler M. Duodenum preserving resection of the head of the pancreas in chronic pancreatitis with inflammatory mass in the head［J］. World J Surg，1990，14：83.

[7] Beger H G，Krautzberger W，Bitter R，et al. Duodenum preserving resection of the pancreas in patients with severe chronic pancreatitis［J］. Surgery，1985，97：467.

[8] Beger H G，Buchler M，Bitter R R，et al. Duodenum preserving resction of the head of the pancreas in severe chronic pancreatitis［J］. Ann Surg，1989，209：273.

[9] Warren W D，Millikan W J，Hwnderson J M，et al. A denervated pancreatic flap for control of chronic pain in pancreatitis［J］. Surg Gynecol Obstet，1984，159：581.

[10] Frey C F，Suzuk M，lsaji S，et al. Pancreatic resection for Chronic pancreatitis［J］. Surg Clin N Am，1989，69：499.

[11] Thomas P G，Augustine P，Ramesh H，et al. Observation and surgical managment of tropical pancreatitis in Kerala and southern India［J］. World J Surg，1990，14：32.

[12] Bernades I，Baetz A，Levy P，et al. Splenic and portal venous obstruction in chronic pancreatitis. A prospective longitudinal study of a medical-surgical series of 266 patients［J］. Dig Dis Sci，1992，37：340.

[13] Nealon W H，Thompson J C. Progressive loss of pancreatits function in chronic pancreatic is delayed by main pancreatitis duct decompression. A longitudinal prospective analysis of the modified Puestow procedure［J］. Am Surg，1993，217：458.

[14] Sarles H. Acute pancreatitis is not a cause of chronic pancreatitis in the abscence of residual duct stricture［J］. Pancreas，1993，8：354.

第一百一十七章 保留幽门胰十二指肠切除术

Pylorus Preserving Pancreatoduodenectomy（PPPC）

1935 年 Whipple 等报告了 1 例分期手术的胰十二指肠切除治疗壶腹部肿瘤，并获得了成功，当时并没有行胃大部切除术。1946 年 Whipple 又提出了胰十二指肠切除术应包括全部十二指肠及 1/3 的胃远端，以防止术后吻合口溃疡的发生和保证肿瘤切除的彻底性。以后，这一手术成为经典的以 Whipple 名字命名的术式。直到 1978 年 Traverso 和 Longmire 重新提出了保留幽门的胰十二指肠切除术，他们的研究认为，保留幽门的术式，可保存胃的正常生理功能，从而避免了胃大部切除术后的一系列并发症，营养得以维持，并且吻合口溃疡的发生率并不高，此后，这一术式很快地得到了推广。北京协和医院自 1982 年起亦开始应用，并将其作了改良。这一手术最初仅应用于良性病变。1981 年 Cooperman 对 140 例胰头癌切除标本研究在幽门近侧的淋巴结未发现有转移的淋巴结。同年该院病理科对经 Whipple 手术切除的 49 例壶腹癌和 42 例胰头癌标本进行研究皆未发现幽门有癌侵犯及周围淋巴结有癌转移。1986 年 Grace 对胰头癌行 Whipple 手术的病人随机分不保留幽门及保留幽门的两组进行了术后随访，结果是保留幽门的 Whipple 手术组的术后生存率相同或略高于胃部分切除的胰十二指肠切除术。由于这些研究的影响，使这一术式较广泛地应用在肿瘤切除术中，但近来的一些研究表明肿瘤往往可以侵及胰周的神经、淋巴管并在间质内扩散。虽然淋巴结或十二指肠切除切缘肉眼检查阴性，但并不能保证无肿瘤侵犯。因此，认为该术式适合于胆总管远端较小的肿瘤和壶腹肿瘤，对胰腺癌，因其恶性程度高，易于侵犯胰周神经、血管及淋巴结，保留幽门可能会影响到肿瘤切除的彻底性，故应持慎重态度，我们只对一些较小的近钩突部的胰头癌应用了这种术式。保留幽门的胰十二指肠切除术的切除范围与经典的 Whipple 术式相同，包括胆囊、胆总管及其周围淋巴结，十二指肠大部，胰头及部分胰颈，部分空肠，保留胃、幽门及幽门下 1.5～2 cm 的十二指肠球部。

【适应证】

1. 慢性胰腺炎，特别是胰头部局限性慢性胰腺炎，伴有胰胆管开口部分狭窄，造成黄疸或剧痛等。
2. 壶腹癌、胆管下端癌及乳头周围的十二指肠癌。
3. 胰头部囊腺癌、恶性胰岛细胞瘤。
4. Ⅰ～Ⅱ期的胰头癌。
5. 其他类型的胰头部良性病变，如巨大的胰岛素瘤或无功能性胰岛细胞瘤，或巨大的囊腺瘤、纤维肉瘤、血管瘤、淋巴瘤等。
6. 胰头及十二指肠严重挫裂伤、无法修复。

【禁忌证、术前准备与麻醉】皆与经典的胰十二指肠切除术相同。一般较大的十二指肠癌或胆总管下端癌及胰头癌为了肿瘤切除的彻底性不宜保留幽门。

【手术步骤】切口选择、手术探查方法及胰腺及胰周血管的处理等与胰十二指肠切除术相同，只是在处理胃、十二指肠球部及十二指肠空肠吻合上与 Whipple 手术不同。

1. 处理大网膜：需在胃网膜动静脉下方分离，勿伤及左右血管的交通支，在胃窦下方切断结扎胃网膜右动脉，并切断幽门静脉，游离十二指肠球部下缘。

2. 打开肝胃韧带时，注意切勿伤及 Latarjet 神经及其鸦爪形分支，但幽门支可以切断，不然无法显露出幽门及十二指肠球部的上缘。分离出胃十二指肠动脉予以切断结扎（图 117－1）。良性病变可保留胃右动脉，以减少对幽门及十二指肠球部血供的影响。恶性病变应切断胃右动脉，将幽门及十二指肠球部完全游离出，在离幽门下 2 cm 处切断十二指肠后将其向右侧翻起，十二指肠切缘及幽门淋巴结应取活检送病理检查，如发现有肿瘤则不应保留胃远端（图 117 - 2）。

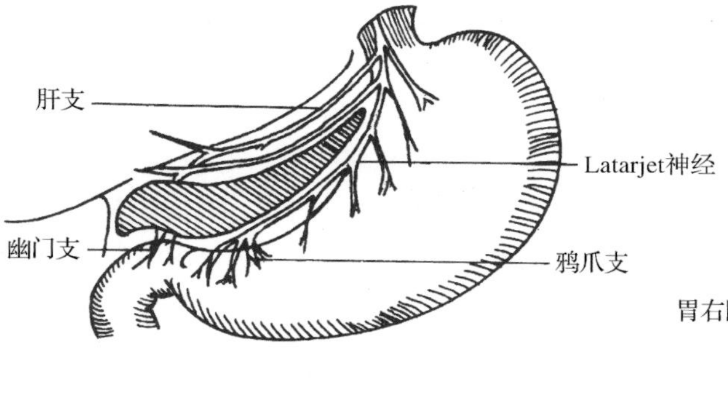

a. 胃迷走神经分布

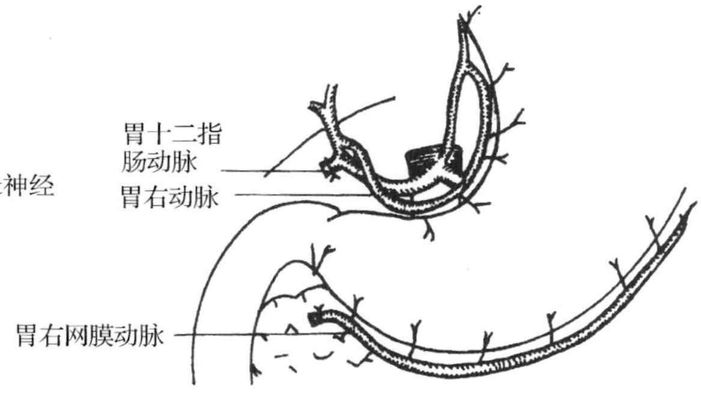

b. 切断胃的动脉

图 117 - 1　分离出胃十二指肠动脉并切断

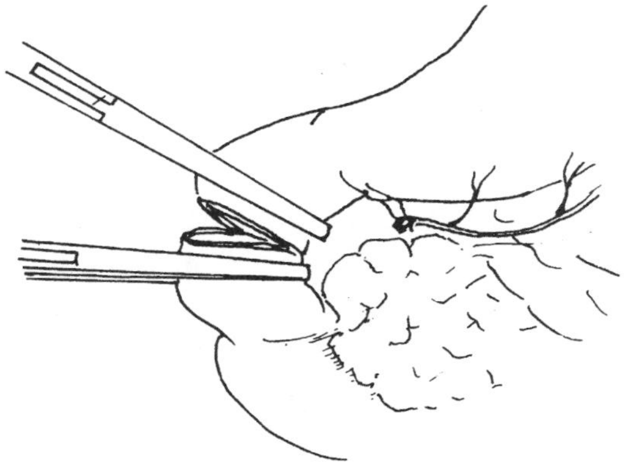

图 117 - 2　离幽门下 2 cm 切断十二指肠

3. 切除胆囊、胆总管、胰头和十二指肠及消化道重建的方法与常规 Whipple 术相同。

4. 十二指肠空肠吻合：一般有两种方法，一种是十二指肠空肠的端端吻合，此方法适合于良性病变，因胃右动脉未切断，胃窦不能下移，作端端吻合比较方便。重建的次序是：端端十二指肠空肠吻合，胰空肠端侧吻合，最后是胆空肠端侧吻合（图 117 - 3）。但多数作者主张用另一种方法，即十二指肠空肠端侧吻合。北京协和医院采用曾宪九式的 Roux-en-Y 方法作吻合，即在完成胰空肠及胆空肠吻合后，在距离吻合口 40～60 cm 处与十二指肠吻合。吻合的方法是先扩张幽门的括约肌以免术后因部分迷走神经损伤而引起的括约肌痉挛。在空肠系膜的对侧肠壁进行吻合：先作十二指肠空肠的浆肌层间断缝合，再按十二指肠的宽度横形切开空肠，作十二指肠空肠的全层缝合（图 117 - 4），可以间断丝线吻合，亦可以用可吸收的线作连续缝合。其前壁在浆肌层缝合。吻合完毕后，将空肠近段放置于胃后，并将其与胃后壁固定缝合 6～8 针使其走向与胃平行（图 117 - 5）。最后将吻合口放置于横结肠系膜所开孔以下（图 117 - 6）。这种吻合方法的优点是吻合口位置低，肠管通顺，立位或排空时食糜顺之而下，不冲击空肠壁，且不切断空肠的环状肌而不影响其收缩功能，使酸性食糜在吻合口停留时间短，从而减少了发生胃排空障碍及发生吻合口溃疡的因素，而且该吻合法所形成的间隔瓣可防止食糜反流到吻合口上段空肠，从而避免了常规胃肠吻合后可能发生的反流性胆道感染。

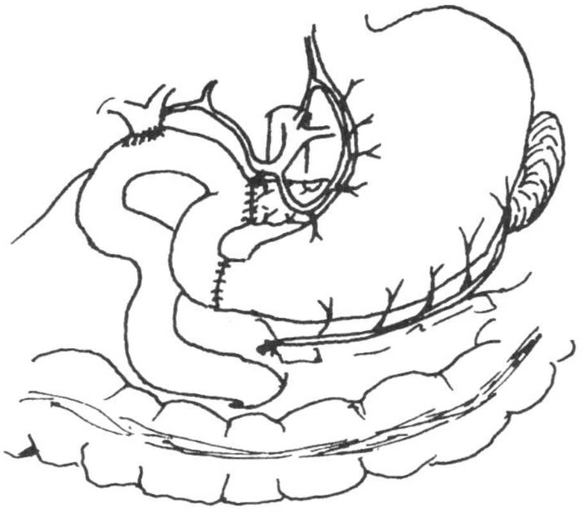

图 117－3　端端十二指肠空肠吻合

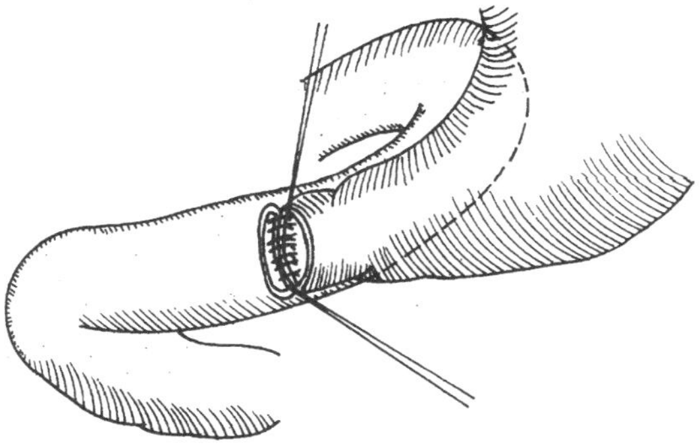

图 117－4　空肠十二指肠半环形吻合后层

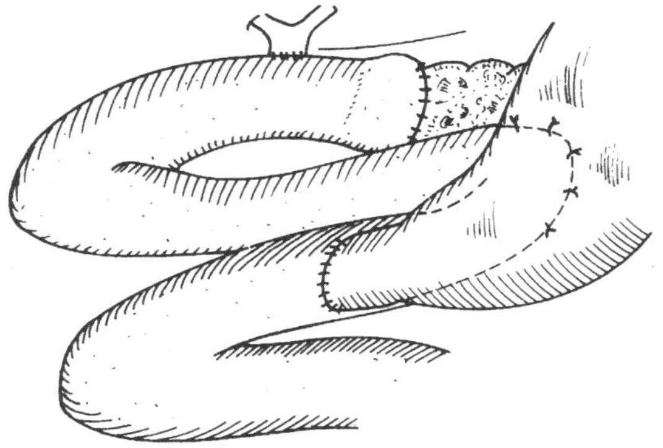

图 117－5　吻合完毕

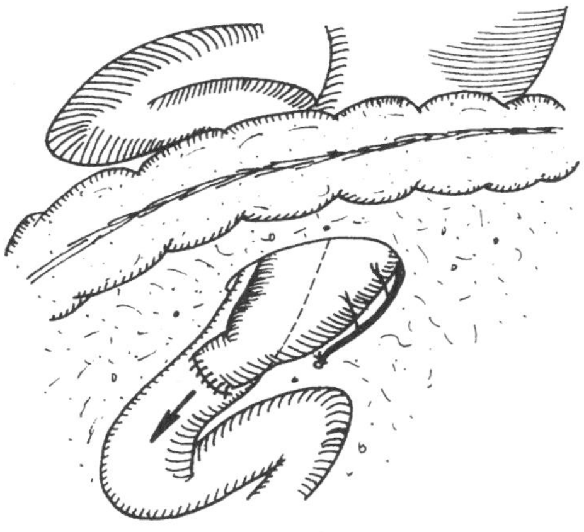

图 117－6　吻合口置于横结肠系膜下

5. 做胃造瘘术：鉴于该术式常可发生胃排空延缓，致使鼻胃管放置时间延长而增加病人的痛苦，特别是老年病人易并发呼吸道感染，所以常规作胃造瘘。

6. 随着腔镜手术技术的发展，应用腔镜行 Whipple 术已逐渐推广，行保留幽门的胰十二指肠切除也同样得到应用。

【保留幽门的胰十二指肠切除术的优缺点】

1. 减少吻合口溃疡的发生率：传统的 Whipple 术要求行胃大部切除术以防止发生吻合口溃疡，但其发生率仍较高，文献报告为 6%～20%，因而，Scott、Walsh 等建议加做迷走神经干切断术以期减少吻合口溃疡的发生率。而保留幽门的手术可使吻合口溃疡的发生率明显下降，Nosca、Martin 和 Fink 等报告 311 例 PPPD 手术后吻合口溃疡的发生率为 3.6%。溃疡发生率减少的原因可能是保留幽门能调节胃的排空防止胆汁反流，避免了胃的高分泌状态，BAO 和 MAO 及胃泌素皆在正常范围。我们改良了吻合的方法，至今已完成 80 余例，尚未发现有吻合口溃疡发生。

2. 无胃大部切除术后的综合征：由于行 Whipple 术病人胃的分泌及排空功能皆属正常，保留了胃就避免了发生小胃综合征、倾倒综合征、反流性胃炎等。这就使病人能保留较好的消化及吸收功能，术后病人的生活质量比传统的 Whipple 手术要好。

3. 缺点是术后早期胃排空的延缓，其原因不清楚，主要表现为胃无蠕动（胃瘫），这可能与胃窦血运及 Latarjet 神经受手术影响有关，文献报道其发生率在 20%～40%，但所有的胃排空障碍都是暂时的，都能恢复。协和医院的发生率在25%，最长的1例达41 d才恢复。

总之，保留幽门的胰十二指肠切除术是Whipple术的一个发展，其并发症少，死亡率低，操作方便。术后无胃大部切除的各种并发症，吻合口溃疡发生率低，对进食及吸收功能影响小，从而缩短了病人的恢复时间，提高了术后生活质量，虽然可能在术后早期有暂时性的胃排空障碍，但处理并不困难，因此，在不影响肿瘤切除彻底性的前提下，应选择这一术式。

〔钟守先〕

参考文献

[1] Traverso L W, Longmire W P. Preservation of pylorus in duodenectomy: A follow-up evaluation [J]. Ann Surg, 1980, 192: 306.

[2] 钟守先，曾宪九，蔡力行，等. 胰十二指肠切除术若干问题的探讨 [J]. 中华外科杂志，1985，12：721.

[3] Cooperman A M. Cancer of the pancreas: a dilemma in treatment [J]. Surg Clin North Am, 1981, 61: 107.

[4] Grace P A. Pancreatoduodenectomy with pylorus preservation for adenocarcinoma of the head of the pancreas [J]. Br J Surg, 1986, 73: 647.

[5] Sharp K W. Pancreatoduodenectomy with pyloric preservation for carcinoma of the pancreas: a cautionary note [J]. Surgery 1989, 105: 645.

[6] Nagai H. Lymphatic spread of T1 and T2 pancreatic cacer: a study of autopsy material [J]. Ann Surg, 1986, 204: 65.

[7] Grant C S. Anastomosis ulceration following subtotal and total pancreatectomy [J]. Ann Surg, 1979, 190: 1.

[8] Scott J W. The role of vagotomy in pancreaticoduodenectomy [J]. Ann Surg, 1980, 191: 1.

[9] 赵玉沛，李滨，蔡力行，等. 保留幽门的胰十二指肠切除术若干问题的探讨. 中华普通外科杂志，1993，8：93.

第一百一十八章 胰腺癌的手术治疗

Operative Treatment of Pancreatic Carcinoma

第一节 胰腺癌切除术的发展与前景

胰腺癌最常发生于胰头部，故胰十二指肠切除术的发展亦可代表对胰腺癌外科治疗的发展。

一、Whipple 以前的胰十二指肠切除术

胰腺由于其所处腹膜后位置的关系，早年时，外科疾病和手术都很少涉及胰腺，所以直到 20 世纪早期，胰腺尚被许多腹部外科医师称之为“隐士器官”（the hermit organ）。但是，时至今日，胰腺已成为一个“时尚”的器官，变为内科与外科关注的焦点，其中胰腺癌的问题，以其发病率在升高，但早期诊断困难、外科治疗效果极差，更受到极大的注意。1886 年 Senn 在一篇详尽的报道中提出“直至当前，外科医师的努力只限于治疗少数几例胰腺的囊肿，然而从其值得鼓舞的效果来看，毫无疑问，胰腺的其他疾病亦可以成为手术的指征；治疗胰腺的创伤和疾病是属于未来”。

胰腺癌手术切除一般认为始自 1935 年 Whipple，所以一直称之为 Whipple 手术。但是，在此之前，已曾有过不少的手术切除的尝试，但都比较零星。1898 年 Codivilla 为 1 例胰腺癌病人切除大部分十二指肠和胰头，关闭幽门和十二指肠端，结扎胆总管，做一 Roux-en-Y 型胃空肠吻合和胆囊肠道吻合，但病人术后 24 d 死亡，尸检见腹腔内广泛转移。Halsted 在 1898 年成功地切除首例壶腹部癌，手术切除了一段十二指肠、壶腹和部分胰头，胆管和胰管与十二指肠重吻合，病人于术后 3 个月时发生胆管狭窄，半年死亡，尸检见胰癌在胰腺及十二指肠复发。1912 年 Kausch 成功地施行首例分期胰十二指肠切除术，将胰腺断端植入至十二指肠的残端，病人存活 9 个月后死于急性胆管炎，尸检未见癌复发。1922 年 Tetoni 施行 1 例成功的分期胰十二指肠切除术，第一期是做胃空肠吻合术，并将切断的胆总管连接至十二指肠下段，术后黄疸消除；1 个月后行二期手术，切除距壶腹部癌 2 cm 的胰腺，将胰腺断端植入至十二指肠残端，病人得到治愈。从以上的简单回顾，可见在 Whipple（1935）之前便曾有分期和一期胰十二指肠切除术的经验，在这些经验中显示当时对十二指肠在生理上的重要性了解不够，所以手术是欲保留十二指肠。1918 年 Dragstedt 从生理学实验研究上提出十二指肠并非生命的必需，实验犬可在全十二指肠切除之后仍然存活。这是给胰十二指肠切除术提供重要的理论基础。

1935 年 Whipple 给 1 例壶腹部癌病人施行分期的胰十二指肠切除术，第一期是做胆囊空肠吻合术，待黄疸消退后，第二期手术是切除全部十二指肠和部分胰头，胰断面缝合将胰管闭塞，病人存活，但 25 个月后出现肝脏转移。1937 年 Brunschwig 为一胰腺癌病人行广泛的胰十二指肠切除术，第一期手术是行结肠后胃肠吻合、胆囊空肠吻合、空肠间的侧侧吻合术；1 个月之后，切除部分胃、近全部十二指肠和胰头，胰断端用褥式缝合关闭，关闭胃断端和十二指肠端，病人术后两个半月时死亡，尸检显示有癌转移和十二指肠瘘。

二、一期胰十二指肠切除术

分期胰十二指肠切除术时，第一期手术之后，建立了胆肠内引流，黄疸消除，亦避免一些与梗阻性黄疸有关的并发症，如出血、感染、器官功能衰竭。然而，首次手术亦给再次手术增加许多技术上的困难。假如没有梗阻性黄疸的话，一期的胰十二指肠切除术肯定要比分期手术更优越。维生素 K 的应用

给临床上解决了这一重要问题。

1940 年 Whipple 和 Nelson 报道在一例胰岛细胞癌的病人（该病人无黄疸）施行了第一例一期胰十二指肠切除术，包括部分胃切除、全十二指肠切除、胰头及部分胰体切除，胰端缝合闭塞，端侧型胃肠吻合和胆管肠道吻合重建，即现在称为典型的 Whipple 手术。在积累 27 例胰十二指肠切除术的基础上，1945 年 Whipple 提出一期胰十二指肠切除术的优点：①梗阻性黄疸病人术中及术后出血可以术前使用维生素 K 得到控制；②避免经两次手术和麻醉的风险；③避免二次手术时技术上的困难；④可在持续硬脊膜外麻醉和输血浆及血液支持下完成一期手术。

在手术技术上，Whipple 提出两项重要的技术措施：

1. 胆总管与空肠的端或侧吻合，避免胆囊空肠吻合时胆总管断端的结扎处破裂和形成胆瘘。

2. 胰管吻合至胆总管空肠吻合口下方的空肠上。后来，对 Whipple 手术的技术上修改的方法很多，但其中最常用的是 Child 的方法，此法是将胰腺断端套入至空肠的断端内（胰肠套入）而放在胃肠道重建时的最高位，这样可减少吻合胰管的困难和一旦发生胰瘘时亦便于处理（图 118－1）。

三、Whipple 时代以后

Whipple 的系列工作，使胰头和 Vater 壶腹周围癌的根治性手术切除成为可能，但胰十二指肠切除术毕竟是个创伤大而很复杂的手术，手术的并发症率高和手术死亡率高。Whipple 的 1945 年以前的 19 例一期胰十二指肠切除术手术死亡率为 31％。从 20 世纪 40 年代至 80 年代早期这一段漫长的时间里，胰十二指肠切除术的手术死亡率逐步下降；至目前，在胰腺疾病治疗比较有经验和相对集中的机构，手术死亡率可以下降至 5％以内，这是一个重要的进步。然而，在手术成功率上获得的成绩，并不能冲淡对胰腺癌治疗效果上的失望。

在国内，曾宪九于 1951 年成功地施行胰十二指肠切除术，至 1981 年的 30 年中，中国协和医院共行胰十二指肠切除术 105 例，手术死亡率为 19.8％。1954 年国内余文光首次报道胰十二指肠切除术。到 20 世纪 80 年代之后，国内的胰十二指肠切除手术死亡率多在 5％以下：如中国协和医院的 56 例手术死亡率为 1.7％；中国医科大学的 27 例中无死亡；上海长海医院近 4 年的 114 例胰十二指肠切除术于术后 30 d 内无死亡。这些数字说明胰十二指肠切除术的风险性已比 10 年前有很大的降低，虽然在五年生存率方面仍没有起色。

胰腺癌手术切除后五年生存率在 5％以内，胰腺头部癌与胰腺体尾部癌有相类似的情况；在这种低生存率的影响之下，使人们对胰十二指肠切除术治疗胰腺癌的合理性产生不同的思考。

一种观点是，虽然胰十二指肠切除术是要达到“根治”的目的，但事实上此手术在胰腺癌时并未能达到“根治”性的要求，手术的创伤大和并发症率高，所以主张采用如胆管空肠和胃空肠吻合等旁道性手术而不必去做胰十二指肠切除术。持有此种较消极观点的人数似有增多的倾向。持有第二种观点者多是对胰腺癌治疗上有一定经验的外科医师，他们认为胰十二指肠切除术在当前已是比较安全的手术，在现代的医疗条件下，手术死亡率已经降低至 5％以下，手术可以延长病人的生存时间和提高生活质量，特别是在较早期的胰癌，手术是惟一的能使病人得到治愈的机会。故对一些条件较合适者，应该施行手术而不是放弃手术，只不过要加强适应证的选择和提高手术技术的水平。这代表大多数外科医师的态度。第三种是当前少数外科医师的观点，他们认为典型的 Whipple 手术的不彻底性与手术效果有关，主张扩大切除范围、全胰腺切除、门静脉切除等，但是尚未有足够论据说明其能提高胰腺癌病人的长期生存率（图 118－2）。

四、扩大胰腺癌根治性切除术

（一）门静脉切除

虽然手术切除仍然是胰腺癌病人可能治愈的惟一途径，但事实上，胰腺癌当被发现时多已属晚期，估计约有 50％的病人已有远处转移，约有 35％已属局部的晚期疾病（locally advanced disease），能够施

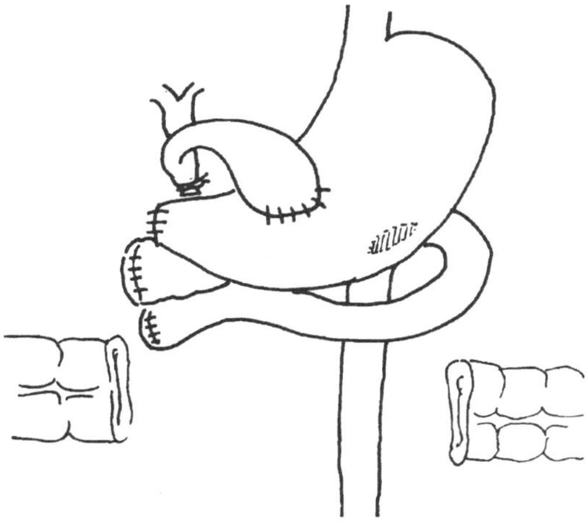

a. Whipple（1935）

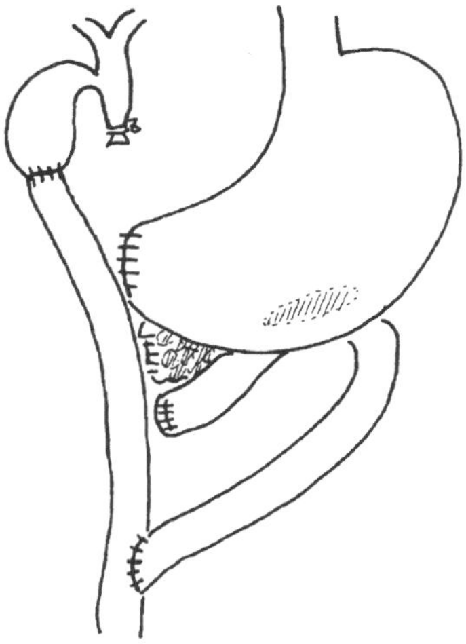

b. Whipple（1938）

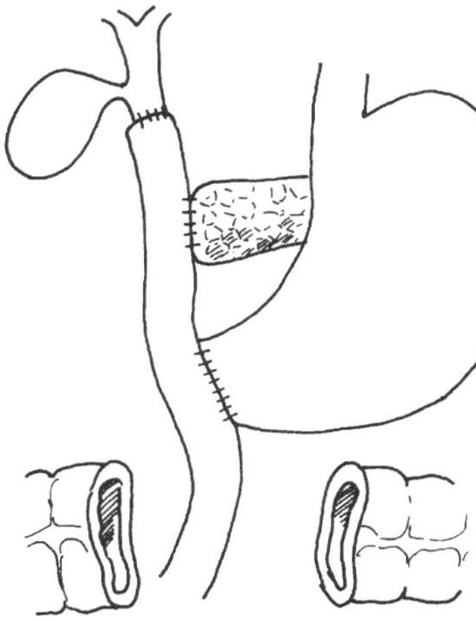

c. Whipple（1943）

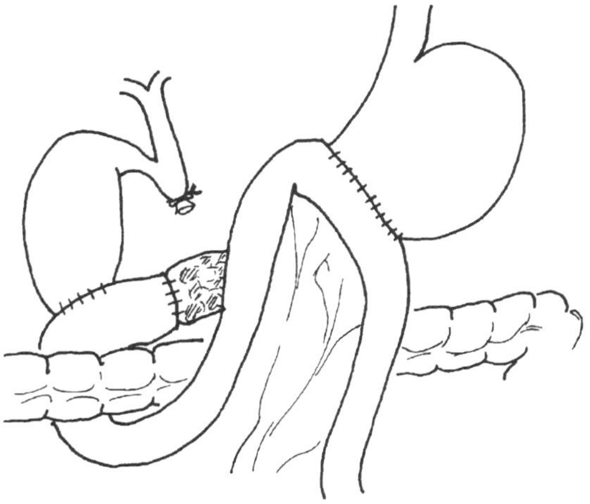

d. Child（1944）

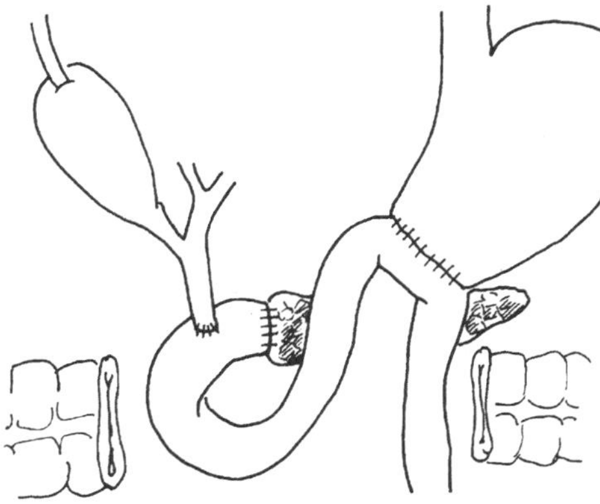

e. Waugh（1946）

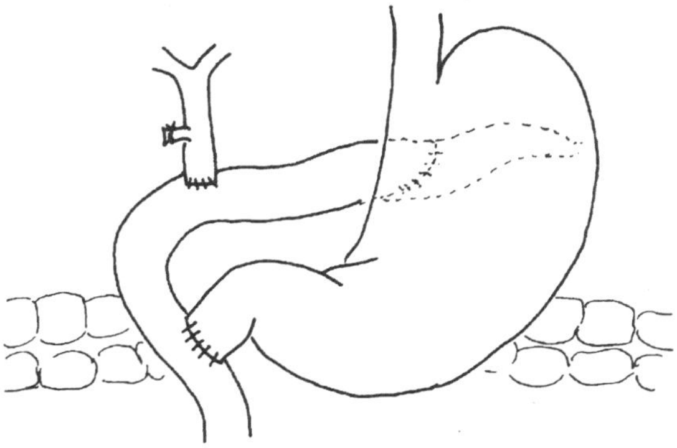

f. Traverse-Longmire（1978）

图 118－1 胰十二指肠切除术式的变革

胰腺癌：基本事实

- 我国胰腺癌的发病率正在上升，死亡率居第6位。
- 总的生存率0.4%~4%。
- 只有10%的病人适合手术切除治疗。
- 多数病人手术后1~2年内局部复发及肝转移死亡。
- GITSG试验认为手术后辅助放-化疗有效。
- 但是大样本重复认为无效。
- 辅助治疗应在手术后2个月内开始。
- 5-FU或化疗新药选择待定。

GITSG,G-I Tumor Study Group

图 118－2　我国现在胰腺癌治疗的基本事实

行胰腺切除者只有 10%～20%，再加上切除术后的并发症和死亡率以及极低的五年生存率，构成当前胰腺癌外科治疗的黯淡前景。门静脉受侵是构成局部晚期病变不能切除的最常见原因。肿瘤与门静脉粘连紧不易分开，虽然并没有胰外的转移，亦常是放弃根治性切除的最主要原因。但是，此种情况估计约有 50%是炎性粘连，在手术时很难区别。

切除门静脉无疑可以提高手术切除率。部分门静脉和上肠系膜静脉切除后，将小肠系膜向上提，一般可以做到对端吻合而无困难；亦曾有用过血管移植或人造血管架桥，但一般无此必要。胰腺癌切除术时切除一段门静脉是可行的，在美国纽约的 Sloan-Kettering 癌症中心的 332 例胰癌切除术中，58 例切除了一段门静脉，占 17%，结果是在手术时间、术后并发症和住院时间上略有增加，但最后结果如手术死亡率和术后生存时间上并无明显差别。其他的一些临床研究亦得到相似的结论。当前的认识是胰腺癌切除术时，若发现门静脉局部受侵，可以切除一段门静脉，但并不明显延长术后的生存时间；至于门静脉无明显受侵犯者，附加门静脉切除术不能提高治疗的结果，并非必要。

（二）全胰切除术

胰腺癌主要是胰腺导管癌，胰腺导管癌有多灶性病变的特点。这可能是常规的 Whipple 手术效果不佳的原因。英国 Brooks 对胰腺癌的病理观察，发现胰头癌病人中，约 38%在胰体和尾部处尚有癌灶。van Heerden 在美国 Mayo 医院的 51 例全胰切除的标本，发现 31%有多中心癌灶，49%有阳性的胰周围转移淋巴结。因此，最常见的胰腺导管癌有 1/3 有多中心病灶，半数有胰周围淋巴结转移，经典的 Whipple 手术显然是一不彻底的根治性手术。加以 Whipple 术后的高胰瘘的并发症，Brooks 自 50 年代以后便是全胰切除术治疗胰腺导管癌的积极倡导者，1970—1988 年总结了 48 例全胰腺切除术病人，在 1977 年以后的 26 例手术病人无手术死亡；38%存活超过 3 年，14%超过 5 年，部分病人的糖尿病控制遇到一定困难。van Heerden 在 1981 年总结了 51 例全胰切除术病人，结果总的手术死亡率为 14%，术后存活的 44 例病人，3 年、5 年存活率分别为 9%和 2.3%，术后处理糖尿病时在有些病人中遇到困难。更多的全胰切除治疗胰腺癌的报道，均未能显示可明显提高长期生存率，反而在术后造成的脆性糖尿病处理上会遇到困难。因此，在胰腺癌的外科治疗上，似乎是胰腺癌的生物学行为特点决定病人的最终结局而并非外科医师所做的何种手术。Brooks 亦最后只得主张保留一部分胰尾而不做全胰切除术。

胰腺切除手术后的高并发症率和高死亡率常与胰腺空肠吻合口漏有关，全胰切除术后，可以防止胰瘘，这也是提倡全胰切除术的一个论点。不过，在当前的情况下，由于注意手术操作中的技术细节和围手术期处理、全肠外营养的使用等，胰瘘的发生已减少，或在有胰瘘时，死亡率也较低，故无必要作为考虑行全胰切除的一个因素。

（三）区域性胰腺切除

典型的 Whipple 手术是紧贴着胰腺和其周围大血管进行切除，手术本身并不符合肿瘤外科的原则。

胰腺癌和壶腹周围癌的手术切除率一般约为15%。如何做到更广范围切除和提高手术切除率，1973年Fortner提出区域性胰腺切除术（regional pancreatectomy），认为此手术更符合于肿瘤外科原则。

区域性胰腺切除术是指整块地切除胰内或胰周的肿瘤，包括足够的软组织边缘和其淋巴引流。手术分为以下两类。

Ⅰ型：整块切除包括门静脉，门静脉两端做对端吻合，胰腺可做全胰或次全胰切除，保留胰尾约5 cm。

Ⅱ型：同时切除一段肠系膜上动脉并作动脉修复。

1984年Fortner总结其区域性胰腺切除术61例，其手术切除率为30%，手术死亡率为8%。结果是在21例非胰腺导管癌病人包括胆管下端和壶腹周围癌的效果较好，但在35例浸润性胰导管癌无长期生存者。故此手术方法未能得到普遍认可。

总之，经过半个世纪以来的努力，胰腺癌的外科治疗已取得明显的效果，主要表现在降低胰腺切除的并发症率与死亡率；手术切除率虽然亦有提高，但对胰腺浸润性导管癌而言，还有待于提高胰腺癌的早期诊断率。由于胰腺所处的解剖位置，单纯从手术方法本身如扩大切除范围等，恐难有突破性的转变，综合性治疗可能是以后发展的方向。

第二节　胰腺癌的手术前与手术中分期

胰腺癌的发病率升高而预后很差，1995年美国估计有24000个新病人，而有27000个胰腺癌病人死亡。胰腺癌病人外科治疗的5年生存率低于5%，估计约为3%；对大宗病例数字统计，胰腺头癌的手术切除率约为15%，而胰腺体尾部癌的手术切除率只约为5%。因此，术前的定期有助于治疗方法选择，免除一些无谓的剖腹探查；术中的定期有助于对病程预后的估计和利于治疗效果上的比较。

现行的胰腺癌的定期分类法有国际抗癌联盟（The Union for International Coner Control，UICC）的TNM分类和定期以及日本胰腺学会（Japan Pancreas Society，JPS）定期标准。

一、UICC TNM分类和分期（图118-3）

TNM分类

T　T_1 局限在胰腺
　　T_{1a}，<2 cm
　　T_{1b}，>2 cm
　T_2 直接扩展至十二指肠、胆管、胰周组织
　T_3 直接扩展至胃、脾、结肠、邻近大血管

N　N_0 无局部淋巴结转移
　N_1 局部淋巴结转移

M　M_0 无远隔淋巴结转移
　M_1 有远隔淋巴结转移

分　期

Ⅰ期　T_1，N_0，M_0
　　T_2，N_0，M_0
Ⅱ期　T_3，N_0，M_0
Ⅲ期　T，N_1，M_0
Ⅳ期　T，N，M_1

图118-3　UICC TNM分类和分期

UICC的分类方法主要以肿瘤的大小（最大径）和有无局部及远隔淋巴结转移为标准。

二、JPS的定期分类

JPS的分类着重于手术中发现和局部淋巴结转移的情况。

Ⅰ期：T_1，<2 cm，N_0，S_0，RP_0，PV_0
Ⅱ期：T_2，2～4 cm，N_1，S_1，RP_1，PV_1
Ⅲ期：T_3，4～6 cm，N_2，S_2，RP_2，PV_2

Ⅳ期：T_4，＞6 cm，N_3，S_3，RP_3，PV_3，远隔转移

（S 表示胰前包膜侵犯；RP 表示胰后侵犯；PV 表示门静脉侵犯）

日本的分类法着重于将手术时发现的淋巴结转移作为决定预后的重要因素。该分类中对胆胰淋巴结群的分布、命名和根据肿瘤的原发部位转移途径的分站均作了明确规定，比较烦琐。日本方面的胰腺癌切除手术均要求廓清范围到达相应的第二站淋巴结。

日本外科学会规定胆道和胰腺的淋巴结命名和组别如下。

1. 右贲门淋巴结；2. 左贲门淋巴结；3. 小弯淋巴结；4. 大弯淋巴结；5. 幽门上淋巴结；6. 幽门下淋巴结；7. 胃左动脉干淋巴结；8. 肝总动脉干淋巴结；9. 腹腔动脉周围淋巴结；10. 脾门淋巴结；11. 脾动脉干淋巴结；12. 肝十二指肠韧带内淋巴结（肝门淋巴结、沿肝动脉淋巴结、沿门静脉淋巴结、沿胆管淋巴结、胆囊管淋巴结）；13. 胰头后部淋巴结（上胰头后、下胰头后）；14. 肠系膜根部淋巴结（沿上肠系膜动脉起始部、沿下胰十二指肠动脉起始部、沿结肠中动脉起始部、沿空肠起始部动脉）；15. 结肠中动脉周围淋巴结；16. 腹主动脉周围淋巴结；17. 胰头前淋巴结（上、下）；18. 胰下淋巴结。

三、对胰腺癌可切除性的术前评估

当未发现转移及门静脉和腹腔动脉分支、肠系膜上动脉侵犯时，胰腺癌一般可行手术切除。然而，手术切除指征的掌握，各外科医师间并非完全一致，这是对手术切除胰腺癌的治疗价值观念上的分歧。日本在扩大手术切除方面比较积极，并且广泛地接受了包括整块门静脉切除的观念，因而在一些报告中，认为此措施可提高手术切除率，使已有血管侵犯的晚期胰腺癌切除得到与无血管侵犯者的胰头十二指肠切除术相近的结果；但是，其中亦不乏认为扩大切除并未能提高疗效者，故对手术前评估和手术适应证的选择尚不能强求一律，一定的差别性是存在的。

胰腺癌时，特别是胰腺的体尾部癌，若已侵犯至脾静脉和脾脏时，并不能认为是切除的禁忌证，同时此种改变是常见的。

常规的胰腺 CT 检查常是手术前的第一线检查，用窄间距的薄层 CT 扫描，更可以提高检查的精确度。最近的一份报告指出，常规 CT 检查认为可切除的胰腺癌病人中，有 24%在腹腔镜下发现有腹膜转移。内镜超声可以增加对局部转移判断的准确度，但要发现肝转移和腹膜转移还得靠 CT 和腹腔镜检查。术前的检查认为可以切除的胰腺癌病人，从腹腔镜检查时腹腔灌洗液中找到癌细胞的可达10%～30%。当有腹膜腔内转移和远隔转移时，便不可能做切除性手术，可以选择其他的介入性措施。

四、胰腺癌定期与预后及手术选择的关系

胰腺癌的外科治疗结果是否有一定的地域性的差别，此问题近来引起一定注意。因为从世界上近些年的文献回顾，10 年来并未发现胰腺癌的治疗结果有明显的进步；但是，日本近年来的报告在切除率和预后方面都有明显改善，其中是否有所采用的定期标准差别的原因就不知道了。

美国 Cameron 指出胰腺头癌胰十二指肠切除术时，决定预后的因素是肿瘤的生物学特性（淋巴结转移和血管侵犯）；在无淋巴结转移、切缘无残癌、无神经周围侵犯者，手术切除的效果最好。日本的资料显示淋巴结转移和胰周侵犯是最重要的决定预后的因素。Kobari 比较分析日本 11317 例胰腺癌的资料，手术切除率为 33.1%，将 UICC 和 JPS 分类法作对比分析，认为生存率与日本分类方法相关密切，淋巴结转移和胰外组织侵犯程度决定病人的预后，其预测性优于欧洲的标准。在日本，当胰腺癌诊断为 JPS Ⅰ、Ⅱ或Ⅲ期而肿瘤尚有可能切除时，建议行胰十二指肠切除术。美国 Johns Hopkins 医院的研究者，根据 UICC 分类和多变数分析的结果，认为肿瘤直径＜3 cm、无淋巴结转移、切缘无残癌的胰头部癌，胰十二指肠切除术后可望得到较良好的远期效果。

第三节 降低胰腺癌切除术死亡率的措施

胰腺癌的外科治疗方法在近 10 年来无明显的突破性发展，但在胰十二指肠切除术的手术死亡率方面却有明显的降低。在 20 世纪 80 年代中期以前，胰十二指肠切除术的手术死亡率平均在 15%；而至当前，此手术的死亡率（术后 30 d 内死亡）在一些大型的医疗中心和教学医院中，已下降至 5%以下，这明显的进步不单纯是由于手术方法的改进和手术经验积累，更重要的是围手术期处理上的全面进步。例如胰肠吻合处的胰瘘及其并发症，原是术后死亡的一个最重要因素；在当前，虽尚未能完全防止胰瘘的发生，然而胰瘘并不一定导致死亡的结果。在当前条件下，由于多方面技术的综合性发展，使胰腺癌的常规胰十二指肠切除术成为有相当安全度的手术，因此，扩大的胰腺切除术因手术死亡率已有下降而正在又重新被考虑。

一、术前准备

胰腺头部癌引起营养、代谢、免疫等多方面全身性改变，术后的并发症不一定皆是手术技术的原因，而可能是在重大手术创伤打击下的全身性的并发症，故术前尽可能恢复病人的内环境稳定状态在减少术后并发症上有重大关系。

（一）黄疸

梗阻性黄疸是胰腺头部癌的重要临床症状，病人常因黄疸而就医。无痛性梗阻性黄疸、消瘦、胆囊肿大，常是诊断胰头癌的主要体征。但是，胰腺癌梗阻性黄疸的特点不同于胆管下端癌和壶腹癌，因此时黄疸出现得较早，故病人的体质能保持得尚好；但在胰腺癌时，癌灶开始可能离胆管下端较远，特别是在胰腺钩突部和靠近胰颈处者，当黄疸出现时，病人体质常已受到相当程度的影响，并且肿瘤往往已到晚期；因此，在相同的高血清胆红素水平条件下，胰腺癌的手术危险性更高于壶腹部癌的病人。

在重度梗阻性黄疸的情况下，手术的危险性在于发生术后急性肾衰竭和手术后感染并发症。梗阻性黄疸病人容易出现手术后的应激性溃疡出血、对失血和失液的耐受降低、脂肪吸收障碍和脂溶性维生素缺乏、出血倾向、肠道内细菌移位、内毒素血症等。

应用维生素 K 能有效地纠正梗阻性黄疸时的出血倾向，但对其他的全身病理生理改变的纠正则颇需时日。手术前经皮肝穿刺胆道引流术曾用于术前降低黄疸水平并称能减少手术后并发症。临床上胆道引流 1 周后，能降低血清胆红素水平的 50%，但肝细胞和免疫功能则需待 6 周后才能有足够的恢复，加上肝穿刺胆管引流有其本身技术上的并发症和感染并发症，故所能获得的实际好处并不明显。当前的认识是当血清胆红素水平在 342 μmol/L（20 mg/dL）以内时，穿刺胆管引流是不必要的。但是，对胆总管下端梗阻，若能置入内支撑管或鼻胆管引流者，一般可以收到较好的效果。

围手术期补充足够的血容量，输入平衡盐溶液补充功能性细胞外液量，使用甘露醇溶质利尿，维持术后每天有 2000 mL 以上的尿量，能有效地防止手术后急性肾衰竭的发生。当前在一般情况下，胰腺头癌胰十二指肠切除术后已很少发生急性肾衰竭。

术前口服胆盐、应用抗生素（应避免使用有肾毒性的抗生素）及 H_2 受体拮抗药，均是常用的措施。

（二）营养不良

胰腺癌对身体正常代谢的影响早而较显著，故病人均有较明显的体重下降和营养不良，显著消瘦和体质消耗。病人往往有自患病以来体重下降 10～15 kg 的病史。消瘦的原因最主要的是厌油、摄入量不足，特别是蛋白质热量缺乏。长时间的蛋白质营养摄入不足，导致体内的蛋白质成分如肌肉、心肌、酶、抗体等的耗损与欠缺，病人的应激能力降低、抗感染能力低下、伤口愈合迟缓，对手术的耐受性下降。

胰腺癌的发展过程中，随着体重的迅速减轻，病人的总血容量亦减少，其减少程度往往与消瘦并不成比例。在手术之前，病人的全身血管床可以在收缩状态下以适应血容量的减少，故能保持正常的血压水平；然而在麻醉、手术下血管床扩张，便出现低血容量状态，甚至休克；当有额外的失血和失液时，使有效循环血量锐减，病人可以迅速发生低灌流状态和休克。

胰腺癌病人在较长时间的营养不良和组织分解代谢状态下，发生贫血、低蛋白血症、水滞留、稀释性低钠、低钾等生理紊乱。

改善胰腺癌病人的营养状态和维持手术后的营养补给是近10年来胰十二指肠切除术手术死亡率明显降低的主要原因之一。术前1～2周的营养补给时间，可恢复病人的内环境稳定、增强抵抗力、补充血容量，在提高手术安全性上有重要意义。静脉内营养时，采用中链-长链脂肪乳剂提供部分热量和必需脂肪酸。全胃肠外营养（TPN）在术后治疗上占很重要位置。此等病人，术后尽早开始全胃肠外营养，持续至术后2～3周，待已能口服足够的营养物止。当前，胰十二指切除术后胰瘘的死亡率已大为降低，主要原因在于使用TPN治疗。营养治疗打断了胰十二指肠切除术后并发症所造成的恶性循环。

（三）糖尿病

糖尿病是最常与胰腺癌相关联而需要认真术前准备的伴发病。糖尿病与胰腺癌并存是常见的，但是否糖尿病导致胰腺癌或因胰腺癌而产生糖尿病的问题未曾完全解决，临床上不时见到有糖尿病（非胰岛素依赖型）的胰腺癌病人，胰十二指肠切除术后，糖尿病亦得缓解。临床上当诊断为胰腺癌时，约80%的病人患有糖尿病或糖耐量试验不正常。多数病人，胰腺癌是在诊断为糖尿病两年之内被发现。近来的研究认为糖耐量障碍是由胰腺癌引起而不是糖尿病导致胰腺癌，胰腺癌带有致糖尿病因子（diabetogenic factor），故在切除胰腺癌后糖尿病也得以缓解。临床流行病学调查显示，胰腺癌合并糖尿病者比对照组高，而很多病人的糖尿病都是新近发生的。说明糖尿病由胰腺癌引起而不是相反的。虽然另一些临床调查亦指出在患糖尿病已经5年以上的病人中，胰腺癌的发病率增加。若原有非胰岛素依赖性的成年糖尿病病人，突然恶化转成为胰岛素依赖型糖尿病者，应注意有胰腺癌的可能。总之，胰腺癌切除术时糖尿病是最常遇见的问题，需要术前处理。

糖尿病增加术后的并发症，但不是胰腺癌切除的禁忌证，不过要求更充分的术前准备。为此，对糖尿病重的病人，术前准备需与内科医师协同进行。

长时间患有糖尿病的病人（如患病10年以上），常伴有多脏器的血管病变，如高血压、冠心病、脑血管硬化、肾脏病等，术后心血管意外是糖尿病病人死亡的重要原因。糖尿病手术后的感染并发症率增高。

糖尿病病人若原使用口服长效的降糖药物，术前3 d应改用短效抗糖药或普通胰岛素；若原用长效胰岛素者，术前1 d应改用普通胰岛素，以便于及时调整剂量。术后的低血糖症比高血糖更有危险性。术中的麻醉、手术创伤刺激和术后应激性激素分泌增多及使用肾上腺皮质激素等，均可使胰岛素的需要量增加，故在围手术期中使用时，应及时（4～6 h）注意血糖的变化。一般于手术日晨抽一空腹血糖血样，并开始从静脉内持续滴入5%葡萄糖液，术后宜作24 h滴注。术后可将与葡萄糖适应量的胰岛素加入至盛有营养液的大塑料袋（3000L）内混匀，24 h内持续滴注，同时每隔4～6 h测定血糖水平。

术前及术中预防性抗生素使用是必要的。

二、术中措施

胰十二指肠切除术的技术性问题，将在有关手术步骤中述及。

胰十二指肠切除是一历时长、创伤性较大的手术，除了可能发生一些技术性意外之外（如出血等），在手术过程中宜做到：①维持麻醉、血循环动力的平稳；②防止发生缺氧、低血压；③维持组织灌流，术中除输入1000～1500 mL的葡萄糖溶液外，其余均用缓冲盐溶液，以扩充功能性细胞外液容量；④输血、血浆、血浆增量剂以防低血容量；⑤梗阻性黄疸病人，手术开始后，输入20%甘露醇溶液125～250 mL以保持溶质利尿，手术过程中应约有尿1500 mL；⑥手术中使用地塞米松10～20 mg，追加1剂量抗生素；⑦术终检测血糖值和动脉血气分析。

根据胰十二指肠切除术手术后并发症的种类和发生的频度，手术中应强调的是：①胃十二指动脉、胰十二指肠下动脉的处理；②胰管或胰空肠吻合术；③腹腔引流物的放置；④胆管引流的使用。

三、术后处理

胰十二指肠切除术后的处理对手术的结果与手术本身有相同的关键性作用。除了一般的腹部大手术后处理外，胰腺切除术后需特别注意：

1. 术后 48 h 内循环状况的稳定。由于手术中腹膜后的广泛分离，特别当扩大切除范围和切除胰周的软组织和淋巴结群时，腹腔引流常有大量的渗出，包括有部分的腹膜后淋巴液，结果可造成大量的失液和低血容量状态，常以在手术的当夜最为显著。手术中曾使用过肾上腺皮质激素者，术后第 1 天的渗液量可以减少，但在第 2～3 天停用时，渗出量反有增加。由于渗出量增多，应增加补充含盐溶液和血浆、白蛋白等胶体溶液。

2. 维持每天尿量＞1500 mL。

3. 早开始全胃肠外营养，特别是术前已有明显营养不良病人，脂肪乳剂补给能源时，可用长链脂肪酸与中链脂肪酸各半的制品。在未确定是否有胰瘘之前，不鼓励进食。

4. 术后继续静脉内使用 H_2 受体拮抗药如雷尼替丁；质子泵阻断药奥美拉唑（Omeprazole）虽有更强的抑酸作用，但有抑制肝脏微粒体 P450 单氧化酶系统药物代谢的作用，同时可有 ALT 和 AST 血清水平升高，有报道引起暴发性肝衰竭，所以当有明显肝功能损害时应慎用，特别是静脉内较大剂量用药。H_2 受体拮抗药和胃黏膜保护药（硫糖铝）可使用至术后 2 周。

5. 预防发生应激性溃疡出血。此情况容易发生在进食后早期，故进食时间应慢，一般在 1 周左右，应以清淡、少量为主；2 周之后才逐渐增多。

6. 注意胃排空障碍，特别是使用保留幽门胰十二指肠切除术者，此时我们常附加一暂时性胃造瘘。常规的 Whipple 手术后，胃减压管一般放至术后 1 周左右。

7. 密切观察腹腔引流物的性质与量。腹腔引流液应作胰淀粉酶测定和细菌培养，以确定有无胰液渗漏。若淀粉酶正常，恢复顺利，腹腔引流可在进食之后拔除。

第四节　不能切除的胰腺癌的手术选择

胰腺癌的手术切除治疗结果很不理想，虽然近年来重视手术前的检查筛选和严格的手术适应证选择，在经手术切除的病人，术后 5 年生存率有明显提高。这方面的材料国内尚告缺乏，根据国外近年的报道，在 20 世纪 70 年代期间，胰腺癌切除术的中位生存时间为 7.5 个月；而至 80 年代期间上升到 14 个月，随后表现有继续升高的趋向，中位生存时间达到 18～20 个月，并有 15%～25%的病人生存能超过 5 年。例如 Trede（1990）报道 133 例胰腺癌切除术 5 年生存率达 24%，手术死亡率为 2%；而在 76 例无遗留癌组织者，5 年生存率能达到 36%。此结果与美国 Johns Hopkins 医院的资料相接近：201 例胰腺癌经胰十二指肠切除术后的五年生存率（保险统计法）为 21%。但是，从美国 Mayo 医院的资料，却显示在临床上认为可能手术“治愈”的病人中，胰十二指肠切除术后 5 年生存率为 7%，中位生存时间为 17.5 个月；但是，当对 31 例病人手术后最少活到 3 年以上者的病理标本重新查核，却发现超过 1/3（31 例中 12 例）在病理上并不是胰腺导管癌，而是一些预后较好的其他性质的癌。Mayo 医院的经验似乎更为可靠，说明最常见的胰腺导管癌的预后仍然很差，因而临床上对大多数的胰腺癌病人，仍需要考虑非根治性的手术和综合性治疗的选择。

胰腺癌的姑息性手术

无法施行根治性切除手术的胰腺癌病人，临床上常要求解决梗阻性黄疸、疼痛、十二指肠梗阻三大主要症状。胰腺体尾部癌病人，梗阻性黄疸可能出现不早，但疼痛常表现得更为严重。姑息性手术包括胆肠吻合、胃空肠吻合和化学性“内脏神经切除”3个内容。

【适应证】

1. 胰腺头部癌有明显梗阻性黄疸。
2. 胰体尾部癌剖腹探查发现不能手术切除者。
3. 晚期胰腺癌合并十二指肠梗阻者。
4. 病人一般状况能耐受手术，并估计生存时间能达6个月以上者。

【禁忌证】终末期的晚期胰腺癌病人，姑息性手术并不能提高生活质量或手术有很大的危险性时。

【手术步骤】

1. 胆肠吻合术：一般可用胆囊空肠吻合或胆总管空肠吻合术。

胆囊空肠吻合术可选用襻式胆囊空肠吻合加用空肠侧侧吻合术（Braun 手术）。为了减少输入空肠段的肠液逆流，可以在空肠侧侧吻合口以下之输入肠段上做一人工套叠定向瓣，套入长度一般为2 cm，此法可以减少胆囊的感染和炎症，可能更好地维持胆囊管通畅。

对身体状况较好的病人，可用胆总管 Roux-en-Y 空肠吻合术，手术时可切除胆囊及横断胆总管，胆总管远侧断端缝闭，近侧与空肠做端侧吻合。

胆肠吻合术的症状缓解作用以胆总管（肝总管）空肠吻合术居优，估计约只有2%的病人手术后有复发黄疸及胆管炎。胆囊空肠吻合术者则由于胆囊管在后期发生肿瘤性或炎症性阻塞而复发黄疸及胆道感染。

胆总管十二指肠吻合术是一简单而有较好效果的胆肠内引流手术，其后期的胆管炎发生率低于胆囊空肠吻合术，但由于胰腺癌有侵犯十二指肠的特点，同时，随着胰头癌的生长，胆总管十二指肠吻合口很容易被阻塞，故只能选择性使用。

胰头部癌胆囊空肠吻合术后复发黄疸和胆管炎时，若病人的一般情况仍能耐受手术和预计生存时间尚不太短者，有时亦施行再次手术以通畅引流；手术方法是做胆囊肝总管吻合，通过吻合放入一粗管径的T型管，其长臂经胆囊至空肠段内。

胆肠内引流术有肯定的延长壶腹部周围癌病人的生存时间和提高生活质量的作用，据发表在英文文献中8000多例的分析，Sarr 和 Cameron 发现术者的生存时间平均5.4个月，而无内引流者只有3.5个月。Johns Hopkins 医院的118例病人，总的平均生存时间为7.7个月，影响术后并发症和死亡率的高危因素是：术前糖尿病、体力因素和肝脏转移。

2. 胃空肠吻合术：胰腺头部癌和体尾部癌均有侵犯十二指肠的特点，当发生十二指肠梗阻时，需要施行胃空肠吻合术（结肠前型）；但是，在施行胆道内引流术时，是否需要同时行预防性的胃空肠吻合术？胃空肠吻合术是否单纯依据一些临床症状如病人有恶心、呕吐或需要根据肯定的机械性梗阻？一份报告指出胰腺癌病人行胆肠内引流术时未行胃肠吻合时，有12%的病人随后因十二指肠梗阻而需行胃空肠吻合术。预防性胃肠吻合术并非均属必要。晚期胰腺癌病人常有恶心、呕吐的症状，但并非均是梗阻性的，胃肠吻合术有时反而影响胃排空，临床症状亦未见改善。

3. 止痛：顽固而严重的持续性疼痛是晚期胰腺癌的一个特点，通过剖腹探查术时注射50%乙醇至腹腔动脉周围的腹腔神经节，以达到所谓“化学性内脏神经切除术”，可得到术后早期的缓解疼痛的效果，此方法并不增加手术的复杂性，应该常规行之。

〔黄志强　黄晓强整理〕

参考文献

[1] 钟守先. 壶腹周围病变外科治疗中的若干问题［M］//黄志强，顾倬云. 肝胆胰外科进展. 北京：人民军医出版社，1989：280.

[2] 黄志强. 关于如何降低胰十二指肠切除术手术并发症与死亡率［M］//黄志强，顾倬云. 肝胆胰外科进展. 北京：人

民军医出版社，1989：288.
[3] 王宇，许元弟．胰腺切除及胰十二指肠切除术［M］//黄志强．现代腹部外科学．长沙：湖南科学技术出版社，1994：643.
[4] 田雨霖．胰头十二指肠切除术的术中损伤与解剖变异［J］．中国实用外科杂志，1996，16：456.
[5] 彭淑牖，李君达，陆松春，等．胰断端空肠浆肌鞘内套入吻合术（附11例报告）［J］．中国实用外科杂志，1996，16：596.
[6] 赵玉沛，蔡力行，钟守先．胰管空肠吻合胰残端套入法预防Whipple术后胰瘘发生［J］．中华外科杂志，1993，31：360.
[7] van Berge Henegouwen，Allema J H，van Gulik ThM，et al. Delayed massive hemorrhage after pancreatic and biliary surgery [J]. Br J Surg，1995，82：1527.
[8] Brooks J R，Brooks D C，Lenine J D. Total pancreatectomy for ductal cell carcinoma of the pancreas. An update [J]. Ann Surg，1989，209：405.
[9] Cullen J J，Sarr M G，Ilstrup D M. Pancreatic anastomotic leak after pancreaticoduodenectomy：incidence，significance，and management [J]. Amer J Surg，1994，168：295.
[10] Tan H P，Smith J，Garberoglio C A. Pancreatic adenocareinoma：an update [J]. J Amer Coll Surg，1996，183：164.
[11] Fabre J M，Houry S，Manderscheid J C，et al，Surgery for left-sided pancreatic cancer [J]. Brit J Surg，1996，83：1065.
[12] Flautner L，Tlhanyl T，Szecseny A. Pancreatogastrostomy：an ideal complement to pancreatic head resection with preservation of the pylorus in the treatment of chronic pancreatitis [J]. Amer J Surg，1985，150：808.
[13] Fortner J G. Regional pancreatectomy for cancer of the pancreas，ampulla，and other related sites [J]. Ann Surg，1984，199：418.
[14] Fortner J G. Technique of regional subtotal and total pancreatectomy [J]. Amer J Surg，1985，150：593.
[15] Grace P A，Pitt H A，Longmire W P. Pylorus preserving pancreatoduodenectomy：an overview [J]. Br J Surg，1990，77：968.
[16] Gudjonsson B. Carcinoma of the pancreas，critical analysis of costs，results of resection，and the need for standardized reporting [J]. J Am Coll Surg，1995，181：483.
[17] Harrison L E，Kimstra D S，Brennan M F. Isolated portal vein involvement in pancreatic adenocarcinoma：a contraindication for resection [J]. Ann Surg，1996，224：342.
[18] Hashimi H，Sabanathan S. Second look operation in managing carcinioma of the pancreas and periampullary region [J]. Surg Gynecol Obstet，1989，168：224.
[19] Howard J M. Pancreatojejunostomy：leakage is a preventable complication of the Whipple operation [J]. J Am Coll Surg，1997，184：454.
[20] Hunt D R，McLean R. Pylorus-preserving pancreatectomy：functional results [J]. Br J Surg，1989，76：173.
[21] Jordan Jr G L. Pancreatic resection for pancreatic cancer [J]. Surg Clin North Amer，1989，69：569.
[22] Kimura W，Nagai H. Study of surgical anatomy for duodenum-preserving resection of the head of the pancreas [J]. Ann Surg，1995，221：359.
[23] Kingsnorth A N. Duct to mucosa isolated Roux loop pancreaticojejunostomy as an improved anastomosis after resection of the pancreas [J]. Surg gynecol Obstet，1989，169：451.
[24] Kobari M，Sunamura M，Ohashi O，et al. Usefulness of Japanese staging in the prognosis of patients treated operatively for adenocarcinoma of the head of the pancreas [J]. J Amer Coll Surg，1996，182：24.
[25] Marcus S G，Cohen H，Ranson J H C. Optimal management of the pancreatic remnant after pancreaticoduodenectomy [J]. Ann Surg，1995，221：635.
[26] Mason G R，Freeark R J. Current experience with pancreatogastrostomy [J]. Amer J Surg，1995，169：217.
[27] Meinke W B，Twomey P L，Guernsey J M，et al. Gastrointestinal bleeding after operation for pancreatic cancer [J]. Am J Surg，1983，146：57.
[28] Pellegrini C A，Heck C H，Raper S. An analysis of the reduced morbidity and mortality rates after pancreaticoduode-

nectoimy [J]. Arch Surg, 1989, 124: 778.

[29] PotsⅢ J R, Broughan T A, Hermann R E. Palliative operations for pancreatic carcinoma [J]. Amer J Surg, 1989, 159: 72.

[30] Richardson D Q, Scott-Conner C E H. Distal pancreatectomy with and without splenectomy. A comparative study [J]. American Surgeon, 1989, 55: 21.

[31] Rosemurgy A S, Burnett C M, Wasselle J A. A comparison of choledochoenteric bypass and cholecystoenteric bypass in patients with biliary obstruction due to pancreatic cancer [J]. Amer Surgeon, 1989, 55: 55.

[32] Scott-Conner C E, Dawson D L. Technical considerations in distal pancreatectomy with splenic preservation [J]. Surg Gynecol Obstet, 1989, 168: 451.

[33] Sharp K W, Ross C B, Halter S A, et al. Pancreatoduodenectomy with pyloric preservation for carcinoma of the pancreas: a cautionary note [J]. Surgery, 1989, 105: 645.

[34] Sikora S S, Posner M C. Management of the pancreatic stump following pancreaticoduodenectomy [J]. Br J Surg, 1995, 82: 1590.

[35] Sudo T, Ishiyama K, Kawamura M, et al. Changes in plasma gastrin and secretion levels after pancreaticoduodenectomy [J]. Surg Gynecol Obstet, 1984, 158: 133.

[36] Tanaka T, Ichiba Y, Fujii Y, et al. Clinical and experimental study of pancreatic exocrine function after pancreaticoduodenectomy for periampullary carcinoma [J]. Surg Gynecol Obstet, 1988, 166: 200.

[37] Trede M B A, Chir B Schwall G. The complications of panereatectomy [J]. Ann Surg, 1988, 207: 39.

[38] Warshaw A I, Torchiana D L. Delayed gastric emptying after pylorus preserving pancreatoduodenectomy [J]. Surg Gynecol Obstet, 1985, 160: 1.

[39] Willett C G, Warshaw A L, Convery K, et al, Patterns of failure after pancreaticoduodenectomy for ampullary carcinoma [J]. Surg Gynecol Obstet, 1993, 176: 33.

第一百一十九章 胰十二指肠切除术

Pancreaticoduodenectomy

胰十二指肠切除术习惯上是指切除胃远端、全十二指肠、空肠上端 10～15 cm、胰头部和部分肝外胆道，典型的胰十二指肠切除术一般是用于治疗胰头、胆管下端和十二指肠部的恶性肿瘤。特殊情况下手术范围的改变，一般均加以说明，例如保留幽门的胰十二指肠切除术、切除全胰腺的全胰切除术、切除局部引流淋巴结和胰周软组织的区域性胰腺切除术以及治疗胆管癌时的联合肝、胆、胰腺切除术等。此等手术的核心部分均是胰十二指肠切除。至于是否需要切除节段门静脉和血管重建，主要是据需要而定，并不影响手术的实质。

胰十二指肠切除术是一比较复杂的手术，虽然近年来在一些外科治疗中心和专长于胰腺外科的医师手中，此手术的死亡率已有明显下降（一般<5%），但在一般情况下，手术死亡率仍然在 15%左右，且手术的并发症率很高，因而胰十二指肠切除术仍是一复杂的高难度手术，需要加强手术病人的选择、注意围手术期处理和十分注意手术中的技术细节。

【适应证】典型的胰十二指肠切除术（Whipple 手术）可用于以下的情况：

1. 壶腹部癌。
2. 胆总管下端癌。
3. 十二指肠癌和十二指肠部肿瘤。
4. 胰头癌。
5. 胰头部其他恶性肿瘤（胰岛细胞癌、胰囊腺癌等）。
6. 胰十二指肠部良性肿瘤。
7. 肿块型胰头部慢性胰腺炎不能除外癌变。
8. 胰头部和其周围淋巴结继发于邻近脏器癌的侵犯者，如胆囊癌、胆管癌、胃窦部癌、横结肠癌等。
9. 病人的一般情况尚可以承受重大手术者。

【禁忌证】

1. 晚期胰腺头部癌已有局限和腹腔内转移估计不能达到治愈性切除者。
2. 高龄、全身状况差、有重要器官功能障碍，估计难于承受重大手术者。
3. 胰十二指肠切除术有较高的并发症率和手术死亡率，故不宜用于非治愈性的手术。

【术前准备】此等病人常因长时间的梗阻性黄疸、体质消耗、体重下降严重、贫血、营养不良等，有关术前准备可参照本书第一百一十六章。

1. 对血清胆红素水平>300 μmol/L 病人，可试行经十二指肠镜逆行置管内引流或鼻胆管外引流以降低黄疸然后手术，若内置管未成功，即积极准备手术，我们一般不做术前经皮经肝穿刺胆管外引流术（PTCD）。行十二指肠内镜术时，不要单纯做 ERCP，可做局部活组织采取，若需胆道造影，可在鼻胆管引流后行之，以防激发急性胆管炎。
2. 常规行颈内或锁骨下静脉穿刺置管术以积极进行术前准备及营养支持。
3. 对合并糖尿病病人，术前控制好血糖，注意术中使用胰岛素。
4. 术前和手术中使用广谱抗生素。
5. 术前 1 d 口服雷尼替丁。
6. 若考虑使用生长抑素制剂，可于术前 1 d 开始用奥曲肽（Sandostatin）。

7. 术前放置胃管及导尿管。

【麻醉与体位】可选用连续硬膜外阻滞或全身麻醉。仰卧体位。

【切口】胰十二指肠切除的手术切口据术者的经验可选用长的右肋缘下斜切口、右腹直肌切口、右侧旁中正切口等。作者等较常用肋缘下切口，此时，切口较常用的胆道手术切口低约一横指并越过中线斜向左侧肋缘，切断肝镰状韧带；此切口对胰腺显露较满意，术后亦较少发生切口裂开并发症，但较为费时。

【手术步骤】典型的胰十二指肠切除术包括三个主要的手术步骤，即解剖性探查、脏器切除及消化道重建三部分。

（一）解剖性探查

胰十二指肠切除术用于治疗胰十二指肠区恶性肿瘤时，首先应该确定此手术能否达到治愈性切除的目的，若发现肿瘤侵犯已超出能彻底切除的范围时，便应立即中转为姑息性手术（如胆肠内引流术以减轻黄疸），因而在手术探查时，应有计划地进行，以便随时能修改手术方案。

1. 腹腔内探查：开腹后，注意有无腹水、腹水的量和性质，并留取腹水的样品，以便以后做细菌学、脱落细胞等有关检查。

腹腔内探查注意有无大网膜、肠系膜、腹膜面上的癌种植转移结节；顺序检查肝脏、胃肠、盆腔、盆腔脏器（女性病人）有无转移。检查肝门部、肝十二指肠韧带、腹腔动脉周围、肠系膜根部、腹主动脉旁有无肿大的淋巴结。提起横结肠，检查胰腺下缘和横结肠系膜根部处有无癌肿侵犯。经过详细、系统的检查，可以确定肿瘤有无腹腔内远处的淋巴结转移。

2. 局部探查：胰十二指肠部因部分处于腹膜外，故需要从腹腔内及腹膜外联合探查。

胰十二指肠部肿块的性质虽然多数可以经一般探查后确定，但是有时对良性或恶性病变亦难于鉴别，如胰腺头部的慢性胰腺炎和早期胰腺癌、胰头部的良性肿瘤、早期的胆管下端癌等。在决定施行胰十二指肠切除术之前，均应取得组织学上的诊断，故手术中穿刺活检常是必要的。

检查胰头十二指肠部肿块时，可用左手示指与中指伸至肝十二指肠韧带后方，拇指在前检查胰头部肿块，其大小、硬度、与后方结构粘连、可活动度等。胰头癌虽侵犯门静脉，一般并不影响其左、右方向的活动度。

剪开胃结肠韧带，将胃向上钩开，切断右胃网膜静脉，便可以将胰腺前面显露，观察病变的所在和范围。胰头部的胰导管癌、壶腹部癌多同时有胰管梗阻和慢性胰腺炎的表现，胰腺质地硬韧，但较均匀，而胰癌则为结节状硬块、质硬，可兹鉴别（图 119－1）。

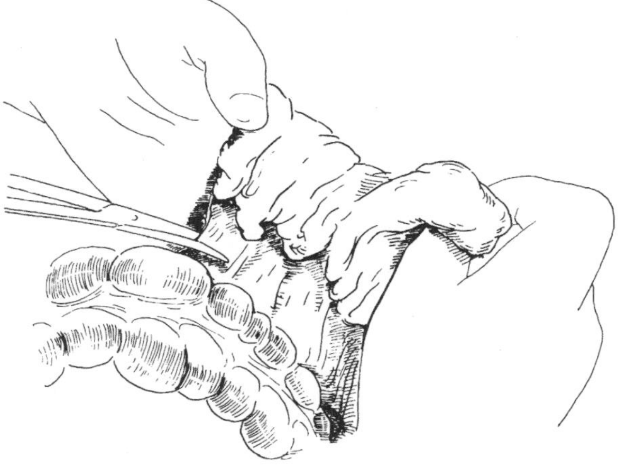

图 119－1 提起大网膜在横结肠上缘剪开网膜的附着

剪开十二指肠第二段外侧腹膜，游离十二指肠第二段及胰头，向左直达腹主动脉前方。当胰头十二指肠游离后，术者以左手示指、中指伸至胰腺后方，检查胰头周围有无淋巴结转移和小肠系膜根部有无肿大淋巴结。如发现胰癌已侵犯胰后间隙和累及下腔静脉，说明已不可能做到治愈性切除，应停止继续解剖探查而改行胆肠内引流手术（图 119－2、图 119－3）。

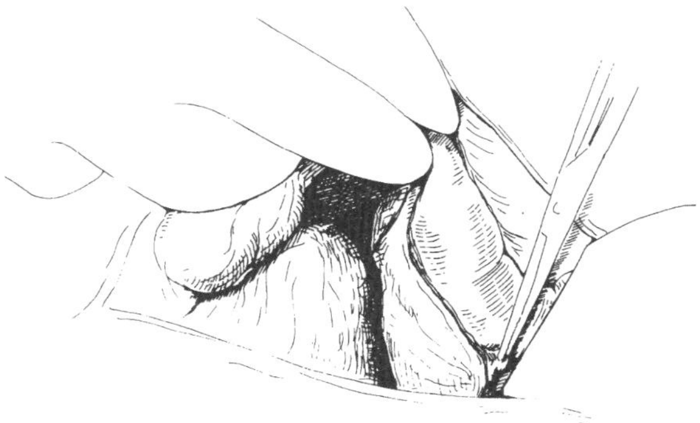

图 119－2　剪开十二指肠第二段外侧腹膜，游离胰头十二指肠

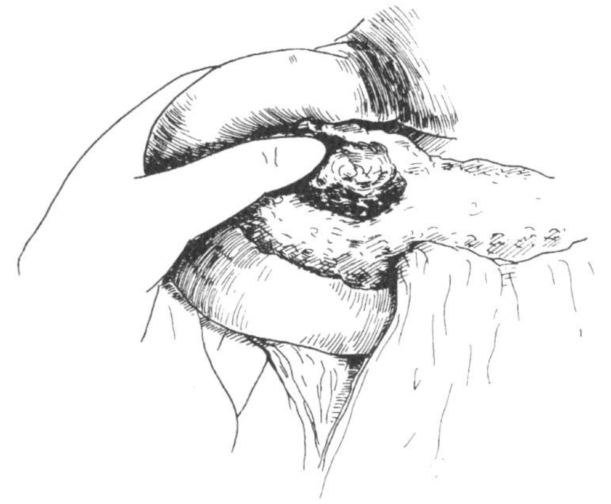

图 119－3　检查肿瘤的位置及其与邻近结构的关系

较晚期的胰头癌和当有十二指肠侵犯时，在胆肠吻合术的同时，可以施行胃空肠吻合术以避免因后期的十二指肠梗阻而再次手术。

3. 探查门静脉：门静脉-肠系膜上静脉受侵犯常是胰腺癌不能手术切除的主要原因，所以需要判定门静脉的状况。

向下牵开横结肠，分离出横结肠系膜与胰腺下缘的连接处，剪开其前层腹膜，分离出肠系膜上静脉的前面。门静脉前面与胰腺背面之间，一般为一疏松组织的间隙，无重要血管分支，故可以逐步分开，有时可允许一示指伸至胰腺后面。以一大的弯血管钳，沿门静脉前面放至胰腺上缘，并可引过一粗丝线以作牵引和结扎胰腺近端，以控制切断胰腺时出血（图 119－4）。

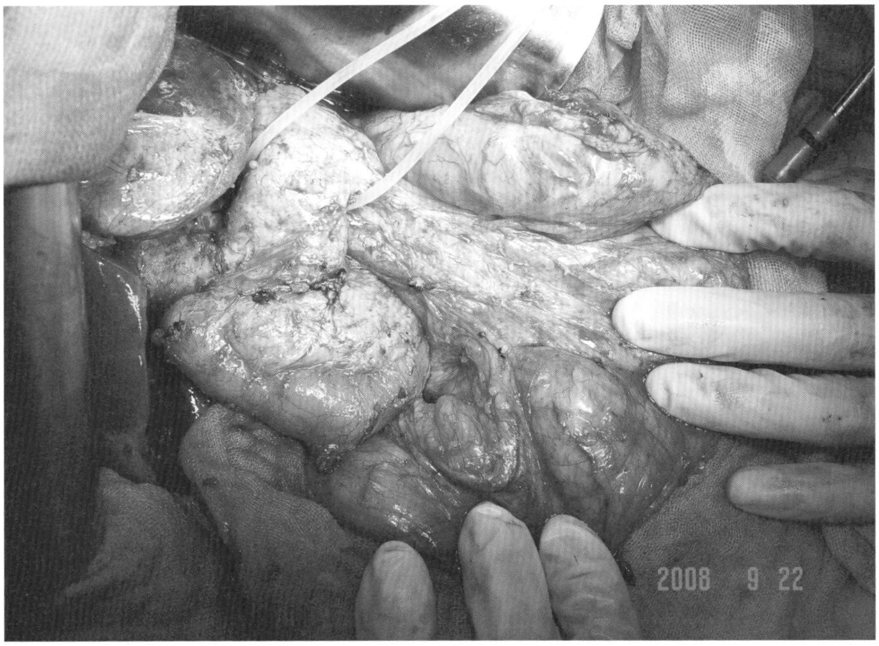

图 119－4　将门静脉前方钝性分离后，穿过尿管作一悬吊

必须注意在沿门静脉前面分离时所遇到的在胰腺上缘跨过门静脉前方的动脉是肝总动脉，应该妥为

保存。肝总动脉与胰头上缘的解剖关系变异较多，有时远离胰腺上缘分出胃十二指肠动脉，而有时则紧靠胰腺上缘或甚至在胰腺上缘的背面。

4. 切断胆管：进一步探查门静脉则需要在肝十二指肠韧带上进行。

5. 游离胆囊，在胆囊管与胆总管汇入以上切断肝总管，向下清除淋巴、脂肪组织，肝总管断端暂以无创伤钳夹闭，避免胆汁外溢。

6. 在胆总管的后方，找到门静脉的前壁，沿血管壁向下钝性分离，便可以很容易到达胰腺的背面，此时，可以从上方伸入示指与从胰腺下缘肠系膜上静脉前面上伸的示指相汇合，并检查门静脉壁是否受胰癌侵犯或仅是门静脉壁与肿瘤间有炎性粘连。门静脉壁局部受侵犯并非切除手术的禁忌证，但是需要做好有关门静脉部分切除与重建的准备。

如果此时发现不宜施行胰十二指肠切除术，可以停止继续探查，利用肝总管近端与一空肠襻行 Roux-en-Y 式吻合，切除胆囊并结扎胆管远端而结束探查手术。

典型的 Whipple 手术的第一步是肯定诊断、了解肿瘤与邻近重要血管的关系、确定治愈性手术切除的可行性和其切除范围。在此阶段的每一步骤，根据发现的情况，均可以按原定的计划进行手术或中转为姑息性的手术。

（二）脏器切除

胰十二指肠部恶性肿瘤的典型的 Whipple 手术是切除包括胃远端 50%、肝总管水平以下的肝外胆道和淋巴、脂肪结缔组织、胰腺头颈部（包括钩突部）、全十二指肠和空肠上端 10～15 cm，有时尚包括部分切除门静脉。

1. 切断胃远端，占胃的 50%～60%。切除过多的胃组织，影响后期的消化功能；若胃切除量过少，可能术后早期发生边缘性溃疡，故需要同时附加选择性迷走神经切断术，反而使手术复杂化。

胃体在二胃钳间切断之后，远端胃翻向右侧，近端胃小弯侧部分缝合封闭，注意缝扎黏膜下血管，胃大弯侧留做 Hofmeister 式胃空肠吻合术（图 119－5）。

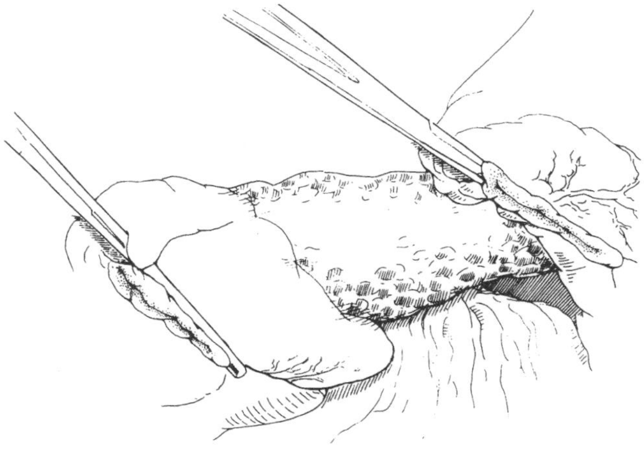

图 119－5 切断胃体以显露胰腺

2. 沿胃远端向右分离，切断胃右动脉，切除肝十二指肠韧带左缘肝动脉旁淋巴结，分离出肝固有动脉、肝总动脉、胃十二指肠动脉之汇合部，向远端游离胃十二指肠动脉至其分叉部。双重结扎切断胃十二指肠动脉，断端尽可能留长，以防胃十二指肠动脉残端破溃出血，特别是在有动脉硬化症的老年病人。

3. 切断胰腺：一般在门静脉前方或其左侧切断胰腺（图 119－6～图 119－9），沿门静脉前面至胰腺上缘引过一粗丝线，向胰头方向结扎胰腺，以避免切断胰腺时出血。

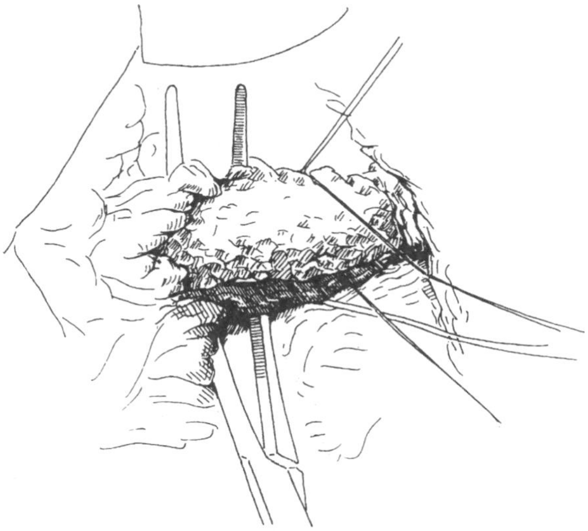

图 119－6　游离胰腺背面与门静脉间隙

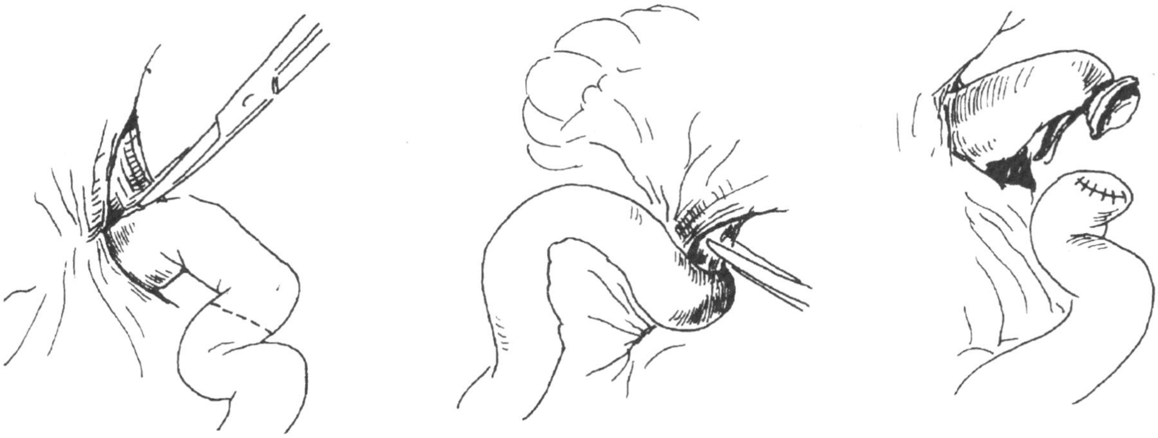

图 119－7　切断空肠上端

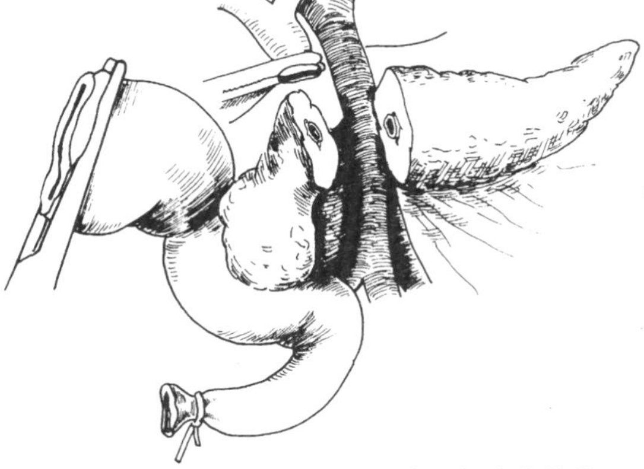

图 119－8　从门静脉前方切断胰颈部注意辨认胰管

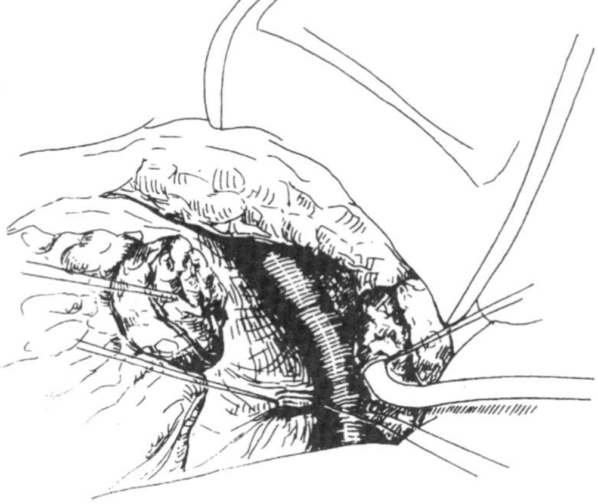

图 119－9　胰管内放置一合适的导管将胰液引离手术野

在胰腺预定切线的远方的胰腺上、下缘各以丝线缝一8字缝线作为标志、止血及牵引之用。向胰腺远端置一心耳钳（不必夹紧，可由助手轻压以起止血作用），沿预定切线以刀片逐步切开胰腺组织，由下而上，注意发现横过切线的主胰管。因切开胰腺是在基本上无血状态下施行，发现主胰管一般并无困难。胰管发现后，向近侧游离约3 mm，切断后，向胰管远端放入一粗细合适的导尿管或硅橡胶管，将胰管断端结扎于导管上，手术过程中导管将胰液引出至手术野外。

4. 游离门静脉：将胃远端向右翻转并牵引胰腺近侧断端便可显露胰腺背部的门静脉前壁。一般情况下，有数目不等的胰腺小静脉（引流胰头和钩突部）汇入至门静脉的右侧壁，常以在胰头上缘处的一支最粗而短。所有小静脉均应在两细丝线结扎间剪断，不能用血管钳钳夹以防撕破出血。遇有门静脉上出血时，可用手指轻压止血然后以5-0聚丙烯血管缝线缝合止血，不可盲目钳夹（119-10）。

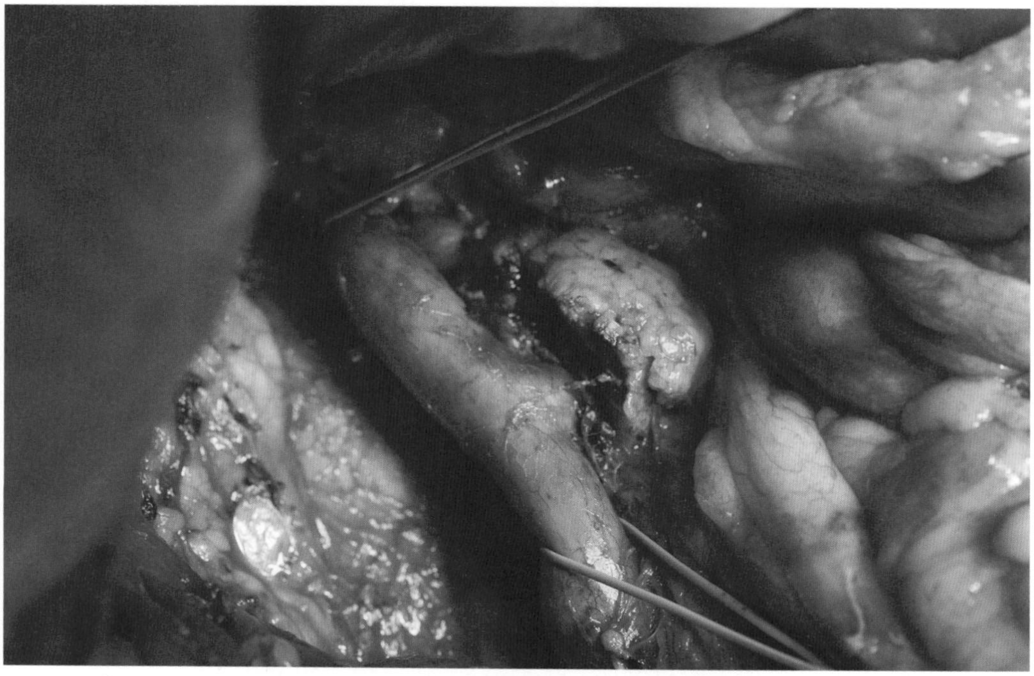

图 119-10　在术中切断胰腺颈部后，游离门静脉

5. 缝合胰腺断端：一般需要将胰腺断端向左侧游离约3 cm，以利于胰肠吻合。胰腺断端上出血均应以丝线8字形缝合止血，不要用电凝止血，因凝固坏死组织被消化后可致继发性出血。

胰腺断端以丝线8字形缝合前、后切缘，外加褥式缝合，以防早期胰液渗漏，注意勿将胰管缝闭。

6. 切断空肠上端：典型的Whipple手术需要切除十二指肠和空肠上端。在离Treitz韧带10～15 cm处切断空肠上端，其远侧断端可暂不缝闭以留作胰腺空肠对端套入（Child术式）或将断端缝闭，采用胰管空肠端侧吻合（Whipple术式）。

将空肠上端经小肠系膜后方原十二指肠床牵至右侧手术野。注意遗留创面止血。

7. 切断胰头十二指肠系膜和胰十二指肠下动脉：完全切除胰腺钩突在根治性胰十二指肠切除术时甚为重要。此时，术者以左手握胰头十二指肠向右方牵引，助手用一静脉露钩将门静脉牵向左上方，便可以显露肠系膜上动脉，可由触摸动脉搏动辨认。由肠系膜上动脉向胰头十二指肠的纤维脂肪膜内含淋巴、神经纤维、胰十二指肠下动脉及静脉的分支便是其系膜，胰头及十二指肠由此系膜尚与身体相连。此时最好能切开肠系膜上动脉外的纤维鞘膜以清楚显示动脉的血管分支加以结扎、切断处理。但有时则在上动脉的外缘，在术者的左手的控制下，逐步地以血管钳钳夹切断、结扎。应注意每次钳夹组织不宜过多，并每次切断后便立即以丝线结扎。如此逐步地从上而下将胰头十二指肠系膜切断后，移除标本（图119-11～图119-14）。

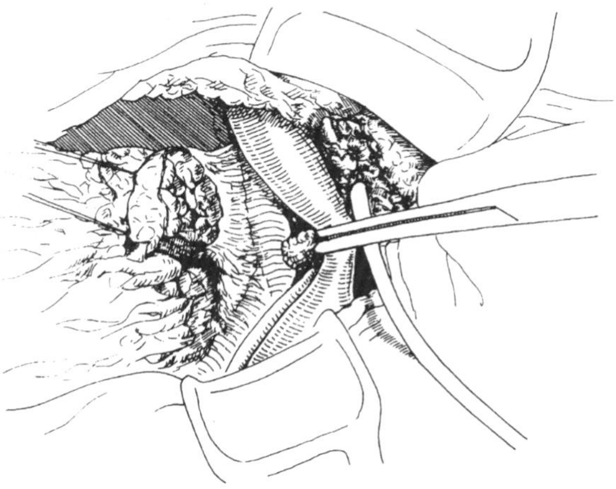

图 119-11　牵开门静脉显露其后方的肠系膜上动脉

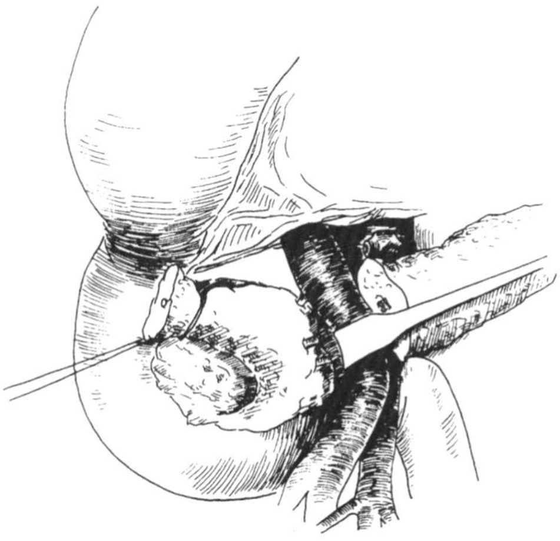

图 119-12　分离从肠系膜上动脉分出之胰十二指肠下动脉

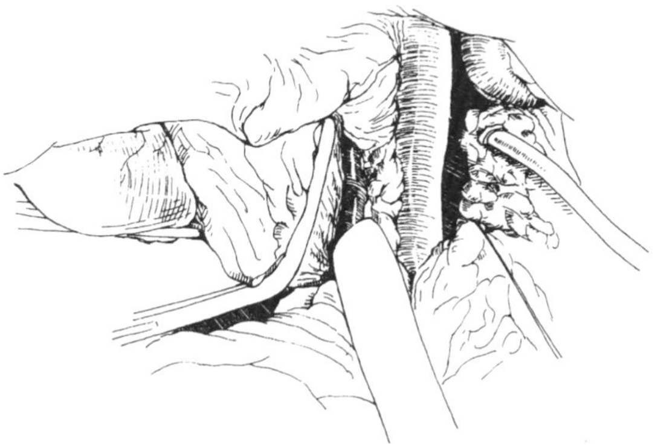

图 119-13　钳夹牵引胰头及其系膜有利于肠系膜上动脉显露

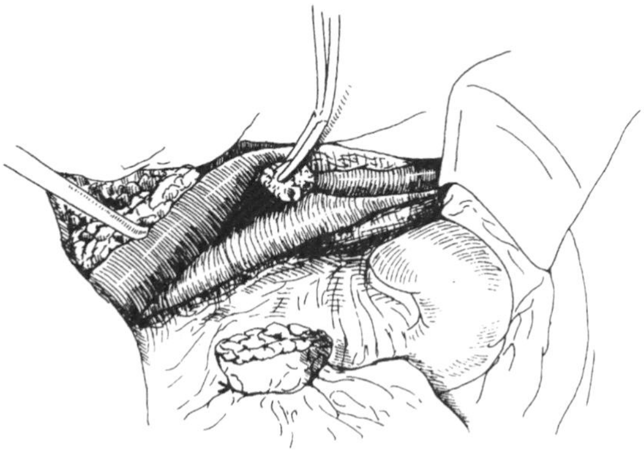

图 119-14　逐步钳夹切断肠系膜上动脉右侧的胰头十二指肠系膜

仔细检查手术野有无出血，特别是门静脉的后方，因牵引松解后，肠系膜上动脉便回复到门静脉后方左侧的位置。此时止血必须彻底。

Whipple 手术的第二步至此便已完成，手术野内可清楚见到胰腺断端、门静脉、下腔静脉和胆管断端。以大量生理盐水清洗手术野，清除血凝块，彻底止血。胰十二指肠切除术因手术野广泛、组织创伤大，故彻底止血甚为重要，术后腹腔内出血是此手术后不少见的并发症，并且残留血肿者常合并胰瘘。胰腺手术时强调使用丝线等不吸收缝线，不能使用肠线作结扎或缝合（图 119-15）。

8. 当门静脉已受癌侵犯，早期多属于门静脉侧壁的局部性侵犯，可行门静脉的局部切除及修复。晚期病例，门静脉可能长段受累，此时多能在解剖性探查发现，我们多中转为施行内引流手术。

门静脉的局部切除修复，手术的步骤仍同常规的 Whipple 手术，对门静脉的处理尽可能放在最后，以缩短阻断门静脉血流的时间。当门静脉的前、后已经充分游离，只余受侵犯部与肿瘤相连时，可在门静脉上夹一无创血管钳或在其上下方同时阻断，切除受侵的部分血管壁，门静脉壁上的缺损可用 5-0 的聚丙烯线缝合修复，对局部的节段性切除，可以将两端再对端吻合，一般并无困难，只是在长距离的节段性切除而对端吻合有张力时，才采用自身血管或人造血管移植。

由于门静脉切除并不能明显地提高胰腺癌病人术后的长期生存率，故手术时整块切除门静脉较少采

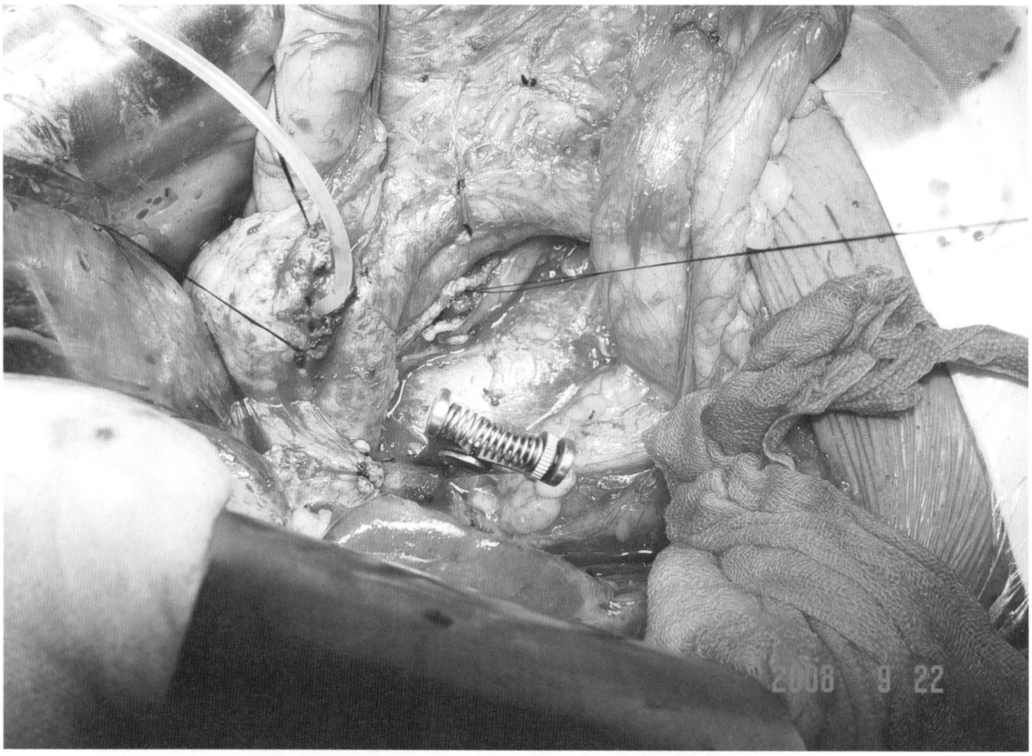

图 119－15　十二指肠乳头癌病人，显示术中在胰腺颈部切断，并胰管插入 8F 尿管，在十二指肠右侧切断十二指肠

用。门静脉经过手术修复部应用存留的网膜组织覆盖并与胰肠吻合口隔开。

（三）消化道重建

1. 胰肠吻合：胰十二指肠切除术的消化道重建有多种方法，比较公认的重建吻合的顺序应是胰胆一胃空肠吻合，胰肠吻合处在最上游。胰肠吻合是此手术的关键环节，为了减少胰瘘发生，在手术方法上有过多种修改意见。胰肠吻合的方法可以归结为两大类：①胰肠套入吻合，可用于对端套入或端侧套入；②胰管空肠吻合，多是端侧型吻合。

（1）胰腺空肠对端套入吻合：将空肠上端经小肠系膜后方十二指肠床上提至上腹部，肠襻系膜必须够长而毫无张力，当有需要时，可将系膜适当延长。

胰腺断端应游离约 3.0 cm，以便于套入。此法只适用于胰体较“瘦小”的情况下，若胰腺肿大，套入空肠断端有困难，并可使肠端受压肠壁缺血，反而容易发生愈合不良和吻合口漏。遇有胰腺肿大时，宜用端侧胰腺套入方法，有作者甚至建议切除部分残留胰腺组织以减少体积，但此法未免过于复杂；另有建议切除一圈空肠端的浆肌层，以减少套入时空肠壁的厚度。胰胃吻合术亦可能是解决问题的方法。

（2）胰腺的后壁与空肠浆肌层以丝线缝合对拢，胰腺断端与空肠断端以 4－0 至 3－0 的聚丙烯线连续缝合前后层以减少早期胰液渗漏，胰内置导管可剪短留在空肠腔内或经空肠壁穿出作体外引流，最后前层空肠壁与胰腺包膜缝合。

胰腺与空肠端侧套入吻合时，空肠襻的断端应缝闭，在肠襻的对肠系膜缘切开与胰腺断端相应的切口，套入的方法同对端吻合。不过其套入较浅，肠管内导管应在吻合口的上游从空肠穿出（图 119－16～图 119－18）。

（3）胰管空肠吻合：将胰腺后壁缝合固定于空肠襻，在空肠的对肠系膜缘依胰断端作一相应的浆肌层纵切口，以聚丙烯线连续缝合胰断端后缘与肠壁的浆肌层切缘。在与胰管端相对应处作一黏膜层小切

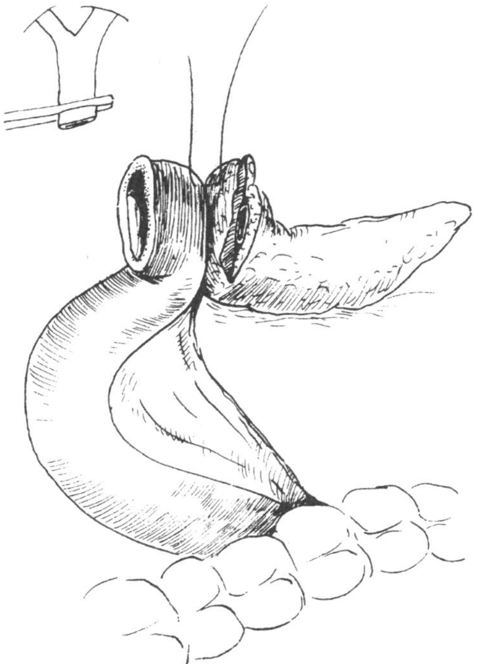

图 119－16　胰空肠对端套入吻合（缝合后壁）

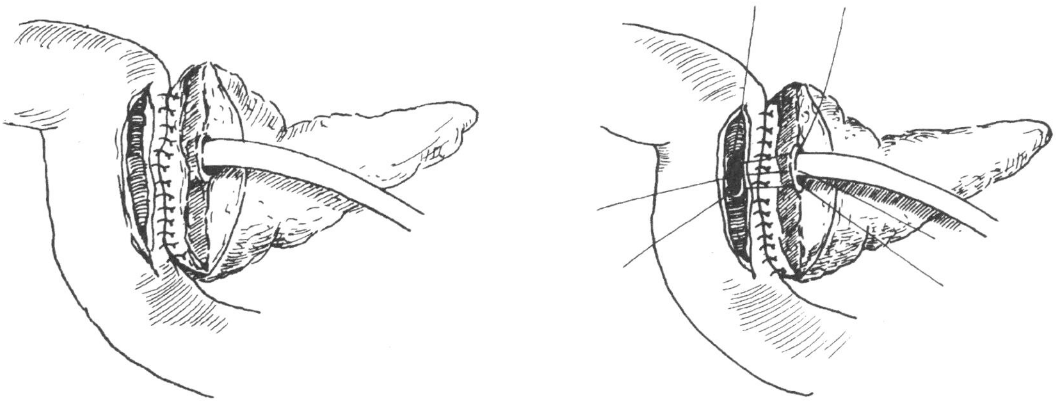

a. 缝合胰腺断端与空肠端的后缘　b. 缝合对端吻合前缘，胰管内放置导管（可用短的导管或长的外引流管）

图 119－17　胰空肠对端吻合

口，以 4～6 针 5－0 聚丙烯缝线将胰管断端与空肠黏膜吻合，胰管内导管从吻合口上游之空肠襻盲端引出，以相同方法吻合胰腺的前层（图 119－19、图 119－20）。

2. 胆肠吻合（图 119－21）：在距胰肠吻合口约 10 cm 的空肠襻下游上空肠对肠系膜缘以细丝线作空肠与胆管的固定缝合，内层以 4－0 聚丙烯线作黏膜对黏膜间断缝合，经胆管放入 T 型管，短臂经吻合口放至空肠，长臂由腹壁另戳孔引出。将空肠襻理顺并缝合固定于肝门处肝包膜上，以减少吻合口的张力。

3. 胃空肠吻合：胰、胆吻合完成后，缝闭空肠襻经过小肠系膜后方的空隙，将 Roux-en-Y 肠襻从横结肠前上提，做结肠前 Hofmeister 式胃空肠吻合术。

胰十二指肠切除术消化道重建的方法见图 119－22～图 119－24。

对早期的壶腹部癌，有时亦采用保留幽门的胰十二指肠切除术。

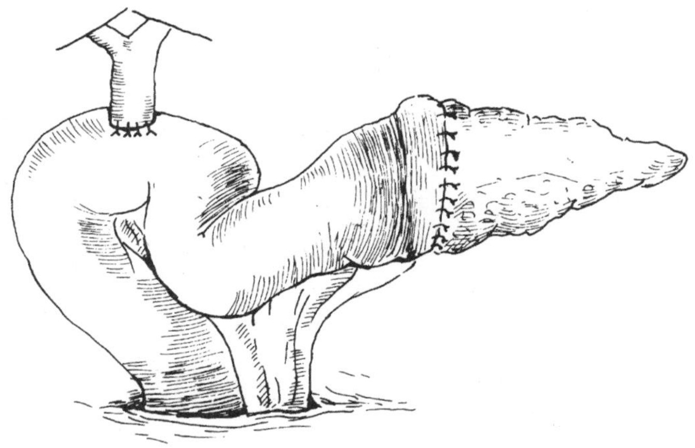

图 119－18 胰腺空肠对端套入和端侧胆肠吻合（Child 术式）

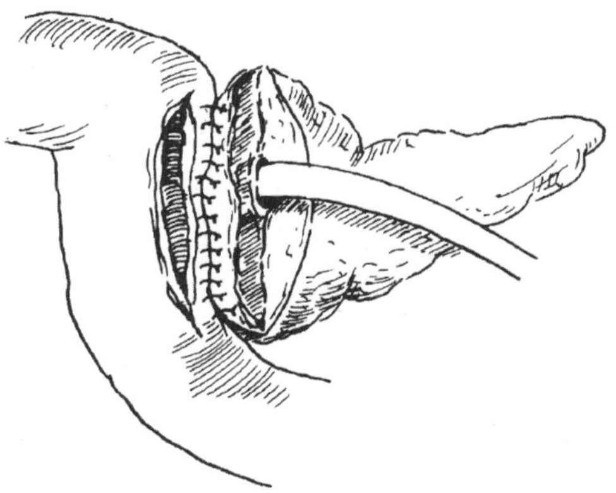

a. 缝合胰腺后壁与空肠对肠系膜缘，肠壁作相应浆肌层切开

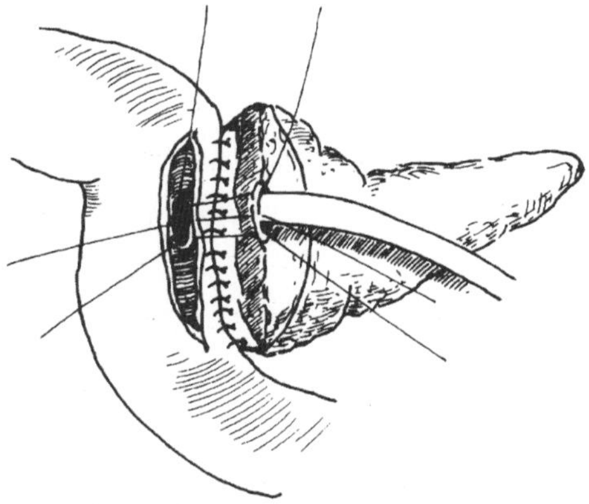

b. 空肠黏膜切开一小孔并与胰管吻合，胰管内置引流导管

图 119－19 胰管空肠吻合

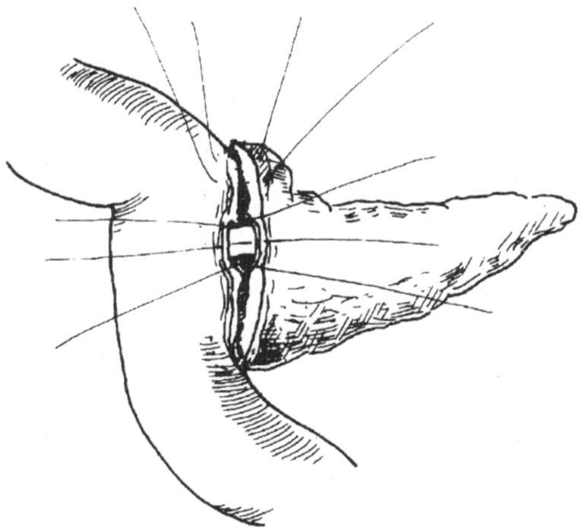

a. 吻合胰管与空肠黏膜

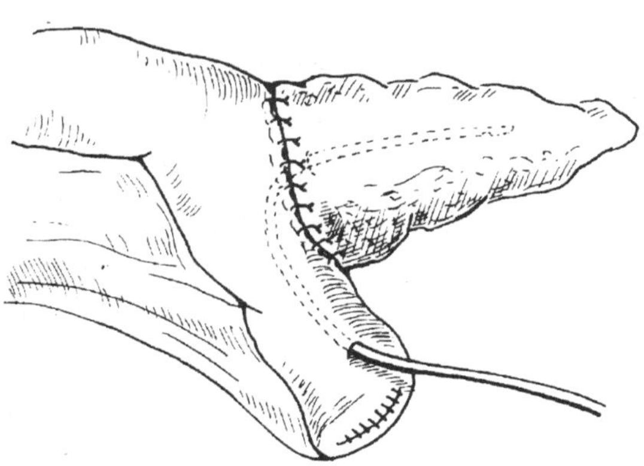

b. 导管从吻合上游引出

图 119－20 胰管空肠吻合

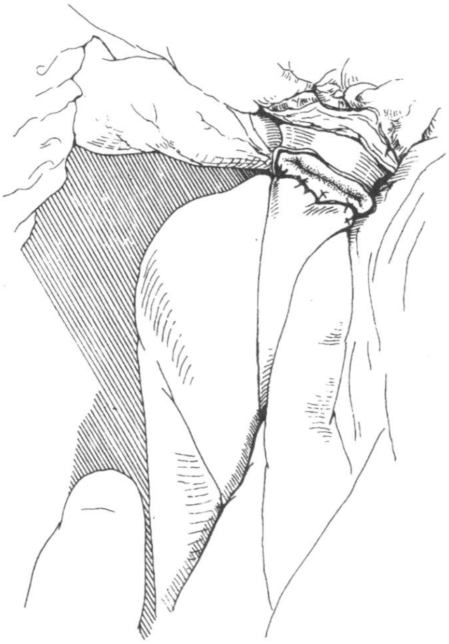

图 119－21 胆管空肠端侧吻合（缝合后壁）

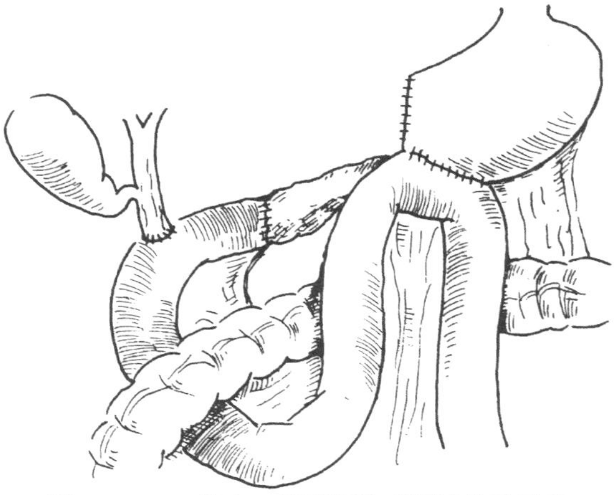

图 119－22 胰十二指肠切除术后消化道重建（Child 术式）

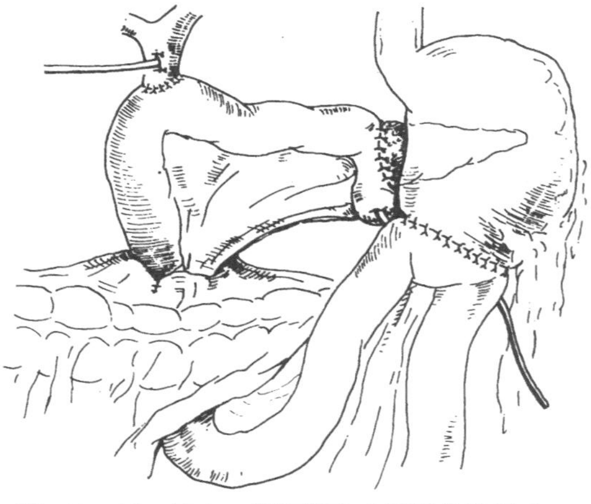

图 119－23 胰十二指肠切除术后消化道重建（Whipple 术式）

（四）腹腔引流

胰十二指肠切除术的腹腔引流在减少术后并发症的严重性方面起有十分重要的作用。当消化道重建吻合完成后，以生理盐水彻底清洗腹腔，再次检查手术部位是否有渗血。

以网膜组织覆盖胃十二指肠动脉切断后结扎的断端，以防当有胰瘘形成时被腐蚀致溃破出血。胆管及胰管引流均另刺口引出腹外。

腹腔内引流放在胆肠吻合及胰肠吻合周围，均用 1 根乳胶管（或硅橡胶管）和 1 根 Penrose 引流，引流胆肠吻合处者从右上腹部经戳口引出腹外；而引流胰肠吻合部者则经胃后方从左上腹部戳口引出。引流管在腹腔内径路均宜取最短的距离。

【术后处理】

1. 胰十二指肠切除术属于重大手术，病人均应放在重症监护室内进行周密的观察。注意病人的血循环动力学改变。

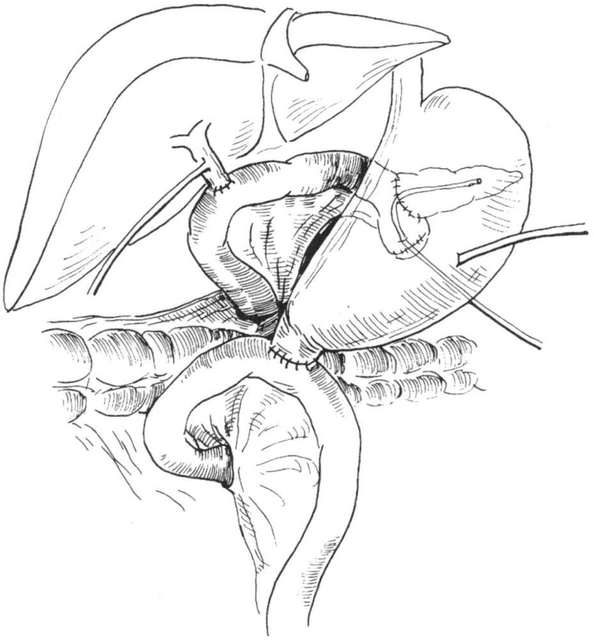

图 119－24 保留幽门胰十二指肠切除术（图示加做胃造瘘术）

2. 手术创伤大，组织剥离面广泛，术后 24～48 h 内因渗出的体液损失量大，必须及时足量或略超量补充，以避免发生低血容量和并发症。特别是在原有重症梗阻性黄疸的病人，若不及时补充，可能导致少尿，继而急性肾衰竭。

3. 对原有重度梗阻性黄疸病人，手术开始时即给予 20%甘露醇液 250 mL 静脉内滴入，术后 24 h 内用 250 mL 甘露醇放于 1000 mL 液体内持续滴注或酌情使用呋塞米（速尿），配合大量输入平衡盐溶液，保持 24 h 尿量>2000 mL。

4. 术中及术后 3 d 内小剂量使用肾上腺皮质激素，特别是对有重度梗阻性黄疸的病人。

5. 继续 TPN 代谢支持。

6. 继续抑制胃酸分泌治疗，使用雷尼替丁或奥美拉唑（洛赛克）至术后 2 周。

7. 早期时注意腹腔引流液的量及性质，并每天作引流液的淀粉酶测定，若淀粉酶活性持续升高，应注意可能发生胰瘘。

8. 若术前已开始 Sandostatin 抑制胰液分泌，术后仍可继续使用，5 d 为 1 个疗程。据临床使用的经验，Sandostatin 可以减少胰液的分泌量，使术后胰瘘并发症较易处理和降低胰瘘的危险性，但尚不能达到完全防止胰瘘的发生。

9. 胰十二指肠切除术后可发生暂时性的胃排空迟缓，特别是对固体食物，所以术后胃管置放的时间要较一般胃肠道手术者长些，平均约需 1 周。饮食开始一般在 1 周之后，并以流质饮食为主，待 2 周后才逐渐增加经口食量，在此段时间内依靠 TPN 维持。术后 TPN 应用对减少术后并发症率特别在降低手术死亡率方面起着十分重要的作用。

10. 于 1 周后若无黄疸、胰瘘出现，可分次逐步拔除腹腔引流管；当有胆瘘及胰瘘时，需要保留并酌情处理。

11. 胆汁外引流可于 2 周时夹闭，2～3 周时拔除。胰腺引流管若无胰瘘并发症，亦可于术后 3～4 周时拔除。

12. 典型的 Whipple 手术后一般不引起糖尿病，壶腹部癌病人术前有糖尿者，有时在术后因胰管阻塞已解除，病情亦有好转。术后持续有血糖升高者，应酌情处理。

13. 术后继续抗生素治疗约 1 周。对已发生感染性并发症者，应酌情使用抗生素。

〔黄志强 黄晓强整理〕

第一百二十章　胰腺体尾部切除术

Resection of Body and Tail of the Pancreas

本章主要是针对胰腺体尾部癌时的胰腺体尾部切除术。

胰腺体尾部癌较胰头部癌少见，切除率低，预后极差；1989 年时一本胰腺外科专著中指出，一经诊断明确后，胰腺体尾部癌病人能活过 5 年的尚不到 5 例。当前的情况似有某些改变。Fabre（1996）分析法国 1982—1988 年间胰腺体尾部癌手术治疗者 590 例，其中 116 例为左侧胰腺切除，12 例为全胰腺切除，共有 128 例；结果表明当已有淋巴结转移时，胰腺切除与单纯姑息性手术的结果间在生存率上并无差别；只在无远处转移和淋巴结阴性者，胰腺切除术后的 1 年、3 年存活率可分别达到 38%和 12%。故只有当胰体尾部癌的体积尚小（<4 cm）、无淋巴结侵犯和转移时，胰腺切除才可能有一定效果。不到 10%的胰体尾部癌病人适宜于手术治疗。Brennan（1996）在 11 年内前瞻性分析美国 Sloan-Kettering 癌症中心的 1363 例胰腺癌，其中 75%为胰头癌，25%为胰体尾部癌；胰腺体尾部癌的切除率为 10%，无手术后死亡，34 例中有 3 例手术后活过了 5 年。结果认为当无淋巴结和远处转移及血管侵犯时，胰腺体尾部癌可考虑切除手术。

在当前情况下，许多现代化的影像诊断技术均用于胰腺癌的术前评估，包括常规的术前腹腔镜检查（影像诊断认为无转移的胰腺癌病人，在腹腔镜下发现约 60%的病人已有腹膜转移）和内腔镜超声检查，因此，实际上能行手术探查者只是总体病人的极少数。

胰腺体尾部癌常侵犯十二指肠的第三、第四段引起肠道通过障碍，常做的姑息性手术是胃空肠吻合术。

【适应证】

1. 局限于胰腺体尾部的癌。
2. 影像检查未发现远处转移。
3. 无重要血管（如门静脉、肠系膜上静脉、腹腔动脉、肠系膜上动脉）侵犯。
4. 脾静脉和脾门侵犯不作为禁忌证。
5. 常规术前腹腔镜检查未发现腹膜腔转移。
6. 病人的脏器功能和身体状况能耐受重大手术。

【麻醉与体位】全身麻醉。仰卧位。

【手术步骤】

1. 上腹中部弧形横切口。

2. 腹腔内探查：①注意腹膜及大网膜有无肿瘤种植，若有游离液体，抽取样品做脱落细胞检查；②检查盆腔和内脏；③检查横结肠系膜和小肠系膜根部；④检查肝脏、肝十二指肠韧带、胰头部，注意有无肿大淋巴结；⑤打开胃结肠韧带，检查胰腺周围淋巴结状况；⑥注意肿瘤的可移动度、有无腹膜后侵犯、脾脏和左肾；⑦注意肿瘤占胰腺的范围和计划胰腺切除范围（图 120－1）。

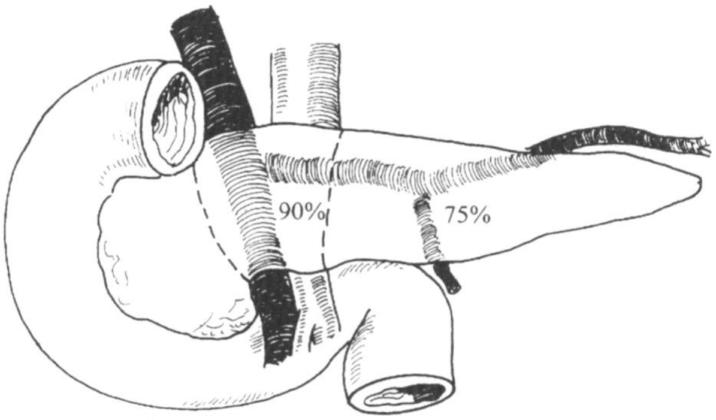

图 120－1　胰腺切线与胰腺切除量。腹主动脉左缘切除量 75%；胰头钩突联线切除量 90%

3. 切开胃结肠韧带和脾胃韧带，以大弧形拉钩牵起胃大弯以显露胰腺。

4. 一般先切开胰腺下缘的腹膜，分离胰腺后间隙；若要整块切除胰后之腹膜后软组织连同淋巴结群，则需分离至腹主动脉、左肾静脉和左肾的前方。

5. 切开脾脏外侧腹膜，游离脾脏，并结扎切断胃短血管，将脾向前翻转。

6. 切开胰尾后方的软组织，使之与胰后间隙沟通，继以手指为引导，切断胰腺上缘之腹膜后组织，向右达到脾动脉与胰腺上缘的交接处。

7. 分离胰腺下缘，结扎切断肠系膜下静脉，将脾连同胰尾翻向右侧。

8. 手术转至前面，沿肠系膜上静脉向上分离，分开门静脉与胰颈后间隙，可先在门静脉前方横断胰颈部。

9. 胰头部胰管断端单独以丝线结扎，出血处均用丝线缝扎止血，胰腺断端先以间断褥式缝合再以8字形缝合对拢。胰腺的缝合及结扎均用丝线，不使用电凝。

10. 手术再转向胰腺后面，在胰腺上缘处结扎、切断脾动脉。

11. 在无创止血钳下切断脾静脉，近侧断端用5－0血管针线缝合。

12. 将胰腺向上方分离，需要时可切除肠系膜上动脉外结缔组织鞘连同其周围淋巴结。

13. 切除脾动脉、肝动脉、腹腔动脉周围淋巴结，此步骤比较困难，可以一无创性血管钳暂时控制腹腔动脉处，此处分离应小心，不要损伤血管（图120－2～图120－11）。

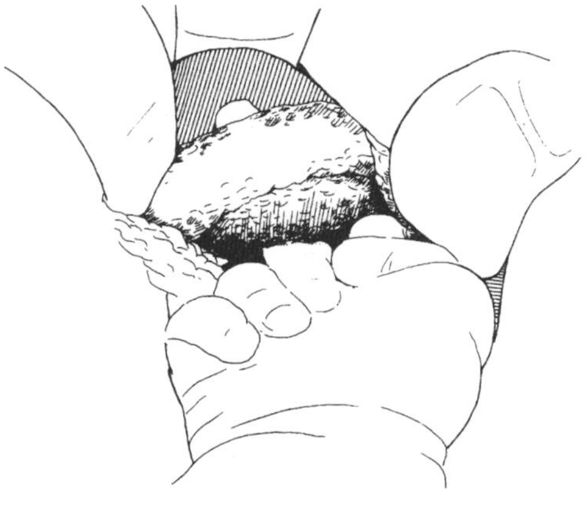

图120－2 从胰腺下缘分离胰腺背面

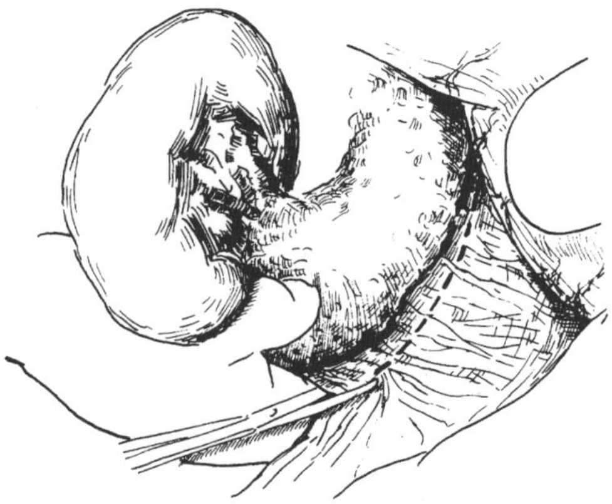

图120－3 从腹内挽出脾脏后剪开脾肾韧带

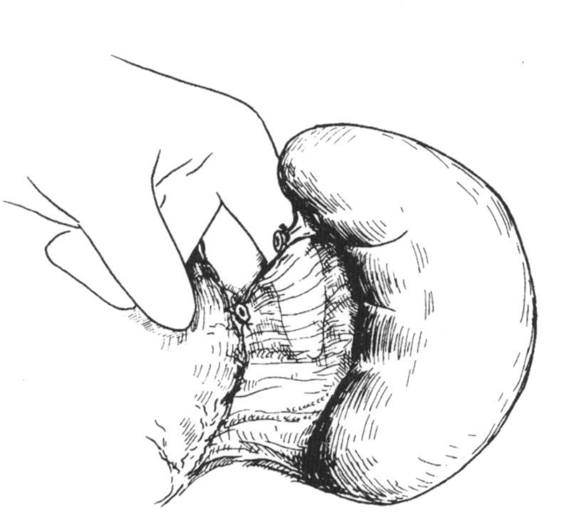

图120－4 由上而下切断胃短血管及胃脾韧带

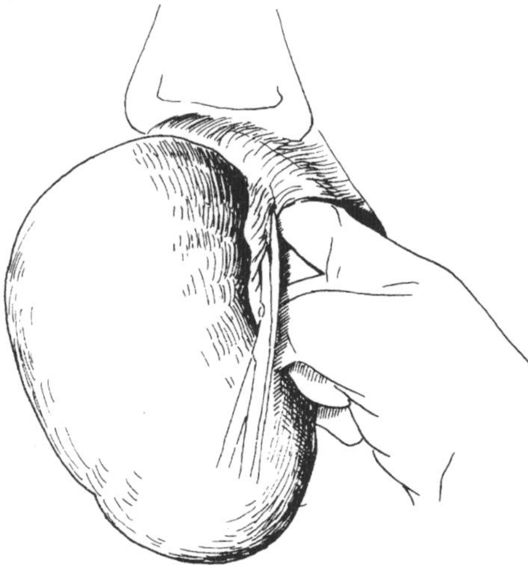

图120－5 向上剪开脾膈韧带

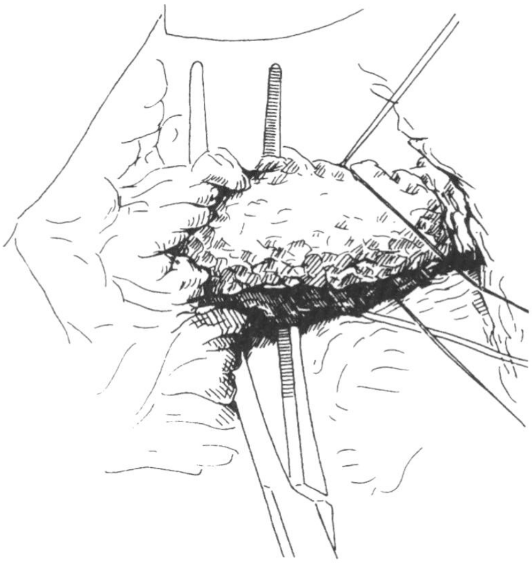

图 120－6　若预先游离脾脏有困难，可先游离胰腺体尾部，切断后向左侧分离

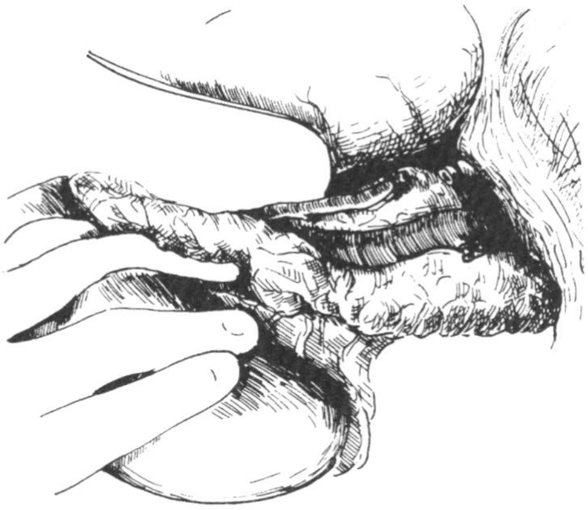

分离胰腺背面纤维结缔组织，在胰腺上缘与脾动脉交接处切断脾动脉

图 120－7　向右翻转脾脏

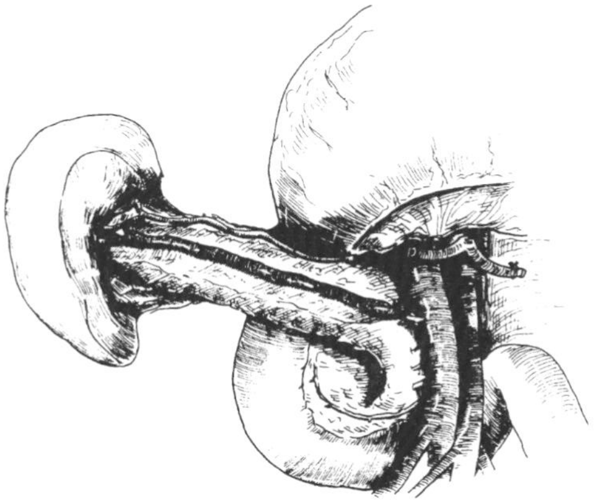

继续游离胰腺，在脾静脉与肠系膜上静脉交接处切断脾静脉，分离门静脉前方与胰腺背面的间隙

图 120－8　结扎脾静脉

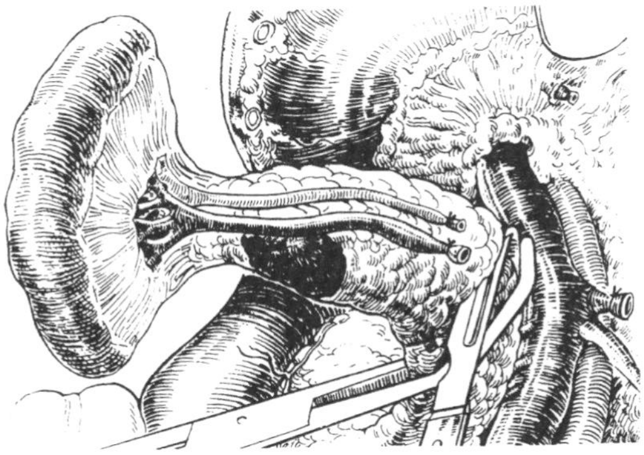

胰腺尾部肿瘤，在距肿瘤适当距离，在心耳钳控制下切断胰腺

图 120－9　切断胰腺

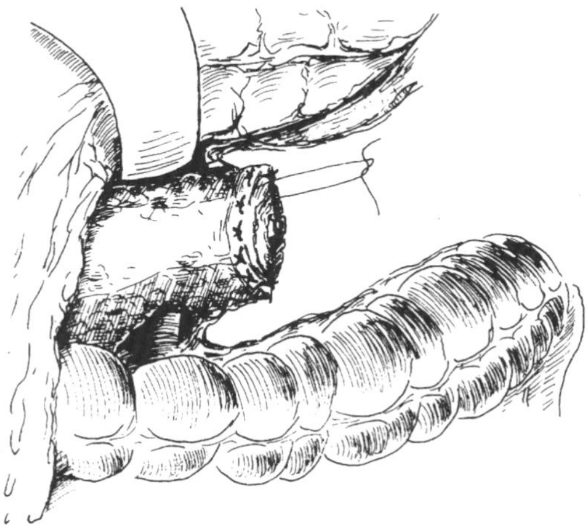

选择适当平面，在无创伤血管钳控制下切断胰腺，分出胰管并单独结扎，胰腺断端褥式缝合

图 120－10　切断胰腺

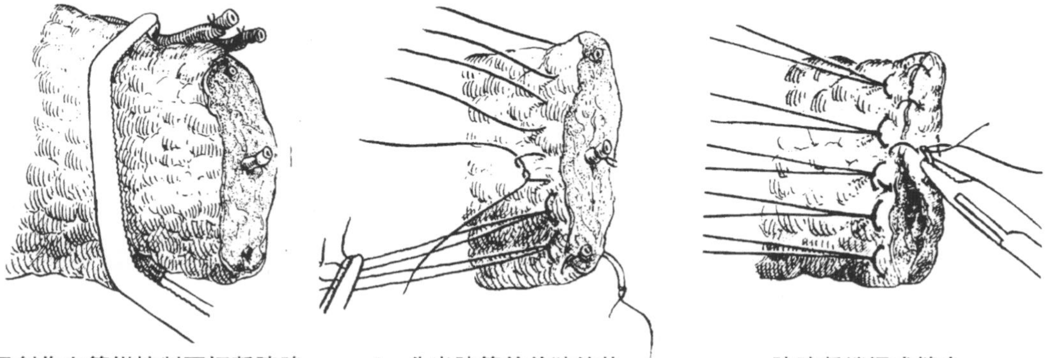

a. 在无创伤血管钳控制下切断胰腺　　b. 分出胰管并单独结扎　　c. 胰腺断端褥式缝合

图 120－11　胰体尾部断端的处理

14. 移除胰腺，胰床处彻底止血，注意结扎出血血管及淋巴管，检查脾床和胃底部。

15. 以网膜覆盖胰腺断端，胰断端和脾床分别放置引流，另经刺口引出。

16. 如果需要做全胰腺切除，胰腺继续向右侧分离，手术步骤见胰十二指肠切除术。

【术后处理】 同胰十二指肠切除术。

胰腺体尾部癌的早期症状比胰头部癌更为隐蔽，手术切除率和预后比胰头癌更差；在术前经过严格选择的病人，手术切除率只约 10%，而能完成手术切除者亦经常达不到“根治性”的要求，所以复发率高而复发早。胰体尾部癌的两个严重影响病人生活质量晚期症状的是十二指肠梗阻和顽固性疼痛。胰体尾部癌当出现以上的症状之一时，均已属晚期，手术治疗主要是减轻症状。

胰腺体尾部与十二指肠的关系密切，十二指肠第三、第四段受癌侵犯很常见，故有人建议不论胰体尾部癌是否能切除，均宜常规地做一胃空肠吻合术。因为癌复发时迟早将引起十二指肠梗阻。然而此观点并未能达到一致的认识，我们亦认为若肿瘤已切除而原无十二指肠侵犯者，不必做常规的预防性胃空肠吻合术，因为肿瘤局部复发时不一定是在十二指肠处；在无梗阻的情况下，胃肠内容仍是沿生理方向运行，故胃空肠吻合亦不易维持通畅；至于对不能切除的胰腺体尾部癌，则均应做一个胃空肠吻合术作为姑息性治疗的一部分。

顽固性疼痛是晚期胰癌的最主要症状，常使病人不能休息或成为麻醉药依赖。减轻疼痛、改善生活质量亦常是手术欲达到的目的。有些报告术中同时施行内脏神经切除术止痛，但实际上在晚期病人剖腹探查术时施行内脏神经节切除是很难的，效果亦难确定。我们采用的是在腹腔神经节处注射 50%的乙醇溶液约 20 mL，术后早期有较好的止痛作用，但效果尚不能持久。

〔黄志强　黄晓强整理〕

参考文献

［1］Brennan M F，Mocca R D，Kimstra D. Management of adenocarcinoma of the body and tail of the pancreas [J]. Ann Surg，1996，223：506.

［2］Fabre J M，Houry J C，Mandersheid J C，et al. Surgery for left-sided pancreatic cancer [J]. Br J Surg，1996，83：1065.

［3］Sperti C，Pasquali C，Pedrazzoli S. Ductal adenocarcinoma of the body and tail of the pancreas [J]. J Am Coll Surg，1997，185：255.

［4］Johnson C D，Schwall G M，Flichenmacher J，et al. Resection for adenocarcimoma of the body and tail of the pancreas [J]. Br J Surg，1993，80：1177.

［5］Harrison L E，Kimstra D S，Brennan M F. Isolated portal vein involvement in pancreatic adenocarcinoma. A contraindication for resection [J]. Ann Surg，1996，224：342.

［6］Callery M P，Strasberg S M，Doherty G M，et al. Staging laparoscopy with laparoscopic ultrasonography：optimizing resectability in hepatobiliary and pancreatic malignancy [J]. J Am Coll Surg，1997，185：33.

第一百二十一章 全胰切除术

Total Pancreatectomy

【适应证】多年的临床经验表明，胰头癌是消化道所有恶性肿瘤中预后最差的一种。胰腺癌经Whipple手术后复发较多，五年治愈率远远低于乏特壶腹癌或胆总管下端癌。因此，人们寄希望于更彻底的全胰切除术。有文献报道全胰切除术后平均生存期为15.4个月，优于Whipple术后的8.5个月。主张做全胰切除术的依据为：①按标准的Whipple手术治疗胰腺癌，其远端残留胰腺内常有癌灶遗留，包括原发癌灶在胰腺内直接浸润所致的连续性病灶，或多中心病灶，或来自胰管内游离癌细胞接种所致的跳跃性病灶。②全胰切除可对胰周区域淋巴结进行广泛的清扫，包括脾动脉周围、脾门部、胰尾周围的淋巴结，还可对腹主动脉周围及胰床组织的彻底清扫。③全胰切除不需要行胰肠吻合，因此消除了术后可能发生的胰瘘危险，同时全胰切除从技术操作上相对比Whipple手术更简单。④全胰切除能获得较好的疗效。Longmire指出：在一般情况下全胰切除利大于弊，应作为胰腺癌典型的根治术式。在中国多数医院对胰腺癌仍采用传统的Whipple术式。因顾及全胰切除后可能发生难以控制的并发症（如糖尿病）以及本术式的复杂性，难度较大，虽然少数医院也对胰腺癌采用全胰切除术，但手术适应证历来掌握较严格。在下列情况下可以考虑选择全胰切除术：

1. 病变不仅侵犯胰头而且体尾部有多中心病灶（文献报道多中心胰腺癌约占20%），或胰头部病变向体尾部浸润性生长，单纯Whipple手术不可能达到根治目的，因为术中用肉眼难以确定肿瘤的真正范围，其切缘的阳性率高达45%。

2. 胰腺癌不论其肿瘤大小或原发灶的病理组织类型如何，其胰外神经丛侵犯有较高的发生率，全胰切除有利于胰外神经丛的彻底切除，这包括肠系膜上动脉周围、肝总动脉和腹腔神经丛周围。当然手术愈彻底愈有利于根治，但随之而来的问题是并发症的处理又成为外科的难题。由于胰外神经丛的切除，切断了内脏的自主神经，以及胰外分泌功能丧失，消化吸收功能障碍，产生全胰切除后的严重营养不良。胰内分泌功能丧失所导致术后糖尿病，甚至部分病人因血糖难以控制而死亡，同时全胰切除增大了术后发生胃空肠吻合口溃疡的可能。有鉴于此，在选择和确定采用全胰切除术式时应当十分谨慎。

3. 全胰切除可避免术后胰瘘并发症。

【术前准备】

1. 胰腺癌确诊时，多数病人已非早期，这些病人多有明显黄疸及营养障碍、低蛋白血症、贫血等，故在术前1周左右给予全胃肠外营养（TPN）支持，术前即开始给予新鲜全血、白蛋白、血浆等以纠正贫血；给予葡萄糖、脂肪乳、氨基酸及多种维生素以全面改善病人营养状态，增强机体抵抗能力，以使并发症发生的可能性降至最低限度，我们认为发病后体重明显下降（3个月下降30%者），血清白蛋白在35g/L以下者术前即应行TPN治疗。

2. 黄疸病人应常规给予维生素K_1 10 mg，3次/d，使凝血酶原时间及活动度接近正常，以免术中发生出血倾向。

3. 完成术前各项必要的检查，包括血尿便常规，肝、肾功能，血糖，钾、钠、氯，心电图，胸片；B超、CT或MRI是术前必不可少的检查，可帮助了解胰腺及胰外病变侵犯范围，必要时行数字减影选择性血管造影（DSA）检查以进一步了解病变与主要血管的关系。ERCP不作为常规检查，要根据具体病人情况而决定。术前对有伴发病的病人（如糖尿病、高血压、冠心病、肝硬化等），其疾病的严重程度已经对手术构成影响或可能带来不良后果者应在手术前会同有关科室会诊对伴发病进行必要的治疗，以使手术可以顺利进行。

4. 术前应用适当的抗生素。

5. 置放胃管、尿管。

【麻醉与体位】首选为气管内插管，全身静脉复合麻醉，近年有的医院采用连续硬膜外阻滞复合气管内插管全身麻醉，这既能使肌肉松弛良好，又可通过气管内充分给氧，有利于术中病人的安全管理。体位采用仰卧位。切口的选择应有利于胰腺的显露，可采用上腹部横切口或上腹正中切口左侧绕脐，下抵脐下 5 cm，也可采用上腹部肋缘下切口。

【手术步骤】

1. 探查：首先探查有无腹腔内远隔部位转移、腹膜腔种植及腹水，探查顺序依次为：肝脏、胃及十二指肠、脾、腹主动脉旁有无转移结节，肝十二指肠韧带、腹腔动脉周围、肠系膜根部有无肿大淋巴结，可疑时应先取材送冰冻切片检查。各段结肠、小肠及盆腔也应常规探查。继之切开胃结肠韧带，显露胰腺，如胰腺有局限性肿块，质地坚硬，表面凹凸不平时，应行直视下穿刺活检。在等待冷冻切片结果时可先切开十二指肠外侧腹膜，以左手伸入十二指肠及胰腺后方，并分离其后方的疏松组织，使下腔静脉及腹主动脉与病变分开；切开胰腺下缘腹膜，沿肠系膜上静脉向上，在胰腺后方钝性分离，有时可用手指轻轻向上探通至胰腺上缘时切开腹膜，此时可以细导尿管或硅胶管从胰腺后方与门静脉之间穿出以备牵引；也有人从胰腺上缘开始从上而下分离，通常以左手示指在胰腺后方与门静脉之间向肠系膜上静脉方向分离，如果血管尚未受侵犯一般不会遇到阻力。如果胰腺肿瘤已经侵犯肠系膜上血管或门静脉，则不可勉强分离，以免引起难以控制的出血，此时根据具体病变及病人全身情况综合分析，可决定放弃根治手术改行姑息性手术或选择连同门静脉一并切除的全胰切除及门静脉血管重建手术。

2. 确定全胰切除后，一般先行逆行胆囊切除，在胆囊管水平以上切断肝总管，肝侧胆管以“哈巴狗钳”钳闭，远端胆管以粗丝线缝扎。牵拉胆囊及远端胆管向十二指肠方向分离解剖并清除肝十二指肠韧带内所有的淋巴结及其周围组织，使肝固有动脉及门静脉骨骼化，沿肝固有动脉向下解剖出胃十二指肠动脉并在其根部切断结扎。继之在胰头上缘顺胃十二指肠动脉近心端向肝总动脉及腹腔动脉方向分离解剖并清除其周围所有可见的淋巴结。

3. 分离切断胃远端大小弯血管后，切除远端胃 1/3，近端胃小弯两层封闭，大弯留 5～6 cm 备胃肠吻合。

4. 顺胃大弯向上解剖，切断脾胃韧带，胃短血管有时很短，在切断前最好置 2 把血管钳，以防切断时滑脱引起出血，此处一旦出血，因位置高而深，处理较为困难。再分别切断脾膈及脾结肠韧带、脾胃韧带，此时脾可以托起，在脾门的内侧胰尾的上下缘切开后腹膜，提起脾脏连同胰尾一并翻向内侧，在胰尾的后方以钝锐相结合的方法解剖并离断胰后的疏松组织及细小的血管，继续向胰头方向解剖分离，分别在脾动脉起始部结扎后切断脾动脉及脾静脉汇入肠系膜上静脉处结扎切断脾静脉。此时只有胰头及胰腺钩突与门静脉和肠系膜上血管相连。提起胰尾向上向右侧牵拉以显露胰腺与门静脉及肠系膜上静脉之间的血管，这是全胰切除术时的关键环节，部分病人钩突环绕血管有多个小静脉回流，切断每一细小分支前均应先分别穿过 2 根细线并结扎，然后在 2 根结扎线之间切断，此处细小血管不可撕断，以免引起出血，一旦小血管滑脱，细小的血管分支缩回门静脉出血可以很猛。此时不可盲目钳夹止血，可暂时压迫，轻轻抬起看准出血部位，用血管镊子夹住门静脉的出血部位，以小针细线缝扎。如肿瘤已经侵犯门静脉，可行门静脉壁部分切除，如肿瘤已包绕门静脉时，可连同血管做整块切除，门静脉重建或行端侧肠-腔静脉吻合术。肠系膜上动脉分布到胰腺钩突的多支小动脉均应结扎切断，其中较大支为胰十二指肠下动脉，应在根部切断结扎。此时肠系膜上动脉周围可见的淋巴结及其周围组织均应仔细清除。术者左手置于十二指肠后连同胰头一块向上提，使钩突与后腹膜之间相连的结缔组织拉紧，上血管钳逐一钳夹切断胰腺钩突与肠系膜上动脉之间的联系，其中也有较粗的血管，均应牢固结扎。至此，胰腺已完全从后腹壁游离出来。

5. 顺十二指肠外侧腹膜切开处继续向水平部分离，可在肠系膜上静脉的右侧切断十二指肠，其远端双层封闭。这种方法仅用于切除十二指肠降部及部分水平部，故一般不用于全胰切除，而另一种方法是于屈氏韧带处切开系膜并游离十二指肠空肠曲，向远端游离 10～15 cm 长空肠并予以切断，结扎近端空肠断端，切断近端空肠系膜，向上游离十二指肠第三、第四段，将切断的空肠近端于肠系膜上动、静脉之后牵拉至右侧，整块移除所切除的标本（包括脾、胰、胃大部、大网膜、胆总管及胆囊、十二指肠及周围淋巴组织）。

6. 重建消化道：如切断十二指肠是在肠系膜上动脉的右侧，断端已封闭，则将空肠经横结肠系膜裂孔上提，行肝总管空肠端侧吻合，在该吻合口下约 20 cm 处行胃空肠端侧吻合。如果十二指肠第三、第四段及空肠上段已切除，则缝闭远端空肠断端，行结肠后肝总管空肠端侧吻合及胃空肠端侧吻合。通常肝管内放置 T 型管引流。横结肠系膜裂口与空肠浆膜层间断缝合以免内疝发生。

7. 引流：在胆肠吻合口下方胰床脾窝处分别放置乳胶引流管。

【术中注意事项】

1. 胰腺癌如已侵犯肠系膜上静脉及门静脉，可同时行合并门静脉及肠系膜上静脉切除，这要求手术医师掌握肿瘤外科和现代血管外科技术。文献报道：胰背段门静脉在作全胰切除后最长切除并直接对端吻合的限度为 7 cm，但多数人认为门静脉切除的长度不宜过长，否则对端直接吻合可造成困难。切除 4～5 cm 可以直接做肠系膜上静脉与门静脉端端吻合，如果对端吻合困难，可选用自体或人造血管移植。

2. 门静脉阻断的安全时限多家报道不一，多数学者认为常温下阻断血流超过 30 min，需行体外转流技术。我们认为一旦需行血管切除时，则应在肿瘤完成全部游离解剖并做好血管吻合的准备后再阻断门静脉，连同肿瘤组织一并切除，并立即行血管吻合，多数在 30 min 内可以完成吻合。如估计门静脉阻断时间超过 30 min，亦可在门脉系远端插管（抗凝管）与股静脉插管连接，利用内脏静脉压差将内脏血流暂时转流至体循环。全胰腺切除后避免了胰瘘的发生，但仍可引起胆瘘，术中放置 T 型管减压是必不可少的。

【术后处理】

1. 手术所造成的广泛剥离面及淋巴结清除后淋巴管所致渗漏，可引起大量血浆丧失，应输入相应的胶体液以补充其损失，特别是在术后 3～4 d 内。晶体液的补充可按基础代谢需求量、尿量及电解质检测结果加以综合考虑。

2. 全胰切除后，胰腺内分泌丧失引起机体急性代谢失调，因此术后处理的重点是针对无胰腺的糖尿病，术后最初 1 周内，空腹血糖较高，特别是手术后最初的 3 d 可以高达 38～40 mmol/L，胰岛素用量可高达 70～80 U/d，血糖在用胰岛素后应维持在 12～15 mmol/L，尿糖为＋～＋＋。术后 1 周左右，空腹血糖逐渐下降，胰岛素用量可逐渐下降至 24～30 U/d，禁食期间输入葡萄糖时胰岛素用量应按 4 g 葡萄糖给 1 U 胰岛素。当饮食恢复后可按每 6 h 皮下或肌内注射胰岛素 4～6 U。胰岛素的用量需要个体化，不同的病人其用量有时有较大的差异，因此主要应根据血糖、尿糖等监测结果来不断调整其用量。通常认为血糖保持在 10 mmol/L 左右，尿糖为＋左右较为理想。

当病人完全经口营养并开始从事一些体力活动后，一般宜选用作用时间长的正规胰岛素，可用低糖蛋白锌胰岛素代替，每天用量可减少至原来正规胰岛素的 1/2～2/3。

处理无胰腺糖尿病最大的危险是胰岛素休克，在病人出院前应使其学会监测尿糖，并长期监测尿糖，根据尿糖情况选择合适的胰岛素用量，严格防止胰岛素过量。

3. 为预防感染，术后全身应用适宜的广谱抗生素。

4. 术后继续给予 TPN 治疗直至经口营养开始。

〔冯玉泉〕

参考文献

[1] 吴盾利. PTCD 及其胆道外科的应用［J］. 国外医学（外科学分册），1981，2：92.

[2] Longmire W P. Cancer of pancreas：palliative operation，Whipple procedure or total pancreatectomy [J]. World J Surg，1984，8：872.
[3] Tashiyo S. Surgical indication and signficance of portal vein resection in biliary and pancreatic cancer [J]. Surgery，1991，109 (4)：481.
[4] 李森. 门静脉区癌肿的根治性整块切除的现状 [J]. 国外医学（外科学分册），1992，1：18.
[5] Nakao. A portal vein resection with a new antithrombogenic cathater [J]. Surgery，1990，108 (5)：913.

第一百二十二章　胰岛细胞瘤的手术

Operation of Islets Cell Tumors of the Pancreas

胰腺包括有来源不同和功能各异的细胞群，即胰腺腺泡的外分泌细胞分泌胰液和分泌内分泌素的胰岛细胞；胰腺内分泌细胞的来源与胃肠道的内分泌细胞的来源相同，均来自神经嵴，它们有共同的生化和超微结构特征，能分泌某种肽类激素，故统称为 APUD 细胞（amine precursor uptakes and decarboxylation cells），即具有胺前体摄取和脱羧形成胺的能力的细胞，从此类细胞来源的肿瘤称为 APUDoma，而发生在胰腺者，通常称为胰岛细胞瘤，可以是胰岛细胞腺瘤（良性）或是胰岛细胞癌（恶性）。胰岛细胞瘤在临床上并不常见，但在治疗上一般较为困难。APUDoma 亦称为神经内分泌肿瘤（neuroendocrine tumor），近来的观点亦有认为其来源于内皮细胞（endodermal cell），位于胰腺小管上皮的多能神经内分泌干细胞（pluripotential neuroendocrine stem cells），故可以分泌多种神经内分泌激素。例如分泌胰岛素的胰岛素瘤实际上并不是来自胰腺的 B 细胞，其他的上消化道神经内分泌瘤也是一样。

【概况】现已知胰岛内有 4 种神经内分泌细胞分泌不同的神经内分泌激素，即 A 细胞分泌胰高糖素、B 细胞分泌胰岛素、D 细胞分泌生长抑素、PP 细胞分泌胰多肽；另外尚有产生异位性激素的细胞如胃泌素、血管活性肠肽等，临床上偶尔发现产生这种激素分泌细胞的肿瘤，但属于何种细胞来源尚不清楚。不过，在胰岛细胞瘤中，常可能发现多种分泌不同激素的细胞，只是以某一类细胞占主要地位并引起相应的临床症状。胰岛细胞瘤可能是属异分泌型（paraendocrine），如胰腺的胃泌素瘤（gastrinoma）。胃泌素是由 G 细胞分泌，但胰腺内并无 G 细胞，故可能是肿瘤细胞的一种返祖现象。

胰岛细胞瘤可以是功能性的，由其所分泌的肽类激素引起明显的临床症状，最早引起注意的如胰岛素瘤细胞之分泌胰岛素产生低血糖综合征，故称为功能性胰岛细胞瘤；但是亦有无全身性症状的，肿瘤可以发展得很大而病人无自觉症状，此种往往称为无功能性胰岛细胞瘤，实际上，后者可能并非无功能，只不过其分泌的神经内分泌素的量很少而不显全身性的作用，或者所分泌的激素的生理效应较不显著，如在胰多肽瘤时分泌的胰多肽（pancreatic polypeptide），故无明显的相应的临床症状（表 122－1）。

表 122－1　胰岛内分泌细胞类型和特征（黄力敏、潘伯荣）

细胞名称	染色亲和性	分泌颗粒特征	激　素
A，alpha，α_2	嗜银 红（malloryazan）	淡染的基质中有一电子致密偏心球形圆芯，直径约 250 nm	胰高血糖素，GIP，CCK，ACTH－内啡肽
B，beta	紫红（醛复红） 橘黄（malloryazan）	中等电子密度，淡染基质中，有多面体形状的芯，直径约 300 nm	胰岛素
D，delta，a，type Ⅲ	蓝（malloryazan）	电子密度不一，基质均匀淡，直径 300～350 nm	生长抑素
D 1，typeⅣ，H	嗜银	基质均匀淡，直径 150～200 nm	血管活性肠肽
Ec，肠嗜铬细胞	银亲和	多形小囊泡，直径 175～400 nm	5-HT，P 物质，胃动素
PP，F，X	—	多形，电子密度不一，基质均匀淡，直径 150～200 nm	胰多肽

胰岛细胞瘤可以是多发性内分泌肿瘤Ⅰ型（multiple-endocrine-neoplasm type Ⅰ）的一组成部分，此时可有多处的内分泌腺瘤（表 122－2）。

表 122 - 2 MEN 综合征

类　型	其他名称	临床表现	染色体定位
MEN-1	Wermer's syndrome	甲旁腺功能亢进、胰腺神经内分泌肿瘤、垂体瘤	11q
MEN-2	Sipple's syndrome	甲状腺髓样癌、嗜铬细胞瘤、甲状旁腺功能亢进	10q
MEN-2B	无	甲状腺髓样癌、嗜铬细胞瘤、甲旁腺功能亢进骨骼系统表现	10q

胰岛素瘤是胰岛细胞瘤中最常见的一种，多为良性；胰岛细胞瘤有部分属恶性，如胃泌素瘤恶变率可高达 60%～70%，恶性的胰岛细胞瘤可发生肝转移，从肝转移灶分泌的激素可直接进入体循环而不经肝细胞代谢灭活，所以胃肠道类癌的肝转移灶分泌的血清素不经肝细胞代谢进入体循环时引起类癌综合征，而最常见的阑尾类癌则少出现类癌综合征。

手术切除是胰岛细胞瘤的最有效的治疗方法，胰岛素瘤和胃泌素瘤是最常见的两种功能性胰岛细胞瘤，对于非功能性的胰岛细胞瘤亦应施行手术，因为肿瘤的增大可以引起症状并且可能有恶性变（表 122 - 3）。

表 122 - 3 胰腺内分泌瘤的恶变率

肿　瘤	内分泌素释放	恶变率	原发部位
胰岛素瘤	胰岛素	5%～15%	胰腺
胃泌素瘤（ZES）	胃泌素	60%～90%	胰腺（30%～60%） 十二指肠（30%～43%） 其他（10%～20%）
血管活性肠肽瘤（VIPoma）	血管活性肠肽（VIP）	80%	胰腺（90%） 肾上腺（10%）
胰高糖素瘤	胰高糖素	50%～80%	胰腺
生长抑素瘤	生长抑素	80%～90%	胰腺（60%） 小肠（40%）
GRFoma	生长激素释放因子	30%	胰腺（30%） 肺（55%） 小肠（10%） 其他（5%）
ACTHoma（胰腺）	ACTH		胰腺
胰多肽瘤（PPoma）和 非功能性胰内分泌腺瘤	胰多肽或无	>60%	胰腺

【术前诊断与定位】功能性的胰岛细胞瘤术前诊断是依据其特有的临床症状和血浆中该激素放射免疫测定的水平，由于肿瘤的体积一般较小，术前的放射学检查常难以做出明确的定位性诊断，手术探查和手术中的定位诊断便甚为重要，据估计 75%～95%的胰岛细胞瘤能在探查时看到或扪及，既然定位主要是依靠手术探查，故甚至有人提出术前过多的检查是否有必要。

当前对胰岛细胞瘤的定位性诊断已出现不少新的方法，而这些方法则有待于外科医师合理的选择。Bottger and Junginger（1993）在 40 例不同部位的胰岛细胞瘤病人，比较几种诊断技术在术前的准确率（表 122 - 4）：

表 122 - 4 不同诊断方法在术前的准确率

方　法	胰头(n=13)	胰体(n=16)	胰尾(n=11)	共计(n=40)
超声(n=25)	55.6%(5/9)	76.9%(10/13)	33.3%(1/3)	64.0%(16/25)
CT(n=14)	14.3%(1/7)	20.0%(1/5)	50.0%(1/2)	21.4%(3/14)
CT 增强(n=19)	75.0%	61.5%	50.0%(1/2)	63.2%(12/19)
血管造影(n=34)	50.0%(6/12)	86.7%(13/15)	57.1%(4/7)	67.6%(23/34)
PTP *（n=14)	83.%(5/6)	80.0%(4/5)	33.3%(1/3)	71.4%(10/14)

* PTP：percutaneous transhepatic portal venous sampling for insulin radioimmunoassy。

对胰岛细胞瘤手术前影像学定位性检查准确率可以达到 60%～90%，而在一般文献报道中，手术中扪摸和超声检查的准确率可达到 75%～100%，故似乎没有必要强调术前的准确定位，但对一些尚无广泛临床经验和无使用手术中超声的经验者，术前定位似仍有必要（图 122－1、图 122－2）。

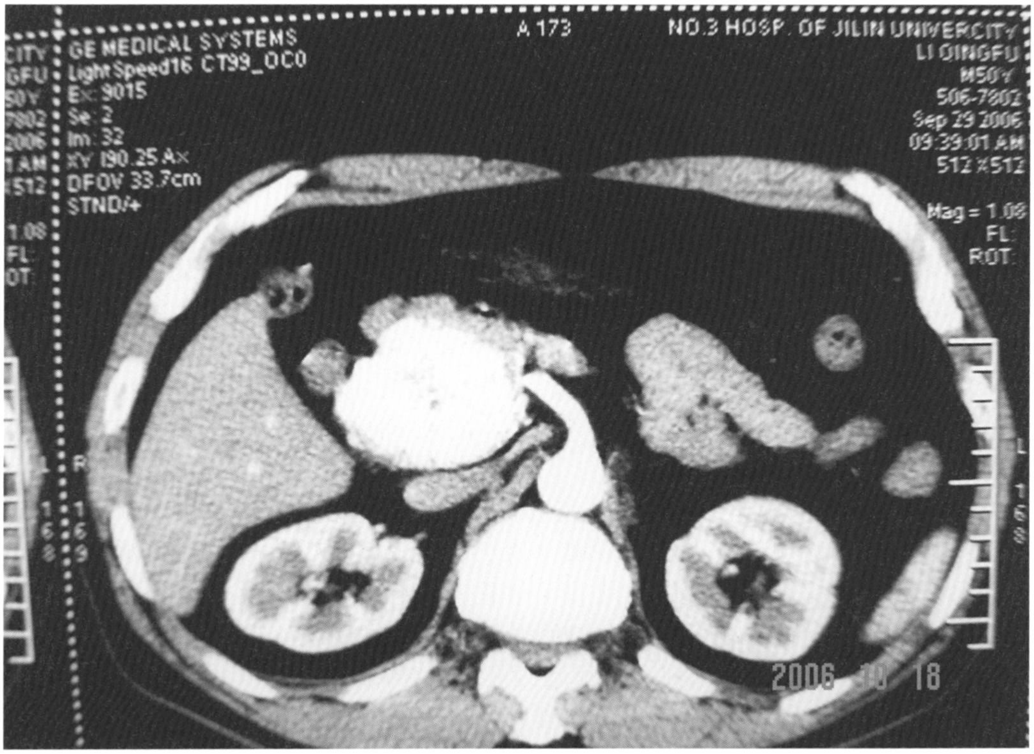

图 122－1　胰头部神经内分泌肿瘤（无功能性胰岛细胞瘤），显示造影呈多血征象

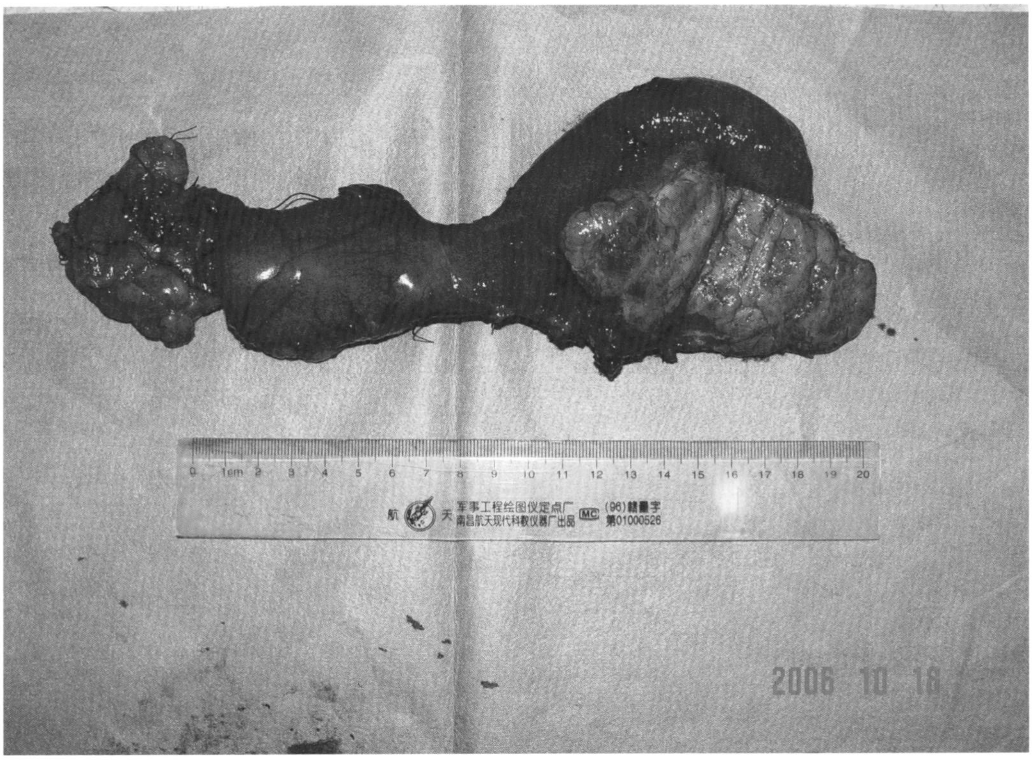

图 122－2　手术切除标本

当前主要是关注胰岛素瘤和胃泌素瘤的术前定位，其他的肿瘤则是非常少见。

1. 超声检查：优点是无创性、简单易行、可以重复，但超声的敏感度平均为50%，如果肿瘤小于1 cm并在手术中不易扪到时，其敏感度则降至40%以下且有一定的假阳性率；位于胰尾的病变亦不易被超声发现。虽然如此，超声仍然不失为一有用的术前检查方法。

2. CT：胰岛细胞瘤有丰富的血供，CT增强造影时可显示肿瘤的深染区，对1 cm大小的腺瘤的发现率约为60%，但因增强CT时不能在一个层面上显示胰腺的全部，故对于多发性、体积小、位于胰尾处的腺瘤定位上亦有困难。

3. 血管造影：对肿瘤的检出有较高的敏感度，但它有很高的技术上的依赖性，不受肿瘤的大小或所在部位的影响，在有丰富经验的检查者手中检出率可达90%，亦有一定的假阳性率。因其属有创性检查，只用于诊断上有困难的病例。

4. 经皮经肝门静脉导管血样检查（PTP）：经皮经肝门静脉插管将导管插入至脾静脉远端，当导管回抽时每隔2 cm抽取一次血样测定其激素含量（胰岛素和胃泌素），样品的激素峰值处便相当于肿瘤所在位置。此方法在当前最敏感，敏感度在80%以上。但此法属创伤性，需要较复杂的技术和有一定并发症率。当腺瘤位在胰尾、以往做过手术、多发性的小的腺瘤时，其定位作用便受限制。在抽取胰头周围静脉血样时，可能存在较多技术上的困难。

晚近的一些改进是将导管放至肝静脉内，再选择性插管至胃十二指肠动脉、脾动脉和肠系膜上动脉，注入葡萄糖酸钙（用于胰岛素瘤）或胰泌素（用于胃泌素瘤）后，定时抽取肝静脉血样，根据肝静脉血样中激素水平的峰值，得知肿瘤所在的范围，但是仍不能看到肿瘤的位置。

5. 生长抑素受体放射性显影：这是晚近诊断和定位神经内分泌瘤的一项重要发展。由于此等肿瘤细胞上常有生长抑素受体表达，生长抑素治疗起到有效的作用，故用^{123}I标记的生长抑素八肽（^{123}I-Tyr-3-octreotide）可在闪烁照相上显示肿瘤和其转移灶在体内的位置。由于^{123}I的半衰期短、不易获得且从肝胆排泄，影响成像的质量，van Eyck采用^{111}I-DT-PA-octreotide（DTPA：diethylenetriamin-opentaacetic acid）以代替^{111}I亦得到较好效果。各种胰岛细胞瘤的体外（放射自显影法）和体内（闪烁照相）的生长抑素受体阳性率见表122-5。

表122-5 胰岛细胞瘤的生长抑素受体阳性率（van Eyck）

肿　瘤	体　外	体　内
血管活性肠肽瘤	7/8（87%）	1/1
胃泌素瘤	5/5（100%）	10/11（91%）
胰高糖素瘤	3/3	1/1
胰岛素瘤	8/11（72%）	5/8（63%）
非功能性胰岛细胞瘤	4/4（100%）	2/2
生长抑素瘤	1/2	

【术中定位】胰岛细胞瘤的手术中定位以发现全部肿瘤加以彻底切除常是手术中最困难的问题，特别是当肿瘤是多发性、体积小及位于隐蔽的部位如胰尾和胰头十二指肠区时；胃泌素瘤常是多发的，有时是十二指肠黏膜下的微小结节，故在手术中发现肿瘤常有困难。

依靠术中广泛游离胰腺，系统地对胰腺扪摸检查，有可能发现80%以上的腺瘤；若辅以手术中超声探查，可使发现率增加到90%或更高；但对在隐蔽部位<0.5 cm的肿瘤，发现上仍有困难。手术中门-脾静脉插管分段取血快速检测胰岛素含量可以发现微小的胰岛素瘤和鉴定肿瘤切除是否彻底。解放军总医院用此方法发现并切除1例直径0.4 cm的胰岛素腺瘤，并且在13例病人中其敏感性为100%。

手术过程中的血糖测定亦是监察胰岛素瘤是否已完全切除的常用方法，当肿瘤完全切除后，血糖水平便迅速升高。为此，手术中应输以不含糖的液体，当胰岛素瘤已完成切除后，血糖升高达2倍以上；

若未见血糖立即升高，需等待 90 min 后才能下定论。

【术前准备】

1. 胰岛素瘤病人从手术前晚开始禁食，在禁食期间宜持续滴入 5%葡萄糖液以防发生低血糖症。

2. 胃泌素瘤病人术前继续降低胃酸分泌的治疗，准备快速胰岛素的放免检测和血糖测定。

【麻醉与体位】全身麻醉。仰卧位。

【手术步骤】

（一）胰岛素瘤手术

1. 对胰岛素瘤病人一般采用上腹弧形切口，以便全面探查胰腺头部及尾部。若为胃泌素瘤病人，则用长的腹中线切口，自剑突下至脐下，以便施行全胃切除术。

2. 提起胃大弯及横结肠，沿横结肠上缘剪开胃结肠韧带和胃脾韧带，结扎血管，打开小网膜囊，便可观察胰腺的前面。胰岛细胞瘤因其血液丰富故呈紫红色而易与其周围正常的胰腺组织鉴别。重要的是当已发现一个肿瘤时，不要因此而大意，仍然要对整个胰腺做全面的、系统的、周密的检查。

3. 切开胰腺体尾部下缘腹膜，游离胰腺后间隙和胰尾部，切开胰腺上缘腹膜；需要时尚要游离翻转脾脏以充分检查胰尾，因胰尾是胰岛腺瘤的好发部，而术前定位性检查常不够满意。

4. 切开十二指肠外侧腹膜，游离十二指肠胰头后方直至腹主动脉前面，向下推开横结肠系膜，以充分显露十二指肠第三段和胰腺钩突部。胰腺钩突部是个隐蔽的部位，在该处的腺瘤有时易被遗漏。

5. 对整个胰腺进行观察并扪摸，以拇指和四指有顺序地触摸整个胰腺，不要放松每厘米的胰腺组织。腺瘤的质地较胰腺组织略硬，边界清楚，若>1 cm 者，一般容易摸到；若<1 cm 特别是在胰头部组织较厚时，则难于发现。注意腺瘤结节与胰周淋巴结区别，对有怀疑者应即送冷冻切片检查以确定其组织特点。手法检查过程应周密而轻柔，避免引起胰腺损伤。

6. 术中超声检查可以提高手术探查的准确性，故在手法检查之后，有条件时应做手术台上超声探查，腺瘤表现为低回性的结节与周围胰腺组织分界清楚。

7. 腺瘤剜除术：以一缝线将已发现的腺瘤牵起，在腺瘤周围的分界线切开胰腺包膜，钝性分离，将腺瘤与其周围组织完整地分开，切断、结扎通向腺瘤的血管支，瘤床以丝线缝合。腺瘤属良性肿瘤，剜除术亦可得到良好效果，而连同附近胰腺组织的局部切除，因其手术后胰瘘并发率太高，一般不用于单发性的腺瘤。当腺瘤在胰尾且属多发性时，可行胰腺尾部切除，可连同脾切除或不做脾切除，依局部解剖情况而定。腺瘤切除处应放置 2 根引流管，短期的胰液渗漏甚常见，若无主胰管损伤，多能自行封闭（图 122－3～图 122－10）。

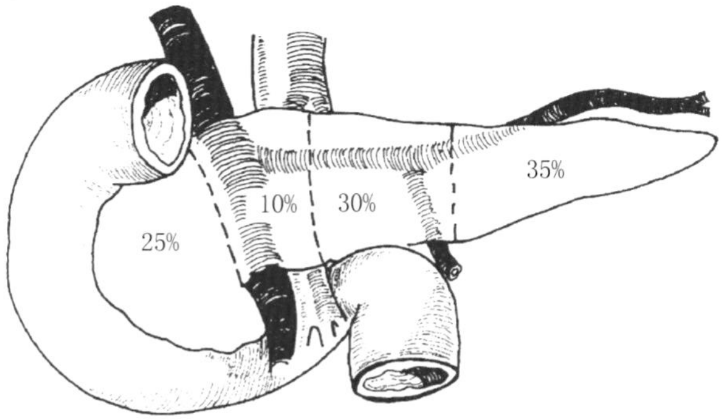

图 122－3　胰岛素瘤在胰腺的分布以体尾部居多

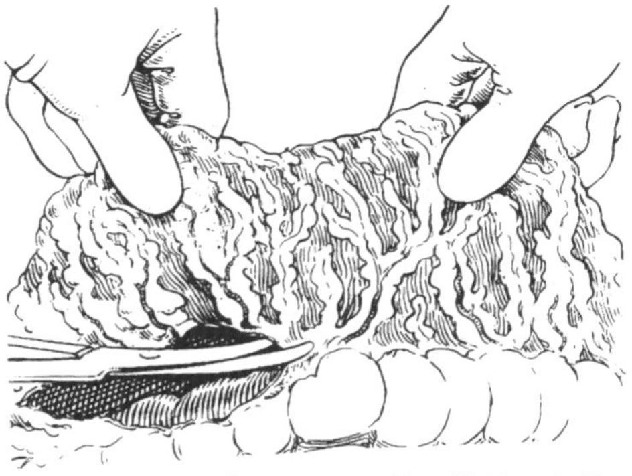

图 122－4　提起胃结肠韧带沿横结肠上缘剪开大网膜显露胰腺前面

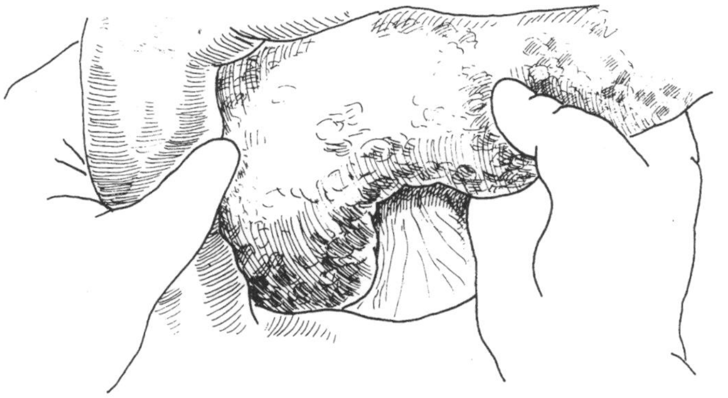

图 122-5　胰腺游离后手法检查胰腺

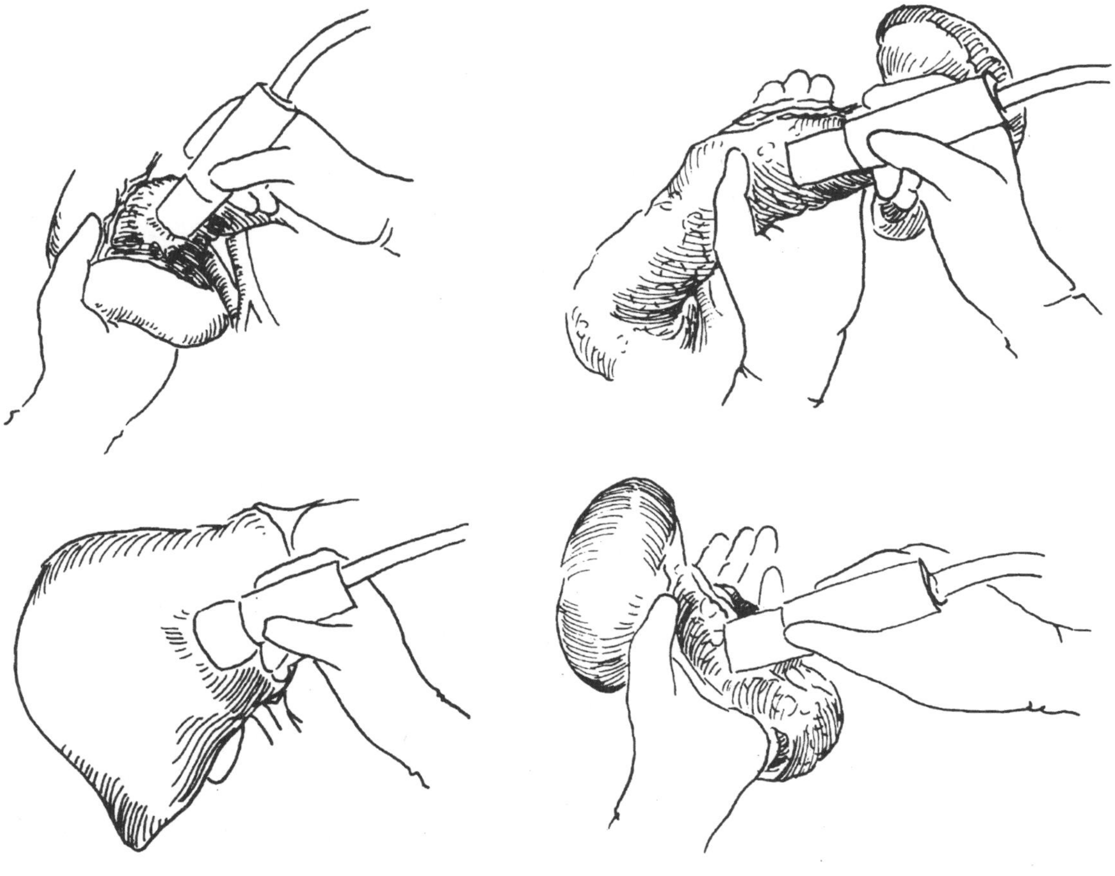

图 122-6　手术台上超声探查胰腺及肝脏

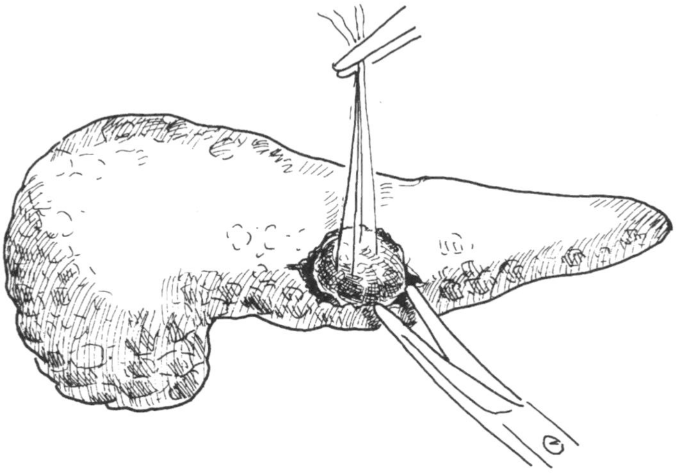

图 122－7　沿腺瘤与胰腺组织分界线分离腺瘤

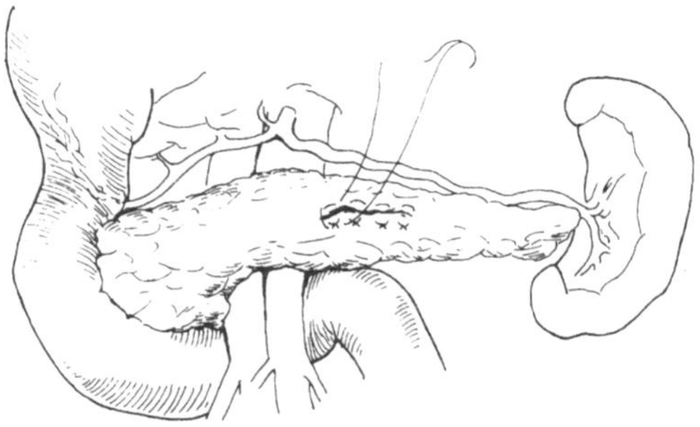

图 122－8　缝合胰腺上切开

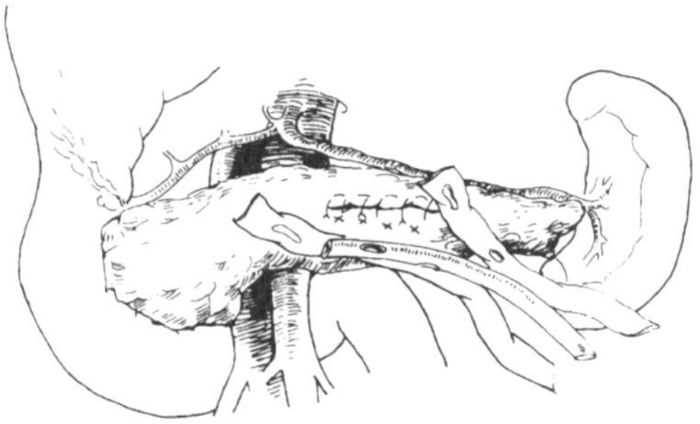

图 122－9　胰腺手术处充分引流

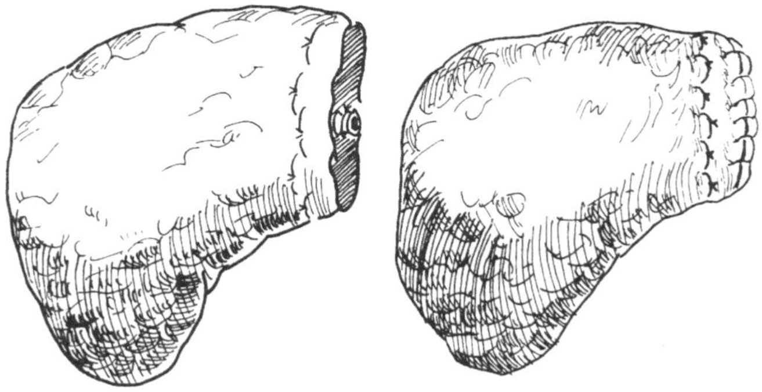

图 122－10　胰尾切除时单独结扎胰管，缝合胰腺断端

若为胰岛细胞癌则按胰癌处理。

胰岛素瘤多是单发的，但亦可能是多发的，后者常合并于多发性内分泌肿瘤综合征Ⅰ型（MEN Ⅰ）；90%以上的胰岛素瘤是良性的，中国协和医院的 120 例胰岛素瘤中，96.2%为良性；3.8%为恶性。

（二）胃泌素瘤手术

胃泌素瘤手术与胰岛素瘤手术有明显不同之处，由于前者所产生的 ZES 综合征在当前条件下已有针对性的药物治疗以有效地控制胃酸分泌，如 H_2 受体拮抗药西咪替丁、雷尼替丁、法莫替丁，此外，奥美拉唑、生长抑素八肽（善得定）等，足以使高胃酸分泌多能得到有效控制；而手术探查只在15%～40%的病人中能发现原发性肿瘤，只在5%～10%的病人中能获得“生化上的治愈”（biochemical cure），以往不得不行全胃切除术以消除高胃泌素时作用的靶器官，手术后的高胃泌素血症和胃泌素瘤的恶变仍然未得到解决，故部分人并不主张积极的手术治疗。然而由于对此病的认识加深和外科治疗经验的积累，手术效果亦明显改善。例如最近的文献材料提示80%～90%的病人在手术探查时可以发现肿瘤，而和以往不同的是发现胰腺外的病灶（十二指肠和淋巴结）增加，使生化上治愈率提高至30%～73%。因而支持对胃泌素瘤行手术探查。Thompson最近报告2年中治疗7例十二指肠胃泌素瘤，全部均已有恶性变，直径只有1～2 mm的十二指肠胃泌素瘤亦已有局部淋巴结转移，而这样小的肿瘤在以往的手法探查、内镜检查和手术中超声都是无法分辨的，因而强调术中的十二指肠切开探查。在此7例病人中，6例手术后血清胃泌素水平已下降至正常。

胃泌素瘤分为散在型（sporadic type）和多内分泌瘤型（MEN-1），据估计，前者在30%～40%的病例中伴有十二指肠的肿瘤而后者则几乎全部为十二指肠的肿瘤，不论其是否伴有胰腺上的肿瘤。胃泌素瘤基本上是发生在由胰颈、胆囊管及肝总管、十二指肠第二、第三段所连成的三角区内，亦即是所谓胃泌素瘤三角（gastrinoma triangle）。一般的术前影像学定位诊断帮助不大，因肿瘤的体积太小，比较有用的是刺激性分泌（stimulation secretion）的区域性定位诊断，即向胃十二指肠动脉或脾动脉内注入胰泌素后分别测定肝静脉血的胃泌素水平，可以指示原发肿瘤是在胰头十二指肠部或是胰腺体尾部。在多内分泌腺瘤类型时，胰腺上可能有无功能的胰岛细胞瘤或胰多肽瘤（PPoma），体积较大，但原发的胃泌素瘤却在十二指肠黏膜下不被发现，以致切除胰腺的肿瘤后症状仍未缓解。

胃泌素瘤手术只是用于当肿瘤尚未有肝脏和远处的转移时，若已有广泛转移，可用药物控制症状而不宜手术，故手术前用放射性标记的Octreotide做全身闪烁照相检查很有必要。

1. 胃泌素瘤的胰腺探查步骤同胰岛素瘤，能在胰腺发现肿瘤的散发性类型者，亦应注意检查十二指肠。

2. 术中放入十二指肠内镜用透光法检查十二指肠以发现可疑处。

3. 诊断为ZES而在胰腺未能发现肿瘤者，应切开十二指肠探查。

4. 切开十二指肠二段、三段前壁，长约6 cm，将十二指肠黏膜翻转，注意探查黏膜下的微小结节，肿瘤有时仅2～3 mm大小，切除黏膜下肿瘤送检，黏膜缝合。

5. 若肿瘤累及十二指肠内侧壁全层和在大乳头处，处理上则比较复杂。注意勿损伤胆、胰管。

6. 二层缝合十二指肠切开。胰腺上肿瘤切除处放置引流。

7. 翻转胰头十二指肠，切除可能存在的转移性淋巴结，有转移的淋巴结质地较硬。

【术后处理】

1. 胰腺内分泌瘤手术后最常见的问题是并发胰瘘，可多次测定引流液中淀粉酶含量以确定诊断和选择拔除引流的时间。

2. 开始时可进清淡饮食，应在进食后腹腔引流液量不增多和淀粉酶不升高时才能拔除引流。

3. 术前后用善得定（Sandostatin）有助于处理胰瘘，但一般并不能防止胰瘘发生。

4. 胰岛素瘤切除后可能有一过性高血糖症，一般不需特殊处理。

5. 胃泌素瘤手术后仍然要继续术前的抗胃酸分泌处理，因为尚有可能病灶切除不完全；同时，在长期的高胃泌素血症作用下，胃黏膜增生肥大，于术后仍有一段时间的高胃酸分泌。

6. 其他处理同胰腺切除手术后。

〔黄志强　黄晓强整理〕

参考文献

[1] 朱预. 胰岛内分泌肿瘤［M］//黄志强. 现代腹部外科学. 长沙：湖南科学技术出版社，1994：633.

[2] 曾宪九，么崇正，钟守光，等. 经皮经肝门静脉插管分段取血胰岛素测定在胰岛素瘤定位中的作用. 中华医学杂志，1984，64：671.
[3] Bottger T C，Junginger T. Is preoperative radiongraphic localization of islet cell tumors in patients with insulinoma necessary [J]. World J Surg，1993，17：427.
[4] van Eyck C H J，Bruining H A，Reubi J C，et al. Use of isotop-labeled somatostatin analogs for visualization of islet cell tumors [J]. World J Surg，1993，17：444.
[5] Thompson N W，Pasieka J，Fukuuchi A. Duodenal gastrinomas，duodenotomy，and duodenal exploration in the surgical management of Zollinger-Ellison syndrome [J]. World J Surg，1993，17：455.
[6] Fraker D L，Alexander H R. The surgical approach to endocrine tumors of the pancreas [J]. Seminars in Gastrointestinal Disease，1995，6：102.
[7] 黄为敏，潘伯荣. 胃肠胰内分泌细胞 [M] //周吕. 胃肠生理学——基础与临床. 北京：科学出版社，1991：73.

第一百二十三章　胰腺切除术并发症的处理

Management of Complications after Pancreatic Resection

一、胰瘘

胰腺的外伤、手术、疾病均可以导致胰瘘的并发症，并且一旦发生了胰瘘之后，它将明显地加重病情、增加术后并发症、延长住院时间和增加手术死亡率，故如何避免术后发生胰瘘和对胰瘘的处理问题，一直是胰腺外科中的难点。

胰液含有消化食物成分的各种酶类，主要的如淀粉酶、脂肪酶和蛋白酶，蛋白酶是以非活动的酶原形式从胰腺泡细胞分泌。单纯性的胰瘘，胰蛋白酶原未被激活，对组织的损伤作用并不大，这种情况如见于胰腺外伤、胰腺良性肿瘤局部切除、胰腺活检术后等所发生的胰瘘，只要胰液能及时引出体外，对局部组织不致发生坏死、消化和破坏；但是，若胰液在体内滞留，胰蛋白酶原亦将被活化和由之而激活各种消化酶。

胰液与胆汁、肠液接触后，胰蛋白酶原被激活和由之各种消化酶的活化，将产生很强的致组织坏死消化的作用；如皮肤糜烂、伤口裂开，组织坏死、血管出血等，有如十二指肠瘘。所以胰十二指肠切除术后所发生的胰瘘，因其是胰肠吻合处的瘘，便有很大的破坏性，胰十二指肠切除术后死亡常与合并胰瘘有关，而其死亡原因，主要是合并的感染、脓肿形成、大血管出血等。

以往，胰瘘是胰十二指肠切除术后的常见并发症和死亡的原因，因为在此情况下所发生的胰瘘有其本身的特点：主要是此手术的创伤范围大、组织损伤重、病人多在全身营养不良和免疫能力降低的状态下，故其继发的并发症多而严重。幸而近年来由于各方面的进步，在一些专科治疗中心，胰十二指肠切除术后胰瘘并发症率已有减少，手术死亡率亦已降低，然而，在一般医院中，胰十二指肠切除术仍有较高的并发症率。

据Jordan的文献复习材料，胰瘘以发生在胰外伤者最多，在分析1160例胰外伤中，发生胰瘘者占16.0%；其次，是胰十二指肠切除术后，在1947例中占12.4%。胰十二指肠切除术后胰瘘发生率临床报告间的差别很大，有的以往的材料可高达50%，而新近的材料在一些专科治疗中心胰瘘发生率可降至5%以下，不过所报道的病例数均较少。Johnson（1993）复习1828例Whipple手术的报道，248例发生胰肠吻合口漏，占13.6%；因胰瘘所致的死亡率为12.5%。Nakase（1997）收集日本的57家医院26年间824例胰十二指肠切除术中，有114例胰瘘，占14%。

明显的趋向是随着经验积累，胰十二指肠切除术后胰瘘发生率已明显降低，并且当胰瘘发生之后，因此而致死者亦已大为减少。在胰十二指肠切除术经验积累的发展过程中，外科医师对胰管的处理技术亦经历过很多的变革。胰管处理虽然曾有多种方法，但归结起来可分为两类：一是胰管与空肠吻合（Whipple），另一类是胰腺与空肠套入（Child）。一些学者认为胰腺胃吻合术是合理的，但使用者尚不多。比较胰腺与空肠侧或与空肠端吻合的结果，在胰瘘发生率上，并未发现其间有何差别。故胰瘘似乎并不是与方法相关而是与技术的应用相关（图123-1）。

（一）预防胰瘘的手术方法

Whipple最初的胰十二指肠切除术是将胰管结扎、缝闭胰腺残端，但随后的经验显示此法伴有很高的胰瘘发生率（25%～70%）和后期的胰功能不全。胰管胃肠道吻合是当前最经常使用的方法。

Jordan强调使用Child的胰腺空肠断端套入时，胰尾应游离约2.5 cm，断端处的出血点均应小心地以细丝线缝扎，空肠段应有足够长度，使缝合后毫无张力；空肠端与胰端用两层缝合法，第1层在距

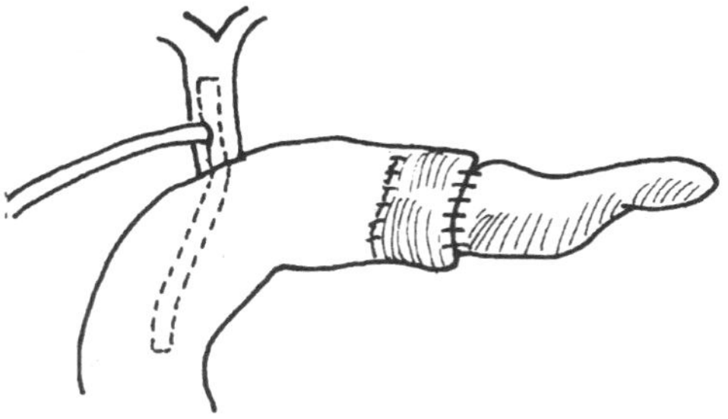

a. 直接套入吻合（因后期胰管开口狭窄，现已不用）

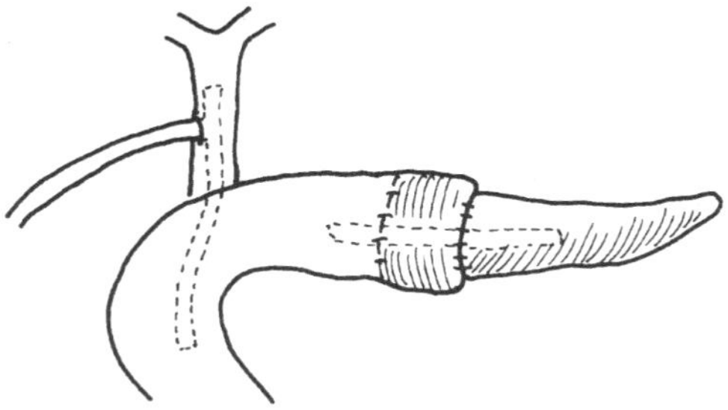

b. 胰管内放置短支撑管

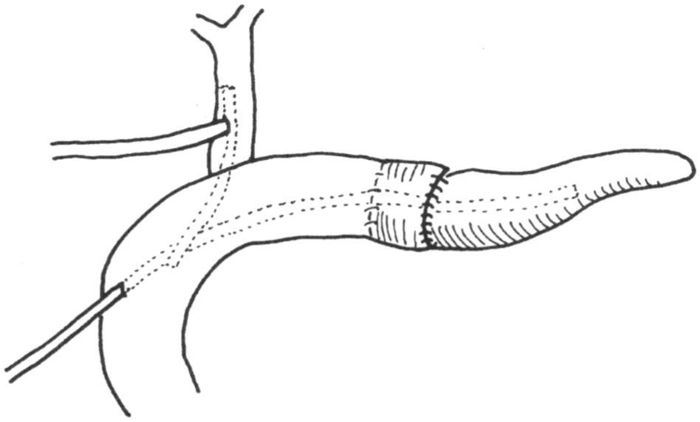

c. 胰管内支撑管引至腹壁外

图 123－1　胰-肠套入吻合的方式

离断端 2.5 cm 处以细丝线作间断褥式缝合，缝线最后逐一结扎；第 2 层用可吸收线（Dexon 线）作连续缝合，缝针应穿过空肠壁全层及约胰腺断面的一半，以达到止血和遮盖胰腺断面（除了胰管开口外），使胰管与空肠黏膜对合；前层用细丝线间断褥式缝合，最后在距断端 2.5 cm 处缝合使胰腺套入至空肠，在缝合的上、下角处再用缝线加固（图 123－2）。Howard（Jordan 的资深同事）于 1997 年报道其自身在施行 Whipple 手术时所用的胰肠吻合方法的转变：从 1954 年至 1985 年早期，Howard 施行了 152 例 Whipple 手术使用端对端的胰空肠吻合，5 例发生了胰-肠吻合口漏而在最后的 1 例导致病人死亡；作者便从此转而改用胰肠端侧胰管空肠吻合的方法，在连续施行的 56 例均未发生胰瘘。Howard 手术方法的细节是：胰管吻合放在空肠段的最高位，用 4－0 合成可吸收缝线（Vicryl 或 Dexon）吻合，若胰管非常细，可当时注射胰泌素（Secretin）增加胰液分泌以供辨认；胰管内插入一婴儿用的鼻饲导管或细硅橡胶管，为了减少手术操作的干扰，胰管空肠吻合术放在胆管空肠吻合之后；胰腺断端仔细止血，前后缘用 4－0Vicryl 线缝合对拢以减少渗出（不能用肠线）；在相应的空肠对肠系膜缘作一小的切口，缝 5～6 针的 4－0 线穿过空肠壁全层和从胰管内至胰腺表面的吻合缝线，放好胰-肠内导管，导管一端从空肠的盲端侧引出，然后结扎胰管空肠吻合后层的缝线，之后，再结扎前层的缝线，然后再作第二层空肠浆肌层与胰腺缝合；导管穿出肠壁处作一 Witzel 隧道缝合，穿出腹壁后缝成一 C 字形固定，以减少导管的张力和被扯脱的可能；在吻合部常规放置 2 根 Penrose 引流物。胆肠吻合胆管内常规放置 T 型管，一臂放至空肠内（图 123－3）。

钟守先将空肠端剪成一肠瓣覆盖缝合于胰端，经一小切口使胰管与空肠黏膜吻合，再按 Child 法将胰腺套入至空肠内。彭淑牖提出将套叠之空肠端用一缝线环缚以防止胰液渗漏及产生胰瘘。

Braasch 将胰腺端缝闭只留下胰管，在空肠侧壁上切一足够与胰管吻合的开口做胰管空肠准确的黏膜对黏膜吻合，缝合空肠浆肌层与胰腺，胰腺上进针要深些。Cattell & Warren 将胰管结扎，在空肠切开处将胰管与空肠黏膜结扎使之坏死，将胰端与空肠缝合，待结扎坏死脱落时，胰腺与空肠已愈合。此法因考虑发生急性胰腺炎的可能，故不常用。

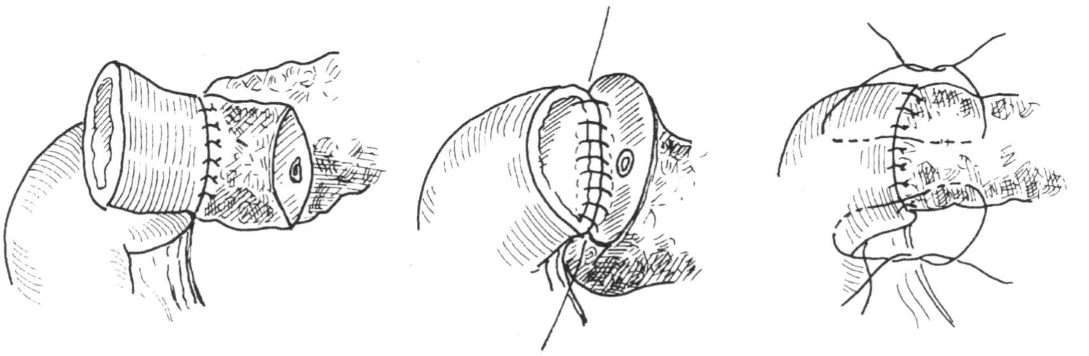

a. 充分游离胰腺，缝合后壁第一层缝线　b. 连续缝合空肠与胰腺断端　c. 缝合空肠前壁与胰腺包膜

图 123－2　端端胰腺空肠吻合

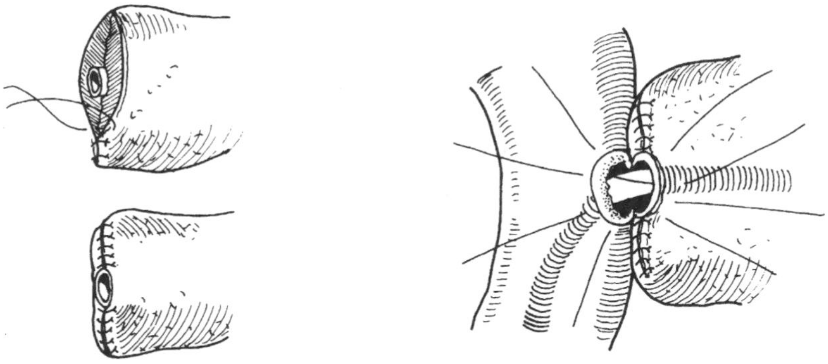

a. 胰腺断端缝合　b. 胰管与空肠切开间置以缝线，胰管内放置长支撑管

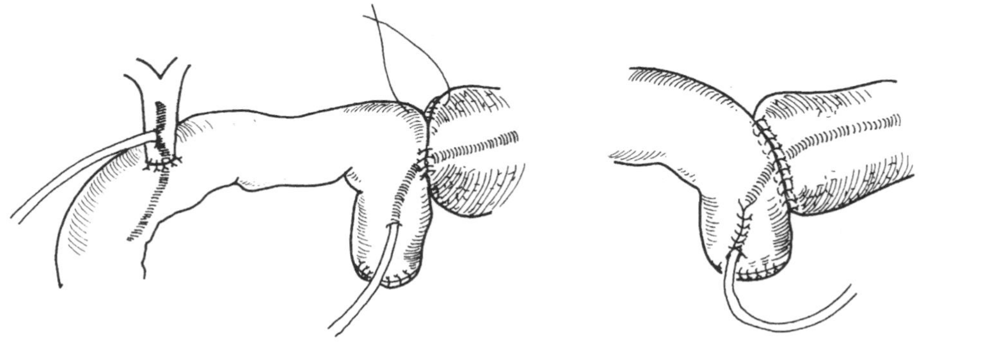

c. 结扎胰管前壁缝线　d. 胰腺与空肠缝合，支撑管经 Witzel 隧道引出

图 123－3　胰管空肠端侧吻合术（Howard）

此外，尚有用黏膜瓣与胰管吻合（Fortner），将胰管与黏膜下缝合内放一支撑引流管（图 123－4）。

由于胃后壁与胰腺体尾部贴近、胃的容量大、易于套入、胃酸可抑制胰酶的活性等，不少作者提出用胰胃吻合术以减少胰瘘和降低手术后并发症率，特别适用于老年病人。一组回顾性资料在 134 例胰十二指肠切除术胰胃吻合术后，只有 1 例发生短暂的胰瘘（0.7%）；Delcore 报道 45 例胰十二指肠切除胰胃吻合术后未发生胰瘘。国内近来报道的胰十二指肠切除胰胃吻合术后亦收到良好的结果。胰胃吻合可用胰腺植入、胰管吻合等与空肠吻合相当的方法。然而，胰十二指肠切除胰胃吻合重建虽有其理论上的有利处和实验上的支持，但在临床上尚未得到广泛使用（图 123－5）。

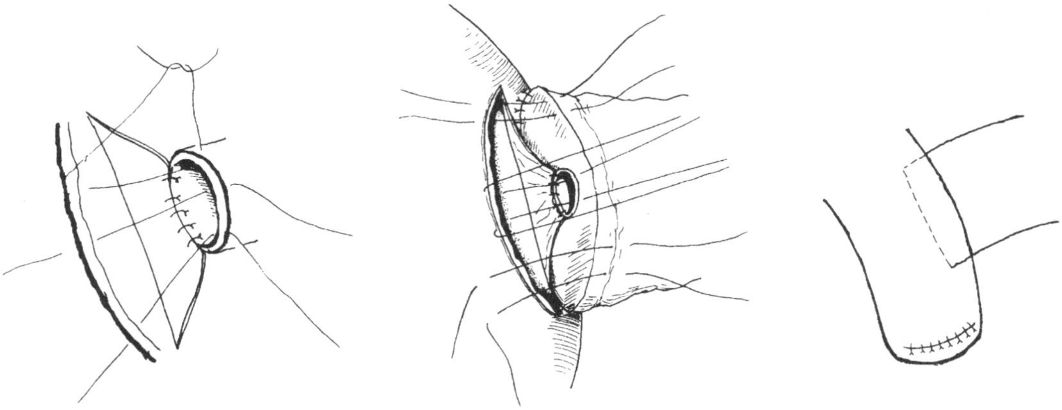

a. 空肠切开之黏膜瓣与胰管缝合，掩盖胰腺断面　　b. 前壁置以缝线　　c. 结扎后胰腺埋入空肠内

图 123－4　胰管空肠黏膜瓣吻合（Fortner）

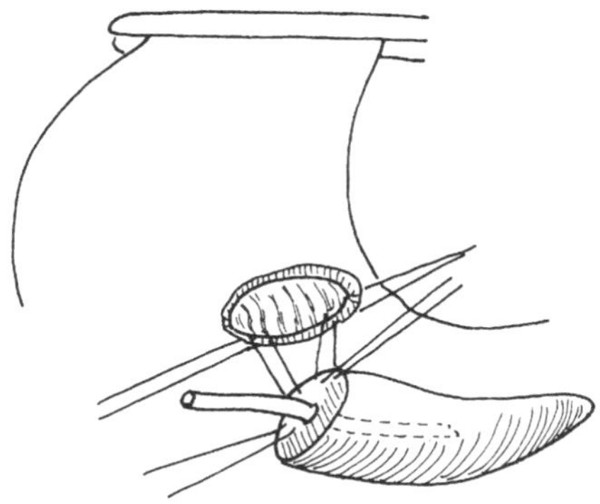

a. 胰管内置短管，胃大弯后壁切除一小片胃壁浆肌层，缝线与胰断端缝合

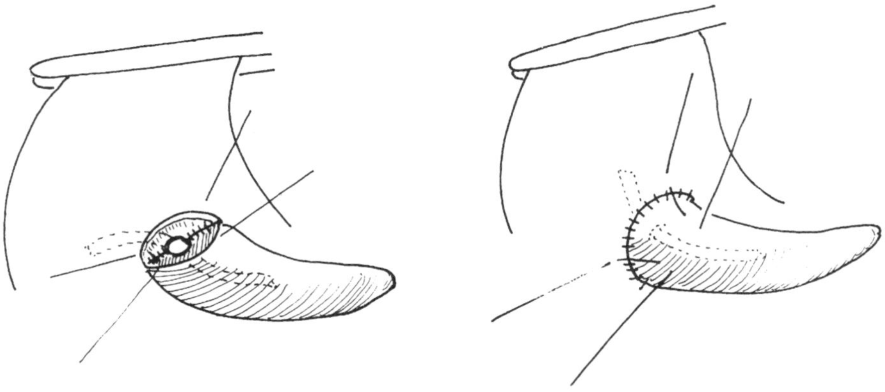

b. 胃黏膜小切开与胰管吻合　　c. 缝合浆肌层切开前缘外加内翻缝合加固，使胰腺突向胃腔

图 123－5　胰管胃吻合术

我们施行胰十二指肠切除术时，最常使用的重建方法是胰管空肠吻合术，体会到在掌握手术操作的细节上，甚属重要。

（二）胰管空肠吻合术

1. 在残留胰腺的处理和空肠的准备上有如下特点：

（1）一般在门静脉的左侧切断胰腺，切开时应形成一凹面，以便于缝合关闭。

（2）胰管突出断面约 3 mm，内置一适宜的硅橡胶管或导尿管，胰管断端前壁用 3－0 丝线缝一牵引线，并用一缝线将导管固定。

（3）胰腺的上、下缘各用一 4－0 号丝线作深缝扎止血，特别应注意胰腺的上缘，该处是术后出血的最常见部位。

（4）胰腺切断是在近端用粗线结扎和远侧用心耳钳（Satinsky 钳）的施压控制下进行，故甚少出血，对胰管分辨清楚。

（5）松开心耳钳，胰腺断面上之出血均逐一用细丝线缝扎止血，特别注意胰管旁的血管出血止血，勿伤及胰管。

（6）离断端约 1.5 cm 以中号丝线作一排与切缘平行的褥式缝合作为止血及控制胰液渗漏，断端两缘再以中号丝线 8 字形缝合对拢。

2. 空肠的准备：

（1）胰头癌和十二指肠癌时，切除全部十二指肠和空肠上端，游离上部空肠，断端缝闭，从横结肠后上提至胰断端旁，避免有张力。

（2）若是壶腹部癌和胆管下端癌，一般在横结肠以上处游离十二指肠，切断 Treitz 韧带，切除十二指肠，保留上端空肠，缝合空肠的断端，经横结肠后将空肠襻上提至胰腺旁。

（3）在空肠的对系膜缘切开浆肌层或梭形切除 1 块浆肌层，使浆肌层下与胰腺断端对拢。

（4）缝置空肠浆肌面与胰腺背面约 1 cm 处的丝线缝线，暂不结扎。

（5）胰管后面之周围组织缝以二褥式缝线，留足够长度。

（6）结扎浆肌层缝线，缝合空肠浆肌层切缘与胰腺断端后缘，可用连续缝合。

（7）在空肠黏膜层上穿一小孔，将胰管内导管引进空肠腔，经靠缝闭的一端引出，将原缝于胰管后方之缝线缝于空肠黏膜刺口后缘，结扎后使黏膜与胰管对合。

（8）在胰管前壁缝二褥式缝合与空肠黏膜对合。连续缝合空肠之浆肌层切缘与胰腺断端前缘包膜。

（9）内翻缝合空肠与胰腺前包膜，使胰腺端埋于空肠内。

（10）胰腺上、下缘各缝 1～2 针加固。将网膜置于胰肠吻合后方和将吻合包裹，使其与附近大血管隔开（特别是胃十二指肠动脉的断端）（图 123－6～图 123－10）。

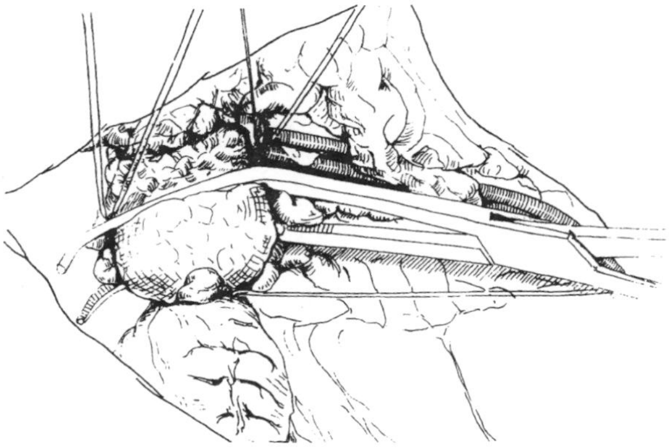

胰腺上、下缘缝扎止血，远端以 Satinsky 钳控制下切开胰腺，无出血，胰管清楚可见，有利于手术操作（术中所见）

图 123－6 切断胰腺

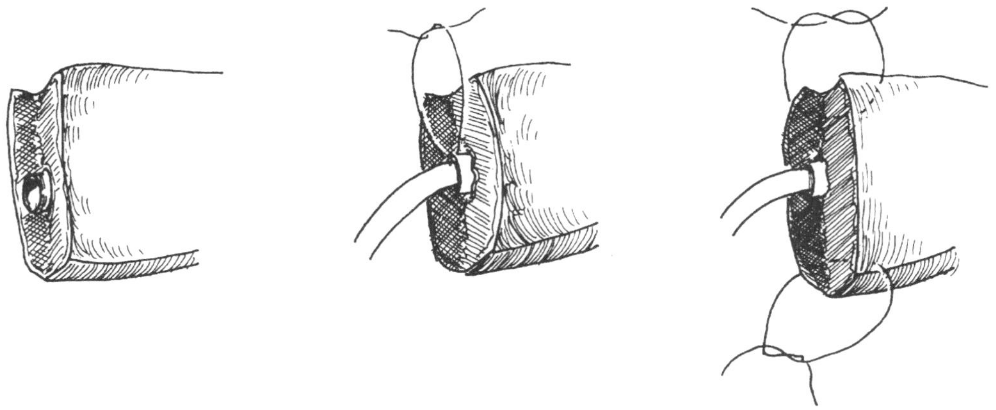

a. 断面凹形切除，胰管断端留长　　b. 胰管与内支撑管固定　　c. 上、下缘深缝扎止血

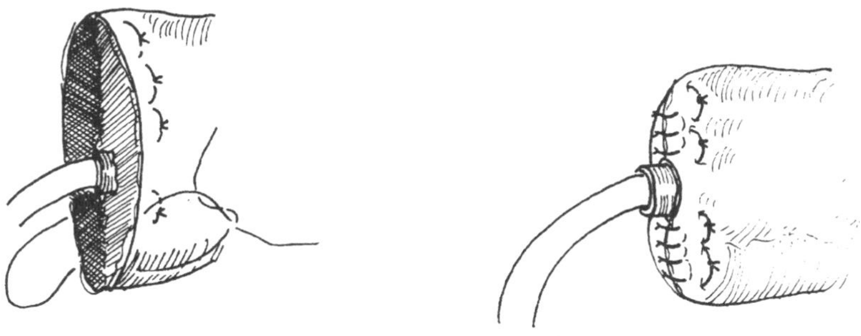

d. 褥式缝合减少胰液渗出　　e. 8 字形对合胰腺断面

图 123－7　胰腺断端处理

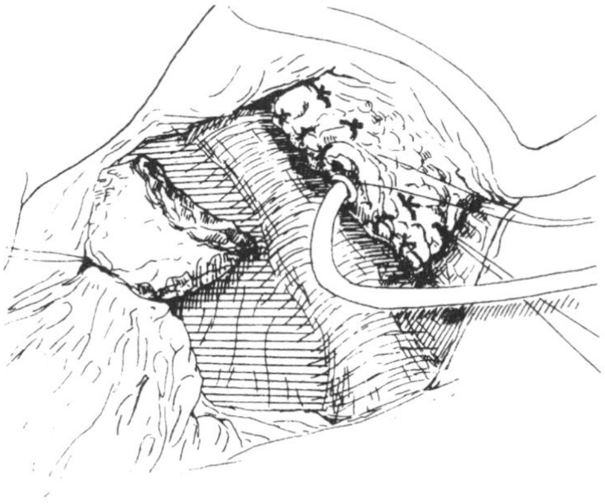

图 123－8　胰腺断端的结扎处理（术中所见）

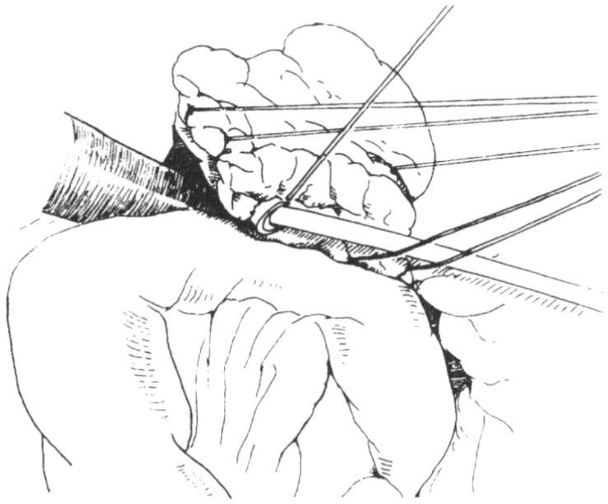

图 123－9　胰管准备与空肠吻合（术中所见）

3. 避免胰瘘的发生和降低发生胰瘘时的危害性可以有以下步骤：

（1）胰管对空肠黏膜的细致吻合，在典型的 Whipple 手术时，特别强调这一点。

（2）胰腺空肠吻合应避免有张力，如在 Child 术式时，若胰腺体积较大，可使空肠段膨胀血循环受压致肠壁缺血，反而易发生裂开和胰瘘。若残胰较大时，可用空肠的侧壁套入法。

（3）胰管内放置导管，将胰液引出至肠外。

（4）胰管引流应从吻合的上游引出，因空肠造瘘口处有可能形成胰、胆瘘口。

（5）胰腺残端应充分游离（约 3 cm）至腹主动脉左缘，以便于吻合，胰肠吻合的上角是最常发生

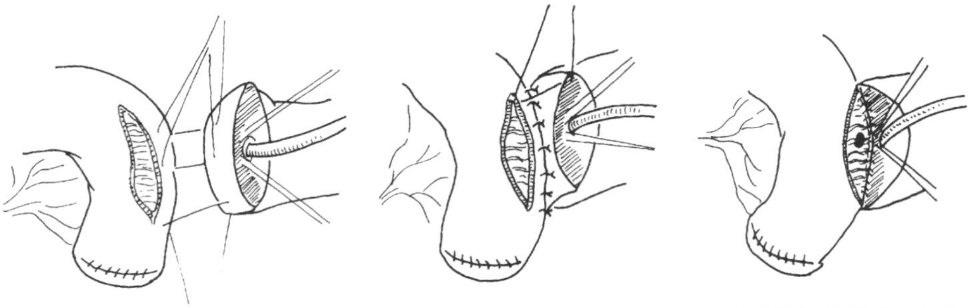

a. 缝置空肠与胰腺后壁缝线，梭形切除一片空肠浆肌层，胰管后方缝置二褥式缝线，胰管内置导管

b. 结扎浆肌层缝合线

c. 胰腺后缘与空肠浆肌层切缘连续缝合，黏膜层小切开

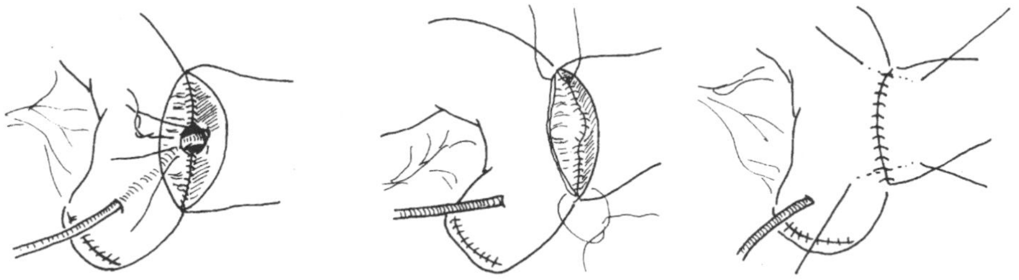

d. 缝合吻合口后层，导管置于空肠内，前层缝以二褥式缝线

e. 结扎吻合前层缝线

f. 连续缝合胰腺前缘与空肠浆肌层切缘，外加浆肌层缝合

图 123－10 胰管空肠端侧吻合术

裂开、瘘、出血的部位。

（6）使用 4 根引流，右侧 2 根放在胆肠吻合附近，从右腹部引出；左侧 2 根引流放在胃后壁胰肠吻合上缘，从左上腹部引出。主要切口分层缝合，不要接触引流物（图 123－11）。

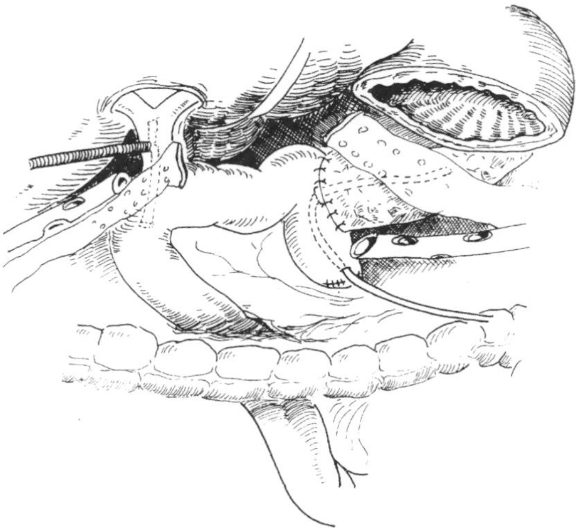

胆管空肠吻合内置 T 型管。Penrose 引流和管状引流从右上腹引出。胰管空肠吻合内置管靠近空肠盲端穿出，Penrose 引流及管状引流各一，从左上腹最近部位引出

图 123－11 胰十二指肠切除术后胆、胰管吻合

（7）每天或隔天测定腹腔引流液的淀粉酶含量。

（8）可用生长抑素八肽抑制胰腺分泌 5～10 d，特别是对胰管细、胰腺组织结构尚较正常者，此时

胰瘘发生的机会较大，生长抑素可减少胰液分泌量但不抑制胰酶量，故可以与山莨菪碱合用；由于胰液量减少，在腹腔内积存量减少，故可形成一较局限的瘘道而不是一个大腔，较容易处理。

（9）术后 1 周时，超声检查左、右上腹部有无积液。

（10）腹腔引流物拔除时间需待进食后无胰瘘现象，一般为 1 周以后。若有胰瘘或胆瘘，则要据情处理。

4. 若已发生胰瘘，则需调整引流管或加负压吸引，维持引流通畅，防止胰液在腹腔内滞留，加强全肠道外营养，必要时亦可再手术改善引流，但胰瘘多可自行闭合。

5. 胰空肠吻合瘘时，胰液中消化酶被激活，故有强烈的消化作用，引起感染、出血，故病程经过常较严重；但在胰腺部分切除术时的胰瘘，如发生于胰体尾部切除或胰外伤后，胰液中的蛋白酶原未经激活，临床经过则较平稳，一般经过引流后，胰瘘在 3 个月内闭合；如果已 6 个月时胰瘘尚未闭合，胰瘘道造影发现胰管梗阻因素，可将瘘管移植至一 Roux-en-Y 肠段治疗。为了防止胰体尾部切除术的胰瘘并发症和对胰瘘的有效处理，应做到：

（1）胰管断端应略留长。

（2）以细导管探查胰管开口有无梗阻。

（3）以丝线单独结扎胰管，不能依靠 8 字缝合或褥式缝合以封闭胰管，因缝合组织内的微量胰酶渗出，将消化该处的纤维蛋白和失活组织，使胰管重新开放成瘘。

（4）清洗胰断端手术野，褥式缝合和 8 字缝合胰实质，外加系膜或网膜覆盖。

（5）胰腺断端上下缘处在网膜覆盖之下，各放一 Penrose 引流，以防胰液积存在覆盖物之下。

（6）术后检查引流液的淀粉酶含量，超声检查腹腔内有无积液。

（三）腹腔内引流

胰十二指肠切除术时，腹腔引流的正确放置对减少胰瘘的危害性极关重要。胰瘘的危险性在于胰液在腹腔内滞留所引发的感染、脓肿形成和出血。胰瘘常合并有胆瘘和肠瘘。引流的放置应注意：

1. 腹内胰管和胆管引流管穿出空肠部位必须用网膜包裹覆盖或缝于壁层腹膜上，以免发生引流管周围肠瘘和拔管时发生腹膜炎，特别是当用硅橡胶管或聚乙烯管作胰管外引流时。

2. 引流道应尽量缩短，我们一般用一硅橡胶 Penrose 引流和 1 根软的乳胶管分别引流右侧的肝下区胆肠吻合处和左侧的胃后区胰肠吻合处，两侧的引流管分别从左、右上腹部戳口引出，不能通过主要切口（图 123－11）。

3. 术后每天观察腹腔引流液量及性质，测定引流液的淀粉酶含量。

4. 术后 1 周内行上腹部超声检查，必要时可行上腹部 CT 照片，以发现积液。

5. 若引流液量多及确定有瘘时，改用双套管吸引负压引流。

6. 胰瘘一般发生在术后 12 d 之内，若在此时及进食之后未发现胰瘘观象，可以拔除全部腹腔内引流。

7. 胆管和胰管引流拔除应在手术 3 周之后。

（四）胰瘘内引流术

胰十二指肠切除术后的胰瘘，多是暂时性的，在术后 3～4 周时，在局部处理和全胃肠外营养（TPN）治疗下，自然闭合，多不需要再次手术；胰腺疾病如急性坏死性胰腺炎引流手术后，胰瘘亦多在 3 个月之内愈合。但有时在胰腺外伤之后，当胰管近端有梗阻时，胰瘘可持续而不能自然闭合。若胰瘘持续达 6 个月以上，应行瘘道造影，以观察与主胰管交通和主胰管的通畅情况，若有主胰管梗阻，同时每天引流量较大时，可考虑行胰瘘与 Roux-en-Y 空肠内引流术。在胰管有梗阻时，生长抑素制剂在用药下可使引流量减少，但停药后引流量又复增多。手术治疗效果一般较好。

二、出血

出血是胰十二指肠切除术后的严重并发症。手术后出血包括消化道出血和腹腔内出血，当出血量大时，常需再次手术处理。Trede 的 285 例胰十二指肠切除术中 16 例术后出血，占 5.6%；12 例再次开腹手术，其中 1 例死亡。美国 Lahey 和 Mayo 医院 403 例胰十二指肠切除术有 54 例术后出血，其中半数死亡，故术后出血常是一严重并发症，预示可能有严重后果。

（一）消化道出血

胰十二指肠切除术后上消化道出血可由于应激性溃疡出血。术前有重度梗阻性黄疸的病人，术后开始进食后的应激性溃疡出血以往较为常见；但当前在注意预防之下，围手术期使用 H_2 受体拮抗药和保护胃黏膜药物，应激性溃疡出血已较少见。另外是吻合口的出血。胰十二指肠切除术时，胃肠吻合、胰肠吻合、胆肠吻合口都可能发生出血。因此，重要的是首先做急症胃镜检查以除外胃黏膜和胃肠吻合口出血，若发现出血部位，可采用激光或注射疗法止血。若胃镜检查未能发现出血，或当出血量大而未能停止时，应再次手术止血。

消化道出血亦可来自消化道之外，如 1 例十二指肠乳头部癌病人，术后 3 周时突然发生上消化道大量出血伴绞痛及休克，急症再次手术时发现出血来自胃十二指肠动脉残端的假性动脉瘤穿破至空肠段内，经结扎肝总动脉和肝固有动脉而治愈（病人术后生存 15 年以上）。另有一例胆管下端癌病人，胰十二指肠切除术 2 周时反复发生上消化道和腹腔引流处出血，再次手术发现为胆管后方肝十二指肠韧带上出血，穿破至胆肠吻合口内，经缝扎止血和胆管引流而治愈。Braasch 曾对 31 例胰十二指肠切除术后出血的出血部位进行分析：其中来自胃肠道者 18 例，腹腔内出血 10 例，两者皆有 3 例；12 例曾经再次手术，出血来自胃肠吻合口 4 例，边缘性溃疡 1 例，胃小弯溃疡 1 例，胃十二指肠动脉 3 例，胰床 1 例，肠系膜上静脉、门静脉各 1 例，未明者 1 例。

为了避免发生吻合口出血，一般应做到：胃断端的血管以丝线作黏膜下缝扎止血；胰腺断端血管出血分别用丝线缝扎止血；胰断端避免浸泡在胃肠消化液中；注意缝扎胆管后壁上的小动脉出血。

（二）腹腔内出血

腹腔内出血可分别由于技术上原因的原发性出血和由于胰瘘、感染、血管破溃的继发性出血，前者的预防在于提高胰腺切除术时的技术，而后者的预防则在于早期发现和及早处理胰瘘。

胃十二指肠动脉是胰十二指肠切除术时需要切断的最粗的一根动脉，它一般发自肝总动脉；当胰头肿大时，分离和显露有时较困难。结扎切断胃十二指肠动脉时，断端应尽量留长，丝线双重结扎，不能过于靠近肝总动脉，特别是老年和有动脉硬化病人，因结扎处的血管可能断裂或在后期形成假性动脉瘤（搏动性血肿）而破裂出血。胃十二指肠动脉的断端应以网膜妥为覆盖，使其与胰肠吻合处隔离，预防一旦发生胰瘘和感染时受到腐蚀。在施行胰体尾部切除术时，应注意防止将胰头上缘的肝动脉误认为是“脾动脉”而被结扎切断，脾动脉应该在腹主动脉左侧胰体上缘寻找。肝右动脉有时来源于肠系膜上动脉（约占 17%，Calne），此时，肝右动脉行走于胰头后方，斜行至门静脉后，沿胆总管的右后侧上行至胆囊三角。来自肠系膜上动脉的肝右动脉在经胰头后方时易被胰头癌侵犯，或在胰十二指肠切除术时易被损伤出血或影响肝脏的血供。鉴定的方法是以左手示指伸至小网膜孔，若发现胆总管右后方有动脉搏动，表明有异位起始的肝右动脉。

胰十二指肠下动脉是胰十二指肠切除术时管径仅次于胃十二指肠动脉的血管，自肠系膜上动脉发出，随胰头的“系膜”至胰头后，因位置深，单独分离结扎有时不易。临床上常将血管连同胰头的系膜一起钳夹切断，此处常有发生术中和术后出血的危险。因为切断胰头的“系膜”时，需要将胰头和十二指肠用力向右方牵引才能得到必要的显露。因此，当有技术或器械上的原因时，切断的血管回缩至门静脉的深面，再难以辨清血管的残端，只得大块缝扎止血，故此处常是术中出血的原因，术后也可能再出血。比较理想的使胰腺钩突部能完整地切除的方法，是将门静脉牵起，显露肠系膜上动脉前壁，剪开动脉的外鞘，便可将动脉与“系膜”分离；然后再由上而下地逐步切断系膜上的神经纤维组织和血管。这样手术的时间可能略长一些，但更为安全而彻底。

较少见的是游离十二指肠第三、第四段时系膜上的出血，因该处为小肠系膜根部所阻挡，术中未能及时发现；亦有时因使用电凝切割，术后发生出血。在胰腺上手术时，我们避免使用电凝。

术后早期的大量腹腔内出血是技术上的原因，故应及时再手术止血。胰十二指肠切除术后的再手术率一般是较高的，如 Lygidakis 报道的 78 例胰十二指肠切除术中，10 例行再次手术，占 12.8%；Braasch 的 279 例胰十二指肠切除术有 11.9%的病人术后发生出血，31 例术后出血者，12 例再做了手术；Trede 的 285 例胰十二指肠切除术病人 16 例发生术后出血，有 12 例需要再做手术。因此，胰十二指肠切除术后出血和再次手术始终是一很重要的问题。再次手术一般是指包括消化道出血和腹腔内出血时所施行的手术。

胰十二指肠切除术后出血者，若病情允许，可先行经皮选择性动脉造影术以求发现出血的来源和施以栓塞术，但成功的机会并不很大；若出血量大，应行再次手术才能挽救病人生命，不宜过分延迟，因长时间的休克状态给病人造成不可恢复的损害，在原有重症梗阻性黄疸的病人，可发生急性肾衰竭（图 123－12、图 123－13）。

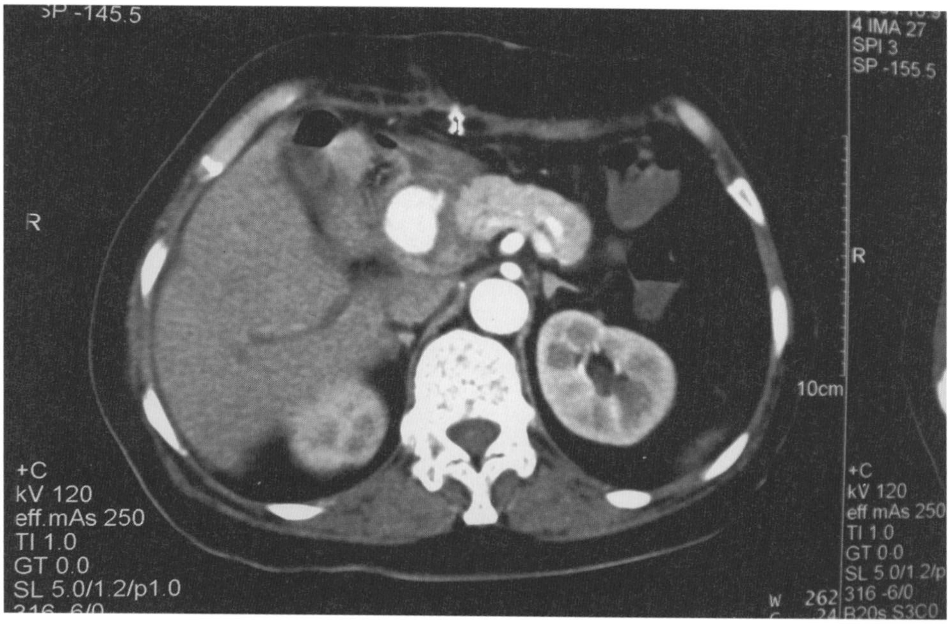

图 123－12　胰十二指肠切除后 CT 检查显示在胃十二指肠动脉残端形成一假性动脉瘤

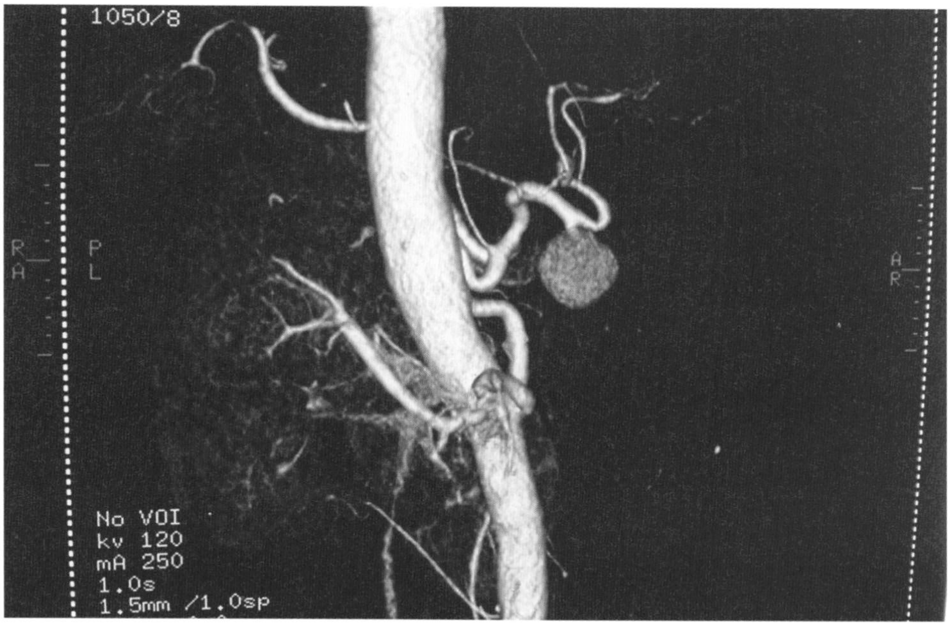

图 123－13　DSA 检查证实胰十二指肠切除后胃十二指肠动脉残端存在一假性动脉瘤

三、胆汁漏

胰十二指肠切除术后发生单独的胆汁漏并不多见，胆汁漏常与胰瘘合并存在。通过 T 型管逆行胆道造影，可以了解胆瘘的情况。若无胆肠吻合口的离断，支撑引流管仍然在位时，胆瘘多能愈合；如果吻合口已经破裂分离，则需要待病情稳定时再施行手术。

四、其他并发症

其他尚有一些常见的与手术有关的并发症如腹腔内感染、脓肿形成、胃肠吻合口漏、胃滞留等，有时亦需再施行手术处理。

〔黄志强　黄晓强整理〕

第十篇　腹部血管外科手术

第一百二十四章　腹腔内脏动脉瘤手术

Operation of Visceral Artery Aneurysm

内脏动脉瘤为腹主动脉所属各内脏动脉及其分支所产生的动脉瘤，其病因尚不清楚。内脏动脉瘤约占所有动脉瘤发生率的0.2%。随着影像技术的发展，报道日益增多。内脏动脉瘤是一种严重威胁病人生命的疾病。未破裂的内脏动脉瘤死亡率为8.5%，瘤体破裂后死亡率高达75%～80%。内脏动脉瘤按其发生率高低，依次为脾动脉瘤（60%）、肝动脉瘤（20%）、肾动脉瘤（10%）、肠系膜动脉瘤（5.5%）、腹腔干动脉瘤（4%）。胃十二指肠及胰十二指肠动脉瘤偶有报道（图124－1）。

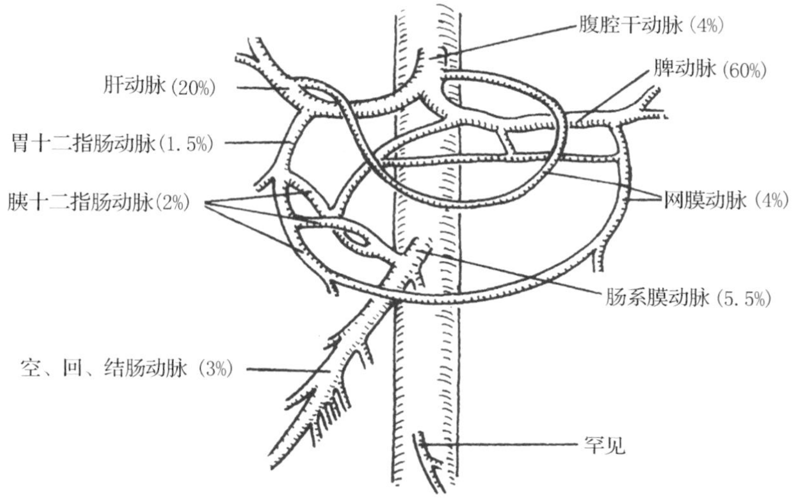

图124－1　内脏动脉瘤分布图

内脏动脉瘤一旦作出诊断，须行手术治疗。手术方法选择取决于动脉瘤的位置、大小、局部解剖条件、侧支循环及原发疾病等情况。手术方法为内脏动脉栓塞术、内脏动脉瘤切除及血管重建术。内脏动脉瘤手术死亡率为16%～80%。复旦大学中山医院手术治疗59例，死亡率为7.6%，其预后与动脉瘤的解剖部位、原发疾病、动脉瘤破裂与否以及病人全身情况等密切相关。

【解剖生理概要】腹主动脉的分支有两类，壁支和脏支。脏支比壁支粗大，且多于壁支，脏支又有成对和不成对两类（图124－2）。

（一）不成对的脏支

1. 腹腔干：即腹腔干动脉（图124－3）。腹腔干是一短粗的动脉干，长1～2 cm，约平第12胸椎，在膈肌主动脉裂孔稍下方，从腹主动脉前壁发出，行向前上方达胰和脾静脉上缘，分为三个分支：

（1）胃左动脉：为腹腔干最小的分支，发出后向左上行至胃贲门部，急转向右，沿胃小弯右行于小网膜两层之间，朝幽门方向行进与胃右动脉吻合。

（2）肝总动脉：较短，从腹腔干发出，在网膜囊后方，沿胰头上缘行向右前方，至十二指肠上方，分为肝固有动脉和胃十二指肠动脉。

1）肝固有动脉：自肝总动脉分出后，沿肝十二指肠韧带上行。在肝固有动脉起始处，发出胃右动脉，下行至幽门部上缘，转向左，沿胃小弯左行于小网膜两层之间，分支分布于十二指肠上部，幽门部及胃小弯右侧胃的前后壁，与胃左动脉吻合成动脉弓。肝固有动脉干继续向肝门行进，在肝门附近分为

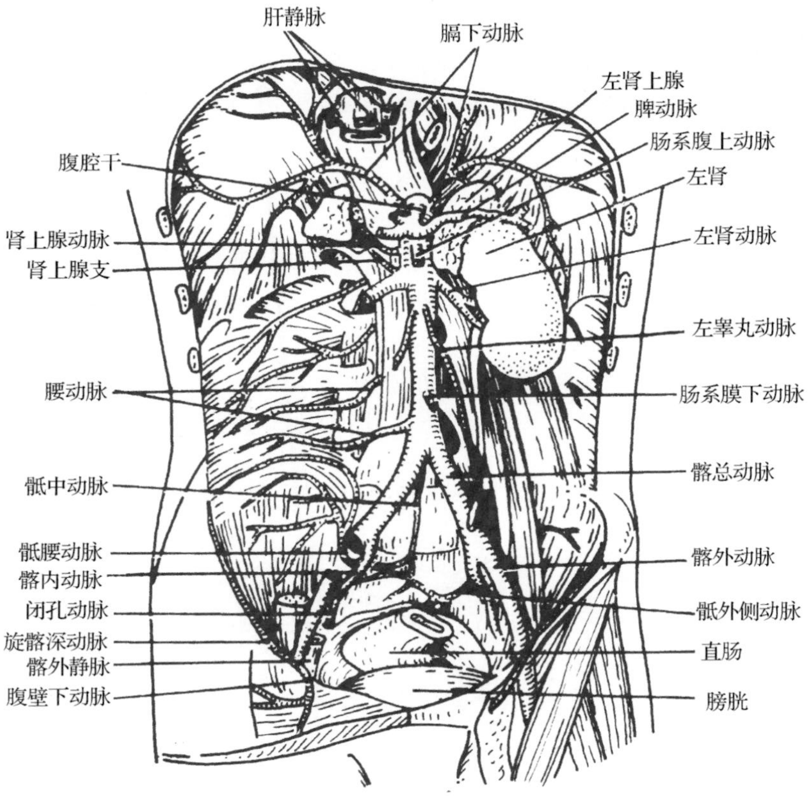

图 124-2 腹主动脉及其分支

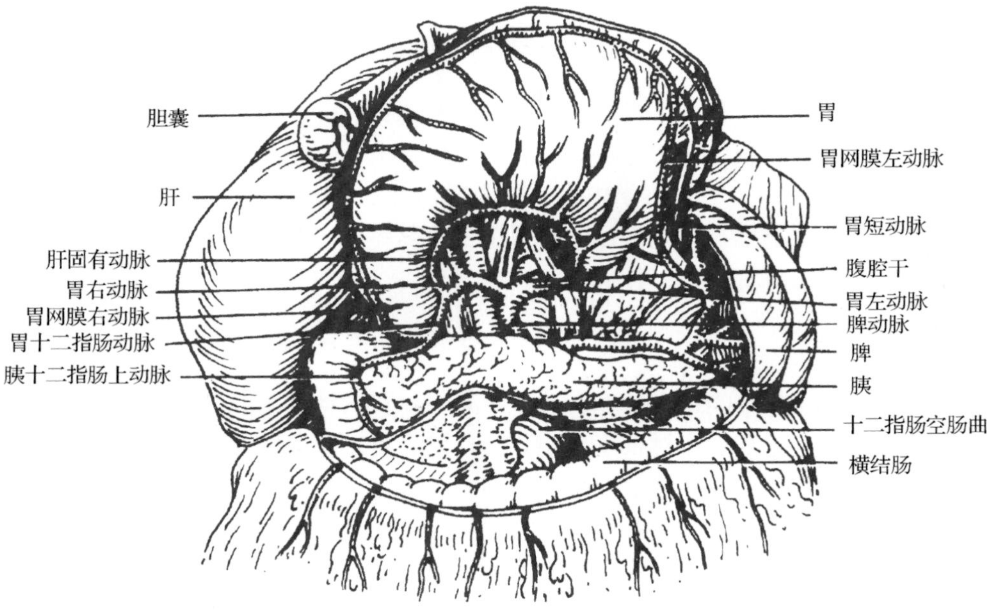

图 124-3 腹腔干动脉及分支

肝右动脉和肝左动脉，分别进入肝的右叶和左叶，肝右动脉在进入肝门前发出胆囊动脉，经肝总管及胆囊管后方至胆囊。

2）胃十二指肠动脉：从肝总动脉分出后（在肝十二指肠韧带内），沿十二指肠上部后方下行至幽门下缘，分出胃网膜右及胰十二指肠动脉两个分支。

（3）脾动脉：为腹腔干最粗、最长的分支。发出后沿胰腺上缘，向左行进，走行于网膜囊后方，脾静脉上方，经脾肾韧带至脾门，分为数支入脾，行进中发出胰支、胃短动脉及胃网膜左动脉、脾支等。

2. 肠系膜上动脉：在腹腔干发出外下方约 1 cm，于第 1 腰椎平面，起自腹主动脉前壁（图 124－4），经胰头与十二指肠横部之间，进入小肠系膜根的两层腹膜之间，呈弓状弯曲（弓凸向左下）斜行向右髂窝，弯曲的凹侧向右，有同名静脉伴行，肠系膜上动脉的分支有：

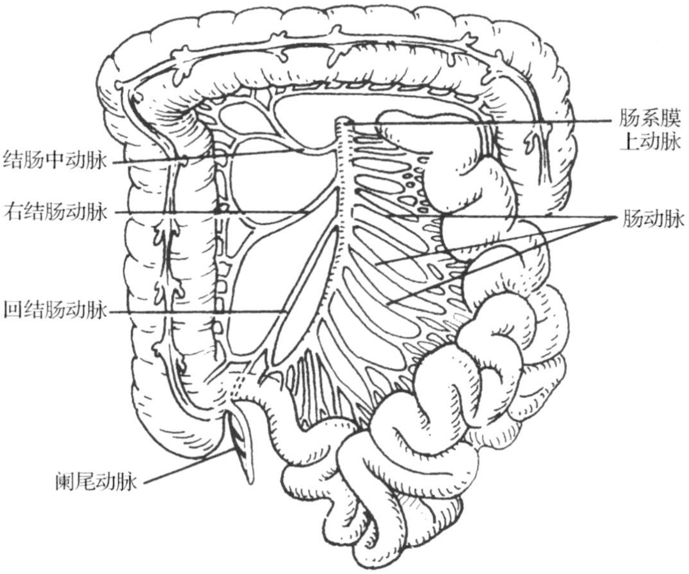

图 124－4　肠系膜上动脉及其分支

（1）胰十二指肠下动脉：为细小的分支，在十二指肠下部与胰下缘之间起自肠系膜上动脉，分布于胰和十二指肠，并与胰十二指肠上动脉吻合。

（2）空肠和回肠动脉：为营养空肠与回肠的动脉，数目不定，一般为 12～16 条，少者仅有 6 条，多者可达 25 条，从肠系膜上动脉的左侧壁（凸侧）发出，走行于小肠系膜两层间，行向左下方。每条动脉先分为两支与邻近的肠动脉分支吻合成第一级动脉弓，再从动脉弓发出较细分支，相互吻合成第二级动脉弓，以后再次分支吻合。空肠动脉与回肠动脉的动脉弓与小肠功能要求相适应，小肠是进行消化吸收的主要场所，容积和功能活性经常变化，不同的功能状态对血液供应有不同的需求，血管弓的存在，使肠管在任何生理状态下，都能有及时、畅通、充分的血液供应。

肠系膜上动脉还发出结肠中动脉、右结肠动脉及回结肠动脉等分支，营养右半结肠。

3. 肠系膜下动脉：比肠系膜上动脉略细，在十二指肠下方，相当于第 3 腰椎平面，起自主动脉腹部前壁，沿腹膜后方行向左下达左髂窝，进入乙状结肠系膜两层间至小骨盆，终于直肠上部。其分支有左结肠动脉、乙状结肠动脉、直肠上动脉。

（二）成对的脏支

1. 肾上腺动脉：在肠系膜上动脉起点稍下方，起自腹主动脉两侧，分布于肾上腺。

2. 肾动脉：血管短粗，与维持肾的大量血液需求相适应。在肠系膜上动脉下部约 1 cm 处（平第 2 腰椎）或第 1 腰动脉稍下方，自腹主动脉两侧呈直角或锐角发出，左肾动脉较右肾动脉略短，位置略高。每侧肾动脉一般为 1 支，横行向外，在肾门附近分为 4～5 支，经肾门进入肾窦，再次分支分布于肾实质。肾动脉在进入肾门前，发出细小的肾上腺下动脉，行向外上至肾上腺。

内脏动脉与维持内脏的血液供应相适应，具有粗短、分支多、各内脏动脉间多有丰富的侧支相交的特点。常温下阻断血流时间，肝动脉为 15 min，肾动脉 30 min，在低温下则可阻断至 30～45 min。肠系膜上动脉耐缺血时间为 15 min。结扎肠系膜下动脉一般不影响乙状结肠及直肠的血供。

【适应证】由于内脏动脉瘤破裂的发生率高达 80%，因此，一旦确诊，不论有无症状及其大小，应尽早手术。手术的目的是预防动脉瘤破裂所带来的灾难性结局，尤其是怀孕病人脾动脉瘤破裂后死亡率高达 75%，胎儿死亡率 95%。内脏动脉瘤破裂是紧急手术的绝对适应证。

【禁忌证】年龄大且伴有严重心、肝、肺、肾等脏器功能障碍不能耐受手术的高危病人不宜手术。

【术前准备】

1. 术前应了解各脏器的功能状态，若为肾动脉瘤更应了解对侧肾脏的结构及功能。

2. 术前常规行彩超、CTA 检查，必要时行内脏动脉造影。既可明确动脉瘤的部位、大小、内脏动脉的解剖关系及其侧支循环状况，明确出血来源，且可行治疗性内脏动脉栓塞。某些大出血伴休克者，迅速扩容后，常可赢得动脉造影的必要时间。

3. 内脏动脉瘤破裂大出血者应迅速补充血容量，若无做进一步检查的可能性时，应紧急剖腹探查，以免延误治疗。

【麻醉、体位与切口】硬膜外阻滞或气管内插管全身麻醉。仰卧位。根据内脏动脉瘤的解剖部位以及术者经验可选用上腹切口或腹中部横切口（图 124－5）。

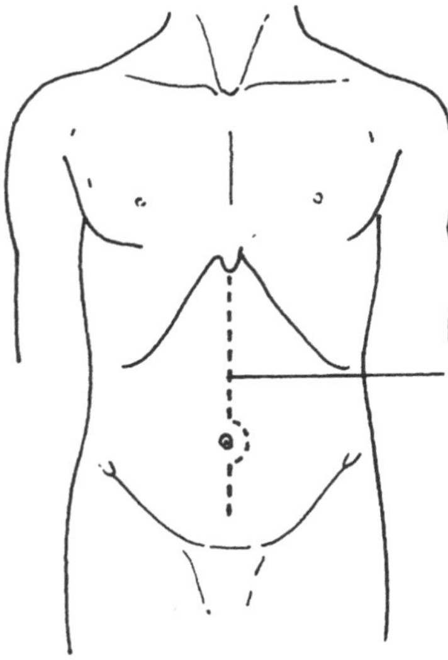

图 124－5　切口示意图

【手术步骤】

1. 腹腔干动脉瘤手术：腹腔干动脉瘤虽然罕见，但破裂后死亡率甚高。1971 年 Miller 和 Roster 收集文献报道的 44 例腹腔动脉瘤，2/3 因破裂死亡。对此应引起重视。

腹腔干动脉瘤可经腹途径切断肝胃韧带或用左胸腹联合切口获得显露。进腹后详尽探查腹内脏器，在显露切断肝胃韧带后，将肝左三角韧带切断并结扎，肝左叶牵向右侧，并分别将食管和胃向左、向下牵拉，切断膈的后分纤维、膈角和弓状韧带，显露腹腔动脉瘤及其上、下方的腹主动脉各 3 cm（图 124－6）。

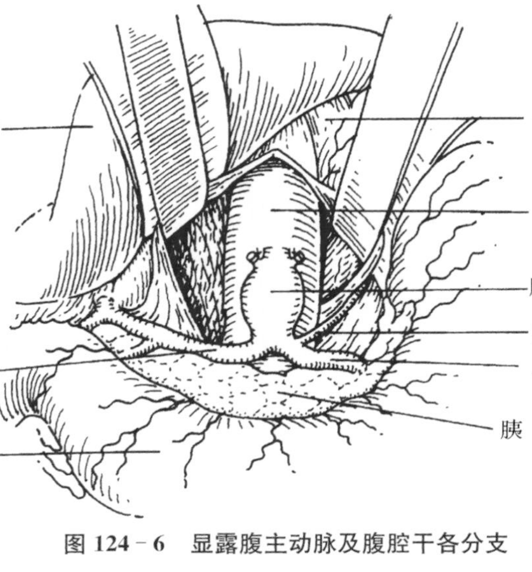

图 124－6　显露腹主动脉及腹腔干各分支

仔细解剖动脉瘤远端的腹腔干及其分支，胃左动脉、肝总动脉及脾动脉分别套绕细塑料带以控制出血（图 124－7）。

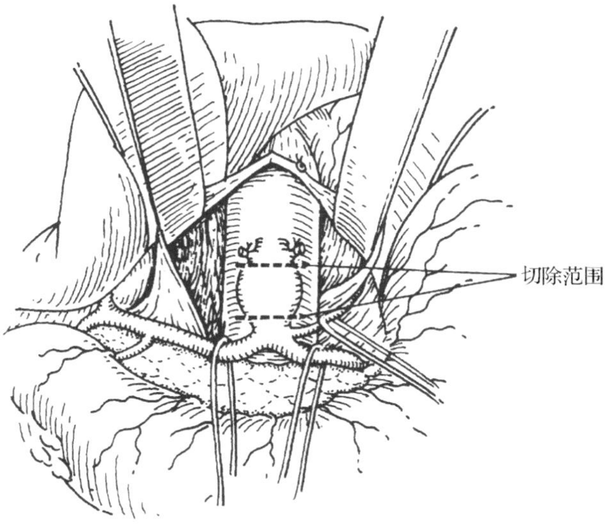

图 124－7　腹腔干各分支套绕塑料带确定切除腹腔干动脉瘤范围

静脉内注入肝素 20～40 mg，分别阻断腹主动脉和腹腔干动脉各分支（图 124－8），切开动脉瘤，用直径 5～6 mm 自体大隐静脉或人造血管与主动脉完成端侧吻合，与腹腔干远端行端端吻合（图 124－9）。

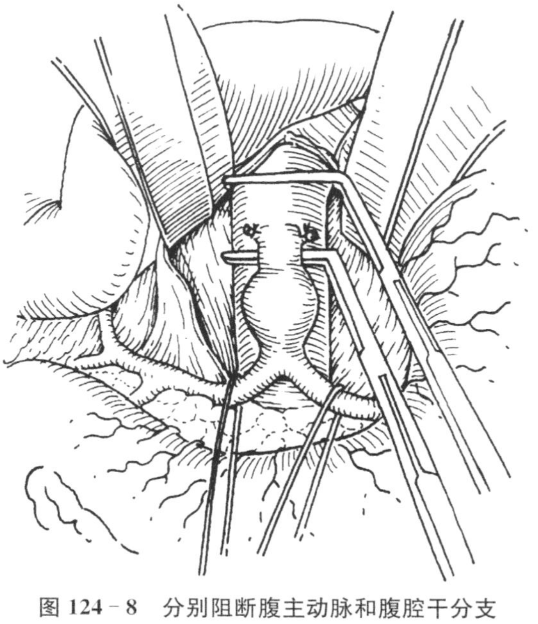

图 124－8　分别阻断腹主动脉和腹腔干分支

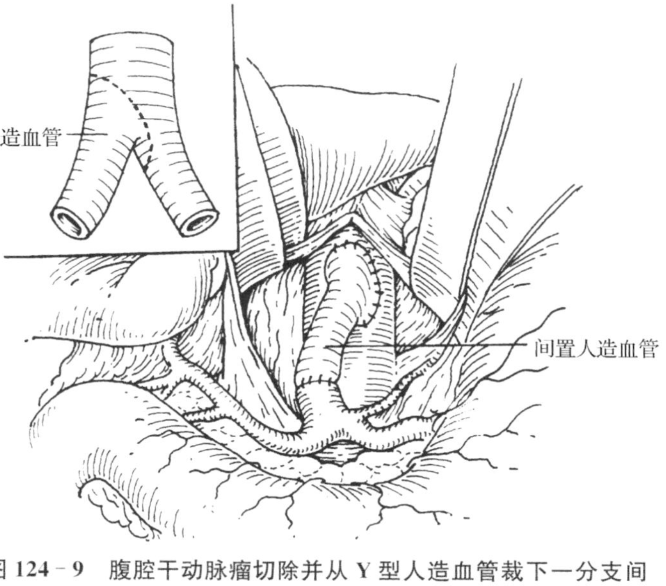

图 124－9　腹腔干动脉瘤切除并从 Y 型人造血管裁下一分支间置于腹主动脉和腹腔干动脉之间

其他手术方式，包括腹腔干动脉瘤切除腹腔干动脉端端吻合术（图 124－10）、动脉瘤切除、腹腔干分支结扎术、动脉瘤切除腹腔干成形术。

2. 脾动脉瘤手术：法国 Beaussier 1770 年首次报道脾动脉瘤，它占所有内脏动脉瘤的 60%。男女发生率之比为 1∶4，多次妊娠与脾动脉瘤的发生有关。Trastek 统计每一脾动脉瘤妇女平均妊娠 4.5 次。妊娠期脾动脉瘤破裂死亡率高达 75%，胎儿死亡率为 95%。79%脾动脉瘤发生于脾动脉远端 1/3 处。选择性动脉造影是诊断脾动脉瘤最可靠的方法。择期手术适用于任何有症状、逐渐增大的脾动脉瘤，或者瘤体直径>25 mm 的病人。Babb 等认为在无明显反指征时，瘤体直径>15 mm 者适用于外科

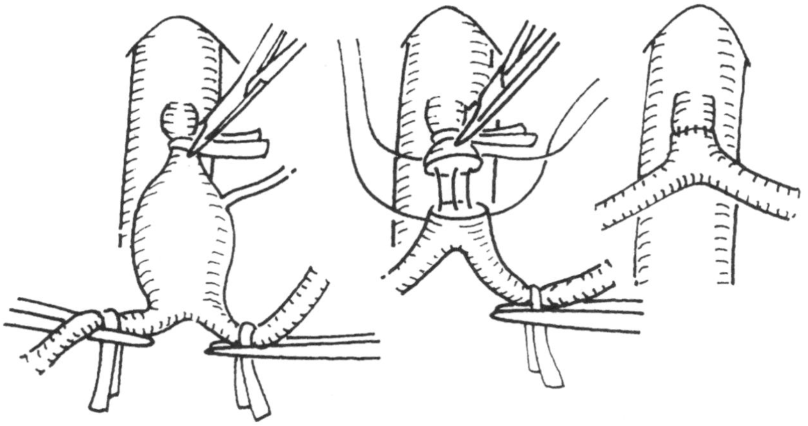

图 124－10 腹腔干动脉瘤切除、腹腔干动脉端端吻合

治疗。外科手术也适用于所有处于育龄期脾动脉瘤病人，怀孕妇女动脉瘤切除宜在妊娠 12 周以前进行，因为瘤体的破裂好发于上述妊娠期以后。瘤体靠近腹腔动脉或远离胰腺时，可行动脉瘤切除脾动脉重建术（图 124－11、图 124－12）。如瘤体紧靠胰腺，可行瘤体切除或旷置而远、近端脾动脉结扎术（图 124－13、图 124－14）。脾动脉瘤位于脾动脉远端，甚至累及脾门，则脾脏及胰尾切除不可避免（图 124－15）。在脾动脉瘤破裂时，扩容以及钳夹脾门是有效的抢救措施。对于孕妇来说，则提倡在脾动脉钳夹后才将胎儿娩出。

3. 肝动脉瘤手术：肝动脉瘤首先在 1819 年由英国解剖学家 Wilson 命名。至今已报道 300 例，只有 60 例得到治愈。复旦大学中山医院报道 23 例，15 例治愈。肝动脉瘤占所有内脏动脉瘤的 20％。肝外型占 80％，肝内型为 20％。在肝外型中累及肝总动脉 63％，肝右动脉 28％，肝左动脉 5％，左右肝动脉 4％。近年来，创伤和动脉粥样硬化逐渐成为肝动脉瘤的主要病因。

肝动脉瘤本身常无症状。症状的出现往往是并发症所致，如压迫胆道和瘤体破裂可分别引起阻塞性黄疸和出血。瘤体破入腹腔和胆道的机会均等。

自 1955 年 Kirlin 首次成功地应用动脉造影术前诊断肝动脉瘤后，动脉造影已成为术前诊断肝动脉瘤最可靠的方法。它还可提供侧支循环的情况，对治疗具有重要意义。CTA 或 MRA 为近年来发展的新的诊断方法，具有无创性、准确性高的优点。

Whitehouse 等报道肝动脉瘤破裂发生率高达 44％，死亡率高达 35％。因此，肝动脉瘤诊断一旦确立，应手术治疗。1903 年 Kehr 第一次成功地用肝动脉结扎法治愈了肝动脉瘤。根据肝动脉瘤的位置，肝外动脉瘤分为两类，可采取不同的手术方式。胃十二指肠动脉近侧的肝动脉瘤，由于具有丰富侧支血管，可单纯行动脉瘤近远端结扎或动脉瘤切除加结扎术而不影响肝脏血供。位于胃十二指肠动脉远侧的肝动脉瘤，则需重建血管，可选用自体大隐静脉或人造血管进行搭桥替代（图 124－16）。Michels 认为 45％病例具有丰富的肝脏侧支循环，因此血管重建并非必需。对于肝内动脉瘤，结扎所有供应此瘤的侧支血管，乃是手术成功的关键。如结扎失败或为肝内巨大动脉瘤，可考虑切除动脉瘤所在部位的肝叶或肝段。

4. 肠系膜上动脉瘤手术：肠系膜上动脉瘤约占内脏动脉瘤的 5.5％。其主要病因为感染，其次是动脉中层退行性变，其他为动脉粥样硬化和创伤。肠系膜上动脉瘤破裂发生率为 13％。一旦破裂死亡率高达 75％。起始症状可为间歇性上腹不适，随着瘤体增大或肠系膜上动脉供血不足，可发生上腹部剧痛，瘤内血栓脱落可引起肠梗死。近一半病人可在上腹部扪及搏动性肿块或伴有压痛，应疑为有本病可能，CTA 和腹主动脉造影可明确诊断。

肠系膜上动脉瘤一经明确诊断，即应及时手术。1949 年 DeBakey 首先成功地施行肠系膜上动脉瘤的手术治疗。动脉瘤切除、自体大隐静脉或人造血管重建血供是最为理想的手术方法。通过切开系膜途

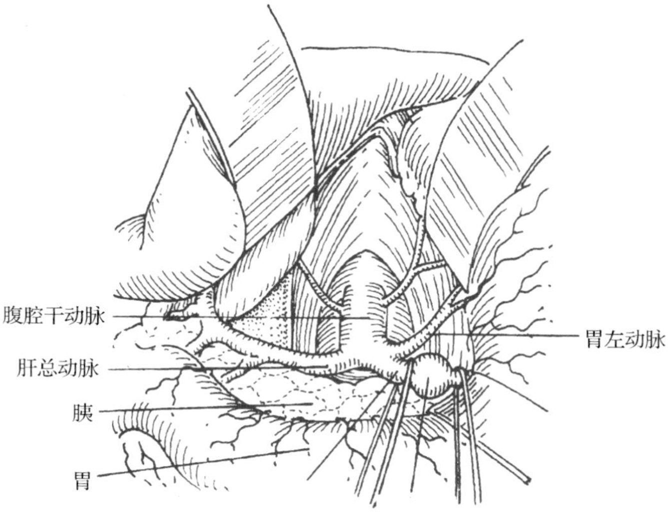

图 124－11　显露腹腔干及脾动脉瘤远近端的脾动脉套绕塑料带

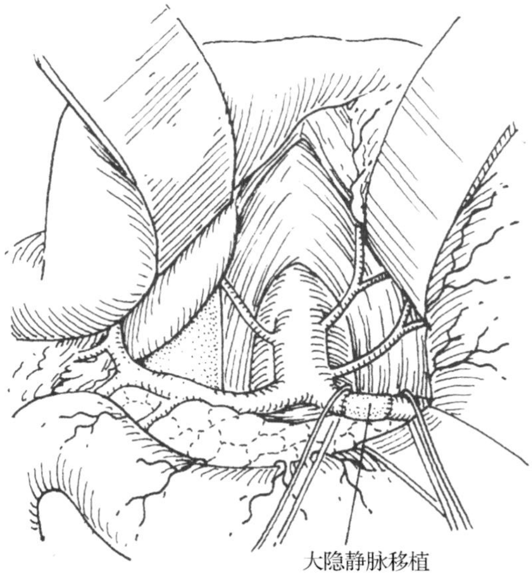

图 124－12　脾动脉瘤切除自体大隐静脉移植

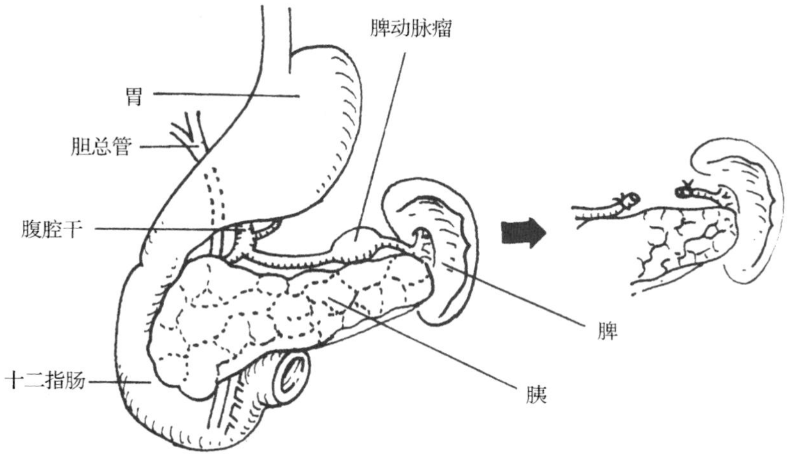

图 124－13　脾动脉瘤切除，近远端脾动脉结扎

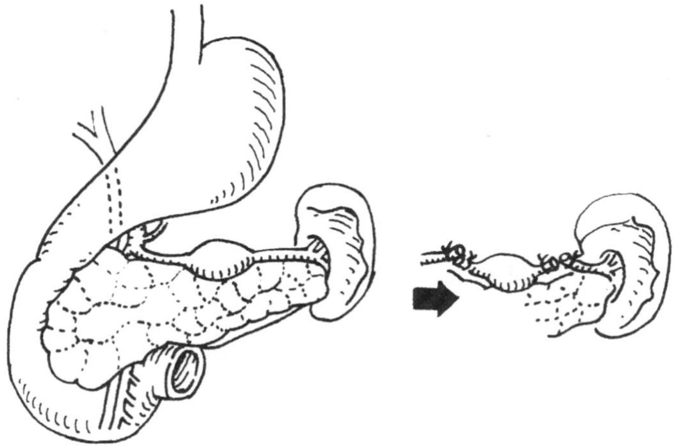

图 124－14　脾动脉瘤旷置，远近端脾动脉结扎

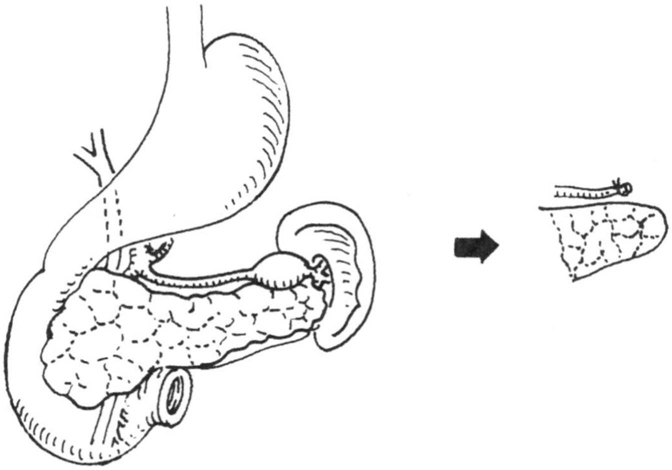

图 124－15　脾动脉瘤脾胰尾一并切除

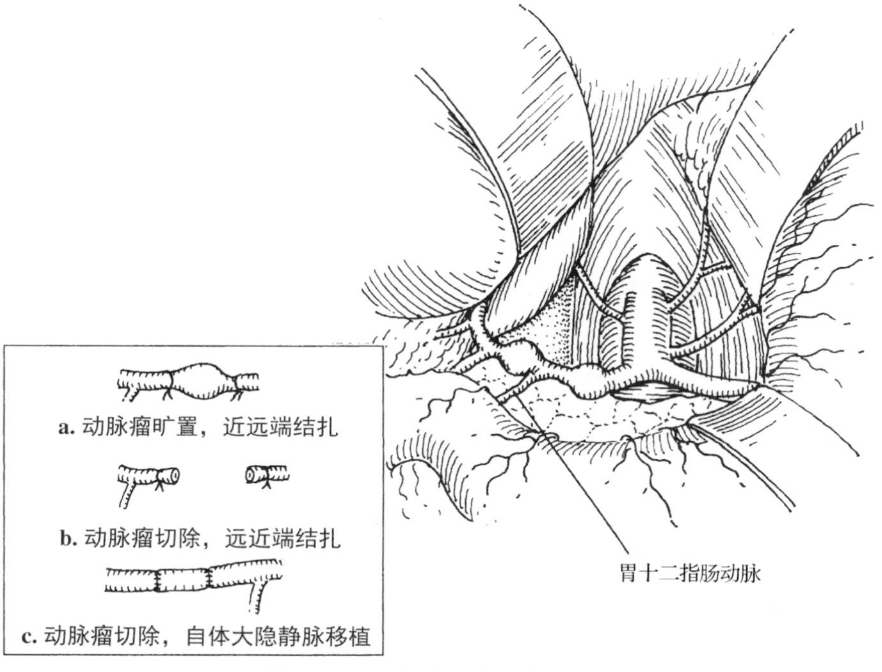

图 124－16　肝动脉瘤手术方式

径显露动脉瘤近远端动脉套绕塑料带（图 124－17）或在左结肠旁沟切开侧腹膜将降结肠、脾、胰尾推向右侧，加以显露，切除动脉瘤自体大隐静脉移植或主动脉-肠系膜上动脉人造血管间置（图 124－18、图 124－19）。近 1/3 病例具有丰富的侧支循环，可做动脉瘤近远端结扎术，不需重建血供，但应施行肠襻耐受缺血试验，即在术中暂时阻断肠系膜上动脉，观察肠襻血供情况，以判断需否血管重建。

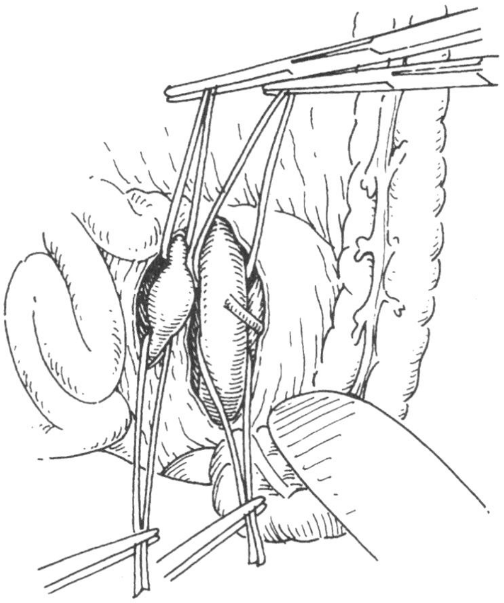

图 124－17　切开肠系膜显露肠系膜上动脉瘤，远近端动脉和腹主动脉套绕塑料带

5. 肾动脉瘤手术：肾动脉瘤在尸检中的发现率为 0.015%。动脉造影发现约占 1.32%。肾动脉瘤据统计占内脏动脉瘤的 22%。动脉粥样硬化、肌纤维发育不良及损伤可能是肾动脉瘤的主要病因。位于肾动脉主干及其一级分支的肾动脉瘤占 60%，肾内动脉瘤为 15%。临床上常表现为高血压、血尿、腹痛，有时可触及搏动性肿块和闻及杂音。CTA 和动脉造影可明确诊断。对于直径超过 15 mm 的肾动脉瘤、伴肾血管性高血压病人以及瘤体逐渐增大者均是手术的指征。动脉瘤破裂是手术的绝对指征。动脉瘤切除、肾血管重建、保留肾脏是最主要的手术方式，具体操作如下：

（1）根据病变采用左或右旁正中切口，进腹后全面探查腹内脏器。

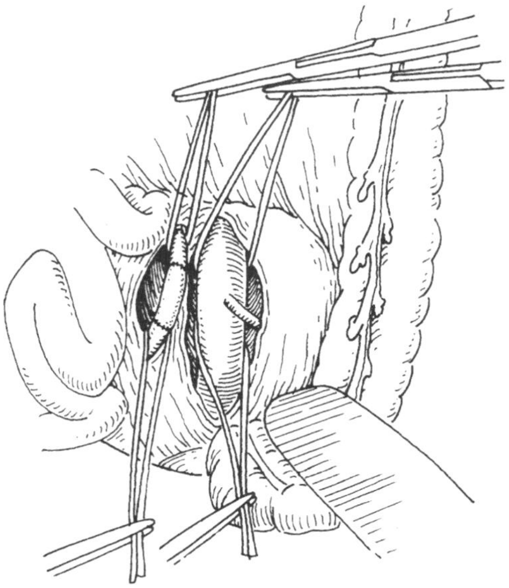

图 124－18　肠系膜上动脉瘤切除自体大隐静脉移植

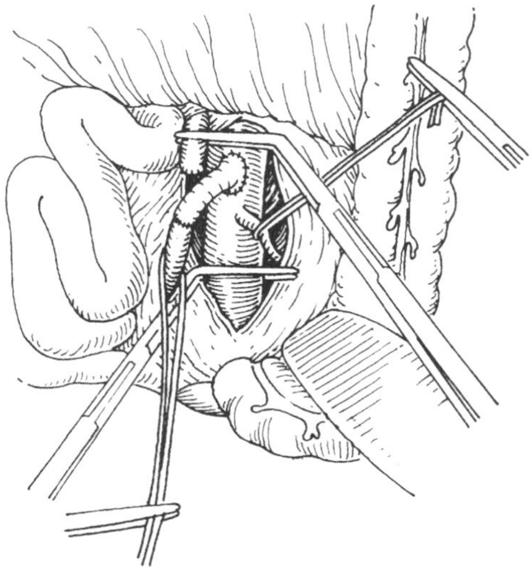

图 124－19　肠系膜上动脉瘤切除，主动脉肠系膜上动脉人造血管移植

（2）右侧肾动脉瘤的显露：切开从结肠肝曲至盲肠的侧腹膜，游离结肠肝曲，然后作 Kocher 切口，将十二指肠、胰头等翻向左侧（图 124－20），显露下腔静脉及腹主动脉，切开肾周筋膜显露肾血管，将右肾静脉向上牵拉，更好地显露右肾动脉瘤（图 124－21）。然后根据动脉瘤的部位和类型，分别采用不同的肾血管重建方式（图 124－22、图 124－23）。

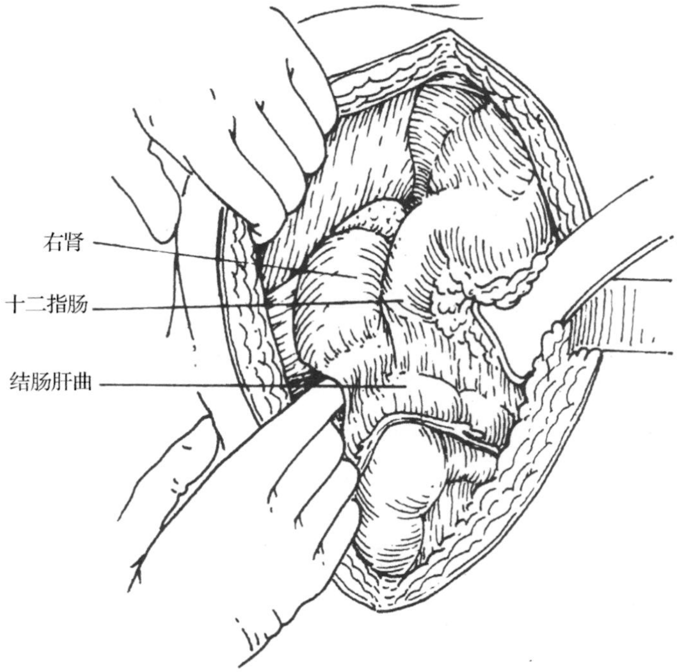

图 124－20　切开结肠肝曲至盲肠的侧腹膜

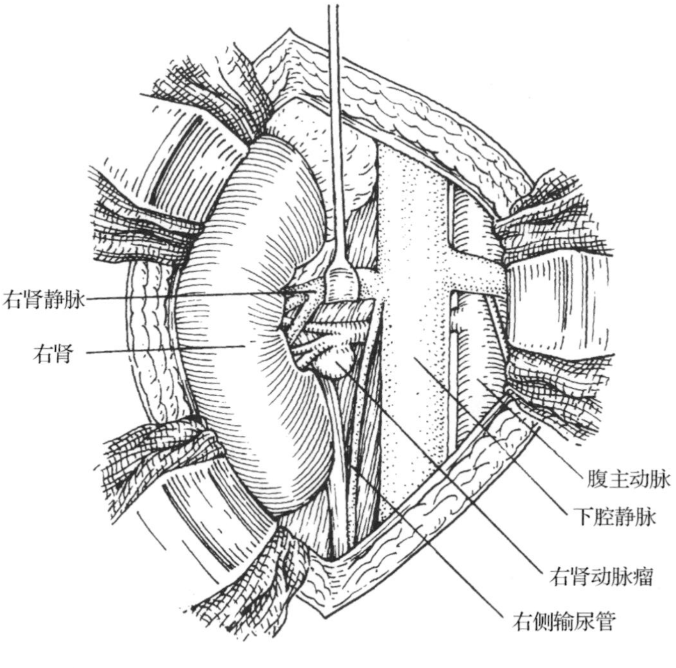

图 124－21　显露右肾动脉瘤

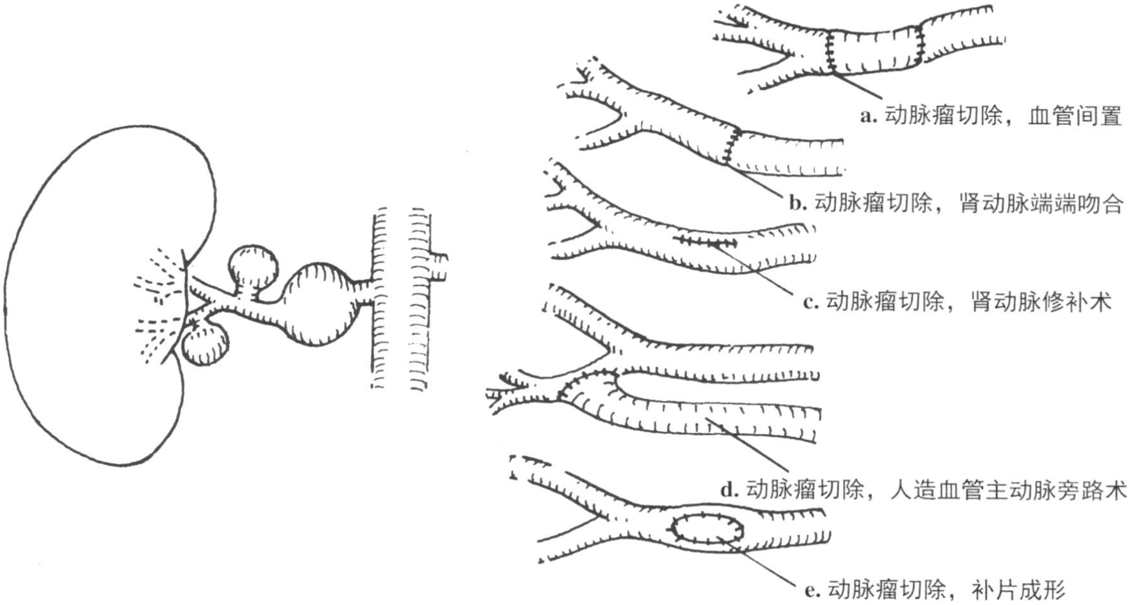

图 124－22　不同部位肾动脉瘤手术方式

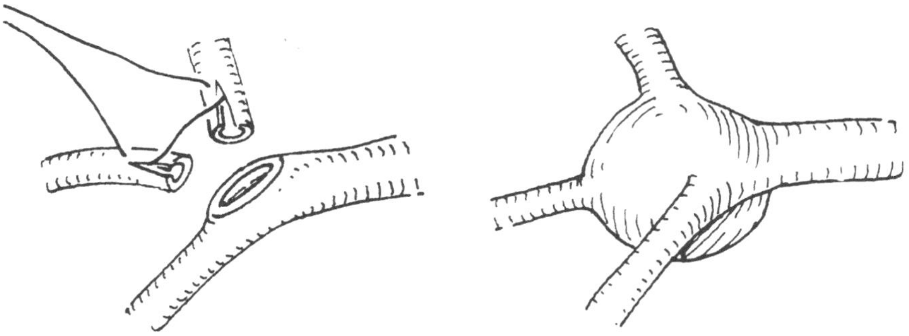

图 124－23　肾动脉分叉处动脉瘤手术方式

（3）左肾动脉瘤的显露：左肾动脉的显露方法与右肾相同。切开侧腹膜，将内脏包括左侧结肠、脾、胰体尾翻向右侧（图 124－24），切开后腹膜及肾周筋膜，将左肾静脉向上牵拉，清楚地显露左肾动脉瘤（图 124－25）。其切除及肾动脉重建与右侧相同。如为肾内动脉瘤可作肾部分切除，不得已时可作全肾切除。

【术后处理】

1. 术后应严密监护循环系统状况，如血压、心率及病人的一般情况，以了解有无腹内出血。

2. 严密观察腹内脏器功能情况，特别注意手术脏器的功能。如腹腔干动脉瘤切除血管重建时，应了解肝、脾情况。肠系膜上动脉瘤切除应了解肠道功能情况，肾动脉瘤切除应了解肾功能状况。

3. 术后常规应用低分子肝素。肠功能恢复后可酌情口服肠溶阿司匹林式其他抗凝血药。

4. 术后预防性用抗生素 3～5 d。

【术后并发症、预防与处理】

1. 出血：由于术中止血欠完善，结扎线切割或滑脱，血管缝合不良、吻合口渗血等，偶因抗凝或溶栓药物使用不当引起。预防措施：手术操作必须仔细，止血彻底，结扎止血应牢靠。如用尼龙或 Gore-Tex 线缝合血管应打 5～6 个结，以免结扎线滑脱。血管缝合针距要适当均匀，以免渗血，如动脉壁脆弱渗血明显可用涤纶片缝合包绕止血。术后病人出现烦躁不安、面色苍白、四肢冰凉、尿量减少、

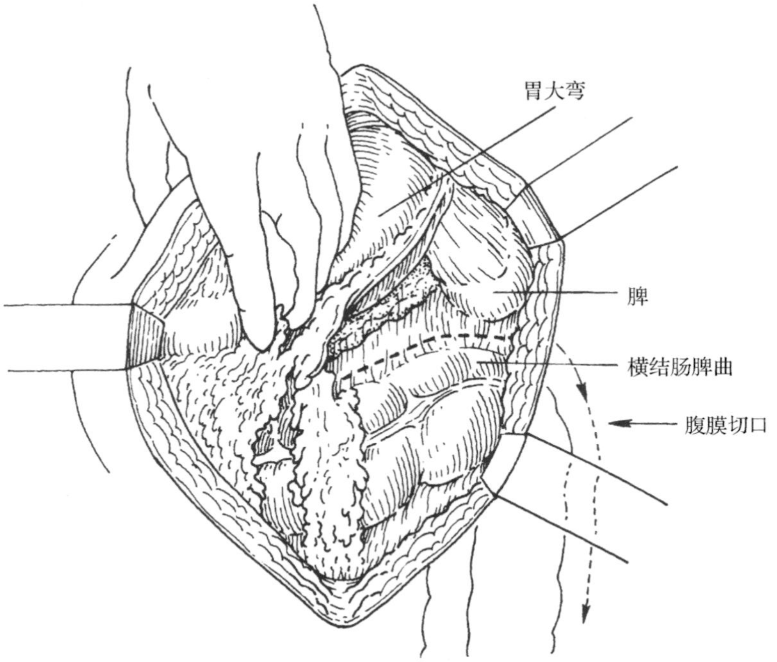

图 124－24 自结肠脾曲-乙状结肠上段切开侧腹膜

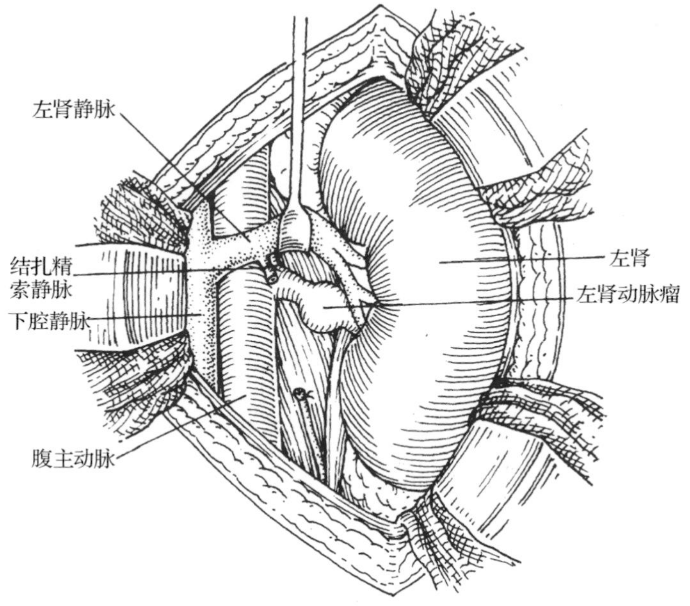

图 124－25 向上牵拉左肾静脉显露左肾动脉瘤

心率增快、血压下降、中心静脉压降低，在补充血容量后，病情不稳或继续恶化，应立即再次手术查明原因，控制出血。

2. 内脏缺血性损害：

（1）主要原因：①阻断内脏动脉或腹主动脉时间过长；②术中或术后长时间低血压；③损伤已形成的侧支循环；④吻合口或移植物血栓形成。

（2）预防关键：①操作精良迅速，避免长时间阻断血流，注意手术动脉通畅，搏动强弱等；②维持血压稳定；③注意保存侧支循环；④在动脉阻断后，尤其涉及肾动脉时，应快速静脉滴注 20％甘露醇

250 mL，呋塞米（速尿）20～40 mg，减少肾并发症发生。术后一旦发生手术内脏动脉靶器官如肝、肾等严重功能障碍或缺血性肠梗死，应用彩色超声、CTA、MRA 或内脏动脉造影（包括 DSA）进行检查，如为血栓形成，应立即用 Fogarty 气囊导管取除血栓，如移植血管成角或扭曲需立即手术加以纠正，必要时作血管重建。

【手术经验与有关问题讨论】

1. 损伤大血管引起大出血，为本手术最大的危险。由于各内脏动脉合并有动脉粥样硬化或炎症，解剖不清，操作不慎，分离显露易致损伤破裂，引起大出血。因此，术中应仔细辨认各血管的解剖行径，并从其外膜平面解剖分离，一旦破裂可用手指压迫，吸尽积血，看清破口，给予修补。

2. 损伤毗邻的重要脏器：各内脏动脉毗邻有诸如肝、胰、脾、肾、肠管等重要组织结构，稍有不慎，随时可能损伤，术中应熟悉并仔细分辨邻近各重要组织，分离解剖时加以保护，手术操作应轻柔，一旦损伤需给以相应处理。

3. 手术方式的选择：由于内脏动脉瘤位置、大小、局部解剖条件、侧支循环及原发病等情况复杂，因此手术方式的选择应根据 CTA、MRA 和术中发现予以综合考虑。恢复内脏动脉的连续性，对诸如肝、脾、胃十二指肠动脉瘤并非必需。

4. 内脏动脉瘤腔内治疗：内脏动脉栓塞和腔内覆膜支架植入术，为近年来迅速开展治疗内脏动脉瘤的首选方法，效果确切。自 1976 年 Walter 首次成功应用肝动脉栓塞治疗肝活检所引起的胆道大出血后，已成为治疗某些动脉瘤及其并发出血，尤其是肝动脉瘤或侧支循环丰富脾动脉瘤的首选方法，但不适合于肠系膜上动脉瘤应慎重考虑。其方法为采用 Seldinger 穿刺股动脉插管法。将导管插入内脏动脉进行造影，了解动脉瘤所在的部位、大小、侧支循环情况，确定可否进行栓塞，然后将导管头端置于动脉瘤近端的动脉。可推注 76%泛影葡胺或其他造影剂。了解导管位置，然后经导管快速推入栓塞材料如明胶海绵、无水乙醇、不锈钢圈等。栓塞后再行动脉造影。如不再显示动脉瘤及造影剂外渗，表明栓塞成功，可撤去导管。穿刺部位压迫止血 5～10 min。术后应观察有无再出血及随访动脉瘤情况。内脏动脉栓塞成功率达 76%。栓塞成败固然与栓塞材料及栓塞技术有关，但更为重要的是病人的临床状况，内脏动脉解剖特别是和所供应器官的关系以及动脉瘤的特殊几何图形等。内脏动脉栓塞虽然可引起腹痛、发热、ALT 升高，但对症处理后很快缓解。严重并发症如胆囊、肾及肝坏死和肝脓肿、败血症以及误栓塞肠系膜血管致肠坏死等甚为罕见。支架植入术主要用于靶器官需要保存的内脏动脉瘤如肾动脉和肠系膜上动脉瘤，常用支架有覆膜支架及自膨支架等。随着新材料的出现以及治疗技术的进步，内脏动脉瘤腔内治疗更安全，效果臻美。

〔陈福真〕

参考文献

[1] 陈福真，吴肇光. 内脏动脉瘤的诊断与治疗［J］. 中华外科杂志，1990，28：604.

[2] 侯瑛，陈福真. 内脏动脉瘤的诊断和治疗进展［J］. 国外医学外科手册，1995，22：18.

[3] 陈福真，冯友贤. 内脏动脉瘤［M］. 见：石美鑫，熊汝成，李鸿儒，等. 实用外科学（上册）. 北京：人民卫生出版社，1992：911.

[4] Stanley J C. Splanchnic artery aneurysms［M］. In：Rutherford R B. Eds. Vascular Surgery. ed 2. Philadelphia：W B Saunders Co，1984：798.

[5] Ehrenfeld W K，Qvarfordt P G，Stoney R J. Surgical techniques for visceral artery revascularization［M］. In：Greenhalgh RM. Eds. Vascular Surgical Techniques. Butterworths Robert Hartnoll Ltd. 1984：85.

[6] Sabiston J. Visceral Arterial Aneurysms［M］. In：Sabiston J R. Eds. Textbook of Surgery 14th ed. Philadelphia：W B Saunders Co. 1991：1564.

[7] Wolf R K. Carmichael P A. Clark J H. Celiac artery aneurysmectomy with pancreatectomy［J］. J Vascular Surgery，1986，3（5）：817.

[8] DeBakey M E. Cooley D A：Successful resection of mycotic aneurysm of superior mesenteric artery：case report and review of the literature [J]. Am. Surg，1953，19：202.

[9] Stanley J C. Whitehouse W M. Renal Artery Aneurysmectomy [M]. In：Bergan JJ. Yao JST eds. Operative Techniques in Vascular Surgery N Y Grune & Stratton. Inc，1980：89.

[10] Walter J E. Successful transcatheter embolism control of massive haemobilia secondary to liver biopsy [J]. Am J Radiol，1976，127：847.

[11] Ferrara D，Giribono AM，Viviani E，et al. Endovascular management of a large hepatic artery aneurysm [J]. La Clinica terapeutica，2017，168：e178 - e180.

[12] Ibrahim F，Dunn J，Rundback J，et al. Visceral artery aneurysms：diagnosis，survillance，and treatment [J]. Curr Treat Cardio Med，2018. 20：97.

[13] Vittorio Branchi，Carsten Meyer，Frauke Verrel，et al. Visceral artery aneurysms：evolving interdisciplinary management and future role of the abdominal surgeon [J]. Eur J Med Res，2019 ，24：17.

[14] Hideaki Obara，Matsubara Kentaro，Masanori Inoue，et al. Current management strategies for visceral artery aneurysms：an overview [J]. Surgery Today，2020，50：38 - 49.

第一百二十五章　急性肠系膜上动脉栓塞的手术

Operation of Acute Superior Mesenteric Artery Embolism

急性肠系膜上动脉栓塞（acute superior mesenteric artery embolism，ASMAE）是相当凶险的栓塞并发症。20 世纪 50 年代之前，外科治疗手段为肠切除，直到 1951 年，Stewert 首先行肠系膜上动脉栓子切除并获得成功。1957 年 Shaw 首次报道取出肠系膜上动脉栓子而未做肠切除，开创了微创治疗的先河。救治此类病人的关键是早期诊断，及时治疗，但令人遗憾的是，即便有良好的影像学检查及正在与日中天的微创治疗的现今，常因忽略了本病的特性而延误治疗，甚至酿成悲剧的事件屡见不鲜。

【解剖生理概要】 SMA 在腹腔动脉干的下方 1～2 cm，自腹主动脉前壁发出，主干（外科干）长约 4.0 cm，它的第一个分支为胰十二指肠下动脉，其与腹腔动脉系统的胰十二指肠动脉相沟通；第二个分支为结肠中动脉，其进入横结肠系膜后分为左右二支，左支与肠系膜下动脉（的左结肠动脉的边缘动脉相沟通，形成 SMA 和肠系膜下动脉（inferior mesenteric artery，IMA）之间的重要侧支循环。有的人有副结肠中动脉，其单独起于腹主动脉，并与结肠左动脉的升支相吻合，谓之里奥郎（Riolan）弓；第三支为右结肠动脉，其与结肠中动脉右支形成交通；右结肠动脉分支以下为肠动脉，是肠系膜上动脉主干的延续，也是最大的一支，它再分支供应空肠、回肠、盲肠和升结肠的血液。供应回盲部（回肠、盲肠阑尾、升结肠近段）的动脉为回结肠动脉（图 125－1）。

肠系膜上动脉起始部与腹主动脉成锐角，栓子容易随血流进入 SMA 引起急性栓塞，占所有动脉栓塞的 7%～10%，占所有急性小肠缺血的 40%～50%。90%～95%的栓子来自心脏，如心房纤颤、心肌梗死、风湿性心脏病、亚急性细菌性心内膜炎、瓣膜置换、房/室间隔修补术后的血栓或赘生物脱落等；5%～10%的栓子系主动脉粥样硬化斑块脱落或动脉瘤内血栓脱落，1/3 SMA 栓塞伴有其他动脉栓塞。老年人在动脉狭窄的基础上急性血栓形成会引起动脉栓塞的类似结果。随着介入治疗的增多，医源性栓塞已有报道。但随着抑制血小板功能、抗凝治疗的广泛应用，栓塞概率总体上呈下降趋势。

肠系膜上动脉栓塞后引起肠管缺血，根据栓塞的部位、范围、程度和闭塞的时间不同，导致不同的临床后果。在结肠中动脉开口处的 SMA 急性栓塞，肠缺血几乎累及全部小肠和右半结肠（图 125－2），但概率很低。腹腔动脉、SMA、IMA 交通支不能代偿时才会有如此广泛的损伤，而且多累及部分动脉致局限性肠坏死（图 125－3）。最近，Wyers 复习文献，约 15%栓子嵌顿于肠系膜上动脉起始端，50%栓子栓塞于结肠中动脉超始部远端。动脉粥样硬化斑块脱落的栓子较小，常栓塞于肠系膜上动脉远侧的分支或边缘弓，累及局限性肠缺血，预后较佳。

急性肠系膜动脉栓塞后，因侧支循环不能随之扩张代偿，出现急性肠缺血。肠黏膜细胞对缺血、缺氧的反应极为敏感，肠缺血病理变化迅速。在电子显微镜下观察，10 min 内即可见黏膜的变化；栓塞 1 h 肠管发生明显的组织学上的改变；2～3 h，则发生肠缺血、缺氧，导致肠黏膜渗出、坏死。渗液进入肠腔，细菌侵入肠壁，进一步损害使肠壁发生坏疽，但极少发生穿孔。由于肠缺血、缺氧，引起代谢性酸中毒和释放 5－羟色胺、组胺和缓激肽等血管活性物质，其不但增加了毛细血管的通透性，而且使血管扩张，导致肠壁充血、肿胀，大量血浆渗入肠壁内和肠腔、腹腔，继而血液浓缩、黏度增大，血容量减少和血压下降，并可出现休克、酸中毒、细菌移位、腹腔感染、败血症等。至今，提高生存率的最佳措施仍是早期诊断、早期治疗。但右结肠动脉栓塞时，除非结肠中动脉发育不全或同时闭塞，一般不发生肠坏死。

肠系膜上动脉栓塞的临床特征首先由 Cohn（1860 年）描述，而后逐渐完善。其特点：突然剧烈腹痛，位于脐周或上腹，呈持续性痛，伴大量出汗，偶尔伴恶心、呕吐、腹泻。疼痛难以用止痛药物控

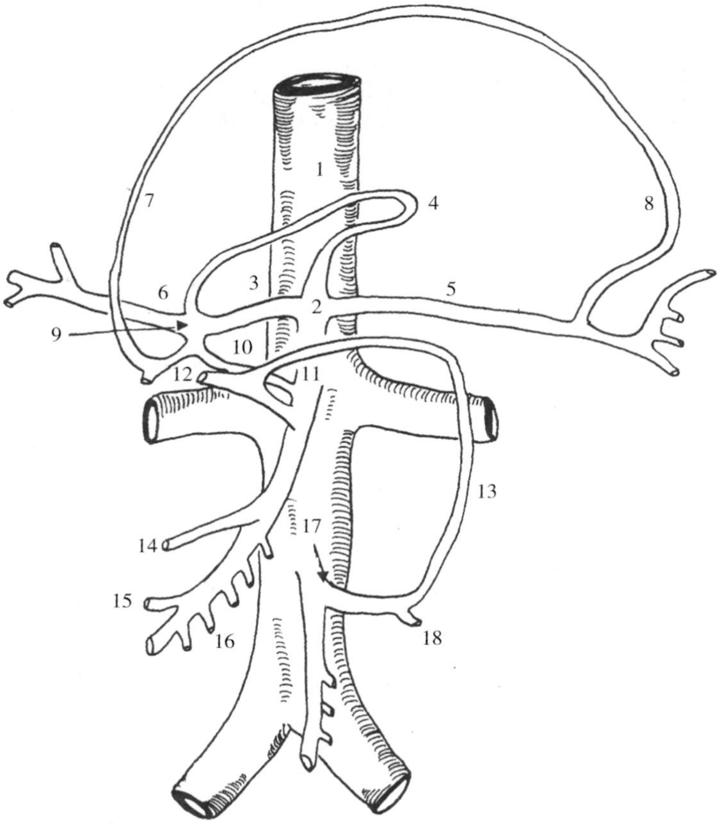

1. 腹主动脉；2. 腹腔动脉干；3. 肝总动脉；4. 胃左动脉；5. 脾动脉；6. 肝固有动脉；7. 胃网膜右动脉；8. 胃网膜左动脉；9. 胃十二指肠动脉；10. 胰十二指肠动脉；11. 肠系膜上动脉；12. 结肠中动脉；13. 左结肠动脉；14. 右结肠动脉；15. 回结肠动脉；16. 空肠动脉；17. 肠系膜下动脉；18. 乙状结肠动脉

图 125-1 肠系膜上动脉与其他内脏动脉的解剖关系

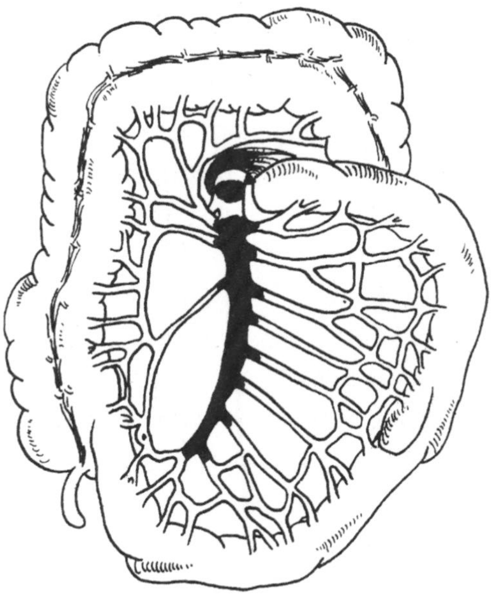

图 125-2 肠系膜上动脉主干闭塞，全小肠、右半结肠坏死

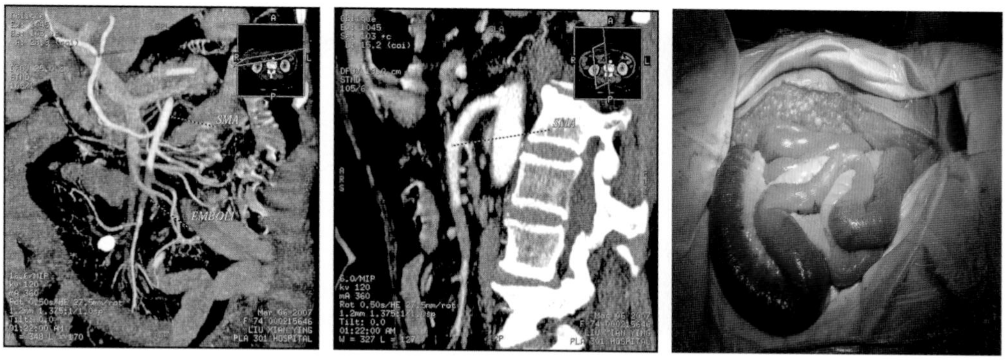

a. CTA 正位观　　b. CTA 侧位观　　c. 肠缺血

图 125－3　肠系膜上动脉远端栓塞

制，表现坐卧不安，面色苍白，有周围循环衰竭现象等。早期体温不高，而白血细胞显著增高，可达 20×10^{9}/L 以上。腹部凹陷，软，80%的病人有压痛而无腹膜刺激征。发病 7 h 以后因肠坏死腹痛减轻，但出现腹膜刺激征及难以纠正的休克、酸中毒、酶系升高等。病人多为中、老年人，常伴有心脏病、主动脉病变或有心脏手术史。

腹部 X 线平片因其缺乏特异性表现，有一定的局限性，但可见缺血的肠管僵硬、肠壁增厚；立位可见气液平面；个别病人肠壁内或门静脉内有气体，可以排除胃十二指肠穿孔、肠梗阻等。CT、MRI 病初可能无异常表现，8 h 后可显示肠壁增厚，肠动脉供血减少，腹水等。超声波、CTA、MRA 可见栓塞部位，对诊断很有帮助。但早期行肠系膜上动脉造影或数字减影（正侧位）是确定诊断的金标准，同时也能排除非栓塞性动脉缺血。栓子最常发生在结肠中动脉分支以远的 SMA；选择性造影时可经导管注入血管扩张药，以解除血管痉挛，改善肠的血运，但在休克时慎用，以免血压进一步降低而加重肠缺血。也可以注入溶栓、抗凝血药，预防血栓继发形成。遗憾的是，至今，在手术前或死亡前确定诊断者仅约 1/3。

目前的治疗措施，主要根据病人的具体情况、术者的经验、医院的设备等全面衡量，以确保病人的安全为前提。常采用：腹腔镜、手术探查；导管取栓、溶栓，同时治疗源头病及矫正 SMA 的狭窄，改善肠血供应。

【适应证】一旦怀疑或确定诊断即应积极准备手术探查，否则，将酿成悲剧。下列因素可作为早期诊断、早期探查的参考：

1. 突然剧烈持续性腹痛，伴有不同程度的休克，影像学检查疑 ASMAE。
2. 有栓子来源的证据（风湿性心脏病，二尖瓣、主动脉瓣膜功能不全，心肌梗死，心房颤动，胸主动脉瘤，有血栓形成或心脏手术史者等），证明有肠系膜动脉栓塞。
3. 腹痛的程度和循环状态与腹部体征不一致，疑似 ASMAE。
4. 白细胞超过 20×10^{9}/L 与体温、腹部体征不一致，疑是 ASMAE。
5. 恶心、呕吐而后伴有便血，肠激惹症状和/或腹膜刺激症状者。
6. 超声波、CTA 或 MRA 或选择性 SMA 造影证明肠缺血或 SMA 内有栓子存在。
7. 若有腹膜刺激征；难以纠正的低血容量性休克和代谢性酸中毒，说明肠已缺血坏死，不宜费时行动脉造影，应在抗休克的同时进行手术治疗。

【禁忌证】

1. SMA 急性栓塞症状轻，诊断及时，允许保守治疗严密观察者。
2. 病人或家属拒绝手术。

【术前准备】术前准备也是对本病的治疗。

1. 安置鼻胃管持续胃减压，减轻肠胀并记录胃液流出量，供补液时参考。

2. 放置导尿管观察尿量，查尿常规。

3. 建立输液通道，补充血容量。急性肠缺血时，肠黏膜及肠壁均有大量含蛋白质的体液渗出于肠腔及腹腔，补充液体纠正血液浓缩，纠正酸中毒，同时应补充胶体；抗休克治疗。

4. 查心电图、拍胸部X线片，了解心、肺功能；查血常规、血型、凝血指标、生化等。术野皮肤准备。

5. 有条件时可放置中心静脉或肺动脉测压导管（Swan-Ganz 导管）监测，以较为精确地控制补液量。慎用强心药及升压药，以防血管收缩加重肠缺血。

6. 应用广谱抗生素和抗厌氧菌药，预防或控制感染。

7. 诊断确定后应全身肝素化，预防栓塞远侧的血管内血栓形成；如血压稳定，同时应用血管扩张药（如前列地尔），解除动脉痉挛；输低分子右旋糖酐，降低血黏度；必要时应用溶栓药物，如尿激酶/链激酶等。

8. 若行肠系膜上动脉造影者，在造影完毕拔出导管前注入前列地尔/罂粟碱（或妥拉苏林）30～60 mg，以扩张肠系膜动脉，改善肠缺血，降低肠切除率或减少切除的范围。但在休克时慎重应用，以防血压进一步降低。导管也可以暂时留置，酌情灌注溶栓、抗凝血药。

9. 准备取栓导管、扩张球囊、支架；准备采取自体静脉或备好人工血管。

【麻醉与体位】气管内插管/喉罩全身麻醉。术中行心电、动脉压、中心静脉压、血氧饱和度监测。有条件者放置 Swan-Ganz 导管监测。平卧位。

【手术步骤】

1. 切口：从剑突至脐下绕脐左侧的正中切口（图 125－4）。

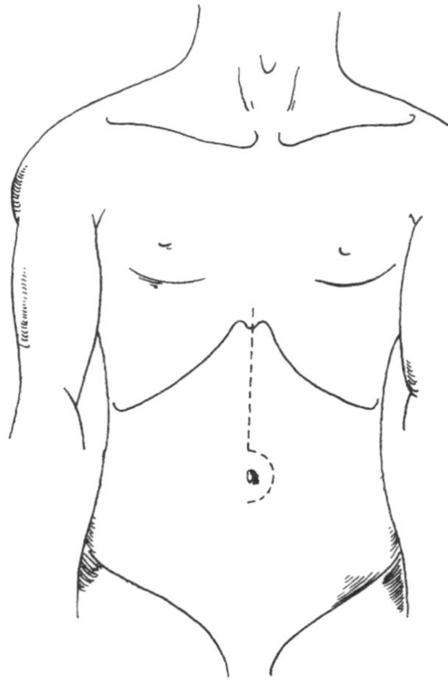

图 125－4　手术切口

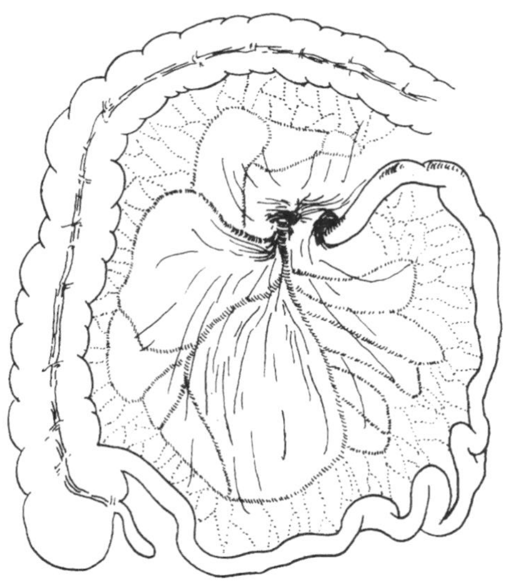

图 125－5　肠系膜上动脉供血范围

2. 探查：进入腹腔后注意有无腹水，腹水的性状及数量，以作为输液量的参考；留取标本做常规、细菌学、病理学检查。观察肠管的颜色、蠕动和有无坏疽。早期轻度肠缺血肠管颜色可能正常或苍白，肠管呈收缩状态；进展期肠壁发蓝、水肿；后期肠管麻痹扩张，肠管肥厚以至坏疽。仔细检查空肠、回肠、阑尾及盲肠至结肠脾区，因这些肠管的血液供应均来自肠系膜上动脉（图 125－5）。坏疽肠管呈灰暗或紫黑色，失去光泽，肠壁增厚无弹性，肠管扩张无张力，蠕动消失。根据受累肠管的范围可推测栓塞的部位。动脉栓塞通常发生在动脉分叉处。结肠中动脉起始远侧是栓塞的好发部位，近段空肠常不受累，因其动脉开口在结肠中动脉之上。小肠缺血如图 125－6 所示是相应的系膜动脉栓塞。迅速探查肠管后检查 SMA 及其主要分支的搏动情况。

3. 取栓：向上提起横结肠，小肠用湿纱布垫覆盖后向下方及右方拉开，显露系膜根部，在胰腺下缘扪查 SMA，如果呈条索状且无搏动，证明该段 SMA 已栓塞，即在系膜根部做一纵或横形切口切开后腹膜，显露 SMA（图 125－7）。SMA 位于肠系膜上静脉之左侧，直径约 0.5 cm，游离 SMA 直至栓塞之远、近端各 1.0 cm 左右，绕以阻断带，而后游离出结肠中动脉和 SMA 的空肠支，分别绕以阻断带（图 125－8）。如术前未用肝素钠，肝素化后收紧诸阻断带阻断血流。在栓塞处或其稍下方横形切开 SMA 之前壁（图 125－9），轻轻将栓子挤出（图 125－10）或用血管镊/钳夹住栓子轻轻拉出。如果动脉取栓后两侧的动脉支反流血液良好，重新阻断动脉后用 5－0 或 6－0 无创伤缝线缝合动脉切口（图 125－11）。若动脉血返流不通畅，可用 3F 或 4F Fogarty 导管取出近、远侧动脉内栓子/血栓（图 125－12）。取栓后先后放松近、远侧阻断带或阻断钳，证明有搏动性喷血及反流血，说明动脉通畅，重新阻断动脉，肝素钠盐水冲洗，缝合动脉切口。如果采用纵行动脉切开，则行动脉补片成形术（图 125－13），预防动脉修复后狭窄。

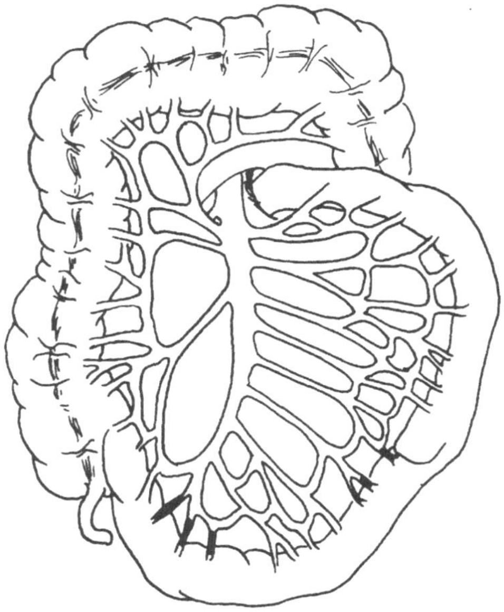

图 125－6　小肠支的动脉栓塞

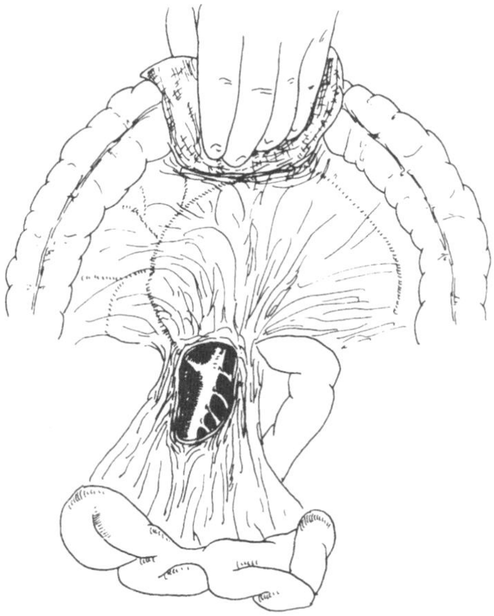

图 125－7　解剖肠系膜上动脉根部

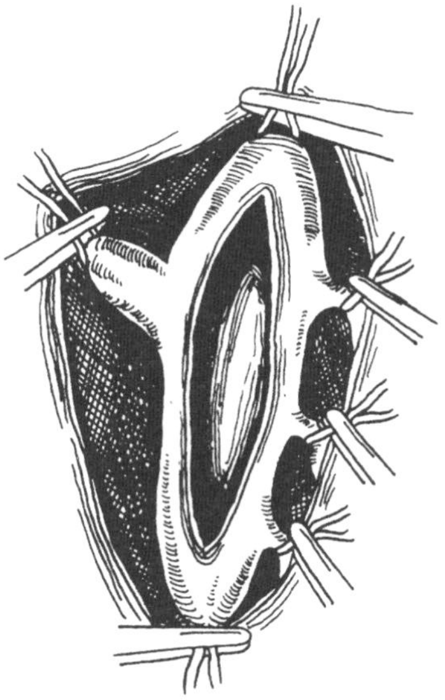

图 125－8　阻断肠系膜上动脉及其分支

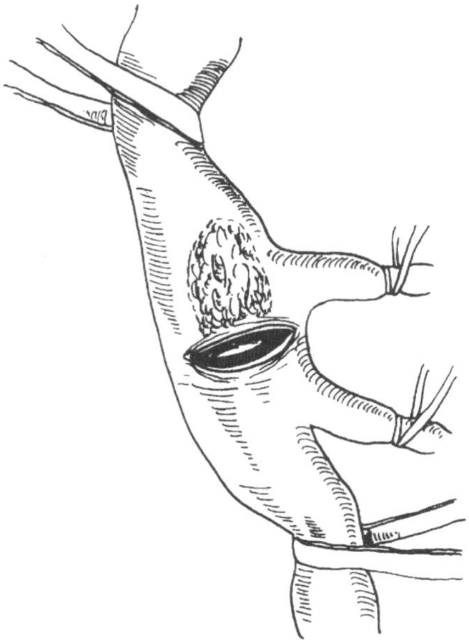

图 125－9　切开肠系膜上动脉前壁

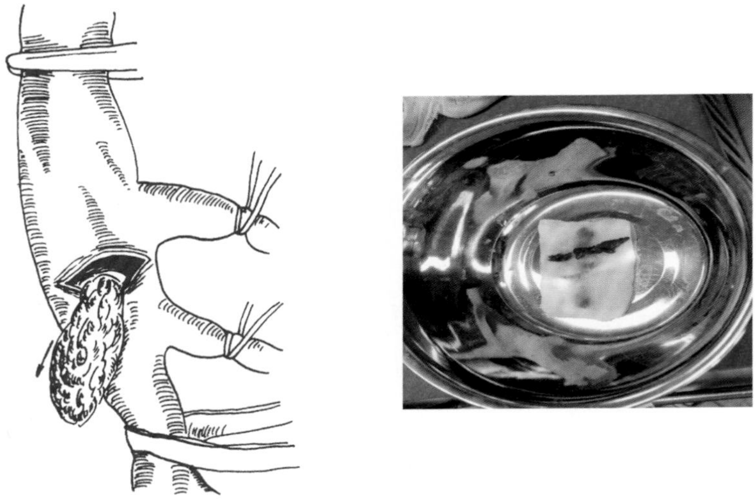

图 125－10　取出肠系膜上动脉血栓

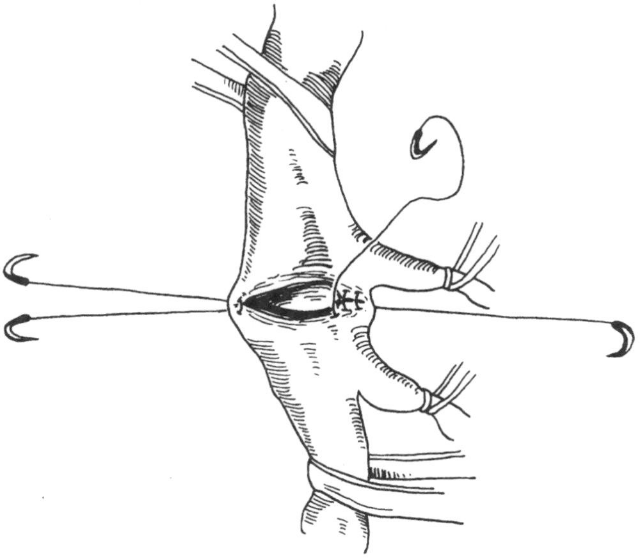

图 125－11　缝合动脉切口

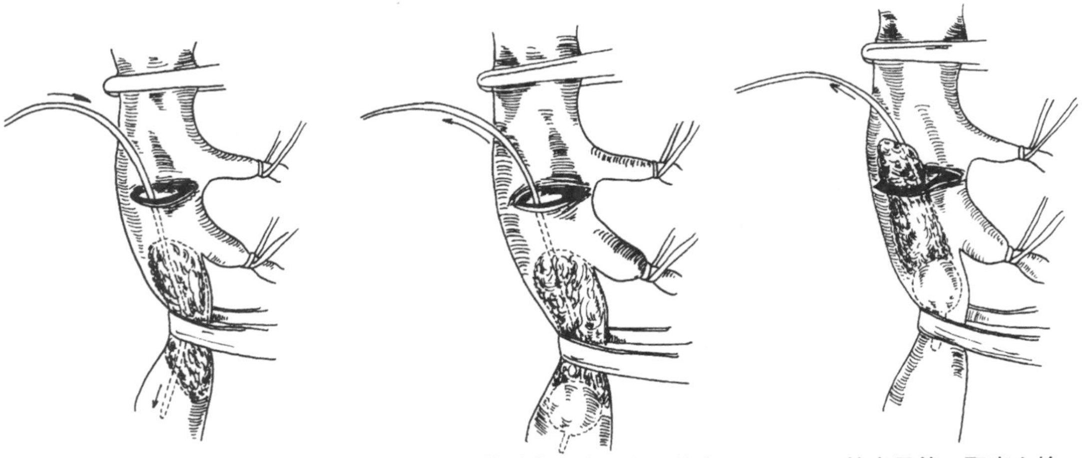

a. 插入导管　　b. 导管对囊内注入生理盐水　　c. 拉出导管，取出血栓

图 125－12　Fogarty 导管取栓

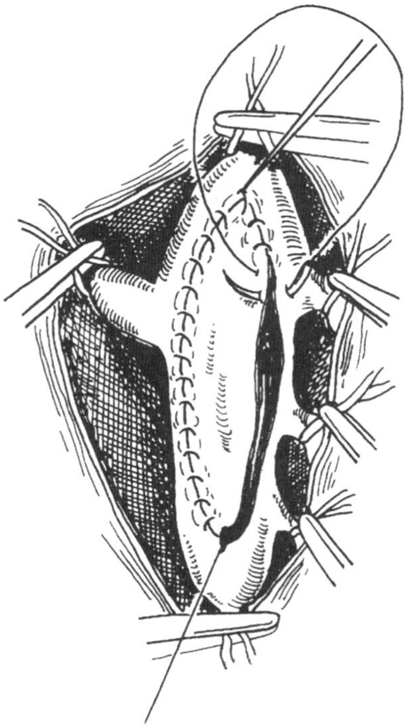

图 125－13　肠系膜上动脉补片成形术

病情较重或肥胖者，可采用经 SMA 远侧切开取栓。将盲肠向内上翻起，解剖出回结肠动脉至其直径 3～4 mm 处，长度约 3.0 cm，两端绕以阻断带，做长 1 cm 之纵切口，用 3F Fogarty 导管插入近心端至腹主动脉，反复取栓 3～4 次，取出肠系膜动脉内的栓子（图 125－14）；动脉切开远侧的栓子，可以轻柔地挤出。取栓后解剖游离右髂总动脉 3.0～4.0 cm，阻断后纵形切开 1.0 cm 左右，与回结肠动脉行侧侧吻合（图 125－15）。有时此方法难以完全取出肠系膜上动脉分支内血栓，但因其分支之间有丰富的血管弓，一般不影响肠管的血运。作者曾行 3 例此种手术，效果良好。

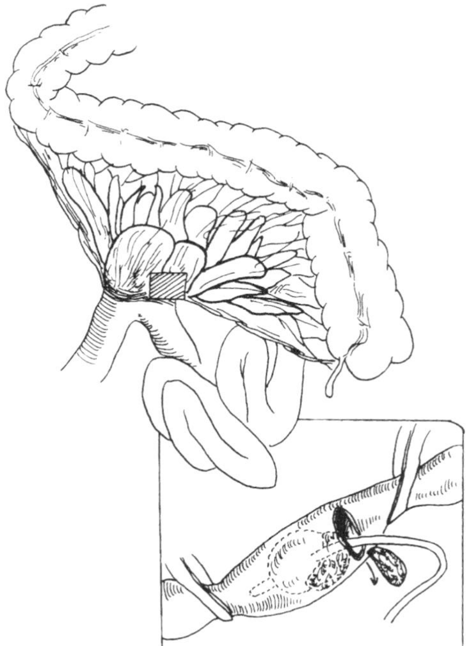

图 125－14　肠系膜上动脉远端取栓术

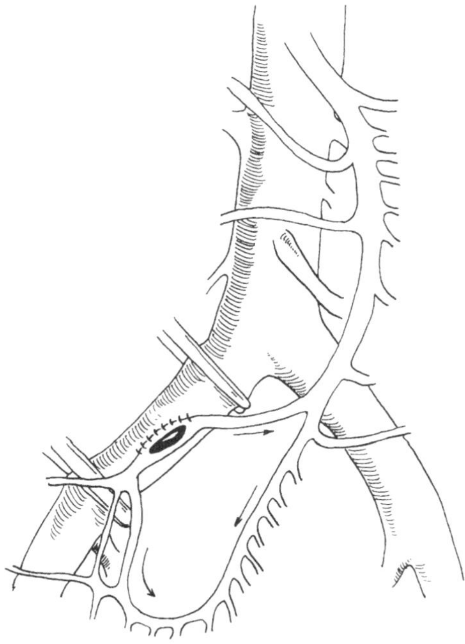

图 125－15　回结肠动脉取栓后与右髂总动脉侧侧吻合

4. 观察肠管生机：肠血运恢复后，仔细而耐心地观察肠管的血运情况 15～30 min。有生命力的肠管对机械性或热刺激有蠕动，没有浆膜下出血，颜色红润，有光泽，动脉搏动有力。肠系膜动、静脉联合性闭塞者，动脉取栓血管重建后肠血运难以恢复，表现为肠壁颜色与取栓前无明显变化，动脉无搏动，肠壁无弹性，说明肠管已坏死，需做肠切除。有条件时可以术中行肠系膜上动脉造影，直接观察肠系膜上动脉的血流情况或术中行超声血流检查、荧光素检查（静脉注入荧光素 10～15 mg/kg，这种活性物质由有生命的细胞摄取，荧光屏上可看到有生命的肠管显影）；经股动脉插管注射或术中肠系膜动脉注射亚甲蓝，根据染料在肠壁停留的时间及渗出判断肠生机，无生命力的肠管，应当切除。对肠壁颜色和动脉搏动有好转而尚未恢复正常，肠管存活有怀疑者，暂不做肠切除，留置于腹内关闭切口，抗凝、扩张血管治疗 12～24 h；或病情恶化，则再次开腹探查，决定肠襻是否需要切除。Marton 则积极推荐 24 h 后常规再探查肠管的活力。在大量肠管受累时，应仔细观察，切勿切除有活力的肠管，避免术后发生短肠综合征。

应记住，无论什么时候对可疑生机的肠管，必须坚持首先恢复 SMA 的血流，然后再考虑肠切除。动脉血流恢复后，由于肠毒素吸收，可能发生血压下降，应补充碱性液体，保持血压和水电解质在正常水平。

5. 关闭切口：酌情对肠管适当地处理之后，肠血运恢复，冲洗腹腔，放置腹腔引流，关闭腹部切口。

【特殊情况下的手术处理】肠系膜上动脉急性栓塞常发生在狭窄的动脉，尤其动脉粥样硬化者。这些病人多有慢性肠系膜动脉供血不足的表现，取栓后病情允许，需矫正动脉的狭窄。肠系膜上动脉粥样硬化性狭窄一般发生在该动脉近端 2.0～3.0 cm 处。矫正的方法：肠系膜上动脉补片成形术（图 125－16）；肠系膜上动脉移位术（图 125－17）；肠系膜上动脉与腹主动脉侧-侧吻合术（图 125－18）；肠系膜上动脉与腹主动脉“H”架桥术（图 125－19），也可以辅助球囊扩张、支架植入等。

【术后处理】

1. 术后继续禁食，胃肠减压，输液维持水、电解质平衡，纠正酸中毒，继续抗休克治疗至生命体征平稳；胃肠功能恢复。

2. 监测心脏功能、脉搏、血压、氧饱和度、氧分压及肝、肾功能，有条件者转入 ICU，必要时用漂浮导管监测肺动脉楔压。连续监视主要脏器功能至正常水平。

3. 应用广谱抗生素及抗厌氧菌制剂，预防或控制感染。

4. 继续抗凝治疗：在禁食期间应用肝素钠或低分子肝素抗凝，监测凝血功能，防止抗凝过度出血。待肠功能恢复，去除胃肠减压，逐渐恢复饮食后，改为口服抗凝血药，如用华法林钠使凝血指标国际比值（INR）维持在 2～3。如用利伐沙班，酌情监测凝血第Ⅹ因子，持续抗凝治疗半年。

5. 保肝治疗：增加营养，适当补充蛋白、维生素及微量元素。一般小肠长度为 6 m，切除一半能维持正常生活，若残留 1 m 以下，为短肠综合征，将发生严重营养障碍，需要辅助肠道外营养维持生命。

6. 保持腹腔引流通畅，及时更换敷料，做分泌物细菌培养、药敏试验，以选择有效抗生素，预防菌株紊乱。

7. 密切观察病情变化，警惕来自心脏的栓子术后脱落再引起动脉栓塞之可能。作者治疗 1 例 14 岁风湿性心脏病男孩，第一次取栓后第 3、第 10 天先后发生两次 SMA 再栓塞。

8. 促进肠功能恢复：肠血运恢复后会发生再灌注性损伤。肠壁缺血、缺氧、细菌移位，受累肠壁产生多种有害介质、活性物质和毒素，肠吸收后入体循环，波及多器官；肠壁损伤、水肿，功能减弱，营养吸收障碍、腹泻等，常持续数周甚至数月。术后予以已酮可可碱或罂粟碱、前列地尔等，改善肠壁微循环，静脉输入七叶皂苷钠减轻肠道水肿，体温基本正常予腹部理疗，进餐后中药辅助治疗、物理疗法等，促进肠功能早日恢复。

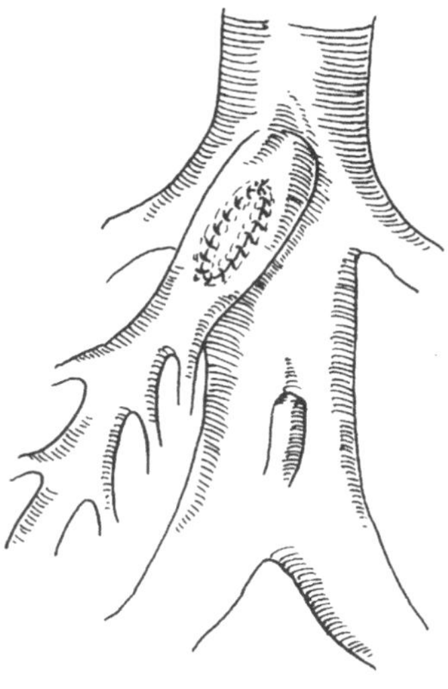

图 125－16　肠系膜上动脉补片成形术

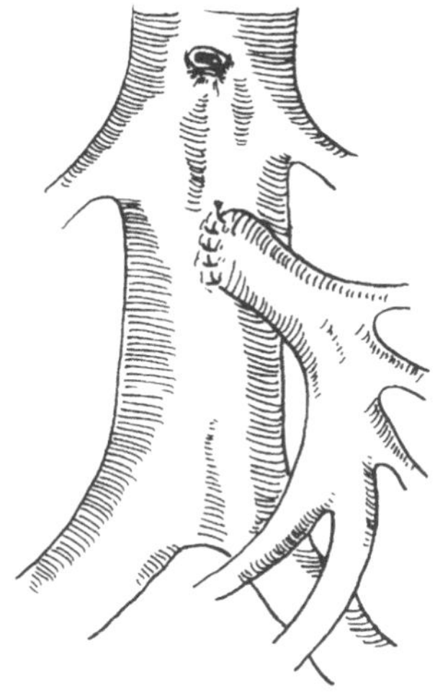

图 125－17　肠系膜上动脉移位术

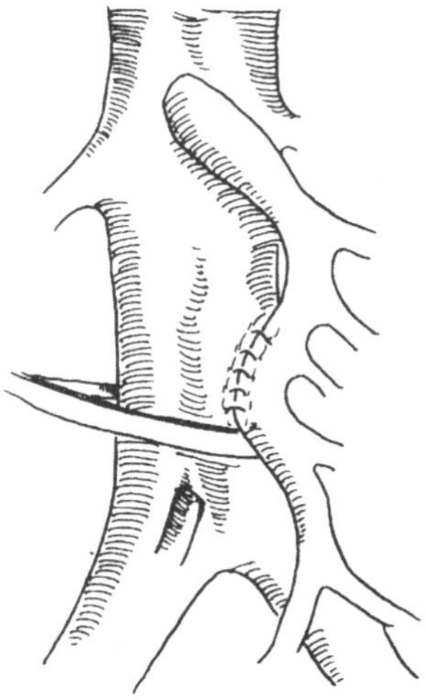

图 125－18　肠系膜上动脉腹主动脉侧侧吻合

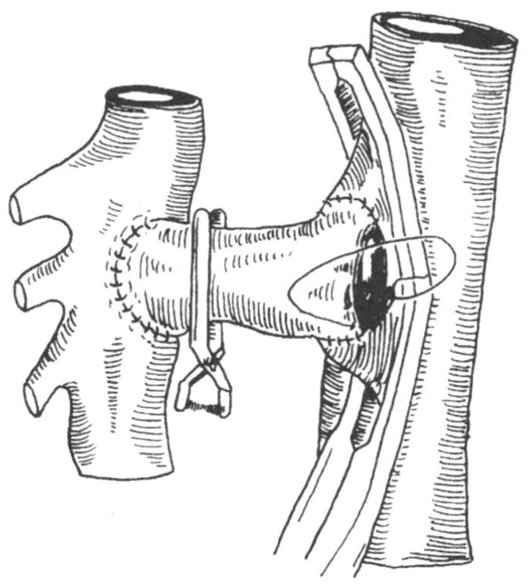

图 125－19　肠系膜上动脉与腹主动脉“H”架桥术

【术后并发症、预防与处理】

1. 继发性肠缺血：发生原因有供血不良的肠管未切除、血栓取出不彻底、动脉内膜斑块脱落、吻合口血栓形成等。术中细致耐心地观察肠管血供情况，尤其急性肠缺血时，坏死肠段短，切除后不会发生短肠综合征者，一定将供血不良的肠管切除；若受累肠管多，对生机可疑的肠管，留置于腹腔，24 h后再探查处理，以便更多地保留有生机的肠管。无论取栓、内膜切除、动脉架桥还是动脉移位，手术过程均应仔细而轻柔地操作，手术完成后认真检查，确保重建动脉的通畅性。

2. 短肠综合征：急性肠缺血累及大量肠管，剩余小肠 1 m 左右，难以维持生命，所以应尽量避免发生，应尽可能地多保留肠管，评估肠活力的方法如前所述。

3. 腹腔感染：肠坏死、肠切除常伴有不同程度的腹腔污染，应放置引流管充分引流，腹腔液作细菌培养，给予有效广谱抗生素预防感染。如术后发生腹腔感染、肠间隙积液或脓肿形成，首先在超声或CT 引导下介入抽吸或引流，必要时再手术引流，双套管冲洗、持续负压吸引。

4. 症状复发：肠系膜上动脉栓塞，尤其心源性栓塞，栓子随时都有脱落的可能，除抗凝治疗预防血栓形成外，应时刻警惕再栓塞，做到早发现早处理。肠系膜上动脉血栓形成、内脏动脉架桥、动脉移位、补片成形者，应行抗凝治疗；复发血栓者应终身抗凝治疗。慢性内脏动脉缺血者，动脉再狭窄，出现肠缺血症状时，行影像学检查，明确诊断，介入或再手术处理。

5. 出血：肠切除和/或动脉重建后，术中保留的“正常”肠管可能黏膜有坏死，血运改善后坏死黏膜脱落发生出血，加之抗凝、溶栓治疗，会发生便血。腹腔内出血从腹腔引流管的引流量及引流液的性质判定，出血量大需再次手术探查，酌情处理。

【手术经验与有关问题讨论】

1. 取栓问题：肠系膜上动脉急性栓塞治疗的原则是尽快取出栓子恢复肠血运，切除坏死肠管。目前，虽然以腔内治疗为主导，但介入取出 SMA 栓子仍难实现，导管消融术在周围血管病变中已应用并取得较好疗效。ASMAE 现仍为开放手术取栓，Fogarty 导管是取栓的最好工具。在无 Fogarty 导管时，可以用 Swan-Ganz 导管，同样能达到有效目的，但该导管较为昂贵。开放手术操作准确，判断肠管的活力较为精准，及时切除坏死肠管，对可疑肠缺血的病人，仍为重要手段。内镜下或机械人取栓尚未见文献报道，随着大数据、智能化的进展，也许有朝一日能变成现实。

2. 手术时机的选择：ASMAE 的处理在于早，在于急。只要意识到本病，现在的影像技术完全可以做到正确诊断。及早确诊无论手术还是介入治疗都会得到良好结局。解放军总医院 2000 年前曾经收治 14 例 ASMAE，其中 11 例保守治疗（扩血管药，抗凝、溶栓、降低血黏度药物等）成功。11 例中 2 例选择性肠系膜上动脉造影时予罂粟碱 30 mg、尿激酶 80 万 U（每 30 分钟经导管注入 20 万 U），栓子进入一支回结肠动脉，该支通过侧支代偿，术后 10 h 便血，之后 6 h 便血 3 次共 500 mL，而后停止，康复出院。这例便血也许与尿激酶短时间用量过大有关。至今，对尿激酶的效果仍有争论，应用剂量需个性化选用。

保守治疗过程中需密切观察，便血量大酌情调整抗凝、溶栓药的剂量；若症状加重，应及时手术探查。

〔梁发启〕

参考文献

[1] Acosta S, Ögren M, Sternby N H, et al. Clinical implications for the management of acute thrombo-embolic occlusion of the superior mesenteric artery: autopsy findings in 213 patients [J]. Ann Surg, 2005, 241: 516 - 522.

[2] Alhan E, Usta A, Cekic A, et al. A study on 107 patients with acute mesenteric over 30 years [J]. Intrarn J Surg, 2012, 10, 510 - 513.

[3] Byard R W. Acute mesenteric ischemia and unexpected death [J]. J Forens Logal Med, 2012, 19: 185 - 190.

[4] Davenport D, Shivazad A, Endean E D. Short-term cutcome for open revascularization of chronic mesenteric ischemia [J]. Ann Vasc Surg, 2012, 26: 447 - 453.

[5] Hayek K M, Titus J, Bui A, et al. Laparoscopic mediam arcuate ligment felease: are we improving syndromes? [J]. J Am Coll Surg, 2013, 216: 272 - 279.

[6] Hansen K J, Wilson D B, Craven T E, et al. Mesenteric artery disease in the elderly [J]. J Vasc Surg, 2004, 40: 45 -52.

[7] 李晓阳，潘丽娜，秦大伟. 肠系膜血管闭塞症的误诊分析 [J]. 临床误诊误治，2004，17：783 - 784.

[8] Kougias P, Lau D, E J Sayed H F, et al. Determinants of mortality and treatment outcome following surgical interventions for acute mesenteric ischemia [J]. J Vasc Surg, 2007, 46: 467 - 474.

[9] Mimlfk R, Manousek J, Kala P, et al. Superior mesentery artery embolization as a complication of the primary angioplasty solved by local thrombolisis [J]. Vnitr Lek, 2008, 54 (9): 871 - 875.

[10] Moyes L H, McCarter D H, Vass D G, et al. Intraoperative retrograde mesenteric angioplasty for acute occlusive mesenteric ischemia: a case series [J]. Eur Jendovasc Surg, 2008, 36: 203 - 206.

[11] Pisimisis G T, Oderich G S. Technique of hybrid retrograde superior mesenteric artery sent placement for acute-on-chronic mesenteric ischemia [J]. Am Vasc Surg, 2011, 25: 132. e7 - e11.

[12] Ryer E J, Kalra M, Oderich G S, et al. Revascularization for acute mesenteric ischemia [J]. J Vasc Surg, 2012, 55: 1682-1689.

[13] Safioleas M C, Moulakakis K G, Papavassiliou VG, et al. Acute mesenteric ischemia, a highly lethal disease with adevastating outcome [J]. Vasa, 2006, 35 (2): 106-111.

[14] Shaw R S, Rutledge R H. Superior mesenteric artery embolectomy in the treatment of massive mesenteric arery infaretion [J]. N Engl Med, 1957, 257: 595.

[15] Silva J A, White C J. Ischemia bowel syndromes [J]. Clin Off Pract, 2013, 40: 153-157.

[16] Velazquez G, Scali S T, Beck A, et al. Outocmes following open and endovascular revascularization for chronic mesenteric ischemia [J]. J Vasc Surg, 2013, 57: 14S.

[17] 辛世杰，王雷. 急性肠系膜血管缺血性疾病病因及处理 [J]. 中国实用外科杂志，2009，29：903-906.

[18] 王春喜，王新文，李荣，等. 急性肠系膜动脉栓塞的手术探讨 [J]. 中国现代手术学杂志，2006，10 (3)：174-178.

[19] Wyers M C. Acute meenteric ischemia: dagnosis approach and surgical treatment [J]. Semin Vasc Surg, 2010, 23: 9-20.

[20] 杨闻文. 进行肠缺血病的实验室检查 [J]. 检验医学与临床，2012，9：1346-1349.

[21] Bergan J J. Recognition and treatment of superior mesenteric artery embolization [J]. Proc Inst Med Chicago, 1966, 26: 64.

[22] Morston A. Vascular Disease of the Gut: Pathophysiology, Recognition and Management [M]. 2nd editon. Melbourne: Edward Arnold, 1986: 1.

[23] Brewster D C. Common Problems in Vascular Surgery [M]. Chicago: Year Book Medical Publishers, 1989: 211.

第一百二十六章　腹主动脉瘤切除术

Resection of Abdominal Aortic Aneurysm

腹主动脉直径扩大50%或肾动脉下腹主动脉直径超过3 cm谓之腹主动脉瘤（abdominal aortic aneurysm，AAA），早在13世纪就有记载。AAA有真假性之分，真性腹主动脉瘤（true AAA）是动脉壁扩张，三层动脉壁完整，而假性腹主动脉瘤（abdominal aortic pseudoaneurysm，AAPA）是动脉壁破裂，血液流至动脉壁外被纤维组织包裹的囊状物，无动脉壁。真性AAA是最常见的动脉瘤，90%以上由动脉硬化引起，其他为夹层、感染、先天发育异常、马方综合征、某些免疫性疾病、创伤等。男性多于女性（男性发病率是女性的4～6倍）。据美国统计，50岁以上AAA发生率约3.5/10万，每年新增AAA100万以上，男性比女性多2～6倍，白人比黑人多2～3倍。解放军总医院血管外科调查华东地区人群发生率约6/10万。动脉瘤可发生在腹主动脉的任何部位，但发生在肾动脉以下的AAA居多，占AAA的90%以上。1/4 AAA延续到髂总动脉，根据动脉瘤所在的部位及内脏动脉受累的范围不同，采用不同的治疗方式。

腹主动脉瘤常以无痛性、搏动性腹部包块被发现。目前，相当一部分由体检或因其他疾病检查时被查出。动脉瘤巨大时可能出现邻近组织和脏器受压表现：腹胀、恶心、呕吐、肾盂积水、髂或腔静脉血栓形成、腐蚀椎体引起腰背痛；远端动脉栓塞引起下肢急性缺血等。但Dargin（2011）报道1例无腹痛，仅表现阴囊淤血、肿大。腹主动脉瘤一旦出现疼痛，预示有破裂的危险。有症状的腹主动脉瘤若不及时处理，终会发生破裂。据美国统计，AAA直径>5.5 cm，每年有3万人死于动脉瘤破裂，是死亡的第15大原因；是55岁以上人群死亡的第10大原因。动脉瘤破入动脉外膜下形成夹层或血肿，若不及时处理，一旦外膜破裂，血液进入游离腹腔致迅速死亡。少数破入十二指肠或空肠引起消化道出血；破入下腔静脉者则出现急性心力衰竭。腹主动脉瘤除自发破裂外还与高血压、外伤、腹压增加等因素有关。非手术观察随访的病人，应告诫避免或减少诱使动脉瘤破裂的因素。

腹主动脉瘤的诊断一般并不困难，非肥胖者多半可扪及腹部搏动性包块。据Fillinger报告，腹主动脉瘤直径3～3.9 cm，29%达到临床诊断；瘤径4～4.9 cm，50%做出诊断；瘤径≥5 cm，75%可以做出诊断，而肥胖者体检诊断率仅为8%。腹主动脉迂曲者易误诊为AAA。目前，一些无损伤检查如超声波、MRI/A、CTA均可提供诊断。动脉造影或数字减影不仅显示动脉瘤腔的大小，而且还能显示动脉侧支情况，但不能清晰显示动脉瘤壁、附壁血栓。

腹主动脉瘤和其他动脉瘤一样，有手术指征时应积极准备施行治疗；非干预治疗有以下3种归宿：

1. 动脉瘤破裂：动脉瘤越大破裂的机会越多。Sterpetti尸解297例腹主动脉瘤，瘤径5 cm破裂率为5%，5.0～7.0 cm为39%，>7.0 cm为65%。测量腹主动脉瘤直径研究发现：直径3.9 cm年破裂率为0.3%；5.0～5.9 cm为6.5%。Lederle报道198例直径>5.0 cm拒绝手术的腹主动脉瘤，随访中发现5.5～5.9 cm年破裂率为9%，6.0～6.9 cm为10%，≥7.0 cm为33%。CT检查发现，有症状者30%破裂，50%尚未破裂，20%的症状由其他原因引起。Schermerhorn等归纳文献报道，动脉瘤年破裂率：直径≤4 cm为0；直径4～5 cm为0.5%～5%；直径5～6 cm为3%～15%；直径6～7 cm为10%～20%；直径7～8 cm为20%～40%；直径>8 cm为30%～50%，较Sterpetti尸解破裂率低。作者遇到直径<3.0 cm腹主动脉瘤发生破裂；1例腹主动脉瘤直径12 cm未破裂。有的作者报道，自做出诊断后1年内发生破裂死亡率为50%，5年内破裂发生率达90%。女性破裂概率较男性高4.5倍，平均破裂的腹主动脉瘤直径女性比男性小1 cm。动脉瘤直径年扩张率>11%、偏心圆形、囊状腹主动脉瘤破裂的风险大。有腹主动脉瘤破裂家族史者或高危人群，如吸烟、阻塞性肺疾病、高血压、冠心病等加大动脉瘤破裂的风险。Hoornweg 等收集文献破裂性腹主动脉瘤 60822 例，整个死亡率为 48.5%。Foster 等报道，72%破裂死亡为舒张期高血压。Szilagyi 行 156 例非手术治疗中，67%破裂时血压高于 150/100mmHg。叶建荣总结国内破裂性腹主动脉瘤 520 例，抢救成功率 66%；死亡率 34%。解放军总医院 1999 年 2 月至 2011 年 12 月，腹主动脉瘤破裂 61 例，死亡率 30%（18/61）。随着体检和筛选人数的增加，诊断率的提升，腹主动脉瘤破裂率呈下降趋势。

2. 动脉瘤远侧动脉栓塞：动脉瘤瘤腔内壁粗糙，血流缓慢，血流发生漩涡，易于附壁血栓形成。血栓在血流的冲击下脱落，导致动脉瘤远侧动脉的栓塞，如不及时取栓，轻者丧失肢体致残；重者危及生命。文献报道，2%～5%发生血栓形成并酿成恶果。所以，直径>5 cm 腹主动脉瘤一经诊断，若无手术禁忌，应积极外科干预。

3. 死于其他疾病：腹主动脉瘤常是全身动脉病的局部表现，老年多伴有心脑血管病、高血压、糖尿病、阻塞性肺疾病、肾功能不全、癌症等，伴随这些疾病常都是导致死亡的因素。

1888 年，Natas 首先行动脉瘤囊内缝合修复动脉瘤。1951 年法国的 Dubost 首先成功地行腹主动脉切除，同种异体主动脉移植。1952 年人工血管问世后，腹主动脉瘤切除人工血管移植病例逐年增多并广泛开展。1954 年 Blakemore 等报道 17 例腹主动脉瘤和 1 例腘动脉瘤切除，用 Vinylon 移植并获得成功，开创了腹主动脉治疗的新纪元。1954 年我国动脉瘤切除同种异体动脉移植成功。1957 年冯有贤研制的真丝人工血管应用于临床。随着人工血管的改进，手术技巧、技能的提升，手术成功率明显提高。目前，选择性手术围手术期死亡率 2%～5%；手术指征也逐渐放宽，在医疗条件差，不具备动脉瘤切除的地区，3.5 cm 直径的腹主动脉瘤也应手术治疗，以防动脉瘤破裂招致不测。

腹主动脉瘤 90%以上位于肾动脉水平以下，手术相对较容易，成功率也高。感染性腹主动脉瘤（mycotic abdominal aortic aneurysm，MAAA），彻底清创，血管移植后用大网膜包裹人工血管；手术前后抗感染治疗，同样达到良好效果。贾鑫总结解放军总医院感染性腹主动脉瘤手术与介入腔内治疗结果指出，腔内治疗安全有效，尤其高危者。目前，动脉瘤主体覆膜支架置入同时行“开窗式”“烟囱式”内脏动脉完全腔内重建病例逐年增加。国内覆膜支架植入术（动脉瘤隔绝术）已是比较成熟的技术，距肾动脉 2.0 cm 以上甚至不足 2.0 cm 的腹主动脉瘤；成角性 AAA，大多数病例可以采用此术式，尤其年老、多病体弱等高危人群。带膜支架植入术比开放性手术具有创伤小、失血少、恢复快、住院时间短、治疗死亡率低等优点，但内漏发生率高、花费高。自 1993 年 Parodi 首次腔内治疗以来，不少文献报道，远期效果逊于开放手术。腔内治疗有些病例需再干预。目前，动脉瘤腔内修复术已在省、市级大医院广泛开展、普及，随着经验的积累和技术水平的提升，成功率会明显提高，已成为治疗 AAA 的主导。

腹腔镜行动脉瘤切除已用于临床，目前有的作为腹主动脉瘤的游离，夹闭腰动脉、肠系膜下动脉；有的镜下动脉重建。随着设备的改进和技术的提高，将来或许取代常规开放性手术。

近些年来，借助机器人手术也用于治疗 AAA。2012 年 Lin 等报道 21 例机器人手术，平均手术时间 113 min，无手术死亡，平均住院 7 d，随诊 32 个月，移植血管均通畅。

文献报道，医生的手术数量与手术死亡率密切相关。每年做 10 例以上的腹主动脉瘤修复术，手术死亡率 4%；每年做 4 例腹主动脉瘤修复术死亡率为 8%；心血管外科医师 AAA 修复死亡率 5.4%；普通外科医师手术死亡率 7.3%。手术死亡率也与医院收治量有关，每年超过 35 例，术后 30 d 死亡率 3%，小于 35 例死亡率为 5.5%。所以，作为血管外科医师，一定熟练掌握 AAA 的手术技能、技巧，应积极减少手术并发症、死亡率。解放军总医院 1996 年 12 月至 2011 年 12 月，开放手术修复腹主动脉瘤 235 例，年龄 43～88 岁，围手术期死于心肌梗死 2 例，死亡率低于 1%。作者认为，作为血管外科职业医师，一定要积累手术经验，提升开放手术的技术水平，才能更好地开展腔内治疗。2012 年 4 月，外地一 46 岁男性肾动脉下腹主动脉瘤病人，覆膜支架的分叉部位均放入右髂动脉，左髂动脉被封闭，右股动脉有较弱搏动，行双髂外动脉旁路。因覆膜支架分叉部位堵塞右髂动脉，腔内继发血栓形成，双髂动脉无血供应，致双臀部、下肢缺血已无生机，术后第 4 天转来我院，病人拒绝双胯离断截肢而死亡。如果术者具有开腹修复动脉瘤的经验，当时切开动脉瘤取出覆膜支架，分叉人工血管移植，病人会有良好结局。所以，对能耐受手术、较年轻低危病人，如无手术禁忌，首选开放性手术。

加拿大提出腹主动脉瘤开放性手术有六大危险因素：①心电图示心肌缺血；②阻塞性肺疾病；③肌酐升高（>1.6 mg/dL 或 141 μmol/L）。这 3 个因素很重要，有这 3 个因素者手术死亡率 50%；无 3 个因素者手术死亡率仅 1.9%。另外 3 个因素：④年龄>80 岁；⑤充血性心力衰竭；⑥女性。另有报道，附加周围动脉病需动脉重建或截肢者；麻醉时间长也是术后死亡的重要因素（表 126 - 1）。

女性 AAA 破裂率、破裂死亡率、手术死亡率、腔内治疗死亡率均高于男性。

表 126 - 1 Beck 等 2009 年分析手术后 1 年危险因素与死亡率的关系

危险因素数	1 年死亡率（%）
0	1
1	2～5
2	9～22
3	27～37
4	58

【解剖生理概要】肾下腹主动脉除腰 3、4 两对动脉支外重要的分支是肠系膜下动脉，它供血于左半结肠、乙状结肠、直肠。腹主动脉在第 5 腰椎体前分为左、右髂总动脉。腹主动脉右侧有下腔静脉伴行，左髂总静脉经腹主动脉末端背侧斜向左下，行经于左髂总动脉右后方。腹主动脉左外侧有输尿管，其经左髂总动脉分叉前方下行于膀胱。肾动脉部位腹主动脉前有左肾静脉横过，其前面有十二指肠覆盖。腹主动脉左侧、肾静脉下有生殖静脉汇入。真性腹主动脉生理、病理特征如前述。

【适应证】

1. 有腹痛、腰背痛或伴有泌尿系、消化道症状的 AAA（破裂前期）或破裂性腹主动脉瘤。
2. 影像学检查动脉瘤直径大于 5 cm。一般认为对随诊观察病人，动脉瘤直径半年增加 0.3 cm；1 年增加 0.5 cm 应手术。而 Lederle 等提出直径 4～5.4 cm 的腹主动脉瘤应半年随诊一次，若动脉瘤直径半年增加 0.5 cm；直径 4 cm 以下的动脉瘤，6 周增加 0.7 cm 或 1 年增加 1.0 cm 者应行治疗。
3. 动脉瘤附壁血栓脱落引起远侧动脉栓塞并有缺血症状者。
4. 并发腹主动脉瘤肠瘘、腹主动脉-下腔静脉瘘或感染性腹主动脉瘤者。
5. 动脉瘤使主动脉纡曲成锐角或严重钙化，不宜腔内治疗者或腔内治疗失败不易再腔内治疗者。
6. 大动脉炎性动脉瘤，炎症控制以后。
7. 70 岁以下的较年轻低风险病人，酌情手术治疗。

【禁忌证】

1. 心、肺、肾、肝、脑功能不全，不能耐受手术，或半年内发生心肌梗死者。文献报道，心脏并发症导致手术死亡率高达 25%，而无心脏并发症的手术死亡率仅 1.2%。
2. 同时患有恶性肿瘤或其他致命性疾病，预计病人生存期不超过 1 年者。
3. 腹壁、腹腔或其他部位有未控制的感染病灶者。
4. 严重血液病；凝血功能不全者。

【术前准备】开放性手术有一定危险性，做好周密的术前准备十分重要，除按腹部手术常规准备外，还应：

1. 有充分的影像学检查资料，确切判断动脉瘤的部位、范围和受累的动脉分支、下肢动脉的状况；静脉有无畸形等，制定详细的治疗计划。
2. 全面评价病人的主要脏器（心、肺、肝、肾等）功能，控制糖尿病、高血压。严重冠状动脉或颈内动脉狭窄，应矫正后再行 AAA 切除，确保围手术期安全。
3. 真性腹主动脉瘤是动脉硬化病的突出表现，常伴有其他动脉的狭窄、闭塞、动脉瘤，如颈动脉、椎动脉、髂动脉、四肢动脉瘤等。Curci 等报道腹主动脉瘤病人，25%累及髂动脉；15%伴有股、腘动脉瘤，故术前应全面评估。

4. 检查凝血功能，纠正低蛋白血症，保持水、电解质平衡。术前 5 d 停用血小板功能抑制药。

5. 术前一天用抗生素并做肠道准备；适量配血。

6. 选定口径适宜的移植血管。

【麻醉与体位】 气管内插管或喉罩全身麻醉；也可采用硬膜外阻滞，或两者结合。术中心脏监护，动脉压、中心静脉压监测；血氧饱和度监测等。建立两条有效的输液通路。

【手术步骤】

（一）腹部正中切口入路

根据手术入路途径选择，腹部正中切口采用仰卧位，腰背部垫一厚 5 cm 海绵枕垫。双臂置于体旁固定，或一侧监测、输液的上肢外展 70°～90°固定于支臂架上。经左侧腹膜后入路，采用右侧斜卧位。

1. 切口和显露：正中绕脐左侧切口，从剑突至耻骨联合（图 126－1），切开腹白线进入腹腔。也可采用左旁正中切口，切开腹直肌前鞘，将腹直肌拉向左侧，切开腹直肌后鞘及腹膜。半月线以下切开腹膜时，注意保护膀胱，勿使损伤。Khan 等仅采用脐上 8～10 cm 正中切口，认为优于传统长切口，但主动脉-髂外动脉架桥会不便操作。

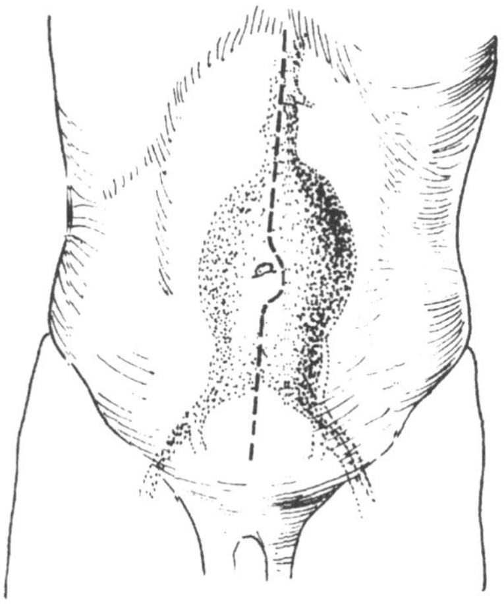

图 126－1　手术切口

2. 探查：尽管影像学资料已很强大，但进入腹腔后还应常规仔细探查腹内诸脏器，若无手术禁忌性病变（如急性感染病灶或晚期恶性肿瘤等），进一步系统地探查腹内重要血管：动脉瘤上方主动脉，腹腔动脉及其分支，肠系膜上、下动脉，双肾动脉，双髂总及髂内，外动脉等。探查动脉瘤的大小、范围。探查中动作应轻柔，以防动脉瘤附壁血栓脱落引起远侧动脉栓塞。

3. 解剖主、髂动脉：自动牵开器牵开切口，将大网膜、横结肠拉向头端。小肠用大网膜或湿纱布垫覆盖并拉向右上方。作者喜用一塑料袋安置在切口右侧，将小肠装入袋内，肠管犹如在腹腔一样受到保护；同时有利于术野的显露。在肠系膜下动脉右侧纵形切开动脉瘤前方的后腹膜，向上延伸至 Treitz 韧带、横结肠系膜处，便于游离十二指肠之第四段和十二指肠空肠曲；向下延伸至髂总动脉。若髂总动脉也形成动脉瘤（单侧或双侧），后腹膜切开宜超过动脉瘤。肠系膜下静脉如影响操作，允许切断结扎。在动脉瘤上方解剖左肾静脉。若动脉瘤颈部位置较高，左肾静脉可能横跨动脉瘤颈部，影响动脉瘤的解剖和阻断，需游离肾静脉并向上牵开。若仍不能满足动脉的游离，则应在左肾上腺静脉、左精索静脉或卵巢静脉之右侧游离左肾静脉，于近下腔静脉处切断、结/缝扎，同时保护上述静脉勿受损伤，以维持肾静脉之循环。但少数病例，肾静脉或下腔静脉有变异，需谨防损伤静脉而引起并发症。常见变异如下。①左肾静脉在腹主动脉之后；②左下腔静脉：下腔静脉从肾动脉近侧跨过腹主动脉前方至主动脉左侧，右肾静脉在动脉瘤颈部，需切断右肾静脉（右生殖静脉汇入肾静脉时）或下腔静脉才能游离动脉瘤的颈部（图 126－2）；③双下腔静脉：左肾静脉和左下腔静脉跨过动脉瘤颈部，此种情况有两种方法显露动脉瘤颈部：一种方法是切断左下腔静脉；另一种方法是切断左肾静脉右侧的左下腔静脉，保留左肾静脉下的左下腔静脉（图 126－3）。

4. 游离动脉瘤：主要是游离动脉瘤上、下两端的主动脉或髂动脉，以便阻断。动脉瘤前及两侧的腹膜尚易分离，而侧后壁不必完全游离。首先在肾动脉下方游离动脉瘤近侧的主动脉，纵形切开主动脉前鞘膜，锐性或钝性向两侧分离，达主动脉侧后壁。然后术者拇指和示指伸至主动脉两侧向后方游离，两手指捏一捏主动脉后方至两指“会师”，不宜过于广泛游离，以不妨碍放置主动脉钳阻断主动脉即可。也可以在主动脉后壁通过一直角钳轻轻扩张，然后绕一阻断带做牵引，便于上钳阻断。而后游离出两侧髂总动脉，注意勿损伤其下前方的输尿管及后方的髂总静脉。必要时游离髂内、外动脉，最后游离出肠系膜下动脉，分别绕以阻断带。

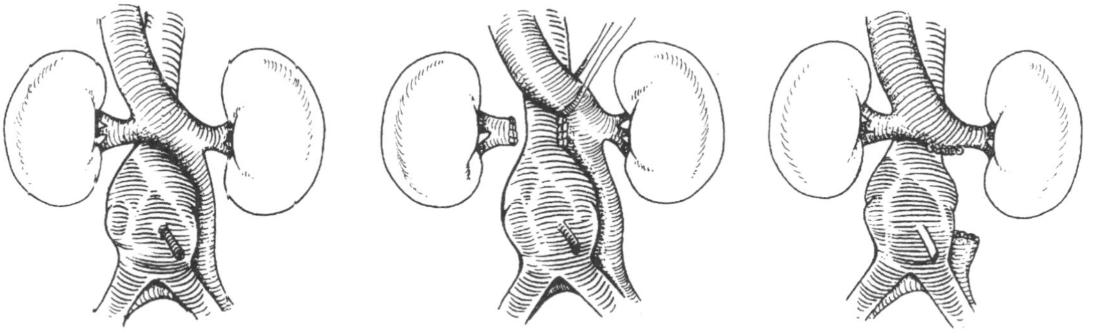

a. 下腔静脉异位于动脉前　b. 切断右肾静脉　c. 切断下腔静脉

图 126－2　下腔静脉异位的处理

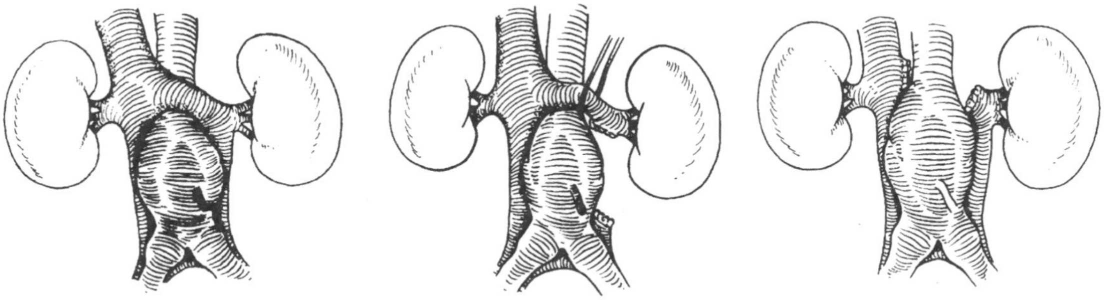

a. 双下腔静脉　b. 切断左下腔静脉　c. 切断左肾静脉

图 126－3　双下腔静脉

5. 切开动脉瘤：腹主动脉瘤近侧阻断钳一般放在动脉瘤颈上约 20 cm 处。动脉瘤腔内注入肝素钠 4000 IU 左右，夹闭主动脉钳阻断腹主动脉（若手指扪及动脉壁有钙化，阻断动脉用 Blalock 钳较为安全，在阻断动脉时需慢慢旋紧，防止动脉内膜破裂），继之阻断双侧髂总动脉、肠系膜下动脉。在动脉瘤体中部前方，肠系膜下动脉右侧切开动脉瘤壁，并用剪刀迅速扩大切口（图 126－4）。此时有新鲜血液自切口涌出，用吸引器或血液回收机抽吸血的同时，术者手指进入瘤囊内迅速取出附壁血栓，压迫出血的腰动脉开口，然后逐一 8 字形缝扎（图 126－5）。在动脉瘤囊内腰动脉开口一般有 2～3 对，有时出血剧烈，助手可用手指或纱布压迫，也可用圆头木棒或塑料棒插入腰动脉开口止血，然后再逐一缝扎（图 126－6）。如果动脉瘤囊内膜有厚的粥样硬化或钙化斑，腰动脉开口缝线结扎不紧，仍有出血时，一是用止血钳夹碎腰动脉开口周围的钙化斑后缝合；也可行内膜切除后缝合（图 126－7），或在动脉瘤囊外结扎腰动脉（图 126－8）。动脉瘤周围无粘连时，也可以在动脉瘤切开前，瘤壁外结扎腰动脉。动脉瘤较大时，瘤囊内有大量积血，为防止动脉瘤壁切开后血液丢失，作者采用阻断腹主动脉、一侧髂总动脉、对侧髂外动脉（不阻断髂内动脉），用手轻轻压瘪动脉瘤，使瘤腔内血液经腰动脉、髂内动脉回流，然后阻断髂内或髂总动脉，迅速切开动脉瘤壁，缝扎腰动脉，减少血液丢失，此方法未遇到一例动脉栓塞并发症。

6. 血管移植：肝素钠盐水冲洗动脉腔后，选用口径相宜的移植血管，其近端在主动脉腔内与腹主动脉后壁行连续对端外翻吻合（图 126－9）。另一方法是在动脉瘤颈部做前半周横断（图 126－10），或完全横断与移植血管行连续、贯穿、外翻全层缝合（图 126－11）。若用 Dacron 人工血管（有的需预凝），可以用 3－0 Prolene 缝线；若用 ePTFE 血管移植，则用相同材料缝线为佳。否则，用 Prolene 线缝合，针孔出血时间较长。在放松阻断钳之前，吻合口和针孔用生物胶粘堵可以减少出血。缝线距血管边缘 2～3 mm，每针间距 3～4 mm。吻合完成后，自人工血管的一支插入导尿管，用肝素钠盐水冲洗

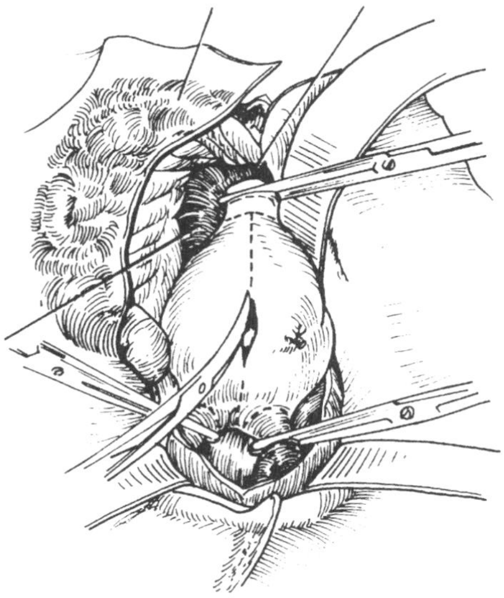

图 126-4　切开动脉瘤

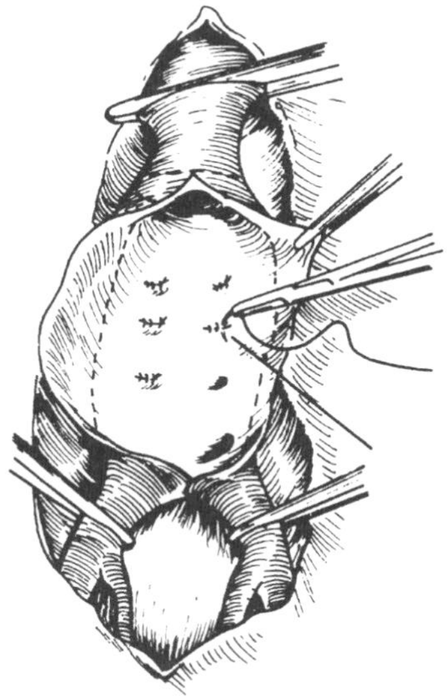

图 126-5　缝扎腰动脉

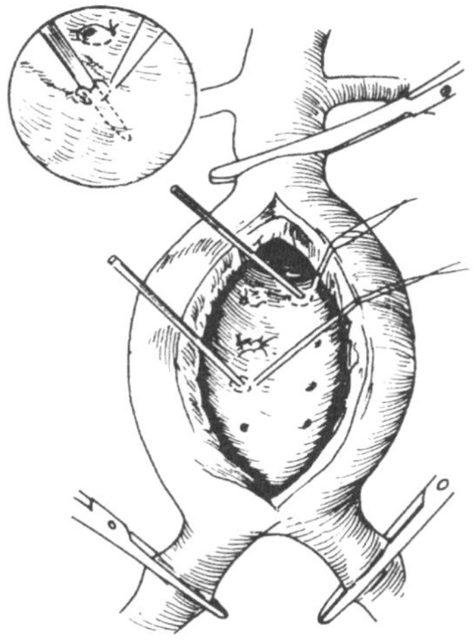

图 126-6　阻塞腰动脉后缝扎法

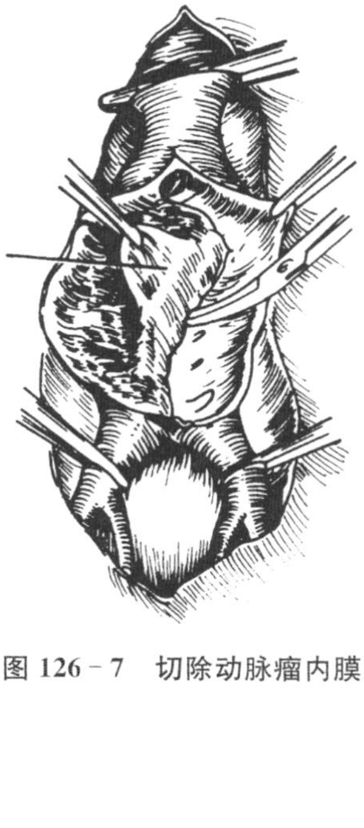

图 126-7　切除动脉瘤内膜

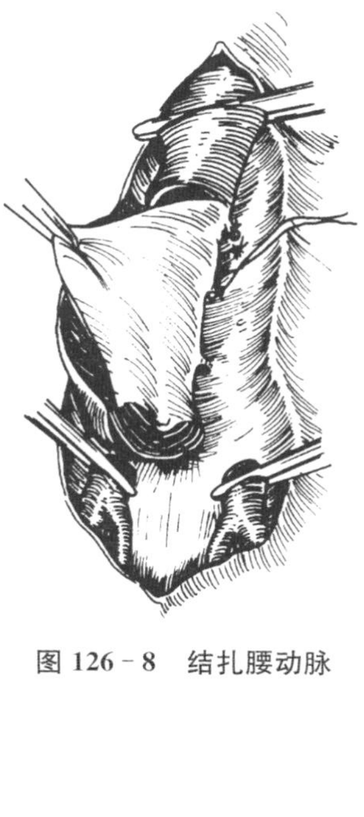

图 126-8　结扎腰动脉

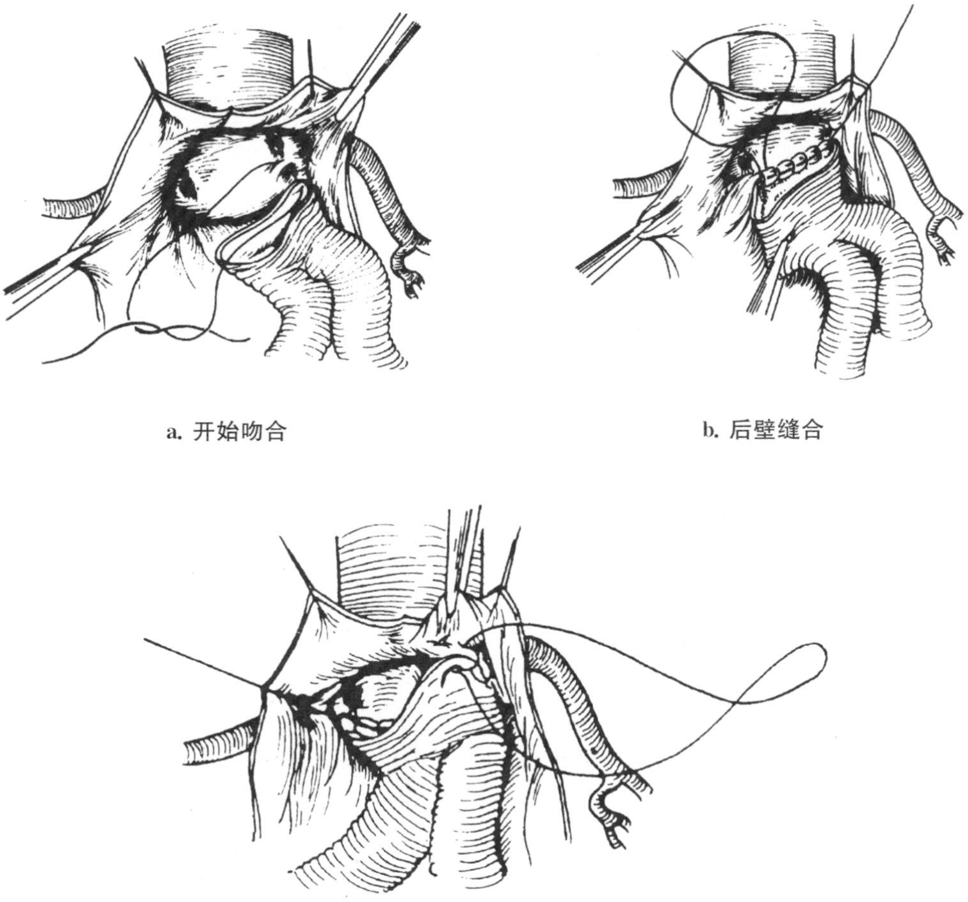

a. 开始吻合　　b. 后壁缝合

c. 前壁缝合

图 126-9　人工血管在主动脉腔内吻合

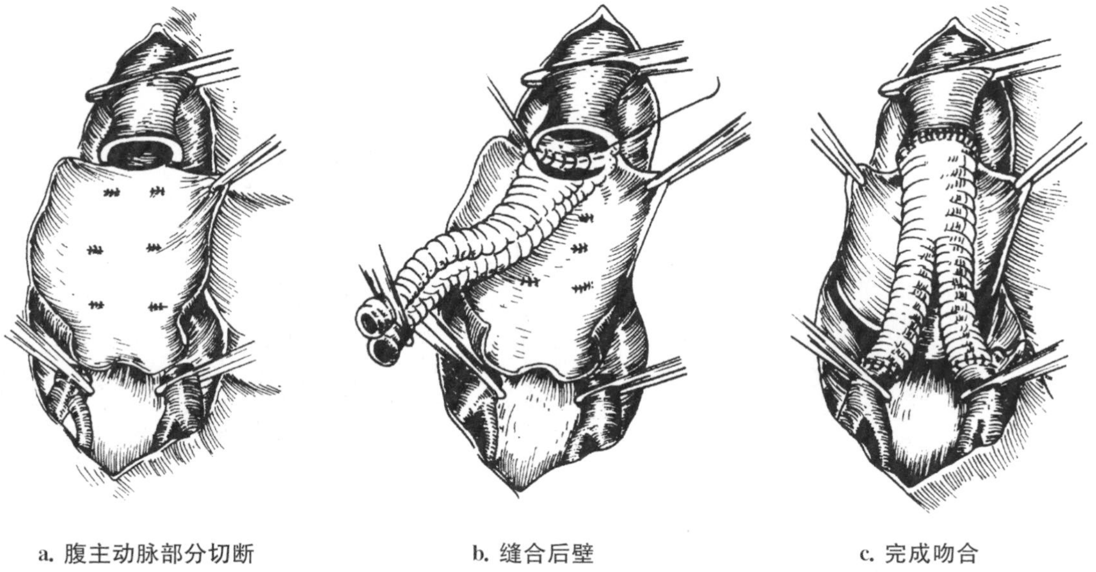

a. 腹主动脉部分切断　　b. 缝合后壁　　c. 完成吻合

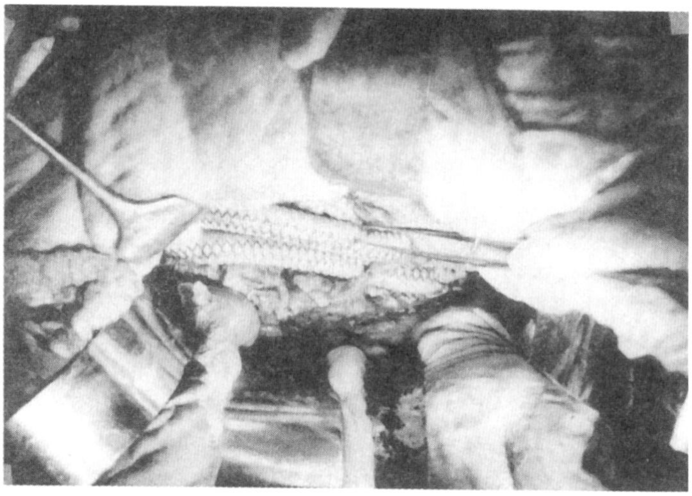

d. 术中照片

图 126－10　腹主动脉部分切断吻合法

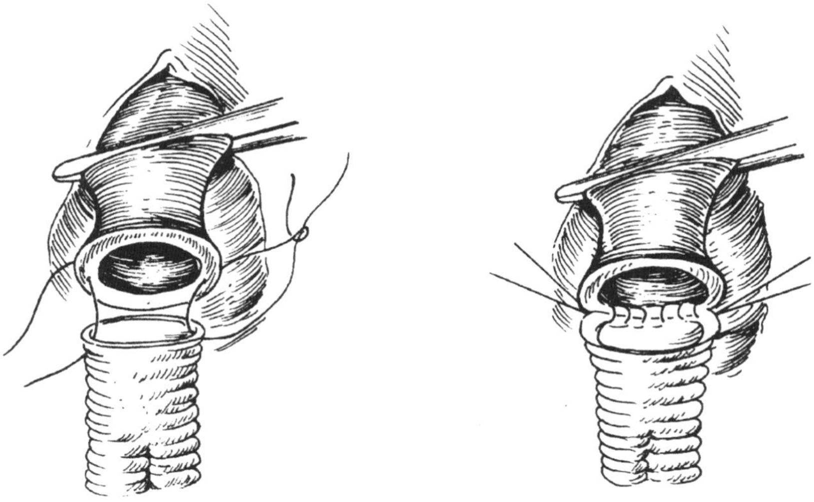

a. 两定点吻合　　b. 缝合后壁

图 126－11　腹主动脉完全横断吻合法

吻合口，以冲出血管内残血、粥样斑块或内膜碎片，然后在吻合口远侧夹闭移植血管，徐徐放松主动脉阻断钳，观察吻合口有无漏血，漏血明显时需重新阻断主动脉增补缝合。否则，重新阻断腹主动脉或移植人工血管干。肝素钠盐水再次冲出人工血管腔内血液，预防血栓形成。

7. 髂动脉重建：髂总动脉无血管瘤时，左右髂总动脉与左右移植血管支先后进行吻合，先吻合哪一侧均可，原则上以端-端吻合为宜。若与保留髂内动脉的髂外动脉吻合，则行端侧吻合。用 4－0 无创血管缝线连续全层缝合。吻合完成前，在人工血管分叉处夹闭对侧人工血管支，放松腹主动脉或人工血管干阻断钳，使动脉血自吻合侧人工血管冲出腔内的血凝块和气体，然后再重新阻断，完成吻合。用血管钳阻断移植血管的远端近吻合口处，放松髂动脉阻断钳，检查吻合口是否漏血（反流血），若有明显漏血需做增补缝合，否则，反流血自对侧移植血管支流出后，用一把血管阻断钳夹闭对侧支移植血管近端，去除主动脉和髂动脉阻断钳，恢复其血流。用同样之方法完成对侧吻合（图 126－12）。

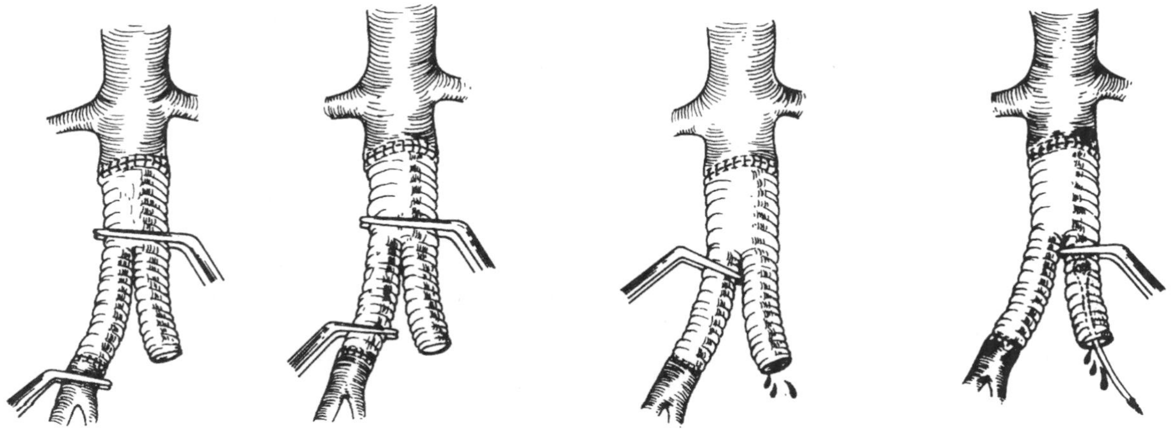

a. 右侧吻合完成　b. 检查吻合口有无漏血　c. 开放人工血管右支，冲出血凝块　d. 肝素钠盐水冲洗左支血管

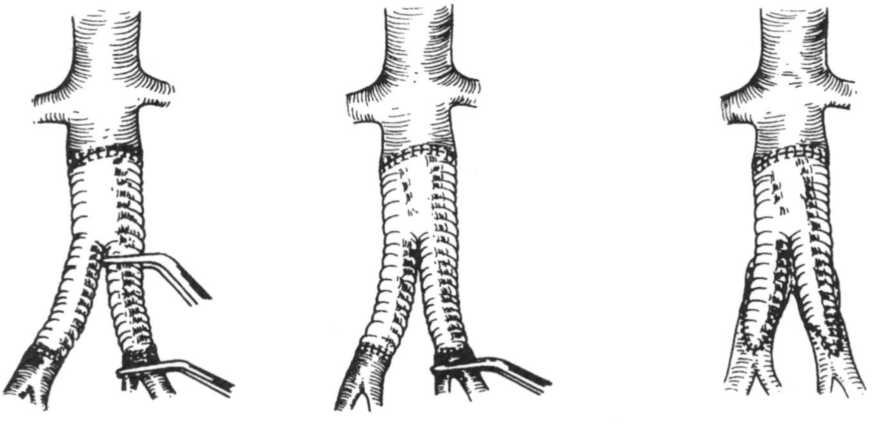

e. 左侧吻合完成　f. 检查左侧吻合口有无漏血　g. 人工血管髂总动脉端侧吻合

图 126－12　髂总动脉人工血管吻合

8. 肠系膜下动脉（inferior mesenteric artery，IMA）的处理：IMA 与髂内动脉、肠系膜上动脉之间有丰富的交通支，如果未做过横结肠切除，腹腔干动脉、肠系膜上动脉没有狭窄或闭塞，即使左髂内动脉闭塞，结扎 IMA 一般不会发生乙状结肠缺血坏死。但动脉恢复血流后需仔细检查乙状结肠的血供情况，若颜色正常，边缘动脉搏动清晰，IMA 反流血液明显，则结扎该动脉是安全的。如果 IMA 无搏动、反流血缓慢、反流压＜40mmHg、乙状结肠颜色苍白、肠蠕动消失、用温盐水热敷肠管仍无蠕动，提示乙状结肠缺血。IMA 需做纽扣样移植，即在距肠系膜下动脉开口周围约 2mm，圆形切下动脉瘤囊壁，吻合在移植血管壁上（图 126－13）。

9. 关闭后腹膜：动脉重建满意后，去除多余的动脉瘤囊壁及瘤壁钙化斑块，冲洗术创，间断缝合动脉瘤囊壁包埋植入之移植血管（图 126－14）。然后缝合后腹膜（图 126－15）。

10. 关闭切口：后腹膜缝合后充分止血，生理盐水冲洗腹腔，吻合口处注射庆大霉素共 16 万 U，小肠恢复原位。展开大网膜保护小肠，切口缝合三条张力线。腹膜、腹白线用肌肉缝线或粗丝线一层缝合或分层缝合，然后缝合皮下及皮肤，包扎切口术毕。

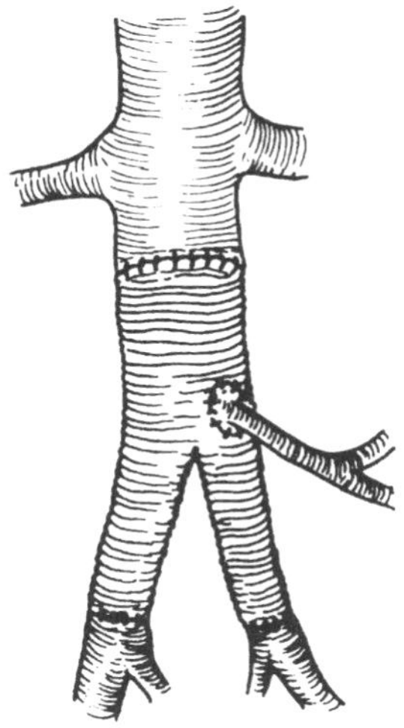

图 126-13　缝合动脉瘤囊壁

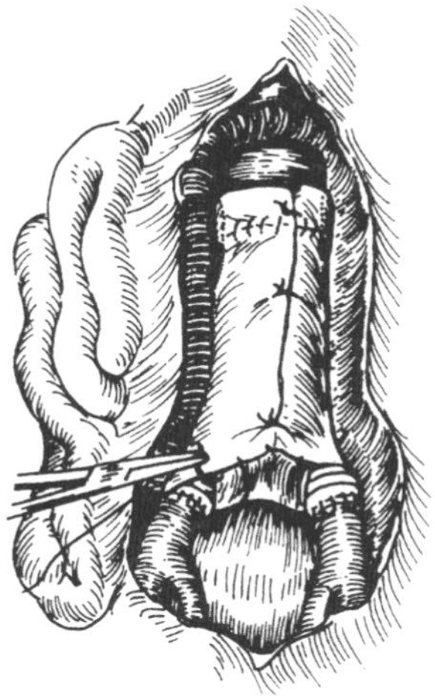

图 126-14　缝合后腹膜

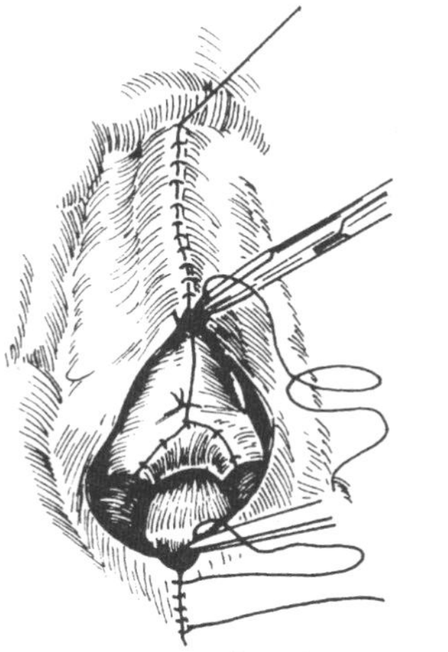

图 126-15　肠系膜下动脉吻合于人工血管

（二）左侧腹切口入路

病人采用右侧斜卧位，肩部与手术台呈 60°，臀部呈 45°，右下肢微屈，侧腰部垫一枕垫并摇高腰桥，上肢固定于头架上（图 126-16）。

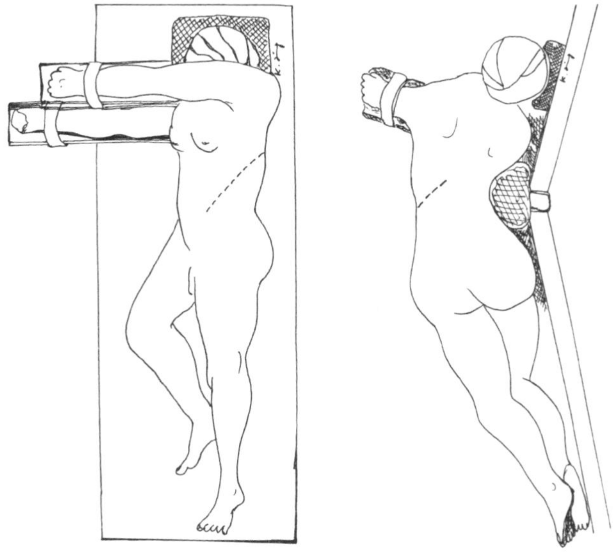

图 126-16　侧卧体位

1. 切口：取决于动脉瘤的范围。一般取左 12 肋端至脐部的略呈弧形切口，必要时切除部分 12 肋骨。如果肾动脉以下腹主动脉用直管型人工血管置换，切口至腹直肌外缘即可满足手术需要；如果行分叉人工血管主-髂动脉移植，切口延至脐下便于操作。

2. 游离动脉：切开腹壁肌层，牵开切口，将腹膜轻轻向前推开，直至达到术野良好显露。腹膜及腹膜后出血点仔细电凝或结扎。进入腹膜后间隙可见左输尿管，应予保护。切开腰背侧纤维组织，解剖左肾静脉，如果生殖静脉影响操作，可以将其切断结扎。与经腹正中切口入路一样解剖动脉瘤颈上的腹主动脉至左肾动脉下缘，然后向下解剖、游离肠系膜下动脉、髂动脉。在游离主动脉分叉处注意保护骶前神经，预防术后性功能障碍。左髂动脉游离较容易，腹主动脉瘤累及右髂总、髂外、髂内动脉时，游离、阻断常较困难，动脉瘤近侧主动脉、左髂动脉阻断后，瘤囊远侧戳洞插入球囊导管，在右髂动脉腔内阻断（图 126－17）。

3. 动脉重建：程序同经腹切口。右髂动脉若用球囊阻断，动脉吻合最后 2 针缝线不收紧，待退出球囊后再拉紧缝线打结。

4. 关闭切口：冲洗术创，充分止血，逐层关闭切口。

【特殊情况下的手术处理】前面简述了肾静脉、下腔静脉变异的处理，还可能遇到以下少见情况如。

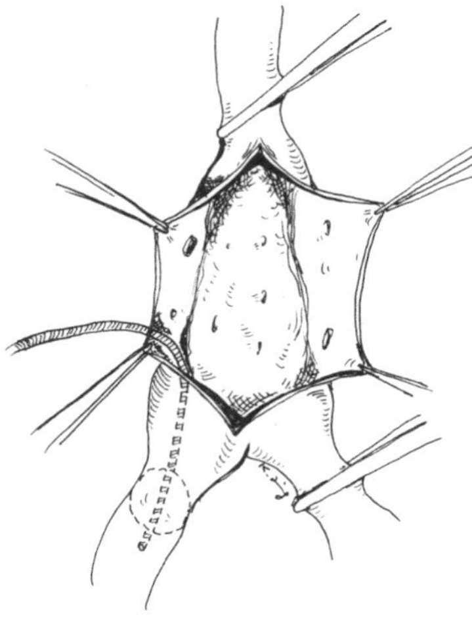

图 126－17　球囊阻塞右髂总动脉

1. 炎性真性腹主动脉瘤（inflammatory abdominal aneurysm，IAA）：1935 年文献有炎性动脉瘤的描述，1958 年 Garret 首先手术修复。Walker 1972 年首先应用“炎性腹主动脉瘤”一词并描述其特征：炎性动脉瘤病人较年轻，有家族倾向，多见于男性，几乎都为吸烟者。常见症状：腰背痛，体重下降，血沉快，CT/CTA、MRI/MRA 显示动脉瘤周围软组织影增大，动脉瘤前壁、侧壁增厚，常为正常瘤壁的 3～4 倍，术前 90％的病人能够确诊。文献报道，目前发病率占 AAA 的 3％左右。常见病原菌为结核分枝杆菌、链球菌、沙门菌属等。此类动脉瘤壁硬，与周围组织粘连紧密，常累及十二指肠、肾静脉、下腔静脉，游离、解剖动脉瘤较为困难。术中十二指肠与动脉瘤粘连致密，先阻断动脉，切开动脉瘤（图 126－18），注意预防污染术野。左肾静脉、下腔静壁脆弱，钝性分离易破裂出血，尽量用锐性剥离。如果左肾静脉覆盖并粘连于动脉瘤颈部，应仔细而耐心地锐性解剖或切断左肾静脉。如果炎性动脉瘤累及髂动脉，不必游离该动脉，切开动脉瘤壁，髂动脉用 Fogarty 导管在动脉腔内阻断（图126－19）；在腔内缝合髂动脉开口，髂外或股总动脉与人工血管吻合，重建动脉的通畅性。术野大量生理盐水冲洗，大网膜包裹移植血管，后腹膜不要完全缝合，后腹膜部分开放是预防移植物周围感染重要措施之一。如果术前检查显示动脉瘤距肾动脉 2.0 cm 左右，选用腔内修复更为适宜。本院成功修复 2 例，均顺利康复。贾鑫总结报告，感染性腹主动脉瘤（infectious abdominal aortic aneurysm，IAAA）腔内治疗安全有效，尤其高危者。

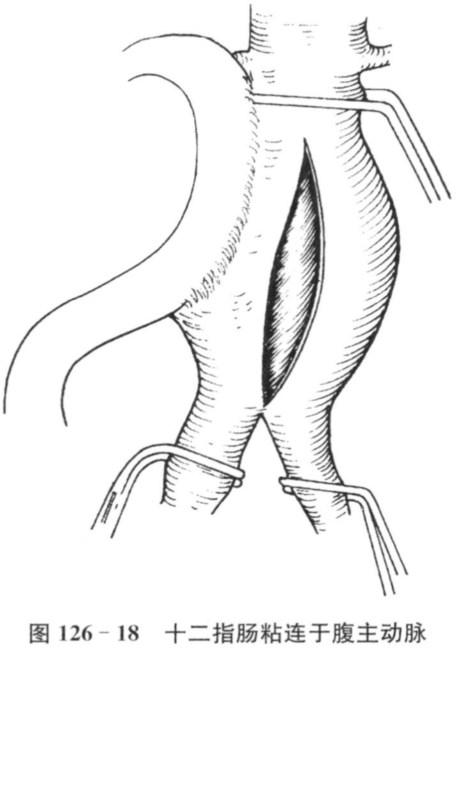

图 126－18　十二指肠粘连于腹主动脉

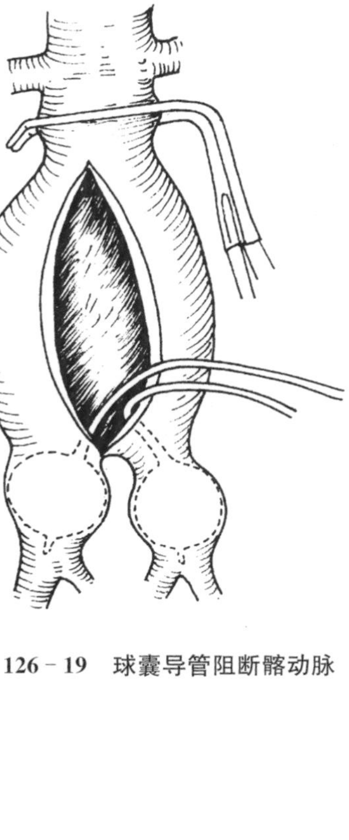

图 126－19　球囊导管阻断髂动脉

2. 马蹄肾（horseshoe kideney HK）：腹主动脉瘤并 HK 者约为 0.5%，这些病例归纳为以下 3 种类型。

Ⅰ型：肾动脉起自腹主动脉两侧，与正常肾动脉的解剖部位无异，此型最为常见，可从动脉瘤前壁游离肾峡部，绕以血管阻断带牵拉，便于显露其后的腹主动脉瘤。腹主动脉、髂动脉阻断后切开腹主动脉瘤壁（图 126－20），人工血管置于肾峡部后方（图 126－21）。

Ⅱ型：除正常解剖部位的肾动脉外，还有 1～3 支副肾动脉起自腹主动脉瘤壁，供血于肾峡部或肾下极（图 126－22），在 AAA 切除时，需同时做副肾动脉移植（图 126－23）。如果副肾动脉起自动脉瘤远侧的腹主动脉壁（图 126－24），可以缝闭副肾动脉开口近侧的主动脉，采用分叉人工血管移植（图 126－25），由髂动脉反流血供应副肾动脉。

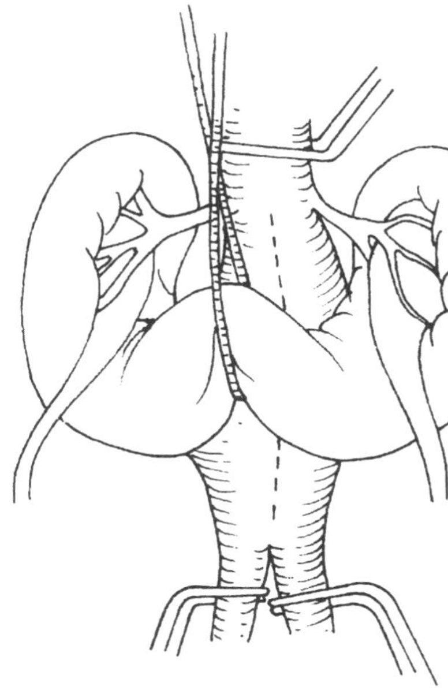

图 126－20　游离肾峡部

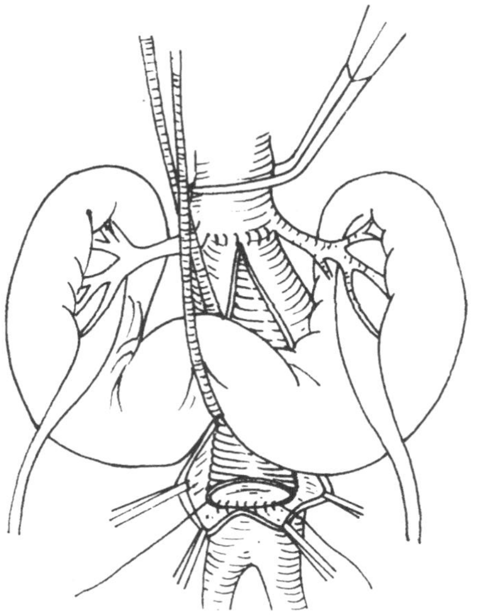

图 126－21　人工血管移植

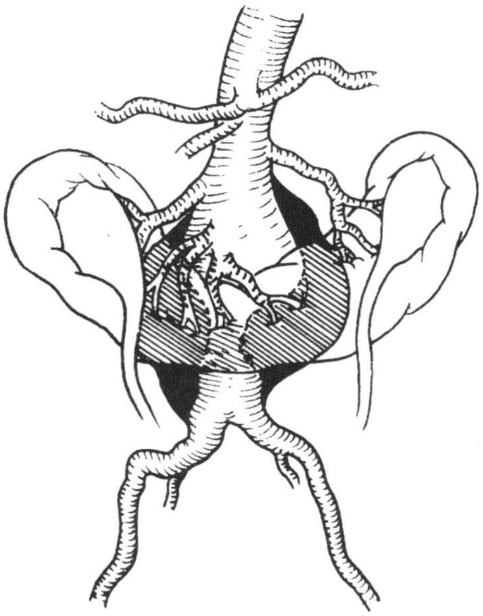

图 126－22　副肾动脉

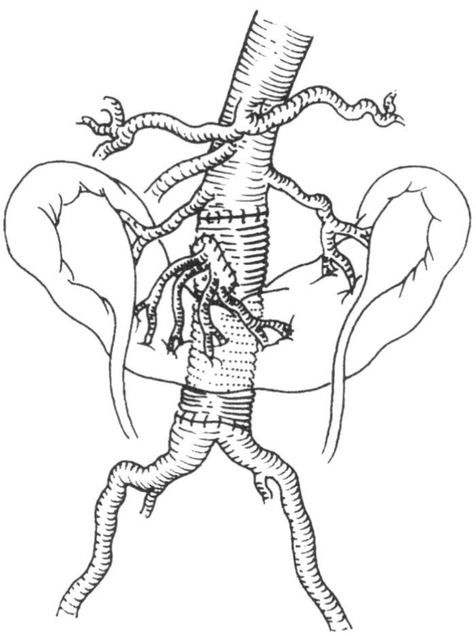

图 126－23　副肾动脉移植

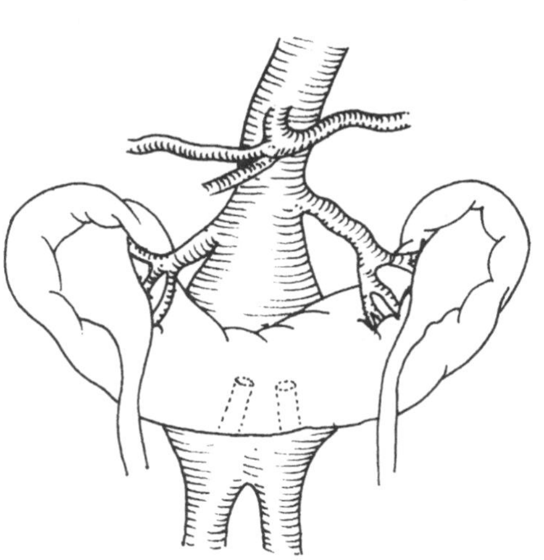

图 126－24　低位副肾动脉

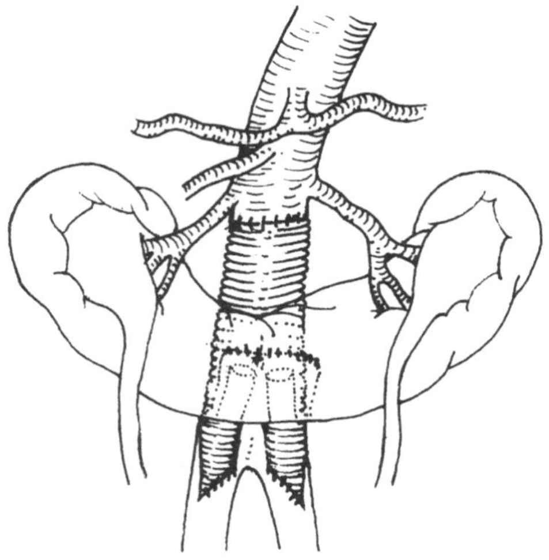

图 126－25　在副肾动脉近侧缝闭主动脉

Ⅲ型：十分罕见，异位肾动脉起自腹腔动脉或髂动脉。采用左侧斜切口手术操作较为方便。如果选用腔内修复，应行杂交术。汪忠镐曾救治 1 例破裂性腹主动脉瘤并马蹄肾，强调首先控制出血，切不可慌乱中切开马蹄肾。

3. 腹主动脉瘤并髂动脉闭塞：髂动脉闭塞可能出现在髂总动脉，或髂内、外动脉同时受累，可能发生在单侧，也可能两侧髂动脉同时有狭窄或闭塞，这种情况将人工血管支分别吻合在闭塞远侧的髂动脉或股总动脉；或在杂交手术台上同时行腔内治疗。

4. 腹主动脉瘤下腔静脉瘘：AAA 侵蚀、破入下腔静脉。半数以上病人自知腹部有搏动性包块，瘘发生前常伴有不适、腹痛，一旦形成腹主动脉下腔静脉瘘，很快出现心脏功能不全和下肢以至阴囊水肿；腹部可闻及连续性杂音，大多传导至腹股沟部。一经怀疑此病，若病情允许，紧急做超声波、CTA、MRA，或腹主动脉造影，确切显示病变的部位和范围。并急诊手术切除动脉瘤、人工血管移植；修复下腔静脉破口。如果具备腔内覆膜支架治疗条件（病人及院方），在造影的同时行覆膜支架置入比开放性手术有诸多优势。

如果具备手术条件，AAA 的显露同 AAA 切除术，但在动脉瘤壁切开后即以手指进入动脉瘤腔内控制瘘口，吸出血液，清除附壁血栓，然后缝合瘘口。瘘口可做荷包缝合或连续缝合。无论做哪种缝合，操作均应轻柔，因组织脆弱，容易破裂。瘘口关闭后做 AAA 切除人工血管移植（同 AAA 切除术）。

5. 腹主动脉瘤十二指肠/空肠瘘：AAA 破入肠道主要发生在十二指肠的第四部分，因此段肠管较固定，受动脉瘤的压迫和动脉搏动的冲击、侵蚀而形成瘘。其主要表现为上消化道出血，起初反复小量便血，继而大量便血甚至呕血。超声波、CTA、MRA、腹主动脉造影均可明确诊断。造影的同时是否用球囊阻断腹主动脉，应根据瘘的程度、腹腔内脏动脉受累的情况、手术时机等酌情而定。AAA 十二指肠/空肠瘘一经明确，应积极准备，尽快手术。应用广谱抗生素，配足够量的血，放置胃管、导尿管，建立两条有效的输液通道。AAA 十二指肠瘘的手术处理较肾下 AAA 切除困难，不仅需做十二指肠的修复，而且同时处理动脉瘤，二者若在一起，甚至与下腔静脉、肾静脉粘连致密，手术需轻柔和耐心。开腹后首先采用最快的方法控制动脉瘤上的腹主动脉，一般先离断部分脾胃、胃结肠韧带，解剖腹腔动脉上的腹主动脉，放一阻断带；而后，游离 AAA 的前壁、肠系膜下动脉、髂动脉；最后仔细解剖肾动脉下的腹主动脉。如果解剖十分困难，则在低温下阻断腹腔干动脉上方的腹主动脉及肠系膜下动脉、髂动脉；切开动脉瘤壁，缝闭瘘口；缝扎腰动脉。若能解剖出肾动脉下腹主动脉阻断是最理想的，可以从容地进行动脉重建。妥善保护人工血管，减少污染。游离十二指肠、空肠，切除瘘口周围的瘢痕或肠段，十二指肠与空肠做 Roux-en-Y 吻合，或切除受累的肠段对端吻合。移植血管及吻合口用裁剪带蒂的网膜包裹，预防感染，避免瘘的再形成。如果术中发现瘘口旁有脓肿或污染严重，为防止人工血管感染并发症，腹腔内不做血管移植，将切断的主动脉残端缝闭后，用大网膜包裹，腹腔关闭后重新消毒皮肤，更换敷料、手术器械，做腋-双股动脉人工血管转流术。如果病人较年轻，3 个月后再行腹主动脉-人工血管移植，同时拆除腋-双股动脉转流的人工血管。1 例腹主动脉瘤多次术后肠瘘、移植物旁感染，感染灶延续至左腹股沟部，2010 年转入本院，经多次引流无效。最后行腹主动脉缝扎、取出移植物，原计划行腋-股动脉架桥，因下肢侧支循环较丰富，无缺血表现而放弃动脉转流。术创充分引流，得以顺利恢复。半年后复诊，下肢仍无缺血症状，恢复工作。

腹主动脉瘤十二指肠瘘有时需争分夺秒，一旦疑似本病，迅速推入杂交手术室或导管室球囊阻断动脉瘤近侧的主动脉或覆膜支架植入，而后开腹处理或许是最佳选择。

【术后处理】

1. 术毕，检查下肢动脉搏动情况，如果搏动较术前明显减弱或消失，说明该下肢动脉有栓塞，应行超声检查或下肢动脉造影，确诊后立即动脉探查矫正。

2. 严密观察病情，有条件时在 ICU 观察，否则，做心电、血压、呼吸监护。无监护条件者经常测定血压、脉搏、呼吸至平稳。注意腹部体征变化，以便及时发现内出血。注意观察下肢颜色、温度变化，检查足背、胫后动脉搏动之强弱，预防或早期发现下肢动脉栓塞。

3. 记录出入量，保持水、电解质及酸碱平衡；监测肝肾功能，发现异常，及时处理，预防肾衰竭。

4. 腹主动脉、髂动脉重建后，因动脉口径粗大，血流速度快，一般不用正规抗凝治疗，静脉滴注低分子右旋糖酐 500 mL/d，5～7 d。进食后口服血小板功能抑制药，酌情应用降血脂药。

5. 应用广谱抗生素至体温、白细胞正常 3 d 后停用。

6. 术后卧床（平卧）1 周，翻身时躯干应保持平衡，避免躯干扭曲而撕裂吻合口。卧床期间留置导尿管，下床活动后再拔除。1 个月内避免剧烈活动，防止吻合口撕裂，有利于动脉吻合口内、外膜的生长。

7. 持续胃肠减压至胃肠功能恢复，避免腹胀。补充营养，纠正贫血及低蛋白血症。

【术后并发症、预防与处理】娴熟而仔细的操作，大多数并发症可以避免。少数病例除腹部一般手术并发症外，可能出现的主要并发症有：

1. 腹痛及肠梗阻：术后出现上腹胀痛甚至绞痛、高位肠梗阻征象，发生原因可能与十二指肠游离伤及自主神经、继发暂时性缺血、十二指肠旁血肿压迫、左结肠缺血等有关。手术中轻轻牵拉十二指肠；避免压迫；充分止血；术后胃肠减压至胃肠功能恢复，可以预防或减少此并发症的发生。如果术后出现这一并发症，应行影像学检查，排除腹内血肿、肠缺血后持续胃肠减压、腹部理疗或热敷、针灸等能够逐渐缓解而恢复。

2. 下肢缺血：由于手术中部分或全身肝素化，下肢动脉腔内血栓形成引起下肢缺血者较少见，而下肢动脉栓塞者时有发生。栓子极少来源于 AAA 附壁血栓，多来源于腹主动脉或髂动脉钳夹阻断或吻合口处的粥样斑块或动脉内膜碎片。在手术过程中应时刻警惕预防这一并发症的发生。动脉游离时宜轻柔，吻合前用肝素钠盐水冲洗动脉腔，去除浮动的内膜，冲去脱落的粥样斑块或动脉内膜碎片；主动脉吻合口完成前放出少量血液以冲出残存的斑块或碎片；再次肝素钠盐水冲洗。术后手扪不到足背、胫后动脉，行超声波检查，如果确定下肢动脉栓塞，应即刻进行动脉造影，Fogarty 导管取栓，术后抗凝治疗。如果移植血管扭曲或吻合口不良，则应立即探查纠正。

3. 乙状结肠缺血：选择性腹主动脉瘤切除重建时，结扎肠系膜下动脉引起乙状结肠缺血并不常见，文献报道发生率约 1%，但死亡率很高。Rubin 复习文献死亡率达 40%～65%。术中应仔细观察乙状结肠的血供，若肠壁动脉无搏动、肠管颜色苍白或灰暗、蠕动消失，说明肠管供血不良，用温盐水纱布垫热敷肠管 10 min 后，肠管供血仍无改善，则应做肠系膜下动脉重建。Ernst 等的经验证明，术中测肠系膜下动脉残端动脉压大于 40 mmHg（5.3 kPa），结扎肠系膜下动脉是安全的。结肠缺血坏死的主要临床表现是腹痛，不规则腹泻或便血，多发生在术后 24 h 内，应尽早做乙状结肠镜或纤维结肠镜检查，必要时行肠系膜下动脉移植或肠切除。Boley 等将肠缺血分为 3 类。①轻度肠缺血：肠黏膜和黏膜下缺血，是最常见类型，表现为腹部绞痛、腹胀或腹泻，通过胃肠减压、肠道外营养，可以恢复；②中度肠缺血：累及肌层的肠缺血，最终形成缺血性肠狭窄；③严重肠缺血：缺血累及结肠全层致结肠梗死，需行肠切除，结肠造口。有报告术后常规内镜监视肠黏膜，肠缺血发生率 4.5%～11.4%，黏膜活检 50% 有镜下缺血。肠缺血后加强抗感染措施，应用扩血管药、降低血黏度的药物，改善肠血供；否则，及时探查。

4. 急性肾衰竭：是腹主动脉瘤手术后常见并发症，选择性手术肾衰竭发生率 2.5%～7%；急诊手术为 16.5%～21%。虽然大多数病人可能恢复，但常有永久性肾损害，30 d 死亡率达 35%。肾衰竭一般发生在术后 48 h 内。发生原因为术中粥样斑块脱落进入肾动脉；术中低血压；肾动脉上方阻断腹主动脉时间过长等引起肾缺血、肾单元坏死。所以，术中游离尽量不靠近肾动脉，避免挤压动脉瘤颈部，预防粥样斑块逆行进入肾动脉；术中、术后输血或液体补充血容量预防低血压。肾上腹主动脉阻断时间不宜超过 20 min，减少肾脏热缺血时间。如果预计阻断时间长，行肾脏降温、肾动脉冷灌注或体外循环降温等。术后 48 h 内，监测每小时尿量，一般超过 50 mL/h。否则，应快速输液（每分钟 100 滴左右），观察尿量是否增加。若有充血性心力衰竭表现，可用利尿药。监测肌酐、尿素氮变化。

5. 脊髓缺血性截瘫：肾动脉下腹主动脉瘤开放性手术罕见发生脊髓缺血，也无法预测和防范。发生原因主要是供脊髓动脉发育异常、解剖变异；其次与主动脉阻断钳位置过高、腰动脉栓塞；术中、术后低血压等因素有关。术中仔细操作，术中、术后保持血压平稳，一旦发生截瘫，应行蛛网膜下隙置管减压。本院于 1997 年 1 例肾下腹主动脉瘤腔内修复后发生截瘫，经蛛网膜下隙引流，针灸、康复体疗等，半年后可持拐行走。3 年后死于心肌梗死。

【手术经验与有关问题讨论】表现为急腹症的腹主动脉瘤：此种特征预示腹主动脉瘤迅速扩展即将破裂或已破裂，一旦为此病例，即应积极准备，争分夺秒，尽快手术。作者曾遇到 2 例病人，超声波检查已明确肾动脉下腹主动脉瘤，6h 后会诊讨论中动脉瘤完全破裂，病人死亡。如果 6h 前手术，病人应能躲过劫难。

〔梁发启〕

参考文献

[1] Anjum A, Powell J T. Is the incidence of abdominal aortic aneurysm declining in the 21st century mortality and hospital admissions for Engand &Wales and Scotland [J]. Eur J Vasc Endovasc Surg, 2012, 43: 161-166.

[2] Biancari F, Catanio A, DAndrea V. Elective endovascular vs open repair for abdominal aortic aneurysm in patients aged 80 years and older: systematic review and mata-analisis [J]. Eur J Vasc Endovasc Surg, 2011, 42: 571-576.

[3] Brattheim BJ, Eikemo TA, Altreuther M, et al. Regiona disparities I incidence, handing and outcomes of patients with symptomatic and ruptured abdominal aortic aneurysms in Norway [J]. Eur J Vasc Endovas Surg, 2012, 44: 267-272.

[4] Cho Y P, Kim S C, Kim S A, et al. An idiopathic congenital abdominal aortic aneurysm with impending rupture in a 23-month-old boy [J]. J Vasc Surg, 2013, 57: 508-510.

[5] 陈忠，王盛，唐小斌，等. 腹主动脉瘤开放手术与腔内修复术中期结果比较的单中心瞻前性研究 [J]. 中华外科杂志，2011，49 (10)：869-872.

[6] Conrad M F, Crawford R S, Pedraza J D, et al. Long-term durability of open abdominal aortic aneurysm repair [J]. J Vasc Surg 2007, 46: 669-675.

[7] DeMartino R R, Goodney P P, Nolan B W, et al. Optimal selection of patients for elective abdominal aorta aneurysm repair based on life expectancy [J]. J Vasc Surg, 2013, 58: 589-595.

[8] Grant S W, Grayson A D, Grant M T, et al. What are the risk factors for renal failure following open elective abdominal aortic aneurysm repair? [J]. Eur J Vasc Endovasc Surg, 2012, 43: 182-187.

[9] Grenovës-gascó B, Torres-Blanco A. Primary aortoduodenal fistula in a patient with pararenal abdominal aortic aneurysm [J]. Ann Vasc Surg, 2012, 26: 730.

[10] Gupata P K, MacTaggart J N, Natarajan B, et al. Predictive factors for mortality after open repair of paravisceral abdominal aortic aneurysm [J]. J Vasc Surg, 2012, 55: 666 - 673.

[11] Hagendoorn J, de Vries J P, Moll F L. Primary infected, ruptured abdominal aortic aneurysms: what we learned in 10 years [J]. Vasc Endovasc Surg, 2010, 44 (4) 294 - 297.

[12] Hoornweg L L, Storm-Versloot M N, Ubbink D T, et al. Mata-analysis on mortality of ruptured abdominal aortic aneurysms [J]. Eur J Vasc Edovasc Surg, 2008, 35: 558 - 570.

[13] 隗瑛琦，左尚维，胡永华. 腹主动脉瘤流行病学研究进展 [J]. 中华流行病学杂志，2011，32：1296 - 1300.

[14] 贾鑫，郭伟，刘小平，等. 感染性腹主动脉瘤的外科治疗 [J]. 中华临床医师杂志，2011，5：2624 - 2627.

[15] Javerliar I, Caapdevila C, Beauchet A, et al. Results of laparoscopic surgery for abdomanl aortic aneurysms in patient with standard surgical risk and anatomic criteria compatible with EVAR [J]. Ann Vasc Surg, 2013, 27: 472 -477.

[16] Kwon T-W, Park S-J, Kim H K. Surgical treatment result of abdominal aortic aneurysm in Behcet' s disease [J]. Eur J Vasc Endovasc Surg, 2008, 35: 173 - 180.

[17] Lo R C, Bensley R P, HamdanA D, et al. Gender differences in abdominal aortic aneurysm plesentation, repair, and motality in the Vascular Study Group of New England [J]. J Vasc Surg, 2013, 57: 1261 - 1268.

[18] Nathan D P, Brinster C J, Jackson B M, et al. Predictors of decreased short-and long-term survival following open abdominal aortic aneurysm repair [J]. J Vasc Surg, 2011, 54: 1237 - 1243.

[19] Peppelenbosch A G, Windsant I C V, Jacobs M J, et al. Open repair for ruptured abdominal aortic aneurysm and the risk of spinal card ischemia: review of the literature and risk-factor analysis [J]. Eur J Vasc Endovasc Surg, 2010, 40: 589 - 595.

[20] Powell JT, Gotensparre S M, Sweeting A J, et al. Rupture rater of small abdominal aortic aneurysms: a systematic review of the literature [J]. Eur J Vasc Endovasc Surg, 2011, 41: 2 - 10.

[21] Starr J E, Halpern V. Abdominal aortic aneurysms in women [J]. J Vasc Surg, 2013, 57 (4): 3S - 10S.

[22] 舒畅，何昊，李鑫，等. 结核性腹主动脉瘤一例 [J]. 中华医学杂志，2006，86：3361.

[23] Takagi H, Yamomoto H, Iwata K, et al. Effects of statin therapy on abdominal aortic aneurysm growth: a meta-analysis and meta-regression of observational comparative studies [J]. Eur J Vasc Endovasc Surg, 2012, 44: 287 -292.

[24] Twine C P, Humpheys A K, Williams L M. Systemotic review and Meta-analysis of the retroperitoneal versus the transperitoneal approach to the abdominal aorta [J]. Eur J VascEndovasc Surg, 2013, 46: 36 - 47.

[25] 王春喜，段志泉，梁发启，等. 腹主动脉重建后肠出血的诊断和治疗 [J]. 中国普通外科杂志，2006，15：908 -911.

[26] 叶建荣. 国内破裂性腹主动脉瘤治疗结果（1997—2012）及治疗趋向 [J]. 中国血管外科杂志（电子版），2012 (3) 4：146 - 148.

[27] 中华医学会外科分会血管外科学组（郭伟 执笔）. 腹主动脉瘤诊断与治疗指南 [J]. 中国实用外科杂志，2008，28：916 -918.

[28] 朱越峰. 腹腔镜手术治疗腹主动脉瘤的现状及展望 [J]. 中国微创外科杂志，2011，11：35 - 37.

[29] Moore W S. Vascular Surgery a Comprehensive Review [M]. 2nd edition. Orlando: Grume & Stratton, 1986: 318.

[30] Heberer G, Van Dongen R J A M. Vascular Surgery [M]. Berlin: Springe-verlag, 1989: 294.

[31] Eastcott H H G. Arterial Surgery [M]. Third edition. Hong Kong: Editburgh, 1992: 427.

[32] 冯友贤. 血管外科手术学 [M]. 2 版. 上海：上海科学技术出版社，1992：7.

[33] Moore W S. Vascular Surgery a Comprehensive Review. 2nd edition. Orlando: Grume & Stratton, 1986: 445.

[34] Ernst C B, Hagihara P F, Daugherty M E, et al. Inferior mesenteric artery stump pressure: a reliable index for safe IMA ligation during abdominal aortic aneurysymectomy [J]. Ann Surg, 1978, 187: 641.

[35] 梁发启，张国华. 表现为急腹症的腹主动脉瘤 [J]. 军医进修学院学报，1992，13：310.

第一百二十七章　布-加综合征根治术

Radical Operation for Budd-Chiari Syndrome

布-加综合征（Budd-Chiari syndrome，BCS）是肝静脉有/无下腔静脉严重狭窄或闭塞而引起肝静脉回流障碍所出现的症候群。此病首先由Budd报道（1845年）；而后Chiari（1889年）进一步描述了肝静脉闭塞引起的门脉高压症，此后被人们称为BCS。BCS临床表现根据起病急缓、病变的范围和轻重程度有所不同，90%以上的病人表现为进行性、迁延性慢性病期。主要表现：

1. 肝后性门静脉高压症：腹胀，纳差，肝脾大，肝功异常，脾功能亢进，腹水；随病情的发展出现胸腹壁静脉曲张，食管静脉曲张，呕血，黑便。长期大量腹水者发生阴囊肿大，脐疝（图127-1）等。

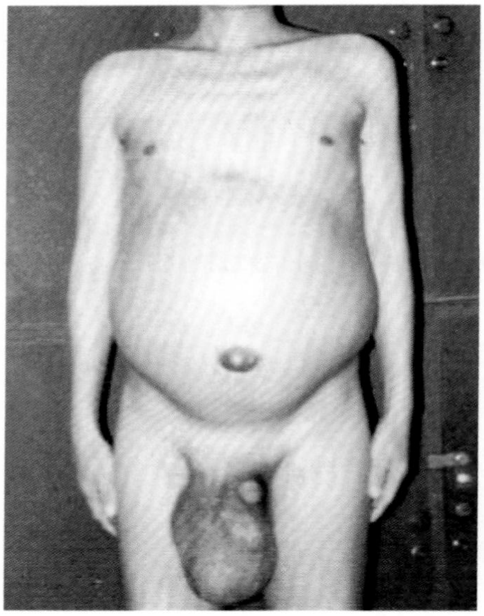

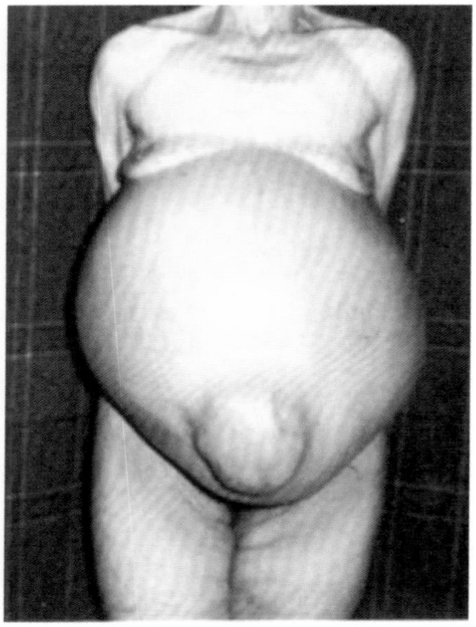

图127-1　大量腹水，阴囊肿大，脐疝

2. 下腔静脉高压症（肝静脉出口及其之上的下腔静脉狭窄/闭塞）：除第1点外还出现下肢慢性淤血性改变：下肢肿胀，静脉曲张，小腿色素沉着，严重者出现下肢淤血性、淋巴性肿胀，甚至发生小腿久治不愈的溃疡等。

3. 慢性心肺功能不全症状：除上述症状外，因肝静脉/下腔静脉阻塞，血液通过侧支回心血量迟缓而不足；肝脾大、腹水致膈肌升高，每于活动或劳动时出现心慌、气促等。

本病的确切发病原因不详，一般认为与多种因素有关。Thompson等1912年首先报道1例肝后段IVC膜性梗阻，而后多认为与先天性发育异常有关。在胚胎发育过程中，下腔静脉上段由心、肝、肾诸段连接和再通而成。下腔、肝静脉再通过程中发生障碍，在静脉腔内形成隔膜，即产生膜性梗阻。此膜的结构主要由胶原纤维组成，弹力纤维极少，表面覆盖有内皮细胞，无肌层，与静脉瓣膜相似。畸形的隔膜发生纤维化，继发血栓形成，使管腔逐渐闭塞，膜亦渐渐增厚，故绝大多数病人至青年甚至更晚才出现症状。其他原因如非特异性静脉炎（常伴有溃疡性结肠炎/克罗恩病、免疫性疾病等）、服用避孕药及某些植物（如狗舌草、草茶等）、高凝状态（如脱水、抗凝血因子缺乏等）、血液病（如真性红细胞增多症、血小板增多症等）、抗磷脂抗体综合征、肿瘤（如下腔静脉平滑肌肉瘤、肾细胞癌、肝癌等）、腔外压迫（如腹膜后肿瘤）等。

布-加综合征的地域分布差异明显，好发于亚洲、南美洲，其他地区较少见。亚洲主要分布在我国、印度、日本、韩国。我国高发区在黄河、淮河流域的河北、山东、河南、安徽、江苏等，其他地区则相对较为少见。

【解剖生理概要】下腔静脉在肝后段上行过程中稍向左上方偏斜。肝静脉开口于肝后段下腔静脉之中上部，距右心房的距离 3.0～4.0 cm，此段下腔静脉的直径约 2.5 cm 且无分支。肝静脉在肝上面的定位及与 IVC 的关系如图 127－2。

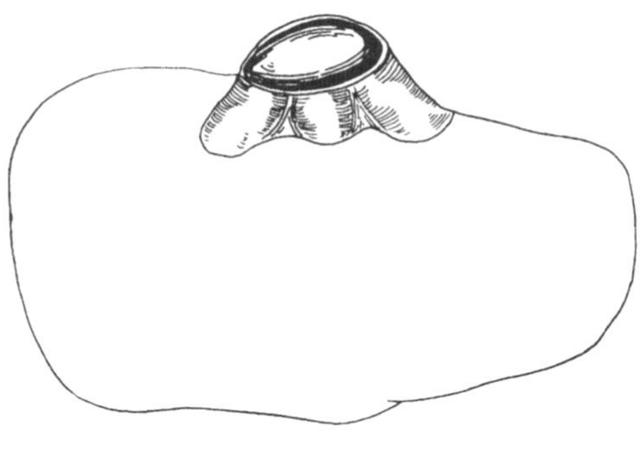

图 127－2　肝静脉与下腔静脉汇合部

肝左静脉主干长约 3.0 cm；外径约 1.0 cm，与肝中静脉合干者长约 1.0 cm。肝左静脉干与下腔静脉约成 42°～90°角，与矢状线相交向左侧开放约 40°角。

肝中静脉主干长平均 5.5 cm，外径 0.8～1.0 cm，终点与矢状线相交向右开放约 39°角。

肝右静脉干长约 1.0 cm，其口径略大于肝左、肝中静脉，1.0～1.2 cm。肝右静脉终点与矢状线相交向右开放约 83°角。

肝左、中、右三支静脉同时闭塞；或二支静脉闭塞，一支通畅的肝静脉代偿不全；或肝静脉开口近段下腔静脉闭塞使肝静脉回流障碍，便出现 BCS。肝静脉闭塞常伴有 IVC 肝后段局限性或较广泛的狭窄或闭塞。由于长期血液回流障碍，高压的静脉形成侧支循环；副肝静脉、第三肝门静脉代偿性扩张，但远不能完全代偿，临床症状难以缓解。肝静脉开口远端的 IVC 闭塞，不影响肝静脉血液回流，无肝静脉梗阻的临床症状。除非通畅的肝静脉开口于梗阻远侧的 IVC 才出现症状（BCS）。否则，下腔静脉-右心房转流术不能解除肝静脉梗阻，恢复肝静脉的血流。此型 IVC 闭塞，通过腰、肋间、奇、半奇静脉扩张代偿，代偿不全，则出现 IVC 高压征、继发静脉瓣功能不全，发生下肢慢性淤血性改变。

布-加综合征的临床分型文献报道不尽统一，为便于手术选择，笔者分为如下 5 型。Ⅰ型：肝静脉入口上方之下腔静脉狭窄或闭塞；Ⅱ型：肝静脉入口部位下腔静脉闭塞；Ⅲ型：累及肝静脉入口的下腔静脉闭塞；Ⅳ型：肝静脉闭塞；Ⅴ型：肝内肝静脉闭塞也称肝小静脉闭塞型，此型少见，笔者仅遇 5 例。

患此病后生活质量下降，劳动力常常丧失；突然发病者常在数月内死亡；慢性迁延者的寿命一般数年至十数年。BCS 肝硬化后发生原发性肝癌的概率＜1%，远低于肝炎后肝硬化。

起病年龄各家报道不一。解放军总医院 1995 年 7 月至 2011 年 12 月，收治布-加综合征 673 例，年龄 3～61 岁，中值年龄在 26 岁。

目前，BCS 的诊断多不困难，根据其临床表现一般可以确诊，但明确病变的确切部位和程度，尚需进行相关辅助检查，如超声波、CT/CTV、MRI/MRV、下腔静脉 DSA；核素扫描（ECT、PETCT）等对诊断也极有帮助。

【手术分类】保守治疗只是暂时减轻症状，而不能控制疾病的进展。所以，近百年来外科医师们不断探索、寻求理想的手术方式。随着人工血管、体外循环的应用；血管外科诊疗技术的提升，对 BCS 的治疗术式不断出新。1964 年 Mababe 行下腔静脉隔膜切除成功；同年，Watkins 行病灶切除重建均达到良好效果。80 年代以后进展较快，手术方式多达 20 多种，根据病变类型不同和医师的经验与习惯而采用不同的术式。近些年来，由于介入腔内治疗的应用；腔内治疗结合手术治疗，相当多的病人免受复杂的手术之苦。1996 年解放军总医院经股静脉送入激光光纤，试图打通 IVC 隔膜后球囊扩张，5 例中 2 例激光头脱落粘于隔膜；2 例未成功；1 例 2mm 厚隔膜开通成功。随着介入技术（包括穿刺技术）和水平的提高，介入治疗已成首选方式。解放军总医院 2011 年 1 月至 2011 年 12 月，成功介入治疗 45 例。但也有些病人，由于不宜介入治疗或介入治疗后不再适于介入治疗者，应根据病人的病情，选择最佳个性化手术治疗。肝移植为根治性治疗。

根据手术的目的不同，除介入治疗外，手术归纳为 4 类：

1. 降低静脉压的手术：这类手术多不处理原发病，只是降低腔静脉和/或门静脉压。比如腔静脉-腔静脉转流术；下腔静脉右心房/耳转流术；联合降压术（既降低下腔静脉压，同时也降低门静脉压；肠系膜上静脉-右心房转流术；门腔、肠腔静脉分流术；脾静脉或门静脉右心房转流术；脾肺固定术等。

2. 减少腹水的手术：大量腹水有时非常难以消除，内科保守治疗无明显效果的顽固性腹水约占10%，外科降低门静脉压力，有减少或消除腹水使不少病人受益。介入治疗已用于腹水的消除。但顽固性腹水常用腹水转流、腹膜透析等。何明基等 2008 年用 Braun 公司 16G×70 cm 中心静脉管，经锁骨下穿刺置入上腔静脉；用 CooK 公司 8.5F 多孔分流管，经腋中线穿刺放入腹腔；用三通将两导管连接固定，治疗顽固性腹水 45 例，成功率 100%，手术时间 20～40 min。腹腔-上腔静脉压力差约 129.3 mmH_2O，术后第二天腹围缩小，第三天明显缩小（平均缩 77.8 mm）；尿量较术前增加 770 mL，无并发症。但此术大部分导管在体外，适于短期腹水转流；转流管长期留置，易发生锁骨下静脉血栓形成及导管周围感染。2011 年 Richard Ⅲ 报道在超声波引导下行导管引流消除腹水。手术转流虽然有创伤，但长期效果较好。目前常用术式：颈内静脉-胸导管吻合，腹腔-颈内静脉导管转流，腹膜-大隐静脉吻合等。

3. 根治性手术：此术式是直接纠正或去除病变的手术，恢复静脉的通畅性，从而消除静脉高压所引起的症状，如经右心房下腔静脉破膜术、病灶切除静脉补片成形术、干部分切除肝包膜-右心房吻合术等。

4. 肝移植术。

【适应证】布-加综合征根治术方法多种，根据下腔静脉、肝静脉病变与选择的手术方式的不同适应证有不同要求，本文仅述深低温停循环布-加综合征根治术的适应证：

1. 有 BCS 的临床表现：肝后性门脉高压症；有/无下腔静脉高压症；心肺功能不全症等。

2. 超声波/MRV/CTV；双向下腔静脉造影证实肝静脉闭塞；有/无下腔静脉闭塞。

3. Child 分级 A、B 级或国内分级Ⅰ、Ⅱ级者。但明显黄疸者（胆红质超过 30 mol/L）应慎重。

4. 不宜介入治疗或介入治疗失败者。

【禁忌证】

1. 同一般大手术的手术禁忌证。

2. 肝功能 Child C 级或国内分级Ⅲ级者。

【术前准备】

1. 保肝治疗，争取肝功能达到 Child 分级 A、B 级，凝血指标在正常范围内。

2. 除超声波、MRV、CTV 等检查外，为进一步了解肝静脉、下腔静脉的情况，应做下腔静脉单向或双向造影；有条件时在超声引导下介入经皮行肝静脉造影。

3. 准确评价心、肺、肾功能。拍胸部 X 线片/CT，查气血分析及肺功能检查。

4. 顽固性大量腹水者，采用腹水回输或超滤浓缩后腹水回输，以减少蛋白丢失，预防术后心力衰竭；维持电解质平衡。

5. 术前 1 d 应用抗生素，准备术野皮肤及肠道准备。备新鲜血 800 mL。

6. 体外循环、降温、复温用品。

7. 术野皮肤准备（胸、腹、会阴部）；放置导尿管。

【麻醉与体位】气管内插管或喉罩全身麻醉。术中心电监护；颈静脉穿刺置中心静脉管或 Swan-Ganz 导管监测静脉压、肺动脉压。桡动脉穿刺监测动脉压。指（趾）血氧饱和度监测。上肢建立两条有效输液通路。鼻咽部及直肠放自动温度计监测体温。体位为仰卧位，胸背部正中纵向垫一 5 cm 厚长枕垫。

【手术步骤】

1. 切口：胸部正中切口（图 127-3）。切开皮肤，电刀切开皮下组织及胸骨骨膜。自剑突下缘向上或自颈静脉切迹向下分开胸骨后纵隔组织。电锯劈开胸骨。骨腊黏堵胸骨创面，防止渗血。自动牵开器酌情撑开胸骨，“⊥”形切开心包，充分止血。将心包左、右两侧缘分别缝于切开的胸骨骨膜，保护切口。用牵开器牵开胸骨扩大术野（图 127－4）。

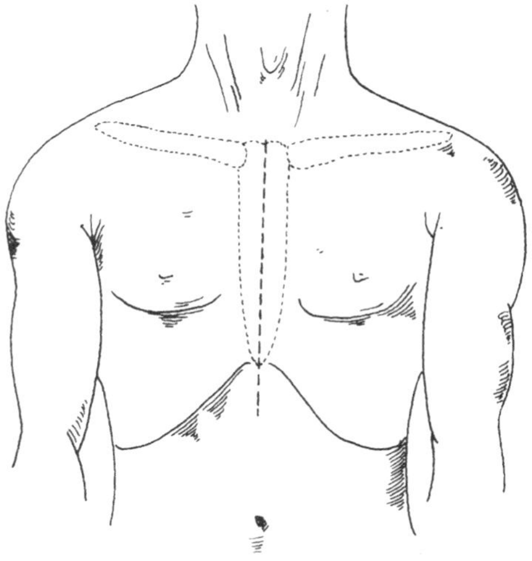

图 127－3　手术切口

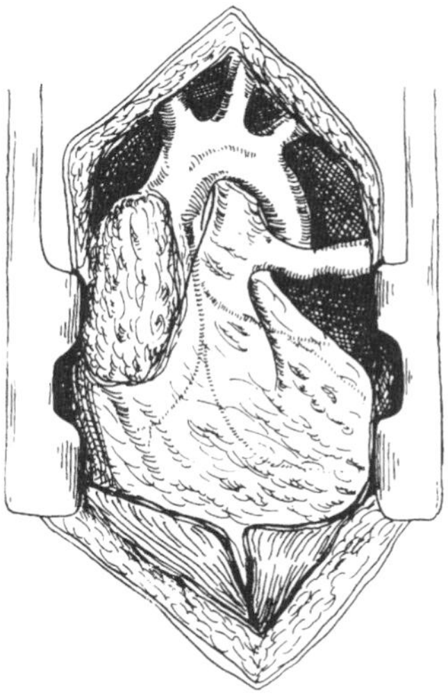

图 127－4　向两侧牵开胸骨

2. 建立体外循环：全身肝素化（肝素钠 250 U/kg）。升主动脉做荷包缝合，安放动脉体外循环转流管，右心耳做两个荷包缝合，分别放置上腔、右房/下腔静脉体外循环转流管，连接心肺机（图 127－5）后起动心肺机，同时降温。在术野心脏部位放冰屑。

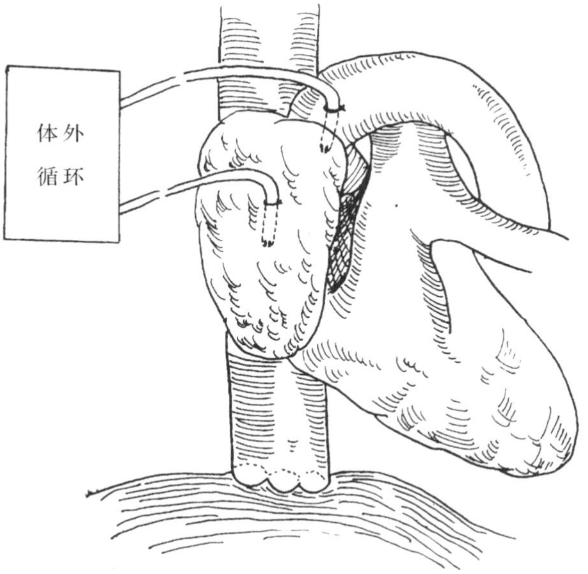

图 127－5　建立体外循环

3. 游离下腔静脉：从下腔静脉前方切开心包底部及膈肌，用“S”拉钩将膈肌拉向足端；将右心房轻轻拉向头端，解剖 IVC 前壁，显露肝静脉入口。此处 IVC 与肝组织粘连，需小心分离，避免撕破 IVC。肝静脉入口以上之 IVC 前壁一般无代偿扩张静脉，而两侧壁偶有静脉支，故下腔静脉两侧游离不宜过多。

4. 切开下腔静脉：一般直肠温度降至 30 ℃以下时，心脏即停止跳动，待直肠温度降至 20 ℃时，停止体外循环。纵形切开 IVC（图 127－6），必要时切开部分右心房，以扩大术野。吸除下腔静脉内少量积血，术野则无血，直视下可以清楚显示病灶。下腔或肝静脉狭窄或血栓性闭塞者，病灶表面多呈淡红色，触之松软挤压后则消失。隔膜性病灶表面呈光滑的静脉内膜样，略内陷状，个别病例隔膜性病灶表面略毛糙或呈螺旋样隆起，但仍呈静脉内膜颜色。

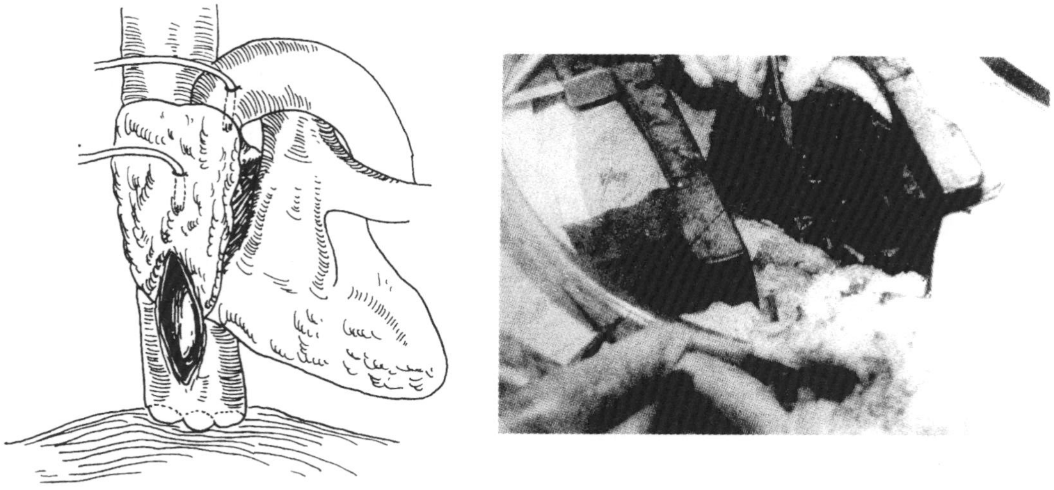

图 127－6　切开下腔静脉及部分肝中静脉

5. 切除肝静脉隔膜：肝静脉开口于下腔静脉之前壁和侧前壁，其确切部位不易判定时，可以在相当于肝静脉开口部位盲目切除静脉壁及病灶。不熟练时，最好用注射器穿刺，抽出血液即提示已进入肝静脉，用直角钳夹持病灶（图 127－7），用弯血管剪刀将其剪除，直至显露扩大的肝静脉。作者病例病灶隔膜厚度 0.1～0.5 cm，平均 0.27 cm。

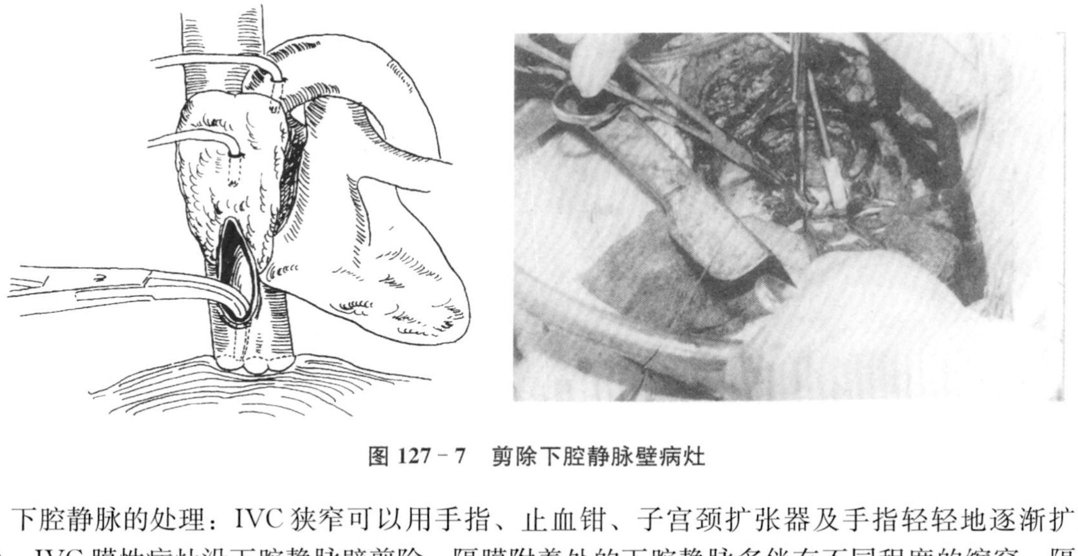

图 127－7　剪除下腔静脉壁病灶

6. 下腔静脉的处理：IVC 狭窄可以用手指、止血钳、子宫颈扩张器及手指轻轻地逐渐扩张（图 127－8）。IVC 膜性病灶沿下腔静脉壁剪除。隔膜附着处的下腔静脉多伴有不同程度的缩窄，隔膜切除后可以扩张至约 2.0 cm。

7. 缝合下腔静脉：肝静脉、IVC 病灶清除或静脉扩张完成后，用 4－0 Prolene 线由 IVC 远端开始连续外翻缝合其切口（图 127－9），针距以 2～3 mm 为宜。若 IVC 前壁有缺损，可以予肝包膜缝合修复（图 127－10），或心包补片成形。

8. 去除体外循环：IVC 一旦缝合完毕，即起动心肺机恢复体外循环，同时复温。心脏出现颤动时除颤。心脏自主心律和功能完全恢复；体温升至正常后，鱼精蛋白中和肝素钠，必要时按全血凝酶时间（TT/TCT）测定值追补，使凝血时间稍长于正常。给予利尿药，去除体外循环转流管。充分止血，心包底及膈肌切缘毯边缝合，以减少淋巴液渗出，然后膈肌切缘 8 字形缝合。

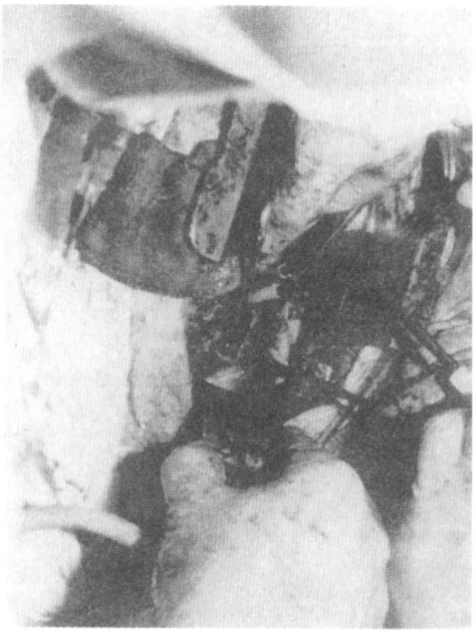

图 127－8　以手指扩张下腔静脉

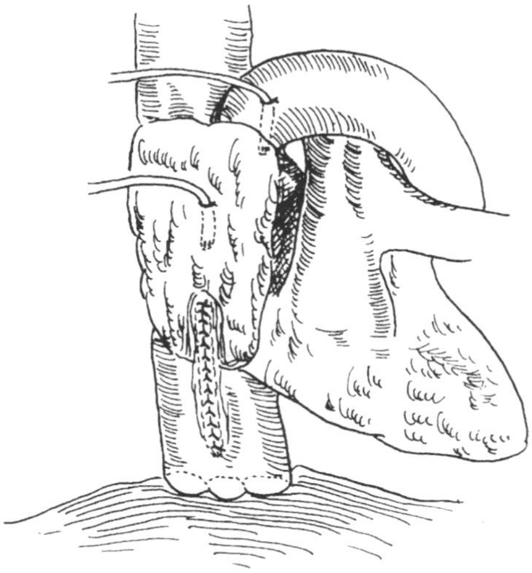

图 127－9　外翻缝合下腔静脉切口

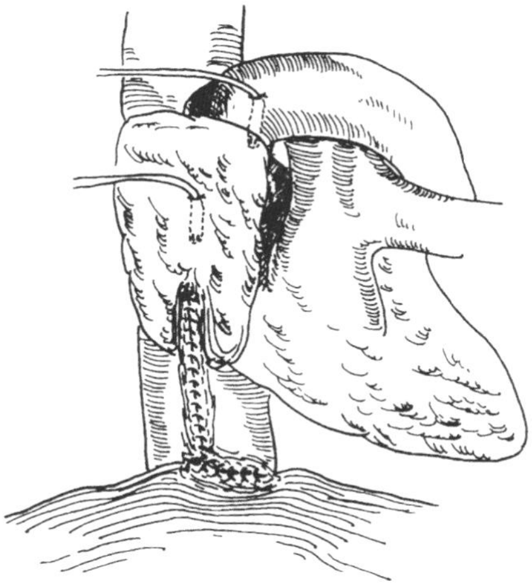

图 127－10　下腔静脉与肝包膜缝合修复

9. 缝合切口：生理盐水冲洗术创，心包内放置引流管一条，由剑突下方一侧腹部戳洞引出，缝合心包。有些病人，下腔、肝静脉梗阻解除后，回心血量增加，右心房明显扩张，心包腔相对狭小，此种情况可以不缝合心包，但纵隔仍需放置引流管，由剑突下另一侧腹部戳洞引出。胸骨用 3～4 条钢丝缝合固定，然后依次缝合胸骨骨膜、皮下组织及皮肤（图 127－11）。

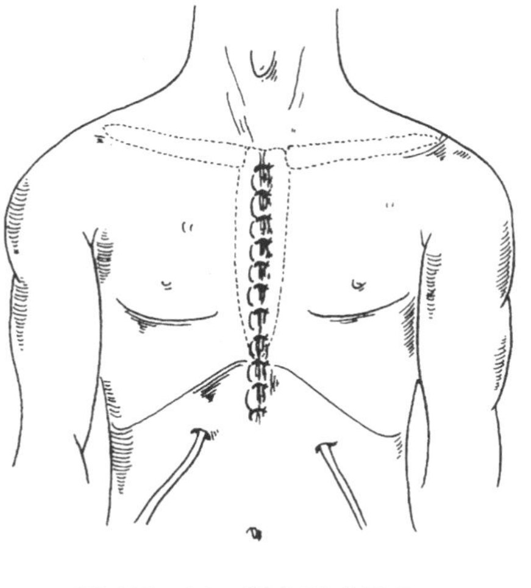

图 127－11　缝合手术切口

【特殊情况下的手术处理】做肝静脉病灶切除找不到肝静脉开口时，可能有 2 种情况：一是解剖变异；二是肝静脉闭塞灶长。前者需复习影像学资料或术中超声检查，确定肝静脉病变的部位后解剖出肝静脉开口行病灶切除；后者可在下腔静脉腔内切除纤维化的部分肝组织，直至显露扩张的肝静脉，但下腔静脉后壁不宜盲目过多切除，因肝静脉不会开口于下腔静脉后壁。IVC 后壁缺损不做修复，一般不会发生出血，因此处静脉压低；静脉壁外有纤维组织阻挡。但后壁缺损过多修复困难，不修复粗糙面易血栓形成。

下腔静脉闭塞太长，甚至从髂静脉分叉至膈肌水平完全闭塞，很难疏通。这种情况只要肝静脉及其上的IVC通畅，病人就能解除肝后性门静脉高压症，恢复正常工作和生活。单纯IVC狭窄/闭塞致下肢静脉高压，以弹性外支持、抬高下肢，减轻下肢淤血状态。

【术后处理】

1. 预防心力衰竭：①心脏复跳，体外循环撤除前超滤脱水：肝静脉、抑或下腔静脉梗阻解除后，组织液、腹水大量回吸收，脱水有利于防止循环量增加而加重心脏负荷；②利尿：自主心率恢复后应用利尿药，排出回吸收的过多水分，保持电解质平衡；③增强心脏功能：必要时应用强心药、能量合剂，改善心肌营养供应；④控制补液量：深低温后常有肺间质水肿，液体输入过量，更易加重肺水肿和心力衰竭。术后前3 d液体应限制在2000 mL/d以内，根据中心静脉压、尿量及病人临床表现调节输液量，同时补充白蛋白，使其维持在正常水平。

2. 术后监测：术后继续监测心电、动脉压、中心静脉压及血气，使其维持在正常范围，有条件者送入ICU监护。呼吸功能未完全恢复或血气分析异常者，呼吸机辅助呼吸。病情稳定后相继去除各种监测，转入普通病房。

3. 保肝治疗：从理论上讲，肝静脉梗阻解除后，门静脉压即刻降低，肝脏供血改善，肝功随之恢复。但由于手术创伤；麻醉药物和体外循环的影响，术后近期常出现肝功轻度异常，故术后应予静脉或口服保肝药；有黄疸者加用降黄药（如消黄灵等）；多种维生素；能量合剂等有利于肝功能的恢复。

4. 抗凝治疗：手术直接损伤了静脉壁，易形成血栓。但因体外循环破坏了一些凝血因子，加之麻醉、创伤影响了肝脏功能，而引起凝血因子合成降低，功能下降，故术后不宜大剂量应用抗凝血药，在监测凝血功能的同时，予以小剂量抗凝血药。在进食前肝素钠70～125 IU/(kg·d)，每8小时1次，皮下脂肪内注射或持续静脉泵入/输入，或皮下注射低分子肝素，进食后改为口服抗凝血药，抗凝治疗应持续3个月。

5. 严密观察失血情况：术后失血量主要是心包和纵隔引流量，每小时记录一次。引流量过多说明有渗血或出血，必要时暂停抗凝治疗，酌情输新鲜血，使血色素维持在10 g以上。引流管一般24～48 h拔除。

6. 应用广谱抗生素预防感染。加强护理，补充营养。

【术后并发症、预防与处理】

1. 肺水肿、肺部感染：体外循环后常有肺间质水肿，肺的顺应性下降，气道阻力增加。术后血液动力学改变，部分病例有肺水肿表现；加之胸部切口疼痛，病人呼吸浅、快，胸闷，即便供氧量10 L/min，仍感憋气，如处理不当易继发肺部感染。预防肺水肿的重要措施：体外循环机恢复运转后超滤脱水，排出静脉梗阻解除后回吸收的过多水分，一般脱水量以4000 mL左右为宜。如果中心静脉压较高，可以脱出更多量的水，而后予利尿药、强心药，预防心力衰竭。适当补充白蛋白，维持水、电解质平衡。加强肺部护理同样是重要的。术前、术中、术后应用广谱抗生素是预防感染的重要措施。

2. 心包积液：引流管拔除之后，部分病例发生心包积液。心包积液的原因系心包底和膈肌切缘的淋巴液渗出。术中将心包底部及膈肌切缘严密毯边式缝合，可以有效地控制心包积液的发生。有心包积液的症状、体征后，常规影像学检查，必要时在超声引导下做心包穿刺抽出积液或放置引流管引流。

3. 应激性溃疡：是大手术常见并发症，有黄疸者，尤其严重黄疸者发生率更高。故有明显黄疸的病人应禁忌手术。术后保肝治疗，静脉注射抑制胃酸分泌制剂，进饮食后改为口服制剂，同时服胃黏膜保护剂。一旦发生溃疡出血，除静脉应用抑酸药外，应禁食、补液、胃管减压。经胃管注入冰盐水、副肾上腺素。必要时胃镜直视下喷撒孟氏溶液、肾上腺色腙片等。

【手术经验与有关问题讨论】本术式也可以采用左侧卧位，经右第7肋间后外侧入路，经股动脉、静脉及右心房建立体外循环，经右心房处理肝静脉、下腔静脉病变，或经下腔静脉处理腔静脉病变。

解放军总医院1993年设计了在全身麻醉体外循环深低温停循环下施行直视下下腔静脉和/或肝静脉

病灶切除术，至2003年34例（单纯肝静脉闭塞11例，肝静脉和下腔静脉同时梗阻23例），其中，下腔静脉支架移位、闭塞、堵塞肝静脉联合支架取出3例；介入治疗后再闭塞2例；腔房转流手术后血管闭塞1例。在3例取支架中，1例支架继发肝静脉闭塞并部分支架断裂进入右心房予以取出（图127－12）。下腔静脉支架包裹在膈膜、纤维组织内，连同下腔静脉膈膜分次切除、肝静脉膈膜切除，病人康复。34例中，1例术后应激性溃疡出血死亡；33例短期和长期效果良好，术后2个月可从事正常生活和工作。随访1～23年，1例死于肝癌，32例均健康存活，无并发症，其中2例女性术后生育，母子均健康。影像学检查，仅1例出现修复后下腔静脉中度狭窄，因无症状未处理。本术式的优点如下。①创伤小：本术式只开胸、不开腹，减少手术创伤；由于循环停止，下腔静脉切开时不必阻断该静脉，故下腔静脉不必广泛游离；只切开肝静脉入口上方的下腔脉即能满足下腔静脉和/或肝静脉根治术的需要。②根治彻底，效果直接：切开并牵开下腔静脉，停循环后，在无血状态下清楚看到病变情况，针对不同病变采取不同措施：狭窄病变予扩张；肝静脉、下腔静脉膜型病变予以彻底切除；可迅速取出介入放置的有害支架，解除静脉梗阻，取得立竿见影的效果。③手术时间短：手术时间190～336 min，平均234 min；体外循环时间90～226 min，平均139 min，停循环时间14～54 min，平均27 min。④术后恢复快：由于只切开肝静脉上的下腔静脉，在静脉腔内完成肝静脉或下腔静脉病灶切除，恢复静脉的通畅性，简化了手术操作，缩短了手术时间；无出血风险。⑤术后处理简单，康复快，术后两周左右即可出院。⑥手术安全，效果明显：恢复体外循环后即见膈肌及肝表面扩张的静脉、淋巴管逐渐塌陷，肝脾缩小；术后即见扩张、纡曲的胸腹壁静脉塌陷；术后一周内肝功能改善，腹水消失；术后2个月后可以从事正常生活或工作。所有病人无症状复发，彩色超声波检查，1例15年后IVC狭窄35%，其余病例通畅。1993年手术的4例病人，于2015年12月电话随诊，身体健康，正常工作、生活，无症状复发。2014年10月17日公安干警带一犯人让作者开具17年前做布-加综合征根治术的诊断证明，该病人体能和状态如常人；另一例女性16年前手术，术后生育一男孩，已上中学，母子均健康，验证了该术式确有良好的长期效果。

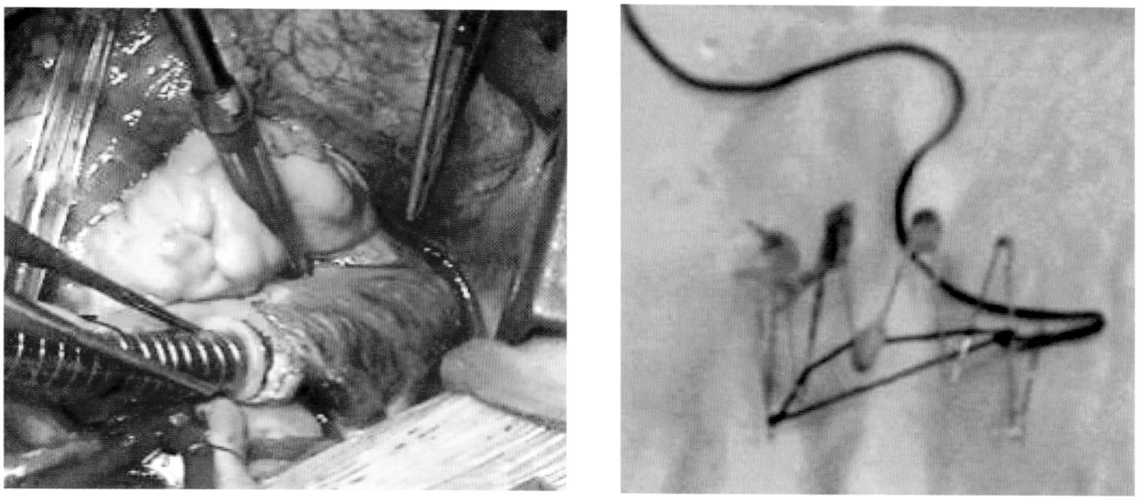

图127－12 切除静脉病变，取出IVC支架

深低温停循环的安全时限虽然随体温的下降而延长，但停循环时间越短对病人的生理干扰越小。体温至15 ℃左右时，争取40 min内完成手术是可能的。在介入治疗为主的现今，本术式仍有实用性。

〔梁发启〕

参考文献

[1] Abdalla E K, Noun R, Belghiti J. Hepatic vascular occlusion: which technique? [J]. Surgical Clinics North

America，2004，83（2）：563－585.
[2] Albillos A，Bañares R，González，M，et al. Ameta-analysis of transjugular intrahepatic portosystemic shunt versus paracentesis for refractomy ascites [J]. J Hepat，2005，43：990－996.
[3] Arora A，Tyagl P，Ghuman SS，et al. Hepatocellular carcinoma preasenting as Budd-Chiari syndrome [J]. J Clin Exper Hepat，2012，2：91－92.
[4] 卞策，王忠镐，郭巍，等. 布加氏综合征的治疗 [J]. 第十一届全国血管外科学术会议论文集，2012：p180.
[5] Beckett D，Olliff S. Interventional radiology in the management of Budd-Chiari syndrome [J]. Cardiovasc Intervent Radiol，2008，31：839－847.
[6] Bhogal H K，Sonya A J. Using transjugular intrahepatic portosystmic shunts for complication of cirrhosis [J]. Clinical Gastroenterology and Hepatology，2011，9（11）：936－946.
[7] Burroughs A. Management of portal hypertension：on and Budd-Chiari syndrome [J]. Medicine，2007，35：99－103.
[8] 陈道兰，朱朝庚. 腹腔静脉转流术治疗腹水的疗效评价 [J]. 世界华人消化杂志，2000，8：25.
[9] 陈孝柏，魏海亮，张健梅，等. 直接淋巴管造影对胸导管出口梗阻的诊断价值 [J]. 中华放射学杂志，2013，47（5）：401－404.
[10] Deen K I，de Silva A P，Jayakody M，et al. Saphenoperitoneal anastomosis for resistant ascites in patients with cirrhosis [J]. Am J Surg，2001，181，145－148.
[11] 邓肖群. 高频超声对健康志愿者及肝硬化病人颈段胸导管的评价 [J]. 中国临床医学影像杂志，2011，22（5）：350－351.
[12] 顾倬云，陆惟善. 肝静脉阻塞综合征八例报告 [J]. 中华外科杂志，1981，19：754.
[13] 何明基，申刚，练军，等. 介入法腹水转流术治疗顽固性腹水 [J]. 介入放射学杂志，2008，17（2）95－97.
[14] Herman R，Kunisaki S，Molitor M，et al. The use of peritoneal venous shunts：A short case series [J]. J Pediatric Surg，2011，46：1651－1654.
[15] Inafuku H，Morishima Y，Nagonao T，et al. A tree-decade experience of radical open endvenectomy with pericadial patch graft for correction of Budd-Chiari syndrome [J]. J Vasc Surg，2009，50：590－593.
[16] 蒋彦永，温赞铭. 颈内静脉胸导管吻合治疗下腔静脉梗阻所致顽固性腹水 [J]. 中华外科杂志，1979，17：197.
[17] Kanou T，Nakagiri T，Minami M，et al. Peritoneovenous shunt for chylous ascires after lung trasplatation for lynphangioleiomomatosis [J]. Transpl Proc，2012，44：1390－1393.
[18] 郎诗民，钟麟，李福玉，等. 儿童乳糜腹水大隐静脉倒转分流术 [J]. 中华小儿外科杂志，2001，22：242－243.
[19] 刘小平，梁发启，晋援朝，等. 腹膜大隐静脉转流术治疗顽固性腹水 [J]. 世界华人消化杂志，2002，10：732－733.
[20] Li C-M，Wang Z-G，Gu Y-Q，Management of complex patients with Budd-Chiari syndrome [J]. Ann Vasc Surg，2010，24（3）：301－307.
[21] 梁发启，王春喜，陈凛，等. 低温停循环第二肝门成型根治肝静脉阻塞型布加综合征初步探讨 [J]. 中华肝胆外科杂志，2002，8（3）：172－174.
[22] 梁发启，张国华，陈凛，等. 体外循环深低温麻醉下停循环施行布加综合征根治术 [J]. 中华外科杂志，1996，34（11）：668－669.
[23] Ma X. Staged management of Budd-Chiari Syndrome coused by co-obstructio of the inferior vena cava and main hepatic veins [J]. J Hepat，2013，58：S93.
[24] Martin L G. Percutaneous placement and management of the Denver shunt for portal hypertensive ascites [J]. A J R Am J Roetgenol，2012，199：w449－w553.
[25] Pèron J-M，Barange K，Otal P，et al. Transjugular intrahepatic portosystemic shunt in the treatmentof retractomy ascites：results in 48 cansecutive patients [J]. J Vasc Intervent Radiol，2010，11：1211－1216.
[26] Plessier A，Rautou P-E，Valla D-C. Management of hepatic vascular diseases [J]. J Hepat 2012，56：S25－S38.
[27] Senthil R，Sundaraiya S，Perumalla R，et al. Peritonovenous shunts scintigraphy to assess shunt patency in patients with refrratory ascites [J]. J Clin Exp Hepato，2013，3：347－350.
[28] Valla D-C. Primary Budd-Chiari Syndrome [J]. J Hepatol，2009，50：195－203.
[29] 王春喜，黄有清，梁发启，等. 第二肝门肝静脉医源性异物阻塞的手术探讨 [J]. 中国现代手术学杂志，2006，

10：102－105.

[30] 张克伟，李志伟，滕炳会. 胸导管-颈内静脉吻合术治疗顽固性腹水 12 例临床观察. 山东医药，2004，44（18）：35－36.

[31] 王茂强，程留芳，王志强. 138 例肝静脉阻塞型 Budd-Chiari 综合征腔内治疗的研究 [J]. 胃肠病学，2007，12：727－732.

[32] 张小明. 布加综合征外科治疗方法选择与评价 [J]. 血管外科杂志，2011，11（1）71－72.

[33] 郑月宏，刘昌伟，宋晓军，等. 径腹翻肝入路非体外循环直视下布加综合征根治术——单纯开腹布加根治是否可行? [J]. 血管外科杂志，2011，11（1）73－76.

[34] Eguchi S，Endo S，Yamaguchi A. et al. Inferior caval occlusion associated with the Budd-Chiari-syndrome：treatment with bypass operation [J]. J Cardiovase Surg，1966，7：490.

[35] Ohara I，Ouchi H，Takahashi K. A bypass operation for occlusion of the hepatic inferior vena cava [J]. Surg Ggnecol Obst，1963，117：151.

[36] 孙衍庆，朱大雷. 经胸腹膜后腔肝裸区径路治疗布-加综合征 [J]. 中华外科杂志，1982；20：107.

[37] 梁发启，张国华. 经胸下腔静脉-右心房转流术治疗布-加综合征 [J]. 军医进修学院学报，1994，15：176.

[38] Chapman J E，Ochsner J L. Iliac-mesenteric atrial shunt procedure for Budd-Chiari syndrome complicated by inferior vena caval thrombosis [J]. Ann Surg，1978，188：642.

[39] Orloff M J，Daily P O，Girard B. Treatment of Budd-Chiari syndrome due to inferior vena cava occlusion by combined portal and vena caval decompression [J]. Am J surg，1992，163：137.

[40] Erilik D，Shramek A，Brandstaetters，et al. Surgical cure of primary hepatic vein occlusion syndrome by side-to- side portacaval shunt [J]. Surg Gynecol Obstet，1962，114：368.

[41] Cameron J L，Herlong F，Sanfey H，et al. The Budd-Chiari syndrome treatment by mesenteric-systemic venous shunts [J]. Ann Surg，1983，198：335.

[42] Cameron J L，Maddrey W C. A new treatment for the Budd-Chiari syndrome [J]. Ann Surg，1978，187：402.

[43] Luttwak E M，Charuzil，Licht A，et al. Emergency splenic vein-right atrial shunt for massive esophageal hemorrhage with cirrhosis of liver and inferior vena cava occlussion：Report of an operation and follow-up [J]. Ann surg，1973，177：411.

[44] Saubier E G，Brault A，Partensky C. Splenoazygos shunt for stenosis of the suprahepatic inferior vena cava with cirrhosis. Secondary Budd-Chiari syndrome [J]. Int Surg，1974，59：526.

[45] Franco D，Vons C，Le Compte Y，et al. Portoatrial shunt in Budd-Chiari syndrome [J]. Surg，1985，90：378.

[46] 汪忠镐. 布-加氏综合征 100 例诊治经验 [J]. 中华外科杂志，1989，27：22.

[47] Akita H，Sakoda K. Portopulmonary as a surgical treatment of Budd-Chiari syndrome [J]. Surg，1980，87：85.

[48] Leveen H H，Christoudias G，Ip M，et al. Peritoneo-venous shunting for ascites [J]. Ann Surg，1974，180：580.

[49] Kimura C，Shirotani H，Kuma T，et al. Transcardiac membranotomg for obliteration of the inferior vena cava in the hepatic portion [J]. J Cardiovasc Surg，1962，3：393.

[50] Nakno K，Adachi S，Kawashima Y，et al. A radical operation for the Budd-Chiari syndrome associated with obstruction of the inferior vena cava [J]. J Cardiovasc Surg，1984，25：216.

[51] Lmaoka S，Okamoto N，Kobayashi T，et al. Treatment of inferior vena cava obstruction producing Budd-Chiarisyndrome [J]. Arch Surg，1984，119：965.

[52] Dohi K，Asahara T，Fukuday，et al. Successful treatment by simultaneous hepatic venoplasty and eavoplasty for Budd-Chiari syndrome with obstruction of retrohepatic inferior vena cava [J]. Surgery，1993，113：574.

[53] Senning A. Transcaval posterocranial resection of the liver as treatment of the Budd-Chiari syndrome [J]. World J Surg，1983，7：632.

[54] Putnam C W，Porter K A，Weil R，et al. Liver transplantation for Budd-Chiari syndrome [J]. JAMA，1976，236：1142.

[55] 刘永坚，刘牧之. 临床解剖学丛书：腹、盆部分册 [M]. 北京：人民卫生出版社，1992：418.

第一百二十八章 腹膜后肿瘤手术

Operation of Retroperitoneal Tumors

腹膜后腔又称腹膜后间隙（retroperitoneal space），是一个潜在的巨大的间隙。由此间隙内的组织或器官形成的肿瘤称为腹膜后肿瘤。但其中不少脏器，如肾脏、输尿管、胰腺、肾上腺，虽均系处于腹膜后的组织，而这类器官形成的肿瘤则分别称作肾脏、肾上腺和胰腺的肿瘤，一般不归入腹膜后肿瘤范围，为了加以区别，故特称其他的腹膜后肿瘤为原发性腹膜后肿瘤（primary retroperitoneal tumor）。这类肿瘤发病率不高，在一般大医院普通外科中，每年能遇到这类肿瘤仅 2～3 例，其中恶性占 85％，良性为 15％。腹膜后软组织肉瘤约占全身软组织肉瘤的 15％。腹膜后间隙布满重要的大血管，上述肿瘤往往与大血管有较密切的关系；加上这类肿瘤病人就医时常已有体积较大的肿瘤，外科医师若对腹膜后间隙的解剖不熟悉，对这类肿瘤的生物学特性了解不够，就常会在探查过程中放弃切除肿瘤的机会；或手术不当，致使肿瘤复发和不必要地损伤或切除相邻的组织或器官。由于近代麻醉、各种监测技术、各种电刀以及止血药的发展，给外科医师提供切除巨大复杂肿瘤的有利条件，只要能熟悉掌握腹膜后间隙的解剖，并充分了解腹膜后肿瘤的生物学特性，就可能比较彻底、安全地切除复杂的腹膜后肿瘤。

【腹膜后间隙的解剖关系】

1. 腹膜后间隙的范围：腹膜后间隙是一范围广阔的潜在空间，上起横膈，下达盆腔底部，两侧到腰方肌外缘；此间隙的前面为腹后壁的壁层腹膜，右及左侧结肠系膜，十二指肠第二、第三、第四段，胰腺的后方，升结肠、降结肠、直肠的后壁及右肝的裸区。此间隙的后面为两侧腰大肌、腰方肌、膈肌脚、脊椎、骶骨、髂腰肌、提肛肌及尾骨肌。广义地说小肠系膜、横结肠系膜、乙状结肠系膜两叶间之间隙亦可包括在内（图 128－1）。

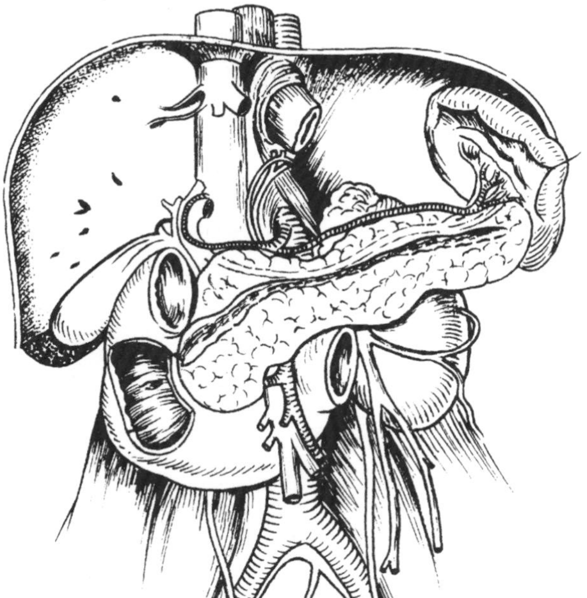

图 128－1 腹膜间隙范围示意图

2. 腹膜后间隙的内容物：①血管及淋巴组织；②神经组织；③脏器；④原始生殖嵴残留组织。

【生物学特性】腹膜后肿瘤不论是良性或恶性，其生长特性为膨胀性生长，一般不具有浸润性。随着肿瘤体积的增大，可推移、挤压四邻的脏器或组织，但不侵犯周围器官。肿瘤绝大多数具有完整的包膜，在肿瘤包膜及相邻组织间有一较疏松的潜在间隙。上述两个特性为外科手术切除提供了较好的条件。

恶性的腹膜后肿瘤，即使体积很大，亦很少出现转移。此类肿瘤一般不经淋巴道转移，可经血源转移。故即使较大的肿瘤，亦有根治切除可能，且手术不必伴相应的淋巴清扫。

腹膜后肿瘤较易出现局部复发。根据文献报道和北京解放军总医院的经验，约 60％的恶性腹膜后肿瘤术后可出现复发。复发多数局限在原肿瘤的基部，但亦可出现其他部位的种植性转移。

【适应证与禁忌证】绝大多数腹膜后肿瘤，不管是良性或恶性，即使肿瘤体积巨大，均有根治切除的可能，因此均适于手术，惟有腹膜后恶性淋巴瘤，尤其是包绕于腹主动脉周围者，肿瘤与正常组织间无界线，且常侵及动脉壁，故不宜行手术切除，仅作病理活检证实，术后可采用放射治疗、化学治疗。某些神经源性肿瘤如恶性副神经细胞瘤可包绕腹主动脉前后，彻底手术切除常不可能，亦不属于手术适应证。

其他手术禁忌证和一般大手术时全身情况的禁忌证相同。

【术前准备】较大的腹膜后肿瘤手术时间往往很长，出血较多，解剖剥离面广，创伤较大，必须做充分的术前准备。

1. 对心血管系统要有充分的了解，备足够量的血，术前建立两个大口径的输液通道，一为测定中心静脉压（CVP），通道均建在上肢（术中常有可能要暂阻断下腔静脉，故不宜由下肢输液）。作动脉置管直接测动脉压。

2. 了解双侧肾脏功能，因常需切除一侧肾脏，故必须事先了解对侧肾脏功能是否正常。

3. 做好肠道清洁准备，以备术中有切除结肠的可能。

4. 术前经膀胱镜插患侧的输尿管导管，以防术中损伤输尿管。

5. 若有凝血功能的障碍，术前必须加以纠正。

6. 做好血管修补和移植的充分准备。

7. 对某些较大的腹膜后恶性肿瘤，生长迅速，CT 或 MRI 显示与周围大血管分界不清者，术前可作血管造影，了解肿瘤供血的多少，有无主要的供血动脉。必要时可作相应动脉的栓塞处理。一般均在术前 2～3 d 作此处理。这样可大大减少术中的出血，提高切除率，增加手术的安全性。

【麻醉与体位】一般采用气管内全身麻醉，除上述置中心静脉插管监测 CVP 外，最好动脉置管直接监测动脉压。

手术室应备有良好的电刀，特别是氩气-高频电刀，因此类肿瘤切除后常遗有巨大的肿瘤床创面，渗血广泛，难以用普通电刀止血。在分离肿瘤过程中亦随时可遇到瘤面或分离部位的渗血，随时用氩气-电刀止血，可使术野清洁，加速手术进程，并可减少术后出血的机会。个别情况需将肿瘤分割切除，必要时需采用微波刀或超声吸引刀协助切除。

一般均采用平仰卧位，但可酌情垫高患侧。盆腔肿瘤有时需采用膀胱截石位。

【手术显露途径】

1. 腹膜后肿瘤包括繁多的肿瘤以及不同的部位，因此手术显露的途径亦不同。总体上可将其分为 5 类：右上、左上、右下、左下及盆腔。位于上腹的手术难度较下腹为大，右侧较左侧为难，以右上的难度为大，因该部位的腹膜后肿瘤可挤压推移肝十二指肠韧带中的肝动脉、门静脉和胆总管。推移胰腺、肠系膜上动、静脉，且常可使下腔静脉和肾静脉受压或移位。因此术中易造成上述组织的损伤，使切除难度增大。此外盆腔的巨大肿瘤可充填整个小骨盆腔，使膀胱、输尿管、前列腺、直肠受压移位，并可推移或包绕髂内、外动静脉，有时手术难度亦很大。

2. 切口选择：原则上是要作尽可能大的切口。常用由上起剑突，下达耻骨联合中线的长纵切口，必要时还可加向左或向右的横切口，成为一“十”字形切口。因为肿瘤的基部位于腹后壁，故没有足够大的切口难以暴露肿瘤基部。肿瘤位于中上腹部时，亦可选用一侧的肋缘下弧形切口，或上腹部的横弧形切口。肿瘤位于下腹部时可选用一侧的大麦氏切口，个别病例可不进入腹腔，仅将后侧腹膜推向内侧，直接显露腹膜后肿瘤。有些盆腔腹膜后肿瘤，可挤满整个小骨盆腔，直肠、膀胱可被推挤到腹腔内，因肿瘤四周为骨盆骨组织所限，无法用手指或器械游离肿瘤四周，遇此情况可切开耻骨联合或切除部分耻骨。骨盆环被打断后，可有一定扩展的余地，就可能在肿瘤的一侧将膀胱、前列腺、尿道、直肠与肿瘤分离。

3. 原发性腹膜后肿瘤的手术不同于常规的胃癌、肠癌等有明确规范的手术。由于肿瘤的来源、肿瘤的大小、生长的部位以及与周围组织器官的关系可千变万化，因此无一定的明确的手术规范，常需见机而行，但仍有一些共同的原则可以遵循。

起源于右上方的腹膜后肿瘤，进入腹腔后需切断肝结肠韧带，切开升结肠外侧后腹膜，将结肠肝曲连同系膜翻向内侧。必要时需切开十二指肠外侧腹膜，将十二指肠连同胰头一并翻向内侧，才能直达肿瘤之包膜（图 128－2、图 128－3）。

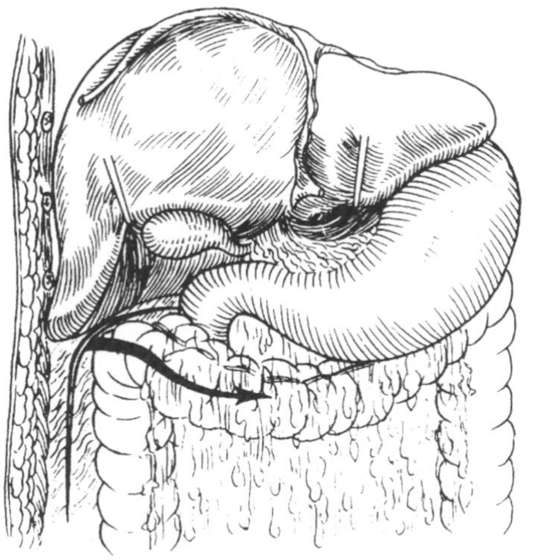

图 128－2　切开十二指肠外侧腹膜分离

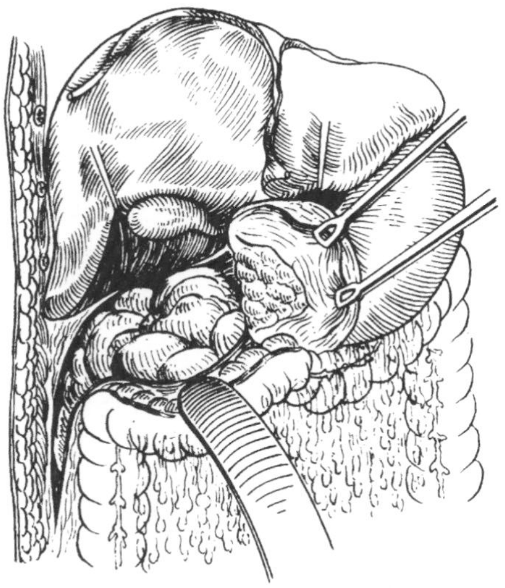

图 128－3　显露右侧腹膜后肿瘤

起源于左上腹之腹膜后肿瘤，进入腹腔后需切断脾结肠韧带、胃结肠韧带及降结肠外侧后腹膜，将结肠脾曲连同结肠系膜翻向内侧（图 128－4、图 128－5）。

起源于左下腹之腹膜后肿瘤，则需将乙状结肠连同其系膜加部分降结肠翻向内上方（图 128－6）。

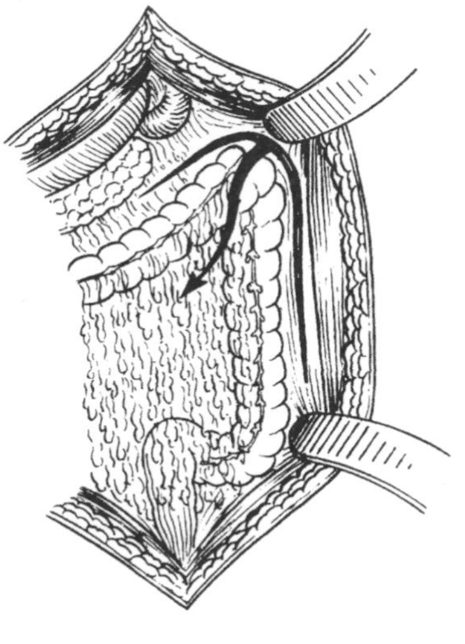

图 128－4　切开降结肠外侧腹膜分离

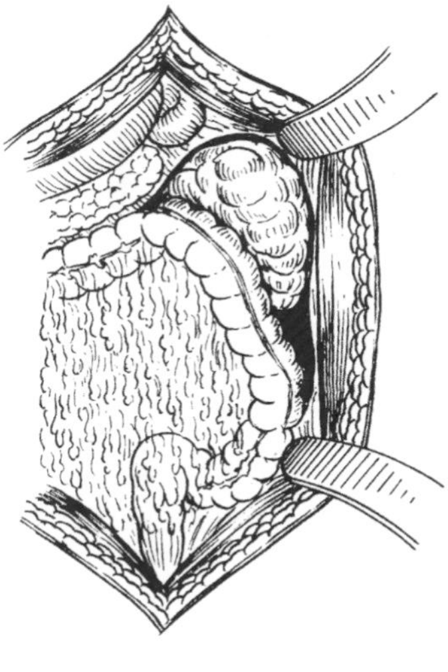

图 128－5　显露左侧腹膜后肿瘤

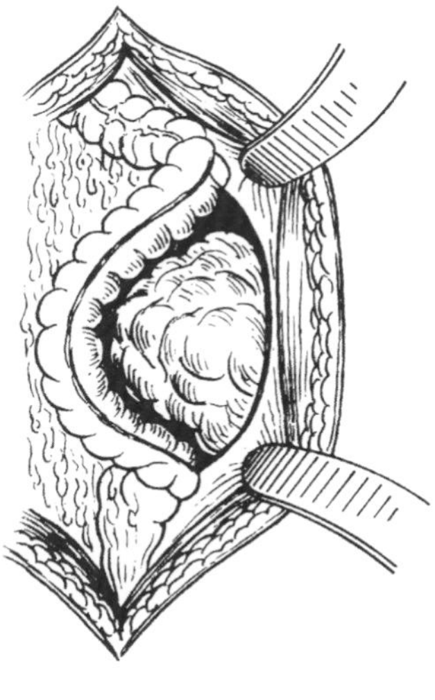

图 128－6　翻转乙状结肠以显露肿瘤

4. 不论来自何方的肿瘤，均应首先从其内侧缘开始游离。如来自左侧的肿瘤，应先从其右侧缘开始游离。只要能将肿瘤的内侧缘与下腔静脉、腹主动脉分开，离断肿瘤与下腔静脉和/或腹主动脉间的血管，就有可能完整地切除肿瘤，依此类推。但对较大的肿瘤，不能仅从肿瘤的某一侧直接向最深部游离，应选择较易进入的一处逐渐向深处游离，围绕肿瘤螺旋形的转圈向深部游离，最后再处理肿瘤的基部。

【常见的腹膜后肿瘤手术】为了阐明上述原则，仅举几种最常遇见的肿瘤为例，作手术操作的简要介绍。

（一）肾周脂肪肉瘤

肾周脂肪肉瘤是腹膜后脂肪肉瘤中较常见的一种。肿瘤可能是起源于肾周脂肪囊中的脂肪组织。肿瘤可长得很大，将肾脏推移离开其原来的位置。由于肿瘤有包膜，往往在分离过程中似乎很易将其与肾分开，仅切除肿瘤和少量的肾周脂肪。因此，术后几乎是全部出现原位的肿瘤复发。北京解放军总医院的经验是必须在第一次手术时，就应将肿瘤连同患侧的肾脏一并切除，以免复发。

以一巨大的左侧肾周脂肪肉瘤为例，阐述其手术步骤。

1. 切口：取上自剑突，下至耻骨联合的纵切口（图 128－7）。

2. 探查：进入腹腔后先行全面探查。重点是肝脏有无占位病变，双侧肾脏的大小、质地，左侧结肠位置，其系膜与肿瘤关系，胰腺体尾部及脾脏与肿瘤的关系。经上述探查，可判定肿瘤是否能完整切除，是否需合并切除左侧结肠或胰体尾。

3. 沿降结肠外侧沟切开后侧腹膜，游离左侧结肠，上方离断脾结肠韧带及胃结肠韧带，将左半结肠，连同结肠系膜，自肿瘤前方分离，将结肠翻向右侧，直至暴露肿瘤的右侧缘（图 128－8～图128－10）。

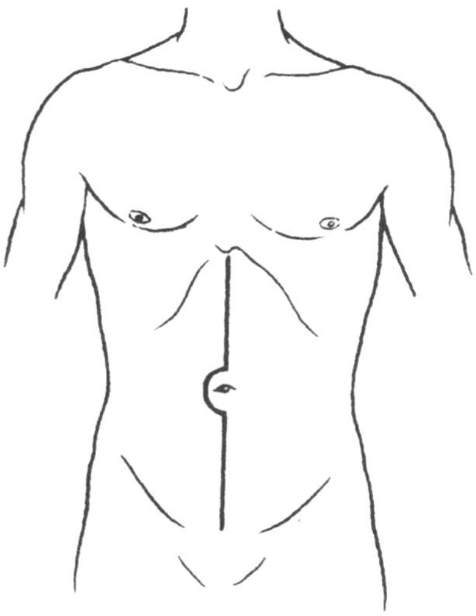

图 128－7　腹正中切口

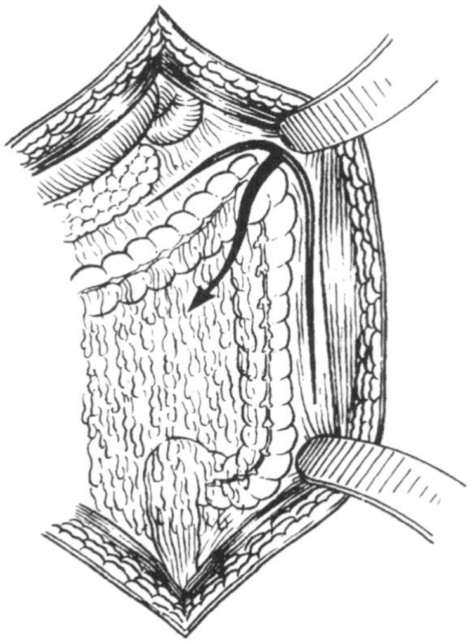

图 128－8　游离降结肠

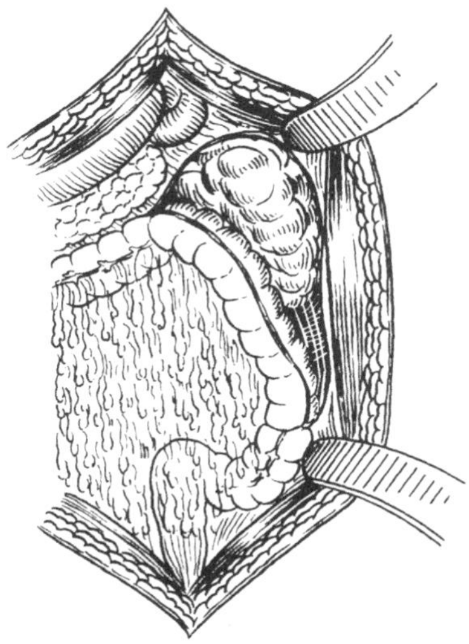

图 128－9　显露腹膜后肿瘤

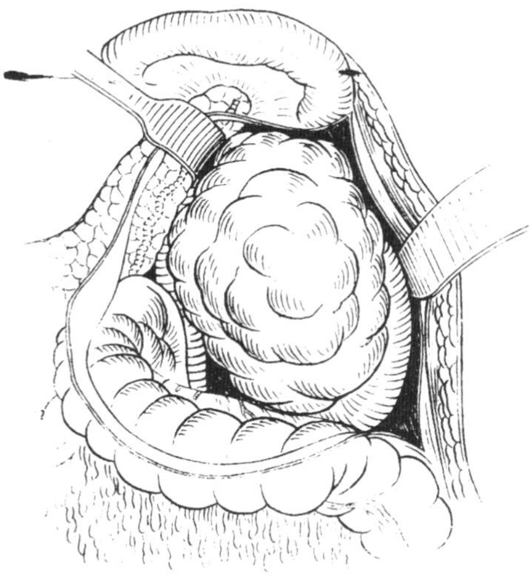

图 128－10　分离腹膜后肿瘤

4. 游离左肾静脉将肿瘤右侧下缘托起，找到下腔静脉，沿下腔静脉左缘向上游离到左肾静脉与下腔静脉的汇合处（图 128－11、图 128－12），游离左肾静脉，用直角钳将左肾静脉分离 2～3 cm，放置两根 4－0 号丝线，但不结扎。此时因肾动脉尚未结扎，一旦先结扎肾静脉，则肾脏将膨大，影响手术进行。

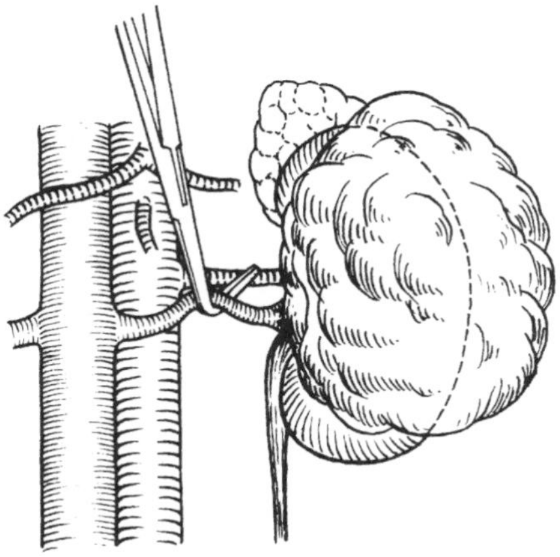

图 128－11　分离左肾静脉

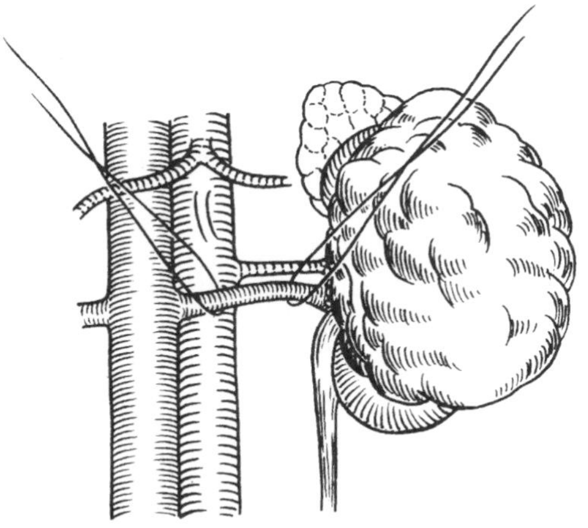

图 128－12　以两线牵起左肾静脉

5. 游离左肾动脉，在下腔静脉左侧找到腹主动脉，沿腹主动脉左缘向上分离，找到左肾与腹主动脉的分叉处（图 128－13）。用直角钳分离左肾动脉，此处常被肿瘤遮挡，仅能分离出 2 cm 左右的一段。置两根 2 号丝线，分别结扎两端，其间尽量保持 1 cm 以上之距离（图 128－14），分别用两把扁桃体钳钳夹后，将左肾动脉切断，其近心端用 2 号线贯穿缝扎（图 128－15）。远心端单作结扎。此后将左肾静脉结扎离断，近心端亦用贯穿缝扎。有时肾静脉挡在左肾动脉前下方，待游离好左肾动脉后，先切断结扎左肾静脉，然后再切断结扎左肾动脉（图 128－16）。

6. 将肿物上极与胰体尾部分离：先在肿物上极找到胰腺体部，在其下缘切开后腹膜（图 128－17）。用锐性加钝性分离，可将胰腺与肿物之上极分开。有时肿瘤上极向上伸到左膈下，将胰腺推向前方，且与胰腺之间无法分离，则需考虑切除胰体尾部。在胰体部中段，用手指在胰腺后方之疏松组织内向上分离至胰腺上缘（图 128－18）。用两把无创血管钳钳夹胰体部，包括脾动、静脉。将胰体部切断（图 128－19）。是否同时切除脾脏则需根据胰尾尖端离脾门的距离而定。如胰尾尖端与脾门间的距离太小，无法分离，则需同时切除脾脐，否则可仅切除胰尾而保留脾脏。

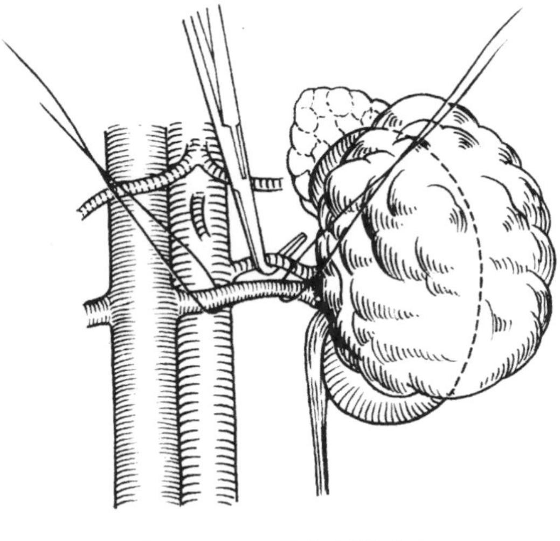

图 128－13　分离左肾动脉

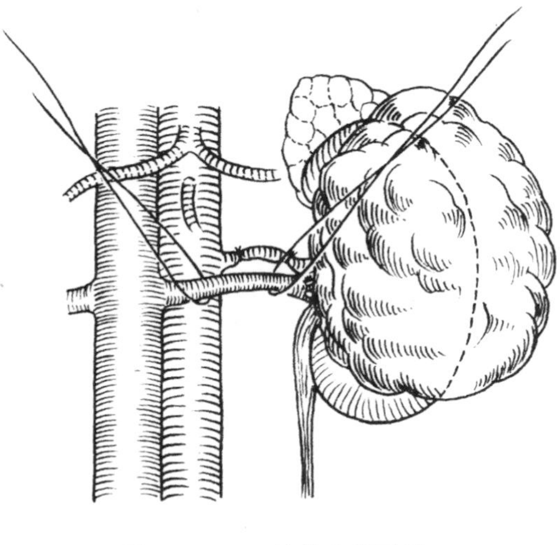

图 128－14　结扎左肾动脉

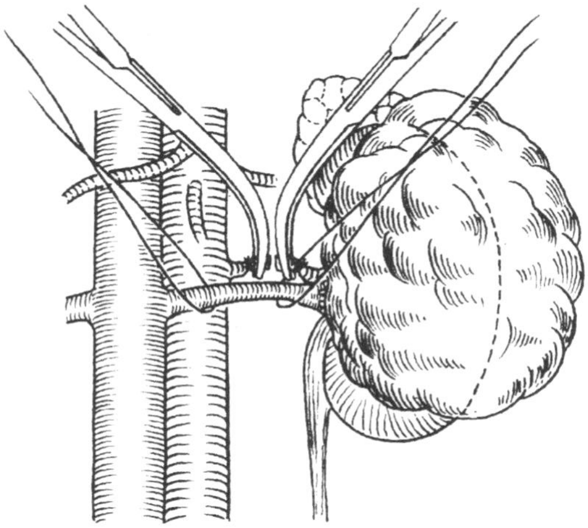

图 128－15　钳间切断左肾动脉

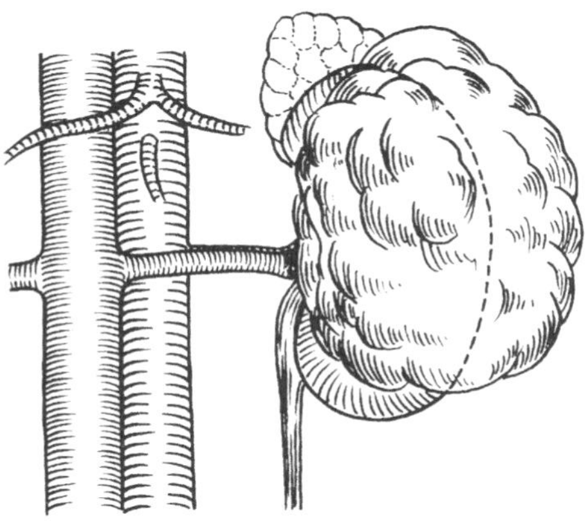

图 128－16　左肾静脉挡在左肾动脉前方

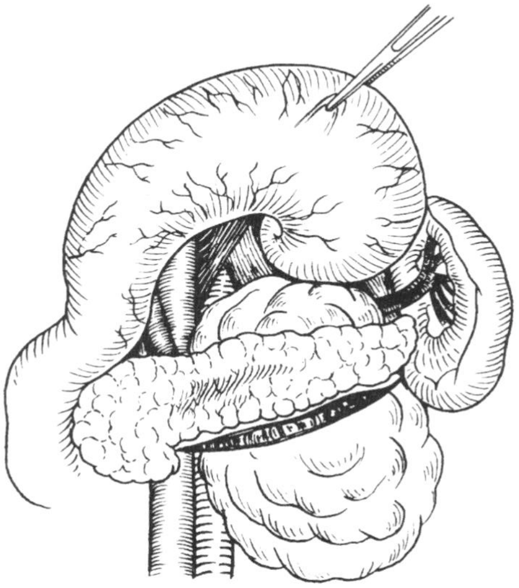

图 128－17　沿胰腺体尾部下缘切开腹膜

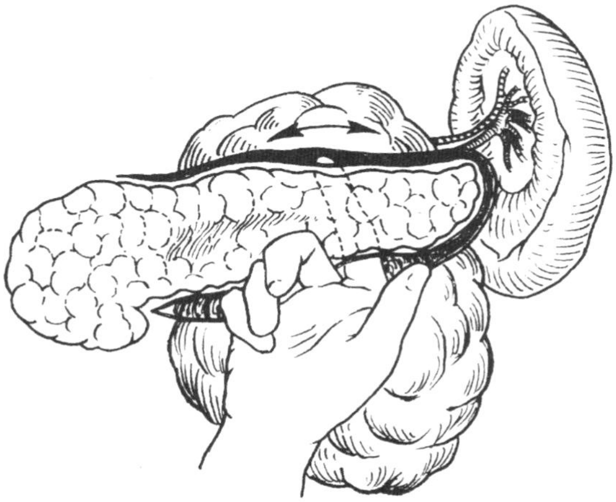

图 128－18　分离胰腺体尾部后方

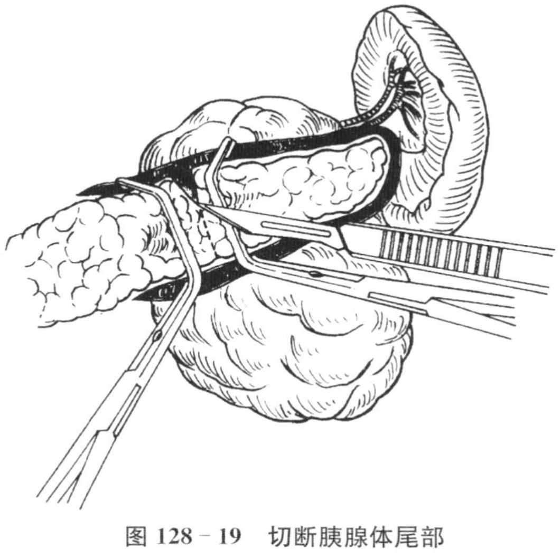

图 128－19　切断胰腺体尾部

7. 分离肿瘤后方并切除肿瘤：经上述几步骤后，肿瘤四周主要的血供已基本离断，可在肿瘤后方疏松层内进行分离。沿腰大肌筋膜前用钝性分离，必要时用剪刀分离（图 128－20）。此部位无重要血管。在将肿瘤向前翻起时，可先找到输尿管，将其离断并结扎。将左肾连同肾周脂肪囊一起与腹后壁分离。最终将肿瘤连同左肾（或包括胰体尾）一并切除（图 128－21）。随即填入纱垫压迫瘤床。

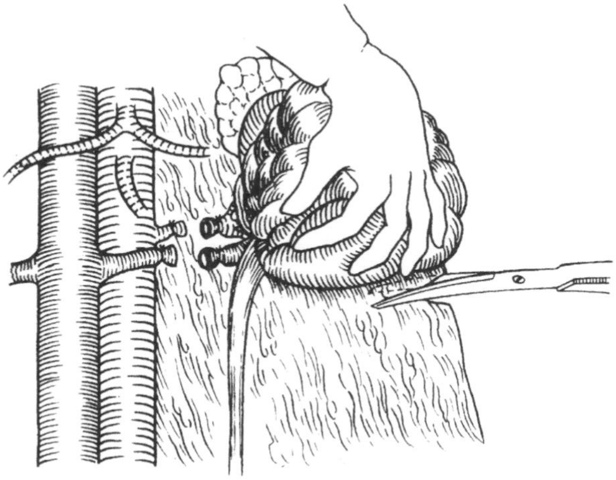

图 128－20 沿腰大肌筋膜前分离肿瘤

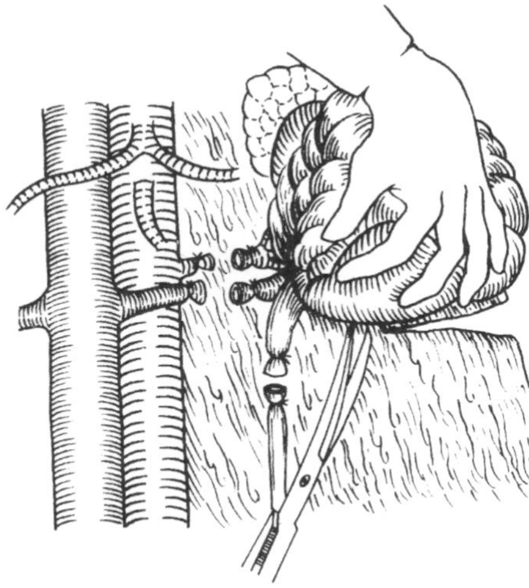

图 128－21 肿瘤连同左肾及胰腺体尾部切除

8. 瘤床的检查及止血：肿瘤切除后，往往显露出一个很大的瘤床创面，多数情况下无明显的出血。但亦可遇到一些分离过程中被撕裂的血管出血，必须逐一加以钳夹缝扎。对一些不可见血管断端的出血，仅见较密集的小出血点处，可用 8 字形缝合止血。止血后，再用大量无菌蒸馏水浸泡，后用无菌生理盐水冲洗。再仔细检查有无肠管受损。

9. 若联合切除胰体尾，则在胰体切断端之无创钳之近端先用一软胶管阻断，松去无创钳，将脾动静脉分别结扎加缝扎（图 128－22）。松去软胶管后止血，并按胰体尾切除术缝合胰切缘创面。

10. 放置引流：由于腹膜后肿瘤切除后，往往遗有较大的剥离创面，应在局部放置引流。一般可以放置 2 根引流管，由主切口外侧另戳孔引出（图 128－23）。

11. 切口分层用丝线间断缝合，一般不需放置减张缝合。

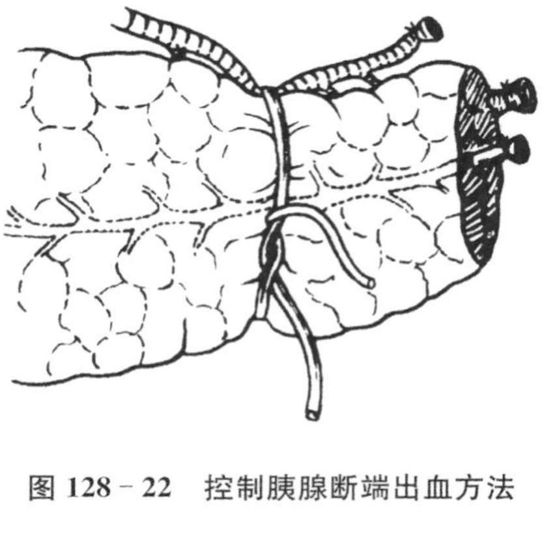

图 128－22 控制胰腺断端出血方法

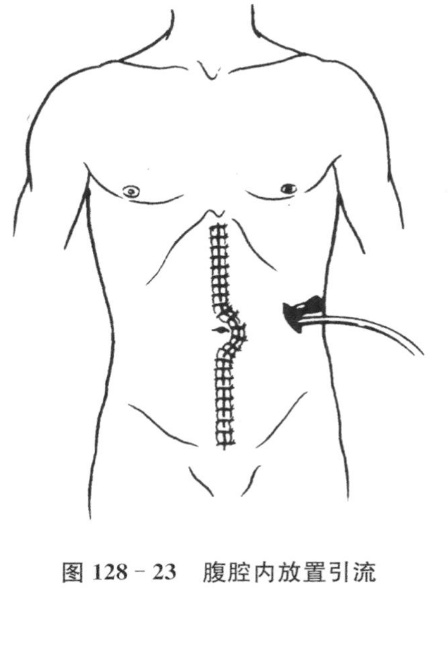

图 128－23 腹腔内放置引流

（二）上腹部神经节细胞瘤（副神经节细胞瘤）

此类肿瘤均起源于下腔静脉与腹主动脉之间。可将下腔静脉和腹主动脉有不同程度的推移。以一右上腹巨大的副神经节细胞瘤为例阐述其手术步骤。

1. 切口：可选用右上腹直肌切口，必要时加一向右之横切口，亦可采用右上腹肋缘下弧形切口（肿瘤不太大，且位置较高时可用此切口）。

2. 探查：重点探查肝脏有无占位病变，双肾的大小及质地。了解肿瘤的范围，下腔静脉及腹主动脉受压移位情况以及肝十二指肠韧带内胆管、肝动脉、门静脉受压移位情况，以判定肿瘤切除的可能性及难度。

3. 沿结肠肝曲离断肝结肠韧带，向下沿升结肠外侧切开后侧腹膜，将右侧结肠连同肝曲翻向内侧（图 128－24）。

4. 沿十二指肠降段外侧切开后侧腹膜，将十二指肠连同胰头翻向内侧（图 128－25）。此步骤要仔细找到肿瘤与十二指肠及胰腺后方之间隙，用锐性分离。此间隙少有血运联系，较易分离。需游离超过肿物内侧缘，到暴露腹主动脉的右侧缘为止（图 128－26）。

5. 沿下腔静脉与肿瘤分离：先在肿瘤下端游离出正常的下腔静脉，沿静脉前向上锐性分离，并将肿瘤自下腔静脉前方逐渐分开，一般在肿瘤与下腔静脉间无重要分支，但有时可有一至数支静脉由肿瘤回流入下腔静脉，均需逐一加以离断结扎。较大的肿瘤，可将右肾静脉向下推挤，分离时注意勿损伤肾静脉。有时肿瘤与下腔静脉间紧贴，分离甚为困难，则需先将肿瘤远端及近端之下腔静脉完全游离，各放置一细管，以备在分离过程中下腔静脉有破损，可随时阻断此段下腔静脉之血流。在无血情况下，修补受损之下腔静脉（图 128－27）。

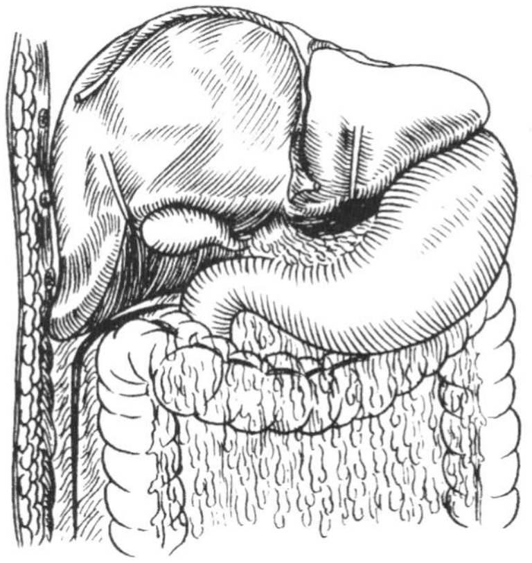

图 128－24　切开升结肠外侧腹膜

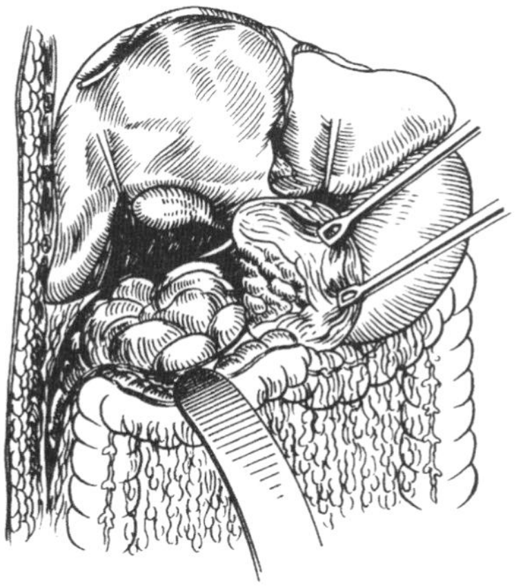

图 128－25　将十二指肠连同胰头翻向内侧

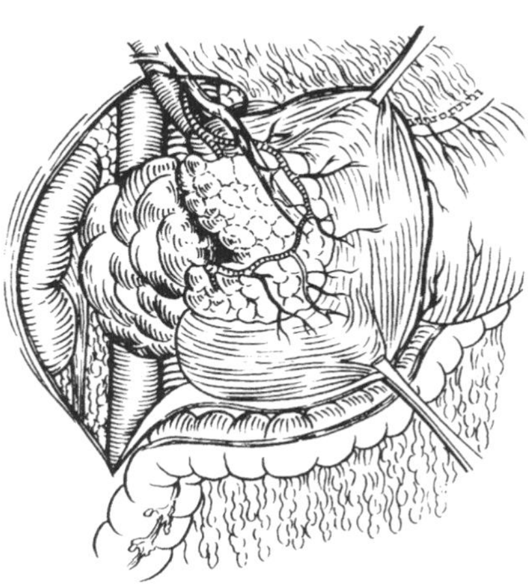

图 128－26　暴露腹主动脉右侧缘

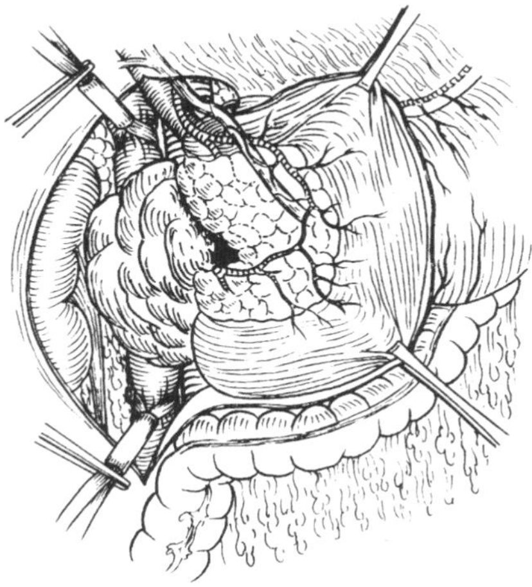

图 128－27　阻断肿瘤上下方下腔静脉

6. 将肿瘤与腹主动脉分离：将腹主动脉分开一般并不困难。但有时肿瘤可将腹主动脉推挤成弧形，分离亦较困难。遇此情况，则可将主动脉之外膜分开，肿瘤可连同动脉之外膜与动脉分开（图 128-28）。右肾动脉常可在肿瘤后下方向外伸至右肾，分离过程中勿损伤右肾动脉（图 128-29）。

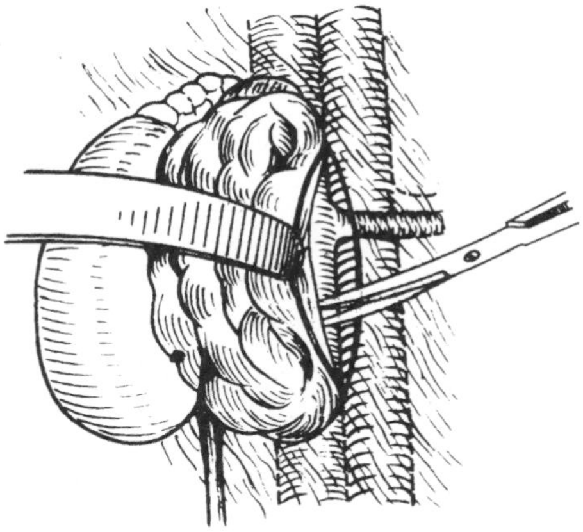
图 128-28 从腹主动脉前分开肿瘤

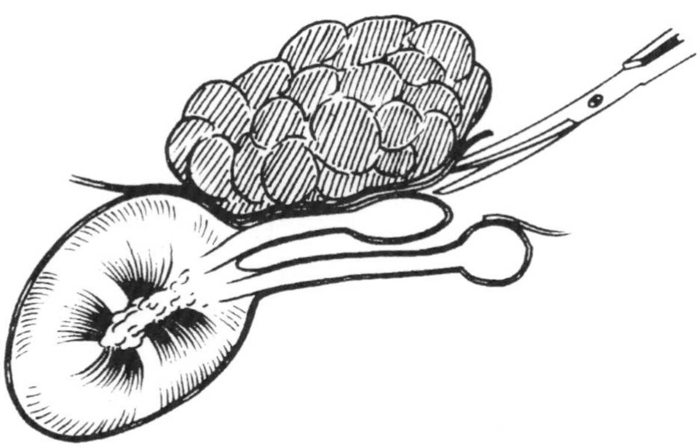
图 128-29 注意保全右肾血管

7. 经上述各步后，肿瘤与周围的联系已基本离断，就可完整地将肿瘤摘除。切除肿瘤后，需仔细地检查，有无瘤床出血，或一些被分断而未行结扎的血管出血。彻底止血，将被游离的十二指肠、结肠肝曲，送回原处，不必缝合切开之后侧腹膜。冲洗术野后，在瘤床处放置引流，由切口右侧另戳孔引出。分层用丝线间断缝合切口。

【术后注意事项】

1. 术后一般处理与其他大手术类同。

2. 腹膜后肿瘤术后易于复发，故应注意随访，及早发现复发，争取再次手术。一般应在出院前后重复一次 CT 作为术后情况观察的基础。在术后 3 个月开始 B 超随诊，一旦 B 超发现可疑，即作 CT。若为脂肪肉瘤，B 超难以发现小的病灶，故以 CT 为佳。

3. 其他辅助治疗：由于腹膜后肿瘤对化学治疗和放射治疗均不敏感，一般均不考虑使用。惟有淋巴肉瘤或生殖原性肿瘤，可采用放射治疗和化学治疗。术中即应将欲进行放射治疗的部位用金属夹加以标记。一般在术后先采用放射治疗，放射治疗结束后适当时期开始化学治疗。

【特殊情况下的手术处理】

1. 腹膜后肿瘤常长得很大，手术切除时费时较长，出血往往较多，相应地需输大量的血，有时在手术后期可出现凝血障碍。肿瘤切除后，瘤床的大创面出现难以处理的渗血，虽用各种止血剂或输新鲜血仍难达到止血。此时往往为止血花费很长时间，且在此期间又增加多量的出血，甚至最后出现无可挽回的血不凝的严重后果。一旦在肿瘤切除后，瘤床渗血难以止住时，不必勉强止血。可采用宫纱填塞压迫止血，在术后 72 h 左右取出宫纱，往往能得到很满意的结果。

2. 个别巨大的良性肿瘤，如神经纤维瘤，有时一次手术难以彻底切除，可采取分期分割切除。两次手术间隔最好在 3 个月以上。

〔蒋彦永　李　鑫〕

第十一篇　机器人手术

第一百二十九章　机器人手术设备构成与手术室配置

Composition of Robotic Surgical Equipment and Configuration of Operating Room

20 世纪 80 年代后期，伴随着工业制造业技术与信息技术的发展，工业机器人开始应用于医学领域。1985 年首次报道机器人用于脑活检技术，并在此后的 10 余年间，有多次有关机器人应用于医学领域的报道。而达芬奇机器人是在 1997 年由 Intuitive Surgical 研制出来，第一次用于胆囊切除，该系统是当前应用最为广泛的机器人手术系统。我国最早引入达芬奇机器人系统是在 2001 年，随着十余年的发展，我国大陆达芬奇机器人手术设备已经达到 75 台，手术总量已经达到 10 万余台，已经被广泛应用于泌尿外科、胃肠外科、妇科、胸外科、肝胆外科等诸多领域，且已经取得了诸多成绩。

第一节　机器人手术设备构成

da Vinci Si 内镜手术器械控制系统是一种完备的机械手术平台，设计用于通过微创技术实现复杂的外科手术。

da Vinci Si 系统包括 3 个主要组件，如图 129 - 1 所示，从左至右分别为：医生控制台、病人手术平台和影像处理平台。

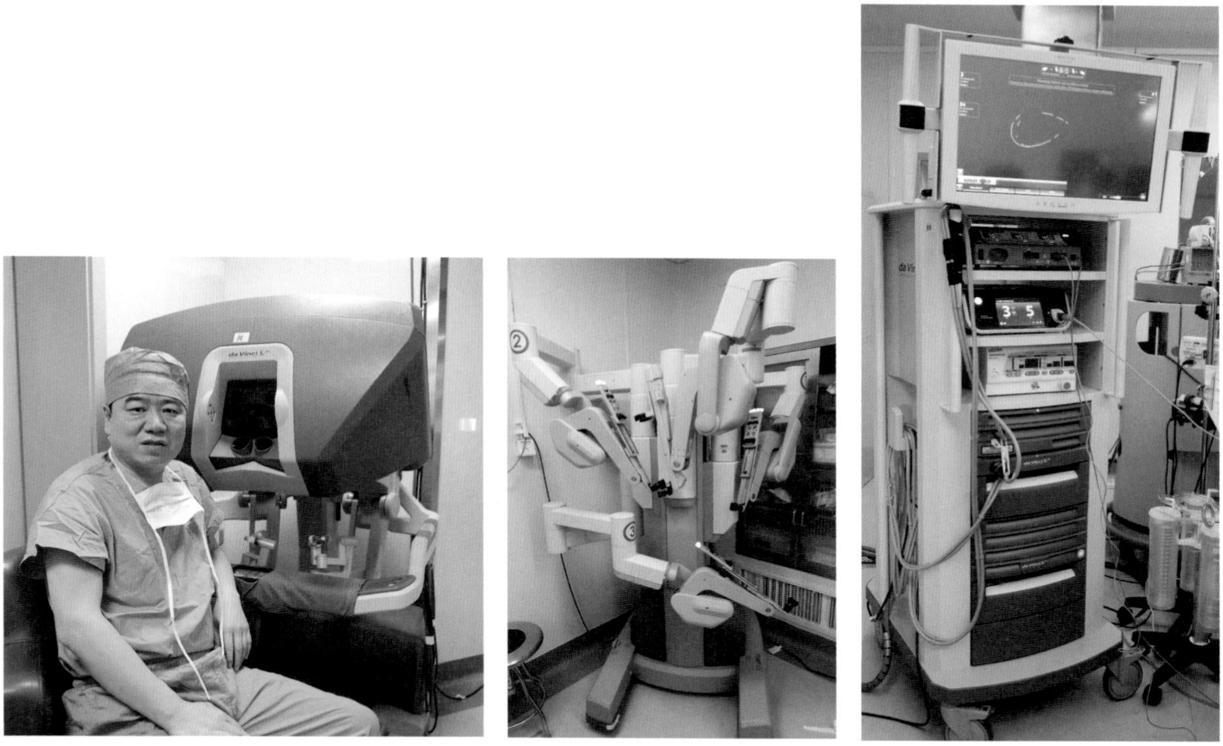

a. 医生控制台　　b. 病人手术平台　　c. 影像处理平台

图 129 - 1　da Vinci Si 系统组件

一、医生控制台

医生控制台为 da Vinci Si 系统控制中心。主刀医师坐在位于无菌区外的医生控制台，利用眼睛、手和脚，通过两个主控制器和脚踏板控制 3D 内镜和 EndoWrist 器械（图 129－2）。

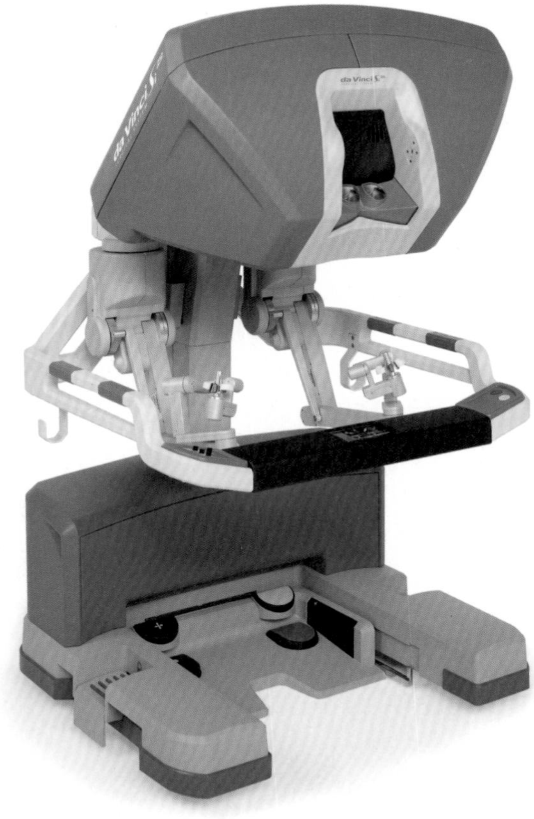

图 129－2　医生控制台

正如在立体观察器中所见，器械头看起来与外科医师在主控制器上的手对齐。这一设计用意是模拟开放式外科手术中眼、手和器械的自然对准情况。而自然对准也有助于使手眼协调达到最佳。这就是说，da Vinci Si 系统可以使医师在微创手术中达到与开放外科手术相当的灵巧程度。它还通过运动缩放（motion scaling）和防抖功能提供了进一步的控制能力，使自然的手抖动或意外运动的影响降到最低。医生控制台操作员还可以选择将视图从全屏模式改变为多影像模式（TilePro™），在多影像模式下，显示手术野 3D 影像以及辅助输入提供的最多两幅额外影像。最后，医生控制台有几个人体工程学调整装置，可以适用各种不同的体型，在实施外科手术时可使医生获得最大的舒适性。

二、病人手术平台

病人手术平台为 da Vinci Si 系统操作组件，其主要功能为支持器械臂和摄像机臂（图 129－3）。

da Vinci Si 系统采用了遥控中心（remote center）技术。遥控中心是病人手术平台臂移动所包围的空间里一个固定点。通过遥控中心技术，系统就可以操纵手术位置的器械和内镜，而此时对病人体壁所施加的力变得非常小。

助手医师在无菌区域工作，通过切换器械、内镜及进行其他的手术器械的操作来，辅助主刀医师完成手术。为了能确保病人安全，助手医师的手术操作动作优先级高于主刀医师的手术动作，也就是说，手术台上，助手医师进行器械及机械臂操作时，主刀医师在控制台上的手术操作动作，是被锁止的，不

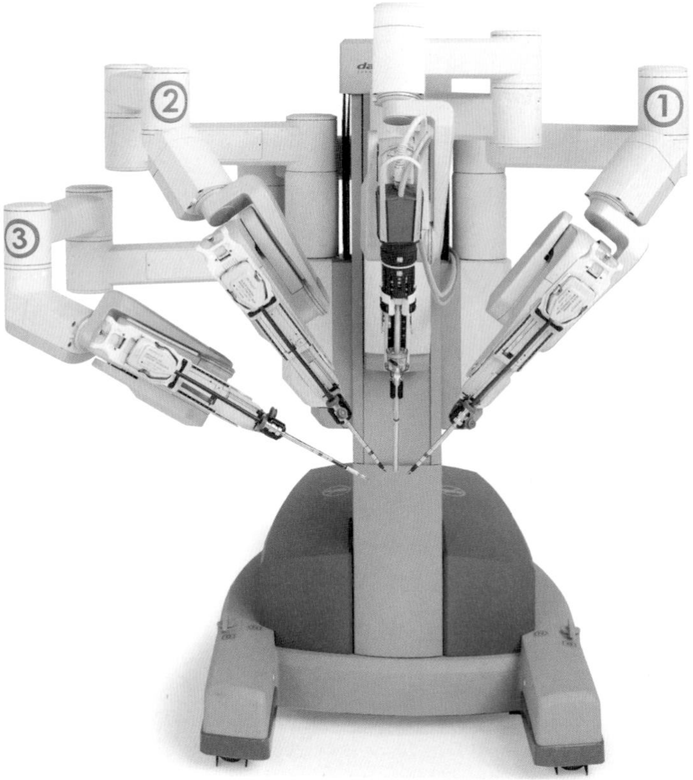

图 129 - 3　病人手术平台

能进行任何有效动作。

三、EndoWrist 器械

与无辅助措施的人手相比，EndoWrist 器械能让外科医生达到天然的灵活性，而运动范围则优于天然的运动范围。这样，可以在微创环境操作时达到更高的精度。通过设计，EndoWrist 器械与 da Vinci Si 系统一起使用时，可以实现所有外科平台所能达到的最迅速和最准确的缝合、解剖和组织调整。

EndoWrist 器械为多用途器械，可以供应 12 mm、8 mm 和 5 mm 规格的产品。

机器人肝胆胰脾常用机器人手术操作机械主要为机器人下双极电凝、无创抓钳、超声刀、电凝钩、电剪刀以及 Hemolock 抓钳等（图 129 - 4）。

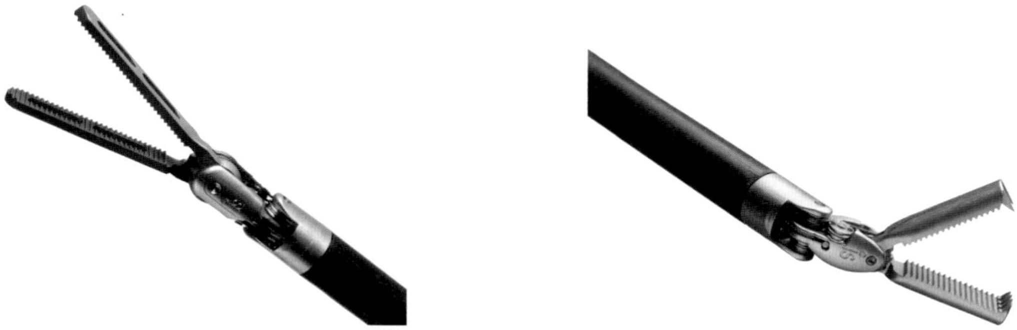

a　　　　　　　　　　b

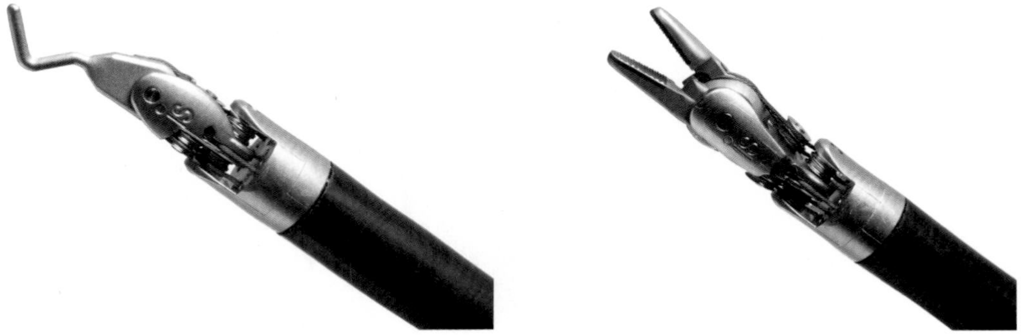

c d

图 129－4　EndoWrist 器械示例

四、影像处理平台

影像处理平台内装系统的中心处理和影像观察设备。它包括一个 24 英寸触摸屏监视器，还提供一个可调设备架，用于安放外科辅助设备选件，如电外科设备（Electricity surgical unit，ESU）和气腹机。外科手术中，影像观察车架由非无菌人员操作（图 129－5）。

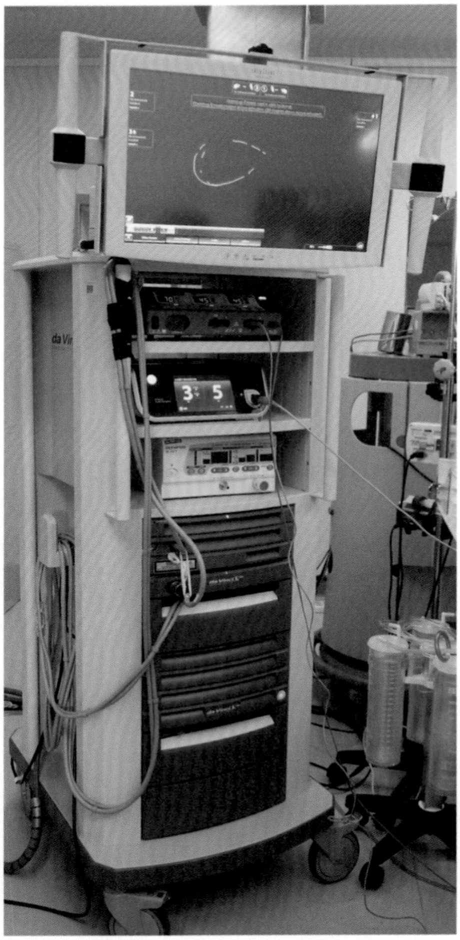

图 129－5　高清影像处理平台

第二节　机器人外科手术室配置

一、人员配备情况

人员包括机器人手术设备管理人员、手术操作人员、麻醉及护理配合人员等。手术设备的管理人员主要由达芬奇公司提供售后服务，但仍需要委派自身科室人员或医院专职人员进行设备管理，能够初步评估设备运转过程中的故障情况，及时与设备供应商进行沟通，定期设备维护，多数情况下可以临床科室与手术室各安排一位专职人员进行管理与设备协助维护。

手术操作人员主要涉及主刀医师与助手医师。主刀医师应经过严格培训后上岗，部分单位可能存在无证上岗情况，但需要能够熟悉设备的使用，否则可能在手术中无法良好掌握设备，导致因设备操作失误而引起严重事故。零星存在设备故障引起的病人死亡事故的报道情况，应在源头杜绝该失误的发生。

助手医师理论上也应取得合格证后上岗。但多数中心，主刀的助手往往是随意的。需要对助手医师进行操作前的培训，熟练掌握各种设备的连接以及使用，特别是在应急情况下，对设备器械的处理，并明确注意事项。

手术麻醉人员与护理人员主要涉及病人的手术麻醉以及手术的配合、术后器械的清洗、保养等。麻醉特点，将在麻醉准备中有详细描述。对于护理配合人员，需要经过严格的护理培训，以配合机器人手术的完成，并进行严格的登记制度，记录器械的使用及运转情况。

二、手术室配备情况

当前多数中心建立机器人一体化手术室，常规配备了机器人手术及腹腔镜微创手术所需求的各种设备。但机器人手术间对空间要求较大，建议面积在 40 m^2 以上。墙面可以安装多个显像系统，便于助手及其他参与人员、参观人员的学习使用，也可以建立远程手术观摩室，进行远程学习使用。

达芬奇机器人主控制台可以远离操作间，但一般情况下，仍建议放置在同一手术间，有利于主刀医师观察助手手术台上情况，同时也便于主刀与助手的沟通（图 129－6、图 129－7）。

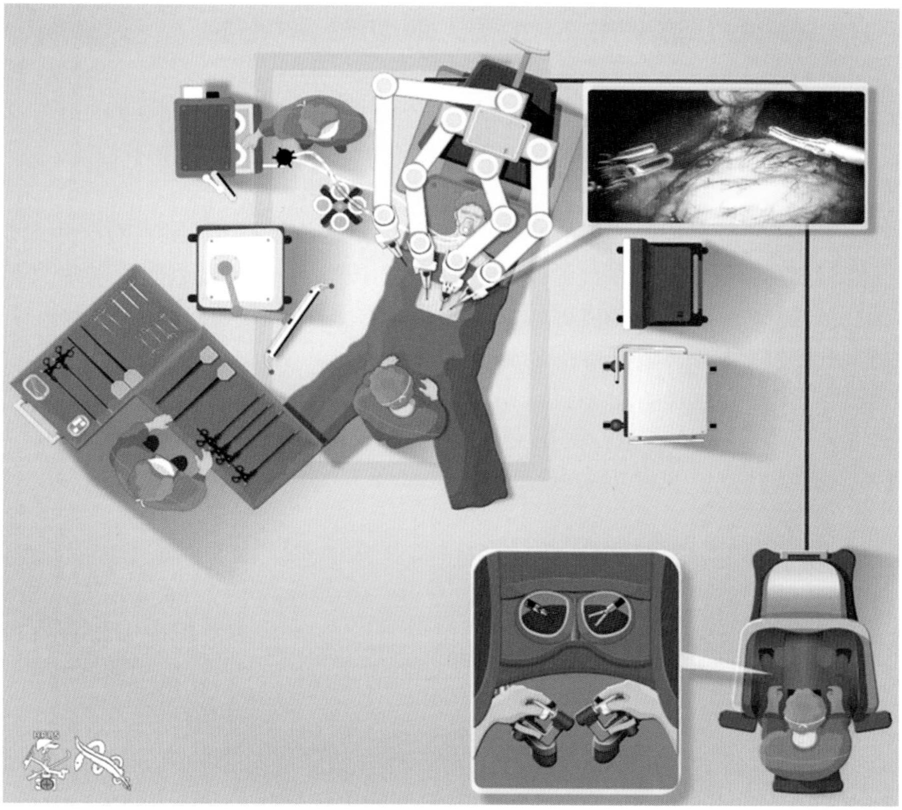

图 129－6　手术室设置示意图

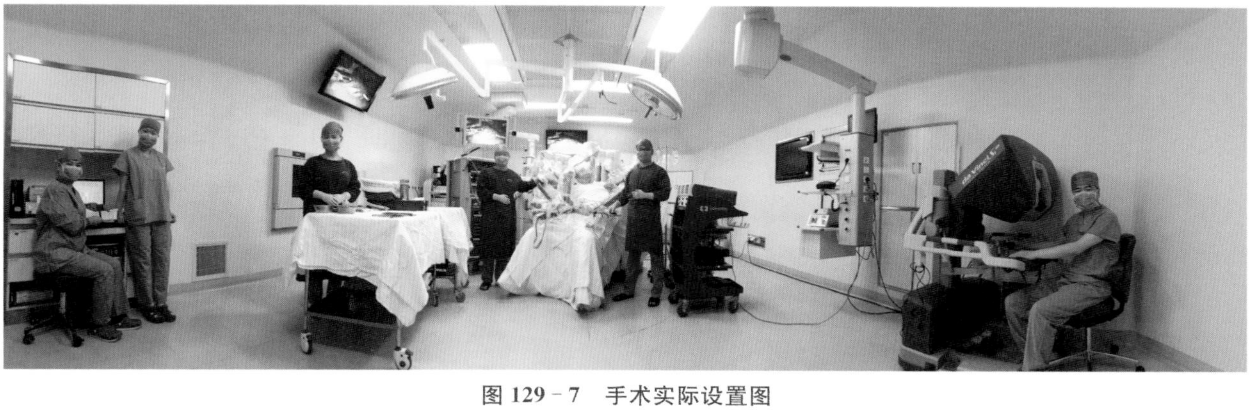

图 129－7　手术实际设置图

〔刘　荣　李成刚〕

第一百三十章 机器人肝脏外科手术

Robotic Liver Surgery

第一节 机器人肝切除术概述

原发性肝癌是世界第六大恶性肿瘤，且 80％的原发性肝癌均存在一定程度的肝硬化基础，特别是国内病人，肝癌多数由肝炎、肝硬化发展而来。肝癌的有效治疗方法仍以手术为主，早发现、早治疗，效果确切，且复发性肝癌再次行手术治疗，仍能够取得良好效果。

原发性肝癌的手术治疗，多数诊疗中心仍以开放性手术治疗为主，特别是对于半肝切除及较大肝肿瘤切除时，而腹腔镜肝切除主要集中在大的诊疗中心。自 1991 年首次报道腹腔镜肝切除以来，腹腔镜在肝脏肿瘤切除中发展迅速，已经取得良好效果，成为众多大型诊疗中心原发性肝癌的首选治疗手段，且腹腔镜肝脏肿瘤切除，以Ⅱ～Ⅵ段肝肿瘤切除为最佳适应证，对于肝脏Ⅰ段、Ⅶ段及Ⅷ段肿瘤，手术难度相对较大，虽然有多中心报道，但不建议初学者进行尝试。

Himpens 等人于 1997 年完成了第一例机器人胆囊切除术，2001 年 Marescaux 横跨大西洋远距离遥控位于法国的机器人成功进行了胆囊切除术，而在 2002 年 Giulianotti 教授完成了第一例机器人肝切除手术，开始了机器人肝脏外科手术的新时代。

机器人手术的出现，克服了腹腔镜肝切除中器械的灵活度受限、操作精细度不足等缺点，使得肝脏的Ⅶ段及Ⅷ段肿瘤切除能够很好实现。既往腹腔镜下肝脏Ⅷ段肿瘤切除，难度较大，为腹腔镜肝切除的极限，不作为腹腔镜肝切除的理想适应证，后腹腔镜肝切除能够在一定程度上实现肝脏裸区肿瘤的切除。手术机器人的机器臂为仿真手，能够模仿人手进行灵活旋转，可以有效达到肝脏Ⅷ段位置，进行肝段切除。

机器人肝脏手术当前已经涉及肝段肿瘤切除、肝左外叶切除以及半肝切除等，此类手术与腹腔镜肝切除相比较，在手术操作时间、术中出血量及 R_0 切除方面等，优劣程度各家所言不一，这可能与腹腔镜手术术者技术熟练程度有关。但对于复杂肝脏手术，如 ALPPS 等，仍建议机器人手术下进行，能减少术者疲劳感以及手术器械颤抖导致的不必要副损伤等。机器人肝切除中，涉及胆道重建手术以及镜下缝合手术，如术中出血，进行快速缝合止血等，较腹腔镜手术有着明显优势。腹腔镜下肝断面止血，仍以借助电能量器械为主，但在镜下缝合难度相对较大。

机器人下肝脏切除在世界范围内发展仍相对缓慢，无大宗病例报道。截至 2017 年上半年，全球达芬奇机器人数量为 3500 台，而我国大陆为 65 台，国内进行机器人肝切除亦有报道。在国内，机器人肝切除发展相对缓慢，可能与两方面因素有关：一方面，机器人高昂的费用，相对常规手术，费用明显增加；另一方面，常规腹腔镜肝切除已经达到良好效果，腹腔镜下肝叶切除、半肝切除等，在手术时间、出血量、预后等方面，有着与达芬奇机器人手术同等的疗效。个别腹腔镜肝切除术明显优于机器人肝切除技术，如腹腔镜下模式化肝左外叶切除，报道的最短手术时间为 20 min，且可以实现零出血情况。

在复杂肝脏肿瘤、肝尾状叶肿瘤切除、大块肝肿瘤切除、ALPPS 等手术方面，机器人有着明显优势，其手术效果明显要高于常规腹腔镜技术。未来如果能将 CT 或 MRI 下肝脏肿瘤三维重建的影像，并与机器人进行智能化连接，则可做到完全精确的机器人下独立的肝脏切除手术。

2011 年，Giulianotti 等人采用达芬奇机器人完成了世界首例活体右肝移植术。意大利更是于 2012 年，完成全球首次达芬奇机器人部分肝移植手术。而我国复旦大学附属中山医院樊嘉教授团队，于

2014 年完成亚洲首例达芬奇手术机器人辅助下成人-幼儿肝移植术。机器人在肝脏外科手术领域的发展推动了肝脏移植外科向微创化方向的进展。

第二节　机器人肝左外叶（S2、S3）切除术

肝脏左外叶在解剖上有着独特的解剖结构，腹腔镜肝左外叶切除（laparoscopic left lateral segment liver resection，LLLR）已经模式化、规范化，被认为是肝左外叶切除的“金标准”术式。机器人肝叶切除优势逐渐显现，特别是在半肝切除以及精准的解剖性肝段切除上。但机器人肝左外叶切除在经济效益上，明显低于腹腔镜手术方式，但作为早期开展机器人肝切除的初学者而言，机器人肝左外叶切除，不失为一个最好的早期尝试。

【肝左外叶解剖特点】肝脏左外叶解剖结构独立，在肝脏表面有着明确的解剖性标志——镰状韧带。镰状韧带将肝脏左外叶与其他各个肝叶分离开来，进行肝脏左外叶切除时，紧邻肝脏镰状韧带的左侧，进行肝实质离断。

肝脏左外叶由 S2 段与 S3 段构成，两者门静脉分支来源于门静脉左主干，在肝脏的左侧脐韧带裂分成 S2 段和 S3 与 S4 段，门静脉矢状部，分成 S3 段支和 S4 段支，S4 段支跨过镰状韧带后，走行于 S4a 和 S4b。S2 和 S3 的静脉回流至肝左静脉。

【适应证】

1. 肝左外叶良性病变、直径≤15 cm。
2. 肝左外叶恶性肿瘤、直径≤10 cm。
3. 病人肝功能要求在 Child-Pugh 分级 B 级以上，其他脏器无严重器质性病变，剩余肝脏能够满足病人生理需要。
4. 无复杂上腹部手术史。

【禁忌证】除与开腹肝切除禁忌证相同外，还包括：不能耐受气腹者；腹腔内粘连难以分离暴露病灶者；病变紧贴或直接侵犯大血管者；病变紧贴第一、第二或第三肝门，影响暴露和分离者；肝门受侵难以用机器人完成者。

【术前准备】

1. 术前 MRI 与腹部 CT 检查，明确肿瘤位置以及有无其他各肝叶病灶，是否有周围器官侵犯。明确肿瘤与第一肝门和第二肝门关系。
2. 病人心肺功能评估，是否有明确的心肺疾病，禁忌腹腔镜或机器人手术。
3. 术前肝肾功能检查，评估肝脏功能，并肝功能分级。
4. 术前 8 h 禁食水，并进行胃管置入，胃肠道减压。

【麻醉与体位】常规选择气管内插管，全身麻醉。体位为改良的截石体位或者分腿体位，必要时进行左侧体位抬高。

【穿刺孔布局】分为四孔法和五孔法。四孔法为：观察孔（12 mm）置于脐下；1 号机械臂（8 mm）置于左侧锁骨中线腹直肌外侧缘；2 号机械臂（12m，采用 Trocar in Trocar 技术）置于右侧锁骨中线腹直肌外侧缘；助手孔置于 1 号机械臂与观察孔连线中点偏下方（图 130－1）。五孔法增加机器人 3 号机械臂穿刺孔，多在病人右侧腋前线，肋缘下。

【手术步骤】

1. 探查及肝脏游离：探查与游离同步进行，先用超声刀依次离断肝圆韧带、镰状韧带、左冠状韧带和左三角韧带。助手将肝左外叶抬起，在采用机器人 3 个机械臂时，即五孔法下，可以采用 3 号机械臂协助显露（图 130－2），然后超声刀离断小网膜直至静脉韧带根部附近（部分病人可不处理小网膜）。

2. 肝实质离断：沿肝圆韧带及镰状韧带左侧缘开始，经 1 号臂，若角度不佳，可以采用 2 号机械臂安装超声刀，用超声刀离断肝实质（图 130－3），从尾侧向头侧由浅入深，逐步进行。将Ⅱ/Ⅲ段血

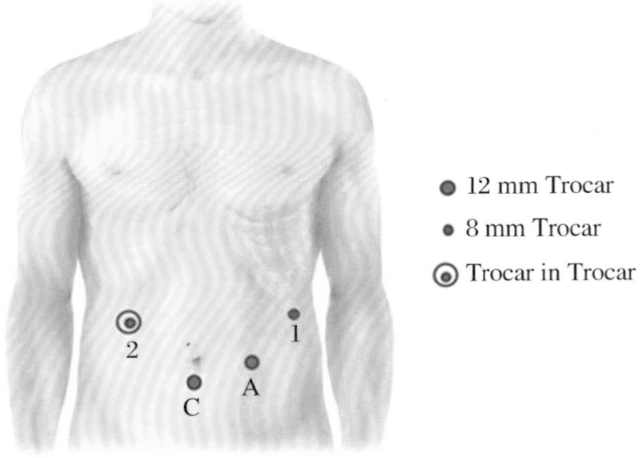

图 130-1 机器人肝左外叶切除穿刺孔布局示意图

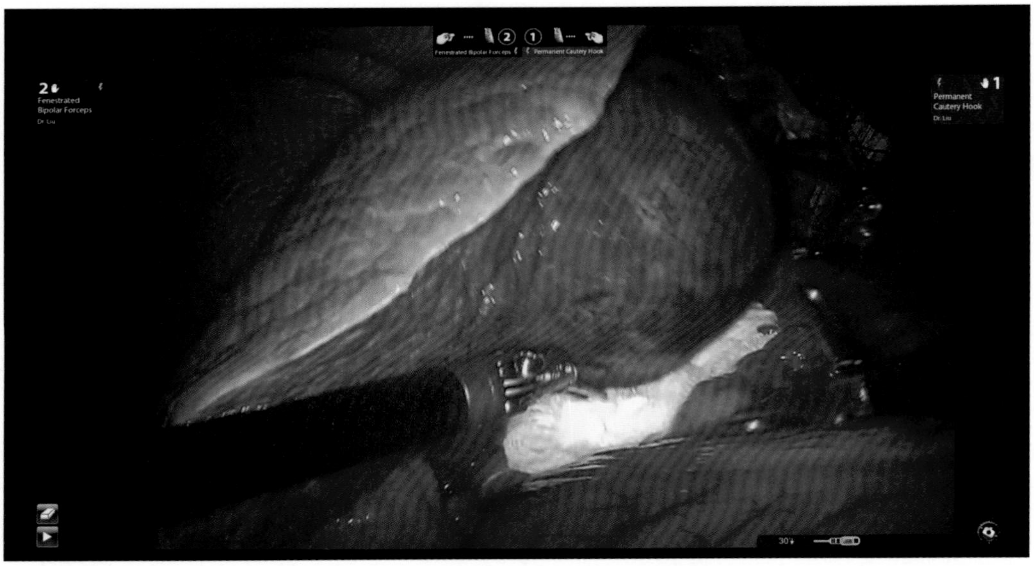

图 130-2 机器人下探查肿瘤

管蒂前方及上下肝组织适当离断，简单显露 S2 和 S3 肝 Glisson 蒂。

3. 离断Ⅱ、Ⅲ段 Glisson 蒂：将Ⅱ、Ⅲ段 Glisson 蒂简单分离后，经 2 号臂置入直线切割闭合器，一并闭合切断Ⅱ、Ⅲ段 Glisson 蒂（图 130-4）。

4. 显露及离断肝左静脉：继续向肝左静脉根部方向离断肝实质，将肝左静脉上下方肝组织离断，显露肝左静脉根部，以直线切割闭合器离断肝左静脉或结扎夹夹闭后切断。注意肝中静脉与脐静脉的走行，若其汇入肝左静脉时，注意给以保护，因此建议适当远离左肝静脉根部，进行血管离断。靠近第二肝门左肝静脉的肿瘤，可以给以解剖后，逐一结扎后离断。将左外叶装入取物袋。

5. 肝断面处理及引流：冲洗断面，氩气或双极电凝止血，胆漏处予以缝扎，确认无明显出血和胆漏后，可以放置或不放置腹腔引流管，若选择性使用引流管，于肝断面下放置引流管一根，自 2 号机械臂孔引出体外，术后第 2 天可以拔除。

6. 标本取出：将切除标本装入一次性内镜下取物袋内，标本经延长脐孔取出，然后逐层关闭腹腔。

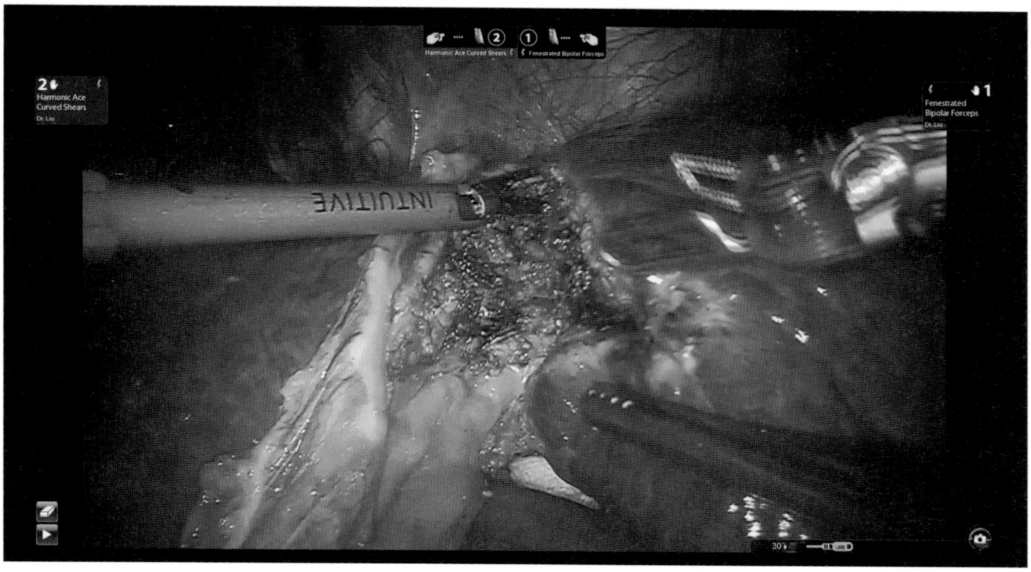

图 130-3　机器人下肝实质离断

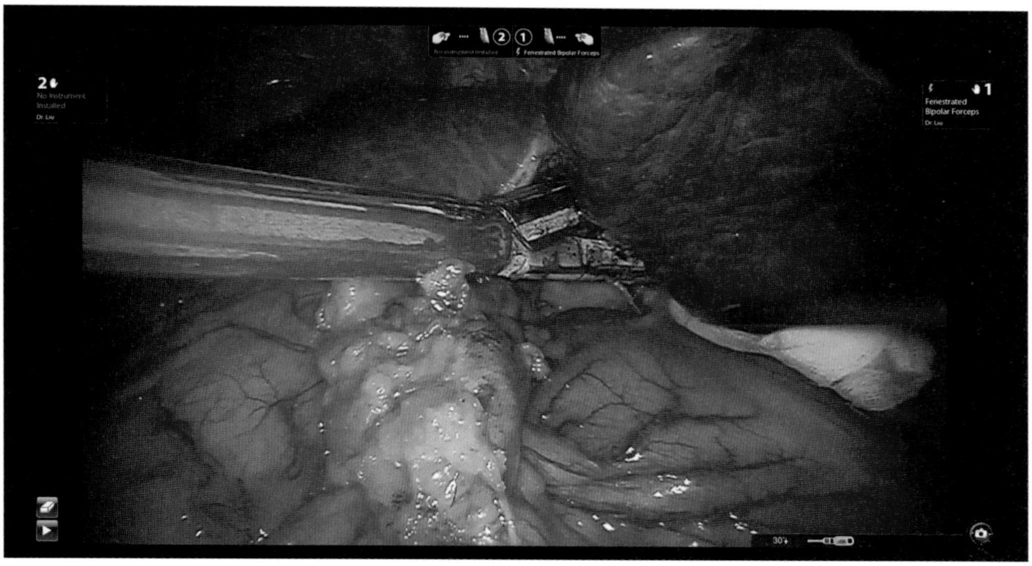

图 130-4　直线切割闭合器离断左外叶肝蒂

第三节　机器人左半肝（S2、S3、S4）切除术

机器人手术视野放大 10～15 倍，且过滤掉人手长时间操作导致的震颤，并能进行长时间、精细性操作，相比较腹腔镜半肝切除，有着更明显优势。笔者进行腹腔镜肝切除时，在解剖性肝切除基础上进行摸索，探索出一种模式化的肝切除，简化了腹腔镜肝切除的步骤，但要求术者对肝内解剖熟悉程度较高。进行解剖性肝切除中，肝内交通管道较多，且肝表面投影困难，如何界定切除边界，是手术的难点与要点。因此，严格地按肝内外解剖结构，选择性入肝血流阻断，明确肝脏缺血区域，再沿缺血线进行规则性肝段或肝叶切除（图 130-5）。

【左半肝解剖特点】Couinaud 肝脏分段方法，将肝脏 S2～S4 段分为肝脏左肝叶，按静脉肝叶分段，以肝中静脉，将肝脏分为左右半肝。S2～S4 段有着共同的入肝与出肝血流。进行左半肝切除时，可以先行解剖左肝动脉与门静脉左支，进行入肝血流控制。左肝静脉回流主要为左肝静脉以及部分肝中静

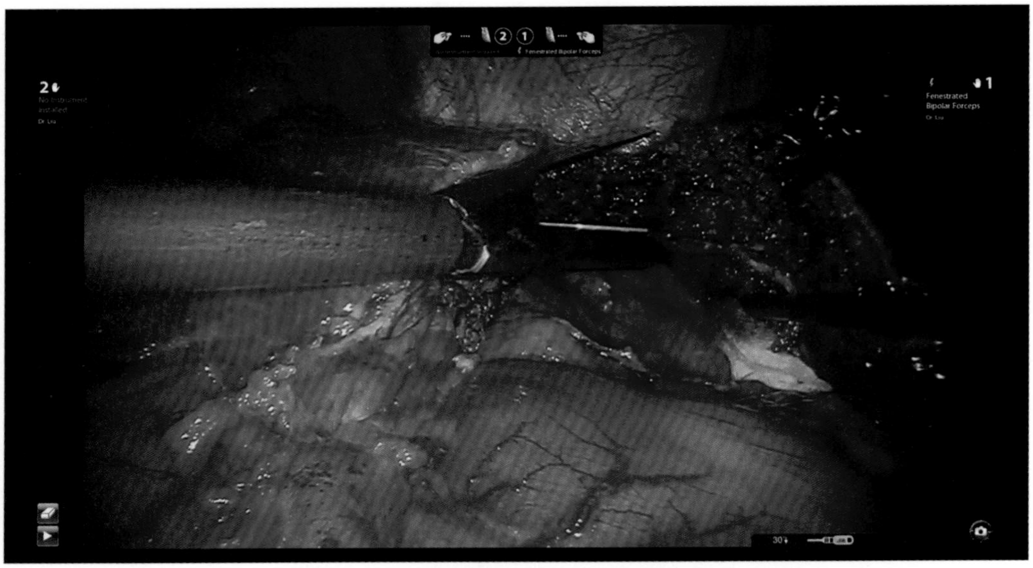

图 130－5　直线切割闭合器离断左肝静脉

脉，其中肝脏 S4b 段回流至肝中静脉。

【适应证】

1. 病变位于 Couinaud Ⅱ、Ⅲ、Ⅳ段。

2. 病变侵犯范围不影响第一肝门、第二肝门正常解剖，或未侵犯血管主干根部，良性病变通常不超过 15 cm，恶性肿瘤通常不超过 10 cm，囊性肿瘤大小可以适当放宽，主要根据病人腹腔内空间情况，可以适当调整肿瘤大小。

3. 肝功能 Child-Pugh B 级以上。

4. 活体肝移植供肝切取。

【禁忌证】

1. 病变侵犯下腔静脉或肝静脉根部。

2. 肝恶性肿瘤合并肝内转移、门静脉癌栓、肝门淋巴结转移或肿瘤边界不清。

3. 既往上腹部手术史致腹内粘连严重、严重肝硬化、门静脉高压者，为相对禁忌证。

4. 肝功能分级 Child-Pugh C 级。

5. 其他重要脏器功能不全。

6. 病变侵及第一和第二肝门，影响其暴露和分离。

以上适应证和禁忌证并不是绝对的，在实际操作过程中应该灵活掌握，如适应证中一般恶性肿瘤不应超过 10 cm，但外生性肿瘤一般不影响肝门解剖，故即使超过 10 cm 也可以作为适应证，然而位于第二肝门附近的肿瘤紧贴肝静脉根部，即使只有 5 cm 也应视为禁忌证。囊性肿瘤吸尽囊液后肿瘤大幅缩小、血管瘤等良性肿瘤取标本时可以将标本粉碎，无需延长切口，因此手术适应证可以适当放宽。而恶性实体瘤对于阴性切缘的安全距离有一定要求，同时切口也需延长至标本最小径的 2/3，病灶切除难度和切口长度均限制了恶性肿瘤的适应证范围，因此，恶性疾病的适应证应该从严。

【术前准备】

1. 病人心肺功能评估，能否耐受外科手术以及能否耐受气腹等。

2. 肝肾功能检查以及肝脏储备功能检查，残留肝脏体积计算。

3. 腹部 MRI 检查及腹部 CT 检查等，明确肝脏肿瘤是否为单发，是否局限在半肝内。

【麻醉与体位】气管内插管，全身麻醉，采用改良截石体位或分腿位，必要时左侧抬高体位。

【穿刺孔布局】机器人左半肝切除，采用五孔法进行。Trocar 布局采用通用型机器人肝切除手术布孔法，可见图 130－6。机器人 1 号手臂为超声刀或电凝钩，2 号手臂为双极电凝，3 号手臂为无创抓钳。切割闭合器使用时，经过 2 号穿刺孔进入，1 号机械臂穿刺孔为 Trocar in Trocar 的方法。

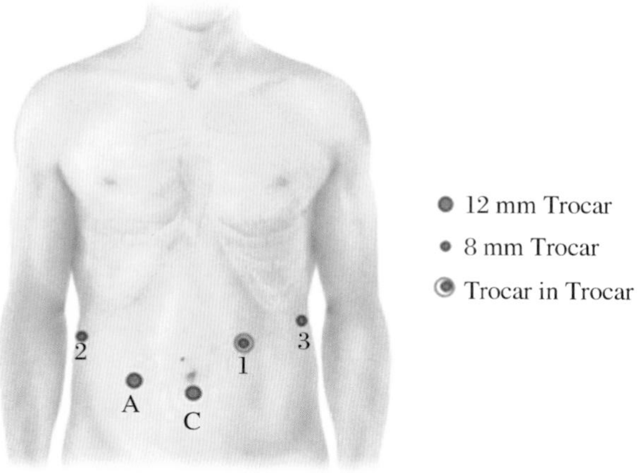

图 130－6　机器人左半肝切除穿刺孔示意图

【手术步骤】

1. 腹腔探查：探查腹腔、肝脏及邻近脏器，如为恶性肿瘤，需要探查肿瘤部位、大小、数目，肝门淋巴结是否肿大，肝硬化程度，肝表面有无转移灶，肿瘤是否与周围脏器粘连，是否存在腹壁、腹膜及盆腔等远处转移等。如有必要，可以使用术中腔镜超声进一步仔细探查肿瘤的位置、大小、边界及其血供，协助判断肿瘤切除的可能性和选择可行的手术方案。

2. 肝门解剖及左肝入肝血流阻断：机器人下行左半肝切除，建议先行肝门解剖，处理肝门管道，结扎及离断入肝血流。机器人 3 号操作臂牵拉肝圆韧带，显露第一肝门。

电凝钩先行解剖胰腺上缘，解剖 8 组淋巴结，显露肝总动脉，沿肝总动脉顺行，解剖肝固有动脉，至左右肝动脉，解剖出左肝动脉（图 130－7）。外科夹夹闭左肝动脉，并超声刀直接离断左肝动脉，远端可以不予结扎。结扎及离断左肝动脉后，后方可以解剖及显露门静脉左支，以电凝钩游离及解剖后，1 号手臂换机器人下持针器，绕门静脉左支，根据情况选择以丝线结扎或外科夹夹闭（图 130－8），若肝实质离断及第一肝蒂离断采用直线切割闭合器，建议行丝线结扎处理，防止外科夹夹闭后，导致无法采用闭合器进行肝实质离断。

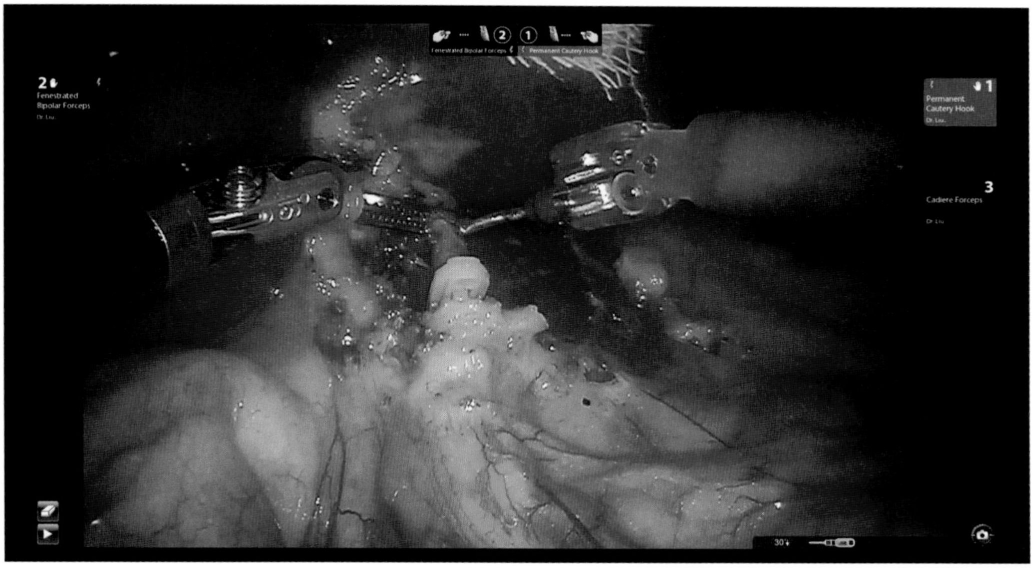

图 130－7　游离及结扎左肝动脉

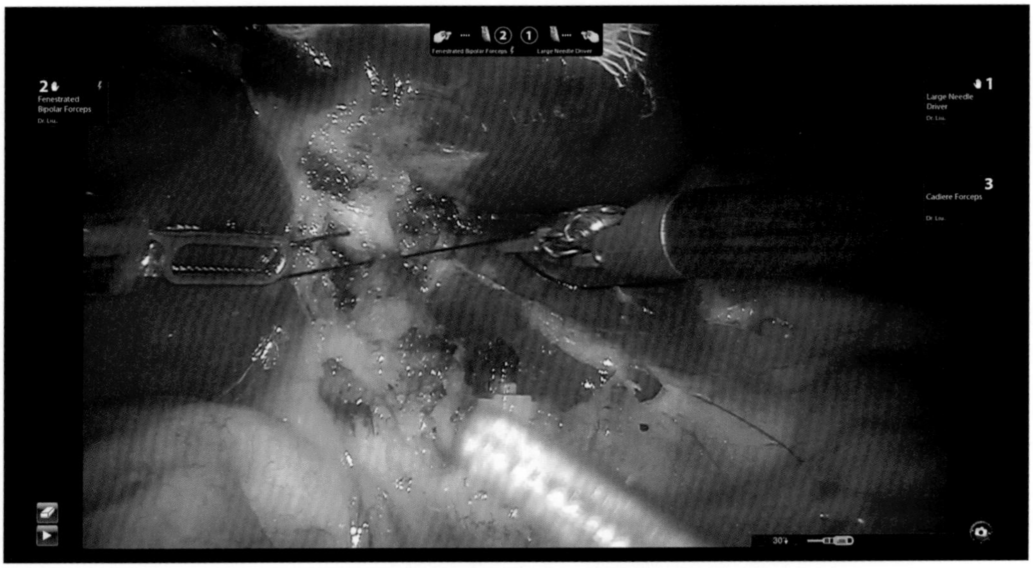

图 130-8 游离及结扎门静脉左支

处理肝蒂时，应当首先离断左肝动脉，处理门静脉时，如果采用闭合器离断肝蒂，可以给予缝扎阻断，而不需要先行离断。由于肝外胆管常有变异，如右后支胆管可能汇入左肝管，因此不建议在肝外分离胆管，而应当采用闭合器在肝蒂内一并离断，保证安全。

3. 肝周韧带游离顺序：机器人左半肝切除与腹腔镜左半肝切除游离顺序基本相同。解剖及结扎、离断左肝动脉、门静脉左支后，先行超声刀离断肝圆韧带、镰状韧带、左冠状韧带及部分右冠状韧带、左三角韧带、肝胃韧带。

机器人下肝脏周围韧带离断时，肝圆韧带、镰状韧带离断建议采用超声刀离断，因第二肝门位置较高，采用机器人下超声刀离断，角度较小，难以显露第二肝门部韧带结构，建议在进行肝周韧带游离时，以电凝钩游离为主，电凝钩可以多角度调整，游离较超声刀明显便利。

在游离过程中应当切开部分右冠状韧带，部分游离右肝有利于左半肝向右侧翻转。肝胃韧带的游离范围应上至左肝静脉根部，下至打开文氏孔。肝胃韧带的游离程度直接影响后续断肝过程中切割闭合器是否能够通过。

4. 第二肝门的显露与流出管道的解剖与控制：对于肝静脉的处理，可以根据肿瘤大小来决定。如肝静脉出血可能较小，建议适当游离肝静脉至暴露根部。但若术前预计存在出血风险时，应将左肝静脉结扎后阻断（图 130-9）。机器人下进行肝静脉解剖相对腹腔镜下肝静脉解剖容易，采用电凝钩，游离肝静脉周围组织，显露左肝静脉根部。

解剖第二肝门游离出左肝静脉，如此时结扎，注意避免使用 Hemolock 或可吸收夹，因其夹闭会影响后续闭合器离断，因此应采用丝线结扎。亦可以用丝线或尿管预阻断，待肝实质离断至第二肝门时将左肝静脉与肝实质一并用切割闭合器离断。

机器人下解剖精细，可以解剖及游离左肝静脉，预先阻断左肝静脉，控制出肝血流。机器人下左半肝切除，可以采用解剖性左半肝切除或模式化左半肝切除，进行解剖性左半肝切除时，需要行左肝静脉解剖及游离；模式化左半肝切除时，第二肝门游离，可不予解剖及离断左肝静脉，采用直线切割闭合器，连同部分肝实质，进行离断（图 130-10）。

在闭合左肝静脉时，应结合术前阅片和术中的仔细观察，注意有无肝中静脉与左肝静脉共干的情况，以免损伤肝中静脉。左半肝切除后，要观察残留肝脏有无瘀血情况，必要时采用术中超声排除肝中静脉损伤。

在用闭合器离断左肝静脉时，有时可能出现因闭合器未完全咬合左肝静脉，导致左肝静脉未完全闭

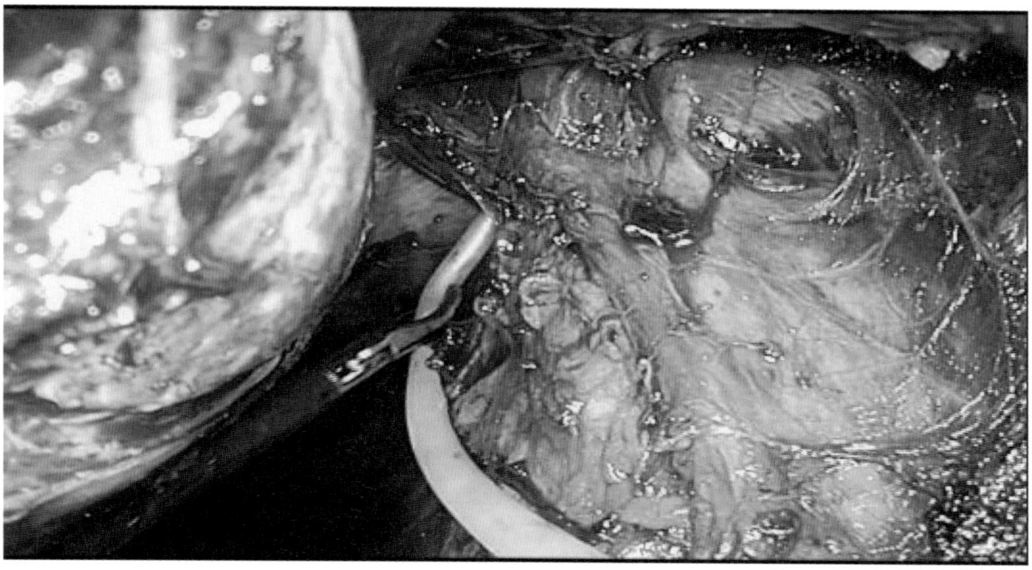

图 130－9　结扎左肝静脉

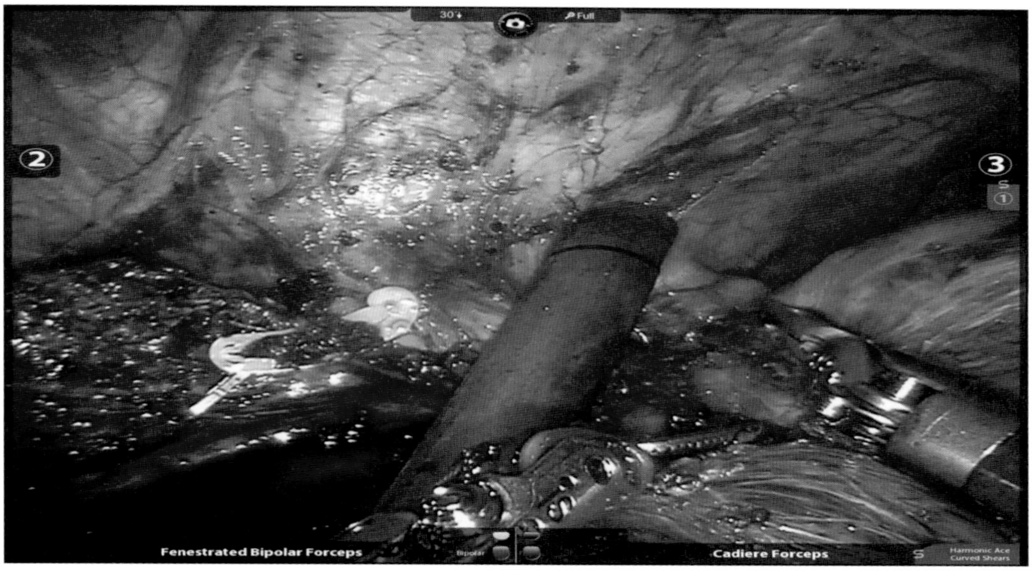

图 130－10　直线切割闭合器离断左肝静脉

合引起出血，此时可以左手持分离钳夹住左肝静脉控制出血，右手持可吸收夹夹闭左肝静脉后再行离断。

5. 肝实质的离断：机器人下肝实质离断与腹腔镜下离断方法基本相同，我们采用模式化左半肝切除方法。

左半肝入肝血流阻断后，可以明确左半肝缺血线，根据缺血线，制定肝实质离断切面。部分情况下，可能因左右半肝实质在阻断左肝血流后，缺血线不明显，可以采用荧光显影技术，进行标定左半肝切除线。

超声刀沿肝实质切口，至左侧半肝肝蒂，以直线切割闭合器离断左半肝肝蒂。左半肝切除中，左右半肝内较少有交通静脉血管支，因此，可以采用超声刀尽可能将左半肝切除切面实质离断。离断肝实质至第二肝门处，再次以切割闭合器，将左肝静脉离断。离断中，注意适当向左侧偏转切割闭合器，防止肝中静脉共干时，导致肝中静脉损伤或肝静脉根部损伤等。

采用切割闭合器离断肝实质方法，注意在肝断面上，尽可能减少外科夹、可吸收夹等的应用，防止在直线切割闭合器应用过程中，导致直线切割闭合器损坏。

机器人左半肝切除，肝实质离断，若左半肝体积相对较小，可以沿肝中静脉，逆行肝实质离断。

6. 肝断面止血：肝断面活动性出血根据情况不同有不同处理方法，少量渗血可以采用双极电凝止血处理或者氩气刀、电凝钩止血处理，非动脉性的小的活动性出血，采用百克钳止血效果很好，对于动脉性出血或肝静脉破裂出血，应采用夹闭法或缝合法处理。

7. 标本取出：将标本装入一次性取物袋，取脐部穿刺孔延长后，标本完整取出；并立即切开标本检查切除肿瘤是否完整，切除范围是否达到根治标准，必要时送术中冰冻病理活检进一步证实。

8. 冲洗腹腔及放置引流管：将引流管放置在左肝断面达脾窝处，由右侧穿刺孔引出体外。根据术中肝脏创面情况，决定放置引流管数目，应当杜绝因为麻烦而少放或不放置引流管。

第四节　机器人右半肝（S5～S8）切除术

右半肝切除术因其复杂的手术过程和术中离断肝实质时较大的手术切面，因有潜在大出血的风险，所以在微创外科手术中未能很好地广泛开展。机器人下进行右半肝切除，需要进行肝周韧带游离，翻转及显露肝周韧带时，以机器人 3 号臂进行协助显露。

近年来，达芬奇机器人手术系统由于其放大的高清晰三维成像系统、7 个自由度的内腕式器械、术者手部震颤滤除等优点，在微创外科领域迅速发展。机器人右半肝切除术也日渐增多并显示出比腹腔镜右半肝切除术更强的适用性。

【右半肝解剖学特点】 Couinaud 分段方法，将肝脏 S5、S6、S7、S8 段分为肝右叶，以肝中静脉为界限，与左半肝分界。右半肝由 4 个段构成，均由右肝门静脉及肝动脉供应入肝血流，右肝门静脉分为右前支与右后支，将肝脏分为右前叶与右后叶，但两叶的静脉回流不同。右后叶肝脏的静脉回流主要经右肝静脉回流入下腔静脉，部分经肝短静脉直接汇入下腔静脉。S8 段的静脉回流部分经背侧支回流入右肝静脉，一部分经腹侧支回流入肝中静脉，S5 段静脉回流主要回流入肝中静脉。因此，在进行右半肝切除时，入肝血流控制较为明确，主要是对于肝静脉的回流，要明确肝中静脉走行，保护肝中静脉主干，必要时术前行三维重建。

【适应证】

1. 病变位于 Couinaud Ⅴ、Ⅵ、Ⅶ、Ⅷ段。

2. 病变大小以不影响第一、第二肝门的解剖根部或主干血管为准，良性病变最好不超过 15 cm，恶性肿瘤不超过 10 cm，结直肠癌转移的病人，肝脏无基础疾病，不需增加额外的切口取标本，可适当放宽；囊性肿瘤在减压后可明显缩小，血管瘤等良性病变在控制血流后可明显缩小、变软，取标本时可以将标本粉碎，无需延长切口，因此可以适当放宽手术适应证。

3. 病人肝功能分级应在 Child-Pugh 分级 A 级以上，其他脏器无严重器质性病变，肝功能储备良好。

4. 活体肝移植供肝切取。

【禁忌证】

1. 病变已侵犯下腔静脉或肝静脉根部者。

2. 肝脏病变较大，影响第一和第二肝门暴露和分离者。

3. 肝癌合并肝内转移、门静脉癌栓、肝门淋巴结转移或肿瘤边界不清者。

4. 有上腹部手术史且腹内粘连严重、严重肝硬化、门静脉高压者。

5. 肝功能分级 Child-Pugh B、C 级，或其他重要脏器功能不全者。

【麻醉与体位】 病人采用气管内插管，全身麻醉；体位采用平卧，小截石位。

【穿刺孔布局】 于脐上或脐下 Veress 气腹针穿刺建立 CO_2 气腹（12～14 mmHg），放置直径 12 mm 的 Trocar（助手操作入路），并置入摄像镜头。然后，分别于腹部左、右上象限左锁骨中线、右锁骨中线肋缘下 2～4 cm处穿刺放置直径 8 mm Trocar（机械臂Ⅰ与机械臂Ⅱ）。再于助手孔与 2 号机械臂穿刺孔间的脐右旁放置直径 12 mm Trocar（抓取摄像臂）。于左腋中线放置直径 8 mm Trocar（机械臂Ⅲ）。各 Trocar 孔以手术靶区为中心呈弧形分布，间距≥6 cm，以避免机械臂碰撞。

退出摄像镜头，摆放病人头侧抬高 20°～30°的反 Trendelenburg 位。机器人塔车于病人头部正上方推入、固定。安装机械臂（图 130－11、图 130－12）。

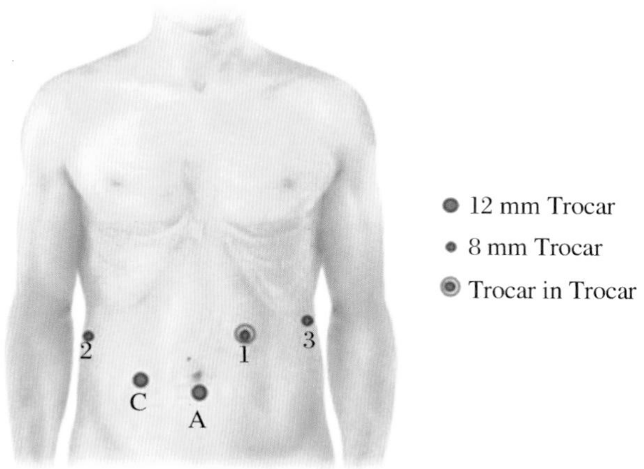

图 130－11　机器人右半肝切除穿刺孔布局图

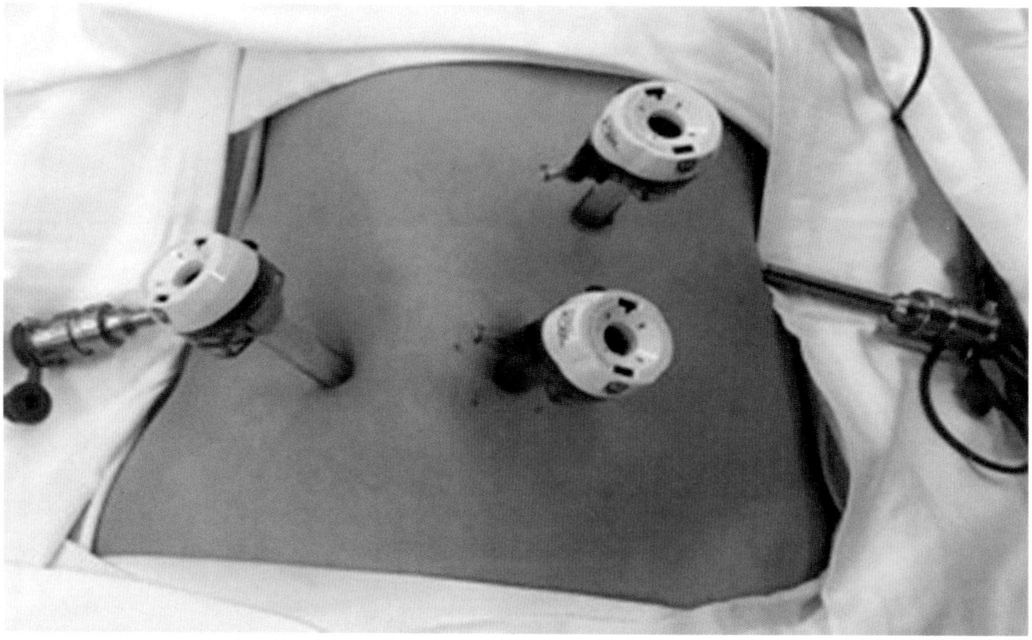

图 130－12　机器人右半肝切除穿刺孔布局

【手术步骤】

1. 腹腔探查：右半肝体积较大，位置深，右尾叶的处理有一定的难度，因此，腹腔镜下进行右半肝切除相对左半肝开展缓慢。进行右半肝切除前，建立好各穿刺孔及置入机器人手臂后，先行探查腹腔，明确肿瘤是否侵犯胸、腹壁、膈肌及结肠等，探查完成后初步评估能否通过机器人完成手术。

2. 胆囊切除：提起胆囊壶腹部，切开胆囊颈前浆膜，仔细解剖胆囊三角，游离出胆囊管，距胆总管 0.5 cm 予生物夹夹闭后剪断，解剖出胆囊动脉，上生物夹后剪断。牵起胆囊管断端，将胆囊从胆囊床完整剥离。

3. 第一肝门解剖及入肝血流的控制：笔者所在团队倾向于使用鞘内解剖法来处理第一肝门。切除胆囊后，3 号机械臂协助将肝脏向上抬起，显露第一肝门，电凝钩或超声刀进行肝门解剖。通常在比较浅表的位置解剖出右肝动脉，以外科夹夹闭，超声刀进行右肝动脉离断（图 130－13）。然后在其深面解剖出门静脉右支，注意避免损伤门静脉右支背侧发出的右尾状叶门静脉支，以电凝钩或针持游离门静脉右支，并给以丝线先行结扎门静脉右支后，再行外科夹或可吸收夹夹闭门静脉右侧支主干（图 130－14）。

部分情况下，门静脉右支较宽，难以进行外科夹直接夹闭，可以机器人下进行缝扎两端处理。结扎后，可暂不离断门静脉右支，在肝实质离断过程中，于实质内进行门静脉右侧支离断。右侧肝管，可以经肝外游离后，给以结扎及离断，也可以经肝实质内离断。因胆管变异情况较多，术前未能明确胆管走行情况，可以经肝实质内进行胆管离断。

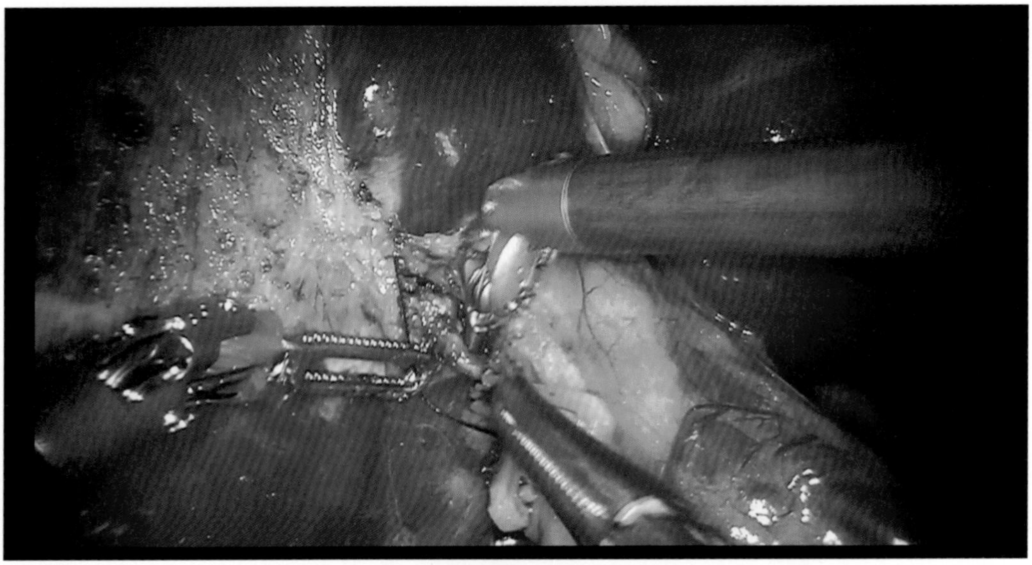

a. 解剖右肝动脉

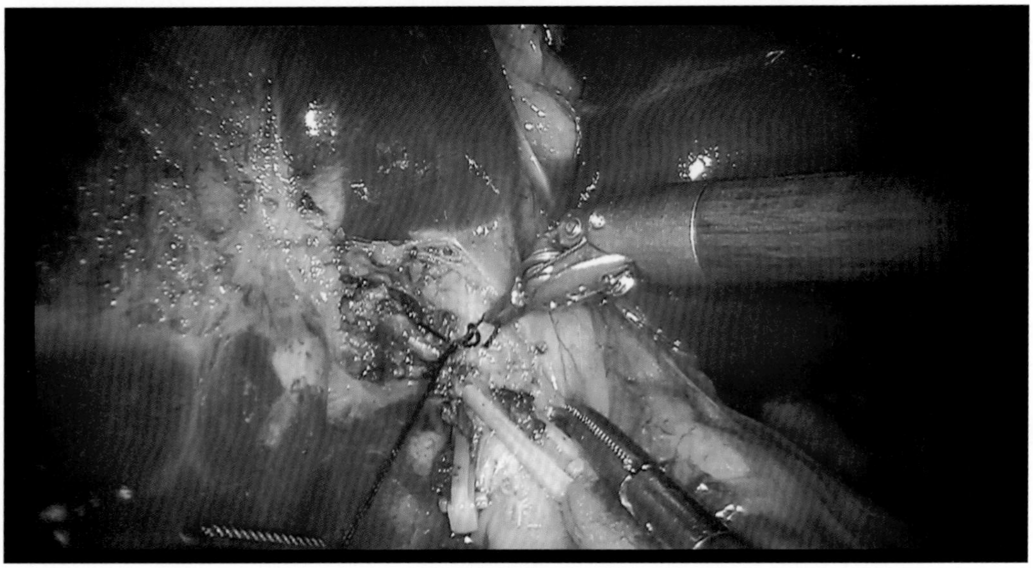

b. 结扎右肝动脉

图 130－13 机器人右肝动脉解剖与处理

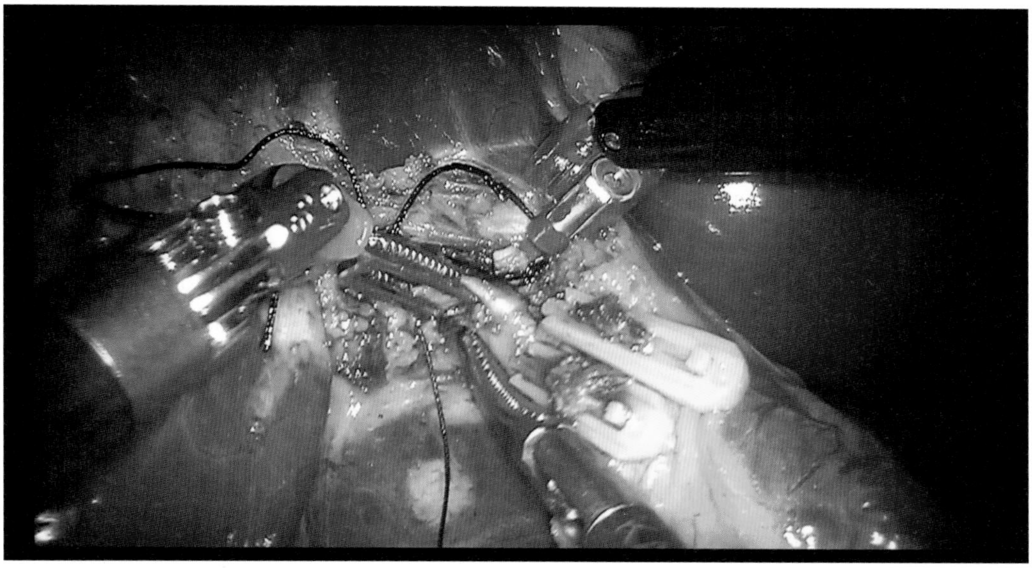

a. 解剖门静脉右支

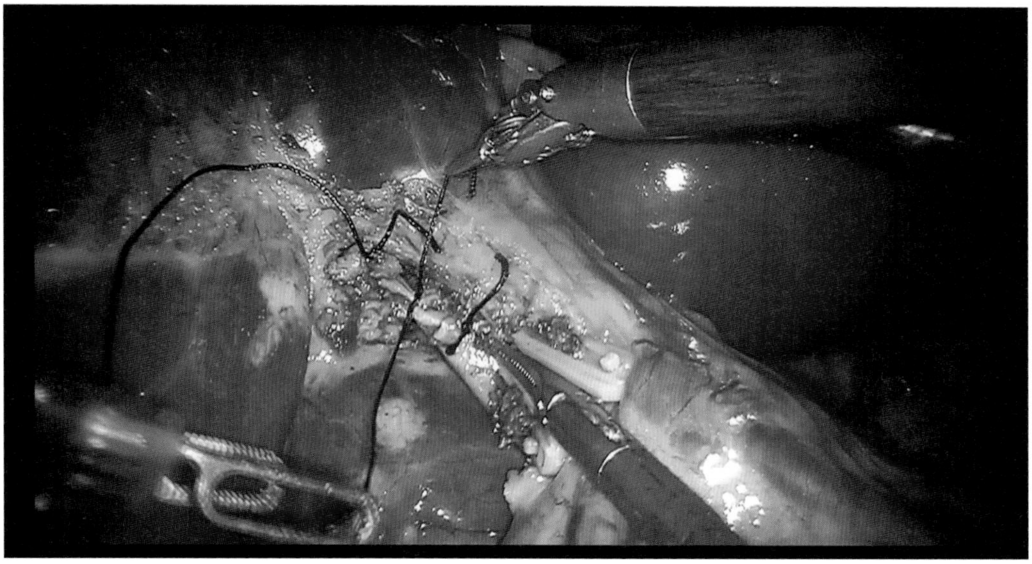

b. 结扎门静脉右支

图 130－14　机器人下解剖与处理门静脉右支

机器人下进行肝门解剖，游离右肝动脉及门静脉时，注意尽可能采用 2 号机械臂的无损伤抓钳夹持血管周围组织，切勿夹持血管壁，因机器人下无力反馈情况，机器人臂夹持血管，特别是夹持动脉血管壁后，会导致内膜断裂，从而引起术后出血风险情况。

笔者团队自 2009 年起在国内提出模式化右半肝切除的概念，建议先阻断目标肝段入肝血流，再游离肝脏，以防止恶性肿瘤通过门静脉向对侧肝脏转移。在阻断右肝动脉及右门脉后，肝脏表面通常出现缺血线，可以用电凝钩标记作为切肝路线。此时，可从外周静脉注入吲哚菁绿进行荧光染色，右半肝因缺血呈现负染色状态，在肝内对肝实质的离断起到一定的引导作用。

4. 肝脏游离：机器人下右半肝切除，肝脏游离为手术关键，特别是进行第三肝门解剖及离断肝短静脉的情况。机器人下游离右半肝与腹腔镜下右半肝切除基本相同，我们在积累了大量腹腔镜肝切除的基础上，进行摸索适合机器人下右半肝切除的各种技术与方法。但在肝脏游离方面，游离顺序显得没有那么重要，机器人下操作臂可以无疲劳感，且能多角度变化，因此，可以根据手术需要交替进行游离。

对于肿瘤较大的病例，我们常采用前入路切除的方法，即在标记缺血线后，直接进行肝实质离断，在表面以缺血线为标记，在肝内以肝中静脉右侧缘为标记，在后方以下腔静脉为标记，结合术中半肝荧光负染色和超声的定位来引导肝实质离断，最后再进行右半肝游离和标本移除。

机器人1号操作臂，超声刀离断肝圆韧带、镰状韧带、右三角韧带、右冠状韧带、肝肾韧带。游离中，机器人下肝圆韧带离断及镰状韧带离断，相对容易，但在进行右侧三角韧带及冠状韧带游离时，因肝脏膈肌面位置高，手术中机器人臂操作存在一定限制，但采用机器人下电凝钩游离右侧三角韧带及冠状韧带时，在一定程度上能够克服诸多问题。因此，在游离中，可以采用机器人2号机械臂，经右肝与右侧腹壁间隙，游离右半肝相对容易些，便于暴露手术区域。

游离右冠状韧带至右肝静脉根部，使整个右半肝完全游离，有时为了方便旋转，还需要切断腔静脉左侧部分冠状韧带。

马库奇韧带游离后，可以采用闭合器离断或者 Ligasure 进行离断方法，离断后，显露右肝静脉根部（图 130－15）。

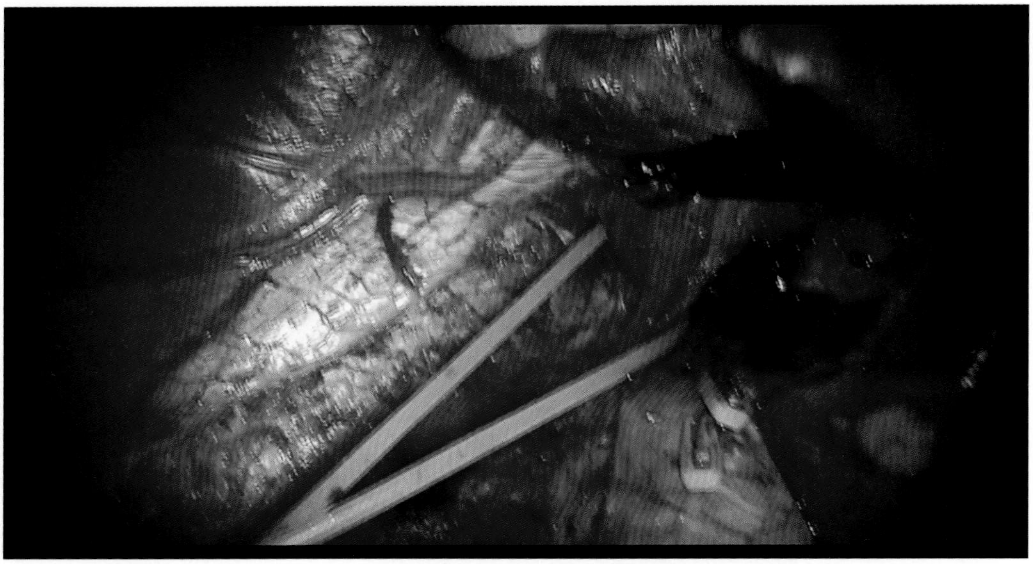

图 130－15 游离马库奇韧带

5. 肝短静脉游离：肝短静脉处理，为机器人下右半肝切除手术的关键。机器人下进行肝短静脉的处理，相对腹腔镜下手术容易。采用机器人3号机械臂，将右侧肝脏充分向上抬高，显露第三肝门及肝后下腔静脉，经第一肝门，逐步向上游离及结扎、离断肝短静脉。用电凝钩或超声刀，切开腔静脉韧带，显露后方肝短静脉，以分离钳钝性分离肝短静脉，并以可吸收夹夹闭肝短静脉，注意减少牵拉，过度牵拉可能导致肝短静脉撕裂出血（图 130－16）。

6. 第二肝门的显露及流出道解剖与处理：机器人下进行第二肝门游离，可经肝外分离与切断肝右静脉。通常方法为自腔静脉陷窝向右下方轻柔地分离，于腔静脉前方向左上方分离，两者结合可分离出右肝静脉主干（图 130－17）。右肝静脉的分离在难度上要明显大于左肝静脉，特别是肝实质肥厚的病人暴露较差，稍有不慎会撕裂肝静脉引起出血和气体栓塞。因此不建议常规在肝外切断肝静脉，特别是腹腔镜手术中，而是主张最后在肝内用 EC60 切割器离断肝脏。机器人下手术操作更加精细，能够充分显露手术区域，可以尝试进行肝外游离右肝静脉，先行结扎阻断或者进行显露后，绕右肝静脉置入硅胶尿管，牵拉右肝静脉，便于进行右肝静脉离断中的显露。

7. 预置肝门阻断带：机器人下进行右半肝切除，手术时间长，且手术切面大，因此要常规进行第一肝门阻断。可以用8号尿管绕过第一肝门，两头穿入剪好的3 cm 吸引器套管，处于松弛状态，用血

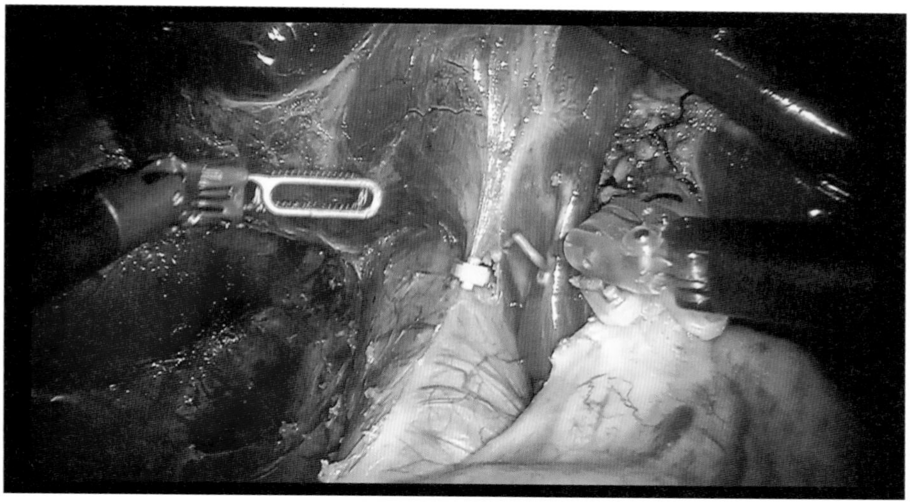

a

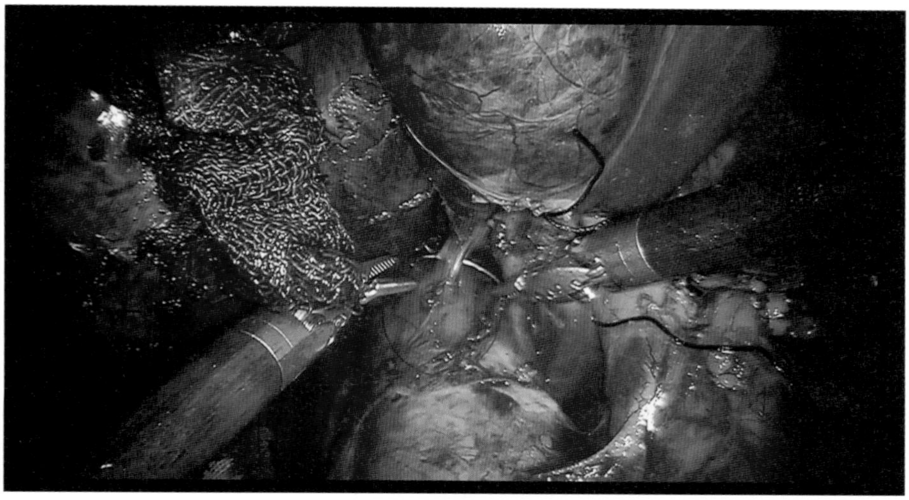

b

图 130－16　显露并处理肝短静脉

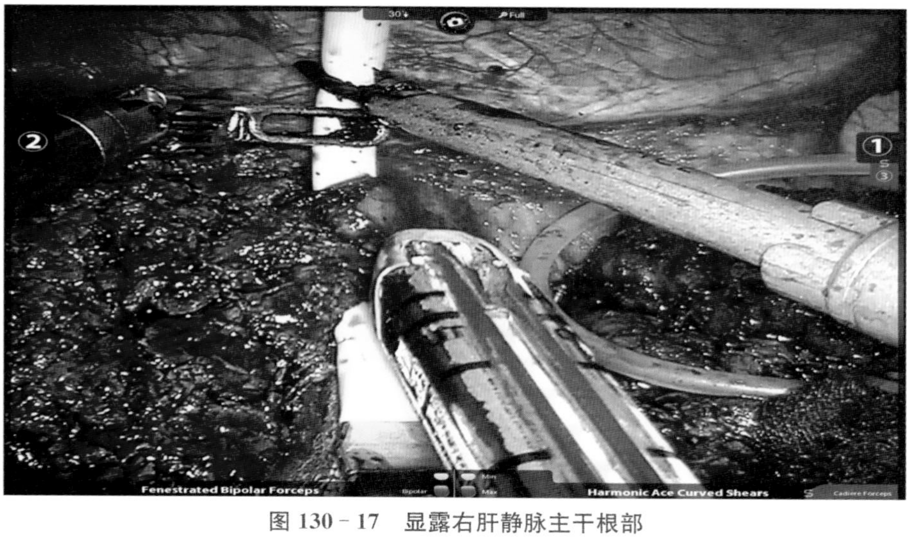

图 130－17　显露右肝静脉主干根部

管夹钳夹固定。如在离断肝实质的过程中出血量大，可以提起尿管、下压吸引器套管，阻断肝门后用血管夹钳夹固定，每次阻断 15～20 min。间歇阻断第一肝门可以减少术中出血，保持术野清晰。

8. 肝实质的离断：右肝门静脉及右肝动脉阻断后，右肝因血流阻断而在肝脏表面出现缺血变色线，沿此变色线划定预切线，或者采用机器人下荧光显影技术，标定手术切除线。肝实质的离断方法，仍选超声刀断肝法，部分情况下，可以采用超声刀结合直线切割闭合器进行肝实质离断（图 130 - 18、图 130 - 19）。

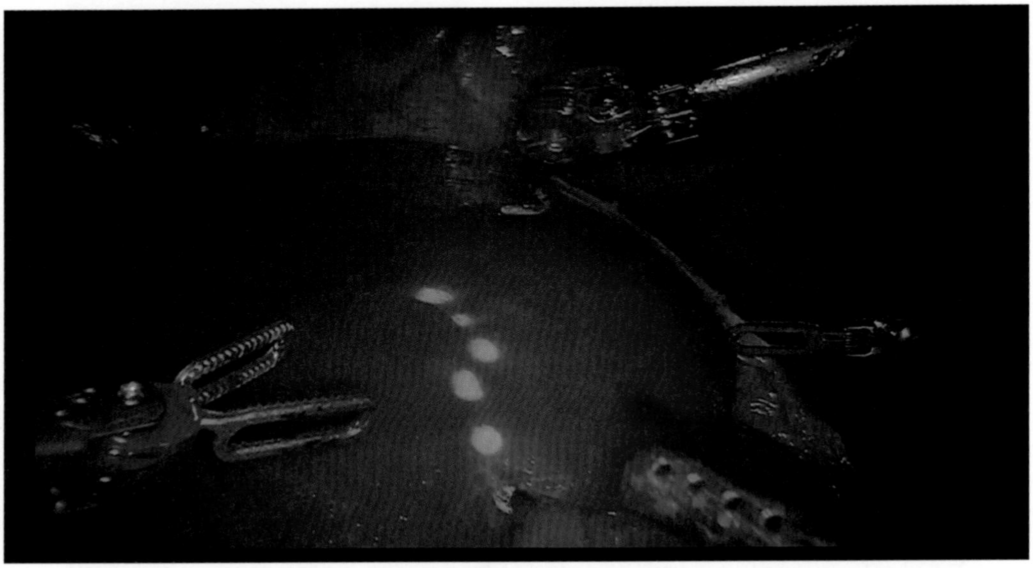

a. 左右半肝肝缺血线

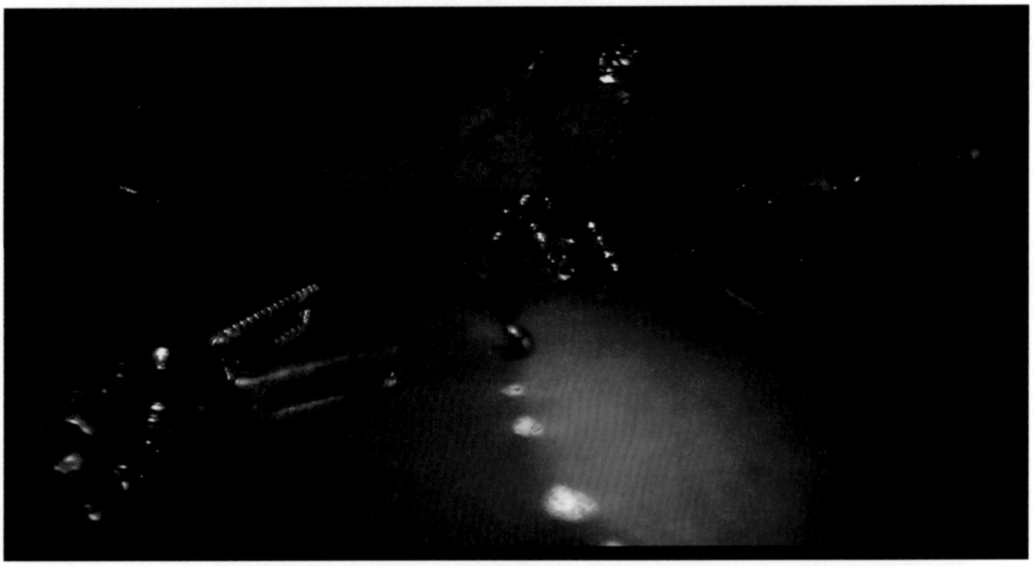

b. 荧光显影下显示肝缺血线

图 130 - 18 机器人下标记左右半肝缺血线

肝实质切开过程中，可以继续采用荧光显影技术标记切除平面（图 130 - 20），或者采用术中超声明确肝中静脉走行，进行标记切除平面，防止肝实质离断中，导致切除平面偏移。

超声刀离断肝实质中，一般采用机器人 1 号和 2 号机械臂交替进行超声刀肝实质离断。肝实质 2 cm 内多数情况，无较大肝内管道，可以采用超声刀直接离断，部分出血时，可以采用双极电凝进行止血处理。切除中，机器人 3 号机械臂以无创抓钳，将左侧肝脏实质断面，向病人左侧牵拉，充分显露

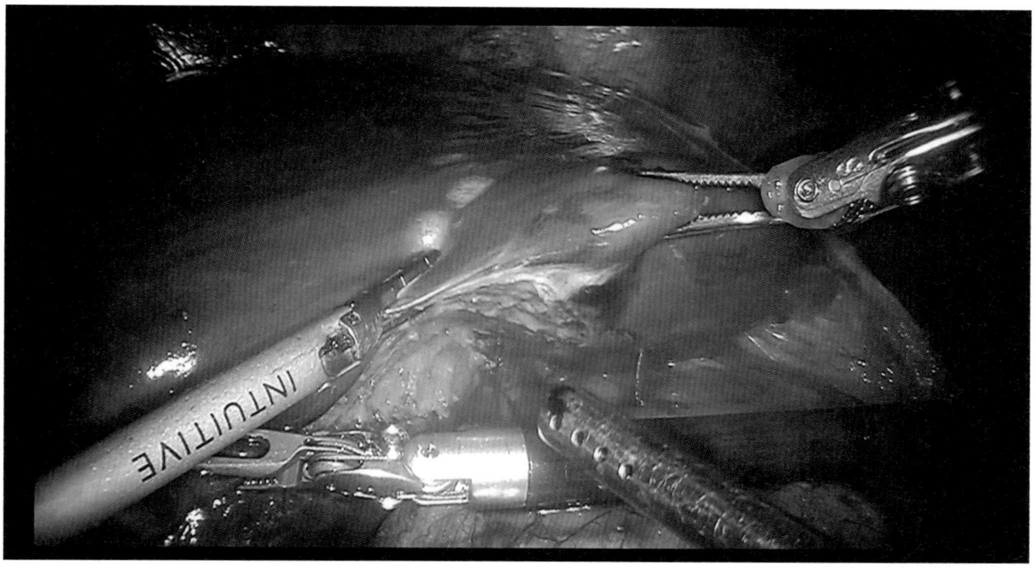

图 130-19 超声刀沿肝缺血线离开肝实质

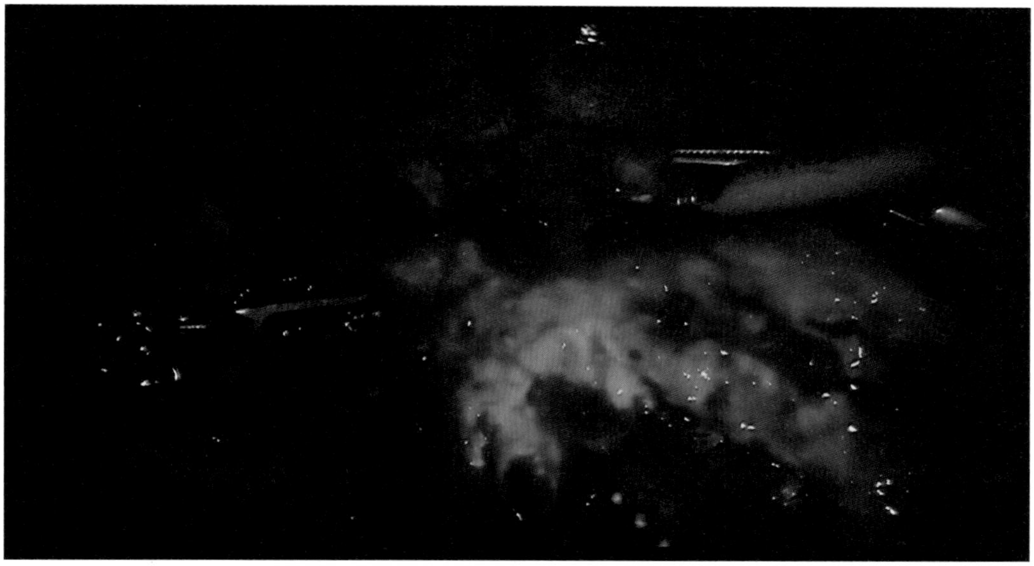

图 130-20 术中继续荧光标记切除平面

肝实质切除面。超声刀进行解剖性右半肝切除中，因右半肝切除中，切面存在较多的交通血管支及Glisson系统，可以采用超声刀前1/3进行游离与切除相配合的方法，逐步进行，分离出肝内管道，给以外科夹夹闭后直接离断，或游离后由助手经过助手孔，以Ligasure进行肝内管道离断，直至第二肝门，右肝静脉根部。

机器人下采用直线切割闭合器离断肝实质，要求助手孔与肝实质切断断面在同一平面，进行肝实质离断。当然，在部分情况下，机器人2号机械臂穿刺孔，可以采用Trocar套Trocar的方法，直线切割闭合器，可以经过2号机械臂的穿刺孔，进行肝实质闭合、离断。

全程中，助手充分吸引手术区域，对于手术创面出血较多，且机器人下双极电凝止血效果不佳的，需要助手进行配合止血，如助手采用百克钳进行止血时，可以给以主刀小纱布，压迫肝断面出血点，帮助助手，以显露出血区域，从而有效止血，或者在经过助手孔上方，重建建立一5 mm穿刺孔，助手以吸引器和百克钳相配合下，主刀采用机器人下充分显露，达到止血要求。超声刀切开肝实质，助手手持吸引器清理术野，主刀持百克钳可以同步止血，效果较为理想，其中较大的管道以生物夹夹闭，必要时可以采取闭合器直接切割肝脏实质。

对于电凝止血效果不佳或者百克钳止血无效的情况，只能采用机器人下肝脏断面活动性出血，缝合止血。

9. 右肝肝蒂的处理：右肝动脉结扎后离断，右肝门静脉支及右肝管可以采用闭合器离断右肝肝蒂方法进行离断。尽可能用超声刀切开肝脏组织无主要血管的实质部分以及部分的右肝尾状叶实质；在闭合右肝蒂时，闭合器下端一定要直视下通过，防止闭合器损失下腔静脉侧壁，导致不可控制性出血。

机器人下进行直线切割闭合器离断右肝肝蒂时，要有良好的角度，若直线切割闭合器离断右肝肝蒂时，与肝实质断面成角太大，难以进行良好闭合与离断，为减少可能导致的第一肝门损伤，建议进行解剖性离断右肝肝蒂，切莫强行进行切割闭合器离断肝蒂。

机器人下分别分离及解剖右肝动脉、门静脉及 Glisson 系统，给以游离后，进行外科夹夹闭或进行缝合后离断。

10. 出肝血流的处理：因右肝静脉位置较高、深，在解剖游离过程中难度较大，且分离过程中，静脉壁较薄，损伤有导致出血及其他栓塞的风险，因此，在机器人右半肝切除时，不建议在肝外切断肝静脉，而是主张最后在肝内用 EC60 切割器离断肝脏静脉（图 130－21）。

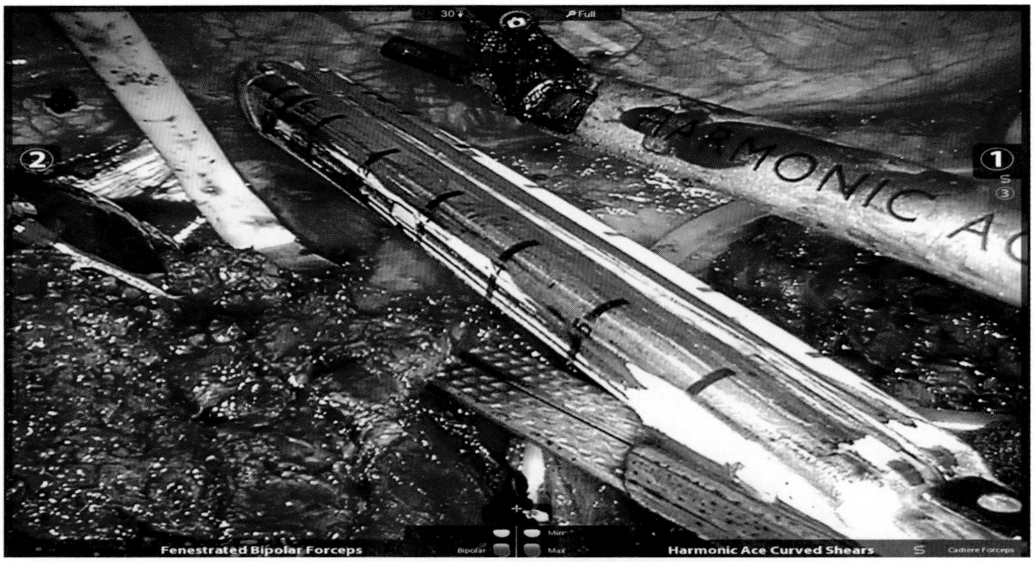

图 130－21　直线切割闭合器离断右肝静脉

需要进行右肝静脉肝外显露时，经机器人 3 号臂，将肝脏膈面下压，显露第二肝门，采用电凝钩，进行游离右肝静脉根部。并在将右侧肝脏经机器人 3 号臂向左侧翻转右半肝，充分显露肝后下腔静脉，超声刀处理马库奇韧带，经肝脏面显露右肝静脉根部，并留置绕右肝静脉带，备肝静脉离断过程中，进行牵拉右肝静脉及显露肝静脉根部。

11. 创面的止血：肝脏实质切开过程中，对于明显的管道，应给予可吸收夹或 Hemo lock 夹闭，相对较小的出血，如静脉交通支等，可以采用百克钳止血，切除后的断面可用电凝钩喷凝或百克钳继续止血，如无大的静脉，也可用氩气刀喷凝止血，但应降低气腹压力，防止气体栓塞的发生。如遇到相对较大的静脉交通支，应予以缝扎或夹闭处理。切除后的右半肝切面见图 130－22。

12. 标本取出及引流管放置：机器人下将标本装入内景下取物袋内时，需要主刀采用机器人 3 个手臂相互配合，充分上抬切除标本，将标本下方显露后，取物袋经标本后方置入，一边外推取物袋，一边向外侧退出内镜取物袋套管，将内镜下取物袋充分展开后，机器人 3 号臂抓住取物袋最上侧边缘，将标本置入取物袋内后，左右两侧由机器人 1 号和 2 号机械臂进行牵拉两侧取物袋后，将标本完全置入取物

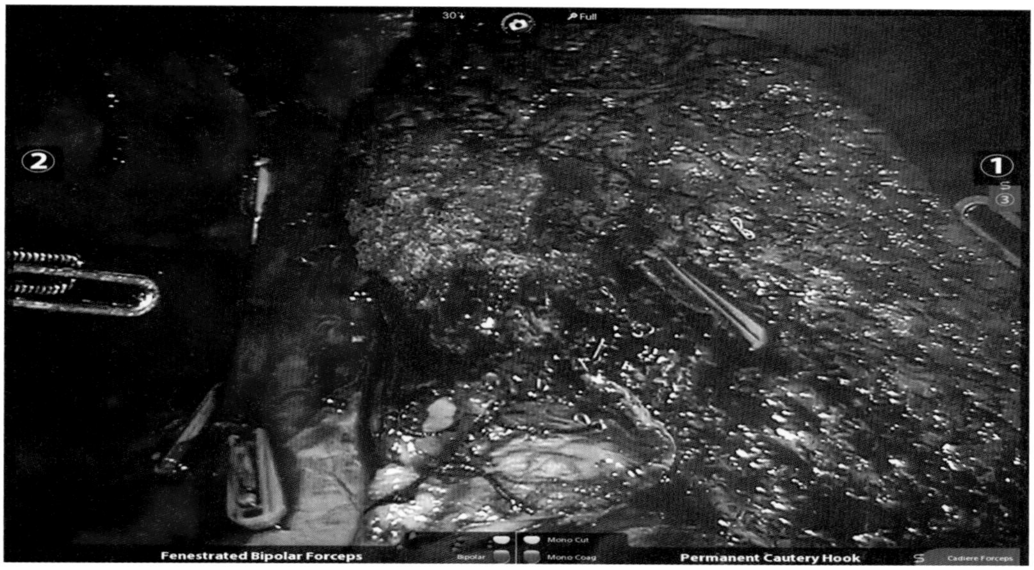

图 130－22　右半肝切面

袋内，助手收紧取物袋。

良性疾病扩大穿刺孔将标本粉碎后取出，恶性疾病延长脐上助手孔，扩大后取出标本。于右肝断面放置两根引流管，经过右侧机器人 2 号臂穿刺孔引出并固定，皮内缝合各穿刺孔。

第五节　机器人肝脏手术常见并发症及处理

一、出血的预防和处理

出血是机器人肝切除手术过程中最常见的并发症，也是中转开腹的主要原因。

机器人右半肝切除中，出现难以控制性出血，需要及时中转开腹手术时，机器人手术不同于腹腔镜手术，能够快速撤离器械并中转手术，机器人下中转开腹手术，需要助手与主刀相配合，一方面要机器人下采用机械臂压迫止血的同时，逐步去除其他机械臂，并快速中转开腹，待助手能够采用手控制术中出血后，再由主刀或其他助手，如台下巡回护士等，帮助解除机器人手臂的锁止功能，从而取出机器手臂。

根据出血部位和性状做出判断，选择正确的止血方法：

1. 门静脉或肝动脉分支出血较鲜艳，呈“喷涌”或“喷射”状，术者控制出血点，助手吸尽血液后，术者直接钳夹止血即可控制，处理一般并不困难。但禁忌显露不清时，在血液中盲目多次钳夹或电凝止血，否则有损伤对侧胆管的危险。

2. 若出血发生在已控制入肝血流后的断肝过程中，血液颜色较暗，压力较低，呈“脉冲样流出”，则可判断出血来源于肝静脉的分支。应用生物夹或血管夹与出血点深面连同少量肝实质与肝静脉一同夹闭，由于肝静脉壁很薄容易撕裂，不宜像处理门静脉与肝动脉那样提起后施夹。且不可在止血效果不佳的情况下，反复对开放的肝静脉分支施夹，这种做法有导致气体栓塞的危险。在 1～2 次施夹失败后，可先用小方纱压迫止血数分钟，由于肝静脉压力较低，一般出血可以停止或减轻，再根据情况选择夹闭或纱布止血，压迫止血。

3. 若进行解剖第二肝门时发生的出血，一般是分离时损伤了肝静脉或下腔静脉，应临时用生物夹或血管夹控制出血、纱布填塞压迫后果断中转开腹修补撕裂口。我们不主张在气腹腹腔镜条件下试图缝合修补肝静脉，因其可导致破口扩大或气体栓塞。

二、胆漏

如漏胆量少且局限，则保持引流管通畅；如漏胆量大或者胆汁弥漫到全腹腔，需行腹腔镜下探查或开腹手术探查，进一步处理，并留置腹腔冲洗管进行腹腔冲洗处理。

三、腹水

肝脏切除术后，部分中心不放置腹腔引流管，术后存在积液时，再行穿刺引流。笔者仍建议进行术中留置腹腔引流管，对于肝左外叶切除、肝段切除等，可以不予放置引流管，但要做到术中充分的止血与预防胆漏的处理。对于半肝以上手术或者术中渗出较多时，要积极留置腹腔引流管，无明显引流液后，早期拔除腹腔引流管，存在积液引流不通畅时，给以超声引导下进行穿刺置管引流。

四、肝衰竭

机器人右半肝切除手术，对肝脏及腹腔的干扰与影响小，对肝功能及机体的影响相比开腹手术明显要弱，因此，因手术造成对肝功能的影响或导致肝衰竭的风险将明显降低。导致肝衰竭的主要因素为术前未能全面做好残余肝体积的计算以及肝储备功能的评估，有条件的单位建议常规进行吲哚菁绿排泄实验。

五、肿瘤腹腔及腹壁种植

注意无菌操作技术、降低气腹压力，应用标本袋等可有效降低肿瘤种植和转移的发生率。

〔刘　荣　李成刚〕

第一百三十一章　机器人胆道外科手术

Robotic Biliary Surgery

1991 年我国开始第 1 例腹腔镜胆囊切除，作为胆道外科的基本手术，腹腔镜胆囊切除是治疗胆囊良性疾病的金标准。胆道外科的微创化治疗发展最早，进展最为缓慢，且早期开展，胆道并发症的发生率较高。随着腹腔镜技术的进步，在胆道外科方面，腹腔镜下已经能够实现胆囊切除、胆总管切开取石、先天性胆总管囊肿切除等手术方式，但对于胆道恶性疾病，如胆囊癌根治手术、肝门部胆管癌根治手术等，由于其手术过程复杂，涉及肝门淋巴结清扫或者联合肝脏切除，部分情况下，需要联合肝尾状叶切除等，手术难度高，传统腹腔镜难以完成，部分情况下即使开放性手术也很困难。

达芬奇机器人手术系统的出现，为胆道外科的微创化带来曙光，已经有较多文献报道机器人下胆道恶性肿瘤的微创化治疗。2011 年，周宁新等人报道了机器人下肝外胆管切除、胆囊癌、胆总管切开取石等 180 例手术，并发症发生率为 13.8%，病死率为 3.4%，Zhu 等报道了一例重度黄疸的肝门胆管癌病人，一期行胆道引流，右肝血管控制，10 周后二期行右半肝切除，胆道重建，病人随访一年未见肿瘤复发；2015 年，刘荣等人报道了机器人Ⅲ型肝门部胆管癌根治术，进行了左半肝联合尾状叶的手术切除。机器人下能够完全可以完成肝门部胆管癌、肝外胆管癌等复杂胆道手术。

第一节　机器人胆囊癌根治术

胆囊癌（gallbladder cancer，GBC）恶性程度高，在消化道肿瘤发病率中，占到第 6 位，年发病率在 2.2/万。但近年来随着腹腔镜胆囊切除成为治疗胆囊良性疾病的金标准，意外胆囊癌的发现明显增多，对病人的长期预后有着一定的帮助。

GBC 早期可侵犯胆囊床肝组织或邻近脏器，并经血路及淋巴转移，且对放射治疗、化学治疗敏感性较差。我们应按胆囊癌 Nevin 分期选择相应的术式（表 131 - 1）。因胆囊癌侵袭性及转移性强，对于晚期胆囊癌可行扩大根治性切除术，如肝脏联合胰十二指肠切除、肝右三叶切除或肝脏联合结肠切除术，因其手术风险高、创伤巨大、围手术期死亡率高等原因，故应充分评估病人的一般情况及效益比，进行严格的适应证选择。

表 131 - 1　胆囊癌 Nevin 分期选择相应的术式

<table>
<tr><th>分　期</th><th>病理特点</th><th colspan="2">手术方式</th></tr>
<tr><td>Ⅰ期</td><td>黏膜层内的原位癌</td><td>单纯胆囊切除术</td><td></td></tr>
<tr><td>Ⅱ期</td><td>侵犯黏膜及肌层</td><td rowspan="3">胆囊癌根治性切除术</td><td rowspan="3">胆囊＋邻近胆囊床肝组织＋肝十二指肠韧带、肝总动脉、胰头后方淋巴结清扫</td></tr>
<tr><td>Ⅲ期</td><td>侵犯胆囊壁全层</td></tr>
<tr><td>Ⅳ期</td><td>侵犯胆囊壁全层及淋巴结</td></tr>
<tr><td>Ⅴ期</td><td>侵犯或转移至肝脏、胆管、胰腺、结肠等邻近脏器</td><td>胆囊癌扩大根治性手术</td><td>胆囊＋邻近胆囊床Ⅳa 肝段＋肝十二指肠韧带、肝总动脉、胰头后方淋巴结清扫＋受累邻近脏器联合切除、区域淋巴结清扫</td></tr>
</table>

【适应证】NevinⅡ至Ⅳ期的胆囊癌，以及术后病理发现的意外胆囊癌，均可行机器人胆囊癌根治性切除术。病人全身状况良好，肝肾功能及凝血功能正常。

【禁忌证】

1. 已有肝内及远处脏器转移，腹壁或腹腔内种植转移，肿瘤侵犯左肝动脉。

2. 肝十二指肠韧带呈“冰冻”样肿瘤浸润。

3. 全身状况差，心肺功能不全，无法耐受麻醉及气腹。

4. 腹腔内复杂或致密的粘连无法行机器人微创治疗。

【术前准备】

1. 术前检查：

（1）心肺功能评估：评价是否能够耐受手术。

（2）肝肾功能评估，电解质、血糖等化验。

（3）影像学检查：腹部 CT 平扫及强化或腹部 MRI 平扫及强化，腹部 PET-CT 对于进展期胆囊癌为必要检查。

2. 术前病人准备：

（1）黄疸病人，是否需要进行联合肝叶切除，进行手术前肝脏储备功能检查以及残肝体积计算，必要时行 PTBD，降低黄疸指数，改善肝脏功能。

（2）术前静脉营养支持：意外性胆囊癌，多数病人营养状况良好，对于营养状况较差病人，适当给以静脉营养支持。

【麻醉与体位】麻醉采用气管内插管，全身麻醉；病人取仰卧头高足低分腿位，右侧抬高 30°的改良截石位。机器人机械臂安置于病人头侧。

【穿刺孔布局】在脐下 1 cm 处置入 12 mm 镜头孔（C），探查腹腔，明确有无手术禁忌证。在明确无手术禁忌后，其余 Trocar 孔均在直视下完成。机械臂 8 mm 孔（R1）置入镜头孔上方偏右 8～10 cm 处，机械臂 12 mm 孔（R2）置于左侧腋前线肋缘下，采用 Trocar in Trocar 技术方便切肝时使用直线切割闭合器，机械臂 8 mm 孔（R3）置于右侧腋前线肋缘下，副操作孔（A1）置于镜头孔左侧 5 cm 处。

【手术步骤】

1. 胆囊癌淋巴结转移途径的探查：首先探查肝十二指肠韧带内肝动脉、门静脉及胆总管周围淋巴结（图 131-1）。行 Kocher 切口，充分游离十二指肠降段及胰头后方，探查十二指肠降段、胰头后方、下腔静脉、腹主动脉周围淋巴结。切开肝胃韧带，探查肝十二指肠韧带左侧缘、肝总动脉、腹腔干周围

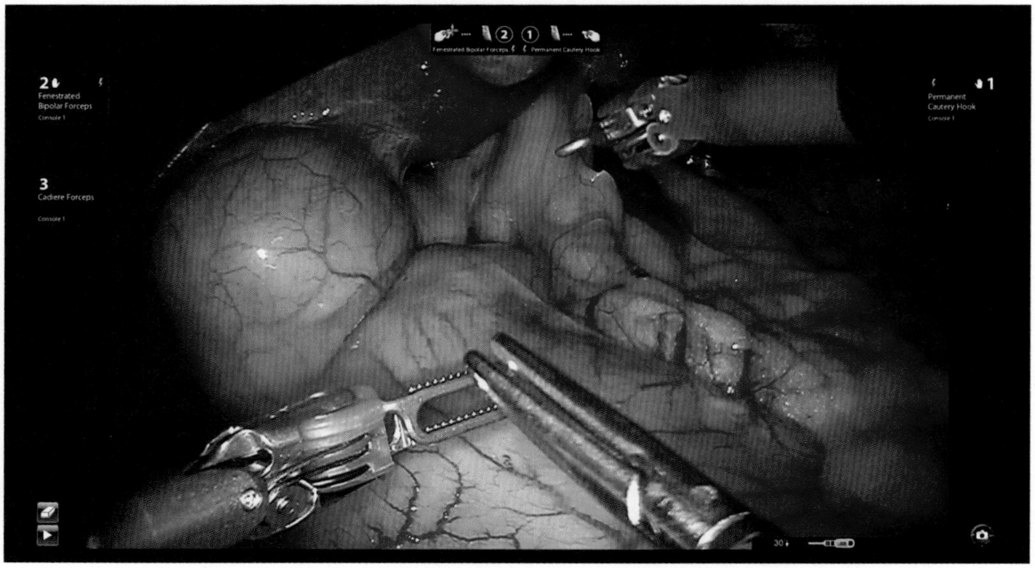

图 131-1 机器人腹腔内探查

淋巴结。

2. 离断胆囊动脉及胆囊管：游离胆囊三角，仔细分辨胆囊动脉及胆囊管（图 131－2），可用吸收夹夹闭并离断胆囊动脉，距胆总管 0.5 cm 处离断胆囊管，切缘行冰冻病理检查，近端予以可吸收夹夹闭。

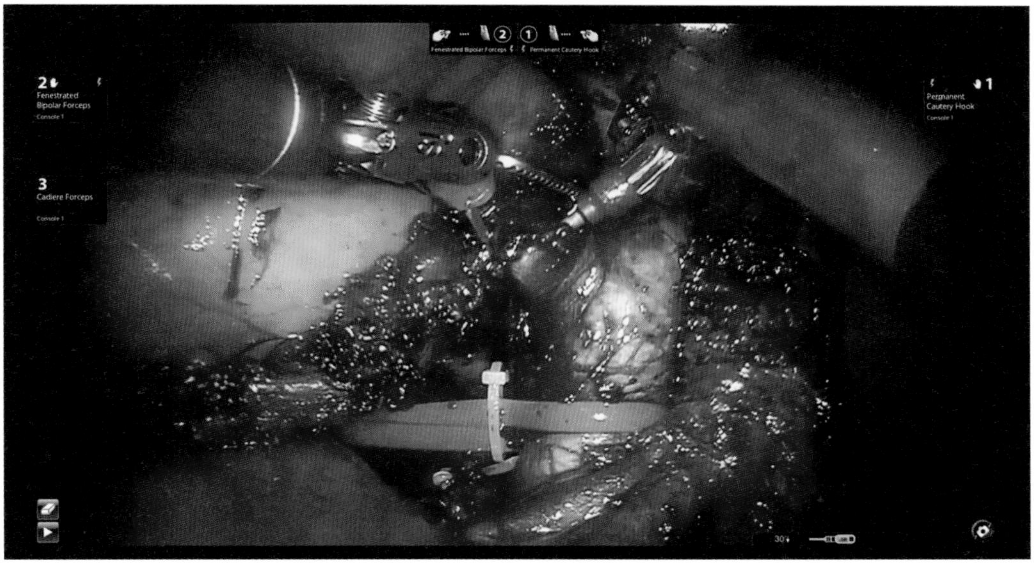

图 131－2　解剖胆囊管

3. 淋巴结清扫：

（1）清扫、游离肝动脉：切开肝十二指肠韧带前层腹膜，游离出肝总动脉后，紧贴血管壁行鞘内分离。用血管提拉带悬吊肝总动脉后，继续向肝门方向，游离出胃右动脉、胃十二指肠动脉及肝左右动脉。胃右动脉可于其根部双重结扎并离断（图 131－3）。

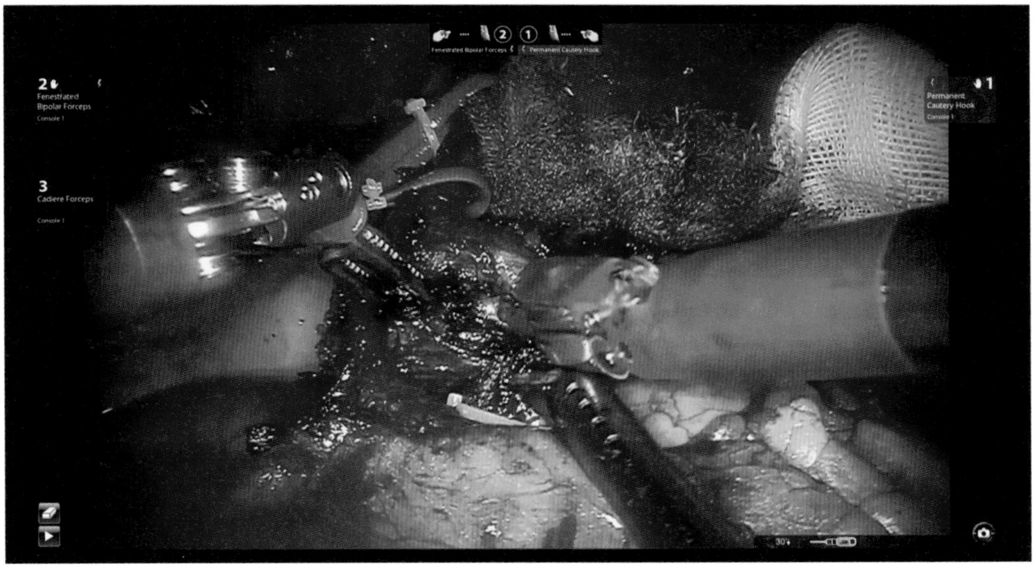

图 131－3　清扫肝动脉周围淋巴结

（2）清扫、游离肝外胆管：游离出肝外胆管中段并用胆管提拉带予以牵拉，沿胆管壁向肝门处及胰腺方向逐步剥离胆管周围组织（图 131－4）。

（3）清扫、游离门静脉：向左右两侧分别牵开悬吊胆总管及肝总动脉的提拉带，充分暴露门静脉，贯通门静脉后方后用门静脉提拉带予以牵引，并将门静脉与周围组织分离。游离过程中需仔细结扎各小

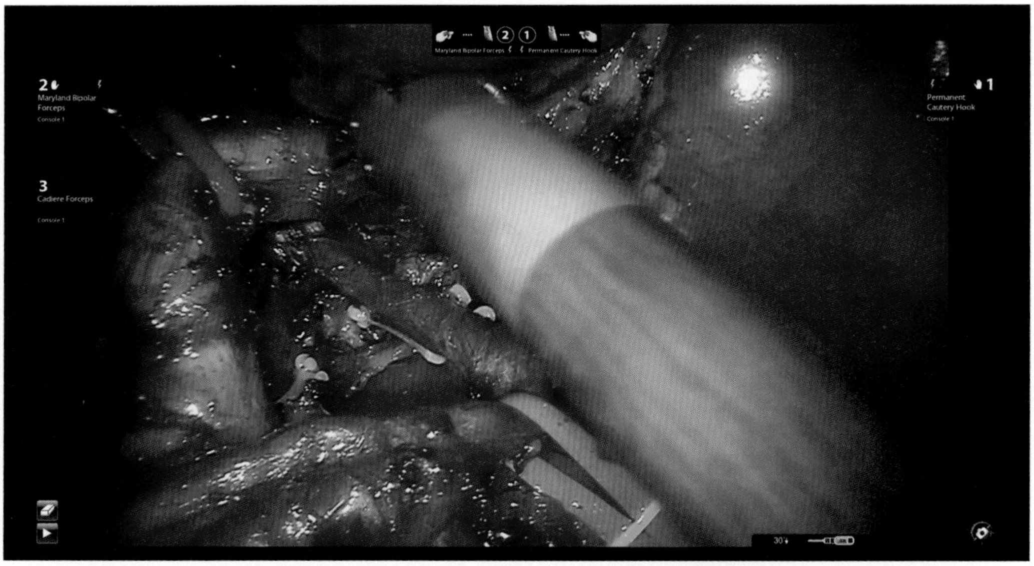

图 131-4　悬吊胆总管，清扫后方淋巴结

分支（图 131-5）。

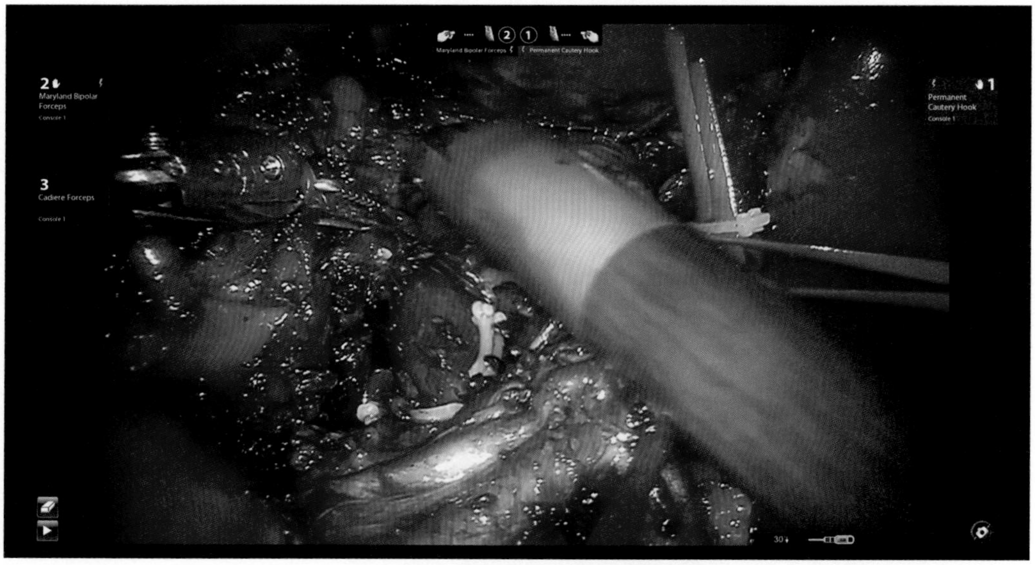

图 131-5　清扫门静脉周围淋巴结

4. 胆囊及胆囊床肝组织的楔形切除或联合半肝切除、肝中叶切除：切肝时常规并不需要阻断第一肝门，必要时可预置第一肝门阻断带。肝脏的楔形切除范围要求距离胆囊床不应小于 3 cm。在切肝器械的选择上，我们采用左手双极电凝，右手超声刀的方法。切肝过程中遇到较大的管道均需用 Hemolock 夹夹闭并离断，如遇较大的出血，特别是肝中静脉分支，需用 5-0 Prolene 缝扎止血，术毕进一步用氩气刀喷凝止血（图 131-6、图 131-7）。

第二节　机器人肝门部胆管癌根治术

胆管周围解剖关系复杂，胆管癌早期诊断率低、预后效果不佳。肝门部胆管癌位于胆囊管汇合部以上至左右二级肝管，发病区域狭小，且有着肝动脉、门静脉等重要管道，手术过程中常需要联合周围脏器切

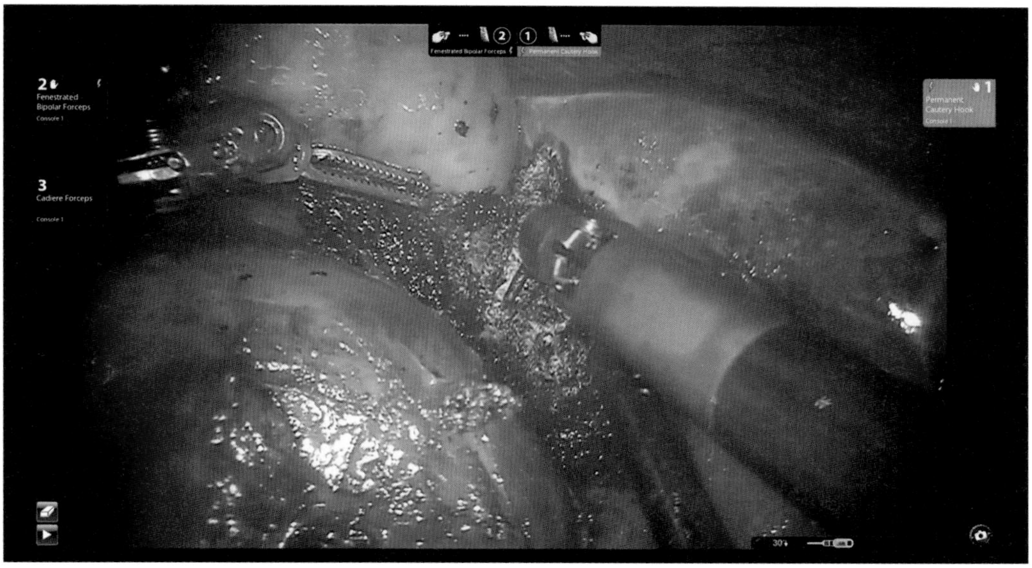

图 131－6　完整切除胆囊及胆囊板并部分肝组织

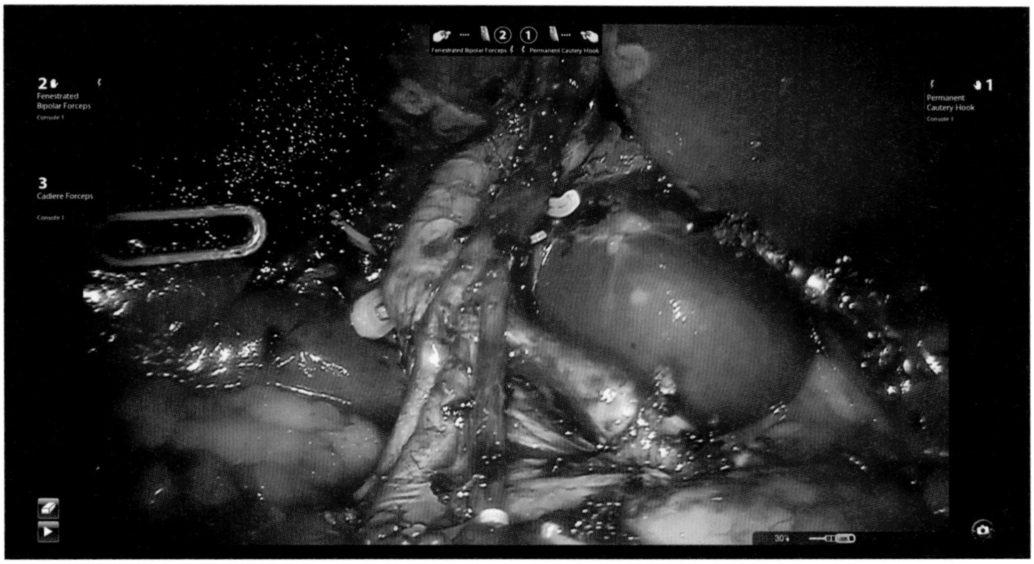

图 131－7　完整切除标本及清扫淋巴结

除以及切除后进行较复杂的胆管重建操作。但手术切除仍然是肝门部胆管癌获得治愈的惟一治疗方法，力争根治性的手术切除，以使病人取得更好的结果。肝门部胆管癌手术复杂，特别是在肝门部胆管癌的可切除性评估判断、手术是否需要扩大联合肝叶切除等方面，因此，进行肝门部胆管癌的微创难度更大。进行机器人下肝门部胆管癌根治时，要做好充分的术前检查并术中全面探查，进行是否可切除的评估。

da Vinci Si 机器人手术系统是在腹腔镜的基础上，对视觉成像系统及器械操作系统进行了革命性的改进，放大 3D 立体成像，稳定的操作臂及 720°活动的终端工具，使疑难、复杂手术得以在机器人手术系统下完成。本章将对应用机器人进行肝门部胆管癌根治性手术过程进行详细的阐述。

【适应证】根据 Bismuth 分型进行适应证的划分（图 131－8）：

1. 肝门部胆管癌 Bismuth Ⅰ型及 Bismuth Ⅱ型。
2. 肝门部胆管癌 Bismuth Ⅲa、Bismuth Ⅲb 型。
3. 肝门部胆管癌 Bismuth Ⅳ型（需慎重考虑）。

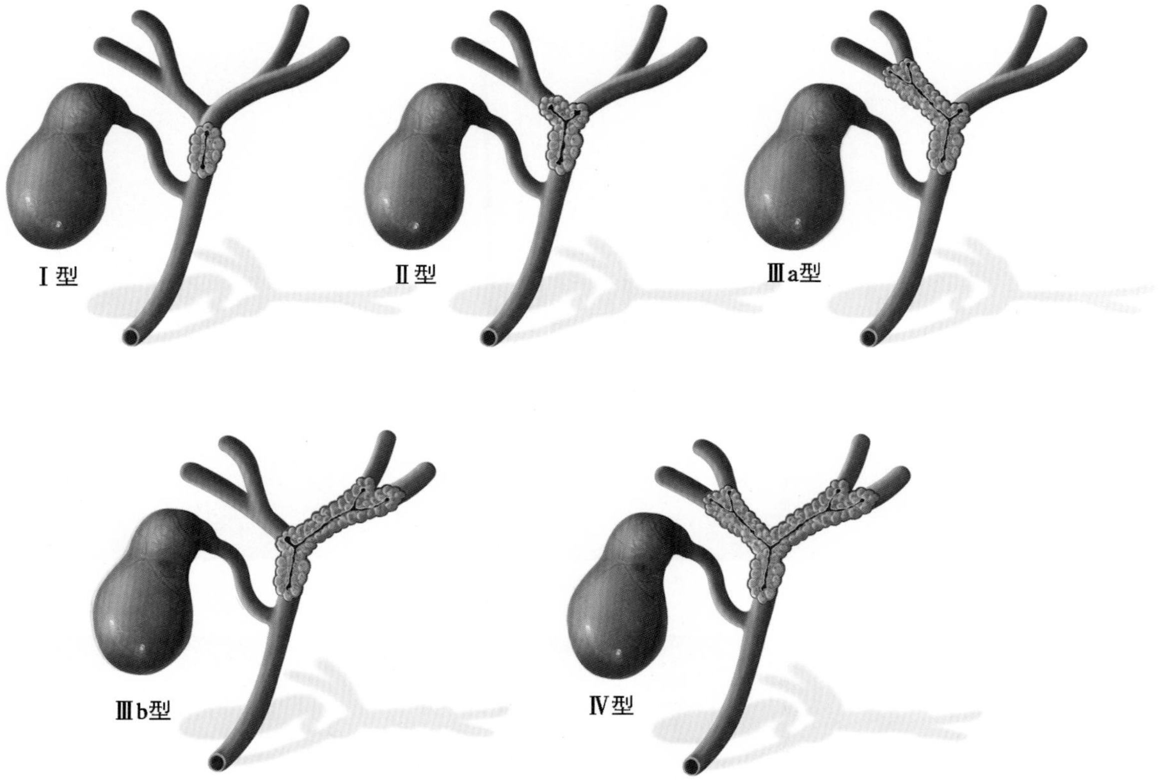

图 131－8 Bismuth 分型

【禁忌证】

1. 肿瘤病变同时超越双侧二级肝管汇合部。
2. 肝十二指肠韧带外淋巴结转移。
3. 有远隔转移，肝内或腹腔广泛播散。
4. 门脉汇合部以上及双侧门静脉受侵。
5. 肝固有动脉干完全受侵。
6. 一侧肝萎缩，对侧门静脉受侵。
7. 一侧肝萎缩，对侧二段肝管受侵。
8. 病人高龄，一般情况差，合并严重内科疾病不宜接受手术者。

【术前准备】

1. 术前检查：

（1）心肺功能评估：评价是否能够耐受手术。

（2）肝肾功能评估，电解质、血糖等化验。

（3）影像学检查：腹部 CT 平扫及强化或腹部 MRI 平扫及强化。

2. 术前病人准备：

（1）黄疸病人，是否需要进行联合肝叶切除，进行术前肝脏储备功能检查以及残肝体积计算，必要时行行 PTBD，降低黄疸指数，改善肝脏功能。

（2）术前静脉营养支持：改善肝功能，纠正低蛋白血症等。

【麻醉与体位】病人采用气管内插管，全身麻醉；体位采用仰卧位，头高足低 30°，小截石位。

【穿刺孔布局】脐上建立气腹至腹内压 13～15 mmHg，穿刺建立第一辅助孔，电视监视下建立其余 4 个戳孔。根据病变位置及手术类型的不同，戳孔放置略有不同，是否需要进行左半肝切除或右半肝切除，进行调整穿刺孔位置（图 131－9）。

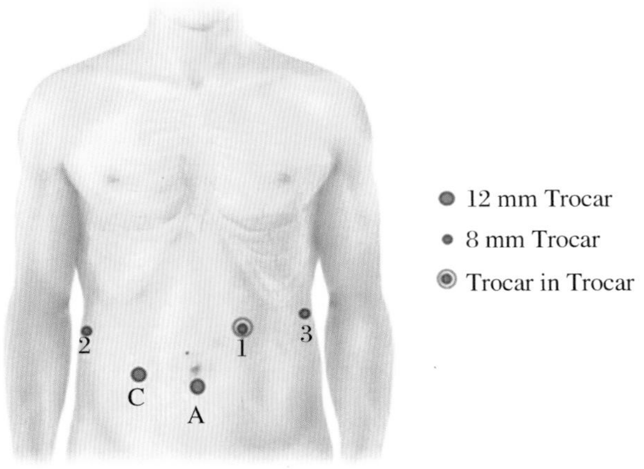

a. 肝门部胆管癌根治联合右半肝切除时穿刺孔布局示意图

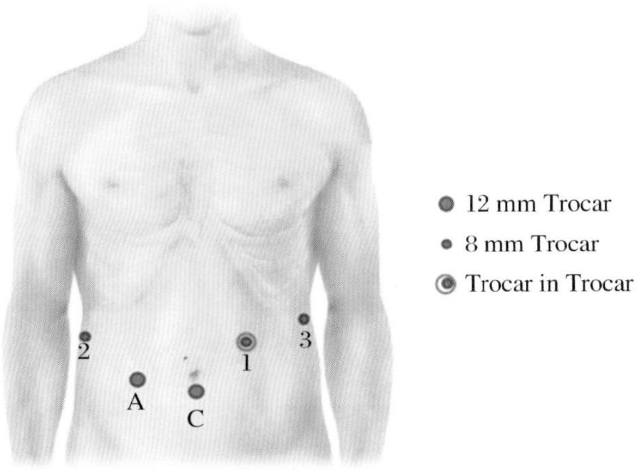

b. 机器人肝门部胆管癌根治联合左半肝切除穿刺孔布局示意图

图 131－9　机器人肝门部胆管癌根治术穿刺孔布局示意图

左侧 8 mm 机器人器械套管通过 12 mm Trocar 进入（Trocar in Trocar 技术），机器人 4 个器械孔的间距>8 cm。机器人经病人头部正上方推入，固定。助手在病人两腿之间进行辅助手术操作。以腹腔镜超声进行术中肿瘤分期和引导手术。

【手术步骤】

1. 肝门部胆管癌 Bismuth Ⅰ型及 Bismuth Ⅱ型：术式为肝外胆管根治性切除＋肝十二指肠韧带淋巴结骨骼化清扫＋Roux-en-Y 胆肠吻合术，Bismuth Ⅱ型根据切缘情况，必要时需要联合肝叶切除。对于 Bismuth Ⅰ型，可以根据切缘情况，决定是否能够采用机器人胆管中段癌根治术。

2. 肝门部胆管癌 Bismuth Ⅲ及 Bismuth Ⅳ型：

（1）全腹探查，解剖肝门区，探查肿瘤位于肝门部位置。镜下可先逆行游离胆囊，降低肝门板，再行探查。探查肿瘤是否侵犯肝动脉、门静脉，侵犯左、右肝管情况，胆管扩张程度及管壁情况。沿肝管在 Glisson 鞘与肝实质间剥离，向双侧剥离至二级肝管汇合部。再向后深部分分离达尾状叶，探查肿瘤的范围。如一侧肿瘤上方有 1～2 cm 正常胆管，尚可行一侧或一侧扩大肝切除。若两侧均为病变占据而未能发现正常肝管，如肝十二指肠韧带外无淋巴结转移，尚可考虑行肝移植。术中 BUS 有助于判断肿瘤与肝门血管的关系。肝门血管无明显受侵犯，切除的机会增大。

（2）淋巴结清扫：经上述探查发现左、右肝管受侵情况及左、右肝脏、尾状叶受累情况判定可切除。应先打开 Kocher 切口，向左至肠系膜上动脉根部，将胰腺后方显露，然后分离出胆总管下段，在外观正常处剪断胆总管，如有必要，可切开部分胰腺组织，以获得阴性切缘。然后自下而上将 16 组、13 组淋巴结一并游离，并向上沿下腔静脉前方将 12 组淋巴结、胆管一并清理，左至腹腔干根部。然后再沿肝总动脉向左清理 8、9 组淋巴结及肝胃韧带。与 12、13、16 组清理之淋巴结会师，即可将胆管与淋巴结整块切除。距肿瘤尽量远（以不影响胆肠吻合为度）切断，以尽量获得阴性切缘（图 131 - 10）。

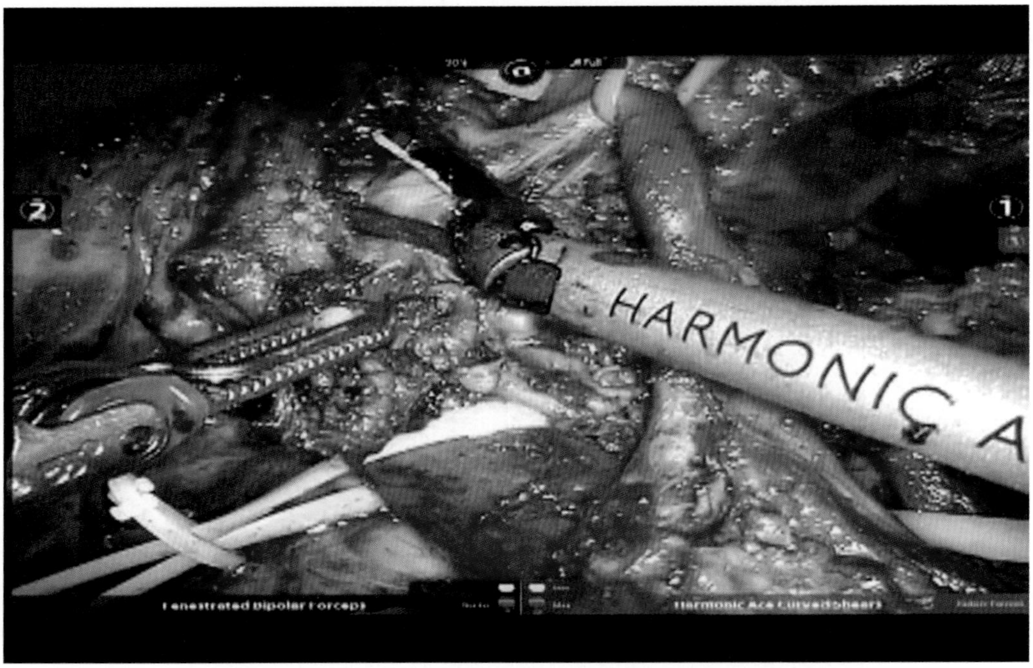

a. 清扫右肝动脉周围淋巴组织及结缔组织

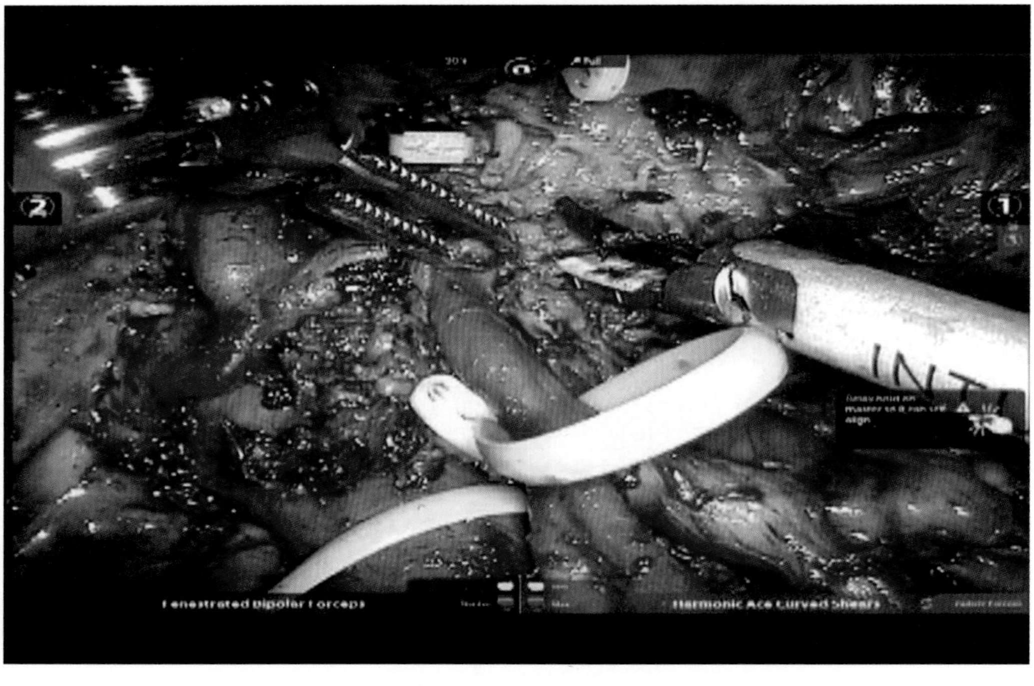

b. 清扫左肝动脉周围淋巴组织

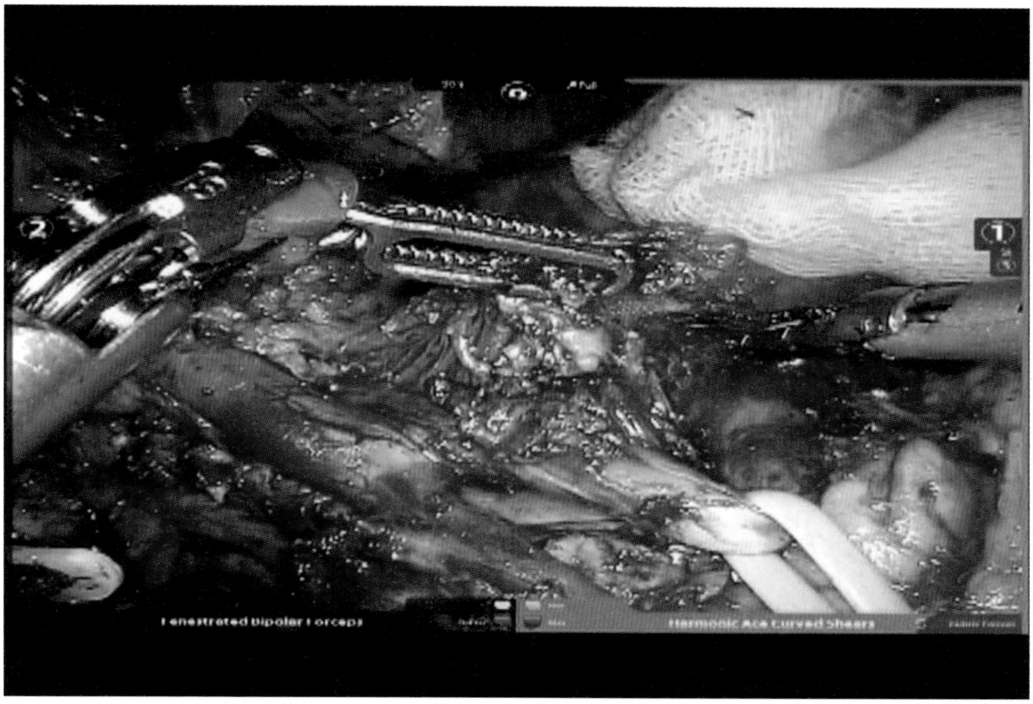

c. 清扫肝总动脉周围淋巴结

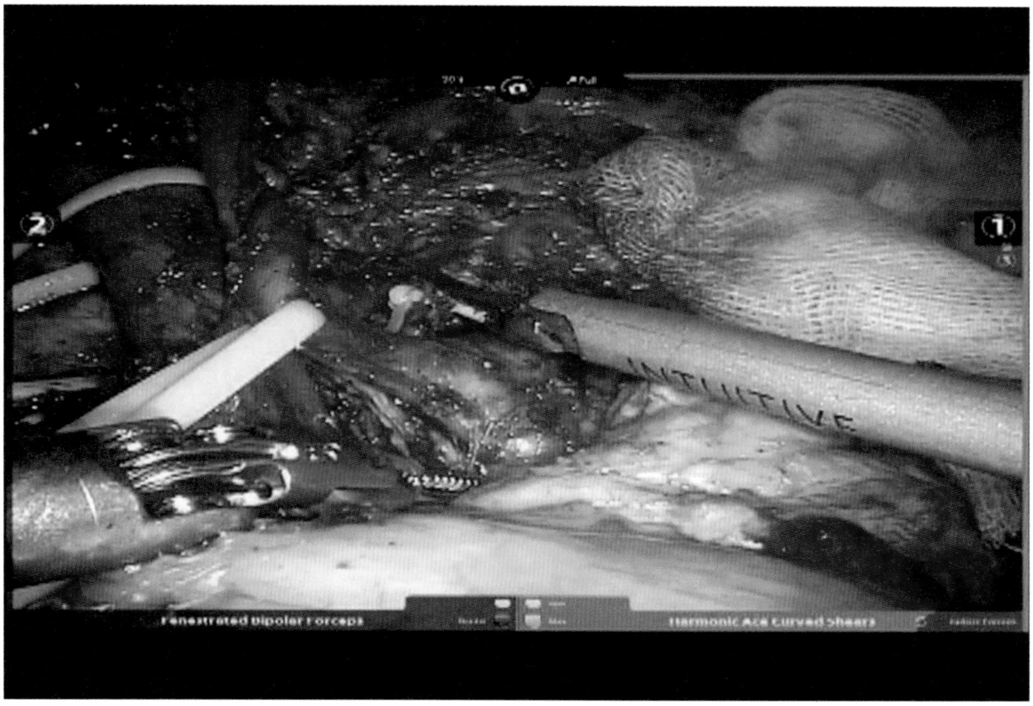

d. 清扫肝固有动脉周围淋巴结

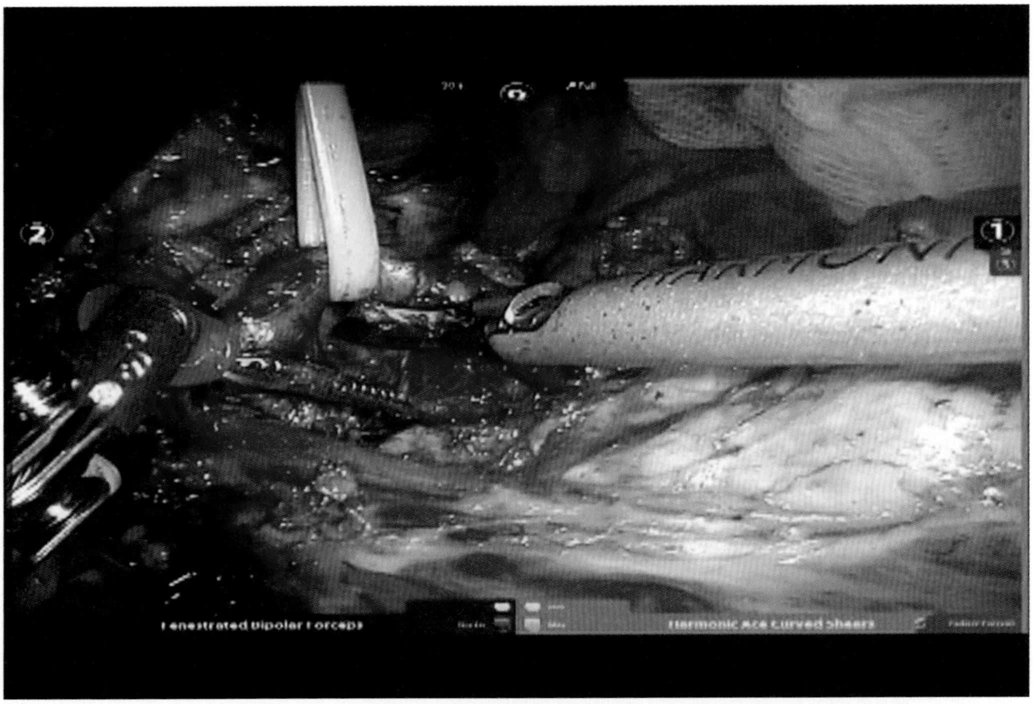

e. 悬吊肝总动脉，清扫周围淋巴结

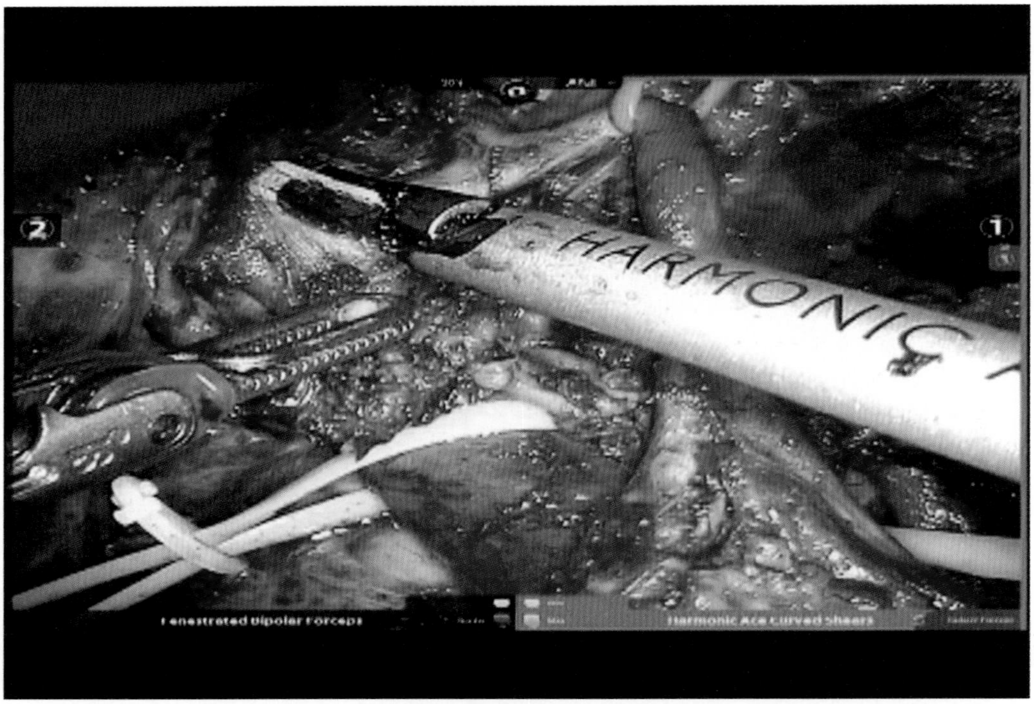

f. 清扫肝十二指肠韧带淋巴结

图 131－10　机器人围肝门淋巴结清扫

（3）联合肝切除：

1）联合左半肝切除：多应用于源自左肝管的肿瘤，病变向外侧生长已侵犯至 S2 与 S3 段胆管汇合部，或已超越汇合部以上，并已侵犯 S4 段胆管，同时向中央部生长，使汇合部梗阻，此时多需要联合左半肝切除，甚至要联合固有尾状叶切除（图 131－11）。此间胆管的长期阻塞，或已侵犯左侧门静脉，使左肝萎缩。①首先完成肝十二指肠韧带骨骼化切除，于肝左动脉及左门静脉起始部结扎，切断肝左动脉。此处门静脉暂不切断，因游离较短，结扎线易于滑脱，待断肝时显露清楚后再进一步处理。②切断冠状韧带、左肝三角韧带及尾状叶的外侧腹膜以游离左肝，并缝扎左肝静脉。③右翻肝脏，将肝短静脉一一结扎切断，使尾叶从下腔静脉完全游离。④切断左肝静脉后，自前方沿左半肝切缘离断肝脏，肝中静脉留于右肝。再切断门静脉左支，此时显露较好，易于控制。⑤近肝门处将尾状突一并切下，右侧肝管于其二级肝管分叉部以上切断。⑥右肝创面充分止血后，若留有一支较粗肝管的，可直接行肝管空肠吻合；若左肝切除较多，而留下数支肝管，则可将两个或多个右肝管融合，形成一个完整的穹窿式大胆管，再行肝管空肠端侧一层吻合，此组胆管一定要与其伴行的门静脉分支或小动脉支有一定的宽度，然后再与空肠行一层精细的吻合。要防止吻合时，将其邻近的血管裹挟于吻合口之中，以避免吻合口血管漏的严重并发症。

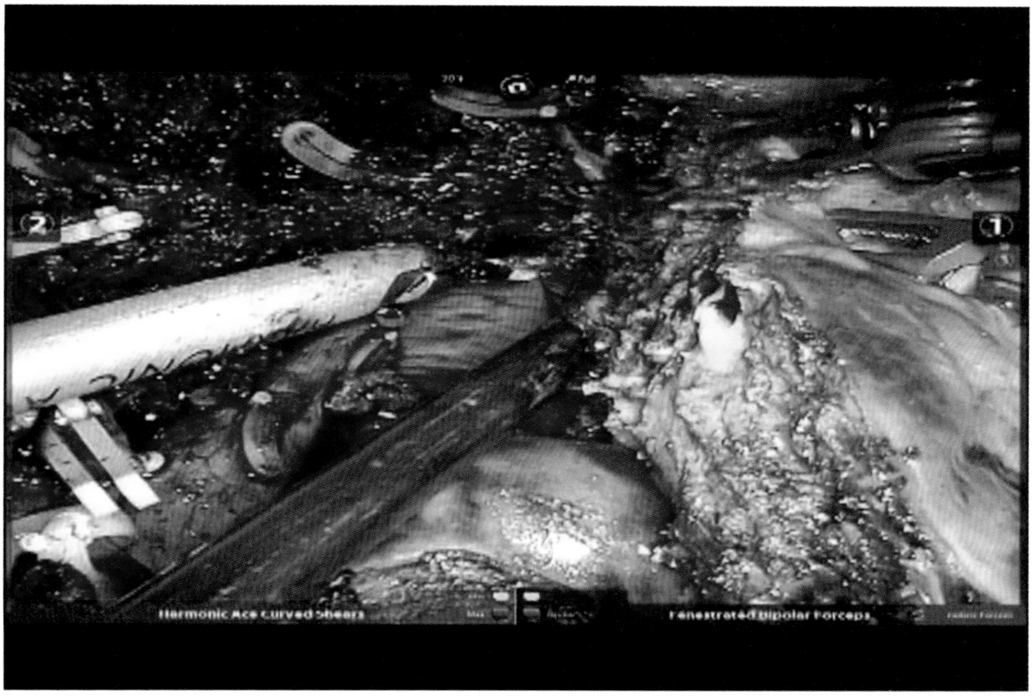

图 131－11 联合左尾状叶切除

2）肝中央叶切除：适用于汇合部肿瘤向左侵犯到 S4 段，向右侵犯到 S5、S8 段。此种手术的选择应依据术前仔细的影像学研究及术中详尽探查。首先完成肝十二指肠韧带的骨骼化切除，因包括尾状叶的切除，要充分游离双侧肝脏，所以要特别注意保护右肝静脉或右肝下静脉。双侧肝断面肝管分别融合重建后，再分别与空肠吻合。

3）联合右半肝切除：右肝管癌侵犯右侧二级肝管汇合部或以上，同时侵犯主肝管，左侧二级肝管未受累，可考虑右半肝及尾状叶切除。由于右半肝占肝容量的 65％以上，加上长期恶性梗阻后肝功能不良，右肝切除容易引起肝衰竭，死亡率较高。因此，右半肝切除一般较为慎重。术前应用经皮经肝胆管引流减黄（尤其是重度黄疸）或经选择性门静脉或肝动脉栓塞，使预保留的肝增生肥大，从而切除更多的病变，保留更多的肝组织，避免肝衰竭。①首先完成肝十二指肠韧带骨骼化。②在距肿瘤 1～2 cm 处断左肝管，切断肝右动脉，分离出门静脉右干，远端先行结扎，此处门静脉暂不切断，因游离较短，结扎线易于滑脱。③切断右冠状韧带、右三角韧带及肝结肠韧带，谨慎处理右肾上腺静脉，完全游离右肝。结扎，离断肝短静脉。④解剖出肝右静脉，可先在肝内做肝右静脉缝扎，然后在肝外切断，断端夹闭。⑤沿左右肝分界面，连同相应的尾状叶切除右半肝。在逐步断肝，显露右门静脉时，用无创伤血管钳夹住其起始部，切断后夹闭门静脉开口。⑥肝断面彻底止血后，完成左肝管空肠吻合。

第三节 机器人胆道手术术后常见并发症

一、胆肠吻合口漏

术后引流管中黄色液体，多为体液渗出中所含胆汁，会渐渐减少而终止。

二、吻合口破裂

因结肠系膜裂孔处极度缩窄，近端肠襻梗阻、淤胆、高压破裂所致，常合并吻合口出血。

三、吻合口门静脉漏

可发生术后消化道大出血、出血性休克，与吻合口不良有关，多因胆管后壁游离不充分，缝合胆管后壁时，针线穿过门脉所致。常需输血、再次手术。充分游离胆管后壁至有足够的游离缘后再开始吻合，可避免这种严重的并发症。

四、吻合口肝动脉漏

吻合口肝动脉漏可发生于术后2周左右，引流袋中突然充满大量鲜血。需临床即刻诊断，介入科协助治疗，急诊血管造影证实诊断，栓塞止血、输血。

〔刘　荣　李成刚〕

第一百三十二章　机器人胰腺外科手术

Robotic Pancreatic Surgery

胰腺因其解剖结构特点以及生理学特点，胰腺手术操作过程复杂，术后并发症高等特点，导致胰腺微创手术的进展缓慢，同时又因胰腺周围解剖明确，周围脏器位置结构以及血管走行，有明确标识，相对肝脏实质性脏器手术，定位相对容易，胰腺手术又多数适合于微创手术的开展。

机器人下胰腺手术术式基本涵盖所有的胰腺手术方式，如胰腺肿瘤腕除术、胰腺中段切除术、胰腺体尾部切除术（保留脾脏或不保留脾脏）、胰腺假性囊肿胃/空肠吻合术、后腹腔镜胰腺肿瘤切除或坏死性胰腺炎中坏死组织清除术、单孔机器人胰腺手术以及复杂的机器人胰十二指肠切除术等。胰腺手术不但涉及脏器及组织的切除，同时部分手术还要涉及镜下组织结构重建或消化道重建，需要更加精细、稳定的手术操作，且胰十二指肠切除手术过程复杂，操作时间长，腹腔镜手术容易导致术者及助手长时间手术操作，而带来疲劳等，潜在增加手术中操作风险。机器人手术克服了诸多上述困难，如机器人有着3D的手术视野，灵活的仿真手设计的机械臂，克服术者长时间操作带来的疲劳以及减少手术中手的震颤等。

笔者中心自2011年11月开展机器人肝胆胰手术以来，截至2018年10月完成达芬奇肝胆胰手术近2500例，其中胰腺手术占比达到65%左右，机器人胰十二指肠切除术达到650余例，这也充分说明，胰腺手术更加适合做机器人手术，同时也证实胰腺手术操作的复杂性，也需要采用达芬奇机器人手术下来完成。

【胰腺解剖特点】胰腺位置深在，为腹膜间位器官，周围毗邻脏器如胃后壁、左肾、左肾上腺、横结肠、十二指肠等重要脏器较多，且周围血管分布密集。胰腺的动脉供血主要来于胰十二指肠前、后动脉，胰十二指肠下动脉，胰背动脉，胰横动脉，脾动脉以及胰尾动脉等。不同部位手术涉及的血管不同，胰腺头部主要涉及的动脉血管主要为胃十二指肠动脉、胃右动脉、胰十二指肠下动脉、胃网膜右动脉、胆囊动脉等，需要显露的动脉有肝总动脉、肝固有动脉、肝左、右动脉以及腹腔干动脉根部、肠系膜上动脉根部，同时要注意变异的肝总动脉或右肝动脉等。静脉系统主要处理肠系膜上静脉、门静脉、胃结肠干静脉、左肾静脉等。胰腺体尾部的血管主要为脾动脉的相关侧支以及胃短血管等，静脉系统主要经过脾静脉汇流入门静脉内。

【术前准备】

1. 实验室检查：胰腺手术常规术前血常规、凝血常规、血清四项或八项、肝肾功能、电解质、肿瘤标记物、尿常规、大便常规等，黄疸病人行 IgG_4，排除其相关性胰腺炎。其他化验检查，根据病人是否并发其他慢性病进行调整。

2. 影像学检查：胰腺疾病的诊断，当前影像学检查主要依靠腹部B超进行筛查，腹部强化CT或强化MRI进行肿瘤定位与定性，必要时行腹部PET-CT检查，进行定性诊断。对于胰腺囊性疾病，如胰腺囊腺瘤或IPMN等，行MRCP检查，明确肿瘤与主胰管的关系，必要时行术中超声检查或者内镜下超声检查，进行术中定位。部分肿瘤，如胰岛素瘤，血供丰富，表现为快进快出，部分强化CT检查很难发现病灶时，可以行DSA检查，实时观察肿瘤以及肿瘤与周围组织关系。

影像学下的三维重建，在胰腺肿瘤中也有着积极作用，特别是对于部分医师，对腹部影像学片子阅片有限的情况下，3D重建效果更加直观反映肿瘤与周围血管、组织、胰管等解剖位置。

3. 病人术前准备：

（1）术前病人病情告知与知情同意：达芬奇手术是近10余年兴起的一项微创技术，当前已经基本被广大病人逐渐接受，但在国内多数中心中，开展达芬奇机器人手术相对较少，应充分认识该类手术的特点与可能存在的手术风险，术前与病人及其家属充分沟通，告知手术相关知识的同时，并告知手术风险以及疾病的预后等。

（2）术前禁食水与胃肠减压：机器人手术与其他类微创手术相同，建议术前禁食水 8 h，并在术前进行留置胃管，进行胃肠减压，有条件时，进行术中放置胃管最为理想。

（3）术前抗生素使用：胰腺手术为相对污染手术，常规术前 1 h 内给以使用抗生素或者术中半小时内给药，进行预防感染给药。部分手术，如胰十二指肠切除等，手术时间超过 4 h，仍建议追加一次抗生素。

（4）术前营养支持与电解质平衡：胰腺肿瘤病人，多数存在营养不良情况，特别是对于胰腺头部肿瘤，伴有黄疸病人，因长期进食不良，存在营养不良状态，建议术前给以一周内的静脉营养支持。黄疸病人行胆道外引流后，存在电解质紊乱，特别是血钾紊乱时，给以积极纠正，维持电解质平衡。

低蛋白血症为常见的梗阻性黄疸病人的化验表现。较低的血清白蛋白会导致病人组织水肿，术中创面渗出较多，导致手术视野不清晰，因此建议术前维持白蛋白水平在 30 g/L 以上。

（5）术前减黄：黄疸病人是否术前进行减黄，降低胆红素水平以及降低到何种水平，一直存在争议。笔者认为，对于黄疸病人，涉及肝叶切除时，仍建议将保留侧肝叶胆道进行穿刺引流。胰腺肿瘤或胆道、十二指肠肿瘤导致黄疸，行胰十二指肠等切除手术时，未行肝叶切除。笔者认为，胆红素水平可能对病人术后有一定影响，但胆红素水平 300mol/L 以下时，仍无需进行胆道引流手术。笔者也发现，进行胆道外引流后，术后胆道引流可以降低胆肠吻合的胆汁流量，能有效降低胆漏风险。机器人下进行胆肠吻合，手术操作牢靠，术后胆漏风险明显降低，因此，是否需要行胆道引流，仍取决于病人是否近期行手术治疗，是否存在胆道感染等诸多因素。

（6）术前血糖控制：患有糖尿病病人，术前均需要进行血糖控制与调整，口服降糖药物时，改为胰岛素进行控制。对于胰岛素瘤病人，行手术前，处于低血糖状态。术前给以 5%葡萄糖静脉输入，控制血糖水平，以防止病人出现低血糖情况，病人入手术室后，建议停止葡萄糖的静脉输入，并给以检测血糖水平，待病灶切除后，再行血糖测定，观察血糖变化，以协助明确是否肿瘤已经完整或全部切除。

【手术器械准备】

1. 常规手术器械准备：日常腹腔镜器械，如无创抓钳、分离钳、镜下持针器、吸引器、镜下剪刀等常规腹腔镜器械，一般情况下，在腹腔镜胆囊切除基本器械或腹腔镜胃肠道手术基本器械基础上进行调整器械内容即可。

2. 能量器械准备：Ligasure、超声刀、百克钳（主要肝脏手术使用）、双极电凝等。

3. 一次性消耗器械准备：一次性穿刺器，12 mm 规格，2～3 个（手术方式不同，需求不同）；直线切割闭合器、吻合器、内镜下取物袋等，各类缝合线，如 Prolene 线，可吸收线等（不同手术需求不同，可见各个章节）；各类血管夹、可吸收夹、外科夹等不同型号。

4. 特殊器械准备：腹腔镜下超声，主要用于胰腺肿瘤摘除术或者判定肿瘤转移手术中，肿瘤定位以及胰管位置判定等。镜下血管阻断夹，用于血管阻断或者血管重建手术。

5. 机器人器械准备：常规器械准备，圆头双极电凝、无创抓钳、电凝钩、超声刀、电剪刀、持针器等。

第一节　机器人胰腺肿瘤摘除术

胰腺肿瘤摘除术（pancreatic enucleation）主要适用于如胰腺囊腺瘤、胰岛素瘤、实性假乳头状瘤等胰腺良性肿瘤或交界性肿瘤，它是能够在切除病灶的同时最大限度地保留正常胰腺组织，且不改变体内正常的解剖结构，尤其是对于术前合并自身胰腺功能障碍的病人来说有重要的意义。因其操作相对简单，摘除术是胰腺微创手术中开展最早的术式。有研究显示，胰腺残量是医源性糖尿病的独立风险因素。因此，最大限度上保留正常胰腺实质，能够有效降低医源性糖尿病的风险以及改善病人生活质量。胰腺肿瘤剜除术，当前开展以腹腔镜下胰腺手术治疗为主，我们在临床中，已经开展大量的胰腺肿瘤剜除手术病例，特别是对于功能性胰岛素瘤的治疗，取得了理想的疗效，但同时也存在诸多问题，如肿瘤过多靠近主胰管或血管的部位，因腹腔镜下操作，放大倍数不足以及操作不精细等，导致主胰管损伤或血管损伤可能，从而转行远端胰腺切除、中段胰腺切除等挽救性手术。

机器人高清、三维的手术视野和精细、稳定的操作，进一步拓宽胰腺肿瘤摘除术的适应证，使得特殊部位的胰腺肿瘤摘除安全性得到进一步提升。此外，也可以相对从容应对术中的主胰管损伤和血管损伤。该术式在笔者所在的医疗中心，机器人胰腺肿瘤摘除术已逐渐取代腹腔镜胰腺摘除术，成为胰腺良性和交界性肿瘤治疗的首选术式。

【适应证】

1. 胰腺表面良性或低度恶性肿瘤，如胰岛细胞瘤、神经内分泌肿瘤、囊腺瘤、实性假乳头状瘤、胰腺真性或假性囊肿、胰腺导管内乳头状瘤等，直径≤3 cm，与胆总管和主胰管存在安全距离（3 mm 以上）。

2. 部分肿瘤与胰管距离较近，但胰管较粗，可放入胰管支架者，亦可考虑切断胰管，行胰管吻合或放入胰管支架。

【禁忌证】

1. 合并严重心肺疾病，不能耐受麻醉及手术。

2. 既往有过复杂上腹部手术史。

3. 肿瘤直径＞3 cm，或肿瘤位置毗邻胆总管和主胰管。

4. 胰腺恶性肿瘤。

【麻醉与体位】麻醉选择气管内插管，全身麻醉；体位是根据术前制定的手术入路，选取相应的手术体位。除后腹腔镜入路外，病人一般采用平卧、分腿位，左侧脾区垫高，头高足低左侧高。

【穿刺孔布局】穿刺孔的 Trocar 布置，常规参考远端胰腺入路。五孔法操作，镜孔置于脐下，1 臂和助手孔位于左上腹部，2 臂和 3 臂位于右侧腹壁，5 孔呈大 V 型布置。

【手术步骤】首先根据术前肿瘤定位，术中选择合适的手术路径，具体路径选择包括经胃结肠韧带、经小网膜孔、经脾结肠韧带、经 Kocher 切口，经结肠系膜 R 孔和经腹膜后入路。腹腔镜超声的检查可显著提高术中肿瘤定位的准确性和效率，并明确肿瘤毗邻结构。

胰腺肿瘤定位方法较多，包括：增强 CT、超声造影、增强 MRI、数字减影血管造影（DSA）、奥曲肽（99mTc-TOC）显像等。在此不再详述。部分肿瘤（囊腺瘤、胰腺导管内乳头状瘤等）定位较容易，但有部分肿瘤（胰岛素瘤等神经内分泌肿瘤）定位较为困难，常需结合术中影像学检查方可定位，我们建议至少有两种以上影像学阳性检查一致定位较为稳妥。对于神经内分泌肿瘤，建议常规行奥曲肽（99mTc-TOC）显像，防止多发性内分泌腺瘤病（multiple endocrine adenomatosis）漏诊。术中超声定位为最理想的一种定位方式，且可以采用术中超声造影，能有效提高检出率（图 132－1）。

对于胰腺体部腹侧的肿瘤可采取经胃结肠韧带入路；胰腺尾部腹侧肿瘤可联合经脾结肠韧带入路和胃结肠韧带入路；胰体尾处背面肿瘤可采取后腹膜入路手术（详见后腹腔镜胰手术）；胰头部及钩突部肿瘤可采取经 Kocher 切口或经肠系膜 R 孔入路。手术入路的正确选择和组合可显著改善肿瘤显露，提高手术效率。

1. 胃结肠韧带入路机器人胰腺肿瘤剜除术

（1）体位摆放及穿刺孔布局同机器人胰十二指肠切除术。

（2）首先用 3 臂将胃前壁提起，助手用无创钳向下牵拉横结肠，舒展胃结肠韧带，1 臂用超声刀于胃网膜血管下方横行打开胃结肠韧带（图 132－2）。

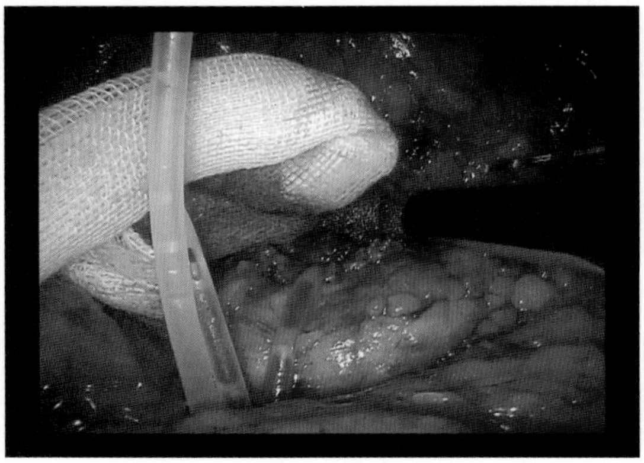

图 132 - 1　术中超声定位

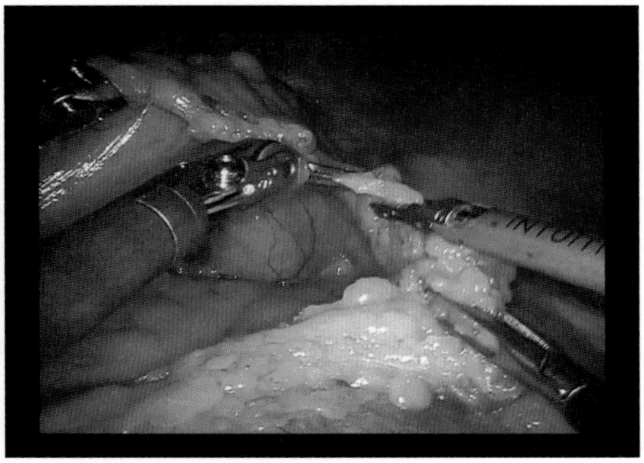

图 132 - 2　超声刀打开胃结肠韧带

（3）胃结肠韧带打开后，调整 3 臂牵引胃后壁向上后方提起，探查、术中定位肿瘤，确定手术切除范围（图 132 - 3）。

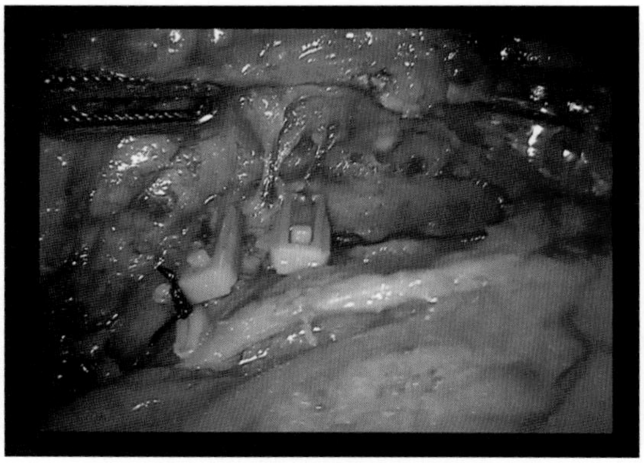

a. 解剖胰腺下缘

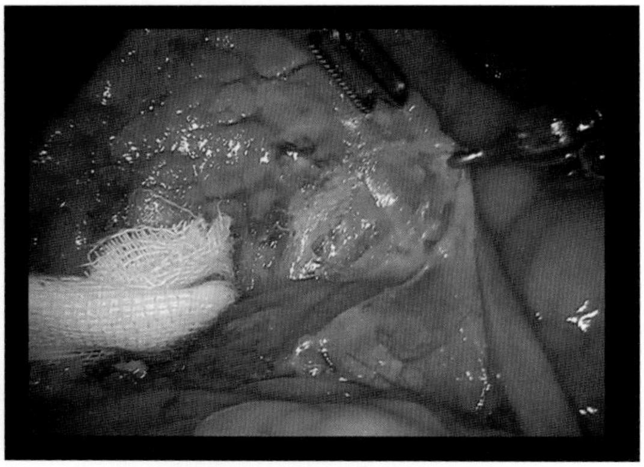

b. 游离胰腺后，显露肿瘤，并定位

图 132 - 3　解剖胰腺显露肿瘤

（4）镜下缝合肿瘤 1 针用于牵引。使用能量器械，如超声刀及或电凝钩等，紧贴肿瘤完整剜除（图 132 - 4）。如创面较小，可缝合胰腺（图 132 - 5）；如创面大，确切止血即可；如切断胰管，可行胰管吻合或置入细的胰腺支架管。

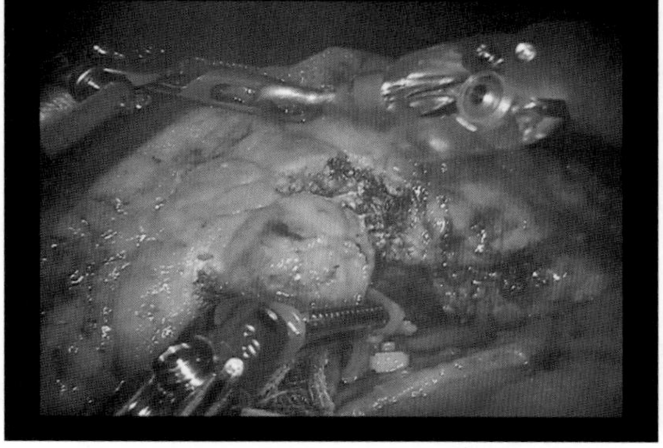

图 132 - 4　沿肿瘤边缘，进行摘除

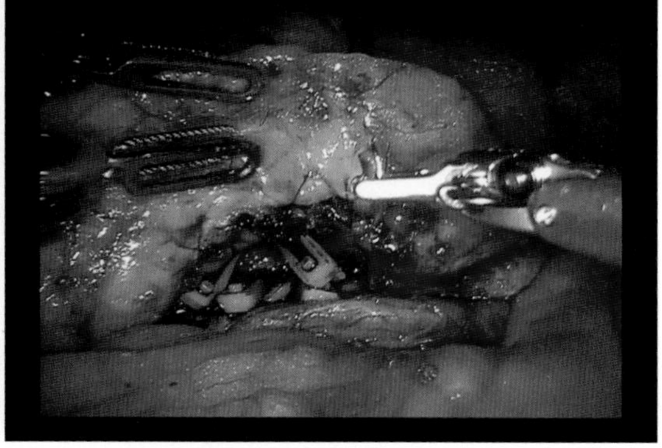

图 132 - 5　创面对拢缝合

（5）将标本放入标本袋，冲洗腹腔，排除有无活动性出血（图 132 - 6），于胰腺断面处放置引流管。

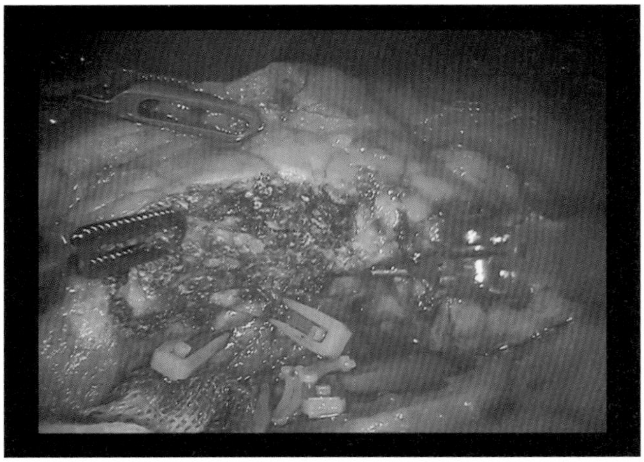

图 132－6　摘除标本后，胰腺创面

（6）退出机器人器械及手臂、取出标本、缝合切口。

2. 横结肠系膜 R 孔机器人胰腺肿瘤剜除术

（1）体位摆放及穿刺孔布局同胰十二指肠切除术。

（2）首先在助手协助下将大网膜及横结肠向左上翻起。然后使用 3 臂将横结肠挡向左上方，显露横结肠系膜根部、十二指肠水平部（图 132－7）。

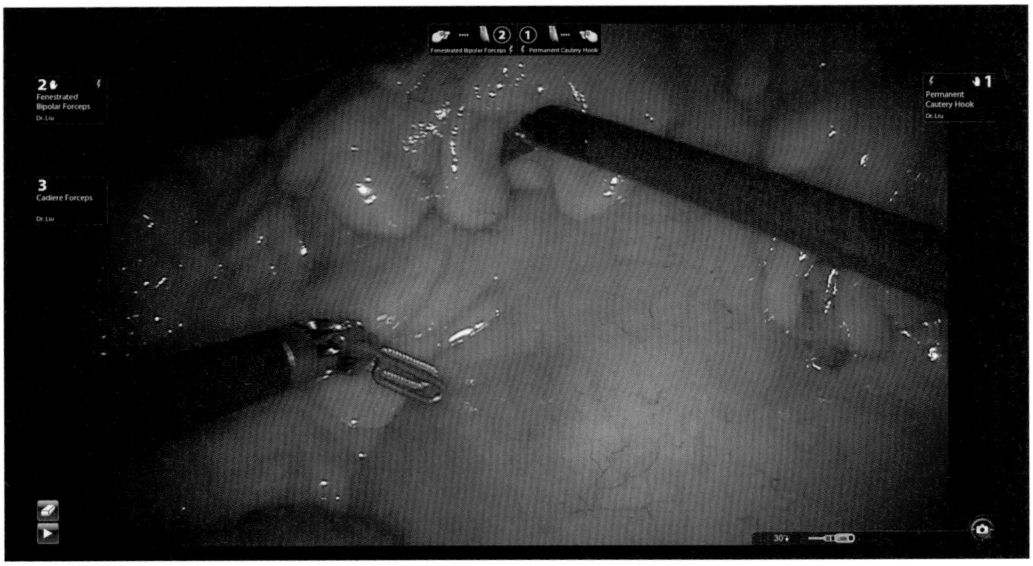

图 132－7　显露横结肠系膜根部

（3）在肠系膜上血管右侧打开横结肠系膜无血管区（图 132－8），根据术前定位，钝性或锐性分离胰头十二指肠与结肠系膜或肾前筋膜，充分显露胰十二指肠腹侧或背侧。推荐应用腹腔镜超声，明确肿瘤与十二指肠壁、主胰管和胆管关系（图 132－9）。

（4）镜下缝合肿瘤 1 针用于牵引，使用能量器械如超声刀或电凝钩，紧贴肿瘤完整剜除（图132－10）。如创面较小，可缝合胰腺；如创面大，确切止血即可。重点排除胰腺头部附近重要脏器和组织的损伤。

（5）将标本放入标本袋，冲洗腹腔，于胰腺断面处放置引流管。

（6）退出机器人器械及手臂、取出标本、缝合切口。

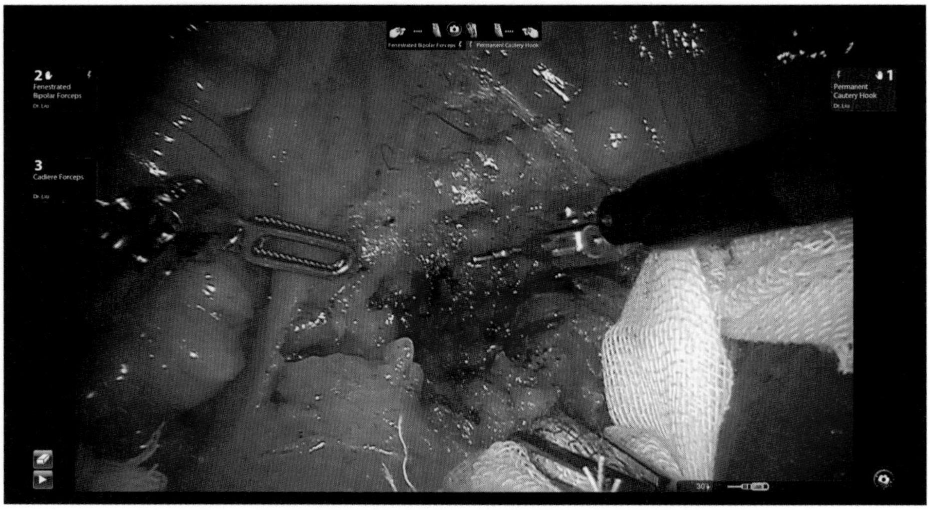

a. 打开横结肠系膜无血管区

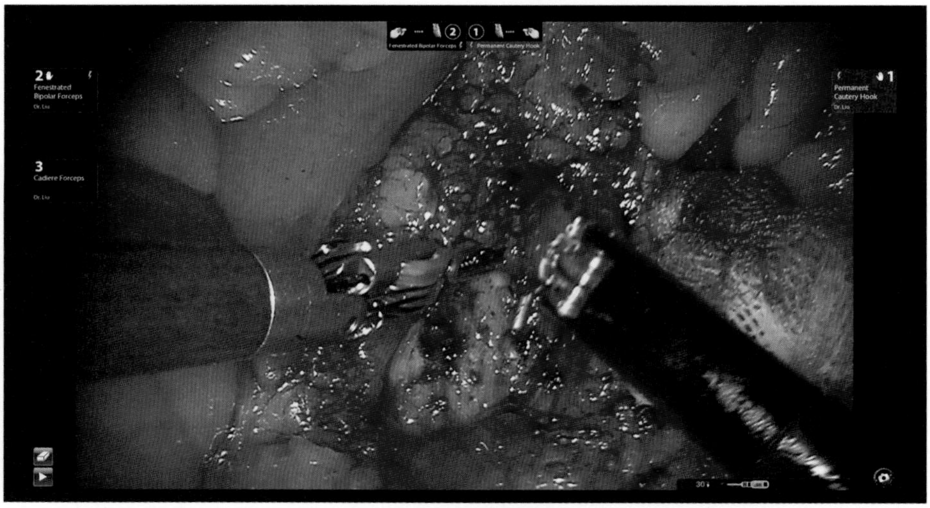

b. 显露胰腺钩突部

图 132-8 打开横结肠系膜显露胰腺钩突部

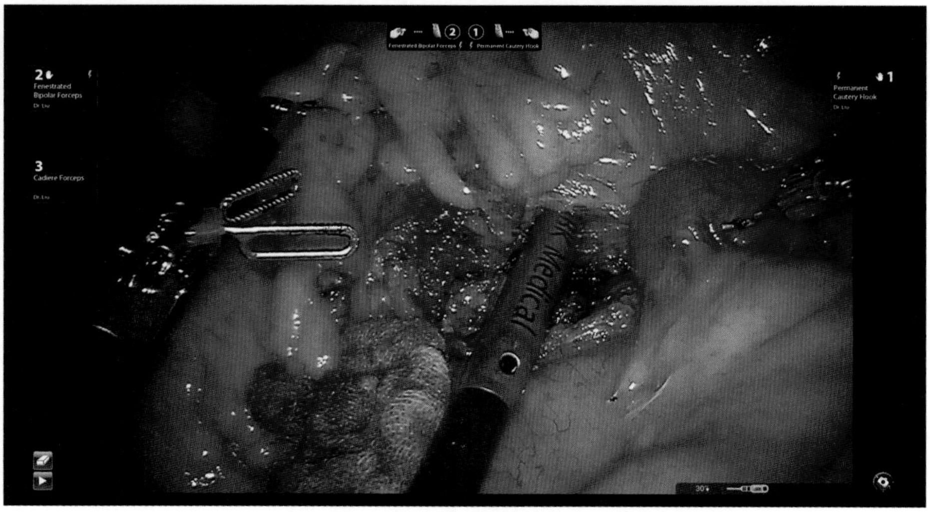

a. 术中超声定位肿瘤

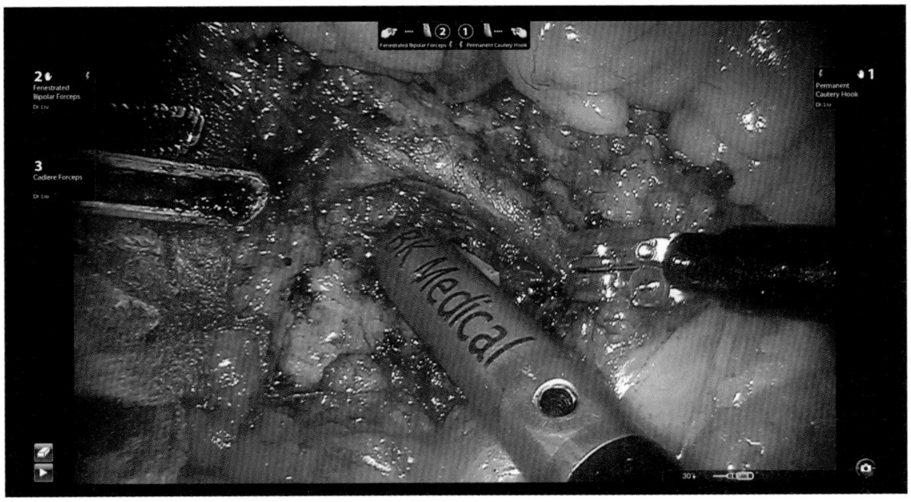

b. 明确肿瘤位置

图 132－9　术中定位肿瘤

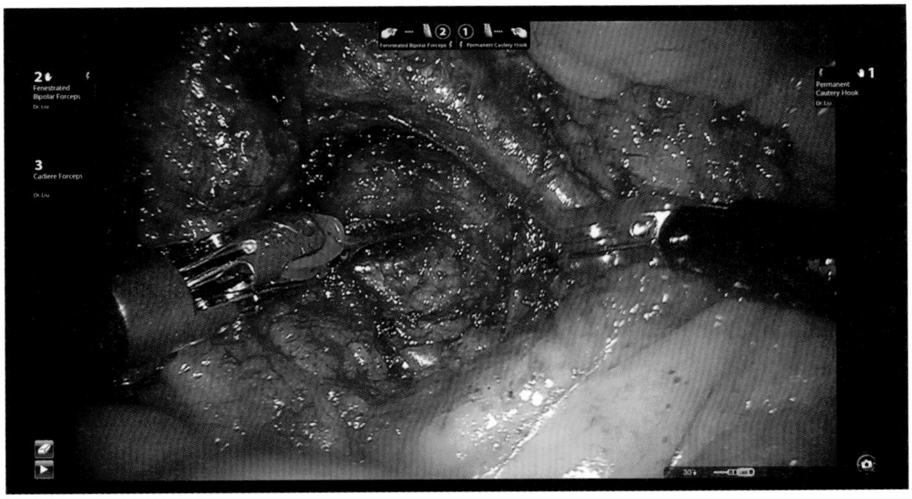

a. 电凝钩摘除肿瘤

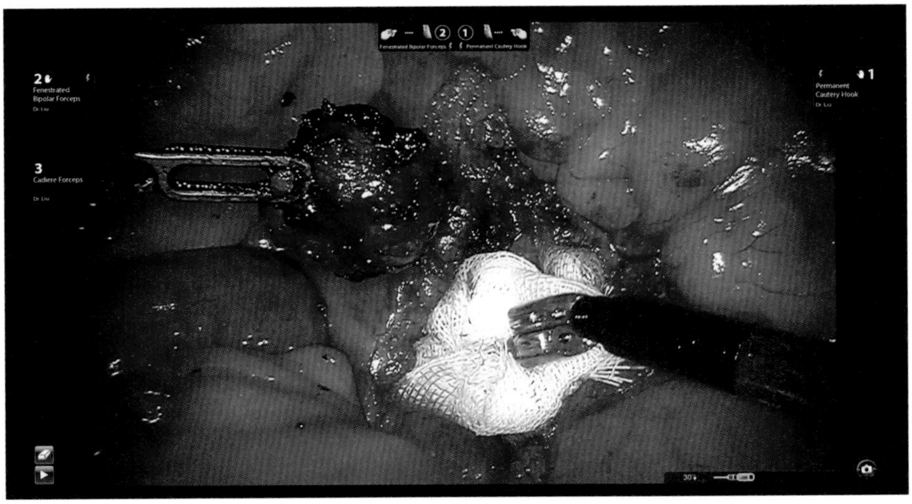

b. 肿瘤的完整切除

图 132－10　完整切除肿瘤

第二节 机器人胰腺体尾部手术

胰腺体尾部切除或称之为远端胰腺切除，最早可追溯到 1882 年，Friedrich Trendelenburg 完成了第一例胰腺体尾部切除治疗胰腺肿瘤，1913 年 Mayo 提出了胰腺体尾部切除的手术步骤。而胰腺体尾部切除的微创治疗开始于 20 世纪 90 年代，在 1996 年 Cuschieri 完成了世界上第一例腹腔镜胰腺体尾部切除（laparoscopic distal pancreatectomy，LDP），但因腹腔镜胰腺手术对术者技术要求较高，腹腔镜胰腺体尾部切除推广相对缓慢，笔者在腹腔镜胰腺体尾部切除方面，积累了大量经验。2002 年 Melvin 报道了第一例机器人胰腺体尾部切除术，我们在 2011 年开始机器人胰腺体尾部切除手术，并同步进行了腹腔镜胰腺体尾部切除的对比分析，体会到有腹腔镜基础的外科医师能够很快掌握机器人胰腺体尾部切除手术，并发现机器人胰腺体尾部切除术手术时间明显短于腹腔镜手术，且保留脾血管成功率明显高于腹腔镜下胰腺体尾部切除。自 2006 年国内引进第一台机器人以来，已经在多个学科进行推广，胰腺外科因其解剖的特殊性及生理特点，进展相对较慢。但胰腺体尾部切除术，特别是联合脾血管的胰腺体尾部切除，可以作为机器人胰腺外科手术的着手点，但保留脾血管的胰腺体尾部切除，即 Kimura 法，初学者应慎重选择。

一、机器人下保留脾血管及脾脏的胰腺体尾部切除术

胰腺体尾部切除已经成为治疗胰腺体尾部良性肿瘤或交界性肿瘤的金标准，按是否保留脾血管分为 Kimura 法和 Warshaw 法。保留脾血管及脾脏的胰腺体尾部切除，保留了脾脏的功能及血运情况，减少了术后发生脾梗死及脾感染的概率，但发生术后出血及术后并发死亡的概率明显增加。在选择哪种胰腺体尾部切除手术方式时，要综合术者技术及经验后做出决定。机器人胰腺体尾部切除（robotic distal pancreas resection，RDP）在保留脾血管方面明显优于腹腔镜下胰腺体尾部切除（laparoscopic distal pancreas resection，LDP），随着机器人技术及设备的普及，机器人胰腺体尾部切除会逐渐替代腹腔镜下胰腺体尾部切除，成为胰腺体尾部肿瘤微创治疗的主流方向。

【适应证】

1. 胰腺体尾部的良性肿瘤或交界性低度恶性肿瘤，如常见的胰腺囊腺瘤、实性假乳头状瘤、神经内分泌肿瘤等。

2. 难以行局部切除的肿瘤，如肿瘤邻近主胰管，存在主胰管损伤风险，部分情况下可以行肿瘤局部切除，胰腺的对端吻合，修复主胰管。

3. 肿瘤直径小于 5 cm 为最佳，直径在 8 cm 以内可以尝试，8 cm 以上建议行开腹手术。

【禁忌证】

1. 近期有胰腺炎急性发作情况，CT 或 MRI 等影像学检查提示胰腺周围渗出明显。

2. 胰腺恶性肿瘤，需要行根治性手术者。

3. 脾血管与胰腺关系密切，被胰腺实质完全包绕，分离脾血管困难者，建议联合脾血管切除。

4. 胰腺恶性肿瘤或低度恶性肿瘤，需要进行淋巴结清扫。

5. 有严重基础疾病，如心肺疾病等，难以耐受气腹状态。

6. 有上腹部手术史并腹腔内广泛粘连者。

7. 初学者技术不成熟，不建议行保留脾血管切除的胰腺体尾部切除术。

【麻醉与体位】麻醉采用气管内插管，全身麻醉；病人均采用头高足低，小截石体位，左侧腰部脾区垫高。头高足低体位，一般采用 30°～45°体位，部分可能需要调整更高体位，要根据病人体型及腹腔肥胖情况，是否容易显露肿瘤及胰腺体尾部。

【穿刺孔布局】穿刺孔布局，采用脐下为观察孔，可以根据病人体型高矮，适当调整穿刺孔距离脐

下的距离，建议采用脐下竖口，可以方便经脐下切口取标本。其余穿刺臂仍以脐下穿刺孔为中心，呈扇形分布或“C”型分布情况（图 132－11），1 号臂穿刺孔穿刺点一般选择在脐水平上下，不宜太高，否则术中如需要游离脾脏，可能导致操作困难，穿刺点位置尽量选取距离脾下极 5～8 cm；1 号臂向外侧，约在腋前线位置，不宜太向内侧，否则与辅助孔相互干扰。2 号臂与 3 号臂位置的选择不同于机器人胰十二指肠切除术中的定位，建议 3 号臂适当向腋前线或再适当向内侧调整，右侧紧贴肋弓下缘，不宜太靠外侧，否则在上提左侧胃壁显露胰腺尾部及脾门时，导致手臂距离不够。2 号臂可选择 3 号臂与观察孔之间连线中点偏下 1～2 cm。辅助孔选择在 1 号臂与观察孔连线下方 2 cm，并可适当靠近 1 号臂侧。

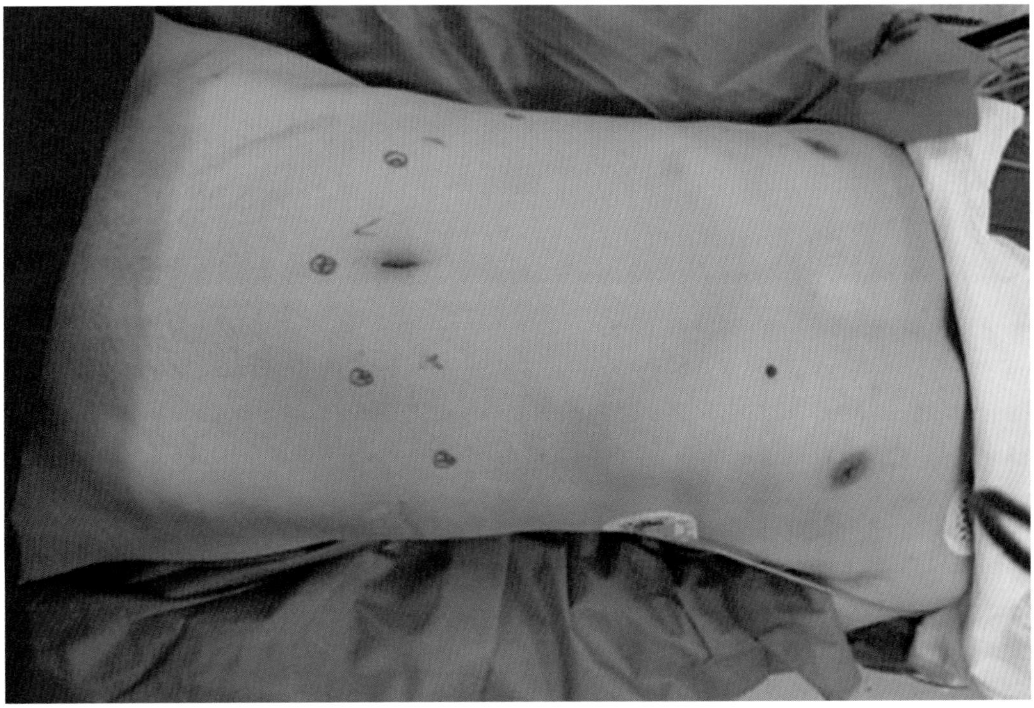

图 132－11　机器人胰腺体尾部切除（联合脾脏切除）体位示意图

不管是否进行联合脾切除，均建议脾区用腰垫垫高，在进行胰腺体尾部切除术时，多数情况下要采用从两侧进行，一方面要从胰腺颈部向胰腺尾部游离，另一方面也需要经胰腺尾部，部分可能需要打开脾结肠韧带，才能从胰腺尾部向体部游离。

【手术步骤】

1. 腹腔探查：胰腺解剖位置深在，为腹膜间位器官，对于恶性肿瘤，进行腹腔内、肝脏、腹壁等腔镜下探查有一定临床意义，以便于术中了解有无肿瘤转移。对于胰腺体尾部肿瘤，特别是良性肿瘤或交界性肿瘤，若要明确是否能够保留脾动静脉，很大程度上要根据手术解剖过程中，肿瘤与脾血管的关系来判定。对于腹腔内探查的指征，则无论肿瘤为良性或者恶性，均要探查腹腔内情况，有无腹壁粘连，特别有手术病史病人，还要重点检查建立穿刺器过程中是否存在粘连部位损伤等。

2. 打开胃结肠韧带、显露胰腺各段：机器人 3 号臂上提胃壁，朝向上腹部，以显露胃结肠韧带无血管区为目标。超声刀快慢挡位结合，沿着无血管区，离断胃结肠韧带，必要时，网膜内粗大血管支可以采用夹闭后离断或双极电凝后离断（图 132－12）。

离断范围，向右侧尽可能至胃网膜右静脉处，向左侧游离至脾门处，必要时可以适当游离脾结肠韧带，脾胃韧带内胃短血管，一定要保留好。

胃结肠韧带游离要充分，否则在游离胰腺尾部时，影响胰腺尾部显露。

显露胰腺范围，由胰腺颈部，即肠系膜上静脉左侧至脾门处。

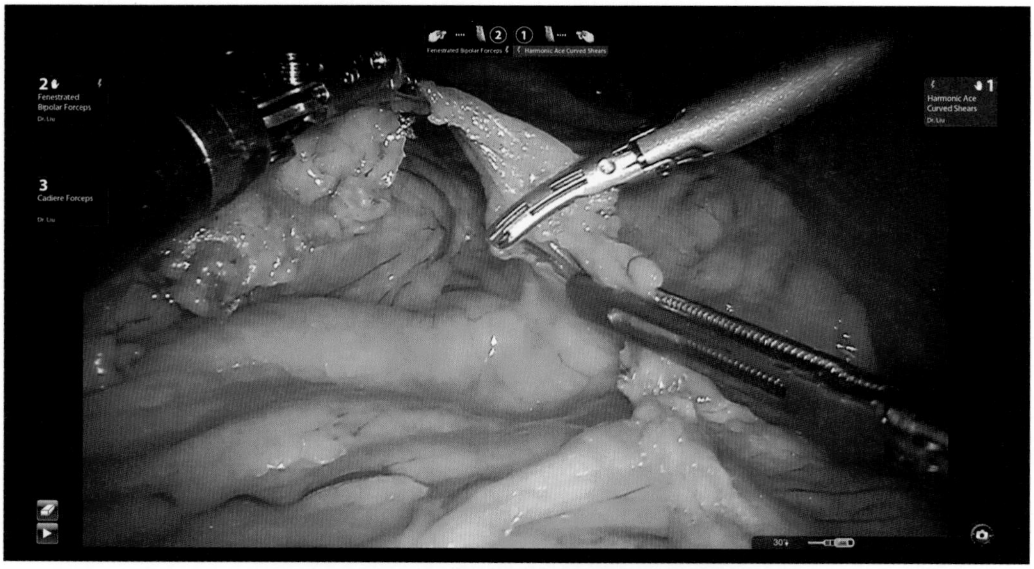

图 132－12 超声刀离断胃结肠韧带，显露胰腺

3. 胰腺游离：一般由胰腺下缘开始，若行完整的胰腺体尾部切除术，可先行显露胰腺颈部，打通胰腺后方隧道。胰腺游离可以根据术者习惯，采用电凝钩或超声刀。电凝钩操作相对灵活，特别是在胰腺上缘游离的时候，超声刀有时候显露脾动脉更为困难。超声刀对于脾静脉与胰腺体尾部的交通血管支处理相对方便，电凝钩显露后仍需要超声刀离断处理。

胰腺游离一般采用两侧游离，一方面可以离断胰腺后，向左侧牵拉远端胰腺进行游离；另一方面，可以经脾结肠韧带游离后，显露胰腺尾部，经脾门处游离胰腺尾部。双侧同时游离胰腺，有助于手术中快速进行。

4. 脾动静脉游离：保留脾血管的胰腺体尾部切除的难点与关键点是如何显露脾脏的血管结构。在复杂胰腺体尾部切除中不建议游离脾动静脉，部分脾血管可能在胰腺实质中走行距离较长，显露脾动静脉后，暴露的脾动静脉血管距离较长时，要慎重选择是否保留血管（图 132－13）。

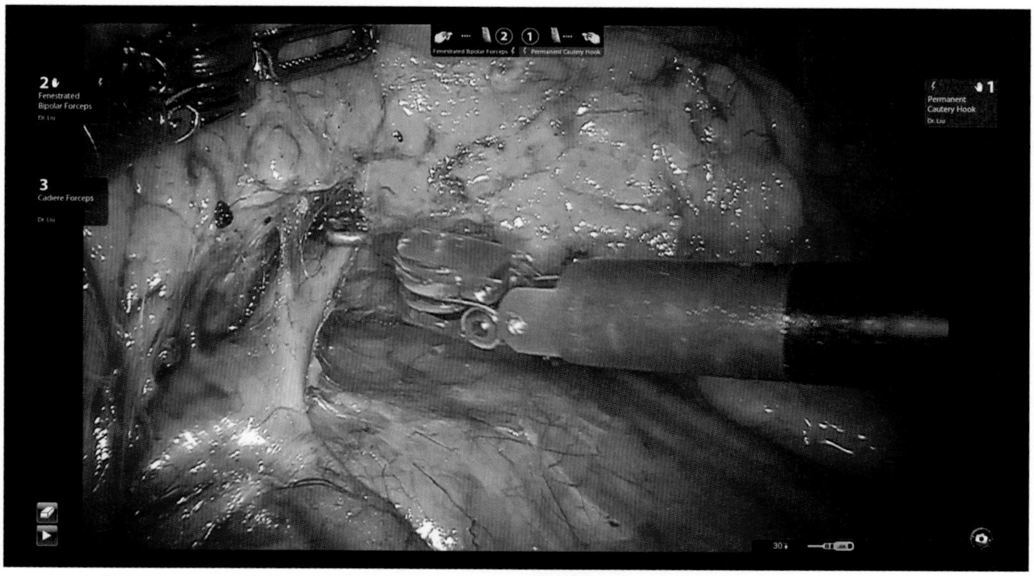

图 132－13 游离脾脏静脉

脾血管的游离要根据动静脉不同采用不同游离方法。脾静脉的游离主要涉及部分胰腺实质内的交通静脉支，在胰腺体尾部，较少有相对粗大的静脉分支，对于静脉分支的处理，我们采用超声刀离断方法，部分情况下采用 Ligasure 效果较好。相对较粗的血管，一般建议 5 mm 以上的可以进行结扎或者缝扎处理，也可以采用可吸收夹或外科夹夹闭方法，但因在后期拔出腹腔引流管过程中，可能存在将可吸收夹或外科夹撕扯掉的风险，我们仍建议尽可能减少外科夹的使用等（图 132 - 14）。

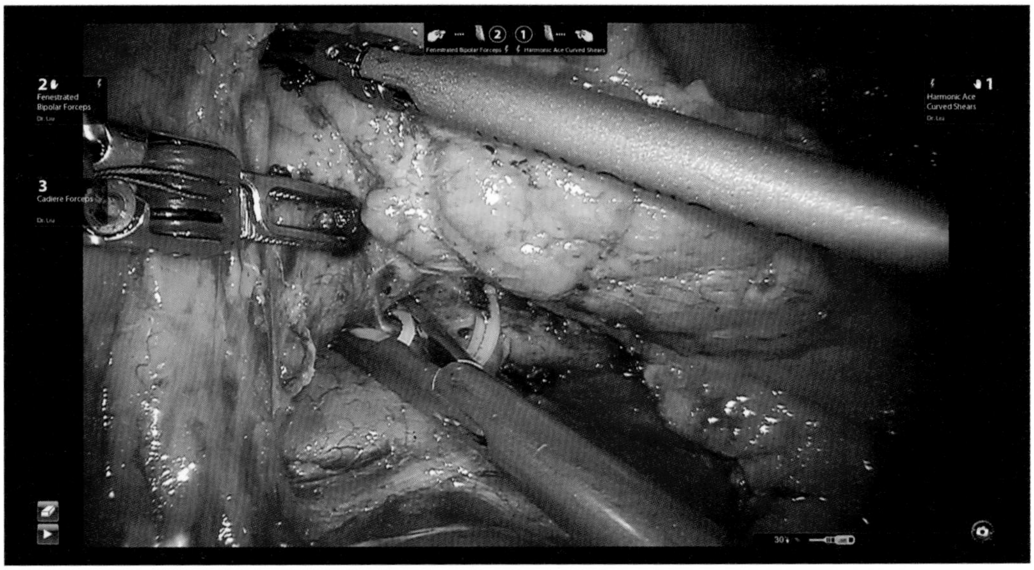

图 132 - 14　解剖脾静脉及游离、结扎其分支

多数情况下，脾静脉会存在大部分走行在胰腺实质内的情况，我们往往采用先连同脾血管一起，经胰腺后方，将完整胰腺体尾部游离后，再行解剖脾动、静脉（图 132 - 15～图 132 - 17）。

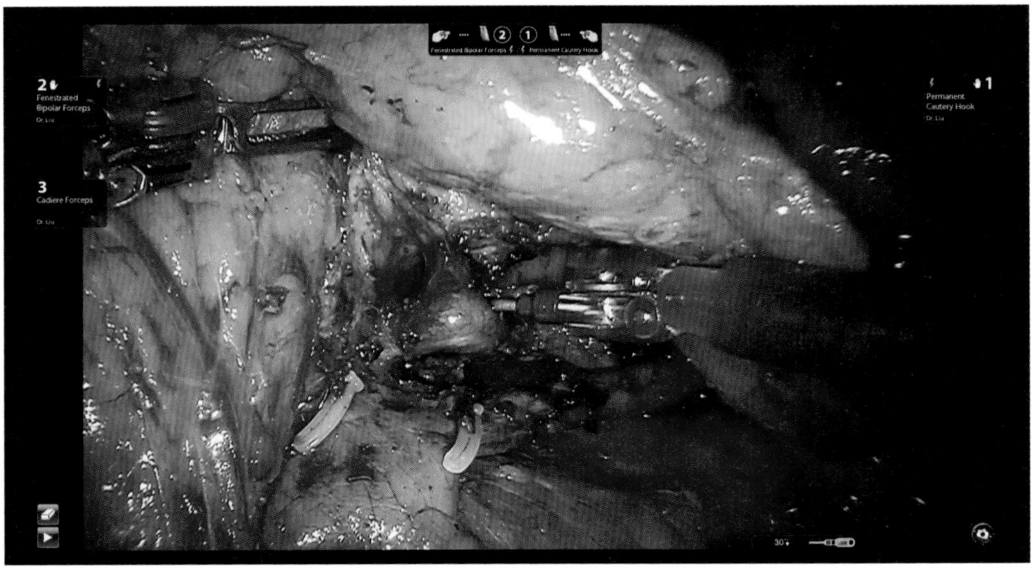

图 132 - 15　显露脾动脉分支

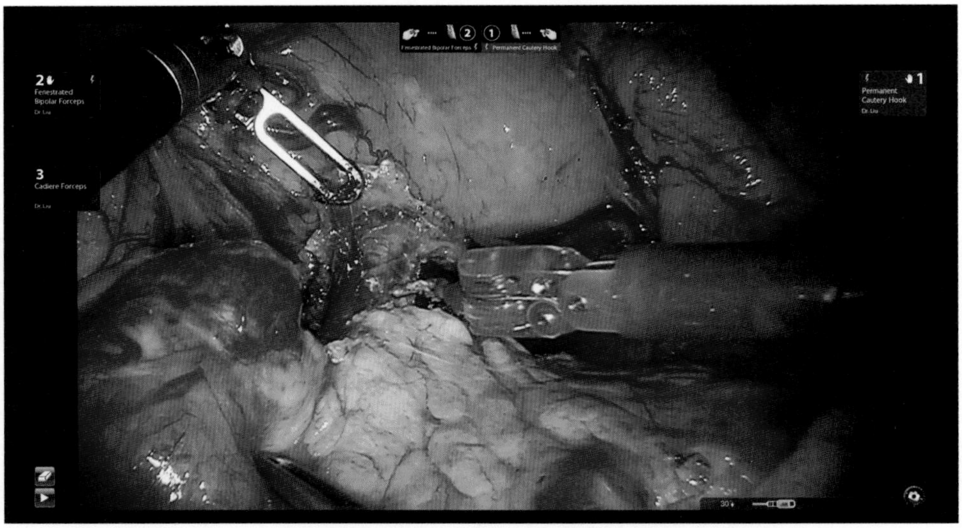

图 132－16 经胰腺上缘游离脾动脉

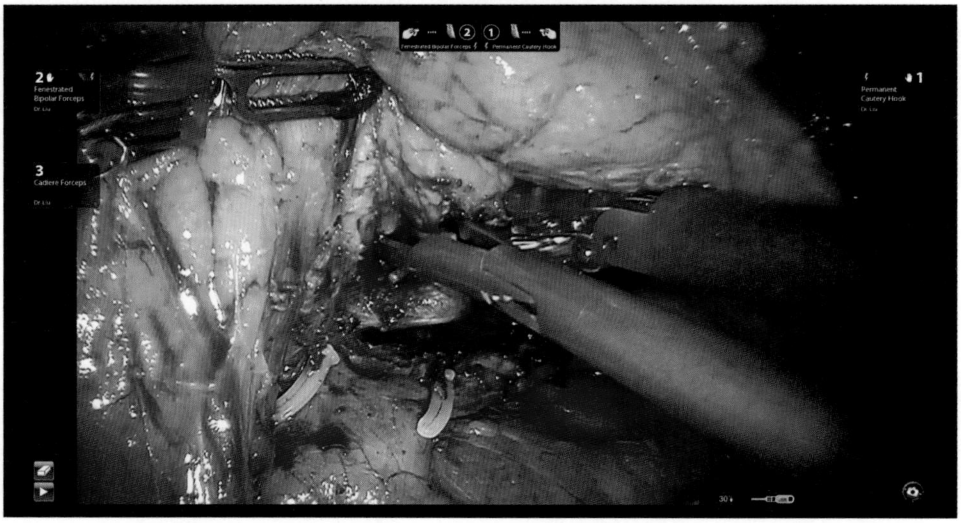

图 132－17 结扎脾动脉分支

5. 胰腺颈部离断：可以早于游离胰腺体尾部。探查完毕后，如需要经胰腺颈部离断，可先行解剖胰腺下缘，显露肠系膜上静脉；游离胰腺上缘，经胰上三角，解剖出门静脉，打通胰腺后方隧道，经硅胶尿管悬吊后，可采用超声刀或直线切割闭合器进行胰腺颈部离断（图 132－18、图 132－19）。两种方法均可以，在术后胰瘘的发生上未见有明显差异。超声刀进行胰腺颈部离断时，建议最好明确主胰管的位置，给以进行缝合结扎或外科夹夹闭，进行单独处理。

超声刀离断胰腺颈部后，需要进行胰腺颈部的断面缝合，缝合采用断面间断捆绑缝合和断面的连续缝合；直线切割闭合器离断胰腺断面可以不予再次缝合断面，且缝合断面对于术后胰瘘的发生率，未见明显降低情况，但对于预防术后出血有着重要意义。

6. 手术创面的处理：完整切除胰腺体尾部，并保留脾动静脉后，再次检查胰床，并仔细观察脾动静脉分支，对于存在术后隐患情况，建议采用缝合方法再逐一进行加固处理，尽可能减少手术中外科夹或可吸收夹等夹子的使用情况。术中是否放置止血材料，一般情况下，笔者往往会适当放置止血纱布，覆盖脾动静脉，进行适当保护，但止血纱布存在一定风险情况，如果腹腔引流管引流欠通畅，或相对通畅，止血纱布的存在是一个重要的感染因素（图 132－20）。

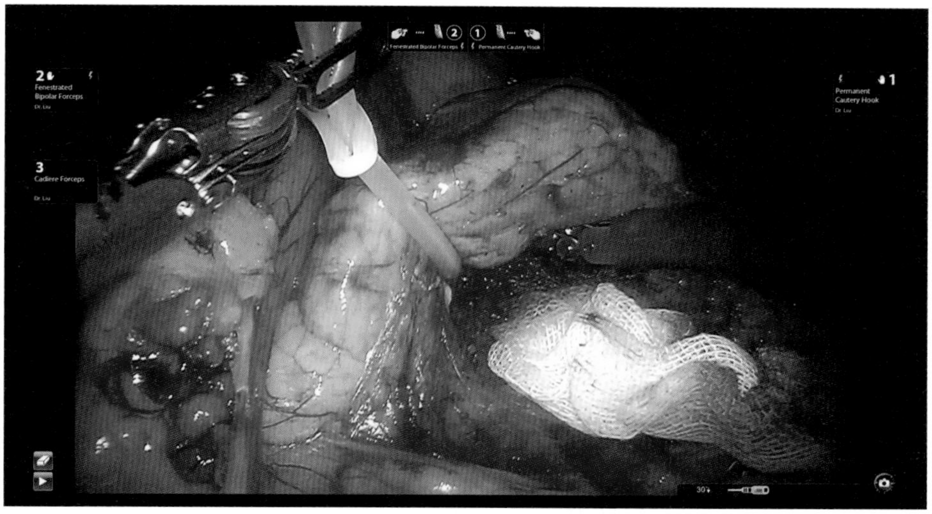

图 132 - 18　硅胶尿管悬吊胰腺颈部

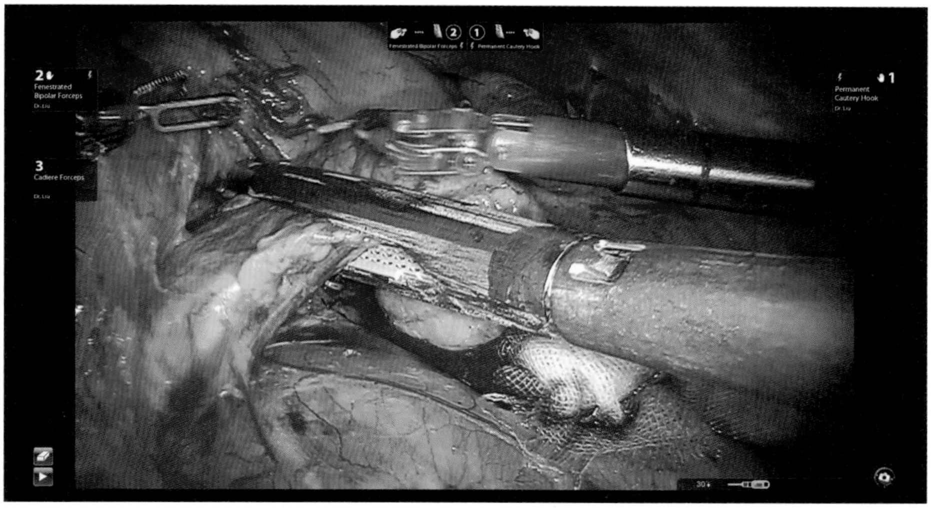

图 132 - 19　闭合器离断胰腺实质

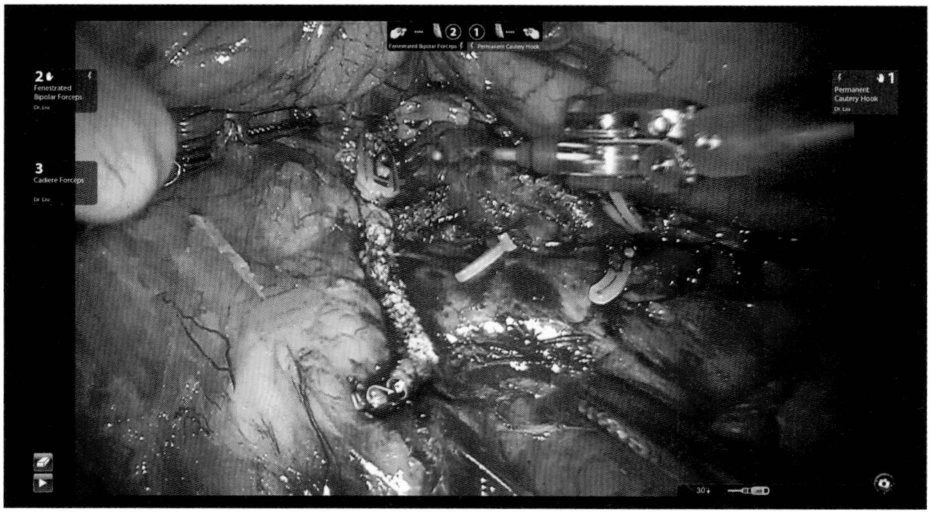

图 132 - 20　切除胰腺体尾部后，创面显露

7. 引流管的放置：引流管是外科医师的眼睛，特别对于胰腺手术，放置引流管必须成为常规处理。笔者一般放置两根引流管，根据术后引流的情况，逐一拔出引流管。

8. 标本取出及关闭切口：标本置入内镜下取物袋内，经辅助口带到切口下后，再经脐下切口取出，并进行 12 mm 穿刺孔的深部缝合及穿刺孔的皮内缝合等。

二、机器人下联合脾血管切除，保留脾脏的胰腺体尾部切除术

随着人们对脾脏在免疫系统及血液性疾病的重要性的认识，如何最大限度保留脾脏及脾脏功能，已经逐渐被外科医师所认识。保留脾脏及脾血管的胰腺体尾部切除，最大限度保留了脾脏及脾脏功能，但难度相对较大，且术后并发出血的风险较高，开展相对困难。

保留脾脏，切除脾血管的胰腺体尾部切除术，即 Warshaw 法。1988 年最早对 Warshaw 法进行了手术描述，该方法虽然切除了脾血管，但保留了脾脏，依靠胃短血管、胃后动脉及胃网膜左动脉，并脾结肠韧带内血管，仍维持脾脏的血供，在一定程度上保留了脾脏功能，且该方法已经证实在腹腔镜胰腺体尾部切除中，保留脾脏，切除脾血管是安全、可行的，但却有着自身的缺陷，如脾门血管解剖相对困难，以切割闭合器离断脾门处血管时，存在部分脾梗死的概率。机器人手术操作精细，能够更加精细地解剖脾门血管的结构，减少脾梗死发生的概率。

【适应证】适应证与保留脾血管的胰腺体尾部切除基本相同，对于保留脾动静脉困难的胰腺体尾部切除病例，若术中发现脾动静脉与胰腺肿瘤关系密切，或脾动静脉走行在胰腺实质内，进行强行保留脾动静脉的胰腺体尾部切除，手术风险高，术中及术后出血等概率较大，建议行 Warshaw 法。

【禁忌证】禁忌证与保留脾血管的胰腺体尾部切除相同。对于术中观察出现脾部分梗死，难以保留脾脏的病人，要连同脾脏切除。

【体位与穿刺孔布局】体位的选择与保留脾血管的胰腺体尾部切除相同，但建议将左侧脾区垫高，因行 Warshaw 法，需要充分显露脾门处。

穿刺孔布局与保留脾血管胰腺体尾部切除相同。

【手术步骤】保留脾脏，切除脾血管的胰腺体尾部切除，相对保留脾血管手术简单，两种术式的手术步骤基本类似，主要在于胰腺尾部近脾门处的处理。

脾动、静脉的离断，可以经过胰腺后方，将胰腺颈部离断后，显露脾动脉及脾静脉，进行逐一离断或者联合胰腺实质离断。切割闭合器连同胰腺颈部实质进行切割离断（图 132－21、图 132－22），必要时断面再行缝合处理；以逐一解剖后离断（图 132－23、图 132－24），先行脾静脉离断再行脾动脉离断，离断方法可以采用结扎后离断，也可以采用切割闭合器方法进行离断（图 132－25、图 132－26）。

胰腺尾部近脾门处，脾动静脉处理，一般要远离脾门，适当游离胰腺尾部，在一级脾带，显露脾动静脉后，直接采用切割闭合器进行离断，并注意观察病人脾脏血供情况（图 132－27）。

第三节　机器人胰腺中段手术

胰腺良性疾病发病率高于恶性疾病，以囊性疾病、神经内分泌肿瘤和实性假乳头状肿瘤最为常见，多数需要手术治疗，摘除或者局部切除是最理想的手术方式。当病变体积稍大、与主胰管缺乏安全距离（>2 mm 安全距离）时，或术中极易损伤主胰管，众多国内外新旧指南均推荐挽救性节段性切除，联合或不联合胰腺消化道重建术。这些手术方法对于胰腺良性疾病而言，手术创伤过大，正常胰腺组织牺牲过多，正常生理解剖被改变。

传统观念认为主胰管无法修复、无法重建和无法替代，因此只能通过扩大切除或消化道重建去处理主胰管缺损，笔者对此一直存有质疑，胰腺和空肠、胃壁可以良好地吻合重建，为什么胰腺和胰腺，胰管和胰管不能对吻重建呢？受一个偶然的成功病例启发，笔者创新采用桥梁对拢理论进行胰腺良性疾病新术式的临床探索性研究，手术方式主要以主胰管架桥修复（robotic main pancreatic duct bridging re-

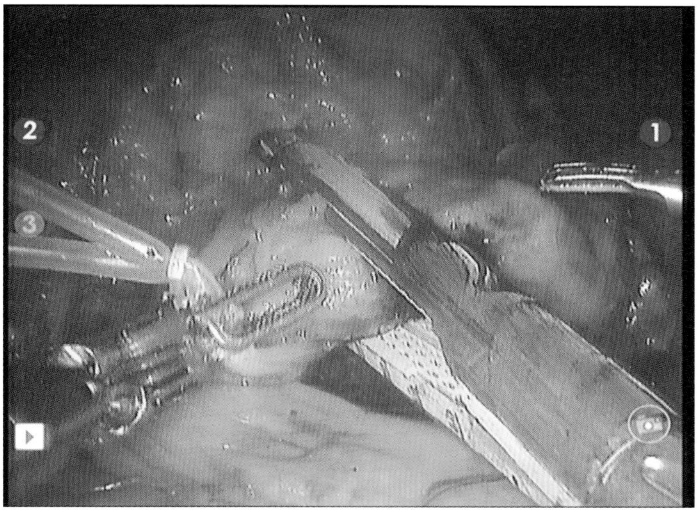

图 132－21　直线切割闭合器离断胰腺实质并脾脏动静脉

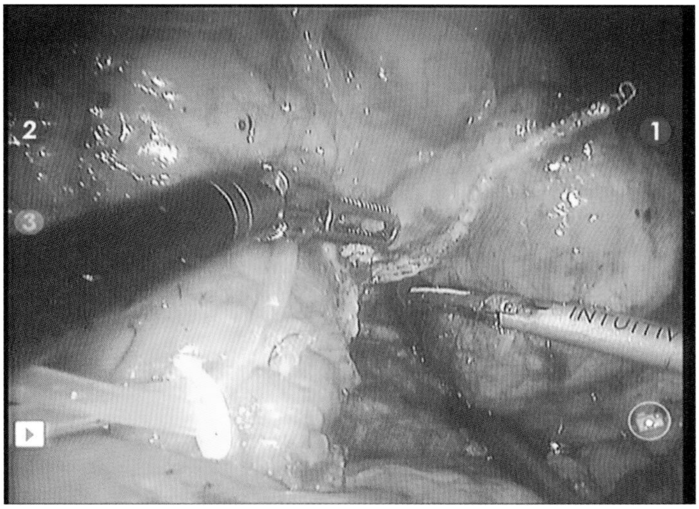

图 132－22　直线切割闭合器离断胰腺实质及脾动静脉断面

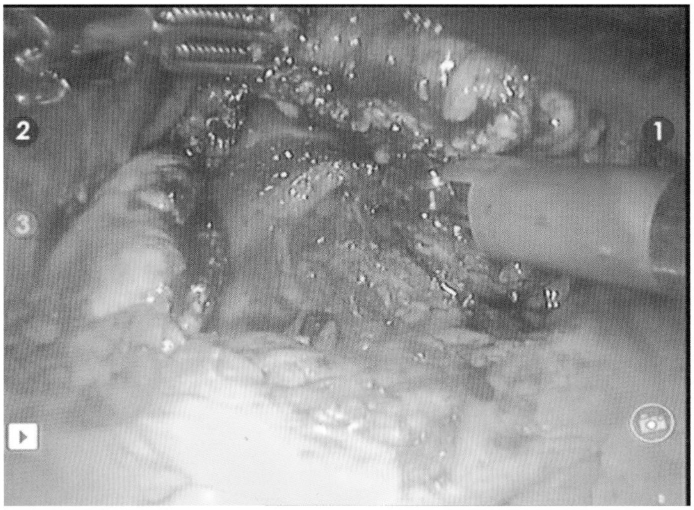

图 132－23　先行脾静脉解剖

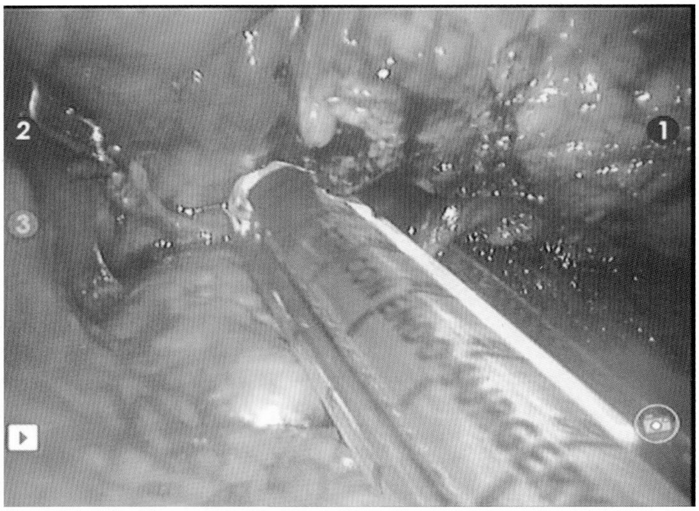

图 132-24　直线切割闭合器离断脾静脉

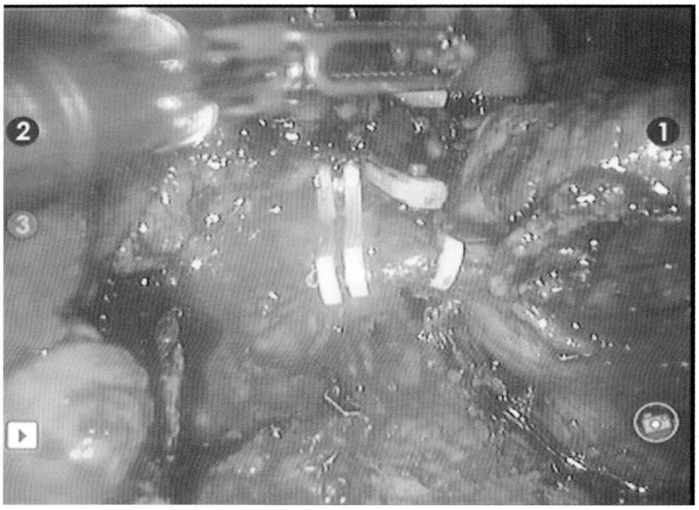

图 132-25　结扎脾动脉

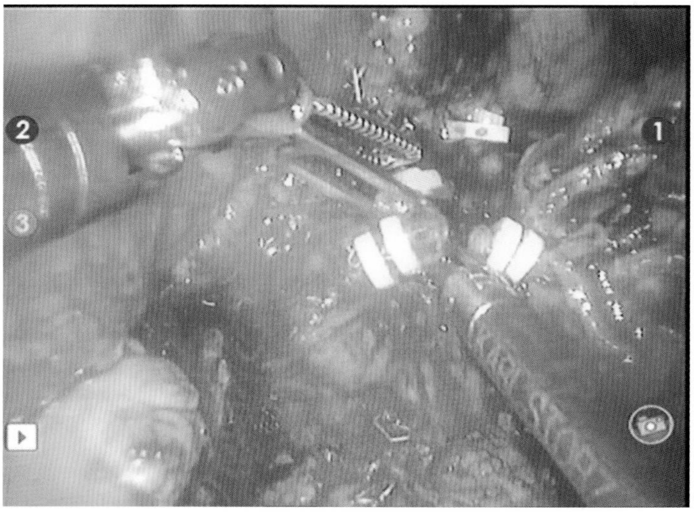

图 132-26　离断脾动脉

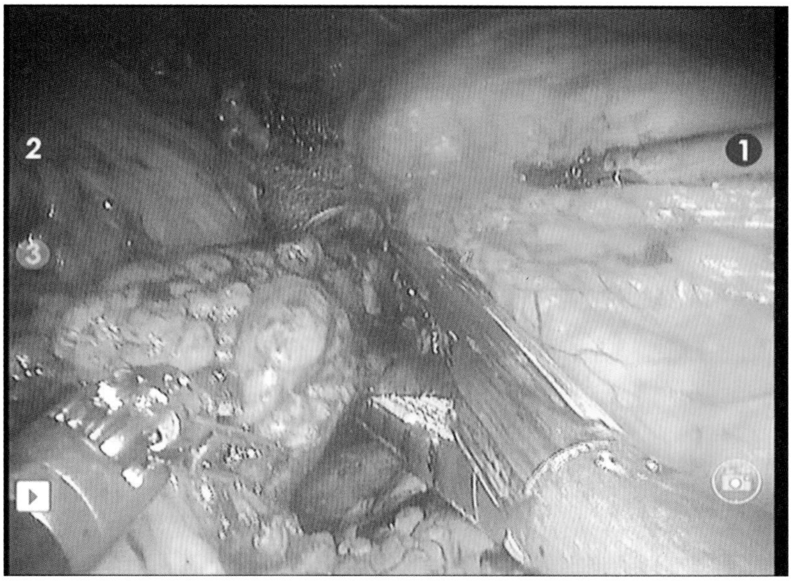

图 132－27　直线切割闭合器离断胰腺尾部，同时离断脾脏动静脉

pair）和选择胰腺端端对吻重建术（robotic end-to-end pancreatic anastomosis reconstruction）为基础，对主胰管节段性缺损病人进行胰腺的整形修复术，还原正常解剖，恢复主胰管连续性，初步临床结果较好地证实了该理论和技术方法的可行性和安全性，有望彻底改变胰腺良性疾病的外科治疗的策略。

2016 年 10 月至 2018 年 1 月间中国人民解放军总医院共收治 17 例胰腺单发占位性病变，男女比例为 8∶9，年龄在 22～62 岁，影像学检查提示肿瘤均紧靠或推移主胰管，术后病理提示实性假乳头状肿瘤 7 例，黏液性囊腺瘤 1 例，浆液性囊腺瘤 6 例，慢性肿块性胰腺炎 1 例，2 例肾透明细胞癌胰腺转移，病变直径 0.7～4.1 cm，17 例病人中 4 例采用剜除术切除肿瘤，13 例采用中段胰腺切除移除肿瘤，标本切除后主胰管缺损 0～6 cm（主胰管仅前壁损伤、后壁完整的病例，损伤距离计 0 cm），术中未采用传统的远端胰腺切除、中段胰腺切除联合胰肠吻合或胰十二指肠切除术，一期处理主胰管损伤。笔者创新性应用桥梁对拢修复理论对主胰管和胰腺实质进行整形修复，其中剜除术后 2 例胰管架桥修复手术，2 例胰管架桥修复并胰管包埋，中段胰腺切除术后 11 例行胰腺端端对吻重建手术，2 例行胰管支撑管旷置术，所有病人术后均发生胰瘘，多为 A 和 B 级胰瘘，无 C 级胰瘘发生，所有病人术后 13 d 至 10 个月均顺利拔除腹腔引流管，无 1 例形成胰管皮肤瘘，随访 5～21 个月，影像学检查提示 2 例胰管旷置术后病人的胰腺支撑管未脱落，其余胰腺支撑管均自行脱落。

长久以来，胰腺微创手术一直借用开腹手术方法进行肿瘤的切除，不少手术入路创伤显著降低，但手术目的性创伤没有得到任何的减少。笔者借助桥梁合拢理论应用 R mpd BR 和 R end-to-end PAR 改变了胰腺良性疾病传统外科方法，该理论和技术方法适用于近乎所有胰腺良性疾病，良性疾病可首选目的性创伤最小的剜除或节段性切除方法移除，其后进行主胰管和胰腺实质整形修复，最大限度地保留正常胰腺组织和人体解剖的完整性。该手术初步观察临床疗效极佳，推荐同行们参考借鉴。

【适应证】胰腺良性或交界性肿瘤，无需周围淋巴结清扫，病变体积较大、与主胰管关系密切，已经缺乏安全距离；术中主胰管节段性损伤（图 132－28）。

【禁忌证】胰腺恶性肿瘤；中段切除后胰腺缺损长度＞6 cm，远端胰腺残留较少；除外胆胰管汇合处损伤；传统腔镜手术不能耐受病人。

【麻醉与体位】麻醉选择气管内插管，全身麻醉的方法；体位为改良截石体位，平卧体位。

【穿刺孔布局】近段胰腺病变拟行此类手术时做好胰十二指肠切除术的准备，此时参考机器人胰十二指肠切除术布孔为参考。中段或远端胰腺病变拟行此类手术时，参考机器人远端胰腺布孔。

【手术步骤】首先超声刀大范围打开胃结肠韧带，显露胰腺颈体部，打开胰腺下缘结肠系膜前叶，

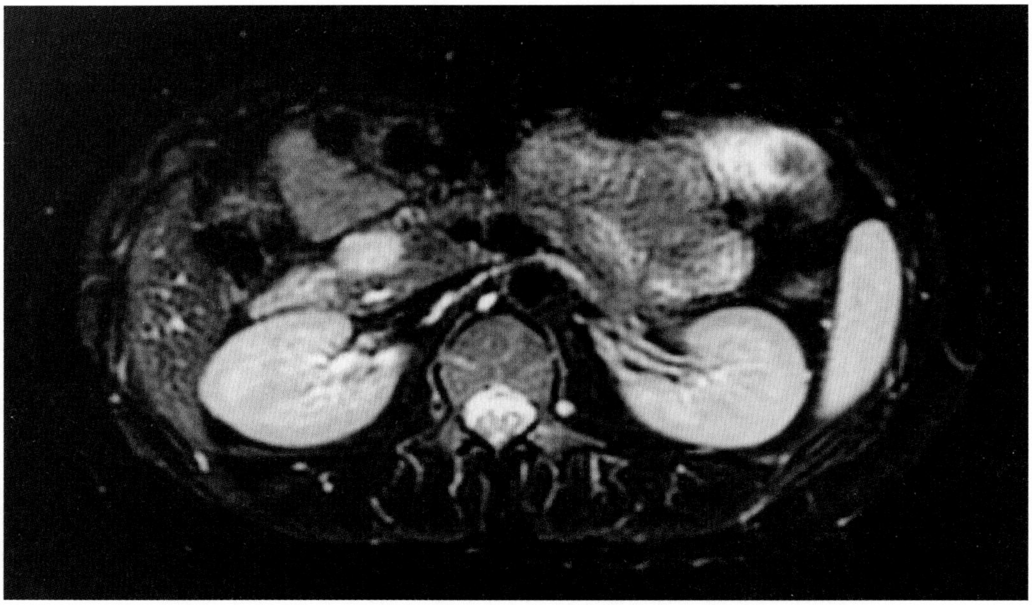

a. 术前 CT

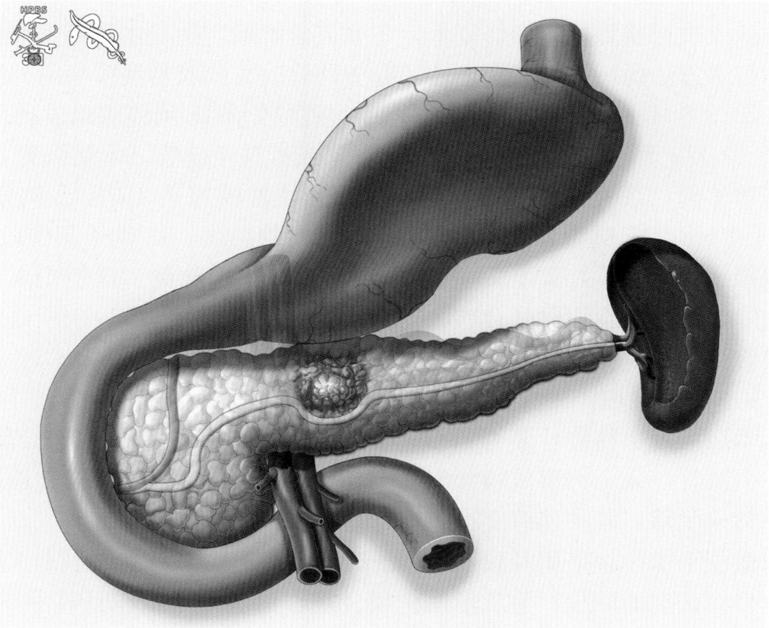

b. 示意图

图 132－28　胰腺肿瘤与主胰管关系密切

显露肠系膜上静脉，选择性打通胰头隧道，将肿瘤两侧胰腺完整游离，根据胰腺病变的大小，采用剜除或节段性切除方法切除肿瘤，其后根据主胰管损伤长度和周围胰腺残留情况，采用 3 种方法对胰腺进行一期整形修复术。

1. 主胰管架桥修复并选择性胰腺支撑管包埋术：适用于剜除术后主管损伤或缺损≤3 cm 的病例。术中找到主胰管两侧断端，选择适宜直径的胰腺支撑管分别放入主胰管近端和远端，使用 5－0 可吸收线固定胰腺支撑管远端，外源性胰腺支撑管取代主胰管，修复主胰管的连续性，根据胰腺创面情况选择性对拢缝合胰腺创面，包埋胰管（图 132－29）。

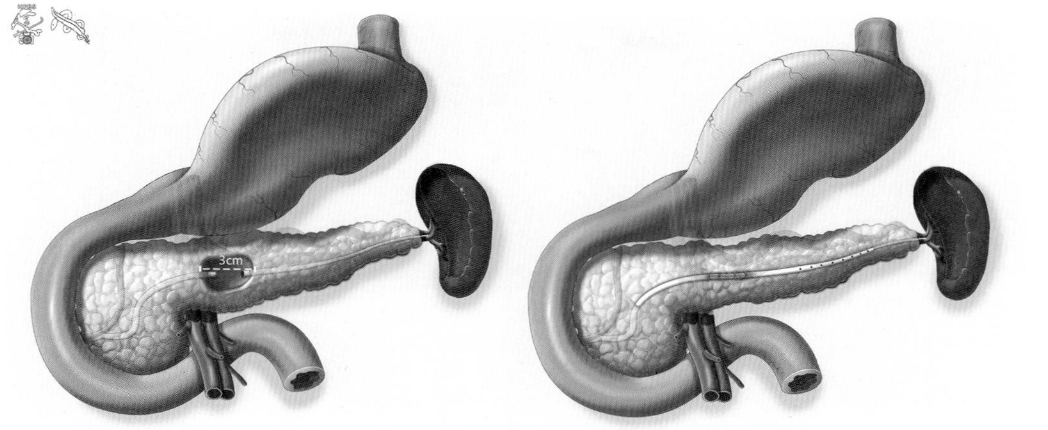

a. 使用胰腺创面残余实质包埋胰腺支撑管

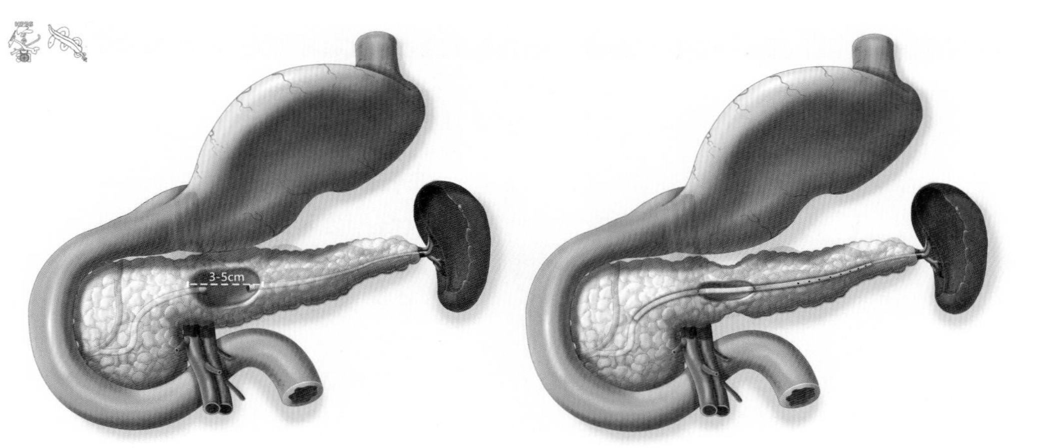

b. 胰腺支撑管未包埋

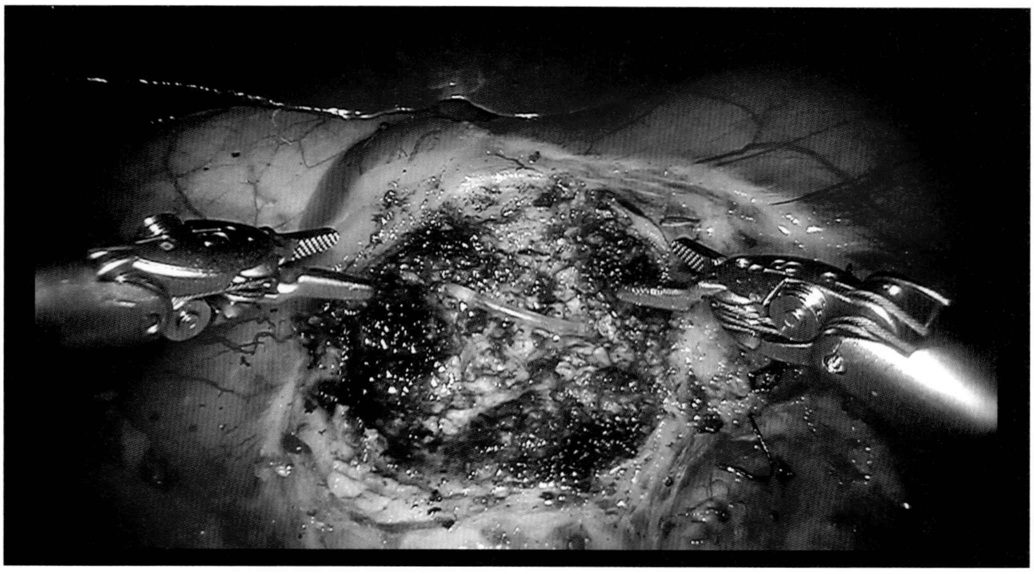

c. 主胰管架桥修复术中图

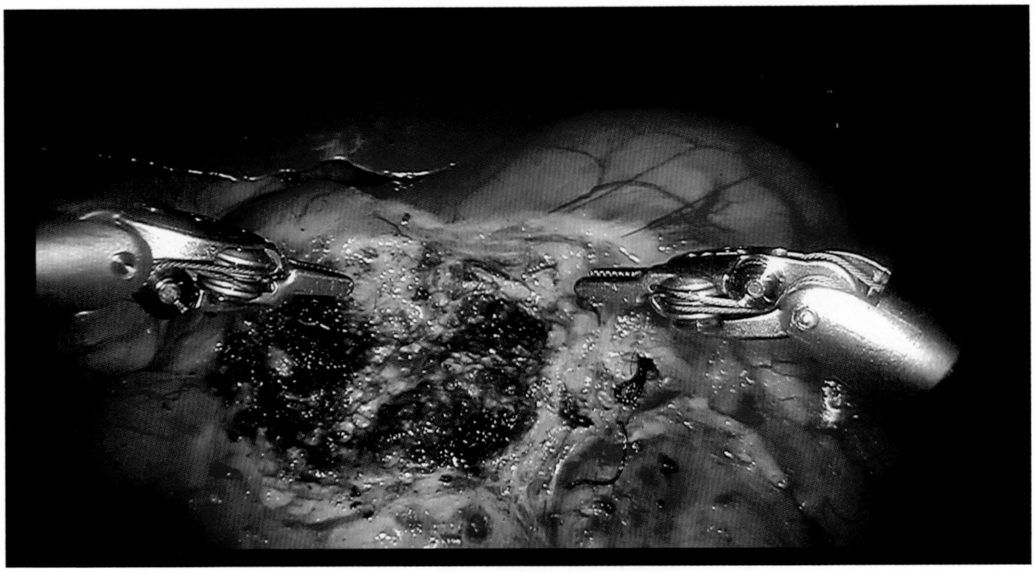

d. 胰腺支撑管包埋术中图

图 132 - 29　肿瘤剜除术后行主胰管架桥修复术

2. 胰腺端端对吻缝合术：适用于胰腺中段切除术后主胰管缺损≤5 cm。术中同样选择适宜直径胰腺支撑管放入主胰管，修复主胰管连续性，远端 5 - 0 可吸收线固定胰腺支撑管远端，近端不固定，胰腺两端断面上下缘 4 - 0 Prolene 垂直八字缝合，中间 U 形缝合，待两侧胰腺断面处理完毕后，使用 4 - 0 或 3 - 0 Prolene 间断或连续缝合将胰腺端端对吻，胰腺支撑管内置，胰管对胰管采用 1+1 胰肠吻合方法，进行拉合（图 132 - 30）。

3. R mpd BR+胰管旷置术：适用于中段胰腺切除术后主胰管缺损>5 cm。术中选择适宜直径胰腺支撑管放入主胰管，修复主胰管的连续性，远端和近端均采用可吸收线固定，两侧胰腺断端 U 形缝合，闭合断面小的胰管断端（图 132 - 31）。

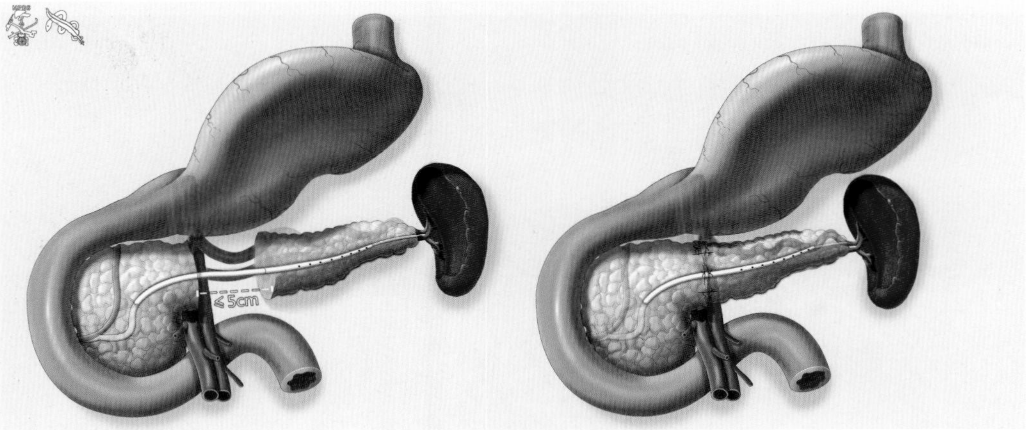

a. 示意图

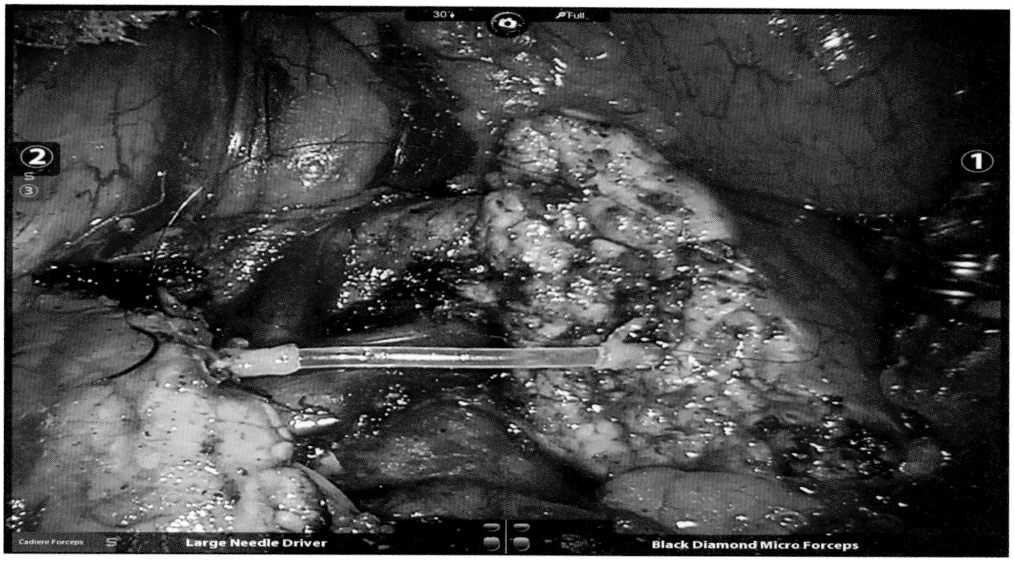

b. 术中先处理胰腺断端、主胰管架桥修复

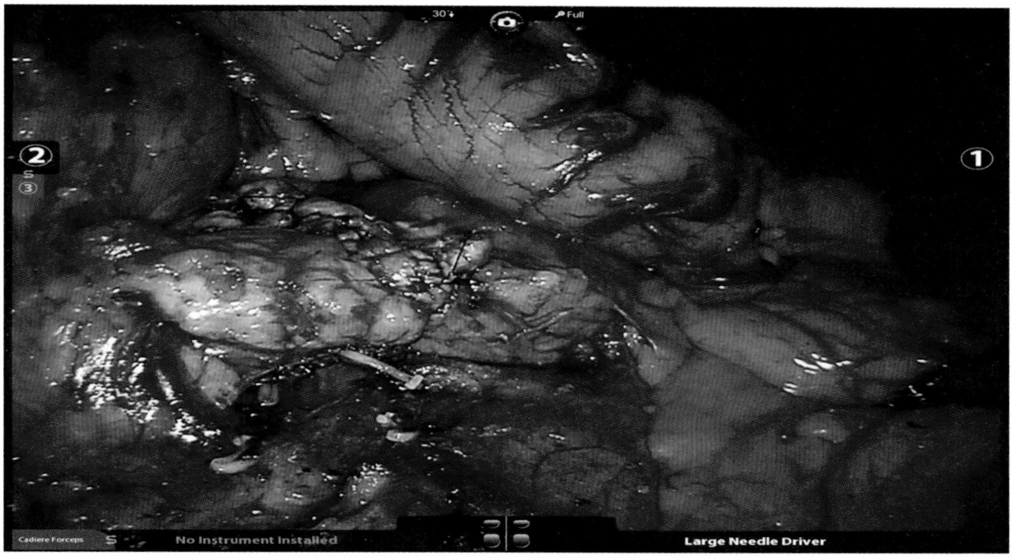

c. 术中胰腺端端对吻重建对中段缺损的胰腺进行修复整形

图 132－30　中段切除术后胰腺端端对吻重建术

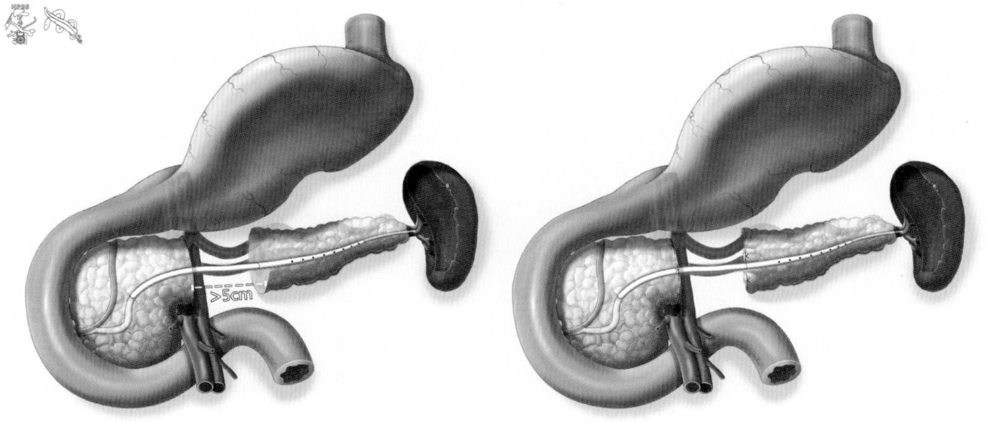

a. 示意图

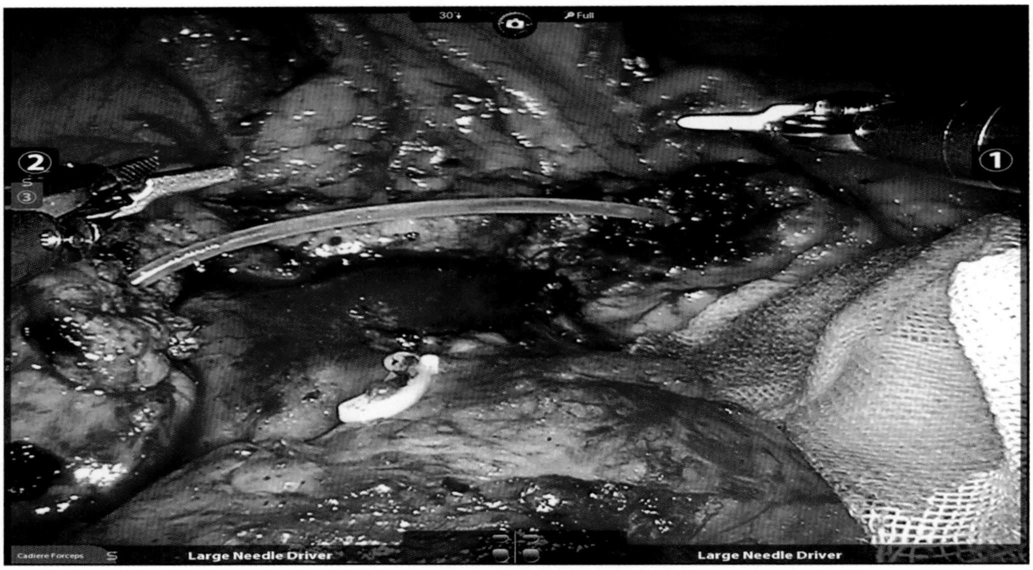

b. 实际操作术中截图

图 132－31 中段切除术后旷置胰管

第四节 机器人胰十二指肠切除术

胰十二指肠切除术（pancreaticoduodenectomy，PD）难度大、风险高，微创化之路进程落后。腹腔镜胰十二指肠切除术（laparoscopic pancreaticoduodenectomy，LPD）于 1994 年首次报道，迄今仍存争议，腹腔镜手术一些固有的缺陷，如 2D 视野、稳定性欠佳和过高的腔镜手术技巧要求等问题严重制约了 LPD 手术的发展，普遍存在手术时间过长、并发症高、淋巴结清扫难度大的问题。对比腹腔镜手术，机器人手术具有清晰稳定的 3D 视野和精细灵活的器械操作，在淋巴结清扫、精细操作和复杂重建时优势凸显，机器人胰十二指肠切除术（robotic pancreaticoduodenectomy，RPD）发展潜力巨大。

RPD 最早由 Giulianotti 教授在 2003 年完成和报道，迄今为止临床常规开展单位较少。匹兹堡大学 Zureikat 教授研究提示 RPD 需要 80 例左右才能度过学习曲线，按此标准，绝大多数已开展的单位尚未度过学习曲线，常规开展单位更是极为有限。RPD 目前尚无规范，大多数单位早期开展时多自行摸索，教训惨痛。

自 2012 年 3 月至 2018 年 7 月刘荣手术团队共完成机器人胰十二指肠切除术 650 例，其中，2015 年 8 月 26 日前仅完成 7 例，其余病例均为近三年内完成。

【适应证】壶腹部良性肿瘤或交界性胰头十二指肠区域疾病；病变直径≤10 cm；门静脉-肠系膜上静脉局限性侵犯，受侵犯长度≤4 cm。

【禁忌证】全身状况差，不耐受长时间气腹病人；既往有复杂上腹部手术史；合并严重胰腺炎或胆管炎病人，如胆道金属支架置入病人；肿瘤体积较大，直径大于 10 cm，影响镜下显露者；门静脉-肠系膜上静脉受侵犯长＞4 cm，存在血管置换可能病人；肿瘤侵犯肠系膜上动脉；肿瘤已经远处转移；还有一些特殊部位恶性疾病，如十二指肠球部水平部恶性肿瘤、钩突处恶性肿瘤、十二指肠水平段恶性肿瘤，这些肿瘤位于肠系膜上血管正后方，机器人在术中解剖和淋巴结清扫时有一定的难度，建议经验欠丰富医师首选开腹。

【麻醉与体位】麻醉选择气管内插管，全身麻醉方法；病人取分腿平卧位，床旁操作系统置于病人头侧，成像系统及能量平台放病人右前方（图 132－32）。

【穿刺孔布局】五孔法操作，镜孔选取肚脐右下方（12 mm Trocar），1 臂位于左侧锁骨中线外侧脐水平（8 mm Trocar），3 臂位于右侧肋缘下腋中线位置（8 mm Trocar），2 臂位于 3 臂和镜孔连线与脐水平线交点（12 mm Trocar，术中采用 Trocar in Trocar 技术），助手孔位于肚脐左下方（12 mm Trocar）（图 132－33）。

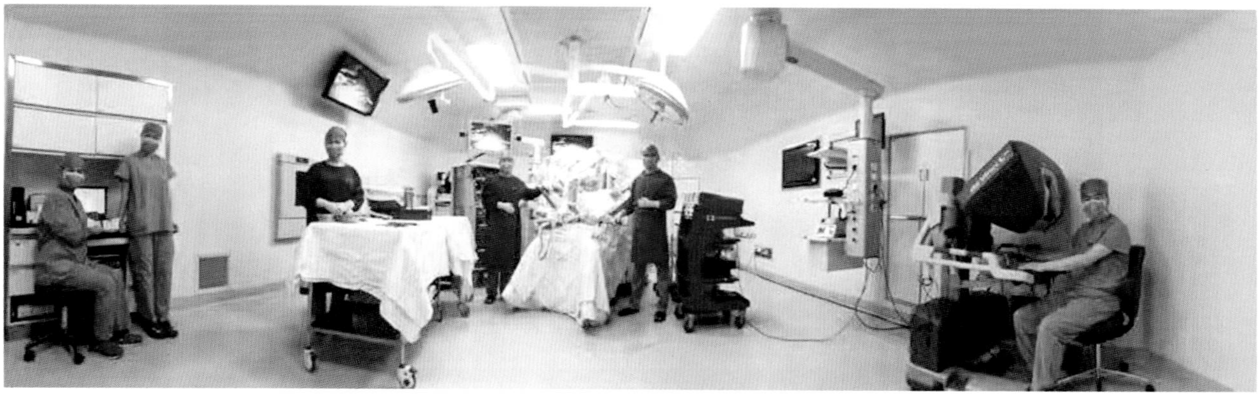

图 132－32　机器人胰十二指肠切除手术室布局

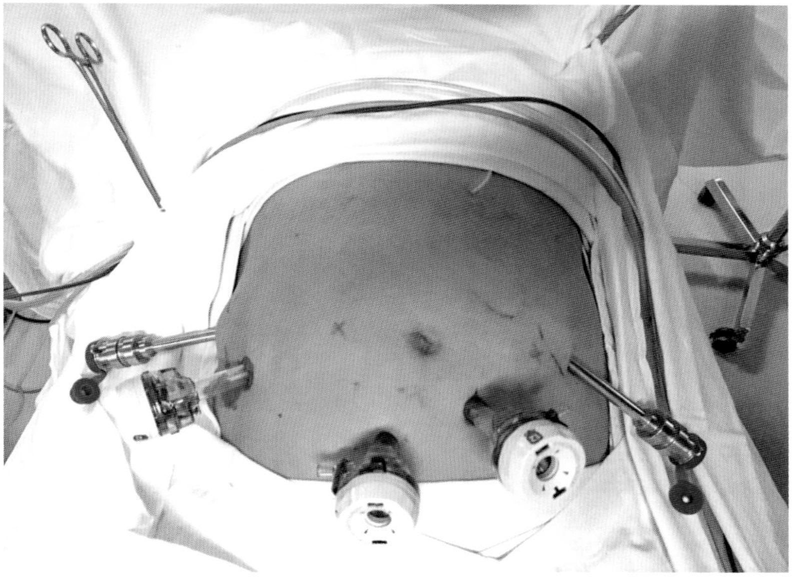

图 132－33　机器人胰十二指肠穿刺孔布局

【手术步骤】

1. 水平 Y 型可切除性评估：除外早期和良性疾病病人，入腹后首先进行水平 Y 型可切除性评估方法（图 132－34），评估重点在肠系膜上静脉（SMV）前方和肠系膜上动脉（SMA）后方，即胰头十二指肠区域的最前方和最后方。首先打开胃结肠韧带（图 132－35），紧贴胰颈下缘打开结肠系膜前叶（图 132－36），显露肠系膜上静脉前壁，结扎胃结肠干（图 132－37），部分建立胰后隧道，判断病变与肠系膜上静脉和门静脉关系，其后沿 Toldts 间隙向右分离，直至结肠肝曲，将右半结肠连同系膜下降（图 132－39），打开十二指肠侧腹膜做 Kocher 切口（图 132－40），经腹膜后向左分离直至腹主动脉、肠系膜上动脉根部和腹腔干旁（图 132－41），判断病变与 SMV、腹腔干关系，完成水平 Y 型可切除性评估过程。

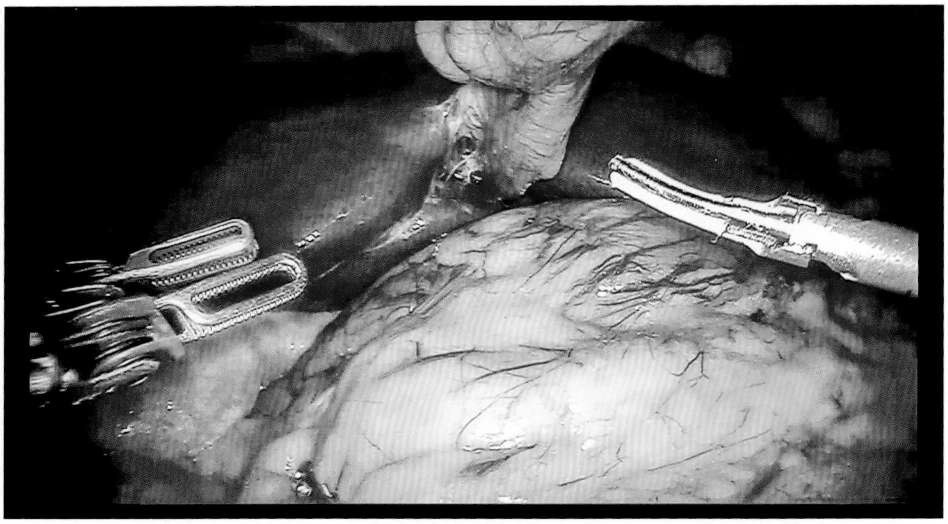

图 132－34　腹腔内探查

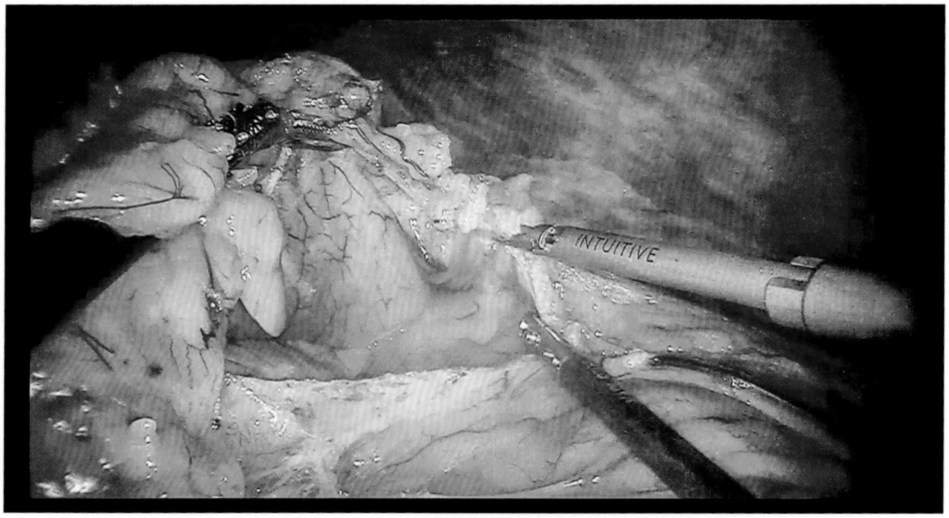

图 132－35　大范围打开胃结肠韧带

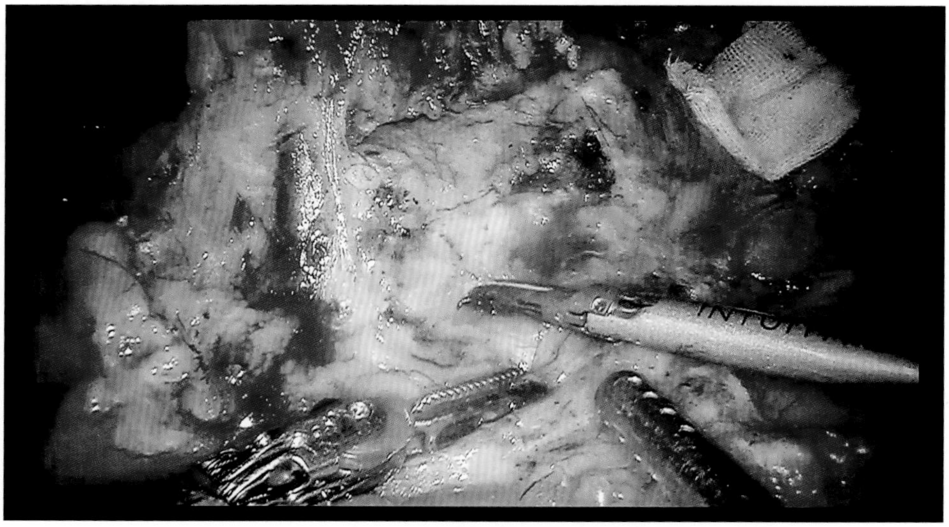

图 132－36　分离胰腺下缘

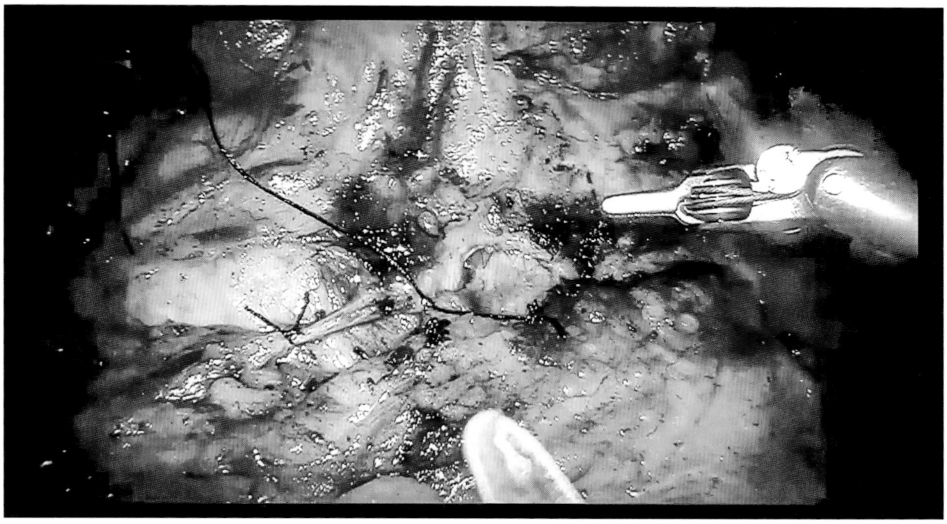

图 132－37 结扎胃结肠干

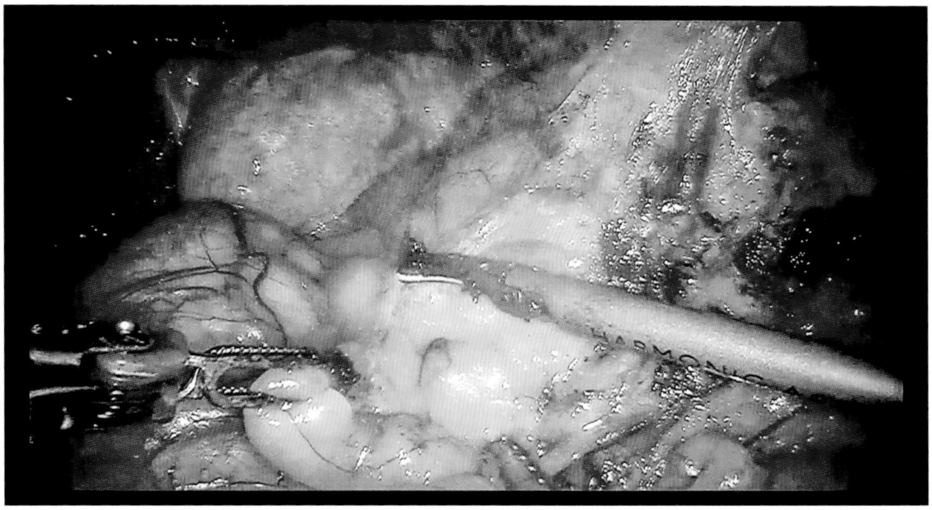

图 132－38 向左侧分离胰头十二指肠腹侧

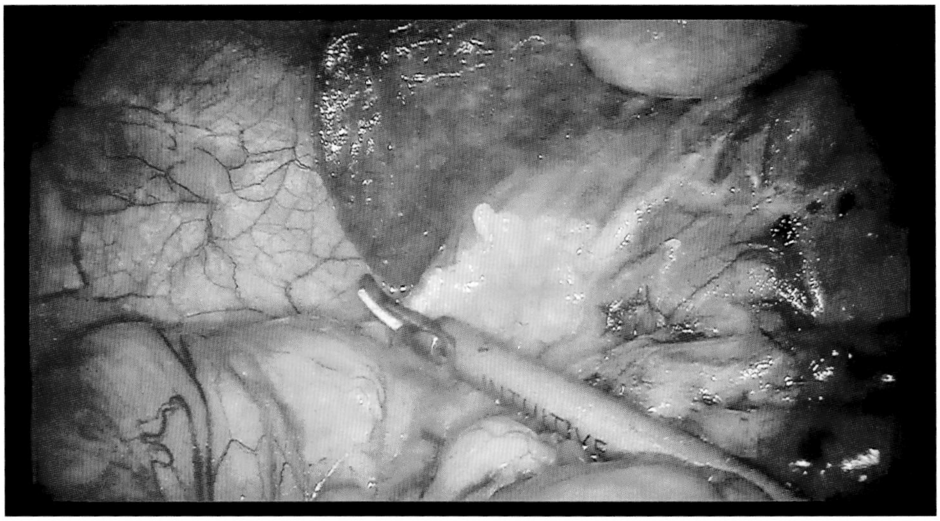

图 132－39 分离结肠肝区，下降横结肠

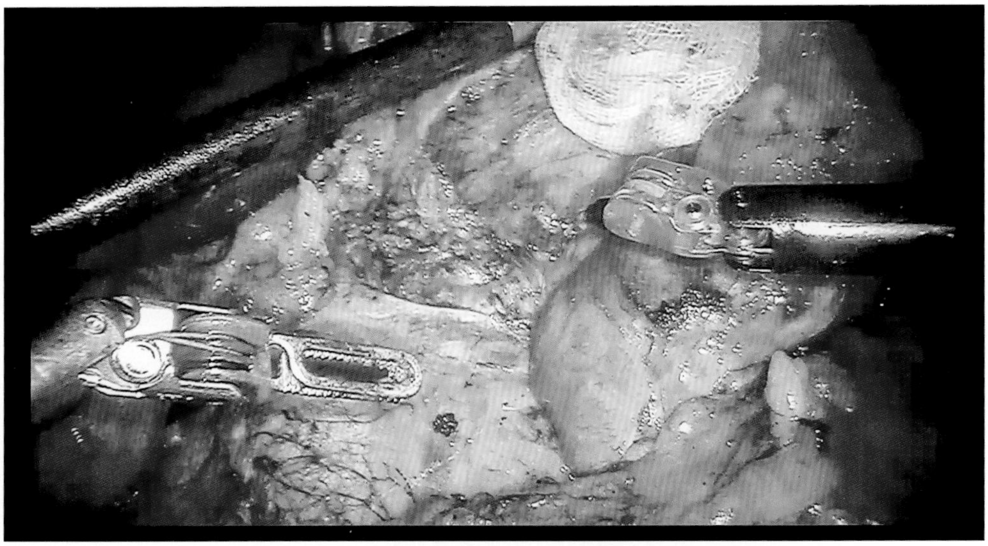

图 132－40 使用纱布向左侧翻转起胰头十二指肠

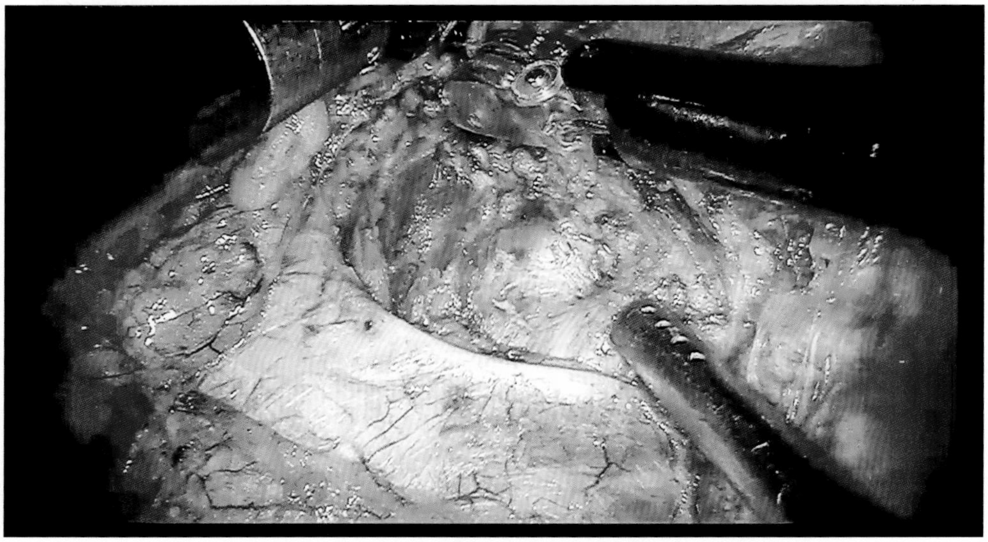

图 132－41 胰后显露肠系膜上动脉和腹腔干根部

2. 有序性标本切除（按自前向后，先上后下进行）：先离断大、小胃网膜血管（图 132－42、图 132－43）。直线切割闭合器断胃（前）（图 132－44）；解剖肝总动脉、胃十二指肠动脉和胰腺上缘的三角（胰上三角），显露门静脉前壁，超声刀断胰腺（后）（图 132－45）；清扫肝十二指肠韧带内淋巴结，明确肝动脉走形和变异，离断胃右动脉、胃十二指肠动脉（图 132－46），游离胆囊，横断胆总管，胆总管下段夹闭（图 132－47），以肝总动脉和肝固有动脉为界限，将肝十二指肠韧带内淋巴结分成左右两侧，右侧（即 12b、12p 组）和胆总管一并，左侧（即 12a、8a、8p）与第 9 组和第 16a2 组淋巴结整块游离后拉着门静脉右侧（上），待钩突离断后从后方清扫，所有淋巴结与标本整块切除；自结肠系膜孔右侧完整游离空肠起始段，上提空肠，紧贴空肠侧离断空肠系膜，离断空肠起始段，自下而上紧贴肠系膜上动脉右侧壁离断钩突（下）（图 132－48～图 132－53），最后将标本连同整块淋巴结自肠系膜上动脉根部及腹腔干根部分离。对于部分与肠系膜上静脉关系密切的恶性病变，选择性地采用肠系膜上血管右侧结肠系膜无血管区开孔（R 孔），自结肠下方分离病变与肠系膜上血管，减少血管损伤的概率（图 132－54）。

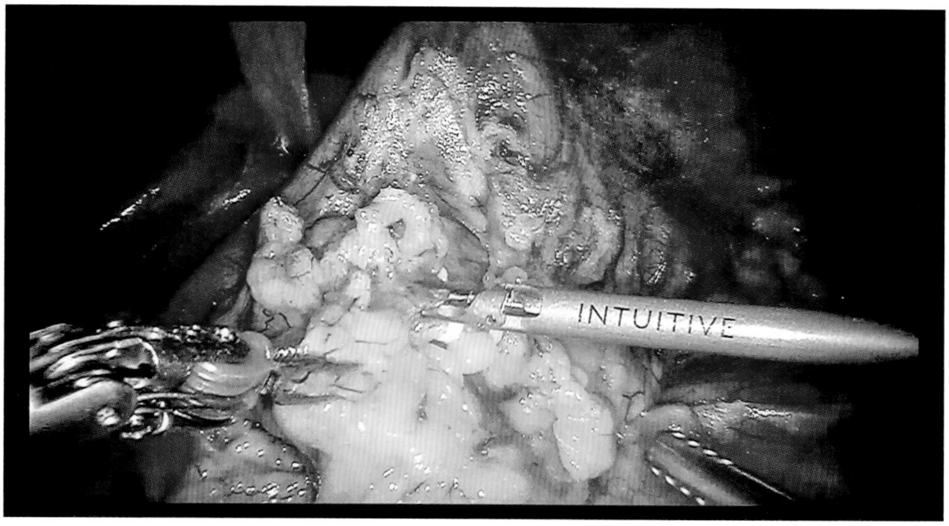

图 132－42　离断大网膜弓血管

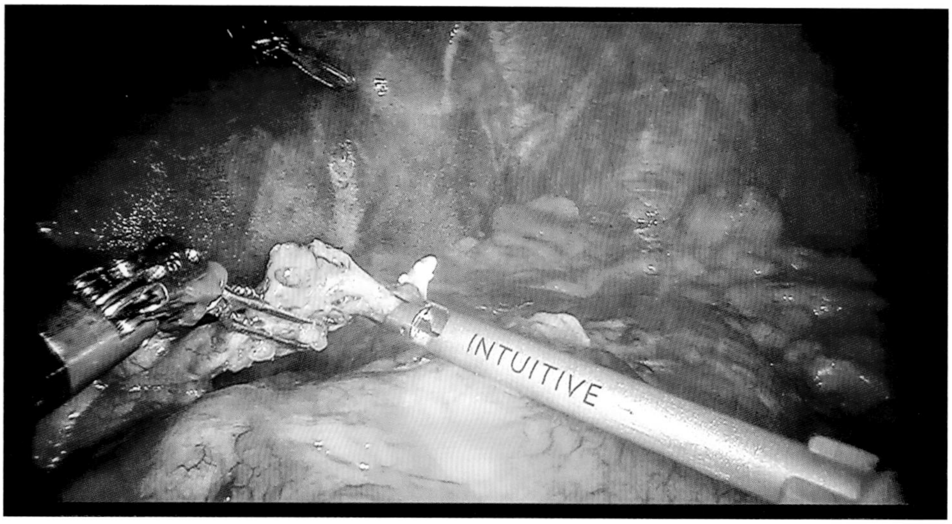

图 132－43　离断小网膜弓血管

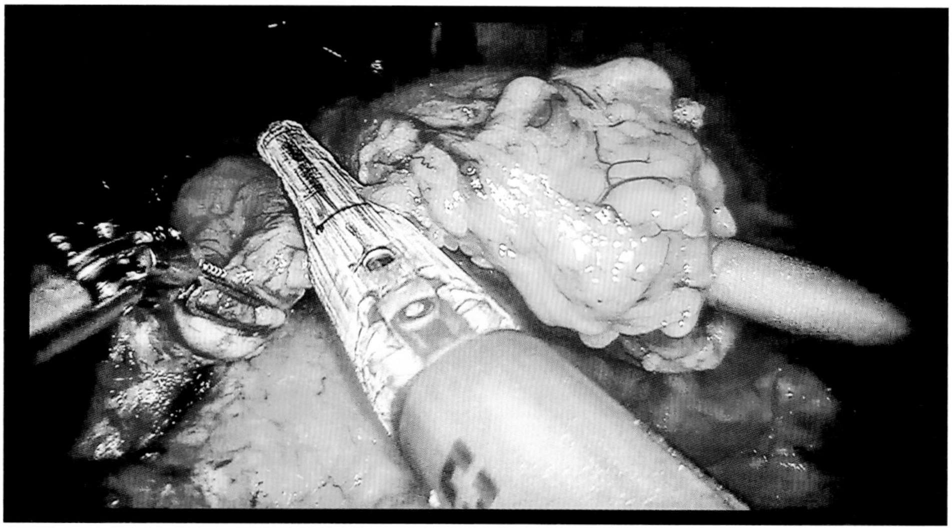

图 132－44　离断远端胃

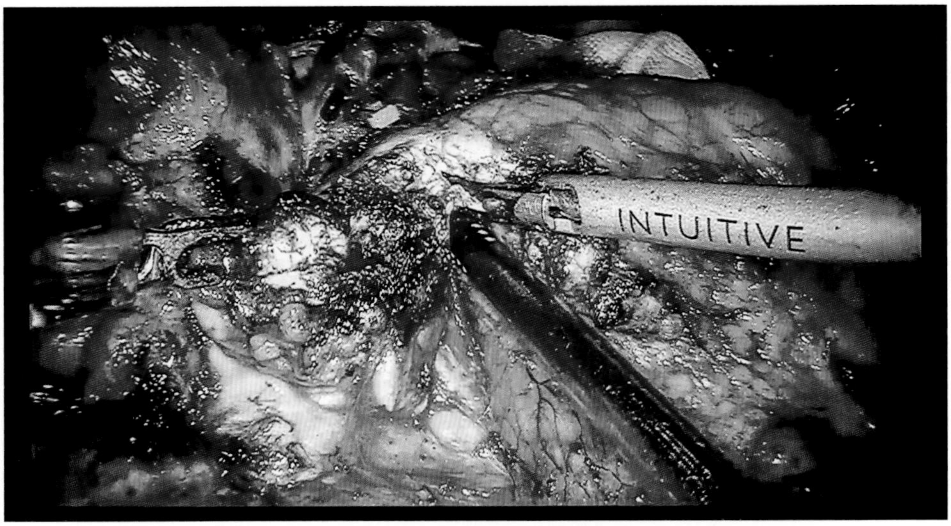

图 132－45　超声刀离断胰腺

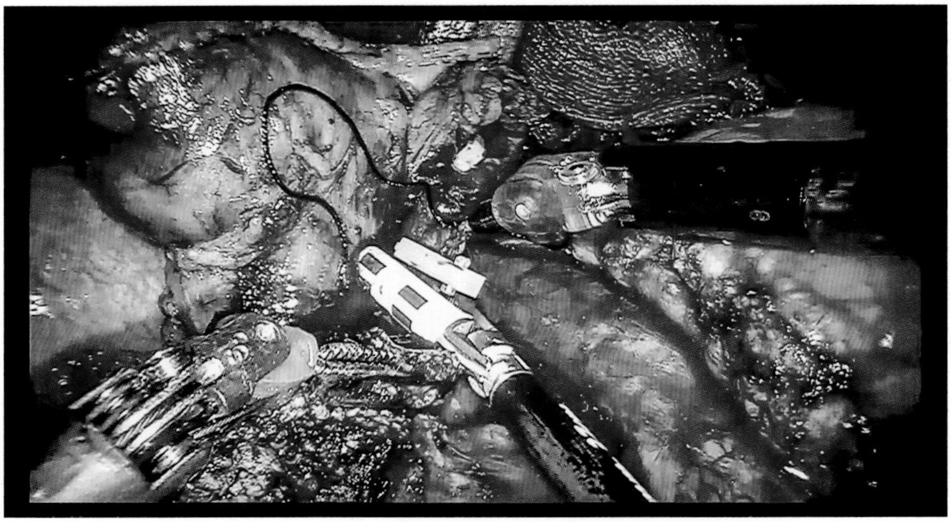

图 132－46　丝线结扎加可吸收夹处理胃十二指肠动脉

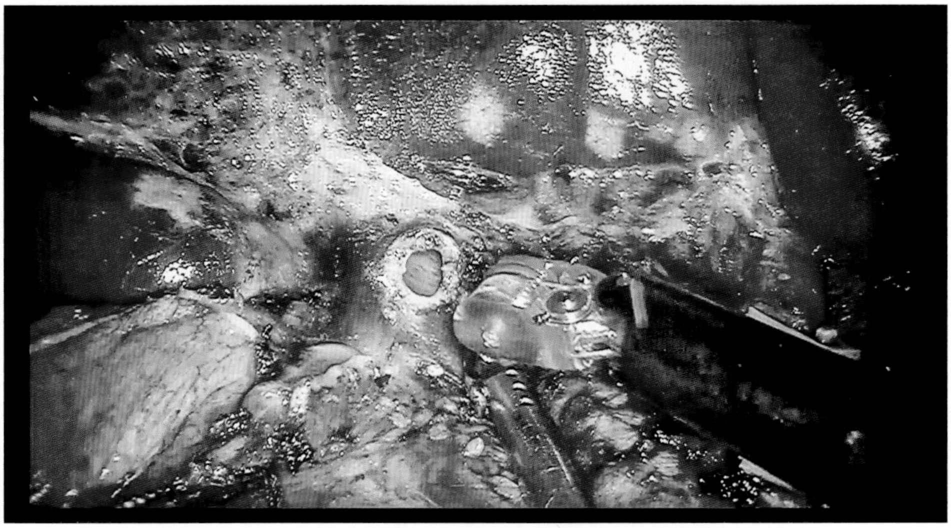

图 132－47　横断肝总管

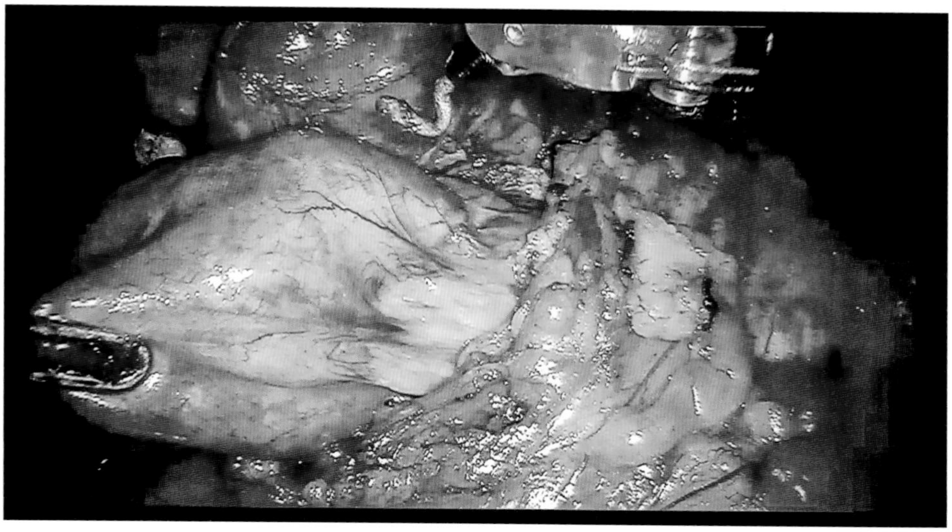

图 132－48　将空肠起始段经横结肠系膜孔牵拉至结肠右上区

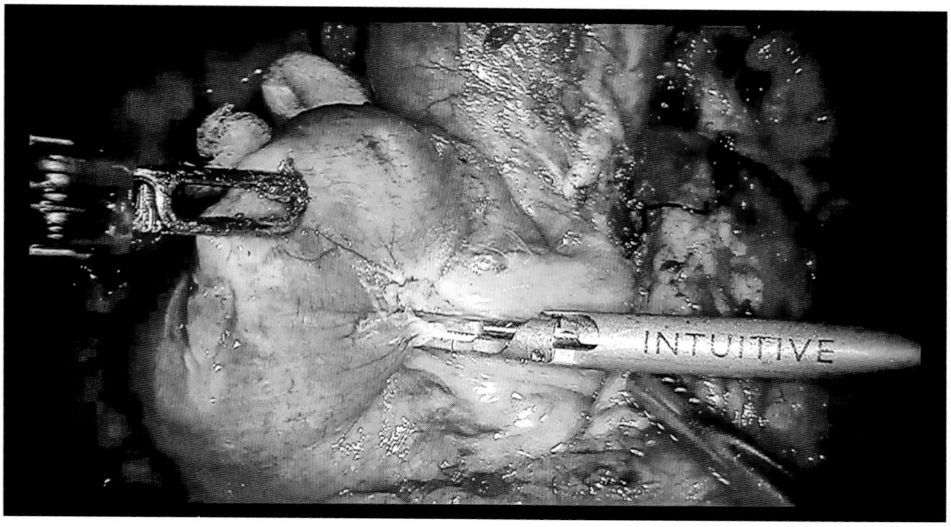

图 132－49　超声刀离断空肠系膜

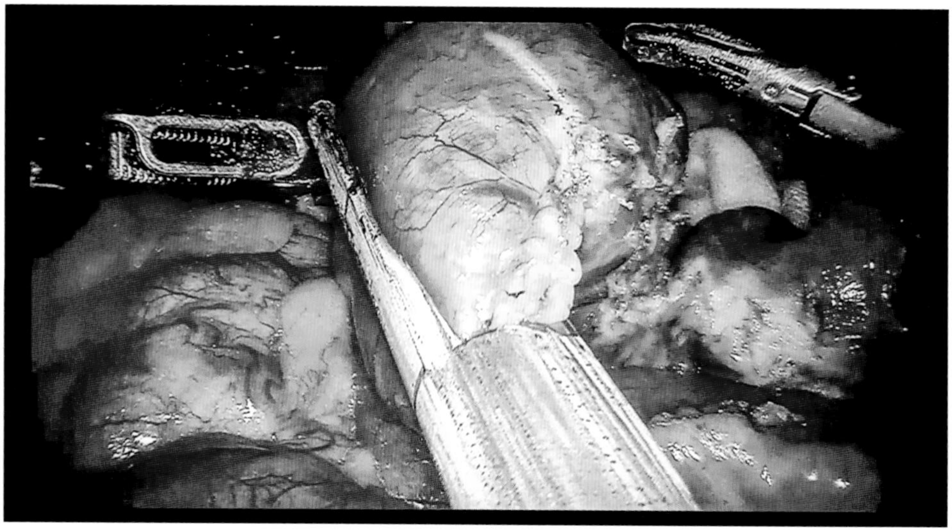

图 132－50　直线切割闭合器离断空肠

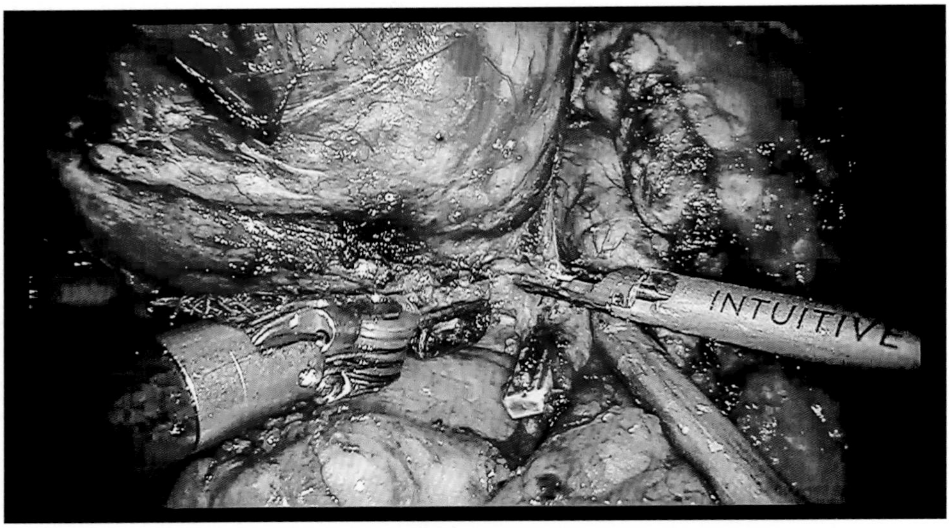

图 132－51 超声刀离断钩突

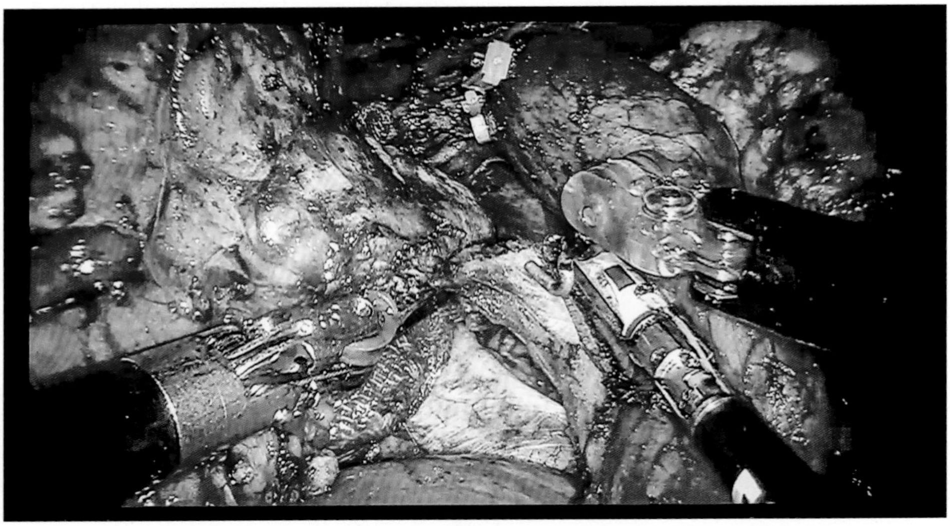

图 132－52 电凝钩解剖钩突

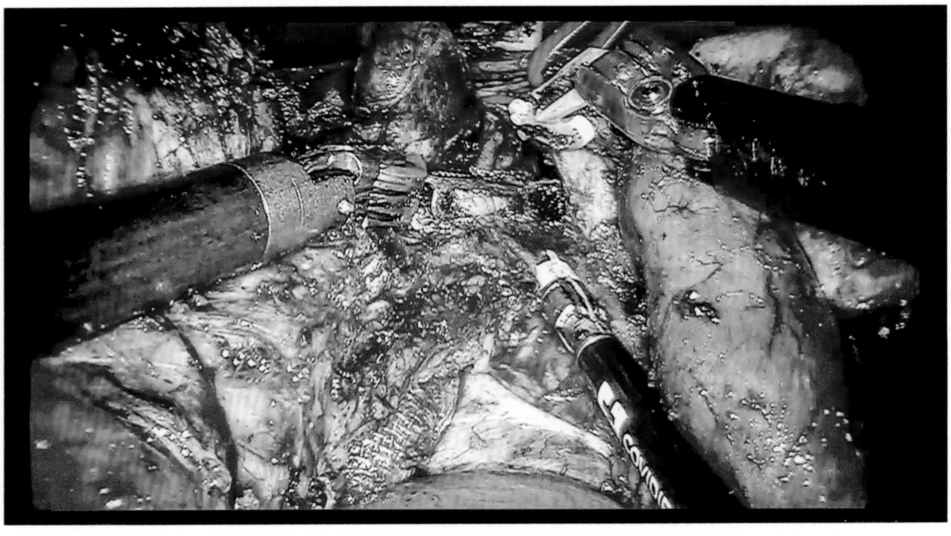

图 132－53 紧贴肠系膜上动脉离断钩突

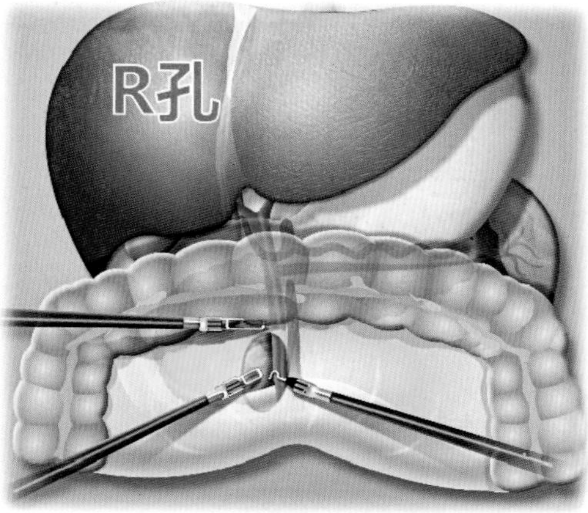

图 132 - 54　“R”孔示意图

3. 简单牢靠的消化道重建：消化道重建顺序按照胰肠、胆肠和胃肠吻合进行。经横结肠系膜裂孔上提近端空肠，距空肠盲端约 5 cm 处行 1+2 或 1+1 胰肠吻合，先放入主胰管支撑管或外置胰管支撑管，5 - 0 可吸收线固定，4 - 0 Prolene 线于胰腺上下缘各缝合一针，胰腺断面 1～2 针 U 形缝合，待胰断面处理完毕后使用 1 根 4 - 0 Prolene 线自上而下行胰腺后壁实质对空肠浆肌层连续缝合，收紧后与胰上下缘预留线打结固定，胰管对空肠开孔，胰腺支撑管内置或外置，使用另外一根 4 - 0 Prolene 线将胰管附近胰腺实质与对应处空肠浆肌层缝合（2 针间断或 1 针 U 形缝合），通过主胰管与空肠黏膜拉合的方式，完成简化的胰管对空肠黏膜吻合，最后使用后壁缝合线自下而上完成胰腺前壁对空肠浆肌层缝合（图 132 - 55～图 132 - 61）。该方法由 1 根 Prolene 线连续胰腺实质对空肠浆肌层缝合和 2 针间断缝合的简化胰管对空肠黏膜吻合方法组成，简称 1+2 或 1+1 胰肠吻合方法；距胰肠吻合口 8～10 cm 行连续缝合法胆肠吻合术，直径5 mm以下胆总管使用 5 - 0 可吸收线缝合，5 mm 以上胆总管推荐使用 20 号 4 - 0 Prolene 线缝合（图 132 - 62～图 132 - 65）；肠系膜上血管左侧结肠系膜无血管区开孔（L 孔），将近端空肠至结肠系膜上方，使用直线切割闭合器行 L 孔法胃肠吻合术（图 132 - 66～图 132 - 69）。

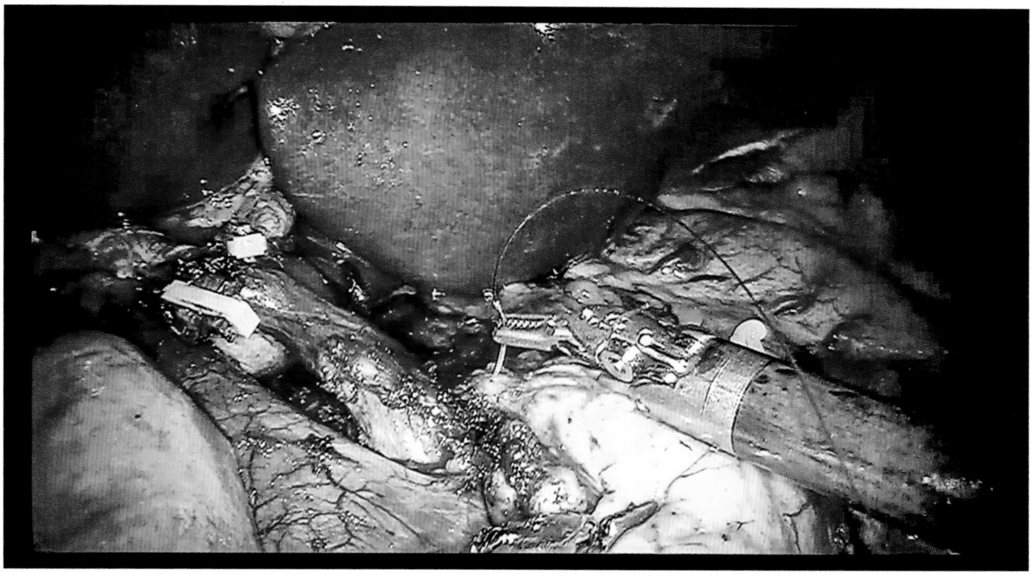

图 132 - 55　胰腺上缘缝合止血

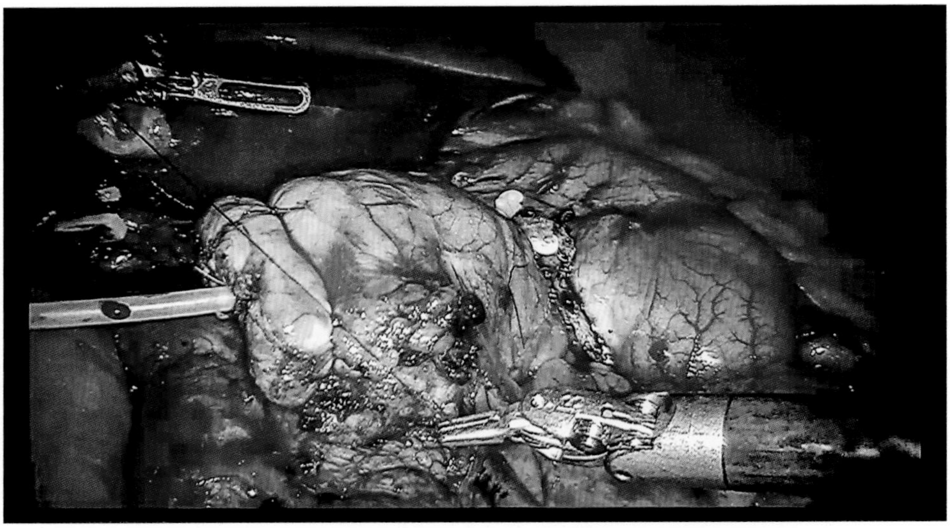

图 132－56　胰腺断端 U 形缝合

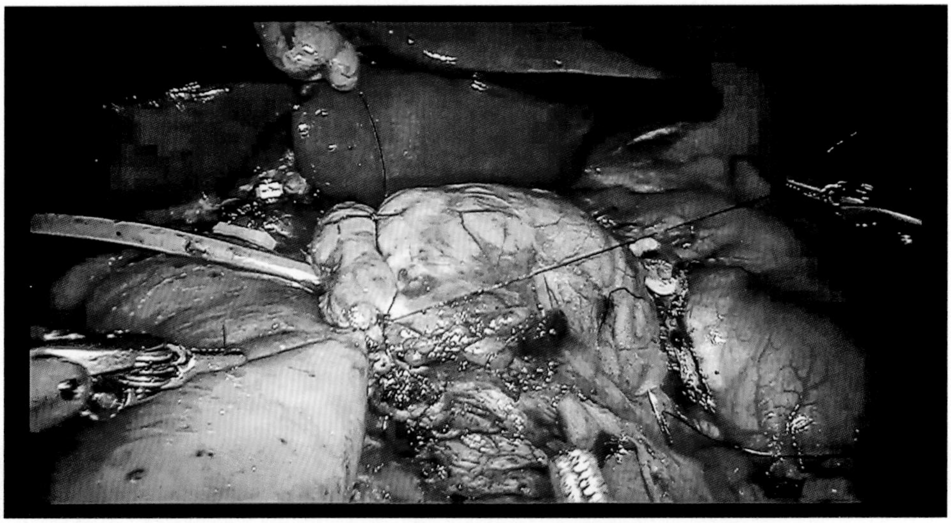

图 132－57　胰肠吻合后壁连续缝合

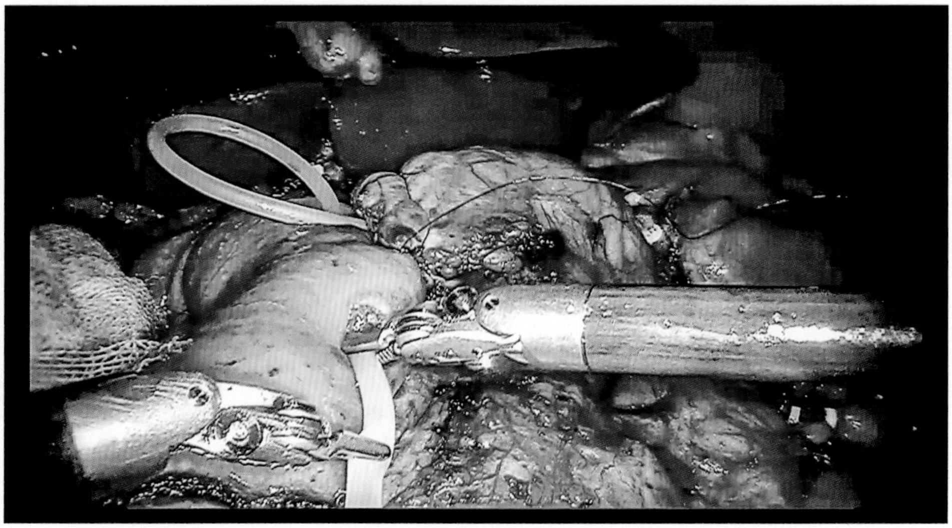

图 132－58　胰管自空肠襻处拉出待引出体外

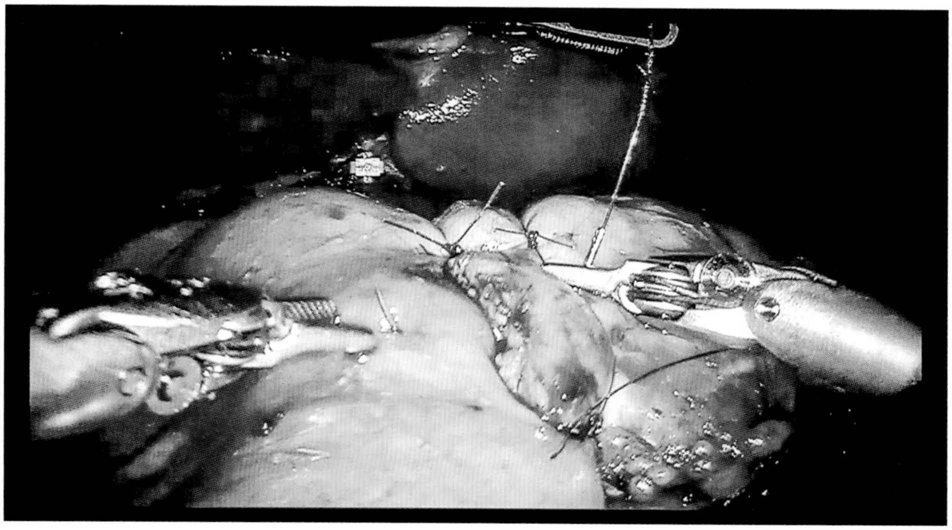

图 132－59　2 针间断完成简化胰管对黏膜吻合

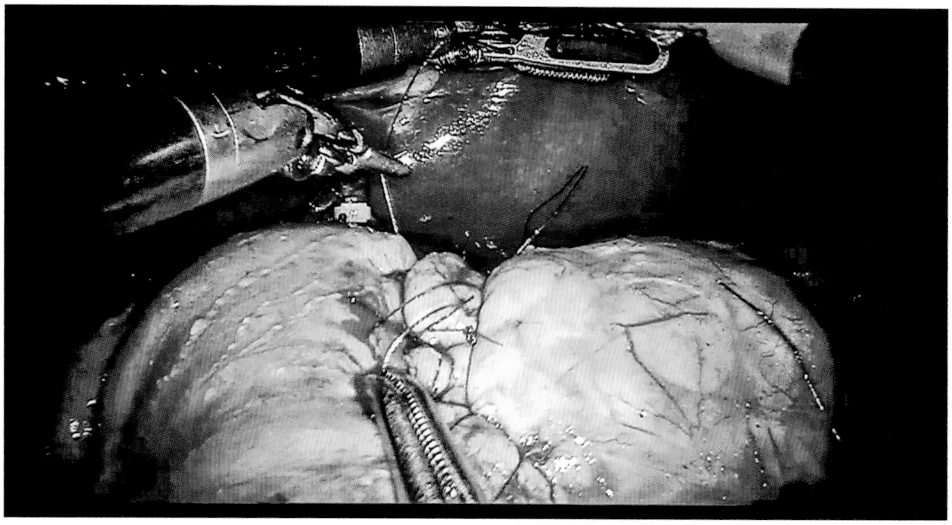

图 132－60　自下而上连续缝合胰肠吻合前壁

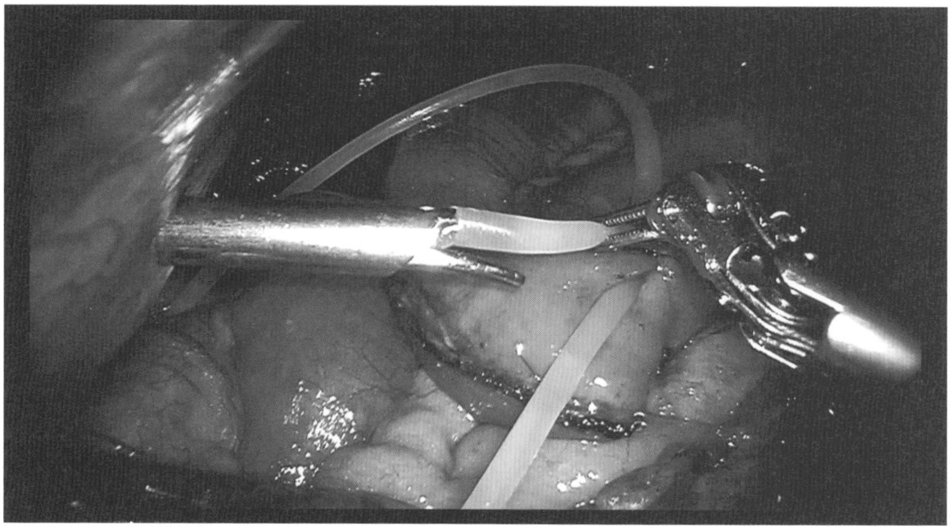

图 132－61　1＋1 胰肠吻合方式

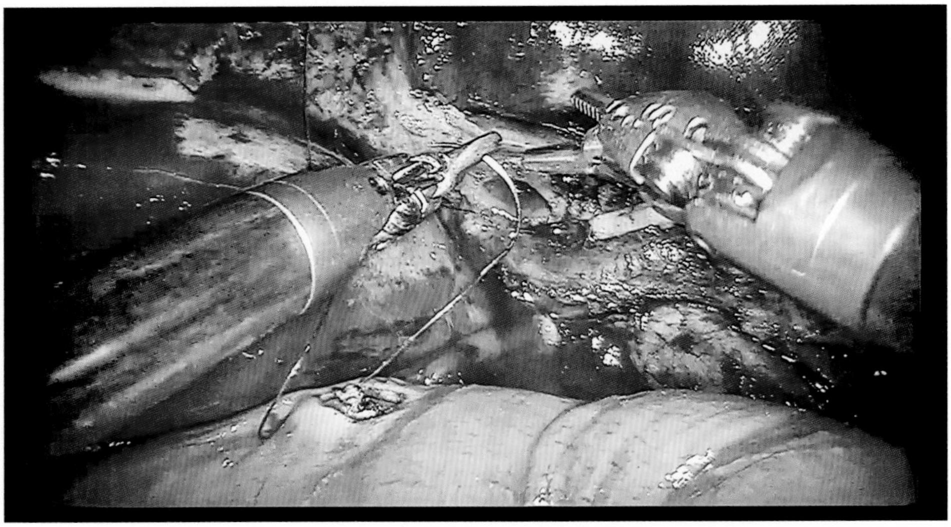

图 132－62　自右向左胆肠吻合后壁缝合

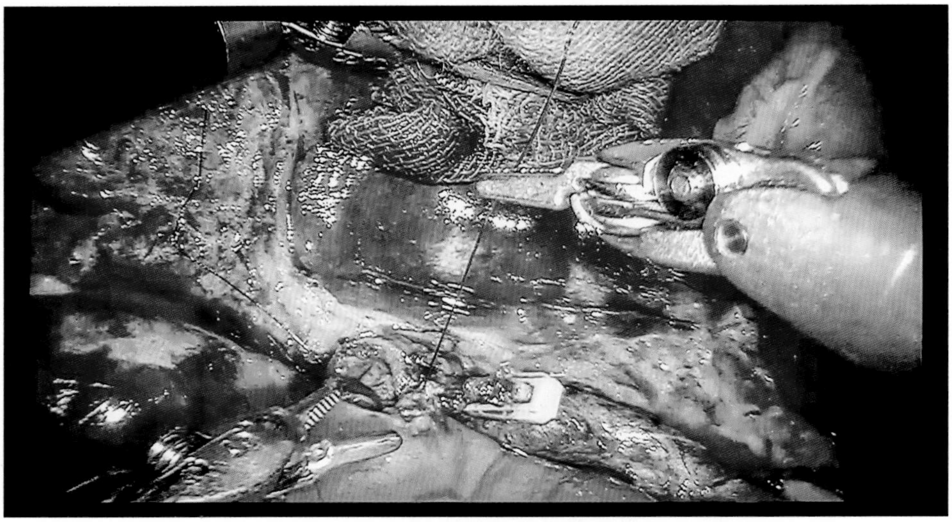

图 132－63　连续胆肠吻合后壁缝合

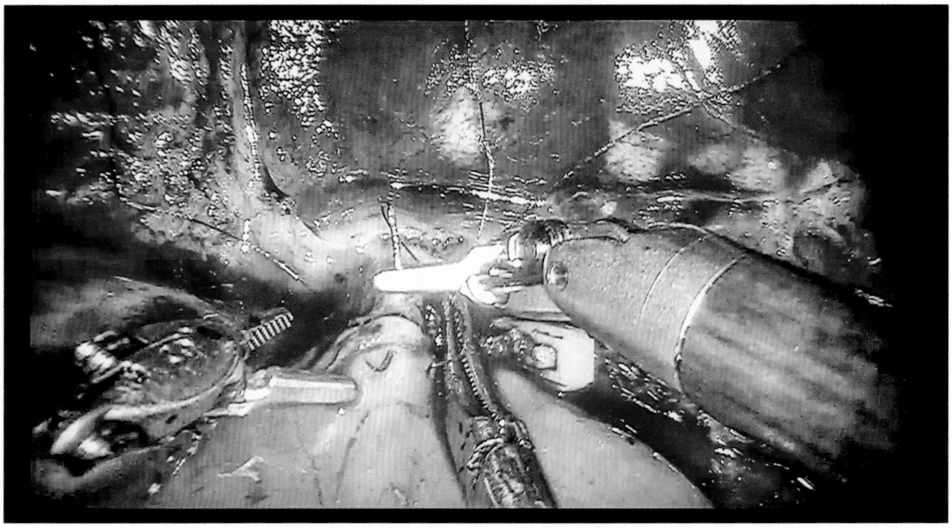

图 132－64　连续胆肠吻合前壁缝合

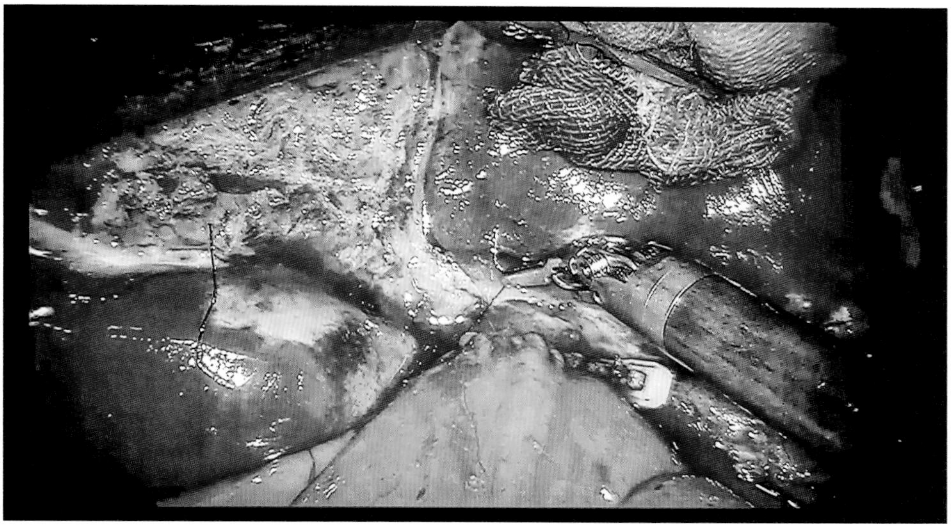

图 132－65　连续缝合，完成胆肠吻合

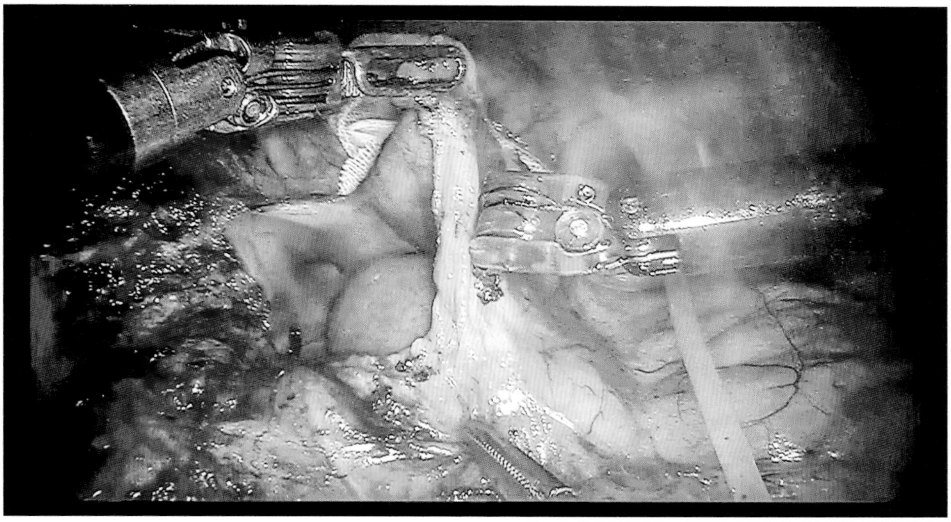

图 132－66　结肠系膜血管左侧无血管区开孔 L 孔

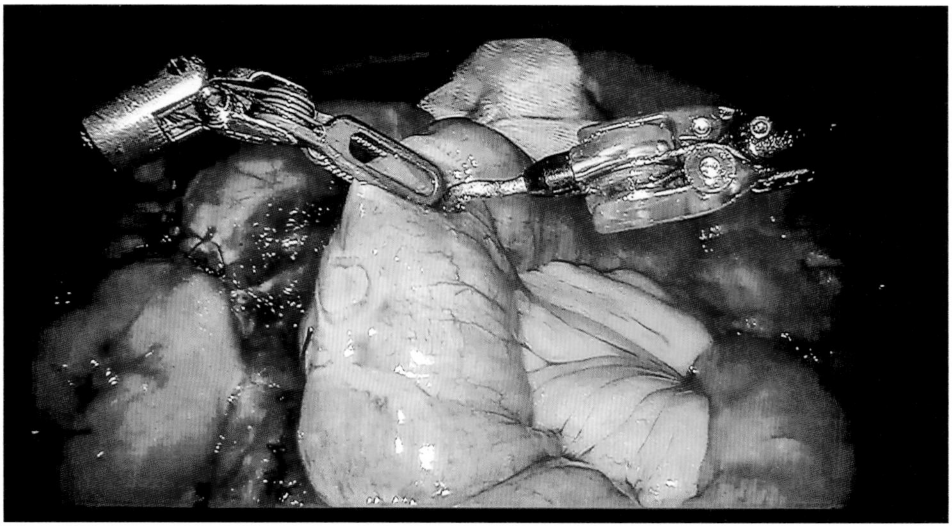

图 132－67　自 L 孔上提近端空肠

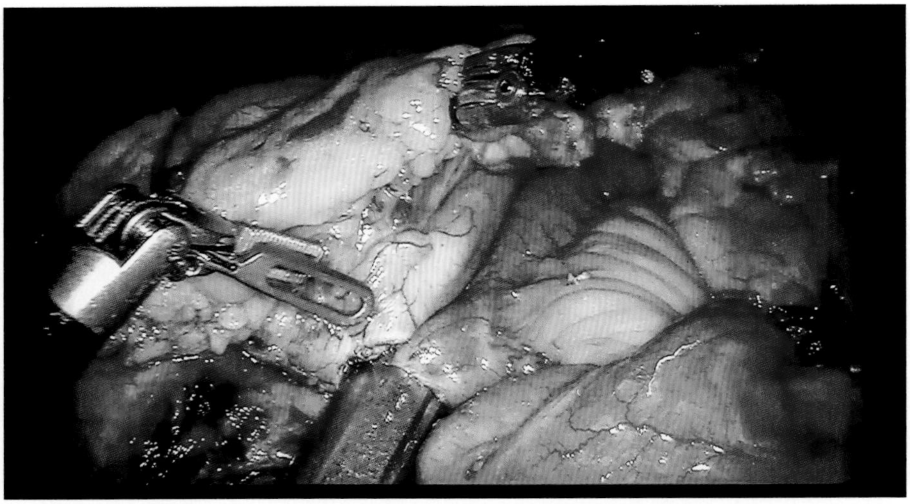

a. L 孔法胃肠吻合，直线切割闭合器吻合

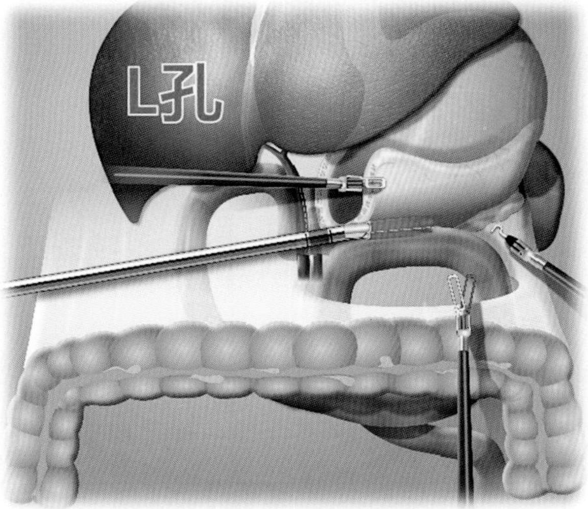

b. 示意图

图 132－68　L 孔法胃肠吻合术

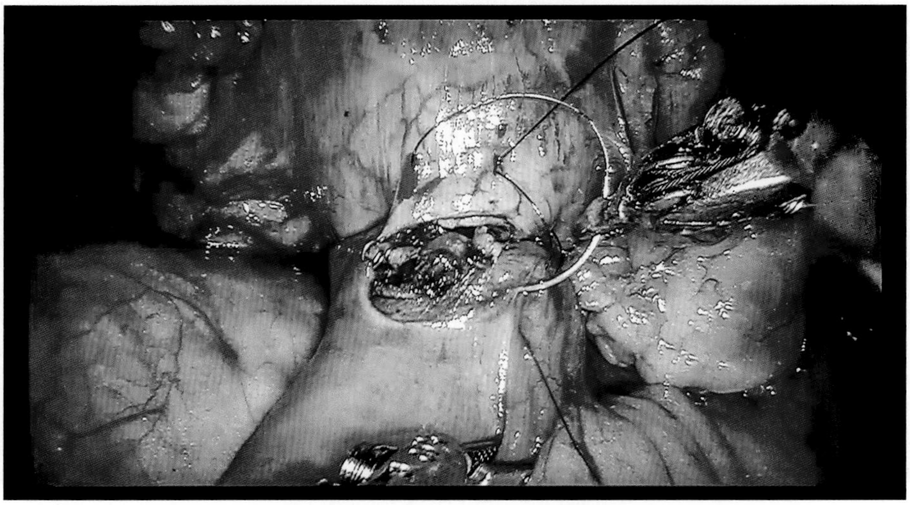

图 132－69　连续缝合胃肠吻合口

4. 引流管放置和标本取出：排除活动性出血和胆漏后，文氏孔放置粗乳胶引流管一根自 3 臂 Trocar 处引出（图 132－70），胰肠吻合口上下方放置粗引流管一根，自 2 臂 Trocar 处引出（图 132－71）。文氏孔引流管位置与胰肠吻合口上方较远时，建议于胰肠吻合口上方增加引流管一根，可以与胰肠吻合口下方引流管一并引出体外。标本自助手孔竖行扩大后取出。胰管外置病人，可以自 2 臂与 3 臂连线中点戳孔后将支撑管引出体外（图 132－72）。标本扩大助手孔后取出（图 132－73）。

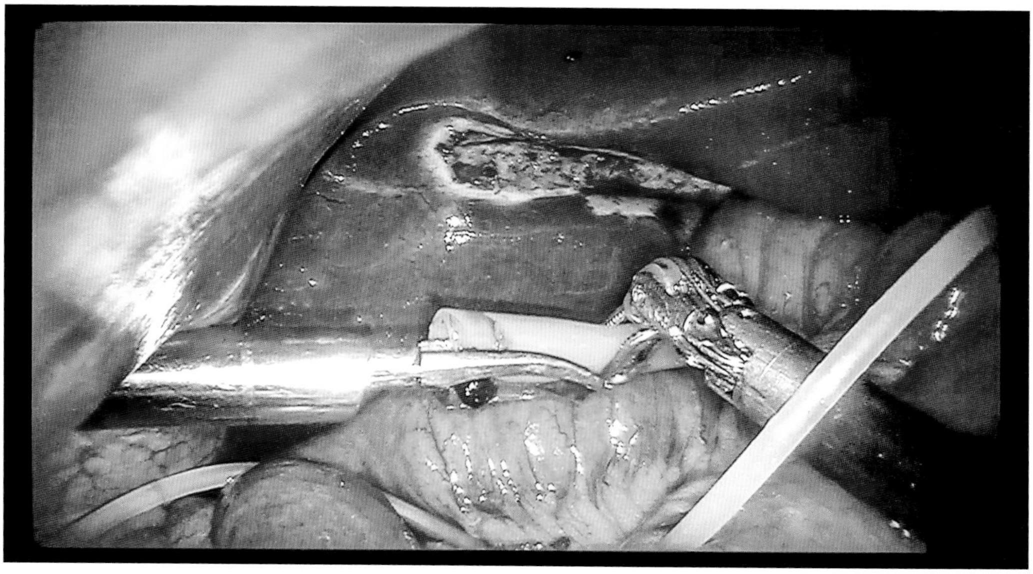

图 132－70　胆肠吻合口后方引流管自 3 臂 Trocar 孔引出体外

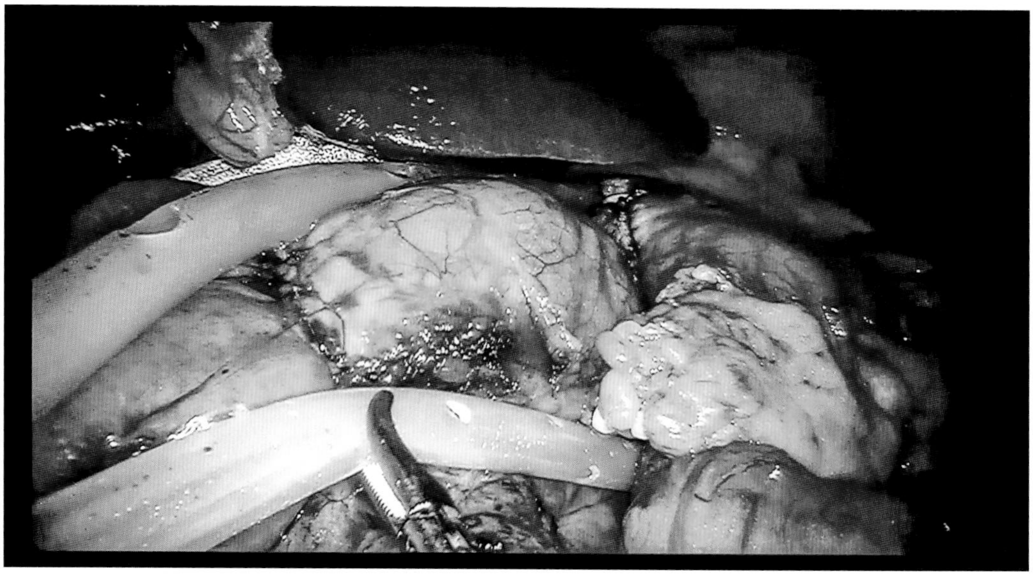

图 132－71　胰肠上下引流管

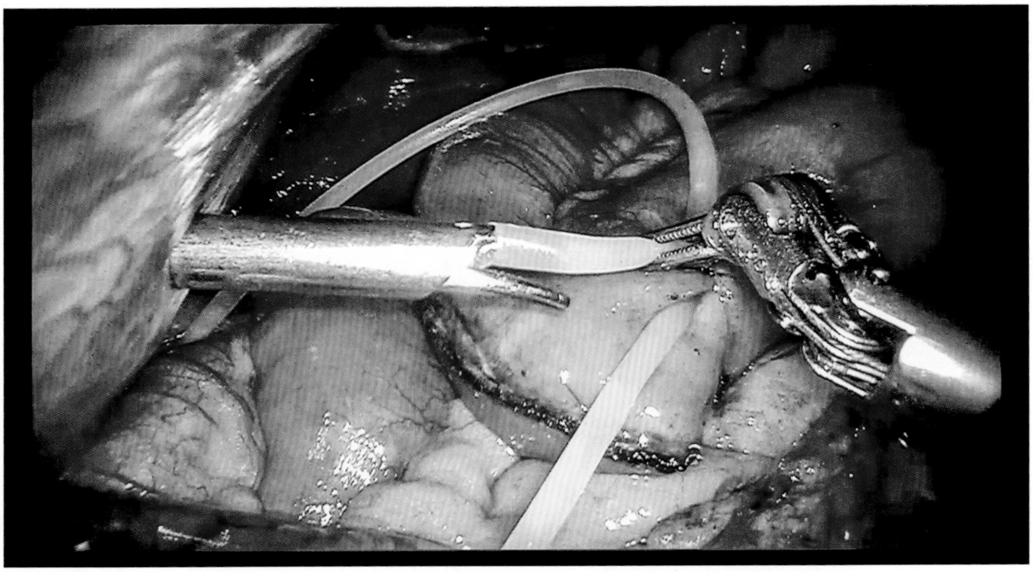

图 132-72　外置胰管另外戳孔引出体外

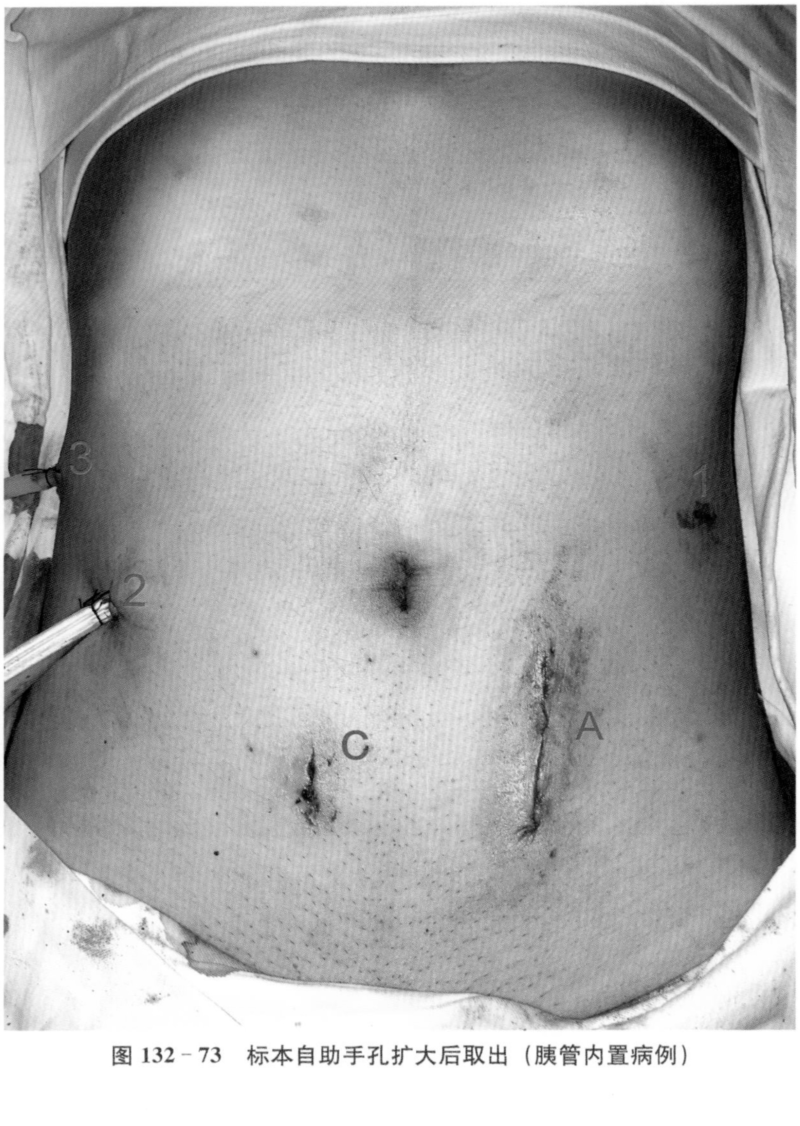

图 132-73　标本自助手孔扩大后取出（胰管内置病例）

第五节　机器人胰十二指肠切除术后常见并发症及处理

机器人胰腺手术与开腹胰腺手术及腹腔镜胰腺手术所面临的术后并发症基本相同，仍为术后胰瘘、胆漏、胃排空延迟、术后出血等诸多问题。有研究进行对比分析，也证实，机器人胰腺手术在并发症发生上与开腹或者腹腔镜胰腺手术未见明显差异。如何进行控制胰腺术后并发症的发生，特别是恶性并发症，如腹腔出血、腹腔感染等，一直是从事肝胆外科专业的医师关心以及积极探索的关键。

一、术后胰瘘

术后胰瘘为胰腺术后常见并发症。胰十二指肠切除术后常见的并发症，主要跟术中吻合牢靠性直接相关，也与胰腺质地、胰管粗细、组织愈合能力等有关联，文献报道大的中心机器人胰十二指肠切除术B级以上胰瘘发生率在10%左右。笔者所在团队B级以上胰瘘发生率在4%左右，因分级标准不同，两组胰瘘发生率无法进行对比分析。胰瘘不可避免，减少其继发性并发症发生的关键在于直接而通畅腹腔引流务必做好腹腔引流管的管理工作。

二、胆漏

胆漏多数可以避免，笔者对于5 mm以上的胆肠常规采用20号4－0 Prolene进行连续缝合，选择20号4－0 Prolene刚好结合20号小针便于缝合和4－0线牢靠易拉紧。对于5 mm以下的胆肠吻合，笔者团队常规采用5－0可吸收或5－0 PDS Ⅱ，多数采用连续缝合，少数极细小胆管采用间断缝合的方法。

胆漏多发生在胆肠吻合两端的缝合处，因此两端的缝合应更加严谨细致。术中有可疑胆漏的应积极行间断缝合加固。胆漏自身危险较小，多数通过延迟拔管可以治愈，但合并胰瘘时，胰瘘继发腹腔出血的风险显著增加。

三、胃排空延迟

笔者所在团队主要完成的均是标准的胰十二指肠切除术。术中切除1/3～1/2的胃，早期发生的胃排空延迟回顾分析考虑还是与胃肠吻合口的顺应性有关。结肠前胃肠吻合，术中翻动牵拉结肠较为烦琐，空肠长度不好估算，对于胃肠吻合口周围残胃和空肠襻的紧张度感受不清楚，因此部分病人出现术后反复呕吐或进食困难的问题。后续笔者采用L孔法基本解决这样的问题，该方法简单、易学，吻合口顺应性好。胃排空延迟还要警惕输出袢粘连的可能，笔者有两例病人因输出袢粘连造成胃排空延迟，持续胃肠减压和空肠营养2个月不通，二次手术提示输出袢粘连，其中1例进行粘连松解，另1例于胃前壁加行第二个胃肠吻合口治愈。

四、胰瘘相关性腹腔出血

胰瘘继发性并发症中最为凶险的是动脉断端破裂出血，预防的关键在于减少胰瘘的发生、通畅的引流和适当的动脉断端保护，减少胰瘘的发生主要在胰肠吻合的方法和熟练程度，通畅引流前文有述，对于动脉断端的保护笔者所在团队没有进行相关的操作和研究，有作者建议采用肝圆韧带或空肠浆肌层对胃十二指肠动脉断端进行包埋的方法保护胃十二指肠动脉残端。

五、非胰瘘相关性腹腔出血

非胰瘘相关性腹腔出血多发生在学习曲线内，主要跟术中血管处理不牢靠有关，多数发生在超声刀离断后的血管断端、血管夹处理的血管断端和电凝止血后的动脉性出血点。机器人胰十二指肠切除术中使用最为频繁的是超声刀，二代能量平台下超声刀可以安全离断7 mm以下血管，但前提一定是咬合完全、原位离断，过度牵引状态下离断血管会不安全，术后存在出血可能。此外，对于较粗动脉，如胃十二指肠动脉，血管夹存在钳夹力过大，术后存在血管瘤形成可能，笔者所在团队即遇到过无胰瘘情况下胃十二指肠动脉破裂出血的病例（图 132 - 74），现阶段笔者均推荐丝线结扎或缝扎的方法进行胃十二指肠动脉等粗大的血管断端的处理。采用血管夹夹闭血管断端时同样应注意原位垂直钳夹的问题，此外，还需要在血管钳夹外侧保留一定长度的血管，夹子保留侧血管过少时易造成术后夹子脱落的可能。早期开展机器人胰十二指肠切除术，建议多采用缝扎的方法处理血管，较能量器械和血管夹而言更为牢靠。

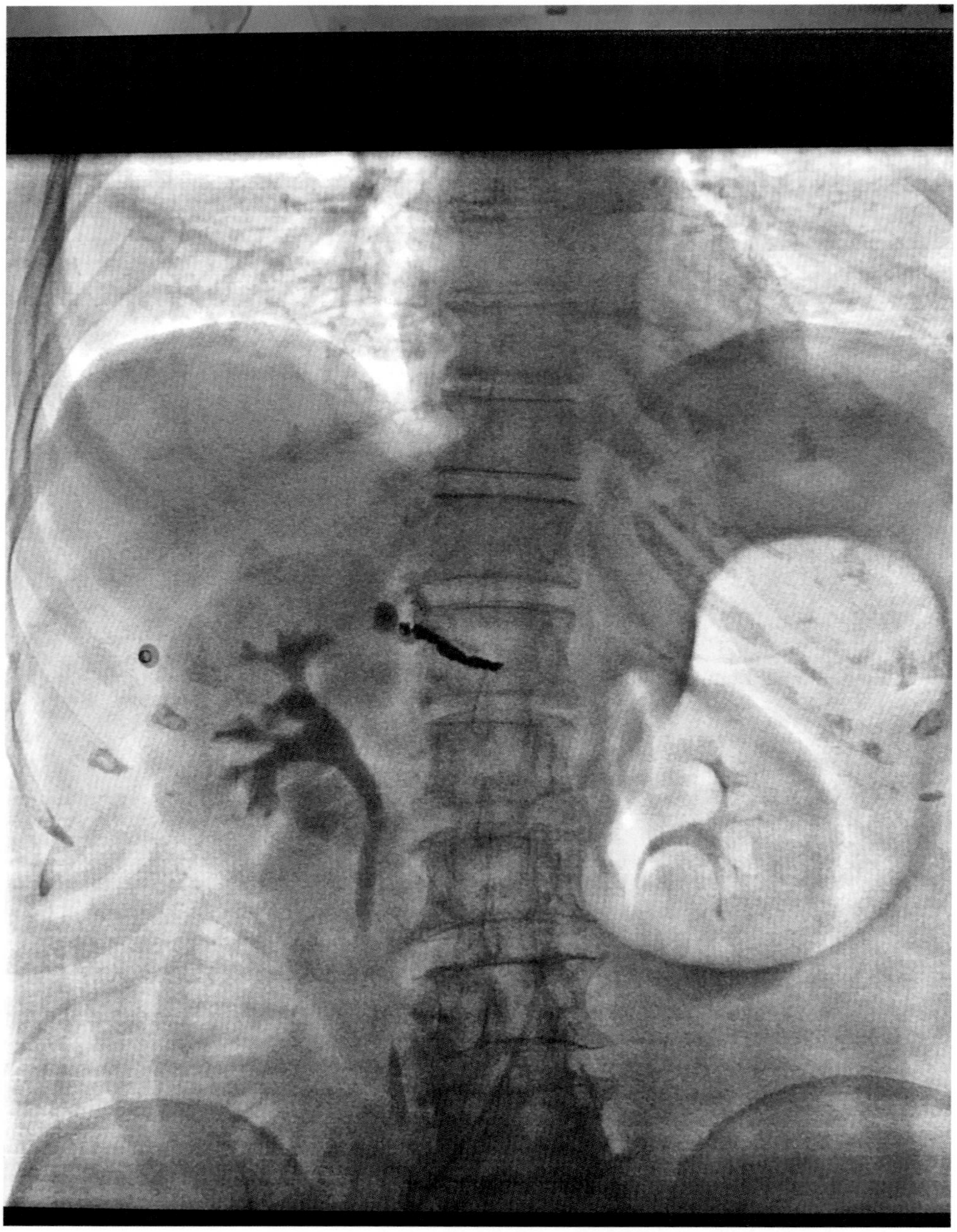

图 132 - 74　胃十二指肠动脉瘤破裂出血

〔刘　荣　李成刚〕

第一百三十三章　机器人脾切除术

Robotic Splenectomy

自 1991 年 Delaitre 等报道首例腹腔镜脾切除术（laparoscopic splenectomy，LS）以来，LS 在临床上得到广泛应用，已成为脾脏良性肿瘤或血液性疾病（如霍奇金或非霍奇金淋巴瘤、自身免疫性溶血性贫血等疾病），行脾脏切除的“金标准”术式。腹腔镜脾切除，由于手术创伤小、病人疼痛轻、住院时间短等优点，被逐渐推广开来。尽管腹腔镜外科具有很多优点，但仍存在其他方面的不足，如二维的手术视野，较长的手术时间，精细操作存在不足等问题，进行复杂的脾脏切除，如脾脏肿瘤切除、伴有门静脉高压的脾脏切除、脾部分切除等方面，仍存在困难。术中需要主刀医师有着熟练的腹腔镜技术以及对手术过程的全面掌握。而机器人的应用克服了这些不利因素，机器人采用三维放大的视野为手术提供了更好的视野，同时也提供了比标准腹腔镜更为精准的操作，特别是对于复杂脾脏切除方面，对比腹腔镜下脾脏切除，明显有着手术时间短、术中出血少、术后并发症少等优点，但也有文献报道，对于巨大脾脏的切除，手术时间延长，中转开腹要低于腹腔镜脾切除术。

【脾脏的解剖学特点】脾脏是人体最大的淋巴器官，位于人体左侧季肋区，正常情况下人体是不能触及脾脏的。可触及脾脏多数是病理脾为主，部分为巨大脾脏。脾脏周围脏器，膈面紧邻膈肌，脏面与胃底、胃大弯后壁相邻，后方与左肾、左肾上腺邻近，特别是脾门紧贴近胰腺尾部，在脾脏切除手术中，部分病例可能联同胰腺尾部切除或者胰腺尾部手术时，因胰腺尾部深入脾门，手术风险高，而导致部分胰腺尾部残留。脾脏依靠脾膈韧带、脾胃韧带、脾结肠韧带等固定，脾门有脾动脉及脾静脉出入。脾动脉发自腹腔干，为腹腔干最大分支，走行在胰腺上缘，部分脾动脉会远离胰腺走行，一般脾动脉分成胰腺上段、胰腺段、胰前段和门前段。入脾门处，脾动脉分出多级分支，进入脾实质内，支配各个脾段。而脾静脉回流，在脾门处由 2～6 支脾静脉汇合而成，多数走行在脾动脉下方和胰腺后面的实质内，因此在胰腺段进行脾静脉的分离相对困难。

【适应证】机器人脾切除的手术适应证主要为一些血液性疾病，如特发性血小板减少性紫癜、遗传性球型细胞增多症、自身免疫性溶血性贫血等；脾脏血管瘤、脾脏错构瘤等良性疾病；脾脏恶性肿瘤或转移性肿瘤；脾脏囊肿或脾脏脓肿；脾脏外伤，病情稳定病人。对于伴有门静脉高压的脾脏切除，为相对适应证。巨大脾脏，因腹腔操作空间受限，手术操作相对困难，要慎重选择。

【禁忌证】机器人脾脏切除的禁忌证主要为病人不能耐受气腹或者全身麻醉手术，对于不能纠正凝血的血小板减少性紫癜等，为禁忌证。因术中出血较多，严重的门静脉高压肝硬化病人脾切除为相对禁忌证。脾脏的直径最好小于 20 cm，有文献研究提示脾脏重量最好低于 3200 g，因在 3200～3600 g 之间，有着较高的中转手术情况，建议行手助腹腔镜下脾脏切除，但对于病人腹腔较小，体积相对较大者，因腹腔内器械操作空间受限，应归为相对禁忌证。肥胖为影响手术的一个主要因素，对于 IBM 指数大于 35 者，要慎重选择。

【术前准备】机器人脾切除与开腹或腹腔镜脾切除病例，术前准备基本相同，因脾切除术，多数为病理脾脏，伴有各种血液系统疾病或免疫系统疾病，术前要充分控制病情状况，确保手术安全。

1. 术前化验检查：进行血常规、凝血化验，特别是出凝血实验，改善凝血功能，了解有无贫血，必要时给以输入悬浮红细胞等治疗，纠正贫血状态；低血小板时，给以术前 2 h 输入血小板 1 U，术中观察凝血状态，必要时再给以输入血小板 1 U。肝、肾功能化验，纠正肝功能。

2. 术前影像学检查：对于病理脾脏或肿瘤脾脏，术前进行腹部 CT 或腹部 MRI 检查，明确肿瘤状况与脾脏与周围脏器位置关系，同时进行脾脏体积的评估。腹部超声等不作为主要选择。

3. 手术准备：脾脏切除，非肝硬化导致的病理性脾脏，均正常留置胃管，对于伴有门静脉高压的病人，留置软质胃管或不放置胃管。

4. 抗生素使用：脾脏切除为无菌类手术，但对于存在免疫功能缺陷病例，仍建议给以术前抗生素预防感染，必要时给以术中追加给药一次。

【体位与穿刺孔布局】机器人脾脏切除或部分脾脏切除术，病人采取体位与机器人下胰腺体尾部联合脾脏切除相同，只是机器人穿刺孔布局有所不同。对于机器人 1 号机器臂穿刺孔相对胰腺体尾部更加靠近外侧，靠近左侧腋前线，平肚脐或者稍高肚脐平面。机器人 3 号臂穿刺孔位置，相对机器人胰腺体尾部切除及胰十二指肠切除术中的穿刺孔位置，稍靠近腹中线位置，在肋缘下 3～4 cm，锁骨中线右侧 3～4 cm 位置（图133 -1）。

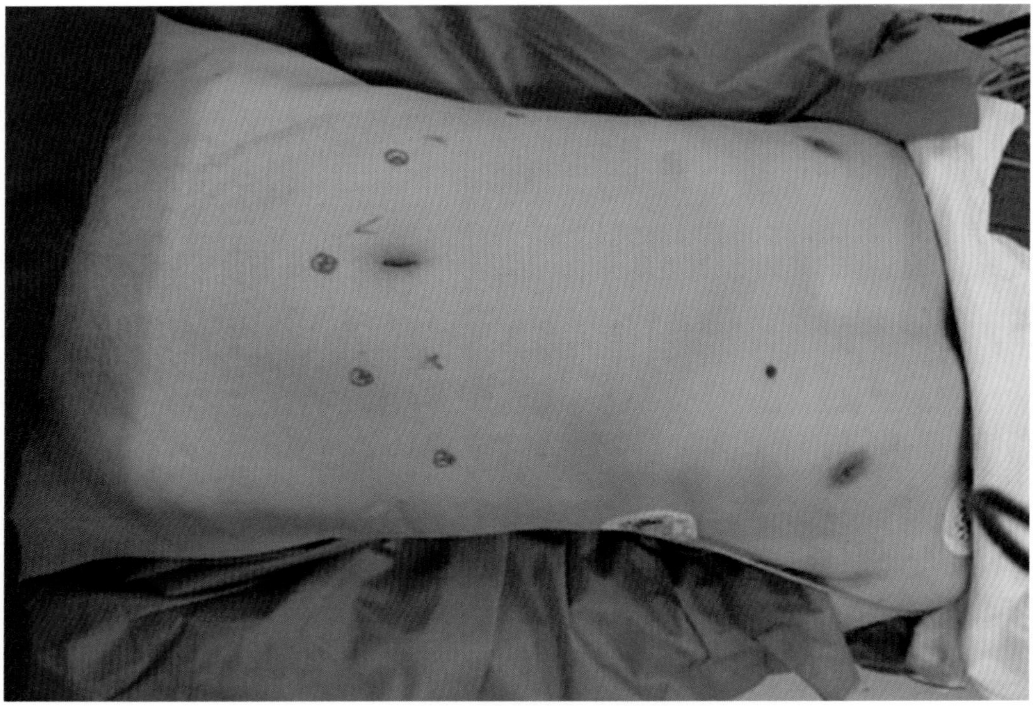

图 133－1　机器人脾切除体位及穿刺孔标示图

3 号机械臂穿刺孔位置过多靠近右侧，会导致机器人 3 号臂器械显露脾脏上、下极时，器械长度不足，难以协助手术完成。

【手术步骤】

1. 腹腔探查：机器人手术平台建立后，由头侧进入，并固定好各个机械臂，置入镜头，观察腹腔内情况，评估脾脏大小、位置以及与周围脏器关系，特别要关注脾脏肿瘤与横结肠脾区的关系，是否存在结肠侵犯等情况。

2. 脾脏周围韧带的离断：机器人下脾脏切除时，单纯进行脾脏切除，可以不予离断胃结肠韧带，或者仅仅离断靠近脾门处胃结肠韧带，以便于显露脾门结构。

脾脏的周围韧带离断，先由左侧腹壁进行游离，显露脾脏下极，离断脾结肠韧带，至脾门处。脾结肠韧带内多数存在 1～2 支血管，注意给以游离后，结扎离断（图 133－2）。

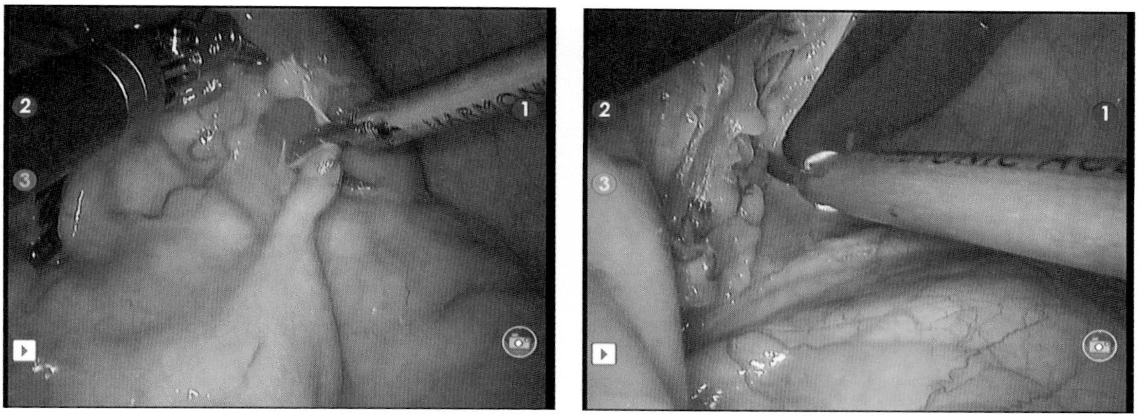

a　　　　　　　　　　b

图 133－2　游离脾脏下极，分离左侧腹膜

游离及离断脾胃韧带，脾胃韧带内有胃短血管、胃网膜左血管等，给以解剖后，以 Ligasure 进行离断脾胃韧带，至脾脏上极。肝硬化伴门静脉高压时，胃短血管扩张、增粗，且交通血管支明显增多，注意仔细分离，分别结扎后进行离断，防止导致血管损伤，引起难以控制的出血情况（图 133－3～图 133－5）。

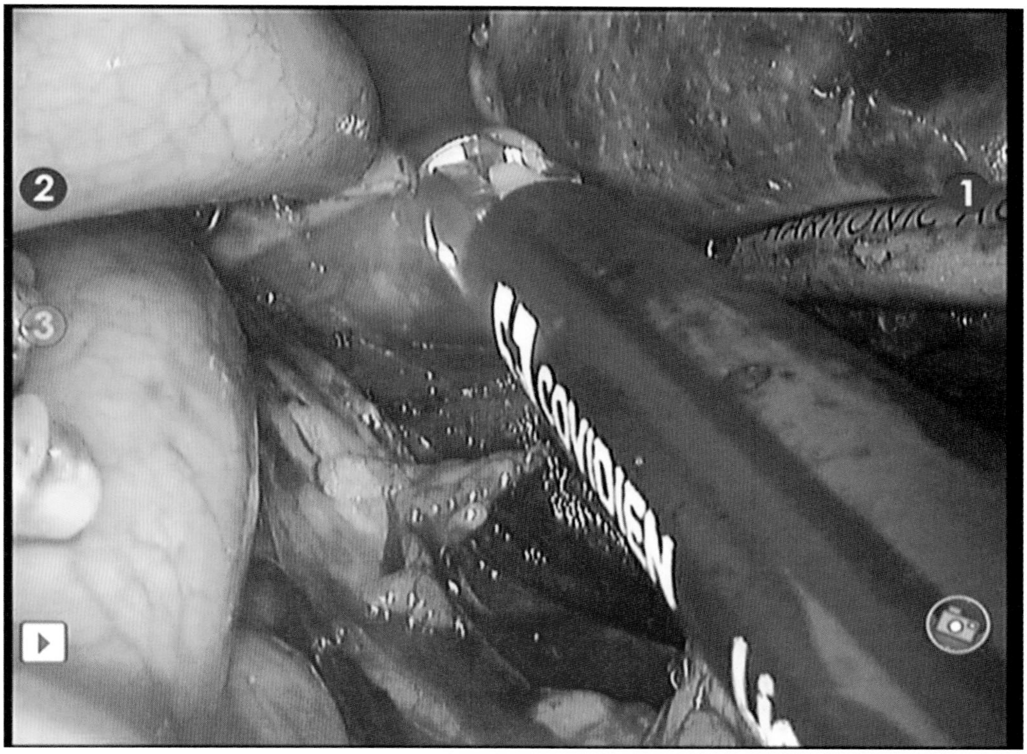

图 133－3　离断脾胃韧带及胃短静脉

经过脾脏下极，由机器人 3 号机械臂协助显露脾脏下极，经脾脏膈面游离及离断脾膈韧带。并经过脾脏下极向脾门后方游离，经肾脏上缘游离脾蒂后方，完整显露脾蒂。

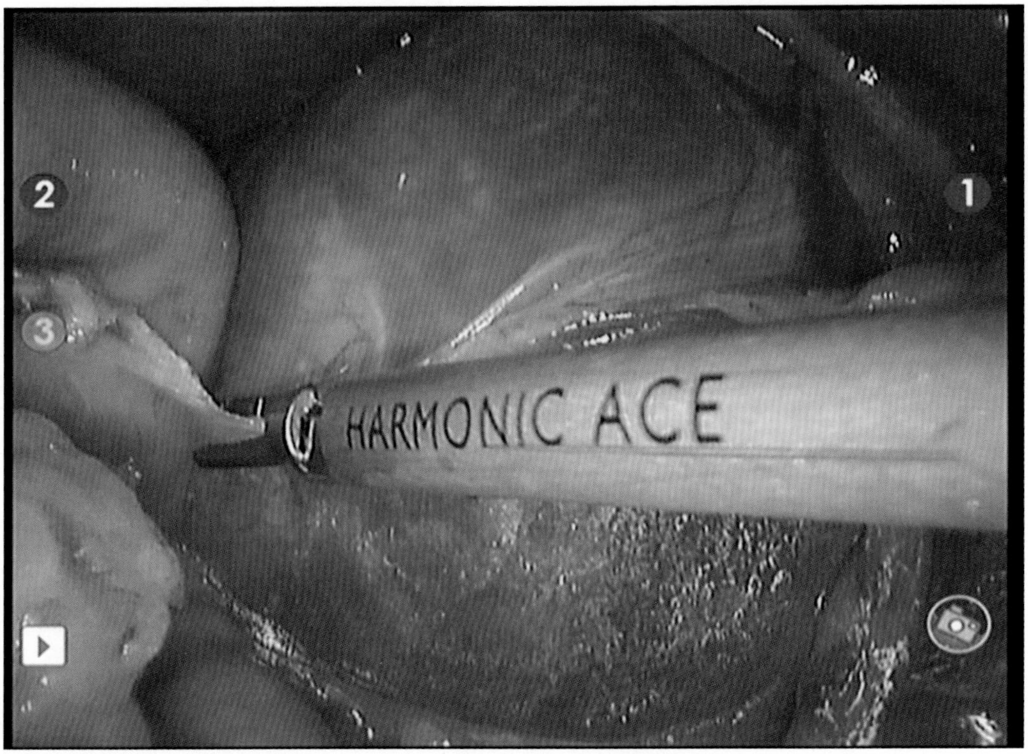

图 133－4　游离脾上极及肿瘤

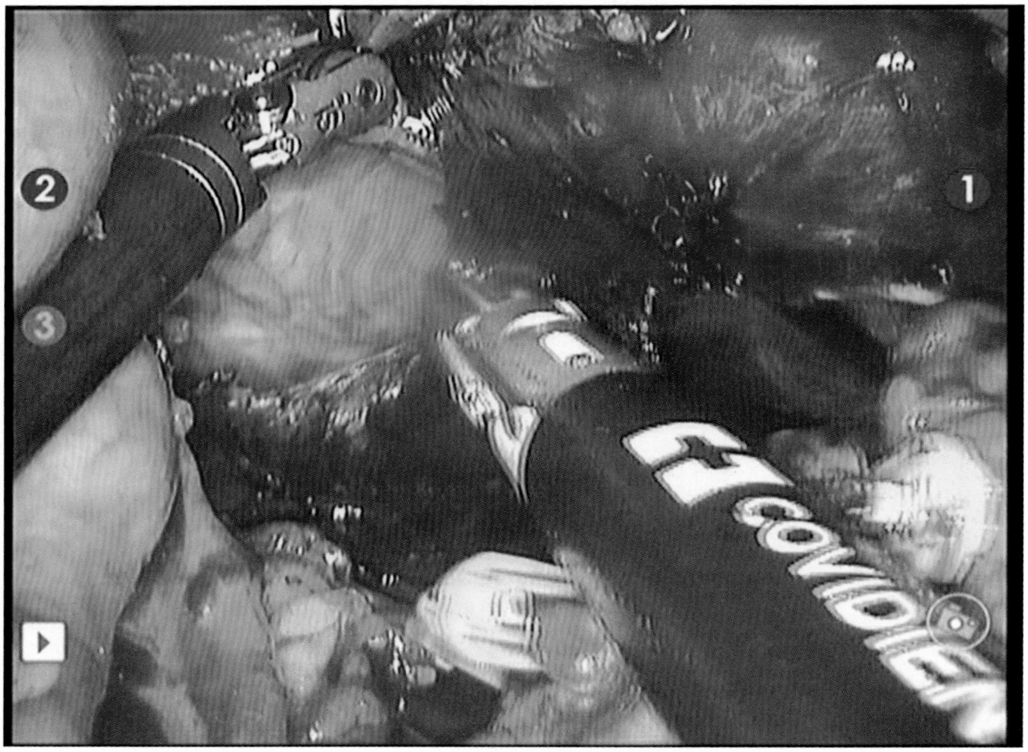

图 133－5　离断脾膈韧带

3. 脾蒂的离断：多数情况下建议采用直线切割闭合器（EC-60），采用白色钉仓，钉高 1.8 mm 进行脾门脾蒂的离断。部分情况下，可以完整游离脾脏动脉及静脉后，分别结扎进行离断，特别是在胰腺尾部与脾门关系密切情况下，可以减少对胰腺尾部的损伤（图 133-6～图 133-9）。

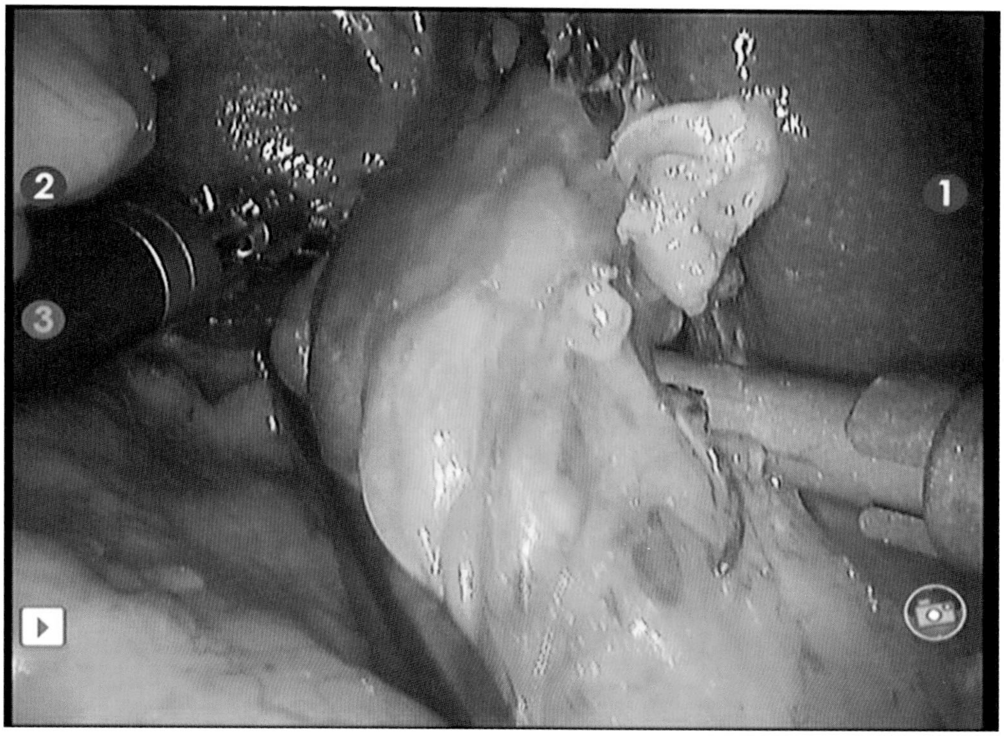

图 133-6　游离脾蒂

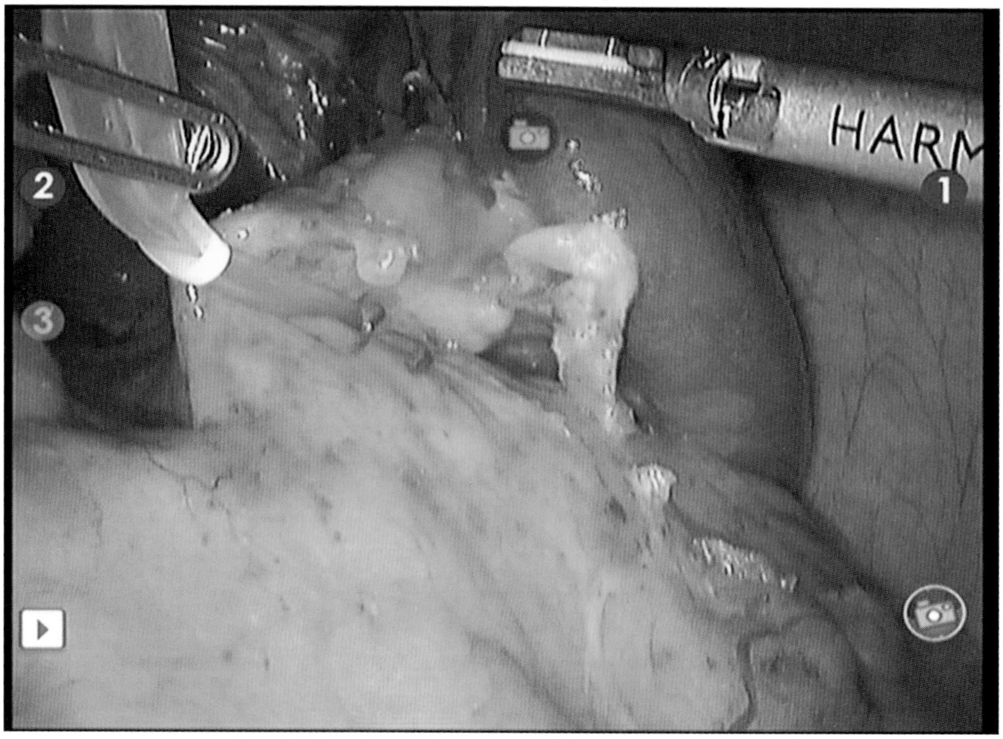

图 133-7　悬吊脾蒂

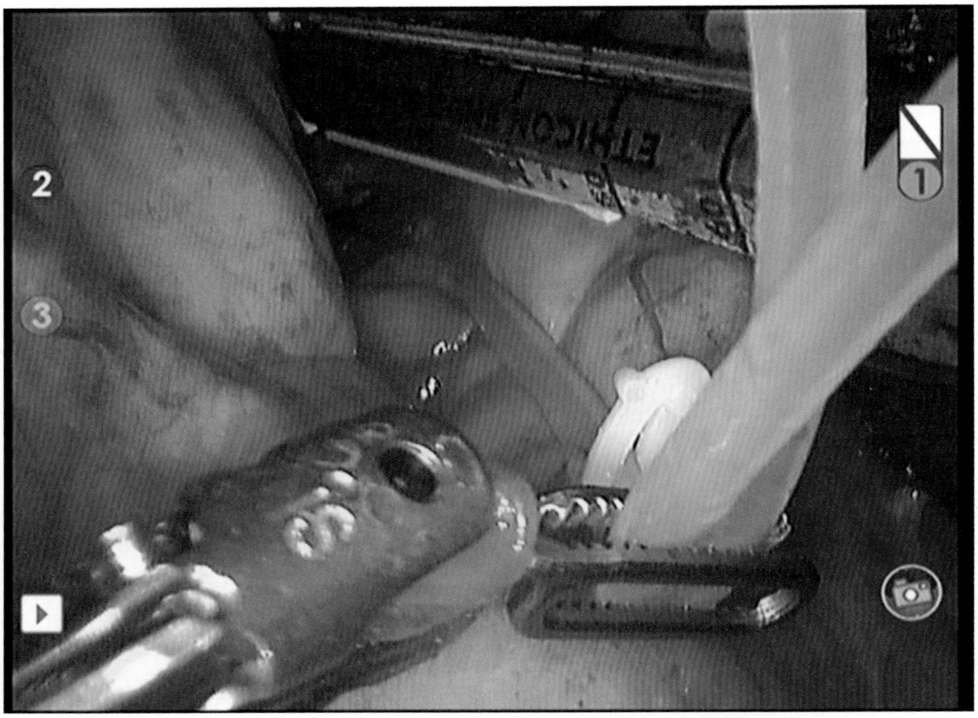

图 133－8 直线切割闭合器离断脾蒂

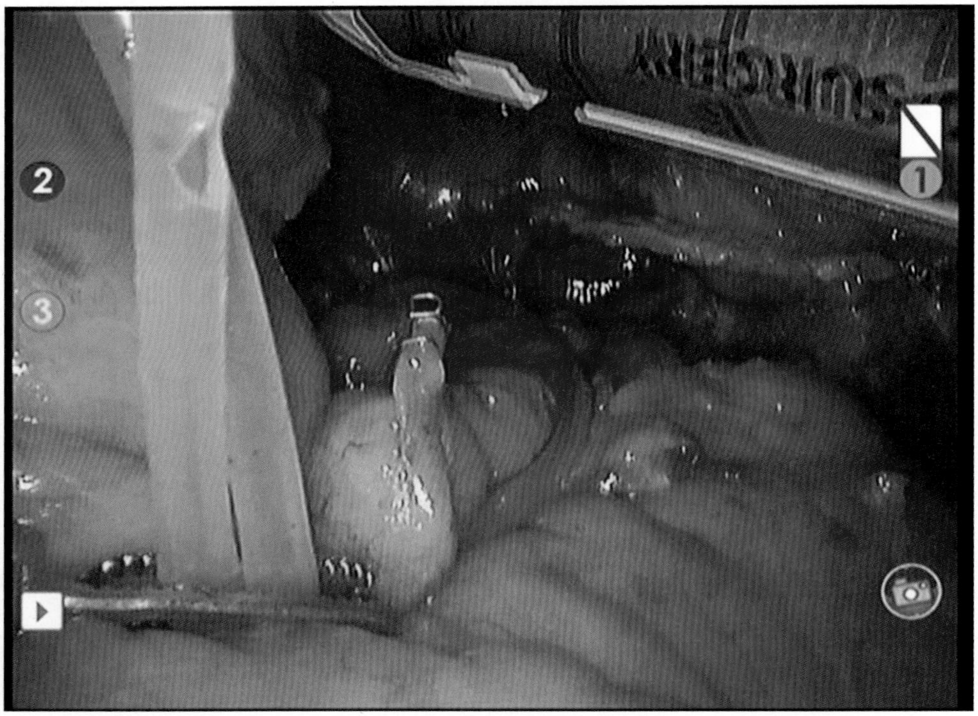

图 133－9 离断脾蒂后效果

4. 标本取出：标本于原位，采用机器人 3 个手臂，将标本上抬后，内镜取物袋经脾脏后方置入，一边外推取物袋一边体外退出，直至内镜下取物袋完全展开后，将标本置入取物袋内。

标本是否为恶性肿瘤，若只是为定性诊断，可以进行粉碎后，扩大助手孔取出。或者经过扩大的助手孔完整取出。

【术后并发症、预防与处理】

1. 术后出血：是脾切除术后较为凶险的并发症之一，原因多为活动性出血和腹腔内渗血。包括胰尾血管、脾蒂血管、胃短血管的出血以及膈肌、脾床的渗血。部分可能因为凝血机制差，导致手术创面渗血，可以给以纠正凝血后，方可有效控制。对于术后发现有腹腔内活动性出血，应立即进行手术探查止血。

2. 感染：术后早期感染包括肺部感染、膈下脓肿、切口感染、泌尿系感染等，根据感染的致病因素和病人情况不同，其影响也不同。脾切除术后凶险感染（overwhelming postsplenectomy infection，OPSI），是全脾切除术后发生的特有的感染性并发症，发生率为 0.5%，死亡率 50%。病人终身均有发病风险，但绝大多数均发生于全脾切除术后前 2 年。

3. 血栓与栓塞：脾切除后血小板数升高和血液黏稠度增加引起。脾切除 24 h 后即有血小板回升，一般于术后 1～2 周达高峰即是血栓形成的高发期。最常见的是门静脉的栓塞，亦可发生于视网膜动脉、肠系膜动静脉等部位，引起相应的临床表现。预防脾切除术后血栓形成可采用肝素疗法。

4. 脾热：脾切除术后病人常有持续 2～3 周的发热，体温多数不超过 39 ℃。脾热持续的时间、程度与手术创伤成正比。脾热为自限性发热，如能排除其他感染性并发症，只需要对症治疗。

5. 胰瘘：胰腺尾部与脾门关系密切，术中游离脾床时损伤胰腺尾部导致。如术后血清淀粉酶升高超过血清淀粉酶 3 倍以上，并超过 3 d 伴有症状者，则可确定诊断。使用生长抑素治疗以及通畅引流治疗为主。

6. 脾切除后胃瘘：较少见但后果严重。一般发生于脾切除贲门周围血管离断术后，少数亦可为单纯脾切除所致。预防措施包括：①操作轻柔以减轻对胃壁的挫伤，术中如发现胃底浆膜损伤，应将胃底大弯侧作浆肌层包埋；②胃底大弯侧如血供不佳，应将胃大弯进行折叠缝合；③术区充分引流以防范因胰瘘、膈下感染等侵蚀已薄弱的胃壁；④术后适当延长禁食时间并保持通畅的胃肠减压。

〔刘　荣　李成刚〕

第一百三十四章 机器人下血管重建方法与技巧

Methods and Techniques of Robotic Vascular Reconstruction

血管重建手术操作过程复杂、风险高、术后并发症发生率高等特点，同时对于伴有血管侵犯的肿瘤，因预后不良等因素，多数情况下，不再选用联合血管切除的手术方式。但随着化学治疗等辅助治疗的进展，联合血管切除的肿瘤根治性手术，以达到 R_0 切除，同样能够有效提高生存率，延长生存期。

血管重建手术方式主要以开腹手术下进行，近年来，随着腹腔镜技术的发展，在腹腔镜胰十二指肠切除术中，联合血管切除重建的病例已经有所报道，但手术操作困难，腹腔镜下操作吻合时，可靠性低。机器人手术的出现，能克服腹腔镜下手术操作的诸多不足，能够有效提高血管切除重建的成功率。

血管切除重建方法有血管对端的直接吻合、自体血管移植以及人工血管置换的方式，其中还是多以血管的对端吻合为主，部分病例因切除血管长度超过血管对端吻合的界限，需要进行自体血管移植或人工血管，因微创下进行自体血管移植时，取得自体血管操作困难，因此，多数情况下采用人工血管置换的方法。

肝胆胰肿瘤的治疗中，需要进行联合血管切除重建的手术方式主要见于胰十二指肠切除术以及肝门部胆管癌根治性手术等。

胰腺恶性肿瘤病人被确诊时多为进展期，毗邻血管侵犯较为常见，对于局限性侵犯血管病人术中应行血管切除重建，以提高 R_0 手术切除率和肿瘤根治率，对于病人生活质量的改善作用是明确的，但能否改善病人远期预后目前仍存争议，有 Meta 分析表明联合血管切除重建的胰十二指肠切除术病人术后中位生存时间为 15 个月（9～23 个月），与行标准胰十二指肠切除术的结果相似。

肝门部胆管癌病例，肿瘤侵犯肝门部血管，特别是肝动脉时，需要进行联合肝叶切除，同时也要在保留对侧肝动脉情况下，进行动脉重建。

此外，术中误伤重要血管时也应行血管修复或重建术，如部分右肝动脉、肝总动脉等，联合血管重建手术多为近端胰腺恶性疾病，其中最常见的受侵血管为门静脉。

联合血管切除重建的肝胆胰手术，因肿瘤侵犯血管，机器人下完成难度大、时间长，技术上可行，但技巧上要求极高，建议有一定的机器人肝胆胰手术经验的团队进行。

【适应证】局限性侵犯门静脉，受侵长度最好不超过 3 cm，3 cm 以上，镜下对端吻合困难，需要人工血管，排除远处转移。动脉侵犯长度 3 cm 以内，动脉条件良好。

【禁忌证】肿瘤侵犯血管长度过长，动脉血管长度＞3 cm；肿瘤体积较大，直径＞6 cm；联合 2 支以上血管侵犯，周围转移，全身状况差无法耐受手术。

【血管重建方法】

1. 门静脉/肠系膜上静脉切除的血管重建：

（1）血管对端吻合：胰腺头部或头颈部肿瘤，侵犯门静脉或肠系膜上静脉后，血管侵犯周径小于 180°，长度在 3 cm 以内时，行对端吻合，开腹情况下可以在 5 cm 以内进行对端吻合，且确保血管吻合后无张力。

为减少血管阻断时间，先行周围组织离断，如胰十二指肠切除中，将胰腺钩突部以外的胰腺颈部、胆管、十二指肠、胃等全部离断，充分游离侵犯的门静脉或肠系膜上静脉上下两侧，镜下血管阻断夹夹闭血管后，再行标本与侵犯血管的同时切除，确保切缘的切除干净，必要时可以进行肝脏周围韧带离断或者脾静脉存在时，血管对端吻合张力过高，行脾静脉离断后，再行血管对端缝合。

部分病例进行标本整体切除困难时，可以先将肿瘤标本切除，腾出视野后，再行侵犯血管的游离与切除。但相对来讲，整体联合血管的标本切除，更符合肿瘤根治性原则。

血管对端缝合时，选择 3 点和 9 点为牵引点，由 3 点开始缝合，前后壁分别缝合。选用 5－0 Prolene 线，先行后壁的连续缝合，至 9 点后，改为再次从 3 点开始前壁连续缝合，前后壁缝合至 9 点时，进行打结，并保留生长因子，长度在 0.3～0.5 cm。

门静脉或肠系膜上静脉直接对端吻合，因脾静脉牵拉，张力过高时，先行脾静脉离断。离断方法为，可以游离后，直线切割闭合器离断或者结扎后离断。再次观察血管对端吻合是否存在张力，无张力时，完成血管的直接对端缝合。

（2）人工血管置换：是在进行肿瘤侵犯血管切除后，直接进行两侧血管对端吻合，张力过高，难以完成时，取自体血管移植操作困难或难以进行自体血管移植，可以采用人工血管替代的方式。

根据血管管径，选择合适的人工血管。先行处理血管方法与血管的直接对端吻合相同，要充分进行周围组织游离，最后再行标本与侵犯血管的切除，减少血管阻断时间过长，乳酸等各类代谢产物导致的机体损害，减少肠道淤血、血栓形成等。镜下血管阻断夹夹闭两端血管后，修剪断端血管，此时多数是离断脾血管。修剪完毕后，进行镜下测量血管缺损长度，进行评估后，截取需要的人工血管长度，但要长于镜下测量的血管缺损长度。

生理盐水浸泡后，经 12 mm 穿刺孔，放入腹腔内，置于血管缺损位置，先行远端血管侧吻合，吻合方法与直接对端吻合相同，进行血管前后壁的连续 Prolene 线缝合，但不留生长因子，因人工血管无弹性，且要进行血管的外翻缝合。

完成远端血管与人工血管的缝合后，再进行近端血管缝合，缝合方法与远端血管与人工血管的缝合方法相同，但在进行缝合结束前，无需直接缝合血管与人工血管，保持较小切口，先行打开远端血管阻断夹，适当放出静脉血液，观察远端吻合口是否吻合良好，同时排出血管腔内气体，见远端吻合良好，充分血管腔内血液充盈后，打开近端血管阻断夹，保证血流通畅，收紧近端血管与人工血管吻合处，再次观察整体吻合情况。

2. 动脉血管切除的血管重建：静脉和动脉重建方法不同。静脉重建可采用双针端侧缝合打结后，前后壁连续外翻缝合，对侧打结，预留生长因子，打结前先行放开远心端排空血管内空气，重建方法等同开腹手术。切除血管长度较长，难以进行对端吻合时，可以选择管径合适的人工血管替代，进行重建。动脉重建建议采用单针间断缝合的方法，缝合时注意内膜和外鞘一并缝合，打结前同样先行放开远心端。

【技巧与方法】血管重建手术机器人操作具有优势，其 3D 高清放大视野和精细稳定的操作使得血管吻合更为精准。

静脉血管切除重建的方法主要包括 3 种：①血管壁楔形切除术；②血管节段切除＋端端吻合术；③血管节段切除＋自体或人造血管架桥重建。

1. 当肿瘤侵犯范围仅局限于门静脉和肠系膜上静脉周径＜1/3 时，可采用血管壁楔形切除术，将受侵犯血管壁切除后，Prolene 线缝合修补血管，特别是在胰腺体尾部癌进行联合血管切除时，不建议进行门静脉的节段性切除，因胰腺头部未切除，导致血管周围组织张力过高，难以对端吻合（图 134－1～图 134－3）。

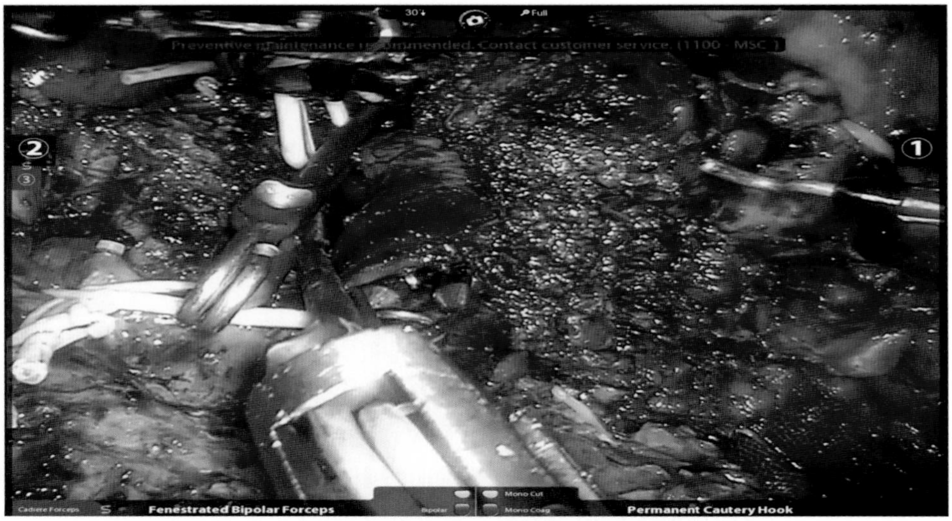

图 134-1　阻断肿瘤两侧肠系膜上静脉及门静脉

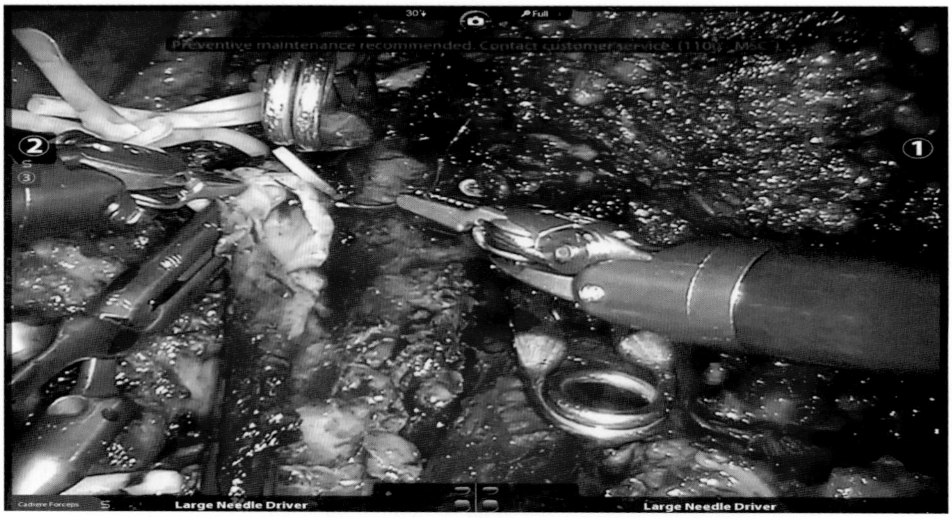

图 134-2　切除部分门静脉壁，并修补门静脉侧壁

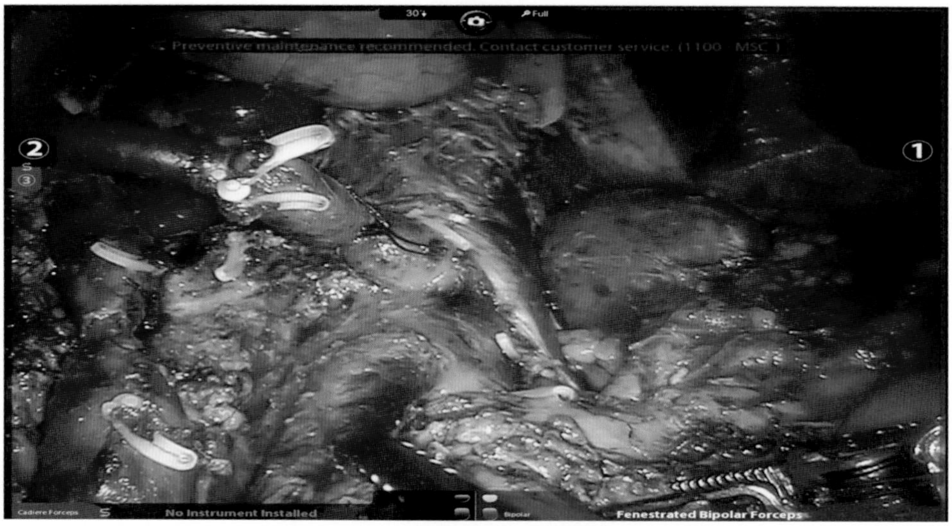

图 134-3　修补完成术后的门静脉

2. 当肿瘤侵犯范围超过门静脉和肠系膜上静脉管周1/3并且长度<3 cm时，可行血管节段切除+端端吻合术，注意要保持吻合口无张力，也有医师切除更长节段的血管后直接行端端吻合，但除松解肝镰状韧带外，多需松解较大范围的肠系膜根部，创面大，不利于恢复（图134-4～图134-8）。

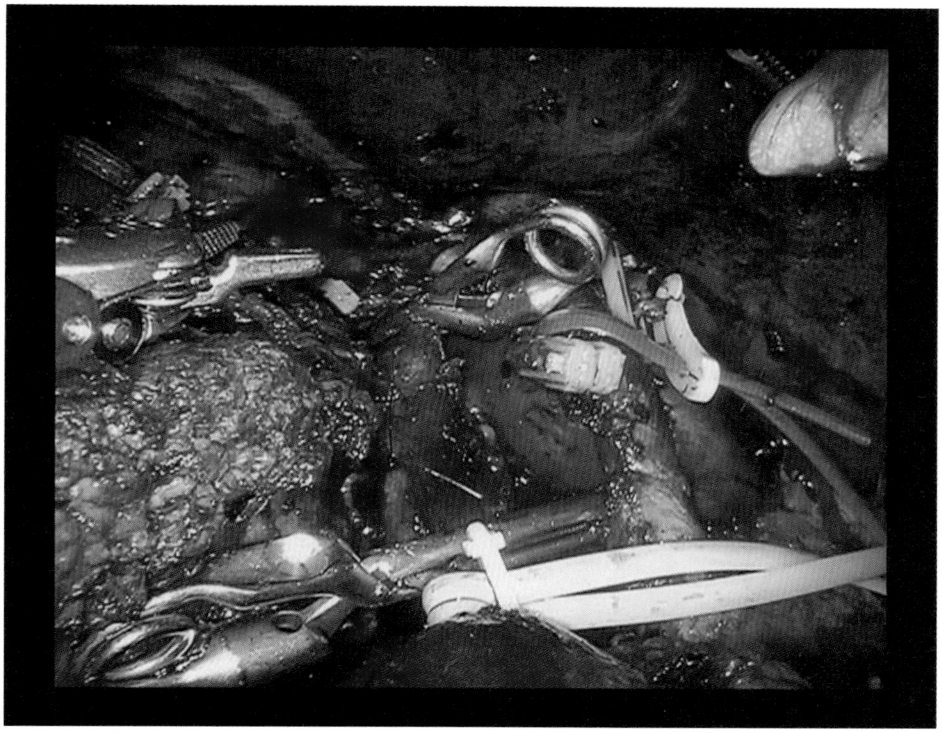

图134-4　阻断门静脉上下端

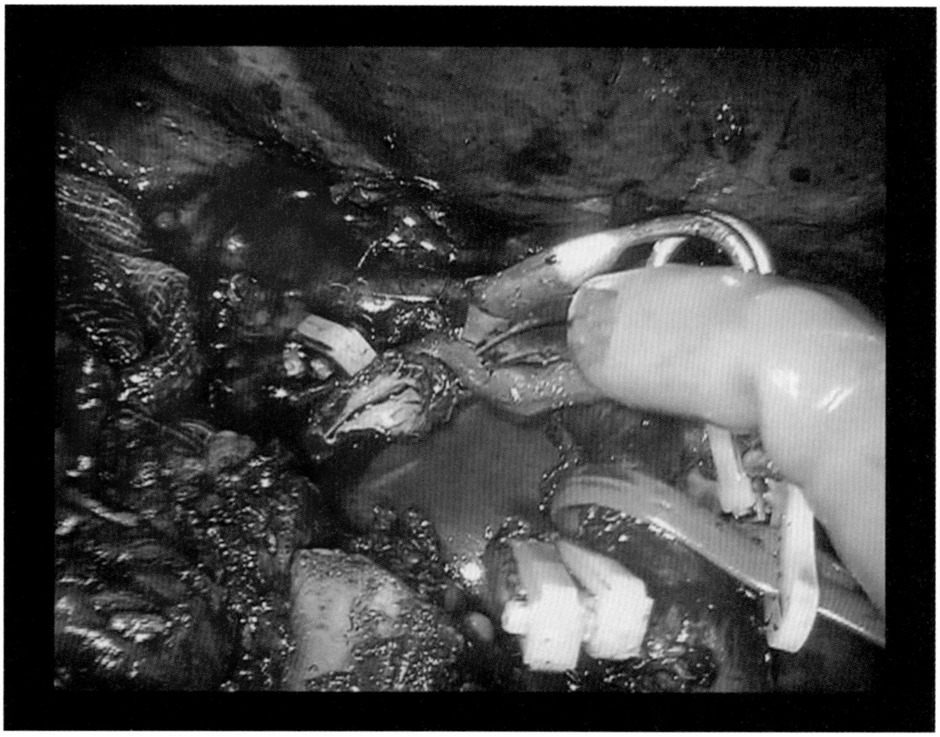

图134-5　完全离断门静脉上端

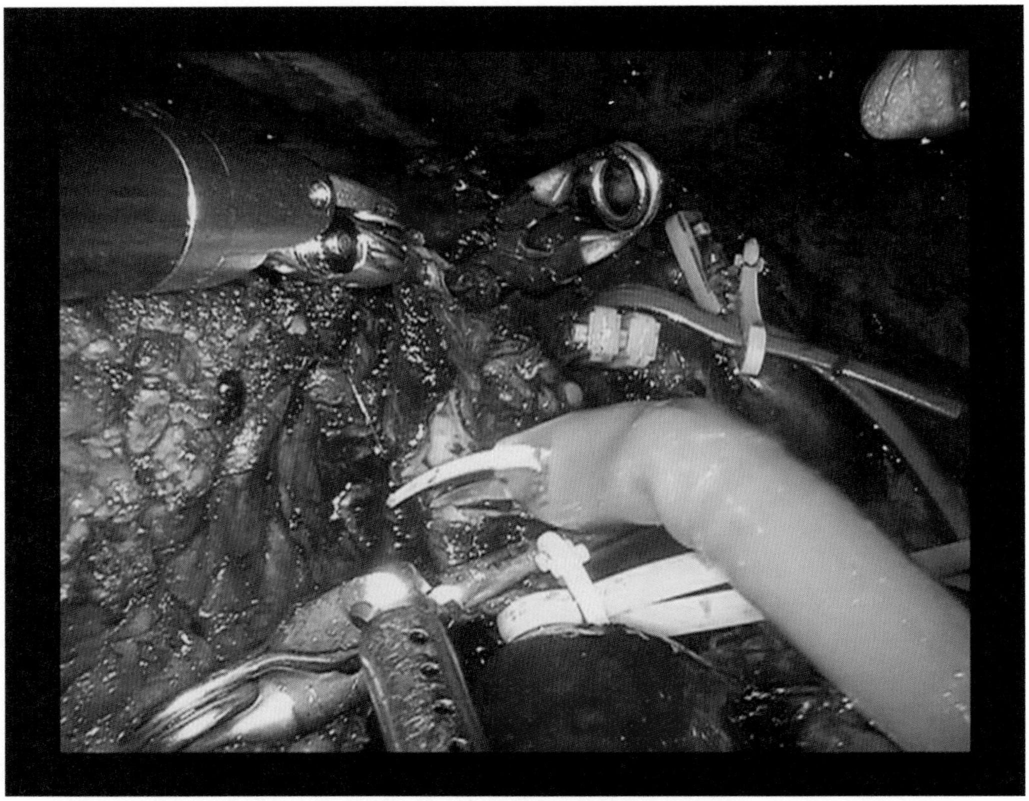

图 134－6　完全离断门静脉下端

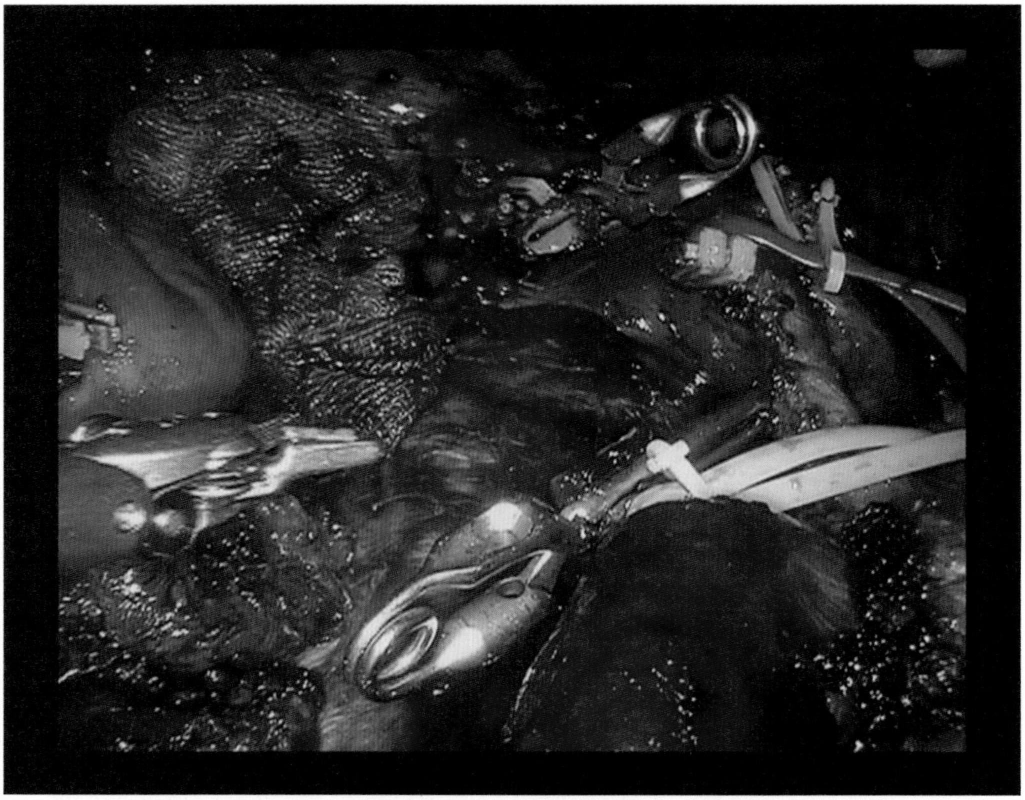

图 134－7　完整切除受侵犯的部分门静脉

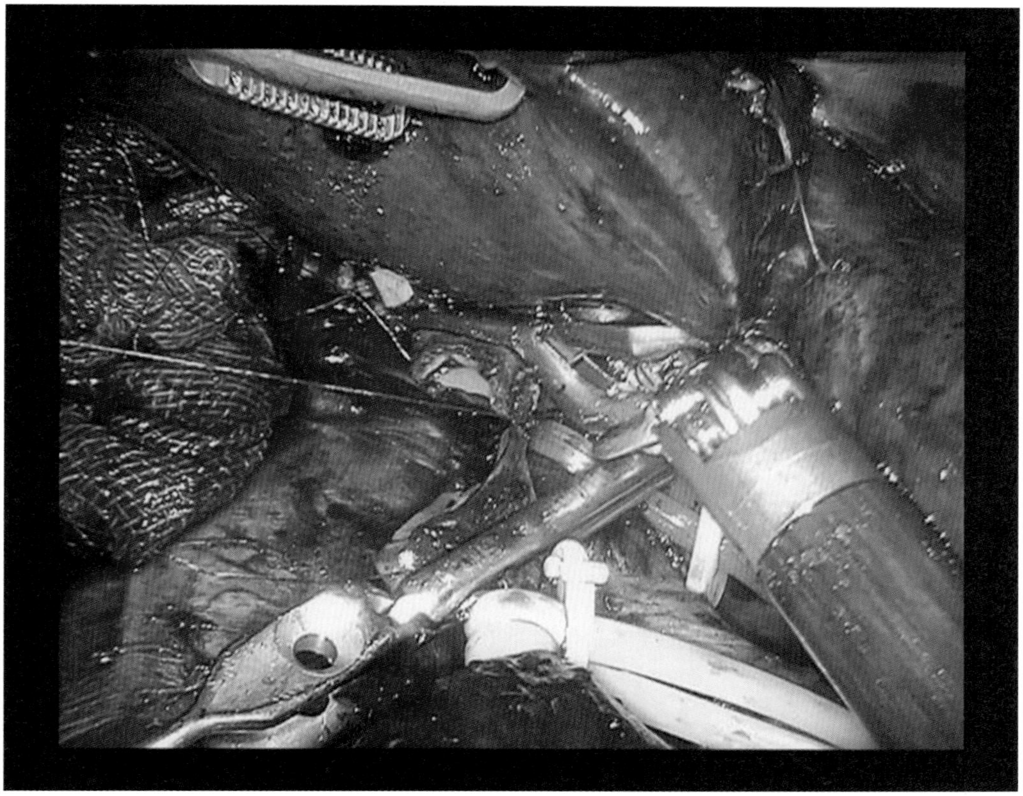

a. 3 点钟缝合门静脉侧壁

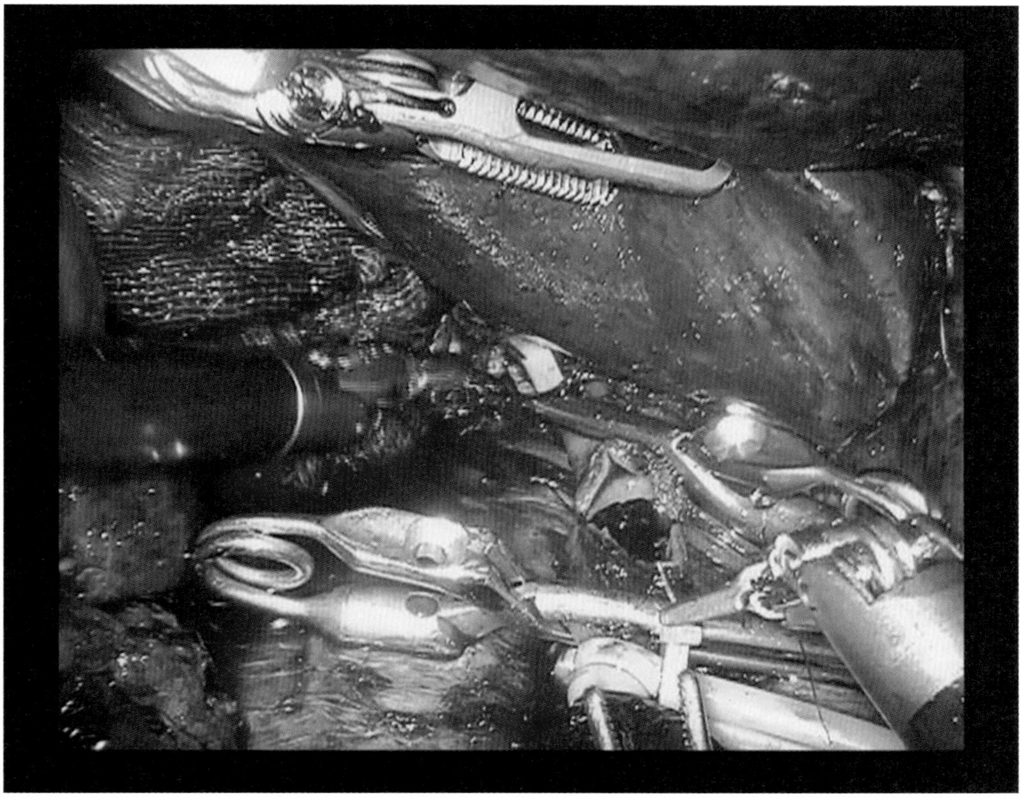

b. 9 点钟缝合门静脉侧壁

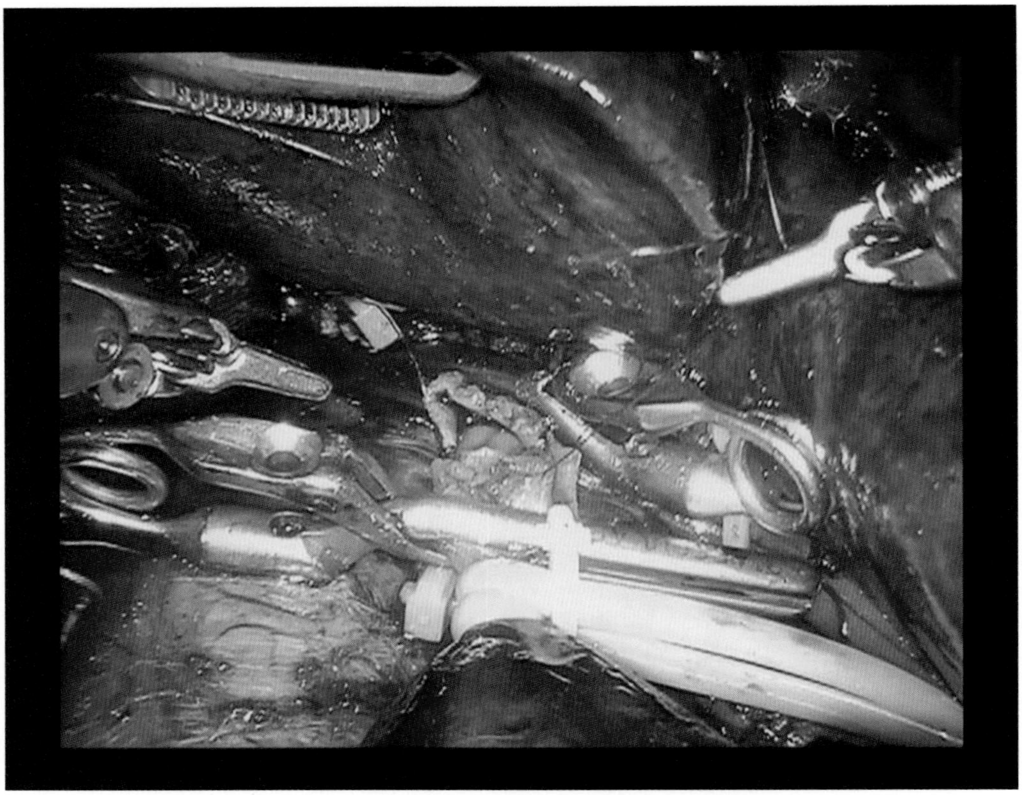

c. 门静脉后壁连续缝合

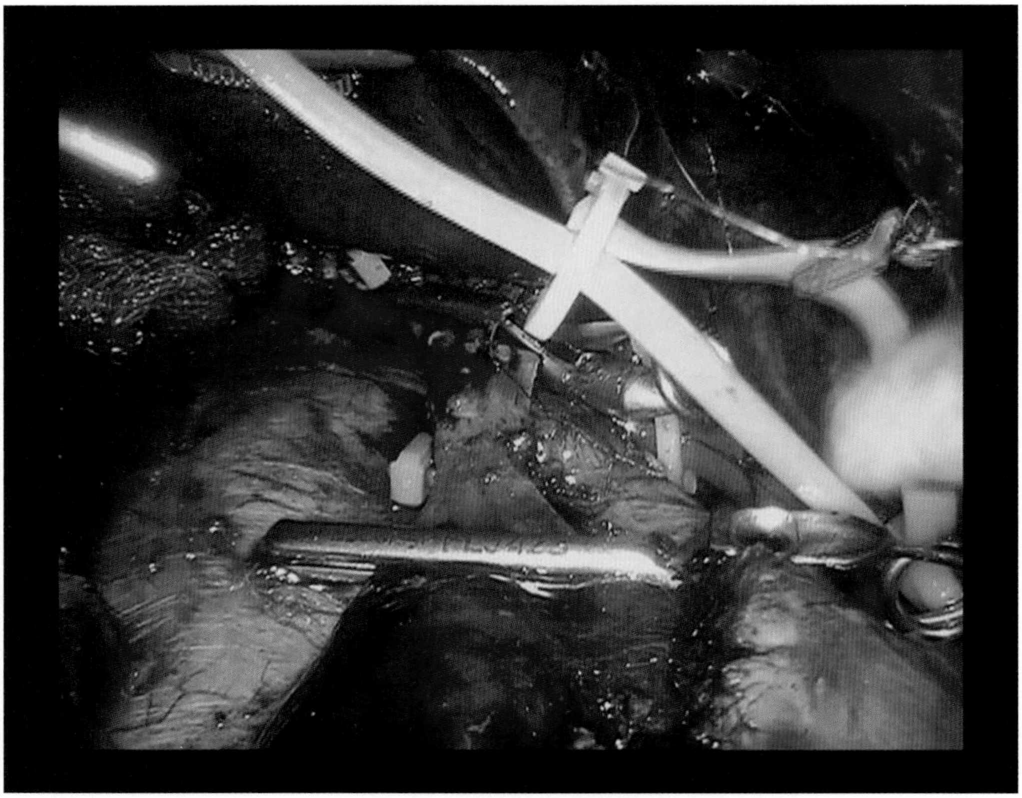

d. 门静脉前壁连续缝合

图 134－8 门静脉吻合

3. 若肿瘤侵犯血管长度>3 cm，可利用自身血管或人工血管行血管移植或架桥＋端端吻合术。采用人工血管重建时，注意血管要做外翻缝合，不能将血管外膜翻转到人工血管腔内（图 134－9、图 134－10）。

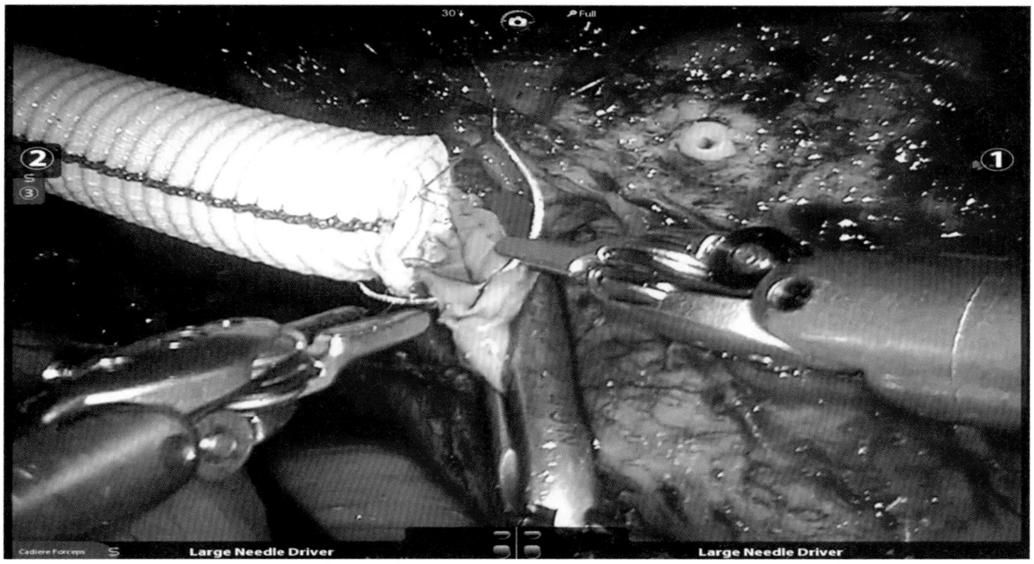

图 134－9　人工血管重建门静脉进行缝合

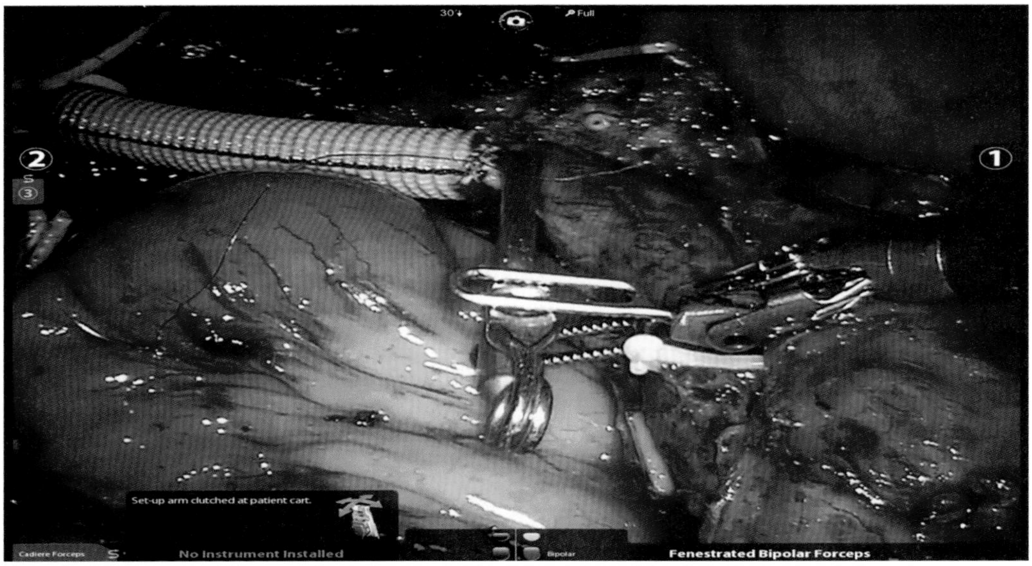

图 134－10　人工血管重建后门静脉

4. 动脉血管重建　动脉血管重建的关键是血管的状况良好，多数情况下，肝动脉重建时，游离度良好，但因血管内膜与外膜脱离等，进行重建困难，术后出血或者血管闭塞可能性大。

动脉重建时，一般采用 7－0 prolene 线进行间断缝合，要求有镜下缝合的医师进行缝合操作。缝合中器械臂力量与角度掌握不佳，可能导致缝合线断裂或者血管壁撕扯（图 134－11～图 134－14）。

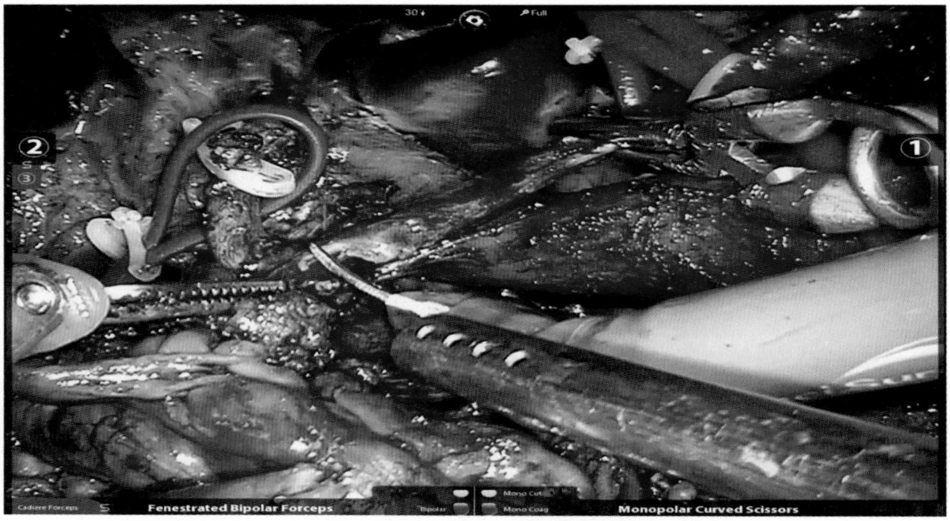

图 134－11　离断肝总动脉

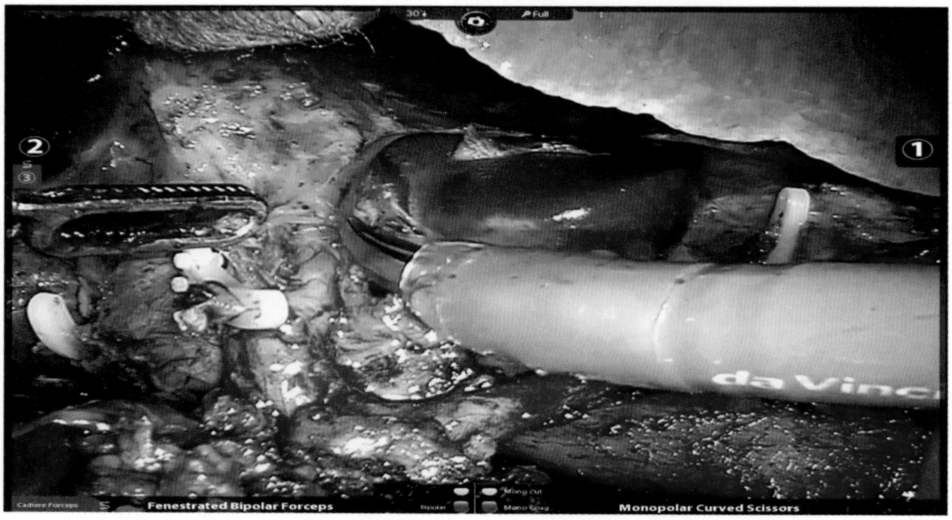

图 134－12　打开动脉鞘，进行修剪动脉

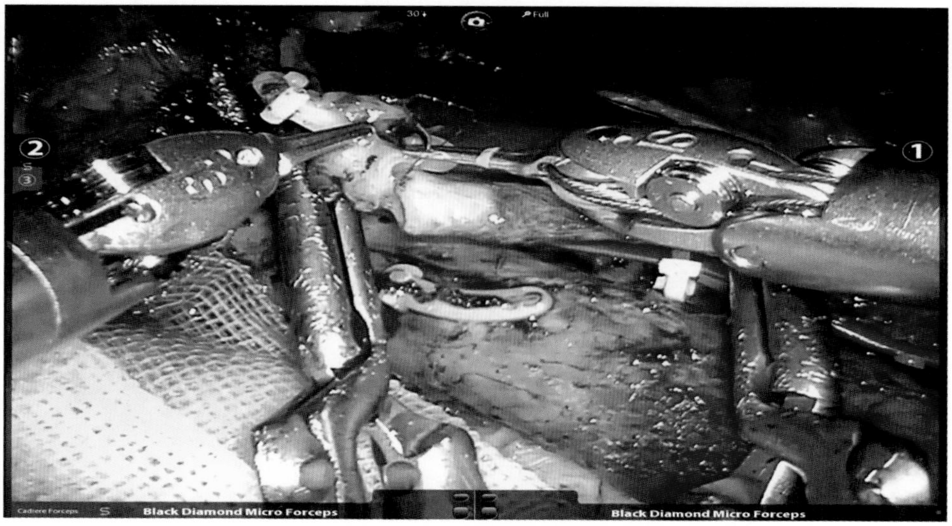

图 134－13　间断对端吻合动脉

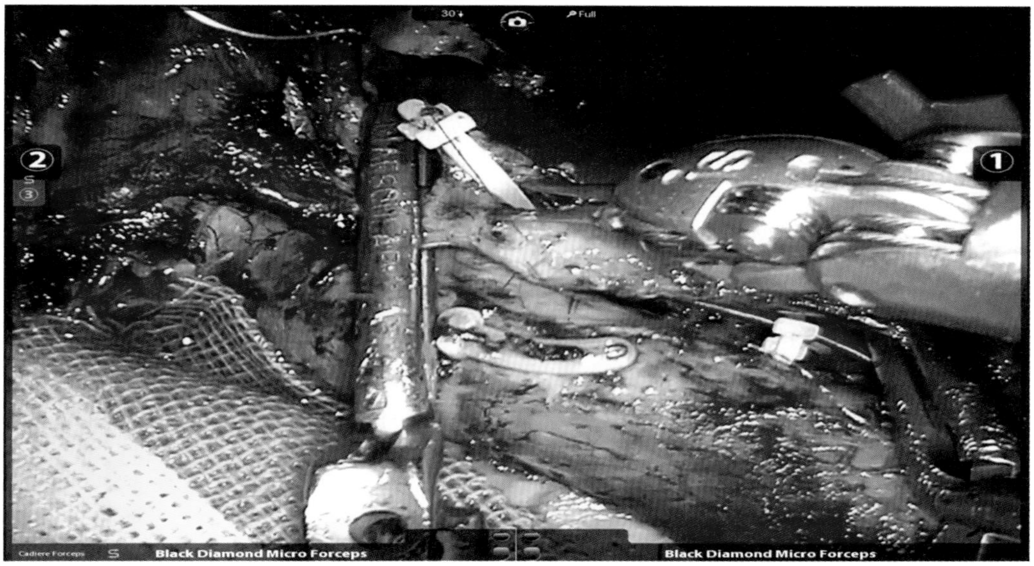

图 134－14　完成动脉重建

5. 血管重建时，术中要充分做好血管的游离，并进行充分阻断。门静脉或肠系膜上静脉切除，对端重建时，因脾静脉的牵扯，对端吻合时，张力过大，可以将脾静脉离断，以减少血管对端吻合时所产生的张力情况。

术前综合各项检查，做好各种预案。如采用血管重建方法，是否需要备好自体血管或人造血管；计划门静脉阻断时间，一般而言，门静脉可耐受 1 h 阻断时间，如血管重建复杂，机器人下 1 h 难以完成的建议中转开腹，尝试辅以暂时性门腔分流。

【术后并发症、预防与处理】血管重建术中并发症主要为出血和阻断过程中肠道静脉内血栓形成。如吻合时间过长时术中应静脉注射肝素，减少回流脏器血管内血栓形成的可能。术后常见并发症为狭窄和血栓形成，笔者建议排除活动性出血后，可以在术后 24 h 开始给予抗凝治疗。人造血管架桥重建病人术后应常规口服阿司匹林，定期复查，对于慢性血栓形成也不必过分担忧，多数会出现侧支循环的形成。

〔刘　荣　李成刚〕

第一百三十五章　机器人胃癌手术

Robotic Gastric Surgery

胃癌是发病率和死亡率较高的一种恶性肿瘤。全球每年新发胃癌的人数超过 100 万，死亡病人近 70 万；我国每年新发胃癌的人数约 40 万，死亡人数近 30 万；我国胃癌的发病和死亡人数约占全球胃癌发病和死亡人数的 1/2。

对于可切除胃癌应依据临床分期进行治疗选择。对于早期胃癌，首选内镜治疗即内镜下黏膜切除术（EMR）和内镜下黏膜下层切除术（ESD），对于不适合内镜治疗的病人可行开腹手术或腹腔镜手术。对于进展期胃癌，目前标准治疗是 D_2 手术切除联合术后辅助化学治疗，对于分期较晚（临床分期Ⅲ期或以上）者可选择围手术期化学治疗模式。可切除进展期胃癌应根据胃切除类型进行相应胃周和伴随腹腔干具名血管的淋巴结清扫。D_1 切除包括切除胃和大小网膜，包含贲门左右、胃大小弯以及胃右动脉旁的幽门上、下等胃周淋巴结以及胃左动脉旁淋巴结；D_2 切除是在 D_1 的基础上，再清扫肝总动脉、脾门和脾动脉周围的淋巴结。

【适应证与禁忌证】

1. 理想病人条件：

（1）一般状况良好，KPS 评分>90。

（2）不能过于肥胖，BMI<30。

（3）没有合并疾病。

（4）没有腹部及盆腔手术史。

（5）没有术前放射治疗、化学治疗。

（6）肿瘤体积不要过大。

（7）没有严重心肺方面疾病。

2. 适应证：

（1）胃肠镜下不能切除的 T_0 期肿瘤。

（2）T_1 期肿瘤。

（3）某些 T_2～T_4 期肿瘤。

（4）良性肿瘤。

3. 禁忌证：

（1）T_3 或 T_4 期肿瘤侵及周围脏器，如肝脏、输尿管、膀胱、小肠、十二指肠或子宫等，或者肿瘤过大（直径>8 cm）。

（2）肠梗阻需要急诊减压。

（3）可能导致难以控制的出血，如凝血功能障碍和门静脉高压等。

（4）不能耐受长时间气腹的疾病，如心肺功能差和严重感染等。

（5）腹腔内广泛粘连或合并妊娠等。

（6）其他开腹胃肠手术禁忌。

【手术步骤】

1. 病人术前准备：①肠道准备；②留置尿管；③留置胃管；④禁食水；⑤术区备皮。

2. 手术室医护位置及显示器位置：①助手位于病人的左侧；②器械护士位于病人的右下侧；③主显示器位于病人头侧；④次显示器位于病人右侧，助手的对侧。

3. 病人体位：①头高足低10°～15°，左高右低10°～15°；②上肢紧靠身体，降低肩关节损伤概率；③受压点和骨性隆起处使用真空床垫设备保护。

4. 机械臂放置：

（1）穿刺针穿刺建立气腹至腹压12～14 mmHg。

（2）da Vinci机器人镜头孔，12 mm：肚脐下方1～2 cm。

（3）da Vinci机器人①臂孔，8 mm套管：左腋前线肋缘下。

（4）da Vinci机器人②臂孔，8 mm套管：右锁骨中线平脐下2 cm。

（5）da Vinci机器人③臂孔，8 mm套管：右腋前线肋缘下。

（6）da Vinci机器人辅助孔，12 mm套管：左锁骨中线平脐下2 cm。

5. 操作步骤：

（1）机器人远端胃癌根治术：自胃体中部向上提起大网膜，打开胃结肠韧带，向左侧至结肠脾曲，向右侧至结肠肝区。分离胃网膜左动静脉，清扫4sb、4d组周围淋巴结，于根部置可吸收血管夹夹闭并切断血管。继续向左游离脾胃韧带至胃短第一支。打开右侧胃胰韧带，紧贴胰头表面在胰十二指肠前筋膜深面分离，暴露右结肠静脉、胃网膜右静脉、Henle干，在胃网膜右静脉根部上血管夹后离断。继续沿胰头向上游离，裸化胃网膜右动脉，血管夹夹闭后离断，清扫6组淋巴结。裸化十二指肠上段。挑起胃大弯，充分暴露肝总动脉、胃左动脉、脾动脉、腹腔干区域，清扫7、8a、9、11组淋巴结，游离冠状静脉、胃左动脉、胃右动脉，分别用血管夹夹闭离断。向上挑起肝脏，打开小网膜，清扫5组及12a组淋巴结。用镜下切割闭合器距离幽门以远2 cm闭合离断十二指肠。清扫1、3组淋巴结。

取上腹正中开口5 cm，取出标本，完成标本移除及消化道重建。过程同传统开腹手术。

（2）机器人近端胃癌根治术：自胃体中部向上提起大网膜，打开胃结肠韧带，向左侧至结肠脾曲，向右侧至结肠肝区。分离胃网膜左动静脉，于根部置可吸收血管夹夹闭并切断血管。继续向左游离脾胃韧带及胃膈韧带，清扫2、4组淋巴结。挑起胃大弯，充分暴露肝总动脉、胃左动脉、脾动脉、腹腔干区域，清扫7、8a、9、10、11组淋巴结，游离冠状静脉、胃左动脉，分别用血管夹夹闭离断。向上挑起肝脏，打开小网膜，清扫1、3组淋巴结。用镜下切割闭合器距离肿瘤上方2 cm闭合离断食管。

取上腹正中开口5 cm，取出标本，完成标本移除及消化道重建。过程同传统开腹手术。

（3）机器人根治性全胃切除术：自胃体中部向上提起大网膜，打开胃结肠韧带，向左侧至结肠脾曲，向右侧至结肠肝区。分离胃网膜左动静脉，于根部置可吸收血管夹夹闭并切断血管。继续向左游离脾胃韧带及胃膈韧带，清扫2、4组淋巴结。打开右侧胃胰韧带，紧贴胰头表面在胰十二指肠前筋膜深面分离，暴露右结肠静脉、胃网膜右静脉、Henle干，在胃网膜右静脉根部上血管夹后离断。继续沿胰头向上游离，裸化胃网膜右动脉，血管夹夹闭后离断，清扫6组淋巴结。裸化十二指肠上段。挑起胃大弯，充分暴露肝总动脉、胃左动脉、脾动脉、腹腔干区域，清扫7、8a、9、10、11组淋巴结，游离冠状静脉、胃左动脉、胃右动脉，分别用血管夹夹闭离断。向上挑起肝脏，打开小网膜，清扫1、3、5、12a组淋巴结。用镜下切割闭合器距离贲门上方及幽门下方2 cm分别闭合离断食管及十二指肠。

取上腹正中开口5 cm，取出标本，完成标本移除及消化道重建。过程同传统开腹手术。

〔贾宝庆　李　鹏〕

第一百三十六章 机器人结肠癌手术

Robotic Colon Surgery

在美国，结直肠癌发病率占所有癌症的第四位，而死亡率为第二位。2012 年估计全美有 103170 例结肠癌和 40290 例直肠癌的新发病例，同年估计将有 51690 例病人死于结肠癌和直肠癌。而在欧洲，2008 年新发的结直肠癌病例超过 43 万，居所有新发肿瘤第一位，约占 13.6%；死亡病例约占所有肿瘤的 12.2%，仅次于肺癌，为第二位肿瘤常见死亡原因。在我国，结直肠癌的发病率和死亡率目前居第 4 位，根据 2012 年北京肿瘤生物中心数据，我国结直肠癌的发病率年增长速度增至 5%，每年新发病例高达 40 万人。

结肠癌的治疗以外科手术为主。10 年前腹腔镜技术能否在结直肠癌领域中广泛应用还不确定，而今天质疑和争论早已平息，不仅腹腔镜在迅猛发展，机器人手术系统也开始走入了结肠癌手术领域；传统的外科理念悄然变更。

机器人手术系统最初是为实现远程手术而研发的，因此它必须有能够取代人手并可被远程控制的灵活的机械手臂，必须有传输至千里之外仍然清晰逼真的解剖图像。目前主要采用的机器人是 da Vinci 手术系统（da Vinci Robotic Surgery System），其在 2000 年获得美国 FDA 认可并进入医疗市场，目前在我国已安装并投入使用十余台。机器人结肠癌的手术安全性和实用性，已有多位学者报道。

一、左半结肠癌

【适应证与禁忌证】

1. 理想病人条件：

（1）一般状况良好，KPS 评分>90。

（2）不能过于肥胖，BMI<30。

（3）最好没有合并疾病。

（4）没有腹部及盆腔手术史

（5）没有术前放射治疗、化学治疗。

（6）没有严重心肺方面疾病。

2. 适应证：

（1）肠镜下不能切除的 T_0 期肿瘤。

（2）T_1 期肿瘤。

（3）最好没有合并疾病。

（4）某些 T_2～T_4 期肿瘤。

3. 禁忌证：

（1）T_3 或 T_4 期肿瘤侵及周围脏器，如输尿管、膀胱、小肠、十二指肠或子宫等，或者肿瘤过大（直径>8 cm）。

（2）肠梗阻需要急诊减压。

（3）可能导致难以控制的出血，如凝血功能障碍和门脉高压症等。

（4）不能耐受长时间气腹的疾病，如心肺功能差和严重感染等。

（5）腹腔内广泛粘连或合并妊娠等。

（6）其他开腹结肠癌手术禁忌。

【手术准备】

1. 病人术前准备：

（1）肠道准备。

（2）留置尿管。

（3）留置胃管。

2. 手术室医护位置及显示器位置（图 136－1）：

（1）助手位于病人的右侧。

（2）器械护士位于病人的右下侧。

（3）主显示器位于病人足侧。

（4）次显示器位于病人左侧，助手的对侧。

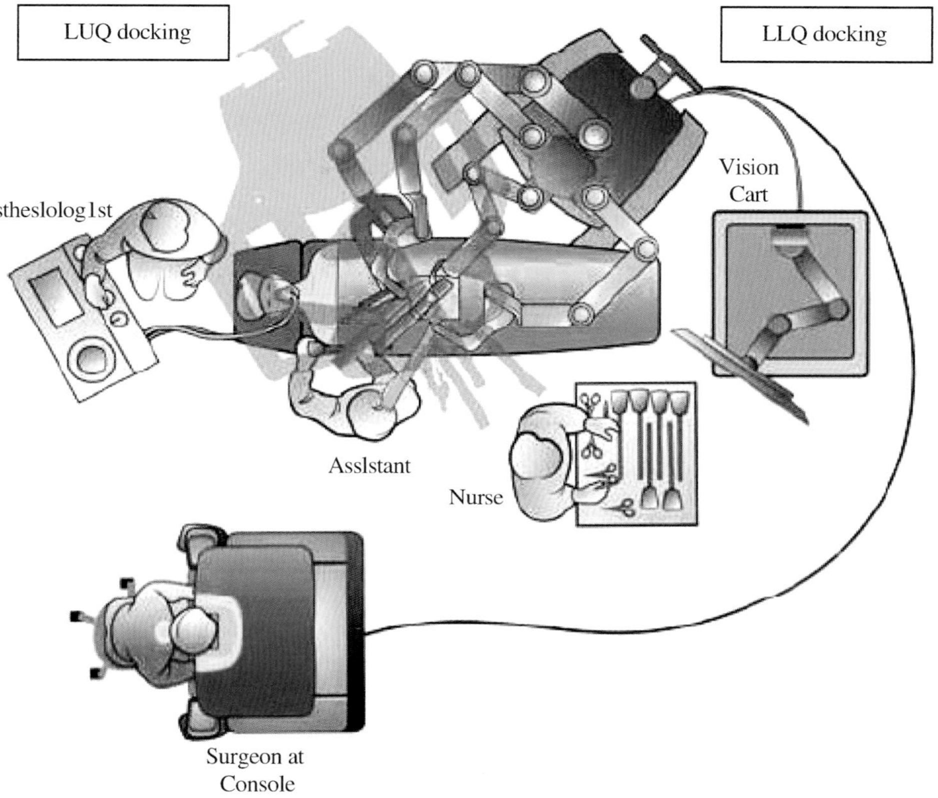

图 136－1　手术室医护位置及显示器位置示意图

3. 病人体位：

（1）取仰卧改良 Lithotomy 体位（图 136－2）。

（2）膝盖稍微弯曲，腿固定，上方腿应平行或低于躯干。

（3）上肢紧靠身体，降低肩关节损伤概率。

（4）受压点和骨性隆起处使用真空床垫设备保护，尤其右侧。

（5）上肢紧靠身体，降低肩关节损伤概率。

4. 机械臂放置：

（1）穿刺针穿刺建立气腹至腹压 8～15 mmHg。

（2）da Vinci 机器人镜头孔，12 mm：右侧距离肚脐 3～4 cm，上方距离肚脐 2～3 cm。距离耻骨联合 21～23 cm。

（3）da Vinci 机器人①臂孔，13 mm 套管：取镜头口和脾区连线，①臂孔位于连线下方约 2 cm，

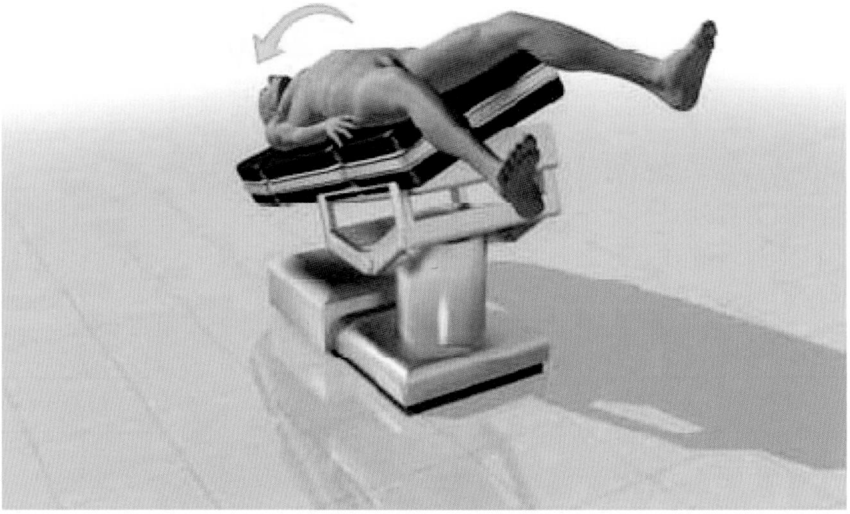

图 136-2　仰卧改良 Lithotomy 体位

右侧锁骨中线。

（4）da Vinci 机器人②臂孔，8 mm 套管：位于剑突下方约 2 cm 腹正中线，横结肠体表投影处。

（5）da Vinci 机器人③臂孔，8 mm 套管：如果术中需要移动机器人，将③臂放置于腹中线，距离耻骨联合 3～4 cm；如果术中不需要移动机器人，则将③臂放置于左侧锁骨中线，位于镜头孔和②臂孔之间，距离其他穿刺孔至少 8～10 cm（图 136-3）。

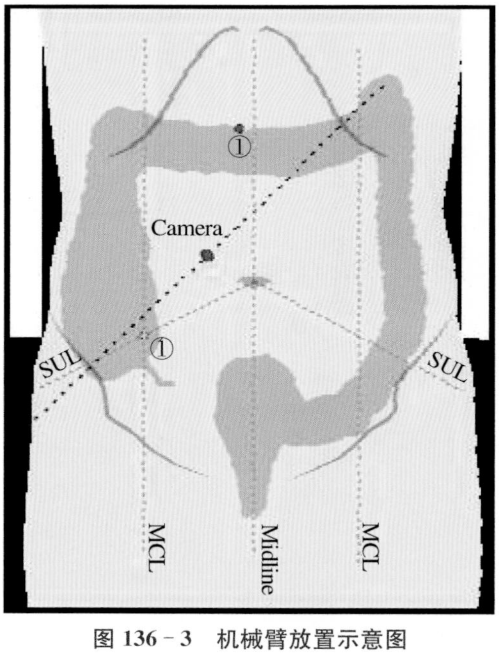

图 136-3　机械臂放置示意图

【手术步骤】

首先探查腹腔内情况，无明显手术禁忌后开始手术。在直肠与乙状结肠交界处打开腹膜，显露后腹膜平面。在腹主动脉分叉处上方 3～4 cm 寻找肠系膜下动脉，自根部向远处血管走行游离，常常在距离肠系膜下动脉根部 3～4 cm 处发出第一根分支——左结肠动脉，6～8 cm 处发出乙状结肠动脉，继续向远端游离暴露直肠上动脉，与左结肠动脉和乙状结肠动脉根部结扎离断血管，保留直肠上动脉。然后向左侧游离肠系膜，显露肠系膜下静脉，结扎并离断，打开左侧 Toldt 间隙并游离，向上至胰体尾表面和脾脏下极，向下至左侧输尿管与髂总动脉交汇处。游离降结肠及乙状结肠侧韧带，并与内侧 Toldt 间隙贯通。根据肿瘤位置及左半结肠游离度，必要时结扎切断结肠中动静脉左侧分支。

肿瘤及相应上下肠管游离充分后，解除气腹，于左侧旁正中或腹正中切口将游离肠管取出，在体外行肿瘤切除及横结肠乙状结肠端端吻合，吻合后的肠段放回腹腔。缝合小切口后重建气腹，用蒸馏水反复冲洗创面，放置引流管于吻合口左侧，放尽气腹后关腹。术毕。

【术中注意事项】

1. 肠系膜下动脉根部的寻找：手术中沿乙状结肠系膜和直肠系膜交界处进入 Tolds 间隙可快速显露腹主动脉发出的双侧髂血管分叉，距离此分叉向上 3～4 cm，可方便的显露肠系膜下动脉的根部，沿此顺行游离裸化，可利于左结肠动脉、乙状结肠动脉、直肠上动脉的显露。此过程虽然是在大血管周围分离，但该区域没有细小的血管分支，因此是较安全的手术入路，否则会遇到较多无规则的细小血管，容易引起出血。

2. 肠系膜下动脉血管分支根部处理：从肿瘤供血动脉的根部结扎离断才能做到完全的 D3 根治，同时可以保留远端乙状结肠的良好血供，因此沿动脉进行剥离的裸化技术，在此手术中十分重要。既要裸化彻底，又不能损伤动脉。

3. Toldt 间隙的寻找：沿肠系膜下动脉的根部向远端裸化，离断左结肠动脉和乙状结肠动脉分支后，向左侧游离可以自动进入左侧 Toldt 间隙。由内向外钝性分离，沿 Toldt 间隙扩展可以较容易的显露左侧输尿管，上至左肾前方，达到胰腺体尾表面，下至左侧输尿管与髂总动脉交汇处。

二、右半结肠癌

【适应证与禁忌证】

1. 理想病人条件：

（1）一般状况良好，KPS 评分＞90。

（2）不能过于肥胖，BMI＜30。

（3）年龄＜70 岁，最好没有合并疾病。

（4）没有腹部及盆腔手术史。

（5）没有术前放射治疗、化学治疗。

（6）没有严重心肺方面疾病。

2. 适应证：

（1）肠镜下不能切除的 T_0 期肿瘤。

（2）T_1 期肿瘤。

（3）最好没有合并疾病。

（4）某些 T_2～T_4 期肿瘤

（5）良性肿瘤。

3. 禁忌证：

（1）T_3 或 T_4 期肿瘤侵及周围脏器，如输尿管、膀胱、小肠、十二指肠或子宫等，或者肿瘤过大（直径＞8 cm）。

（2）肠梗阻需要急诊减压。

（3）可能导致难以控制的出血，如凝血功能障碍和门脉高压症等。

（4）不能耐受长时间气腹的疾病，如心肺功能差和严重感染等。

（5）腹腔内广泛粘连或合并妊娠等。

（6）其他开腹结肠癌手术禁忌。

【手术准备】

1. 病人术前准备：

（1）肠道准备。

（2）留置尿管。

（3）留置胃管。

2. 手术室医护位置及显示器位置（图 136－4）：

（1）助手位于病人的左侧。

（2）器械护士位于病人的足侧。

（3）主显示器位于病人右下侧。

（4）次显示器位于病人右侧，助手的对侧。

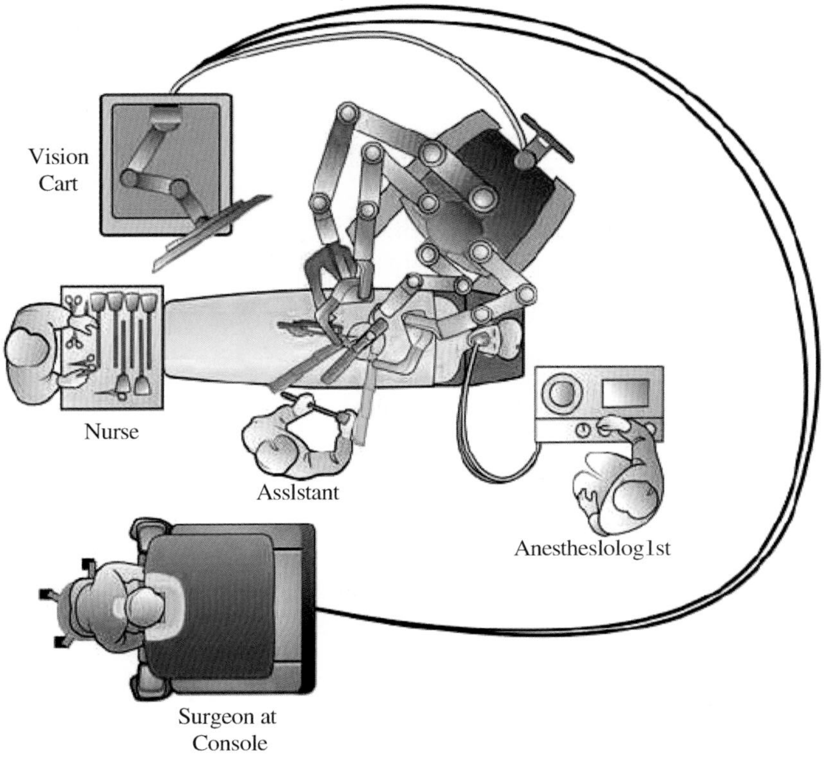

图 136－4　手术室医护位置及显示器位置示意图

3. 病人体位（图 136－5）：

（1）取仰卧体位。

（2）髂嵴位于手术床中点。

（3）上肢紧靠身体，降低肩关节损伤概率。

（4）10°～15°Trendelenburg 体位，右侧抬高 10°～15°。

4. 机械臂放置（图 136－6）：

（1）穿刺针穿刺建立气腹至腹压 8～15 mmHg。

（2）da Vinci 机器人镜头孔，12 mm：位于左侧髂脐连线上，距离左侧锁骨中线 2～3 cm，距离耻骨联合 16～18 cm。

（3）da Vinci 机器人①臂孔，8 mm 套管：左侧肋缘下方 7～8 cm，位于左侧锁骨中线上，距离镜头孔距离至少 8～10 cm。

（4）da Vinci 机器人②臂孔，13 mm 套管：位于腹正中线，距离其他镜头孔至少 8～10 cm，距离

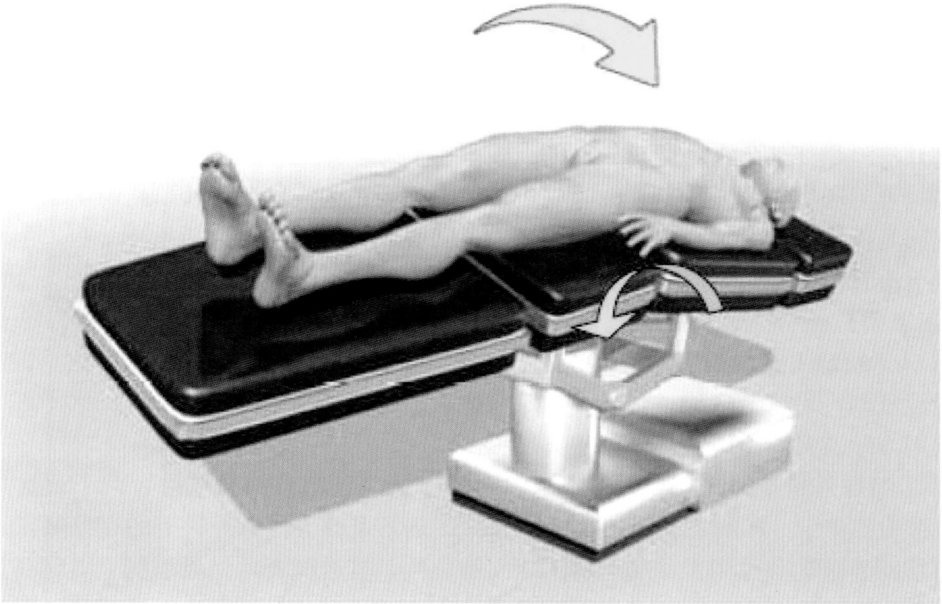

图 136-5　病人体位

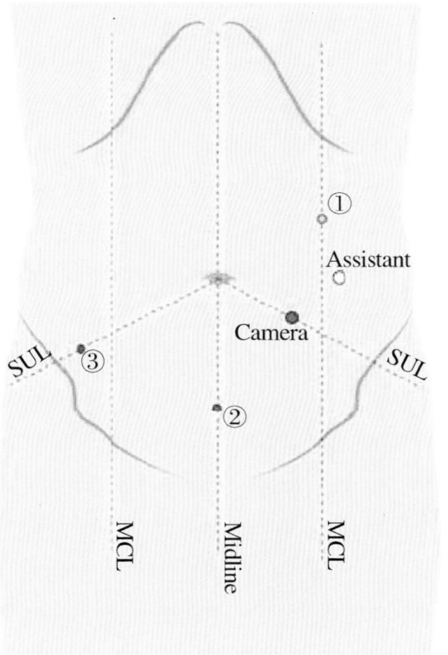

图 136-6　机械臂放置示意图

耻骨联合 6～8 cm。

(5) da Vinci 机器人③臂孔，8 mm 套管：位于右侧髂脐连线上，距离髂脐连线和右侧锁骨中线交点 2～3 cm。距离其他机械臂距离至少 8～10 cm。

【手术步骤】

首先探查腹腔内情况，无明显手术禁忌后开始手术。将大网膜、横结肠及小肠推向左侧腹腔，充分暴露肠系膜根部，显露肠系膜上静脉及右侧搏动的回结肠动脉。取肠系膜上静脉入路或回结肠血管入路，进入右侧 Toldt 间隙，在肠系膜上静脉的左侧结扎、切断回结肠动脉、右结肠动脉。继续分离

Toldt 间隙，沿十二指肠、胰头表面至十二指肠球部表面。剥离胰头表面组织，暴露胃网膜右血管，分别结扎切断胃网膜右动静脉，清扫胰头、十二指肠表面淋巴脂肪组织。继续沿右侧 Toldt 间隙分离至右侧肾前间隙，最后分离末端回肠系膜，自此右半结肠内侧部分游离完毕。再由胃结肠韧带中部向右，沿胃网膜血管弓外侧分离至十二指肠球部。离断肝结肠韧带，沿结肠肝曲向下游离，沿右侧腹壁黄白交界线向盆侧游离并与内侧 Toldt 间隙贯通。

肿瘤及相应上下肠管游离充分后，解除气腹，取右侧旁正中或腹正中切口将游离肠管取出，在体外行肿瘤切除及回肠横结肠端侧吻合。吻合后的肠段放回腹腔。缝合小切口后重建气腹，用蒸馏水反复冲洗创面，放置引流管于吻合口右侧，放尽气腹后关腹。术毕。

【术中注意事项】

1. 右侧 Toldt 间隙入路：于回结肠动脉根部结扎离断后可以自然进入 Toldt 间隙。自间隙连续向头侧超声刀钝锐性分离，可以清晰地，观察、同时保护右侧输尿管和十二指肠降部、水平部。游离至右肾前间隙，可以用方纱留置，指引后续外侧游离过程。

2. 肠系膜上静脉外科干的充分显露：右半结肠第三站淋巴结清扫的效果有两个评估的标准：一是右侧 Toldt 筋膜和胰头十二指肠前筋膜的完整切除；二是肠系膜上静脉外科干的充分显露。肠系膜上静脉外科干指回结肠静脉汇入点到胃结肠静脉干之间的一段，其右侧有回结肠静脉、右结肠静脉、胃肠静脉干等汇入，左侧为肠系膜上动脉，发出回结肠动脉、右结肠动脉、结肠中动脉都从肠系膜上静脉外科干前方横行过向右侧。为了彻底地行第三站淋巴结清扫，必须先充分解剖出肠系膜上静脉外科干，在其右侧切断各主干静脉根部，在其左侧切断各个主要动脉分支根部。

三、乙状结肠癌

【适应证与禁忌证】

1. 理想病人条件：

（1）一般状况良好，KPS 评分＞90。

（2）不能过于肥胖，BMI＜30。

（3）年龄＜70 岁，最好没有合并疾病。

（4）没有腹部及盆腔手术史。

（5）没有术前放射治疗、化学治疗。

（6）没有严重心肺方面疾病。

2. 适应证：

（1）肠镜下不能切除的 T_0 期肿瘤。

（2）T_1 期肿瘤。

（3）最好没有合并疾病。

（4）某些 T_2～T_4 期肿瘤

（5）良性肿瘤。

3. 禁忌证：

（1）T_3 或 T_4 期肿瘤侵及周围脏器，如输尿管、膀胱、小肠、十二指肠或子宫等，或者肿瘤过大（直径＞8 cm）。

（2）肠梗阻需要急诊减压。

（3）可能导致难以控制的出血，如凝血功能障碍和门脉高压症等。

（4）不能耐受长时间气腹的疾病，如心肺功能差和严重感染等。

（5）腹腔内广泛粘连或合并妊娠等。

（6）其他开腹结肠癌手术禁忌。

【手术准备】

1. 病人术前准备：

（1）肠道准备。

（2）留置尿管。

（3）留置胃管。

2. 手术室医护位置及显示器位置：

（1）助手位于病人的右侧。

（2）器械护士位于病人的右下侧。

（3）主显示器位于病人足侧。

（4）次显示器位于病人左侧，助手的对侧。

3. 病人体位：

（1）头低足高 10°～15°，左高右低 10°～15°。

（2）膝盖稍弯曲，腿固定，上方腿应平行或低于躯干。

（3）上肢紧靠身体，降低肩关节损伤概率。

4. 机械臂放置：

（1）穿刺针穿刺建立气腹至腹压 12～14 mmHg。

（2）da Vinci 机器人镜头孔，12 mm：右侧距离肚脐 3～4 cm，上方距离肚脐 2～3 cm。

（3）da Vinci 机器人①臂孔，8 mm 套管：取镜头孔和脾曲连线，右侧锁骨中线与此线交点下方约 2 cm。

（4）da Vinci 机器人②臂孔，8 mm 套管：位于腹正中线右侧剑突下方 2～3 cm。

（5）da Vinci 机器人③臂孔，8 mm 套管：位于左侧腋中线距离肋下缘 8 cm。

（6）da Vinci 机器人辅助孔：右侧锁骨中线，镜头孔与①臂孔之间。

【手术步骤】

首先探查腹腔内情况，无明显手术禁忌后开始手术。切开直肠乙状结肠系膜交界处腹膜，沿髂总动脉表面游离，向上显露腹主动脉，在距离左右髂总动脉分叉处约 4 cm 处，分离出肠系膜下动脉。自根部离断肠系膜下动脉。如果肿瘤位于乙状结肠上段或乙状结肠冗长时，应当保留部分乙状结肠远端。可以沿肠系膜下动脉剥离，清除系膜根部淋巴结，分离出左结肠动脉、乙状结肠动脉及直肠上动脉，根部离断左结肠动脉及乙状结肠动脉。离断肠系膜下动脉后继续向右侧分离，暴露肠系膜下静脉的下段，并离断。沿乙状结肠外侧切开腹膜进入 Toldt 间隙，显露输尿管。直肠乙状结肠交界处裸化肠管并闭合离断。

肿瘤及相应上下肠管游离充分后，解除气腹，取下腹正中切口或横切口将游离肠管取出，在体外行肿瘤切除，置入吻合器抵钉座。重建气腹后，自肛门置入吻合器，与抵钉座对接后，行端端吻合。用蒸馏水反复冲洗创面，放置引流管于吻合口右侧，放尽气腹后关腹。术毕。

四、直肠癌

【手术准备】

1. 病人术前准备：

（1）肠道准备。

（2）留置尿管。

（3）留置胃管。

（4）禁食水。

（5）术区备皮。

2. 手术室医护位置及显示器位置：

（1）助手位于病人的右侧。

（2）器械护士位于病人的右下侧。

（3）主显示器位于病人足侧。

（4）次显示器位于病人左侧，助手的对侧。

3. 病人体位：

（1）头低足高 10°～15°，左高右低 10°～15°。

（2）膝盖稍弯曲，腿固定，上方腿应平行或低于躯干。

（3）上肢紧靠身体，降低肩关节损伤概率。

4. 机械臂放置：

（1）穿刺针穿刺建立气腹至腹压 12～14 mmHg。

（2）da Vinci 机器人镜头孔，12 mm：右侧距离肚脐 3～4 cm，上方距离肚脐 2～3 cm。

（3）da Vinci 机器人①臂孔，8 mm 套管：取镜头孔和脾曲连线，右侧锁骨中线与此线交点下方约 2 cm。

（4）da Vinci 机器人②臂孔，8 mm 套管：位于腹正中线右侧剑突下方 2～3 cm。

（5）da Vinci 机器人③臂孔，8 mm 套管：位于左侧腋中线距离肋下缘 8 cm。

（6）da Vinci 机器人辅助孔：右侧锁骨中线，镜头孔与①臂孔之间。

【手术步骤】

切开直肠乙状结肠系膜交界处腹膜，沿髂总动脉表面游离，向上显露腹主动脉，在距离左右髂总动脉分叉处约 4 cm 处，分离出肠系膜下动脉。沿肠系膜下动脉剥离，清除系膜根部淋巴结，分离出左结肠动脉、乙状结肠动脉及直肠上动脉，保留左结肠动脉，离断乙状结肠动脉及直肠上动脉。离断肠系膜下动脉后继续向左侧分离，暴露肠系膜下静脉的下段，并离断。沿乙状结肠外侧切开腹膜进入 Toldt 间隙，显露输尿管。继续沿骶前间隙游离直肠，距离肿瘤远端5 cm 处裸化肠管并闭合离断。

肿瘤及相应上下肠管游离充分后，解除气腹，取下腹正中切口或横切口将游离肠管取出，标本移除及消化道重建同传统手术。

【术中注意事项】

1. 吻合方式：根据吻合口位置的高低来决定。如果吻合口位于直肠与乙状结肠交界处，可以用圆形吻合器经肛门插入进行吻合。如果吻合口位于乙状结肠中下段，可以选用长杆圆形吻合器经肛门插入进行吻合。如果吻合口位于乙状结肠中段以上，则不建议经肛门插入吻合器吻合，而应当将肿瘤肠段取出腹外，切除肿瘤和足够肠段后，行吻合。

2. 血管离断的选择：乙状结肠的长度变化很大，由于肿瘤组织沿肠壁的浸润距离通常在 5 cm 以内，因此在肿瘤两侧 10 cm 处切断肠管就可以满足根治要求。结扎肠系膜下动脉并切除降结肠远端和乙状结肠近端后，剩余降结肠由结肠中动脉发出的边缘动脉供血，而远端和中段的乙状结肠血供可能就不足，因此手术中可采用血管剥离技术，沿肠系膜下动脉向远端剥离，在根部离断左结肠动脉和乙状结肠动脉的第 1、第 2 支，而保留肠系膜下动脉主干及与其相延续的直肠上动脉，这样既清扫了第三站淋巴结，又保留了吻合口的血供。

〔贾宝庆　李　鹏〕

中英对照手术名称（按拼音顺序排列）

Chinese-English Operation Term Index

中文	英文
B	
保存括约肌胆管狭窄修复术	Sphincter Preserving Operation of Bile Duct Stricture
保存脾血管的胰腺体尾部切除术	Resection of Body and Tail of Pancreas with Preservation of Splenic Vessels
保留脾脏脾-腔静脉吻合术	Spleen Preserving Splenocaval Shunt
保留十二指肠胰头切除术（Beger 手术）	Duodenum Preserving Resection of Head of Pancreas
保留幽门的高选择性迷走神经切断术	Highly Selective Vagotomy with Preserving Pylorus
保留幽门的胰十二指肠切除术	Pylorus Preserving Pancreaticoduodenectomy
布-加综合征根治术	Radical Operation for Budd-Chiari Syndrome
C	
肠-房转流术	Mesenterico-atrial Shunt
肠梗阻手术	Operation of Intestinal Obstruction
肠-颈转流术	Mesenterico-jugular Shunt
肠扭转和肠套叠手术	Operation of Intestinal Volvulus and Intussusception
肠系膜上动脉瘤手术	Operation of Superior Mesenteric Artery Aneurysm
肠系膜静脉下腔静脉吻合术	Mesenterico-caval Shunt
侧侧门-腔静脉分流术	Side-to - side Portacaval Shunt
大肠次全切除术	Subtotal Resection of Large Intestine
D	
大肠息肉的内镜摘除及手术切除	Endoscopic Extirpation and Operative Resection of Colonic Polyps
胆道探查术	Exploratory Operation of Biliary Duct
胆道狭窄修补术	Restorative Operation of Biliary Duct Stricture
胆道再次手术	Reoperation of Biliary Duct
胆管癌的外科手术	Surgical Operation of Carcinoma of Bile Duct
胆管空肠吻合术	Choledocho-jejunostomy
胆囊癌根治术	Radical Resection for Carcinoma of Gallbladder
胆囊癌扩大根治术	Extended Radical Resection for Carcinoma of Gallbladder
胆囊癌手术	Operation of Carcinoma of Gallbladder
胆囊空肠吻合术	Cholecystojejunostomy
胆囊架桥外囊十二指肠内引流术	Internal Drainage of Outer Capsule-Duodenum Briged by Gallbladder
胆、胰管阻塞的双吻合术	Double Anastomosis for Obstruction of Biliary and Pancreatic Duct
胆总管十二指肠吻合术	Choledocho-duodenostomy
短肠综合征手术	Operations of Short Bowel Syndrome
端侧门-腔静脉分流术	End-to-side Portacaval Shunt
E	
恶性梗阻性黄疸引流手术	Drainage Operation for Malignant Obstrutive Jaundice

F

腹部大血管损伤手术	Operation on Abdominal Large Vessels for Injury
腹部多器官联合移植术	Abdominal Multivisceral Transplantation
复发性腹股沟疝手术	Operation of Recurrent Inguinal Hernia
复发性溃疡再次手术	Reoperation for Recurrent Ulcer
腹股沟滑动性疝手术	Repair of Inguinal Sliding Hernia
腹股沟疝手术	Operation of Inguinal Hernia
腹股沟斜疝修补术	Repair of Indirect Inguinal Hernia
腹股沟直疝修补术	Repair of Direct Inguinal Hernia
腹膜后肿瘤手术	Operation of Retroperitoneal Tumors
腹腔动脉瘤手术	Operation of Abdominal Artery Aneurysm
腹腔-静脉转流术	Peritoneo-Venous Shunt
腹腔镜 Nissen 胃贲门折叠缝合术	Laparoscopic Nissen Fundoplication
腹腔镜胆囊切除术	Laparoscopic Cholecystectomy
腹腔镜肝包虫囊肿摘除术	Laparoscopic Extirpation of Hepatic Hydatid Cysts
腹腔镜结直肠手术	Laparoscopic Colorectal Operation
腹腔镜阑尾切除术	Laparoscopic Appendectomy
腹腔镜迷走神经切断术	Laparoscopic Vagotomy
腹腔镜疝修补术和成形术	Laparoscopic Hernia Repair and Herniorrhaphy
腹腔镜手术	Laparoscopic Operations
腹腔内引流术	Drainage of Abdominal Cavity
腹腔内脏动脉瘤手术	Operation of Abdominal Visceral Artery Aneurysm
腹外疝手术	External Abdominal Herniloplasty
腹主动脉瘤切除术	Resection of Abdominal Aortic Aneurysm
贲门周围血管离断术	Pericardial Devascularization

G

肝癌合并门静脉癌栓手术	Hepatectomy with Removal of Portal Vein Tumor Thrombi for Liver Cancer
肝包虫囊肿手术	Operation of Hepatic Hydatid Cysts
肝胆管结石的肝叶切除术	Hepatic Lobectomy of Hepatolithiasis
肝动脉结扎术	Ligation of Hepatic Arteries
肝动脉瘤手术	Operation of Hepatic Artery Aneurysm
肝段切除术	Hepatic Segmentectomy
肝方叶切除和肝门部胆管狭窄修复术	Quadrate Lobectomy and Restorative Operations of Stricture of the Hilar Bile Duct
肝管显露术	Exposure Operation of Hepatic Duct
肝门部胆管癌切除术	Resection of Bile Duct Carcinoma at Hepatic Hilus
肝门部胆管的切开与整形手术	Incision and Plastic Operations of the Hilar Bile Ducts
肝门部胆管良性狭窄的手术	Operations on Benign Bile Duct Stricture at Hilus Hepatis
肝门部胆管狭窄手术	Operations on Bile Duct Stricture at Hilus Hepatis
肝门区域血管阻断的肝段切除术	Hepatic Segmentectomy by Regional Vascular Occlusion
肝内胆管结石的胆管探查术	Exploratory Operation of Biliary Duct of Intrahepatic Lithiasis
肝内胆管结石肝叶切除术	Hepatic Lobectomy of Intrahepatic Lithiasis
肝内胆管结石手术	Operations of Intrahepatic Lithiasis
肝内胆管结石系统肝段切除术	Systemic Segmentectomy of Intrahepatic Lithiasis
肝外胆管损伤修复手术	Operations on the Extrahepatic Bile Duct for Injury
肝外伤合并肝后下腔静脉和/或肝静脉主干破裂手术	Operations of Hepatic Trauma with Retrohepatic Vena Cava and (or) Major Hepatic Vein Injuries
肝尾状叶切除术	Candate Lobectomy

肝叶切除术	Hepatic Lobectomy
肝移植术	Liver Transplantation
肝右叶扩大切除术	Extended Right Hepatectomy
肝圆韧带胆管缺损修复术	Restorative Operations of the Bile Duct Injury (Hepatic Round Ligament Repair)
肝脏良性肿瘤切除术	Resection of Bengin Hepatic Tumors
肝脏裂伤缝合术	Suture of Hepatic Laceration
肝脏损伤手术	Operations on the Liver for Injury
肝脏损伤填塞术	Tamponage for Hepatic Injury
肝脏转移癌手术	Resection of Hepatic Metastasis
肝中裂分离高位胆管狭窄修复术	Middle Hepatic Fissure Splitteng for the Repair of High Lying Stricture of Hepatic Duct
肝左叶扩大切除术	Extended Left Hepatectomy
高位损伤性胆管狭窄修复术	Restorative Operations of High Traumatic Bile Duct Stricture
高位损伤性胆管狭窄再次修复术	Reoperation of High Traumatic Biliary Stricture
高位损伤性肝胆管狭窄修复术	Restorative Operations of High Traumatic Hepatic Duct Stricture
股疝修补术	Repair of Femoral Hernia
规则性右肝后段切除术	Regular Hepatic Right Posterior Segmentectomy
膈下脓肿引流术	Drainage of Subphrenic Abscess

H

横结肠襻式造口术	Looped Transverse Colostomy
横结肠切除术	Transverse Colectomy

J

急性肠系膜上动脉栓塞手术	Operations of Acute Superior Mesenteric Artery Embolism
急性坏死性胰腺炎灌洗引流术	Lavage and Drainage of Acute Necrotizing Pancreatitis
急性坏死性胰腺炎规则性胰腺切除术	Regular Pancreatectomy of Acute Necrotizing Pancreatitis
急性坏死性胰腺炎坏死组织清除术	Necrotic Tissue Removal Operation of Acute Necrotizing Pancreatitis
急性坏死性胰腺炎手术	Operation of Acute Necrotizing Pancreatitis
绞窄性腹股沟疝手术	Operation of Strangulated Inguinal Hernia
结肠-直肠癌切除术	Resection of Colon - Rectal Cancer
结肠、直肠和肛管损伤手术	Operations on the Colon, Rectum and Anal Canal for Injury
结肠破裂外置术及切除后造口术	Exteriolization of the Ruptured Colon or Resection with Colonostomy
结肠破裂修补缝合和切除吻合术	Repairing Suture or Resection of the Ruptured Colon
结肠造口术	Colostomy
近端胆管癌置管引流术	Interal Drainage Operation with Intubation of Bile Duct for Proximal Cholangiocarcinoma
近端脾-肾静脉吻合术	Proximal Splenorenal Shunt
经颈静脉肝内门体分流术	Transjugular Intrahepatic Portesystemic Shunt (TIPS)
经内镜鼻胆管引流术	Endoscopic Nasal Biliary Drainage
经内镜胆管支撑管引流术	Endoscopic Biliary Stent and Drainage
经皮穿刺引流与刮吸疗法	Percutaneous Puncture Drainage and Curettage (PPDC)
经皮经腔下腔静脉成形与支架术	Percutaneous Transhminal Balloon Dilatation and Stent of Inferior Vena Cava
经十二指肠括约肌成形术	Sphincteroplasty through Duodenum
经右心房破膜术	Rupture Operation of Membrane by Right Atrium

K

开腹胆囊切除术	Open Cholecystectomy

溃疡病的外科手术	Surgical Operation of Ulcer
扩大胰腺癌根治切除术	Extended Resection of Pancreatic Carcinoma
L	
阑尾切除术	Appendectomy
离体及半离体切肝术	Resection of Extracorporeal and Semi-extracorporeal Liver
良性病脾手术	Operation of Benign Splenopathy
M	
慢性顽固性便秘结肠造口术	Chronic Intractable Constipation（Slow Transit Operations）Colostomy
慢性胰腺炎手术	Operation of Chronic Pancreatitis
慢性胰腺炎合并胆总管狭窄手术	Operations on Chronic Pancreatitis with Stricture of the Common Bile Duct
盲肠造口术	Cecostomy
盲襻式 Roux-en-Y 胆管空肠吻合术	Blind-looped Roux-en-Y Choledocho-Jejunostomy
门静脉高压手术	Operation of Portal Hypertension
门-腔静脉分流术	Portacaval Shunts
迷走神经切断术	Vagotomy
Meckel 憩室切除术	Resectin of Meckel's Diverticulum
N	
内囊完整摘除术	Extirpation of Whole Inner Capsule
内囊摘除大网膜填塞术	Extirpation of Inner Capsule and Tamponage with Greater Omentum
内囊摘除外囊缝合术	Extirpation of Inner Capsule and Suture of Outer Capsule
内囊摘除外囊引流术	Extirpation of Inner Capsule and Drainage of Outer Capsule
内囊摘除外囊与空肠吻合术	Extirpation of Inner Capsule and Outer Capsule-Jejunostomy
内脏动脉栓塞术	Operations of Visceral Artery Embolism
囊周切除术	Pericystectomy
P	
脾脏手术	Splenic Operations
脾部分切除术	Partial Splenectomy
脾大部切除、脾-肺-网膜固定术	Subtotal Splenectomy and Spleno-pulmono-Omentopexy
脾动脉结扎术	Splenic Artery Ligation
脾动脉瘤手术	Operation of Splenic Artery Aneurysm
脾破裂缝合术	Suture of Ruptured Spleen
脾-腔静脉吻合术	Splenocaval Shunts
脾切除术	Splenectomy
脾移植术	Splenic Transplantation
脾脏损伤手术	Operation on the Spleen for Injury
脾修补术	Repair of Splenic
剖腹术	Laparotomy
剖腹探查术	Exploratory Laparotomy
Q	
脐疝修补术	Repair of Umbilical Hernia
器官移植术	Organ Transplantation
腔-房转流术	Caval-atrial Shunts
切除脾血管的胰腺体尾部切除	Resection of Body and Tail of the Pancreas with Excision of the Splenic Vessels
切口疝修补术	Repair of Incisional Hernia
全大肠切除术	Total Resection of Large Intestine
全肝血流隔离肝切除术	Total Hepatic Vascular Exclusion for Liver Resection

全肝血流转流及冷灌注下肝切除术	Hepatectomy with Extracoporeal Venovenous Bypass and on the Hypothermic Perfused Liver
全脾切除和自体脾移植术	Total Splenectomy and Autospleen Transplantation
全胃切除消化道重建空肠三腔代胃术	Operation Reconstruction of Alimentary Tract with Triple Jejunal Pouch after Gastrectomy
全胰切除术	Total Pancreatectomy
R	
人工乳头间置空肠胆管十二指肠吻合术	Interposed Jejunal Biliary-Duodenostomy with Artificial Nipple
Roux-en-Y 胆管空肠吻合术	Roux-en-Y Choledocho-jejunostomy
S	
肾动脉瘤手术	Operation of Renal Artery Aneurysm
十二指肠壁内血肿引流术	Drainage of the Intramural Duodenal Hematoma
十二指肠第二段严重损伤重建手术	Reconstructive Operation for Severe Injures of the 2nd Portion of the Duodenum
十二指肠溃疡并发症手术	Operations of Complications of Duodenal Ulcer
十二指肠破裂修补缝合及吻合术	Repairing Suture and Anastomosis for Ruptured Duodenum
十二指肠乳头括约肌切开术	Duodenal Papilotomy
十二指肠损伤手术	Operations on the Duodenum for Injury
手术后肝外胆管狭窄修复手术	Restorative Operations of Postoperative Stricture of Extrahepatic Bile Ducts
术中腹腔温热化疗术	Operations of Intraoperative Peritoneal Chemo-Hyperthermia
损伤性高位胆管狭窄再次修复术	Reoperations after Restorative Operations of High Bile Ducts Stricture
T	
同种异体脾移植术	Homologous Splenic Transplantation
W	
胃癌第十六组淋巴结清扫术	Paraaortic Lymph Node Disection in Gastric Cancer
胃癌根治术	（D2 式）Radical Operation of Gastric Cancer（D2）
胃部分切除术	Partial Gastrectomy
胃肠道吻合术	Anastomosis of Gastrointestinal Tract
胃底、贲门部胃癌全胃切除术（D3 型根治术）	Total Gastrectomy for Gastric Cancer（D3）
胃底贲门血管断流术	Devascularization of Fundus of Stomach and Cardia
胃手术后再次手术	Reoperations after Gastrectomy
胃损伤手术	Operations on the Stomach for Injury
胃引流术	Gastric Drainage Operation
X	
先天性胆总管囊肿切除术	Resection of Congenital Cyst of Common Bile Duct
先天性肝内胆管囊状扩张症手术	Operation on Caroli's Disease
限制性门-腔静脉侧侧分流术	Restrictive Portacaval side-to-side Shunts
小肠、大肠息肉病手术	Operations of Intestinal and Colonic Polyposis
小肠麦克憩室切除术	Resection of Meckel's Diverticulum
小肠破裂切除吻合术	Segmental Resection and Anastomosis of Ruptured Intestine
小肠破裂修补缝合术	Repairing Suture of Ruptured Intestine
小肠切除吻合术	Resection and Anastomosis of the Small Intestine
小肠损伤手术	Operations on the Intestine for Injury
小肠息肉的内镜摘除及手术切除	Endoscopic Extirpation and Operative Resection of the Intestinal Polyps
小肠移植术	Small Intestine Transplantation
小儿腹股沟疝修补术	Repair of Pediatric Inguinal Hernia

Y

胰岛细胞瘤手术	Operation of Islets Cell Tumors of the Pancreas
胰管空肠吻合术	Pancreaticojejunostomy
胰管胃吻合术	Pancreaticogastrostomy
胰管引流术	Drainage of Pancreatic Duct
胰瘘内引流术	Internal Drainage of Pancreatic Fistula
胰十二指肠切除术	Pancreaticoduodenectomy (Whipple's Operation)
胰尾切除胰腺空肠吻合术	Resection of Pancreatic Tail with Pancreaticojejunostomy
胰腺癌的姑息性手术	Palliative Operation of Pancreatic Carcinoma
胰腺癌切除术	Resection of Pancreatic Carcinoma
胰腺部分切除及胰肠吻合术	Partial Pancreatectomy and Pancreatojejunostomy
胰腺假性囊肿内引流术	Internal Drainage of Pancreatic Pseudocyst
胰腺脓肿引流术	Drainage of Pancreatic Abscess
胰腺损伤手术	Operations on Pancreas for Injury
胰腺损伤修补缝合术	Repairing Suture on Pancreas for Injury
胰腺体尾部切除术	Resection of Body and Tail of Pancreas
胰腺移植术	Pancreatic Transplantation
乙状结肠端式造口术	Terminal Sigmoid Colostomy
乙状结肠襻式造口术	Looped Sigmoid Colostomy
游离空肠胆管代替与修复术	Replacement of Bile Duct by Vascularized Jejunal Segment and Repair of Bile Duct Using Vascularized Jejunal Flap
游离空肠段胆管空肠吻合术	Choledocho-Jejunostomy Using Vascularized Jejunal Segment
右肝内胆管结石规则性肝段切除术	Regular Hepatic Segmentectomy of Right Intrahepatic Lithiasis
右半肝切除术	Right Hemihepatectomy
右半结肠切除术	Right Hemicolectomy
原位全肝移植术	Orthotopic Liver Transplantation
远端脾-肾（脾-腔）静脉分流术	Distal Splenorenal (Splenocaval) Shunts
远端胰腺次全切除术	Subtotal Resection of Distal Pancreas

Z

直肠癌经腹会阴联合切除术	Mile's Operation
直肠癌全盆腔脏器切除术	Total Pelvic Exenteration of Rectal Carcinoma
直视下膈膜切除术	Diaphragm Resection under Direct Vision
直视下选择性胃冠状静脉栓塞术	Embolism of Gastric Coronary Vein under Direct Vision
中央型肝癌手术	Resection of Centrally Located Liver Cancer
自体脾组织片移植术	Autospleen Tissue Trausplantation
纵行胰管空肠吻合术	Longitudinal Pancreaticojejunostomy
左半肝切除术	Left Hemihepatectomy
左半结肠切除术	Left Hemicolectomy
左肝内胆管空肠吻合术	Left Intrahepatic Cholangiojejunostomy
左肝外叶切除、左肝管全程剖开P型胆肠吻合术	Left Hepatic Lateral Lobectomy with Left Hepatic Duct Incision and (P) Biliary-Enteral Anastomosis
左、右肝内胆管空肠吻合术	Left-Right Intrahepatic Cholangiojejunostomy

英中对照手术名称（按英文字母顺序排列）

English-Chinese Operation Term Index

英文	中文
A	
Abdominal Multivisceral Transplantation	腹部多器官联合移植术
Anastomosis of Gastrointestinal Tract	胃肠道吻合术
Appendectomy	阑尾切除术
Artificial Nipple Interposed Jejunal Biliary Duodenostomy	人工乳头间置空肠胆管十二指肠吻合术
Autospleen Tissue Transplantation	自体脾组织片移植术
B	
Blind-looped Roux-en-Y Choledocho-Jejunostomy	盲襻式 Roux-en-Y 胆管空肠吻合术
C	
Caudate Lobectomy	肝尾状叶切除术
Caval-atrial Shunt	腔-房转流术
Cecostomy	盲肠造口术
Cholecystojejunostomy	胆囊空肠吻合术
Choledocho-Duodenostomy	胆总管十二指肠吻合术
Choledocho-Jejunostomy	胆管空肠吻合术
Choledocho-Jejunostomy Using Vascularized Jejunal Segment	游离空肠段胆管空肠吻合术
Chronic Intractable Constipation（Slow Transit Operations）Colostomy	慢性顽固性便秘结肠造口术
Colostomy	结肠造口术
D	
Devascularization of Fundus of Stomach and Cardia	胃底贲门血管断流术
Diaphragm Resection under Direct Vision	直视下膈膜切除术
Distal Splenorenal（Splenocaval）Shunts	远端脾-肾（脾-腔）静脉分流术
Double Anastomosis for Obstruction of Biliary and Pancreatic Duct	胆、胰管阻塞的双吻合术
Drainage of Abdominal Cavity	腹腔内引流术
Drainage of Intramural Duodenal Hematoma	十二指肠壁内血肿引流术
Drainage of Subphrenic Abscess	膈下脓肿引流术
Drainage of Pancreatic Abscess	胰腺脓肿引流术
Drainage of Pancreatic Duct	胰管引流术
Drainage Operation for Malignant Obstrutive Jaundice	恶性梗阻性黄疸的引流手术
Duodenal Papilotomy	十二指肠乳头括约肌切开术
Duodenum Preserving Resection of Head of Pancreatic（Beger Operation）	保留十二指肠胰头切除术（Beger 手术）
E	
Embolism of Gastric Coronary Vein under Direct Vision	直视下选择性胃冠状静脉栓塞术
Endoscopic Biliary Stent and Drainage	经内镜胆管支撑引流术
Endoscopic Extirpation and Operative Resection of Colonic Polyps	大肠息肉的内镜摘除及手术切除
Endoscopic Extirpation and Operative Resection of Intestinal Polyps	小肠息肉的内镜摘除及手术切除

Endoscopic Nasal Biliary Drainage	经内镜鼻胆管引流术
End-to-side Portacaval Shunts	端侧门-腔静脉分流术
Exploratory Laparotomy	剖腹探查术
Exploratory Operations of Biliary Duct	胆道探查术
Exploratory Operations of Biliary Duct of Intrahepatic Lithiasis	肝内胆管结石的胆管探查术
Exposure Operation of Hepatic Duct	肝管显露术
Extended Left Hepatectomy	肝左叶扩大切除术
Extended Radical Resection for Carcinoma of Gallbladder	胆囊癌扩大根治术
Extended Resection of Pancreatic Carcinoma	扩大胰腺癌根治切除术
Extended Right Hepatectomy	肝右叶扩大切除术
Exteriolization of the Ruptured Colon or Resection with Colonostomy	结肠破裂外置术及切除后造口术
External Abdominal Hernioplasty	腹外疝手术
Extirpation of Inner Capsule and Drainage with Greater Omentum	内囊摘除外囊引流术
Extirpation of Inner Capsule and Outer Capsule-Jejunostomy	内囊摘除外囊与空肠吻合术
Extirpation of Inner Capsule and Suture of Outer Capsule	内囊摘除外囊缝合术
Extirpation of Inner Capsule and Tamponage with Greatar Omentum	内囊摘除大网膜填塞术
Extirpation of Whole Inner Capsule	内囊完整摘除术

G

Gastric Drainage Operation	胃引流术

H

Hepatectomy with Extracoporeal Venovenous Bypass on the Hypothermic Perfused Liver	全肝血流转流及冷灌注下的肝切除术
Hepatectomy with Removal of Portal Vein Tumor Thrombi for Liver Cancer	肝癌合并门静脉癌栓手术
Hepatic Lobectomy	肝叶切除术
Hepatic Lobectomy of Hepatolithiasis	肝胆管结石的肝叶切除术
Hepatic Lobectomy of Intrahepatic Lithiasis	肝内胆管结石的肝叶切除术
Hepatic Segmentectomy	肝段切除术
Hepatic Segmentectomy by Regional Vascular Occlusion	肝门区域血管阻断的肝段切除术
Highly Selective Vagotomy with Preserving Pylorus	保留幽门的高选择性迷走神经切断术
Homologuous Splenic Transplantation	同种异体脾移植术

I

Incision and Plastic Operations of the Hilar Bile Ducts	肝门部胆管的切开与整形手术
Internal Drainage of Outer Capsule-Duodenum Briged by Gallbladder	胆囊架桥外囊十二指肠内引流术
Internal Drainage of Pancreatic Fistula	胰瘘内引流术
Internal Drainage of Pancreatic Pseudocyst	胰腺假性囊肿内引流术
Interal Drainage Operation with Intubation of Bile Duct for Proximal Cholangiocarcinoma	近端胆管癌置管引流术
Interposed Jejunal Biliary-Duodenostomy with Artificial Nipple	人工乳头间置空肠胆管十二指肠吻合术
Intestinal Transplantation	小肠移植术

L

Laparoscopic Appendectomy	腹腔镜阑尾切除术
Laparoscopic Cholecystectomy	腹腔镜胆囊切除术
Laparoscopic Colorectal Operation	腹腔镜结直肠手术
Laparoscopic Extirpation of Hepatic Hydatid Cysts	腹腔镜肝包虫囊肿摘除术
Laparoscopic Hernia Repair and Herniorrhaphy	腹腔镜疝修补术和成形术
Laparoscopic Nissen Fundoplication	腹腔镜 Nissen 胃贲门折叠缝合术
Laparoscopic Operations	腹腔镜手术
Laparoscopic Vagotomy	腹腔镜迷走神经切断术

Laparotomy	剖腹术
Lavage and Drainage of Acute Necrotizing Pancreatitis	急性坏死性胰腺炎灌洗引流术
Left Hemicolectomy	左半结肠切除术
Left Hemihepatectomy	左半肝切除术
Left Hepatic Lateral Lobectomy with Left Hepatic Duct Incision and (P) Biliary-Enteral Anastomosis	左肝外叶切除、左肝管全程剖开 P 型胆肠吻合术
Left Intrahepatic Cholangiojejunostomy	左肝内胆管空肠吻合术
Left-Right Intrahepatic Cholangiojejunostomy	左、右肝内胆管空肠吻合术
Ligation of Hepatic Arteries	肝动脉结扎术
Liver Transplantation	肝移植术
Longitudinal Pancreaticojejunostomy	纵行胰管空肠吻合术
Looped Sigmoid Colostomy	乙状结肠襻式造口术
Looped Transverse Colostomy	横结肠襻式造口术

M

Mesenterico-atrial Shunt	肠-房转流术
Mesenterico-caval Shunt	肠系膜静脉下腔静脉吻合术
Mesenterico-jugular Shunt	肠-颈转流术
Middle Hepatic Fissure Splitteng for the Repair of High Lying Stricture of Hepatic Duct	肝中裂分离高位胆管狭窄修复术
Mile's Operation	直肠癌经腹会阴联合切除术

N

Necrotic Tissue Removal Operation of Acute Necrotizing Pancreatitis	急性坏死性胰腺炎坏死组织清除术

O

Open Cholecystectomy	开腹胆囊切除术
Operations of Abdominal Artery Aneurysm	腹腔动脉瘤手术
Operations of Abdominal Visceral Artery Aneurysm	腹腔内脏动脉瘤手术
Operations of Acute Necrotizing Pancreatitis	急性坏死性胰腺炎手术
Operations of Acute Superior Mesenteric Artery Embolism	急性肠系膜上动脉栓塞的手术
Operations of Benign Splenopathy	良性病脾手术
Operations on Carcinoma of Gallbladder	胆囊癌的手术治疗
Operation of Chronic Pancreatitis	慢性胰腺炎的手术
Operations of Complications of Duodenal Ulcer	十二指肠溃疡并发症手术
Operation of Hepatic Artery Aneurysm	肝动脉瘤手术
Operation of Hepatic Hydatid Cysts	肝包虫囊肿手术
Operations of Hepatic Trauma with Retrohepatic Vena Cava and (or) Major Hepatic Vein Injuries	肝外伤合并肝后下腔静脉和/或肝静脉主干破裂手术
Operation of Inguinal Hernia	腹股沟疝手术
Operation of Intestinal and Colonic Polyposis	小肠、大肠息肉病手术
Operations of Intestinal Obstruction	肠梗阻手术
Operations of Intestinal Volvulns and Intussusception	肠扭转和肠套叠手术
Operations of Intrahepatic Lithiasis	肝内胆管结石的手术
Operations of Intraoperative Peritoneal Chemo-Hyperthermia	术中腹腔温热化疗术
Operation of Islets Cell Tumors of the Pancreas	胰岛细胞瘤的手术
Operation of Portal Hypertension	门静脉高压手术
Operation of Recurrent Inguinal Hernia	复发性腹股沟疝的手术
Operation of Renal Artery Aneurysm	肾动脉瘤手术
Operation of Retroperitoneal Tumors	腹膜后肿瘤手术
Operations of Short Bowel Syndrome	短肠综合征手术

Operation of Splenic Artery Aneurysm	脾动脉瘤手术
Operation of Strangulated Inguinal Hernia	绞窄性腹股沟疝的手术
Operation of Superior Mesenteric Artery Aneurysm	肠系膜上动脉瘤手术
Operation of Visceral Artery Embolism	内脏动脉栓塞术
Operation on Abdominal Large Vessels for Injury	腹部大血管损伤手术
Operation on Benign Bile Duct Stricture at Hilns Hepatis	肝门部胆管良性狭窄的手术
Operation on Bile Duct Stricture at Hilns Hepatis	肝门部胆管狭窄的手术
Operation on Chronic Pancreatitis with Stricture of the Common Bile Duct	慢性胰腺炎合并胆总管狭窄手术
Operations on Caroli's Disease	先天性肝内胆管囊状扩张症手术
Operation on Congenital Cystic Dilatation of the (Common) Bile Ducts	先天性胆（总）管囊状括张症手术
Operation on Colon, Rectum and Anal Canal for Injury	结肠、直肠和肛管损伤手术
Operation on Duodenum for Injury	十二指肠损伤手术
Operation on Extrahepatic Bile Duct for Injury	肝外胆管损伤修复手术
Operation on Intestine for Injury	小肠损伤手术
Operation on Liver for Injury	肝脏损伤手术
Operation on Pancreas for Injury	胰腺损伤手术
Operation on Spleen for Injury	脾脏损伤手术
Operation on Stomach for Injury	胃损伤手术
Operative Reconstruction of Alimentary Tract with Triple Jejunal Pouch after Gastrectomy	全胃切除消化道重建空肠三腔代胃术
Operative Treatment of Benign Splenopathy	良性病脾的手术治疗
Organ Transplantation	器官移植术
Orthotopic Liver Transplantation	原位全肝移植术

P

Palliative Operations of Pancreatic Carcinoma	胰腺癌的姑息性手术
Pancreaticoduodenectomy (Whipple's Operation)	胰十二指肠切除术
Pancreaticogastrostomy	胰管胃吻合术
Pancreaticojejunostomy	胰管空肠吻合术
Pancreatic Transplantation	胰腺移植术
Paraaortic Lymph Node Disection in Gastric Cancer	胃癌第十六组淋巴结清扫术
Partial Gastrectomy	胃部分切除术
Partial Pancreatectomy and Pancreatojejunostomy	胰腺部分切除及胰肠吻合术
Partial Splenectomy	脾部分切除术
Percutaneous Puncture Drainage and Curettage (PPDC)	经皮穿刺引流与刮吸疗法
Percutaneous Transluminal Balloon Dilatation and Stent of Inferior Vena Cava	经皮经腔下腔静脉成形与支架术
Pericardial Devascularization	贲门周围血管离断术
Pericystectomy	囊周切除术
Peritoneo-venous Shunt	腹腔-静脉转流术
Portacaval Shunt	门-腔静脉分流术
Proximal Splenorenal Shunt	近端脾-肾静脉吻合术
Pylorus Preserving Pancreaticoduodenectomy	保留幽门的胰十二指肠切除术

Q

Quadrate Lobectomy and Restorative Operations of Stricture of the Hilar Bile Duct	肝方叶切除和肝门部胆管狭窄修复术

R

Radical Operation for Budd-Chiari Syndrome	布-加综合征根治术
Radical Operations of Gastric Cancer (D_2)	胃癌根治术
Radical Resection for Carcinoma of Gallbladder	胆囊癌根治术

Reconstructive Operation for Severe Injures of the 2nd Portion of the Duodenum	十二指肠第二段严重损伤的重建手术
Regular Hepatic Right Posterior Segmentectomy	规则性右肝后段切除术
Regular Hepatic Segmentectomy of Right Intrahepatic Lithiasis	右肝内胆管结石的规则性肝段切除术
Regular Pancrcatectomy of Acute Necrotizing Pancreatitis	急性坏死性胰腺炎规则性胰腺切除术
Reoperations after Restorative Operations of High Bile Ducts Stricture	损伤性高位胆管狭窄再次修复术
Reoperations for Recurrent Ulcer	复发性溃疡再次手术
Reoperative Surgery of Bilie Duct	胆道再次手术
Restorative Operation of Biliary Duct Stricture	胆道狭窄修补术
Reoperations after Gastrectomy	胃手术后再次手术
Repairing Suture and Anastomosis for Buptured Duodenum	十二指肠破裂修补缝合及吻合术
Repairing Suture for Injuries of the Pancreas	胰腺损伤修补缝合术
Repairing Suture of the Ruptured Intestine	小肠破裂修补缝合术
Repairing Suture on Pancreas for Injury	胰腺损伤修补缝合术
Repairing Suture or Resection of the Ruptured Colon	结肠破裂修补缝合和切除吻合术
Repair of Femoral Hernia	股疝修补术
Repair of Incisional Hernia	切口疝修补术
Repair of Direct Inguinal Hernia	腹股沟直疝修补术
Repair of Indirect Inguinal Hernia	腹股沟斜疝修补术
Repair of Inguinal Sliding Hernia	腹股沟滑动性疝的手术
Repair of Pediatric Inguinal Hernia	小儿腹股沟疝修补术
Repair of Splenic	脾修补术
Repair of Umbilical Hernia	脐疝修补术
Replacement of Bile Duct by Vascularized Jejunal Segment and Repair of Bile Duct Using Vascularized Jejunal Flap	游离空肠胆管代替和修复术
Resection and Anastomosis of the Small Intestine	小肠切除吻合术
Resection of Abdominal Aortic Aneurysm	腹主动脉瘤切除术
Resection of Bengin Hepatic Tumors	肝脏良性肿瘤切除术
Resection of Bile Duct Carcinoma at Hepatic Hilus	肝门部胆管癌切除术
Resection of Body and Tail of Pancreas	胰腺体尾部切除术
Resection of Body and Tail of the Pancreas with Excision of the Splenic Vessele	切除脾血管的胰腺体尾部切除
Resection of Body and Tail of Pancreas with Preservation of Splenic Vessels	保存脾血管的胰腺体尾部切除术
Resection of Colon-rectal Cancer	结肠-直肠癌切除术
Resection of Congenital Cyst of Common Bile Duct	先天性胆总管囊肿切除术
Resection of Extracorporeal and Semi-extracorporeal Liver	离体及半离体切肝术
Resection of Hepatic Metastasis	肝脏转移癌手术
Resection of Liver Cancer of the Hepatic Hilus	中央型肝癌手术
Resection of Meckel's Diverticulum	小肠麦克憩室切除术
Resection of Pancreatic Carcinoma	胰腺癌切除术
Resection of Pancreatic Tail with Pancreaticojejunostomy	胰尾切除胰腺空肠吻合术
Resectin of Meckel's Diverticulum Meckel	憩室切除术
Restorative Operation of Biliary Duct Stricture	胆管狭窄修复术
Restorative Operations of High Traumatic Bile Duct Stricture	高位损伤性胆管狭窄修复术
Restorative Operations of High Traumatic Hepatic Duct Stricture	高位损伤性肝胆管狭窄修复术
Restorative Operations of Postoperative Stricture of Extrahepatic Bile Ducts	手术后肝外胆管狭窄修复手术
Restorative Operations of the Bile Duct Injury (Hepatic Round Ligament Repair)	肝圆韧带胆管缺损修复术
Restrictive Portacaval Side-to-side Shunt	限制性门-腔静脉侧侧分流术

Right Hemicdectomy	右半结肠切除术
Right Hemihepatectomy	右半肝切除术
Roux-en-Y Choledocho-jejunostomy	Roux-en-Y 胆管空肠吻合术
Rupture Operation of Membrane by Right Atrium	经右心房破膜术

S

Segmental Resection and Anastomosis of Ruptured Intestine	小肠破裂切除吻合术
Side-to-side Portacaval Shunt	侧侧门-腔静脉分流术
Small Intestine Transplantation	小肠移植术
Sphincter Preserving Operations of Bile Duct Stricture	保存括约肌胆管狭窄修复术
Sphincteroplasty through Duodenum	经十二指肠括约肌成形术
Spleen Preserving Splenocaval Shunt	保留脾脏脾-腔静脉吻合术
Splenectomy	脾切除术
Splenic Artery Ligation	脾动脉结扎术
Splenic Operations	脾脏手术
Splenic Transplantation	脾移植术
Splenocaval Shunts	脾-腔静脉吻合术
Subtotal Resection of Distal Pancrease	远端胰腺次全切除术
Subtotal Resection of Large Intestine	大肠次全切除术
Subtotal Splenectomy and Spleno-pulmono-Omentopexy	脾大部切除、脾-肺-网膜固定术
Surgical Operations of Carcinoma of Bile Duct	胆管癌的外科手术
Surgical Operation of Ulcer	溃疡病的外科手术
Suture of Hepatic Laceration	肝脏裂伤缝合术
Suture of Ruptured Spleen	脾破裂缝合术
Systemic Segmentectomy of Intrahepatic Lithiasis	肝内胆管结石系统肝段切除术

T

Tamponage for Hepatic Injury	肝脏损伤填塞术
Terminal Sigmoid Colostomy	乙状结肠端式造口术
Total Gastrectomy for Gastric Cancer（D_3）	胃底、贲门部胃癌全胃切除术（D_3 型根治术）
Total Hepatic Vascular Exclusion for Liver Resection	全肝血流隔离肝切除术
Total Pancreatectomy	全胰切除术
Total Pelvic Exenteration of Rectal Carcinoma	直肠癌全盆腔脏器切除术
Total Resection of Large Intestine	全大肠切除术
Total Splenectomy and Autospleen Transplantation	全脾切除和自体脾移植术
Transjugular Intrahepatic Portesystemic Shunt（TIPS）	经颈静脉肝内门体分流术
Transverse Colectomy	横结肠切除术

V

Vagotomy	迷走神经切断术

图书在版编目（CIP）数据

黄志强腹部外科手术学. 上、下册 / 黄志强主编. — 长沙 :湖南科学技术出版社，2020.11
ISBN 978-7-5710-0753-9

Ⅰ. ①黄… Ⅱ. ①黄… Ⅲ. ①腹腔疾病－外科手术Ⅳ. ①R656

中国版本图书馆 CIP 数据核字(2020)第 176464 号

国家出版基金项目
“十三五”国家重点图书出版规划项目
黄志强腹部外科手术学　下册
主　　编：黄志强
副 主 编：邹声泉　刘　荣
责任编辑：李　忠　王　李
出版发行：湖南科学技术出版社
社　　址：长沙市湘雅路 276 号
http://www.hnstp.com
湖南科学技术出版社天猫旗舰店网址：
http://hnkjcbs.tmall.com
邮购联系：本社直销科 0731-84375808
印　　刷：雅昌文化（集团）有限公司
（印装质量问题请直接与本厂联系）
厂　　址：深圳市南山区深云路 19 号
邮　　编：518053
版　　次：2020 年 11 月第 1 版
印　　次：2020 年 11 月第 1 次印刷
开　　本：889mm×1194mm　1/16
印　　张：45.25
字　　数：1397 千字
书　　号：ISBN 978-7-5710-0753-9
定　　价：398.00 元（上、下册）